本套丛书被国家新闻出版广电总局评为：
向全国推荐优秀古籍整理图书

□明清名医全书大成

陈士铎医学全书

主　　编　柳长华
副 主 编　徐春波　乔海法　王　燕
编写人员　柳长华　徐春波　乔海法
　　　　　李玉清　张增敏　成建军
　　　　　陈　婷　玄振玉　王　燕

中国中医药出版社

·北 京·

图书在版编目（CIP）数据

陈士铎医学全书 / 柳长华主编 . —2 版 . —北京：中国中医药出版社，2015.2（2024.11重印）
（明清名医全书大成）

ISBN 978-7-5132-2341-6

Ⅰ . ①陈…　Ⅱ . ①柳…　Ⅲ . ①中国医药学—古籍—中国—清代

Ⅳ . ① R2-52

中国版本图书馆 CIP 数据核字（2015）第 013714 号

中国中医药出版社出版

北京经济技术开发区科创十三街 31 号院二区 8 号楼

邮政编码　100176

传真　010-64405721

山东临沂新华印刷物流集团有限责任公司印刷

各地新华书店经销

开本 787×1092　1/16　印张 73.5　字数 1750 千字

2015 年 2 月第 2 版　2024 年 11 月第 6 次印刷

书号　ISBN 978-7-5132-2341-6

定价　298.00 元

网址　www.cptcm.com

服 务 热 线　010-64405510

购 书 热 线　010-89535836

维 权 打 假　010-64405753

微信服务号　zgzyycbs

微商城网址　https://kdt.im/LIdUGr

官 方 微 博　http://e.weibo.com/cptcm

天猫旗舰店网址　https://zgzyycbs.tmall.com

如有印装质量问题请与本社出版部联系（010-64405510）

明清名医全书大成丛书编委会

审定委员会 （按姓氏笔画排列）

马继兴　史常永　李今庸　李经纬　余瀛鳌

张灿玾　俞长荣　郭霭春　裘沛然

总　主　编　胡国臣

副总主编　傅　芳　宋志恒　张年顺　樊正伦　吴少祯

编　　　委 （按姓氏笔画排列）

于　杰　于淑芬　王　燕　王　键　王　璟

王兴华　王国辰　王岱平　王育学　王咪咪

王振国　王晓平　包来发　田思胜　成肇仁

朱立专　乔海法　竹剑平　任春荣　齐　昉

刘　炜　刘　虹　刘　洋　刘华东　刘宏光

刘学义　刘明礼　刘振荣　孙中堂　孙洽熙

李　林　李　颖　李玉清　李世华　李庆和

李刘坤　李刘周　李志庸　李桂兰　李继明

李敬林　苏　礼　杨　利　杨　震　杨金萍

汪正宜　汪幼一　汪桂范　张　敏　张玉杰

张东超　张印生　张民庆　张志斌　张朝阳

陆　拯　陆小左　陈　钢　陈　熠　邵金阶
林慧光　欧阳斌　招萼华　易　杰　罗根海
周玉萍　姜典华　郑　林　郑怀林　郑洪新
项长生　柳长华　胡思源　俞宜年　施仁潮
祝建华　姚昌绶　秦建国　袁红霞　徐　麟
徐又芳　徐春波　高　萍　高尔鑫　高传印
高新民　郭君双　黄英志　曹爱平　盛　良
盛维忠　盛增秀　韩学杰　焦振廉　傅沛藩
傅海燕　薛　军　戴忠俊　魏　平

学术秘书　芮立新

前　言

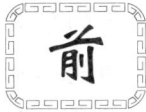

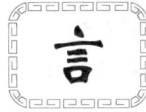

《明清名医全书大成》系列丛书是集明清30位医学名家医学著作而成。中医药学是一个伟大的宝库，其学术源远流长，发展到明清时期，已日臻成熟，在继承前代成就的基础上，并有许多发展，是中医的鼎盛时期。突出表现在：名医辈出，学派林立，在基础学科和临床各科方面取得了很大成就，特别是本草学和临床学尤为突出。同时著书立说很活跃，医学著作大量面世，对继承发扬中医药学起到了巨大的推动作用。

本草学在明代的发展达到了空前的高峰，其著述之多，内容之丰，观点之新，思想之成熟，都是历代难以与之媲美的。尤其是明代李时珍的《本草纲目》被誉为"天下第一药典"。全书52卷，62目，载药1892种，附本草实物考察图谱1110幅，附方万余首。他"奋编摩之志，僭纂述之权"，"书考八百余家"，"剪繁去复，绳谬补遗，析族区类，振纲分目"，在药物分类、鉴定、生药、药性、方剂、炮制、编写体例等许多方面均有很大贡献，其刊行以来，受到国内外医药界的青睐，在中国药学史上起到了继往开来的作用，多种译本流传于世界诸多国家，其成就已远远超出医药学的范围，曾被英国生物学家达尔文誉为"中国的百科全书"。除时珍之卓越贡献之外，还有缪希雍的《神农本草经疏》，是对《神农本草经》的阐发和注释，与其一生药学经验的总结，详明药理及病忌、药忌，为明代本草注疏药理之先。更有清代张璐的《本经逢原》，其药物分类舍弃《神农本草经》三品窠臼，而遵《本草纲目》按自然属性划分，体例以药物性味为先，次以主治、发明，内容广泛，旁征博引，参以个人体会。全书以《神农本草经》为主，引申发明，凡性味效用，诸家治法以及药用真伪优劣的鉴别，都明确而扼要地作了叙述，使"学人左右逢源，不逾炎黄绳墨"而"足以为上工"也。另外，尚有薛己的《本草约言》，汪昂的《本草备要》，徐灵胎之《神农本草经百种录》，陈修园之《神农本草经读》，张志聪之《本草崇原》等，这些书也都各具特点，流传甚广。

明清时期基础理论的研究仍以《内经》以来所形成的自发唯物论和朴素辩证法理论体系为基础，不断地总结医疗实线经验，有所发明，有所创造，从不同方面丰富和发展了中医学的理论。如明代的张景岳等十分强调命门在人体的重要作用，把命门看成是人体脏腑生理功能的动力，并受朱震亨相火论的影响，把命门、相火联系起来，在临床上对后世医学有相当影响。清代叶天士、吴鞠通、王孟英等对温热病发生、发展规律的探讨，以及对卫气营血辨证和三焦辨证的创立等。关于人体解剖生理的认识：有些医家对脑的功能有新的记述。如李时珍有"脑为元神之府"，汪昂记有"人之记性在脑"，喻嘉言有"脑之上为天门，身中万神集会之所"等记述，对于中医学理论体系的丰富和发展，都作出了很大的贡献。

临床各科在明清时期得到了很大发展，因此时医学十分注意临床观察，临床经验丰富。很多医家都非常重视辨证论治及四诊八纲，如李时珍的《濒湖脉学》，是这一时期重要的脉学著作，该书以歌诀形式叙述介绍了 27 种脉象，便于学习、理解、诵读和记忆，流传甚广。孙一奎在《赤水玄珠·凡例》中概括地指出："凡证不拘大小轻重，俱有寒热、虚实、表里、气血八个字。苟能于此八个字认得真切，岂必无古方可循？"张景岳在《景岳全书》中强调以阴阳为总纲，以表里、虚实、寒热为六变。他使中医基础理论和临床实践结合得更加紧密，形成了理、法、方、药的完整理论体系。

内科医著明清时期很多。薛立斋的《内科摘要》一书，首开中医"内科"书名之先河。也正式明确中医内科的概念，使内科病证的诊治有了很大提高。具有代表性的著作有王肯堂的《证治准绳》，张景岳的《景岳全书》等。从学术理论方面，以温补学派的出现和争论为其特点。其主要倡导者有薛立斋、孙一奎、张景岳、李中梓等，主要观点是重视脾肾。薛立斋注重脾肾虚损证，重视肾中水火和脾胃的关系，因而脾肾并举，注重温补。温补派的中坚张景岳的《类经附翼》《景岳全书》，原宗朱震亨说，后转而尊崇张元素和李杲，反对朱说，力倡"阳非有余，阴常不足"。极力主张温补肾阳在养生和临床上的重要性。李中梓则在薛立斋、张景岳的影响下，既重视脾胃，也重滋阴养阳。温补之说，成为明清时期临床医学发展上的一大特点。

温病学派的兴起是明清时期医学的突出成就之一。叶天士的《温热论》，创温病卫气营血由表入里的传变规律，开卫气营血辨证论治法则。吴鞠通的《温病条辨》，乃继承叶氏温病学说，但提出了温病的传变为"三焦由上及下，由浅入深"之说，成为温病三焦辨证的起始。其他如王孟英的《温热经纬》等著作都丰富了温病学说。

骨伤科、外科在明清时期也有了一定的发展。这一时期外科闻名的医家和医学专著空前增多。如薛立斋的《外科枢要》，汪石山的《外科理例》等，记述外科病证，论述外科证治，各有特点。骨伤科有王肯堂的《疡医证治准绳》，是继《普济方》之后对骨伤科方药诊治的进一步系统归纳。

妇产科在明清时期发展很快，成就比较显著。如万密斋的《广嗣纪要》对影响生育的男女生殖器畸形、损伤，以及妊娠等做了记述。薛立斋在《保婴撮要》中强调妇科疾病之养正，记述有烧灼断脐法，以预防脐风。王肯堂的《女科证治准绳》收录和综合前人对妇产科的论述。武之望的《济阴纲目》列述了经、带、胎、产等项，纲目分明，选方实用。

儿科在明清时期内容较前更加充实，专著明显增多。如万密斋的《全幼心鉴》《幼科发挥》《育婴秘诀》《广嗣纪要》《痘疹世医心法》等儿科专著，继承了钱乙之说，强调小儿肝常有余，脾常不足的特点，治疗重视调补脾胃，除药物外，还注意推拿等法。王肯堂的《幼科证治准绳》综合历代儿科知识，采集各家论述，对麻痘、热症等多种小儿疾病论述颇详，流传甚广。

眼、耳鼻咽喉及口腔科在这一时期也有一定的进展。如王肯堂的《证治准绳》论述眼疾171症，详述证治，是对眼病知识的较好汇集。薛立斋的《口齿类要》记述口、齿、舌、唇、喉部的疾患，注重辨证治疗，简明扼要，介绍医方604首，为现存以口齿科为名的最早专书之一。

气功及养生方面，在此期也较为重视，出现了不少有影响、有特色的养生学专著，如万密斋的《养生四要》。张景岳在《类经·摄生》中也阐发了《内经》的有关养生论述，对养神和养形做了精辟论述，富有唯物辩证精神。另如叶天士在《临证指南医案》中记述300例老年病的验案，强调颐养功夫，寒温调摄和戒烟酒等。

清朝末年，西方医学开始传入中国，因此，西医学术对中医学术产生很大影响，在临床上中西医病名相对照，并以此指导临床诊治，中西医汇通学派形成。如其代表人物唐容川，立足中西医汇通，发扬祖国医学，精研中医理论，遵古而不泥古，建立了治疗血证的完整体系。

综上所述，明清时期名医辈出，医学确有辉煌成就，在中医药学发展的长河中占有重要的位置，这就是我们编辑出版《明清名医全书大成》之目的所在。

全书共收录了30位医家，集成30册医学全书，其中明代13位，清代

17位。收录原则为成名于明清时期（1368～1911）的著名医家，其医学著作在两部以上（包括两部）；每位医家医学全书的收书原则：医家的全部医学著作；医家对中医经典著作（《内经》《难经》《神农本草经》《伤寒论》《金匮要略》）的注疏；其弟子或后人整理的医案。整理本着搞清版本源流、校注少而精，做到一文必求其确。整理重点在学术思想研究部分，力求通过学术思想研究达到继承发扬的目的。

本书为新闻出版署"九五"重点图书之一，在论证和编写过程中，得到了马继兴、张灿玾、李今庸、郭霭春、李经纬、余瀛鳌、史常永等审定委员的指导和帮助，在此表示衷心感谢。本书30位主编均为全国文献整理方面有名望的学科带头人，经过几年努力编撰而成。虽几经修改，但因种种原因，如此之宏篇巨著错误之处在所难免，敬请各位同仁指正。

编著者

1999年5月于北京

内容提要

　　陈士铎，字敬之，号远公，别号朱华子，又号莲公，自号大雅堂主人。浙江绍兴人。约生于公元 1627 年，卒于公元 1707 年。清初著名医学家。陈士铎一生勤于著述，其著作有十六种之多，惜大都亡佚，今将存世之八种。著作汇编一册，包括《外经微言》（9 卷）、《脉诀阐微》（不分卷）、《本草新编》（5 卷）、《石室秘录》（6 卷）、《辨证奇闻》（15 卷）、《辨证录》、《辨证玉函》（4 卷）、《洞天奥旨》（16 卷）。

　　另外，本书书末还附有"陈士铎医学学术思想研究"论文一篇，对陈氏的生平、学术思想、临床诊治经验等做了概括介绍，便于读者阅读和研究。

　　本书内容丰富、校注严谨，适合中医临床工作者及中医院校师生参阅。

校 注 说 明

1900 年开始整理《石室秘录》以来，又陆续整理了《洞天奥旨》、《本草新编》、《外经微言》等，其中用功最多的是《本草新编》。这些书，由中国中医药出版社相继出版后，受到了读者的欢迎。通过对陈士铎著作的搜集整理研究，对其著作的编撰和学术内容获得了更深入的了解，为了更好地学习和研究陈士铎的医学思想，感到有必要将其全部著作编集成一部个人丛书，以期能够系统反映陈士铎的学术思想。1997 年，在中国中医药出版社的倡导和组织下，遂将陈士铎的著作汇为一编，称其名为《陈士铎医学全书》。通过此次整理，使其中几种濒临亡佚的著作，得到了保存并广为流通。

《陈士铎医学全书》是大型丛书《明清名医全书大成》中的一种，今收集存世的陈士铎的全部医书汇为一编，是一项开创性工作。陈士铎是清代初期有影响的一位医家，他临床经验丰富，理论见解独到，生平著述颇多。据嘉庆八年《山阴县志》记载，他一生的著作有十六种之多，除本书所收的八种外，其他的均已亡佚。本次搜集编撰，收入了今存陈士铎的著作共八种，即《石室秘录》、《辨证奇闻》、《辨证录》、《辨证玉函》、《脉诀阐微》、《本草新编》、《洞天奥旨》、《外经微言》。其中《辨证奇闻》与《辨证录》乃同书而异名，因《辨证录》是《辨证奇闻》的增删本，所以一并收入。另有《辨证冰鉴》一书，亦同书而异名者，因内容与《辨证录》完全相同，所以不予收入。本次整理研究，是按照《明清名医全书大成》的编写细则进行工作，今将此次整理研究的有关情况简要说明如下。

一、版本的选择使用

1. 《外经微言》，今所存者，仅一种清抄本，现藏天津市图书馆。全书九卷，卷首题"岐伯天师传　山阴陈士铎号远公又号朱华子述"，书末有"嘉庆二十年静乐堂书"的题记。从该抄本的纸张墨色等看，当是嘉庆年间之原物，信可宝也。本次整理，即以此作为底本。并参考《黄帝内经》等以为校资。

2. 《脉诀阐微》，今存最早的刻本是乾隆间的本子。因此书内容较少，单行不易，今通行的本子，均见附于《辨证录》之后。此次整理，即以乾隆十二年喻义堂本《辨证录》所附之《脉诀阐微》为底本，另以文诚本等所附为校本。

3. 《本草新编》，初刻于康熙三十年，此书流传不广，存世亦甚少。《中医图书联合目录》著录有康熙间刻本、日本刻本等，均为残本。康熙刻本，今存北京军事医学科学院图书馆，仅存三卷。其中第一、二卷为原刻本，第五卷为抄补本。第一卷前有吕道人、岐伯天师、长沙守张机和金以谋的四篇序文。半页十行，行二十二字，四周单边，白口，双鱼尾。日刻本刊于日本宽政元年，该本乃出于康熙本，经日人松田义厚考订后刊行。今藏天津市图书馆，原刻只存一卷，余四卷则是据康熙本抄配。1982 年山西科学教育出版社出版的《本草秘录》，此乃《本草新编》的别称。此本是据山西省黎城县王淑田家藏抄本，经何高民先生整理后刊行，其中错讹甚多，卒不可读。又中国科学院图书馆今藏有《本草新编》抄本一种，全书一函八册，不分卷次，各卷内容均不全。本次整理，以康熙本第一、二卷、日刻本据康熙本抄配之三、四、五卷为底本。校本选用1982年山西科技出版社出版的何高民校订之《本草秘录》、日本宽政元年己酉松田义厚刻本之第一卷、抄配之第二卷、中科院图书馆所藏之清抄本、北京军事医学科学院所藏之第五卷抄本为校本。

4. 《石室秘录》，初刻于康熙年间，金以谋康熙二十八年的序，是为该书初刻时所作。金以谋，浙江义乌华川人（华川，古地名，在今浙江义乌县西南）。其自称是陈士铎的同乡，如《石室秘录》金以谋的跋文中称："余与陈子远公同里而神交，偶得是编，读之叹为神奇，故亟梓以济世。"该书问世后，在民间广为流传，刻本亦较多。清人的目录书中已有著录，如《郑堂读书记》："《石室秘录》六卷，萱永堂刊本。国朝陈士铎撰。士铎，字敬之，号远公，别号朱华子，山阴人。《四库全书》存目。是书成于康熙丁卯中。称于京都遇岐伯传授，张仲景、华佗等发明，雷公增补。卷首有三序，亦题岐伯、张仲景及吕道人撰，或系扶乩得之，并不著明，殊为诡诞。其书不论脉，不论因，但分一百二十八法，立论用方，亦多不经见，似医门之一奇。然世之信而用之者，亦间有效，则不可解矣。卷末有义乌金孝芑以谋跋，盖其文曾经孝芑所订定者。"又《皇朝经籍志》："《石室秘录》六卷，陈士铎撰。"又《清朝文献通考》："《石室秘录》六卷。"又《贩书偶记》："《石室秘录》六卷，康熙二十八年已巳刊，雍正八年萱永堂刊。"今存世的本子有康熙间经元堂刊本、本澄堂刊本、明德堂刊本、三元堂刊本、金玉楼刊本、青云楼刊本，雍正八年广陵萱永堂刊本，嘉庆三年崇文堂本、菁华堂本，光绪间《石室秘录》、《洞天奥旨》合刻本以及民国间石印本多种、建国以来排印本等。其中称康熙本者，均无明确刊刻年代，系著录者根据序文而定其年代，刻工较粗，恐非康熙原本。另有清广陵温热派名医闵纯夫的删节本，其中对原书方剂的药量和内容做了大量缩减，已非原书之旧。诸本中以萱永堂刊本为最善。此次整理，即以此为底本。另以本澄堂、三元堂、菁华堂、清刻本、广益书局本、闵纯夫本为校本，并参考了傅山的有关著作，以为校资。

5. 《辨证奇闻》，后世鲜有著录，今存最早的版本是乾隆二十八年（1763）的刻本，内题"积善堂藏版"，前有乾隆癸未（1763年）鹅溪欧阳晟序、同里天留客引、乾隆癸未南塘刘浩序。卷首题：山阴陈士铎远公父原本、宁乡文守江南纪氏敬述。根据欧阳晟的序，知文南纪曾亲受陈士铎之传，故称敬述。凡十五卷，花口，单鱼尾，左右双边，半页十行，行二十二字。根据天留客引中所说"惜原版浸淫，久无重刻"，知此本已不是初刻本。原版为何人所刻，已不可详考。又考今存《伤寒辨证录》年希尧刻书之序，是否为年氏所刻之本，俟后证之。因此本内容犯清讳之处甚多，后之好事者遂将此部分内容删去，并增附大量方剂，名为《辨证录》。又有道光三年（1823）钱松自刻本之十卷本，则又是在《辨证录》之基础上重刻者。这个本子后世版刻较多，流通亦较前者广。今所收《辨证奇闻》，版刻较少，后世尚有道光六年（1843）经元堂刻本、同治六年（1867）刻本等，均是在乾隆本的基础上重刻。此次整理，即以积善堂本为底本，另以《辨证录》与钱松刻本作为校本。

6. 《辨证录》是《辨证奇闻》的增删本，此书流通较广，版本也较多。最早的本子是雍正三年广东巡抚年希尧的刻本，此本今已不存。年希尧好医方，今尚存年氏自编的《经验四种》一书，雍正二年刻；又有《本草类方》十卷，雍正十三年自刻。《辨证录》今存的版本较多，主要的有乾隆十二年喻义堂刊本，十四卷，末附《脉诀阐微》，不分卷。扉页有"喻义堂藏版"题记，首有乾隆十二年黄晟序。花口，单鱼尾，上下双边，半页九行，行二十二字。喻义堂，其堂址等今已不得详考。此本即《清史稿·艺文志》著录的"《辨证录》十四卷，陈士铎撰"一书。另有一种十二卷本，末附《脉诀阐微》，书末有楼庆昌跋，无十三卷外科与十四卷幼科，亦题喻义堂藏板，此种即后世重印者删十三、十四卷而为。又有嘉庆二十二年文诚堂刻本，称《增补辨证录》，亦是在喻义堂本的基础上重刻者。又有道光二十六年王发越重刊本等，都是在喻义堂本的基础上重刻。又有《伤寒辨证录》，乃后世重刻而易其名者，前有年希尧的刻书序，喻义堂藏版。考此本与乾隆十二年喻义堂刊本的行款内容相同，当是后人重印时所增，并删去黄序，题名为《伤寒辨证录》。此本主要有光绪六年文奎堂、光绪三十年两仪堂刊本。诸本中最好的本子当属喻义堂本。此次整理，即以乾隆十二年喻义堂本为底本，另以文诚堂本、《辨证奇闻》为校本。

7. 《辨证玉函》，世间鲜有流通，今存世只有康熙间刻本一种。近年上海古籍出版社影印出版一种，即今存的康熙间刻本。书凡五卷，前有康熙癸酉（1693年）天都王之策的序，半页十行，行二十二字，白口，四周双边，单鱼尾。此书乃以证为纲，列75种证候，较《辨证录》更为简要，故称《辨证玉函》。本次整理，即以此本为底本，另参考陈氏其他著作以校资。

8. 《洞天奥旨》，今存最早的刊本是乾隆五十五年大雅堂本。今本前有康熙三十六年陶式玉的序，但是否即是康熙间的刊本，今已不得详考。此书流通较广，清人书目已有著录。如《郑堂读书记》："《洞天奥旨》十六卷，大雅堂刊本。国朝陈士铎撰。士铎，字敬之，号远公，别号朱华子，山阴人。远公以世医治疮疡坏证，刀针割裂，变出非常，复以琐细轻剂相援，卒至死亡不悟，因著是编。首载经络图穴，次为通论四卷、诸证九卷，又以为奇方三卷。其辨证也，备而晰；其用法也，妙而神。无证不备，无方不全。大都可试、可验、可信、可师，传之其人，而无误者也。其曰《洞天奥旨》者，自谓得之仙传，谈医用药，无非本诸洞天之传也。此则过神其术，不脱方技者流之习气矣。前有康熙甲戌自序、凡例，越五载，戊寅陶式玉复为之序，至乾隆庚戌，其曾孙凤辉付梓并为之跋。"又《万卷精华楼藏书志》载："《洞天奥旨》十六卷，国朝陈士铎撰。原本，康熙甲戌所刊，前有自序。此外科之秘录也。内多效方，外科书宜以《金鉴》为宗，其他则《疡医大全》收采极备。吾邑有三世疡医，妙处在使人不痛，其所遵者，为《了然集》。一抄本，一刻本，予以重价得之，与其平日所论者相同。而他书或有未及，因表出之。祝由科治疮疡颇验，然必有所传授，亦古法也。其书尚有传本。又见于《绛雪园十三科》中。其术今有传之者，治病亦验。岐伯曰：先巫知百病之胜，先知其病所从生者，可祝而已也。又曰：古恬愉之世，邪不能深入，故可移精祝由而已。任大椿曰：病之轻者，或有感应之理，若果病极深重，亦不能有效也。古法今已不传，近世传符咒之术，间有小效，而病之大者，全不见功。岐伯之时已然，存而不论可也。文光案：符咒尚不害人，今之女巫不知孔穴，妄以针刺人，予所见有伤其脉络，顿缩手足者，有伤其藏府，号痛不已者，甚至针孔成脓不已，遂至于毙，大可痛恨。因书之以示戒。"

此称康熙甲戌刊，是据陈士铎的序而定，不能称是。该书问世后，在民间广为流传，至民国时，刻本已有十余种。今存世的主要刊本有乾隆五十五年大雅堂本、嘉庆间聚贤堂本、纬文堂巾箱本、光绪间善成堂本，以及清末、民国间石印本数种。其中以大雅堂刊本为最善。此次整理，即以此本为底本，另以聚贤堂本、纬文堂本、善成堂本等为校本。

二、校勘注释方法

1. 凡有所校改，必有所依据。底本中的脱误衍倒等问题，均据别本予以校正，并出校记说明。

2. 作者引用文献，凡属节引、意引而无损文义者，仍存其旧；对有明显错误者，则据原书予以校正，并出校记说明。

3. 原书之眉批，均移于相应的正文之后，首以"批"字标明。

4. 凡异体字、俗字均迳改为通行之简体字，如禩作祀、澁作涩、顋作颏、姙作妊、覩作睹等，不出校记。

5. 凡缺文无从补入者，均以"□"标示。

6. 注释限于对难字、僻字的解释；底本中的通假字＝均予保留，并出校记说明。

7. 《本草新编》所用底本与何高民本之间的异文甚多，是因传抄和流传之绪不同所致，不能一一出校，仅将有参考价值的异文录出。

8. 《辨证奇闻》与《辨证录》乃一源而二歧，凡《辨证录》所补或因避讳而删者，均不出校。

9. 凡药物的用量，为保持原书之面貌，不做改动；有毒之药物，如细辛、斑蝥等，其用量有偏重者，请参考现代常规用量而使用；某些禁止使用的动物药如犀角、虎骨等，请使用其代用品。

10. 有关陈士铎的生平与学术思想等问题，请参考书后所附之作者学术思想研究。

11. 原书无标点，今采用国家颁布的《标点符号用法》进行标点。

12. 丛书中各书排列顺序，不以成书年代排列，先理论著作，后临床著作。

柳长华

1999 年元月于山东中医药大学

总　目　录

外经微言

目　　录

外经微言一卷

岐伯天师传
山阴陈士铎号远公又号朱华子述

阴阳颠倒篇

黄帝①闻广成子②窈窈冥冥之旨，叹广成子之谓天矣。退而夜思，尚有未获，遣鬼臾区③问于岐伯④天师曰：帝问至道于广成子，广成子曰：至道之精，窈窈冥冥，至道之极，昏昏默默。无视无听，抱神以静，形将自正，必静必清，无劳汝形，无摇汝精，无思虑营营，乃可以长生。目无所见，耳无所闻，心无所知，汝神将守汝形，形乃长生。慎汝内，闭汝外，多知为败。我为汝遂于大明之上矣，至彼至阳之原也；为汝入于窈冥之门矣，至彼至阴之原也。天地有官，阴阳有藏，慎守汝身，物将自壮，我守其一，以处其和，故身可以不老也。天师必知厥义，幸明晰之。岐伯稽首奏曰：大哉言乎！非吾圣帝，安克闻至道哉。帝明知故问，岂欲传旨于万祀乎？何心之仁也。臣愚，何足知之。然仁圣明问，敢备述以闻。窈冥者，阴阳之谓也。昏默者，内外之词也。视听者，耳目之语也。至道无形而有形，有形而实无形，无形藏于有形之中，有形化于无形之内，始能形与神全，精与神合乎？鬼臾区曰：诺。虽然，师言微矣，未及其妙也。岐伯曰：乾坤之道，不外男女，男女之道，不外阴阳，阴阳之道，不

外顺逆，顺则生，逆则死也。阴阳之原，即颠倒之术也。世人皆顺生，不知顺之有死；皆逆死，不知逆之有生，故未老先衰矣。广成子之教，示帝行颠倒之术也。鬼臾区赞曰：何言之神乎！虽然，请示其原。岐伯曰：颠倒之术，即探阴阳之原乎。窈冥之中有神也，昏默之中有神也，视听之中有神也。探其原而守神，精不摇矣。探其原而保精，神不驰矣。精固神全，形安能敝乎。鬼臾区复奏帝前，帝曰：俞哉⑤，载之《外经》，传示臣工，使共闻至道，同游于无极之野也。

陈士铎曰：此篇帝问而天师答之，乃首篇之论也。问不止黄帝而答止天师者，帝引天师之论也。帝非不知阴阳颠倒之术，明知故亦欲尽人皆知广成子之教也。

---

① 黄帝　上古帝号。姓公孙，长于姬水，又姓姬。以土德王，土色黄，故曰黄帝。
② 广成子　传说中的上古仙人。黄帝尝问以治身之道。见《庄子·在宥》。
③ 鬼臾区　黄帝臣。占星之官，《汉书·艺文志》有《鬼臾区》三篇。
④ 岐伯　黄帝臣，精医，黄帝尝与论医。见《黄帝内经》。
⑤ 俞哉　然也。应诺之词。

顺逆探原篇

伯高① 太师问于岐伯曰：天师言颠倒之术，即探阴阳之原也。其旨奈何？岐伯不答。再问曰：唯唯。三问岐伯，叹曰：吾不敢隐矣。夫阴阳之原者，即生克之道也；颠倒之术者，即顺逆之理也。知颠倒之术，即可知阴阳之原矣。伯高曰：阴阳不同也。天之阴阳，地之阴阳，人身之阴阳，男女之阴阳，何以探之哉？岐伯曰：知其原亦何异哉。伯高曰：请显言其原。岐伯曰：五行顺生不生，逆死不死。生而不生者，金生水而克水，水生木而克木，木生火而克火，火生土而克土，土生金而克金，此害生于恩也。死而不死者，金克木而生木，木克土而生土，土克水而生水，水克火而生火，火克金而生金，此仁生于义也。夫五行之顺，相生而相克；五行之逆，不克而不生。逆之至者，顺之至也。伯高曰：美哉言乎！然何以逆而顺之也？岐伯曰：五行之顺，得土而化，五行之逆，得土而神。土以合之，土以成之也。伯高曰：余知之矣。阴中有阳，杀之内以求生乎。阳中有阴，生之内以出死乎。余与帝同游于无极之野也。岐伯曰：逆而顺之，必先顺而逆之。绝欲而毋为邪所侵也，守神而毋为境所移也，练气而毋为物所诱也，保精而毋为妖所耗也。服药饵以生其津，慎吐纳以添其液，慎劳逸以安其髓，节饮食以益其气，其庶几乎？伯高曰：天师教我以原者全矣。岐伯曰：未也。心死则身生，死心之道，即逆之之功也。心过死则身亦不生，生心之道，又顺之之功也。顺而不顺，始成逆而不逆乎。伯高曰：志之矣！敢忘秘诲哉。

陈士铎曰：伯高之问，亦有为之问也。顺中求逆，逆处求顺，亦死克之门

也。今奈何求生于顺乎。于顺处求生，不若于逆处求生之为得也。

回天生育篇

雷公② 问曰：人生子嗣，天命也，岂尽非人事乎？岐伯曰：天命居半，人事居半也。雷公曰：天可回乎？岐伯曰：天不可回，人事则可尽也。雷公曰：请言人事。岐伯曰：男子不能生子者，病有九，女子不能生子者，病有十也。雷公曰：请晰言之。岐伯曰：男子九病者，精寒也，精薄也，气馁也，痰盛也，精涩也，相火过旺也，精不能射也，气郁也，天厌也。女子十病者，胞胎寒也，脾胃冷也，带脉急也，肝气郁也，痰气盛也，相火旺也，肾水衰也，任督病也，膀胱气化不行也，气血虚而不能摄也。雷公曰：然则治之奈何？岐伯曰：精寒者，温其火乎；精薄者，益其髓乎；气馁者，壮其气乎；痰盛者，消其涎乎；精涩者，顺其水乎；火旺者，补其精乎；精不能射者，助其气乎；气郁者，舒其气乎；天厌者，增其势乎；则男子无子而可以有子矣，不可徒益其相火也。胞胎冷者，温其胞胎乎；脾胃冷者，暖其脾胃乎；带脉急者，缓其带脉乎；肝气郁者，开其肝气乎；痰气盛者，消其痰气乎；相火旺者，平其相火乎；肾水衰者，滋其肾水乎；任督病者，理其任督乎；膀胱气化不行者，助其肾气以益膀胱乎；气血不能摄胎者，益其气血以摄胎乎，则女子无子而可以有子矣，不可徒治其胞胎也。雷公曰：天师之言，真回天之法也。然用天师法，男女仍不生子，奈何？岐伯曰：必夫妇德行交亏也。修德以

---

① 伯高　黄帝臣。尝与黄帝论医。见《素问》。
② 雷公　黄帝臣。尝与黄帝论医。见《素问》。

宜男，岂虚语哉。

陈士铎曰：男无子有九，女无子有十，似乎女多于男也，谁知男女皆一乎。知不一而一者，大约健其脾胃为主，脾胃健而肾亦健矣，何必分男女哉。

天人寿夭篇

伯高太师问岐伯曰：余闻形有缓急，气有盛衰，骨有大小，肉有坚脆，皮有厚薄，可分寿夭，然乎？岐伯曰：人有形则有气，有气则有骨，有骨则有肉，有肉则有皮。形必与气相合也，皮必与肉相称也，气血经络必与形相配也。形充而皮肤缓者寿，形充而皮肤急者夭。形充而脉坚大者，气血之顺也，顺则寿。形充而脉小弱者，气血之衰也，衰则危。形充而颧不起者，肉胜于骨也，骨大则寿，骨小则夭。形充而大，肉䐃坚有分理者，皮胜于肉也，肉疏则夭，肉坚则寿。形充而大，肉无分理者，皮仅包乎肉也，肉厚寿，肉脆夭。此天生人不可强也。故见则定人寿夭，即可测人生死矣。少师问曰：诚若师言，人之寿夭，天定之矣，无豫于人乎？岐伯曰：寿夭定于天，挽回天命者，人也。寿夭听于天，戕贼其形骸，泻泄其精髓，耗散其气血，不必至天数而先夭者，天不任咎也。少师曰：天可回乎？岐伯曰：天不可回，而天可节也。节天之有余，补人之不足，不亦善全其天命乎。伯高太师闻之曰：岐天师真善言天也。世人贼天之不足，乌能留人之有余哉。少师曰：伯高非知在人之夭者乎。在天之夭难回也，在人之夭易延也，吾亦修吾之天，以全天命乎。

陈远公曰：天之夭难延，人之夭易延，亦训世延人之夭也。伯高之论因天师之教而推广之，不可轻天师而重伯高也。

命根养生篇

伯高太师复问岐伯曰：养生之道，可得闻乎？岐伯曰：愚何足以知之。伯高再问。岐伯曰：人生天地之中，不能与天地并久者，不体天地之道也。天锡①人以长生之命，地锡人以长生之根。天地锡人以命根者，父母予之也。合父母之精以生人之身，则精即人之命根也。魂魄藏于精之中，魂属阳，魄属阴。魂趋生，魄趋死。夫魂魄皆神也，凡人皆有。神内存则生，外游则死。魂最善游，由于心之不寂也。广成子谓抱神以静者，正抱心而同寂也。伯高曰：夫精者，非肾中之水乎？水性主动，心之不寂者，不由于肾之不静乎？岐伯曰：肾水之中有真火在焉，水欲下而火欲升，此精之所以不静也，精一动而心摇摇矣。然而制精之不动，仍在心之寂也。伯高曰：吾心寂矣。肾之精欲动，奈何？岐伯曰：水火原相须也，无火则水不安，无水则火亦不安。制心而精动者，由于肾水之涸也，补先天之水以济心，则精不动而心易寂矣。

陈远公曰：精出于水，亦出于水中之火也。精动由于火动，火不动则精安能摇乎？可见精动由于心动也。心动之极，则水火俱动矣，故安心为利精之法也。

救母篇

容成②问于岐伯曰：天癸之水，男女皆有之，何以妇人经水谓之天癸乎？岐伯曰：天癸水，壬癸之水也。壬水属阳，

① 锡　同赐。
② 容成　黄帝史官。世传道家采阳补阴之术出于容成。《汉书·艺文志》有《容成阴道》二十六卷。

癸水属阴。二水者，先天之水也。男为阳，女为阴，故妇人经水以天癸名之，其实壬癸未尝不合也。容成曰：男子之精不以天癸名者，又何故欤？岐伯曰：精者，合水火名之，水中有火，始成其精。呼精而壬癸之义已包于内，故不以天癸名之。容成曰：精与经同一水也，何必两名之？岐伯曰：同中有异也。男之精守而不溢，女之经满而必泄也。癸水者，海水也，上应月，下应潮。月有盈亏，潮有往来，女子之经水应之，故潮汐月有信，经水亦月有期也。以天癸名之，别其水为癸水，随天运为转移耳。容成曰：其色赤者何也？岐伯曰：男之精，阳中之阴也，其色白。女之经，阴中之阳也，其色赤。况流于任脉，通于血海，血与经合而成浊流矣。容成曰：男之精亏而不溢者又何也？岐伯曰：女子阴有余，阳不足，故满而必泄。男子阳有余，阴不足，故守而不溢也。容成曰：味咸者何也？岐伯曰：壬癸之水，海水也，海水味咸，故天癸之味应之。容成曰：女子二七经行，稚女不行经何也？岐伯曰：女未二七，则任冲未盛，阴气未动，女犹纯阳也，故不行经耳。容成曰：女过二七，不行经而怀孕者又何也？岐伯曰：女之变者也，名为暗经，非无经也。无不足，无有余，乃女中最贵者。终身不字，行调息之功，必长生也。容成问曰：妇女经水上应月，下应潮，宜月无愆期矣，何以有至有不至乎？岐伯曰：人事之乖违也。天癸之水，生于先天，亦长于后天也。妇女纵欲伤任督之脉，则经水不应月矣。怀抱忧郁以伤肝胆，则经水闭而不流矣。容成曰：其故何也？岐伯曰：人非水火不生，火乃肾中之真火，水乃肾中之真水也。水火盛则经盛，水火衰则经衰。任督脉通于肾，伤任督未有不伤肾者。交接时纵欲泄精，精伤，任督之脉亦伤矣。

任督脉伤，不能行其气于腰脐，则带脉亦伤，经水有至有不至矣。夫经水者，火中之水也。水衰不能制火，则火炎水降，经水必先期至矣。火衰不能生水，则水寒火冷，经水必后期至矣。经水之愆期，因水火之盛衰也。容成曰：肝胆伤而经闭者，谓何？岐伯曰：肝藏血者也。然又最喜疏泄，胆与肝为表里也。胆木气郁，肝木之气亦郁矣。木郁不达，任冲血海皆抑塞不通，久则血枯矣。容成曰：木郁何以使水之闭也？岐伯曰：心肾无晷①不交者也。心肾之交接，责在胞胎，亦责在肝胆也。肝胆气郁，胞胎上交肝胆，不上交于心，则肾之气亦不交于心矣。心肾之气不交，各脏腑之气抑塞不通，肝克脾，胆克胃，脾胃受克，失其生化之司，何能资于心肾乎？水火未济，肝胆之气愈郁矣。肝胆久郁，反现假旺之象，外若盛，内实虚。肾因子虚，转去相济涸水，而郁火焚之，木安有余波以下泻乎？此木郁所以水闭也。鬼臾区问曰：气郁则血闭，血即经乎？岐伯曰：经水非血也。鬼臾区曰：经水非血，何以血闭而经即断乎？岐伯曰：经水者，天一之水也，出于肾经，故以经水名之。鬼臾区曰：水出于肾，色宜白矣，何赤乎？岐伯曰：经水者，至阴之精，有至阳之气存焉，故色赤耳，非色赤即血也。鬼臾区曰：人之肾有补无泻，安有余血乎？岐伯曰：经水者，肾气所化，非肾精所泻也。女子肾气有余，故变化无穷耳。鬼臾区曰：气能化血，各经之血不从之而泻乎？岐伯曰：肾化为经，经化为血，各经气血无不随之而各化矣。是以肾气通则血通，肾气闭则血闭也。鬼臾区曰：然则气闭宜责在肾矣，何以心肝脾之气郁而经亦闭也？岐伯曰：肾水之生，不由于三

---

① 晷 因日影以定时刻之器。此引伸为时刻。

经，肾水之化，实关于三经也。鬼臾区曰：何也？岐伯曰：肾不通肝之气，则肾气不能开，肾不交心之气，则肾气不能上，肾不取脾之气，则肾气不能成，盖交相合而交相化也。苟一经气郁，气即不入于肾，而肾气即闭矣，况三经同郁，肾无所资，何能化气而成经乎。是以经闭者，乃肾气之郁，非止肝血之枯也。倘徒补其血，则郁不宣反生火矣，徒散其瘀，则气益微反耗精矣，非惟无益，而转害之也。鬼臾区曰：大哉言乎！请勒之金石，以救万世之母乎。

陈远公曰：一篇救母之文，真有益于母者也。讲天癸无余义，由于讲水火无余义也。水火之不通，半成于人气之郁，解郁之法，在于通肝胆也，肝胆通则血何闭哉，正不必又去益肾也。谁知肝胆不郁而肾受益乎，郁之害亦大矣。

红铅损益篇

容成问曰：方士采红铅接命，可为训乎？岐天师曰：慎欲者，采之服食延寿，纵欲者，采之服食丧躯。容成曰：人能慎欲，命自可延，何藉红铅乎？岐伯曰：红铅，延景丹也。容成曰：红铅者，天癸水也。虽包阴阳之水火，溢满于外，则水火之气尽消矣，何以接命乎？岐伯曰：公之言论天癸则可，非论首经之红铅也。经水甫出户辄色变，独首经之色不遽变者，全其阴阳之气也。男子阳在外，阴在内；女子阴在外，阳在内。首经者，坎中阳也。以坎中之阳补离中之阴，益乎？不益乎？独补男有益，补女有损。补男者，阳以济阴也；补女者，阳以亢阳也。容成曰：善。

陈远公曰：红铅何益于人，讲无益而成有益者，辨其既济之理也，谁谓方士非

恃之以接命哉。

初生微论篇

容成问曰：人之初生，目不能睹，口不能餐，足不能履，舌不能语，三月而后见，八月而后食，期岁而后行，三年而后言，其故何也？岐伯曰：人之初生，两肾水火未旺也。三月而火乃盛，故两目有光也。八月而水乃充，故两龈有力也。期岁则髓旺而膑生矣。三年则精长而囟合矣。男十六天癸通，女十四天癸化。容成曰：男以八为数，女以七为数，予知之矣。天师于二八、二七之前，《内经》何未言也？岐伯曰：《内经》首论天癸者，叹天癸难生易丧也。男必至十六而天癸满，年未十六皆未满之日也。女必至十四而天癸盈，年未十四皆未满之日也。既满既盈，又随年俱耗，示人宜守此天癸也。容成曰：男八八之后犹存，女七七之后仍在，似乎天癸之未尽也，天师何以七七八八之后不再言之欤？岐伯曰：予论常数耳。常之数可定，变之数不可定也，予所以论常不论变耳。

陈远公曰：人生以天癸为主，有则生，无则死也。常变之说，惜此天癸也。二七、二八之论，亦可言而言之，非不可言而不言也。

骨 阴 篇

鸟师① 问于岐伯曰：婴儿初生，无膝盖骨何也？岐伯曰：婴儿初生，不止无膝盖骨也，囟骨、耳后完骨皆无之。鸟师曰：何故也？岐伯曰：阴气不足也。阴气者，真阴之气也。婴儿纯阳无阴，食母乳

———————
① 鸟师 古官名。

而阴乃生，阴生而囟骨、耳后完骨、膝盖骨生矣。生则儿寿，不生则夭。鸟师曰：其不生何也？岐伯曰：三骨属阴，得阴则生，然亦必阳旺而长也。婴儿阳气不足，食母乳而三骨不生，其先天之阳气亏也。阳气先漓①，先天已居于缺陷，食母之乳，补后天而无余，此三骨之所以不生也。三骨不生，又焉能延龄乎。鸟师曰：三骨缺一，亦能生乎？岐伯曰：缺一则不全乎其人矣。鸟师曰：请悉言之。岐伯曰：囟门不合则脑髓空也，完骨不长则肾宫虚也，膝盖不生则双足软也。脑髓空则风易入矣，肾宫虚则听失聪矣，双足软则颠仆多矣。鸟师曰：吾见三骨不全，亦有延龄者，又何故欤？岐伯曰：三者之中，惟耳无完骨者亦有延龄，然而疾病不能无也。若囟门不合，膝盖不生，吾未见有生者，盖孤阳无阴也。

　　陈远公曰：孤阳无阴，人则不生，则阴为阳之天也。无阴者，无阳也。阳生于阴之中，阴长于阳之外，有三骨者，得阴阳之全也。

①　漓　薄也。

外经微言二卷

媾精受妊篇

雷公问曰：男女媾精而受妊者，何也？岐伯曰：肾为作强之官，故受妊而生人也。雷公曰：作强而何以生人也。岐伯曰：生人者，即肾之技巧也。雷公曰：技巧属肾之水乎？火乎？岐伯曰：水火无技巧也。雷公曰：离水火又何以出技巧乎？岐伯曰：技巧成于水火之气也。雷公曰：同是水火之气，何生人有男女之别乎？岐伯曰：水火气弱则生女，水火气强则生男。雷公曰：古云女先泄精则成男，男先泄精则成女，今曰水火气弱则生女，水火气强则生男，何也？岐伯曰：男女俱有水火之气也，气同至则技巧出焉，一有先后，不成胎矣。男泄精，女泄气，女子泄精则气脱矣，男子泄气则精脱矣，乌能成胎？雷公曰：女子不泄精，男不泄气，何以受妊乎？岐伯曰：女气中有精，男精中有气，女泄气而交男子之精，男泄精而合女子之气，此技巧之所以出也。雷公曰：所生男女，有强有弱，自分于父母之气矣，但有清浊寿夭之异何也？岐伯曰：气清则清，气浊则浊，气长则寿，气促则夭，皆本于父母之气也。雷公曰：生育本于肾中之气，余已知之矣，但此气也，豫于五脏七腑之气乎？岐伯曰：五脏七腑之气，一经不至，皆不成胎。雷公曰：媾精者，动肾中之气也，与五脏七腑何豫乎？岐伯曰：肾藏精，亦藏气。藏精者，藏五脏七腑之精也。藏气者，藏五脏七腑之气也。藏则俱藏，泄则俱泄。雷公曰：泄气者，亦泄血乎？岐伯曰：精即血也。气无形，血有形，无形化有形，有形不能化无形也。雷公曰：精非有形乎？岐伯曰：精虽有形，而精中之气正无形也，无形隐于有形，故能静能动，动则化耳，化则技巧出矣。雷公曰：微哉言乎！请传之奕祀，以彰化育焉。

陈士铎曰：男女不媾精，断不成胎。胎成于水火之气，此气即男女之气也。气藏于精中，精虽有形而实无形也。形非气乎，故成胎即成气之谓。

社 生 篇

少师[1]问曰：人生而白头何也？岐伯曰：社日[2]生人，皮毛皆白，非止鬓发之白也。少师曰：何故乎？岐伯曰：社日者，金日也。皮毛须鬓皆白者，得金之气也。少师曰：社日非金也，天师谓之金日，此余之未明也。岐伯曰：社本土也，气属金。社日生人，犯金之气，金气者，杀气也。少师曰：人犯杀气，宜夭矣，何又长年乎？岐伯曰：金中有土，土乃生气也。人肺属金，皮毛亦属金，金之杀气得土则生，逢金则斗，社之金气伐人皮毛，不入人脏腑，故得长年耳。少师曰：社日

[1]　少师　古官名。
[2]　社日　祭社神之日。

生人，皮毛鬃发不尽白者，又何故欤？岐伯曰：生时不同也。少师曰：何时乎？岐伯曰：非巳午时，必辰戌丑未时也。少师曰：巳午火也，火能制金之气宜矣。辰戌丑未土也，不助金之气乎？岐伯曰：社本土也，喜生恶泄，得土则生，生则不克矣。少师曰：同是日也，何社日之凶如是乎？岐伯曰：岁月日时俱有神司之，社日之神与人最亲，其性最喜洁也，生产则秽矣，两气相感，儿身受之，非其煞之暴也。少师曰：人生有记赤如朱，青如靛，黑如锅，白如雪，终身不散，何也？岂亦社日之故乎？岐伯曰：父母交媾，偶犯游神，为神所指，誌父母之过也。少师曰：色不同者何欤？岐伯曰：随神之气异也。少师曰：记无黄色者，何也？岐伯曰：黄乃正色，人犯正神，不相校也，故亦不相指，不相指，故罔所记耳。

陈远公曰：社日生人，说来有源有委，非孟浪成文者可比。

天厌火衰篇

容成问曰：世有天生男子音声如女子，外势如婴儿，此何故欤？岐伯曰：天厌之也。容成曰：天何以厌之乎？岐伯曰：天地有缺陷，安得人尽皆全乎？容成曰：天未尝厌人，奈何以天厌名之？岐伯曰：天不厌而人必厌也。天人一道，人厌即天厌矣。容成曰：人何不幸成天厌也？岐伯曰：父母之咎也。人道交感，先火动而后水济之。火盛者，生子必强，火衰者，生子必弱；水盛者，生子必肥，水衰者，生子必瘦。天厌之人，乃先天之火微也。容成曰：水火衰盛，分强弱肥瘦宜也，不宜外阳之细小。岐伯曰：肾中之火，先天之火，无形之火也；肾中之水，先天之水，无形之水也。火得水而生，水

得火而长，言肾内之阴阳也。水长火则水为火之母，火生水则火为水之母也。人得水火之气以生身，则水火即人之父母也。天下有形不能生无形也，无形实生有形。外阳之生，实内阳之长也，内阳旺而外阳必伸。内阳旺者，得火气之全也。内阳衰矣，外阳亦何得壮大哉。容成曰：火即不全，何以生身乎？岐伯曰：孤阴不生，孤阳不长。天厌之人，但火不全耳，未尝无阴阳也。偏于火者，阳有余而阴不足；偏于水者，阴有余而阳不足。阳既不足，即不能生厥阴之宗筋，此外阳之所以屈而不伸也，毋论刚大矣。容成曰：善。

陈远公曰：外阳之大小，视水火之偏全，不视阴阳之有无耳。说来可听。

经脉相行篇

雷公问曰：帝问脉行之逆顺若何，余无以奏也，愿天师明教以闻。岐伯曰：十二经脉，有自上行下者，有自下行上者，各不同也。雷公曰：请悉言之。岐伯曰：手之三阴从脏走手，手之三阳从手走头，足之三阳从头走足，足之三阴从足走腹，此上下相行之数也。雷公曰：尚未明也。岐伯曰：手之三阴，太阴肺、少阴心、厥阴包络也。手太阴从中府走大指之少商，手少阴从极泉走小指之少冲，手厥阴从天池走中指之中冲，皆从脏走手也。手之三阳，阳明大肠、太阳小肠、少阳三焦也。手阳明从次指商阳走头之迎香，手太阳从小指少泽走头之听宫，手少阳从四指关冲走头之丝竹空，皆从手走头也。足之三阳，太阳膀胱、阳明胃、少阳胆也。足太阳从头晴明走足小指之至阴，足阳明从头头维走足次指之厉兑，足少阳从头前关走四指之窍阴，皆从头走足也。足之三阴，太阴脾、少阴肾、厥阴肝也。足大阴从足

大指内侧隐白走腹之大包，足少阴从足心涌泉走腹之俞府，足厥阴从足大指外侧大敦走腹之期门，皆从足走腹也。雷公曰：逆顺若何？岐伯曰：手之阴经，走手为顺，走脏为逆也；手之阳经，走头为顺，走手为逆也；足之阴经，走腹为顺，走足为逆也；足之阳经，走足为顺，走头为逆也。雷公曰：足之三阴，皆走于腹，独少阴之脉下行何也？岂少阴经易逆难顺乎？岐伯曰：不然。夫冲脉者，五脏六腑之海也，五脏六腑皆禀焉。其上者，出于颃颡，渗诸阳，灌诸精，下注少阴之大络，出于气冲，循阴阳内廉入腘中，伏行骭骨内，下至内踝之后，属而别，其下者，并由少阴经渗三阴。其在前者，伏行出跗属，下循跗，入大指间，渗诸络而温肌肉，故别络邪结则跗上脉不动，不动则厥，厥则足寒矣。此足少阴之脉少异于三阴而走腹则一也。雷公曰：其少异于三阴者为何？岐伯曰：少阴肾经，中藏水火，不可不曲折以行，其脉不若肝脾之可直行于腹也。雷公曰：其走腹则一者何？岐伯曰：肾之性喜逆行，故由下而上，盖以逆为顺也。雷公曰：逆行宜病矣。岐伯曰：逆而顺故不病。若顺走是违其性矣，反生病也。雷公曰：当尽奏之。岐伯曰：帝问何以明。公奏曰以言导之，切而验之，其髁必动，乃可以验逆顺之行也。雷公曰：谨奉教以闻。

陈远公曰：十二经脉有走手走足走头走腹之异，各讲得凿凿，其讲顺逆不同处，何人敢措一辞。

经脉终始篇

雷公问于岐伯曰：十二经之脉既有终始，《灵》、《素》详言之，而走头、走腹、走足、走手之义，尚未明也，愿毕其辞。

岐伯曰：手三阳从手走头，足三阳从头走足，乃高之接下也。足三阴从足走腹，手三阴从腹走手，乃卑之趋上也。阴阳无间，故上下相迎，高卑相迓，与昼夜循环同流而不定耳。夫阴阳者，人身之夫妇也，气血者，人身之阴阳也。夫倡则妇随，气行则血赴。气主煦之，血主濡之。乾作天门，大肠司其事也；巽作地户，胆持其权也；泰居艮，小肠之昌也；否居坤，胃之殃也。雷公曰：善。请言顺逆之别？岐伯曰：足三阴自足走腹，顺也；自腹走足，逆也。足三阳自头走足，顺也；自足走头，逆也。手三阴自藏走手，顺也；自手走藏，逆也。手三阳自手走头，顺也；自头走手，逆也。夫足之三阴，从足走腹，惟足少阴肾脉绕而下行，与肝脾直行者，以冲脉与之并行也，是以逆为顺也。

陈远公曰：十二经有头腹手足之殊，有顺中之逆，有逆中之顺，说得更为明白。

经气本标篇

雷公问于岐伯曰：十二经气有标本乎？岐伯曰：有之。雷公曰：请言标本之所在？岐伯曰：足太阳之本，在跟以上五寸中，标在两络命门；足少阳之本，在窍阴之间，标在窗笼之前；足少阴之本，在内踝下三寸中，标在背腧；足厥阴之本，在行间上五寸所，标在背腧；足阳明之本，在厉兑，标在人迎颊挟颃颡；足太阴之本，在中封前上四寸中，标在舌本；手太阳之本，在外踝之后，标在命门之上一寸；手少阳之本，在小指次指之间上二寸，标在耳后上角下外眦；手阳明之本，在肘骨中上至别阳，标在颜下合钳上；手太阴之本，在寸口中，标在腋内动脉；手少阴之本，在锐骨之端，标在背腧；手心主之本，在掌后两筋之间二寸中，标在腋下三寸，此标本之所在也。雷公曰：标本皆可刺乎？岐伯曰：气之标本皆不可刺也。雷公曰：其不可刺何也？岐伯曰：气各有冲，冲不可刺也。雷公曰：请言气冲。岐伯曰：胸气有冲，腹气有冲，头气有冲，胫气有冲，皆不可刺也。雷公曰：头之冲何所乎？岐伯曰：头之冲脑也。雷公曰；胸之冲何所乎？岐伯曰：胸之冲膺与背腧也，腧亦不可刺也。雷公曰：腹之冲何所乎？岐伯曰：腹之冲，背腧与冲脉及左右之动脉也。雷公曰：胫之冲何所乎？岐伯曰：胫之冲即脐之气街及承山踝上以下，此皆不可刺也。雷公曰：不可刺止此乎？岐伯曰：大气之抟而不行者，积于胸中，藏于气海，出于肺，循咽喉，呼吸而出入也。是气海犹气街也，应天地之大数，出三入一，皆不可刺也。

陈远公曰：十二经气各有标本，各不可刺。不可刺者，以冲脉之不可刺也。不知冲脉，即不知刺法也。

脏腑阐微篇

雷公问于岐伯曰：脏止五乎？腑止六乎？岐伯曰：脏六腑七也。雷公曰：脏六何以名五也？岐伯曰：心肝脾肺肾，五行之正也，故名五脏。胞胎非五行之正也，虽脏不以脏名之。雷公曰：胞胎何以非五脏之正也？岐伯曰：心，火也；肝，木也；脾，土也；肺，金也；肾，水也。一脏各属一行，胞胎处水水之歧，非正也，故不可称六脏也。雷公曰：肾中有火，亦水火之歧也，何肾称脏乎？岐伯曰：肾中之火，先天火也，居两肾中而肾专司水也。胞胎上系心，下连肾，往来心肾接续于水火之际，可名为火，亦可名为水，非

水火之正也。雷公曰：然则胞胎何以为脏乎？岐伯曰：胞胎处水火之两歧，心肾之父，非胞胎之系不能通达上下，宁独妇人有之，男子未尝无也。吾因其两歧，置于五脏之外，非胞胎之不为脏也。雷公曰：男女各有之，亦有异乎？岐伯曰：系同而口异也。男女无此系，则水火不交，受病同也。女系无口则不能受妊，是胞胎者，生生之机，属阴而藏于阳，非脏而何。雷公曰：胞胎之口，又何以异？岐伯曰：胞胎之系，上出于心之膜膈，下连两肾，此男女之同也。惟女下大而上细，上无口而下有口，故能纳精以受妊。雷公曰：腑七而名六何也？岐伯曰：大小肠膀胱胆胃三焦包络，此七腑也，遗包络不称腑者，尊帝耳。雷公曰：包络可遗乎？岐伯曰：不可遗也。包络为脾胃之母，土非火不生，五脏六腑之气，咸仰于心君，心火无为，必藉包络有为，往来宣布，胃气能入，脾气能出，各脏腑之气始能变化也。雷公曰：包络既为一腑，奈何尊帝遗之？尊心为君火，称包络为相火，可乎？请登之外经，咸以为则。

陈远公曰：脏六而言五者，言脏之正也；腑七而言六者，言腑之偏也。举五而略六，非不知胞胎也；举六而略七，非不知包络也。有雷公之问，而胞胎、包络昭于古今矣。

考订经脉篇

雷公问于岐伯曰：十二经脉，天师详之，而所以往来相通之故，尚未尽也。幸宣明奥义，传诸奕祀可乎？岐伯曰：可。肺属手太阴，太阴者，月之象也。月属金，肺亦属金，肺之脉走于手，故曰手太阴也。起于中焦胃脘之上，胃属土，土能生金，是胃乃肺之母也。下络大肠者，以

大肠亦属金，为胃之庶子，而肺为大肠之兄，兄能包弟，足以网罗之也，络即网罗包举之义。循于胃口者，以胃为肺之母，自必游熙于母家，省受胃土之气也。肺脉又上于鬲，胃之气多，必分气以给其子，肺得胃母之气，上归肺宫，必由鬲而升，肺受胃之气，肺自成家，于是由中焦而脉乃行，横出腋下，畏心而不敢犯也。然而肺之系实通于心，以心为肺之君，而肺乃臣也，臣必朝于君，此述职之路也。下循臑内，行少阴心主之前者，又谒相之门也。心主即心包络，为心君之相，包络代君以行事，心克肺金，必借心主之气以相刑，呼吸相通，全在此系之相联也。肺禀天王之尊，必奉宰辅之令，所以行于少阴心主之前，而不敢缓也。自此而下于肘中，乃走于臂，由臂而走于寸口鱼际，皆肺脉相通之道。循鱼际出大指之端，为肺脉之尽。经脉尽，复行，从腕后直出次指内廉，乃旁出之脉也。

雷公曰：脾经若何？岐伯曰：脾乃土脏，其性湿，以足太阴名之。太阴之月，夜照于土，月乃阴，象脾属土，得月之阴气，故以太阴名之。其脉起于足之大指端，故又曰足太阴也。脾脉即起于足下，下必升上，由足大指内侧肉际，过横骨后，上内踝前廉，上端内，循胫骨后，交出厥阴之前，乃入肝经之路也。夫肝木克脾，宜为脾之所畏，何故脉反通于肝。不知肝虽克土，而木①亦能成土，土无木气之通，则土少发生之气，所以畏肝而又未尝不喜肝也。交出足厥阴之前，图合于肝木耳。上膝股内前廉，入腹者，归于脾经之本脏也。盖腹，脾之正宫。脾属土，居于中州，中州为天下之腹，脾乃人一身之腹也。脾与胃为表里，脾内而胃外，脾为胃所包，故络于胃。脾得胃气，则脾之气始能上升，故脉亦随之上鬲，趋喉咙而

至舌本，以舌本为心之苗，而脾为心之子，子母之气自相通而不隔也。然而舌为心之外窍，非心之内廷也。脾之脉虽至于舌，而终未至于心，故其支又行，借胃之气，从胃中中脘之外上鬲，而脉通于膻中之分，上交于手少阴心经，子亲母之象也。

雷公曰：心经若何？岐伯曰：心为火脏，以手少阴名之者，盖心火乃后天也。后天者，有形之火也。星应荧惑，虽属火而实属阴，且脉走于手，故以手少阴名之。他脏腑之脉皆起于手足，心脉独起于心，不与众脉同者，以心为君主，总揽权纲，不寄其任于四末也。心之系五脏七腑，无不相通，尤通者，小肠也。小肠为心之表，而心实络于小肠，下通任脉，故任脉即借小肠之气以上通于心，为朝君之象也。心之系又上与肺相通，挟咽喉而入于目，以发其文明之彩也。复从心系上肺，下出腋下，循臑内后廉，行手厥阴经心主之后，下肘，循臂至小指之内，出其端，此心脉系之直行也。又由肺曲折而后，并脊直下，与肾相贯串，当命门之中，此心肾既济之路也。夫心为火脏，惧畏水克，何故系通于肾，使肾有路以相犯乎？不知心火与命门之火，原不可一日不相通也。心得命门之火则心火有根，心非肾水之滋则心火不旺，盖心火必得肾中水火以相养，是以克为生也。即有肾火肾水之相生，而后心之系各通脏腑，无扞格之忧矣。由是而左通于肝，肝本属木，为生心之母也。心火虽生于命门先天之火，而非后天肝木培之，则先天之火气亦不旺。故心之系通于肝者，亦欲得肝木相生之气也。肝气既通，而胆在肝之旁，通肝即通于胆，又势之甚便者。况胆又为心之父，

――――――

① 木　原作土，字误，今改。

同本之亲，尤无阻隔也。由是而通于脾，脾乃心之子也。虽脾土不藉心火之生，然胃为心之爱子，胃土非心火不生。心既生胃，生胃必生脾，此脾胃之系所以相接而无间也。由是而通于肺，火性炎上，而肺叶当之，得毋有伤。然而顽金非火不柔，克中亦有生之象。倘肺金无火，则金寒水冷，胃与膀腑之化源绝矣，何以温肾而传化于大肠乎。由是而通于心主，心主即膻中包络也，为心君之相臣，奉心君以司化。其出入之经，较五脏六腑更近，真有心喜亦喜，心忧亦忧之象，呼吸相通，代君司化以使令夫三焦，俾上中下之气，无不毕达，实心之系通之也。

雷公曰：肾经若何？岐伯曰：肾属水，少阴正水之象。海水者，少阴水也，随月为盈虚而肾应之。名之为足少阴者，脉起于足少阴之下也，由足心而上循内踝之后，别入跟中，上腨出腘，上股，贯脊，乃河车之路，即任督之路也。然俱属于肾，有肾水而河车之路通，无肾水而河车之路塞，有肾水而督脉之路行，无肾水而督脉之路断。是二经之相通相行，全责于肾。故河车之路、督脉之路，即肾经之路也。由是而行于肝，母入于子舍之义也。由是而行于脾，水行于地中之义也。过肝脾二经而络于膀胱者，以肾为膀胱之里，而膀胱为肾之表，膀胱得肾气而始化，正同此路之相通，气得以往来之耳。其络于膀胱也，贯脊会督而还出于脐之前，通任脉，始得达于膀胱，虽气化可至，实有经可通而通之也。其直行者，又由肝以入肺，子归母之家也。由肺而上循喉咙，挟舌本而终，是欲朝君先通于喉舌也。夫肾与心虽苦相克而实相生，故其系别出而绕于心，又未敢遽朝于心君，注胸之膻中包络，而后肾经之精上奉，化为心之液矣。此君王下取于民之义，亦草野上

贡于国之谊也。各脏止有一而肾有二者，两仪之象也。两仪者，日月也。月主阴，日主阳。似肾乃水脏，宜应月不宜应日。然而月之中未尝无阳之气，日之中未尝无阴之气，肾配日月，正以其中之有阴阳也。阴藏于阳之中，阳隐于阴之内，叠相为用，不啻日月之照临也。盖五脏七腑各有水火，独肾脏之水火处于无形，乃先天之水火，非若各脏腑之水火，俱属后天也。夫同是水火，肾独属之先天，实有主以存乎两肾之间也。主者，命门也。命门为小心，若太极之象，能生先天之水火，因以生后天之水火也。于是裁成夫五脏七腑，各安于诸宫，享其奠定之福，化生于无穷耳。

雷公曰：肝经若何？岐伯曰：肝属足厥阴，厥阴者，逆阴也。上应雷火，脉起足大指丛毛之际，故以足厥阴名之。雷火皆从地起，腾于天之上，其性急不可制抑。肝之性亦急，乃阴经中之最逆者，少拂其意，辄厥逆而不可止。循附上，上踝，交出太阴脾土之后，上腘内廉，循腹入阴毛中，过阴器，以抵于小腹，虽趋肝之路，亦趋脾之路也。即趋于脾，必趋于胃矣。肝之系既通于脾胃，凡有所逆，必先犯于脾胃矣，亦其途路之熟也。虽然肝之系通于脾胃，而肝之气必归于本宫，故其系又走于肝叶之中。肝叶之旁有胆附焉，胆为肝之见，肝为胆之弟，胆不络肝，而肝反络胆者，弟强于兄之义也。上贯膈者，趋心之路也。肝性急，宜直走于心之宫矣，乃不直走于心，反走膜鬲，布于胁肋之间者，母慈之义也。慈母怜子，必为子多方曲折以厚其藏，胁肋正心宫之仓库也。然而其性正急，不能久安于胁肋之间，循喉咙之后，上入颃颡，连于目系，上出额间而会督脉于巅项，乃木火升上之路也。其支者，从目系下颊，环唇，

欲随口舌之窍以泄肝木之郁火也。其支者，又从肝别贯膈，上注肺中，畏肺金之克木，通此经为侦探之途也。

雷公曰：五脏已知其旨矣，请详言七腑。岐伯曰：胃经亦称阳明者，以其脉接大肠手阳明之脉，由鼻额而下走于足也。然而胃经属阳明者，又非同大肠之谓。胃乃多气多血之腑，实有日月并明之象，乃纯阳之腑，主受而又主化也。阳主上升，由额而游行于齿口唇吻，循颐颊耳前而会于额颅，以显其阳之无不到也。其支别者，从颐后下人迎，循喉咙，入缺盆，行足少阴之外，下膈通肾与心胞之气。盖胃为肾之关，又为心包之用，得气于二经，胃始能蒸腐水谷以化精微也。胃既得二经之气，必归于胃中，故仍属胃也。胃之旁络于脾，胃为脾之夫，脾为胃之妇，脾听胃使，以行其运化者也。其直行者，从缺盆下乳内廉，挟脐而入气街。气街者，气冲之穴也，乃生气之源，探源而后气充于乳房，始能散布各经络也。其支者，起于胃口，循腹过足少阴肾经之外，本经之里，下至气街而合，仍是取气于肾，以助其生气之源也。由是而胃既得气之本，乃可下行以达于足，从气街而下髀关，抵伏兔，下膝膑，循胫下跗，入中指之内庭而终者，皆胃下达之路也。其支者，从膝之下廉三寸，别入中指之外间，复是旁行之路，正见其多气多血，无往不周也。其支者，别跗上，入大指间，出足厥阴，交于足太阴，避肝木之克，近脾土之气也。

雷公曰：请言三焦之经，岐伯曰：三焦属之手少阳者，以三焦无形，得胆木少阳之气以生其火，而脉起于手之小指次指之端，故以手少阳名之。循手腕出臂，贯肘，循臑之外行手太阳之里，手阳明之外，火气欲通于大小肠也，上肩，循臂臑交出足少阳之后，正倚附于胆木，以取其

木中之火也。下缺盆，由足阳明之外而交会于膻中；之上焦，散布其气而络绕于心包络；之中焦，又下膈入络膀胱，以约下焦。若胃、若心包络、若膀胱，皆三焦之气往来于上中下之际，故不分属于三经，而仍专属于三焦也。然而，三焦之气虽往来于上中下之际，使无根以为主，则气亦时聚时散不可久矣。讵知三焦虽得胆木之气以生，而非命门之火则不长，三焦有命门以为根，而后布气于胃，则胃始有运用之机；布气于心包络，则心包络始有运行之权；布气于膀胱，则膀胱始有运化之柄也。其支者，从膻中而上出缺盆之外，上项，系耳后，直上出耳上角，至颐，无非随肾之火气而上行也。其支者，又从耳后入耳中，出耳前，过客主人之穴，交颊，至目锐眦，亦火性上炎，随心包之气上行，然目锐眦实系胆经之穴，仍欲依附木气以生火气耳。

雷公曰：请言心主之经。岐伯曰：心主之经，即包络之府也，又名膻中，属手厥阴者，以其代君出治，为心君之相臣，臣乃阴象，故属阴。然奉君令以出治，有不敢少安于顷刻，故其性又急，与肝木之性正相同，亦以厥阴名之，因其难顺而易逆也。夫心之脉出于心之本宫，心包络之脉，出于胸中包络，在心之外，正在胸之中，是脉出于胸中者，正其脉属于包络之本宫也。各脏腑脉出于外，心与包络脉出于中，是二经较各脏腑最尊也。夫肾系交于心包络，实与肾相接。盖心主之气与肾宫命门之气同气相合，故相亲而不相离也。由是下于膈，历络三焦，以三焦之腑气与命门心主之气彼此实未尝异，所以笼络而相合为一，有表里之名，实无表里也。其支者，循胸中出胁，抵腋，循臑内行于太阴肺脾、少阴心肾之中，取肺肾之气以生心液也。入脉，下臂，入掌内，又

循中指以出其端。其支者，又由掌中循无名指以出其端，与少阳三焦之脉相交会，正显其同气相亲，表里如一也。夫心主与三焦两经也，必统言其相合者，盖三焦无形，借心主之气相通于上中下之间，故离心主无以见三焦之用，所以必合而言之也。

雷公曰：请言胆经。岐伯曰：胆经属足少阳者，以胆之脉得春木初阳之气，而又下趋于足，故以足少阳名之。然胆之脉虽趋于足，而实起目之锐眦，接手少阳三焦之经也。由目锐眦上抵头角，下耳，循颈行手少阳之脉前，至肩上，交出手少阳之后，以入缺盆之外，无非助三焦之火气也。其支者，从耳后入耳中，出走耳前，至目锐眦之后，虽旁出其支，实亦仍顾三焦之脉也。其支者，别自目外而下大迎，合手少阳三焦，抵于颇下，下颈后，合缺盆以下胸中，贯膜膈心包络，以络于肝。盖心包络乃胆之子，而肝乃胆之弟，故相亲而相近也。第胆虽肝之兄，而附于肝，实为肝之表而属于胆，肝胆兄弟之分，即表里之别也。胆分肝之气，则胆之汁始旺，胆之气始张，而后可以分气于两胁，出气街，绕毛际而横入髀厌之中也。其直者，从缺盆下腋，循胸过季胁，与前之入髀厌者相合，乃下循髀外，行太阳阳明之间，欲窃水土之气以自养也。出膝外廉，下跗骨，以直抵绝骨之端，下出外踝，循附上，入小指次指之间，乃其直行之路也。其支者，又别跗上，入大指歧骨内，出其端，还贯入爪甲，出三毛，以交于足厥阴之脉，亲肝木之气以自旺，盖阳得阴而生也。

雷公曰：请言膀胱之经。岐伯曰：膀胱之经属足太阳者，盖太阳为巨阳，上应于日，膀胱得日之火气，下走于足，犹太阳火光普照于地也。其脉起目内眦，交手

太阳小肠之经，受其火气也。上额交巅，至耳上角，皆火性之炎上也。其直行者，从巅入络脑，还出别下项，循肩膊内，挟脊两旁，下行抵于腰，入循膂，络肾。盖膀胱为肾之表，故系连于肾，通肾中命门之气，取其气以归膀胱之中，始能气化而出小便也，虽气出于肾经，而其系腰不可不属之膀胱也。其支者，从腰中下挟脊以贯臀，入腘中而止，亦借肾气下达之也。其支者，从膊内别行，下贯胛膂，下历尻臀，化小便，通阴之器而下出也。过髀枢，循髀外，下合腘中，下贯于两端内，出外踝之后，循京骨，至小指外侧，交于足少阴之肾经，亦取肾之气，可由下而升，以上化其水也。

雷公曰：请言小肠之经。岐伯曰：小肠之经属手太阳者，以脉起于手之小指，又得心火之气而名之也。夫心火属少阴，得心火之气，宜称阴矣。然而心火居于内者为阴，发于外者为阳，小肠为心之表也，故称阳而不称阴。且其性原属阳，得太阳之日气，故亦以太阳名之。其脉上腕，出踝，循臂，出肘，循臑行手阳明少阳之外，与太阳胆气相通，欲得金气自寒，欲得木气自生也。交肩上，入缺盆，循肩，向腋下行，当膻中而络于心，合君相二火之气也。循咽下膈，以抵于胃。虽火能生胃，而小肠主出不主生，何以抵胃。盖受胃之气，运化精微而生糟粕，犹之生胃也。故接胃之气下行任脉之外，以自归于小肠之正宫，非小肠之属而谁属乎。其支者，从缺盆循颈颊，上至目锐眦，入于耳中，此亦火性炎上，欲趋窍而出也。其支者，别循颊，上颇抵鼻，至目内眦，斜络于颧，以交足太阳膀胱之经，盖阳以趋阳之应也。

雷公曰：请言大肠之经。岐伯曰：大肠之经名为手阳明者，以大肠职司传化，

有显明昭著之意，阳之象也。夫大肠属金，宜为阴象，不属阴而属阳者，因其主出而不主藏也。起于手大指次指之端，故亦以手名之。循指而入于臂，入肘，上臑，上肩，下入缺盆而络于肺，以肺之气能包举大肠，而大肠之系亦上络于肺也。大肠得肺气而易于传化，故其气不能久留于膈中，而系亦下膈直趋大肠，以安其传化之职。夫大肠之能开能阖，肾主之，是大肠之气化宜通于肾，何以大肠之系绝不与肾会乎？不知肺金之气即肾中水火之气也，肾之气必来于肺中，而肺中之气即降于大肠之内，则肾之气安有不入于大肠之中者乎？不必更有系通肾，而后得其水火之气始能传化而开阖之也。其支者，从缺盆上颈贯颊，入下齿缝中，还出夹两口吻，交于唇中之左右，上挟鼻孔，正显其得肺肾之气，随肺肾之脉而上升之徵也。

陈远公曰：十二经脉各说得详尽，不必逐段论之。

包络配腑篇

天老[1] 问于岐伯曰：天有六气，化生地之五行，地有五行，化生人之五脏。有五脏之阴，即宜有五腑之阳矣，何以脏止五腑有七也？岐伯曰：心包络，腑也，性属阴，故与脏气相同，所以分配六腑也。天老曰：心包络即分配腑矣，是心包络即脏也，何不名腑而必别之为腑耶？岐伯曰：心包络非脏也。天老曰：非脏列于脏中，毋乃不可乎？岐伯曰：脏称五，不称六，是不以脏予包络也。腑称六，不称七，是不以腑名包络也。天老曰：心包络非脏非腑，何以与三焦相合乎？岐伯曰：包络与三焦为表里，二经皆有名无形，五脏有形，与形相合，包络无形，故与无形相合。天老曰：三焦为孤脏，即名为

脏，岂合于包络乎？岐伯曰：三焦虽亦称脏，然孤而寡合，仍是腑非脏也。舍包络之气，实无可依，天然配合，非勉强附会也。天老曰：善。

雷公曰：肺合大肠，心合小肠，肝合胆，脾合胃，肾合膀胱，此天合也。三焦与心包络相合，恐非天合矣。岐伯曰：包络非脏而与三焦合者，包络里，三焦表也。雷公曰：三焦腑也，何分表里乎？岐伯曰：三焦之气本与肾亲，亲肾不合肾者，以肾有水气也，故不合肾而合于包络耳。雷公曰：包络之火气出于肾，三焦取火于肾，不胜取火于包络乎？岐伯曰：膀胱与肾为表里，则肾之火气必亲膀胱而疏三焦矣，包络得肾之火气，自成其腑，代心宣化，虽腑犹脏也。包络无他腑之附，得三焦之依而更亲，是以三焦乐为表，包络亦自安于里。孤者不孤，自合者永合也。雷公曰：善。

应龙[2] 问曰：包络，腑也，三焦亦自成腑，何以为包络之使乎？岐伯曰：包络即膻中也，为心膜膈，近于心宫，遮护君主，其位最亲，其权最重，故三焦奉令，不敢后也。应龙曰：包络代心宣化，宜各脏腑皆奉合矣，何独使三焦乎？岐伯曰：各腑皆有表里，故不听包络之使，惟三焦无脏为表里，故包络可以使之。应龙曰：三焦何乐为包络使乎？岐伯曰：包络代心出治腑与脏，同三焦听使于包络，犹听使于心，故包络为里，三焦为表，岂勉强附会哉。应龙曰：善。

陈士铎曰：包络之合三焦，非无因之合也。包络之使三焦，因其合而使之也。然合者仍合于心耳，非包络之司为合也。

_____

[1] 天老　黄帝臣。著有《杂子阴道》十五卷。
[2] 应龙　神名。见《山海经·大荒本经》。

外经微言三卷

胆腑命名篇

胡孔甲① 问于岐伯曰：大肠者，白肠也。小肠者，赤肠也。胆非肠，何谓青肠乎？岐伯曰：胆贮青汁，有入无出，然非肠，何能通而贮之乎，故亦以肠名之。青者，木之色，胆属木，其色青，故又名青肠也。胡孔甲曰：十一脏取决于胆，是腑亦有脏名矣，何脏分五而腑分七也？岐伯曰：十一脏取决于胆，乃省文耳，非腑可名脏也。孔甲曰：胆即名为脏，而十一脏取决之，固何所取之乎？岐天师曰：胆司渗，凡十一脏之气，得胆气渗之，则分清化浊，有奇功焉。孔甲曰：胆有入无出，是渗主入而不主出也，何能化浊乎？岐伯曰：清渗入则浊自化，浊自化而清亦化矣。孔甲曰：清渗入而能化，是渗入而仍渗出矣。岐伯曰：胆为清净之府。渗入者，清气也。遇清气之脏腑，亦以清气应之，应即渗之机矣，然终非渗也。孔甲曰：脏腑皆取决于胆，何脏腑受胆之渗乎？岐伯曰：大小肠膀胱皆受之，而膀胱独多焉。虽然，膀胱分胆之渗而胆之气虚矣，胆虚则胆得渗之祸矣。故胆旺则渗益，胆虚则渗损。孔甲曰：胆渗何气则受损乎？岐伯曰：酒热之气，胆之所畏也，过多则渗失所司，胆受损矣。非毒结于脑，则涕流于鼻也。孔甲曰：何以治之？岐伯曰：刺胆络之穴则病可已也。孔甲曰：善。

陈士铎曰：胆主渗，十一② 脏皆取决于胆者，正决于渗也。胆不能渗，又何取决乎。

任督死生篇

雷公问曰：十二经脉之外，有任督二脉，何略而不言也？岐伯曰：二经之脉不可略也。以二经散见于各经，故言十二经脉而二经已统会于中矣。雷公曰：试分言之。岐伯曰：任脉行胸之前，督脉行背之后也。任脉起于中极之下，以上毛际循腹里，上关元，至咽咙，上颐循面，入目眦，此任脉之经络也。督脉起于少腹，以下骨中央，女子入系廷孔，在溺孔之际，其络循阴器，合纂间，绕纂后，即前后二阴之间也，别绕臀，至少阴与巨阳中络者，合少阴，上股内后廉，贯脊属肾，与太阳起于目内眦，上额交巅上，入络脑，至鼻柱，还出别下项，循肩髆，侠脊抵腰中，入循膂，络肾。其男子循茎下至纂，与女子等。其少腹直上者，贯脐中央，上贯心，入喉上颐环唇，上系两目之下中央，此督脉之经络也。虽督脉止于龈交，任脉止于承浆，其实二脉③ 同起于会阴。止于龈交者，未尝不过承浆，止于承浆者，未尝不过龈交。行于前者亦行于后，

---

① 胡孔甲　黄帝之史，撰《孔甲》二十六篇。
② 一　原作"二"，字之误，今改。
③ 脉　原作"阴"，义晦，今改。

行于后者亦行于前。循环周流，彼此无间。故任督分之为二，合之仍一也。夫会阴者，至阴之所也。任脉由阳行于阴，故脉名阴海。督脉由阴行于阳，故脉名阳海。非龈交穴为阳海，承浆穴为阴海也。阴交阳而阴气生，阳交阴而阳气生，任督交而阴阳自长，不如海之难量乎，故以海名之。

雷公曰：二经之脉络，予已知之矣，请问其受病何如？岐伯曰：二经气行则十二经之气通，二经气闭则十二经之气塞。男则成疝，女则成瘕，非遗溺即脊强也。雷公曰：病止此乎？岐伯曰：肾之气必假道于任督，二经气闭，则肾气塞矣。女不受妊，男不射精，人道绝矣。然则任督二经之脉络，即人死生之道路也。雷公曰：神哉！论也。请载《外经》，以补《内经》未备。

陈士铎曰：任督之路，实人生死之途，说得精好入神。

阴阳二跷篇

司马问曰：奇经八脉中，有阴跷阳跷之脉，可得闻乎？岐伯曰：《内经》言之矣。司马曰：《内经》言之，治病未验，或有未全欤。岐伯曰：《内经》约言之，实未全也。阴跷脉，足少阴肾经之别脉也。起于然骨之照海穴，出内踝上，又直上之，循阴股以入于阴，上循胸里，入于缺盆，上出人迎之前，入于目下鸠，属于目眦之睛明穴，合足太阳膀胱之阳跷而上行，此阴跷之脉也。阳跷脉，足太阳膀胱之别脉也。亦起于然骨之下申脉穴，出外踝下，循仆参，郄于附阳，与足少阳会于居髎，又与手阳明会于肩髃及巨骨，又与手太阳阳维会于臑俞，与手足阳明会于地仓及巨髎，与任脉足阳明会于承

泣，合足少阴肾经之阴跷下行，此阳跷之脉也。然而跷脉之起止，阳始于膀胱而止于肾，阴始于肾而止于膀胱，此男子同然也。若女子微有异，男之阴跷起于然骨，女之阴跷起于阴股。男之阳跷起于申脉，女之阳跷起于仆参。知同而治同，知异而疗异。则阳跷之病不至阴缓阳急，阴跷之病不至阳缓阴急，何不验乎。司马公曰：今而后，阴阳二跷之脉昭然矣。

陈士铎曰：二跷之脉分诸男女，《内经》微别，人宜知之，不可草草看过。

奇 恒 篇

奢龙① 问于岐伯曰：奇恒之腑与五脏并主藏精，皆可名脏乎？岐伯曰：然。奢龙曰：脑髓骨脉胆女子胞，既谓奇恒之腑，不宜又名脏矣。岐伯曰：腑谓脏者，以其能藏阴也。阴者，即肾中之真水也。真水者，肾精也。精中有气，而脑髓骨脉胆女子胞皆能藏之，故可名腑，亦可名脏也。奢龙曰：修真之士，何必留心于此乎？岐伯曰：人欲长生，必知斯六义，而后可以养精气，结圣胎者也。奢龙曰：女子有胞以结胎，男子无胞，何以结之？岐伯曰：女孕男不妊，故胞属之女子，而男子未尝无胞也。男子有胞，而后可以养胎息，故修真之士，必知斯六者。至要者，则胞与脑。脑为泥丸，即上丹田也。胞为神室，即下丹田也。骨藏髓，脉藏血，髓藏气，脑藏精，气血精髓尽升泥丸，下降于舌，由舌下华池，由华池下廉泉玉英，通于胆，下贯神室。世人多欲，故血耗气散，髓竭精亡也。苟知藏而不泻，即返还之道也。奢龙曰：六者宜藏，何道而

———————
① 奢龙 黄帝臣。见《管子·水地》。

使之藏乎？岐伯曰：广成子有言：毋摇精，毋劳形，毋思虑营营，非不泻之谓乎？奢龙曰：命之矣。

陈士铎曰：脑髓骨脉胆女子胞，非脏也，非脏而以脏名之，以其能藏也，能藏故以脏名之，人可失诸藏乎。

小络篇

应龙问于岐伯曰：膜原与肌腠有分乎？岐伯曰：二者不同也。应龙曰：请问不同。岐伯曰：肌腠在膜原之外也。应龙曰：肌腠有脉乎？岐伯曰：肌腠膜原皆有脉也，其所以分者，正分于其脉耳。肌腠之脉内连于膜原，膜原之脉外连于肌腠。应龙曰：二脉乃表里也，有病何以分之？岐伯曰：外引小络痛者，邪在肌腠也；内引小络痛者，邪在膜原也。应龙曰：小络又在何所？岐伯曰：小络在膜原之间也。

陈士铎曰：小络一篇，本无深文，备载诸此，以小络异于膜原耳，知膜原之异，即知肌腠之异也。

肺金篇

少师问曰：肺，金也；脾胃，土也。土宜生金，有时不能生金者谓何？岐伯曰：脾胃土旺而肺金强，脾胃土衰而肺金弱，又何疑乎。然而脾胃之气太旺，反非肺金所喜者，由于土中火气之过盛也。土为肺金之母，火为肺金之贼，生变为克，乌乎宜乎？少师曰：金畏火克，宜避火矣，何又亲火乎？岐伯曰：肺近火则金气之柔者必销矣。然肺离火则金气之顽者必折矣。所贵微火以通薰肺也。故土中无火不能生肺金之气，而土中多火亦不能生肺金之气也。所以烈火为肺之所畏，微火为肺之所喜。少师公曰：善。请问金木之生

克？岐伯曰：肺金制肝木之旺，理也。而肝中火盛，则金受火炎，肺失清肃之令矣。避火不暇，敢制肝木乎？即水气空虚，已不畏肺金之刑，况金受火制，则肺金之气必衰，肝木之火愈旺，势必横行无忌，侵伐脾胃之土，所谓欺子弱而凌母强也。肺之母家受敌，御木贼之强横，奚能顾金子之困穷。肺失化源，益加弱矣。肺弱欲其下生肾水难矣。水无金生则水不能制火，毋论上焦之火焚烧，而中焦之火亦随之更炽，甚且下焦之火亦挟水沸腾矣。少师曰：何肺金之召火也？岐伯曰：肺金，娇脏也。位居各脏腑之上，火性上炎，不发则已，发则诸火应之，此肺金之所以独受厥害也。少师曰：肺为娇脏，曷禁诸火之威逼乎？金破不鸣，断难免矣，何以自免于祸乎？岐伯曰：仍赖肾子之水以救之。是以肺肾相亲，更倍于土金之相爱。以土生金而金难生土，肺生肾而肾能生肺。昼夜之间，肺肾之气实彼此往来，两相通而两相益也。少师曰：金得水以解炎，敬闻命矣。然金有时而不畏火者，何谓乎？岐伯曰：此论其变也。少师曰：请尽言之。岐伯曰：火烁金者，烈火也。火气自微，何以烁金，非惟不畏火，且侮火矣。火难制金，则金气日旺，肺成顽金，过刚而不可犯，于是肃杀之气必来伐木，肝受金刑，力难生火，火势转衰，变为寒，火奚足畏乎。然而火过寒，无温气以生土，土又何以生金，久之火寒而金亦寒矣。少师曰：善。请问金化为水而水不生木者，又何谓乎？岐伯曰：水不生木，岂金反生木乎？水不生木者，金受火融之水也。真水生木而融化之，水克木矣。少师曰：善。

陈士铎曰：肺不燥不成顽金，肺过湿不成柔金，以肺中有火也。肺得火则金益，肺失火则金损，故金中不可无火，亦

不可有火也。水火不旺，金反得其宜也，总不可使金之过旺耳。

肝 木 篇

少师曰：肝属木，木非水不养，故肾为肝之母也，肾衰则木不旺矣。是肝木之虚，皆肾水之涸也。然而肝木之虚不全责肾水之衰者何故？岐伯曰：此肝木自郁也。木喜疏泄，遇风寒之邪，拂抑之事，肝辄气郁不舒，肝郁必下克脾胃，制土有力，则木气自伤，势必求济肾水，水生木而郁气未解，反助克土之横，土怒水助，转来克水，肝不受肾之益，肾且得土之损，未有不受病者也。肾既病矣，自难滋肝木之枯。肝无水养，其郁更甚，郁甚而克土愈力，脾胃受伤，气难转输，必求救于心火，心火因肝木之郁，全不顾心，心失化源，何能生脾胃之土乎？于是怜土子之受伤，不敢咎肝母之过逆，反嗔肺金不制肝木，乃出其火而克肺，肺无土气之生，复有心火之克，则肺金难以自存，听肝木之逆，无能相制矣。少师曰：木无金制，宜木气之舒矣，何以仍郁也？岐伯曰：木性曲直，必得金制有成，今金弱木强，则肝寡于畏，任郁之性以自肆，土无可克，水无可养，火无可助，于是木空受焚矣，此木无金制而愈郁也。所以治肝必解郁为先，郁解而肝气自平，何至克土。土无木克，则脾胃之气自易升腾，自必忘克肾水，转生肺金矣。肺金得脾胃二土之气，则金气自旺，令行清肃，肾水无匮乏之忧，且金强制木，木无过旺，肝气平矣。少师曰：肝气不平，可以直折之乎？岐伯曰：肝气最恶者郁也，其次则恶不平，不平之极，即郁之极也，故平肝尤尚解郁。少师曰：其故何也？岐伯曰：肝气不平，肝中之火过旺也。肝火过旺，由肝

木之塞也。外闭内焚，非烁土之气，即耗心之血矣。夫火旺宜为心之所喜，然温火生心，烈火逼心。所以火盛之极，可暂用寒凉以泻肝火；郁之极，宜兼用舒泄以平肝也。少师曰：善。

陈士铎曰：木不郁则不损，肝木之郁，即逆之之谓也。人能解郁，则木得其平矣，何郁之有。

肾 水 篇

少师曰：请问肾水之义？岐伯曰：肾属水，先天真水也。水生于金，故肺金为肾母。然而肺不能竟生肾水也，必得脾土之气薰蒸，肺始有生化之源。少师曰：土克水者也，何以生水？岐伯曰：土贪生金，全忘克水矣。少师曰：金生水，而水养于金何也？岐伯曰：肾水非肺金不生，肺金非肾水不润。盖肺居上焦，诸脏腑之火咸来相逼，苟非肾水灌注，则肺金立化矣，所以二经子母最为关切，无时不交相生，亦无时不交相养也。是以补肾者必须益肺，补肺者必须润肾，始既济而成功也。少师曰：肾得肺之生，即得肺之损，又何以养各脏腑乎？岐伯曰：肾交肺而肺益生肾，则肾有生化之源，山下出泉涓涓，正不竭也。肾既优渥，乃分其水以生肝，肝木之中，本自藏火，有水则木且生心，无水则火且焚木，木得水之济，则木能自养矣。木养于水，木有和平之气，自不克土，而脾胃得遂其升发之性，则心火何至躁动乎，自然水不畏火之炎，乃上润而济心矣。少师曰：水润心，固是水火之既济，但恐火炎而水不来济也。岐伯曰：水不润心，故木无水养也。木无水养，肝必干燥，火发木焚，烁尽脾胃之液，肺金救土之不能，何暇生肾中之水。水涸而肝益加燥，肾无沥以养肝，安得余波以灌心

乎。肝木愈横，心火愈炎，肾水畏焚，因不上济于心，此肾衰之故，非所谓肾旺之时也。少师曰：肾衰不能济心，独心受其损乎？岐伯曰：心无水养则心君不安，乃迁其怒于肺金，遂移其火以逼肺矣。肺金最畏火炎，随移其热于肾，而肾因水竭，水中之火正无所依，得心火之相会，翕然升木，变出龙雷，由下焦而腾中焦，由中焦而腾上焦，有不可止遏之机矣。是五脏七腑均受其害，宁独心受损乎？少师曰：何火祸之酷乎？岐伯曰：非火多为害，乃水少为炎也。五脏有脏火，七腑有腑火，火到之所，同气相亲，故其势易旺，所异者，水以济之也。而水止肾脏之独有，且水中又有火也，水之不足，安敌火之有余，此肾脏所以补无泻也。少师曰：各脏腑皆取资于水，宜爱水而畏火矣，何以多助火以增焰乎？岐伯曰：水少火多，一见火发，惟恐火之耗水，竟来顾水，谁知反害水乎，此祸生于爱，非恶水而爱火也。少师曰：火多水少，泻南方之火，非即补北方之水乎？岐伯曰：水火又相根也，无水则火烈，无火则水寒。火烈则阴亏也，水寒则阳消也。阴阳两平，必水火既济矣。少师曰：火水既济，独不畏土之侵犯乎？岐伯曰：土能克水，而土亦能生水也。水得土以相生，则土中出水，始足以养肝木而润各脏腑也。第不宜过于生之，则水势汪洋，亦能冲决堤岸，水无土制，变成洪水之逆流，故水不畏土之克也。少师曰：善。

陈士铎曰：五行得水则润，失水则损，况取资多而分散少乎。故水为五行之所窃，不可不多也。说得水之有益，有此可悟水矣。

心　火　篇

少师曰：心火，君火也，何故宜静不宜动？岐伯曰：君主无为，心为君火，安可有为乎？君主有为，非生民之福也。所以心静则火息，心动则火炎。息则脾胃之土受其益，炎则脾胃之土受其灾。少师曰：何谓也？岐伯曰：脾胃之土喜温火之养，恶烈火之逼也。温火养则土有生气，而成活土，烈火逼则土有死气，而成焦土矣。焦火何以生金，肺金干燥，必求济于肾水，而水不足以济之也。少师曰：肾水本济心火者也，何以救之无裨乎？岐伯曰：人身之肾水，原非有余，况见心火之太旺，虽济火甚切，独不畏火气之烁乎？故避火之炎，不敢上升于心中也。心无水济则心火更烈，其克肺益甚，肺畏火刑，必求援于肾子，而肾子欲救援而无水，又不忍肺母之凌烁，不得不出其肾中所有，倾国以相助，于是水火两腾，升于上焦，而与心相战。心因无水以克肺，今见水不济心，火来助肺，欲取其水而转与火相合，则火势更旺，于是肺不受肾水之益，反得肾火之虐矣。斯时肝经之木见肺金太弱，亦出火以焚心，明助肾母以称，于实报肺仇而加刃也。少师曰：何以解氛乎？岐伯曰：心火动极矣，安其心而火可息也。少师曰：可用寒凉直折其火乎。岐伯曰：寒凉可暂用，不可久用也。暂用则火化为水，久用则水变为火也。少师曰：斯又何故欤？岐伯曰：心火必得肾水以济之也。滋肾安心，则心火永静；舍肾安心，则心火仍动矣。少师曰：凡水火未有不相克也，而心肾水火何相交而相济乎？岐伯曰：水不同耳。肾中邪水，最克心火；肾中真水，最养心火。心中之液，即肾内真水也。肾之真水旺而心火安，肾之真水衰而心火沸。是以心肾交而水火既济，心肾开而水火未济也。少师曰：心在上，肾在下，地位悬殊，何以彼此乐交无间乎？岐伯曰：心肾之交，虽胞胎导之，实肝木介之也。肝木气通，肾无阻隔；肝木气郁，心肾即闭塞也。少师曰：然则肝木以又何以养之？岐伯曰：肾水为肝木之母，补肾即所以通肝。木非水不旺，火非木不生。

欲心液之不枯，必肝血之常足；欲肝血之不乏，必肾水之常盈。补肝木，要不外补肾水也。少师曰：善。

陈士铎曰：心火，君火也。君心为有形之火，可以水折，不若肾中之火为无形之火也，无形之火可以水养。知火之有形无形，而虚火实之可明矣。

外经微言四卷

脾 土 篇

少师问曰：脾为湿土，土生于火，是火为脾土之父母乎？岐伯曰：脾土之父母，不止一火也。心经之君火，包络三焦命门之相火，皆生之。然而君火之生脾土甚疏，相火之生脾土甚切，而相火之中，命门之火尤为最亲。少师曰：其故何欤？岐伯曰：命门盛衰即脾土盛衰，命门生绝即脾土生绝也。盖命门为脾土之父母，实关死生，非若他火之可旺可微、可有可无也。少师曰：命门火过旺，多非脾土之宜，又何故乎？岐伯曰：火少则土湿，无发生之机，火多则土干，有燥裂之害。盖脾为湿土，土中有水，命门者，水中之火也，火藏水中，则火为既济之火，自无亢焚之祸，与脾土相宜，故火盛亦盛，火衰亦衰，火生则生，火绝则绝也。若火过于旺，是火胜于水矣。水不足以济火，乃未济之火也。火似旺而实衰，假旺而非真旺也，与脾土不相宜耳，非惟不能生脾，转能耗土之生气。脾土无生气，则赤地干枯，欲化精微以润各脏腑难矣。且火气上炎，与三焦包络之火直冲而上，与心火相合，火愈旺而土愈耗，不成为焦火得乎？少师曰：焦土能生肺金乎？岐伯曰：肺金非土不生，今土成焦土，中鲜润泽之气，何以生金哉？且不特不生金也，更且嫁祸于肺矣。盖肺乏土气之生，又多火气之逼，金弱木强，必至之势也。木强凌土，

而土败更难生金，肺金绝而肾水亦绝也。水绝则水无以养，木枯自焚，益添火焰，土愈加燥矣。少师曰：治何经以救之？岐伯曰：火之有余，水之不足也。补水则火自息，然而徒补水则水不易生，补肺金之气，则水有化源，不患乎无本也。肾得水以制火，则水火相济，火无偏旺之害，此治法之必先补水也。少师曰：善。

陈士铎曰：脾土与胃土不同生，脾土与胃土生不同。虽生土在于火也，然火各异。生脾土必须于心，生胃土必须於包络。心为君火，包络为相火也，二火断须补肾，以水能生火耳。

胃 土 篇

少师问曰：脾胃皆土也，有所分乎？岐伯曰：脾，阴土也；胃，阳土也。阴土逢火则生，阳土必生于君火。君火者，心火也。少师曰：土生于火，火来生土，两相亲也，岂胃土遇三焦命门之相火辞之不受乎？岐伯曰：相火与胃不相合也，故相火得之而燔，不若君火得之而乐也。少师曰：心包亦是相火，何与胃亲乎？岐伯曰：心包络代君火以司令者也，故心包相火即与君火无异，此胃土之所以相亲也。少师曰：心包代心之职，胃土取资心包，无异取资心火矣。但二火生胃土则受益，二火助胃火则受祸者何也？岐伯曰：胃土衰则喜火之生，胃火盛则恶火之助也。少师曰：此又何故欤？岐伯曰：胃，阳土，

宜弱不宜强。少师曰：何以不宜强也？岐伯曰：胃多气多血之府，其火易动，动则燎原而不可制，不特烁肺以杀子，且焚心以害母矣。且火之盛者，水之涸也。火沸上腾，必至有焚林竭泽之虞，烁肾水，烧肝木，其能免乎？少师曰：治之奈何？岐伯曰：火盛必济之水，然水非外水也，外水可暂救以止炎，非常治之法也，必大滋其内水之匮。内水者，肾水也。然而火盛之时，滋肾之水，不能泻胃之火，以火旺不易灭，水衰难骤生也。少师曰：又将奈何？岐伯曰：救焚之法，先泻胃火，后以水济之。少师曰：五脏六腑皆藉胃气为生，泻胃火不损各脏腑乎？吾恐水未生，肾先绝矣。岐伯曰：火不息则土不安，先息火，后济水，则甘霖优渥，土气升腾，自易发生万物，此泻胃正所以救胃，是泻火非泻土也。胃土有生机，各脏腑岂有死法乎？此救胃又所以救肾，并救各脏腑也。少师曰：胃气安宁，肝木来克奈何？岐伯曰：肝来克胃，亦因肝木之燥也，木燥则肝气不平矣。不平则木郁不伸，上克胃土，土气自无生发之机。故调胃之法，以平肝为重。肝气平矣，又以补水为急，水旺而木不再郁也。惟是水不易旺，仍须补肺，金旺则生水，水可养木，金旺则制木，木不克土，胃有不得其生发之性者乎？少师曰：善。

陈士铎曰：胃土以养水为主。养水者，助胃也。胃中有水则冒火不沸，故补肾正所以益胃也。可见胃火之盛，由于肾水之衰，补肾水，正补胃土也。故胃火可杀，胃火宜培，不可紊也。

包络火篇

少师曰：心包之火，无异心火，其生克同乎？岐伯曰：言同则同，言异则异。

心火生胃，心包之火不止生胃也。心火克肺，心包之火不止克肺也。少师曰：何谓也？岐伯曰：心包之火生胃，亦能死胃。胃土衰，得心包之火而土生；胃火盛，得心包之火而土败。土母既败，肺金之子何能生乎？少师曰：同一火也，何生克之异？岐伯曰：心火，阳火也，其势急而可避；心包之火，阴火也，其势缓而可亲。故心火之克肺，一时之刑；心包之克肺，实久远之害。害生于刑者，势急而患未大；害生于恩者，势缓而患渐深也。少师曰：可救乎？岐伯曰：亦在制火之有余而已。少师曰：制之奈何？岐伯曰：心包，阴火，窃心之阳气以自养，亦必得肾之阴气以自存。心欲温肾，肾欲润心，皆先交心包以通之，使肾水少衰，心又分其水气，肾且供心火之不足，安能分余惠以慰心包，心包干涸，毋怪其害胃土也。补肾水之枯则水足灌心，而化液即足，注心包而化津，此不救胃，正所以救胃也。少师曰：包络之火可泻乎？岐伯曰：胃土过旺，必泻心包之火，然心包之火可暂泻而不可久泻也。心包逼近于心，泻包络则心火不宁矣。少师曰：然则奈何？岐天师曰：肝经之木，包络之母也，泻肝则心包络之火必衰矣。少师曰：肝亦心之母也，泻肝而心火不寒乎？岐天师曰：暂泻肝，则包络损其焰而不至于害心，即久泻肝，则心君减其炎亦不至于害包络，犹胜于直泻包络也。少师曰：诚若师言。泻肝经之木可救急而不可图缓，请问善后之法？岐伯曰：水旺则火衰，既济之道也，安能舍补肾水，别求泻火哉。少师曰：善。

陈士铎曰：包络之火为相火，相火宜补不宜泻也，宜补而用泻，必害心包矣。

三焦火篇

少师曰：三焦无形，其火安生乎？岐伯曰：三焦称腑，虚腑也。无腑而称腑，有随寓为家之义。故逢木则生，逢火则旺，即逢金逢土，亦不相仇而相得，总欲窃各脏腑之气以自旺也。少师曰：三焦耗脏腑之气，宜为各脏腑之所绝矣，何以反亲之也？岐伯曰：各脏腑之气，非三焦不能通达上下，故乐其来亲而益之以气，即有偷窃，亦安焉而不问也。少师曰：各脏腑乐与三焦相亲，然三焦乐与何脏腑为更亲乎？岐伯曰：最亲者，胆木也。胆与肝为表里，是肝胆为三焦之母，即三焦之家也。无家而寄生于母家，不无府而有府乎？然而三焦之性喜动恶静，上下同流，不乐安居于母宅，又不可谓肝胆之宫竟是三焦之府也。少师曰：三焦，火也，火必畏水，何故与水亲乎？岐伯曰：三焦之火最善制水，非亲水而喜入于水也。盖水无火气之温则水成寒水矣，寒水何以化物，故肾中之水得三焦之火而生，膀胱之水得三焦之火而化，火与水合，实有既济之欢也。但恐火过于热，制水太甚，水不得益而得损，必有干燥之苦也。少师曰：然则何以治之？岐伯曰：泻火而水自流也。少师曰：三焦无腑，泻三焦之火，何从而泻之？岐伯曰：视助火之脏腑以泻之，即所以泻三焦也。少师曰：善。

陈士铎曰：三焦之火附于脏腑，脏腑旺而三焦旺，脏腑衰而三焦衰，故助三焦，在于助各脏腑也，泻三焦火，可置脏腑於不问乎？然则三焦盛衰，全在□□□腑也。

胆 木 篇

少师曰：胆寄于肝，而本必生于水，肾水之生肝，即是生胆矣，岂另来生胆乎？岐伯曰：肾水生木，必先生肝，肝即分其水以生胆。然肝与胆皆肾子也，肾岂有疏于胆者乎？惟胆与肝为表里，实手足相亲，无彼此之分也。故肾水旺而肝胆同旺，肾水衰而肝胆同衰，非仅肝血旺而胆汁盈，肝血衰而胆汁衰也。少师曰：然，亦有肾水不衰，胆气自病者，何也？岐伯曰：胆之汁主藏，胆之气主泄，故喜通不喜塞也。而胆气又最易塞，一遇外寒，胆气不通矣，一遇内郁，胆气不通矣，单补肾水，不舒胆木，则木中之火不能外泄，势必下克脾胃之土，木土交战，多致胆气不平，非助火以刑肺，必耗水以亏肝，于是胆郁肝亦郁矣，肝胆交郁，其塞益甚，故必以解郁为先，不可徒补肾水也。少师曰：肝胆同郁，将独解胆木之塞乎？岐伯曰：郁同而解郁，乌可异哉。胆郁而肝亦郁，肝舒而胆亦舒，舒胆之后，济之补水，则水荫木以敷荣，木得水而调达，既不绝肝之血，有不生心之液者乎？自此三焦得木气以为根，即包络亦得胆气以为助，十二经无不取决于胆也，何忧匮乏哉。少师曰：善。

陈士铎曰：肝胆同为表里，肝盛则胆盛，肝衰则胆衰，所以治胆以治肝为先，肝易于郁，而胆之易郁又宁与肝[①]殊乎？故治胆必治肝也。

膀 胱 水 篇

少师曰：水属阴，膀胱之水谓之阳

---

① 肝　原作"胆"，义晦，今改。

水，何也？岐伯曰：膀胱之水，水中藏火
也。膀胱无火水不化，故以阳水名之。膀
胱腑中本无火也，恃心肾二脏之火相通化
水，水始可藏而亦可泄。夫火属阳，膀胱
既通火气，则阴变为阳矣。少师曰：膀胱
通心肾之火，然亲于肾而疏于心也。心火
属阳，膀胱亦属阳，阳不与阳亲何也？岐
伯曰：膀胱与肾为表里，最为关切，故肾
亲于膀胱，而膀胱亦不能疏于肾也。心不
与膀胱相合，毋怪膀胱之疏心矣。然心虽
不合于膀胱，而心实与小肠为表里，小肠
与膀胱正相通也。心合小肠，不得不合膀
胱矣。是心与膀胱，其迹若远而实近也。
少师曰：然则膀胱亲于心而疏于肾乎？岐
伯曰：膀胱，阳水也，喜通阴火而不喜通
阳火，似心火来亲，未必得之化水。然而
肾火不通心火，则阴阳不交，膀胱之阳
火，正难化也。少师曰：此又何故欤。岐
伯曰：心火下交于肾，则心包三焦之火齐
来相济，助胃以化膀胱之水，倘心不交
肾，心包三焦之火各奉心火以上炎，何敢
下降以私通于肾，既不下降，敢代君以化
水乎？少师曰：君火无为，相火有为，君
火不下降，包络相火正可代君出治，何以
心火不交相火，亦不降乎？岐伯曰：君臣
一德而天下治，君火交而相火降，则膀胱
得火而水化，君火离而相火降，则膀胱得
火而水干。虽君火恃相火而行，亦相火必
藉君火而治。肾得心火之交，又得包络之
降，阴阳合为一性，竟不能分肾为阴、心
为阳矣。少师曰：心肾之离合，膀胱之得
失，如此乎？岐伯曰：膀胱可寒而不可过
寒，可热而不可过热。过寒则遗，过热则
闭，皆心肾不交之故也，此水火所以重既
济耳。少师曰：善。

陈士铎曰：膀胱本为水腑，然水中藏
火，无水不交，无火亦不交也。故心肾二
脏皆通于膀胱之腑，膀胱不通，又何交

乎。交心肾正藏水火也。

大肠金篇

少师曰：金能生水，大肠属金，亦能
生水乎？岐伯曰：大肠之金，阳金也，不
能生水，且藉水以相生。少师曰：水何能
生金哉？岐伯曰：水不生金而能养金，养
即生也。少师曰：人身火多于水，安得水
以养大肠乎？岐伯曰：大肠离水，实无以
养，而水苦无多，所冀者，脾土生金，转
输精液，庶无干燥之虞，而后以肾水润
之，便庆濡泽耳。是水土俱为大肠之父母
也。少师曰：土生金而大肠益燥何也？岐
伯曰：土柔而大肠润，土刚而大肠燥矣。
少师曰：土刚何以燥也？岐伯曰：土刚
者，因火旺而刚也。土刚而生金更甚，然
未免同火俱生。金喜土而畏火，虽生而实
克矣，安得不燥哉。少师曰：水润金也，
又善荡金者何故欤？岐伯曰：大肠得真水
而养，得邪水而荡也，邪正不两立，势必
相遇而相争。邪旺而正不能敌，则冲激澎
湃，倾肠而泻矣。故大肠尤宜防水。防水
者，防外来之水，非防内存之水也。少师
曰：人非水火不生，人日饮水，何以防
之？岐伯曰：防水何若培土乎。土旺足以
制水，土旺自能生金，制水不害邪水之
侵，生金无愁真水之涸，自必火静而金
安，可传导而变化也。少师曰：大肠无
火，往往有传导变化而不能者，又何故
欤？岐伯曰：大肠恶火，又最喜火也。恶
火者，恶阳火也。喜火者，喜阴火也。阴
火不同，而肾中之阴火尤其所喜。喜火
者，喜其火中之有水也。少师曰：肾火虽
水中之火，然而克金，何以喜之？岐伯
曰：肺、肾子母也，气无时不通，肺与大
肠为表里，肾气生肺，即生大肠矣。大肠
得肾中水火之气，始得司其开阖也，倘水

火不入于大肠，开阖无权，何以传导变化乎？少师曰：善。

陈士铎曰：大肠无水火，何以开合，开合既难，何以传导变化乎，可悟大肠必须于水火也。大肠无水火之真，即邪来犯之，故防邪仍宜润正耳。

小 肠 火 篇

少师曰：小肠属火乎？属水乎？岐伯曰：小肠与心为表里，与心同气，属火无疑，其体则为水之路，故小肠又属水也。少师曰：然则小肠居水火之间，乃不阴不阳之腑乎？岐伯曰：小肠属阳，不属阴也，兼属之水者，以其能导水也。水无火不化，小肠有火，故能化水，水不化而火且化水，是小肠属火明矣。惟小肠之火，代心君以变化，心即分其火气，以与小肠，始得导水以渗入于膀胱。然有心之火气，无肾之水气，则心肾不交，水火不合，水不能遽渗于膀胱矣。少师曰：斯又何故乎？岐伯曰：膀胱水腑也，得火而化，亦必得水而亲，小肠之火欲通膀胱，必得肾中真水之气以相引，而后心肾会而水火济，可渗入亦可传出也。少师曰：小肠为受盛之官，既容水谷，安在肠内无水，必藉肾水之通膀胱乎？岐伯曰：真水则存而不泄，邪水则走而不守也。小肠得肾之真水，故能化水谷而分清浊，不随水谷俱出也，此小肠所以必资于肾气耳。少师曰：善。

陈士铎曰：小肠之火有水以济之，故火不上焚而水始下降也。火不上焚者，有水以引之也；水不下降者，有火以升之也，有升有引，皆既济之道也。

命门真火篇

少师曰：命门居水火中，属水乎？属火乎？岐伯曰：命门，火也。无形有气，居两肾之间，能生水而亦藏于水也。少师曰：藏于水以生水，何也？岐伯曰：火非水不藏，无水则火沸矣，水非火不生，无火则水绝矣。水与火盖两相生而两相藏也。少师曰：命门之火既与两肾相亲，宜与各脏腑疏矣。岐伯曰：命门为十二经之主，不止肾恃之为根，各脏腑无不相合也。少师曰：十二经皆有火也，何藉命门之生乎？岐伯曰：十二经之火皆后天之火也，后天之火非先天之火不化。十二经之火得命门先天之火则生生不息，而后可转输运动变化于无穷，此十二经所以皆仰望于命门，各倚之为根也。少师曰：命门之火气甚微，十二经皆来取资，尽为分给，不虞匮乏乎？岐伯曰：命门居水火中，水火相济，取之正无穷也。少师曰：水火非出于肾乎？岐伯曰：命门水火虽不全属于肾，亦不全离乎肾也。盖各经之水火均属后天，独肾中水火则属先天也。后天火易旺，先天火易衰，故命门火微，必须补火，而补火必须补肾，又必兼水火补之，正以命门之火可旺而不可过旺也。火之过旺，水之过衰也。水衰不能济火，则火无所制，必焚沸于十二经，不受益而受损矣。故补火必须于水中补之，水中补火，则命门与两肾有既济之欢，分布于十二经，亦无未济之害也。少师曰：命门之系人生死甚重，《内经》何以遗之？岐伯曰：未尝遗也。主不明则十二官危。所谓主者，正指命门也。七节之旁，有小心。小心者，亦指命门也，人特未悟耳。少师曰：命门为主，前人未言何也？岐伯曰：广成子云：窈窈冥冥，其中有神，恍恍惚惚，其中有气。亦指命门也，谁谓前人勿道哉。且命门居于肾，通于任督，更与丹田神室相接，存神于丹田，所以温命门也，守气于神室，所以养命门也。修仙之道，无非温养命门耳。命门旺而十二经皆旺，命门衰而十二经皆衰也。命门生而气生，命门绝而气绝矣。少师曰：善。

陈士铎曰：命门为十二经[①]之主，《素问》不明言者，以主之难识耳。然不明言者，未尝不显言之也，无知世人不悟耳。经天师指示，而命门绝而不绝矣。秦火未焚之前，何故修命门者少，总由于不善读《内经》也。

---

① 经　原脱，今据上之文例补。

外经微言五卷

命门经主篇

雷公问于岐伯曰：十二经各有一主，主在何经？岐伯曰：肾中之命门，为十二经之主也。雷公曰：十二经最神者心也，宜心为主，不宜以肾中之命门为主也。岐伯曰：以心为主，此主之所以不明也。主在肾之中，不在心之内。然而离心非主，离肾亦非主也。命门殆通心肾以为主乎？岂惟通心肾哉？五脏七腑无不共相贯通也。雷公曰：其共相贯通者何也？岐伯曰：人非火不生，命门属火，先天之火也，十二经得命门之火始能生化。虽十二经来通于命门，亦命门之火原能通之也。雷公曰：命门属火，宜与火相亲，何偏居于肾以亲水气耶？岐伯曰：肾火，无形之火也；肾水，无形之水也。有形之火，水能克之；无形之火，水能生之。火克于水者，有形之水也；火生于水者，无形之水也。然而无形之火偏能生无形之水，故火不藏于火，转藏于水，所谓一阳陷于二阴之间也。人身先生命门，而后生心，心生肺，肺生脾，脾生肝，肝生肾，相合而相生，亦相克而相生也。十二经非命门不生，正不可以生克而拘视之也。故心得命门而神明应物也，肝得命门而谋虑也，胆得命门而决断也，胃得命门而受纳也，脾得命门而转输也，肺得命门而治节也，大肠得命门而传导也，小肠得命门而布化也，肾得命门而作强也，三焦得命门而决

渎也，膀胱得命门而畜泄也。是十二经为主之官，而命门为十二官之主，有此主则十二官治，无此主则十二官亡矣。命门为主，供十二官之取资，其火易衰，其火亦易旺。然衰乃真衰，旺乃假旺。先天之火非先天之水不生，水中补火，则真衰者不衰矣，火中补水，则假旺者不旺矣。见其衰补火而不济之以水，则火益微；见其旺泻火而不济之以水，则火益炽。雷公曰：何道之渺乎？非天师又孰能知之。

陈士铎曰：命门在心肾之中，又何说之有，无如世人未知也，此篇讲得畅快，非无主之文。

五行生克篇

雷公问于岐伯曰：余读《内经》载五行甚详，其旨尽之乎？岐伯曰：五行之理又何易穷哉。雷公曰：盍不尽言之？岐伯曰：谈天乎？谈地乎？谈人乎？雷公曰：请言人之五行。岐伯曰：心肝脾肺肾配火木土金水，非人身之五行乎。雷公曰：请言其变。岐伯曰：变则又何能尽哉，试言其生克。生克之变者，生中克也，克中生也，生不全生也，克不全克也，生畏克而不敢生也，克畏生而不敢克也。雷公曰：何以见生中之克乎？岐伯曰：肾生肝，肾中无水，水涸而火腾矣，肝木受焚，肾何生乎？肝生心，肝中无水，水燥而木焦矣，心火无烟，肝何生乎。心，君火也，包络，相火也，二火无水，时自炎也。土

不得火之生，反得火之害矣。脾生肺金也，土中无水，干土何以生物，烁石流金，不生金，反克金矣。肺生肾水也，金中无水，死金何以出泉，崩炉飞汞，不生水反克水矣。盖五行多水则不生，五行无水亦不生也。雷公曰：何以见克中之生乎？岐伯曰：肝克土，土得木以疏通，则土有生气矣。脾克水，水得土而畜积，则土有生基矣。肾克火，火得水以相济，则火有神光矣。心克金，然肺金必得心火以煅炼也。肺克木，然肝木必得肺金以斫削也。非皆克以生之乎。雷公曰：请言生不全生。岐伯曰：生不全生者，专言肾水也。各脏腑无不取资于肾，心得肾水而神明焕发也，脾得肾水而精微化导也，肺得肾水而清肃下行也，肝得肾水而谋虑决断也，七腑亦无不得肾水而布化也。然而取资多者，分给必少矣，亲于此者疏于彼，厚于上者薄于下，此生之所以难全也。雷公曰：请言克不全克。岐伯曰：克不全克者，专言肾火也。肾火易动难静，易逆难顺，易上难下。故一动则无不动矣，一逆则无不逆矣，一上则无不上矣。腾于心，燥烦矣；入于脾，干涸矣；升于肺，喘嗽矣；流于肝，焚烧矣；冲击于七腑，燥渴矣。虽然肾火乃雷火也，亦龙火也，龙雷之火，其性虽猛，然聚则力专，分则势散，无乎不克，反无乎全克矣。雷公曰：生畏克而不敢生者若何？岐伯曰：肝木生心火也，而肺金太旺，肝畏肺克，不敢生心，则心气转弱，金克肝木矣。心火生胃土也，而肾火太旺，不敢生胃，则胃气更虚，水侵胃土矣。心包之火生脾土也，而肾水过泛，不敢生脾，则脾气加困，水欺脾土矣。脾胃之土生肺金也，而肝本过刚，脾胃畏肝，不敢生肺，则肺气愈损，木侮脾胃矣。肺金生肾水也，而心火过炎，肺畏心克，不敢生肾，则肾气益枯，

火刑肺金矣。肾水生肝木也，而脾胃过燥，肾畏脾胃之土，不敢生肝，则肝气更凋，土制肾水矣。雷公曰：何法以制之乎？岐伯曰：制克以遂其生，则生不畏克，助生而忘其克，则克即为生。雷公曰：善。克畏生而不敢克者，又若何？岐伯曰：肝木之盛，由于肾水之旺也，木旺而肺气自衰，柔金安能克刚木乎。脾胃土盛，由于心火之旺也，土旺而肝气自弱，僵木能克焦土乎。肾水之盛，由肺金之旺也，水旺而脾土自微，浅土能克湍水乎。心火之盛，由于肝木之旺也，火旺而肾气必虚，弱水能克烈火乎。肺金之盛，由于脾土之旺也，金盛而心气自怯，寒火能克顽金乎。雷公曰：何法以制之？岐伯曰：救其生不必制其克，则弱多为强，因其克反更培其生，则衰转为盛。雷公曰：善。

陈士铎曰：五行生克，本不可颠倒，不可颠倒而颠倒者，言生克之变也。篇中专言其变而变不可穷矣，当细细观之。

小心真主篇

为当①问于岐伯曰：物之生也，生于阳；物之成也，成于阴。阳，火也；阴，水也。二者在身，藏于何物乎？岐伯曰：大哉问也。阴阳有先后天之殊也。后天之阴阳藏于各脏腑，先天之阴阳藏于命门。为当曰：命门何物也？岐伯曰：命门者，水火之源。水者，阴中之水也；火者阴中之火也。为当曰：水火均属阴，是命门藏阴不藏阳也，其藏阳又何所乎？岐伯曰：命门藏阴，即藏阳也。为当曰：其藏阴即藏阳之义何居？岐伯曰：阴中之水者，真水也；阴中之火者，真火也。真火者，真水之所生；真水者，真火之所生

①　为当　上古时人，黄帝臣。

也。水生于火者，火中有阳也；火生于水者，水中有阳也。故命门之火谓之原气，命门之水谓之原精，精旺则体强，气旺则形壮。命门水火，实藏阴阳，所以为十二经之主也，主者，即十二官之化源也。命门之精气尽则水火两亡，阴阳间隔，真息不调，人病辄死矣。为当曰：阴阳有偏胜何也？岐伯曰：阴胜者，非阴盛也，命门火微也；阳胜者，非阳盛也，命门水竭也。为当曰：阴胜在下，阳胜在上者何也？岐伯曰：阴胜于下者，水竭其源则阴不归阳矣；阳胜于上者，火衰其本则阳不归阴矣。阳不归阴则火炎于上而不降，阴不归阳则水沉于下而不升。可见命门为水火之府也，阴阳之宅也，精气之根也，死生之窦也。为当曰：命门为十二官之主，寄于何脏？岐伯曰：七节之旁，中有小心，小心即命门也。为当曰：鬲肓之上，中有父母，非小心之谓软？岐伯曰：鬲肓之上，中有父母者，言三焦包络也，非言小心也，小心在心之下，肾之中。

陈士铎曰：小心在心肾之中，乃阴阳之中也。阴无阳气则火不生，阳无阴气则水不长，世人错认小心在鬲肓之上，此命门真主不明也，谁知小心即命门哉。

水不克火篇

大封司马① 问于岐伯曰：水克火者也，人有饮水而火不解者，岂水不能制火②乎？岐伯曰：人生于火，养于水。水养火者，先天之真水也。水克火者，后天之邪水也。饮水而火热不解者，外水不能救内火也。大封司马曰：余终不解其义，幸明示之。岐伯曰：天开于子，地辟于丑，人生于寅，寅实有火也。天地以阳气为生，以阴气为杀。阳即火，阴即水也。然而火不同，有形之火，离火也；无

形之火，乾火也。有形之火，水之所克；无形之火，水之所生。饮水而火不解者，无形之火得有形之水而不相入也，岂惟不能解，且有激之而火炽者。大封司马曰：然则水不可饮乎？岐伯曰：水可少饮以解燥，不可畅饮以解氛。大封司马曰：此何故乎？岐伯曰：无形之火旺则有形之火微，无形之火衰则有形之火盛，火得水反炽，必多饮水也，水多则无形之火因之益微矣，无形之火微而有形之火愈增酷烈之势，此外水之所以不能救内火，非水之不克火也。大封司马曰：何以治之？岐伯曰：补先天无形之水，则无形之火自息矣。不可见其火热，饮水不解，劝多饮以速亡也。

陈士铎曰：水分有形无形，何疑於水哉。水克有形之火，难克无形之火，故水不可饮也。说得端然实理，非泛然而论也。

三关升降篇

巫咸③ 问曰：人身三关，在何经乎？岐伯曰：三关者，河车之关也。上玉枕，中肾脊，下尾闾。巫咸曰：三关何故关人生死乎？岐伯曰：关人生死，故名曰关。巫咸曰：请问生死之义？岐伯曰：命门者，水中火也。水火之中实藏先天之气。脾胃之气，后天之气也。先天之气不交于后天，则先天之气不长；后天之气不交于先天，则后天之气不化，二气必昼夜交而后生生不息也。然而后天之气必得先天之气，先交而后生，而先天之气必由下而上升，降诸脾胃，以分散于各脏腑。三关

① 大封司马　古官名。见《管子·五行》。
② 水不能制火　原作"火不能制水"，义晦，今改。
③ 巫咸　黄帝时人。

者，先天之气所行之径道也。气旺则升降无碍，气衰则阻，阻则人病矣。巫咸曰：气衰安旺乎？岐伯曰：助命门之火，益肾阴之水，则气自旺矣。巫咸曰：善。

陈士铎曰：人有三关，故可生可死。然生死实在先天，不在后天也。篇中讲后天者返死而生，非爱生而恶死，人能长守先天，何恶先天之能死乎。

表微篇

奚仲① 问于岐伯曰：天师《阴阳别论》中有阴结、阳结之言，结在脏乎？抑结在腑乎？岐伯曰：合脏腑言之也。奚仲曰：脏阴腑阳，阴结在脏，阳结在腑乎？岐伯曰：阴结、阳结者，言阴阳之气结也，合脏腑言之，非阳结而阴不结，阴结而阳不结也。阴阳之道，彼此相根，独阳不结，独阴亦不结也。奚仲曰：《阴阳别论》中又有刚与刚之言，言脏乎？言腑乎？岐伯曰：专言脏腑也。阳阴气不和，脏腑有过刚之失，两刚相遇，阳过旺阴不相接也。奚仲曰：脏之刚乎？抑腑之刚乎？岐伯曰：脏刚传腑则刚在脏也，腑刚传脏则刚在腑也。奚仲曰：《阴阳别论》中又有阴搏、阳搏之言，亦言脏腑乎？岐伯曰：阴搏、阳搏者，言十二经之脉，非言脏腑也。虽然十二脏腑之阴阳不和，而后十二经脉始现阴阳之搏，否则搏之象不现于脉也。然则阴搏、阳搏言脉而即言脏腑也。奚仲曰：善。

陈士铎曰：阳结、阴结，阴搏、阳搏，俱讲得微妙。

呼吸篇

雷公问于岐伯曰：人气之呼吸，应天地之呼吸乎？岐伯曰：天地人同之。雷公

曰：心肺主呼，肾肝主吸，是呼出乃心肺也，吸入乃肾肝也，何有时呼出不属心肺而属肾肝，吸入不属肾肝而属心肺乎？岐伯曰：一呼不再呼，一吸不再吸，故呼中有吸，吸中有呼也。雷公曰：请悉言之。岐伯曰：呼出者，阳气之出也，吸入者，阴气之入也，故呼应天而吸应地。呼不再呼，呼中有吸也，吸不再吸，吸中有呼也。故呼应天而亦应地，吸应地而亦应天。所以呼出心也，肺也，从天言之也；吸入肾也，肝也，从地言之也。呼出肾也肝也，从地言之也；吸入心也，肺也，从天言之也。盖独阳不生，呼中有吸者，阳中有阴也；独阴不长，吸中有呼者，阴中有阳也。天之气不降，则地之气不升，地之气不升，则天之气不降。天之气下降者，即天之气呼出也，地之气上升者，即地之气吸入也。故呼出心肺，阳气也，而肾肝阴气辄随阳而俱出矣。吸入肾肝，阴气也，而心肺阳气辄随阴而俱入矣。所以阴阳之气虽有呼吸，而阴阳之根无间隔也。呼吸之间，虽有出入，而阴阳之本无两岐也。雷公曰：善。

陈士铎曰：呼中有吸，吸中有呼，是一是二，人可参天地也。

脉动篇

雷公问于岐伯曰：手太阴肺，足阳明胃，足少阴肾，三经之脉，常动不休者何也？岐伯曰：脉之常动不休者，不止肺胃肾也。雷公曰：何以见之？岐伯曰：四末阴阳之会者，气之大络也。四街者，气之曲径也。周流一身，昼夜环转，气无一息之止，脉无一晷② 之停也。肺胃肾脉独

---

① 奚仲　黄帝臣。古之造车者。

② 晷　以日影以定时刻之器。此引伸为时刻。

动者，胜于各脏腑耳，非三经之气独动不休也。夫气之在脉也，邪气中之也。有清气中之，有浊气中之，邪气中之也。清气中在上，浊气中在下，此皆客气也。见于脉中，决于气口。气口虚，补而实之；气口盛，泻而泄之。雷公曰：十二经动脉之穴，可悉举之乎？岐伯曰：手厥阴心包经动脉，在手之劳宫也。手太阴肺经动脉，在手之大渊也。手少阴心经动脉，在手之阴郄也。足太阴脾经动脉，在腹冲门也。足厥阴肝经动脉，在足之太冲也。足少阴肾经动脉，在足之太谿也。手少阳三焦经动脉，在面之和髎也。手太阳小肠经动脉，在项之天窗也。手阳明大肠经动脉，在手之阳谿也。足太阳膀胱经动脉，在足之委中也。足少阳胆经动脉，在足之悬钟也。足阳明胃经动脉，在足之冲阳也。各经时动时止，不若胃为六腑之原，肺为五脏之主，肾为十二经之海，各常动不休也。

陈士铎曰：讲脉之动处，俱有条理，非无因之文也。

瞳子散大篇

云师① 问于岐伯曰：目病瞳子散大者何也？岐伯曰：必得之内热多饮也。云

师曰：世人好饮亦常耳，未见瞳子皆散大也。岐伯曰：内热者，气血之虚也，气血虚则精耗矣。五脏六腑之精，皆上注于目，瞳子尤精之所注也。精注瞳子而目明，精不注瞳子而目暗。今瞳子散大，则视物必无准矣。云师曰：然往往视小为大也。岐伯曰：瞳子之系通于脑，脑热则瞳子亦热，热极而瞳子散大矣。夫瞳子之精，神水也。得脑气之热，则水中无非火气，火欲爆而光不收，安得不散大乎？云师曰：何火之虐乎？岐伯曰：必饮火酒兼食辛热之味也。火酒大热，得辛热之味以助之，则益热矣。且辛之气散，而火酒者，气酒也，亦主散，况火酒至阳之味，阳之味必升于头面，火热之毒直归于脑中矣，脑中之精最恶散而最易散也，得火酒辛热之气，有随入随散者，脑气既散于中，而瞳子散大应于外矣。彼气血未虚者，脑气尚不至尽散也，故瞳子亦无散大之象，然目则未有不昏者也。云师曰：善。

陈士铎曰：瞳子散大，不止于酒，大约肾水不足，亦能散大。然水之不足，乃火之有余也，益其阴而火降，火降而散大者不散大也，不可悟火之虐乎？必认作火酒之一者，尚非至理。

_____

① 云师　黄帝时官名。

外经微言六卷

诊 原 篇

雷公问于岐伯曰：五脏六腑各有原穴，诊之可以知病，何也？岐伯曰：诊脉不若诊原也。雷公曰：何谓也？岐伯曰：原者，脉气之所注也。切脉之法繁而难知，切腧之法约而易识。雷公曰：请言切腧之法。岐伯曰：切腧之法，不外阴阳。气来清者阳也，气来浊者阴也，气来浮者阳也，气来沉者阴也。浮而无者，阳将绝也；沉而无者，阴将绝也。浮而清者，阳气之生也；沉而清者，阴气之生也。浮而浊者，阴血之长也；浮而清者，阳血之长也。以此诊腧，则生死浅深如见矣。

陈士铎曰：诊原法不传久矣，天师之论真得其要也。

精气引血篇

力牧① 问于岐伯曰：九窍出血何也？岐伯曰：血不归经耳。力牧曰：病可疗乎？岐伯曰：疗非难也。引其血之归经则瘥矣。力牧曰：九窍出血，脏腑之血皆出矣，难疗而曰易疗者，何也？岐伯曰：血失一经者重，血失众经者轻。失一经者，伤脏腑也，失众经者，伤经络也。力牧曰：血已出矣，何引而归之？岐伯曰：补气以引之，补精以引之也。力牧曰：气虚则血难摄，补气摄血，则余已知之矣，补精引血，余实未知也。岐伯曰：血之妄

行，由肾火之乱动也，肾火乱动，由肾水之大衰也，血得肾火而有所归，亦必得肾水以济之也。夫肾水肾火，如夫妇之不可离也。肾水旺而肾火自归，肾火安而各经之血色息，犹妇在家而招其夫，夫既归宅，外侮辄散，此补精之能引血也。力牧曰：兼治之乎？抑单治之乎？岐伯曰：先补气，后补精，气虚不能摄血，血摄而精可生也。精虚不能藏血，血藏而气益旺也。故补气必须补精耳。力牧曰：善。虽然血之妄出，疑火之祟耳，不清火而补气，毋乃助火乎？岐伯曰：血至九窍之出，是火尽外泄矣，热变为寒，乌可再泄火乎？清火则血愈多矣。力牧曰：善。

陈士铎曰：失血补气，本是妙理，谁知补精即补气乎。补气寓於补精之中，补精寓于补血之内，岂是泛然作论者。寒变热，热变寒，参得个中趣，才是大罗仙。

天人一气篇

大挠② 问于岐伯曰：天有转移，人气随天而转移，其故何也？岐伯曰：天之转移，阴阳之气也，人之气亦阴阳之气也，安得不随天气为转移乎。大挠曰：天之气分春夏秋冬，人之气恶能分四序哉？天之气配日月支干，人之气恶能配两曜一旬十二时哉。岐伯曰：公泥于甲子以论天

————

① 力牧 上古人名，为黄帝相。
② 大挠 黄帝臣。见《吕氏春秋·尊师》。

也。天不可测而可测，人亦不可测而可测也。天之气有春夏秋冬，人之气有喜怒哀乐，未尝无四序也。天之气有日月，人之气有水火，未尝无两曜也。天之气有甲乙丙丁戊已庚辛壬癸，人之气有阳跷阴跷带冲任督阳维阴维命门胞络，未尝无一旬也。天之气有子丑寅卯辰巳午未申酉戌亥，人之气有心肝脾肺肾心包胆胃膀胱三焦大小肠，未尝无十二时也。天有气，人即有气以应之，天人何殊乎？大挠曰：天之气万古如斯，人之气何故多变动乎？岐伯曰：人气之变动，因乎人亦因乎天也。春宜温而寒，则春行冬令矣；春宜温而热；则春行夏令矣；春宜温而凉，则春行秋令矣；夏宜热而温，则夏行春令也；夏宜热而凉，则夏行秋令也；夏宜热而寒，则夏行冬令也。秋宜凉而热，非秋行夏令乎？秋宜凉而温，非秋行春令乎？秋宜凉而寒，非秋行冬令乎？冬宜寒而温，是冬行春令矣；冬宜寒而热，是冬行夏令矣；冬宜寒而凉，是冬行秋令矣。倒行逆施，在天既变动若此，欲人脏腑中不随天变动，必不得之数矣。大挠曰：天气变动，人气随天而转移，宜尽人皆如是矣，何以有变有不变也？岐伯曰：人气随天而变者，常也；人气不随天而变者，非常也。大挠曰：人气不随天气而变，此正人守其常也，天师谓非常者，予不得其旨，请言其变。岐伯曰：宜变而不变，常也，而余谓非常者，以其异于常人也。斯人也，必平日固守元阳，未丧其真阴者也。阴阳不凋，随天气之变动，被自行其阴阳之正令，故能不变耳。大挠曰：彼变动者，何以治之？岐伯曰：有余者泻之，不足者补之，郁则达之，热则寒之，寒则温之，如此而已。

陈士铎曰：天人合一，安能变乎，说得合一之旨。

地气合人篇

大挠问曰：天人同气，不识地气亦同于人乎？岐伯曰：地气之合于人气，《素问》、《灵枢》已详哉言之，何公又问也？大挠曰：《内经》言地气，统天气而并论也，未尝分言地气。岐伯曰：三才并立，天气即合于地气，地气即合于人气，原不必分言之也。大挠曰：地气有独合于人气之时，请言其所以合也。岐伯曰：言其合则合，言其分则分。大挠曰：请言人之独合于地气。岐伯曰：地有九州，人有九窍，此人之独合于地也。大挠曰：《内经》言之矣。岐伯曰：虽言之，未尝分析之也。大挠曰：请言其分。岐伯曰：左目合冀，右目合雍，鼻合豫，左耳合扬，右耳合兖，口合徐，脐合荆，前阴合营，后阴合幽也。大挠曰：其病何以应之？岐伯曰：冀之地气逆而人之左目病焉，雍之地气逆而人之右目病焉，豫之地气逆而人之鼻病焉，扬之地气逆而人之左耳病焉，兖之地气逆而人之右耳病焉，徐之地气逆而人之口病焉，荆之地气逆而人之脐病焉，营之地气逆而人之前阴病焉，幽之地气逆而人之后阴病焉，此地气之合病气也。大挠曰：有验有不验何也？岐伯曰：验者，人气之漓① 也，不验者，人气之固也。固者多，漓者少，故验者亦少，似地气之不尽合人气也。然而，合者，理也。大挠曰：既有不验，恐非定理。岐伯曰：医统天地人以言道，乌可缺而不全乎？宁言地气，听其验不验也。大挠曰：善。

陈士铎曰：地气实合于天，何分于人乎？地气有验不验者，非分于地气，已说其合，胡必求其合哉。

————————

① 漓　流也。

三才并论篇

鬼臾区问曰：五运之会，以司六气，六气之变，以害五脏，是五运之阴阳，即万物之纲纪，变化之父母，生杀之本始也。夫子何以教区乎？岐伯曰：子言是也。臾区退而作《天元纪》各论，以广五运六气之义。岐伯曰：臾区之言，大而肆乎？虽然，执臾区之论概治五脏之病，是得一而失一也。臾区曰：何谓乎？岐伯曰：五运者，五行也。谈五运即阐五行也。然五行止有五，五运变成六。明者视六犹五也，昧者眩六为千矣。臾区曰：弟子之言非欤？岐伯曰：子言是也。臾区曰：弟子言是，夫子有后言，请亟焚之。岐伯曰：医道之大也，得子言，夫乃显，然而医道又微也，执子言，微乃隐，余所以有后言也。虽然，余之后言，正显子言之大也。臾区曰：请悉言之。岐伯曰：五运乘阴阳而变迁，五脏因阴阳而变动。执五运以治病，未必有合也，舍五运以治病，未必相离也。遗五运以立言，则医理缺其半，统五运以立言，则医道该其全，予故称子言之大而肆也。鬼臾区曰：请言缺半之理。岐伯曰：阴阳之气，有盈有虚，男女之形，有强有弱。盈者虚之兆，虚者盈之机，盖两相伏也。强者弱之媒，弱者强之福，盖两相倚也。合天地人以治邪，不可止执五运以治邪也。合天地人以扶正，不可止执五运以扶正也。鬼臾区曰：医道合天地人者，始无敝乎？岐伯曰：人之阴阳，与天地相合也。阳极生阴，阴极生阳，未尝异也。世疑阴多于阳，阴有群阴，阳无二阳也，谁知阳有二阳乎。有阳之阳，有阴之阳。君火为阳之阳，相火为阴之阳。人有君火相火，而天地亦有之，始成其为天，成其为地也。使

天地无君火，万物何以昭苏，天地无相火，万物何以震动。天地之君火，日之气也；天地之相火，雷之气也。雷出于地而轰于天，日临于天而照于地，盖上下相合，人亦何独不然。合天地人以治病则得其全，执五运以治病则缺其半矣。鬼臾区稽首而叹曰：大哉圣人之言乎！区无以测师矣。

陈士铎曰：六气即五行之论，知五行即知六气矣。世不知五运，即不知五行也，不知五行，即不知六气矣。

五运六气离合篇

鬼臾区问曰：五运与六气并讲，人以为异，奈何？岐伯曰：五运非六气则阴阳难化，六气非五运则疾病不成，二者合而不离也。夫寒暑湿燥风火，此六气也；金木水火土，此五运也。六气分为六，五运分为五，何不可者。讵知六气可分而五运不可分也。盖病成于六气，可指为寒暑湿燥风火，病成于五运，不可指为金木水火土。以金病必兼水，水病必兼木，木病必兼火，火病必兼土，土病必兼金也。且有金病而木亦病，木病而土亦病，土病而水亦病，水病而火亦病，火病而金亦病也。故六气可分门以论症，五运终难拘岁以分门，诚以六气随五运以为转移，五脏因六气为变乱，此分之不可分也。鬼臾区曰：然则何以治六气乎？岐伯曰：五运之盛衰，随五脏之盛衰为强弱，五脏盛而六气不能衰，五脏强而六气不能弱，逢司天在泉之年，寒暑湿燥风火有病有不病者，正五脏强而不弱也，所以五脏盛者，何畏运气之侵哉。鬼臾曰：善。

陈士铎曰：六气之病因五脏之不调也，五脏之不调即五行之不正也，调五行即调六气矣。

六气分门篇

雷公问于岐伯曰：五运六气合而不离，统言之可也，何鬼臾区分言之多乎？岐伯曰：五运不可分，六气不可合，雷公曰：其不可合者何也？岐伯曰：六气之中有暑火之异也。雷公曰：暑火皆火也，何分乎？岐伯曰：火不一也。暑，外火，火，内火也。雷公曰：等火耳，火与火相合而相应也，奈何异视之？岐伯曰：内火之动，必得外火之引，外火之侵，必得内火之召也，似可合以立论，而终不可合以分门者，内火与外火异也。盖外火，君火也；内火，相火也。君火即暑，相火即火，暑乃阳火，火乃阴火。火性不同，乌可不区而别乎？六气分阴阳，分三阴三阳也。三阴三阳中分阳火阴火者，分君相之二火也。五行概言火而不分君相，六气分言火而各配支干，二火分配而暑与火各司其权，各成其病矣，故必宜分言之也。臾区之说非私言也，实闻予论而推广之。雷公曰：予昧矣，请示世之不知二火者。

陈士铎曰：五行止有一火，六气乃有二火，有二火乃分配支干矣。支干虽分，而君相二火实因六气而异，言之於不可异而异者，异之於阴阳之二火也。

六气独胜篇

雍父①问曰：天地之气，阴阳尽之乎？岐伯曰：阴阳足以包天地之气也。虽然阴阳之中变化错杂，未可以一言尽也。雍父曰：请言其变。岐伯曰：六气尽之矣。雍父曰：六气是公之已言也，请言所未言。岐伯曰：六气之中，有余不足，胜复去留，臾区言之矣，尚有一端未言也。遇司天在泉之年，不随天地之气转移，实

有其故，不可不论也。雍父曰：请悉论之。岐伯曰：辰戌之岁，太阳司天，而天柱不能窒抑之，此肝气之胜也。巳亥之岁，厥阴司天，而天蓬不能窒抑之，此心气之胜也。丑未之岁，太阴司天，而天蓬不能窒抑之，此包络之气胜也。子午之岁，少阴司天，而天冲不能窒抑之，此脾气之胜也。寅申之岁，少阳司天，而天英不能窒抑之，此肺气之胜也。卯酉之岁，阳明司天，而天芮不能窒抑之，此肾气之胜也。雍父曰：司天之胜，予知之矣，请言在泉之胜。岐伯曰：丑未之岁，太阳在泉，而地晶不能窒抑之，此肝胆之气胜也。寅申之岁，厥阴在泉，而地玄不能窒抑之，此心与小肠之气胜也。辰戌之岁，太阴在泉，而地玄不能窒抑之，此包络三焦之气胜也。卯酉之岁，少阴在泉，而地苍不能窒抑之，此脾胃之气胜也。巳亥之岁，少阳在泉，而地彤不能窒抑之，此肺与大肠之气胜也，子午之岁，阳明在泉，而地阜不能窒抑之，此肾与膀胱之气胜也。雍父曰：予闻顺天地之气者昌，逆天地之气者亡，今不为天地所窒抑，是逆天地矣，不夭而独存，何也？岐伯曰：顺之昌者，顺天地之正气也；逆之亡者，逆天地之邪气也。顺可逆而逆可顺乎？雍父曰：同是人也，何以能独胜乎？岐伯曰：人之强弱不同，纵欲与节欲异也。雍父曰：善。

陈士铎曰：天蓬、地玄，独有二者，正分其阴阳也。阴阳同而神亦同者，正显其顺逆也，可见宜顺不宜逆矣。

三　合　篇

雷公问曰：寒暑燥湿风火，此六气

————————

① 雍父　上古时人，黄帝臣。

也，天地之运化，何合于人而生病？岐伯曰：五行之生化也。雷公曰：人之五脏分金木水火土，彼此有胜负而人病，此脏腑之自病也，何关于六气乎？岐伯曰：脏腑之五行，即天之五行，地之五行也，天地人三合而生化出矣。雷公曰：请问三合之生化？岐伯曰：东方生风，风生木，木生酸，酸生肝，肝生筋，筋生心，在天为风，在地为木，在体为筋，在气为柔，在脏为肝，其性为瞬，其德为和，其用为动，其色为苍，其化为荣，其虫毛，其政为散，其令宣发，其变摧拉，其眚陨落，其味为酸，其志为怒，怒伤肝，悲胜怒，风伤肝，燥胜风，酸伤筋，辛胜酸，此天地之合人肝也。南方生热，热生火，火生苦，苦生心，心生血，血生脾，在天为热，在地为火，在体为脉，在气为炎，在脏为心，其性为暑，其德为显，其用为躁，其色为赤，其化为茂，其虫羽，其政为明，其令郁蒸，其变炎烁，其眚燔焫，其味为苦，其志为喜，喜伤心，恐胜喜，热伤气，寒胜热，苦伤气，咸胜苦，此天地之合人心也。中央生湿，湿生土，土生甘，甘生脾，脾生肉，肉生肺，在天为湿，在地为土，在体为肉，在气为充，在脏为脾，其性静坚，其德为濡，其用为化，其色为黄，其化为盈，其虫倮，其政为谧，其令云雨，其变动注，其眚淫溃，其味为甘，其志为思，思伤脾，怒胜思，湿伤肉，风胜湿，甘伤脾，酸胜甘，此天地之合人脾也。西方生燥，燥生金，金生辛，辛生肺，肺生皮毛，在天为燥，在地

为金，在体为皮毛，在气为成，在脏为肺，其性为凉，其德为清，其用为固，其色为白，其化为敛，其虫介，其政为劲，其令雾露，其变肃杀，其眚苍落，其味为辛，其志为忧，忧伤肺，喜胜忧，热伤皮毛，寒胜热，辛伤皮毛，苦胜辛，此天地之合人肺也。北方生寒，寒生水，水生咸，咸生肾，肾生骨髓，髓生肝，在天为寒，在地为水，在体为骨，在气为坚，在脏为肾，其性为凛，其德为寒，其用为藏，其色为黑，其化为肃，其虫鳞，其政为静，其令为寒，其变凝冽，其眚冰雹，其味为咸，其志为恐，恐伤肾，思胜恐，寒伤血，燥胜寒，咸伤血，甘胜咸，此天地之合人肾也。五脏合金木水火土，斯化生之所以出也。天地不外五行，安得不合哉。雷公曰：五行止五，不应与六气合也。岐伯曰：六气即五行也。雷公曰：五行五而六气六，何以相合乎？岐伯曰：使五行止五，则五行不奇矣，五行得六气，则五行之变化无穷，余所以授六气之论，而臾区乃肆言之也。雷公曰：六气之中各配五行，独火有二，此又何故？岐伯曰：火有君相之分耳。人身火多于水，五脏之中，无脏非火也，是以天地之火亦多于金木水土也，正显天地之合于人耳。雷公曰：大哉言乎！释蒙解惑，非天师之谓欤。请载登六气之篇。

陈士铎曰：五行不外五脏，五脏即六气之论也。因五行止有五，惟火为二，故六气合二火而论之，其实合五脏而言之也。

外经微言七卷

四时六气异同篇

天老问曰：五脏合五时，六经应六气，然《诊要经终①篇》以六气应五脏而终于六经，《四时刺逆从论》以六经应四时而终于五脏，《诊要篇》② 以经脉之生于五脏而外合于六经，《四时刺逆从论》以经脉本于六气而外连于五脏，何也？岐伯曰：人身之脉气，上通天，下合地，未可一言尽也，故彼此错言之耳。天老曰：章句同而意旨异，不善读之，吾恐执而不通也。岐伯曰：医统天地人以立论，不知天，何知地，不知地，何知人，脉气循于皮肉筋骨之间，内合五行，外合六气，安得一言而尽乎，不得不分之以归于一也。天老曰：请问归一之旨。岐伯曰：五时之合五脏也，即六气之合五脏也；六气之应六经也，即五时之应六经也。知其同，何难知异哉。天老曰：善。

陈士铎曰：何尝异，何必求同，何尝同，不妨言异，人惟善求之可耳。

司天在泉分合篇

天老问曰：司天在泉，二气相合，主岁何分？岐伯曰：岁半以上，天气主之，岁半以下，地气主之。天老曰：司天之气主上半岁乎？在泉之气主下半岁乎？岐伯曰：然。天老曰：司天之气何以主上半岁也？岐伯曰：春夏者，天之阴阳也，阳生阴长，天之气也，故上半岁主之。天老曰：在泉之气何以主下半③岁也？岐伯曰：秋冬者，地之阴阳也，阴杀阳藏，地之气也，故下半岁主之。天老曰：一岁之中，天地之气截然分乎？岐伯曰：天地之气，无日不交。司天之气始于地之左，在泉之气本乎天之右，一岁之中，互相感召，虽分而实不分也。天老曰：然则司天在泉何必分之乎？岐伯曰：不分言之，则阴阳不明，奚以得阴中有阳，阳中有阴之义乎。司天之气始于地而终于天，在泉之气始于天而终于地，天地升降环转不息，实有如此，所以可合而亦可分之也。天老曰：司天之气何以始于地？在泉之气何以始于天乎？岐伯曰：司天之气始于地之左，地中有天也；在泉之气始于天之右，天中有地也。天老曰：善。

陈士铎曰：司天在泉，合天地以论之，才是善言天地者。

从 化 篇

天老问曰：燥从热发，风从燥起，埃从风生，雨从湿注，热从寒来，其故何欤？岐伯曰：五行各有胜，亦各有制也。制之太过，则受制者应之，反从其化也。

---

① 终　原作"络"，字之误，今据《素问·诊要经终论篇》改。
② 诊要篇　即上"诊要经终论篇"。
③ 半　原无，今据此上文例补。

所以热之极者，燥必随之，此金之从火也。燥之极者，风必随之，此木之从金也。风之极者，尘霾随之，此土之从木也。湿蒸之极者，霖雨随之，此水之从土也。阴寒之极者，雷电随之，此火之从水也。乃承制相从之理，何足异乎。天老曰：何道而使之不从乎？岐伯曰：从火者润其金乎，从金者抒其木乎，从木者培其土乎，从土者导其水乎，从水者助其火乎，毋不足，毋有余，得其平而不从矣。天老曰：润其金而金仍从火，抒其木而木仍从金，培其土而土仍从木，导其水而水仍从土，助其火而火仍从水，奈何？岐伯曰：此阴阳之已变，水火之已漓，非药石针灸之可疗也。

陈士铎曰：言浅而论深。

冬夏火热篇

胡孔甲问于岐伯曰：冬令严冷凛冽之气逼人肌肤，人宜畏寒，反生热症，何也？岐伯曰：外寒则内益热也。胡孔甲曰：外寒内热，人宜同病，何故独热？岐伯曰：肾中水虚，不能制火，因外寒相激而火发也。人生无脏非火，无腑非火也，无不藉肾水相养，肾水盛则火藏，肾水涸则火动。内无水养，则内热已极，又得外寒束之，则火之郁气一发多不可救。胡孔甲曰：火必有所助而后盛，火发于外，外无火助，宜火之少衰，乃热病发于夏转轻，发于冬反重何也？岐伯曰：此正显火郁之气也。暑日气散而火难居，冬日气藏而火难泄。难泄而泄之，则郁怒之气所以难犯而转重也。胡孔甲曰：可以治夏者治冬乎？岐伯曰：辨其火热之真假耳，毋论冬夏也。胡孔甲曰：善。

陈士铎曰：治郁无他治之法，人亦治郁而已矣。

暑火二气篇

祝融问于岐伯曰：暑与火皆热症也，何六气分为二乎？岐伯曰：暑病成于夏，火病四时皆有，故分为二也。祝融问曰：火病虽四时有之，然多成于夏，热蕴于夏而发于四时，宜暑包之矣。岐伯曰：火不止成于夏，四时可成也。火宜藏，不宜发。火发于夏日者，火以引火也。其在四时虽无火之可发，而火蕴结于脏腑之中，每能自发，其酷烈之势较外火引之者更横，安可谈暑而不谈火乎。祝融曰：火不可发也，发则多不可救，与暑热之相犯有异乎？岐伯曰：暑与火热同而实异也，惟其不同，故夏日之火，不可与春秋冬之火共论。惟其各异，即夏日之暑不可与夏日之火并举也。盖火病乃脏腑自生之热，非夏令暑热所成之火，故火症生于夏，仍是火症，不可谓火是暑，暑即是火也。祝融曰：暑火非一也，分二气宜矣。

陈士铎曰：暑与火不可并论，独土①至理。

阴阳上下篇

常伯② 问于岐伯曰：阳在上，阴在下，阳气亦下行乎？岐伯曰：阴阳之气上下相同，阳之气未尝不行于下也。常伯曰：寒厥到膝不到颠，头痛到颠不到膝，非阴气在下，阳气在上之明验乎？岐伯曰：阴气生于阳，阳气生于阴，盖上下相通，无彼此之离也。阳气从阴出于经脉之外，阴气从阳入于经脉之中，始得气血贯通，而五脏七腑无不周遍也。寒厥到膝，

---

① 土　义晦。当作"吐"。

② 常伯　三公也。给事天子左右之官。

阳不能达也，非阳气专在上而不在下也。头痛到颠，阴不能降也，非阴气专在下而不在上也。天地不外阴阳，天地之阴阳不交，则寒暑往来、收藏生长咸无准实，人何独异哉。

陈士铎曰：阳宜达，阴宜降也，二者相反，则达者不达，降者不降矣。论理阳之达有降之势，阴之降有达之机，总贵阴阳之不可反也。

营卫交重篇

雷公问曰：阳气出于卫气，阴气出于营气。阴主死，阳主生。阳气重于阴气，宜卫气重于营气矣。岐伯曰：营卫交重也。雷公曰：请问交重之旨。岐伯曰：宗气积于上焦，营气出于中焦，卫气出于下焦。盖有天，有阳气，有阴气，人禀天地之二气，亦有阴阳。卫气即阳也，由下焦至中焦，以升于上焦，从阴出阳也。营气即阴也，由中焦至上焦，以降于下焦，从阳入阴也。二气并重，交相上下，交相出入，交相升降，而后能生气于无穷也。雷公曰：阴阳不可离，予既已知之矣，但阴气难升者谓何？岐伯曰：阴气精专，必随宗气以同行于经隧之中，始于手太阴肺经太渊穴，而行于手阳明大肠经，足阳明胃经，足太阴脾经，手少阴心经，手太阳小阳经，足太阳膀胱经，足少阴肾经，手厥阴心包经，手少阳三焦经，足少阳胆经，足厥阴肝经，而又始于手太阴肺经。盖阴在内，不在外。阴主守内，不主卫外。纡折而若难升，实无咎之不升也。故营卫二气，人身并重，未可重卫轻营也。雷公曰：善。

陈士铎曰：营卫原并重也，世重卫而轻营者，不知营卫也。

五脏互根篇

雷公问于岐伯曰：阳中有阴，阴中有阳，余既知之矣，然论阴阳之变迁也，未知阴中有阳，阳中有阴，亦有定位乎？岐伯曰：阴阳互相根也，原无定位，然求其位亦有定也。肺开窍于鼻，心开窍于舌，脾开窍于口，肝开窍于目，肾开窍于耳，厥阴与督脉会于巅，此阳中有阴，阴居阳位也。肝与胆为表里，心与小肠为表里，肾与膀胱为表里，脾与胃为表里，肺与大肠为表里，包络与三焦为表里，此阴中有阳，阳居阴位也。雷公曰：请言互根之位。岐伯曰：耳属肾而听声，声属金，是耳中有肺之阴也。鼻属肺而闻臭，臭属火，是鼻中有心之阴也。舌属心而知肺味，味属土，是舌中有脾之阴也。目有五轮，通贯五脏，脑属肾，各会诸体，是耳与脑有五脏之阴也。大肠俞在脊十六椎旁，胃俞在脊十二椎旁，小肠俞在背第十八椎，胆俞在脊十椎旁，膀胱俞在中膂第二十椎，三焦俞在肾俞之上，脊第十三椎之旁，包络无俞，寄于膈俞，在上七椎之旁，是七腑阳中有阴之位也。惟各有位，故其根生生不息也，否则虚器耳，何根之有哉。雷公曰：善。

陈士铎曰：阴中有阳，阳中有阴，无位而有位者，以阴阳之有根也。

八风固本篇

雷公问于岐伯曰：八风出于天乎？出于地乎？抑出于人乎？岐伯曰：八风出于天地人身之五风，合而成病，人无五风，天地之风不能犯也。雷公曰：请问八风之分天地也。岐伯曰：八风者，春夏秋冬东西南北之风也。春夏秋冬之风，时令之风也，属于天。东西南北之风，方隅之风也，属于地。然而地得天之气，风乃长，天得地之气，风乃大，是八风属于天地，可分而不可分也。雷公曰：人之五风，何以合天地乎？岐伯曰：五风者，心肝脾肺肾之风也，五脏虚而风生矣。以内风召外风，天地之风始翕然相合。五脏不虚，内既无风，外风何能入乎？雷公曰：风既入矣，祛外风乎？抑消内风乎？岐伯曰：风由内召，不治内将何治乎。雷公曰：治内风而外风不散奈何？岐伯曰：内风不治，外风益入，安得散乎？治脏固其本，治风卫其标，善治八风者也。雷公曰：何言之善乎！请志之传示来者。

陈士铎曰：小风之来，皆外感也。外感因于内招，故单治内不可也，单治外亦不可也，要在分之中宜合，合之中宜分也。

外经微言八卷

八风命名篇

少俞问岐伯曰：八风分春夏秋冬东西南北乎？岐伯曰：然。少俞曰：东西南北不止四风，合之四时，则八风不足以概之也。岐伯曰：风不止八，而八风实足概之。少俞曰：何谓也？岐伯曰：风从东方来，得春气也；风从东南来，得春气而兼夏气矣；风从南方来，得夏气也；风从西南来，得夏气而兼秋气矣；风从西方来，得秋气也；风从西北来，得秋气而兼冬气矣；风从北方来，得冬气也；风从东北来；得冬气而兼春气矣，此方隅时令合而成八也。少俞曰：八风有名乎？岐伯曰：东风名和风也，东南风名薰风也，南风名热风也，西南风名温风也，西风名商风也，西北风名凉风也，北风名寒风也，东北风名阴风也，又方隅时令合而名之也。少俞曰：其应病何如乎？岐伯曰：和风伤在肝也，外病在筋；薰风伤在胃也，外病在肌；热风伤在心也，外病在脉；温风伤在脾也，外病在腹；商风伤在肺也，外病在皮；凉风伤在膀胱也，外病在营卫；寒风伤在肾也，外病在骨；阴风伤在大肠也，外病在胸胁。此方隅时令与脏腑相合而相感也。然而脏腑内虚，八风因得而中之，邪之所凑，其气必虚，非空言也。少俞曰：人有脏腑不虚而八风中之者，又是何谓？岐伯曰：此暴风猝中，不治而自愈也。

陈士铎曰：八风之来，皆外感也。外感因于内召，故治内而外邪自散，若外自病者，不必治之。

太 乙 篇

风后问于岐伯曰：八风可以占疾病之吉凶乎？岐伯曰：天人一理也，可预占以断之。风后曰：占之不验何也？岐伯曰：有验有不验者，人事之不同耳，天未尝不可占也。风后曰：请悉言之。岐伯曰：八风休咎，无日无时不可占也。如风从东方来，寅卯辰时则顺，否则逆矣，逆则病。风从北方来，申酉戌时则顺，否则逆矣，逆则病。风从南方来，巳午未时则顺，否则逆矣，逆则病。风从北方来，亥子丑时则顺，否则逆矣，逆则病。风后曰：予闻古之占风也，多以太乙之日为主。天师曰：无日无时不可占也，恐不可为训乎？岐伯曰：占风以太乙日，决病所以验不验也。风后曰：舍太乙以占吉凶，恐不验更多耳。岐伯曰：公何以信太乙之深也。风后曰：太乙移日，天必应之风雨，风雨和则民安而病少，风雨暴则民劳而病多。太乙在冬至日有变，占在君；太乙在春分日有变，占在相；太乙在中宫日有变，占在相吏；太乙在秋分日有变，占在将；太乙在夏至日有变，占在民。所谓有变者，太乙居五宫之日，得非常之风也。各以其所主占之，生吉克凶，多不爽也。岐伯曰：请言风雨之暴。风后曰：暴风南方来，其伤人也，内舍于心，外在脉，其气主热。暴风西南方来，其伤人也，内舍于脾，外在肌，其气主弱。暴风西方来，其伤人也，内舍于肺，外在皮肤，其气主燥。暴风西北方来，其伤人也，内舍于小肠，外在手太阳脉，脉绝则溢，脉闭则结不通，善暴死，其气主清。暴风从北方来，其伤人也，内舍于肾，外在骨与肩背之膂筋，其气主寒。暴风东北方来，其伤人也，内舍于大肠，外在两胁腋骨下及肢节，其气主温。暴风东方来，其伤人也，内舍于肝，外在筋纽，其气主湿。暴风东南方来，其伤人也，内舍于胃，外在肌肉，其气主重着。言风而雨概之矣。岐伯曰：人见风辄病者，岂皆太乙之移日乎？执太乙以占风，执八风以治病，是泥于论风也。夫百病皆始于风，人之气血虚馁，风乘虚辄入矣，何待太乙居宫哉。

陈士铎曰：人病全不在太乙，说得澹而有味。

亲阳亲阴篇

风后问于岐伯曰：风与寒异乎？岐伯曰：异也。曰：何异乎？岐伯曰：风者，八风也；寒者，寒气也。虽风未有不寒者，要之风各异也。风后曰：风与寒有异，入人脏腑，亦有异乎？岐伯曰：风入风府，寒不入风府也。风后曰：其义何居？岐伯曰：风，阳邪；寒，阴邪。阳邪主降，阴邪主升。主降者，由风府之穴而入，自上而下也；主升者，不由风府，由脐之穴而入，自下而上也。风后曰：阴邪不从风府入，从何穴而入乎？岐伯曰：风府之穴，阳经之穴也；脐之穴，阴经之穴也。阳邪从阳而入，故风入风门也；阴邪从阴而入，故寒入脐也。阳亲阳，阴亲阴，此天地自然之道也。风后曰：风穴招

风，寒穴招寒。风门，风穴也，宜风之入矣。脐非寒穴也，何寒从脐入乎？岐伯曰：脐非寒穴，通于命门，命门火旺则寒不能入，命门火衰则腹内阴寒，脐有不寒者乎？阴寒之邪遂乘虚寒之隙，夺脐而入矣，奚论寒穴哉。风后曰：善。

陈士铎曰：阳邪入风府，阴邪入脐，各有道路也。

异 传 篇

雷公问曰：各脏腑之病皆有死期，有一日即死者，有二三日死者，有四五日死者，有五六日至十余日死者，可晰言之乎？岐伯曰：病有传经不传经之异，故死有先后也。雷公曰：请问传经。岐伯曰：邪自外来，内入脏腑，必传经也。雷公曰：请问不传经。岐伯曰：正气虚自病，则不传经也。雷公曰：移寒移热，即传经之谓乎？岐伯曰：移即传之义，然移缓传急。雷公曰：何谓乎？岐伯曰：移者，脏腑自移；传者，邪不欲在此腑而传之彼脏也。故移之势缓而凶，传之势急而暴，其能杀人则一也。雷公曰：其传经杀人若何？岐伯曰：邪入于心一日死，邪入于肺，三日传于肝，四日传于脾，五日传于胃，十日死。邪入于肝，三日传于脾，五日传于胃，十日传于肾，又三日邪散而愈，否则死。邪入于脾，一日传于胃，二日传于肾，三日传于膀胱，十四日邪散而愈，否则死。邪入于胃，五日传于肾，八日传于膀胱，又五日传于小肠，又二日传于心则死。邪入于肾，三日传于膀胱，又三日传于小肠，又三日传于心则死。邪入于膀胱，五日传于肾，又一日传于小肠，又一日传于心则死。邪入于胆，五日传于肺，又五日传于肾，又五日传于心则死。邪入于三焦，一日传于肝，三日传于心则

死。邪入于胞络，一日传于胃，二日传于胆，三日传于脾，四日传于肾，五日传于肝，不愈则再传，再传不愈则死。邪入于小肠，一日传于膀胱，二日传于肾，三日传于包络，四日传于胃，五日传于脾，六日传于肺，七日传于肝，八日传于胆，九日传于三焦，十日传于大肠，十一日复传于肾，如此再传，不已则死。邪入于大肠，一日传于小肠，二日传于三焦，三日传于肺，四日传于脾，五日传于肝，六日传于肾，七日传于心则死。不传心，仍传小肠则生也。邪入于胆，往往不传，故无死期可定，然邪入于胆，往往如见鬼神，有三四日即死者，此热极自焚也。雷公曰：善。

陈士铎曰：移缓传急，确有死期可定，最说得妙。

伤寒知变篇

雷公问曰：伤寒一日，巨阳受之，何以头项痛，腰脊强也？岐伯曰：巨阳者，足太阳也。其脉起于目内眦，上额交巅，入络脑，还出别下项，循肩膊内，挟脊抵腰中。寒邪必先入于足太阳之经，邪入足太阳，则太阳之经脉不通，为寒邪所据，故头项痛，腰脊强也。雷公曰：二日阳明受之，宜身热目疼鼻干不得卧矣。而头项痛，腰脊强，又何故欤？岐伯曰：此巨阳之余邪未散也。雷公曰：太阳之邪未散，宜不入阳明矣。岐伯曰：二日则阳明受之矣。因邪留恋太阳，未全入阳明，故头项尚痛，腰脊尚强，非二日阳明之邪全不受也。雷公曰：三日少阳受之，宜胸胁痛耳聋矣，邪宜出阳明矣。既不入少阳，而头项腰脊之痛与强，仍未除者，又何故欤？岐伯曰：此邪不欲传少阳，转回于太阳也。雷公曰：邪传少阳矣，宜传入于三阴

之经，何以三日之后太阳之症仍未除也？岐伯曰：阳经善变，且太阳之邪与各经之邪不同，各经之邪循经而入，太阳之邪出入自如，有入有不尽入也。惟不尽入，故虽六七日而其症未除耳，甚至七日之后，犹然头项痛，腰脊强，此太阳之邪乃原留之邪，非从厥阴复出而传之足太阳也。雷公曰：四日太阴受之，腹满嗌干，五日少阴受之，口干舌燥，六日厥阴受之，烦满囊缩，亦有不尽验者，何也？岐伯曰：阴经不变，不变而变者，邪过盛也。雷公曰：然则三阳三阴之经皆善变也，变则不可以日数拘矣。岐伯曰：日数者，言其常也，公问者，言其变也，变而不失其常，则变则可生，否则死矣。雷公曰：两感于寒者变乎？岐伯曰：两感者，越经之传也，非变也。

陈士铎曰：伤寒之文，世人不知读此论，人能悟否。无奈治伤寒者，不能悟也。

伤寒同异篇

雷公问于岐伯曰：伤寒之病多矣，可悉言之乎？岐伯曰：伤寒有六，非冬伤于寒者，举不得谓伤寒也。雷公曰：请言其异。岐伯曰：有中风，有中暑，有中热，有中寒，有中湿，有中疫，其病皆与伤寒异。伤寒者，冬月感寒邪，入营卫，由腑而传于脏也。雷公曰：暑热之症感于夏，不感于三时，似非伤寒矣，风寒湿疫多感于冬日也，何以非伤寒乎？岐伯曰：百病皆起于风，四时之风，每直中于脏腑，非若传经之寒，由浅而深入也。寒之中人，自在严寒，不由营卫直入脏腑，是不从皮肤渐进，非传经之伤寒也。水王于冬，而冬日之湿反不深入，以冬令收藏也，他时则易感矣。疫来无方，四时均能中疫，而

冬疫常少，二症俱不传经，皆非伤寒也。雷公曰：寒热之不同也，何热病亦谓之伤寒乎？岐伯曰：寒感于冬，则寒必变热，热变于冬，则热即为寒。故三时之热病，不可谓寒，冬日之热病，不可谓热，是以三时之热病不传经，冬日之热病必传经也。雷公曰：热病传经，乃伤寒之类也，非正伤寒也。何天师著《素问》有热病传经之文，而伤寒反无之，何也？岐伯曰：类宜辩而正不必辩也，知类即知正矣。雷公曰：善。

陈士铎曰：传寒必传经，断在严寒之时，非冬日伤寒，举不可谓伤寒也。辨得明，说得出。

风寒殊异篇

风后问于岐伯曰：冬伤于寒与春伤于寒，有异乎？岐伯曰：春伤于寒者，风也，非寒也。风后曰：风即寒也，何异乎？岐伯曰：冬日之风则寒，春日之风则温。寒伤深，温伤浅。伤深者入少阳而传里，伤浅者入少阳而出表，故异也。风后曰：传经乎？岐伯曰：伤冬日之风则传，伤春日之风则不传也。风后曰：其不传何也？岐伯曰：伤浅者，伤在皮毛也。皮毛属肺，故肺受之，不若伤深者，入于营卫也。风后曰：春伤于风，头痛鼻塞，身亦发热，与冬伤于寒者何无异也。岐伯曰：风入于肺，鼻为之不利，以鼻主肺也。肺既受邪，肺气不宣，失清肃之令，必移邪而入于太阳矣。膀胱畏邪，坚闭其经，水道失行，水不下泄，火乃炎上，头即痛矣。夫头乃阳之首也，既为邪火所据，则一身之真气皆与邪争，而身乃热矣。风后曰：肺为胃之子，肺受邪，宜胃来援，何以邪入肺而恶热口渴之症生，岂生肺者转来刑肺乎？岐伯曰：胃为肺之母，见肺子

之寒，必以热救之。夫胃之热，心火生之也，胃得心火之生，则胃土过旺，然助胃必克肺矣，火能刑金，故因益而反损也。风后曰：呕吐者何也？岐伯曰：此风伤于太阴也。风在地中，土必震动，水泉上溢则呕吐矣。散风而土自安也。风后曰：风邪入太阳头痛，何以有痛不痛之殊也。岐伯曰：肺不移风于太阳则不痛耳。风后曰：风不入于太阳，头即不痛乎？岐伯曰：肺通于鼻，鼻通于脑，风入于肺，自能引风入脑而作头痛。肺气旺，则风入于肺而不上走于脑，故不痛也。风后曰：春伤于风，往来寒热，热结于里，何也？岐伯曰：冬寒入于太阳，久则变寒；春风入于太阳，久则变热。寒则动，传于脏；热则静，结于腑。寒在脏，则阴与阳战而发热，热在腑，则阳与阴战而发寒，随脏腑之衰旺，分寒热之往来也。风后曰：伤风自汗何也？岐伯曰：伤寒之邪，寒邪也；伤风之邪，风邪也。寒邪入胃，胃恶寒而变热；风邪入胃，胃喜风而变温，温则不大热也。得风以扬之，火必外泄，故汗出矣。风后曰：春伤于风，下血谵语，一似冬伤于寒之病，何也？岐伯曰：此热入血室，非狂也。伤于寒者，热自入于血室之中，其热重；伤于风者，风祛热入于血室之内，其热轻也。风后曰：谵语而潮热者何也？岐伯曰：其脉必滑者也。风后曰：何也？岐伯曰：风邪入胃，胃中无痰，则发大热，而谵语之声高；胃中有痰，则发潮热而谵语之声低。潮热发谵语，此痰也，滑者痰之应也。风后曰：春伤于风，发厥，心下悸，何也？岐伯曰：伤于寒者邪下行，伤于风者邪上冲也。寒乃阴邪，阴则走下；风乃阳邪，阳则升上。治寒邪先定厥，后定悸；治风邪先定悸，后定厥，不可误也。风后曰：伤于风而发热，如见鬼者，非狂乎？岐伯曰：狂乃实邪，

此乃虚邪也。实邪从太阳来也，邪炽而难遏；虚邪从少阴来也，邪旺而将衰。实邪，火逼心君而外出，神不守于心也；虚邪，火引肝魂而外游，魄不守于肺也。风后曰：何论之神乎！吾无测师矣。

陈士铎曰：风与寒殊，故论亦殊，人当细观之。

阴寒格阳篇

盘盂① 问于岐伯曰：大小便闭结不通，饮食辄吐，面赪唇焦，饮水亦呕，脉又沉伏，此何症也？岐伯曰：肾虚寒盛，阴格阳也。盘盂曰：阴何以格阳乎？岐伯曰：肾少阴经也，恶寒喜温。肾寒则阳无所附，升而不降矣。盘盂曰：其故何也？岐伯曰：肾中有水火存焉，火藏水中，水生火内，两相根而两相制也，邪入则水火相离而病生矣。盘盂曰：何邪而使之离乎？岐伯曰：寒热之邪皆能离之，而寒邪为甚。寒感之轻，则肾中之虚阳上浮，不至格拒之至也。寒邪太盛，拒绝过坚，阳杜阴而力衰，阴格阳而气旺，阳不敢居于下焦，冲逆于上焦矣。上焦冲逆，水谷入喉，安能下入于胃乎。盘盂曰：何以治之？岐伯曰：以热治之。盘盂曰：阳宜阴折，热宜寒折，今阳在上而作热，不用寒反用热，不治阴反治阳，岂别有义乎？岐伯曰：上热者，下逼之使热也。阳升者，

阴祛之使升也。故上热者下正寒也，以阴寒折之转害之矣，故不若以阳热之品，顺其性而从治之，则阳回而阴且交散也。盘盂曰：善。

陈士铎曰：阴胜必须阳折，阳胜必须阴折，皆从治之法也。

春温似疫篇

风后问于岐伯曰：春日之疫，非感风邪成之乎？岐伯曰：疫非独风也。春日之疫，非风而何。风后曰：然则春温即春疫乎？岐伯曰：春疫非春温也。春温有方而春疫无方也。风后曰：春疫无方，何其疾之一似春温也？岐伯曰：春温有方，而时气乱之，则有方者变而无方，故与疫气正相同也。风后曰：同中有异乎？岐伯曰：疫气热中藏杀，时气热中藏生。风后曰：热中藏生，何多死亡乎？岐伯曰：时气者，不正之气也。脏腑闻正气而阴阳和，闻邪气而阴阳乱，不正之气即邪气也。故闻之而辄病，转相传染也。风后曰：闻邪气而不病者，又何故欤？岐伯曰：脏腑自和，邪不得而乱之也。春温传染，亦脏腑之虚也。风后曰：脏腑实而邪远，脏腑空而邪中，不洵然② 乎。

陈士铎曰：温似疫症，不可谓温即是疫，辨得明爽。

---

① 盘盂　古书名。黄帝臣孔甲所作。
② 洵然　信然。

外经微言九卷

补泻阴阳篇

雷公问于岐伯曰：人身阴阳，分于气血，《内经》详之矣，请问其余。岐伯曰：气血之要，在气血有余不足而已。气有余则阳旺阴消，血不足则阴旺阳消。雷公曰：治之奈何？岐伯曰：阳旺阴消者，当补其血；阴旺阳消者，当补其气。阳旺阴消者，宜泻其气；阴旺阳消者，宜泻其血。无不足，无有余，则阴阳平矣。雷公曰：补血则阴旺阳消，不必再泻其气；补气则阳旺阴消，不必重泻其血也。岐伯曰：补血以生阴者，言其常补阴也；泻气以益阴者，言其暂泻阳也。补气以助阳者，言其常补阳也；泻血以救阳者，言其暂泻阴也。故新病可泻，久病不可轻泻也。久病宜补，新病不可纯补也。雷公曰：治血必当理气乎？岐伯曰：治气亦宜理血也。气无形，血有形，无形生有形者，变也，有形生无形者，常也。雷公曰：何谓也？岐伯曰：变治急，常治缓。势急不可缓，亟补气以生血；势缓不可急，徐补血以生气。雷公曰：其故何也？岐伯曰：气血两相生长，非气能生血，血不能生气也。第气生血者其效速，血生气者其功迟。宜急而亟者，治失血之骤也；宜缓而徐者，治失血之后也。气生血，则血得气而安，无忧其沸腾也；血生气，则气得血而润，无虞其干燥也。苟血失补血，则气且脱矣；血安补气，则血反动

矣。雷公曰：善。

陈士铎曰：气血俱可补也，当于补中寻其原，不可一味呆补为妙。

善养篇

雷公问于岐伯曰：春三月，谓之发陈；夏三月，谓之蕃秀；秋三月，谓之容平；冬三月，谓之闭藏。天师详载《四气调神大论》中，然调四时则病不生，不调四时则病必作。所谓调四时者，调阴阳之时令乎？抑调人身阴阳之气乎？愿晰言之。岐伯曰：明乎哉问也！调阴阳之气在人不在时也。春三月，调木气也，调木气者，顺肝气也。夏三月，调火气也，调火气者，顺心气也。秋三月，调金气也，调金气者，顺肺气也。冬三月，调水气也，调水气者，顺肾气也。肝气不顺，逆春气矣，少阳之病应之。心气不顺，逆夏气矣，太阳之病应之。肺气不顺，逆秋气矣，太阴之病应之。肾气不顺逆冬气矣，少阴之病应之。四时之气可不调乎。调之实难，以阴阳之气不易调也，故人多病耳。雷公曰：人既病矣，何法疗之？岐伯曰：人以胃气为本，四时失调，致生疾病，仍调其胃气而已。胃调脾自调矣，脾调而肝心肺肾无不顺矣。雷公曰：先时以养阴阳，又何可不讲乎？岐伯曰：阳根于阴，阴根于阳。养阳则取之阴也，养阴则取之阳也。以阳养阴，以阴养阳，贵养之

于豫也，何邪能干乎。闭目塞兑①，内观心肾，养阳则漱津送入心也，养阴则漱津送入肾也，无他异法也。雷公曰：善。天老问曰：阴阳不违背而人无病，养阳养阴之法，止调心肾乎？岐伯曰：《内经》一书，皆养阳养阴之法也。天老曰：阴阳之变迁不常，养阴养阳之法，又乌可执哉？岐伯曰：公言何善乎。奇恒之病，必用奇恒之法疗之。豫调心肾，养阴阳于无病时也。然而病急不可缓，病缓不可急，亦视病如何耳。故不宜汗而不汗，所以养阳也；宜汗而急汗之，亦所以养阳也。不宜下而不下，所以养阴也；宜下而大下之，亦所以养阴也。岂养阳养阴，专尚补而不尚攻乎？用攻于补之中，正善于攻也；用补于攻之内，正善于补也。攻补兼施，养阳而不损于阴，养阴而不损于阳，庶几善于养阴阳者乎。天老曰：善。

陈士铎曰：善养一篇，俱非泛然之论，不可轻用攻补也。

亡阳亡阴篇

鸟师问岐伯曰：人汗出不已，皆亡阳也？岐伯曰：汗出不已，非尽亡阳也。鸟师曰：汗症未有非热也，热病即阳病矣，天师谓非阳何也？岐伯曰：热极则阳气难固，故汗泄亡阳。溺属阴，汗属阳，阳之外泄，非亡阳而何？谓非尽亡阳者，以阳根于阴也。阳之外泄，由于阴之不守也。阴守其职，则阳根于阴，阳不能外泄也。阴失其职，则阴欲自顾不能，又何能摄阳气之散亡乎？故阳亡本于阴之先亡也。鸟师曰：阴亡则阴且先脱，何待阳亡而死乎？岐伯曰：阴阳相根，无寸晷之离也。阴亡而阳随之即亡，故阳亡即阴亡也，何分先后乎？鸟师曰：阴阳同亡，宜阴阳之共救矣，乃救阳则汗收而可生，救阴则汗

止而难活，又何故乎？岐伯曰：阴生阳则缓，阳生阴则速。救阴而阳之绝不能遽回，救阳而阴之绝可以骤复，故救阴不若救阳也。虽然，阴阳何可离也。救阳之中附以救阴之法，则阳回而阴亦自复也。鸟师曰：阴阳之亡，非旦夕之故也，曷不于未亡之前先治之？岐天师曰：大哉言乎！亡阴亡阳之症，皆肾中水火之虚也。阳虚，补火以生水，阴虚，补水以制火，可免两亡矣。鸟师曰：善。

陈士铎曰：阴阳之亡，由于阴阳之两不可守也。阳摄于阴，阴摄于阳，本于水火之虚，虚则亡，又何疑哉。

昼夜轻重篇

雷公问于岐伯曰：昼夜可辨病之轻重乎？岐伯曰：病有重轻，宜从昼夜辨之。雷公曰：辨之维何？岐伯曰：阳病昼重，阴病昼轻；阳病夜轻，阴病夜重。雷公曰：何谓也？岐伯曰：昼重夜轻，阳气旺于昼，衰于夜也；昼轻夜重，阴气旺于夜，衰于昼也。雷公曰：阳病昼轻，阴病夜轻，何故乎？岐伯曰：此阴阳之气虚也。雷公曰：请显言之。岐伯曰：阳病昼重夜轻，此阳气与病气交旺，阳气未衰也，正与邪斗，尚有力也，故昼反重耳。夜则阳衰矣，阳衰不与邪斗，邪亦不与正斗，故夜反轻耳。阴病昼轻夜重，此阴气与病气交旺，阴气未衰也，正与邪争，尚有力也，故夜反重耳。昼则阴衰矣，阴衰不敢与邪争，邪亦不与阴争，故昼反轻耳。雷公曰：邪既不与正相战，宜邪之退舍矣，病犹不瘥，何也？岐伯曰：重乃真重，轻乃假轻。假轻者，视之轻而实重，邪且重入矣，乌可退哉。且轻重无常，或

---

① 兑　谓耳目口鼻。

昼重夜亦重，或昼轻夜亦轻，或时重时轻，此阴阳之无定，昼夜之难拘也。雷公曰：然则何以施疗乎？岐伯曰：昼重夜轻者，助阳气以祛邪；昼轻夜重者，助阴气以祛邪，皆不可专祛其邪也。昼夜俱重，昼夜俱轻，与时重时轻，峻于补阴，佐以补阳，又不可泥于补阳而专于祛邪也。

陈士铎曰：昼夜之间，轻重自别。

解阳解阴篇

奢龙问于岐伯曰：阳病解于戌，阴病解于寅，何也？岐伯曰：阳病解于戌者，解于阴也；阴病解于寅者，解于阳也。然解于戌者，不始于戌；解于寅者，不始于寅。不始于戌者，由寅始之也；不始于寅者，由亥始之也。解于戌而始于寅，非解于阴乃解于阳也。解于寅而始于亥，非解于阳乃解于阴也。奢龙曰：阳解于阳，阴解于阴，其义何也？岐伯曰：十二经均有气王之时，气王则解也。奢龙曰：十二经之王气，可得闻乎？岐伯曰：少阳之气，王寅卯辰；太阳之气，王巳午未；阳明之气，王申酉戌；太阴之气，王亥子丑；少阴①之气，王子丑寅；厥阴之气，王丑寅卯也。奢龙曰：少阴之王何与各经殊乎？岐伯曰：少阴者，肾水也。水中藏火，火者阳也。子时一阳生，丑时二阳生，寅时三阳生，阳进则阴退，故阴病遇子丑寅而解者，解于阳也。奢龙曰：少阴解于阳，非解于阴矣。岐伯曰：天一生水，子时水生，即是王地，故少阴遇子而渐解也。奢龙曰：少阳之解，始于寅卯，少阴、厥阴之解，终于寅卯，又何也？岐伯曰：寅为生人之首，卯为天地门户，始于寅卯者，阳得初之气也，终于寅卯者，阴得终之气也。奢龙曰：三阳之时王，各王三时，三阴之时王，连王三时，又何也？岐伯曰：阳行健，其道长，故各王其时；阴行钝，其道促，故连王其时也。奢龙曰：阳病解于夜半，阴病解于日中，岂阳解于阳，阴解于阴乎？岐伯曰：夜半以前者，阴也；夜半以后者，阳也；日中以后者，阴也；日中以前者，阳也。阳病必于阳王之时先现解之机，至夜半而尽解也。阴病必于阴王之时先现解之兆，至日中而尽解也。虽阳解于阳，实阳得阴之气也；虽阴解于阴，实阴得阳之气也。此阳根阴，阴根阳之义耳。奢龙曰：善。

陈士铎曰：阳解于阴，阴解于阳，自有至义，非泛说也。

真假疑似篇

雷公问曰：病有真假，公言之矣。真中之假，假中之真，未言也。岐伯曰：寒热虚实尽之。雷公曰：寒热若何？岐伯曰：寒乃假寒，热乃真热。内热之极，外现假寒之象，此心火之亢也。火极似水，治以寒则解矣。热乃假热，寒乃真寒，下寒之至，上发假热之形，此肾火之微也。水极似火，治以热则解矣。雷公曰：虚实若何？岐伯曰：虚乃真虚，实乃假实，清肃之令不行，饮食难化，上越中满，此脾胃假实，肺气真虚也，补虚则实消矣。实乃真实，虚乃假虚，疏泄之气不通，风邪相侵，外发寒热，此肺气假虚，肝气真实也，治实则虚失矣。雷公曰：尽此乎？岐伯曰：未也。有时实时虚，时寒时热，状真非真，状假非假，此阴阳之变，水火之绝也。雷公曰：然则，何以治之？岐伯曰：治之早则生，治之迟则死。雷公曰：将何法早治之？岐伯曰：救胃肾之气，则绝者不绝，变者不变也。雷公曰：水火各

---

① 阴 原作"寅"，无义，乃声之误，今改。

有其假，而火尤难辨，奈何。岐伯曰：真火每现假寒，假火每现真热，然辨之有法也。真热者，阳症也。真热现假寒者，阳症似阴也，此外寒内热耳。真寒者，阴症也。真寒现假热者，阴症似阳也，此外热内寒耳。雷公曰：外寒内热，外热内寒，水火终何以辨之？岐伯曰：外寒内热者，真水之亏，邪气之胜也；外热内寒者，真火之亏，正气之虚也。真水真火，肾中水火也。肾火得肾水以相资，则火为真火，热为真热；肾火离肾水以相制，则火为假火，热成假热矣。辨真辨假，以外水试之，真热得水则解，假热得水则逆也。雷公曰：治法若何？岐伯曰：补其水则假火自解矣。雷公曰：假热之症，用热剂而瘥者何也？岐伯曰：肾中之火，喜阴水相济，亦喜阴火相引，滋其水矣。用火引之，则假火易藏，非舍水竟用火也。雷公曰：请言治火之法。岐伯曰：补真水则真火亦解也。虽然，治火又不可纯补水也。祛热于补水之中，则假破真现矣。雷公曰：善。

陈士铎曰：不悟真，何知假；不悟假，何知真，真假之间，亦水火之分也。识破水火之真假，则真假何难辨哉。

从逆窥源篇

应龙问曰：病有真假，症有从逆，予知之矣，但何以辨其真假也？岐伯曰：寒热之症，气顺者多真，气逆者多假。凡气逆者，皆假寒假热也。知其假，无难治真矣。应龙曰：请问气逆者，何症也？岐伯曰：真阴之虚也。应龙曰：真阴之虚，何遂成气逆乎？岐伯曰：真阴者，肾水也。肾水之中有火存焉，火得水而伏，火失水而飞。凡气逆之症，皆阴水不能制阴火也。应龙曰：予闻阴阳则两相配也，未闻

阴与阴而亦合也。岐伯曰：人身之火不同，有阴火阳火，阳火得阴水而制者，阴阳之顺也，阴火得阴水而伏者，阴阳之逆也。应龙曰：阴阳逆矣，何以伏之？岐伯曰：此五行之颠倒也。逆而伏者，正顺而制之也。应龙曰：此则龙之所不识也。岐伯曰：肾有两歧，水火藏其内，无火而水不生，无水而火不长，不可离也。火在水中，故称阴火。其实水火自分阴阳也。应龙曰：阴火善逆，阴水亦易逆，何故？岐伯曰：此正显水火之不可离也。火离水而逆，水离火而亦逆也。应龙曰：水火相离者，又何故欤？岐伯曰：人节欲少而纵恣多，过泄其精，则阴水亏矣。水亏则火旺，水不能制火，而火逆矣。应龙曰：泄精损水，宜火旺不宜火衰也，何火有时而寒乎？岐伯曰：火在水中，水泄而火亦泄也。泄久则阴火亏矣，火亏则水寒，火不能生水而水逆也。故治气逆者，皆以补肾为主。水亏致火逆者，补肾则逆气自安。火亏致水逆者，补肾而逆气亦安。应龙曰：不足宜补，有余宜泻，亦其常也，何治肾之水火，不尚泻尚补乎？岐伯曰：肾中水火，各脏腑之所取资也，故可补不可泻，而水尤不可泻也。各脏腑有火无水，皆肾水滋之，一泻水则各脏腑立槁矣。气逆之症，虽有水火之分，而水亏者多也。故水亏者补水，而火亏者亦必补水，盖水旺则火衰，水生则火长也。应龙曰：补水而火不衰，补水而火不长，又奈何？岐伯曰：补水以衰火者，益水之药宜重；补水以长火者，益水之药宜轻也。应龙曰：善。

陈士铎曰：人身之逆，全在肾水之不足，故补逆必须补水，水足而逆者不逆也。

移寒篇

应龙问曰：肾移寒于脾，脾移寒于肝，肝移寒于心，心移寒于肺，肺移寒于肾，此五脏之移寒也。脾移热于肝，肝移热于心，心移热于肺，肺移热于肾，肾移热于脾，此五脏之移热也。五脏有寒热之移，六腑有移热，无移寒，何也？岐伯曰：五脏之五行正也，六腑之五行副也。五脏受邪，独当其胜，六腑受邪，分受其殃。且脏腑之病，热居什之八，寒居什之二也。寒易回阳，热难生阴，故热非一传而可止，脏传未已，又传诸腑，腑又相传。寒则得温而解，在脏有不再传者，脏不遍传，何至再传于腑乎？此六腑所以无移寒之证也。应龙曰：寒不移于腑，独不移于脏乎？岐伯曰：寒入于腑而传于腑，甚则传于脏，此邪之自传也，非移寒之谓也。应龙曰：移之义若何？岐伯曰：本经受寒，虚不能受，移之于他脏腑，此邪不欲去而去之，嫁其祸也。应龙曰：善。

陈士铎曰：六腑有移热而无移寒，以寒之不移也。独说得妙，非无徵之文。

寒热舒肝篇

雷公问曰：病有寒热，皆成于外邪乎？岐伯曰：寒热不尽由于外邪也。雷公曰：斯何故欤？岐伯曰：其故在肝。肝喜疏泄，不喜闭藏。肝气郁而不宣，则胆气亦随之而郁，胆木气郁，何以生心火乎？故心之气亦郁也。心气郁则火不遂其炎上之性，何以生脾胃之土乎？土无火养则土为寒土，无发生之气矣。肺金无土气之生，则其金不刚，安有清肃之气乎。木寡于畏，反克脾胃之土，土欲发舒而不能，土木相刑，彼此相角，作寒作热之病成矣。正未尝有外邪之干，乃五脏之郁气自病。徒攻其寒而热益盛，徒解其热而寒益猛也。雷公曰：合五脏以治之，何如？岐伯曰：舒肝木之郁，诸郁尽舒矣。

陈士铎曰：五郁发寒热，不止木郁也。而解郁之法，独责于木，以木郁解而金土水火之郁尽解，故解五郁，惟尚解木郁也，不必逐经解之。

嘉庆贰拾年　　静乐堂书

脉 诀 阐 微

鬼真君脉诀序

　　《脉诀》自王叔和传后，世鲜其人，谁知叔和止注《脉经》，误传有《脉诀》也。叔和既无《脉诀》，何传《诀》而不传《经》，以《脉经》之多不及《脉诀》之约也。然《脉经》始于高阳生，非叔和原文也。铎遇云中逸老于燕市，传法之备而不传《脉经》者，以《素问》《灵枢》二书言脉之多也。虽然于多之中而求其约，安在必求脉于《灵》《素》哉。鬼真君名臾区，云中逸老弟子也。貌甚奇，面长尺有一寸，发短而鬈，深目鼻高，耳垂下且大，非凡近士也。且岐天师备传方法，何不传于铎。因授是书，皆切脉法也。夫真君为天师之徒，天师传道之备，胡真君传脉之约乎？盖病分脏腑，若脉则传脏而不及腑，宁脉与病异哉？不知病必兼脏，而脉不可兼脏也。《灵》《素》二书有时合而言之，何今传《脉诀》独与病殊乎？以脏病而腑亦病，腑病而脏亦病，故治脏而腑在其中，切脏而腑亦在其内，又何必合言之。所以单言脏而不及腑也。真君之传，虽出于天师，亦真君之独见也。传止五篇，其言约矣。然皆言脏之文，治脏不可通之治腑哉。

　　　　　　　　　　山阴陈士铎敬之甫别号远公题于文笔峰之小琅琊

目　　录

洞垣全书脉诀阐微

山阴陈士铎敬之甫别号远公述
鬼臾区真君传

第　一　篇

鬼真君曰：脉理甚微，原非一言可尽；人病多变，又岂一脉能包。论其阴阳，别其生死，察其脏腑，观其症候，既上中下之宜分，必寸关尺之自定。左寸心，左关肝，火木宁无至性；右寸肺，右关脾，土金本有深情。惟两尺为肾，水火实难分配；中间是命，左右还可同观。三焦别上中下以相诊，余经合寸关尺而共视。盖部位乌容倒置，辨贵分明，而表里何必细分，不宜拘执。虽按指以三部为法，数息便悟断经。顾看脉以五脏为主，知脏即通治腑。察四令之节气，春夏异于秋冬；审一日之晷时，寅卯殊于申酉。大约逢克则凶，逢生可救，我生则缓，我克难医，因五行而推断，举一隅而可知。弦似乎紧，涩似乎微，浮与芤相反，沉与伏宁殊，洪同实状，弱带濡形，辨之既清，病将安遁。故急则为痛，弦则为风，紧则为邪，缓则为虚，微则为冷，数则为热，滑则痰多，涩则郁塞，洪为火旺，大为血干，沉为阴寒，迟为困乏，小者气衰，细者血涸，浮者气升，伏者脉结，芤多失血，实多壅气，弱是阴亏，濡是湿犯，长是正气之和，短是邪气之克，代为正气之衰，革为正气之脱，结为邪气之搏，促为

正气之耗，动有变动之机，静有安宁之喜，毛主火之将旺，石乃水之极沉，奚是力薄，坚是邪深，钩为气血之和，躁为气血之燥，搏击指而有太过之虞，散去指而无可留之状。脉嫌其绝，脉贵其平。既知各脉之异同，可断诸症之常变。然而诊脉必须得时，要在日之平旦，按指原无异法，贵取气之甚清，自然虚实易明，盛衰易辨矣。

陈士铎曰：脉理之不明也久矣，以致看病不真，用药寡效，是脉之精微不可不讲也。然而精微出于浅近，过求乎窈杳[①]，反致失之。此鬼真君脉诀之妙，妙在浅近，使人人易知而深入也。

又曰：脉有阴阳之不同，王叔和分七表八里，似乎切脉之分明。不知无一脉无阴阳，非浮为阳而沉为阴，迟为阴而数为阳也。阴中有阳，阳中有阴，于中消息，全在临症时察之，心可意会，非笔墨能绘画耳。

又曰：十二经各有脉，分十二经看之，自然玄妙入神。然一而过求其精，反失其约。盖五脏之脉，能统摄七腑，腑病治脏，脏安而腑自安，故脉诀止消言脏而不必言腑也。

又曰：切脉以呼吸为准，一呼脉二

―――――――――

① 窈杳　深远幽玄也。

动，一吸脉二动，为是平人无病之脉，有余不及皆病也。世人切脉，多以三指齐按于寸关尺，以候各脉，焉得备观其阴阳虚实邪正之分哉。必须先以一指观其左寸，后及左关，又及左尺，然后又及右寸，又及右关，又及右尺，逐部分别，再以三指准之，则何异何同，始了然于胸中。见浮言其风，见沉言其积，见迟言其痛，见数言其热，自能阴阳莫逃，邪正有别，虚实不淆矣。

又曰：春夏秋冬长夏各有定脉，《内经》已详言之矣。春主弦也，夏主钩也，钩即微洪之意，秋主毛也，冬主石也，长夏主耎弱也。太过不及，均是病徵。尤不可见者，克我之脉也。如春宜弦而见毛，夏宜钩而见石，及至秋冬，未有不病者。余可类推矣。

又曰：脉随血而行，而血随时而运。病脉行至克我之脉，则病必重，行至生我之脉，则病必轻。盖金脉逢金时必旺，木脉逢金时必衰，故木病值寅[1]卯则木当其令，逢申酉则木失其时。观寅卯申酉之旺衰，即知金木之病情症候矣。即一木而可通之火土水金，即寅卯申酉而可通之子午巳亥辰戌丑未也矣。

又曰：脏腑之病，虽各不同，要不外五行之生克，逢生则病易愈也，逢克则病难痊也，我生则泄我之气，我克则劳我之神。脏腑为战争之地，胸腹为角斗之场，敌则扫除，而斩杀甚多，伤损必过矣。调停于生克之间，和解于败亡之内，仍于金木水火土而善用之也。

又曰：脉有相似而实不相同者，尤宜分辨。盖脉似相同，而病实各异，一经错认，死生反掌，可不慎欤。

又曰：脉之秘诀，大约三十八字尽之，而每字实有秘要，非一言可尽也。既非一言可尽，而鬼真君何以每一字皆用一言以诏示天下，岂脉诀贵少而不贵多乎。不知诀不必太多，而论诀正不必太少也。

又曰：急则为痛，言见急脉即为痛病也。急似乎数而未至于数也，急似乎紧而未至于紧也，有不可缓之状，乃气与火相斗，邪与正相战也。

又曰：弦则为风，弦乃春天之正脉，春天见弦脉，正风木之得令，非病也。苟见于夏秋冬季，则弦为风矣。

又曰：紧则为邪，邪者，亦风之类，但风邪感之甚骤，则脉必现紧耳。

又曰：缓则为虚，虚者重按之不能鼓指也，鼓指亦非太劲之谓，言其不能微微鼓指耳，最宜活看。

又曰：微则为冷，冷者寒也。不论何部见微脉者，多是寒症。

又曰：数则为热，热乃火病，火性炎上，其性最速，故数脉作热论也。但数有不同，有阴数阳数之异，有初数久数之分，然而热则一也。

又曰：滑则痰多，天下至滑者无过于水，痰亦水也。水多则痰生，痰多则滑见宜也。然而水病不一，滑脉不常，何故单以痰多属之滑也。不知水未结痰其体静，水既结痰其体动也。动极则滑极，脉见滑矣，非痰多而何。

又曰：涩则郁塞，涩脉乃往来之不甚舒畅也。此阴阳不和，气血不达，外感于风寒，内阻于忧郁，抑塞而不通，郁而未发之状。六部见此象，俱能成病，而尤于肝经不宜，一见涩脉，即以解郁通塞之药急治之，则随手见功也。

又曰：洪为火旺，洪者来大而去数也。洪与大有分，按指若大，久之而不见其大，止见其数，重按之不见其数，而仍见其大者为洪也。夏见此脉为宜，否则皆

---

[1] 寅　原作"当"，字之误，兹改。

火旺之极也。

又曰：大为血干，大者重按而仍洪也。火之有余，乃血之不足，血不能制火，乃见大脉，在夏天则犹非大忌。然见大脉即宜补血滋阴，以水伏火之为得耳。

又曰：沉为阴寒，沉者至深之象，深则未有不阴，阴则未有不寒者也。入石洞而阴寒逼人者，正以其深沉耳。

又曰：迟为困乏，迟者言俟之而不能进也。行百里者半九十①，非迟之之谓乎。是其力乏神困，欲进而不能，非可进而不肯进也。

又曰：小者气衰，小脉言脉之小而不能大也，气不充之故耳。

又曰：细脉言脉之细而不能粗也。江河细流，正水缩也。人身之血少，自然脉细矣。

又曰：浮脉指按即得，气举而升之也。

又曰：伏脉指按始终不可得，或隐隐约约，或有或无者，是邪气搏结正气而不能出也。用药出之者生，然出之骤亦非佳兆。

又曰：芤脉中空如无也，血失则内无血养，安得不中空乎。

又曰：实脉不独按指有力，且有不可止抑之状，非正气之有余，乃邪气之有余也。邪气有余，自然壅阻正气矣。

又曰：弱脉不能强旺之状，阴虚而不敢与阳气相争也。

又曰：濡脉言其濡滞也，湿则霈霈非软。

又曰：长脉之现，正气之和也。有胃气则脉自修长，有从容和缓之象。

又曰：短脉者，欲长而不能，欲速而不达。因邪气克犯正气，正负而邪胜也。

又曰：代脉之现，正气之衰，不得不止，以息其气也。有痰气之结，壅隔不

散，亦现代脉者。然正气不衰，痰安能作祟，使脉中止而不还乎。

又曰：革脉来浑浑而浊乱，至击指者是，盖正气之欲脱也。

又曰：结脉其来则缓，而时又现止，是力不能不止也。明是正气甚衰，不敢与邪气相斗，邪气搏结于一身耳。

又曰：促脉，急遽之状，气耗而势难宽舒也。

又曰：动脉有不能安静之势，动极生变也。

又曰：静脉与动相反，不动则不变，自享宁静之福矣。

又曰：毛脉言如羽毛之拂体，乃有余之象，火将浮而又息之状，夏秋之间之正脉也。在夏则生气之旺也，在秋则旺气之衰也，在他时则热气之盛也，宜于活看。

又曰：石脉乃沉脉之至藏之极也，冬时正脉，余时见之为寒冷矣。

又曰：耎脉不能刚健之状，明是力之不胜耳。

又曰：坚脉至硬之状，邪气深入，牢不可破也。

又曰：钩脉洪而不大之象，如钩之有留也。乃胃脉和平，火不盛而司其令，夏日见之尤为平脉也。

又曰：躁脉似动而非动，似数而非数，似促而非促，似急而非急也，若有干枯烦扰之状。

又曰：搏脉者，击指之谓也。各脉皆能击指，俱属太过。

又曰：散脉者，即解索之兆，乃欲留而不能留，欲存而不能存也。

又曰：绝脉者，言脉之将断而未断，

① 行百里者半九十　即一百里行程，走了九十里才能算一半。语出《战国策·秦策》："诗云：'行百里者，半于九十'。此言末路之难也。

可续而不续也。死亡之时，必现此脉。

又曰：平脉者，言各脉之得其平也。如浮不甚浮，沉不甚沉，迟不甚迟，数不甚数耳。人现平脉，多是胃气之全也。胃气无伤，又宁有疾病哉。此脉之所以贵得平耳。

又曰：鬼真君脉诀止得三十八字，然而人之疾病已尽括于其内。要在辨其异中之同与同中之异。则因常可以通变，遇变可以用常，随时、随地、随症、随人，无不可起死以回生矣。又何必拘拘于日之平旦，乘人之清气诊脉治病哉。

又曰：五脏七腑各有脉，俱在寸关尺观之。《内经》分三部之内外、前后、上下，以细察其部位，何其详也。而鬼真君独重五脏，将七腑略而不言，止将三焦命门以示世，又皆不专属之于肾，何其略也。不知脏可以包腑，而腑不可以包脏，论腑太详，必至反遗夫脏矣。不若专言五脏，治脏而治腑在其中矣。三焦乃腑之一，何独举而言之？因世错认三焦在于肾中，故特指明也。命门为十二经之主，世人不知，而以右尺观之，恐失命主之义，故鬼真君辨明之也。

又曰：或疑王叔和《脉诀》因遗落心包，遂至传疑千载。今鬼真君之诀，将七腑全然不讲，不更滋甚乎。然而切脉止可切五脏也。七腑部位《内经》虽分，似乎有一定之理，而究难别脏腑之异，不若单切五脏，论其五行之生克，病情反无可遁也。此鬼真君不言七腑，真是至捷之法，亦是至玄之机，幸勿作王叔和遗落心包一例而并讥之也。

又曰：脉贵知微，然而得其微又甚难也。暗中摸索，而欲使脏腑之疾病了然手指之间，易乎不易乎。虽然切脉必须问症，症是腑病，即以脏之脉合之，脏之脉不病，便是腑病也，治腑而病可愈矣。症

是脏病，亦以脏之脉合之，脏之脉病，是非腑病也，治脏而病亦愈矣。苟知此法，又何微之不可得哉。

又曰：凡人之脉，多不相同，不可以此人之脉概论诸彼人也。看一人之脉，当取其左右两手之各脉，一一而消息之，辨其何部独异，乃断何经之病，庶几得之。

又曰：看脉须看有神无神，实是秘诀。而有神无神何以别之？无论浮沉、迟数、涩滑、大小之各脉，按指之下若有条理，先后秩然不乱者，此有神之至也。若按指而充然有力者，有神之次也。其余按指而微微鼓动者，亦谓有神。倘按之而散乱者，或有或无者，或来有力而去无力者，或轻按有而重按绝无者，或时而续时而断者，或欲续而不能，或欲接而不得，或沉细之中倏有依稀之状，或洪大之内忽有飘渺之形，皆是无神之脉。脉至无神，即为可畏，当用大补之剂急救之。倘因循等待，必变为死脉，而后救之晚矣。

又曰：人有天生细微之脉，不可动曰虚弱，当统六部同观之。倘一脉独旺，一脉独急，余脉皆现细微，此非虚弱之脉也。旺乃火盛，而急乃邪侵也，以此消息，断然不差。

又曰：切脉贵先调息，吾息调而后可以察病人之息。盖病人之息，呼吸不到，未有能调者也。倘医者之息不平，又何以知病人之息哉。故学医者，平日学导引之法，则呼吸之间，无太过不及，自然下指之时息数分明，可以察病人之脉也。

又曰：看脉必须看症，盖症所以印证夫脉也。夫人之脉不同，有天生阴脉而不现之于皮毛之内，又将何处看脉？故必观其症候之若何，而症候正难辨也。或者其起居之静躁，静为阴而躁为阳也。看其饮食之寒热，喜寒为热而喜热为寒也。问其大小便之燥湿短长，燥短为实而湿长为虚

也。辨其口舌之黄白峭滑，黄峭为邪盛，而白滑为正衰也。是观症所以济切脉之穷，而切脉所以辅观症之妙耳。

第二篇

鬼真君曰：人身之病，变迁原非一致。人身之脉，纷纭必有殊形。故六部之中，每显各异之状；一经之内，常呈兼见之端。浮而弦，浮而数，多无定象；沉而细，沉而迟，不少同观。必须统论其精微，始可独断其真伪。

故浮而兼滑也，必是风痰之盛；浮而兼大也，决为气血之邪；浮而兼迟也，虚风之害；浮而兼濡也，湿气之侵；浮而兼细也，血随气而上升；浮而兼洪也，火得气而更旺；浮而兼芤，定为血泛之虞；浮而兼紧，决至邪重之苦；浮而兼急，必疼痛于上焦；浮而兼弱，必委靡于下部；浮而兼长，气虽升而不伤其正；浮而兼短，气欲结而难散其邪；浮而兼结，邪搏于经络之间；浮而兼革，正脱于脏腑之内；浮而兼代，邪居于胸膈之处；浮而兼促，正伤于营卫之中；浮而兼动，气在变迁；浮而兼静，气将宁息；浮而兼毛，气得火而上腾于头目；浮而兼躁，火因气而上炎于咽喉；浮而兼钩，气升之和；浮而兼搏，气浮之极；浮而兼耎，气虚之甚；浮而兼散，气不可收；浮而兼平，气乃无病。

沉而兼迟也，寒虚之至；沉而兼涩也，郁滞之深；沉而兼滑也，寒痰之不舒；沉而兼小也，冷气之难发；沉而兼实也，气得寒而不扬；沉而兼微也，精因冷而欲脱；沉而兼细也，血逢阴凝之象；沉而兼紧也，邪乘寒冷之徵；沉而兼急，小腹有寒邪之痛；沉而兼濡，两足多水胀之侵；沉而兼长，气陷而正尚未伤；沉而兼短，精冷而邪将不涣；沉而兼结，邪搏于至阴；沉而兼革，正脱于髓海；沉而兼代，命门将绝而可危；沉而兼促，元阳欲脱而可畏；沉而兼静，阳寒能守；沉而兼石，阴固不迁；沉而兼耎，腹冷有痛楚之苦；沉而兼散，精寒有涸绝之危。

更有濡迟兼见，无非湿犯乎虚；濡滑同来，尤是痰成乎水；濡中兼大，湿因血耗以相侵；濡中兼小，水趁气衰以相犯；濡而兼弦，风水之患深；濡而兼芤，痰血之症急；濡而兼长，水湿易散；濡而兼革，水湿难消；濡而兼动，水有泛滥之盛；濡而兼静，湿多浸润之微；濡而兼耎，水邪乘虚而相生；濡而兼散，正气随湿而欲脱。

迟而兼涩，郁中以成弱；迟而兼滑，湿内以招虚；迟而兼大，气血皆居干燥；迟而兼小，精神必至伶仃；迟而兼微，虚寒之气；迟而兼细，匮乏之身；迟而兼弦，内伤之风；迟而兼芤，内伤之血；迟而兼长，病不足畏；迟而兼短，症实可愁；迟而兼代，必至损伤脾胃；迟而兼革，定然涣散精华；迟而兼石，气寒将侵于骨；迟而兼耎，血衰少养乎心；迟而兼散，寒极而气飞；迟而兼静，阴微而精固。

数而兼滑，亢炎之痰；数而兼大，沸腾之火；数而兼实，气壅于热；数而兼弦，火助乎风；数而兼洪，热有燎原之盛；数而兼紧，邪有烽火之传；数而兼芤，吐血何狂；数而兼代，丧躯必速；数而兼革，走阳可许；数而兼促，消正堪忧；数而兼动，恐有发狂之变；数而兼毛，定多消渴之成；数而兼搏，火刑金而喉舌无津；数而兼躁，火烧心而脾胃生焰。

涩中兼小，气血亏而郁志莫伸；涩中兼实，气血壅而思想难遂；涩中兼微，气寒而滞；涩中兼细，血少而愁；涩中兼洪，郁怒不解；涩中兼急，郁痛安禁；涩中兼结，邪搏于两胁之间；涩中兼促，正亏于半表之际；涩中兼革，气欲脱于肾肝；涩中兼代，气将绝于脾胃；涩中兼石，寒郁不宣；涩中兼坚，风郁难出；涩中兼搏，郁甚莫解；涩中兼静，郁极安移。

滑而兼大，痰借血以为灾；滑而兼小，痰借气而作祟；滑而兼实，气塞于痰中；滑而兼微，痰冷于胸次；滑而兼细，痰旺而血枯；滑而兼弦，水盛而风急；滑而兼洪，湿热成党；滑而兼芤，痰血为痼；滑而兼紧，邪得湿以助威；滑而兼急，邪乘湿而增痛；滑而兼濡，湿盛恐邪气之添胀；滑而兼革，水多防正气之难收；滑而兼动，水畜致肠腹之鸣；滑而兼毛，火沸召痰涎之吐；滑而兼臭，湿痰积而不消；滑而兼坚，湿邪留而不散；滑而兼搏，痰有倾盆之呕；滑而兼散，水如走石之崩。

余脉俱可类推，各经正当细晰。总以脾胃之气为要，更以平缓之脉为先。倘下指之时，均有宁静之致，庶几药饵之用，可许康健之祥矣。

陈士铎曰：凡人之病，变迁不常，而脉亦因病殊形，必非一状，大约一经之中必兼二脉以相见也。合二脉以论症，而症始出焉。合二脉以用药，而药始当焉。但二脉兼见甚多，不止浮沉迟数涩滑濡也。然苟知兼见之大旨，则以七脉为纲，以余脉为纪，又何病之不可推测哉。

又曰：脉有同中之异，亦有异中之同。同是浮脉，而何以有各脉之异；同是沉脉，而何以有各脉之殊。盖脉无一定之形，必兼两脉而并见也。两脉既然并见，合两脉以治一病，自易见功。然而两脉之现，必察其同异。知其同中之异，竟治其异而不必顾其同；知其异中之同，竟治其

同而不必顾其异。从此消息，医道乌得不神哉。

又曰：千态万状者，病也。千变万化者，脉也。鬼真君以三十八字尽脉之理，毋乃太简乎。故又取兼见之脉以示世，似乎克尽其变矣。然而兼见之脉，止取浮沉迟数涩滑濡之七脉，而其余三十一脉不言兼见，或疑其诀之不全，而立法之未善也。不知脉之大纲，而浮沉迟数涩滑之六字耳。举其大纲，而余可类推，又何必琐细之尽告哉。吾意于浮沉迟数涩滑之外，引濡脉之兼见者，亦可无事重宣耳。鬼真君惟恐人之拘执而不通也，故略举一濡脉以训世耳。

又曰：兼见之脉，须先看七脉为主，既得七脉，而后辨其兼见之形，则同中之异与异中之同，无难细得也。以七脉为纲，以兼见为纬，实切脉之权舆①也。

又曰：切脉实难，而辨其异同不尤难乎。然而无难也。知浮沉迟数涩滑濡之七脉，而其余三十一脉兼而察之，则其病可意会也。况鬼真君又明告之乎。细读此诀，亦何患脉之难知，而病之难识哉。

又曰：人疑兼见之脉不止鬼真君所示，寥寥数语，恐不足以包万病也。殊不知脉诀言愈多，而脉愈晦。鬼真君之诀，妙在于少也。以少胜多，非便世人之习诵也，实其脉诀神奇，足以包举万病耳。

又曰：脉理细微，须辨其同中之异，异中之同。同中之异者，如同是浮脉，何以有大小虚实之异也；如同是沉脉，何以有迟数涩滑之异也。异中之同者，如寸关尺各现大小虚实之异，而浮脉则同也；上中下各现迟数涩滑之异，而沉脉则同也。

---

① 权舆　起始也。《尔雅·释草》中按云："孟春百草权舆。是草之始萌，通名权舆矣。"据此权舆本义为草之始萌，引伸为凡始之称。

知其同中之异，则竟治其异。知其异中之
同，则不必治其同。于此消息，何患脉理
之不精哉。

第 三 篇

鬼真君曰：五脏之病，必以寸关尺为
凭；七腑之症，亦以寸关尺为据。然不分
晰其精微，又何能尽知其玄妙。

试观其寸口也：左寸见浮，风热上越
而头疼；右寸见浮，咽喉中燥而鼻塞。左
寸见芤，胸难藏血而呕吐；右寸见芤，胃
多瘀血而痛疼。左寸见滑，热痰入心而舌
强；右寸见滑，热痰侵肺而皮折。左寸见
实，火焚心而面赤；右寸见实，火生胃而
唾干。左寸见弦，风入体必多头痛；右寸
见弦，风入肠定有筋挛。左寸见紧，邪盛
而心痛；右寸见紧，气嗽而肺伤。左寸见
洪，心胸起热闷之烧；右寸见洪，头脑生
炎蒸之楚。左寸见微，心寒而虚弱何辞；
右寸见微，气冷而崩陷难免。左寸见沉，
心君失相火之助；右寸见沉，肺金召寒气
之侵。左寸见涩，心脉火郁而未舒；右寸
见涩，肺金金郁而莫达。左寸见迟，膻中
虚乏而难以卫心；右寸见迟，上焦损伤而
难以生气。左寸见伏，气匿于胁间；右寸
见伏，气积于脘内。左寸见濡，膀胱水畜
而不消；右寸见濡，皮毛汗泄而未止。左
寸见弱，无血以养心；右寸见弱，乏气以
生胃。左寸见大①，心经血燥而怔忡；右
寸见大，肺经血干而闭结。左寸见小，惊
悸时生；右寸见小，怯弱日甚。左寸见
虚，心中恍惚；右寸见虚，胃内衰微。左
寸见细，运行乏力；右寸见细，言语无
神。左寸见微，包络有寒邪之入；右寸
见微，胸脘有阴气之招。左寸见急，心疼不
免；右寸见急，喉痛安辞。左寸见短，三
焦之气自怯；右寸见短，再宿之食难消。

左寸见代，心痛勿讶；右寸见代，痰
塞何妨。左寸见结，邪搏于心包；右寸见结，
邪蟠于胃脘。左寸见促，积聚有烦闷之
苦；右寸见促，留滞兴痞满之忧。左寸见
革，心气散漫而不收；右寸见革，肺气飞
越而不返。左寸见动，欢娱妊子之祥；右
寸见动，饮食伤气之兆。左寸见毛，心火
动而将刑肺金；右寸见毛，肺火起而将克
肝木。左寸见钩，心气安而梦魂适；右寸
见钩，肺气肃而膀胱通。左寸见坚，邪犯
心而呼号；右寸见坚，邪侵肺而咳嗽。左
寸见躁，无血养神；右寸见躁，无精定
魄。左寸见搏，火太过而焚心；右寸见
搏，火太过而烁肺。左寸见石，阴寒直捣
于膻中；右寸见石，冷气逼居于脘内。左
寸见散，心有无可奈何之象；右寸见散，
肺有但出无入之悲。

试观其关中也：左关见浮，肝犯风而
眼赤；右关见浮，胃入风而渴生。左关见
芤，必肝伤而失血；右关见芤，必肠毒而
便脓。左关见滑，头目肿痛堪嗟；右关见
滑，脾胃热焚甚苦。左关见实，痃癖可
徵；右关见实，心腹多痛。左关见弦，肝
旺生风；右关见弦，脾崩不食。左关见
紧，筋脉急拘；右关见紧，嘈杂呕吐。左
关见洪，眼目生花；右关见洪，心腹结
痛。左关见沉，必阴寒之癖积；右关见
沉，定冷气之难安。左关见涩，风邪寒
闭，因气郁而有余；右关见涩，饮食伤
残，实血虚之不足。左关见迟，两胁多
寒；右关见迟，中焦微冷。左关见伏，关
格收藏；右关见伏，霍乱吐泻。左关见
濡，瘫症将成；右关见濡，水臌可畏。左
关见弱，筋痿宜防；右关见弱，气短须
补。左关见数，肝火盛而目红；右关见

---

① 大　原作"火"，诸本同。据下文"右寸见大"
改。

数，胃火旺而口渴。左关见大，怒气伤肝；右关见大，狂阳伤胃。左关见小，肝胆气衰；右关见小，脾胃血少。左关见虚，必益其血；右关见虚，须补其津。左关见微，温其下元之惫；右关见微，暖其气海之寒。左关见细，虑脚膝之酸；右关见细，恐肚腹之泻。左关见急，肝痛而不能眠；右关见急，脾伤而自难卧。左关见代，肝绝而痛则无妨；右关见代，肝绝而安则无救。左关见结，胸满而痰结于中；右关见结，脾伤而滞气于下。左关见促，肝无肾水之滋；右关见促，脾无肾火之养。左关见革，气脱于木旺之时；右关见革，气脱于土崩之候。左关见动，两胁有气痛之愁；右关见动，中焦有火焚之惧。左关见毛，肝木旺而生风；右关见毛，胃土盛而动火。左关见㽞，无病之人；右关见软，加粲之客。左关见钩，肝血之足；右关见钩，脾气之安。左关见静，优游享无事之福；右关见静，舒畅享强食之愉。左关见石，筋得寒而拘挛；右关见石，胃因冷而泄泻。左关见坚，邪必留恋于经络；右关见坚，邪必会聚于脏腑。左关见躁，必苦血干而多怒；右关见躁，必苦液涸而善呕。左关见搏，防太盛之中风；右关见搏，虑过旺之狂病。左关见散，筋驰而不能收；右关见散，肢解①而不可举。

试观其尺下也：浮见尺左，水亏而双耳齐聋；浮见尺右，火旺而大肠自秘。芤见尺左，小遗多脓血之灾；芤见尺右，大便下赤红之欢。滑见尺左，水入腰而作楚；滑见尺右，痰流足以成痹。实见尺左，膀胱水闭而不通；实见尺右，溺沥火涩而难出。弦见尺左，腰腹重滞生疼；弦见尺右，肾脏风邪作耗。紧见尺左，耳似蝉鸣；紧见尺右，脐同虫咬。洪见尺左，水熬干而消渴；洪见尺右，火炎上而梦遗。微见尺左，盗汗淋漓；微见尺右，肠

鸣泄泻。沉见尺左，精冷如冰；沉见尺右，腰寒若水。涩见尺左，阴寒疝结；涩见尺右，逆冷肠崩。迟见尺左，下焦寒冷；迟见尺右，小腹阴凝。伏见尺左，阳气不升；伏见尺右，阴气更闭。濡见尺左，寒湿侵骨；濡见尺右，冷瘘中腰。弱见尺左，双足骨酸；弱见尺右，两腿气乏。大见尺左，肾涸于遗精；大见尺右，命残于作用。小见尺左，水耗无多；小见尺右，火衰不旺。虚见尺左，心肾不交；虚见尺右，水火皆乏。微见尺左，冷入关元；微见尺右，寒通腹里。细见尺左，髓冷胫枯；细见尺右，命寒精泄。数见尺左，水少而火沸为痰；数见尺右，火炎而水随作喘。急见尺左，痛入阴丸；急见尺右，疼添小腹。短见尺左，自无延龄之福；短见尺右，定含怯战之羞。代见尺左，精败欲绝；代见尺右，火熄将亡。结见尺左，邪袭水而不散；结见尺右，邪乘火而不离。促见尺左，髓耗而足难行步；促见尺右，火衰而气不通心。革见尺左，玉关不闭；革见尺右，河车俱焚。动见尺左，定然魂梦多遗；动见尺右，定然阳强不倒。毛见尺左，精耗而龙火将兴；毛见尺右，焰腾而命门自热。㽞见尺左，肾弱相宜；㽞见尺右，火衰当助。钩见尺左，阴平之士；钩见尺右，阳秘之徒。静见尺左，闭关可信；静见尺右，守真无疑。石见尺左，精无倾失之慨；石见尺右，阳有退藏之庆。坚见尺左，邪入于骨髓；坚见尺右，邪居于腰膝。躁见尺左，肾难上交于心；躁见尺右，阳且高越于膈。搏见尺左，膀胱越热闭之淋；搏见尺右，咽喉长疮蛾之肿。散见尺左，肾水欲绝于须臾；散见尺右，元阳将逃于顷刻。

此皆六部之专主，亦即各脉之旁通。

---

① 解　音谢。通"懈"。怠忽、松驰也。

然而各脉之中，缓急为要；六部之内，长脉为宗。脉长而命根深，脉缓而胃气在，故上中下必取其缓，而寸关尺必尚其长也。

陈士铎曰：脉有兼见以观其变，必有独现以显其常，常变之道，不可不分观之也。鬼真君先言其变，示变之宜知也，再言其常，示常之宜谙也。知常而后达变，又宁至有治常之失哉。

又曰：脉不分观部位，则病情不可得而知，此寸关尺必须分观其脉也。

又曰：脉有寸关尺无脉，而脉见于列缺之间者，世人以为反关脉也，此乃经脉虚而络脉盛也。经脉虚，故不现于寸关尺之三部，络脉盛，故现于列缺之间。盖直行为经而旁出为络。列缺正络脉之穴也，在两手交叉食指尽处，两筋骨罅中，属肺经之络别走阳明之络也。此中原有动脉，宜细动而不宜大动。今寸关尺三部无脉，而此处之脉大动，亦现三部之象，是阳胜于阴也。《千金翼》谓：阳脉逆反大于寸口三络，正谓反关脉也，亦当分观其动，以别疾病耳。

又曰：寸关尺分上中下也。心肺居上而以寸观之，象天也；肝脾居中而以关观之，象人也；肾居下而以尺观之，象地也。医道必合天地人以论医，则医无剩义；脉诀亦必合天地人以示法，则法无遁情。非好作广大之语也，实有不如此，则其法为不备耳。

又曰：寸关尺分上中下切之是矣，然其中有上而兼中者，有中而兼下者，有中而兼上下者，又不可不知之也。如寸脉浮而连于关，关脉数而连于尺，如关脉大而连于寸尺者是也。此又当合寸关尺而同观，又不可专主于寸而不及关，专主于关而不及寸尺，又在临症切脉而变通之也。

又曰：脉宜分观，以别虚实。然又有合寸关尺以分虚实者，大约左之寸关尺齐旺者，乃外感居多。右之寸关尺齐旺者，乃内伤居多。非单左寸旺为外感，右寸旺为内伤也。

又曰：寸关尺分观之后，又宜合观。不分观不知其细，不合观不得其和。故分观之时，当以一指切其脉，合观之时，又当以三指切其脉也。

又曰：看寸关尺三部之脉，先切关脉，而后看寸脉，由寸脉而后看尺脉，左右相同。

又曰：今人看脉，男先看左，女先看右。男女之脉，何常有异，正不必如此拘拘也。

又曰：凡人脉贵有胃气。胃气者，平气也。毋论寸关尺，下指之时觉有平和之象，即是有胃气也，非独右关平和始有胃气耳。

又曰：脾与胃为表里，胃病则脾必病，脾病则胃亦病，病安有胃气哉。故脾脉与胃脉同观，所以脾胃之脉，皆在右关切之耳。

又曰：胃旺而脉愈微，胃衰而脉愈盛，故右关太旺，反是胃气之虚也。然而右关之旺，又由于左关之旺也。左关旺而右关不能衰，此本来克土之象，又不可不知之也。

又曰：三部之脉，前人以尺脉为根，似乎切脉重在尺也。不知本实先拨，固然枝叶难荣。然而过于摧残，如狂风大雨拔木折枝，根亦随竭。此脉所以必统三部而分观之也。

又曰：寸关尺各有内外之分，尺外尺里，关外关里，寸外寸里，皆从左右以分内外，而非上下以分内外也。余注《内经》已详哉言之矣。而鬼真君不言及此者，盖举其要而示人耳。

又曰：脉分三部，上寸也，中关也，

下尺也。寸之内又分左右，左寸候心，而包络膻中统其内，右①寸候肺，而胸脘咽喉统其内。关之内又分左右，左关候肝，而胆胁膈则统其内，右关候脾，而胃则统其内。尺之内又分左右，左尺候肾之水，而小肠膀胱小腹股膝统其内，右尺候肾之火，而大肠腰口胫胕统其内。三焦有上焦、中焦、下焦之异，上焦属于寸，中焦属于关，下焦属于尺，不可于右肾候之也。命门为十二经之主，不属于右肾，而不得不候之于右肾也。部位既明，切脉自无疑。

又曰：鬼真君所分之部位，一皆准于《内经》，与王叔和所定，大相悬殊，世人见之，未有不惊异者也。然而鬼真君正恐人惊异，单言五脏而不言七腑。铎虑部位不明，又将何以诊脉，故于前条细列以问世，第推鬼真君之意，但知五脏之脉，正不必又及七腑之脉。铎重言之，似乎饶舌矣。

又曰：五脏各有表里，心则与小肠为表里也，肝则与胆为表里也，肺则与大肠为表里也，脾则与胃为表里也，肾则与膀胱为表里也。表病则里病，原相关切，故治里正所以治表也。何必分表是表，而不属之于脏，里是里，而不属之于腑哉。

第 四 篇

鬼真君曰：诊脉宜分生死，决日当定时辰。伤寒热病，洪大生而沉细死；产后热病，缓滑吉而弦急凶。头痛之疴，生于浮滑而死于短涩；腹胀之症，死于虚小而生于大浮。下痢活于微小，浮洪反有难疗之叹；癫狂全于实大，沉细转兴莫救之忧。消渴数大有生机，虚小愁其阴尽；霍乱浮洪无死法，微迟虑彼阳亡。中风最喜迟浮，急实者何能起死；中恶偏宜紧细，

浮大者不易回生。心疼沉细，非比浮大之难医；水气大浮，不似沉细之莫疗。吐血鼻衄，沉弱沉细者生，实大浮大俱为亡兆；中毒肠辟，洪大滑大者吉，微细滑细各是危徵。喘急宜浮滑，短涩云亡；咳嗽尚浮濡，沉伏决毙。久泻反宜微细，浮洪者多致归阴；新产切忌大弦，缓滑者宁忧辞世。呕吐虚细者吉，实大则艰于奏功；痨瘵浮滑者佳，细数则难以取效。盗汗惟嫌紧数，虚小无愁；失血止虑浮洪，细弱可喜。内实者吉在浮洪，沉细有变迁之祸；内虚者吉在沉细，浮大无存活之祥。痹症尤嫌浮大，细涩长延；厥病更忌紧弦，洪数即解。癥瘕见细微而可喜，弦滑者危；眩冒见浮滑而相宜，沉涩者重。黄疸不宜急数，迟滑易于分消；白淋偏贵濡迟，涩弱艰于止遏。便闭生于微细，洪大有阴尽之伤；发汗生于虚小，弦洪有阳亡之失。腹痛沉伏，多入泉台；胁痛芤大，定趋死路。脱症结代，难留人世；喘症促革，易走冥途。关格涩伏，常登鬼录；痈疽滑大，转庆生缘。结胸现沉紧，半寄于死亡；脏结现浮滑，速痊于淹滞。直中阴经，丧沦代结；忽成热病，全活浮洪。发斑洪大，未是死徵；噎膈数细，实非生气。偏枯之症，弦滑何愁；歪斜之疴，数大可治。噤口之痢，结涩不易疗；中暑之症，沉伏不须惊。循衣摸床，细小尤堪救援；遗尿撒手，促革必至丧捐。筋青囊缩，微短殒殁；舌黑发直，数大焦枯。脐突唇裂，结代应殁；口张足肿，短促何延。呃逆不止，短散就木；懊忱无休，微弱加餐。血晕散促，顷刻归阴；肠结搏坚，旦夕歌露。

更有带钩之象，心死可定于九日；弹石之状，肾死必绝于七朝；弓弦之张，肝

---

① 右 原作"左"，诸本同。字之误，兹改。

死定亡于十八；釜沸之乱，脾死可决于四三；浮水之景，肺死应丧于十二也。尚有秘法，可以馨传于万年，如见前形，不必问现于何脏，见虾游而断八日之必死，见雀啄而决七日之必亡，见吹毛而言四日之必危，见夺索而许一日之必逝，见屋漏而定五日之必陨。其余死亡，可据推断。

陈士铎曰：死亡之脉，不尽于此，然而得此，正易决存亡也。

又曰：《素问》《灵枢》载死亡之脉甚备，二书参观，更无差错。

又曰：死亡之脉，全在看脉之有神无神。有神者，有胃气也。无神者，无胃气也。故有胃气，虽现死脉而可生，无胃气，即现生脉而必死，又在临症而消息之也。

又曰：脉现死亡，不可轻断死期，往往有用药得宜，虽不能起死为生，然延留数日，亦其常也。诀中篇末有决日之法，愚以为终非定论，但断其必死，而不必先定其日期，当与高明共商之。

又曰：死亡之脉现之于骤者易救，以脏腑初绝，尚有根可接也。倘时日已久，虽有人参又何以生之于无何有之乡哉，有无可如何者矣。

又曰：脉有细微欲绝者，多是死亡之脉。然脉有伏而不出，状似细微欲绝，其实绝而未绝也，一出脉而细微之象如失，此等之脉最难辨别，又当合症而参观之，未可全恃夫切脉也。

又曰：脉有生死之各别，如鱼游、雀啄之类，弹石、解索、屋漏、水流、吹毛之状，自是死脉无疑，见此等之脉，即可决其必亡。苟无此等之现，似乎不宜遽言其死。不知脉贵有神，倘浮沉迟数之间，涩滑大小之际，初按若有，再按若无，或散或乱，或来或去，全无神气，虽非旦夕之云亡，必至岁月之难久，何常非死脉

哉。倘代结之脉，按之有神，不过痰涎之壅塞，寒痛之遏抑，暂时之病，未常非生也。故决人生死，全要看脉之有神无神为贵耳。

第五篇 妇人小儿脉诀

鬼真君曰：阴阳原无二道，男女何有殊形。五脏相同，不必两分彼此；三部亦一，宁须各论参差。惟受娠成胎，独殊男子；故辨妊论孕，更别妇人。尺中脉滑，女经不调，且有带淋之病；关中脉涩，天癸已断，宁非郁塞之痾。左寸滑而左尺大，怀子之兆；左尺数而左关微，有儿之徵。左寸带纵，两男之祥；右寸带纵，双女之喜。左关左尺脉皆大，心脉流利必三男；右关右尺脉皆大，心脉流利必三女。然三部有一部之滞，未宜遽许为胎；各脉无一脉之顺，何敢轻言是孕。子死母存，尺浮而寸沉；母亡子活，尺涩而寸伏。盖子系于肾，尺浮则子无生气；母系于肺，寸沉则母有生机。子系于尺，尺涩而子之气不散；母系于寸，寸伏而母之根已离。沉细之脉，胎欲离经；浮滑之脉，胞将即产。腹疼腰痛，定然即降；浆来胞破，未可言生。身重体寒面又青，脉无可畏；心烦血燥舌兼黑，脉断堪忧。子母难留，唇口沫出；娘儿全活，面鼻颜黄。新产脉缓，自存胃气；新产脉滑，未损脾阴。实大既形，定非佳信；弦急兼现，岂是麻祥。沉小实为顺候，涩促半作逆观。脉微何是害，尚可回阳；脉洪反宜愁，最嫌逆冷。妇人之脉若此，小儿之诊若何？三部不妨俱数，只虑沉迟；六经各喜均长，翻嫌细小。惟弦紧不可骤扬，恐来风邪之祟；更虚濡不宜长见，虞多水气之殃。急脉形于指下，呕吐而腹痛难痊；大脉浮于关前，泻痢而心惊不救。见此已可通彼，

知偏何难悟全哉。

陈士铎曰：男女之病，彼此相同，原无反背，故有病可据露而同断也。惟胎产前后，少异于男子，故鬼真君又传此篇，而于论孕娠独详也。至于小儿，原不必切脉，以气血未全，各脉不十分全准。鬼真君之论小儿，亦约略之辞。然而小儿纯阳，所生之病，多是饮食之伤，惊疳吐泻之症。得此数言，以括其全，所谓要言不烦也。

又曰：妇人之脉少异于男子者，左尺多旺耳。男子左尺旺，实非佳兆。女子左尺旺，此阴血有余，转是佳祥，盖易于受胎也。

又曰：妇人之病最难治者，以其性情多郁耳。郁则气血即不流通，经辄闭塞，而左关随现涩脉矣。故看妇人之脉，贵切肝脉，辨其涩与不涩是第一秘法，虽各经皆有涩脉，而左关不涩，其郁未甚也。

又曰：小儿之脉，弦紧、弦急俱是外邪，除此之外，皆内伤也。治内伤之法，以补脾健胃为先，即治外邪，亦当顾正，虽脉纯现弦紧、弦急，未可单祛外邪也。

本草新编

本草新编序

　　人不学医，则不可救人；医不读《本草》，则不可用药。自神农氏① 尝药以来，发明《本草》者数十家，传疑传信，未克折衷至正②，识者忧之，冀得一人出而辨论不可得。吾弟子陈远公，实有志未逮。丁卯失意，肆志轩岐③ 学，著《内经》未已，著《六气》书。今又取《本草》著之，何志大而书奇乎。嗟乎！陈子欲著此书者久矣，而陈子未敢命笔也。陈子少好游，遍历名山大川，五岳四渎，多所瞻眺，颇能抒发胸中之奇，且所如不偶。躬阅于兵戈患难兴亡荣辱者有几，亲视于得失疾病瘴疫死生者又有几，身究于书史花木禽兽鳞虫者又有几。是陈子见闻广博而咨询精详，兼之辨难纵横，又足佐其笔阵，宜其书之奇也，而陈子之奇不在此。陈子晚年逢异人燕市，多获秘传，晨夕研求，几废寝食，竟不知身在客也。嗟乎！真奇也哉。然而陈子雅不见其奇，遇异人忘其遇，著奇书忘其书，若惟恐人不可救而用药误之也。汲汲于著书为事，著《内经》《六气》之书甫竣，复著《本草》。嗟乎，真奇也哉，而陈子更奇。谓医救一世其功近，医救万世其功远。欲夫用药之人，尽为良医也，则本草之功用，又乌可不亟为辨论哉。甚矣，陈子之奇也。予评阅而序之首，喜得人仍出吾门而折衷至正，实可为万世法，是则余之所深幸者乎。

　　　　　　　　　　　　吕道人岩题于大江之南时康熙己巳灯宵后三日

---

① 神农氏　传说的上古帝王，为农业与医药的创始人，与燧人氏、伏羲氏，合称"三皇"。《淮南子·修务训》载：神农"教民播种五谷，尝百草之滋味，水泉之甘苦，令民知所避就。当此之时，一日而遇七十毒。"《史记·三皇本纪》载："神农氏以赭鞭鞭草，始尝百草，始有医药。"是本草之书，多托之于神农。

② 至正　中正之道。

③ 轩岐　指轩辕黄帝与岐伯而言。据古医书记载，黄帝曾与其臣子岐伯等，讨论医药。因而常以轩岐代指医学。

本草新编叙

　　山阴陈子远公，壮游宇内，得老湖① 丛著，轩岐之书。其见闻所暨及，既广且博，宜其书之奇也。虽然无识不可著书，无胆亦不可著书，阅览于山川草木禽兽鱼龙昆虫之内，而识不足以辨其义，胆不足以扬其论，欲书之奇得乎。陈子之识，上下千古，翻前人旧案，阐厥精微，绝非诡异，一皆理之所必有也。异胆横绝，浩浩落落②，无一语不穷厥秘奥，绝无艰涩气晦于笔端。是识足以壮胆，而胆又足以济识也。欲书之不奇，难矣。吾与天师岐伯、纯阳吕公，嘉陈子有著作，下使再读碧落③ 文，其奇应不止此。丁卯秋，访陈子燕市，陈子拜吾三人于座上，天师将碧落文尽传之，余传《六气》诸书。陈子苦不尽识，余牗迪④ 三阅月。陈子喜曰：吾今后不敢以著述让后人也。著《内经》《灵枢》《六气》告竣。又著《本草》，奇矣！而陈子未知奇也。百伤不遇，叹息异才之湮没不彰。嗟乎！有才不用，亦其常也。抱可以著作之才，不用之于著作，致足惜也。今陈子不遇，仍著书以老，是有才而不违其才矣，又胡足惜乎。况陈子得碧文助其胆识，则书之奇，实足传远，然则陈子之不遇老而著书，正天之厚陈子也。陈子又何必自伤哉。

康熙己巳莫春望后汉长沙守张机题于芜江

---

① 老湖　义未详。
② 浩浩落落　浩浩，旷远貌。落落，高超不凡貌。
③ 碧落　上天也。
④ 牗迪　牗，通作诱。《广雅·释诂》："牗，道也。"《诗·大雅·板》："天之牗民。"孔疏："牗与诱古字通用，故以为导也。"迪，谓启迪。牗迪，即诱导、启迪之意。

本草新编序

　　粤稽神农氏，首尝百草，悯生民夭折不救也。历代久远，叠婴兵燹①，祖龙②一炬，竹简化烬，虽医人诸书，诏告留存，士民畏秦法，尽弃毁靡遗，收藏汲冢③，缮写讹舛，非复神农氏古本。嗣后医者多有附会，是《本草》在可信不可信间，近更创扬异说，竞尚阴寒，杀人草木中，世未识也，予甚悯之。神农氏救世著《本草》，后人因《本草》祸世，失帝心矣。纯阳子吕岩与余同志，招余、长沙使君张机，游燕市，访陈子远公，辩晰刀圭④，陈子再拜，受教古书，尽传之。张公又授《六气》诸书，因劝陈子著述，不可让之来者也。陈子著《内经》成，著《六气》，今又著《本草》，勤矣！陈子幼读六籍，老而不遇，借《本草》之咮，发扬精华，其文弘而肆，其书平而奇，世必惊才大而学博也，谁知皆得之吾三人助哉。天下有才学者甚众，吾辈何独厚陈子？救世心殷，无异神农氏，则《本草新编》，其即救世之书乎。

　　云中逸老岐伯天师题于大江之南时康熙乙巳孟春念九日也

---

① 燹（xiǎn　音显）　战火、兵火。
② 祖龙　指秦始皇。祖，始也；龙，人君象。
③ 汲冢　汲，古地名；冢，坟墓。晋武帝太康二年，汲郡人不准盗发魏襄王墓，得竹书数十车，称为"汲冢书"。
④ 刀圭　旧时量药之器具，此借以指医术。

本草新编序

　　陈子远公，所著《石室秘录》，皆传自异人，而于青囊肘后①，阐发尤多，故拨盲起疲，捷如响应。余既序之，梓以行世矣。无何，复邮《本草新编》，余读竟而益叹其术之奇也，服其心之仁也。粤稽烈山氏，躬尝百草，教后世以医；轩辕、岐伯，相与论性命之学，即今《金匮》、《灵枢》、《素问》、《难经》。一以天地阴阳、四时寒燠②、五行屈伸、悔吝之道，通于人身之风寒暑热、五脏六腑、相生互伐、强弱通塞之机。盖古先哲王③明乎天人合一之理，而后颐指意会，将使天下之人之病无有不治，且并其病也而无之而后快焉。是道也，犹之政也。先王固以不忍人之心行之矣。后世若淳于意、华元化、孙思邈、许颖宗、庞安时诸公，咸以医鸣，而长沙张公能集大成者，得是道也，得是心也。其间继起，立论著方，或少偏畸，犹滋訾议，而况其凡乎。自輓④近以来，家执一言，人持一见，纷然杂然之说行，天人合一之旨晦，由是习焉莫测其端。狃⑤焉莫穷其变，而冀得心应手也，必无几矣。陈子乃慨然以著作自任，上探羲皇，密证仙真，痦寐通之，著书累千万言。而《本草》一编，略人所详，详人所略，考《纲目》，辨疑诸善本，惟探注方与真赝、与甘温凉热治病炮制而已。兹则一药必悉其功用，权其损益，入某经通某⑥脏，人能言之；入某经而治阴中之阳、阳中之阴，通某脏而补水中之火、火中之水，人不能言也。至或问辨疑，茧抽蕉剥⑦，愈入愈细。举《灵枢》以上诸书，后世有误解误用者，必引经据史，以辨明之，使人不堕云雾中。洵⑧乎陈子术之奇也。且其论滋补则往复流连，论消散则殷勤告诫，而于寒凉之味则尤其难其慎，不翅涕泣而道之，固唯恐轻投于一二人，贻害者众；错置于一二时，流毒者远也。斯其心可不谓仁矣乎。今医统久替似续，殊难其人。若陈子所云岐伯、雷公、仲景、纯阳诸先哲，或显形而告语，或凭乩⑨而问答，殆亦悯医理之不明，欲以斯道属斯人也，陈子何多让焉。谋也，三载薪劳，一官丛脞⑩，不能仰副圣主如天之仁以广仁政，而独于民人死生之际，三致意焉，故得是书而乐为之序。又减俸而付诸梓，亦欲

---

① 青囊肘后　青囊，古代医生盛医书的囊，后借指医术；肘后，随身携带的医方，此亦指医术。
② 燠　音郁，热也。
③ 王　日刻本无。
④ 輓　通作"晚"。
⑤ 狃　音纽，习以为常也。
⑥ 某　原作"其"，据日刻本改。
⑦ 茧抽蕉剥　原作"蕉抽茧剥"，据日刻本改。蕉，多年生草本植物，叶柄内有纤维，可供纺织、制作缆索等用。
⑧ 洵　（xún 音旬）信也。
⑨ 乩　音基，旧时迷信者求神降示的一种方法。亦称"扶乩"、"扶鸾"。
⑩ 丛脞　脞音挫，细碎，烦琐之义。

举世读是书者，务求尽乎其心之仁，而不徒惊乎其术之奇焉，则夫古先哲王之所传，贤士大夫之所述，庶不至如伯牙海上①，知音旷绝，而于以济世利物也，思过半矣。

康熙三十年岁次辛未仲春中浣②之吉华川金以谋敬书于上元署中

---

① 伯牙海上　伯牙，古代传说中的人物，相传生于春秋时代，善弹琴。
② 中浣　浣音换，洗也。唐制官吏每十天休息洗沐一次，后因此而称每月的上、中、下旬为上、中、下浣。

目　录

凡例十六则

《本草》自神农以来，数经兵燹，又遭秦火，所传书多散轶，鲁鱼亥豕，不能无误，一字舛错，动即杀人。铎躬逢岐伯天师于燕市，得闻轩辕之道，而《本草》一书，尤殷质询，凡有所误，尽行改正①。

此书删繁就简，凡无关医道者，概不入选。即或气味峻烈，损多益少，与寻常细小之品，无大效验者，亦皆屏弃。

本草善本，首遵《纲目》，其次则逊②《经疏》。二书铎研精有素，多有发明，非辟二公，实彰秘奥。

本草诸书，多首列出产、收采、修制等项，铎概不登列者，以前人考核精详，无容再论。惟七方十剂之义尚多缺略，所以畅为阐扬，更作或问或疑附后，使医理昭明，少为用药之助。

是书删《神农》③原本者十之三，采《名医》④增入者十之二，总欲救济生人，非好为去取。

气运日迁，人多柔弱，古方不可治今病者，非言补剂也，乃言攻剂耳，故所登诸品，补多于攻。

《本草》非博通内典，遍览儒书，不能融会贯通，以阐扬秘旨。铎见闻未广，而资性甚钝，所读经史，每善遗忘，记一遗万之讥，实所未免，尤望当代名公之教铎也。

本草贵多议论发微，不尚方法矜异。铎所以叙功效于前，发尚论于后，欲使天下后世，尽知草木⑤之精深，人物⑥金石之奥妙，庶不至动手用药有错。

此书多得之神助，异想奇思，命笔时有不自知其然而然之象，世有知心，自能深识，不敢夸诩也⑦。

铎素学刀圭，颇欲⑧阐扬医典，迩年来，未遑尚论。甲子秋，遇纯阳吕夫子于独秀山，即商订此书，辄蒙许可，后闻异人之教助，铎不逮者，皆吕夫子赐也。

是书得于岐天师者十之五，得于长沙守仲景张夫子者十之二，得于扁鹊秦夫子者十之三。若铎鄙见，十中无一焉⑨。

铎少喜浪⑩游，凡遇⑪名山胜地，往往探奇不倦，登眺时，多逢异人，与之辩难刀圭，实能开荡心胸，增益神智，苟有所得，必书笥⑫中。每入深山，见琪花⑬瑶草、异兽珍禽，与昆虫介属异于凡种者，必咨询土人，考订靡已。倘获奇

---

① 此下日刻本有"护孝曰：天地之大，海内之广，盖不可谓无仙也。虽然，如谓必有仙者固近诬，而谓果无仙者亦似臆也。故今不论其虚实矣，窃想远公或欲奇其言而假之于神仙，犹张子房之受书于黄石公之类乎，读者察焉。"

② 逊　日刻本作"是"。何本作"证类"。按此下云"非辟二公"，当指《本草纲目》与《本草经疏》二书作者，何本恐误。又逊字义晦，当从日刻本作"是"。

③ 神农　何本作"神农本草"。

④ 名医　何本作"名医别录"。

⑤ 草木　何本作"本草"。

⑥ 人物　何本作"药物"。

⑦ 此下日刻本有"护孝曰：《管子》云：思之，思之不得，鬼神教之，非鬼神之力也，其精气之极也，夫此之谓欤。"

⑧ 欲　原作"异"，字之误，今据何本改。

⑨ 此下日刻本有"护孝曰：得于岐伯者，得于《内经》之谓也。得于仲景者，得于《伤寒论》《金匮要略方》《玉函经》等之谓也。得于扁鹊者，得于《难经》之谓也。夫天之生物也必有形，有形则有气味，有气味则有能，能以法使之，则必奏效。见形而察气味，识能而使能，此医之任也，予亦见之于《内经》矣。古语云：良医之边无遗草，夫此之谓与。"

⑩ 浪　何本作"漫"。

⑪ 遇　何本作"过"。

⑫ 笥　音饲，盛饮食或衣物的竹器。

⑬ 花　何本作"卉"。

闻，必备志之，今馨登兹编①。

行医不读《本草》，则阴阳未识，攻补茫然，一遇异症，何从用药。况坊刻诸书，苦无善本，非多则略。铎斟酌于二者之间，繁简得宜，使读者易于观览。

是书药味无多，而义理详尽，功过不掩，喜②忌彰明，庶攻补可以兼施，寒热可以各用。倘谓铎多事，翻前人以出奇，或咎铎无文，轻当世而斗异，则铎岂敢。

著书非居胜地，则识见不能开拓。铎幸客舟③中，目观江涛汹涌，云峦层叠，助人壮怀，故得畅抒独得，颇无格格④之苦。然同心甚少，考订未弘，终觉画守一隅，不能兼谈六合。

铎晚年逢异人于燕市，传书甚多，著述颇富，皆发明《灵》、《素》秘奥，绝不拾世音浅渖⑤，有利于疾病匪浅，惜家贫不能灾梨，倘有救济心殷，肯损资剞劂者，铎当罄囊与之，断不少吝，以负异人之托⑥。

山阴陈士铎远公别号朱华子识。

劝 医 六 则

人生斯世，无病即是神仙。能节欲寡过，使身心泰然，俯仰之间，无非乐境，觉洞天⑦丹丘⑧无以过也。无如见色忘命，见财忘家，营营逐逐，堕于深渊，沉于苦海，忧愁怨恨之心生，嗔怒斗争之事起，耗精损气，而疾病随之矣。苟或知非悔悟，服药于将病之时，觅医于已病之日，则随病随痊，又何虑焉。乃求⑨人之过甚明，求己之过甚拙。而且讳病忌医，因循等待，及至病成，始叹从前之失医也，已无及矣。铎劝世人幸先医治。

人病难痊，宜多服药。盖病之成，原非一日，则病之愈，岂在一朝。无如求速

效于目前，必至堕成功于旦夕。更有射利之徒，止图酬谢之重，忘顾侥幸之危，或用轻粉劫药，取快须臾，未几，毒发病生，往往不救。何若攻补兼施，损益并用，既能去邪，复能反正，虽时日少迟，而终身受惠无穷。铎劝世人毋求速效。

病关生死，医能奏效，厥功实弘。世有危急之时，悬金以许，病痊而报之甚薄。迨至再病，医生望门而不肯入，是谁之咎欤。等性命于鸿毛，视金钱如膏血，亦何轻身而重物乎。铎劝世人毋惜酬功。

病痊忘报，俗子负心；病痊索报，亦医生惭德。盖治病有其功，已报而功小；治病忘其功，不报而功大。要当存一救人实意，不当惟利是图。勿以病家富，遂生觊觎心；勿以病家贫，因有懒散志。或养痈⑩贻患，或恐吓取钱，皆入恶道。铎劝行医幸毋索报。

人不穷理，不可以学医；医不穷理，

_____

① 此下日刻本有"护孝曰：名山胜地有异人，自古然。此等之异人，盖避世之人，或遁难之辈，概皆非凡之人也。"

② 喜　日刻本、何本均作"善"。

③ 舟　何本作"川"。

④ 格格　互相抵触也。

⑤ 渖　音审，汁也。

⑥ 此下日刻本有"护孝曰：此书成于清之康熙年间，而有岐伯、仲景、吕道人之序，不能无疑也。然予想是盖重言之法也。何则汉土之俗，信仙或乩者，自古甚多。故远公欲假之以使下愚之辈信此言，不为劫药所误耳。若夫识者，目视之则取其可取，而重寓不留于胸里矣。下愚则不然，耳闻之而心喜其奇也，此重言之所以由出也。虽然今存彼数序，则恐使童蒙眩乎，故除去焉。各条下举纲目之品次者，为使便见其形状出产也，又以国字附和名者，为使童蒙易记也。旧本有吕岩之评，是唯评矣已，故无益于治事也，因今去之。"

⑦ 洞天　道教用以称神仙所居的洞府，意谓洞中别有天地也。

⑧ 丹丘　神仙居所也。

⑨ 求　何本作"咎"，下求字同。

⑩ 痈　何本作"病"。

不可以用药。理明斯① 知阴阳、识经络、洞脏腑、悟寒热虚实之不同、攻补滑涩之各异，自然守经达权，变通于指下也。否则，徒读《脉诀》，空览《本草》，动手即错，开口皆非，欲积功反损德矣。铎劝学医幸务穷理。

医道讲而愈明，集众人议论，始可以佐一人识见。倘必人非我是，坚执不移，则我见不化，又何能受益于弘深乎。迩来医术纷纭，求同心之助，杳不可多得。然而天下之大，岂少奇人。博采广谘，哀获非浅。铎劝学医幸尚虚怀。

大雅堂主人远公识

七 方 论

注《本草》而不论方法，犹不注也。《本草》中，草木昆虫介属之气味寒热，必备悉于胸中，然后可以随材任用。使胸次无出奇制胜方略，则如无制之师，虽野战亦取胜于一时，未必不致败于末路。与其焦头烂额，斩杀无遗，何如使敌人望风而靡之为快哉。此七方之必宜论也。七方者，大小缓急奇偶复也。吾先言其大方。岐伯夫子曰：君一臣三佐九，制之大也。凡病有重大，不可以小方治之者，必用大方以治之。大方之中，如用君药至一两者，臣则半之，佐又半之。不可君药少于臣药，臣药少于佐使。设以表里分大小，是里宜大而表宜小也，然而治表之方，未尝不可大。设以奇偶分大小，是奇宜大而偶宜小也，然而用偶之方，未尝不可大。设以远近分大小，是远宜大而近宜小也，然而治近之方，又未尝不可大。故用大方者乃宜大而大，非不可大而故大也。

或问大方是重大之剂，非轻小之药也，重大必用药宜多而不可少矣。何以君一而臣三佐用九耶？是一方之中计止十三

味，似乎名为大而非大也。不知大方者，非论多寡，论强大耳。方中味重者为大，味厚者为大，味补者为大，味攻者为大，岂用药之多为大乎。虽大方之中，亦有用多者，而终不可谓多者即是大方也。

或疑大方不多用药，终难称为大方，不知大方之义在用意之大，不尽在用药之多也。譬如补也，大意在用参之多以为君，而不在用白术、茯苓之多以为臣使也。如用攻也，大意在用大黄之多以为君，而不在用厚朴、枳实之多以为臣使也。推之寒热表散之药，何独不然，安在众多之为大哉。［批］更说得圆通。

或疑大方在用意之大，岂君药亦可小用之乎。夫君药原不可少用也，但亦有不可多用之时，不妨少用之。然终不可因少用而谓非君药，并疑少用而谓非大方也。

小方若何？岐伯夫子曰：君一臣三佐五，制之中也。君一臣二，制之小也。中即小之义。凡病有轻小不可以大方投者，必用小方以治之。小方之中，如用君药至二钱者，臣则半之，佐又半之，亦不可以君药少于臣，臣药少于佐。夫小方所以治轻病也，轻病多在上，上病而用大方，则过于沉重，必降于下而不升于上矣。小方所以治小病也，小病多在阳，阳病而用大方，则过于发散，必消其正而哀② 其邪矣。故用小方者，亦宜小而小，非不可小而故小也。［批］小贵得宜，不使胆怯而不敢用大者藉口。

或问小方是轻小③ 之剂，所以治小病也。然君一臣三佐五，方未为小也。若君一臣二而无佐使，无乃太小乎。不知小方者，非论轻重，论升降耳，论浮沉耳。

---

① 斯 何本作“始”。
② 哀 音剖，聚集也。
③ 小 日刻本作“少”。

方中浮者为小,升者为小也。岂用药之少者为小乎。虽小方多用,而要不可谓少用药之方即是小方也。

或疑小方不少用药,终不可名为小方。不知小方之义,全不在用药之少也。病小宜散,何尝不可多用柴胡;病小宜清,何尝不可多用麦冬;病小宜提,何尝不可多用桔梗;病小宜降,何尝不可多用厚朴。要在变通于小之内,而不可执滞于方之中也。[批]论得大妙。

或疑小方变通用之,是小可大用矣。小方而大用,仍是大方而非小方也。曰小方大用,非大方①之可比,药虽多用,方仍小也。

缓方若何?岐伯夫子曰:补上治上,制以缓。缓者,迟之之谓也。上虚补上,非制之以缓,则药趋于下而不可补矣。上病治上,非制之以缓,则药流于下而不可治矣。然而缓之法不同。有甘以缓之之法,凡味之甘,其行必迟也;有升以缓之之法,提其气而不下陷也;有丸以缓之之法,作丸而不作汤,使留于上焦也;有作膏以缓之之法,使胶粘于胸膈间也;有用无毒药以缓之之法,药性平和,功用亦不骤也。有缓治之方,庶几补上不补下,治上不治下矣。[批]又增前人之所未备。

或问缓方以治急也,然急症颇有不可用缓之法,岂一概可用缓乎?曰:宜缓而缓,未可概用缓也。若概用缓,必有不宜缓而亦缓者矣。

或疑缓方故缓,恐于急症不相宜。不知急症缓治,古今通议,然而缓方非治急也,大约治缓症者为多。如痿症也,必宜缓;如脱症也,不宜急。安在缓方之皆治急哉。

或问缓方君论至备,不识更有缓之之法乎?曰:缓之法在人而不在法也。执缓之法以治宜缓之病,则法实有穷;变缓之方以疗至缓之病,则法何有尽。亦贵人之善变耳,何必更寻缓方之治哉。

急方若何?岐伯夫子曰:补下治下,制以急。夫病之急也,岂可以缓治哉。大约治本之病宜于缓,治标之病宜于急。然而标本②各不同也。有本宜缓而急者,急治其本;有标不宜急而急者,急治其标。而急之方实有法焉。有危笃急攻之法,此邪气壅阻于胸腹肠胃也。有危笃急救之法,此正气消亡于阴阳心肾也。有急用浓煎大饮汤剂之法,使之救火济水,援绝于旦夕也。有急用大寒大热毒药之法,使之上涌下泄,取快于一时也。有急治之方,庶几救本而不遗于救标,救标而正所以救本矣。

或问急方治急,不识亦可以治缓症乎?曰:缓方不可以治急,而急方实所以治缓。遇急之时,不用急方以救其垂危将绝,迨病势少衰而后救之,始用缓治之法不已晚乎。然则急方治急,非即所以治缓乎。[批]急方治急,正治缓也。真探本之论。

或疑急方救急,似乎相宜。急方救缓,恐不相合。不知缓急同治者,用药始神耳。

或疑缓急相济,固为治病妙法,然毕竟非治急之急方也。曰:以急救急,因病之急而急之也;以急救缓,亦因病虽缓而实急,故急之也。然则缓急相济,仍治急而非治缓也。

或疑急症始用急方,则急方不可用缓也明矣。然古人急病缓治,往往有之,似乎急方非救急也。曰:急方不救急,又将何救乎?急病缓治者,非方用缓也。于急方之中,少用缓药,以缓其太急之势,非

————————
① 方　原作“敌”,今据日刻本、何本改。
② 此下何本有“之病”二字。

于急方之中，纯用缓药，以缓其太①急之机也。

奇方若何？岐伯夫子曰：君一臣二，君二臣三，奇之制也。所谓奇之制者，言数之奇也。盖奇方者，单方也。用一味以出奇，而不必多味以取胜。药味多，未免牵制，反不能单刀直入。凡脏腑之中，止有一经专病者，独取一味而多其分两，用之直达于所病之处，自能攻坚而奏功如神也。

或问奇方止取一味出奇，但不知所用何药。夫奇方以一味取胜，《本草》中正未可悉数也。吾举其至要者言之。用白术一味以利腰脐之湿也，用当归一味以治血虚头晕也，用川芎一味以治头风也，用人参一味以救脱救绝也，用茯苓一味以止泻也，用菟丝子一味以止梦遗也，用杜仲一味以除腰疼也，用山栀子一味以定胁痛也，用甘草一味以解毒也，用大黄一味以攻坚也，用黄连一味以止呕也，用山茱萸一味以益精止肾泄也，用生地一味以止血也，用甘菊花一味以降胃火也，用薏仁一味以治脚气也，用山药一味以益精也，用肉苁蓉一味以通大便也，用补骨脂一味以温命门也，用车前子一味以止水泻也，用蒺藜子一味以明目也，用忍冬藤一味以治痈也，用巴戟天一味以强阳也，用荆芥一味以止血晕也，用蛇床子一味以壮阳也，用元参一味以降浮游之火也，用青蒿一味以消暑也，用附子一味以治阴虚②之喉痛也，用艾叶一味以温脾也，用地榆一味以止便血也，用蒲公英一味以治乳疮也，用旱莲草一味以乌须也，用皂荚一味以开关也，用使君子一味以杀虫也，用赤小豆一味以治湿也，用花蕊石一味以化血也。以上皆以一味取胜，扩而充之，又在人意见耳。

或疑奇方止用一味则奇，虽奏功甚神，窃恐有偏胜之弊也。顾药性未有不偏者也，人阴阳气血亦因偏胜而始病，用偏胜之药以制偏胜之病，则阴阳气血两得其平，而病乃愈。然则奇方妙在药之偏胜，不偏胜不能去病矣。

或疑方用一味，功虽专而力必薄，不若多用数味则力厚而功专。不知偏胜之病，非偏胜之药断不能成功。功成之易，正因其力厚也，谁谓一味之方力薄哉。

偶方若何？岐伯夫子曰：君二臣四，君二③臣六，偶之制也。又曰：远者偶之，下者不以偶。盖偶亦论数耳。是偶方者，重味也，乃二味相合而名之也。如邪盛，用单味以攻邪而邪不能去，不可仍用一味攻邪，必更取一味以同攻其邪也；如正衰，用单味补正而正不能复，不可仍用一味补正，必另取一味以同补其正也。非两方相合之为偶，亦非汗药三味为奇，下药四味为偶也。

或问奇方止取一味以出奇，而偶方共用两味以取胜，吾疑二味合方，正不可多得也。夫二味合而成方者甚多，吾不能悉数，示以成方，不若商以新方也。人参与当归并用，可以治气血之虚。黄芪与白术同施，可以治脾胃之弱。人参与肉桂同投，可以治心肾之寒。人参与黄连合剂，可以治心胃。人参与川芎并下，则头痛顿除。人参与菟丝并煎，则遗精顿止。黄芪与川芎齐服，则气旺而血骤生。黄芪与茯苓相兼，则利水而不走气。黄芪与防风相制，则去风而不助胀。是皆新创之方，实

---

① 太 原作"不"，今据日刻本改。
② 按《石室秘录·逆医法》云："阴虚双娥之症，余更有法。用附子一钱，盐水炒成片，用一片含在口中，立时有路，可以用汤药矣。"
③ 二 原作"三"，字之误，何本作"二"。按《素问·至真要大论》："君二臣六，偶之制也。"今据改。

可作偶之证。至于旧方，若参附之偶也，姜附之偶也，桂附之偶，术苓之偶，芪归之偶，归芎之偶，甘芍之偶，何莫非二味之合乎。临症裁用，存乎其人。［批］又开许多法门矣，快哉。

或疑偶方合两味以制胜，似乎有相合益彰之庆①，但不知有君臣之分、佐使之异否乎。夫方无君臣佐使者，止奇方也。有偶则君臣自分，而佐使自异矣。天无二日，药中无二君。偶方之中，自有君臣之义、佐使之道，乌可不分轻重多寡而概用之耶。［批］方无君臣不成方矣，又何论偶不偶乎。

复方若何？岐伯夫子曰：奇之不去则偶之。偶之是谓重方。重者，复方之谓也。或用攻于补之中，复用补于攻之内，或攻多而补少，或攻少而补多，调停于补攻之间，斟酌于多寡之际，可合数方以成功，可加他药以取效，或分两轻重之无差，或品味均齐之不一，神而明之，复之中而不见其复，斯可谓善用复方者乎。

或问复方乃合众方以相成，不必拘拘于绳墨乎？曰：用药不可杂也，岂用方而可杂乎。用方而杂，是杂方而非复方矣。古人用二方合之，不见有二方之异，而反觉有二方之同，此复方之所以神也。否则，何方不可加减，而必取于二方之相合乎。［批］说得精细明爽。

或疑复方合数方以成一方，未免太杂。有前六方之妙，何病不可治，而增入复方，使不善用药者，妄合方以取败乎。曰：复方可②删，则前人先我而删矣，实有不可删者在也。虽然，知药性之深者，始可合用复方，否则不可妄用，恐相反相恶，反致相害。［批］神而明之，存乎其入，然好用聪明，则不可也。

或疑复方不可轻用，宁用一方以加减之，即不能奏效，亦不致取败。曰：此吾

子慎疾之意也。然而复方实有不可废者，人苟精研于《本草》之微，深造于《内经》之奥，何病不可治，亦何法不可复乎，而犹谨于③复方之不可轻用也，未免徒读书之讥矣。

十　剂　论

有方则必有剂，剂因方而制也。剂不同，有宣剂、有通剂、补剂、泻剂、轻剂、重剂、滑剂④、涩剂、燥剂、湿剂，剂各有义，知其义可以用药。倘不知十剂之义而妄用药，是犹弃绳墨而取曲直，越规矩而为方圆也。虽上智之士，每⑤能变通于规矩绳墨之外⑥，然亦必先经而后权，先常而后变。苟昧常求变，必诡异而不可为法，离经用权，必错乱而不可为型。深知十剂之义，则经权常变，折衷至当，又何有难治之病哉。此十剂之必宜论也。

一论宣剂。岐伯夫子曰：宣可去壅。又曰：木郁达之，火郁发之，土郁夺之，金郁泄之，水郁折之，皆宣之之谓也。夫气郁则不能上通于咽喉头目口舌之间，血郁则不能上通⑦于胸腹脾胃经络之内，故上而或哕、或咳、或嗽、或呕之症⑧生，中而或痞、或满、或塞、或痛、或饱、或胀之症起，下而或肿、或泻、或利、或结、或畜、或黄之症出⑨。设非宣剂以扬其气，则气壅塞而不舒。设非宣剂

---

① 庆　何本作"处"。
② 可　此上何本有"若"字。
③ 谨于　何本作"慎"。
④ 滑剂　原在"湿剂"之后，今据何本移。
⑤ 每　何本作"安"。
⑥ 此下何本有"乎"字。
⑦ 上通　何本作"下达"。
⑧ 症　何本作"病"。
⑨ 症出　何本作"疾发"。

以散其血，则血凝滞而不走。必宣之而木郁可条达矣，必宣之而火郁可启发矣，必宣之而金郁可疏泄矣，必宣之而水郁可曲折矣，必宣之而土郁可杀夺矣①。

或问吾子发明宣剂，几无剩义，医理无尽，不识更可发明乎？曰：郁症不止五也，而宣郁之法亦不止二。有郁之于内者，有郁之于外者，有郁之于不内不外者。郁于内者，七情之伤也；郁于外者，六淫之伤也；郁于不内不外者，跌扑坠堕之伤也。治七情之伤者，开其结；治六淫之伤者，散其邪；治跌扑坠堕之伤者，活其瘀，皆所以佐宣之之义也。[批] 宣扬气血之外，又举三法以尽宣变。

或疑宣剂止开郁解郁，遂足尽宣之之义乎。夫宣不止开郁解郁也。邪在上者，可宣而出之；邪在中者，可宣而和之；邪在下者，可宣而泄之；邪在内者，可宣而散之；邪在外者，可宣而表之也。宣之义大矣哉。

或疑宣剂止散邪而已乎，抑不止散邪而已乎。夫宣之义，原无尽也。可宣而宣之，不必问其邪；宜宣而宣之，不必问其郁。总不可先执宣邪之意，以试吾宣之之汤，并不可先执宣郁之心，以试吾宣之之药也。

二论通剂。岐伯夫子曰：通可去滞。盖留而不行，必通而行之。是通剂者，因不通而通之也。通不同，或通皮肤，或通经络，或通表里，或通上下，或通前后，或通脏腑，或通气血。既知通之异，而后可以用通之法。通营卫之气，即所以通皮肤也；通筋骨之气，即所以通经络也；通内外之气，即所以通表里也；通肺肾之气，即所以通上下也；通膀胱之气，即所以通前后也；通脾胃之气，即所以通脏腑也；通阴阳之气，即所以通气血也。虽因不通而通之，亦因其可通而通之耳。

[批] 通之义如许，明其义，何患闭症之不通哉。

或问子论通剂，畅哉言之矣。然而通之意则出，通之药未明也。曰：通之药又何不可示也。通营卫，则用麻黄、桂枝；通筋骨，则用木瓜、仙灵脾；通内外，则用柴胡、薄荷；通肺肾，则用苏叶、防己；通膀胱，则用肉桂、茯苓；通脾胃，则用通草、大黄；通阴阳，则用附子、葱、姜。虽所通之药不止于此，然亦可因此而悟之矣。

或疑通剂药甚多，子何仅举数种以了义，将使人执此数味以概通之剂乎。不知通不同，而通剂之药，又何可尽同乎。虽然通药不可尽用通也。用通于补之中，用通于塞之内，而后不通者可通，将通者即通，已通者悉通也。然则用通之剂，全在善用通也。善用通，而吾所举之药已用之而有余，又何不可概通之剂哉。

或疑通剂之妙，用之如神，但我何以用通剂之妙，使之有如神之功乎。嗟呼。通之法可以言，而通之窍不可言也。不可言而言之，亦惟有辨虚实耳。虚之中用通剂，不妨少而轻；实之中用通剂，不妨多而重。虽不能建奇功，亦庶几可无过矣。[批] 辨虚实以用通，通人之论。

三论补剂。岐伯夫子曰：补可去弱，然而补之法亦不一也。补其气以生阳焉，补其血以生阴焉，补其味以生精焉，补其食以生形焉。阳虚补气，则气旺而阳亦旺；阴虚补血，则血盛而阴亦盛；精虚补味，则味足而精亦足；形虚补食，则食肥而形亦肥。虽人身之虚，不尽于四者，而四者要足以尽之也。[批] 补法不尽于四

---

① 必宣之而土郁可杀夺矣　此一句，何本在"必宣之而金郁可疏泄矣"一句之上。详此上所举五郁之顺序，何本可从。

者，我增一法，行吐纳以生神焉。

或问补法尽于气血味食乎？曰：补法尽于四者，而四者之中实有变化也。补气也，有朝夕之异，有脏腑之异，有前后之异；补血也，有老少之异，有胎产之异，有衰旺之异，有寒热之异；补味也，有软滑之异，有消导之异，有温冷之异，有新久之异，有甘苦之异，有燔熬烹炙之异；补食也，有南北之异，有禽兽之异，有果木之异，有米谷菜豆之异，有鱼鳖虾蟹之异。补各不同，而变化以为法，又何能一言尽哉，总在人临症而善用之也。

或疑虚用补剂，是虚病宜于补也。然往往有愈补愈虚者，岂补剂之未可全恃乎。吁！虚不用补，何以起弱哉。愈补愈虚者，乃虚不受补，非虚不可补也。故补之法亦宜变。补中而少增消导之品，补内而用制伏之法，不必全补而补之，不必纯补而补之，更佳也。［批］补中有消，补中有制，才非徒补。

或疑补剂无多也，吾子虽多举其补法，而终不举其至要之剂，毕竟补剂以何方为胜？曰：补不同，乌可举一方以概众方乎。知用补之法，则无方不可补也。况原是补剂，又何必问何方之孰胜哉。

四论泻剂。岐伯夫子曰：泄可去闭。然而泻之法，亦不一也。有淡以泻之，有苦以泻之，有滑以泻之，有攻以泻之，有寒以泻之，有热以泻之。利小便者，淡以泻之也；利肺气者，苦以泻之也；利大肠者，滑以泻之也；逐痛祛滞者，攻以泻之也；陷胸降火者，寒以泻之也；消肿化血者，热以泻之也。虽各病之宜泻者甚多，或于泻之中而寓补，或于补之中而寓泻，总不外泻之义也。

或问泻之义，古人止曰葶苈、大黄，而吾子言泻之法有六，岂尽可用葶苈、大黄乎？曰：执葶苈、大黄以通治闭症，此误之甚者也。吾言泻之法有六，而泻之药实不止葶苈、大黄二味。所谓淡以泻之者，用茯苓、猪苓；苦以泻之者，用黄芩、葶苈；滑以泻之者，用当归、滑石；攻以泻之者，用芒硝、大黄；寒以泻之者，用瓜蒌、厚朴；热以泻之者，用甘遂、巴豆也。夫泻之药不止此，广而用之，全恃乎人之神明。［批］泻药原不必多。

或疑泻剂，所以治闭乎？抑治开乎？开①闭俱可用也。不宜闭而闭之，必用泻以启其门，不宜开而开之，必用泻以截其路。然而治开即所以治闭，而治闭即所以治开，正不可分之为二治也。

或疑泻剂用之多误，易致杀人，似未可轻言泻也。曰：治病不可轻用泻剂，而论剂又乌可不言泻法乎。知泻剂而后可以治病，知泻法而后可以用剂也。

五论轻剂。岐伯夫子曰：轻可去实。夫实者，邪气实而非正气实也。似乎邪气之实，宜用重剂以祛实矣。谁知邪实者，用祛邪之药，药愈重而邪反易变，药愈轻而邪反难留。人见邪实而多用桂枝，反有无汗之忧；人见邪实而多用麻黄，又有亡阳之失。不若少用二味，正气无亏而邪又尽解，此轻剂之妙也。

或问轻剂所以散邪也，邪轻者药可用轻，岂邪重者亦可用轻乎。曰：治邪之法，止问药之当与否也。用之当则邪自出，原不在药之轻重也。安在药重者始能荡邪哉。［批］祛邪不必重用祛邪之药，极得。

或疑邪气既重，何故轻剂反易去邪？盖邪初入之身，其势必泛而浮，乘人之虚而后深入之，故治邪宜轻不宜重也。倘治邪骤用重剂，往往变轻为重，变浅为深，

---

① 开　此上何本有"不知泻剂"四字。

不可遽愈①。何若先用轻剂，以浮泛之药少少发散，乘其不敢深入之时，易于祛除之为得乎。

或疑用轻剂以散邪，虽邪重者亦散，似乎散邪在药味之轻，而不在药剂之轻也。曰：药味之轻者，药剂亦不必重。盖味愈轻而邪尤易散，剂愈重而邪转难解也。

六论重剂。岐伯夫子曰：重可去怯。夫怯者，正气怯而非邪气怯也。正气强则邪气自弱，正气损则邪气自旺。似乎扶弱者必须锄强，补损者必须抑旺矣，然而正气既怯，不敢与邪相斗，攻邪而邪愈盛矣。故必先使正气之安固，无畏乎邪之相凌相夺，而后神无震惊之恐，志有宁静之休，此重剂所以妙也。

或问正气既怯，扶怯可也，何必又用重剂，吾恐虚怯者反不能遽受也。曰：气怯者心惊，血怯者心动。心惊必用止惊之品，心动必用安动之味。不用重药，又何以镇静之乎。惟是重药不可单用，或佐之以补气，则镇之而易于止惊；或佐之以补血，则静之而易于制动也。

或疑重剂止怯，似乎安胆气也。曰：怯之意虽出于胆，而怯之势实成于心，以重剂镇心，正所以助胆也。［批］此论出奇。

或疑重剂去怯，怯恐不止心与胆也。天下惟肾虚之极者，必至伤肺，肺伤则不能生精，成痨怯矣。恐用②重剂者，重治肾与肺也。不知怯不同，五脏七腑皆能成怯。治怯舍重剂，何以治之哉。又在③人之善于变通耳。

七论滑剂。岐伯夫子曰：滑可去着。邪留于肠胃之间，不得骤化，非滑剂又何以利达④乎。然而徒滑之正无益也。有润其气以滑之者，有润其血以滑之者，有润其气血而滑之者。物碍于上焦，欲上而

不得上，吾润其气而咽喉自滑矣；食存于下焦，欲下而不得下，吾润其血而肛门自滑矣；滞秽积于中焦，欲上而不得，欲下而不得，欲留中而又不得，吾润其气血而胸腹自滑矣。滑剂之用，又胡可少乎。［批］泻剂亦总不能外气血。

或问滑剂分上、中、下治法为得宜矣。然而用三法以治涩，而涩仍不解者，岂别有治法乎。夫滑之法虽尽于三，而滑之变不止于三也。有补其水以滑之，有补其火以滑之。补水者，补肾中真水也；补火者，补肾中真火也。真水足而大肠自润，真火足而膀胱自通，又何涩之不滑哉。此滑之变法也。［批］又开一法门。

或疑补水以润大肠，是剂之滑也，补火以通膀胱，恐非剂之滑矣。不知膀胱得火而不通者，乃膀胱之邪火也。膀胱有火则水涩，膀胱无火，水亦涩也。盖膀胱之水，必得命门之火相通，而膀胱始有流通之乐，然则补火正所以滑水，谓⑤非滑之之剂乎。［批］补火以滑水，实阐轩岐之秘。

或疑滑剂治涩，然亦有病非涩而亦滑之者，何也？盖滑剂原非止治涩也。滑非可尽治夫涩，又何可见涩而即用滑剂乎。不宜滑而滑之，此滑剂之无功也。宜滑而滑之，虽非涩之病，偏收滑之功。

八论涩剂。岐伯夫子曰：涩可去脱。遗精而不能止，下血而不能断，泻水而不能留，不急用药以涩之，命不遽亡乎。然而涩之正不易也。有开其窍以涩之者，有遏其流以涩之者，有因其势以涩之者。精遗者，尿窍闭也，吾通尿窍以闭精，则精

---

① 不可遽愈　何本作"而邪不浮矣"。
② 用　原无，今据何本补。
③ 在　日刻本作"任"。
④ 达　何本作"之速"。
⑤ 谓　此上何本有"何"字。

可涩；水泻者，脾土崩也，吾培土气以疏水，则水泻可涩；血下者，大肠热也，吾滋金液以杀血，则血下可涩矣。涩剂之用，又胡可少乎。

或疑涩剂，古人皆以涩为事，吾子反用滑于涩之中，岂亦有道乎。曰：徒涩何能涩也。涩之甚，斯滑之甚矣。求涩于涩之内，则涩止见功于一旦，而不能收功于久长；用滑于涩之中，则涩难收效于一时，而实可奏效于永远，谁云涩之必舍滑以涩之耶。

或疑滑以治涩，终是滑剂而非涩剂。曰：滑以济涩之穷，涩以济滑之变，能用滑以治涩①，则滑即涩剂也。况涩又不全涩乎，欲谓之不涩不可也②。

或疑涩剂治脱，而脱症不止三病也，不识可广其法乎。曰：涩剂实不止三法也，举一可以知三，举三独不可以悟变乎。

九论燥剂。岐伯夫子曰：燥可去湿。夫燥与湿相反，用燥所以治湿也。然湿有在上、在中、在下之分，湿有在经、在皮、在里之异，未可一概用也。在上之湿，苦以燥之；在中之湿，淡以燥之；在下之湿，热以燥之；在经之湿，风以燥之；在皮之湿，薰以燥之；在里之湿，攻以燥之。燥不同，审虚实而燥之，则无不宜也。

或问湿症甚不一，吾子治湿之燥，亦可谓善变矣。然而湿症最难治，何以辨其虚实而善治之乎？夫辨症何难，亦辨其水湿之真伪而已。真湿之症，其症实；伪湿之症，其症虚。知水湿之真伪，何难用燥剂哉。

或疑燥剂治湿，而湿症不可全用燥也，吾恐燥剂之难执也。曰：湿症原不可全用燥，然舍燥又何以治湿哉。燥不为燥，则湿不为湿矣。

或疑湿症必尚燥剂，而吾子又谓不可全用燥，似乎燥剂无关轻重也。然而湿症有不可无燥剂之时，而燥剂有不可治湿症之日，此燥剂必宜讲明，实有关轻重，而非可有可无之剂也。

十论湿剂。岐伯夫子曰：湿可去枯。夫湿与燥相宜，用湿以润燥也。然燥有在气、在血、在脏、在腑之殊，有在内、在外、在久、在近之别，未可一概用也。气燥，辛以湿之；血燥，甘以湿之；脏燥，咸以湿之；腑燥，凉以湿之；内燥，寒以湿之；外燥，苦以湿之；久燥，温以湿之；近燥，酸以湿之。燥③不同，审虚实而湿之，则无不宜也。

或问燥症之不讲也久矣，幸吾子畅发燥症之门，以补六气之一。又阐扬湿剂以通治燥症，岂气血脏腑内外久近之湿，遂足以包治燥之法乎。嗟乎。论燥之症，虽百方而不足以治其常；论湿之方，若八法而已足以尽其变。正不可见吾燥门之方多，即疑吾湿剂之法少也。

或疑湿剂治燥，而燥症实多，执湿剂以治燥，而无变通之法，吾恐前之燥未解，而后之燥更至矣。曰：变通在心，岂言辞之可尽哉。吾阐发湿剂之义，大约八法尽之，而变通何能尽乎，亦在人临症而善悟之耳。

或疑湿剂之少也，人能变通，则少可化多，然而能悟者绝少，子何不多举湿剂以示世乎。嗟乎。燥症前代明医多不发明，故后世无闻焉。铎受岐天师与张仲景之传，《内经》已补注燥之旨，《六气》门已畅论燥之文，似不必《本草》重载燥

---

① 以治涩　何本作“于涩之中”。
② 欲谓之不涩不可也　何本作“何谓之非涩不可止也”。
③ 燥　原作“湿”，今据何本改。

症。然而湿剂得吾之八法，治燥有余，又何必多举湿剂之法哉。[批]须参看《内经》、《六气》之书，则治燥有余矣。

以上十剂，明悉乎胸中，自然直捷于指下，然后细阅新注之《本草》通经达权，以获其神，守常知变，以造于圣，亦何死者不可重生，危者不可重安哉。

辟①陶隐居十剂内增入寒热二剂论

陈远公曰：十剂之后，陶隐居增入寒热二剂。虽亦有见，缪仲醇②辟寒有时不可以治热，热有时不可以治寒，以热有阴虚而寒有阳虚之异也。此论更超出陶隐居，但未尝言寒热二剂之宜删也。后人偏信陶隐居妄自增寒热二剂，又多歧路之趋，不知寒热之病甚多，何症非寒热也。七方十剂之中，何方、何剂不可以治寒热。若止用寒热二剂以治寒热，则宜于寒必不宜于热，宜于热必不宜寒，亦甚拘滞而不弘矣。故分寒热以治寒热，不可为训。

或问陶隐居增入寒热二剂，甚为有见，吾子何党仲醇而删之。虽曰七方十剂俱可治寒热，然世人昧焉不察，从何方何剂以治之乎。不若增寒热二剂，使世人易于治病也。嗟乎。子言则美矣，然非用剂之义也。寒热之变症多端，执二剂以治寒热，非救人，正杀人也。予所以删之，岂党仲醇哉。

或疑寒热之变端虽多，终不外于寒热之二病，安在不可立寒热之二剂耶。曰：寒之中有热，热之中有寒。有寒似热而实寒，有热似寒而反热。有上实寒而下实热，有上实热而下实寒。有朝作寒而暮作热，有朝作热而暮作寒。有外不热而内偏热，有外不寒而内偏寒。更有虚热虚寒之

分，实热实寒之异，偏寒偏热之别，假寒假热之殊。不识寒热二剂，何以概治之耶。予所以信寒热二剂断不可增于十剂之内，故辟陶隐居之非，而嘉缪仲醇之是也。[批]如此说来，寒热二剂断不可增。

或疑寒热不③常，方法可④定，临症通变，全在乎人，不信寒热二剂之不可增也。嗟乎。立一方法，必先操于无弊，而后可以垂训，乃增一法，非确然不可移之法，又何贵于增乎，故不若删之为快耳。

辟缪仲醇十剂内增升降二剂论

陈远公曰：缪仲醇因陶隐居十剂中增入寒热二剂，辟其虚寒虚热之不可用也，另增入升降二剂。虽亦有见，而终非至当不移之法。夫升即宣之义，降即泻之义也。况通之中未尝无升，通则气自升矣；补之中未尝无升，补则气自升矣。推而轻重滑涩燥湿，无不有升之义在也。况通之内何常非降，通则气自降矣；补之内何常非降，补则气自降矣。推而轻重滑涩燥湿，无不有降之义在也。是十剂无剂不可升阳，何必再立升之名，无剂不可降阴，何必重多降之目。夫人阳不交于阴则病，阴不交于阳则亦病。十剂方法，无非使阳交阴而阴交阳也。阳既交阴，则阳自降矣；阴既交阳，则阴自升矣。阳降则火自安于下，何必愁火空难制；阴升则水自润于上，何必虞水涸难济。此升降二剂所以宜删，而前圣立方实无可议也。

---

① 辟　彰明。
② 醇　原作"仁"，今据日刻本、何本改。
③ 不　何本作"无"。
④ 可　何本作"不"。

或问升降二剂经吾子之快论，觉十剂无非升降也，但不识于吾子所论之外，更可阐其微乎？曰：升降不外阴阳，而阴阳之道何能以一言尽。有升阳而阳升者，有升阳而阳反降者，有降阴而阴降者，有降阴而阴愈不降者，又不可不知也。然而升降之法，实包于十剂之中。有十剂之法，则可变通而甚神，舍十剂之法，而止执升降之二剂，未免拘滞而不化，此升降之二剂所以可删耳。

或疑执升降二剂，不可尽升降阴阳也，岂增入之全非耶。曰：升降可增，则前人早增之矣，何待仲醇乎。正以阴阳之道无穷，升降之法难尽，通十剂以为升降，可以尽症之变，倘徒执升降之二剂，又何以变通哉。［批］升降一言破的，何必执升降以为升降。

或疑可升可降，十剂中未尝言也，何不另标升降之名，使世人一览而知升降哉。曰：有升有降者，病之常也；宜升宜降者，医之术也。切人之脉，即知阴阳之升降矣。阴阳既知，升降何难辨哉。使必览剂而后知之，无论全用十剂，不可升降人之阴阳，即单执升降二剂，又何能治阴阳之升降哉。夫十剂之中，皆可升可降之剂也。人知阴阳，即知升降矣。何必另标升降之多事哉。

本草新编卷之一 官集

山阴陈士铎远公别号朱华子著
义乌金以谋孝芑甫云樵子订梓
蒲州李岩评

人 参

人参，味甘，气温。微寒，气味俱轻，可升可降，阳中有阴，无毒。乃补气之圣药，活人之灵苗也。能入五脏六腑，无经不到，非仅入脾、肺、心而不入肝、肾也。五脏之中，尤专入肺、入脾。其入心者十之八，入肝者十之五，入肾者十之三耳。世人止知人参为脾、肺、心经之药，而不知其能入肝、入肾。但肝、肾乃至阴之经，人参气味阳多于阴，少用则泛上，多用则沉下。故遇肝肾之病，必须多用之于补血补精之中，助山萸、熟地纯阴之药，使阴中有阳，反能生血生精之易也。[批] 吕道人曰：人参功用，诚如所言，无奈世人错看了。非单用以出奇，即乱用以眩异，反致无功而收败。 盖天地之道，阳根于阴，阴亦根于阳。无阴则阳不生，而无阳则阴不长，实有至理，非好奇也。有如气喘之症，乃肾气之欲绝也，宜补肾以转逆，故必用人参，始能回元阳于顷刻，非人参入肾，何能神效如此。[批] 肾虚气不归元而喘，乃是虚喘。人参定喘嗽须多用，一服即止。若是肺家实火而喘，断不可用。 又如伤寒厥症，手足逆冷，此肝气之逆也，乃用四逆等汤，

亦必多加人参而始能定厥，非人参入肝，又何能至此。是人参入肝、肾二经，可共信而无疑也。惟是不善用人参者，往往取败。盖人参乃君药，宜同诸药共用，始易成功。如提气也，必加升麻、柴胡；如和中也，必加陈皮、甘草；如健脾也，必加茯苓、白术；如定怔忡也，必加远志、枣仁；如止咳嗽也，必加薄荷、苏叶；如消痰也，必加半夏、白芥子；如降胃火也，必加石膏、知母；如清阴寒也，必加附子、干姜；如败毒也，必加芩、连、栀子；如下食也，必加大黄、枳实。用之补则补，用之攻则攻，视乎配合得宜，轻重得法耳。然而人参亦有单用一味而成功者，如独参汤，乃一时权宜，非可恃为常服也。盖人气脱于一时，血失于顷刻，精走于须臾，阳绝于旦夕，他药缓不济事，必须用人参一、二两或四、五两，作一剂，煎服以救之。否则，阳气遽散①而死矣。此时未尝不可杂之他药，共相挽回，诚恐牵制其手，反致功效之缓，不能返之于无何有之乡。一至阳回气转，急以他药佐之，才得保其不再绝耳。否则阴寒逼人，又恐变生不测。可见人参必须有辅佐之品，相济成功，未可专恃一味，期于

① 散 日刻本、何本作"败"。

必胜也。

或疑人参乃气分之药，而先生谓是入肝、入肾，意者亦血分之药乎？夫人参岂特血分之药哉，实亦至阴之药也。肝中之血，得人参则易生。世人以人参为气分之药，绝不用之以疗肝肾，此医道之所以不明也。但人参价贵，贫人不能长服为可伤耳。［批］人参疗肝肾才得精血之长生，妙论也。

或疑人参既是入肾之药，肾中虚火上冲，以致肺中气满而作嗽，亦可用乎？此又不知人参之故也。夫肾中水虚，用参可以补水；肾中火动，用参反助火矣。盖人参入肝、入肾，止能补血添精，亦必得归、芍、熟地、山茱，同群以共济，欲其一味自入于肝、肾之中，势亦不能。如肾中阴虚火动，此水不足而火有余，必须补水以制火，而凡有温热之品，断不可用。即如破故、杜仲之类，未尝非直入肾中之味，亦不可同山茱、熟地而并用。况人参阳多于阴之物，乌可轻投，其不可同用明甚。不知忌而妄用之，则肺气更满，而嗽且益甚，所谓肺热还伤肺者，此类是也。至火衰而阴虚者，人参断宜重用。肾中下寒之剧，则龙雷之火不能下藏于至阴之中，势必直冲而上，至于咽喉，往往上热之极而下身反畏寒，两足如冰者有之。倘以为热，而投以芩、连、栀、柏之类，则火焰愈炽，苟用人参同附子、桂、姜之类以从治之，则火自退藏，消归乌有矣。盖虚火不同，有阳旺而阴消者，有阴旺而阳消者，正不可执之概用人参以治虚火也。

或问人参乃纯正之品，何故攻邪反用之耶？不知人参乃攻邪之胜药也。凡人邪气入身，皆因气虚不能外卫于皮毛，而后风寒暑湿热燥之六气始能中之。是邪由虚入，而攻邪可不用参以补气乎。然而用参以攻邪[1]，亦未可冒昧[2]也。当邪之初入

也，宜少用参以为佐，及邪之深入也，宜多用参以为君，及邪之将去也，宜专用参以为主。斟酌于多寡之间，审量于先后之际，又何参之不可用，而邪之不可攻哉。故邪逼其气，陷之至阴之中，非人参何能升之于至阳之上；邪逼其气，拒于表里之间，非人参何能散于腠理之外[3]邪逼其气，逆于胸膈之上，非人参何能泻之于膀胱之下。近人一见用人参，病家先自吃惊，而病人知之有死之心，无生之气，又胡能取效哉。谁知邪之所凑，其气必虚。用人参于攻邪之中，始能万无一失。余不得不畅言之，以活人于万世也。［批］人参不是攻邪之药，而遇邪气盛，正气虚，佐之以攻邪，则取胜也。

用人参于攻邪之中，亦自有说。邪之轻者，不必用也。人之壮实者，不必用也。惟邪之势重而人之气虚，不得不加人参于攻药之中，非助其攻，乃补其虚也。补虚邪自退矣。

或问人参[4]阳药，自宜补阳，今曰兼阴，又宜补阴，是人参阴阳兼补之药，何以阳病用参而即宜，阴病用参反未安也？不知人参阳多阴少，阳虚者阴必虚，阳旺者阴必旺。阳虚补阳，无碍于阴，故补阳而阳受其益，补阳而阴亦受其益也。阳旺补阳，更助其阳，必有火盛之虞，阳火盛则阴水必衰，阴水衰而阳火更盛，阳且无补益之宜，又安望其补阴乎，故谓人参不能补阴非也。人参但能补阳虚之阴，不能补阳旺之阴耳。又何疑于人参之是阳而非阴哉。［批］人参补阳虚之阴，千古定论。

---

① 此下清抄甲本有"实有法在"四字。
② 此下清抄甲本有"而轻用之"四字。
③ 邪逼其气，拒于表里之间，非人参何能散于腠理之外　此二十一字原无，今据清抄甲本补。
④ 此下清抄甲本有"既是"二字。

或问人参不能补阳旺之阴，自是千秋绝论。然吾以为补阴之药中，少加人参，似亦无碍，使阴得阳而易生，不识可乎。此真窥阴阳之微，而深识人参之功用也。但用参于补阴之中，不制参于补阴之内，亦有动火之虞，而制参之法何如。参之所恶者，五灵脂。五灵脂研细末，用一分，将水泡之，欲用参一钱，投之五灵脂水内，即时取起，入于诸阴药之内，但助阴以生水，断不助阳以生火，此又千秋不传之秘。余得异人之授，亲试有验，公告天下，以共救阳旺阴虚之症也。〔批〕此人未知用参以救阳旺阴虚者，所以寡效，今得此法，可以善用之矣。

或问喘胀之病，往往用参而更甚，是人参气药，以动气也，吾子不言治喘胀，深有卓见。嗟乎。人参定喘之神方，除胀之仙药，如何说气药动气耶。夫喘症不同，有外感之喘，有内伤之喘；有外感之胀，有内伤之胀。外感之喘，乃风邪入于肺也，用山豆根、柴胡、天花粉、桔梗、陈皮、黄芩之类即愈，固非人参所能治也。若内伤之喘，乃平日大亏其脾胃之气，一时气动，挟相火而上冲于咽喉，觉脐下一裹之气升腾，出①由胸膈，直奔而作喘，欲睡不能，欲行更甚，其状虽无抬肩作声之象，然实较外感之症而大重。盖病乃气不归原，肾气虚绝，下无藏身之地，不得不上而相冲，看其气若盛而实虚，非有余之症，乃不足之症也，此时若用外感之药，则气更消亡，不得不用人参以挽回于垂绝。然而少用则泛上，转觉助喘，必须用至一二两，则人参始能下行，生气于无何有之乡，气转其逆而喘可定也。〔批〕气绝非多用参不能救，不独救喘症也。外感之胀，乃水邪也，按之皮肉必如泥土之可捻，用牵牛、甘遂各二钱泻之，一利水而症愈，不必借重人参也。若

内伤之胀，似水而非水，乃脾胃之气大虚，虚胀而非实胀也。此时若作水治，则气脱而胀益甚，不得不用人参以健脾胃之气。然而骤用人参，则脾胃过弱，转不能遽受，反作饱满之状，久则胃气开而脾气亦健，渐渐加用人参，饱满除而胀亦尽消也。谁谓人参非治喘胀者哉。〔批〕气虚中满，非参不除，先少后多，实有次第，用参必加行气之药，渐渐引之，使入于胃方投。

或问人参乃升提气分之药，今用之以定喘，是又至阴之药也。吾子言人参入肾，信矣，然何以舍喘之外，别不能用参以补肾，此予所未解也。曰：人参入肾，乃一时权宜，非中和之道也。大凡气绝者，必皆宜用人参以救之。盖气绝非缓药可救，而肾水非补阴之药可以速生。人参是气分之药，而又兼阴分，所以阳生而阴亦生，救元阳正所以救真阴也。君以为舍喘之外，别不能用参以补肾，吾以为凡用参救绝者，无非补肾也，肾气不生，绝必难复。然则救绝者，正救肾也。故肾不至绝，不必用参；肾既至绝，不得不用参矣。〔批〕人参救气绝，即救肾气之绝也，论特精妙。

或问人参生气者也，有时不能生气而反破气，其故何也？夫人参生气而不破气者也。不破气而有时如破气者，盖肺气之太旺也。肺气旺则脾气亦旺，肺气之旺，因脾气之旺而旺也。用人参以助气，则脾愈旺矣，脾旺而肺有不益旺乎。于是咳嗽胀满之病增，人以为人参之破肺气也，谁知是人参之生脾气乎。夫脾本生肺，助气以生肺之不足，则肺受益；助气以生肺之有余，则肺受损。惟是肺气天下未有有余者也，何以补其不足而反现有余之象？因

---

① 出 作"由"，今据日刻本改。

肺中有邪火而不得散，不制其克肺金之邪，而反补其益肺金之气，此肺金之全不受生而转且受克也。然则治之法，制其邪火而兼益其肺气，则自得人参之生，不得人参之破矣。又乌可舍人参而徒泻肺气哉。

或问人参健脾土之旺，以克水者也，何以水湿之症，用人参而愈加肿胀乎？曰：此非人参之不健脾土，乃脾土之不能制肾水耳。肾水必得脾土之旺，而水乃不敢泛滥于中州。惟其土之不坚，而后水之大旺，欲制水，必健土矣。健土之药，舍人参何求。然而土之所不坚者，又因于火之太微也。火在水之中，不在水之外，补土必须补火，则补火必在水之中补。用人参以健土，是克水也，克水则火愈微矣，火愈微则水愈旺，水愈旺而土自崩，又何能克水哉。故水胀之病，愈服人参而愈胀也。然则治之法奈何？先补水以生火，后补火以生土，用人参于补肾之中，亟生火于水之内，徐用人参于补肾之内，再生土于火之中，自然肾生水而水不泛，肾生火而土不崩，又何必去人参以防其增胀哉。[批]补肾中之火，乃是真火，不可误认作心中之阳火。

或又问补火以生土，则土自不崩，补水以生火，欲水之不泛难矣，岂人参同补肾药用之，即可制水以生火乎？曰：水宜补以消之，不宜制以激之，水火之不相离也，补火不补水，则火不能生；补水更补火，则水不能泛。补水以生火者，即于水中补火也。益之以人参者，以人参同补肾之药兼施，则人参亦能入肾，使阳气通于肾内而火尤易生。盖阴无阳不长，肾水得阳气而变化，肾火即随阳气而升腾。然而人参终是健脾之物，自然引火而出于肾内，入于脾矣。火既入脾，土自得养。是人参乃助水以生火，非克水以生土也。又

何疑于补水而水泛哉。[批]人参助水以生火，非克水以生土。议论真泄天地之奇。

或疑人参功用，非一言可尽，宜子之辩论无穷，然吾恐议论多而成功少，反不若从前简约直捷痛快之为妙也。嗟乎。余岂好辩哉。其不得已之心。窃比于子舆氏耳。盖当今之世，非畏人参，即乱用人参。畏用之弊，宜用而不用；乱用之弊，不当用而妄用，二者皆能杀人。余所以辩人参之功，增畏用者之胆；辩人参之过，诛乱用者之心。

或疑人参补气血之虚，虚即用人参可矣，何必问其症，而先生多论若此，恐世人心疑，反不敢用人参矣。曰：用人参不可无识，而识生于胆之中。故必讲明其功过，使功过既明，胆识并到，自然随症用参，无先后之背缪，无多寡之参差，无迟速之舛错，既收其功，而又绝其害矣。吾[1]犹恐言之少，无以助人之胆识，而子反以论多为虑乎。

或问人参阳药，何以阴分之病用之往往成功？先生谓阴非阳不生是矣，然而世人执此以治阴虚之病，有时而火愈旺，岂非阴虚不宜用参之明徵乎？古人云：肺热还伤肺。似乎言参之能助肺火也。夫人参何能助火哉，人参但能助阳气耳。阴阳虽分气血，其实气中亦分阴阳也。阴气必得阳气而始生，阳气必得阴气而始化，阴阳之相根，原在气之中也。人参助阳气者十之七，助阴气者十之三。于补阴药中，少用人参以生阳气，则阳生而阴愈旺；倘补阴药中，多用人参以生阳气[2]，则阳生而阴愈亏。故用参补阴，断宜少用，而非绝

----

① 此下至"多为虑乎"二十二字，原无，今据清抄甲本补。

② 阳气：原作"阴气"，今据日刻本、何本改。

不可用也。

或问先生阐发各病用人参之义，既详且尽，而独于伤寒症中略而不言，岂伤寒果不可以用参乎？不知伤寒虚症，必须用参，而坏症尤宜用参也。虚症如伤寒脉浮紧，遍身疼痛，自宜用麻黄汤矣，但其人尺脉迟而无力者，又不可轻汗，以荣中之气血亏少故耳。气血亏少，不胜发汗①，必须仍用麻黄汤而多加人参以补之，使元气充足，能生气血于无何有之乡，庶乎可矣。倘少用人参而多加麻黄，则元气既虚，力难胜任，亦取败之道也。[批] 于伤寒门中用参者，另开生路。

或问伤寒脏结，亦可用人参以救之乎？夫脏结之病，乃阴虚而感阴邪，原是死症，非人参可救。然舍人参又无他药可救也。盖人参能通达上下，回原阳之绝，返丹田之阴，虽不能尽人而救其必生，亦可于死中而疗其不死也。

或问伤寒烦躁，亦可用人参乎？夫烦躁不同，有下后而烦躁者，有不下而烦躁者。不下而烦躁者，乃邪感而作祟，断不可用人参。若下后而烦躁，乃阴阳虚极，不能养心与膻中也，必须用人参矣。但其中阴虚阳虚之不同，必须分别。阴虚者，宜于补阴之中少用人参以补阴；阳虚者，宜于补阳之中多用人参以补阳。而阴虚阳虚何以辨之。阴虚者，夜重而日轻；阳虚者，日重而夜轻也。

或问阳明病谵语而发潮热，脉滑而疾，明是邪有余也，用承气汤不大便，而脉反变为微涩而弱，非邪感而津液干乎？欲攻邪而正气益虚，欲补正而邪又未散，此际亦可用人参乎？嗟乎。舍人参又何以夺命哉，惟是用参不敢据为必生耳。法当用人参一两、大黄一钱，同煎治之。得大便而气不脱者即生，否则未可信其不死。

或问先生谓伤寒坏症，尤宜用参，不

识何以用之？夫坏症者，不宜汗而汗之，不宜吐而吐之，不宜下而下之也，三者皆损伤胃气。救胃气之损伤，非人参又何以奏功乎。故不宜汗而汗之，必用人参而汗始收；不宜吐而吐之，必用人参而吐始安；不宜下而下之，必用人参而下始止也。用人参则危可变安，死可变生。然不多加分两，则功力有限，亦未必汗吐下之可皆救也。

或问伤寒传经，入于少阴，手足四逆，恶寒呕吐，而身又倦卧，脉复不至，心不烦而发躁，是阳已外越而阴亦垂绝也。用人参于附子之中，亦能救乎？嗟乎。阴阳两绝，本不可救，然用人参于附子之中，往往有生者。盖真阴真阳，最易脱而最难绝也，有一线之根，则救阳而阳即回，救阴而阴即续也。以真阴真阳原自无形，非有形可比。宁用参、附以生气于无何有之乡，断不可先信为无功，尽弃人参不用，使亡魂夜哭耳。

或问伤寒传经，入少阴，脉微细欲绝，汗出不烦，上吐而下又利，不治之症也，亦可用人参以救之乎？夫舍人参又何以救之哉。但须加入理中汤内，急固其肾中之阳，否则真阳扰乱，顷刻奔散，单恃人参，亦无益矣。[批] 更阐发得妙。

或问伤寒下利，每日十余次，下多亡阴，宜脉之虚矣，今不虚而反实，亦可用人参以补其虚乎？夫下利既多，脉不现虚而反现实，非脉之正气实，乃脉之邪气实也。邪实似乎不可补正，殊不知正虚而益见邪盛，不亟补正，则邪盛而正必脱矣。论此症，亦死症也。于死中求生，舍人参

① 此下清抄甲本有"譬如城廓不充，兵甲不坚，米粟不多，根本动摇，可背城一战乎，势必自取消亡而已矣。然则坚壁以守之可乎，而贼势蹈满，非战则又不可解围。"五十五字

实无别药。虽然，徒用人参而不用分消水邪之味佐之，则人参亦不能建非常之功。宜用人参一二两，加茯苓五六钱同服，庶正气不脱，而水邪可止也。[批] 探本穷源，故能尽其变也。

吕道人总批曰：今人不比古人之强壮，无病之时，尚不可缺人参以补气，况抱病之时，消烁真气乎。是人参非惟宜用，实宜多用也。但不知人参之功用，冒昧用之，而不中肯綮，往往不得参之益，反得参之损。此陈子远公悯之，欲辨明人参功用以告世，著人参，因著《本草》也。余读之而惊其奇，逐条评之，有赞叹而无褒贬。因其所论，折衷于正，非一偏之辞也。况《本草》何书，一言之误，流害万世，可阿其所好乎。道人实心醉此书，又总评之如此。

黄　芪

黄芪，味甘，气微温，气薄而味厚，可升可降，阳中之阳也，无毒。专补气。入手太阴、足太阴、手少阴之经。其功用甚多，而其独效者，尤在补血。夫黄芪乃补气之圣药，如何补血独效。盖气无形，血则有形。有形不能速生，必得无形之气以生之。黄芪用之于当归之中，自能助之以生血也。夫当归原能生血，何藉黄芪。不知血药生血其功缓，气药生血其功速，况气分血分之药，合而相同，则血得气而速生，又何疑哉。或疑血得气而生，少用黄芪足矣，即不少用，与当归平用亦得，何故补血汤中反少用当归而倍用黄芪？不知补血之汤，名虽补血，其实单补气也。失血之后，血已倾盆而出，即用补血之药，所生之血不过些微，安能遍养五脏六腑，是血失而气亦欲失也。在血不能速生，而将绝未绝之气，若不急为救援，一

旦解散，顷刻亡矣。故补血必先补气也。但恐补气则阳偏旺而阴偏衰，所以又益之当归以生血，使气生十之七而血生十之三，则阴阳有制，反得大益。生气而又生血，两无他害也。至于补中益气汤之用黄芪，又佐人参以成功者也，人参得黄芪，兼能补营卫而固腠理，健脾胃而消痰食，助升麻、柴胡，以提气于至阴之中，故益气汤中无人参，则升提乏力，多加黄芪、白术，始能升举。倘用人参、白术而减去黄芪，断不能升气于至阴也。故气虚之人，毋论各病，俱当兼用黄芪，而血虚之人尤宜多用。惟骨蒸痨热与中满之人忌用，然亦当临症审量。[批] 无黄芪不能提气于至阴，创论亦是确论。

或问黄芪性畏防风，而古人云黄芪得防风，其功愈大，谓是相畏而相使也，其说然乎？此说亦可信不可信之辞也。黄芪无毒，何畏防风，无畏而言畏者，以黄芪性补而防风性散也，合而用之，则补者不至大补，而散者不至大散，故功用反大耳。[批] 黄芪欲防风者，以防风能通达上下周身之气，得黄芪而生，黄芪达表，防风御风，外来之风得黄芪而拒绝也。

或问黄芪补气，反增胀满，似乎黄芪不可补气也，岂有药以解其胀，抑可不用黄芪耶？夫黄芪乃补气药，气虚不用黄芪，又用何药。然服之而增胀满者，非黄芪之助气，乃黄芪之不助气也。阴阳有根，而后气血可补。阴阳之根将绝，服补药而反不受补。药见病不能受，亦不去补病矣。此黄芪补气而反增胀满，乃不生气之故。然亦因其不可生而不生也，又岂有别药以解其胀哉。

或问黄芪气分之药，吾子以为补血之品，是凡有血虚之症，俱宜用黄芪矣，何以古人用补血之药多，用四物汤、佛手散，绝不见用黄芪之补血者，岂古人非

软？古人未尝非也，第以血症不同，有顺有逆。顺则宜用血药以补血，逆则宜用气药以补血也。盖血症之逆者，非血逆而气逆也，气逆而后血逆耳。血逆而仍用血分之药，则气不顺而血愈逆矣，故必须补气以安血也。气逆则血逆，气安则血安，此不易之理也。凡血不宜上行，呕咯吐衄之血，皆逆也。血犹洪水，水逆则泛滥于天下，血逆则腾沸于上焦，徒治其血，又何易奏平成①哉。故必用补气之药于补血之中，虽气生夫血，亦气行夫血也。此黄芪补血汤所以独胜于千古也。［批］补血分气逆气顺，确有见解。

或问黄芪以治气逆之血，发明独绝，然而亦有用四物汤、佛手散以止血而效者，又是何故？洵②乎吾子之善问也。夫血逆亦有不同，有大逆，有小逆。大逆者，必须补气以止血；小逆者，亦可调血以归经。用四物汤、佛手散治血而血止者，血得补而归经。盖血最难归经，何以四物、佛手偏能取效，正因其血逆之轻耳。逆轻者，气逆之小也；逆重者，气逆之大也。以四物汤、佛手散治血而血安，虽亦取效，终必得效之迟，不若补血汤治气而血止得效之捷也。

或问黄芪补气，初作胀满，而少顷安然者，何也？此气虚见补，反作不受也。黄芪补气之虚，而胃中之望补，更甚于别脏腑。黄芪一入胃中，惟恐有夺其补者，乃闭关而不肯吐，此胀满所由生也。治之法，用黄芪不可单用，增入归、芎、麦冬三味，使之分散于上下之间，自无胀满之忧矣。故服黄芪胀满有二症，一不能受而一过于受也。过于受者，服下胀而少顷宽；不能受者，初胀轻而久反重。以此辨之最易别耳。

或问黄芪补气之③圣药，宜乎凡气虚者，俱可补之矣，何喘满之病反不用

者？恐其助满而增胀也。先生既明阴阳之道，深知虚实之宜，必有以教我也。曰：黄芪补气而不可治胀满者，非黄芪之故，不善用黄芪之故也。夫大喘大满，乃肾气欲绝，奔腾而上升，似乎气之有余，实是气之不足。古人用人参大剂治之者，以人参不能助胀而善能定喘耳，用之实宜。然天下贫人多而富人少，安得多备人参救急哉。古人所以用黄芪代之，而喘满增剧，遂不敢复用，且志之书曰：喘满者不可用黄芪。因自误而不敢误人也。谁知黄芪善用之以治喘满实神。铎受异人传，不敢隐也。黄芪用防风之汁炒而用之，再不增胀增满，但制之实有法。防风用少，则力薄不能制黄芪，用多则味厚，又嫌过制黄芪，不惟不能补气，反有散气之忧。大约黄芪用一斤，用防风一两。先将防风用水十碗煎数沸，漉去防风之渣，泡黄芪二刻，湿透，以火炒之干。再泡透，又炒干，以汁干为度。再用北五味三钱，煎汤一大碗，又泡半干半湿，复炒之，火焙干，得地气，然后用之。凡人参该用一两者，黄芪亦用一两。定喘如神，而又不增添胀满，至妙之法，亦至便之法也。凡用黄芪，俱宜如此制之。虽古人用黄芪加入防风，治病亦能得效，然其性尚未制伏，终有跳梁之虞，不若先制之为宜，彼此畏忌而成功更神，又何喘病之不可治哉。［批］用制黄芪以治喘者，救贫寒之人也。若富贵膏粱之子，毕竟宜用人参。

或疑黄芪得防风其功更大，用黄芪加入防风足矣，而必先制而后用，毋乃太好奇乎？不知用黄芪而加防风，则防风之性与黄芪尚有彼此之分，不若先制之，调和

①　平成　谓天地和平，百事有治。此谓疾愈也。

②　洵　信也。

③　之　原无，今据清抄甲本补。

其性情，制伏其手足，使之两相亲而两相合，绝不知有同异之分。如异姓之兄弟胜于同胞，相顾而收其全功也。

或疑黄芪补气之虚，止可补初起之虚，而不可补久病之虚，予问其故。曰：补虚之病，用黄芪易受；久虚之病，用黄芪难受也。嗟乎。虚病用补，宜新久之皆可受。其不可受者，非气之虚，乃气之逆也。气逆之虚，必用人参，而不可用黄芪。在初虚气逆之时，即忌黄芪矣，何待久病而后不可用哉。若气虽虚而无逆，则久病正宜黄芪，未有不服之而安然者也。谁谓黄芪之难受乎。[批] 黄芪不能补气逆之虚，妙论。

或疑黄芪补气，何以必助之当归以补血，岂气非血不生耶？不知气能生血，而血不能生气，不能生气，而补气必补血者，非取其助气也。盖气虚之人，未有不血亦随之而俱耗者也。我大用黄芪以生气，则气旺而血衰，血不能配气之有余，气必至生血① 之不足，反不得气之益，而转得气之害矣。故补气必须补血之兼施也。但因气虚以补气，而复补其血，则血旺而气仍衰，奈何。不知血旺则气不去生血，故补血而气自旺，不必忧有偏胜之虞。然多补其气而少补其血，则又调剂之甚宜也。

或问黄芪何故必须蜜炙，岂生用非耶？然疮疡之门，偏用生黄芪，亦有说乎？曰：黄芪原不必蜜炙也，世人谓黄芪炙则补而生则泻，其实生用未尝不补也。

甘　草

甘草，味甘，气平，性温，可升可降，阳中阳也。他书说阴中阳者，误。无毒。反甘遂，不可同用，同用必至杀人。入太阴、少阴、厥阴之经。能调和攻补之

药，消痈疽疮疖毒，实有神功。尤善止诸痛，除阴虚火热，止渴生津。但其性又缓，凡急病最宜用之。故寒病用热药，必加甘草，以制桂、附之热。热病用寒药，必加甘草，以制石膏之寒。下病不宜速攻，必加甘草以制大黄之峻。上病不宜遽升，必加甘草以制栀子之动，缓之中具和之义耳。独其味甚甘，甘则善动，吐呕家不宜多服，要亦不可拘也。甘药可升可降，用之吐则吐，用之下则下，顾善用之何如耳。

或问中满症忌甘，恐甘草助人之胀乎？不知中满忌甘，非忌甘草也。中满乃气虚中满。气虚者，脾胃之气虚也。脾胃喜甘，安在反忌甘草。因甘草性缓，缓则入于胃而不即入于脾。胃气即虚，得甘草之补，不能遽然承受，转若添其胀满者，亦一时之胀，而非经久之胀也。故中满之症，反宜用甘草，引人参、茯苓、白术之药，入于中满之中，使脾胃之虚者不虚，而后胀者不胀，但不可多用与专用耳。盖多用则增满，而少用则消满也；专用则添胀，而同用则除胀也，谁谓中满忌甘草哉。[批] 中满忌甘草，反用之以成功，可见药宜善用，何独甘草哉？

或问甘草乃解毒之圣药，古人盛称而吾子约言，岂甘草不可以解毒也？嗟乎。甘草解毒，无人不知，然尽人皆知解毒，而尽人不知用之也。愚谓甘草解毒，当分上、中、下三法。上法治上焦之毒，宜引而吐之；中法治中焦之毒，宜和而解之；下法治下焦之毒，宜逐而泻之。[批] 甘草解毒分上、中、下三法，实确而妙。吐之奈何？用甘草一两，加瓜蒂三枚，水煎服。凡有毒，一吐而愈。和之奈何？用

---

① 生血　原作"生火"，今据日刻本改。

甘草一两五钱①，加柴胡三钱②、白芍三钱、白芥子三钱、当归三钱、陈皮一钱③，水煎服，毒自然和解矣。泻之奈何？用甘草二两，加大黄三钱④、当归五钱、桃仁十四粒⑤、红花一钱，水煎服，毒尽从大便出矣。此三者，虽不敢谓解毒之法尽乎此，然大约亦不能出乎此。毋论服毒、中毒与初起疮毒，皆可以三法治之。此用甘草解毒之法，人亦可以闻吾言而善用之乎。

或问甘草乃和中之药，攻补俱用，不识亦有不宜否？夫甘草，国老也，其味甘，甘宜于脾胃。然脾胃过受其甘，则宽缓之性生，水谷入之，必不迅于传导，而或至于停积瘀滞。夫水谷宜速化者也，宜速化而不速化，则传于各脏腑，未免少失其精华，而各脏腑因之而不受其益者有之。世人皆谓甘草有益而无损，谁知其益多而损亦有之乎；知其益而防其损，斯可矣。或疑甘草在药中不过调和，无大关系，此论轻视甘草矣。甘草实可重用以收功，而又能调剂以取效，盖药中不可缺之药，非可有可无之品也。

或⑥疑甘草视之平平，世医无不轻之，先生独重者，何好恶与人殊乎？曰：甘草乃夺命之药，如之何而忽之，诚观上、中、下解毒之妙，神效无比，亦可以悟甘草之宜重而不宜轻矣，况调和百药更有殊功乎。

或问细节甘草，其性少寒，可泻阴火，不识阴虚火动之症，亦可多用之乎？吾谓甘草乃泻火之品，原不在细小也。细小泻火，岂粗大者反助火乎。惟是甘草泻火，用之于急症者可以多用，用之于缓症者难以重加。盖缓症多是虚症，虚则胃气必弱，而甘草性过于甘，多用难以分消，未免有饱胀之虞，不若少少用之，则甘温自能退大热耳。若阴虚之症，正胃弱也，

如何可多用乎。毋论粗大者宜少用，即细小者亦不可多用也。

白　术

白术，味甘辛，气温，可升可降，阳中阴也，无毒。入心、脾、胃、肾、三焦之经。除湿消食，益气强阴，尤利腰脐之气。［批］白术利腰脐之气，原是利肾中之湿也。肾不湿则腰不疼，湿去而腰脐自利矣。有汗能止，无汗能发，与黄芪同功，实君药而非偏裨。往往可用一味以成功，世人未知也，吾今泄天地之奇。如人腰疼也，用白术二三两，水煎服，一剂而疼减半，再剂而痛如失矣。夫腰疼乃肾经之症，人未有不信。肾虚者用熟地、山茱以补水未效也，用杜仲、破故纸以补火未效也，何以用白术一味而反能取效。不知白术最利腰脐。腰疼乃水湿之气侵入于肾宫，故用补剂，转足以助其邪气之盛，不若独用白术一味，无拘无束，直利腰脐之为得。夫二者之气，原通　命门，脐之气通，而腰之气亦利，腰脐之气既利，而肾中之湿气何能久留，自然湿去而痛忽失也。通之⑦而酒湿作泻，经年累月而不愈者，亦止消用此一味，一连数服，未有不效者。而且湿去而泻止，泻止而脾健，脾健而胃亦健，精神奋发，颜色光彩，受益正无穷也。是白术之功，何亚于人参

① 一两五钱　何本作"二两"。
② 三钱　何本作"二钱"。
③ 白芍三钱、白芥子三钱、当归三钱、陈皮一钱　何本作"二花一两、党参五钱、黄芩三钱、茯苓五钱、苡仁五钱。"
④ 三钱　何本作"二钱"。
⑤ 十四粒　何本作"二十四粒"。
⑥ 此下至"更有殊功乎"七十七字，原无，今据清抄甲本补。
⑦ 通之　通上之理也。何本作"因之"，义晦。

乎。不特此也，如人患疟病，用白术二两、半夏一两，米饭为丸，一日服尽即愈。夫疟病，至难愈之病也。用柴胡、青皮散邪不效，用鳖甲、首乌逐邪不效，用草果、常山伐邪不效，何以用白术二两为君，半夏一两为臣，即以奏功。不知白术健脾开胃之神药，而其妙尤能去湿，半夏去痰①，无痰不成疟，而无湿亦不成痰。利湿则痰已清其源，消痰则疟已失其党，况脾胃健旺，无非阳气之升腾，疟鬼又于何地存身哉。此效之所以甚捷也。由此观之，则白术非君药而何。推之二陈汤，必多加白术所以消痰也；四君子汤，必多加白术所以补气也；五苓散，必多加白术所以利水也；理中汤，必多加白术所以祛寒也；香薷饮，必多加白术所以消暑也。至于产前必多加白术以安胎，产后必多加白术以救脱，消食非多用白术何以速化，降气非多用白术何以遽定，中风非多用白术安能夺命于须臾，痞块非多用白术安能救困于败坏哉。人知白术为君药而留心于多用也，必能奏功如神矣。

或问白术利腰脐而去湿，若湿不在腰脐者，似非可利，胡为凡有湿病皆不能外耶？此未明乎腰脐之义也。人之初生，先生命门。命门者，肾中之主，先天之火气也。有命门而后生五脏七腑，而脐乃成，是脐又后天之母气也。命门在腰而对乎脐，腰脐为一身之主宰。腰脐利而人健，腰脐不利而人病矣。凡有水湿，必侵腰脐，但有轻重之分耳。治水湿者，一利腰脐而水即入于膀胱，从小便而化出，所以得水必须利腰脐，而利腰脐必须用白术也。况白术之利腰脐者，利腰脐之气，非利腰脐之水也。腰脐之气利，则气即通于膀胱，而凡感水湿之邪，俱不能留，尽从膀胱外泄，是白术不利之利，正胜于利也。［批］利气非泻气之谓，正利其气通

膀胱也。膀胱非气不行，气闭则塞，气通则开。白术利气以利水，所以必用之也。

或问白术健脾去湿，为后天培土圣药，真缓急可恃者也。虽然人知白术益人，而不知白术之损人也。白术利水，则其性必燥。世人湿病，十居其四，而燥症十居其六。肺气之燥也，更用白术以利之，则肺气烁尽津液，必有干嗽之忧；胃气之燥也，更用白术以利之，则胃气炎蒸津液，必有口渴之虑；脾气之燥也，更用白术以利之，则脾气焦枯津液，必有肠结之苦。盖宜于湿者②，不宜于燥也。去湿既受其益，则添燥安得不受其损哉。

或疑白术乃去湿生津之上品，而先生谓其性燥，不可治肺、胃、脾三家之燥病，吾不得其义也。夫白术生津，但能生水火既济之津，不能生水火未济之津也。如湿病宜去其湿，则燥病宜解其燥，亦明矣，乃不解其燥，而反用燥以治之，即能生津，亦为火所烁矣。况白术去湿，则内无津液而外无水气，又从何而生津乎。此白术止可治湿而不可治燥也。虽然白术性虽燥，终是健脾之物，脾健而津液自生。用润药以佐其燥，则白术且自失其燥矣，又何能助燥哉。［批］性燥而润制之，白术何往不可善用乎。

或疑白术健脾生胃，有时用白术而脾胃不能受补者何也？此虚不受补也。脾胃之气，喜生发而不喜闭塞。白术正开胃开脾之圣药，何至用之而反无功，明是土崩瓦解之象。而土崩瓦解之故，由于肾火之大败也。土非火不生，火非土不旺，脾胃之土必得肾中之火相生，而土乃坚刚，以消水谷。今因肾水既枯，而肾火又复将

① 半夏去痰　原无，今据何本补。
② 宜于湿者　原作"宜湿"，今据何本补"于、者"二字。

绝，土既无根培之，又何益乎。徒用白术以健脾开胃，而肾中先天之火已耗尽无余，如炉中烬绝，益之薪炭，而热灰终难起焰。此生之不生，乃脾不可生，非白术能生而不生也。［批］无根之土，必须培火。

或又问脾土固肾火所生，而胃土实心火所生，肾火绝而心火未绝，宜用白术以健胃，尚可以生土也。夫胃土非心火不生，而心火必得肾火以相济，肾火绝，又何以济心之不足乎。心火因肾火之绝，而心火欲救肾火而未遑①，又何能救胃哉。胃既不可救，则胃无二火之生，胃气欲不亡，不可得矣。胃气既亡，而白术虽能健脾，而欲生胃无从也。［批］脾土生于肾火，胃土生于心火，虽有所分，其实脾胃皆生于肾火也，故肾一绝而脾胃两无可救矣。

或又问心、肾二火既绝，故用白术而无功，吾救心、肾之火而兼用白术，则不生者可以生矣。嗟乎。先天之火虽绝而未绝也，后天之火一绝而俱绝矣。肾中之火，先天之火也。心中之火，后天之火也。后天火绝者，由于先天之火先绝也。救先天之火，则后天之火自生。救后天之火，则先天之火难活。故救火者，必须先救肾中之火，肾火生则心火不死，肾火绝则心火不生。故欲救脾胃之生，不可徒救心火之绝，非心火之不宜救也，救肾火正所以救心火耳。倘肾火之绝不及救，而徒救夫心火，多用桂、附于白术、人参之中，欲救心以救肾②也，终亦必亡而已矣。况仅用白术，又何以救之哉。［批］阐发白术之义，得如许奇论，真石破天惊。

或疑白术性燥，脾胃有火者不宜用，恐其助热也。此等议论，真民生之大不幸也。夫白术甘温，正能去热，脾胃有火

者，安在不相宜。［批］白术甘温，正解火热。惟胃中邪火沸腾，不可用之以助邪。倘胃中虚火作祟，非白术之甘温，又何以解热哉。世人一见白术，无论有火无火，与火之是虚是邪③，一概曰白术助火不宜用，更有疑白术为闭气者，尤为可笑。白术利腰脐之气，岂有腰脐利而脾胃反不利者乎。

或疑白术闭气，闭上焦之气也。先生谓利腰脐之气，乃利下焦之气，上下各不相同，恐未可以利下而并疑上焦之俱利也。曰：腰脐为生气之根，岂有根本大利而枝叶不舒发之理。彼言白术之闭气者，言气虚散失者，白术能补而收闭其耗散之气也。世人错认闭字，致使白术利气之药，反同闭气之品而弃之。此千古之冤也。

或问白术阳药，能益脾土之阴，是白术自能生阳中之阴乎，抑必有藉于补阴之味以生阳也？曰：阳药补阳，而白术偏能于阳中补阴，是白术亦阴分之药也。白术既阴阳兼补，得阴阳之药，皆相济而成功，安在入诸补阴以生阳，入诸补阳而不能生阴哉。

或疑白术阳药，而补脾气之阴，是阳能生阴也，又何以阳又能生阳乎？夫阴阳原两相生也，阳以生阳，不若阳以生阴之速，但不可谓阳不生阳也。白术阳药，以生脾中之阴者十之八，而生脾中之阳者十之二耳。

苍 术

苍术，气辛，味厚，性散能发汗。入

---

① 遑　及也。
② 肾　原作"胃"，今据何本改。
③ 是虚是邪　何本作"是虚是实，是邪非邪"。

足阳明、太阴经。亦能消湿，去胸中冷气，辟山岚瘴气，解瘟疫尸鬼之气，尤善止心疼。但散多于补，不可与白术并论。《神农经》曰：必欲长生，当服山精。此言白术，非指苍术也。苍术可辟邪，而不可用之以补正。各本草诸书混言之，误矣。然而苍术善用之，效验如响。如人心气疼，乃湿挟寒邪，上犯膻中也，苍术不能入膻中，然善走大肠而祛湿，实其专功也。故与川乌同用，引湿邪下行，使寒气不敢上犯膻中，而心痛立定。若不用苍术而用白术，则白术引入心中，反大害矣。

或问苍术阳药，最能辟邪，宜乎凡有邪气，皆可尽除，何以有效有不效也？夫邪之所凑，其气必虚。然而气虚亦有不同，有气虚而兼湿痰者，有气虚而带燥痰者。苍术补气，兼善去湿，以治气虚湿痰而中邪者，自是神效。以治气虚燥痰之中邪者，则苍术性燥，不燥以增燥乎。势必邪得燥而更甚，又何以祛邪哉，此所以治之而不效也。

或问苍术发汗，不及白术远甚，谓白术能止汗也。嗟乎。苍术之妙，全在善于发汗，其功胜于白术。凡发汗之药，未有不散人真气者。苍术发汗，虽亦散气，终不甚也。虚人感邪，欲用风药散之者，不若用苍术为更得。盖邪出而正又不大伤，汗出而阳又不甚越也。[批] 苍术散气虚之邪，实胜诸风药。

或疑苍术之功，不及白术远甚，何《神农本草》不分别之耶？不知苍术与白术，原是两种，以神农首出之圣智，岂在后人下哉，是必分辨之明矣。因传世久远，叠遭兵火，散失不存耳。今经后人阐发甚精，其不可同治病也。既彰彰矣，又何可二术之不分用哉。

或问苍术与白术，性既各别，而神农未辨明者，必有其故。吾子谓是世久散

失，似乎臆度之辞，非定论也。嗟乎。白术止汗，苍术出汗，其实相反，关系甚钜，安有此等之悬殊，以神农之圣而不亟为指示乎。吾故信其必先辨明而后乃遗失也。

熟　　地

熟地，味甘，性温，沉也，阴中之阳，无毒。入肝肾二经。生血益精，长骨中脑中之髓。真阴之气非此不生，虚火之焰非此不降。洵①夺命之神品，延龄之妙味也。世人以其腻滞，弃而不用，亦未知其功效耳。夫肾有补而无泻，是肾必宜补矣。然而补肾之药，正苦无多。山茱萸、牛膝、杜仲、北五味之外，舍熟地又用何药哉。况山茱萸、牛膝不可为君，而杜仲又性过于温，可以补肾火之衰，而不可补肾水之乏。此熟地之必宜用也。熟地系君药，可由一两以用至八两。盖补阴之药与补阳之药，用之实有不同。补阳之药，可少用以奏功，而补阴之药，必多用以取效。以阳主升而阴主降。阳升，少用阳药而气易上腾；阴降，少用阴药而味难下达。熟地至阴之药，尤与他阴药有殊，非多用之，奚以取胜。或谓熟地至阴之药，但其性甚滞，多用之而腻膈生痰，万一助痰以生喘，亦甚可危也。此正不知熟地之功力也。自神农尝草之后，将此味失谈，遂使后世不知其故。虽历代名医多有发明，而亦未尝言其秘奥。夫熟地岂特不生痰，且能消痰，岂特不滞气，且善行气，顾人用之何如耳。夫痰有五脏之异。痰出脾、肺者，用熟地则助其湿，用之似乎不宜。倘痰出于心、肝、肾者，舍熟地又何以逐之耶。故人有吐痰如清水者，用

---

① 洵　清抄本甲作“真”。义同。

二陈消痰化痰之药，百无成功，乃服八味汤，而痰气之汹涌者顷刻即定，非心、肝、肾之痰用熟地之明验乎？［批］心火郁、肝气逆、肾水衰，皆能生痰，非熟地不能化也。　更有一种，朝夕之间，所吐皆白沫，日轻而夜重，甚则卧不能倒。用六味汤，大加熟地、山茱萸，一连数服，而痰即大减，再服数十剂，白沫尽消而卧亦甚安，又非熟地消痰之明验乎。熟地消痰而不生痰，又何疑哉。至于气之滞也，服地黄汤而消痰于顷刻，犹谓气之不行也可乎？［批］熟地行气而不滞气，论实创开。　人生饮食，脾肾之气行，水谷入腹，不变痰而变精。惟其脾肾之虚也，水谷入腹，不化精而化痰矣。用地黄汤而痰消者，往往多能健饭，是熟地乃开胃之圣品也。其所以能开胃者何也？胃为肾之关，肾水旺而胃中之津液自润，故肾气足而胃气亦足，肾气升而胃气亦升。然则熟地行气而非滞气，不又可共信哉。气行痰消，乌能作喘，尤所不必疑者矣。［批］阴虚之人胃气不开，用熟地反易饥而嗜食，胃中阴邪散而正气伸，故开胃。

　　或问熟地既是君药，亦可单用一味以奏功乎？夫熟地虽是君药，不可独用之以取胜。盖阳药可以奇用，而阴药必须偶用也。况熟地乃至阴之品，性又至纯，非佐之偏胜之药，断断不能成功，此四物汤补血所以必益之当归、白芍、川芎也。推之而与人参同用，可以补心肾之既济；与白术同用，可以补脾肾之有亏；与麦冬、五味同用，可以滋肺肾之将枯；与白芍同用，可以益肝肾之将绝；与肉桂同用，可以助命门之火衰。与枣仁同用，可以安膻中之火沸；与①地榆同用，可以清大肠之血；与沙参同用，可以凉胃中之炎；与元参同用，可以泻阳明之焰。然必用至一两、二两为君，而加所佐之味，或五钱或八钱，自易取胜于万全也。倘熟地少用，其力不全，又何以取胜哉。内惟肉桂止可用一二钱，不可用至三钱之外，余则可与熟地多用而无忌者也。

　　或问产前必用熟地以补血，不识产后亦可重用乎？曰：产后正宜重用也。产妇血大亏，不用熟地以生新血，用何药乎？虽佛手散乃产后圣药，然能加入熟地，则生血尤奇。凡产后血晕诸病，同人参、当归并用，必建殊功，不特产后脐腹急痛者始可用之也。夫肾中元气，为后天之祖，熟地禀先天之气而生，产妇亏损血室，元气大耗，后天之血既不能速生，正籍先天之气以生之。用熟地以助后天，实有妙理，非泛论也。

　　或问熟地腻膈生痰，世人以姜汁、砂仁制之可乎？顾熟地何尝腻膈也。熟地味甘而性温，味甘为脾胃所喜，性温为脾胃所宜，脾胃既不相忤，又何所忌而腻膈哉。况熟地乃阴分之药，不留胃中，即留肾中。胃为肾之关门，胃见肾经之味，有不引导至肾者乎。腻膈之说，起于不知医理之人，而不可惑深知医理之士也。虽姜汁开胃，砂仁苏脾，无碍于熟地，而终不可谓熟地之腻膈生痰耳。［批］自腻膈生痰之说出，世人畏熟地而不敢用，今得远公阐发，可以破惑矣。

　　或谓熟地既不腻膈，何以六味地黄丸中加茯苓、山药、泽泻，非因其腻膈而用之乎？是以茯苓、山药、泽泻，为制熟地之品，亦何其轻视茯苓、山药、泽泻哉。肾宜补而不宜泻，既用熟地以补肾，岂可复用利药以泻肾，况又用利药以制补肾之药，使之有泻而无补乎，是熟地之不宜制也明矣。熟地既不宜制，用茯苓、山药、

---

① 此下至"凉胃中之炎"二十四字，原无，今据清抄甲本补。

泽泻之三味，非因制熟地也，亦明矣。熟地既不宜制，用茯苓、山药、泽泻之三味，非因熟地之腻膈也，抑又明矣。然则用三味之意谓何？因熟地但能滋阴而不能去湿，但能补水① 而不能生阳，用三味以助其成功，非用三味而掣其手足也。

或问熟地既不腻膈，何以生痰，前人言之，岂无见而云然乎？曰：熟地实消痰圣药，而世反没其功，此余所以坚欲辨之也。凡痰之生也，起于肾气之虚，而痰之成也，因于胃气之弱。肾气不虚，则胃气亦不弱。肾不虚则痰无从生，胃不弱则痰无由成也。然则欲痰之不成，必须补胃，而欲痰之不生，必须补肾。肾气足而胃气亦足，肾无痰而胃亦无痰。熟地虽是补肾之药，实亦补胃之药也。胃中津液原本于肾，补肾以生胃中之津液，是真水升于胃矣。真水升于胃，则胃中邪水自然难存，积滞化而痰涎消，有不知其然而然之妙。熟地消痰不信然乎，而可谓其腻膈而生痰乎。

或问熟地补肾中之水，何必又用山药、山萸以相佐。盖肾水非得酸不能生，山茱萸味酸而性又温，佐熟地实有水乳之合。然而山茱萸味过于酸，非得熟地之甘温，山茱萸亦不能独生肾水也。配合相宜，如夫妇之好合，以成既济之功也。

或问熟地入于八味地黄丸中，何独为君？盖八味丸补肾中之火。然火不可以独补，必须于水中补之。补火既须补水，则补水之药必宜为君矣。方中诸药，惟熟地乃补水之圣药，故以之为君。有君则有臣，而山药、山茱佐之；有臣则有佐使，而丹皮、泽泻、茯苓从之。至于桂、附，反似宾客之象。盖桂附欲补火而无能自主，不得不推让熟地为君，补水以补火也②。

或问熟地可独用以治病乎？熟地亦可以独用者也。凡遇心肾不交之病，只消熟地二两，煎汤饥服，而心肾交于眉睫。人以为熟地乃肾经之药，谁知其能上通于心乎。夫心肾不交之病，多是心火太过而肾水大亏也。用熟地以滋其肾中之枯干，肾得水之滋，而肾之津即上济于心，心得肾之济，而心之气即下交于肾，又何黄连、肉桂之多事哉。

或问熟地既可单用以成功，凡遇心肾不交之病，竟用熟地一味为丸，朝夕吞服之得乎？此则又不宜也。熟地单用，止可偶尔出奇，要必须辅之以茯神、山药，佐之以山茱、枣仁，始可久用以成功耳。

或问熟地宜多用以奏功，抑宜少用以取效乎？熟地宜多不宜少也。然而用之得宜，虽重用数两不见多；用之失宜，虽止用数钱未见少。用之于肾水大亏之日，多用犹觉少；用之于脾土大崩之时，少用亦觉多；用之于肾火沸腾之病，用多而殊欠其多；用之于胃土喘胀之症，用少而殊憎其少。全在用之得宜，而多与不多，不必计也。

或疑熟地腻滞，补阴过多，终有相碍，未可单用一味以取胜，然前人亦有用一味以成功者何也？愚谓熟地单用以出奇，实偶然权宜之法，不若佐之他味，使两味以建功之更胜。如治心肾之亏也，加入龙眼肉；如肝肾之亏也，加入白芍；如治肺肾之亏也，加入麦冬；如治脾肾之亏也，加入人参，或加白芍。既无腻膈，更多捷效，是在人之权变耳。[批]又开无数法门。

或疑肾虚者，宜用熟地，以阴补阴

---

① 水 何本作"阴"。
② 此下清抄甲本有"譬如春秋小国不能自霸，求盟于秦晋，推为盟主，以伐国自强，乌可自王以袪除乎，桂附逊熟地为君主，正此意也"四十四字。

也，何以补胃者亦用之，补胆者亦用之耶？此固古人权宜之法，然亦至当之法也。夫胃为肾之关门，肾虚则胃亦虚，补肾正所以补胃也。胆虽附于肝，而胆之汁必得肾之液渗入，始无枯涸之忧。肾虚则胆亦虚，补肾正所以补胆也。倘见胃之虚而徒用补胃之药，则香燥之品，愈烁其肾水之干；见胆之虚而止用补胆之味，则酸涩之剂，愈耗其肾水之竭。肾水既虚，而胃胆愈弱矣。惟用熟地以补肾，而胃与胆取给于肾而有余，自然燥者不燥，而枯者不枯，谁谓阳症不宜补阴哉。

或疑熟地至阴之药，多用之以滋肾宜也。然何以至阳之病，古人亦用以奏效，岂熟地亦阳分药乎？熟地非阳分药也。非阳分之药而偏用之以治阳病者，阳得阴而平也。阳非阴不伏，用熟地以摄至阳之气，则水升火降，阴阳有既济之美矣。

或疑熟地滋阴而不能开胃，孰知熟地正开胃之神药也。胃为肾之关门，肾中枯槁，全藉胃之关门，搬运水谷以济其困乏，岂有肾中所喜之物，而胃反拒绝之理。况肾虚无水，则胃中无非火气，亦望真阴之水以急救其干涸也。然则熟地正胃之所喜，不独肾之所喜也。安有所喜者投之，不亟为开关以延入者乎，所以肾虚之人，必用熟地以开胃耳。至于肾水不亏，胃中无火，一旦遽用熟地，未免少加胀闷，是不善用熟地也。谁谓熟地尽闭胃之物哉。

生　地

生地，味苦甘，气寒，沉也，阴也。入手少阴及手太阴。凉头面之火，清肺肝[①]之热，亦君药也。其功专于凉血止血，又善疗金疮，安胎气，通经，止漏崩，俱有神功。但性寒，脾胃冷者不宜多

用。夫生地既善凉血，热血妄行，或吐血、或衄血、或下血，宜用之为君，而加入荆芥以归其经，加入三七根末以止其路，又何热之不除而血之不止哉。然而此味可多用而不可频用，可暂用而不可久用也。当血之来也，其势甚急，不得已重用生地，以凉血而止血。若血一止，即宜改用温补之剂，不当仍以生地再进也。今人不知其故，惊生地止血之神，视为灵丹妙药，日日煎服，久则脾胃太凉，必至泄泻，元气困顿，而血又重来。不悟生地用多，反疑生地用少，仍然更进，且有增其分两，至死而不悟者，亦可悲也夫。

或问生地与熟地同是一物，而寒温各别，入汤煎服，非生地变为熟地耶？曰：生地不先制为熟，则味苦，苦则凉。生地已制为熟，则味甘，甘则温，何可同日而语。譬如一人，先未陶淑，其性刚，后加涵养，其性柔，生熟地何独不然。

或问生地凉血以止血，是生地实救死妙药也。吾见世人服生地以止血，不敢再用，改用他药，而仍然吐血，一服生地而血又即止，安在生地之不宜久服乎？曰：服生地止血之后，改用他药，而仍吐血者，非不用生地之故，乃改用他药，不得其宜之故耳。夫止血之后，不可不补血，然而补血实难。补血之药，未有不温者，而吐血之后，又最忌温，恐温热之性引沸其血也。补血之药，又未有不动者，而吐血之后，又最忌动，恐浮动之气又催迫其血也。然则用生地止血，当用何药以善其后乎？六味地黄汤加五味、麦冬，则平而不热，静而不动，服之则水升火降，永无再犯之忧，又安在生地之必宜服哉。

或疑生地虽凉，要亦不甚，以治虚热之病，似应相宜，何禁用甚严也？不知生

————

① 肺肝　何本作"肝肾"。

地之凉，不特沁入于胃，且沁入于脾，不特沁入于脾，又沁入于肾。故久服则脾肾俱伤，往往致大瘕之泻，不可不慎用也。

或疑生地止血甚神，而泻中有补，似亦与元参之类可齐驱而并驾也。然而元参尚可重用，而生地断宜轻用也。盖生地沉阴之性，凉血是其所长，退火是其所短，不比元参既退浮游之火，而又滋枯涸之水也。生地凉血，则血虽止而不行。生地不能退火，则火欲炎而难静，久则火上腾而血亦随沸矣。

或疑生地寒凉，可以止血，以血得寒而止乎，抑血得朴而止乎？夫生地① 凉中有补，血得凉而止，亦得补而止也。盖血非凉则无以遏其上炎之势，非补亦无以投其既济之欢，故生地止血建功实神者，正以凉中有补② 也。

或疑生地清肺肝之热，肺肝俱属阴，补阴即不能奏功之速，自宜久服之为得，安在生地止可暂用而不可常服耶？曰：生地清肺肝之热，亦止清一时之热耳。肺肝之火，初起多实，久病多虚。生地清初起之热，则热变为寒；清久病之热，则热愈增热。盖实火得寒而势解，虚火得寒而焰起也。故生地止可一时暂用，而断断不可长用耳。

当　归

当归，味甘辛，气温，可升可降，阳中之阴，无毒。虽有上下之分，而补血则一。东垣谓尾破血者，误。入心、脾、肝三脏。但其性甚动，入之补气药中则补气，入之补血药中则补血，入之升提药中则提气，入之降逐药中则逐血也。而且用之寒则寒，用之热则热，无定功也。功虽无定，然要不可谓非君药。如痢疾也，非君之以当归，则肠中之积秽不能去；如跌

伤也，非君之以当归，则骨中之瘀血不能消；大便燥结，非君之以当归，则硬粪不能下；产后亏损，非君之以当归，则血晕不能除。肝中血燥，当归少用，难以解纷；心中血枯，当归少用，难以润泽；脾中血干，当归少用，难以滋养。是当归必宜多用，而后可以成功也。倘畏其过滑而不敢多用，则功用薄而迟矣。而或者谓当归可臣而不可君也，补血汤中让黄芪为君，反能出奇以夺命；败毒散中让金银花为君，转能角异以散邪，似乎为臣之功胜于为君。然而当归实君药，而又可以为臣为佐使者也。用之彼而彼效，用之此而此效，充之五脏七腑，皆可相资，亦在人之③ 用之耳。用之当，而攻补并可奏功；用之不当，而气血两无有效④。用之当，而上下均能疗治；用之不当，而阴阳各鲜成功⑤。又何论于可君而不可臣，可臣而不可佐使哉⑥。

或问当归补血，而补气汤中何以必用，岂当归非血分之药乎？曰：当归原非独补血也，实亦气分之药，因其味辛而气少散，恐其耗气，故言补血，而不言补气耳。其实补气者十之四，而补血者十之六，子试思产后非气血之大亏乎。佛手散用当归为君，川芎为佐，人以为二味乃补血之圣药也，治产后血少者，似乎相宜，治产后气虚者，似乎不足。乃何以一用佛手散而气血两旺，非当归补血而又补气，乌能至此，是当归亦为气分之药，不可

---

① 此下何本有"清肺肝之热"五字。
② 此下何本有"血得凉而止"五字。
③ 之　何本作"善"。
④ 两无有效　何本作"皆不奏效"。
⑤ 各鲜成功　何本作"各难调和"。
⑥ 此下何本有"产后救危人参贵，而当归不可不用，若畏其滑肠，则佐之白术、山药之味，何尝不可也。"

信哉。

或问当归性动而滑，用之于燥结之病宜也，用之下利之症，恐非所宜，何以痢症必用之耶？夫痢疾与水泻不同。水泻者，脾泻也。痢疾者，肾泻也。脾泻最忌滑，肾泻最忌涩。而肾泻之所以忌涩者何故？盖肾水得邪火之侵，肾欲利而火阻之，肾欲留而火迫之，故有后重之苦。夫肾水无多，宜补而不宜泻也。若下多亡阴，肾水竭而愈加艰涩矣。故必用当归以下润其大肠。大肠润而肾水不必来滋大肠，则肾气可安。肾气安而大肠又有所养，火自不敢阻迫于肾矣，自然火散而痢亦安，此当归所以宜于下痢而必用之也。[批] 水泻忌滑，痢疾喜滑，当归润滑，正其所宜。

或①问当归既是君主之药，各药宜佐当归以用之矣，何以时为偏裨之将反易成功，得毋非君主之药乎？士铎曰：当归性动，性动则无不可共试以奏功也。所以入之攻则攻，入之补则补。然而当归虽为偏裨之将，其气象自有不可为臣之意，倘驾御不得其方，未必不变胜而为负，反治而为乱也。

或问当归不宜少用，亦可少用以成功乎？曰：用药止问当与不当，不必问多与不多也。大约当归宜多用者，在重病以救危，宜少用者，在轻病以杜变。不敢多用，固非疗病之奇，不肯少用，亦非养病之善也。

或问当归滑药也，有时用之而不滑者何故？凡药所以救病也。肠胃素滑者，忌用当归，此论其常也。倘变生意外，内火沸腾，外火凌逼，不用润滑之当归，又何以滋其枯槁哉？当是时，吾犹恐当归之润滑，尚不足以救其焦涸也，乌可谓平日畏滑而不敢用哉。

或问当归专补血而又能补气，则是气血双补之药矣。曰：当归是生气生血之圣药，非但补也。血非气不生，气非血不长。当归生气而又生血者，正其气血之两生，所以生血之中而又生气，生气之中而又生血也。苟单生气，则胎产之门，何以用芎、归之散，生血于气之中；苟单生血，则止血之症，何以用归、芪之汤，生气于血之内。惟其生气而即生血，血得气而自旺，惟其生血而即生气，气得血而更盛也。

或问当归气味辛温，虽能活血补血，然终是行走之性，每致滑肠。缪仲醇谓与胃不相宜，一切脾胃恶食与食不消，并禁用之，即在产后、胎前亦不得入，是亦有见之言也。嗟嗟！此似是而非，不可不亟辨也。当归辛温，辛能开胃，温能暖胃，何所见而谓胃不相宜耶？夫胃之恶食，乃伤食而不能受也。辛以散之，则食易化。食不消者，乃脾气寒也。脾寒则食停积而不能化矣，温以暖之，则食易消。至于产前产后，苟患前症，尤宜多用，则胃气开而脾气健，始可进饮进食，产前无堕产之忧，产后无退母之怯。试问不用当归以救产后之重危，又用何物以救。岂必用人参而后可乎。夫人参止可治富贵之家，而不可疗贫寒之妇，天下安得皆用人参以尽救之哉。此当归之不可不用，而不可误听仲醇之言，因循坐视，束手而不相救也。如畏其滑肠，则佐之白术、山药之味，何不可者。

或疑当归滑肠，产妇血燥，自是相宜。然产妇亦有素常肠滑者，产后亦可用当归乎？曰：产后不用当归补血，实无第二味可以相代。即平素滑肠，时当产后，肠亦不滑，正不必顾忌也。或过虑其滑，

_____

① 此以下至"反治而为乱也"一段，原无，今据清抄甲本补。

即前条所谓佐之白术、山药，则万无一失矣。

或疑当归乃补血之圣药，凡见血症自宜用之，然而用之有效有不效者，岂当归非补血之品乎？当归补血，何必再疑，用之有效有不效，非当归之故，乃用而不得其法之故也。夫血症有兼气虚者，有不兼气虚而血虚者，有气血双虚而兼火者，原不可一概用当归而单治之也。血症而兼气虚，吾治血而兼补其气，则气行① 而血自归经；血症而气血双虚，吾平补气血，而血亦归经；血症气血双虚而兼火作祟，吾补其气血而带清其火，则气血旺而火自消，又何至血症之有效有不效哉。

或问缪仲醇谓疗肿痈疽之未溃者，忌用当归，亦何所见而云然耶？夫仲醇之谓不可用者，恐当归性动，引毒直走胃中，不由外发，致伤胃气故耳。殊不知引毒外散，不若引毒内消之为速。用当归于败毒化毒药中，正取其性动，则引药内消，直趋大便而出，奏功实神。故已溃者断宜大用，使之活血以生肌，即未溃者尤宜急用，使之去毒而逐秽也。

牛　膝

牛膝，味甘酸，气平，无毒。蜀产者佳。善走十二经络，宽筋骨，补中绝续，益阴壮阳，除腰膝酸疼，最能通尿管涩痛，引诸药下走。近人多用此药以治血癥血瘕，绝无一效，亦未取其功用而一思之也。夫血癥血瘕，乃脾经之病。牛膝能走于经络之中，而不能走于肠腹之内。况癥瘕之结痰包血也。牛膝乃阴分之药，总能逐血而不能逐痰，此所以终岁而无效耳。至于血晕血虚，儿枕作痛，尤不宜轻用，而近人用之，往往变生不测，亦未悟用牛膝之误也。牛膝善走而不善守，产晕，血

虚之极也，无血以养心，所以生晕。不用归芎以补血，反用牛膝以走血，不更下之石乎。虽儿枕作痛，似乎有瘀血在腹，然而产后气血大亏，多有阴寒之变，万一不是瘀血，而亦疑是儿枕之作痛，妄用牛膝以逐瘀，去生远矣。故必手按之而痛甚者，始可少用牛膝于归芎之内，否则勿轻用耳。

或问牛膝最善堕胎，是非补剂，似产前均宜忌之。然前人间用于产前，而胎安然不损者何耶？夫牛膝岂堕胎药哉，乃补损药也。凡有断续者，尚可再接，岂未损者而反使之堕乎。古人有用牛膝，合之麝香之中，外治以堕胎，取其性走之意。然而堕胎实麝香之故，而非牛膝也。从未闻用牛膝内治而能堕胎者，但性既善走，在胎产亦不宜多用，而终不可谓牛膝是堕胎之物也。

或问牛膝乃下部之药，用之以补两膝，往往未见功效，岂牛膝非健步之药乎。夫牛膝治下部，前人言之未可尽非，但膝之坚实，非牛膝之可能独健也。膝之所以健者，由于骨中之髓满，髓空斯足弱矣。故欲膝之健者，必须补髓，然而髓之所以满者，又由于肾水之足，肾水不足，则骨中之髓何由满。故欲补骨中之髓者，又须补肾中之精也。虽牛膝亦补精之味，而终不能大补其精，则单用牛膝以治肾虚之膝，又何易奏效哉。

或问牛膝健足之药，近人见下部之病辄用之，而取效甚少，得毋止可健膝而不可健足耶？不知健膝即所以健足，而健膝不可徒健夫膝也。凡足之所以能步者，气充之也。不补气以运足，而徒用牛膝以健膝，膝且不能健，又何以健足哉。［批］健足由于健膝，膝健由于气充，至论也。

---

① 行　何本作"补"。

或疑牛膝血分之药，入气分药中转易成功，其故何也？盖牛膝性善走，气亦善走，两相合则气无止遏，而血无凝滞，自然血易生而气易旺，又安有不成功者哉。

或疑牛膝乃补中续绝① 之圣药，何子反略而不谈？曰：牛膝补中续绝，前人已言之矣，何必再论。惟是补中续绝，实别有说。盖牛膝走而不守，能行血于断续之间，而不能补血于断续之内，必须用牛膝于补气补血之中，而后能收其续绝之效。此补中续绝之义，实前人所未及也。

远　志

远志，味苦，气温②，无毒。而能解毒，安心气，定神益智，多服强记，亦能止梦遗，乃心经之药，凡心经虚病俱可治之。然尤不止治心也，肝、脾、肺之病俱可兼治，此归脾汤所以用远志也。而吾以为不止治心、肝、脾、肺也。夫心肾常相通者也，心不通于肾，则肾之气不上交于心，肾不通于心，则心之气亦不下交于肾。远志定神，则君心宁静而心气自通于肾矣，心之气既下通于肾，谓远志但益心而不益肾，所不信也。是远志乃通心肾之妙药。故能开心窍而益智，安肾而止梦遗，否则心肾两离，何能强记而闭守哉。

或问远志既是心经之药，心气一虚，即宜多加以益心，何故前人少用也？不知心为君主，君心宁静则火不上炎。心虚而少益其火，则心转受大补之益。倘多用远志以益心，必至添火以增焰，是益心而反害心矣。所以远志止可少用，而断不可多用也。［批］添水增炎，新。

或问远志益心，而子又曰益肾，毕竟补心多于补肾，抑补肾多于补心乎？盖远志益心，自是心经主药，补心多于补肾，何必辨哉。虽然心肾之气，实两相通也，

既两相通，则远志之补心肾，又何有于两异。惟是用药者或有重轻，则补心补肾亦各有分别。补心之药多用，远志重在补心。补肾之药多用，远志重在补肾。补心补肾虽若有殊，而通心通肾正无或异也。

或问远志上通心而下通肾，有之乎？曰：有之。有则何以上通心者每用远志，而下通肾者绝不用远志耶？不知肾药易通于心，而心药难通于肾，故用肾药，不必又用远志，而用心药，不可不用远志也。［批］远志补心而不补肾，然能通肾，通肾自然补肾矣，亦宜活看。

或问远志益心而不效，岂多用之故乎，然未尝多用而仍然不效者何也？盖肾气乘之也。夫肾益心者也。虽曰水克火，实水润心也。然则肾何以乘心也。肾之乘心者，非肾气之旺，乃肾气之衰。肾水旺则肾益心，肾水衰则肾克心也。不滋肾以益水，徒用远志以益火，则火愈旺而心愈不安矣，毋怪其少用而亦不效也。苟用远志于熟地、山茱之内，则肾得滋而心火胥③受益矣。

或问陈言《三因方》用远志酒，治一切痈疽、发背、阴毒有效，子何略而不言？非不言也。陈言单举远志一味以示奇，其实酒中不止远志也。单藉远志以治痈，未有不败者。盖痈毒至于发背，其势最横、最大，岂区区远志酒汁傅之，即能奏功乎，此不必辨而知其非也。或用金银花为君，佐之远志则可，然亦蛇足之说。不若竟用金银花半斤，加当归一二两、甘草四五钱，治之之为神。

或疑远志不可治痈，前人何故载之书

① 续绝　原作"绝续"。义晦，今据日刻本乙转。下同。

② 温　原作"涩"，今据何本改。

③ 胥（xū 音虚）皆也。

册，以误后人，想亦有功于痈，吾子未识耳。嗟乎。远志治痈，余先未尝不信，每用之而不效。今奉岐夫子之教，不觉爽然自失，悔从前误信耳。至于用金银花方治痈，屡获奇效，故敢辟陈言而特载用新方，无使后人再误如铎也。

或疑远志益心而不益肾，而吾子必曰兼益肾，似乎心肾之亏者，单用远志一味，而心肾两补矣。何以肾虚者，必另加补肾之药，不单用远志乎？不知远志可引肾之气以通心，非助肾之水以滋心也。故通心肾者，用远志一味，而心肾已受两益矣。若心肾两虚者，乌或全恃远志哉。［批］总之，远志并非可单用之药。

石　菖　蒲

石菖蒲，味辛而苦，气温，无毒。能开心窍，善通气，止遗尿，安胎，除烦闷，能治善忘。但必须石上生者良，否则无功。然止可为佐使，而不可为君药。开心窍，必须君以人参；通气，必须君以芪、术。遗尿欲止，非多加参、芪不能取效。胎动欲安，非多加白术不能成功。除烦闷，治善忘，非以人参为君，亦不能两有奇验也。

或问石菖蒲必得人参而始效，是石菖蒲亦可有可无之药也。此吾子过轻石菖蒲矣。石菖蒲实有专功也。凡心窍之闭，非石菖蒲不能开，徒用人参，竟不能取效。是人参必得菖蒲以成功，非菖蒲必得人参而奏效。盖两相须而两相成，实为药中不可无之物也。

或问石菖蒲何故必取九节者良，市上易者，且不止九节，节之多寡，可不问乎？石上菖蒲，凡细小者俱可用，而前人取九节者，取九窍之俱可通也。其实菖蒲俱能通心窍，心窍通而九窍俱通矣。

或疑石菖蒲能治健忘，然善忘之症用之绝少效验，何耶？善忘之症，因心窍之闭耳。心窍之闭者，由于心气之虚，补心之虚，舍人参无他药也。不用人参以补虚，惟恃菖蒲以开窍，窍开于一时而仍闭，又何益哉。夫开心窍尚君以人参，岂治善忘而反遗人参能取效乎。

本草新编卷之二 商集

天 门 冬

天门冬，味苦而甘，性凉，沉也，阴也①，阴中有阳，无毒。入肺、肾二经。补虚痨，杀虫，润五脏，悦颜色。专消烦除热，止嗽定咳尤善，止血消肺痈有神。但性凉，多服颇损胃。世人谓天门冬善消虚热，吾以为此说不可不辨。天门冬止可泻实火之人也，虚寒最忌，而虚热亦宜忌之。盖虚热未有不胃虚者也。胃虚而又加损胃之药，胃气有不消亡者乎。胃伤而传之脾，则脾亦受伤。脾胃两伤，上不能受水谷，而下不能化糟粕矣，又何望其补哉。大约天冬，凡肾水亏而肾火炎上者，可权用之以解氛，肾大②寒而肾水③又弱者，断不可久用之以滋阴也。

或谓天冬性润，可以解火，即可以益水，先生谓不可久用者，以肾火之寒也，但肾火寒者，自不可用矣，肾水未竭，而肾火未寒者，亦可用之乎。此则愚所未言也。肾水未竭，而肾火又未寒，是平常无病之人也。似乎服天冬，可以无碍。然而补之药胜于天冬者甚多，何必择此性凉者，以日伐其火乎。夫人非水火不生活，且水非火不生，火非水不养。止补其水而泻其火，初则火渐衰而水旺，久则火日去而水亡。此天冬所以止可暂以补水，而不可久以泻火也。

或问天冬同地黄用之，可以乌须发，此久治之法以滋肾者，而吾子谓天冬止宜泻实火之人，岂乌须发而亦可谓实火耶？夫须发之早白，虽由于肾水之不足，亦因于肾火之有余也。夫火之有余，既因于水之不足，则寒凉以补水，正寒凉以泻火也。况天冬与地黄④同用，则天冬之凉者不凉，肾得其滋补之益，而须发之焦枯，有不反黑者哉。然则天冬之乌须发，仍泻实火，而非泻虚火矣。

或问天门冬治痨瘵之病甚佳，而吾子谓止可暂服，岂治痨疾者，可一二剂愈乎？嗟乎。天门冬治痨瘵者，必脾健而大肠燥结、肺气火炎者宜之。然亦止可少服，而不可多服也。夫寒凉之物，未有不损胃者也。脾健，则胃气亦健。大肠燥结，则肺气亦必燥结。天冬凉肺而兼凉胃，宜其无恶，但久用天冬，胃凉则脾亦凉，肺凉则大肠亦凉，又势所必至也，乌可不先事而预防哉。

或问湿热不去，下流于肾，能使骨痿。肾欲坚，急食苦以坚之，天门冬、黄柏之类是也。是天门冬味苦气寒，正入肾以除热，可以治痿，而竟置不言，何也？此吾子知其一，不知其二也。夫治痿必治阳明。骨痿虽属肾，而治法必兼治胃。天门冬大寒，不利胃气，暂服可以治痿，久服必至损胃，胃损而肾又何益耶。况胃又

---

① 阴 何本作"降"。
② 大 原作"火"。字误，今据清抄本改。何本作"水"。
③ 水 何本作"火"。
④ 地黄 何本作"熟地"。

肾之关门，关门无生气之固，而欲肾宫坚牢，以壮骨生髓，必不得之数也。世人遵黄柏、知母之教，以损伤胃气。铎又何敢复扬天门冬治瘵之说，以劝人再用寒凉乎。此所以宁缺，以志予过也。

或疑天冬泻实火，不泻虚火，虚火禁用，实火安在不可常用耶？夫火虽有虚、实之分，而泻火之药，止可暂用，而不可常用也。天门冬泻实火，未尝不佳，特怪世人久服耳。人非火不活，暂损其有余，使火不烁水已耳，乌可经年累月服泻火之药哉。泻之日久，未有实火而不变为虚火者也。此常服之断宜戒也。

或疑天门冬性虽寒，以沙糖、蜜水煮透，全无苦味，则寒性尽失，不识有益阴虚火动之病乎？夫天门冬之退阴火，正取其味苦涩也。若将苦涩之味尽去，亦复何益。或虑其过寒，少去其苦涩，而加入细节甘草，同糖、蜜共制，庶以之治阴虚咳嗽，两有所宜耳。

或问天门冬，古人有服而得仙，吾子贬其功用，谓多服必至损胃，然则古语荒唐乎？嗟乎。《神农本草》：服食多载长生。岂皆不可信乎。大约言长生者，言其能延生也，非即言不死也。天门冬，食之而能却病，吾实信之，谓采服飞升，尚在阙疑。

麦 门 冬

麦门冬，味甘，气[1]微寒，降也，阳中微阴，无毒。入手太阴、少阴。泻肺中之伏火，清胃中之热邪，补心气之劳伤，止血家之呕吐，益精强阴，解烦止渴，美颜色，悦肌肤。退虚热神效，解肺燥殊验，定嗽[2]咳大有奇功。真可恃之为君，而又可藉之为臣使也。但世人未知麦冬之妙，往往少用之而不能成功，为可

惜也。不知麦冬必须多用，力量始大。盖火伏于肺中，烁干内液，不用麦冬之多，则火不能制矣。热炽于胃中，熬尽真阴，不用麦冬之多，则火不能息矣。夫肺为肾之母，肺燥则肾益燥，肾燥则大小肠尽燥矣。人见大小肠之干燥，用润肠之药。然肠滑而脾气愈虚，则伤阴而肾愈虚矣。肾虚必取给于肺金，而肺又素燥，无气以滋肾，而干咳嗽之症起，欲以些小之剂益肺气以生肾水，必不得之数也。抑肺又胃之子也，胃热则土亏，土亏而火愈炽。火炽，必须以水济之，而胃火太盛，肾水细微，不特不能制火[3]，而且熬干津液。苟不以汪洋之水，速为救援，水立尽矣。然而大旱枯涸，滂沱之水，既不可骤得。倘肾水有源，尚不至细流之尽断，虽外火焚烁，而渊泉有本，犹能浸润，不至死亡也。故胃火之盛，必须补水，而补水之源，在于补肺。然而外火既盛，非杯水可解。阴寒之气，断须深秋白露之时，金气大旺，而后湛[4]露湑湑[5]，多且浓也。故欲肺气之旺，必用麦冬之重。苟亦以些小之剂，益其肺气，欲清胃火之沸腾也，又安可得哉。更有议者，肝木畏肺金之克者也。然肺过于弱，则金且不能克木，而肝且欺之。于是，木旺而挟心火以刑金，全不畏肺金之克。肺欲求救肾子，而肾水又衰，自顾不遑，又安能顾肺金之母哉。乃咳嗽胀满之病生，气喘痰塞之疾作。人以为肺之病也，用泻肺之药，益虚其肺气，而肝木更炽，心火愈刑，病有终年累月而不痊者。苟不用麦冬大补肺气，肝木之旺，何日能衰乎。此麦冬之必须多用，又

---

[1] 此下何本有"平"字。
[2] 嗽　何本作"喘"。
[3] 火　原作"水"，今据何本改。
[4] 湛　浓重也。
[5] 湑湑　茂盛也。

不可不知也。更有膀胱之火，上逆于心胸，小便点滴不能出。人以为小便大闭，由于膀胱之热也，用通水之药不效，用降火之剂不效，此又何故乎？盖膀胱之气，必得上焦清肃之令行，而火乃下降，而水乃下通。[批] 大用麦冬，助肺气以通膀胱，更无人易知其义。夫上焦清肃之令，禀于肺也，肺气热，则清肃之令不行，而膀胱火闭，水亦闭矣。故欲通膀胱者，必须清肺金之气。清肺之药甚多，皆有损无益，终不若麦冬清中有补，能泻膀胱之火，而又不损膀胱之气，然而少用之，亦不能成功。盖麦冬气味平寒，必多用之，而始有济也。

或问麦冬以安肺气，救肺即可生肾子矣，何以补肺者，仍须补肾乎？曰：肺肾之气，未尝不两相须也。肺之气，夜必归于肾，肾之气，昼必升于肺。麦冬安肺，则肺气可交于肾，而肾无所补，则肾仍来取给于肺母，而肺仍不安矣。此所以补肺母者，必须补肾子也。肾水一足，不取济于肺金之气，则肺气自安，且能生水，而肺更安也。麦冬止可益肺，不能益肾。古人所以用麦冬必加入五味子，非取其敛肺，正取其补肾也。

或问麦冬加五味以补肾，敬闻命矣，何孙真人加入人参为生脉散？吾子善辨，幸明以教我，此则子不下问，而铎亦急欲阐明之也。夫肺主气也，人参补气，汤名补气，谁曰不然。而孙真人不言生气而言生脉者，原有秘旨。心主脉，是生脉者，生心之谓也。或疑心主火而肺主金，生心火，必至克肺金矣。益气之谓何？而讵[1] 知心之子，乃胃土也。肺金非胃土不生，胃弱以致肺金之弱。补心火，自生胃土矣，胃土一生，而肺金之气自旺。又恐补心以克肺金，加麦冬以清肺，则肺不畏火之炎。加五味以补肾，则肾能制火之盛，

调和制伏之妙，为千古生人之法，示天下以补心[2] 之妙，不必畏心之刑金也。所以不言生气而曰生脉者，其意微矣，人未之思尔。

或问麦冬补肺金而安肺气，肺气之耗者，宜加用麦冬以补肺金矣，然而日用麦冬，而不见肺金之气旺者，何故？盖肺金之母[3] 胃土之衰也。胃喜温而不喜寒，日用麦冬之寒以益肺，而反致损胃。胃寒，而气不能生金，徒用麦冬何益哉。必须用温胃之药，以生胃气，而后佐之以麦冬，则子母两补，自然胃气安，而肺气亦安也。

或疑胃中有火，最宜麦冬以清之，而吾子曰胃喜温不喜寒，不相反耶？非反也。胃乃土也，土自喜温。胃中宜火，何以恶火？夫火多宜泻，而火少宜补，况胃中之火乃邪火，非正火也。邪火宜泻，而正火亦宜补。服麦冬而胃寒者，乃正火衰微，自宜补之，未可以胃中之正火，错认作邪火而并观也。[批] 须辨得清。

或问麦冬滋肺气者也，何以有时愈用而愈不效，岂麦冬非滋肺药乎？夫麦冬不滋肺气，又何药以滋肺。然用之不效者，非麦冬不滋肺气，乃肺绝不受麦冬之滋也。肺为娇脏，治肺原不宜直补肺也。肺至麦冬之不可滋者，脾胃之母气、肾经之子气，已先绝于肺之前，而欲用麦冬以救肺绝之际，又何可得哉。

或疑用麦冬以救肺气，肺绝而不可救，是麦冬为无用矣。不识舍麦冬，又用何药可救耶？曰：脾胃已绝，金不能生矣；肾经已绝，金无以养矣，实无药可以相救。惟胃气不绝者，尚有可救之机，仍

---

① 讵　音巨，岂也。
② 心　何本作"气"。
③ 此下何本有"弱"字。

用麦冬为君，加于人参、熟地、山药①、山茱萸之内，尚可延留一线，然不节欲慎疾，亦徒然也。

或问麦冬乃肺经之药，凡肺病固宜用之，不识于治肺之外，尚有何症宜用也？夫麦冬不止治肺也，胃火用之可降，肾水用之可生，心火用之可息，肝木用之可养，胆木用之可滋，心包火用之可旺，三焦火用之可安，膀胱水用之可泻，所治之病甚多，何独于治肺耶。

或问麦冬但闻可以内治成功，未知亦可以治外症乎？曰：麦冬之功效，实于内治独神，然又能外治汤火，世人固不识也。凡遇热汤滚水泡烂皮肉，疼痛呼号者，用麦冬半斤，煮汁二碗，用鹅翎扫之，随扫随干，随干随扫，少顷即止痛生肌，神效之极，谁谓麦冬无外治哉［批］传外治法。

五 味 子

五味子，味酸，气温，降也。阴中微阳，非阳中微阴也。无毒。此药有南北之分，必以北者为佳，南者不可用。古人为南北各有所长，误也。最能添益肾水，滋补肺金，尤善润燥，非特收敛肺气。［批］五味子收敛肺气，正所以生肾水也。　盖五味子入肺、肾二经，生津止渴，强阴益阳，生气除热，止泻痢有神。但不宜多用，多用反无功，少用最有效。尤不宜独用，独用不特无功，且有大害。必须同补药用入汤丸之内，则调和无碍，相得益彰耳。

或问五味子乃收敛之药，用之生脉散中，可以防暑，岂北五味亦能消暑耶？［批］生脉散，非却暑之药，乃防暑之药也，论得是。　曰：五味子，非消暑药也。凡人当夏热之时，真气必散．故易中

暑。生脉，用人参以益气，气足则暑不能犯；用麦冬以清肺，肺清则暑不能侵；又佐之北五味，以收敛其耗散之金，则肺气更旺，何惧外暑之热。是五味子助人参、麦冬以生肺气，而非辅人参、麦冬以消暑邪也。

或问五味子补肾之药，人皆用之于补肺，而吾子又言宜少用，而不宜多用，不愈示人以补肺，而不补肾乎？曰：北五味子补肾，正不必多也，其味酸而气温，味酸则过于收敛，气温则易动龙雷，不若少用之，反易生津液，而无强阳之失也②。

或问五味子，古人有独用以闭精，而吾子谓不宜独用，不独无功，且有大害，未知所谓大害者，何害也？夫五味子性善收敛，独用之者，利其闭精而不泄耳。精宜安静，不宜浮动。服五味子而能绝欲者，世无其人，保其遇色而不心动乎。心动，则精必离宫，无五味子之酸收，则精将随小便而暗泄。惟其不能不心动也，且有恃五味子之闭涩，搏久战以贪欢，精不泄而内败，变为痈疽发背而死者，多矣。所谓大害者如此，而可独用一味，经年累月知服，以图闭涩哉。

或为五味子滋不足之肾水，宜多用为佳，乃古人往往少用，岂能生汪洋之肾水耶？曰：天一生水，原有化生之妙，不在药味之多也。孙真人生脉散，虽名为益肺，其实全在生肾水。盖补肾以生肾水，难为力，补肺以生肾水，易为功。五味子助人参，以收耗散之肺金，则金气坚凝，水源渊彻③，自然肺足而肾亦足也。又何必多用五味子始能生水哉，况五味子多

---

① 山药　何本无。
② 不若……失也　此十七字，何本作"不善用之，反不易生津液，而有绝阴之失矣"。
③ 水源渊彻　何本作"水液渊源"。

用,反不能生水,何也?味酸故也。酸能生津,而过酸则收敛多,而生发之气少,转夺人参之权,不能生气于无何有之乡,即不能生精于无何有之宫矣。此古人所以少用,胜于多用也。[批]五味子少用则止精,持论纯正。

或问北五味补肾益肺,然有时补肾而不利于肺,或补肺而不利于肾,何也?曰:肾乃肺之子,肺乃肾之母,补肺宜益于肾,补肾宜益于肺。何以有时而不利耶?此邪火之作祟。补肾,则水升以入肺,而肺且恃子之水,与邪相斗,而肺愈不安矣。益肺,则金刚以克肝,而肝①且恃母之水,与邪相争,而肾亦不安矣。然则五味子之补肾益肺,宜于无邪之时,而补之益之也。[批]五味子补无邪之肺肾,论更出奇。

或疑精不足者,补之以味,未必非五味子之味也。嗟乎。何子言之妙也,实泄天地之奇。精不足者宜补,五味之补也。世人见五味子不可多用,并疑五味子不能生水。谁知此物补水,妙在不必多也。古云:精不足者,补之以味,人参、羊肉是也。谁知人参、五味子之更胜哉?[批]又补《内经》之不足,妙甚。

或问五味子生精敛气之外,更有何病可以兼治之乎?五味子敛耗散之肺金,滋涸竭之肾水,二治之外,原无多治法也。然子既求功于二者之外,我尚有一法以广其功。五味子炒焦,研末,敷疮疡溃烂,皮肉欲脱者,可保全如故,不至全脱也。[批]妙法。

菟 丝 子

菟丝子,味辛、甘,气温②,无毒。入心、肝、肾三经之药。益气强阴,补髓添精,止腰膝疼痛,安心定魂,能断梦遗,坚强筋骨,且善明目。可以重用,亦可一味专用,世人未知也。遇心虚之人,日夜梦精频泄者,用菟丝子三两,水十碗,煮汁三碗,分三服,早、午、夜各一服即止,且永不再遗。其故何也?盖梦遗之病,多起于淫邪之思想,思想未已,必致自泄其精,精泄之后,再加思想,则心火暗烁,相火乘心之虚,上夺君权,火欲动而水亦动矣,久则结成梦想而精遗。于是,玉关不闭,不必梦而亦遗矣。此乃心、肝、肾三经齐病,水火两虚所致。菟丝子正补心肝肾之圣药,况又不杂之别味,则力尤专,所以能直入三经以收全效也。他如夜梦不安,两目昏暗,双足乏力,皆可用至一二两③。同人参、熟地④、白术、山茱⑤之类用之,多建奇功。古人云:能断思交。则不尽然也。

或问菟丝可多用以成功,何千古无人表出,直待吾子而后示奇乎?曰:轩岐之秘,不传于世也久矣。吾躬受岐夫子真传而秘之,则是轩岐之道,自我而传,亦自我而绝矣。故铎宁传之天下,使当世怀疑而不敢用,断不可不传之天下,使万世隐晦而不知用也。

或疑菟丝子无根之草,依树木而生,其治病,亦宜依他药而成功,似未可专用也。噫,何论之奇也。夫菟丝子,神药也,天下有无根草木如菟丝子者乎,亡有也。故其治病,有不可思议之奇。人身梦遗之病,亦奇病也,无端而结想,无端而入梦,亦有不可思议之奇。虽《灵枢经》有"淫邪发梦"之篇,备言梦症,而终不得其所以入梦之故。虽圣人,亦难言

---

① 肝 原无,今据何本补。
② 温 何本作"平"。
③ 一二两 清抄本作"二三两"。
④ 熟地 何本无。
⑤ 山茱 清抄本作"山药"。

也。用菟丝子治梦遗者，以异草治异梦也，乃服之而效验如响，亦有不可思议之奇，吾不意天地间之多奇如此。虽然菟丝治梦遗者何足奇，奇在吾子之发论，余得共阐其奇耳。惟其奇，故菟丝专用以出奇，又胡必依草木共治而后成功哉。[批]理明而胸无芥蒂，笔顺而词有光口，谓有神助，信然。

或问菟丝子治梦遗，奇矣，亦可更治他病，能收奇功乎？夫菟丝子，实不止治梦遗也，更能强阳不倒。用一味至二两，煎汤服，则阳坚而不泄矣。或人不信吾方之奇。不知菟丝子，实神药也，以神通神，实有至理。[批]方奇而论更奇，妙在出言至理。　凡人入房而易泄者，以心君之神先怯耳。心之神怯，则相之神旺矣。相之神旺，则阳易举，亦易倒。心之神旺，则相之神严肃，而不敢犯君，则君之权尊。君之权尊，则令专而不可摇动，故阳不举则已，举则坚而不易倒也。菟丝子，能安心君之神，更能补益心包络之气，是君火与相火同补，阳安有不强者乎。况菟丝子更善补精髓，助阳之旺，又不损阴之衰[1]，此强阳不倒之可以无虞，而不至有阴虚火动之失也。虽然铎创此论，宣菟丝子之神奇，非导淫也。倘阳火衰微，服此方，可以获益而种子。设或阴虚火盛，服此方，必有虚阳亢炎之祸，至痨瘵而不可救者，非铎之过也。

甘　菊　花

甘菊花，味甘、微苦，性微寒，可升可降，阴中阳也，无毒。入胃、肝二经。能除大热[2]，止头痛晕眩，收眼泪翳膜，明目有神，黑须鬓颇验，亦散湿去痹，除烦解燥。但气味轻清，功亦甚缓，必宜久服始效，不可责以近功。惟目痛骤用之，

成功甚速，余则俱迂缓，始能取效也。近人多种菊而不知滋补方，间有用之者，又止取作茶茗之需以为明目也。然而，甘菊花不但明目，可以大用之者，全在退阳明之胃火。盖阳明内热，必宜阴寒之药以泻之，如石膏、知母之类。然石膏过于太峻，未免太寒，以损胃气。不若用甘菊花至一二两，同元参、麦冬共济之，既能平胃中之火，而不伤胃中之气也。[批]甘菊花退胃火，而不损胃气，实有奇功。

或问甘菊花治目最效，似乎肝经之专药，而吾子独云可退阳明之胃火，不识退阳明何等之火病耶？夫甘菊花，凡有胃火，俱可清之，而尤相宜者，瘵病也。瘵病，责在阳明，然而治阳明者，多用白虎汤，而石膏过于寒凉，恐伤胃气。而瘵病又多是阳明之虚热，白虎汤又泻实火之汤也，尤为不宜。不若用甘菊花一、二两，煎汤以代茶饮，既退阳明之火，而又补阳明之气，久服而瘵病自痊。甘菊花退阳明之火病，其在斯乎。[批]瘵病，乃阳明之虚火作祟也，甘菊花正治阳明之虚火，所以相宜。

或问甘菊花，人服之延龄益算[3]，至百岁外仙去者，有之乎？抑好事者之言也？吾子既遇异人传异术，必有所闻，幸勿自秘。曰：予实未闻也。或人固请，乃喟然叹曰：吾今而后，不敢以异术为一人延龄益算之资也，敢不罄传，与天下共之乎。夫菊得天地至清之气，又后群卉而自芳，傲霜而香，挹露而葩，而花又最耐久，是草木之种，而欲与松柏同为后凋也，岂非长生之物乎。但世人不知服食之

---

[1] 衰　何本作"气"。

[2] 除大热　何本作"清火热"。

[3] 算　寿命也。《颜氏家训·归心》："如此之人，阴纪其过，鬼夺其算，慎不可与为邻，何况交结乎。"

法，徒作茶饮之需，又不识何以修合，是弃神丹于草莽，可惜也。我今将异人所传，备书于后，原人依方服食，入仙不难。岂独延龄益算已哉。方名菊英仙丹。采家园黄菊花三斤①，晒干，入人参三两、白术六两、黄芪十两、干桑椹十两、熟地一斤、生地三两②、茯苓六两、当归一斤、远志四两、巴戟天一斤、枸杞子一斤、花椒三两、山药四两、茯神四两、菟丝子八两、杜仲八两，各为细末，蜜为丸，白滚水每日服五钱。三月之后，自然颜色光润，精神健强，返老还童。可以久服，既无火盛之虞，又有添精之益，实可为娱老之方也，勿以铎之轻传，而易视之为无能。盖菊英为仙人所采，实有服之而仙去者，非好事者之谈，乃成仙之实录也。

或疑甘菊花药味平常，未必服之可以延龄。古人采食而仙去者，徒虚语耳。嗟乎。采菊英而仙去，吾不敢谓古必有是人。然菊英仙丹，实异人授铎。吾睹其方中之配合得宜，既无燥热之忌，实多滋益之良。服之即不能成仙，未必不可藉以难老也。

或疑甘菊花治目，杭人多半作茶饮，而目疾未见少者，是菊花非明目之药，而菊英仙丹亦不可信之方矣。嗟乎。菊花明目，明虚人之目，而非明有病人之目也。有病之目，即可用菊花治，亦必与发散之药同治，而不可单恃之，以去风去火也。夫人之疾病不常，而人之慎疾各异。菊花之有益于人目者甚多，岂可因一二病目成于外感，而即疑菊花之非明目也，亦太拘矣。若菊英仙丹，纯是生气生精之神药，非止明目已也。又乌可因杭城之病目，疑菊而并疑仙丹哉。

或疑真菊益龄，野菊泄人，有之乎？曰：有之。或曰有之，而子何以不载也？

夫菊有野种、家种之分，其实皆感金水之精英而生者也。但家种味甘，补多于泻；野菊味苦，泻多于补。欲益精以平肝，可用家菊。欲息风以制火，当用野菊。人因《本草》之书有泄人之语，竟弃野菊不用，亦未知野菊之妙。除阳明之焰，正不可用家菊也。

薏 苡 仁

薏苡仁，味甘，气微寒，无毒。入脾、肾二经，兼入肺。疗湿痹有神，舒筋骨拘挛，止骨中疼痛，消肿胀，利小便，开胃气，亦治肺痈。但必须用至一、二两，始易有功，少亦须用五钱之外，否则，力薄味单耳。薏仁最善利水，又不损耗真阴之气。凡湿感在下身者，最宜用之。视病之轻重，准用药之多寡，则阴阳不伤，而湿病易去。人见用药之多，动生物议，原未知药性，无怪其然。余今特为阐明，原世人勿再疑也。凡利水之药，俱宜多用，但多用利水之药，必损真阴之气，水未利，而阴且虚矣，所以他利水之药，不敢多用。惟薏仁利水，而又不损真阴之气，诸利水药所不及者也。可以多用，而反不用，与不可多用，而反大用者，安得有利乎。故凡遇水湿之症，用薏仁一、二两为君，而佐之健脾去湿之味，未有不速于奏效者也。倘薄其气味之平和而轻用之，无益也。［批］薏仁利水而不走气，与茯苓同功。

或问薏仁味薄而气轻，何以利水之功犹胜？盖薏仁感土气而生，故利气又不损阴。所以可多用以出奇，而不必节用以畏缩也。

————————

① 三斤　清抄本作"二斤"。
② 三两　何本作"五两"。

或问薏仁有取之酿酒者，亦可藉为利湿之需乎？夫薏仁性善利湿，似乎所酿之酒，亦可以利湿也。然用薏酒以治湿，而湿不能去，非特湿不能去，而湿且更重，其故何哉？酒性大热，薏仁既化为酒，则薏仁之气味亦化为热矣，既化为热，独不可化为湿乎。湿热以治湿热，又何宜哉。此薏仁之酒，断不可取之，以治湿热之病也。

或问薏仁可以消瘴气，而未言及，岂忘之耶？非忘也。薏仁止能消湿气之瘴，而不能消岚气之瘴。虽岚气即湿气之类，然而湿气从下受，而岚气从上感，又各不同。薏仁消下部之湿，安能消上部之湿哉。［批］薏仁消下湿，而不消上湿，确论不磨。

或问薏仁得地之燥气，兼禀乎天之秋气，似与治痿相宜，何子忘之也？亦未曾忘也。经曰：治痿独取阳明。阳明者，胃与大肠也。二经湿热则成痿，湿去则热亦随解。故治痿者，必去湿也。吾前言用薏仁至一、二两者，正言治痿病也。天下惟痿病最难治，非多用薏仁，则水不易消，水不消，则热不能解，故治痿病断须多用耳。推之而凡有诸湿之症，无不宜多用。正不可因铎之未言，即疑而不用也。

或问薏仁功用甚薄，何不用猪苓、泽泻，可以少用见功，而必多用薏仁，何为乎？不知利水之药，必多耗气，薏仁妙在利水，而又不耗真气，故可重用之耳。

山　药

山药，味甘，气温平，无毒。入手足太阴二脏，亦能入脾、胃。治诸虚百损，益气力，开心窍，益知慧，尤善止梦遗，健脾开胃，止泻生精。山药可君可臣，用之无不宜者也，多用受益，少用亦受益，

古今颇无异议，而余独有微辞者，以其过于健脾也。夫人苦脾之不健，健脾，则大肠必坚牢，胃气必强旺而善饭，何故独取而贬之？不知脾胃之气太弱，必须用山药以健之，脾胃之气太旺，而亦用山药，则过于强旺，反能动火。世人往往有胸腹饱闷，服山药而更甚者，正助脾胃之旺也。人不知是山药之过，而归咎于他药，此皆不明药性之理也。盖山药入心，引脾胃之邪，亦易入心。山药补虚，而亦能补实，所以能添饱闷也。因世人皆信山药有功而无过，特为指出，非贬山药也。山药舍此之外，别无可议矣。

或问山药乃补阴精之物，而吾子谓是健脾胃之品，何子之好异也？曰：山药益人无穷，损人绝少。余谈《本草》，欲使其功过各不掩也。山药有功而无过。言其能助脾胃之火者，是求过于功之中也。然而天下之人脾胃太旺者，千人中一、二，不可执动火之说，概疑于脾胃之未旺者，而亦慎用之也。脾胃未旺，则肾气必衰，健脾胃正所以补阴精也。予道其常，何好异之有。

或问山药补肾，仲景张公所以用之于六味地黄丸中也，然而山药实能健脾开胃，意者六味丸非独补肾之药乎？曰：六味丸实直补肾水之药也，山药亦补肾水之药，同群共济何疑。然而，六味丸中之用山药，意义全不在此。山药，乃心、肝、脾、肺、肾无经不入之药也。六味丸虽直补肾中之水，而肾水必分资于五脏，而五脏无相引之使，又何由分布其水，而使之无不润乎。倘别用五脏佐使之品，方必杂而不纯，故不若用山药以补肾中之水，而又可遍通于五脏。此仲景张夫子补一顾五，实有鬼神难测之机也。［批］山药补水，而又通五脏，仲景公所以用之于六味丸中，自有此方，无此妙论。

或问山药入于六味丸中之义，予既已闻之，不识入于八味丸中，亦有说乎？曰：八味丸，由六味而加增者也，似乎知六味，即可知八味之义矣。谁知八味丸中之用山药，又别有妙义乎。六味，补肾中之水；而八味，则补肾中之火也。补肾中之火者，补命门之相火也。夫身之相火有二：一在肾之中，一在心之外。补肾中之相火，则心外之相火，必来相争，相争则必相乱，宜豫有以安之，势必下补肾中之火，即当上补心下之火矣。然而既因肾寒而补其下，又顾心热以补其上，毋论下不能温其寒，而上且变为热矣。用药之杂，可胜叹哉。妙在用山药于八味丸中，山药入肾者十之七，入心者十之三，引桂、附之热，多温于肾中，少温于心外，使心肾二火各有相得，而不致相争，使肾之气通于心，而心之气通于肾，使脾胃之气安然健运于不息，皆山药接引之功也。仲景公岂漫然用之哉。［批］八味丸，补命门之火也，补命门之火，虑及心包之火必来相争，用山药解纷，使心肾相通、胃脾两健，何论奇而理确如此，真仲景公入室之药也。

或疑山药不宜多用，何以六味地黄丸终年久服而无害也，得毋入于地黄丸可以多用，而入于他药之中即宜少用耶？不知山药可以多用而无忌。吾前言脾健之人宜忌者，虑助火以动燥，而非言其不可以多用也。

或疑山药津滑，何能动燥？曰：山药生精，自然非助燥之物。吾言其助燥者，助有火之人，非助无火之人也。

或问山药色白，何能乌须，何吾子用之为乌须圣药？曰：山药何能乌须哉。山药入肾，而尤通任督。任督之脉，上行于唇颊，故借山药用之于乌芝麻、黑豆、地黄、南烛、何首乌之内，导引以黑须鬓，

非山药之能自乌也。或又问山药既为引导之药，则不宜重用之为君矣。不知山药虽不变白，而性功实大补肾水者也。肾水不足者，须鬓断不能黑，我所以重用山药而奏功也。

知　母

知母，味苦、辛，气大寒，沉而降，阴也，无毒。入足少阴、阳明，又入手太阴。最善泻胃、肾二经之火，解渴止热，亦治久疟。此物止可暂用，而不可久服。丹溪加入六味丸中，亦教人暂服，以泻肾中浮游之火，非教人长服也。近世竟加知母、黄柏，谓是退阴虚火热之圣方，令人经年长用，以致脾胃虚寒，不能饮食，成痨成瘵者，不知几千万人矣。幸薛立斋、赵养葵论知母过寒，切戒久食，实见到之语，有功于世。总之，此物暂用，以泻胃中之火，实可夺命；久用，以补肾中之水，亦能促命。谓知母竟可杀人，固非立论之纯，谓知母全可活人，亦非持说之正也。

或问知母泻肾，肾有补而无泻，不可用知母，宜也。若用之以泻胃，似可常用，何吾子亦谓止可暂用乎？曰：胃火又何可常泻也，五脏六腑皆仰藉于胃，胃气存则生，胃气亡则死。胃中火盛，恐其消烁津液，用石膏知母以救胃，非泻胃也。然而石膏过于峻削，知母过于寒凉，胃火虽救，而胃土必伤，故亦宜暂用以解氛，断不宜常用以损气①也。［批］胃为肾之关门，胃与肾，俱不可用石膏久泻其火，胃寒则肾亦寒也。

或问知母古人皆言是补肾滋阴妙药，吾子乃言是泻火之味，此余所以疑也。不

————
① 气　此上何本有"胃"字。

知毋疑也。天下味温者能益人，未闻苦寒者而亦益也。知母苦而大寒，其无益于脾胃，又何必辨。惟是既无益于脾胃，何以泻胃中之火，能夺命于须臾乎? 似乎泻即补之之义也。然而暂用何以相宜，久用何以甚恶? 是泻火止可言救肾，而终不可言补肾也。［批］用知母以救肾，非用知母以补肾，分别独妙。

或问知母性过寒凉，久服损胃，何不改用他药以救胃，而白虎汤中必用知母，以佐石膏之横，不以寒济寒乎? 嗟乎。何问之善也。夫白虎汤，乃治胃火之初起，单用石膏以救胃，犹恐不胜，故又加知母，以止其肾① 中之火，使胃火之不增焰也。若胃火已炽之后与将衰之时，知母原不必加入之也。或去知母，而易之天② 冬、元参之味，亦未为不可也。

或问知母、黄柏用之于六味丸中，朱丹溪之意以治阴虚火动也，是岂无见者乎? 嗟乎。阴虚火动，六味汤治之足矣，何必又用知母、黄柏以泻火乎。夫火之有余，因水之不足也，补其水，则火自息矣。丹溪徒知阴虚火动之义，而加入二味，使后人胶执而专用之，或致丧亡，非所以救天下也。

或问知母既不宜轻用，何不竟删去之，乃既称其功，又辟其过耶? 嗟乎。吾言因丹溪而发，岂谓知母之等于鸩毒哉。盖知母止可用之以泻胃火之有余，而不可用之以泻肾火之不足，故泻胃火则救人，而泻肾火则杀人也。丹溪止主泻肾，而不主泻胃，此生死之大关，不可不辨也。

或问李时珍发明知母是气分之药，黄柏是血分之药。黄柏入肾，而不入肺；知母下润肾，而上清肺金，二药必相须而行，譬之虾之不能离水母也。是黄柏、知母，必须同用为佳，而吾子谓二药不可共用，得毋时珍非欤? 曰: 时珍殆读书而执

者也。不知黄柏未尝不入气分，而知母未尝不入血分也。黄柏清肾中之火，亦能清肺中之火；知母泻肾中之热，而亦泻胃中之热。胃为多气多血之腑，岂止入于气分，而不入于血分耶? 是二药不必兼用，不可即此而悟哉。

金钗石斛

金钗石斛，味甘、微苦，性微寒，无毒。不可用竹斛、木斛，用之无功。石斛却惊定志，益精强阴，尤能健脚膝之力，善起痹病，降阴虚之火，大有殊功。今世吴下之医，颇喜用之，而天下人尚不悉知其功用也。盖金钗石斛，生于粤闽岩洞之中，岩洞乃至阴之地，而粤闽又至阳之方也，秉阴阳之气以生，故寒不为寒，而又能降虚浮之热。夫虚火，相火也，相火宜补，而不宜泻。金钗石斛妙是寒药，而又有补性，且其性又下行，而不上行。若相火则易升，而不易降者也，得石斛则降而不升矣。夏月之间，两足无力者，服石斛则有力，岂非下降而兼补至阴之明验乎。故用黄柏、知母泻相火者，何如用金钗石斛之为当乎。盖黄柏、知母泻中无补，而金钗石斛补中有泻也。

或问金钗石斛降阴虚之火，乃泻阴之物也，何以能健脚膝之力，其中妙义，尚未畅发。曰: 肾有补而无泻，何以金钗石斛泻肾，而反补肾，宜子之疑也。余上文虽已略言之，而今犹当罄言之。夫肾中有水、火之分，水之不足，火之有余也；火之有余，水之不足也。是水火不能两平者，久矣。脚膝之无力者，肾水之不足也。水不足则火觉有余，火有余则水又不

① 肾　清抄本、何本均作"胃"，恐误。
② 天　此上何本有"麦"字。

足，不能制火矣。不能制火，则火旺而熬干骨中之髓，欲其脚膝之有力也，必不得之数矣。金钗石斛，本非益精强阴之药，乃降肾中命门虚火之药也，去火之有余，自然益水之不足，泻肾中之虚火，自然添骨中之真水矣，故曰：强阴而益精。此脚膝之所以健也。然则黄柏、知母亦泻肾火之药，何以不能健脚膝。不知肾中之火，大寒则泻而不补，微寒则补而能泻。此金钗石斛妙在微寒，以泻为补也。［批］相火者，虚火也，虚火必补而后息。石斛之补肾，岂及熟地，然以轻虚之体，潜入于命门阴火之中，能引入命门之火，仍归于肾，舍石斛，更无他药可代。大寒之药，有泻而无补；微寒之药，有补而无泻，发前人所未发。

或问子恶用黄柏、知母之泻火，何又称金钗石斛？不知金钗石斛，非知母、黄柏可比。知母、黄柏大寒，直入于至阴，使寒入于骨髓之中。金钗石斛不过微寒，虽入于至阴，使寒出于骨髓之外，各有分别也。

或疑金钗石斛使寒[1]出于骨髓，实发前人之未发，但无徵难信耳。曰：石斛微寒，自不伤骨，骨既不伤，则骨中之热自解，骨中热解，必散于外，此理之所必然，不必有徵而后信也。

肉　苁　蓉

肉苁蓉，味甘温而咸、酸，无毒。入肾。最善兴阳，止崩漏。久用令男女有子，暖腰膝。但专补肾中之水火，余无他用。若多用之，能滑大肠。古人所以治虚人大便结者，用苁蓉一两，水洗出盐味，另用净水煮服[2]，即下大便，正取其补虚而滑肠也。然虽补肾，而不可专用，佐人参、白术、熟地、山茱萸诸补阴阳之药，

实有利益。使人阳道修伟，与驴鞭同用更奇，但不可用琐阳。盖琐阳非苁蓉可比，苁蓉，乃马精所化，故功效能神；琐阳，非马精所化之物，虽能补阴兴阳，而功效甚薄，故神农薄而不取。近人舍苁蓉，而用琐阳，余所以分辨之也。至于草苁蓉，尤不可用。凡用肉苁蓉，必须拣其肥大而有鳞甲者，始可用。否则，皆草苁蓉而假充之者，买时必宜详察。

或问肉苁蓉既大补，又性温无毒，多用之正足补肾，何以反动大便？不知肉苁蓉肉，乃马精所化之物，马性最淫，故能兴阳。马精原系肾中所出，故又益阴。然而马性又最动，故骤用之多，易动大便，非其味滑也。［批］近情切理之言。

或问肉苁蓉之动大便，恐是攻剂，而非补药也？夫苁蓉，乃有形之精所生，实补而非泻。试观老人不能大便者，用之以通大便。夫老人之闭结，乃精血之不足，非邪火之有余也，不可以悟其是补而非攻乎。

或疑肉苁蓉性滑而动大便，凡大肠滑者，可用乎，抑不可用乎？夫大肠滑者，多由于肾中之无火，肉苁蓉兴阳，是补火之物也，补火而独不能坚大肠乎。故骤用之而滑者，久用之而自涩矣。

或疑肉苁蓉，未必是马精所生，此物出之边塞沙土中，岁岁如草之生，安得如许之马精耶？曰：肉苁蓉，是马精所生，非马精所生，吾何由定。但此说，实出于神农之《本草》，非后人之私臆也。肉苁蓉不得马精之气，而生于苦寒边塞之外，又何能兴阳而补水火哉。

或问王好古曾云："服苁蓉以治肾，必妨于心"，何子未识也？曰：此好古不

---

① 寒　何本作"热"。
② 服　原无，今据何本补。

知苁蓉，而妄诫之也。凡补肾之药，必上通于心，心得肾之精，而后无焦枯之患。苁蓉大补肾之精，即补心之气也，又何妨之有。[批]实是。

补 骨 脂

补骨脂，即破故纸也。味苦、辛①，气温，无毒。入脾、肾二经。治男子劳②伤，疗妇人血气，止腰膝酸疼，补髓添精，除囊涩而缩小便，固精滑而兴阳事，去手足冷疼，能定诸逆气③。但必下焦寒虚者，始可久服。倘虚火太旺，止可暂用，以引火归原，否则，日日服之，反助其浮游之火上升矣。古人用破故纸，必用胡桃者，正因其性过于燥，恐动相火，所以制之使润，非故纸必须胡桃也。

或问补骨脂既不可轻用，而青娥等丸，何以教人终日吞服，又多取效之神耶？不知青娥丸，治下寒无火之人也。下寒无火者，正宜久服，如何可禁其少用乎？命门火衰，以致腰膝之酸疼，手足之逆冷，甚则阳痿而泄泻。苟不用补骨脂，急生其命门之火，又何以回阳而续命乎。且补骨脂尤能定喘，肾中虚寒，而关元真气上冲于咽喉，用降气之药不效者，投之补骨脂，则气自归原，正藉其温补命门，以回阳而定喘也。是补骨脂，全在审其命门之寒与不寒而用之耳，余非不教人之久服也。

或问破故纸虽善降气，然亦能破气，何子未言也？曰：破故纸，未尝破气，人误见耳。破故纸，乃纳气归原之圣药，气之不归者，尚使之归，岂气之未破者而使之破乎？惟是性过温，恐动命门之火，火动而气动，气动而破气者有之。然而用故纸者，必非单用，得一、二味补阴之药以济之，则火且不动，又何能破气哉？

[批]破故纸纳气，而非破气，前人虽言之矣，但无此痛快耳。

或问补骨脂治泻有神，何以脾泻有宜有不宜乎？不知补骨脂，非治泻之药，不治泻而治泻者，非治脾泄，治肾泄也。肾中命门之火寒，则脾气不固，至五更痛泻者，必须用补骨脂，以温补其命门之火，而泻者不泻矣。若命门不寒而脾自泻者，是有火之泻，用补骨脂正其所恶，又安能相宜哉。

或问补骨脂无胡桃，犹水母之无虾，然否？嗟乎。破故纸何藉于胡桃哉。破故纸属火，收敛神明，能使心包之火与命门之火相通，不必胡桃之油润之，始能入心入肾也。盖破故纸，自有水火相生之妙，得胡桃仁而更佳，但不可谓破故纸，必有藉于胡桃仁也。[批]剖析甚当。

或疑破故纸阳药也，何以偏能补肾？夫肾中有阳气，而后阴阳有既济之美。破故纸，实阴阳两补之药也，但两补之中，补火之功多于补水。制之以胡桃仁，则水火两得其平矣。

或问破故纸补命门之火，然其气过燥，补火之有余，恐耗水之不足。古人用胡桃以制之者，未必非补水也。不知胡桃以制破故纸者，非制其耗水也，乃所以助肾中之火也。盖肾火非水不生，胡桃之油最善生水，肾中之水不涸，则肾中之火不寒，是破故纸得胡桃，水火有两济之欢也。[批]生水生火相得益彰，妙论。

羌活 独活

羌活，味苦、辛，气平而温，升也，

---

① 辛　何本无。
② 劳　何本作“骨”。
③ 定诸逆气　何本作“定喘益气”。

阳也，无毒。入足太阳、足少阴二经，又入足厥阴。善散风邪，利周身骨节之痛，除新旧风湿，亦止头痛齿疼。古人谓羌活系君药，以其拨乱反正，有旋转之力也，而余独以为止可充使，而并不可为臣佐。[批]说羌活不可为君臣之药，见明论确，救世之深心也。　盖其味辛而气升，而性过于散，可用之为引经，通达上下，则风去而湿消。若恃之为君臣，欲其调和气血，燮理阴阳，必至变出非常，祸生反掌矣。故羌活止可加之于当、芎、术、苓之内，以逐邪返正，则有神功耳。羌活与独活，本是两种，而各部《本草》俱言为一种者，误。仲景夫子用独活，以治少阴①之邪，东垣先生用羌活，以治太阳之邪，各有取义，非取紧实者谓独活，轻虚者谓羌活也。盖二物虽同是散邪，而升降之性各别，羌活性升，而独活性降。至于不可为君臣，而止可充使者，则彼此同之也。

或问九味羌活汤，古人专用之以散风寒之邪，今人无不宗之，而吾子贬羌活为充使之药，毋乃太轻乎？曰：羌活虽散风邪，而实能损正，邪随散解，正亦随散而俱解矣。九味羌活汤，杂而不纯，余最不取。外感风邪治法，安能出仲景夫子之范围；内伤而兼外感治法，安能出东垣先生之范围。余治外感，遵仲景夫子；治内伤之外感，遵东垣先生，又何风邪之不去，而必尚九味羌活汤为哉。[批]读书穷理，深知二公之妙。

或疑洁古老人创造九味羌活汤，以佐仲景公之不逮，是其半生学问，全在此方。而先生薄羌活，而并轻其方，窃谓先生过矣？嗟乎。洁古创造九味羌活汤者，因仲景公方法不明于天下，而东垣先生尚未创制补中益气之汤，不得已而立此方，以治外感，实所以治内伤也。今东垣先生既立有补中益气汤，实胜于九味羌活汤远

甚，又何必再用洁古之方哉。至于治外感之法，莫过仲景公伤寒书之备。外感善变，岂羌活区区一方，即可以统治六经传经之外感耶。况仲景公伤寒书，经铎与喻嘉言之阐发而益明，故外感直用其方，断乎无疑。若九味羌活汤，实可不用。洁古老人半生精力，徒耗于此方，杂而不纯，亦何足尚，余是以轻之，岂为过哉。

或谓羌活、独活同是散药，羌活性升，而独活性降，升则未免有浮动之虞，与其用羌活，不若用独活之为安。嗟乎。有邪宜散，升可也，降亦可也。无邪可散，散药均不可用，又何论于升降乎。况二味原自两种，散同而升降各别，又乌可乱用之哉。

柴　胡

柴胡，味苦，气平，微寒。气味俱轻，升而不降，阳中阴也。无毒。入手足少阳、厥阴之四经。泻肝胆之邪，去心下痞闷，解痰结，除烦热，尤治疮疡，散诸经血凝气聚，止偏头风，胸胁刺痛，通达表里邪气，善解潮热。伤寒门中必须之药，不独疟症、郁症之要剂也。妇人胎产前后，亦宜用之。目病用之亦良，但可为佐使，而不可为君臣。盖柴胡入于表里之间，自能通达经络，故可为佐使，而性又轻清微寒，所到之处，春风和气，善于解纷，所以用之，无不宜也。然世人正因其用无不宜，无论可用不可用，动即用之。如阴虚痨瘵之类，亦终日煎服，耗散真元，内热更炽，全然不悟，不重可悲乎。夫柴胡止可解郁热之气，而不可释骨髓之炎也，能入于里以散邪，不能入于里以补正。能提气以升于阳，使参、芪、归、

①　少明　何本作"少阳"。

术，共健脾而开胃，不能生津以降于阴；使麦冬、丹皮，同益肺以滋肾，能入于血室之中以去热，不能入于命门之内以去寒。无奈世人妄用柴胡以杀人也，余所以探辨之耳。[批]柴胡散半表半里之邪，开手即宜用之，远公阐发独精，斟酌尽详。

或问柴胡不可用之以治阴虚之人是矣，然古人往往杂之青蒿、地骨皮、丹皮、麦冬之内，每服退热①者，又谓之何？曰：此阴虚而未甚者也。夫阴虚而火初起者，何妨少用柴胡，引诸补阴之药，直入于肝、肾之间，转能泻火之速。所恶者，重加柴胡，而又久用不止耳。用药贵通权达变，岂可拘泥之哉。

又问柴胡既能提气，能补脾而开胃，何以亦有用之而气上冲者，何故？此正见柴胡之不可妄用也。夫用柴胡提气而反甚者，必气病之有余者也。气之有余，必血之不足也，而血之不足也，必阴之甚亏也。水不足以制火，而反助气以升阳，则阴愈消亡，而火愈上达，气安得而不上冲乎。故用柴胡以提气，必气虚而下陷者始可。至于阴虚火动之人，火正炎上，又加柴胡以升提之，火愈上腾，而水益下走，不死何待乎？此阴虚火动，断不可用柴胡，不更可信哉。[批]柴胡提气，止宜提阳气之虚，不宜提阴火之旺，不可不知。

或问柴胡乃半表半里之药，故用之以治肝经之邪最效，然而肝经乃阴脏也，邪入于肝，已入于里矣，又何半表半里之是云，乃往往用柴胡而奏效如神者，何也？夫肝经与胆经为表里，邪入于肝，未有不入于胆者，或邪从胆而入于肝，或邪已入肝，而尚留于胆，彼此正相望而相通也。柴胡乃散肝邪，而亦散胆邪之药，故入于肝者半，而入于胆者亦半也。所以治肝而

胆之邪出，治胆而肝之邪亦出也。

或问柴胡既是半表半里之药，邪入于里，用柴胡可引之以出于表，则病必轻。邪入于表，亦用柴胡，倘引之以入于里不病增乎？不知柴胡乃调和之药，非引经之味也。邪入于内者，能和之而外出，岂邪入于内者，反和之而内入乎。此伤寒汗、吐、下之病，仲景夫子所以每用柴胡，以和解于半表半里之间，使反危而为安，拨乱而为治也。

又问柴胡既是调和之药，用之于郁症者固宜，然有时解郁，而反动火，又是何故？此必妇女郁于怀抱，而又欲得男子，而不可得者也。论妇女思男子而不可得之脉，肝脉必大而弦出于寸口。然其怀抱既郁，未用柴胡之前，肝脉必涩而有力，一服柴胡，而涩脉必变为大而且弦矣。郁开而火炽，非柴胡之过，正柴胡之功，仍用柴胡，而多加白芍、山栀，则火且随之而即散矣。

或问柴胡为伤寒要药，何子不分别言之？曰：伤寒门中，柴胡之症甚多，何条宜先言，何条宜略言乎。虽然柴胡之症虽多，而其要在寒热之往来，邪居于半表半里之言尽之矣，用柴胡而顾半表半里也，又何误用哉。[批]伤寒用柴胡之症虽多，数言已足包括。

或问柴胡开郁，凡男子有郁，亦可用之乎？盖一言郁，则男妇尽在其中矣，岂治男一法，而治女又一法乎。世人治郁，多用香附，谁知柴胡开郁，更易于香附也。

或问柴胡本散风之味，何散药偏能益人，此予之未解也。盖克中不克，克即是生也。柴胡入肝，而性专克木。何以克木而反能生木？盖肝属木，最喜者水也，其

---

① 热　何本作"阴火"。

次则喜风。然风之寒者，又其所畏，木遇寒风则黄落，叶既凋零，而木之根必然下生而克土矣。土一受伤，而胃气即不能开而人病，似乎肝之不喜风也，谁知肝不喜寒风，而喜温风也。木一遇温风，则萌芽即生，枝叶扶疏，而下不生根，又何至克土乎。土不受伤，而胃气辄开，人病顿愈。柴胡，风药中之温风也，肝得之而解郁，竟不知抑滞之气何以消释也。故忘其性之相制，转若其气之相宜。克既不克，非克即所以生之乎。克即是生，克非真克，生乃是克，生实非生。全生于克之中，制克于生之外，是以反得其生之之益，而去其克之之损也。

或疑柴胡用之于补中益气汤，实能提气，何以舍补中益气汤用之，即不见有功，意者气得补而自升，无藉于柴胡耶？曰：柴胡提气，必须于补气之药提之，始易见功，舍补气之药，实难奏效。盖升提之力，得补更大，非柴胡之不提气也。

或疑柴胡用之补中益气汤中，为千古补气方之冠，然吾以为柴胡不过用之升提气之下陷耳，胡足奇。此真不知补中益气汤之妙也。补中益气汤之妙，全在用柴胡，不可与升麻并论也。盖气虚下陷，未有不气郁者也。惟郁故其气不扬，气不扬，而气乃下陷，徒用参、归、芪、术以补气，而气郁何以舒发乎。即有升麻以提之，而脾胃之气，又因肝气之郁来克，何能升哉。得柴胡同用以舒肝，而肝不克土，则土气易于升腾。方中又有甘草、陈皮，以调和于胸膈之间，则补更有力，所以奏功如神也。是柴胡实有奇功，而非提气之下陷一语可了。使柴胡止提气之下陷，何风药不可提气，而东垣先生必用柴胡，以佐升麻之不及耶？夫东垣先生一生学问，全在此方，为后世首推，盖不知几经踌度精思，而后得之也，岂漫然哉。

[批]阐发补中益气之妙，口东垣自己亦不过口口。

或问大、小柴胡汤，俱用柴胡，何以有大小之分，岂以轻重分大小乎？不知柴胡调和于半表半里，原不必分大小也，而仲景张夫子分之者，以大柴胡汤中有攻下之药，故以大别之。实慎方之意，教人宜善用柴胡也，于柴胡何豫哉。

升　麻

升麻，味苦、甘，气平。微寒，浮而升，阳也，无毒。入足阳明、太阴之经。能升脾胃之气。得白芷、葱白同用，又入手阳明、太阴二经，其余他经，皆不能入。能辟疫气，散肌肤之邪热，止头、齿、咽喉诸痛。并治中恶，化斑点疮疹，实建奇功。疗肺痈有效，但必须同气血药共用。可佐使，而亦不可以为君臣。世人虑其散气，不敢多用是也，然而，亦有宜多用之时。本草如《纲目》、《经疏》，尚未及言，况他书乎。夫升麻之可多用者，发斑之症也。凡热不太甚，必不发斑，惟其内热之甚，故发出于外，而皮毛坚固，不能遽出，故见斑而不能骤散也。升麻，原非退斑之药，欲退斑，必须解其内热。解热之药，要不能外元参、麦冬与芩、连、栀子之类。然元参、麦冬与芩、连、栀子，能下行，而不能外走，必藉升麻，以引诸药出于皮毛，而斑乃尽消。倘升麻少用，不能引之出外，势必热走于内，而尽趋于大、小肠矣。夫火性炎上，引其上升者，易于散，任其下行者，难于解。此所以必须多用，而火热之毒，随元参、麦冬与芩、连、栀子之类而行，尽消化也。[批]阐义甚精。　大约元参、麦冬用至一、二两者，升麻可多用至五钱，少则四钱、三钱，断不可止用数分与一钱已也。

或问升麻能止衄血，先生置而不讲，岂仲景张夫子非欤？曰：以升麻为止血之药，此不知仲景夫子用升麻之故也。夫吐血出于胃，衄血出于肺。止血必须地黄，非升麻可止。用升麻者，不过用其引地黄，入于肺与胃耳。此等病，升麻又忌多用，少用数分，便能相济以成功，切不可多至于一钱之外也。

又问升麻升而不降，何以大便闭结反用升提，必取于升麻，岂柴胡不可代耶？曰：升麻与柴胡，同是升提之药，然一提气而一提血。大便燥急，大肠经之火也。大肠有火，又由于肾水之涸也。欲润大肠，舍补血之药无由，而补血又责之补肾，使肾之气通于大肠，而结闭之症可解。然则通肾之气，以生血可也，而必加升麻，于补肾、补血之中者，盖阴之性凝滞而不善流动，取升麻而升提其阴气，则肺金清肃之令行。况大肠与肺又为表里，肺气通，而大肠之气亦通，肺气通，而肾之气更通，所以闭者不闭，而结者不结也。若用柴胡，虽亦入肝，能提升血分之气，终不能入于大肠，通于肺、肾之气，此柴胡之所以不可代升麻也。［批］讲得细微入神。

或问升麻与犀角迥殊，何以古人有无犀角，用升麻代之之语，以升麻、犀角同属阳明也，然否？夫升麻虽与犀角同属阳明，而仲景夫子用升麻以代犀角，非特为其同属阳明也。犀角地黄汤所以治肺经之火也，犀角引地黄以至于肺，而升麻亦能引地黄以至于肺也。肺与大肠为表里，清肺，而大肠阳明之火自降，瘀血必从大便而出，是升麻清肺，正所以清阳明也。

或问升麻用之于补中益气汤中，岂虑柴胡不能升举，故用之以相佐耶？曰：柴胡、升麻同用之补中益气汤者，各升提其气，两不相顾，而两相益也。柴胡从左而升气，升麻从右而提气，古人已言之矣。然而柴胡左升气，而右未尝不同提其气，升麻右提气，而左亦未尝不共升其气，又两相顾，而两相益也。

车 前 子

车前子，味甘、咸，气微寒，无毒。入膀胱、脾、肾三经。功专利水，通尿管最神，止淋沥泄泻，能闭精窍，祛风热，善消赤目，催生有功。但性滑，利水可以多用，以其不走气也；泻宜于少用，以其过于滑利也。近人称其力能种子，则误极矣。夫五子衍宗丸用车前子者，因枸杞、覆盆过于动阳，菟丝、五味子过于涩精，故用车前以小利之。用通于闭之中，用泻于补之内，始能利水而不耗气。水窍开，而精窍闭，自然精神健旺，入房始可生子，非车前之自能种子也。［批］妙论凿凿。　大约用之补药之中，则同群共济，多有奇功。未可信是种子之药，过于多用也。

或问车前利水之物，古人偏用之，以治梦遗而多效者，何也？曰：此即余上文所言，尿窍开而精窍闭也，然而车前之能闭精，又不止此。车前最泻膀胱之火，火邪作祟，煽动精门，则生淫邪之梦。用车前以利膀胱，则火随水散，精门无炎蒸之煽动，则肾中之精气自安，神不外走，自无淫邪之梦，又何至阴精之外泄乎。此种秘理，前人未谈，予实得之扁鹊公之传也。

或问《诗经》载苤苢为催生之药。苤苢，即车前子草也，果可备之为催生乎？曰：车前子性滑，自易于生产，然而不可单藉车前子也。凡产妇之易于生产者，必以气血旺健为主，气足则儿之身易于转头，血旺则儿之身易于出户。使气怯则儿无力，难于速转，血涸则胞无浆，难于顺送。使不补其气血，而惟图车前之滑胞，吾恐过利其水，胎胞干燥，转难生产。必须于补气、补血之中，而佐车前子之滑利，庶几催生有验乎。[批]辨得透。

或问缪仲醇注车前子，说男女阴中有二窍，一通精，一通水。命门真阳之火，道家谓之君火。膀胱湿热，浊阴之水，渗出窍外为小便，道家谓之民火，民火二字甚新，何以《内经》、《灵枢》未言也？嗟乎。此臆说也。夫人身之火止二，一君火，一相火也，安有民火哉。此好异而过者也。其言二窍不并开，水窍开，而精窍闭，车前利水，而能闭精，实阐微之论。

或问车前子孕妇宜戒，嫌其过滑以堕胎也。曰：车前子利水，而不耗气，气既不耗，又何能堕胎。惟是过于利水，日用车前，未免气不耗，而胎浆太干，恐有难于生产之虞。然古之妇人采苤苢以滑胎者，乃取之备临产之用，非恃之易产，而日日常饮也。然则孕妇因小水不利，偶一用之，何损于胎乎。竟戒绝口不服，岂知车前哉。

蒺藜子①

蒺藜子，味甘、辛，气温、微寒，无毒。沙苑者为上，白蒺藜次之，种类各异，而明目去风则一。但白蒺藜善破癥结，而沙苑蒺藜则不能也。沙苑蒺藜善止遗精遗溺，治白带喉痹，消阴汗，而白蒺藜则不能也。今世专尚沙苑之种，弃白蒺藜不用，亦未知二种之各有功效也，余所以分别而并论之。

或问蒺藜能催生堕胎，而先生略之，岂著《本草》者误耶？夫蒺藜无毒之药，何能落胎，谓其催生，而性又不速。然则从前《本草》，何所据而言之耶。见白蒺藜之多刺耳。凡刺多者，必有碍于进取，留而不进则有之，未闻荆棘之中，反行之而甚速者也。是蒺藜既不能催生，又何能堕胎哉。且沙苑蒺藜，乃解火之味，凡妇人堕胎，半由于胎气之太热。古人谓黄芩能安胎者，正取其寒而能去火也。况蒺藜微寒，不同于黄芩之大冷，而性又兼补，且能止精之滑，安有止精涩味，而反堕胎者乎。此传闻者之误，不足信也。

或问蒺藜，以同州沙苑者为胜，近人以之治目，谓补而又明目也。先生又云与白蒺藜同为明目之药，岂同州者非补，而白蒺藜反补耶？[批]贱近而贵远，世情大抵然也，岂独蒺藜哉。曰：二味各有功效，余上文已言之矣。而吾子又问，余更当畅谈之。沙苑蒺藜，补多而泻少；白蒺藜，泻多而补亦多。沙苑蒺藜补肝肾而明目，乃补虚火之目，而不可补实邪之目也，补实邪之目，则目转不明，而羞明生瘴之病来矣；白蒺藜补肝肾而明目，乃泻实邪之目，而又可补虚火之目也，补虚火之目，则目更光明，泻实邪之目则目更清爽。二者相较，用沙苑蒺藜以明目，反不若用白蒺藜之明目为佳，而无如近人之未知也。

青 黛

青黛，即靛之干者。《本草》辨其出波斯国者，始真转误矣。味苦，气寒，无毒。杀虫除热，能消赤肿疔毒，兼疗金疮，余无功效。他书盛称之，皆不足信也。惟喉痹之症，倘系实火，可以内外兼治，而《本草》各书反不言及。大约此物，止可为佐使者也。惟杀虫可以多用，止消一味，用至一两，研末，加入神曲三

----

① 此下何本有"沙苑蒺藜、白蒺藜"七字。

钱、使君子三钱，同为丸，一日服尽，虫尽死矣。［批］青黛杀虫方神效，试之屡验。　他病不必多用。盖青黛气寒，能败胃气，久服，则饮食不能消也。

或问青黛微物，先生亦慎用之，毋乃太过乎？嗟乎。用药一味之失，便杀一人，况发明《本草》，而可轻言之乎。故物虽至微，不敢忽也。

或问青黛物虽至微，仲景公用以治发斑之伤寒，何子未之言及？曰：吾前言赤肿，即发斑之别名，非满身肿起为赤肿也。青黛至微，而能化斑者，以其善凉肺金之气。肺主皮毛，皮肤之发斑，正肺之火也。然而发斑，又不止肺火，必挟胃火而同行，青黛又能清胃火，仲景公所以一物而两用之，退肺、胃之火，自易解皮肤之斑矣。

天　麻

天麻，味辛、苦，气平，无毒。入肺、脾、肝、胆、心经。能止昏眩，疗风去湿，治筋骨拘挛瘫痪，通血脉，开窍，余皆不足尽信。此有损无益之药，似宜删去。然外邪甚盛，壅塞于经络血脉之间，舍天麻又何以引经，使气血攻补之味，直入于受病之中乎。故必须备载。但悉其功用，自不致用之之误也。总之，天麻最能祛外来之邪，逐内闭之痰，而气血两虚之人，断不可轻用耳。［批］天麻举世口口口口口口口口口也。

或问天麻世人多珍之，何先生独戒人以轻用乎？曰：余戒人轻用者，以天麻实止可祛邪。无邪之人用之，未有不受害者也。余所以言其功，又示其过，虑世之误用以损人也。

蒲　黄

蒲黄，味甘，气平，无毒。入肺经。能止衄血妄行，咯血、吐血亦可用，消瘀血，止崩漏白带，调妇人血候不齐，去儿枕痛，疗跌扑折伤。亦佐使之药，能治实，而不可治虚。虚人用之，必有泄泻之病，不可不慎也。《本草》谓其益气力，延年作仙，此断无之事，不可尽信。

或问蒲黄非急需之药，而吾子取之以备用，不知何用也？夫蒲黄治诸血症最效，而治血症中尤效者，咯血也。咯血者，肾火上冲，而肺金又燥。治肾以止咯血，而不兼治肺，则咯血不能止。蒲黄润肺经之燥，加入于六味地黄汤中，则一服可以奏功，非若他药如麦冬、五味，虽亦止咯，而功不能如是之捷。此所以备之，而不敢删耳。

何　首　乌

何首乌，味甘而涩，气微温，无毒。神农未尝非遗之也。以其功效甚缓，不能急于救人，故尔失载。然首乌蒸熟，能黑须鬓，但最恶铁器。凡入诸药之中，曾经铁器者，沾其气味，绝无功效。世人久服而不变白者，正坐此耳，非首乌之不黑须鬓也。近人尊此物为延生之宝，余薄而不用。惟生首乌用之治疟，实有速效，治痈亦有神功，世人不尽知也。虽然首乌蒸熟，以黑须鬓，又不若生用之尤验。盖首乌经九蒸之后，气味尽失，又经铁器，全无功效矣。不若竟以石块敲碎，晒干为末，同桑叶、茱萸、熟地、枸杞子、麦冬、女贞子、乌饭于黑芝麻、白果，共捣为丸，全不见铁器，反能乌须鬓，而延年至不老也。

或问何首乌蒸熟则味甘，生用则味涩，自宜制熟为黑，则白易变为黑矣，此情理之必然也，先生独云生用为佳，亦有说乎？曰：首乌制黑，犹生地之制熟也，似宜熟者之胜生。然而首乌不同生地也，生地性寒而味苦，制熟则苦变甘，而寒变温矣，故制熟则佳。首乌味本甘而气本温，生者原本益人，又何必制之耶。况生者味涩，凡人之精，未有不滑者也，正宜味涩以止益，奈何反制其不涩，使补者不补也。余所以劝人生用之也。

或疑何首乌乃乌须圣药，不制之，何能乌须？先生谓生胜于熟，读先生之论，则实有至理，然未见先生之自效，恐世人未必信先生之言也。曰：吾谈其理，何顾吾须之变白不变白哉。况吾须之白而乌，乌而白者屡矣，乃自不慎酒色，非药之不验也。盖服乌须之药，必须绝欲断酒，否则无功耳。

或疑何首乌既能延年，而神农未尝言，先生又薄其功用之缓，是此药亦可有可无之药也。虽然，何首乌乌可缺也，亦顾人用之何如耳。大约用之乌须延寿，其功缓，用之攻邪散疟，其功速。近人用之，多犯铁器，所以皆不能成功也。

或疑何首乌今人艳称之，吾子薄其功用，得毋矫枉之过欤？嗟乎。何首乌实有功效，久服乌须鬓，固非虚语。吾特薄其功用之缓，非薄其无功用也。如补气也，不若黄芪、人参之捷。如补血也，不若当归、川芎之速。如补精也，不若熟地、山茱之易于见胜。此余之所以宁用彼，而不用此也。至于丸药之中，原图缓治，何首乌正宜大用，乌可薄而弃之哉。

或问何首乌毕竟以大者为佳，近人用何首乌而不甚效者，大抵皆细小耳，未必有大如斗者也。曰：古人载何首乌，而称极大者为神，乃夸诩之辞，非真亲服而有验也。且何首乌小者之力胜于大者，世人未知也。近来士大夫得一大首乌，便矜奇异，如法修制，九蒸九晒，惟恐少越于古人，乃终年吞服，绝不见发之乌而鬓之黑，可见大者功用劣于细小者矣。无如今人为古人所愚，舍人参、熟地之奇，而必求首乌为延生变白之药，绝无一效，而不悔惑矣。

益 母 草

益母草，味辛、甘，气微温。无毒。胎前、产后，皆可用之，去死胎最效，行瘀生新，亦能下乳。其名益母，有益于妇人不浅。然不佐之归、芎、参、术，单味未能取胜。前人言其胎前无滞，产后无虚，谓其行中有补也。但益母草实非补物，止能佐补药以收功，故不宜多用。大约入诸补剂之中，以三钱为率，可从中再减，断不可此外更增。

或问益母草，以益母得名，宜其有益于产母。今人未产之前用之，犹曰治产母也，无孕之妇人杂然并进，益母之谓何？曰：益母草，实不止专益于产母。凡无产之妇，均能受益。盖益母草治妇人之病，居十之七，治产母之病，反不过十之三。无产之妇，可以多用，而有产之妇，转宜少用耳。

或疑益母草古今共誉，而吾子何独有贬辞？曰：吾言益母草佐补药以收功，正显益母草之奇耳，何为贬辞哉？

或疑益母草，古人单用以收功，而吾子必言佐补以取效，何也？不知益母草单用以收功，不若佐补收功之更多而且捷。

续 断

续断，味辛，气微温。无毒。善续筋

骨，使断者复续得名。亦调血脉，疗折伤最神，治血症[1]亦效。固精滑梦遗，暖子宫，补多于续，但不可多用耳。盖续断气温，多用则生热，热生则火炽矣。少用则温而不热，肾水反得之而渐生。阴生于阳之中也。他本谓其能愈乳痈、瘰疬、肠风痔瘘，岂有气温之药，而能愈温热之病乎？恐非可信之论也。［批］实不可信。

或问续断能接筋骨，何以单用续断，未见奏功，人之于生血活血药中，反能奏效，何钦？曰：此正续断之奇也。夫断者不能复续，犹死者不能重生也。欲使断者复续，必须使死者重生矣。筋骨至于断，其中之血先死矣。续断止能接筋骨之断，不能使血之生也。用之于生血、活血之中，则血之死者既庆再生，而筋骨之断者自庆再续。［批］活血始可接骨，补虚始能续断，真不易之论。又何疑于单用之无功，而共用之甚效哉。

或疑续断不宜用之于补药之中，恐牵掣其手也。嗟乎。惟补可续，不补何续耶。

或疑续断因补以接骨，则凡补之药，皆可接骨矣。曰：单补又何能接续哉。惟续断[2]于补中接骨，则补即有生之义，生即有续之功也。

金　银　花

金银花，一名忍冬藤。味甘，温，无毒。入心、脾、肺、肝、肾五脏，无经不入，消毒之神品也。未成毒则散，已成毒则消，将死者可生，已坏者可转。故痈疽发背，必以此药为夺命之丹。但其味纯良，性又补阴，虽善消毒，而功用甚缓，必须大用之。［批］金银花消毒神效，必宜多用，诚千古定论。　如发背痈，用至七八两，加入甘草五钱、当归二两，一剂

煎饮，未有不立时消散者。其余身上、头上、足上各毒，减一半投之，无不神效。近人治痈毒，亦多识用金银花，然断不敢用到半斤。殊不知背痈之毒，外虽小而内实大，非用此重剂，则毒不易消。且金银花少用则力单，多用则力厚，尤妙在补先于攻，消毒而不耗气血，败毒之药，未有过于金银花者也。故毋论初起之时与出脓之后，或变生不测，无可再救之顷，皆以前方投之，断无不起死回生者。正勿惊讶其药剂之重，妄生疑畏也。或嫌金银花太多，难于煎药，不妨先取水十余碗，煎取金银花之汁，再煎当归、甘草，则尤为得法。至于鬼击作痛，又治之小者[3]。止痢除温[4]，益寿延龄，则不可为训矣。

或问金银花败毒则有之，而吾子曰补阴，得毋惑于《本经》长年益寿之语乎？曰：金银花补之性实多于攻。攻毒之药，未有不散气者也，而金银花非惟不散气，且能补气，更善补阴。但少用则补多于攻，多用则攻胜于补。故攻毒之药，未有善于金银花者也。若疑金银花为长年益寿之药，则不可。盖至纯之品，始可长服以延龄，偏霸之味，止可暂投以奏效。金银花止宜用之以攻毒，而不宜用之以补虚。若惑于长年益寿之说，始信金银花为补阴之药，则余且劝人长服为添寿之助，何以止言攻毒哉。

或问金银花之解毒，近人亦多知之。然未有若吾子之赞叹甚神者，子欲显书之奇，不顾言之大乎？曰：金银花化毒，吾言止扬其十之五，余尚未尽言也。今因吾子之问，而罄[5]悉之。夫痈毒之初生也，

---

[1]　血症　原作"血疮"，今据何本改。

[2]　续断　何本作"川断"。

[3]　鬼击作痛又治之小者　此九字，何本无。

[4]　温　何本作"湿"。

[5]　罄（qìng 音庆）　尽也。

其身必疼痛而欲死，服金银花，而痛不知何以消也；当痈毒之溃脓也，其头必昏眩而不能举，服金银花，而眩不知何以去也；及痈毒之收口也，其口必黑黯而不能起，服金银花，而陷不知何以起也，然此犹阳症之痈毒也。若阴症之痈毒，其初生也，背必如山之重，服金银花，而背轻如释负也；其溃脓也，心必如火之焚，服金银花，而心凉如饮浆也；其收口也，肉必如刀之割，服金银花，而皮痒如爪搔也，然此犹阴症而无大变者也。倘若痛痒之未知，昏愦之不觉，内可洞见其肺腑，而外无仅存之皮骨，与之食而不欲食，与之汤而不欲饮，悬性命于顷刻，候死亡于须臾，苟能用金银花一斤，同人参五、六两，共煎汁饮之，无不夺魂于垂绝，返魄于已飞也。谁谓金银花非活人之仙草乎。其功实大，非吾言之大也。[批] 金银花神妙不测，真有如此。世之用铁箍散、夺命丹、万应膏，甚至操刀生割人肉者，安识此理而用此药乎。今读是编，如当头一针，通身汗下，顿失前非者，何异立地成佛。倘迷而不悟，则永堕阿鼻矣。

或问金银花散毒则有之，未必如是之神。曰：金银花之功效，实不止此。金银花无经不入，而其专入之经，尤在肾、胃二经。痈毒，止阴、阳之二种，阳即胃，而阴即肾。阳变阴者，即胃之毒入于肾也；阴变阳者，即肾之毒入于胃也。消毒之品，非专泻阳明胃经之毒，即专泻少阴肾经之毒。欲既消胃毒，而又消肾毒之药，舍金银花，实无第二品也。金银花消胃中之毒，必不使毒再入于肾脏；消肾中之毒，必不使毒重流于胃腑。盖金银花能先事而消弥，复能临事而攻突，更善终事而收敛也。

或疑金银花性甚缓，而痈疽毒势最急，何以功用之大竟至如此，岂急症缓治之法欤？曰：痈疽势急，治法不啻① 救焚，乌可以缓治之哉。金银花性缓，而用之治痈疽也，则缓而变为急矣，况用之四、五两，以至半斤、一斤，则其力更专，而气更勇猛，此正急症急治之也。

巴　戟　天

巴戟天，味甘、温，无毒。入心、肾二经。补虚损劳伤，壮阳道，止小腹牵痛，健骨强筋，定心气，益精增志，能止梦遗。此臣药，男妇俱有益，不止利男人也。世人谓其能使痿阳重起，故云止利男子。不知阳事之痿者，由于命门火衰，妇人命门与男子相同，安在不可同补乎。[批] 巴戟天男女受益，论是。夫命门火衰，则脾胃寒虚，即不能大进饮食。用附子、肉桂，以温命门，未免过于太热，何如用巴戟天之甘温，补其火，而又不烁其水之为妙耶。

或问巴戟天近人罕用，止用之于丸散之中，不识亦可用于汤剂中耶？曰：巴戟天，正汤剂之妙药，无如近人不识也。巴戟天，温而不热，健脾开胃，既益元阳，复填阴水，真接续之利器②，有近效，而又有远功。夫巴戟天虽入心、肾，而不入脾、胃，然入心，则必生脾胃之气，故脾胃受其益。汤剂用之，其效易速，必开胃气，多能加餐，及至多餐，而脾乃善消。又因肾气之补，熏蒸脾胃之气也，谁谓巴戟天不宜入于汤剂哉。

巴戟天温补命门，又大补肾水，实资生之妙药。单用一味为丸，更能补精种子，世人未知也。

或疑巴戟天入汤剂最妙，何以前人未

① 啻　音翅，止也。
② 真接续之利器　何本作"直接饮之"。

见用之？曰：前人多用，子未知之耳。夫巴戟天，补水火之不足，益心肾之有余，实补药之翘楚①也。用之补气之中，可以健脾以开胃气；用之补血之中，可以润肝以养肺阴。古人不特用之，且重用之。自黄柏、知母之论兴，遂置巴戟天于无用之地。嗟乎！人生于火，而不生于寒，如巴戟天之药，又乌可不亟为表扬哉。

五 加 皮

五加皮，味辛②而苦，气温而寒，无毒③。近人多取而酿酒，谓其有利益也，甚则夸大其辞，分青、黄、赤、白、黑，配五行立论，服三年可作神仙，真无稽之谈也。此物止利风湿，善消瘀血则真。若言其扶阳起痿，止小便遗沥，去妇人阴痒，绝无一验。而举世宗之，牢不可破，亦从前著书者之误也。余故辨之，使世人毋再惑耳。

或问五加皮，举世皆以为补，先生独言非补，世人饮此酒未见有损，何也？曰：有其功则言功，有其弊而言弊。五加皮，实有损无益之药，而举世宗之，余所以大声疾呼也。此酒江淮之间最多，然饮之而未见损者，亦有其故。盖江淮地势卑湿，服五加皮之酒以去湿，似乎得宜。若非江淮污下之所，而地处高燥，则燥以益燥，吾日见其损，而不见其益矣。

或问东华真人煮石法用五加皮，世为仙经所需，而昔年鲁定公母单服五加皮，以致不死，岂皆不可信耶？曰：此皆造酒附会之辞也。五加皮实止除湿，而不能延年，欲藉其轻身耐老，此余之所不敢信也。

川 芎

川芎，味辛④，气温，升也，阳也，无毒。入手、足厥阴二经。功专补血。治头痛有神，行血海，通肝经之脏，破癥结宿血，产后去旧生新，凡吐血、衄血、溺血、便血、崩血，俱能治之。血闭者能通，外感者能散，疗头风甚神，止金疮疼痛。此药可君可臣，又可为佐使，但不可单用，必须以补气、补血之药佐之，则利大而功倍。倘单用一味以补血，则血动，反有散失之忧；单用一味以止痛，则痛止，转有暴亡之虑。若与人参、黄芪、白术、茯苓同用以补气，未必不补气以生血也；若与当归、熟地、山茱、麦冬、白芍以补血，未必不生血以生精也。所虞者，同风药并用耳，可暂而不可常，中病则已，又何必久任哉。

或问川芎既散真气，用四物汤以治痨怯，毋乃不可乎？不知四物汤中，有当归、熟地为君，又有芍药为臣，用川芎不过佐使，引入肝经，又何碍乎？倘四物汤，减去川芎，转无效验。盖熟地性滞，而芍药性收，川⑤芎动而散气，四物汤正藉川芎辛散以动之也。又未可鉴暴亡之失，尽去之以治虚劳也。

或问佛手散用川芎，佐当归生血，为产门要药，我疑其性动而太散，何以产后之症偏服之，而生血且生气也？夫血不宜动，而产后之血，又惟恐其不动。产后之血一不动，即凝滞而上冲，则血晕之症

①　翘楚　本指高出杂树丛中的荆树，后借以比喻人物的俊俏者。
②　辛　何本作"甘"。
③　无毒　何本无。
④　辛　何本作"甘"。
⑤　此下至"四物汤"九字，原无，今据何本补。

生矣。佛手散，正妙在于动也，动则血活，旧血易去，而新血易生。新血既生，则新气亦自易长，又何疑川芎性动而太散哉。

或问川芎散气是真，何以补血药必须用之，岂散气即生血乎？曰：血生于气，气散则血从何生。不知川芎散气，而复能生血者，非生于散，乃生于动也。血大动，则走而不能生；血不动，则止而不能生矣。川芎之生血，妙在于动也。单用一味，或恐过动而生变，合用川芎，何虞过动哉。所以为生血药中之必需，取其同群而共济也。[批]不动不生，血过动又失血，合用川芎，自然得宜。

或问川芎妙在于动而生血，听其动可也。胡必用药以佐之，使动而不动耶？不知动则变者，古今之通义。防其变者，用药之机权。川芎得群补药，而制其动者，正防其变也。虽然，天下不动则不变，不制其动，而自动者，必生意外之变，其变为可忧；制其动，而自动者，实为意中之变，其变为可喜。盖变出意外者，散气而使人暴亡；变出意中者，生血而使人健旺。血非动不变，血非变不化也。[批]倡论可妙，真胸有智珠。

或疑川芎生血出于动，又虑其生变，而制其动，则动犹不动也，何以生血之神哉？曰：不动而变者，无为而化也。川芎过动，而使之不动，则自忘其动矣。其生血化血，亦有不知其然而然之妙，是不动之动，正治于动也。

或疑川芎生血，而不生气，予独以为不然。盖川芎亦生气之药，但长于生血，而短于生气耳。世人见其生血有余，而补气不足，又见《神农本草》言其是补血之药，遂信川芎止补血，而不生气，绝无有用之补气之中。岂特无有用之于补气，且言耗气而相戒。此川芎生气之功，数千年

未彰矣，谁则知川芎之能生气乎。然而川芎生气，实不能自生也，必须佐参、术以建功，辅芪、归以奏效，不可嫌其散气而不用之也。

或疑川芎生气，终是创谈，仍藉参、术、芪、归之力，未闻其自能生气也。曰：用川芎，欲其自生气也，固力所甚难；用川芎，欲其同生气也，又势所甚易。盖川芎得参、术、芪、归，往往生气于须臾，生血于眉睫，世人以为是参、术、芪、归之功也。然何以古人不用他药，以佐参、术、芪、归，而必用川芎以佐之，不可以悟生气之说哉。

或疑川芎用之于佛手散中，多获奇功，离当归用之，往往偾事①，岂川芎与当归，性味之相宜耶？夫当归性动，而川芎亦动，动与动相合，必有同心之好，毋怪其相得益彰也。然而两动相合，反不全动，故不走血，而反生血耳。

或问川芎性散而能补，是补在于散也。补在散，则补非大补，而散为大散矣。不知散中有补，则散非全散。用之于胎产最宜者，盖产后最直补，又虑过补，则血反不散，转不得补之益矣。川芎于散中能补，既无瘀血之忧，又有生血之益，妙不在补而在散也。[批]川芎之补在散，未经人道。

芍 药

芍药，味苦、酸，气平、微寒，可升可降，阴中之阳，有小② 毒。入手足太阴，又入厥阴、少阳③ 之经。能泻能散，能补能收，赤白相同，无分彼此。其功全

---

① 偾事 败事也。
② 小 何本无。
③ 少阳 何本作"少阴"。

在平肝，肝平则不克脾胃，而脏腑各安，大小便自利，火热自散，郁气自除，痈肿自消，坚积自化，泻痢自去，痫痛自安矣。盖善用之，无往不宜，不善用之，亦无大害。无如世人畏用，恐其过于酸收，引邪入内也。此不求芍药之功，惟求芍药之过。所以，黄农之学①，不彰于天下，而夭札②之病，世世难免也，予不得不出而辨之。夫人死于疾病者，色欲居其半，气郁居其半。纵色欲者，肝经之血必亏，血亏则木无血养，木必生火，以克脾胃之土矣。脾胃一伤，则肺金受刑，何能制肝。木寡于畏，而仍来克土，治法必须滋肝以平木。而滋肝平木之药，舍芍药之酸收，又何济乎？犯气郁者，其平日肾经之水，原未必大足以生肝木，一时又遇拂抑，则肝气必伤。夫肝属木，喜扬而不喜抑者也，今既拂抑而不舒，亦必下克于脾土，脾土求救于肺金，而肺金因肝木之旺，肾水正亏，欲顾子以生水，正不能去克肝以制木，而木气又因拂抑之来，更添恼怒，何日是坦怀之日乎。治法必须解肝木之忧郁，肝舒而脾胃自舒，脾胃舒，而各经皆舒也。舍芍药之酸，又何物可以舒肝乎？［批］宇宙有此妙文，真是雍熙世界，不愁生民夭札也。　是肝肾两伤，必有资于芍药，亦明矣。然而芍药少用之，往往难于奏效。盖肝木恶急，遽以酸收少济之，则肝木愈急，而木旺者不能平，肝郁者不能解。必用至五、六钱，或八钱，或一两，大滋其肝中之血，始足以慰其心，而快其意，而后虚者不虚，郁者不郁也。然则芍药之功用，如此神奇，而可以酸收置之乎。况芍药功用，又不止二者也，与当归并用，治痢甚效；与甘草并用，止痛实神；与栀子并用，胁痛可解；与蒺藜并用，目疾可明；且也与肉桂并用，则可以祛寒；与黄芩并用，则可以解

热；与参、芪并用，则可以益气；与芎、归、熟地并用，则可以补血。用之补则补，用之泻则泻，用之散则散，用之收则收，要在人善用之，乌得以酸收二字而轻置之哉。

或问芍药有不可用之时，先生之论，似乎无不可用，得毋产后亦可用，而伤寒传经亦可用乎？曰：产后忌芍药者，恐其引寒气入腹也，断不可轻用。即遇必用芍药之病，止可少加数分而已③。若伤寒未传太阳之前，能用芍药，则邪尤易出。惟传入阳明，则断乎不可用。至于入少阳、厥阴之经，正须用芍药和解，岂特可用而已哉。

或问芍药平肝气也，肝气不逆，何庸芍药，吾子谓芍药无不可用，毋乃过于好奇乎？夫人生斯世，酒、色、财、气，四者并用，何日非使气之日乎。气一动，则伤肝，而气不能平矣。气不平，有大、小之分，大不平，则气逆自大；小不平，则气逆亦小。人见气逆之小，以为吾气未尝不平也，谁知肝经之气已逆乎。故平肝之药，无日不可用也，然则芍药又何日不可用哉。

或问郁症利用芍药，亦可多用之乎？曰：芍药不多用，则郁结之气，断不能开。世人用香附以解郁，而郁益甚，一多用芍药，其郁立解，其故何也？盖郁气虽成于心境之拂抑，亦终因于肝气之不足，而郁气乃得而结也。用芍药以利其肝气，肝气利，而郁气亦舒。但肝因郁气之结，则虚者益虚，非大用芍药以利之，则肝气未易复，而郁气亦未易解也。［批］郁成

---

① 黄农之学　黄农，即传说中的黄帝、神农。此指医学而言。
② 夭札　指百姓遭疫疠而夭亡。
③ 止可少加数分而已　何本作"必用之，须加参芪而已"。

于肝气之虚，芍药解郁，妙在益肝也。故芍药必须宜多用以平肝，而断不可少用以解郁耳。

或问芍药虽是平肝，其实乃益肝也。益肝则肝木过旺，不畏肝木之克土乎？曰：肝木克土者，乃肝木之过旺也。肝木过旺，则克土，肝木既平，何至克土乎。因肝木之过旺而平肝，则肝平而土已得养。土得养，则土且自旺，脾胃既有旺气，又何畏于肝木之旺哉。况肝木因平而旺，自异于不平而自旺也。不平而自旺者，土之所畏；因平而旺者，土之所喜。盖木旺而土亦旺，土木有相得之庆，又何畏于肝木之克哉。［批］古有青莲，谈皆玉屑。

或问芍药妙义，先生阐发无遗，不识更有异闻，以开予之心胸乎？曰：芍药之义，乌能一言而尽哉，但不知吾子欲问者。用芍药治何经之病也，或人以克胃者，何以用芍药耶。夫芍药平肝，而不平胃，胃受肝木之克，泻肝而胃自平矣，何必疑。或人曰：非此之谓也。余所疑者，胃火炽甚，正宜泻肝木，以泻胃火，何以反用芍药益肝以生木，便木旺而火益旺耶？曰：胃火之盛，正胃土之衰也。胃土既衰，而肝木又旺，宜乎克土矣。谁知肝木之旺，乃肝木之衰乎。肝中无血则干燥，而肝木欲取给于胃中之水以自养，而胃土之水，尽为木耗，水尽则火炽，又何疑乎。用芍药，以益肝中之血，则肝足以自养其木，自不至取给于胃中之水，胃水不干，则胃火自息，山下出泉，不可以济燎原之火乎。此盖肝正所以益胃也。或人谢曰：先生奇论无穷，不敢再难矣。［批］设难固奇，剖晰更奇。

或又问曰：肝木之旺，乃肝木之衰，自当用芍药以益肝矣，不识肝木不衰，何以亦用芍药？曰：子何以见肝木之不衰

也。或人曰：胁痛而至手不可按，目疼而至日不可见，怒气而血吐之不可遏，非皆肝木之大旺而非衰乎。嗟乎！子以为旺，而我以为衰也。夫胁痛至手不可按，非肝血之旺，乃肝火之旺也，火旺由于血虚；目痛至日不可见，非肝气之旺，乃肝风之旺也，风旺由于气虚怒极；至血之狂吐，非肝中之气血旺也，乃外来之事，触动其气，而不能泄，使血不能藏而外越，然亦因其平日之肝木素虚，而气乃一时不能平也。三症皆宜用芍药以滋肝，则肝火可清，肝风可去，肝气可舒，肝血可止。否则，错认为旺，而用泻肝之味，变症蜂起矣。总之，芍药毋论肝之衰旺、虚实，皆宜必用，不特必用，而更宜多用也。［批］灼有至理，非同剿袭。

或又问曰：肝虚益脾，敬闻命矣，何以心虚而必用芍药耶？夫肝为心之母，而心为肝之子也，子母相关，补肝正所以补心，乌可弃芍药哉。或人曰：予意不然。以心为君主之官，心虚，宜五脏兼补，何待补肝以益心哉。嗟乎！补肾可以益心，必不能舍肝木而上越；补脾可以益心，必不能外肝木而旁亲；补肺可以益心，亦不能舍肝木而下降。盖肾交心，必先补肝，而后肾之气，始可交于心之中，否则，肝取肾之气，而心不得肾之益矣。脾滋心，必先补肝，而后脾之气，始足滋于心之内，否则，肝盗脾之气，而心不得脾之益矣。肺润心，必先补肝，而后肺之气，始得润于心之宫，否则，肝耗肺之气，而心不得肺之益矣。可见肾、脾、肺三经之入心，俱必得肝气而后入，正因其子母之相亲，他脏不得而间之也。三脏补心，既必由于肝，而肝经之药，何能舍芍药哉。非芍药，不可补肝以补心，又何能舍芍药哉。

或问芍药，平肝之药也，乃有时用之

以平肝，而肝气愈旺，何故乎？曰：此肺气之衰也。肺旺，则肝气自平，金能克木也。今肝旺之极，乃肺金之气衰极也，不助金以生肺，反助木以生肝，则肝愈旺矣，何畏弱金之制哉。此用芍药，而不能平肝之义也。

或问芍药不可助肝气之旺，敬闻命矣。然有肝弱而用之，仍不效者，又是何故？此又肺气之过旺也。肝弱补肝，自是通义。用芍药之益肝，谁曰不宜。然而肝之所畏者，肺金也，肺气大旺，则肝木凋零。用芍药以生肝气，而肺金辄来伐之，童山之萌芽，曷胜斧斤之旦旦乎。故芍药未尝不生肝经之木，无如其生之而不得也。必须制肺金之有余，而后用芍药，以益肝木之不足。樵采不入于山林，枝叶自扶苏于树木，此必然之势也，又何疑于芍药之不生肝木哉？［批］制金以生肝，实有至理。

或问芍药生心，能之乎？夫心乃肝之子也，肝生心，而芍药生肝之物，独不可生肝以生心乎。独是生肝者，则直入于肝中，而生心者，乃旁通于心外，毕竟入肝易，而入心难也。虽然，心乃君主之宫，补心之药不能直入于心宫，补肝气，正所以补心气也。母家不贫，而子舍有空乏者乎？即有空乏，可取之于母家而有余。然则芍药之生心，又不必直入于心中也。

或疑芍药味酸以泻肝，吾子谓是平肝之药，甚则誉之为益肝之品，此仆所未明也。嗟乎？肝气有余则泻之，肝气不足则补之。平肝者，正补泻之得宜，无使不足，无使有余之谓也。芍药最善平肝，是补泻攸宜也。余言平肝，而泻在其中矣，又何必再言泻哉？

或疑芍药赤、白有分，而先生无分赤、白，又何所据而云然哉。夫芍药之不分赤、白，非创说也，前人已先言之矣。

且世人更有以酒炒之者，皆不知芍药之妙也。夫芍药正取其寒，以凉肝之热，奈何以酒制，而使之温耶。既恐白芍之凉，益宜用赤芍之温矣，何以世又尚白而尚赤也？总之，不知芍药之功用，而妄为好恶，不用赤而用白，不用生而用熟也，不大可哂也哉。［批］说来真可哂。

伤寒未传太阳之前，能用白芍，则邪尤易出；惟传入阳明，则断乎不可用；至于入少阳、厥阴之经，正须用白芍和解，岂特可不用而已哉①。

黄　芩

黄芩，味苦，气平，性寒，可升可降，阴中微阳，无毒。入肺经、大肠。退热除烦，泻膀胱之火，止赤痢，消赤眼，善安胎气，解伤寒郁蒸，润燥，益肺气。但可为臣使，而不可为君药。近人最喜用之，然亦必肺与大肠、膀胱之有火者，用之始宜，否则，不可频用也。古人云黄芩乃安胎之圣药，亦因胎中有火，故用之于白术、归身②、人参、熟地③、杜仲④ 之中，自然胎安。倘无火，而寒虚胎动，正恐得黄芩而反助其寒，虽有参、归等药补气、补血、补阴，未必胎气之能固也。况不用参、归等药，欲望其安胎，万无是理矣。

或问黄芩清肺之品也，肺经之热，必须用之，然亦有肺热用黄芩，而转甚者，何也？曰：用黄芩以清肺热，此正治之法也。正治者，治肺经之实邪也。肺经有实邪，黄芩用之，可以解热；肺经有虚邪，

---

① 伤寒……哉　此一段原无，今据何本补。
② 归身　何本作“当归”。
③ 熟地　何本无。
④ 杜仲　何本无。

黄芩用之，反足以增寒。盖实邪宜正治，而虚邪宜从治也。

或问黄芩举世用而无疑，与用知母、黄柏颇相同，乃先生止咎用知母、黄柏之误，而不咎用黄芩，何也？曰：黄芩亦非可久用之药，然其性寒而不大甚，但入于肺，而不入于肾。世人上热多，而下热者实少，清上热，正所以救下寒也。虽多用久用，亦有损于胃，然肾经未伤，本实不拨，一用温补，便易还原，其弊尚不至于杀人。若知母、黄柏泻肾中之火矣，肾火消亡，脾胃必无生气，下愈寒，而上愈热，本欲救阴虚火动，谁知反愈增其火哉。下火无根，上火必灭，欲不成阴寒世界得乎？此用黄柏、知母之必宜辟也。

或问黄芩乃清肺之药，肺气热，则肾水不能生，用黄芩以清肺金，正所以生肾水乎？曰：黄芩但能清肺中之金，安能生肾中之水。夫肺虽为肾经之母，肺处于上游，居高润下，理之常也，何以清金而不能生水。盖肺中之火乃邪火，而非真火也，黄芩止清肺之邪火耳，邪火散，而真水自生，安在不可下生肾水。不知肾水之生，必得真火之养，黄芩能泻邪火，而不能生真火，此所以不能生肾水也。予之取黄芩者，取其暂用以全金，非取其久用以益水。

或疑黄芩之寒凉，不及黄柏、知母，以黄芩味轻，而性又善散，吾子攻黄柏、知母宜也，并及黄芩，毋乃过乎？曰：黄芩之多用，祸不及黄柏、知母远甚，余未尝有过责之辞，独是攻击知母、黄柏，在于黄芩门下而畅论之，似乎并及黄芩矣。谁知借黄芩，以论黄柏、知母，意重在黄柏、知母也。见黄芩之不宜多用，益知黄柏、知母之不可重用矣。世重寒凉，病深肺腑，不如此，又何以救援哉。

黄　连

黄连，味苦，寒，可升可降，阴也，无毒。入心与胞络。最泻火，亦能入肝。大约同引经之药，俱能入之，而入心，尤专经也。止吐利吞酸，善解口渴。治火眼甚神，能安心，止梦遗，定狂躁，除痞满，去妇人阴户作肿。治小儿食土作痒，解暑热、湿热、郁热，实有专功。但亦臣使之药，而不可以为君，宜少用，而不宜多用，可治实热，而不可治虚热也。盖虚火宜补，则实火宜泻。以黄连泻火者，正治也；以肉桂治火者，从治也。故黄连、肉桂，寒热实相反，似乎不可并用，而实有并用而成功者。盖黄连入心，肉桂入肾也。凡人日夜之间，必心肾两交，而后水火始得既济，火水两分，而心肾不交矣。心不交于肾，则日不能寐；肾不交于心，则夜不能寐矣。黄连与肉桂同用，则心肾交于顷刻，又何梦之不安乎。

或问苦先入心，火必就燥，黄连味苦而性燥，正与心相同，似乎入心之相宜矣，何以久服黄连，反从火化，不解心热，而反增其焰者，何也？曰：此正见用黄连之宜少，而不宜多也。盖心虽属火，必得肾水以相济，用黄连而不能解火热者，原不可再泻火也。火旺则水益衰，水衰则火益烈，不下治而上治，则愈增其焰矣。譬如釜内无水，止成焦釜，以水投之，则热势上冲而沸腾矣。治法当去其釜下之薪，则釜自寒矣。故正治心火而反热者，必从治心火之为安，而从治心火者，又不若大补肾水之为得。盖火得火而益炎，火得水而自息耳。

或问黄连止痢而厚肠胃，吾子略而不谈，何也？曰：此从前《本草》各书，无不载之，无俟再言也。然而予之不谈者，又自有在。盖黄连非治痢之物，泻火之品也。痢疾湿热，用黄连性燥而凉，以解湿而除热似矣。殊不知黄连独用以治痢，而痢益甚，用之于人参之中，治噤口之痢最神；用之于白芍、当归之中，治红赤之痢最效，可借之以泻火，而非用之以止痢，予所以但言其泻火耳。况上文曾言止吐利吞酸，利即痢也，又未尝不合言之矣。至于厚肠胃之说，说者谓泻利日久，下多亡阴，刮去脂膜，肠胃必薄矣，黄连既止泻利，则肠胃之薄者，可以重厚。嗟乎！此臆度之语，而非洞垣之说也。夫黄连性燥而寒凉，可以暂用，而不可久用。肠胃之脂膜既伤，安得一时遽厚哉。夫胃薄者，由于气血之衰，而肠薄者，由于精水之耗。黄连但能泻火，而不能生气血、精水，吾不知所谓厚者，何以厚也。

或问黄连泻火，何以谓之益心，可见寒凉未必皆是泻药。曰：夫君之论，是欲扬黄柏、知母也。吾闻正寒益心，未闻正寒益肾。夫心中之火，君火也；肾中之火，相火也。正寒益心中之君火，非益心中之相火。虽心中君火，每藉心外相火以用事，然而心之君火则喜寒，心之相火则喜热。以黄连治心之君火，则热变为寒；以黄连治心之相火，则寒变为热。盖君火宜正治，而相火宜从治也。夫相火在心火之中，尚不用寒以治热，况相火在肾水之内，又乌可用寒以治寒乎。昔丹溪用黄柏、知母，入于六味丸中，未必不鉴正寒益心，亦可用正寒以益肾也。谁知火不可以水灭，肾不可与心并论哉。

或疑世人用黄连，不比用黄柏、知母，先生辟黄柏、知母，何必于论黄连之后，而大张其文澜哉？嗟乎！是有说焉，不可不辨也。夫人生于火，不闻生于寒也。以泻火为生，必变生为死矣。从来脾胃喜温，而不喜寒，用寒凉降火，虽降肾

火也，然胃为肾之关门，肾寒则胃寒，胃寒则脾亦寒。脾胃既寒，又何以蒸腐水谷哉。下不能消，则上必至于不能受，上下交困，不死何待乎。又肺金之气，必夜归于肾之中，肾火沸腾，则肺气不能归矣。然补其肾水，而益其肺金，则肾足，而肺气可复归于肾。倘肾寒则肾火不归，势必上腾于肺，而又因肾之寒，不敢归于下，则肺且变热，而咳嗽之症生。肺热而肾寒，不死又何待乎。慨自虚火实火、正火邪火、君火相火之不明，所以治火之错也。夫黄连，泻实火也，补正火也，安君火也，不先将黄连之义，罄加阐扬，则虚火、邪火、相火之道，终不明于天下。吾所以于黄连门中，痛攻黄柏、知母，使天下后世知治火之药，不可乱用寒凉，实救其源也。

桔　梗

桔梗，味苦，气微温，阳中阴也，有小毒。入手足肺、胆二经。润胸膈①，除上气壅闭，清头目，散表寒邪，祛胁下刺痛，通鼻中窒塞，治咽喉肿痛，消肺热有神，消肺痈殊效，能消恚怒，真舟楫之需，引诸药上升。解小儿惊痫，提男子血气，为药中必用之品，而不可多用者也。盖少用，则攻补之药，恃之上行以去病；多用，则攻补之药，借之上行而生殃。惟咽喉疼痛，与甘草多用，可以立时解氛，余则戒多用也。

或问桔梗乃舟楫之需，毋论攻补之药，俱宜载之而上行矣，然亦有不能载之者，何故？曰：桔梗之性上行，安有不能载之者乎。其不能载者，必用药之误也。夫桔梗上行之药，用下行之药于攻补之

① 胸膈　何本作"肠胃"。

中，则桔梗欲上而不能上，势必下行之药，欲下而不能下矣。余犹记在襄武先辈徐叔岩，闻余论医，阴虚者宜用六味地黄汤，阳虚者宜用补中益气汤。徐君曰：余正阴阳两虚也。余劝其夜服地黄汤，日服补中益气汤，服旬日，而精神健旺矣。别二年复聚，惊其精神不复似昔，问曾服前二汤否，徐君曰：子以二汤治予病，得愈后，因客中无仆，不能朝夕煎饮消息子之二方，而合为丸服，后气闭于胸膈之间，医者俱言二方之不可长服，予久谢绝。今幸再晤，幸为我治之。予仍以前二方，令其朝夕分服，精神如旧。徐君曰：何药经吾子之手，而病即去也，非夫医而何？余曰：非余之能，君自误耳。徐问故。余曰：六味地黄汤，补阴精之药，下降者也；补中益气汤，补阳气之药，上升者也。二汤分早晚服之，使两不相妨，而两有益也。今君合而为一，则阳欲升，阴又欲降，彼此势均力敌，两相持，而两无升降，所以饱闷于中焦，不上不下也。徐君谢曰：医道之渊微也如此。夫桔梗与升麻、柴胡，同是升举之味，而升麻、柴胡用之于六味汤丸之内，其不能升举如此，然则桔梗之不能载药上行，又何独不然哉。正可比类而共观也。

或问桔梗散邪，而不耗正气，何以戒多用也？曰：桔梗亦有多用而成功。少阴风邪，致喉痛如破者，多用之，而邪散如响。是邪在上者，宜多用；而邪在下者，即不宜多用。

或问《古今录验方》中载桔梗治中蛊毒，下血如鸡肝片者血块石余，服方寸匕，七日三服而愈，其信然乎？曰：此失其治蛊之神方，止记其引导之味也。中蛊必须消毒，下血必须生血，一定之理也。桔梗既非消毒之品，又非生血之药，乌能治蛊而止血乎。盖当时必有神奇之丸，以酒调化，同桔梗汤送之奏功，而误传为桔梗，《古今录》遂志之也。

或问桔梗不可多用，而吾子又谓可以多用，何言之相背也？曰：邪在上者宜多，邪在下者宜少，余已先辨之，未尝相背也。虽然，用药贵得其宜，要在临症斟酌。有邪在上，多用桔梗而转甚；有邪在下，少用桔梗而更危。盖邪有虚实之不同，而桔梗非多寡之可定，故实邪可用桔梗，而虚邪断不可用桔梗也。［批］寒邪者，实邪也，热邪者，虚邪也，又不可不知。

栝蒌实 附天花粉

栝蒌实，味苦，气寒，降也，阴也，无毒。入肺、胃二经。最能下气涤秽，尤消郁开胃，能治伤寒结胸，祛痰，又解渴生津，下乳。但切戒轻用，必积秽滞气结在胸上，而不肯下者，始可用之以荡涤，否则，万万不可孟浪。盖栝蒌实最消人之真气，伤寒结胸，乃不得已用之也。苟无结胸之症，何可轻用。至于消痰、解渴、下乳，止可少少用之，亦戒不可重任。他本言其能治虚怯劳嗽，此杀人语，断不可信，总惑于补肺之说也。夫栝蒌乃攻坚之药，非补虚之品。

天花粉，即栝蒌之根，而性各不同。盖栝蒌实其性最悍，非比天花粉之缓，用栝蒌实，不若以天花粉代之。天花粉，亦消痰降气，润渴生津，清热除烦，排脓去毒，逐瘀定狂，利小便而通月水。其功用多于栝蒌实，虚人有痰者，亦可少用以解燥而滋枯，又何必轻用栝蒌实哉。

或问栝蒌实能陷胸中之邪，为伤寒要药，而吾子切切戒之，何不删去栝蒌，独存天花粉之为当哉？曰：医道必王、霸并用，而后出奇制胜，始能救生死于顷刻。

结胸之症，正死在须臾也，用天花粉以消痞满，其功迟，用栝蒌以消痞满，其功捷。但结胸之痞满不同，小痞小满之症，不妨用天花粉以消之；大痞大满之症，非栝蒌断然不可。又在人临症细辨，非栝蒌之竟可不用也。[批] 真通权达变之言。

或疑栝蒌推胸中之食，荡胃中之邪，其势甚猛。伤寒至结胸，其正气已大丧矣，又用此以推荡之，不虚其虚乎？先生又谓不可用天花粉相代，岂伤寒之虚，可以肆然不顾乎？曰：伤寒不顾其虚，则邪且铄尽人之元气，顷刻即死矣，乌可肆然不顾乎。用栝蒌以陷胸，正所以顾其虚也。夫陷胸之成，由于邪退之时，而亟用饮食，则邪仍聚而不肯散。夫邪之所以散者，由于胃中空虚，邪无所得，故有不攻而散之意。邪甫离胃，而胃气自开，以致饥而索食，此时而能坚忍半日，则邪散尽矣。无如邪将散，而人即索食，食甫下喉，而邪复群聚而逐矣。仲景张夫子所以又立陷胸汤，用栝蒌为君，突围而出，所向无前，群邪惊畏，尽皆退舍，于是，渐次调补，而胸胃之气安焉。是推荡其邪气，非即急救其正气之明验乎。倘畏首畏尾，不敢轻用栝蒌，虽久则食消，亦可化有事为无事。然所伤正气多矣，此栝蒌之宜急用，而不可失之观望耳。

或问栝蒌陷胸，以救胃中之正气是矣，然吾恐栝蒌祛邪以入脾，走而不守，则脾其害，不犹以邻国为壑乎？曰：栝蒌但能陷胸，而不能陷腹。胸中之食，可推之以入于腹，脾中之食，不必荡之以入于肠。盖脾主出而易化，胃主纳而难消也。

或问栝蒌陷胸中之邪，抑陷胸中之食耶？曰：结胸之症，未有不因食而结者也。陷胸汤乃陷食，而非陷邪也。虽然，邪因食而复聚，虽邪不入于胃之中，而邪实布于胃之口。陷胸中之食，而邪解散，

即谓之陷邪亦可也。然而食可陷，而邪不可陷。食陷必入于脾，邪陷必入于肾。入脾者，栝蒌可乘胜而长驱，入肾者，栝蒌不能入肾，势必变生不测。今用陷胸，而食消邪散，是陷胸汤实陷食，而非陷邪也。但止陷食，而不陷邪，而邪何以竟散耶？是结胸之症因得食而结，则陷胸之汤，其邪亦因陷食而散也。

或疑陷胸汤用栝蒌，不止陷胸中之邪，亦陷腹中之邪也，邪在腹中，安知不祛之入肾乎？曰：陷胸汤势最捷，邪逢栝蒌即散，安在又入于肾乎。况邪已在腹，与在胸者有别，在胸者，居高临下，恐有走失入肾之虞；在腹者，邪趋大肠，其势甚便，岂返走于肾经哉。

或问栝蒌与天花粉，同为一本，何以天花粉反不似栝蒌之迅扫胸中之邪耶。曰：天花粉消痞满，其功缓；栝蒌实消痞满，其功捷，余前条已言，但未言其所以缓与捷也。夫栝蒌为天花粉之子，而天花粉为栝蒌之根，子悬于天下，而性实顾根，故趋于下者甚急；根藏于地中，而性实恋子，故育于上者自缓。缓、捷之故，分于此，而陷消之功，亦别于此。故宜缓者用天花粉，宜急者用栝蒌实，又何虑功效之不奏哉。

紫　菀

紫菀，味苦、辛，温，无毒。入手太阴，兼入足阳明。主咳逆上气，胸中寒热结气，去蛊毒，疗咳唾脓血，止喘悸、五劳体虚，治久嗽。然亦止可为佐使，而不可单用以取效。

或问缪仲醇云：观紫菀能开喉痹，取恶涎，则辛散之功烈矣。然而又云：其性温，肺病咳逆喘嗽，皆阴虚肺热症也，不宜多用等语，似乎紫菀并不可以治嗽也。

曰：紫菀舍治嗽之外，原无多奇功。治缠喉风、喉闭者，正取其治肺经咳逆、阴虚肺热也，而仲醇以此相戒，何哉。夫喉闭，未有非下寒上热之症也。紫菀性温，而又兼辛散，从其火热之性而解之，乃从治之法，治之最巧者也。仲醇最讲阴虚火动之旨，何独于紫菀而昧之，此铎所不解也。

或谓紫菀治肺之热，而性温而辛散，从火热之性而解之是矣。然而肺经最恶热，以热攻热，必伤肺矣。吾恐邪去而肺伤也。曰：久嗽则肺必寒，以温治寒，则肺且受益，何伤之有。

贝　母

贝母，味苦，气平、微寒，无毒。入肺、胃、脾、心四经。消热痰最利，止久嗽宜用，心中逆气多愁郁者可解，并治伤寒结胸之症，疗人面疮能效。难产与胞衣不下，调服于人参汤中最神。黄瘅赤眼，消渴除烦，喉痹，疝瘕，皆可佐使，但少用足以成功，多用或以取败。宜于阴虚火盛，不宜于阳旺湿痰。世人不知贝母与半夏，性各不同，惧半夏之毒，每改用贝母。不知贝母消热痰，而不能消寒痰，半夏消寒痰，而不能消热痰也。故贝母逢寒痰，则愈增其寒；半夏逢热痰，则大添其热。二品径渭各殊，乌可代用。前人辨贝母入肺，而不入胃，半夏入脾胃，而不入肺经，尚不知贝母之深也。盖贝母入肺、胃、脾、心四经，岂有不入脾、胃之理哉。正寒热之不相宜，故不可代用也。
[批] 辨得入微尽妙。

或问贝母之疗人面疮，可信不可信乎？曰：此前人之成效，胡必疑之。然而有可疑者。人面疮，口能食，而面能愁，盖有祟凭之矣。祟凭必须解祟，何以用贝母即解，予久不得其故。后遇岐天师于燕市，另传治法，而后悟贝母之疗人面疮也，亦消其痰而已矣。夫怪病多起于痰，贝母消痰，故能愈也。如半夏亦消痰圣药，何治人面疮无效？不知人面疮，乃热痰结成热毒，半夏性燥，燥以治热，更添热矣。贝母乃治热痰圣药，以寒治热，而热毒自消，又何疑哉。

或问贝母消痰，消热痰也，然火沸为痰，非热乎，何以用之而绝无效耶？曰：火沸生痰，乃肾中之火上沸，非肺中之火上升。贝母止可治肺中之火痰，不化肾中之火痰也。岂惟不能化肾中之火痰，且动火而生痰矣。夫肾中之火，非补水不能除，肾火之痰，亦非补水不能消。贝母消肺中之痰，必铄肺中之气，肺虚则肾水之化源竭矣，何以生肾水哉。肾水不生，则肾火不降。肾火不降，又何以健脾而消痰哉。势必所用水谷不化精，而化痰矣。然则用贝母以治火沸为痰，不犹添薪而望止沸乎。毋怪沓无功效也。

或疑贝母不可治火沸为痰之症，吾用之六味丸中，亦可以治之乎？曰：六味汤止治火沸为痰之圣药也，加入贝母，则不效矣。盖火沸为痰，乃肾中之真水上沸而成痰，非肺中之津液上存而为痰也。六味汤补水以止沸，非化痰以止火，倘加入贝母，则六味欲趋于肾中，而贝母又欲留于肺内，两相牵掣，则药必停于不上不下之间。痰既不消，火又大炽，不更益其沸，而转添其咳嗽哉。此贝母断不可入于六味汤丸之中，治火沸为痰之病也。

款　冬　花

款冬花，辛、甘而温，阳也，无毒。善止肺咳，消痰唾稠粘，润肺，泻火邪，下气定喘，安心惊胆怯，去邪热，除烦燥，平肝明目。烧烟吸之，亦善止嗽，尤能止肺咳肝嗽。近人喜用紫菀，而不用款冬者，殊不可解。紫菀虽亦止久嗽，而味苦伤胃，不若款冬之味甘，清中有补也，余所以取款冬，而弃紫菀耳。

或问款冬花，清中有补，多用之以益肺、益肝、益心，可乎？曰：款冬花虽清中有补，而多用亦复不宜，盖补少而清多也。夫款冬花入心则安心，入肝则明目，入肺则止咳，是其补也。然入心，则又泻心之火，多用则心火过衰，反不生胃以健食矣；入肝，则又泻肝之气，多用则心火过凋，反不能生心以定神矣；入肺，则又泻肺之气，多用则肾气过寒，反不能生脾以化物矣。是款冬花多用则伤，少用则益，又何必多用哉。

本草新编卷之三 _{角集}

广 木 香

广木香，味甘、苦，气温，降也，阴中阳也。无毒。能① 通神气，和胃气，行肝气，散滞气，破结气，止心疼，逐冷气，安霍乱吐泻，呕逆翻胃，除痞癖癥块、脐腹胀② 痛，安胎散毒，治痢必需，且辟疫气瘴疠③ 。但此物虽所必需，亦止可少用之为佐使，使气行即止，则不可谓其能补气，而重用之也。大约用广木香由一分、二分，至一钱而止，断勿出于一钱之外，过多反无效功，佐之补而不补，佐之泻而亦不泻也。

或问广木香与青木香，同是止痢之药，子何取广木香，而弃青木香？盖广木香气温，而青木香气寒耳。夫痢乃湿热，青木香寒以去热，似相宜，而余毅然删去者，恶青木香之散气，虽有益于痢，终有损于气也。若广木香则不然，气温而不寒，能降气而不散气，且香先入脾，脾得之而喜，则脾气调而秽物自去，不攻之攻，正善于攻。此所以删青木香，而登广木香也。木④ 香气分药，又能开窍。气分药，与血分药不同，气止要引之使通，不须成队共行；若血药，则质滞而性腻，非多不能成功。

香 附

香附，味苦而甘，气寒而厚，阳中阴也，无毒。入肝、胆之经。专解气郁气疼，调经逐瘀，除皮肤瘙痒，止霍乱吐逆，崩漏下血，乳肿痈疮，皆可治疗。宿食能消，泄泻能固，长毛发⑤ ，引血药至气分，此乃气血中必用之品。可为佐使，而不可为君臣。今人不知其故，用香附为君，以治妇人之病，如乌金丸⑥ 、四制香附丸之类，暂服未尝不快，久之而虚者益虚，郁者更郁，何也。香附，非补剂也，用之下气以推陈，非用之下⑦ 气以生新；引血药至气分而散郁，非引血药入气分而生血也。舍气血之味，欲其阴生阳长得乎？故气虚宜补，必用参、芪；血少宜生，必须归、熟。香附不过调和于其内，参赞之寮佐，而轻任之为大将，鲜不败乃事矣。

或问香附为解郁圣药，吾子谓不可为君，岂香附不能解郁耶？曰：香附不解郁，又何药以解郁，但不可专用之为君耳。盖郁病未有不伤肝者也，香附入肝入胆之经，而又解气，自易开肝中之滞涩。但伤肝必伤其血，而香附不能生血也，必得白芍药、当归以济之，则血足而郁尤易

---

① 此下何本有"补气"二字。
② 胀　原作"胎"，今据何本改。
③ 疠　何本作"岚"。
④ 此下至"不能成功"四十六字，原无，今据何本补。
⑤ 长毛发　何本无。
⑥ 乌金丸　何本作"香乌丸"。
⑦ 下　何本作"补气"。

解也。夫君① 药中之解郁者，莫善于芍药。芍药得臣使，速于解者，莫妙于香附、柴胡。是芍药为香附之君，而香附为芍药之佐，合而治郁，何郁不解乎。

或问香附解郁而开胃，乃有用香附，而郁仍不解，胃仍不开，岂又芍药、当归之未用乎？曰：是又不尽然也。香附解郁者，解易舒之郁也；香附开胃者，开未伤之胃也。相思之病，必得其心上之人，而郁乃解；断肠之症，必得其意外之喜，而胃乃开。区区香附，固自无功，即益之以大料之芍药、厚味之当归，亦有无可如何者矣。岂尽可望于草木之解郁而开胃哉。

或问香附解郁之品，先生谓解郁之无用，是郁症乃不可解之症，吾甚为天下之有郁者危矣。嗟！郁之不解者，非草木之能开；而郁之可解者，舍草木，又奚以开之耶。香附正开郁之可解者也。可解之郁，而欲舍香附而求之草木之外，斯惑矣。

或疑香附性燥，故易入肝，肝气既郁，而肝木必加燥矣，以燥投燥，又何解郁之有？曰：香附之解郁，正取其燥也。惟燥，故易入于燥之中，惟燥，故不可单用于燥之内，和之以芍药、当归，则燥中有润而肝舒，燥中不燥而郁解也。

益 智

益智，味辛，气温，无毒，入肺、脾、肾三经。能补君、相二火，和中焦胃气，逐寒邪，禁遗精溺，止呕哕，摄涎唾，调诸气，以安三焦。夜多小便，加盐服之最效，但不可多用，恐动君相之火也，然能善用之，则取效甚捷。大约入于补脾之内，则健脾；入于补肝之内，则益肝；入于补肾之中，则滋肾也②。

砂 仁

砂仁，味辛、苦，气温，无毒。入脾、肺、膀胱、大小肠。止哕定吐，除霍乱，止恶心，安腹痛，温脾胃，治虚劳冷泻，消宿食，止休息痢，安胎颇良。但止可为佐使，以行滞气，所用不可过多。用之补虚丸绝佳，能辅诸补药，行气血③于不滞也。

或问砂仁消食之药，入之补虚之中，似乎不宜，何以绝佳？不知补药味重，非佐之消食之药，未免过于滋益，反恐难于开胃。入之砂仁，以甦其脾胃之气，则补药尤能消化，而生精生气，更易易也。

或问砂仁香能入脾，辛能润肾，虚气不归元，非用此为向导不济，殆胜桂、附热毒之害多矣。曰：此不知砂仁者也。砂仁止入脾，而不入肾，引补肾药入于脾中则可，谓诸补药，必借砂仁引其由脾以入肾则不可也。《神农本草》并未言其入肾，不过说主虚劳冷泻耳。夫冷泻有专属于脾者，何谓脾寒俱是肾寒乎。

肉 豆 蔻

肉豆蔻，味苦、辛，气温，无毒。一名肉果。入心、脾、大肠经。疗心腹胀疼，止霍乱，理脾胃虚寒，能消宿食，专温补心包之火，故又入膻中与胃经也。但能止下寒之泻，而不能止下热之痢，从前《本草》，多信治血痢有功，而不言其止泻痢。夫泻不同，五更时痛泻五六次，到日

---

① 君 原无，今据何本补。
② 此下何本有"益智功效全如此，而实专于化痰"十三字。
③ 血 何本无。

间反不泻，名大瘕泻也。大瘕泻者，肾泻也。肾泻，乃命门无火以生脾土，至五更亥子[1]之时，正肾气正令之会，肾火衰微，何能生土，所以作泻。故大瘕病，必须补命门之火，火旺而土自坚矣。肉豆蔻，非补命门之药也，然命门之火上通，心包之火不旺，而命门愈衰，故欲补命门，必须上补心包也。膻中，即心包，一物而两名之。肉豆蔻补心包火，补心包，正所以补命门也。况理脾胃寒虚，原其长技，命门旺，而脾胃又去其虚寒。脾胃得肾[2]气，自足以分清浊而去水湿，又何至五更之再泻哉。

或问肉豆蔻开胃消食，子舍而不谈，反言其能止大瘕之泻，亦何舍近而言远乎？曰：大瘕之泻，正所以表肉豆蔻之开胃而消食也。凡人命门之火不旺，则下焦阴寒何能蒸腐水谷。下不能消，所以泻也。泻久则亡阴，阴亡则肾不能交于心包，而心包亦寒。心包寒，则火不能生胃，而胃又寒。胃寒，则胃气萧索，又何能消食耶。肉豆蔻，温补命门而通胞，两火相生于上下，水泻止，而脾胃之气自开，不求其消食而自化。言止肾泻，而开胃消食即在其中，又何必再言哉。

或问肉豆蔻，暖胃而健脾，温肾而止泻，故入之四神丸中，以治脾肾寒虚之作泻，然而有效、有不效者，何故？盖肾虚作泻，又有不是命门之寒，故服四神丸，而反多后重之症矣。夫肾虚未有不寒者，寒则泻。不寒则何以泻[3]。乃饮酒过多，又加色欲，使酒湿入于肾之中，故作泻也。倘亦以肉豆蔻治之，安能治肾寒者速效哉[4]。

白豆蔻

白豆蔻，味辛，气大温，阳也，无

毒。入手太阴肺经。别有清高之气，非草豆蔻之可比也。散胸中冷滞之气，益心包之元阳，温脾胃，止呕吐翻胃，消积食目瞖。但此物尤难识，铺家多以草豆蔻充之，所以用多不效。总之，必须白者为佳，正不必问真假也。

或问白豆蔻与砂仁相似，用砂仁，可不必用白豆蔻矣。而不知各有功效，砂仁宜用之于补药丸中，而白豆蔻宜用之于补剂汤中。盖砂仁性缓，而白豆蔻性急也[5]。

藿香

藿香，味辛、甘，气微[6]温，可升可降，阳也，无毒。入肺、脾二经。定霍乱有神，止呕吐尤效，开胃消食，去臭气，利水肿。但亦可佐使，而不可为君臣。盖藿香逐邪甚速，未免耗气亦多，故佐气血之药往往取效，否则，无功耳。

或问藿香散暑气，子未言也？不知藿香虽散暑气，亦散真气也。用藿香以散暑，是犹执热以止热，余所以不言耳。虽霍乱亦暑症之一，然用藿香以定霍乱，实取其降气，非取其消暑，又不可不知也。

或问藿香为定喘奇方，而子何以未言？夫藿香定喘，乃言感暑气而作喘也，非藿香于治暑之外而更定喘也。余所以止言其治霍乱逐邪，而不言其定喘。夫喘症多生于虚，误认虚喘为实喘，下喉即便杀人。故不敢言藿香之定喘，实有微意耳。

---

① 亥子　何本无。
② 肾　原无，今据何本补。
③ 泻　此上原有"不"字，义晦，今据何本删。
④ 此下何本有"酒湿入肾最难治，非多用白术，不易愈也"十六字。
⑤ 此下何本有"不能相代也"五字。
⑥ 微　何本无。

高 良 姜

良姜，味辛，气大温，纯阳，无毒。入心与膻中、脾、胃四经。健脾开胃，消食[1]下气，除胃间逆冷，止霍乱转筋，定泻痢翻胃，祛腹痛心疼，温中却冷，大有殊功。倘内热之人误用之，必至变生不测，又不可不慎也。高良姜止心中之痛，然亦必与苍术同用为妙。否则，有愈、有不愈，以良姜不能祛湿故耳。

或问良姜最能解酒毒，何子之未言也？夫良姜辛温大热，治客寒犯胃者实效，倘胸腹大热者，愈增烦烧之苦矣。良姜宜于治寒，而不宜于治热也。酒性大热，投之解酒，不以热济热乎。缪仲醇谓其能解酒毒，此子所不信也。

紫苏叶 苏[2]子

紫苏叶梗，味辛，气微[3]温，无毒。入心、肺二经。发表解肌，疗伤风寒，开胃下食，消胀满，除脚气口臭。苏子降气定喘，止咳逆，消膈气，破坚癥，利大小便，定霍乱呕吐。紫苏虽有叶与梗、子之分，而发表解肌，止喘定呕，未尝有异。但叶与梗宜少用，而子可多用也。盖叶、梗散多于收，而子则收多于散，亦在人临症而酌用之耳。

或问苏叶表散风邪，古人加人参同治，奏功如响，何也？曰：苏叶不得人参，其功不大。今人一见用人参以祛邪，辄惊骇不已，宜乎医生之不敢用，往往轻变重，而不可救。夫邪初入人体，正气敢与邪战，用参以助正气，则正气旺，而又得祛邪之便，则群邪自行解散，此用参于苏叶之内，大有深意也。至于风寒已感三四日，则不可轻用人参，当看虚弱壮盛而

用药矣。

或又问苏子定喘，有喘症用之而不效者，何也？盖喘症有虚、有实，未可谓苏子定喘，而概用之也。苏子止可定实喘耳，虚喘而用苏子，增其喘矣，岂特不效而已哉。

或疑苏子正是治虚喘之药，先生反谓虚喘用苏子，而愈增喘，其义何乎？盖虚喘者，乃气虚也。苏子虽能定喘，而未免耗气，气耗则气愈虚，而喘更甚。故治虚喘者，必须大加人参、熟地之药，而不可增入苏子，以增其喘也。

或问苏叶散风邪之圣药，用之以发表中之风邪，尤为相宜，乃用之以散里中之风邪，往往不效，其必有义存焉。先生既深知《本草》之微，愿备有以教我。曰：苏叶之义，不过散表邪耳，原不深入于里。既不能深入，又何能散在里之风邪哉。然而以所不能深入之故，予则可宜也。苏叶性轻而味厚，性轻则上泛，味厚则下沉，宜乎可以通达内外矣。然而，性轻而香，味厚而辛，辛香则外驰易而内入难，故但散在表之风邪，而不散在里之风邪也。

或问宗奭有言：脾胃寒，入食紫苏多滑泄。果有之乎？曰：紫苏乃风药也，善能平肝。土为木制，则人多滑泄。肝木既平，则脾土得养矣。况紫苏辛温，辛能祛湿，温能祛寒，脾胃寒之人，宜无所忌，何致滑泄耶。惟是辛香之味，能散人真气，暂服无碍，而久服有伤，亦当知忌也。

---

[1] 食　何本作"痰"。
[2] 苏　此上何本有"苏梗"二字。
[3] 微　何本无。

防　风

防风，味甘、辛，气温，升也，阳也，无毒。系太阳本经之药，又通行脾、胃二经。古人曾分上、中、下以疗病，其实，治风则一。盖随所用而听令，从各引经之药，无所不达，治一身之痛，疗半身之风[1]，散上下之湿，祛阴阳之火，皆能取效。但散而不收，攻而不补，可暂时少用以成功，而不可经年频用以助虚耳。

或问通圣散，专恃防风以散风邪，可常用乎？曰：此方暂服尚不可，乌可常哉。盖防风散人真气，即以之散风邪，亦未可专恃也。

或问防风得黄芪，则不散邪而辅正，是防风亦可补之物，先生何谓攻而不补乎？夫黄芪得防风，而其功更大，未闻防风得黄芪，而其功更神。然则防风仍是攻而不补，非攻而亦补之物也。近人皆以防风为散风神药，毋论外感与非外感俱用之，乃服而不效也。

或疑所用之不多也，更加分两，以致散尽真气，不可哂乎？殊不知防风宜于无风之时，同黄芪用之，可以杜邪风之不入于皮毛，非风邪已入而可用之物也。古人名一物，必在深意，顾名而可悟矣。

防　己

防己，味辛、苦，气寒，阴也，无毒。能入肾以逐湿，腰以下至足湿热、足痛脚气皆除，利大小二便，退膀胱积热，消痈散肿，除中风挛急，风寒湿疟热邪。似乎防己乃祛湿热行经[2]之圣药也，然其性止能下行，不能上达。凡湿热在上焦者，断不可用，用之则真气大耗，必至危亡。说者谓防己乃下焦血分之药，可行于血分，而不可行于气分也。不知即是下焦湿热之病，止可一用，而亦不可再用。防己之气味尤悍，一服而湿热之在肾经者，立时解散。肾有补而无泻，多服则泻肾矣，如之何可再用乎。

或问《本草》俱言通十二经，而吾子止言入肾，子不能无疑也。防己果通十二经，则上焦头目之病、胸膈咽喉之间，宜无不治之矣，何以止见其治腰以下之病而能愈耶？夫腰至于足，正肾之所属，而谓非入肾者明验乎。然则言入十二经者，乃前人流传之误。而余说入肾者，实有据之谈也。

或问防己治肾中之湿，与　荃治肾内之风，二者合之，不识可治肾乎？此其言似善，而其祸实大也。夫肾有补而无泻，用一缓泻，尚为不得已之治法，二者同施，肾将立惫矣。原因吾子之问，以诚天下之人也。

或问防己利湿，不止在肾，而吾子独谓入肾，以为止能治腰足之湿也。然而，腰足之下，不尽属之肾，与腰相对者脐也；与足相附者，筋也。脐属脾而筋属肝，安在尽属于肾，而必谓防己之治肾，而不治肝脾，人谁信之。故肾病，而脐与筋无不病矣。防己治肾中之湿，而脐与筋中之湿尽消，非入肾而又入脾肝之谓也。防己入肾，不入肝脾，何必固疑乎。

荆　芥

荆芥，味辛、苦，气温，浮而升，阳也，无毒[3]。能引血归经，清头目之火，通血脉，逐邪气，化瘀血，除湿痹，破结

---

[1]　风　何本作"瘫"。
[2]　行经　何本无。
[3]　无毒　何本无。

聚，散疮痍。治产后血晕有神，中风强直，亦能见效。但入之血分之药中，使血各归经，而不至有妄行之虞；若入之于气分药中，反致散气之失。荆芥性升，与柴胡、升麻相同，乃柴胡、升麻入之补气之中，能提气以升阳，而荆芥独不能者，以荆芥虽升而性浮动，补阳之药，尤恶动也。血过凝滞，荆芥之浮动则易流，所以可引之以归经。气易散乱，荆芥之不更助其动乎？气过动必散，此所以不可用之于补气之药耳。

或问荆芥引经，走血分甚速，走气分甚迟，前人言之，而子尚未阐扬，愿畅谈之。曰：荆芥本阳药，而非阴药。阳入阴则行速，阳入阳①则行迟。夫阳属气，而阴属血。血行迟，而气行速。荆芥入血而速者，乃血行迟，而若见荆芥之行速②也；荆③芥入气而迟者，乃气行速，若见荆芥则行迟也。非荆芥走血分甚速，气分独迟也。

或问荆芥引血归经，亦有引之而不归经者乎？夫荆芥炒黑，则引血归经，生用则引气归经。引血归经者，有益于血者；引④气归经者，有益于气。有益于血者，血无乱动之虞；益于气者，气有过动之失。气过动，而血不能静矣，故用荆芥必须黑炒也，炒黑以治，无不归经也。

或问荆芥亦能入肾乎？荆芥何能入肾也。虽然用之补肾药中，未尝不可入肾，但必须炒至纯黑，则肾属黑，正可同色以相入。夫荆芥之药，本不必引入肾经。盖肾有补而无泻也，虽肾亦有感邪之日，祛肾中之风邪，风药原无几味，与其药用荃、防己之类以伐肾中之邪，不若用炒黑荆芥，虽散邪，而不十分耗正之为得也。

白　芷

白芷，味辛，气温，升也，阳也，无毒。入手足阳明二经，又入手太阴⑤之经。治头痛，解寒热中风，止崩漏、赤白带，血闭能通，散目中痒，止痢消瘕，治风通用，定心腹血痛，尤可外治各疮痈痔漏，消毒生肌，杀蛇虫。此药可为臣使，未可恃之为君，止外治可以为君耳。盖白芷辛散，多服恐耗散元阳也。

或问白芷散气，外治独不惧其坏事乎？子之何虑之深也。此药修合之时，便可验其有无之效。我有一法辨之尤佳。凡买白芷治病，其色皆白，持回家中修合，忽变为黑色者，不必修合之也；变为微黄色者，半效；变为老黄色者，效少；变为黄黯色者，无效也。辨其色之白者，多用之即愈。否则，递减用药，又何至外治散人真气哉。此药尤灵，故善变色。老医自有知之者，非创说也。

细　辛

细辛，味大辛，气温，升也，阳也，无毒。入手足少阴。止头痛如神，治诸风湿痹，尤益肝、胆之经。肾得之而温。利窍清痰，止迎风泪眼，疗妇人血闭，祛在里之寒邪。口臭齿肿⑥，含漱亦良。但止可少用，而不可多用，亦止可共用，而不能独用。多用，则气耗而病增；独用，则

① 阳　原作"阴"，义晦，兹之改。
② 速　原作"迟"，义晦，兹之改。
③ 此下至"则行迟也"十九字，原无，今据何本补。
④ 此下至"有益于血者"十四字，原无，今据何本补。
⑤ 太阴　何本作"太阳"。
⑥ 肿　何本作"痛"。

气尽而命丧，可不慎欤。

或问细辛既能温肾，自是补剂，何故又散气耶？夫细辛，阳药也，升而不沉，虽下而温肾中之火，而非温肾中之水也。火之性炎上，细辛温火，而即引火上升，此所以不可多用耳。

或问细辛散人真气，何以头痛能取效？盖头为太阳之首，清气升而浊气降，则头目清爽。惟浊气升，而清气降，则头目沉沉欲痛矣。细辛气清而不浊，故善降浊气，而升清气，所以治头痛如神也。但味辛而性散，必须佐之以补血之药，使气得血而不散也。

麻　黄

麻黄，味甘、辛，气寒，轻清而浮，升也，阳也，无毒。入手足太阳①经，手太阴本经、阳明经。荣卫之药，而又入足太阳②经、手少阴经也。发汗解表，祛风散邪，理春间温病，消黑斑赤痛，祛荣寒，除心热头痛，治夏秋寒疫。虽可为君，然未可多用。盖麻黄易于发汗，多用恐致亡阳也。

或问麻黄既是太阳经散荣表肌圣药，凡太阳经有荣邪未散，而表症未解者，似宜多用之矣，而子何戒人多用也？夫君药原不论多寡也。太阳荣邪，能用麻黄，即为君主，用之，则邪自外泄，而不必多用之者，盖麻黄少用，邪转易散；多用，则不散邪，而反散正矣。

或问麻黄易于发汗，用何药制之，使但散邪，又不发汗耶？曰：麻黄之所尤畏者，人参也。用麻黄而少用人参，则邪既外泄，而正又不伤，何致有过汗之虞。倘疑邪盛之时不宜用参，则惑矣。夫邪轻者，反忌人参；而邪重者，尤宜人参也。用人参于麻黄汤中，防其过汗亡阳，此必

重大之邪也，又何足顾忌哉。

或问麻黄误汗，以致亡阳，用何药以救之乎？曰：舍人参无他药也。夫人参止汗之药，何以能救麻黄之过汗。盖汗生于血，而血生于气也，汗出于外，而血消于内，非用人参以急固其气，则内无津液之以养心，少则烦燥，重则发狂矣。此时而欲用补血之药，则血不易生；此时而欲用止汗之药，则汗又难止。惟有人参补气，生气于无何有之乡，庶几气生血，而血生汗，可以救性命于垂绝，否则，汗出不已，阳亡而阴亦亡矣。

或问麻黄善用之则散邪，不善用之则散正，何不示人以一定之法，无使误用也。夫用麻黄，实有一定之法，而世人未知也。麻黄散营中之邪也。见营中之邪，即用麻黄，又何误哉。惟其不能明辨营中之邪，所以动手即错。而营中之邪，又尤易辨也。凡伤寒头疼除，而身热未退，即邪入营矣，便用麻黄，邪随解散，又宁有发汗亡阳之虑哉。夫亡阳之症，乃邪未入于营，而先用麻黄以开营之门，而方中又不入桂枝，以解卫中之邪，复不入石膏以杜胃中之火，此所以邪两无所忌，汗肆然而大出也。倘合用桂枝、石膏、麻黄三味同入，必不至有阳亡之祸矣。

或疑麻黄一味乱用，已致出汗亡阳，何以合桂枝、石膏同用，反无死亡之祸，此仆所未明也。不知药单用则功专，同用则功薄。麻黄单用，则无所顾忌，专于发汗矣。苟有桂枝同用，则麻黄寒，而桂枝热，两相牵掣，而有以夺其权；苟有石膏同用，则石膏重，而麻黄轻，两相别而得以争其效，虽汗出而不致亡阳，又何有暴亡之惨哉。

---

① 太阳　原作"四"，今据何本改。
② 阳　原作"阴"，今据何本改。

或疑慎用麻黄，宜少而不宜多，乃何以亦有少用而亡阳者乎？此盖用之不当，虽少，阳亦亡也。故医贵辨症分明，不在用药谨饬也。

或疑麻黄有初病伤寒而即用，亦有久病伤寒而仍用者，又是何故？盖在营之风邪未散也。而在营之风邪未散，何从而辨？身热而畏寒者是也。凡见伤寒之症，虽时日甚久，而身热未退，又畏风寒，非前邪未退，即后邪之重入，宜仍用麻黄散之，但戒勿多用耳。盖初感之邪其势盛，再感之邪其势衰。邪盛者，少用而邪难出；邪衰者，多用而邪易变也。

或疑麻黄善变，何法以安变乎？不知麻黄未尝变也，人使之变耳。如宜汗不汗，不用麻黄□□□□□□□□□汗之，又用麻黄始汗大出，甚则出而不已，邪亦□□□□不死者幸也。可见，防变之道，不在麻黄之不汗，而在麻黄之过汗也。宜麻黄之发汗，汗之而变不生；不宜麻黄之发汗，汗之而变必甚。然则防过汗可也，何必防麻黄，而求安变之法哉。

或问麻黄性寒，而善治风邪，殊不可解矣。伤寒初入于卫，原是寒邪。因入于卫，得卫气之热，而寒变为热矣。邪既变为热，倘仍用桂枝汤，欲以热散热，安得而不变为更热乎。故仲景夫子不用桂枝之热，改用麻黄之寒，祛邪从营中出也。从来治风之药，未尝不寒者，以寒药散寒邪，似乎可疑，今以寒散热，又何疑乎。

或问麻黄气温，而吾子曰气寒，缪仲醇又曰味大辛，气大热，何者为是乎？曰：麻黄气寒，而曰微温犹可，曰热则非也。盖麻黄轻扬发散，虽是阳药，其实气寒。若是大热，与桂枝之性相同，用桂枝散太阳寒邪，不必又用麻黄散太阳热邪矣。惟其与桂枝寒热之不同，虽同入太阳之中，而善散热邪，与桂枝善散寒邪迥别。故桂枝祛卫中之寒，而麻黄解营中之热。不可因桂枝之热，以散太阳之邪，而亦信麻黄为大热也。

或疑麻黄性温，而吾子辨是性寒，得毋与仲景公伤寒之书异乎？夫仲景夫子何曾言麻黄是温也。观其用麻黄汤，俱是治太阳邪气入营之病。邪在卫为寒邪，入营中为热，此仲景夫子训也，铎敢背乎。此所以深信麻黄是寒，而断非热也。

或问麻黄发汗，而麻黄根节止汗，何也？此一种而分两治者，亦犹地骨皮泻肾中之火，而枸杞子补精而助阳也，原无足异。惟是麻黄性善行肌表，引诸药至卫分，入腠理，则彼此同之，故一用麻黄之梗，发汗甚速，一用麻黄之根节，而止汗亦神[1]也。

或问麻黄世有用之数两以示奇者，宜乎？不宜乎？此杀人之医也。麻黄易于发汗，多用未有不亡阳者，安能去病而得生哉。然而世人敢于多用者，必郁结之症，有可解之状，多用麻黄，以泄其汗，则汗出而郁亦解，犹可。倘见身热无汗，绝非郁症，而多用麻黄，未有不汗出如雨，气喘而立亡者，可不慎哉！

或问人不善用麻黄，以致发汗亡阳，将何药同麻黄共用，以救其失乎？夫麻黄，发汗之药也，制之太过，则不能发汗矣。宜汗而制之，使不汗，本欲制麻黄以救人，反制麻黄以杀人乎。无已则有一法，遇不可不汗之症，而又防其大汗，少用麻黄，多用人参，同时煎服，既得汗之益，而后无大汗之虞，则庶乎其可也。

或问王好古论麻黄治营实，桂枝治卫虚，是以二物为营卫之药也。又曰心主营为血，肺主卫为气，故以麻黄为手太阴肺之剂，桂枝为手少阴心之剂，即李时珍亦

---

① 亦神　何本作"而亦闭邪"。

以麻黄为肺分之药，而不以为太阳经之
药。其论可为训乎？曰：不可也。盖桂枝
入卫，而麻黄入营，虽邪从皮毛而入，必
从皮毛而出，但邪由皮毛既入于卫，必由
卫而非于营矣。是邪在太阳，而不在肺
也。传经伤寒，无由营卫而入心者。若入
于心，且立死矣，桂枝亦何能救乎。若二
人之论，皆似是而实非，子不得不辨之以
告世也。

葛　根

葛根，味甘，气平，体轻上行，浮而
微降，阳中阴也，无毒。入胃足阳明，疗
伤寒，发表肌热。又入脾①，解燥，生津
止渴。解酒毒卒中，却温疟往来寒热，散
疮疹止疼，提气②，除热蒸。虽君药而切
戒过用，恐耗散人真气也。

或问葛根解寒传③营之圣药，何以
有时用之以解营中寒邪，而风邪不肯散，
得毋葛根非解营之圣药耶？夫葛根实解寒
伤营之圣药也。因人多用，反致伤营之正
气，正气伤，而寒邪欺正气之弱，不肯外
泄，反致无功。盖葛根轻浮，少用则浮而
外散，多用则沉而内降矣。

或问葛根解肌表之邪，何以仲景张公
用之于葛根汤④中，以入阳明耶？曰：
葛根原是阳明之药，少用则散肌中之风，
多用则解胃中之热，一物而可以两用也。
况寒邪由营以入府，邪入胃中，而未必尽
入胃也，半入于胃，而半留于营。用葛
根，则营卫不两解乎，此葛根汤⑤所以
用葛根也。

或问用葛根以退胃中之邪热，而胃之
热不能去，胃之邪不能解，必用石膏白虎
汤而后解，似乎葛根非阳明之药也。不知
葛根止能退阳明初入之邪，不能退阳明变
热之邪。变热之邪，必须用石膏，而不可

用葛根，非葛根不是阳明之药也。

或问葛根解肺之燥，何以又入胃中，
以解肌中之热，得毋有误乎？非误也。葛
根体轻则入肺，下降则入胃，又何疑焉。
惟是解胃中之热，即所以解肺中之燥，不
可不知其义也。伤寒肺燥者，邪入于胃
也。胃热则火炽，火炽则金燥，胃本生
肺，过燥，则生肺者转克肺矣。葛根解胃
中之热，热解而火息，火息而土之气生，
土之气生而金之气亦生，金之气生而肺之
燥自解。用一葛根，肺与胃已两治之矣，
不必解胃中之热，又去解肺中之燥也。

或问葛根发表除热，而表不能发，热
不能除者，何故？此不善用葛根之故也。
葛根轻清，少用则遂其性而上行，多用则
违其性而下降。夫风邪在外，宜引而外
出，不宜引而内入。火邪炎上，宜引而上
散，不宜引而下散，乃不少用以遂其性，
反多用以违其性，自然风邪不外出而内
入，火邪不上散而下攻矣，欲其发表除热
得乎，此葛根所以宜善用也。

或疑葛根发表解肌热，与麻黄功用相
同，何以麻黄在亡阳之列，而葛根独不之
戒耶？盖葛根未尝不能亡阳，但较麻黄则
少轻耳，不然，亦何必劝人少用，而不可
多用乎哉！

或疑葛根散邪而不补正，今人用之者
甚多矣，未见其害人也。曰：葛根耗人元
气，原在⑥无形。天下有形之损，其损
小；无形之损，其损大，不可不知也。

或问葛根轻清之味，耗人之元气，亦

---

①　脾　何本作"肺经"。
②　气　此上何本有"胃"字。
③　传　原作"伤"，今据何本改。
④　葛根汤　原作"青龙汤"。详仲景青龙汤中无葛
　　根，兹改。
⑤　葛根汤　原作"青龙汤"，今据何本改。
⑥　在　原作"有"，今据何本改。

必不甚，安有损于无形者大乎？夫元气甚微，损伤于无形，从何而知其非大耶？大凡气之重者可防，味厚者可辨。葛根之味则淡也，气则微也，宜乎世不用信之，然药实闻诸异人之言，故告世共知之，诚以淡之中而有危，微微之内而有死法，杀人于气味之外耳。

威 灵 仙

威灵仙，味苦，气① 温，可升可降，阴中阳也，无毒。入各经络。消肠中久积痰涎，除腹内痃癖气块，散爪甲皮肤风中痒痛，利腰膝胫踝湿渗冷疼，尤疗折伤，治风湿各病，皆宜用之，以其十二经络无处不到也。但其性走而不守，祛邪实速，补正实难。用之于补气补血之中，自得祛痛祛寒之效。倘单备此一味，或漉酒长饮，或为丸频服，未有不散人真气，败人之血者也。

或问威灵仙乃攻痰去湿妙药，子谓散人真气，败人活血，是威灵仙乃害人之物，非益人之物乎？曰：吾戒人长饮频服者，恐风痰邪湿已去仍用之，非教人风痰邪湿之未去而用之，故戒之也。

秦 艽

秦艽，味苦、辛，气平、微温，可升可降，阴中阳也，无毒。入大肠之经。养血荣筋，通利四肢，能止诸痛，通便利水，散黄疸。又止头风，解酒毒，疗肠风下血。但小有补血②，终非君药。前人称其能去骨蒸传尸，此乃所不敢信也。

或问秦艽散风邪之品，前人称其能去骨蒸传尸，而吾子不敢信，便余疑信相半，幸为我论之。曰：骨蒸，痨瘵之渐也，内无真阴之水，以冲养其骨中之体，

故夜发热而日不热也。且夜热之时，在骨中内，皮之热反轻。此非外有邪犯，又非邪入肾中，乃精自内空。必须填补真阴，少加退阴火之味，始能奏效。秦艽止能散内风，病既无风，用之不益加内热乎？传尸之症，乃劳瘵之已成也，内生尸虫，食人精血，以致咳嗽不止，日事补阴尚难，秦艽况益之以散风利水之药，以重其虚乎。此余之所不敢信，又天下之所宜共信余之言者也。

薄 荷

薄荷，味辛苦③，气温，浮而④ 升，阳也，无毒。入肺与包络二经，又能入肝、胆。下气冷胀满⑤，解风邪郁结，善引药入营卫，又能退热，但散邪而耗气，与柴胡同有解纷之妙。然世人止知用柴胡，不知薄荷者，以其入糕饼之中，轻其非药中所需也。不知古人用入糕饼中，正取其益肝而平胃，况薄荷功用又实奇乎。惟前人称其退骨蒸之热，解劳乏之困，乃未免虚张其辞。余尝遇人感伤外邪，又带气郁者，不肯服药，劝服薄橘茶立效。方用薄荷一钱、茶一钱⑥、橘皮一钱，滚茶冲一大碗服。存之，以见薄荷之奇验也。

或问薄荷实觉寻常，子誉之如此，未必其功之果效也？曰：余通薄荷之实耳。薄荷不特善解风邪，尤善解忧郁。用香附以解郁，不若用薄荷解郁更神也。

或问薄荷解风邪郁结，古人之有用之否？昔仲景张夫子尝用之，以解热入血室

---

①　此下何本有"微"字。
②　血　何本作"益"。
③　苦　何本作"甘"。
④　而　原无，今据何本补。
⑤　冷胀满　何本作"除腹满"。
⑥　一钱：何本作"三钱"。

之病，又用之以治胸腹胀满之症，子未知之耳。夫薄荷入肝、胆之经，善解半表半里之邪，较柴胡更为轻清。木得风乃条达，薄荷散风，性属风，乃春日之和风也。和风，为木之所喜，故得其气，肝中之热不知其何以消，胆中之气不知其何以化。世人轻薄荷，不识其功用，为可慨也。

香　薷

香薷，味辛，气微温，无毒。入脾、胃、心、肺四经。主霍乱，中脘绞痛，治伤暑如神，通小便，散水肿，去口臭，解热除烦，调中温胃，有彻上彻下之功，拨乱反正之妙，能使清气上升，浊气下降也。但宜冷饮，而不可热饮，宜少用，不可大用。少用，助气以祛邪；大用，乃助邪以耗气；冷饮，乃顺邪解暑；热饮，乃拒邪以格热，此又用香薷者所宜知也。

或问香薷解暑，宜有暑气，尽可解之，何以有解有不解也？岂多用之故，抑热饮之故耶？夫香薷热饮，多用固难见效，然又有冷饮少用又不效者。盖香薷止能散暑气之邪，不能助正气之乏也。正气虚，而后暑邪中，祛暑不补正气，焉能效耶？故香薷饮，宜多加参、术为妙矣。

或疑香薷祛暑，必须补正气，然有补正气以祛暑，而暑邪愈炽者，岂香薷不可用乎？抑正气不可补乎？曰：补正祛邪，王道也；单祛邪不补正，霸道也。补正多于祛邪，王道之纯也；祛邪多于补正，霸道之谲也。补正不敢祛邪，学王道误者也；祛邪又敢于泻正，学霸道之忍者也。以上六者，皆能去暑。今谓补正气以祛暑气，是王霸兼施之道也，焉有暑气之不解，反谓暑邪愈炽，疑于正气之不可补哉？香薷用于补正之中，正千古不易之

论也。

或问香薷用于补正之中，毕竟宜多宜少？曰：香薷解暑，感暑症者，自宜以香薷为君，多用之。倘元气素虚，又宜以香薷为佐，以补气之药为君。倘元气大虚，又不可以香薷为臣，以香薷为使，少少入之。总在人临症善用之也。

或疑香薷解暑之外无他用，《本草》称其功用甚多，又可信之乎？此固不可尽信也。然暑症多端，凡与暑症同时病者，香薷但有以治之，乃又不可谓香薷于解暑外，竟无他用矣。

萎　蕤

萎蕤，味甘，气平，无毒。一名玉竹，即华佗所食漆[①]叶青黏散中之青黏也。入心、肾、肺、肝、脾五脏。补中益气，润津除烦。主心腹结气，虚热湿毒。治腰脚冷痛，定狂止惊，眼目流泪，风淫手足，皆治之殊验。去黑䵟，泽容颜，乌发须，又其小者。此物性纯，补虚热，且解湿毒。凡虚人兼风湿者，俱宜用之，但其功甚缓，不能救一时之急，必须多服始妙。近人用之于汤剂之中，冀目前之速效，难矣。且萎蕤补阴，必得人参补阳，乃阴阳既济之妙，所收功用实奇。故中风之症，萎蕤与人参煎服，必无痿废之忧。惊狂之病，萎蕤与人参同饮，断少死亡之病。盖人参得萎蕤益力，萎蕤得人参鼓勇也。

或问萎蕤，华元化加入漆叶，以黑髭须，近人用之不验，何也？盖萎蕤原不能乌须，因得漆叶，乃能黑矣，然漆叶离萎蕤又无效，二味两相制，两相成，今人用之不效者，非轻重之不同，即服食之不如

---

① 漆　原作"添"，今据何本改。

法。犹记楚大中丞林公讳天擎者，曾服此方，年七旬而须髯如漆。问其服食方法，二味各等分，子、午、卯、酉之时，各服三分，数十年如一日也。天下能如林公之服法者乎。或一日服、一日不服，或早服、晚不服，或分两之多寡不同，安得尽效哉。

或问萎蕤功用甚缓，今人皆比于人参之补益，谓人参之功验无力，萎蕤之功缓有成，然乎？否乎？嗟乎！萎蕤、人参，乌可同日论。人参有近功，更有后力，岂萎蕤之可比。惟是萎蕤功缓，久服实有专效，如中风痿症，佐人参为调理之药，殊有益耳。

或疑萎蕤为黄精之别种，黄精功用甚缓，宜萎蕤之功久缓，先生删黄精，取萎蕤，又谓之何？夫萎蕤实与黄精相同，删黄精而不删萎蕤者，取其治痿废之症，宜于缓图而得效，为不同于黄精也。

蛇 床 子

蛇床子，味苦、辛，气平，无毒。治阴户肿疼且痒，温暖子宫，疗男子阴囊湿痒，坚举尿茎，敛阴汗，却癫痫，拂疮疡，利关节，主腰膝胯痛，祛手足痹顽，治产后阴脱不起，妇人无娠，尤宜久服，则功用颇奇。内外俱可施治，而外治尤良。若欲修合丸散，用之于参、芪、归、地[1]、山茱之中，实有利益，然又宜乎阴寒无火之人，倘阴虚火动者，服之非宜也。

或问蛇床子外治实佳，内治未必得如外治。不知蛇床子内、外治无不佳也。吾言其内治之，益绝阳不起，用蛇床子一两、熟地一两，二味煎服，阳道顿起，可以久战，大异平日，非内治之尤佳乎？以之修合丸散，尤有久力。可见，蛇床子煎丸并用，无不佳妙。不可谓外治佳，内治不佳也。

或问蛇床子除熟地同用之外，何药更可并用？曰：蛇床子同黄芪各一两，兴阳信奇[2]于用熟地，推之而当归可并用也，推之而白术可并用也，推之而杜仲可并用也，推之菟丝子可并用也。或健脾，或安神，或益血，要任人善用之何如耳，安在不可出奇哉。

或疑蛇床子乃外治之药，可妄言内治乎，试之杀人之咎将安归？曰：蛇床子实可内治，而世人以外治，而掩其内治之功，予所以表其奇也，岂好异哉。

龙 胆 草

龙胆草，味苦涩，气大寒，阴也，无毒。其功专于利水消湿，除黄疸，其余治目、止痢、退热、却肿，皆推广之言也。但此种过于分利，未免耗气败血，水去血又去，湿消气又消。初起之水湿黄疸用之，不得不亟；久病之水湿黄疸用之，又不可不缓。正未可全恃之为利水神丹、消湿除痹之灵药也。

或谓龙胆草治湿热尤利，瘅病正湿热之病也，然用龙胆草以治黄疸，多有不效者，何也？黄疸实不止湿热之一种也，有不热又成黄病者。龙胆草所能治也，龙胆草泻湿热，不能泻不热之湿也。

或疑龙胆草苦寒，虽为利湿热之要药，治黄之症，不能舍之他求，然多服损胃，黄疸之病未必全消，元气已失用矣。曰：治湿热与治虚火大异。湿热乃热结膀胱，虚火乃火炎于肾脏。热结于膀胱，不用龙胆之苦寒，乃膀胱之热不能下泻。湿

---

[1] 归地　原作"焙热"，今据何本改。
[2] 信奇　何本作"倍"。

且流于肢体，火炎于肾脏，一用知、柏之苦寒，乃肾脏之火不能下归，寒且留于脾胃。予辟用黄柏、知母之失，遇大寒之药，不论其治病之有益无益，尽戒人之不用也，不几因噎废食乎。龙胆草治黄疸，余所以教人亟用，而不可缓用也。

或问龙胆草治黄疸，何以有效、有不效？先生谓龙胆草，正治湿热之黄疸，非湿热者不能治，然实是湿热，仍不效，余不得其解也？夫湿热之不同也，久矣。湿热入肝者，其热易散；湿热入于胆者，其湿难祛。盖湿热之邪，无不从膀胱泻出也。胆主渗入，而不主渗出，膀胱止可泻胆中已出之湿，不能泻胆中已入之湿热。故在肝者易见功，在胆者难收效耳。

或问龙胆草不能泻胆中之湿热，又用何药以收功。子曰：泻湿热不用龙胆草，余未见其可也。然专用龙胆草，又苦不能去病。惟有如柴胡舒其胆中之气，便湿热之邪仍从外渗出，庶几难于收功者，变为易于收功乎，龙胆草正不必多用也。

或疑龙胆草利湿，利热中之湿也，不识又能利寒中之湿乎？曰：今人利湿，不问寒热，一见水症，尽用龙胆草以利湿。不知龙胆能泻湿热，又能泻湿寒，但消湿热其功速，消湿寒其功缓。速则去湿，而元气不伤，缓乃未免有伤元气矣。盖速乃龙胆草不必多用，而缓乃龙胆草势不得不久用矣。故利湿热宜用龙胆草，湿寒不宜用龙胆草。

泽　泻

泽泻，味甘、酸、微①咸，气寒，沉而降，阴中微阳，无毒。入太阳、少阳足经，能入肾。长于利水，去阴汗，利小便如神，除湿去渴之仙丹也。

或问泽泻，既是利水消湿之物，宜乎水去湿干，津液自少，胡为反能止渴？岂知泽泻不独利水消湿，原善滋阴。如肾中有水湿之气，乃所食水谷不化精而化火，此火非命门之真火，乃湿热之邪火。邪火不去，则真火不生，真火不生，乃真水不生也。泽泻善泻肾中邪火，泻邪火，即所以补真水也。苟非补肾火，六味丸中，仲景夫子何以用泽泻耶？夫肾有补无泻，泽泻补肾，非泻肾，断断无差。不然，何以泻水而口不渴，非泻邪水耶？所以生真水之明验乎。所以五苓散利膀胱，而津液自润也。

或曰泽泻泻中有补，敬闻命矣，然所泻者水而非火，吾子之谓是泻火，不亦异乎？盖泻火而不泻水，是有说焉。膀胱者，太阳之腑也，原属火，不属水。膀胱之水不能下通，本于寒者少，由于热者多。盖膀胱无火乃水闭，有火又水闭也。泽泻用之于五苓散中，虽泻水，实泻火也，因其为泻火之味，所以用之出奇。不然，二苓、白术泻水有余，又何必借重泽泻乎。此泻火之确有至理，人未之思耳。

或问泽泻利多补少，而子必曰补，想因仲景张公用之于六味丸中，故曰泽泻利中有补。不独六味丸中为然，即五苓散中用之，何独不然。凡小便不利之人，未有口不渴者，一利小便而口渴解。五苓散，利小便也。利小便口渴解者，口中生津液也。五苓利小便之水，去则无水以润口，宜其渴矣，乃不渴，而反生津液，非利中有补之明验乎？且小便之所以不利者，以膀胱之有邪火。膀胱有火，乃热干津液而口渴。泽泻在五苓散中，逐邪火而存真水，火去乃水自升，水升乃津液自润，津液润，而灌注于肾宫。谁谓泽泻有泻而无补乎。

① 微　何本无。

或问泽泻用于六味丸中，乃泻中有补，不识用于八味丸中何意？曰：有深意也。夫肾中无火，故用八味地黄丸，于水中补火也。然而火性炎上，不用药以引其下行，乃龙雷之火未必不随火而沸腾。而用下行之药，但有泻无补，又恐补火，而火仍随水而下泄，又复徒然。使下行，但有补无泻，又恐补火，而火不随水而下泄，乃补火大旺，必有强阳不倒之虞。妙在泽泻性既利水，而泻中又复有补，引火下行，泻火之有余，而不损火之不足，辅桂、附以成其既济之功。谁谓仲景公用泽泻于八味丸中，竟漫无妙义哉。

或问泽泻举世皆以为泻，先生独言泻中有补，且各尽宣其异义，不识八味、六味、五苓之外，更有何说以广鄙见乎？夫泽泻之义，于三方可悟其微，三方最未尽其妙。泽泻不特泻火之有余，而且泻水之有余；不特不损火之不足，而且不损水之不足。此泻中有补，前文尽宣。然而，功不止此。泽泻更能入于水之中，以补火之不足；入于火之中，以泻①水之有余。虚寒之人，夜多遗溺，此火之不足也，势必用益智仁、山茱萸、五味子②之类，补以收涩其遗矣。然徒用酸收之味，不加咸甘之品于其中，乃愈涩而愈遗，泽泻正咸甘之味也。入于益智、山茱萸、五味子③之内，遗溺顿痊。若非利中补火，不更助其遗乎？虚热之人，口必大渴，此水之不足④也，势必用元参、生地黄、沙参、地骨皮、甘菊之类泻火，滋润其渴矣。然徒用苦寒之味，不加甘咸之品于其中，乃愈止而愈渴。泽泻正甘咸之味也，入之于元参、生地、沙参、地骨皮⑤、菊花之内，口渴自愈。若非利中补水，不益增其渴乎？此泽泻之微义又如此矣。

或疑泽泻有功有过，但言其功，而不言其过，恐非持论之平。不知泽泻利水，

单用乃有功有过，共用乃少过多功。盖单用可以泻水盛之人，不可以泻水虚之子，泻水盛乃有功，泻水虚乃有过也。共用宜于补剂，不宜于攻剂，补虚乃多功，攻实乃少过也。有过有功，是人之不善用也，与泽泻何过哉。

或问扁鹊公云多服泽泻，病人服是泽泻，过于利水，非补阴之药矣？此非扁鹊公之言，乃后人记而传之者也。泽泻用之六味、八味诸肾药中，但补而无泻，多服、久服，正得大益，又安能损目哉。惟肾气乏绝，阳衰流精，肾气不固，精滑目痛，不可单服泽泻，以虚其虚。若入于群补肾药中，又正无害也。

元　参

元参，味苦、咸，气微寒，无毒。忌铜器，犯之噎喉丧目。入肺、肾、胃三经。强阴益精，补肾明目。治伤寒身热支满，忽忽如不知人；疗温疟寒热往来，洒洒时常发颤；除女人产乳余疾，祛男子骨蒸传尸，逐肠风血瘕坚癥散头下痰核⑥痈肿。乃枢机之剂，领诸气上下，肃清而不致浊⑦，治空中氤氲之气，散无根浮游之火，惟此为最⑧。前人之论如此，近有轻之不用，即用之，不敢多。岂知元参乃君药，实可恃之夺命以救人者乎。夫天下尤难治者，火症也；火症之中，尤难降者，无如胃、肾之二火。肾火沸腾，乃龙

---

① 泻　原作“补”，今据何本改。
② 此下何本有“覆盆子”三字。
③ 此下何本有“覆盆子”三字。
④ 不足　原作“下走”，今据何本改。
⑤ 地骨皮　原作“地骨、丹皮”，今据何本及上文改。
⑥ 核　原作“祛”，今据清抄乙本、何本改。
⑦ 浊　原作“渴”，今据清抄乙本、何本改。
⑧ 最　原作“取”，义晦，今据清抄乙本、何本改。

雷之火也，其势尤烈，以苦寒折之，反致增焰，焚林劈木，每在阴寒大雨之时，夏日炎氛之间，一遇凉风白露，龙雷收藏矣。故以苦寒直① 治，不若以微寒从治。元参正微寒之品，而又善散浮游之火，治之正复相宜，此治肾火之所必需也。若胃火之起，势若燎原，不尽不止，往往热气腾天，火星口出，登高而歌，弃衣而走，见水而入。苟不以辛凉② 大寒之药救之，乃发狂亡阳，立时身丧，此非急用白虎汤不可。然石膏过寒，多服损胃，虽一时救急，不可以善后。元参治空中氤氲之气，泻火正其所长。石膏之后，即续之以元参，则阳火自平，而阴火又长，何至有亡阳之惧乎，此又治胃之所必需也。但勺水难以救焚，反致至焰③。若胃火乃阳火也，必多用元参，然后可以遏其势；而肾火乃阴火也，亦必多用元参，④ 然后可以息其炽。况元参原是君药，多用始易成功，少用反致偾事，⑤ 不妨自一两用至五、六两，以出奇制胜。倘畏首畏尾，不敢多用，听其死亡而不救，冀免于无过难矣。吾愿行医者，闻吾言而重用元参，以治胃、肾之二火可乎。

或问元参以退胃、肾之火，既不损胃，又且滋阴，但必须多用，不妨一两以用至五六两，毋乃太多，恐脾胃难于承⑥受，万一变生饱闷、不欲饮食之症奈何？嘻！免过虑矣。夫胃、肾之火上腾者，由于下之无水也。火旺之极，乃水亏之极，水不亏，乃火不旺。天地之道，阴阳之道，阴阳所以相根。人身之中，水火原以相召，有水以制火，乃火安平，下焦断不沸越于上焦也。故火不得水乃已，一得水乃相安，敛戢⑦ 甚神且速也。然乃火之腾空，正望水不可得，惟恐水之细微，不足以解其燥烈之炎氛，岂有得滂沱及厌恶作祟之理。是以入于胃而胃苏，入于脾而

脾乐，况胃、肾二火炎上，各经之水皆烁，水即滂沱，尚恐分润之不足，何至有触留于补，胃艰于承受，致生饱闷不欲食之症哉？此必无之事，可放胆用之。而吾犹以为少耳，更当佐之以麦冬，益之以生地、甘菊，庶几同群共济，有露足之快也。

或疑元参退浮游之火，退上焦之虚火，非退下焦之虚火。吾子盛称其功，得无错认肾中之火上游耶？非错也。夫浮游之火，正下焦之火，非上焦之火。凡火在上焦者，盛易消；火在下焦者，炎难息。元参解下焦之火，故非多用，不能成功。盖上焦之火，肺火也、心火也。肺火用黄芩，心火用黄连，不易之法也。肺火虽盛，黄芩用二钱，无不清凉；心火虽烈，黄连用三钱⑧，无不消灭。正以上焦之火，原易炎上，又易解故也。若下焦之火，非出之于肝木，即出之于肾水。肝、肾之火，皆龙雷之火也，忽然上腾，忽然下降，其浮游无定之状，实予人难以捉摸，非大用元参，乃水不足济火，其焚林劈木之威，有不可言者矣。人见用元参不能降火，谁知是少用元参，不能以益水耶。总之，实火可泻，而虚火可补。泻实火，可少用寒凉，而泻虚火，必须多用滋润。此元参退肾、肝之虚火，断宜多用，

---

① 直 原作“真”，今据清抄乙本、何本改。
② 辛凉 何本作“苦冷”。
③ 此下清抄乙本有“非汪洋之澍，何能止满地之炎蒸，非优渥之膏，安可活残禾之枯槁。”二十六字。
④ 然……元参 此二十字原无，今据清抄乙本、何本补。
⑤ 多……偾事 此十二字原无，今据清抄乙本、何本补。
⑥ 承 原作“亟”，今据清抄乙本、何本改。
⑦ 戢 止息也。
⑧ 三钱 何本作“二钱”。

以定浮游，切戒少用，以增其酷烈也。

或疑元参退浮游之火，火退又用何药，便浮游之火不再浮游，抑仍用元参为善后之策乎？夫元参可以退一时之火，安能退久远之火。火性炎上，非水不足以济一时之急；火性又善藏，非水不足以救万火之炎。用元参以降火，随用肉桂以安火，大用元参，而少用肉桂，或佐之以纯补真阴之药，自然火得水以相制，火得水而潜藏，又何至再为浮游哉。

或疑元参用之于肉桂之中，恐寒热之未宜，此乃未知阴阳之妙矣。夫阴阳之道，彼此相根，无阴，乃阳从何生；无阳，乃阴从何长。元参得肉桂，乃阴易生；肉桂得元参，乃阳又易长。惟阳长而后阴消，阴消于下，而火不腾于上矣。二味合用，正阴阳之妙用也。

或疑阴阳平而后无病，今用元参、肉桂，一多一少，吾恐轻重不同，阴阳不得其平也。夫阴阳之不平也，久矣。诚观天地，无不阴多于阳，群阴之中，得一阳而安，倘阳多于阴，乃成酷烈世界矣。人一身之中，五脏七府，无非火气，然非水气之溺满，乃又成焦揭腹体矣。所以，补阴之药不可不多，而补阳之药不可不少。盖阴旺，则火①旺可以制火；若阳旺，则乃火旺，必至烁水矣。用元参滋补，必宜多；肉桂益阳，必宜少。二味一多一少，似乎阴阳之不得其平，谁知阴多于阳，正阴阳两得其平哉。

或疑元参降火，又要知母、黄柏之流亚②也，先生戒知母、黄柏之不宜轻用，又劝人治浮游之火者，多用元参，何其自相皆谬乎。非谬也。元参微寒，非大寒。大寒之地，草木不生，微寒之地，草木更茂③所以弃知母、黄柏，而用元参、地骨也。况元参、地骨微寒之中，又有滋补之味，异于黄柏、知母甚远，乌可同类而

并论哉。

或疑寒凉既有损于脾胃，而微寒之药岂无损哉。夫治病去其甚者，未可一概尽去。吾患黄柏、知母过寒凉，非尽谓寒凉之不可用也。故倘知母、黄柏尚称其功，以示可用，岂元参、地骨微寒之药，而反去之乎。况元参、地骨治虚火之内热上游，实有殊功，余又何可不亟为表扬，以劝世之必用哉。

或问元参微寒，何以能泻浮游之火耶？盖火分虚、实，实火宜大寒之品，以降其炎腾之势；虚火宜微寒之味，以引其归敛之途。元参泻中有补，治虚火实宜，浮游之火，正虚火也，故亟需之耳。

或问玄参何宜于肾？曰：肾水虚，则寒而湿，宜用温以补之。肾火虚，则热而燥，宜用凉以补之。故玄参一味，特为肾脏君药也④。

沙　参

沙参，味苦而甘，气微寒，无毒。入肺、肝二经。治诸毒，排脓消硬，宁五脏，益肺补肝，止疝⑤气绞疼实神，散淫风瘙痒，除邪热，去惊烦。可为君药，但其功甚缓，必须多用分量为得。易老用代人参，乃过矣。说者论其能安五脏，与人参同功，又云人参补五脏之阳，沙参补五脏之阴，皆不知沙参之功用，而私臆之也。夫沙参止入肺、肝二经，诸经不能俱

入也。既不能俱入，何以《本草》言其能安五脏。不知人身肺、肝病，乃五脏不安矣。沙参能滋肺气，乃上焦宁谧，而中、下二焦安有乱动之理。沙参又能通肝气，肝气通，乃中、下二焦之气又通。下气既通，岂有逆之犯之变哉？此上[①]焦又安其位，无浮动之病也。安五脏之义如此，古今差会其意，谓沙参能安五脏，用之以代人参，误矣。然乃沙参非补阴之物乎？沙参不补阴，何如能入肝、肺之经。沙参益肝、肺二脏之阴，非补心、脾、肾三脏之阴也，且阴阳之功用不同，人参补阳，能回阳于顷刻；沙参补阴，乃不能回阳于须臾。故人参少用，可以成功；而沙参非多用，必难取效。是沙参不可以代人参，又明矣。

或问沙参益阴，何以能治疝气？前人但言其功，未彰其义也。夫沙参治疝，此缪仲醇之言也。其所以能治之故，仲醇又未明言，余当畅其故。凡疝病，成于湿者居其六，成于房劳而得[②]风者居其三，成于胎气者居其一，然皆阴虚邪中之也。沙参补阴，阴足，邪自难留。况沙参又善消诸硬，疝症之不能久愈者，正以腹中有硬也。沙参消硬，而疝无巢穴，不攻自散矣。沙参治疝之义如此，而余更有说焉。沙参治疝，必须多用以益阴，少加野杜若根佐之，乃奏功更神。有沙参补阴为君，又得杜若根攻邪为佐，乃攻补并用，又何各疝病之不尽拔其根株哉。

或疑沙参益阴，为补阴圣药，何以仲景张公不入之于地黄丸中？夫地黄丸中之若干药，皆并入阴之中，沙参止补肝、肺之阴，所以仲景夫子不取也。虽肺为肾之母，肝为肾之子，子母可以同治。然而既欲独补肾，又顾母补肺，又顾子而补肝、胆，盼于子母之间，补肾功力反分纷而不全，故弃而不用也。倘或肺气大虚，不妨加沙参，同麦冬、五味，入之丸中，为肺、肾之两治；倘或肝气大伤，不妨加沙参，同芍药、当归，入之丸中，为肝肾之双疗也。

或问沙参补五脏之阴，先生谓止补肺、肝之二脏，与前人之论大殊，何也？曰：沙参固能补五脏之阴，何以治肺、肝乃效，而治心、脾、肾则不效。安与补，各有义也。安者，宁静之辞；补者，滋润之谓。用沙参五脏宁静者，连心、脾、肾言；用沙参而滋润者，主肺、肝而言之也。用药先不知五脏之所益，何以治病哉。

或疑沙参补阴，不必论其补脏也。嗟乎。用药不知脏腑，又何以用药乎。知脏腑而用药，尚有不能取胜之时，况不知是补何脏之药，而昧昧从事，毋怪其用药之无功也[③]。

地 栗 粉

地栗粉，即荸荠，又名乌芋。切片，晒干入药。最消痞积，与鳖甲同用最佳，又不耗人真气。近人未知之，余故时表出之。地栗有家种、野产之分，用药宜野产为佳。然无野产，即拣家种之佳者，切片，连皮晒干用之，不特消痞积，更能辟瘴气也。

或问荸荠，吴越人喜啖，而吴越人最多痞积，似乎荸荠非攻消之品也，且其味甘甜，宜带补性。不知荸荠独用，乃消肾气者，泻无补；与鳖甲、神曲、白术、茯苓、枳壳之类并投，乃能健脾去积，有补兼攻。所以单食乃无功，而同用乃有

---

① 上　何本作下。

② 得　原作"独"，今据何本改。

③ 或疑……也　此一段原无，今据清抄乙本补。

益也。

丹　参

丹参，味苦，气微寒，无毒。入心、脾二经。专调经脉，理骨筋酸痛，生新血，去恶血，落死胎，安生胎，破积聚癥坚，止血崩带下。脚痹软能健，眼赤肿可消。辟精魅鬼祟，养正祛邪，治肠鸣亦效。仅可佐使，非君臣之药，用之补则补[1]、用之攻乃攻，药笼中所不可缺也。其功效全在胎产之前后，大约产前可多加，产后宜少用，自然成功多，而取败少也。

或问丹参世所共用，吾子又亟称之，吾恐损胃伤脾不少也。是言何变余之深也。虽然余誉丹参，一乃曰仅可佐使，再乃曰产后多用取败，非戒之辞乎。可用而用，非教人不可用而又用也。

白　薇

白薇，味苦、咸，气平、大寒，无毒。入心、脾二经。主中风身热腹满，忽忽不知人事。疗温疟，寒热酸疼，洒洒发作有时。狂惑鬼邪堪却，伤中淋露可除。利气益精，下水渗湿。此佐使要药，非君臣主药也。用之必须用参、苓、柴[2]、术，始可奏功。然又不可出二钱之外，以其大寒损胃也。

或问白薇却邪定神，是有益于正气之药，多用何伤？夫邪病多热，白薇寒以解热而却邪，非补正消邪也。大寒之物，多乃损胃，所以戒之也。

或问白薇功用止此乎？夫白薇功用不止此，而其尤效者，善能杀虫。用之于补阴之中，乃能杀劳瘵之虫也；用之健脾开胃之中，乃能杀寸白蛔虫也。以火焚之，

可以辟蝇断虱；以酒[3]敷之，可以愈疥而敛疮也。

茵　陈

茵陈，味苦、辛，气微寒[4]，阴中微阳，无毒。入足太阳、少阳之经。专治瘅症发黄，非黄症，断不可用。果是真黄病，可用之为君。但黄症又不同，有阴黄、阳黄，有热黄、寒黄、燥黄，有血黄、气黄之殊，不可不辨。世人一见发黄，全不分别，俱用茵陈，无引经之品，共相佐使，所以有效有不效也，谨细陈之。阴黄之病，其湿不甚，黄色又不深，下身黄，上身不黄者也，夜间反觉不安，小便反涩，日间小便反利，转觉安宁。治法宜用茵陈为君，佐之茯苓、泽泻、薏苡仁之类，或加之五苓散又妙。茵陈可用至三钱至五钱，不可越五钱之外，连服数剂，黄可尽退也。阳黄之病，其湿又不太甚，但黄色如金，上身眼目尽黄，而下身乃不黄者是也，日间小便艰涩，或痛或不痛，夜则安然自利。治法宜用茵陈为君，而佐之升麻、桔梗、茯苓、天花粉、麻黄、黄芩之类，数服即愈，茵陈必须多加[5]五六钱也。热黄之病，口必大渴，然多饮反觉不快，一身上下俱黄，眼目反觉色淡，小便时急数疼痛，其溺必如黄汗，盖热结膀胱而不得出耳。法又用茵陈为君，大约必须五钱为止，佐之龙胆草、炒栀子、芍药、茯苓、猪苓、泽泻之类，则火热泻，而黄又愈也。寒黄之病，一见水，则大吐不已，畏寒怕冷，腹中时痛，

---

[1]　则补　原无，今据何本补。
[2]　柴　清抄乙本作"芪"。
[3]　酒　原作"求"，今据何本改。
[4]　微寒　何本作"平"。
[5]　多加　何本作"加至"。

手按之始安，一身上下又黄，眼目自白，小便清长，夜间尤利，盖寒结于膀胱，命门无火以通，则水气流入于脾，而脾又寒虚，乃渗走于皮毛而为黄，其黄色必如秋葵之色者也。虽又用茵陈为君，但止可用至一钱，切戒多用，必须佐之白术、茯苓、山药、芡实、薏仁，少用附子数分以温补其命门之火，不须十剂，则全愈矣。湿黄之病，全是水湿之气也，虽黄症俱是水湿，而湿黄之水湿更甚，一身上下、眼目、手足尽黄，俱身必浮肿，按之如泥，又用茵陈四五钱，加入升麻、甘遂、牵牛、车前、泽泻之类，少升其气，使水尽从大、小便出，一剂水湿减去大半，而黄尽退矣，断不可服三剂。盖牵牛、甘遂性悍，多服恐伤人元气耳。燥黄之病，全非水湿，其外现之症，不过胸前之皮肉少黄，而一身上下、眼目不黄，此肺金燥极，黄发于胸前，乃假象也。然既已发黄，茵陈又不可全然不用，可用七八分，加入麦冬、栀子、芍药、陈皮、天门冬、元参、天花粉、白芥子之类，久服自愈，肺经不燥，而胸黄自除也。血黄之症，上下一身、眼目俱黄，身必发热，胸必烦闷，腹[1] 必疼痛，此血瘀于腹中胸下，故变为发黄。伤寒症中，最多此病，论理可遵仲景夫子之方，照症分治。而余又酌定一方，以便世之采用。茵陈为君，加丹皮、牛膝、当归、栀子、川芎、大黄之品，一服而疼痛烦闷除，其黄必渐愈。苟或服药，仍然闷痛，必须加入水蛭一钱，其瘀血始解，发黄尽退也。气黄之病，身不发热，又无饱闷烦燥之状，但头面发黄如淡金之色，饮食知味少，若行动，便觉气怯不能动履，小便不数，大便反燥，然又不结，此气虚不能运此水湿之气，以成黄病者也。可用茵陈一二钱，加入人参、白术、黄芪、茯苓、车前子，大剂煎饮，

自然气旺，黄色全消矣。居言至此，虽不敢谓黄症治法全备，然分病既清，用药无误，要不能越此范围。愿人之临症之时，细察而分治之可耳。

或问子论黄病，实发天地之奇，黄病岂尽于此乎？曰：更有一种，身不黄，足反黄，此湿热壅闭于中焦，乃脾胃之虚，不能化水也。又用茵陈加白术、茯苓、陈皮、甘草、白芥子、枳壳、槟榔、白芍之类治之，则水渐利而黄渐去。倘身黄，而手足反不黄者，乃不治之症也。

青　蒿

青蒿，味苦，气寒，无毒。入胃、肝、心、肾四经。专解骨蒸劳热，尤能泻暑热之火，愈风瘙痒，止虚烦盗汗，开胃，安心痛，明目辟邪，养脾气，此药最佳。盖青蒿泻火热，又不耗伤气血，用之以佐气血之药，大建奇功。可君可臣，而又可佐使，无往不宜也，但必须多用。因其体既轻，而性兼补阴，少用转不得力。夫人身最嫌火盛，泻火之药动必伤阴，欲其泻火不损阴者，原无多味，乌可置青蒿于无用之地耶。人身不离阴阳，火盛，则阴不生，阳不长，阴阳既不生长，势必阴阳不交而身病矣。倘不平其火，而徒补其阳，则火盛而阳益旺；不平其火，徒补其阴，则水燥而阴愈衰。故无论补阴补阳，总以平火为先务。然火又宜养，而不宜平。火过旺，则阴阳不生；过衰，则阴阳又不长。必寓补于平之中，而后阳得之安，阴得之而泰也。青蒿平火而又补水，此阴阳所以两宜之也。

或问青蒿退暑则有之，退虚热则未也，何以先之以其有臭气，必然散气故

---

[1] 腹　原作"胀"，今据何本改。

耳。是未知青蒿者也。青蒿生于火道之旁，常夏日之炎蒸，而色更青翠，其得至阴之气者多矣。况气臭入肾，青蒿为补阴之药无疑，而疑其不能退虚热乎。夫阳药补阳，阴药补阴。青蒿既得至阴之气，其非阳药可知。既非阳药，而谓不能退虚火也，此则所不信也。

或疑青蒿至贱，而吾子誉之如神，真所谓臭腐而出神奇矣。顾青蒿何尝臭腐哉。以青蒿为臭者，薄之辞也。余尝行田野间，往往有一种口气亲人，不见之，知气从青蒿中出，是青蒿气香，非臭也。且其气能辟蝇虱，凡案间有青蒿，蝇不集也。夫蝇逐腐，畏青蒿而不集，其非腐可知。惜其丛生至多，人皆贱之，倘或为鲜产之物，吾不知若何珍之矣。青蒿实有至补之功，以臭腐轻之惜矣。

或问青蒿退阴火至速，何以前人并未用之，而吾子盛称其功效，亦又有所试而云然乎？曰：青蒿退骨蒸劳热，前人既言之，宁得不用，何必余试而后信青蒿之退阴火、退骨中之火也。然不独退骨中之火，即肌肤之火，未尝不其泻之也。故阴虚而又感邪者，最宜用耳。

或问阴虚火盛者，用沙参、地骨皮，自是正法，今先生言青蒿退阴火，则用青蒿，可不必又用沙参、地骨皮矣？曰：是又不然。青蒿最宜与沙参、地骨皮共用，则泻阴火更捷。青蒿能别骨中之火，行于皮肤，而沙参、地骨皮只能凉骨中之火，而不能外泄也。

仙　茅

仙茅，味辛，气温，有毒。入肾。治心腹冷气，疗腰膝挛痹，不能行走，男子虚损[1]劳伤，老人失溺，无子，益肌肤，明耳目，助阳道，长精神，久服通神强

记。中仙茅毒者，含大黄一片即解，不须多用大黄也。此种药近人最喜用之，以《本草》载其能助阳也。然全然不能兴阳。盖仙茅气温，而又入肾，且能去阴寒之气，以止老人之失溺。苟非助阳，焉能如此。而子独谓全不兴阳者，以仙茅之性，与附子、肉桂迥异。仙茅虽温，而无发扬之气，长于闭精，而短于动火。闭精，则精不易泄，止溺，则气不外走，无子者自然有子，非因其兴阳善战，而始能种玉也。子辨明其故，使世之欲闭其精者，用之以固守其精。而元阳衰惫，痿弱而不举者，不可惑于助阳之说，错用仙茅，归咎于药之不灵也。

或问仙茅闭精，而不能兴阳，其说甚创，然子论之甚辨，岂亦有试之而云然乎？曰：余论其性耳，何试为然，而余亦曾自试之矣。予平日之阳，亦未甚衰也，服仙茅半年，全然如故。余不得其意，后遇岐天师之指示，而始爽然自失也。仙茅闭精，而不兴阳，实身试而有验，乃阅历之语，非猜度之辞也[2]。

附　子[3]

附子，味辛，气温、大热，浮也，阳中之阳，有大毒。大者为天雄，小者为川乌。天雄过热，不可用；川乌热太劣，不若附子之适于用也。制法：每个用甘草五钱[4]，煮水一碗，将附子泡透，不必去皮脐尖子，正要全用为佳。取甘草至仁，以制不仁也。无经不达，走而不守，但可为臣使，佐群药通行诸经，以斩关夺门，而

---

① 虚损　何本作"肾虚"。
② 或问……也　此一段原无，今据清抄乙本补。
③ 此下何本有"天雄、川乌"四字。
④ 五钱　何本作"一钱"。

不可恃之安抚镇静也。去四肢厥逆，祛五脏阴寒，暖脚膝而健筋骨，温脾胃而通腰肾，真夺命之灵丹，回春之仙药也。用之当，则立刻重生；用之不当，则片时可死。畏之而不敢用，因循观望，必有失救之悲；轻之而敢于用，孟浪狂妄，又有误杀之叹。要在人辨寒热阴阳，而慎用之也。夫附子，阳药也，以阳治阴，最为相宜，以阳治阳，自然相恶。阳主热，而阴主寒，有如冰炭，何至错误。惟阳似阴，而阴似阳，以假乱真，往往杀人，惨于刀刀也。我今辨阴阳寒热之殊，使用附子者尽生人，而不再误杀人也。阴热之症，乃肾水之耗，而肾守之火不能下安于肾宫，上冲于咽喉口齿之间，其舌必滑者也。论理大补其真阴之水，水旺而火又不归。然而，徒补其水，火虽少衰，终不能一时骤降，少用附子，同肉桂入于六味地黄汤中，大剂冷服，下喉而火即消，归下肾内，上焦之热，尽化为清凉矣，此用附子以治阴热之秘法也。阳热之症，乃心火之盛，移于其热胃中，发狂而大叫，或失神而谵语，手足反现冰冷，而胸前膈上多有发斑者，必大渴呼水，而舌苔或红、或黄、或灰黑，必燥而峭，开裂成绫者也。论理不必从治，竟用三黄石膏直治其火，火泻而肾水不干，可免亡阳祸。然火过于旺盛，用大寒之药，恐致格拒，尚不入加附子一片，重一分，入于三黄石膏汤中，以火从火，引苦寒之药下行，而不相背，热性过而寒性发，自能泻火邪于顷刻矣，此用附子以治阳热之秘法也。阴寒之病，乃寒邪直中于肾经，此伤寒之卒病也。肾受寒邪，命门之火自不能藏，欲遁出于躯壳之外，而寒乘胜追逐，犯于脾则腹痛，犯于肝乃胁痛，犯于心则心痛，或手足青者有之，或筋骨拘挛者有之，或呕或吐，或泻或利，甚则身青袋缩，死生悬于反掌，真危急存亡之秋也。探其舌必滑，急用附子二三钱、人参五六钱或一二两、白术一二两、干姜二钱，同煎服之，下喉而阳回寒散矣，此阴寒用附子之法有如此。阳①寒之病，平素伤其脾胃之气，不能荣卫于一身，以致风寒但犯，发热恶寒，喜卧而不喜语言，喜静而不喜纷扰，与之饮食，又能知味，身虽热，而神思甚清，脉必细微，气必甚怯，此阳气不足，而邪乃中之也，其舌虽干而必滑，急用理中汤加附子一钱治之，正气足而邪自散矣。温甘除大热，非此之谓欤。阳②寒用附子之法，又如此。知此四治，触类旁通，断无误用之失矣。

或问附子有毒，用之得当，可以一服即回阳，有毒者固如是乎？附子之妙，正取其有毒。斩关而入，夺门而进，非藉其刚烈之毒气，何能祛除阴寒之毒哉。夫天下至热者，阳毒也，至寒者，阴毒也。人感阴寒之气，往往至手足一身之青黑而死，正感阴毒之深也。阴毒非阳毒不能祛，而阳毒非附子不胜任。以毒治毒，而毒不留，故一祛寒而阳回，是附子正有毒以祛毒，非无毒以治有毒也。

或问附子入之于三生饮中，救中风之垂绝，何以必生用之乎？此实有妙义存焉。夫中风，非风也，乃气虚而痰塞③于心中，故一时卒中，有似乎风之吹倒也。若作风治，十死九矣。必须用人参为君，附子为佐，加之生南星、生半夏、生姜，而后可以开其心窍，祛逐其痰涎，使死者重生也。世人皆以为人参之功也，苟非附子，何以推荡而奠宁哉？然此时用熟附子，正恐未必神效，往往有缓不济事之

---

① 阳　原作"伤"，今据何本改。
② 阳　原作"伤"，今据何本改。
③ 塞　原作"寒"。字误，兹改。

忧。必生用之者，取其无所牵制，则斩关突围而入，自能破劲敌于须臾也。药中用霸气而成功者，此类是欤。

或问参附汤之治阴寒直中，又救一时之垂绝者，何以又不用生附子耶？夫熟附子之治直中阴寒也，欲救其回阳也。阴[1]寒入于至阴之肾中，祛命门之火出外，而不敢归宫，真火越出，而阴寒乘势祛逐，元阳几无可藏之地，此时而不大用人参，则元阳飞出于躯壳之外矣。然而徒用人参，不佐之以附子，则阴寒大盛，人参何能直入于腹中，以生元阳于无何有之乡？既用附子，而不制其猛悍之气，则过逐阴寒，一往不顾，未必乘胜长驱，随阴寒而尽散热，必元阳无可归，而气又遽亡。故必须用熟者，同入于人参之中，既能逐阴寒之外出，又且引元阳之内归，得附子之益，去附子之损，所谓大勇而成其大仁也。

或问附子阳药，宜随阳药以祛除，何以偏用之阴药以滋补乎？盖附子大热之品也，入于阳药之中者，所以救一时之急；入于阴药之中者，所以治久滞之痼。凡阳虚之症，宜用阳药救之，故附子可多用以出奇；阴虚之病，宜用阳药养之，故附子可少用以济胜。阳得阴而功速，阴得阳而功迟，各有妙用也。

或疑附子之功，有以少而成功者，又是何故？夫急症宜多，而缓症宜少，此用附子之法也。但古人有用附子止一片而成功，非藉其斩关夺门之神也。盖附子无经不达，得其气而不必其味，入于经而不必留于脏，转能补气以生气，助补血而生血，而不至有增火增热之虞，反成其健土关胃之效也。

或问附子何以必得人参以成功，岂他药独不可制之乎？夫人参得附子则直前，无坚不破；附子得人参则功成，血脉不

伤。至于他药，未尝不可兼投。然终不知人参与附子，实有水乳之合也。

或问缪仲醇论附子之害，其言又可采否？噫！仲醇之心则仁矣，而论证尚未尽善也。如言外寒，脾阴不足，以致饮食无味，喜饮冷浆及鲜果，血虚腹痛，按之即止，火炎欲呕，或干霍乱，或大疟寒热并盛，老人精绝，阳痿，少年纵欲伤精，阴精不守，精滑，脑漏，妇人血枯无子，血枯经闭，肾虚小便余沥，梦寐纷纭，行履重滞，痹症，中风僵仆不语，中风口眼歪斜，中风言语蹇涩，中风半身不遂，中风痰多神昏，阴症痈疽未溃，其三十一症，皆必须附子，十补阴，三补阳，始能夺命奏功。仲醇一概戒人勿用，庸医执滞不通，坚信不用附子以回阳，又何以生阴以续命乎？虽仲醇过于谨慎，与其乱用杀人于顷刻，不若烦用以听其自生。然病实可生，任其悠忽，因循失救，而奄奄坐已，又行医之过也。铎所以将仲醇所忌七十二症之中，摘其宜用附子者，表而出之，以亦其救病之延生，勿坐视听死也。

或问缪仲醇之过慎，未必非全生之道，吾子以其所忌者，摘出以交之，必自万一杀人，过不在子乎？嗟乎！仲醇之所慎者，正病所不必慎者也。岂独不必慎，实症之不可慎者也。宜慎而不慎，与不可慎而又慎者，非至中之道也。

天　南　星

天南星，味苦、辛，气平，可升可降，阴中阳也，有毒。入脾、肺、心三经。善能化痰，利膈下气，散瘀[2]血，坠胎，破坚积，消痈肿。治中风不语，极

---

[1]　救其回阳也。阴　此七字原无，今据何本补。

[2]　瘀　原作"痰"，今据何本改。

能开关，兼治破伤风。又斩关夺门之将，可一用，而不可再用也。三生饮用之，佐附子以出奇，祛痰而化滞，非借其清①肺而安心，故止可暂用耳。虽然三生饮中，若无人参为君，则附子、南星皆无用矣。即一三生饮，可以悟用药之妙也。

或问天南星消顽痰以开关，破积坚捣痓②，其勇往之气，实又藉附子以鼓勇，无附子，恐不能如是之猛矣。或三生饮不可常用，在他方或可以常用乎？盖消痰之药，未有如南星峻猛者也。中风闭关，不得不用之斩关直入。若其他痰病，原未有关之坚闭，又何必用南星哉。

半　夏

半夏，味辛、微苦，气平，生寒，熟温，沉而降，阴中阳也。入胆、脾、胃三经。研末，每一两，用入枯矾二钱、姜汁一合，捏饼，楮叶包裹，阴干，又名半夏曲也。片则力峻，曲则力柔，统治痰涎甚验。无论火痰、寒痰、湿痰、老痰与痰饮、痰核、痰涎、痰结、痰迷，俱可用，但不可治阴火之痰。孕妇勿用，恐坠胎元。然有不可不用之时，暂用亦无碍。吐血家亦不可用，恐性愈动火也。片半夏为末，吹鼻中，可救五绝，并产后血晕甚效③。

人身原无痰也，饮食入胃，化精而不化痰。惟肾中真火虚，则火沸为痰，亦肾之真水虚，则水泛为痰矣。火沸为痰与水泛为痰，虽原于肾，而痰乃留于脾也。半夏既治痰，岂难消化，况痰已入脾中，安在不能化之。然而终不能消者，以其能消已入脾中之痰，而不能断其将入脾中之痰也。盖肾中之痰也，必须肾气丸，始得逐之，非半夏所能祛也。半夏泄痰之标，不能治痰之本。半夏性沉而降，似乎能入至

阴之中，然而阳多于阴，止可浅入脾阴，而不能深入肾阴也。况半夏泻阴，而不补阴，而肾又可补而不可泻，半夏欲入于肾，而肾所以不受也。半夏既不能入肾之内，又何以化肾中之痰哉。可见痰在脾为标，痰在肾为本，以脾之痰出于肾也。消脾之痰，不可以见标本之异哉④。

肾气丸治痰，是择其本也。水不上泛为痰，何必更消其痰；火不上沸为痰，何必再清其痰。用肾气丸而痰已绝。用半夏以治标，恐及动其祛痰也。⑤半夏燥气之药，再耗肾中之气，气一耗，则火动水燥，不生精而生痰，势所必至，不特无益，反害之矣。故既治本，不必更治标也。

或疑半夏性燥，故便于治湿痰也，不识用何药以制其燥，并可以治热痰乎？夫燥湿之性各殊，虽制之得宜，止可去其大过，而不能移其性也。然而未制其燥，与已制其燥，自然少异。铎有制法，并传于此。用半夏一斤、生姜片四两，先煮数沸，取起晒干。用桑叶一百片，水十碗，煎汁二碗，将半夏泡透，又晒干。复用盐一两、滚水一碗⑥，又泡透，切片用之，则燥性去其六，湿之性得其四。寒热之痰，与水火泛沸之痰，俱可少用，以为权宜之计矣。然又止可暂用，而不可据之为久治也。

或疑制半夏，以治燥热之痰妙矣，恐反不宜于寒湿之痰，奈何？此则无容虑也。半夏性燥，治寒湿之痰正宜，制过

---

① 清　原作"消"，今据何本改。
② 痓　或作𡐦。《说文·邑部》："地之起者曰𡐦。"
③ 半夏……甚效　此一段原无，今据何本补。
④ 人身……哉　此一段原无，今据何本补。
⑤ 肾气丸……恐及动其祛痰也　此五十五字原无，今据何本补。
⑥ 一碗　何本作"二碗"。

燥，而无伤气之忧与损肺之失，可用之而无恐也。

或疑半夏治湿痰，而不可治燥痰；治寒痰，而不可治热痰，俱闻命矣。痰之中，更有吐黑痰者，其故何也？吾观其人则甚健，谓是火，而口不渴，谓是虚，而肾不亏，又可以半夏治之乎？此乃邪结于肾①之中，非痰塞于肺之窍也。此症本起于久旷之夫，思女色而不可得，又不敢御外色以泄精，于是邪入于肾中，精即化痰，而若吐有如墨之黑者矣。宜用于降火之药，佐之白芥子以消痰，而更用于荆芥之类，以散其火于血分之中。否则，必有失血之患，温疟②之苦矣。数剂之后，身必畏寒，然后用于加味③逍遥散，大用于半夏④，以清于其表里之邪，则寒热乃除去，而黑痰又乃以渐愈矣。此等之病症，尝实亲试之，而往往有效验也，故敢论之于书也。

蓬莪茂

蓬莪茂，味苦、辛，气⑤温，无毒。入肝、脾二经，血分中药也。专破气中之血，疙癖可去，止心疼，通月经，消瘀血，治霍乱，泻积聚，理中气。乃攻坚之药，可为佐使，而不可久用。专入于气分之中以破血，虽破血，然不伤气也。蓬莪术与京三棱，同是攻坚之药，余舍三棱而取蓬莪者，以蓬莪破血，三棱破气也。夫血乃有形之物，破血而气犹不伤；气乃无形之物，破气而血必难复。气不伤，易于生血；气不复，艰于生气耳。

或问蓬莪茂入于气分之中以破血，吾疑血破而气亦破矣。夫入气以破血，又贤于入血以破气乎。蓬莪茂入气以破血，三棱入血以破气。⑥虽气血俱不可伤，而血郁于气之中，不得不消血也。然而，消

药必伤气血，与其消气，不若消血，况原病于血之瘀也。蓬莪术专消气中之血，但破血而不破气。血有可破而破之，气无壅滞，无可破也，又宁破气哉。

骨 碎 补

骨碎补，味苦，气温，无毒。入骨，用之以补接伤碎最神。疗风血积疼，破血有功，止血亦效。同补血药用之尤良，其功用真有不可思议之妙；同补肾药用之，可以固齿；同失血药用之，可以填窍，不止祛风接骨独有奇功也。

或问骨碎补入骨，且能接续于损伤，不知亦可用之以补肾乎？骨碎补虽能入肾，而不能益肾也。夫骨者，乃肾之余，接骨即补肾也，何在肾之不能益乎。虽然肾中之水，无形之水，肾中之火，亦无形之火也。骨碎补，但能补有形之齿骨，不能补无形之水火。然而，有形之齿骨乃无形之水火所生，即谓骨碎补之能益补也，又何独不可哉。

泽 漆

泽漆，大戟之苗也。味辛，气寒，阴中微阳也。退皮肤邪热，却面目浮肿，尤消水气。

或问泽漆，气味与大戟同，既删大戟，又取泽漆，岂玉枢丹中可不用大戟，而用泽漆乎。玉枢丹若改大戟为泽漆，则

---

① 肾　原作"时"，今据何本改。
② 温疟　何本作"温病"。
③ 加味　何本无。
④ 半夏　何本作"半夏厚朴汤"。
⑤ 此下何本有"微"。
⑥ 蓬莪茂入气以破血，三棱入血以破气　此十五字原无，今据何本补。

其功效更神。惟其用大戟，而不用泽漆，故止可祛邪，不可调和正气。然则，何不添入泽漆。不知止用大戟，尚有正气大伤之虑，乌可增其党羽以损乎。

三七根

三七根，味甘、辛，气微寒，入五脏之经。最止诸血，外血可遏，内血可禁，崩漏可除。世人不知其功，余用之治吐血、衄血、咯血，与脐上出血、毛孔渗血，无不神效。然皆用之于补血药① 之中，而收功独捷。大约每用必须三钱，研为细末，将汤剂煎成，调三七根末于其中饮之。若减至二钱，与切片煎药，皆不能取效。

三七根，止血神药也，无论上、中、下之血，凡有外越者，一味独用亦效，加入于补血补气之中则更神。盖止药得补②，而无沸腾之患；补药得止③，而有安静之休也。

三七根，各处皆产，皆可用。惟西粤者尤妙，以其味初上口时，绝似人参，少顷味则异于人参耳，故止血而又兼补。他处味不能如此，然以治止血，正无不宜也。

万 年 青

万年青，味苦涩，气微寒。入肾经，专通任、督之脉。亦能入肺杀痨虫，治尸气，尤善黑须发，人之乌芝麻、山药、熟地、何首乌、小黄米、白糖之中，极效。但最难干，必人身怀之三日，方可磨为粉，入煎药内。惟是性寒，忌多用，多用则损气。大约乌芝麻前药各用一斤，万年青只可用十片，断断莫多用也。

万年青，最能杀虫于无形之中，然多

用，则杀虫于顷刻，必须吐而出，未免大伤肺气，反有性命之忧。不若用之于补阴之内，潜移点夺，正既无伤，而虫又尽杀无遗也。

万年青之子，更佳于叶，凡叶用三片者，子只消用一粒。其功用与叶相同，亦乌须黑发、杀痨虫解尸气也。人家种此花，更能辟祟。

或疑万年青，古人并未有言及乌须者，子何足徵乎？铎实闻诸异人之言。至于杀痨虫，又实亲试而验者也。尝游楚寓汉口，有艑艓④ 主人患久嗽，说胸中微痒，则嗽不能止，若痛则必吐血矣。问何以得此。云因泊舟浔江，偶飓风夜起，呼舵工整备篷缆，一时骤雨至，洒热背，觉寒甚，自此便嗽至今。初嗽时，无痒痛之症，自痒而痛，自痛而吐血。余曰：此寒雨透入于肺俞，必肺生虫矣。渠⑤ 不信，未几而胸痛，曰：必吐血矣，奈何？余曰：急服乌梅则可止。乃服之而安。渠问故。余曰：此权宜之法，以试虫之有无也。虫得酸则伏，今饮乌梅汤而痛定，非虫而何。渠乃信服。余用万年青捣汁，用酒冲一碗，候胸中痛时急服。至夜分，胸果痛，乃服万年青，服下疼甚，几不欲生，欲饮茶，予禁不与。渴甚，劝其再服万年青，不听，余固请饮之，而痛益加，喉中痒甚。余曰：此虫欲出也，急再饮万年青汁。又饮之，乃吐血，而虫随涌出，长二寸半，大如指，形如促织长，腿如螳螂，其色纯紫，灯下视之如火有焰，额上有须二条长寸许，背上有翅尚未长，而腹尚未全生，仍如大指大一血块。倘羽毛丰

---

① 药　原无，今据何本补。
② 止药得补　何本作"止血药得补药"。
③ 补药得止　何本作"补药得止血药"。
④ 艑艓　小船。
⑤ 渠　代词，他也。

满，身腹俱全，岂肯久安于人膈乎。一舻之人，无不惊叹为神医也。病者见之，晕绝。余曰：今后不必再忧死亡矣。乃用人参、麦冬、当归、熟地滋阴之药十剂，又用健脾补气之药十剂，调理而愈。前后用万年青，不过一株也。呜呼！异哉。使余不遵异人之教，必不知万年青之杀痨虫也。然非生人确信吾言，亦不能奏功之神如此。其虫数日尚活，客有劝主人煅火以服之，谓能复还从前气血。余曰不可。主人狐疑不决。余曰：虫得人之灵气，以生于胸中，安知不如蝎蝗水蛭，见水而再生乎。主人闻之色怯。余乃用火烧死，而埋之江边。万年青杀虫之疑验，如此之神，而言乌须之效，又可比类而共信矣。

两头尖

两头尖，味甘，气温，无毒。入脾、胃、大肠之经。尤善降气化食，尤善化痞结癥瘕。近人错认鼠粪为两头尖，谁知是草木之药，生在陇右。土人以之治小儿食积，神效。妙在攻坚又不耗气也[1]。

两头尖，治痞最神。余在通渭，亲见此草。其根绝似麦冬，但色带丹，气亦香，考之《县志》，俱载之。可见两头尖非鼠粪也。

柘[2]木枝

柘木，即柞木也。柞木，苦平[3]。最消酒毒，一缸佳酿，只消一枝柘木入之，即变为水。尤能开产门交骨，同人参、当归、川芎服下，少刻即骨响，而儿门大开，儿随之而下矣。此物必须儿头在产门边始可用，否则，先开交骨，又变生不测矣。

柘木枝，开产门交骨尤神，下喉不须一时立开，余亲试而奏效者也。但服后断须安眠，则骨开自易。三吴临产之时，每教产妇绕室而走，走则骨坚，转难开矣，非柘木之不效也。

或柘木枝，既是开产门交骨神药，则交骨一开，儿即易生，又何必谆谆致戒于儿首之到门哉？不知难产之病，非交骨之不开也，儿未转身，则儿头断不至门也。盖生产必儿转身，而始产，儿不转身，断不即产。儿不欲产，而先开产门，则风易入也。风入，不特母病于须臾，而亦必变生于意外，非生下有脐口之惊，必产后有牵搐之苦。故必问儿首到门，而后用柘木以开关，既庆生余，又无后患也。

蜀漆

蜀漆，常山之苗也。常山不可用，而苗则可取。味苦，纯阴。散火邪错逆，破痃癖癥坚，除痞结积凝，辟蛊毒鬼痊，久疟兼治，咳逆且调。

或问蜀漆，即常山之苗，子删常山而取其苗，何谓也？盖常山性烈而功峻，虽取效甚速，而败坏元气亦最深。世人往往用常山治疟，一剂即愈，而身休狼狈，将息半载，尚未还元。设再不慎，疾一朝重犯，得免于死亡幸也。其不可轻用，亦明矣。蜀漆虽是常山之苗，不比根之猛烈。盖苗发于春，其性轻扬，且得春气之发生，散邪既速，而破气亦轻，可借之以攻坚，不必虑其损内。此所以舍常山而登蜀漆也。

---

① 此下何本有"治小儿痞积最神"七字。
② 柘 何本作"柞"。
③ 柞木苦平 原无，今据何本补。

白 头 翁

白头翁，味苦，气温，可升可降，阴中阳也，无毒。一云味甘、苦，有小毒者非。主温疟、阳狂、寒热，治癥瘕积聚，逐血①，愈金疮，祛风暖腰，疗血蛔疝肿，并疗百节骨疼痛。赤毒之痢，所必用也。

或问白头翁，人多错认是鸟名，谁知是《本草》之药耶。《本草》言其功效颇多，皆不足深信。惟伤寒中之下利，乃热毒也，芩、连、栀子②不足以解其毒，必用白头翁，以化大肠之热，而又不损脾气之阴，逐瘀积而留津液，实有奇功也。若胃虚寒，不思食，及下利完谷不化，不由于湿毒者，俱宜忌之也。

牡 丹 皮

牡丹皮，味辛、苦，气微寒，阴中微阳，无毒。种分赤、白，性味却同。入肾、肝二经，兼入心包络。凉骨蒸之热，止吐血、衄血、呕血、咯血，兼消瘀血，除癥坚，定神志，更善调经，止惊搐，疗痈肿，排脓住痛。亦臣、佐、使之药，而不可为君也。仲景张夫子入之八味丸中，所以治汉武帝③消渴之症也。消渴，本是热症，方中加入桂、附，以火治火，奇矣。盖此火乃相火，而非火。相火者，虚火也。实火可泻，虚火必须滋补；阳火可以水折，阴火必须火引。地黄汤中既用熟地、山药以滋阴，不用桂、附以引火，则火不归源，而渴终不可止。但既用桂、附以引火，而火归于下焦，而上焦余热，何能顿清。吾恐命门之火已归于肾宫，心包之火仍炎于心位，热必余焰尚存，而渴仍不止也。故方中又加入牡丹皮，调和于

心、肝、肾之际，滋肾而清其肝中之木，使木不助心包之火。而牡丹皮又自能直入于膻中，以凉其热，下火既安，而上火亦静，火宅之中，不成为清凉之境乎。此仲景夫子制方之神，而亦牡丹皮之功，实有如是者也。不特此也，牡丹皮在六味地黄丸中，更有奇议。肾有补无泻，用熟地、山药以补肾，又何必用牡丹皮以滋其骨中之髓耶。若云泻火，则已有泽泻矣；若云健脾，则已用茯苓矣；若云涩精，则已用山萸④矣。然则何所取，而又用牡丹皮哉？不知牡丹皮，所以佐五味之不足也。补阴之药过于寒，则阴不能生，而过于热，则阴亦不能生。六味丸中不寒不热，全赖牡丹皮之力，调和于心⑤、肝、脾、肾之中，使骨中之髓温和，而后精闭于肾内，火泻于膀胱，水湿化于小便，肺气清肃，脾气健旺，而阴愈生矣。

或问地骨皮治有汗之骨蒸，牡丹皮治无汗之骨蒸，此前人之成说，吾子何略而不谈？岂牡丹皮非治无汗之骨蒸耶，铎所亟欲辨者也。夫地骨皮，未尝不治无汗之骨蒸；牡丹皮，未尝不治有汗之骨蒸也。元素将二药分有汗、无汗，为骨蒸之法，余不知其何所见而分。据其论，牡丹皮牡而不牝，其色丹，象离阳中之火，能泻，似乎牡丹皮乃阳中之阴，亦宜治有汗之骨蒸，而不宜治无汗之骨蒸矣。总之，牡丹皮乃治骨蒸之圣药，原不必分有汗、无汗也。

或问仲景张公制八味丸，经吾子之阐发奇矣，不知更有异闻乎？曰：医道何尽，请于前论而再穷其义。夫火有上、下

---

① 此下何本有"痹"字。
② 芩连栀子　何本作"黄连"。
③ 汉武帝　何本无。
④ 山萸　原作"山药"，今据何本改。
⑤ 心　原作"以"，今据何本改。

之分。下火非补不能归，其在上之火，非凉不能息。补其在下之火，则火安而上不炎；凉其在上之火，则火静而下亦戢。虽然牡丹皮补肾水，而不补肾火，似乎下火之炎上，不能使其归于下也。然而，牡丹皮虽不能补肾中之火，实能补肾中之水，补水之不足①，即能制火之有余②。火有所制，自然不敢沸腾，然后用附子、肉桂，引其下伏，则火藏于至阴之肾矣。牡丹皮亦补肾以益心，而不能补肾以克心者也，似乎上火趋下，不能使其静于上也。然牡丹皮虽不能补肾水克心，实能补肾水以益心气之不足。即能制心气之有余，必有所养，自然常能宁定。然后用附子、肉桂导其上通，则暗交于至阴之心矣。此前论所未及者，而阐发其奇又如此矣。

或又问仲景张公八味丸，已发异论，不识六味丸亦有异论乎？曰：六味丸中，别有微义也。牡丹皮用之于六味丸中，岂独凉骨中之髓，以生阴水哉。夫独阴不生，独阳不长。六味丸③中，乃纯阴之药也，苟不用阴中微阳之药，入于群阴之内，虽以水济火，似亦为阴虚者之所喜，然而孤阴无阳，仅能制火之有余，不能生水之不足。丹皮虽亦是阴药，入于肾经，但性带微阳，入于六味丸，使阳气通于阴之中，而性亦微寒，但助阴以生水，而不助阳以动火。此仲景夫子立方之本意，铎实有以窥其微，而尽发之也。

或问牡丹皮阴中微阳，又入于群阴之内，恐阳气更微，虽各药亦有兼于阳者，毕竟阴重而阳微也。不知他药如茯苓、泽泻、山药④之类，入于群阴之中，全忘乎其为阳矣。惟牡丹皮虽在阴药之中，而阳之气不绝。子试将六味丸嗅之，牡丹皮之气未尝全消，不可以悟其微阳之独存，不为群阴所夺之明验乎。惟牡丹皮于群阴之中，独全其微，且能使茯苓、泽泻、山

茱萸、熟地、山药之阳气不散，以助其生阴之速。故牡丹皮用之于地黄丸中，尤非无意也。

或问牡丹皮能退骨蒸之虚热，是亦地骨皮之流亚也，乃先生誉地骨皮之解骨蒸，而不及牡丹皮，岂别有意欤？夫牡丹皮之解骨蒸，虽同于地骨皮而微有异者，非解有汗与无汗也。牡丹皮之解骨蒸，解骨中之髓热也；地骨皮之解骨蒸，解骨中之血热也。骨中不止髓，髓之外必有血以裹之。骨中之髓热，必耗其骨中之血矣；骨外之血热，必烁其骨中之髓矣。故治骨蒸者，二味必须兼用，不可以有汗用地骨皮、无汗用牡丹皮也。此等论，实前人所未谈，言之必惊世人，然予实闻之吾师，非凿空而论也。髓中有血，斯亦何奇。余尝见人骨折者，骨中流血，与髓俱出，非明验乎。独是地骨皮凉骨中之血，牡丹皮凉骨中之髓，无人证吾言耳。

大蓟、小蓟

大、小蓟，味甘、苦，气凉，无毒。入肺、脾二经。破血止血甚奇，消肿安崩亦效，去毒亦神，但用于初起之血症，大得奇功，而不能治久伤之血症也。盖性过于凉，非胃所喜，可以降火，而不可以培土故耳。

或问大、小蓟，皆是止血圣药，一时急症，用鲜尤佳。倘无鲜者，干者亦可用乎？夫鲜者难遽得，势必用干者矣。但必须将大、小蓟用水先煎取汁，然后煎补血、生血、止血之药，同饮才妙，不比鲜

---

① 不足　原作“有余”，义晦，今兹改。
② 有余　原作“不足”，义晦。当作“有余”，兹改。
③ 丸　原作“汤”，今据何本改。
④ 泽泻、山药　何本作“山萸、熟地”。

者，捣汁即可用也。

或问大、小蓟同是血分之品，毕竟何胜？二者较优劣，大蓟不如小蓟之佳。小蓟用一两者，大蓟必须加五钱，其功用实未尝殊也。

或问大、小二蓟，北人以之治吐血多功，南人以之往往鲜效，何也？盖二蓟过于寒凉，北人秉性刚强，非患热症，不易吐血；南人柔弱，不必犯热，即能吐血也，故宜北而不宜于南。然而，北人不因热而致吐血者，服之未必相宜；南人偶因热而致吐血者，服之未必不相宜也。

或问大、小蓟，既分大小，毕竟功效亦别，岂尽同而无异乎？曰：同者止血，异者止热也。大蓟止热，而小蓟则力不胜。故遇热症，不妨用大蓟一二钱，使热退而不动血耳。

刘 寄 奴

刘寄奴，味苦，气温，无毒。入心、脾、膀胱之经。下气，止心腹[1]痛，下血消肿，解痈毒，灭汤火热疮，并治金疮。《本草》诸书，言其能却产后余疾，则误之甚者也。寄奴性善走迅，入膀胱，专能逐水。凡白浊之症，用数钱，同车前子、茯苓利水之药服之，立时通快，是走而不守。产后气血大亏耶，有瘀血，岂可用此迅逐之乎？夫走而不守之药，何以能止金疮之血。盖寄奴非能止血，能逐血也。血欲外出，寄奴逐之，血不敢外出矣，此反治之道也。

或问刘寄奴，以治金疮得名，而子谓非治金疮之药，非好异乎？夫寄奴逐血以止血，与治金疮之说，两无妨也。然而以之治金疮，未见捷效，以之治白浊，实得神效。吾疑刘寄奴当日治金疮，或别有他药，未必不借此惑世，英雄欺人，不可全

信也。

延 胡 索

延胡索，味辛、苦，气温，无毒。入肺、脾二经，又入肝足厥阴。调月水气滞[2]血凝，止产后血晕，跌扑损伤，下血崩淋，心腹卒痛，小肠胀疼，皆能主治。及气血中佐使之品，可偶[3]用见长者也。产后亦宜少用，非曰用之于补气、补血之内，便可肆然多用耳。

或问延胡索乃妇人所宜用，而子曰宜慎用者，何也？延胡索，破气、破血之药也。无气之滞，无血之瘀，用之能安然无恙乎？用之于补血、补气之内，补血而不能救其破血之伤，补气而不能救其破气之损，况全无补剂，其伤损之大，更何如哉。

郁 金

郁金，味苦，气寒，纯阴，无毒。入心、肺、肝三经。血家要药。又能开郁通滞气，故治郁需之，然而，终不可轻用也。因其气味寒凉，有损胃中生气，郁未必开，而胃气先弱，殊失养生之道矣。至于破血、禁血、止血，亦一时权宜之用，病去即已，而不可恃之为家常日用也。

或问郁金解郁，自然不宜多用，但入之补剂之内，不知可常服乎？夫郁金解郁，全恃补剂，无补剂则郁不能开，多补剂则郁且使闭。故郁金可暂用于补之中，而不可久用于补之内。

或问《范石湖文集》云：岭南有采生

---

[1] 腹 何本作"急"。
[2] 气滞 何本作"泻"。
[3] 偶 何本作"少"。

之害，于饮食中行厌胜法，致鱼肉生入腹而死胀，郁金可解毒得生。有之乎？此李巽岩侍即欺人语，不足信也。夫采生，即蛊毒也。郁金并非解毒之药，何能消之哉。

或问郁金为血家要药，而朱丹溪又有治血则误之语，何也？夫郁金乃入血分之气药，其治诸血症，正因血之上行，皆属于内热火炎。郁金能降气，而火自降矣，况性又入血分，故能降下火气，则血自经而不妄动也。丹溪之论，唯真正阴虚火动，以致呕血、咳血，非关气分之拂逆者，则宜忌之耳。

艾　叶[1]

艾叶，味苦，气温，阴中之阳，无毒。世人俱以蕲艾为佳，[2] 然野艾佳于蕲艾。盖蕲艾乃九牛草也，似艾而非艾，唯香过于艾，而功用殊不若野艾。入脾、肾、肺三经。祛寒气而逐湿痹[3]，安疼痛而暖关元。胎漏可止，胎动可安，月经可调，子宫可孕，且灸经穴，可愈百病，无如世人舍近而求远，舍贱求贵，为可叹耳。

或问艾叶，取野而不取蕲，前人已论之，但未言野艾之何以佳于蕲艾耳。夫蕲艾依种而生者，野艾则天然自长于野者也，得天地至阳之气，故能逐鬼而辟邪，祛寒而散湿，其功实胜于蕲艾药，何舍此而取彼哉。十年之疾，求三年之艾，大抵即野艾，非取乎蕲也。但野艾实妙，余启冠而肩膊患风痛，用野艾而愈。[4]

地　榆

地榆，味苦[5]、酸，气微寒，阴中阳也，无毒。止妇人赤带、崩下及月经不断，却小儿疳热，止热痢，下瘀血，治肠风下血，愈金疮。但治热而不治寒，虚寒之人，不可轻用地榆凉血之品也。血热病，生用之凉血，正得其宜。然而血热则必动，动则必有散失之虞；血寒则又凝，凝则必有积滞之患。过用地榆以凉血，则热变为凉，而阴寒结于肠胃，将腹痛之症生，反致血崩下血而不可止，犹以为地榆之少也，更佐之以凉血之药，势必至死亡而后已，良可叹也！

或问地[6]榆治大肠之血，实有奇功，新久皆可用之否？曰：不可也。大肠有火，则新旧皆宜；无火，则新旧皆忌，此言其常也。大肠前有火而后无火，则前宜而后不宜；久无火而暂有火，则久当忌而暂不宜忌，此言其变也。审常变而察可否，岂特用地榆一味为然哉。

或问地榆凉大肠之血，单用一味，往往见功，而合用他药，反致无效，何也？盖单用一味，则功专而效速，合用他药，未免拘牵矣。倘所用他药尽入大肠之经，则调和于寒热之间，赞襄气血之中，功既速成，而身亦甚健。惟其所用之他药，非尽入于大肠经之味，则彼此异宜，上下违背，安能奏功乎。可见用药贵纯而不贵杂，不在单用与不单用也。

或疑地榆凉血，何以能止也？不知地榆亦能补血也。倘徒凉血，则血正不能骤止，惟其凉血又兼补血，所以单味亦成功耳。

---

① 艾叶　原缺，今据目录及何本补。
② 艾叶……为佳　此二十字原无，今据何本补。
③ 湿痹　何本作"痰湿"。
④ 十年……用野艾而愈　此三十八字原无，今据何本补。
⑤ 苦　何本作"甘"。
⑥ 地　此上何本有"地榆凉血之功甚多，要在人善用之耳。"十五字。

枲耳实（即苍耳子）

枲耳实，味苦、甘，气温，叶苦、辛、微寒，俱有小毒。善解大麻风之毒，余病禁用。各《本草》称其效，皆不足信也。盖此物最利关节，凡邪物在脏腑者，服之无不外出。大麻风之毒，正苦其留于脏中，必借此引出于皮毛。他病原非脏毒，何必借重。况枲耳子与叶，散尽真气，乌可轻服哉。若大麻风，亦畏散其气，然受毒甚炽，有病则病受之，尚不至十分尽耗，故用之无妨。然亦必入之活血、凉血之药中始得，非单用一味可恃之而取效也。

或问苍耳子，他病亦有用处，如治汗斑之去风，脚膝之去湿，未尝无效，而子止言其治大麻风，毋乃太过乎？非过也。苍耳子实止可治大麻风，而不可治他病。如汗斑，细病也[1]，何必用此以耗元气。脚膝，下病也，何必用此升散。舍可用之药，而求之不可用之草，此世用药之好奇，非吾论之太过[2] 也。

茜　草

茜草，味苦，气寒，阴中微阳，无毒。入胃[3]、脾二经。止下血崩漏，治跌折损伤，散瘀血。女子经滞不行，妇人产后血晕，体黄成疸，皆能治之。但止行血而不补血，宜同补气之药以行血，不宜同补血之药以散气。至于各书言其能补虚热，且治劳伤后，虚语耳，吾未见其功也。

或问茜草色红，何以止血？夫茜草本行血之药，行血而反能止血者，引血之归经耳。当血之逆行也，少拂其性，而其势更逆。茜草之色与血色相同，入之血中，

与血相合而同行，遂能引之归经，而相忘其非类，此治法之功也。但既引入于各经，即当以补阴之药继之，则血安而不再沸。否则，血症未尝有不再发者也。

夏　枯　草

夏枯草，味苦，气温。曰寒者，误。入肺、脾、心三经。专散痰核鼠疮，尤通心气，头目之火可祛，胸膈之痞可降。世人弃而不收，谁知为药笼中必需之物乎。夫肺气为邪所壅，则清肃之令不行，而痰即结于胸膈之间而不得散。倘早用夏枯草，同二陈汤煎服，何至痰核之生。心火炎上，则头目肿痛，而痰即结于胸膈而成痞。早用夏枯草，入于芩、连、天花粉之内，何至头痛目肿乎。盖夏枯草直入心经，以通其气，而芩、连、花粉之类，得以解炎上之火也。尤妙心火一平，引火下生脾土，则脾气健旺，而痰更消亡，鼠疮从何而生乎。《本草》止言其破癥坚、消寒热、祛湿痹，尚未深知夏枯草也。

或问夏枯草，近人亦知用之，但不能入之汤剂之内也，今欲用之，不知多寡宜若何耳？夫夏枯草，阴药也，阴药宜多用以出奇，而不可少用以待变也。

百　部

百部，味甘、苦，气微温而寒，无毒。专入肺经，亦入脾、胃。止肺热咳嗽上气，治传尸骨蒸，杀寸白蛔虫。洗衣除虱，烧汤洗牛马身，虱不生；烧烟熏树木，蛀虫即死；人家烧烬，尽逐蠓蝇。此

---

[1]　细病　犹言小病也。

[2]　此下何本有"实止可治大麻风"七字。

[3]　胃　何本作"肺"。

物杀虫，而不耗气血，尤有益于人。但其力甚微，用之不妨多也，然必于参、茯、芪、术、归、芎同用为佳。大约用百部自一钱为始，可用至三四钱止，既益肺、胃、脾之气，又能杀虫。倘痨病有传尸之虫者，须用地骨、沙参、丹皮、熟地、山药① 共用为妙矣。

或问百部，杀虫之药未有不耗气血者，而百部何以独异乎？夫百部，原非补剂，不补则攻，然而，百部非攻药也，乃和解之药，而性亦杀虫，能入于虫之内，而虫不知其能杀也。杀虫之药，必与虫相斗，百部不特不斗，而并使虫之相忘其杀也，又何至有气血之耗哉。

或疑百部杀虫，何能使虫之不知？夫百部味甘，虫性喜甘，投其所好，妄甘味之能杀身也。故食之而不知耳，及至已食百部，而虫之肠胃尽化为水，欲作祟而不能，有不知其何以死而死者矣。

百　合

百合，味甘，气平，无毒。入肺、脾、心三经。安心益志，定惊悸狂叫之邪，消浮肿痞满之气，止遍身疼痛，利大小便，辟鬼气时疫，除咳逆，杀虫毒，治痈疽、乳肿、喉痹，又治伤寒坏症，兼能补中益气。此物和平，有解纷之功，扶持弱锄强，祛邪助正。但气味甚薄，必须重用，其功必倍。是百合可为君主，而又可为佐使者也，用之可至一二两②。若止用数钱，安能定狂定痛，逐鬼消痈。倘用之安心益志，益气补中，当与参、术同施，又不必多用也。

或问百合能止喘。百合，非止喘之药也，但能消痞满耳。喘生于痞满，痞满消，而喘胀除，故言痞满，而治喘在其中矣也。

或问伤寒证中有百合病，特用百合为汤治之，而子何以不言耶？曰：伤寒门中之百合病，即将成之坏证也。言坏症，而百合在其内矣。夫坏症，何以用百合。正取其气味之和平，解各经之纷纭，即定各经之变乱也。百合有解纷之功，伤寒之变，然亦必须以他药佐之，未可全恃百合也。③

旋　覆　花

旋覆花，味酸④ 甘，气温，无毒。一云：冷利，有小毒。误也。入心、肝、大小肠。治头风，明目，逐水通便，去心满、噫气、痞坚，消胸结痰涎，定惊怪，止寒热。此物有旋转乾坤之象，凡气逆者，可使之重安⑤，但止可一用，而不可再用。至虚弱之人，尤不宜轻用也。

或问旋覆花治气逆甚神，为伤寒要药，但不识可于伤寒之外，而亦治之乎？夫气逆之症，不止伤寒，旋覆花之治气，尤于伤寒之外见奇。但伤寒气逆，不必加入人参，而杂症门中之气逆，非人参不能奏功，必须共用耳。

或问旋覆花不可独用见奇功，有之乎？旋覆花固不可独用也，得代赭石，则能收旋转之功。凡逆气而不能旋转者，必须用之，下喉而气即转矣。二者不止能转气，而且能安气，亦必须人参尤奇。⑥

或问旋覆花谓是走散之药，然乎？夫旋覆善转气，非走气也，故气逆者，得之

① 山药　何本作"山萸"。
② 一二两　何本作"二三两"。
③ 百合……未可全恃百合也　此二十六字原无，今据何本补。
④ 酸　何本作"咸"。
⑤ 可使之重安　何本作"可使二钱即安"。
⑥ 二者……尤奇　此十九字原无，今据何本补。

而顺。岂气顺者，反用之而散乎。

大　黄

大黄，味苦，气大寒，阴中之阴，降也，无毒。入胃与大肠。然有佐使，各经皆达也。其性甚速，走而不守，善荡涤积滞，调中化食，通利水谷，推陈致新，导瘀血，滚痰涎，破癥结，散坚聚，止疼痛，败痈疽热毒，消肿胀，俱各如神。欲其上升，须加酒制；欲其下行，须入芒硝；欲其速驰，生用为佳；欲其平调，熟煎尤妙；欲其少留，用甘草能缓也。此药有勇往直前之迅利，有推坚荡积之神功，真定安奠乱之品，祛邪救死之剂也。但用之必须看症甚清，而后下药甚效，否则，杀人于眉睫。夫大黄，乃君主之药，故号将军。然而将军无参赞之贤，不剿抚并用，亦勇而不仁。所以，承气汤中，必加人参、当归以助之，其他用大黄者，未有不益之补气、补血之味也。然而，补气之药未可重加，而补血之药断宜大用。盖肠胃燥结，而后瘀滞不行，徒用大黄以祛除，而肠中干涸，无水以通舟楫。大黄虽勇，岂能荡陆地之舟哉。故凡有闭结，必须多用补剂，使之生血以出陈，败瘀以致新也。至于补气之药，似乎可止，不知血必得气而易生，况大黄以祛除，未免损伤肠胃之气。吾先用参、芪以补之，气既不伤，且助大黄之力，易于推送，邪去而正又不伤，不必已下之后再去挽回矣。但气药可以少用者，恐过助其气，以固肠胃，则大黄有掣肘之虞。然而虚弱气怯之人，当大黄必用之时，万不可执可用之说，减去参、芪，又虞有气脱之虑。总之，补气者，防其气脱；补血者，防其亡阴。要在临症察之，而不便先为悬度①之也。

或疑邪盛者宜泻，或用大黄至五、六钱，不泻者，又奈之何？噫！用大黄，又不可拘泥也。邪轻者，少用犹须防其更变；邪重者，多用亦宜豫为图后。总以制之得宜，何忧重用乎。然而少则徐加，多则难以收拾。故邪重者，不妨由少以增多，断不可嫌少而骤多也。

或问大黄用之于承气汤中，少若差错，下喉立亡，何利而用之乎？夫承气汤，乃夺命之药也。不善用之，夺命变为丧命矣，非大黄之过也。且子亦知大黄之功乎。当少腹之硬痛也，求生不得，求死不能，一用大黄泻之，苦楚之境，忽易为快乐之场，不特腹中安然，而身躯手足疼痛解热冤，其功之大为何如乎。倘②用芒硝、厚朴、枳实，而不用大黄，虽亦能逐邪荡硬，然必不能如是之功速而效神也。可疑其无利而不用乎。

或疑大黄功多而过亦多，予终不敢信为夺命之药而轻用之也。夫用大黄治至急之症也，缓症可以迟用，而急症断不宜迟。逍遥观望，因循谨慎，而杀人者正多。凡邪入下焦，而上焦喘满、中焦痞闷者，断宜速下。倘手按之痛甚而不可按者，急下无疑，庶几可以夺命。否则，气逆而死矣。胡可虑其亡阴之过，而不收其救阳之功哉。

或曰用大黄误下，往往致不可救，可不顾其亡阴，单收其救阳之功乎？曰：亡阴之祸，乃误下之过，非宜下之过也。宜下而不下，与不宜下而下，过正相同。倘虑误下，难于垂援，先预防而用补剂，或投而为佐使，自无误下之愆。即误下，而亦无难急之祸，亦何至有亡阴之失哉。

或疑大黄，亦斩关夺门之将，何以又不宜用人参？大黄亦何尝不宜人参哉，第

---

① 悬度　犹言悬断，无证据之论断也。

② 倘　此上何本有"生死之间，得大黄则生"九字。

古人用人参于大黄中者绝少。盖用大黄之症，多是下行而不上行。上行之症，邪多裹迁之不定；下行之症，邪有趋散之无忧。用大黄以逐邪，所以止加当归以助其势，而不用人参以防其机也。

或疑大黄逐瘀，而气弱之人，往往随下而辄亡，独不可用人参以扶其气乎？曰：吾前言大黄未尝不宜人参者，正言气弱之人也。邪在于大肠之中，结燥屎而作痛，非大黄之猛利，何以迅逐其邪，而兼去其燥屎乎。倘其人为虚弱之人，似宜和解为得。然而邪已下趋大肠，和其中焦，而下焦更为急迫，其痛必甚，势必下之为快。然而下之，而气亦随下而俱脱也。苟不用人参，以急补其气，则气脱又何救乎？然而与其下之气脱，而后救之以人参，何不先用人参于大黄之中，未下而先防其脱乎？况人参、大黄同用，则人参助大黄以奏功，大黄亦得人参而缓力，但去其燥屎之邪，而不崩其虚弱之气，是两用之而得宜也。

或又问人参用于大黄之中，万一补住其邪，而燥屎不得下，不因用人参而误乎？夫大黄走而不守，人参安得而留之乎。况邪又不在上、中二焦，而在下焦之大肠。邪在大肠，原宜直下，用大黄者，不过顺以推之，而非逆以提之也。顺推而用人参，又安得变顺而转为逆乎。故人参用之于大黄之中，万无补住其邪之祸者也。

或疑虚人不可用攻，古人有先服人参，后服大黄者，可乎？不可乎？此亦权宜之法，而不可为训也。愚意不若人参、大黄同用为佳。先服大黄，恐气脱而不及救；先服人参，恐邪壅而不能攻。惟同用于一时，自然相制相宜，大黄无过攻之虞，而人参无过补之失也。

或问大黄性猛，过于迅速，似乎熟用尚非所宜，何以古人不尚熟而尚生乎？夫大黄过煮，则气味全散，攻毒不勇，攻邪不急，有用而化为无用矣。大黄之妙，全在生用为佳。将群药煎成，再投大黄，略煎一沸即服，功速而效大，正取其迅速之气而用之也。不可畏其猛烈，过煎煮以去其峻利也。

连　翘

连翘，味苦，气平、微寒，性轻而浮，升也，阳也，无毒。入少阴心经，手足少阳、阳明[①]。泻心中客热、脾胃湿热殊效，去痛毒、寸白蛔虫，疮科攸赖。通月经，下五淋，散诸经血凝气聚。但可佐使，非君臣主药。可用之以攻邪，不可恃之以补正，亦可有可无之品。近人无论虚实，一概乱投，为可哂焉。

或问连翘为升科要药，是亦药中之甘草也，吾子以为可有可无，何也？连翘实不足轻重也。盖败毒，必须用甘草；化毒，必须用金银花；消毒，必须用矾石；清毒，必须加用芩、连、栀子；杀毒，必须加用大黄。是治毒之法，无一件可劳连翘，无之不加重，有之不减轻。但有之以为佐使，则攻邪有力，又未必无小补也。

射干 射音夜

射干，味苦，气平、微温，阴中阳也，无毒。入肺、肝、脾三经。散结气，平痛毒，逐瘀血，通月经，止喉痹气痛，祛口热臭秽，化湿痰、湿热，平风邪作喘殊效，仍治胸满气胀，咳嗽气结。此物治

____

[①]　入少阴心经，手足少阳、阳明　此十一字，何本作"入手少阴、足少阴二经"。

外感① 风火湿热痰症，可以为君，但可暂用，而不可久用者也。久用止可为佐使矣。

或问射干治外感痰喘，喉中作水鸡声者，必用射干汤治之，是射干必用之需明矣。但云可暂用，而不可久用者，何也？夫喘症，未必有不伤气者，肺气为邪之所伤，风痰随挟之而上冲。射干入肺，而能散气中之结，故风痰遇之而消。但有结则散结，无结则散气。肺气前为风痰所伤，复为射干所损，势必实喘而变为虚喘矣也。人不悟其故，以为从前射干之能定喘也，更用射干治之，不益伤肺气乎？此予所以谓可暂用，而不可久用也。推之他病，何独不然矣。

苦　参

苦参，味苦，气寒，沉也，纯阴无毒。入心、肝、肾、大肠之经。治肠风下血，热痢刮痛难当，疗狂言心燥，结胸垂死；赤癞眉脱者，祛风有功；黄疸遗溺者，逐水立效。扫遍身痒疹，止卒暴心疼，杀疥虫，破癥瘕，散结气，明目止泪，解渴生津，利九窍，通大便。第过于迅利，宜少用为佐使，不宜多用为君臣。至称益肾②、安五脏、定心志，不可信之辞也。

或问苦参非益肾之药，夫人而知之也，但未知其所以损肾之故乎？苦参之不益肾，岂待问哉。沉寒败肾，必有五更泄利之病；苦寒泻肾，必有少腹作痛之疴。苦参味苦而寒，气沉而降，安得不败肾而泻肾乎？而五更泄利，小腹作痛，必不能免矣。败泻肾气，而反言益肾，殊不可解，愿吾子勿信也。

牵　牛

牵牛，味辛而苦，气寒，有毒。虽有黑、白二种，而功用则一。入脾与大小肠，兼通膀胱。除壅滞气急，及疹癖蛊毒，利大小便难，并脚满水肿，极验。但迅利之极，尤耗人元气，不可轻用。虽然不言其所以不可轻用之故，而概置不用，亦一偏之辞也。夫牵牛利下焦之湿，于血中泻水，极为相宜，不能泻上焦之湿。于气中泻水，未有不损元气者也。李东垣辨之至明，似无容再辨，但未论及中焦也。中焦居于气血之中，牵牛既利血中之水，安在中焦不可半利其血中之水乎。嗟乎！水湿，乃邪也，牵牛既能利水，岂分气血。但水从下受，凡湿邪从下受者，乃外来之水邪，非内伤之水邪也。牵牛止能泻外来之水，而不能消内伤之湿。上焦之水肿，乃气虚不能化水，故水入之而作胀，久则与水肿无异，故用牵牛，往往更甚。下焦之水肿，若是气虚，用牵牛迅逐，亦每无功，与上焦正相同。是真正水邪，用牵牛利之，始效验如响。可见，牵牛止可治外来之水，而不能治内伤之湿也明矣，非止治血中之水，而不治气中之水也。然则外来之水，与内伤之水，何以辨之？亦辨之于皮内而已。外邪之水，手按皮肉必然如泥；内伤之水，手按皮肉必随按随起，即或按之不起，必不如泥而可团捻也，按之或起或下。起者又有分别，按之即起者，气虚而犹有命门之火也；按之久而不起者，气虚极而并少命门之火矣。按之如泥者，必须用牵牛以泻水；按之不如泥，而或起或不起者，必须用补肾中先天

之气，而又加健脾开胃，以益后天之气，始能奏功。倘亦用牵牛，岂特耗气而已，有随利水而随亡者矣，可不慎乎。予所以表牵牛之功，而并辨东垣论药之误也。

牵牛治外来之水，而不治内伤之湿，余已明辨之矣。然而牵牛治外来之水，又各有异。夫外来之水，有从下而外入者，有从中而外入者。从下而外入者，乃从脚而入也；从中而外入者，乃从腰脐而入也。世人止知外邪之水，从脚而入，未知从腰脐入也。从脚入者，其脚先肿，人易识；从腰脐入者，其腰重而脐肿，人难识也。水肿不分脚与腰脐，而概以牵牛泻水之湿，毋怪其有不效也。然则用牵牛之法，又乌可不分别之乎。凡治水从脚入者，用牵牛、甘遂以消之；若水从腰脐入者，用牵牛于白术之中，一剂而腰重除，而脐肿平，三剂而腰脐俱利矣。

本草新编卷之四_{徵集}

泽 兰

泽兰，味苦、甘，曰辛误，气微温，无毒。入肝、脾二经。理胎产，消身面、四肢浮肿，破宿血，去癥瘕，行瘀血，疗扑损，散头风目①痛，逐痈肿疮脓，长肉生肌，利关开窍。此系女科佳品，然亦佐使之药也。《本草》称其能治百病，未考为训也。

或问泽兰每每用之妇人，而不用于男子，岂亦有说乎？夫男女之病，本无分别，而药味又何须分别。惟是女子善怀，一不得志，而闺中怨忧无以解其郁，郁无聊之气，而经血不行，行经作痛，千般怪病，后此生焉。泽兰气味和平，又善于解郁，尤宜于妇人，故为妇科妙药，非单宜妇人，而不宜于男子也。

或问泽兰，吾于解郁而世人未知，岂前人未尝用之乎？曰：泽兰解郁，前人多用之，近人不知者，以其辨之不真耳。世以泽兰为泽草，谁知泽兰别是一种草药，非兰蕙馨香之药也。生于楚地，无花，而叶似兰，而根则宛如兰也。兰生于山，而泽兰发生于水泽，故不曰兰，而曰泽兰也。

草 薢

草薢，味苦、甘，气平，无毒。俗呼为土茯苓。入肾、肝二经。善治痹症，祛风寒湿痹，腰背冷痛，止筋骨掣疼，缩小便明目，逐关节久结，能消杨梅疮毒。此物败毒祛邪，不伤元气，但功用甚缓，可治缓病，而不可治急症者也。近人以之治轻粉结毒，正取其缓消，而不损伤元气故耳。然而，经年累月殊无功效者，单藉一味以作汤，而不加补气血之味也。苟用补气血之药，加人参、芪、术、茯苓、麦冬、熟地、山药②、元参、地骨皮、沙参之类，用草精数两③，先煮汤以煎药，不须十剂，而轻粉之毒全消，杨梅之毒亦散矣。

或问草薢非土茯苓，别一种也，草薢生于川蜀，而土茯苓处处有之，未可以二物而合为一也。曰：草薢，即土茯苓也，岂特一物而两名之，一曰拔葜，一曰冷饭块，一曰岐良，是一物而五名。生于川蜀者曰草薢，其生于他处者，随俗名之，正不止四名已也。大约川蜀所产为第一，他处用一两者，川蜀止消用五钱，故古人取川中草薢，而不取他处也。然而，生他处者，未尝不可解杨梅结毒，要之地产虽殊，而秉性无各别耳。

豨 莶

豨莶，味苦，气寒，有小毒。一云：

---

① 目 何本作"止"。
② 山药 何本作"山萸"。
③ 草精数两 何本作"草薢四两"。

性①热，无毒非。入肾。疗暴中风邪，口眼㖞斜，治久湿湿痹，腰脚酸痛，主热匿烦满。然散人之真气，尤不宜服、不宜用，而人之兹编者何也？盖肾经之药，药品中尤少，肾犯风邪湿气，又尤难治，姑存之，以治肾中风湿之病。不知何故，古人尽称此品②，近人亦多乐用之，且有赞其百服则耳目聪明，千服则须发乌黑，追风逐湿。犹作泛等闲语，此真杀人之语也。余客闽，有一贵人卒然中风，余切其脉，绝无浮象，甚微细欲绝。余曰：此真气虚绝将脱之症。急用参、芪、熟地、山茱、麦冬、五味③之药，大剂投之，一剂而神思清，再剂而语音出。余咎其平日之纵欲也。贵人曰：余已绝欲数年矣，尚恐欠健，日服补剂，病乃中风。而先生绝不治风，竟用大补血气、填益精髓之品，以救吾命，此仆所不解也。余问所用是何补药。曰：客有劝余服豨莶丸者，服之已一年矣。余曰：是矣。豨莶耗人真气，岂可常服。曰：然。余服之，久不见功效，心窍疑之，今闻先生之教，乃恍然大悟。瓶中余药，呼儿尽弃之。恪遵吾方而全愈。嗟乎！贵人幸遇吾，得不死。此吾所见治而知豨莶之杀人也。而余所不及是闻者，不甚多乎。虽然豨莶亦非能杀人，不善用之，多致杀人耳。而善用之若何。中风之症，必问其腰间素有水湿之癖否。有水湿之癖，又必问其肾囊之干湿若何。肾中有风，其人必然腰痛而重；肾中有湿，其人必然囊破而疮④。即用豨莶，亦必与人参、白术大剂共用，又何至误杀人乎。至于湿痹腰脚酸疼之症，又必加入薏仁、茯苓、黄芪、芡实同施，始万全也。

或问豨莶为举世嘉尚，而先生弃之至此乎。夫豨莶未尝无功，余虑人误认补味，而常用之耳。风湿入肾者尤难治，存豨莶而不删去者，正备妙用耳。不然，防

己可祛肾内之风湿，存防己可，必复取豨莶，正以豨莶功用胜防己，其耗散精血，亦逊于防己。所以，存防己而仍存豨莶。盖防己治肾内之风湿，止可一用以出奇，不可再用以贻害。若豨莶则不妨一用，而至于再用，但不可久用耳。

海　藻

海藻，味苦、咸，气寒，无毒。云有毒者非。反甘草。入脾。治项间瘰疬，颈下瘿囊，利水⑤道，通癃闭成淋，泻水气，除胀满作肿，辟百邪鬼魅，止偏坠疝疼。此物专能消坚硬之病，盖咸能软坚也。然而单用此一味，正未能取效，随所生之病，加入引经之品，则无坚不散矣。

或问海藻消坚致效，亦有试而言之乎？夫药必有试而言之，则神农氏又将何试哉。虽然言而未试，不若试而后言之为验。予游燕赵，遇中表之子，谈及伊母生瘿，求于余。余用海藻五钱⑥、茯苓五钱⑦、半夏一钱、白术五钱、甘草一钱、陈皮五分、白芥子一钱⑧、桔梗一钱⑨，水煎服，四剂而瘿减半，再服四剂，而瘿尽消。海藻治瘿之验如此，其他攻坚，不因此而可信乎。

---

① 性　原作"去"，今据何本改。
② 品　原作"方"，今据何本改。
③ 熟地、山茱、麦冬、五味　何本无。
④ 疮　何本作"痒"。
⑤ 水　原作"火"，今据何本改。
⑥ 五钱　何本作"钱半"。
⑦ 茯苓五钱　何本无。
⑧ 一钱　何本作"二钱"。
⑨ 一钱　何本作"二钱"。

甘　遂

甘遂，味苦、甘①，气大寒，有毒，反甘草。入胃、脾、膀胱、大小肠五经。破癥坚积聚如神，退面目浮肿，祛胸②中水结，尤能利水。此物逐水湿而功缓，牵牛逐水湿而功速，二味相配，则缓者不缓，而速者不速矣。然而甘遂亦不可轻用也。甘遂止能利真湿之病，不能利假湿之病，水自下而侵上者，湿之真者也；水自上而侵下者，湿之假者也。真湿可用甘遂，以开其水道；假湿不可用甘遂，以决其上泄。真湿为水邪之实，假湿乃元气之虚。虚症而用实治之法，不犯虚虚之戒乎。故一决而旋亡也，可不慎哉！

或问牵牛、甘遂，仲景张公合而成方，以治水肿鼓胀者，神效无比。但牵牛利水，其功甚捷，何必又用甘遂，以牵其时耶？嗟乎！此正张夫子用药之神，非浅学者所能窥也。子不见治河之法乎。洪水滔天，九州皆水也，治水从何处治起，必从上流而先治之，上流疏浚而清其源，则下流无难治也。倘止开决其下流，水未尝不竟精大泄，然而止能泄其下流之水，而上流之水，壅塞存贮于州湖者正多，尾闾气泄，而上游澎湃，民能宁居乎。故治水者必统上下而兼治，人身何独不然。仲景夫子因甘遂于牵牛之中者，正得此意，而通之以利湿也。牵牛性迅，正恐太猛，泻水太急，肢体皮毛之内、头面手足之间，未必肠胃脾内之易于祛逐。加入甘遂之迂缓，则宽猛相济，缓急得宜，在上之水既易于分消，而在下之水又无难于迅决。于是肢体皮毛、头面、手足之水不能少留，尽从膀胱而出，即脾、胃、大小肠内之水，亦无不从大小便而罄下矣。倘止用牵牛，不用甘遂，则过于急迫，未免下焦干

涸而上焦喘满，反成不可救援之病。倘止用甘遂，不用牵牛，则过迂徐，未免上焦宽快而下焦阻塞，又成不可收拾之祸。仲景夫子合而成方，所以取效甚神，既收其功，又无其害也。

或问牵牛性急，甘遂性缓，故合而成功。吾子止言其上、下二焦之利益，尚未言及中焦也，得毋二味合用，可不利于中焦乎？夫牵牛、甘遂合而用之，使上、下二焦之利益者，正所以顾中焦也。下焦阻塞，水必返于中焦，而成壅闭矣。上焦喘满，水必流于中焦，而成痞胀矣。今用牵牛，并用甘遂，则上、下二焦均利，而中焦有不安然者乎。

或疑甘遂虽性缓，然祛逐水湿，未尝不峻烈也，或用牵牛，又用甘遂，不更助其虐乎？夫甘逐真正之水湿，何患其虐。若非水湿之症，单用甘遂，尚且不可，况益之以牵牛乎。惟其真是水湿，故并用而不相悖也。

或问笔峰杂兴载治转脬，用甘遂末一钱，猪苓汤调下立通，可以为训乎？不可为训乎？夫转脬多由于火，而甘遂大寒，泄之似乎相宜。不知转脬之火，乃肾中之火不通于膀胱，虚火遏抑而不得通，非脬之真转也。人之脬转，立死矣，安能久活哉。

白　芨

白芨，味苦、辛，气平、微寒，阳中之阴也。入肺经。功专收敛，亦能止血。败症溃疡、死肌腐肉，皆能去之。敷山根，止衄血。涂疥癣，杀虫。此物近人皆用之外治，殊不知其内治更神，用之以止

---

① 甘　何本无。
② 胸　原作"胃"，今据何本改。

血者，非外治也。将白芨研末，调入于人参、归、芎、黄芪之内，一同吞服，其止血实神。夫吐血未有不伤胃者也，胃伤则血不藏而上吐矣。然而胃中原无血也，血在胃之外，伤胃则胃不能障血，而血入于胃中，胃不藏而上吐。白芨善能收敛，同参、芪、归、芎直入胃中，将胃中之窍敛塞，窍闭则血从何来，此血之所以能止也。况白芨又不止治胃中之血，凡有空隙，皆能补塞。乌可徒借外治，而不亟用以内治乎。

或问白芨能填补肺中之损，闻昔年有贼犯受伤，曾服白芨得愈，后贼被杀，开其胸膛，见白芨填塞于所伤之处，果有之乎？此前人已验之方也，何必再疑。白芨实能走肺，填塞于所伤之处。但所言止用一味服之，此则失传之误也。予见野史载此，则又不如此，史言受刑时，自云：我服白芨散五年，得以再生，不意又死于此。人问其方，贼曰：我遇云游道士，自称越人，传我一方：白芨一斤、人参一两、麦冬半斤，教我研末，每日饥① 服三钱，吐血症全愈。然曾诫我云：我救汝命，汝宜改过，否则，必死于刑。不意今死于此，悔不听道士之言也。我传方于世，庶不没道士之恩也。野史所载如此。方用麦冬为佐以养肺，用人参为使以益气，则白芨填补肺中之伤，自易奏功，立方甚妙。惜道士失载其姓名。所谓越人，意者即扁鹊公之化身也。

白　附　子

白附子，味甘、辛，气温，纯阳，无毒。云有小毒者非。此物善行诸气② 之药，可恃之为舟楫者也。用于人参之中，可开中风之失音；用于茯苓、薏苡仁中，可去寒湿之痹症；用于当归、川芎之中，

可通枯血之经脉；用于大黄中，可以去滞而逐瘀。近人未知，止用之外治以减瘢，下治以收囊湿，为可惜也。再其性甚燥，凡气血枯槁，虽有风，似不可用。即痰涎壅塞，而若系有火之症，亦非所宜也。

王　不　留　行

王不留行，味苦、甘，气平，阳中之阴，无毒。主金疮，止血逐痛，催生调经，除风痹、风症、内寒，消乳痈、背痛，下乳止衄，祛烦，尤利小便，乃利药也。其性甚急，下行而不上行者也，凡病逆而上冲者，用之可降，故可恃之以作臣使之用也。但其性过速，宜暂而不宜久，又不可不知也。

或问王不留行止可下乳，是上亦可行之物也？不知乳不能下而下之，毕竟是下行，而非上行也。上、中焦有可下者，皆可下通，非下行于下焦，而不行于上焦也。

蒲　公　英

蒲公英，味苦，气平，无毒。入阳明、太阴。溃坚肿，消结核，解食毒，散滞气。至贱而有大功，惜世人不知用之。阳明之火每至燎原，用白虎汤以泻火，未免大伤胃气。盖胃中之火盛，由于胃中之土衰也，泻火而土愈寒矣。故用白虎汤以泻胃火，乃一时之权宜，而不恃之为经久也。

蒲公英，亦泻胃火之药，但其气甚平，即能泻火，又不损土，可以长服、久服无碍。凡系阳明之火起者，俱可大剂服

---

① 饥　何本作"顿"。
② 行诸气　何本作"引诸药"。

之，火退而胃气自生。试看北地妇女，当饥馑之时，三五成群，采蒲公英以充食，而人不伤者，正因其泻火以生土也。夫饥饿之人，未有不胃火沸腾者，用之实有相宜。不可以悟蒲公英之有益而无损乎！但其泻火之力甚微，必须多用一两，少亦五钱，始可散邪补正耳。

或问蒲公英既有大功，自宜多用，以败毒去火，但其体甚轻，不识可煎膏以入于药笼之中乎？夫蒲公英煎膏，实可出奇，尤胜于生用也。而煎膏之法若何？每次必须百斤，石臼内捣烂，铁锅内用水煎之，一锅水煎至七分，将渣沥起不用，止用汁，盛于布袋之内沥取清汁。每大锅可煮十斤，十次煮完，俱取清汁，入于大锅内，再煎至浓汁。然后取入砂瓶内盛之，再用重汤煮之，俟其汁如蜜，将汁倾在盆内，牛皮膏化开入之，搅均为膏，晒之自干矣。大约浓汁一斤，入牛皮膏① 一两，便可成膏而切片矣。一百斤蒲公英，可取膏七斤，存之药笼中，以治疮毒、火毒，尤妙。凡前药内该用草一两者，止消用二钱，尤简妙法也。无鲜草，可用干草，干则不必百斤，三十斤便可熬膏取七斤也。

或问蒲公英止可治疮毒，而先生谓可泻火，岂泻火即所以治疮毒乎？此又不尽然也。夫疮毒虽多成于火，而火症不尽生疮痈。蒲公英妙在善能消疮毒，而又善于消火，故可两用之也。

或问蒲公英泻火，止泻阳明之火，不识各经之火，亦可尽消之乎？曰：火之最烈者，无过阳明之焰。阳明之火降，而各经余火无不尽消。蒲公英虽非各经之药，而各经之火，见蒲公英则尽伏，即谓蒲公英能泻各经之火，亦无不可也。

或问蒲公英与金银花，同是消痈化疡之物，二味毕竟孰胜？夫蒲公英止入阳明、太阴之二经，而金银花则无经不入，

蒲公英不可与金银花同论功用也。然金银花得蒲公英，而其功更大。盖蒲公英攻多于补，非若金银花补多于攻也。

或问《图经》载治恶刺及狐尿刺，摘取蒲公英根茎白汁，涂之立瘥，果有之乎？曰：此思邈孙真人自言其效，不出十日全愈，此则可信者也。但愚见取蒲公英之汁，以涂疮口之上，更须用其根叶一两煎汤，内外合治，更易收功也。狐刺乃狐所伤，亦用茎汁涂之，而更服汤为妙耳。

或问蒲公英北地甚多，野人取以作菜，未见不生疮毒也。嗟乎！疮毒之成，成于旦夕。野人作羹，能日日用之哉？野人采取之时，半在春间，而疮毒之成，又在夏秋之际，安知春间之毒，不因食此而消乎。

旱 莲 草

旱莲草，一名鳢肠②。味甘、酸，气平，无毒。入肾。能乌须鬓，止赤痢，治火疮。虽能乌须鬓，然不与补肾之药同施，未见取效之捷。煎膏染须鬓，亦必同倍子、明矾③ 为佳。世人动欲变白，而不知其道，毋怪其不效也。夫须发之早白也，虽由于肾水之干燥，亦由于任督之空虚。任督之脉上通于唇口之间，下入于腰脐之内。肾虚而任督未虚者，老年发白而须不白。中年发未白，须先白者，任督之虚也。欲使已白者，重变为乌，必补任督，而更补肾也。然而补任督之药无多，仍宜补肾以生任督。盖任督原通于肾，故补肾而任督之气自生。旱莲草止能入肾，而不能入任督，又何能上通唇口哉？所以

---

① 膏　原无，今据何本补。
② 此下何本有“草”字。
③ 明矾　何本无。

必宜与补肾之药同施，方有济耳。

或疑旱莲草入肾，故能变白。今既不能入任督，何能变白哉？然而变白之药，仍不外旱莲草也。是入肾者，其说正，而入任督者，其说非矣。吾子谓其入肾，而不入任督，何也？夫旱莲草之不通任督也，非私说也，予实闻之岐天师之训迪也。谓旱莲草性寒，而任督则喜温①而不喜寒，故能降肾中之火，以解其焦枯，而不能暖任督之髓，以滋其润泽也。

灯心草

灯心草，味辛、甘，气寒，无毒。入心、小肠、膀胱经。通阴窍，利小便，除癃闭成淋，消水湿作肿。此物用之以引经，并非佐使之药也。

或问灯心能除心热，而子不言者，何也？夫灯心能通心而入小肠，心与小肠为表里，既通水道，则小便无壅滞之苦，小肠既通利，而心中之热随之下行，入于膀胱，从前阴而出矣。其实，灯心草不能除心中之热也。

山茨菇根

山茨菇根，味辛、苦，有小毒。消痈疽、无名疔毒，散隐疹、恶疮，蛇虫啮伤，治之并效。此物玉枢丹中为君，可治怪病。大约怪病多起于痰，山茨菇正消痰之圣药，治痰，而怪病自可除也。

或疑山茨菇非消痰之药，乃散毒之药也。不知毒之未成者为痰，而痰之已结者为毒，是痰与毒，正未可二视之也。

贯众

贯众，味苦，气微寒，有小毒。入阳明胃经，亦入心、入肺。祛②诸毒，理金疮恶毒，杀三虫，去寸白虫，仍除头风，更破癥瘕，尤祛时气，亦止心疼。此物有毒，而能去毒，所谓以毒攻毒也。人家小缸内置贯众一枝，永无疫疬之侵，然须三月一易为妙，否则，味散无益耳。

或曰解毒用贯众，不可用贯众以祛毒，以贯众能消毒于毒之未至，不能逐散于毒之已成也。是未知贯众矣。贯众实化毒之仙丹，毒未至，可以预防；已至，可以善解；毒已成，可以速祛，正不可以前后而异视之。惟毒来之重，单用贯众，则力薄势绝，必须佐之以攻毒之药，始易奏功耳。

山豆根

山豆根，味苦，气寒，无毒。入肺经。止咽喉肿痛要药，亦治蛇伤虫咬。然止能治肺经之火邪，止咽③痛实神。故治实火之邪则可，治虚火之邪则不可也。倘虚火而误用之，为害非浅也。

或问山豆根泻喉痹之痛既神，凡有喉痛而尽治之矣，而吾子曰宜实火，而不宜于虚火。虚实何以辨之乎？夫虚实亦易分耳。得于外感者为实火，实火者，邪火之实也；得于内伤者为虚火，虚火者，相火之虚也。虽二火同入肺经，而虚实各异。实火宜泻，用山豆根泻之，苦寒以正析之也；虚火宜补，亦用山豆根苦寒以泻其火，则火且更甚，壅塞于咽喉之中，而不得泻。必须用桂、附甘温之药，引其火以归源，下热而上热自消也。

---

① 温 何本作"热"。
② 此下何本有"痰热"二字。
③ 咽 何本作"喉肿"二字。

羊踯躅

羊踯躅，味辛，气温，有大毒。入脾经。主风湿藏肌肉之里，识识痹麻。治贼风在于皮肤之中，淫淫掣痛。鬼痊蛊毒瘟疮① 恶毒，并能祛之。此物必须外邪难外越者，始可偶尔一用以出奇，断不可频用以眩异也。近人将此物炒黄为丸，以治折伤，亦建奇功。然止可用至三分，重伤者，断不可越出一钱之外耳。

或问羊踯躅乃迷心之药，何以子取之而治病？嗟乎！无病之人，服羊踯躅则迷心；有病之人，服羊踯躅则去疾。此反用以出奇，胜于正用之平庸。

淫 羊 藿

淫羊藿，一名仙灵脾。味辛，气温，无毒。云寒，误②。用不③ 必羊脂炒，亦不必去刺。入命门治男子绝阳不兴，治妇人绝阳不产，却老景昏耄④，除中年健忘，益肾固筋，增力强志。补命门而又不大热，胜于肉桂之功，近人未知也。夫男女虽分阴阳，而五脏七腑正各相同，并无小异。男子命门寒则阳不举，女子命门寒则阳不容，非男子绝阳不能生，女子绝阳尚可产也。《本草》言女人绝阴不产者，乃讹写也。淫羊藿补阳而不补阴，取补男女之阳，则彼此之化生不息。阴中有阳，则男子精热而能施，女子亦精热而能受。倘谓补其阴绝，则纯阴无阳，何以生育乎？此等药，中年以后之人，正可朝夕吞服，庶几无子者可以有子。而《本草》又戒久服有损，想因命门有火而言之也。命门有火者，初服即不相宜，又何待日久始有损哉。

或疑淫羊藿，温补命门之火，故能兴阳，然男子有阳道之势，服之翘然兴举，故知其兴绝阳也，若女子，又从何起验之乎？曰：女子亦未尝不可验也。女子无阳，则小腹寒而痛，服淫羊藿则不痛矣。然此又无形，不足以验也，更有有形之物，可以相验。女子无阳，则玉户之内有一物如含花之蕊者，必升举而不可以手指相探。服淫羊藿，则含花之蕊必下降，而手指可探矣。此蕊，即胞胎之门户，受精之口也，寒则缩，而温则伸，犹男子寒则痿，而温则坚也。以此相验，断不爽矣。而予更有说，无阳者，无命门之火也。夫命门之火，原在肾之中，而不在肾外，淫羊藿补命门之火，亦在肾之中，而不在肾之外，亦何必求验于男女阴阳之物哉。

或问补命门之火者，宜于男子，而不宜于妇人，妇人火动，又安可救乎？夫妇人之欲火盛，非命门之火旺，乃命门之火衰。命门火衰，无以安龙雷之火，而火必越出于肝中，以助肝木之旺。肝木旺，则欲火之心动矣。木能生火，又何制哉，往往有思男子而不可得者矣。治方泻肝木之火，乃一时之权宜也。肝木既平，仍宜补命门之火，龙雷⑤ 而下安于肾宫，而火无浮动之虞。可见妇人亦必须补命门也。妇人既宜补命门之火，安在淫羊藿但宜于男子，而不宜妇人哉。况淫羊藿妇人用之，又不止温补命门也，更能定小腹之痛，去阴门之痒，暖子宫之寒，止白带之湿。岂可疑止利于男子，而不用之于妇科哉？凡用药之权宜，实非一途可论定也。

或疑淫羊藿助男子之阳，多用之于丸内，未闻用之于汤剂，不识汤剂中亦可用

---

① 疮　何本作"疟"。
② 云寒误　何本作"无寒者勿用"。
③ 不　何本无。
④ 耄　音帽，昏乱。
⑤ 龙雷　何本作"引龙雷之火"。

之乎？曰：凡药用之于汤者，即可用于丸，岂用于丸者，而独不可用于汤乎？世医之不用于汤剂，以体轻而不便入箱中。铎实有煎膏之法，备于药笼中尤便，因附载之。用淫羊藿，每次五斤，略揉碎，以滚水泡缸内三日①，大锅煮汁至浓者，先取起，又添水煎之，以色淡为度。去滓，将浓汁再煎如糊，乃用锡锅盛之，再蒸煮如厚糊，少投鹿角胶，取其粘也，候冷切块，晒之，则成胶矣。入汤剂中调服佳甚，入丸亦妙也。

没 食 子

没食子，一名无食子。味苦，气温，无毒。切忌犯铜、铁器。入骨、入肾。益血生精，安神和气，可染鬓发。治疮溃肌肉不生，主腹冷滑利不禁。用之以治骨肉虚寒，实有奇功。故齿牙之病，所不可缺也。其余功效，亦多誉言，然有益无损，不妨久服也。

或问没食子有雌、雄之分，果有之乎？曰：此好事者言之也。犹小丁香而曰公，大丁香而曰母，其实功用相同，亦何必多其名目哉。

肉 桂

肉桂，味辛、甘、香、辣，气大热，沉也，阳中之阴也，有小毒。肉桂数种，卷筒者第一，平坦者次之，俱可用也。入肾、脾、膀胱、心胞、肝经。养精神，和颜色，兴阳耐老，坚骨节，通血脉，疗下焦虚寒，治秋冬腹痛、泄泻、奔豚，利水道，温筋暖脏，破血通经，调中益气，实卫护营，安吐逆疼痛。此肉桂之功用也，近人亦知用之，然而肉桂之妙，不止如斯。其妙全在引龙雷之火，下安肾脏。夫

人身原有二火，一君火，一相火。君火者，心火也；相火者，肾火也。君火旺，则相火下安于肾；君火衰，而相火上居于心。欲居于心者，仍下安于肾，似乎宜补君火矣。然而君火之衰，非心之故，仍肾之故也。肾气交于心，而君火旺；肾气离于心，而君火衰，故欲补心火者，仍须补肾火也。夫肾中之火既旺，而后龙雷之火沸腾，不补水以制火，反补火以助火，无乃不可乎。不知肾水非相火不能生，而肾火非相火不能引。盖实火可泻，而虚火不可泻也。故龙雷之火沸腾，舍肉桂，又何以引之于至阴之下乎？譬犹春夏之间，地下寒，而龙雷出于天；秋冬之间，地下热，而龙雷藏于地，人身何独不然。下焦热，而上焦自寒；下焦寒，而上焦自热，此必然之理也。我欲使上焦之热，变为清凉，必当使下焦之寒，重为温暖。用肉桂以大热其命门，则肾内之阴寒自散，以火拈火，而龙雷收藏于顷刻，有不知其然而然之神。于是，心宫宁静，火宅倏化为凉风之天矣。然而肉桂之妙，又不止如斯，其妙更在引龙雷之火，上交于心宫。夫心肾，两不可离之物也，肾气交于心则昼安，心气交于肾则夜适。苟肾离于心，则晓欲善寝而甚难；心离于肾，则晚欲酣眠而不得。盖心中有液，未尝不欲交于肾，肾内有精，未尝不欲交于心也，乃时欲交接，而终不能交接者，其故何也？一由于君火之上炎，一由于相火之下伏耳。试看盛夏之时，天不与地交，而天乃热；隆冬之时，地不与天交，而天乃寒。人身何独不然？君火热而能寒，则心自济于肾；相火寒而能热，则肾自济于心，亦必然之理也。我欲使心气下交于肾，致梦魂之宁贴，必先使肾气上交于心，致窹寐之恬

———————
① 三日　何本作"二日"。

愉。用肉桂于黄连之中，则炎者不炎，而伏者不伏，肾内之精自上通于心宫，心内之液自下通于肾脏，以火济水，而龙雷交接于顷刻，亦有不知其然而然之神。于是，心君快乐，燥室忽化为华胥之国①矣。肉桂之妙如此，其他功用，亦可因斯一者而旁通之矣。

或问肉桂堕胎，有之乎？曰有。曰有则古人产前间用之，而胎不堕者，何也？曰：肉桂堕胎，乃单用之为君，而又佐之以堕胎行血之药，所以堕胎甚速也。若以肉桂为佐使，入于补气、补血之中，何能堕胎乎？胎前忌用者，恐其助胎气之热，未免儿生之日，有火症之多，非因其堕胎而切忌之者也。

或问肉桂温补命门，乃肾经之药，而君子谓上通于心，得毋亦心经之药乎？肉桂非心经之药也。非心经，何以交接于心宫？不知心之表，膻中也，膻中乃心君之相臣，心乃君火，而膻中乃相火也。相火非君②火不生。肉桂，补相火之药。相代君以出治，肉桂至膻中以益相火，而膻中即代肉桂以交接于心。此肉桂所以能通于心，而非肉桂之能至于心也。

或疑肉桂用之于六味汤中，名为七味汤，此后世减去附子而名之也，可为训乎？曰：肉桂用之于六味汤中，暂用则可也，而久用则不可也。盖肉桂温命门之火，而又引龙雷之火而下伏也。暂用之以引雷火，则火下归于肾脏。倘久用之丸中，则力微而不足以温补命门之火，则火仍有奔腾之患。故必与附子同用于丸中，而日久吞咽，则火生而水愈生，水生而火自安，而龙雷永藏，断无一朝飞越之失者也。

或疑肉桂用之于六味丸，补火之不足，然则加麦冬、五味子于其中，以补肺气，势必至补水之有余，似不可以为训

也。嗟乎！六味丸加此三味，则又甚神，名为九味地黄丸③。唯六味地黄丸增肉桂、五味子，名为都气丸，非仲景夫子之原方也。其去附子，而加北五味子，实有妙义，我今更畅发之。夫都气丸之用肉桂、北五味子也，因五味之酸收，以佐肉桂之敛虚火也。肉桂在六味丸中，仅可以引火之归元，而不能生火之益肾，得北五味子之助，则龙雷之火有所制伏，而不敢飞腾于霄汉，且五味子又自能益精，水足而无不足。肉桂既不必引火之归元，又不致引火之升上，则肉桂入于肾中，欲不生火而不可得矣。此则都气丸之所以神也。至九味地黄丸，又因都气丸而加者也，麦冬补肺金之气，与五味子同用于七味地黄丸中，则五味子又可往来于肺、肾之中，既可以助麦冬而生水，又可以助肉桂而伏火，上下相资，彼此俱益。此又善用地黄丸，愈变而愈神者也。又未可疑非仲景夫子之原方，而轻议之也。

或疑肉桂何以必与附子同用于六味地黄丸中，易之以他药如破故纸、沉香之类，何不可者？曰：肉桂可离附子以成功，而附子断不能离肉桂以奏效。盖附子之性走而不守，肉桂之性守而不走也。虽附子迅烈，入于群阴之内，柔缓亦足以济刚，然而时时飞越，无同类之朋相亲相爱，眷恋有情，未必不上腾于上焦矣。有肉桂之坚守于命门而不去，则附子亦安土重迁，不能飞越。此八④味丸中仲景夫子用附子，而不得不用肉桂者，又有此妙义耳。至于破故、沉香之类，虽与附子同性，或虑过于沉沦，或少嫌于浮动，皆不

---

① 华胥之国　理想中的安乐和平之境。
② 君　原无，今据何本补。
③ 九味地黄丸　何本作"九味丸"。下同。
④ 八　原作"六"，今据何本改。

如肉桂不沉不浮之妙也。

或疑肉桂用之于八味丸中，经先生之阐扬，真无微不悉矣。但肉桂之于金匮肾气丸，尚未说破，岂即八味丸之义耶？夫八味丸用肉桂者，补火以健脾也；肾气丸用肉桂者，补火以通膀胱也。虽肾气丸用茯苓至六两，未尝不利水以通于膀胱，然而膀胱之气，必得肉桂而易通，茯苓得肉桂而气温，而水化矣。虽丸中用附子，则肾火亦可通于膀胱，然而附子之性走而不守，无肉桂之引经，未必遍走一身，而不能专入膀胱，以行其利水之功也。肉桂用于肾气丸，其义又如此矣。

或疑肉桂于都气丸中，未必非利小便，何以治水者不用都气，而用肾气丸乎？夫肉桂虽能入膀胱而利水，不能出膀胱而泻水也。都气丸中以熟地为君，而以茯苓为佐，是补多于利也；肾气丸中以茯苓为君，而以熟地为佐使，是利多于补也。补多于利，则肉桂佐熟地而补水，补先于利，而利不见其损；利多于补，则肉桂佐茯苓而利水，利先于补，而利实见其益。故治水者，必用肾气丸，而不用都气丸也。

或问肉桂用之于黄柏、知母之中，东垣治膀胱不通者神效，则黄柏、知母前人用之矣，未可咎丹溪也。曰：膀胱热结，而小水不通，用黄柏、知母而加之肉桂者，此救一时之意也，用之正见东垣之妙。若毋论有热、无热，而概用知母、黄柏，减去肉桂，即膀胱之水且不能通，又何以补肾哉？夫人生于火，而死于寒，命门无火，则膀胱水冻，而水不能化矣。若用黄柏、知母，更加寒凉，则膀胱之中愈添其冰坚之势，欲其滴水之出，而不可得，安得不腹痛而死哉。治法用肉桂五钱①、茯苓一两②，乘热饮之，下喉而腹痛除，少顷而便出。此其故何也？盖膀胱

寒极，得肉桂之热，不啻如大寒之得阳和，溪涧沟渠无非和气，而雪消冰泮③矣。

或问肉桂性热，守而不走，当火可引以归于命门之中，但已归之后，不识可长用之否？曰：肉桂性虽不走，补火则火之焰不升。然过于补火，则火过旺，未免有延烧之祸矣。大约火衰则益薪，而火盛宜抽薪也。又不可因肉桂之守而不走，但知补火，而不知损火也。

桂　枝

桂枝，味甘、辛，气大热，浮也，阳中之阳，有小毒。乃肉桂之梢也，其条如柳，故又曰柳桂。能治上焦头目④，兼行于臂，调荣血，和肌表，止烦出汗，疏邪散风。入足太阳之腑，乃治伤寒之要药，但其中有宜用不宜用之分，辨之不明，必至杀人矣。夫桂枝乃太阳经之药，邪入太阳，则头痛发热矣。凡遇头痛身热之症，桂枝当速用以发汗，汗出则肌表和矣。夫人身有荣卫之分，风入人身，必先中于卫，由卫而入营，由营卫而入腑，由腑而入脏，原有次第，而不可紊也。太阳病，头痛而身热，此邪入于卫，而未入于营，桂枝虽是太阳经之药，但能祛入卫之邪，不能祛入营之邪也。凡身热而无头疼之症，即非太阳之症，不可妄用桂枝。即初起身热头疼，久则头不疼，而身尚热，此又已离太阳，不可妄用桂枝矣。且桂枝乃发汗之药也，有汗宜止，无汗宜发，此必然之理也。然而有有汗之时，仍可发汗；

---

① 五钱　何本作"钱半"。
② 一两　何本作"二两"。
③ 泮　融解也。
④ 此下何本有"舌疾"二字。

无汗之时，不可发汗者，又不可不辨。伤寒汗过多者，乃用他药以发汗，以至汗出过多，而太阳头痛尚未解，故不可不仍用桂枝以和解，非恶桂枝能闭汗也。伤寒无汗，正宜发汗，乃发汗而竟至无汗，此外邪尽解，不止太阳之邪亦解也，故不可轻用桂枝，以再疏其腠理，非防桂枝能出汗也。知其宜汗、不宜汗之故，辨其可汗、不可汗之殊，用桂枝祛邪，自无舛错，又何至动辄杀人耶。

或谓桂枝发汗，亦能亡阳，何故仲景张公全然不顾。凡有表症未散者，须用桂枝汤，吾甚惧之，而不敢多用也。嗟乎！桂枝解表之药，非亡阳之药也。用桂枝汤而亡阳者，乃不宜解表，而妄用桂枝以表散，遂至变症蜂起，于桂枝何咎哉。

或谓桂枝汤，治寒伤卫之圣药，凡身热而有头痛项强之症，用桂枝汤仍然不除，反加沉重者，又何说也？此必多用桂枝以致此也。夫太阳经者，阳经也。桂枝，热药也。寒气初入于太阳，寒犹未甚，少用桂枝以祛邪，则太阳之火自安，而寒邪畏热而易解；若多用桂枝，则味过于热，转动太阳之火，热以生热，反助胃火之炎，而寒邪乘机亦入于胃，寒亦变为热，而不一解，而太阳之本症仍在也。故用桂枝者，断不可用多以生变，惟宜少用以祛邪也。

或疑桂枝汤之治伤寒，以热散寒也。以热散寒，祛寒出外，非祛汗出外也，何以有亡阳之虑？想非伤寒，而误用桂枝也。夫用桂枝汤，必须冬日之患伤寒，而又兼头痛项强者，才是寒伤卫之症。伤寒若不是冬天发热，即发热而不头痛项强，皆非伤寒入卫之症，安得不变为亡阳之祸，非桂枝之过也。

或疑桂枝汤，宜用而不用，以致传入于各经，而头痛项强如故，不识桂枝汤仍可用否？夫寒伤卫，而不速用桂枝以散表，致邪入于里，自应急攻其里矣。但头痛项强如故，此邪犹留于卫也，虽其病症似乎变迁之不定，然正喜其邪留于太阳之经，在卫而不尽入于里，仍用桂枝汤，而少轻其分两，多加其邪犯何经之药，则随手奏功也。不可因日数之多，拘拘而专攻其入里之一经耳。

或疑桂枝性热，麻黄性寒，性同冰炭，何以解太阳之邪，而仲景张公且有合用之出奇乎？曰：识得阴阳之颠倒、寒热之异同，始可用药立方，以名神医也。夫人身荣、卫之不同也，邪入卫则寒，邪入荣则热，正不可谓荣、卫俱属太阳，混看而不分别也。桂枝祛卫中之寒，麻黄祛营中之热。桂枝、麻黄合用，祛荣、卫寒热之半，又何疑乎。惟邪将入于营，未离于卫，或寒多而热少，或寒少而热多之间，倘分解之未精，治疗之不当，恐不能速于解邪，转生他变耳。然在仲景夫子，桂枝、麻黄合用，立方固未尝不奇而且神也。

或疑桂枝散寒邪，散卫中之邪也，一用桂枝，宜卫中之寒邪尽散矣，何以又使其入于营中也。似乎桂枝不能尽散卫中之邪也，不知可别有他药，佐桂枝之不足乎？曰：桂枝散卫中之寒，吾虑其有余，而君虑其不足乎。用桂枝汤，而邪入于营者，非桂枝之不足以散卫中之邪，乃迟用桂枝，而邪已先入于荣中，桂枝将奈何哉。此伤寒之病，所以贵疗之早也。

或疑桂枝汤，伤寒症祛邪之先锋也，用之当，则邪易退，用之不当，则邪难解。首先用桂枝汤，何以使之无不当耶。夫治伤寒而不知症，用药未有不误者也。故古人有看症不看脉之论，然而脉亦未可不讲也。仲景夫子论症，未尝不论脉，而无如世人之昧昧也。读仲景夫子伤寒之书，亦何至首先用桂枝汤而有误者乎。南昌喻嘉言尚论仲景夫子伤寒之书，卓识明眼，超越前人，近今未有其亚，但其中少有异同，铎不揣再为辨论，庶可免舛错之讥，则自今以后，读伤寒之书，亦何至于昏昧哉。

柏实 柏叶

柏子仁，甘①、辛，气平，无毒。入心、肝、肾、膀胱四经。聪耳目，却风②痹，止疼，益气血，去恍惚虚损，敛汗。治肾冷、腰冷、膀胱冷。尤能润燥，腰肾身体颜面燥涩者，皆治之。兴阳道，杀百虫，止惊怪，安五脏，头风眩痛。亦可煎调，久服不饥，增寿耐老，此药尤佳，乃延生之妙品也。但必须去油用之，否则过润，反动大便。尤宜与补心、肾之药同用，则功用尤神。

柏叶苦涩，止能敛肺，遏吐血、衄血，亦生须发。但非补阳要药，不可与柏子仁同类而并称也。

或疑柏子仁益心而不益肾，以其必去油而用之也，油去则性燥，心喜燥而肾恶燥，非明验耶？噫！以此论药，失之凿矣。夫柏子仁最多油，去油者，恐过滑以动便，非欲其燥以入心，且柏子仁油去之，亦不能尽，肾得之，未尝燥也。凡药皆宜制其中和，何独于柏子仁疑之耶。

或疑柏子仁补心之药，何以补肾火之药反用之耶？夫心肾相通，心虚而命门之火不能久闭，所以跃跃欲走也。用柏子仁以安心君，心君不动，而相火奉令惟谨，何敢轻泄乎。此补心之妙，胜于补肾也。世人但知补肾以兴阳，谁知补心以兴阳之更神哉。

黄　柏

黄柏，味苦、微辛，气寒，阴中之阴，降也，无毒。乃足少阴妙药，又入足太阳。专能退火解热，消渴最效，去肠风，止血痢，逐膀胱结热，治赤带，泻肾中相火，亦能平肝明目，其余《本草》所载功效，俱不可尽信也。盖黄柏乃至阴之物，其性寒冷，止可暂用以降火，而不可长用以退热。试思阴寒之地，不生草木，岂阴寒之药，反生精髓。黄柏有泻而无补，此可必信者也。如遇阴虚火动之人，用黄柏以泻火，不若用元参以降火也。万不得已而用黄柏，亦宜与肉桂同用，一寒一热，水火有相济之妙，庶不致为阴寒之气所逼，至于损胃而伤脾也。

或疑丹溪朱公，专以阴虚火动立论，其补阴，丹溪以黄柏、肉桂同用，未尝教人尽用黄柏、知母也。而吾子讥其太过，毋乃已甚乎？嗟乎。人生于火，原宜培火，不宜损火也。火之有余，实水之不足。因水之不足，乃现火之有余。火盛者，补水而火自息③，不必去泻火也。自丹溪创阴虚火动之说，其立论为千古之不磨，而其立方不能无弊，用黄柏、知母于肉桂之中，不用熟地、山茱为君，乌可为训乎。

或疑黄柏苦寒泻火，是泻火有余，而补水不足，入于大补阴之内，少用之，以退阴虚之火，不识亦可乎？曰：不可也。黄柏泻火，而不补水也。惟是阴虚火大动，用黄柏于大补真阴之药，如熟地、山茱萸、北五味之类，可暂用以退火。倘阴

---

① 甘　何本无。
② 此下何本有"寒湿"二字。
③ 补水而火自息　此六字原无，今据何本补。

虚而火微动者，亦断不可用。盖阴火之大盛者，退火而火少息；阴火之微动者，退火而火愈起。总之，虚火旺宜泻，而虚火衰宜补也。

或问知母、黄柏，同是苦寒之药，用一味以泻虚火，未必无功，必要加用二味，与仲景张公并驾齐驱，反致误事，使后人讥之，是则丹溪之失也。嗟乎。虚火之沸腾，乃真水之亏损，用六味以生水制火，尚恐水不能以遽生，而火不可遽制。况用苦寒之黄柏、知母，使水之不生，又何以制火哉。在丹溪欲制火以生水，谁知制火而水愈不生耶。用知母、黄柏之一味，似乎轻于二味并用，然而，水一遇寒凉即不生，正不必二味之兼用也。

楮实子

楮实子，味甘，气微寒，无毒。入肾、肝二经。阴痿能强，水肿可退，充肌肤，助腰膝，益气力，补虚劳，悦颜色，轻身壮筋骨，明目，久服滑肠。此物补阴妙品，益髓神药。世人弃而不用者，因久服滑肠之语也。凡药俱有偏胜，要在制之得宜。楮实滑肠者，因其润泽之故，非嫌其下行之速也。防其滑，而先用茯苓、薏苡仁、山药同施，何惧其滑乎。

或问楮实子入于打老之丸，自是延年之物，何独不言其益算耶？曰：延年益寿，亦在人之服药何如耳。吞添精填髓之神丹，而肆然纵欲，欲其周花甲之年而不得，况楮实子庸庸者乎。苟节房帏而慎起居，损饮食而戒气恼，即不用楮实，亦可长年。余所以略而不谈也。

淡竹叶 竹茹、竹沥

淡竹叶，味甘、淡，气平寒，阴中微阳，无毒。入心、脾、肺[①]、胃。逐上气咳喘，散阳明之邪热，亦退虚热烦燥不眠，专凉心经，尤祛风痉。

竹茹，主胃热呃逆，疗噎膈呕哕，尤止心烦。

竹沥，却阴虚发热，理中风噤口。小儿天吊惊痫，入口便定。妇人胎产闷晕，下喉即苏。止惊怪却痰。痰在手足四肢，非此不达；痰在皮里膜外，非此不却。世俗以大寒置之。不知竹沥系火烧出沥，佐之姜汁，水火相宜，又何寒哉。以上三味，总皆清痰泻火之药，因其气味寒[②]，不伤元气，可多用，以佐参、苓、芪、术健脾开胃也。

或疑竹叶、竹茹、竹沥，同一物也，何必强分其功效？不知有不可不分者在也。竹叶轻于竹茹，虽凉心而清肺；竹茹轻于竹沥，虽清心而清胃；若竹沥则重于竹叶、竹茹，虽清心而兼补阴也。

或问古人以竹沥治中风，似于中风皆痰也，痰生于风乎？曰：中风未有不成于痰者也，非痰成之于风也。使果成于风，似外邪之中矣，古人何以复用此甘寒滑利之竹沥，以化消其痰哉。

或问淡竹叶世疑是草本，是耶非耶？曰：即竹叶耳，但不可用苗竹、紫竹之叶。盖二叶之味多苦，不堪入药，其余诸竹之叶，味皆淡者也，故以淡名之，非草本之叶也。若草本之叶，非是竹叶，乃俗名畅脚者也，其性虽寒，能止咳嗽，然而终不能入心以消痰也。

茯苓 茯神

茯苓，味甘、淡，气平，降也，阳中

---

① 肺 何本无。
② 气味寒 何本作"味甘寒"。

阴也，无毒。有赤、白二种，白者佳，亦可用入心、脾、肺、肝、肾五脏，兼入膀胱、大小肠、膻中、胃经。助阳，利窍通便，不走精气，利血仅在腰脐，除湿行水，养神益智，生津液，暖脾，去痰火，益肺，和魂练魄，开胃厚肠，却惊痫，安胎孕，久服耐老延年。

茯神，即茯苓之一种。但茯神抱松木之根而生者也，犹有顾本之义，故善补心气，止恍惚惊悸，尤治善忘，其余功用，与茯苓相同。此二种，利中有补，久暂俱可用也，可君可臣，而又可佐使。惟轻重之宜分，无损益之可论。或谓汗多而阴虚者宜忌，少用之何损哉。或言小便素利者勿服，恐助燥损阴，微用之何妨。初病与久病相殊，而健脾正宜于久病，何必尽去夫茯苓也。丹溪曰茯苓有行水之能，久服损人。八味丸用之，亦不过接引诸药，归就肾经，去胞中积陈，而以为搬运之功也。夫八味丸有桂、附、熟地、山萸①之直入于肾，何藉茯苓之引经耶。仲景张夫子用茯苓于八味丸中，大有深意。以熟地纯阴，而性过于腻滞，虽泽泻利水，熟地之滋润已足相制，然而泽泻过于利水，未必健脾以去湿。故亦用茯苓以佐之，利腰②脐而又不走气，使泽泻亦不过于渗泄，则泻中有补，助熟地、山药、山萸速于生阴，实非徒为接引而用之也。

或问茯苓健脾，而张仲景公用之益肾，意者脾肾同治耶？夫茯苓虽亦入脾，而张夫子用之全非取其健脾，止取其益肾耳。夫肾恶燥，而亦恶湿，过燥则水干，而火易炽，过湿则邪住，而精难生。用茯苓于六味丸中，泻肾中之邪水，以补肾中之真水也，故与健脾之意全不相干，勿认作脾肾同治也。

或问茯苓不健脾而益肾，而茯苓实健脾之物也，意者肾健而脾亦健乎？夫肾健而脾亦健，此六味汤之功用也。茯苓止能益肾以通胃耳，胃为肾之关门，肾气足而关门旺，不可单归功于茯苓也。然而，茯苓之气实先通于胃。夫茯苓下利之物，如何能上行于胃。不知茯苓尤通上下之窍，而胃亦是水谷之海，利水而水不入海，将何注乎。故下通膀胱，而上通于胃，胃气得肾气之升腾，而胃气有不更开，饮食有不更进乎。似乎脾健而能容，实亦胃健而能受焉也。

或疑茯苓、泽泻，同是利水之物，而或言过于利水，或言未能健脾，皆是与人相反，谓先生不好奇得乎？曰：非好奇也。二味实各有功用，不得不分言之耳。泽泻，泻之中有补，表其补之功，则其泻正可用也；茯苓，补中有泻，论其泻之益，则其补亦可用也。凡药有功有过，明辨功过于胸中，自然临症无差也。

或问六味丸中阐发已尽，不识茯苓于前说之外，尚有异论乎？前说不足以尽茯苓之义也。仲景夫子用茯苓于六味丸中也，岂特泻肾中之邪水，以补肾中之真水哉。茯苓更能入肾，以通肾中之火气。肾中火气，上通胃而下通膀胱二经。苟无肾火之气以相通，则上水不能入，而下水不能出矣。上水不能入者，非不能饮也，饮水而水之气不消；下水不能出者，非不能容，而水之气不泄不消，而水势必奔迫于中焦，而不能化矣。惟有火气以相通，而上下之水始周流而无滞。六味补肾中之水，而不补肾中之火③，则火不能自通于胃与膀胱矣。得茯苓代为宣化，而上下之水得行，何致有不消不泄之虑哉。茯苓用之于六味丸中者，尚有如此妙义也。

---

① 山萸　原作"山药"，今据何本改。
② 腰　原作"腹"，今据何本改。
③ 火　原作"水"，今据何本改。

又问茯苓用之于六味丸中，奇义如此，而用之于八味丸中，亦别有意义乎？曰：有。茯苓泻水，亦能泻火。泻水者泻肾中之邪水，则泻火者独不泻肾中之邪火乎。八味丸用桂、附以补火者，补肾中之真火也。然补肾中之真火，而肾中之邪火不去，则真火不生，反助邪火而上升矣。仲景夫子用茯苓于八味丸中，正取其泻邪火以补真火也。桂、附得茯苓之助，无邪火之相干，自然真火之速长。于是火生而脾土得其益，受水谷而能容，胃土得其益，进饮食而无碍，肺气调，而心气降、肝气平矣。

又问茯苓用之四君子汤与六君子汤，似非尽利水也，何独不言其奇乎？夫茯苓用之于阴药之内，可以出奇；茯苓用之于阳药之间，无以显异，不过佐人参、白术，分消其水湿，以固其脾土，而开胃气也。

又问茯苓用之于都气丸中，亦未见出奇，必得肉桂，而后泻水，安在入肾气丸中即能出奇乎？曰：肾气丸之妙，全在茯苓。茯苓利水，人人知之。利水之中，得群阴之助，更能于补水中，以行其利水之权；得二阳之助，更能于补火之中，以全其化水之神。止利其邪水，而不使波涛泛溢，又不损其真水，而转使热气薰蒸，通上下三焦，消内外二湿，皆茯苓为君之功也。倘以茯苓为臣，而君以熟地，势必中焦阻滞，水积于皮肤而不得直入于膀胱矣，又何以泻之哉。

或问夏子益[1]集奇异治病之方，有人十指节断坏，惟有筋连无节肉，虫出如灯心，长数寸，遍身绿毛，以茯苓、胡黄连，煎饮而愈，岂亦有义乎？曰：是湿热出虫耳。茯苓以去湿，黄连以解热，湿热散而虫自死矣。惟是虫身长绿毛，实有秘义。此人必手弄青蛙，戏于池塘之中，绿

毛之龟在池内，欲吞之而不可得，故气冲而手，久之而手烂，得至阴之毒而不散，故皮烂而肉腐，生长虫绿毛也。惜吾发异议，无人证之耳。

或问今人用茯苓，多用人乳浸泡，久制则白色变红，其有益于人乎？夫补药而用茯苓者，恐纯补之脏滞，故用之通达，使于泻之中，以助其补之力也。若过用乳制，则通利之性全失，一味呆补，反不能佐补药以成功。此近人不知用药之功，而妄为制变，不可以为法也。

槐实 槐米、槐花

槐实，味苦、辛、咸，气寒，无毒。入大肠。止涎唾，补绝伤，凉大肠之火，消乳瘕，除男子阴疮湿痒，却女人产户痛痒，仍理火疮，且堕胎孕，酒吞七[2]粒，催产尤良。大约槐树枝、叶、花、根，共同治疗而子尤佳。然止可暂用为佐使，而不可久服，久服[3]则大肠过寒，转添泄利之苦矣。

或问槐实与槐米之功效何如？夫槐米，即花未开之蕊也，其气味与槐子正同，但子味太重，槐米轻清，入汤剂似胜于槐实，若用入丸药之中，槐蕊不若槐实也。

或问《太清草木方》中载槐应虚星之精，以十月上己日采子服之，去百病，长生通神。而《梁书》亦言，庾肩吾常服槐实，年七旬余，发鬓皆黑，目看细字，非通神之验耶？嗟乎。槐实非长生之药，其性苦寒而属阴，久服则伤脾胃。庾肩吾服

---

① 夏子益 人名。《四库全书总目. 医家类》："《卫生十全方》一卷、《奇疾方》一卷。宋. 夏德撰。德，字子益，其里贯始末未详。"
② 此下何本有"或十"二字。
③ 久服 原无，今据何本补。

之而有效者，必阳旺而非阴虚，实热而非虚热也。

枳实 枳壳

枳实，味苦、酸，气寒，阴中微阳，无毒。枳实，本与枳壳同为一种，但枳实夏收，枳壳秋采。

枳壳，性缓而治高，高者主气，治在胸膈；枳实，性速而治下，下者主血，治在心腹。故胸中痞，肺气结也，用枳壳于桔梗之中，使之升提而上消。心下痞，脾血积也，用枳实于白术之内，使之荡涤而下化。总之，二物俱有流通破结之功，倒壁推墙之用。凡有积滞壅塞、痰结瘕痞，必须用之，俱须分在上、在下。上用枳壳缓治，下用枳实急治，断断无差也。然而切不可单用，必附之补气、补血之药，则破气而气不耗，攻邪而正不伤，逐血而血不损，尤为万全耳。

或问枳壳、枳实同是一种，枳壳乃秋收之物，其味之重，宜厚于枳实，何以不下沉而反上浮也？不知枳壳之性，愈熟则愈浮。枳壳收金之气，故能散肺金之结气，非枳壳性缓而留中也。

或问枳实收于夏，其性轻，宜薄于枳壳，何以反峻烈于枳壳，量其未熟而然乎？曰：枳实之性，小而猛，大而弱，收于夏，得夏令之威也。脾乃土脏也，宜于夏气，故能下行，而推荡其脾中之积滞，非枳实性急而速行也。

或问枳实过于迅利，病宜消导者，何不用枳壳之为善乎？夫枳壳与枳实，不可同用，一治上而一治下。枳壳之功，不如枳实之大。枳实攻坚，佐大黄以取胜，实为破敌之先锋，非若枳壳居中调剂，仅可以攻城内之狐鼠也。

或问枳实无坚不破，佐之大黄，则祛除荡积之功更神，以之治急，何不可者，而必戒之谆谆乎？夫看症既清，用药之更当，何必顾瞻而不用。惟是病有变迁之不同，人有虚实之各异，苟辨之不确，而妄用枳实，不几杀人乎。我有一辨之之法，腹中疼痛，而不可手按者，可用无疑。倘按之不疼痛，而确是有坚积者，又将何法辨之？辨之于口中之舌，如有红黑者，即用无疑。如此，则何至有失乎。

或问枳壳治胎气不安，古人入于瘦胎药中，以防难产，何子不言及耶？曰：妇人怀孕，全藉气血以养胎，气血足而易产，气血亏而难产。用枳壳以安胎，必至胎动不安，而生产之时，亦必艰涩。是枳壳非安胎之药，乃损胎之药，非易产之剂，乃难产之剂也。况古人瘦胎饮，为湖阳公主而设，以彼生长皇家，奉养太过，其气必实，不得已而损其有余，则胎易养也。岂执之而概治膏粱之妇乎。膏粱之妇，既不可用枳壳以安胎，况荆布之家，原非丰厚，又胡可损其不足哉，余所以略而不谈也。

或问枳壳治心下痞满与心中痞痛，何也？盖胃之上口，名曰贲门。贲门与心相连[1]，胃气壅住，则心下亦急而不舒，故痞满也。邪塞于中焦，则欲升不能，欲降不可，必然气逆而上冲，而肝经本郁，又不能条达而开畅，则胁亦胀满，而心中痞痛矣。得枳壳之破散消导，而痞满、痞病尽去也。

女 贞 实[2]

女贞子，味苦、甘，气平，无毒。入肾经。黑须乌发，壮筋强力，安五脏，补

---
① 连 何本作"近"。
② 实 何本作"子"。

中气，除百病，养精神。多服，补血祛风，健身不老。近人多用之，然其力甚微，可入丸以补虚，不便入汤以滋益。与熟地、枸杞、南烛[1]、麦冬、首乌、旱莲草、乌芝麻、山药、桑椹、茄花、杜仲、白术同用，真变白之神[2]丹也。然又为丸则验，不可责其近效也。

或问女贞既善黑须，又有诸益，自宜入汤剂中，以收其功，何以不宜乎？夫女贞子功缓，入在汤剂中，实无关于重轻，无之不见损，有之不见益。若必欲入汤剂，非加一两不可，然而过多，则又与胃不相宜。盖女贞少用则气平，多用则气浮也。

女贞子，非冬青也。冬青子大，而女贞子小，冬青子长，而女贞子圆也。若用冬青更为寒凉，尤无功效，未可因《本草》言是一种，而采家园之冬青子以入药也。

或疑女贞子为长生之药，而子以为无足重轻，何以又誉之为变白之神丹乎？曰：余前言其有功者，附之于诸补阴药中为丸，以变白也，后言其无足重轻者，欲单恃之作汤，难速效也。女贞子缓则有功，而速则寡效，故用之速，实不能取胜于一时；而用之缓，实能延生于永久，亦在人用之得宜耳。

厚　朴

厚朴，味甘、辛，气大温，阴中之阳，可升可降，无毒。入脾、胃、大肠。主中风寒热，治霍乱转筋，止呕逆吐酸，禁泻利淋露，消痰下气。乃佐使之药，不可为君臣。盖攻而不补，有损无益之味也，然而善用之，收功正多，未可弃而不用。大约宜与诸药同用，同大黄、枳实，则泻实满矣；同人参、苍术、陈皮，则泻

湿满矣；同桂枝，则伤寒之头痛可除；同槟榔、枳实，则痢疾之秽物可去。同苦药则泻，同温药则补，同和药则止痛，同攻药则除痞，亦在人善用之。倘错认为补益，虚人用之，脱元气矣。

或问厚朴收功甚多，不补而能之乎？夫疑厚朴为补，固不可。然而，厚朴实攻药，能于攻处见补[3]，此厚朴之奇也。若论其性，实非补剂也。

或问厚朴能升清降浊，有之乎？曰：厚朴可升可降，非自能升清而降浊也。用之补气之中，则清气能升；用之于补血之中，则浊气能降。升降全恃乎气血之药，与厚朴何所与哉。

或问厚朴佐大黄以攻坚，仲景张公入于承气汤中，有奇义乎？曰：承气汤中用大黄者，以邪结于大肠也。大黄迅拂之速，何藉于厚朴。不知大黄走而不守，而厚朴降中有升，留大黄而不骤降，则消导祛除，合而成功，自然根株务绝，无有少留。此厚朴入之大承气汤，佐大黄之义也。

或问厚朴入于平胃散中，以平胃气，似厚朴乃益胃之品，而非损胃之药。然平胃散，非益胃之品也。彼其命名之意，谓胃之不平者而平之也，是泻胃气之有余，非补胃气之不足。胃气既无所补，又何所益乎。平胃散用厚朴，泻胃实而不补[4]胃虚，人奈何错认为益胃之品哉。

桑白皮　桑叶、桑椹

桑白皮，味甘而辛，气寒，可升可

---

① 南烛　何本作“南天竹”。

② 神　原无，今据何本补。

③ 见补　原无，今据何本补。

④ 补　原作“泻”，义晦。兹改。

降，阳中阴也①。入手太阴肺脏②。助元气，补劳怯虚赢，泻火邪，止喘嗽唾血，利水消肿，解渴③祛痰。刀刃伤，作线缝之，热鸡血涂合可愈。

桑叶之功，更佳于桑皮，最善补骨中之髓，添肾中之精，止身中之汗，填脑明目，活血生津，种子安胎，调和血脉，通利关节，止霍乱吐泻，除风湿寒痹，消水肿脚浮，老男人可以扶衰却老，老妇人可以还少生儿。

桑椹，专黑髭须，尤能止渴润燥，添精益脑。此三品相较，皮不如椹，而椹更不如叶也。前人未及分晰，世人不知，余得岐伯天师亲讲。老人男女之不能生子者，制桑叶为方，使老男年过八八之数、老女年过七七之数者，服之尚可得子，始知桑叶之妙，为诸补真阴者之所不及。所用桑叶，必须头次为妙，采后再生者，功力减半矣。

或疑桑椹乃桑树之精华，其功自胜于叶，而吾子谓椹不如叶，意者桑叶四季皆可采用，而桑椹必须四月采之为艰乎？曰：椹与叶，功用实同。因椹艰于四季之采用，且制之不得法，功逊于叶多矣。我今备传方法，使人尽知可也。四月采桑椹数斗，饭锅蒸熟，晒干即可为末。桑椹不蒸熟，断不肯干，即干而味已尽散无用，且尤恶铁器。然在饮锅内蒸熟，虽铁锅而无碍也，此皆岐天师传余之秘。同熟地、山茱萸、五味子、人参同用，实益算仙丹，诚恐世人不知制法，所以单言桑叶之奇。盖无椹用叶，功实相同耳。桑椹紫者为第一，红者次之，青则不可用。桑叶采叶如茶，种大者第一，再大者次之，再小者又次之。与其小，无宁大也。过大，则止可煎汤以入药，不堪为丸散矣。洗目，宜取老桑叶④，自落者无用矣。

山栀子

山栀子，味苦，气寒，可升可降，阴中阳也，无毒。入于肝、肺，亦能入心。有佐使之药，诸经皆可入之。专泻肝中之火，其余泻火，必借他药引经，而后泻之也。止心胁疼痛，泻上焦火邪，祛湿中之热，消五瘅黄病，止霍乱转筋赤痢。用之吐则吐，用之利则利。可为臣⑤佐之药，而不可以为君。虽然山栀未尝不可为君也。当两胁大痛之时，心君拂乱之后，苟不用山栀为君，则拂逆急迫，其变有不可言者矣。用山栀三五钱，附之以甘草、白芥子、白芍、苍术、贯众之类，下喉而痛立止，乱即定，其神速之效，有不可思议者。然则山栀又似君臣佐使而无不宜者，要在人善用之，而非可拘泥也。

或问山栀子能解六经之郁火，子何以未言，岂谓其性寒不宜解郁乎？曰：山栀子非解郁之药，非因其性寒而略之也。夫郁病非火也，郁之久，斯生火矣。不用香附、柴胡、白芍、川芎之解郁，而遽投山栀子以泻火，则火不能散，而郁气更结矣。然则谓山栀子之解郁尚不可，况谓解六经之郁火乎。独是山栀实泻火之药，安在郁中之火独不降之。然而止可谓是泻火，而终不可谓是解郁也。

或问山栀子消火，消肝中之火也，何以各经之火俱能消之？曰：山栀子，非尽能消各经之火也。人身之火，止肝中之火有长生之气，肝火不清，则诸火不息；肝火一平，则诸火无不平矣。故泻肝火，即

---

① 此下何本有"无毒"二字。
② 脏　何本作"经"。
③ 渴　原无，今据何本补。
④ 宜取老桑叶　何本作"则宜老"。
⑤ 此下何本有"使"字。

所以泻各经之火也。况又有引经之药，引入于各经之中，火安得而不平哉？

或问山栀子泻火，能泻膻中之火。膻中，相火也。既泻膻中之火，则肾中之相火无难泻矣。乃用山栀子泻膻中之火而不伤，泻肾中之火而不入，何也？曰：山栀子入肝，泻肝火即泻肾火也。夫肝为肾之子，子虚则母亦虚，子衰则母亦衰，泻肝火即泻肾火，则山栀子乃肾之仇。见仇而肯纳仇乎，此肾之所以不受也。若膻中，乃肝之子也，山栀子泻肝，则肝母之火必遁入于膻中之子矣。膻中惊肝母之受伤，火自不散升泄，母衰而子亦衰，此膻中之所以无伤也。

或问山栀子每用于伤寒汤中，以之为吐药，仲景张公亦有秘义乎？曰：栀子味苦而泻火，伤寒火旺上焦，用苦寒以泻火，则火性炎上，反击动其火势之腾天，不若因势而上越，随火之气，一涌而出之为得。栀子性本可升，同瓜蒂散用之，则尤善于升①，故下喉即吐，火出而邪亦出。因其可吐而吐之也，仲景夫子岂好为吐哉。

或问栀子亦寒凉之药，子何以不辟之而称道之耶？嗟乎。余非尽恶寒凉也，恶错用寒凉者耳。医道寒热并用，攻补兼施，倘单喜用热而不喜用寒，止取用补而不用攻，亦一偏之医，何足重哉。吾所尚者，宜用热，则附子、肉桂而亟投；宜用寒，则黄柏、知母而急救；宜用补，则人参、熟地而多加；宜用攻，则大黄、石膏而无忌。庶几危者可以复安，死者可以重生，必如此，而医道始为中和之无弊也。

枸杞子_{地骨皮}

枸杞子，味甘、苦，气微温，无毒。甘肃者佳。入肾、肝二经。明耳目，安神，耐寒暑，延寿，添精固髓，健骨强筋。滋阴不致阴衰，兴阳常使阳举。更止消渴，尤补劳伤。

地骨皮，即枸杞之根也。性甚寒凉，入少阴肾脏，并入手少阳三焦。解传尸②有汗肌热骨蒸，疗在表无汗风湿风痹，去五内邪热，利大、小二便，强阴强筋，凉血凉骨。二药同是一本所出，而温寒各异，治疗亦殊者，何也？盖枸杞秉阴阳之气而生。亲于地者，得阴之气；亲于天者，得阳之气也。得阳气者益阳，得阴气者益阴，又何疑乎？惟是阳之中又益阴，而阴之中不益阳者，天能兼地，地不能包天。故枸杞子益阳而兼益阴，地骨益阴而不能益阳也。然而，二物均非君药，可为裨补之将。枸杞佐阳药以兴阳，地骨皮佐阴药以平阴也。

或疑枸杞阳衰者，尤宜用之，以其能助阳也。然吾独用一味煎汤服之，绝不见阳兴者，何故？恐枸杞乃地骨皮所生，益阴而非益阳也。曰：兴阳亦不同也。阳衰而不至大亏者，服枸杞则阳生。古人云：离家千里，莫服枸杞。正因其久离女色，则其阳不衰，若再服枸杞，必致阳举而不肯痿，故戒之也。否则，何不戒在家之人，而必戒远行之客，其意可知矣。然则吾子服枸杞而阳不兴者，乃阳衰之极也。枸杞力微，安得有效乎。

或问地骨皮治骨蒸之热，用之不见效者，何也？夫骨蒸之热，热在骨髓之中，其热甚深，深则凉亦宜深，岂轻剂便可取效乎，势必多用为佳。世人知地骨皮之可以退热，而不知多用，故见功实少耳。曰：黄柏、知母，亦凉骨中之热也，辟黄柏、知母，而劝多用地骨皮，何也？不知

---

① 升　原作"外"，今据何本改。

② 解传尸　何本无。

地骨皮非黄柏、知母之可比，地骨皮虽入肾而不凉肾，止入肾而凉骨耳。凉肾，必至泻肾而伤胃；凉骨，反能益骨而生髓。黄柏、知母泻肾伤胃，故断不可多用以取败。地骨皮益肾生髓，不可少用而图功。欲退阴虚火动、骨蒸劳热之症，用补阴之药，加地骨皮或五钱①或一两，始能凉骨中之髓，而去肾中之热也。

或问地骨皮用至五钱足矣，加至一两，毋乃太多乎，恐未必有益于阴虚内热之人耳？不知地骨皮，非大寒之药也，而其味又轻清，如用之少，则不能入骨髓之中而凉其骨。大寒恐其伤胃，微寒正足以养胃也。吾言用一两，犹少之辞，盖既有益于胃，自有益于阴矣。

辛　夷

辛夷，味辛，气温，无毒。入肺、胆二经。止脑内风疼、面肿引齿痛眩目，除身体寒热，通鼻塞，止鼻渊清涕，生须发。此物通窍，而上走于脑，舍鼻塞、鼻渊之症，无他用，存之以备用可耳。且辛散之物多用，则真气有伤，亦可暂用而不可久服。总之，去病即已，不可因其效甚而纵用之，非独辛夷之为然也。

酸枣仁

酸枣仁，味酸，气平，无毒。入心、肝、胆与胞络四经。宁心志，益肝胆，补中，敛虚汗，祛烦止渴，安五脏，止手足酸痛，且健筋骨，久服多寿。以上治疗，俱宜炒用，惟夜不能眠者，必须生用，或神思昏倦，久苦梦遗者，亦宜生用。可为臣佐，多用尤佳，常服亦妙也。

或问酸枣仁止能益心，何以补肾之药，古人往往用之乎？盖心肾原不可两治

也。因世人贪色者多，仲景夫子所以止立六味、八味，以补肾中之水火宜。然而肾②火原通于胞络，而肾水原通于心，补心未尝不能益肾，古人所以用枣仁以安心，即安肾也。且世人入房而强战者，心君不动，而相火乃克其力以用命。心君一移，而相火即懈，精即下泄。可见补心所以补肾，心气足而肾气更坚，不信然哉。

或问酸枣仁之治心也，不寐则宜炒，多寐则宜生，又云夜不能寐者，必须生用。何其自相背谬耶？不知此实用药之机权也。夫人不寐，乃心气之不安也，酸枣仁安心，宜用之以治不寐矣。然何以炒用枣仁则补心也？夫人多寐，乃心气之大昏也。炒用，则补心气而愈昏；生用，则心清而不寐耳。夜不能寐者，乃心气不交于肾也；日不能寐者，乃肾气不交于心也。肾气不交于心，宜补其肾；心气不交于肾，宜补其心。用枣仁正所以补心也。补心宜炒用矣，何以又生用。不知夜之不寐，正心气之有余，清其心，则心气定③，而肾气亦定④矣，此所以必须生用。若日夜不寐，正宜用炒，而不宜用生矣。

或疑枣仁安心，人人知之，安心而能安肾，此则人未知也。曰：枣仁岂特安心以安肾而已乎，更能安五脏之气。盖心肾安，而五脏有不安者乎，不必其入脾、入肺、入肝而后能安也。

---

① 五钱　何本作"八钱"。

② 肾　此上何本有"酸枣仁乃心经之圣药，而心包、肝、胆得之以滋益者原轻，然安心非离三经能安也。"三十二字。

③ 定　原作"不足"，今据何本改。

④ 亦定　原作"乘之"，今据何本改。

杜　仲

杜仲，味辛、甘，气平温，降也，阳也，无毒。入肾经。补中强志，益肾添精，尤治腰痛不能屈伸者神效，亦能治足、阴囊湿痒，止小水梦遗。此物可以为君，而又善为臣使，但嫌过燥，与熟地同用，则燥湿相宜，自然无火动之忧也。

或问肾恶燥，而杜仲性燥，何以入肾以健腰？吾子加熟地尤宜，然亦似熟地之滋肾，终非杜仲之益肾矣。曰：补肾，原不必熟地，余用熟地者，不过取其相得益彰也。夫肾虽恶燥，而湿气侵之，腰即重著而不可俯仰，是肾又未尝不恶湿也。杜仲性燥，燥肾中之邪水，而非烁肾中之真水也。去熟地，而肾中之燥不相妨，用熟地，而肾中之湿亦无碍，盖杜仲自能补肾，而非借重于熟地之助也。

或问杜仲非燥药也，而吾子谓是燥药，何据而云然乎？曰：论杜仲之有丝，其非燥药也。然而杜仲之燥，正有有丝之不肯断。夫太刚则折，大柔则不肯折矣。杜仲之丝，经火炒则断，其中之柔软为何如，而独谓其性燥者，别有义也。杜仲不经火则湿，经火则燥。不断之丝，非火炒至无丝，则不可为未非受火气迫急而为燥乎。肾恶燥。而以燥投燥，遽入往往动火，我所以教人与熟地同用也。至于肾经中湿，不特宜同熟地并施，且宜生用为妙，并不可火炒。盖肾既有湿，得熟地则增润，反牵制杜仲。一加火，则失其本性，但补而不攻，而湿邪反不得遽散。夫杜仲不炒则湿，何反宜于治湿。盖杜仲燥中有湿，湿，非水气之谓也。邪湿得真水而化，生用，正存其真气耳。

或问杜仲补肾，仲景公何故不采入八味丸中？不知杜仲补肾中之火，而有动肾气，动则桂、附不安于肾宫，恐有飞越之虞，故用桂、附，而不用杜仲。然则固不可用乎，肾中有湿气，正宜加用于八味丸中，取其动而能散湿也，又不可拘执不用而尽弃之耳。

或问杜仲补肾，世人竟以破故纸佐之，毋乃太燥乎？杜仲得破故纸，而其功始大，古人嫌其太燥，益胡桃仁润之，有鱼水之喻。其实，杜仲得破故纸，正不必胡桃仁之润也。盖破故纸温补命门之火，而杜仲则滋益肾中之水，水火有既济[①]之美，又何必胡桃仁之润哉。虽杜仲得胡桃仁之相助，亦无碍其益肾之功，然而，杜仲实无借于胡桃仁也。或云胡桃仁滋破故纸之燥也。夫破故纸用之于他药之中，未见用胡桃仁之助，何独入于杜仲之中而加胡桃仁也。谓非因杜仲而入之，吾不信也。

使　君　子

使君子，味甘，气温，无毒。入脾、胃、大肠。去白浊，除五疳，杀蛔虫，止泻痢。用之以治小儿伤食生虫者实妙，以其不耗气也。然而大人用，未尝不佳。但宜用鲜，而不宜用陈，用熟，而不宜用生。入药之时，宜现煨熟，去壳口嚼咽下，以汤药送之，始能奏功也。

或问使君子杀虫，小儿食之，往往虫从口出，杀虫者固如是乎？曰：虫在上焦，则虫犯使君子之气味，必上窜而越出。虫从口出，正杀虫之验也，奈何疑之乎。夫杀虫分上、中、下也。虫在上焦者则吐，虫在中焦者则和，虫在下焦者则泻焉也。

---

① 此下原有"之火"二字，今据何本删。

山茱萸

山茱萸，味酸涩，气平、微温，无毒。入肾、肝二经。温肝经之血，补肾脏之精，兴阳道以长阴茎，暖腰膝而助阳气，经候可调，小便能缩，通水窍，去三虫，强力延年，轻身明目。其核勿用，用则滑精难收，实益阴之圣丹、补髓之神药。仲景夫子所以采入于八味丸中，取其固精而生水也。《本经》谓其九窍堪通，而世人疑之者，以其味过于涩，则窍闭而不能开，恐难以通之也。予以为不然。夫人五脏安，则九窍自利，而五脏之内，一脏不安，则四脏因之不安矣。所谓一脏者何？即肾脏也。肾为四脏之本，肾安而四脏俱安。安四脏而利九窍，又何疑乎。山茱萸佐八味以补肾，正安肾以安五脏之药也。五脏既安，而谓九窍之不能利乎。且山茱萸不止利九窍也，三焦七府，无不藉其庇荫，受其滋益。此八味汤中之所必用，而岐伯天师新立补肾诸方，无不用之以救垂绝之症也。

或问山茱萸入六味丸中，不过佐熟地之生精耳，先生谓其能利九窍，毋乃夸乎？非夸也。熟地得山茱萸，则功始大；山茱萸得熟地，则其益始弘。盖两相须，而两相成也。有此二品，则生精而人生；无此二品，则不能生精而人死。山茱萸关人之死生，岂特利九窍而已哉。

或问补阴之药甚多，何必用山茱萸以佐熟地乎？曰：补阴之药，未有不偏胜者也。独山茱萸大补肝肾，性专而不杂，既无寒热之偏，又无阴阳之背，实为诸补阴之冠。此仲景夫子所以采入于六味丸中，以为救命之药也。

或问山茱萸为救命之药，所救者何病乎？吁！天下之死于病者，半好色之徒也。好色者，泄精必多，精泄则髓空，精泄则神散。非用九味地黄汤，以大填补其精，则髓空者何以再满而能步履，神散者何以再返而能掺哉。虽六味丸中之功效，不止山茱萸之一味，然舍山茱萸之佐熟地，又何生精之速、添髓而益神乎。所谓救命之药，真非虚语耳。

或问六味丸之妙义，已将各药阐发无遗，不知山茱萸亦可再为宣扬乎？曰：山茱萸，乃六味丸中之臣药也，其功必大中诸药，是以仲景公用之耳。山茱萸补肾中之水，而又有涩[1]精之妙，精涩则气不走，而水愈生，更使利者不至于全利，而泻者不至于全泻也。虽六味丸中如茯苓、泽泻，亦非利泻之药，然补中有利泻之功，未必利泻无补益之失。得山茱萸之涩精，则所泻所利，去肾中之邪，而不损肾中之正，故能佐熟地、山药，以济其填精增髓之神功也。

或又问子既阐山茱萸用于八味丸中者，非仅补水以制火，实补水以养火也。肾中之火，非水不能生，亦非水不能养。火生于水之中，则火不绝；火养于水之内，则火不飞。山茱萸补而且涩，补精则精盛而水增，涩精则精闭而水静，自然火生而无寒弱之虞，火养而无炎腾之祸，助熟地、山药而成既济之功，辅附子、肉桂而无亢阳之失矣。

或问山茱萸用于六味、八味，妙义如此，未知舍二方之外，亦可独用以出奇乎？曰：人有五更泄泻，用山茱萸二两为末，米饭为丸，临睡之时一次服尽，即用饭压之，戒饮酒、行房三日，而泄泻自愈。盖五更泄泻，乃肾气之虚，则水不行于膀胱，而尽入于大肠矣。五更亥子之时也，正肾水主事，肾气行于此时，则肾不

---

[1] 涩　原作"滋"，今据何本改。

能司其权而泻作。山茱萸补肾水，而性又兼涩，一物二用而成功也，非单用之以出奇乎。推之而精滑可止也，小便可缩也，三虫可杀也。单用奏效，又乌能尽宣其义哉。

或疑山茱萸过于涩精，多服有精不出而内败之虞。嗟乎！此犹临饭而防其不能咽也。山茱萸涩精，又不闭精，为补精之独绝，仲景夫子所以用之于地黄丸中。若精不出而内败者，乃人入房精欲泄而强闭，或有老人与大虚之人，见色而畏怯而不敢战，而心又怦怦动也。相火内炎，而游精暗出于肾宫，亦能精不出而内败。服山茱萸，正足以治之焉。有精闭而内败之虞，彼不出而内败者，乃不服山茱萸，致大小便牵痛，欲便不能，不便不可，愈痛则愈便，愈便则愈痛。服山茱萸，而痛与便立愈矣。可见，山茱萸乃治精不出而内败之神药，如之何其反疑之乎。

或疑山茱萸性温，阴虚火动者，不宜多服。夫阴虚火动，非山茱萸又何以益阴生水，止其龙雷之虚火哉。凡火动起于水虚，补其水则火自降，温其水则火自安。倘不用山茱萸之益精温肾，而改用黄柏、知母泻水寒肾，吾恐水愈干而火愈燥，肾愈寒而火愈多，势必至下败其脾，而上绝其肺。脾肺两坏，人有生气乎，故山茱萸正治阴虚火动之神药，不可疑其性温而反助火也。

或又疑山茱萸性温动火，不宜于火动梦遗之症。夫梦遗之症，愈寒而愈遗，何忌于山茱萸乎。山茱萸性涩精，安有涩精而反致遗精乎。盖梦遗而至玉关不闭，正因于肾火之衰也。肾火衰，则火不能通于膀胱，而膀胱之水道闭矣。水道闭而水窍塞，水窍塞而精窍反不能塞也，于是，日遗精而不止。然则欲止其精，舍温肾又何以止之乎。人以为山茱萸性温动火，恐不可以治遗精之病。吾以为山茱萸之性，仅温尚不足以助火，恐未能竟治遗精之病也。

或问缪仲醇阐山茱萸之误，云命门火炽，阳强不痿忌用茱萸，而先生所谈六味、八味，又似命门火炽者服之无碍，然则仲醇非欤？曰：是仲醇过慎药饵之失也。命门火炽，非山茱萸纯阴之药，又何以制之。既不敢轻用山茱萸，又不能舍山茱萸而他用制火之药，又云当与黄柏同加，则惑矣也。

接 骨 木

接骨木，味苦、辛[1]，气平，有小毒。入骨节，专续筋接骨，易起死回生。折伤吞酒，风痒汤浴。止用之以接续骨节，产前、产后皆不用。存之以备折伤之需。生接骨木独用之，接骨固奇。然用之生血、活血药中，其接骨尤奇。但宜生用为佳，至干木用之，其力减半，炒用又减半也。盖取其生气则神而已矣。

蔓 荆 子

蔓荆子，味苦、辛、甘，气温、微寒，阳中之阴，无毒。入太阳经。主筋骨寒热，湿痹拘挛，本经头痛、头沉昏闷，利关节，长[2]发，通九窍，去虫，散风淫，明目，耳鸣乃止，齿动尤坚。此物散而不补，何能轻身耐老。胃虚固不可用，气血弱衰者，尤不可频用也。

或问蔓荆子，止头痛圣药，凡有风邪在头面者，俱可用，而吾子又以为不可频用，谓其攻而不补也。但药取其去病，能

---

[1] 辛 何本作"甘"。

[2] 此下何本有"须"。

去病，又何虑用之频与不频哉。不知蔓荆子体轻而浮，虽散气不至于太甚，似乎有邪者，俱可用之。然而，虚弱者少有所损，则气怯神虚，而不胜其狼狈矣。予言不可频用者，为虚者言之也。若形气实，邪塞于上焦，又安在所禁之内哉。

蔓荆子佐补药中，以治头痛尤效，因其体轻力薄，藉之易于上升也。倘单恃一味，欲取胜于顷刻，则不能也。

或问蔓荆子入太阳经，能散风邪，何仲景张公不用之以表太阳之风邪，得毋非太阳之药乎？不知蔓荆子入太阳之营卫，不能如桂枝单散卫而不散营，麻黄单散营而不散卫，各有专功。伤寒初入之时，邪未深入，在卫不可引入营，在营不可仍散卫。蔓荆子营卫齐散，所以不宜矣。

猪苓

猪苓，味苦、甘、淡，气平。降也，阳也，无毒。入肾与膀胱经。通淋消肿满，除湿利小便泄滞，助阳利窍。功专于行水，凡水湿在肠胃、膀胱、肢体、皮肤者，必须猪苓以利之。然而水湿之症有阳、有阴、有虚、有实，未可一概利之也。倘阴虚之症，轻用猪苓以泻其水，水去，阴亦消亡，必有口干舌燥之症。况原无水湿之症，利之则重亡津液，阴愈虚矣。甚则有利小便，欲行点滴而不可得者，非误利之明验乎。虽然水湿之邪既在人身，岂可以阴虚难治，竟置于不治哉？用猪苓利水之药，仍入之阴药中，阴既不虚，而湿亦自利，安在猪苓之不可用乎。

或问猪苓利水，胡为利水而水不通，且多急闷而不可解，何也？此火蓄膀胱，而上焦之气不升，肺金清肃之令不行于下焦之故也。夫膀胱泻水也，然必得肺金之气清肃下行，而乃水走于阴器而出。猪苓

但利水，而不能升[1] 上焦之气，上焦有火，过抑肺金，清肃之令不能行于下焦，不用降火之品，而唯从事于利水。所以，用猪苓而不效，非猪苓之不能利水也。

或问猪苓导水，使火邪从小便而出，是引火邪之下出也，然仲景张公往往用猪苓汤以散邪，何也？盖猪苓之性，不特下走于阴窍，而且兼走于皮毛之窍。仲景夫子用猪苓汤者，恶邪不走膀胱而走皮肤，虑亡阳之症，所以用之，即引火邪从皮毛而外出也。然则猪苓不特引水下泄，而亦能引火外泻也。

或问猪苓利水，何能解口之不渴也？夫小便数而口不渴者，火蓄于膀胱也。火蓄则熬干其水，水沸而为热，所以作渴。用猪苓以利水，实所以泻火，火泻而水独存，则津液通，而上润于口舌之间矣。然则猪苓非利水之药，乃生津之药也。

或疑猪苓为生津之药，终不可为训。曰：猪苓利水尽，则口益干，而欲其口舌之生津，难矣。所谓生津者，止能生于多水之症，而不能生于无水之症。无水之症[2]，泻水则水涸而火起；多水之症，泻水则火降而水升。水既升矣，而津液有不润于口齿者乎。是猪苓之生津，生于利水以去火，而非概生于利水也。

或疑猪苓、泽泻，同是利水之物，而吾子偏分出功用之不同，非好奇耶？曰：猪苓、泽泻用既不同，义自各别，有异言异，有同言同，何好奇之有。

南烛枝叶

南烛，即乌米饭树也。味苦，气平，无毒。入肾。治一切风痰，悦颜色耐老，

---

[1] 升 原无，今据何本补。
[2] 无水之症 原无，今据何本补。

坚筋骨健行，久服，身轻不饥；多服，发白变黑。此物草木之王，专益精而变白，老人尤宜服之。味虽苦而不寒，气甚平，有益，乃续命之津、延龄之液也。世人不知用之，殊可惜。春间采嫩叶约二十斤，用蒸笼在饭锅蒸之，虽历铁器无妨。否则，必须砂锅内蒸熟，晒干为末。饭锅不能蒸，可用米煮粥上蒸之亦妙。不蒸熟而阴干者，无用。大约一斤南烛叶末①，加入桑叶一斤、熟地二斤、山茱萸一斤、白果一斤、花椒三两、白术二斤，为末，蜜为丸，白滚水送下一两，每日于早晨服之。不特变白甚速，而且助阳补阴，延年益算。鄙意加入人参二两，尤神之神也。倘命门寒者，加入巴戟天一斤，殊妙。

南烛叶固② 佳，而南烛子尤佳，深秋结实，先红后紫，其味甘而酸，入肾、肝二经，胜于南烛之叶。添精益髓，舒筋明目，久服延年。余更有一方，用南烛子者二斤，捣烂，入白果③ 去壳四两，同捣，入山药末一斤、茯苓四两、芡实半斤，同捣为饼，火焙干，为末。入枸杞子一斤、熟地一斤④、山茱萸一斤、桑叶末一斤，嫩叶为妙、巨胜子半斤，共为末，蜜为丸。每日早晨，老酒送下五钱，一月白发变黑矣，且能颜色如童子。此方不寒不热，自是生精圣方，修服必有利益也。

或问变白药多，何吾子独称南烛之子？盖乌须药，多是气苦寒，恐有碍于脾胃。惟南烛气味和平，而子尤加甘温，益肾之余，更能开胃健脾，真变白之神品、滋颜之妙药。牧童采食，辄止饥，此非明验欤。

或问南烛之黑须，吾子大肆阐扬，然未见子之自验也。曰：吾尚论《本草》，实欲阐发各药之微。南烛黑须，古人有服之而验者，不必铎之自验也。江南人多采之以煮饭，白米辄变为黑，故俗名"乌

米饭"，非有据之谈乎。

蜀椒

蜀椒，味辛，气温、大热，浮也，阳中之阳，有毒。入心、脾、肾之经。却心腹疼⑤ 痛及寒温痹疼，杀鬼疰蛊毒并虫鱼毒蛇，除皮肤骨节死肌，疗伤寒温疟，退两目翳膜，驱六腑沉寒，通气脉，开鬼门，乃调关节，坚齿发，暖腰膝⑥，尤缩小便，理风邪，禁咳逆之邪，治噫气，养中和之气，消水肿、黄疸，止肠澼、痢红。多食乏气失明⑦，久服黑发耐老。功用实多，不止书上所载。然而少用则益，多用则转损。入于补阴之药，可以久服；入于补阳之剂，未可常施也。

按：蜀椒功用实胜于近处所产，以蜀椒味轻，转有益也。土产之椒，其辛香倍于蜀产，虽功用少薄，未尝不可用也。大约蜀椒用一两者，土产必须一两二钱，何必专觅蜀椒哉。

或问蜀椒可以乌须，而乌须之方似可用之也？夫蜀椒未能乌须也，取其引乌须之药，入任、督之路耳。大约乌须药多寒，而蜀椒性热，相佐同用，尤能制阴寒之气，所以易于奏功，而变黑甚速。但热药宜少用，不可多用耳。

吴茱萸

吴茱萸，味辛、苦，气温，大热，可

---

① 末 何本无。
② 固 原作"肉"，今据何本改。
③ 白果 何本作"豆蔻"。
④ 熟地一斤 何本无。
⑤ 疼 何本作"冷"。
⑥ 膝 何本作"脐"。
⑦ 乏气失明 何本作"脾气兴旺"。

升可降，阳中阴也，有小毒。入肝、脾、肾之经。主咽塞气不通[1]，散气膈冷气窒塞，驱脾胃停寒，脐腹成阵绞痛，逐膀胱受湿，阴囊作疝㿗痛，开腠理，解风邪，止呕逆，除霍乱。因顺折肝木之性，治吞吐酸水如神。厥阴头疼，引经必用。气猛，不宜多食，令人目瞪口开。久服亦损元气，肠虚泄者尤忌。可逆用之以祛寒，复可顺用之以解热。大约祛寒可以多用，而解热难以多投也。

按：吴萸入四神丸中，以治肾泄，非用之以祛寒耶。然而，四神丸中用吴茱萸者，非尽去寒也，亦借其性燥以去湿耳。夫肾恶燥，而泻久则肾正苦湿也。吴茱萸正喜其燥，以投肾之欢，入诸肾脏之逐其水而外走于膀胱，不走于大肠也。

或疑吴茱萸性热祛寒，恐不可用之以解热。不知从治之道，宜顺而不宜逆。逆其性，致有相格之忧；顺其性，始有相投之庆也。

钓　藤

钓藤，味甘、苦，气微寒，无毒。入肝经。治寒热惊痫，手足瘛疭，胎风客忤，口眼抽搐。此物去风甚速，有风症者，必宜用之。然尤能盗气，虚者勿投。

或问钓藤为手少阴、足厥阴要药。少阴主火，厥阴主风，风火相搏，故寒热惊痫之症生。但风火之生，多因于肾水之不足，以致木燥火炎，于补阴药中，少用钓藤，则风火易散。倘全不补阴，纯用钓藤以祛风散火，则风不能息，而火且愈炽矣。

大　腹　皮

大腹皮，味辛、苦，气微温，降也，无毒。入肺、脾、胃[2] 三经。主冷热诸气，通大、小二肠，止霍乱痰隔醋心，攻心腹大肠壅毒，消浮肿。亦佐使之药。若望其一味以攻邪，则单寒力薄，必至覆亡矣。

或问大腹皮，即槟榔之外皮也，缪仲醇谓气味所主与槟榔同。而实不同也。大腹皮之功，尤专消肿，然亦必与白术、薏苡、茯苓、车前、桑白皮[3]、人参同用，始有功耳。

槟　榔

槟榔，味辛、苦，气温，降，阴中阳也，无毒。入脾、胃、大肠、肺四经。消水谷，除痰癖，止心痛，杀三虫，治后重如神，坠诸气极下[4]，专破滞气下行。若服之过多，反泻胸中至高之气。善消瘴气，两粤人至今噬之如饴。古人疑其耗损真气，劝人调胃，而戒食槟榔。此亦有见之言，然而非通论也。岭南烟瘴之地，其蛇虫毒气，借炎蒸势氛，吞吐于山巅水溪，而山岚、水瘴之气，合而侵人，有立时而饱闷晕眩者。非槟榔口噬，又何以迅解乎。天地之道，有一毒，必生一物以相救。槟榔感天地至正之气，即生于两粤之间，原所以救两粤之人也。况此物降而不升，虽能散气，亦不甚升，但散邪而不散正，此两粤之人所以长服而无伤。至身离粤地，即不宜长服，无邪可散，自必损伤正气矣。

或问槟榔乃消瘴之物，似宜止治瘴气，何以治痢必须？曰：槟榔虽可治痢，

---

[1]　咽塞气不通　何本作"阴寒气塞不通"。
[2]　胃　何本作"肾"。
[3]　桑白皮　何本无。
[4]　坠诸气极下　何本无。

亦止宜于初起，而不宜于久痢也。痢无止法，用槟榔，所以下其积秽也，故初起之痢断须用之。痢久，则肠中无积秽之存，若仍如初痢之治法，则虚者益虚，而痢者益痢矣，是久痢断不可用槟榔也。然吾以为初痢亦不可纯用槟榔，用当归、白芍为君，而佐之槟榔，则痢疾易痊，而正气又复不损，实可为治痢之权衡也。

或疑槟榔去积滞，即宜独用之，何以反佐之以当归？当归虽补犹滑，以助其攻也。何以更用白芍之酸收，偏能奏功哉。不知槟榔必得补以行其攻也。夫积滞之不行也，由于气血之干涸。倘徒用槟榔以攻其积滞，则气血愈伤，而瘀秽愈阻而不通，故必须当归以生气血，则大肠自润，有可通之机。然而，肝木克脾，木旺则火旺，火旺必烁干气血。当归所生，不足以济其所克，故必须益之芍药以平肝，则肝不克脾，而芍药酸中又能生血，以助当归之润，故同群共济，以成槟榔之功，然则收之，正所以能其攻也。

五 倍 子

五倍子，一名文蛤。味辛、酸，气平，无毒。入肾经。疗齿宣疳䘌，及小儿面鼻疳疮，治风癣痒疮，并治大人五痔下血。洗目，消赤肿，止疼痛。染须髭变黑。专为收敛之剂，又禁泻痢肠虚[1]，解消渴，生津，却顽疼，去热。百药煎，亦此造成。此药外治之功居多，内治之功甚少，存之以备疮毒之用耳。

或问五倍子乃收敛之药，用之外治更宜，然而内治以固滑泻，未尝不佳，何子著《本草》，单为外治留之乎？曰：痢无止法，用涩药以止痢，前人所戒。况五倍子止痢，乃不得已而用之，止痢之品甚多，何必借此不可用之药。此铎所以止取

外治，而不取内治。

皂 荚

皂荚，味辛、咸，气温，有小毒。入足厥阴、手少阴、手太阴三经。理气疏风，搐鼻喷嚏，可救五绝痰迷、中风不语诸症。敷肿痛即除。吐风痰，杀痨虫精物，起风痹，治死肌，利窍开关，破堕孕。此物备急用之药，药笼中不可无者也。

或问皂荚开关之药，单用以取捷乎？夫皂荚之功用，不止此也。凡心疼之病，随愈而随发者，必用皂荚，始可除根，此《本草》所未言也。张夫子曾传余治心痛之方，实有皂荚火炒一两、炒栀子一两、炙甘草五钱[2]、白芍二两、广木香三钱，为细末。老黄米煮粥为丸，如米大，滚水送下即愈，永不再发。是皂荚又可以治心疼也。然而，皂荚非治心疼之药，借其开窍引入于心之中，使诸药直攻其邪也。

或问皂荚生用乎，抑熟用之乎？皂荚熟用则无益矣，必生用为佳。然而，生用切不可用蛀者。盖皂荚虫尤细，凡研末之时，蛀虫乘开关之际，直入肺中，反成大害。故必须拣不蛀者，研为细末，即包在纸包之内，亦必须常取出经风，以防其再蛀。我有一方，制之最佳，用麝香同包，断无再蛀之理，且又可借麝香之香，引入鼻窍，而开关更灵[3]也。

或问用皂荚末以治中风，吐其痰而不愈，反成偏枯之症，何也？曰：皂荚用末以吹鼻，使中风之人关开，实治方之功也。若入于稀涎散中吐之，非治也。盖近

---

[1]　肠虚　原作"阳虚"，今据何本改。

[2]　五钱　何本作"钱半"。

[3]　开关更灵　原作"闭关更虚"，今据何本改。

来中风者，皆非真中风，尽由于阴阳水火之虚，或阴虚火炎，煎熬津液，结而为痰，热极生风，猝然仆厥。使更吐痰，则愈损其津液矣。津液重伤，经络无水以相养，或气虚而无以相通，安得不变为拘挛偏废之症哉。

或疑神仙传载：崔言逢异人传皂荚刺三斤烧灰，调大黄末，以治大麻风，虽将死尚可救。何子注《本草》略之乎？曰：皂角刺安能救大麻风哉，此误传也。用此方以救之，是速之死耳。

乌　药

乌药，味辛，气温，阳也，无毒。入足少阴肾经及阳明胃腑。性多走泄，不甚刚强，诸冷能除。凡气堪顺，止翻胃，消积食作胀，缩小便，逐气冲致疼，辟疫瘴①时行，解蛊毒卒中，攻女人滞凝血气，去小儿积聚蛔虫。此品功多而效少，盖佐使之至微者也。力微似可多用，然而多用反不见佳。不若少用之，以佐君臣之用耳。

乌药无关轻重，其实过多功少，近人未知耳。产妇虚而胎气不顺者，切不可用，用则胎立堕。人以为顺气用之，谁知乌药能顺胎气②之实，而不能顺胎气之虚乎。不独胎气，凡气虚者，俱不能顺。惟气血虚而带郁滞者宜之耳。

血　竭

血竭，味辛、咸，气平，有小毒。入肾。治跌打伤损，消恶毒痈疽，专破积血，引脓，驱邪气止痛，外科多用之。然治诸痛，内治实神效。存之以备采用。

血竭内科可用，而近人不敢用之。不知血竭得补气血之药，其功更神。惜人未

谙，故再表之也。

沉　香

沉香，味辛，气微温，阳也，无毒。入命门。补相火，抑阴助阳，养诸气，通天彻地，治吐泻，引龙雷之火下藏肾宫，安呕逆之气，上通于心脏，乃心肾交接之妙品。又温而不热，可常用以益阳者也。

沉香，温肾而又通心。用黄连、肉桂以交心肾者，不若用沉香更为省事，一药而两用之也。但用之以交心肾，须用之一钱为妙。不必水磨，切片为末，调入于心肾补药中，同服可也。

乳　香

乳香，味辛、苦，气温，阳也，无毒。入脾、肺、心、肝、肾五脏。疗诸般恶疮及风水肿毒，定诸经卒痛并心腹急疼。亦入散膏，止痛长肉。更催生产，且理风邪，内外科皆可用。大约内治止痛，实为圣药，研末调服尤神。

或问诸痛③皆属于火，而乳香性温，宜与痛病不相合，何以定诸经之卒痛耶？盖乳香气虽温，而味实苦，温为热，苦为寒。气温，则先入于火之中，相合而不相碍；味苦，则后居于痛之内，相制而不相违。此所以能定诸痛，而无不宜也。

丁　香

丁香，有雌、雄之分，其实治病无分

---

① 瘴　原作"痛"据何本改。
② 此下至"俱不能顺"二十五字，原无，今据何本补。
③ 痛　原无，详此下皆言痛病。兹之补。

彼此。味辛，气温，纯阳，无毒。入肾、胃二经，又走太阴肺脏。善祛口舌溃烂，伐逆气殊功。止噫呃气逆、翻胃呕吐、霍乱，除心腹冷疼，暖腰膝，壮阳。杀疳䘌，坚齿。治奶头绽裂，消虫毒膨胀。亦有旋转天地之功，直中阴经之病，尤宜可用之，但不可用之于传经之伤寒也。

世人重母丁香，而轻公丁香，不知何故？谓母丁香能兴阳道也。夫丁香而曰母，其属阴，可知阴不能助阳，亦明矣。丁香公者易得，而母者难求，此世所以重母丁香也。舍易而求难，世人类如是夫。

阿　魏

阿魏，味辛，气平，无毒，热。入脾、胃、大肠。杀虫下恶气，破癥积，辟瘟禁疟，却鬼祛邪，蛊毒能消，传尸可减，乃消毒攻邪之物，宜于外治，而不宜于内治者也。

阿魏，以臭者为佳，无臭气者皆假。然亦有臭者不可用，乃取蒜捣为汁而乱人者也。然我有辨真假之法，臭阿魏投之水中，半沉半浮者上也，浮者次之，沉者假物，而不堪入药也。

没　药

没药，味苦、辛，气平，无毒。入脾、肾二经。消肿突恶疮、痈疽溃腐，破血止痛如神，疗坠堕跌打损伤尤效。亦内、外可用之药，而外治更奇也。

没药亦有赝者，尤难辨。辨法亦投之水中，立时色黯者为真，否则假物，无益于用，不如勿用也。

雷　丸

雷丸，味苦、咸，气寒，有小毒。入脾、胃与大肠。胃热可解，力能杀虫。不论各虫，皆能驱逐。男妇皆利，非利男子而不利妇人也。主癫痫狂走，堕鬼胎甚速。遇怪病在腹，无药可治者，加入辄应如响。名曰雷丸者，言如雷之迅、如丸之转也，走而不留，坚者能攻，积者能去，实至神之品。但有小毒，未免损伤胃气，去病则已，不可多服。宜以之逐邪，不宜以之耗正也。

或问闻雷丸善治奇病，有之乎？雷丸何能治奇病也，用之有理则奇，用之无事则拙。吾深怪世人，无理而欲眩异也，

或问雷丸可以逐邪，亦可以逐鬼乎？既可逐邪，独不可以逐鬼乎。惟是逐鬼与逐邪少异，逐邪须用攻邪之药为佐，而逐鬼必须用补正之药为君，未可单用攻剂也。

或问邪与鬼，何分？曰：寒热之有常，此邪气而非鬼祟也；寒热之无常，此邪祟而非邪气矣。然亦不可拘也。天下有鬼祟凭之，而无寒热者，亦有寒热未解，而鬼祟先去者。虽曰逐邪用攻邪之药，逐鬼用补正之药，苟能以补正为主，而佐之逐邪、逐鬼也，则无往而非宜也。

或问雷丸性至急，不识可少制而缓之乎？夫雷丸一制，则无用矣。大凡逐邪之药，正取其迅速，制之则失其性，安能施其功用乎。设于同群之中，而佐之和平之味，则彼此调剂，自得其宜，亦不制之制也。

麦　芽

大麦芽，味咸，气温，无毒。入脾、

胃二经。尤化米食，消痰亦效。孕妇勿服，多用恐堕胎元，若止用一、二钱，亦无妨。惟大麦煎糖，孕妇切戒。多食极消肾水，必损胎元矣。

或问麦芽亦米谷之类，何以能消米食？不知麦芽虽与米谷同类，而气味相克，麦钟四时之气，而尤得夏气俱多，米谷则得秋气者也。夏气克秋，米谷逢麦，犹秋得夏气也，安得不消化乎。

或问麦芽消食，亦能消痰，江北中州之人尤善食面，宜痰食之成化矣，何以消食多痰之比比乎？夫麦芽，乃大麦之芽，非小麦之芽也。大麦与小麦性殊，而功用各别，小麦养人而大麦伤人，且麦芽与未发芽之麦，功用亦殊也。未芽之大麦性静，已芽之大麦性动，动则变，变则化矣。又何之疑乎。

或问小麦亦得夏气，何以不克米谷？不知小麦虽与大麦同类，而早晚之性实异。大麦得夏之初气，小麦得夏之中气，初气克削，中气和平。故大麦消谷，而小麦养胃，且小麦无须芒，房亦易脱，形体亦甚不同。试看大麦芒能消无形①之水肿，而小麦之房不能消湿，非一补一消之明验乎。

赤　小　豆

赤小豆，味辛、甘、酸，气温而平，阴中之阳，无毒②。入脾经。下水③，治黄烂疮，解酒醉，燥湿浸手足肿大，疗脚气入脐高突。但专利水逐津，久服令人枯燥，亦可暂用以利水，而不可久用以渗湿。湿症多属气虚，气虚利水，转利转虚，而湿愈不能去矣，况赤小豆专利下身之水，而不能利上身之湿。盖下身之湿，真湿也，用之而效；上身之湿，虚湿也，用之而益甚，不可不辨也。

或问赤小豆，即家园之红豆乎？曰：别是一种，其④色如朱而发光，头上一点黑如漆。若家园之红豆，名曰红，而色实紫，能疗饥，而不能利水去湿，多食亦败血，功用与赤小豆迥别。切勿以家园之红豆，而错用之也。

白　扁　豆

白扁豆，味甘，气⑤微温，无毒。入脾、胃二经。下气和中，除霍乱吐逆，解河豚酒毒，善治暑气。佐参、茯、二术，止泻实神。但味轻气薄，单用无功，必须同补气之药共用为佳矣。

或谓白扁豆非固胎之药，前人安胎药中往往用之，何故？盖胎之不安者，由于气之不安，白扁豆尤能和中，故用之以和胎气耳。母⑥和而安，即谓之能安胎也。亦可但单用此味，以安骤动之胎，吾从未见其能安者矣。

或问白扁豆气味凉薄，亦可有可无之物，先生删药味甚多，何独不删白扁豆？夫扁豆乃五谷中最纯之味，淡而不厌，可以适用者，不止入汤剂也，或入于丸剂，或磨粉而调食，均能益人。况功用不独安胎，尤善种子。凡妇人之不受孕者，半由于任、督之伤也，白扁豆善理任、督，又入脾、胃二经，同人参、白术用之，引入任、督之路，使三经彼此调和，而子宫胞胎自易容物。予所以特登此味，以为毓麟之资，岂漫然而收录乎哉。

---

① 无形　何本作"妄行"。
② 无毒　何本无。
③ 下水　何本作"缓下泻水气"。
④ 其　何本作"相思子"。
⑤ 此下何本有"平"。
⑥ 母　原作"因"，今据何本改。

乌芝麻

乌芝麻，味甘，气温，无毒。入肾经，并通任、督之脉。功擅黑须，《图经》未载，故近人无知之者。凡黑须髭之药，缺乌芝麻则不成功。盖诸药止能补肾，而①不能通任督之路也。唇口之间，正在任督之路，乌芝麻通任督，而又补肾，且其汁又黑，所以取神效也。但功力甚薄，非久服多服，益之以补精之味，未易奏功也。

或问乌芝麻黑须髭，神农未书，《本草》不志，何吾子创言之哉？曰：乌芝麻变白，予亲试而验者。乃不慎色故，余年四十早衰，须髭半白，服乌芝麻重黑，后因变乱，不慎酒色复白。可见，服乌须药，必须断欲，不可归咎乌芝麻之无效验焉哉。

或疑乌芝麻即白芝麻同类，未闻白芝麻之润肾，乌芝麻之变白，恐亦好事者之言。不知乌芝麻之变白，实有义也。芝麻性润而汁乌，乌自入肾，既入肾，自能润髭矣，况又通任督之脉乎。然而，乌芝麻之义，又不止此，乌芝麻更能上润于心，使心火不炎，不烧任督之路，引补肾之药至于唇口，故能变白也。

巨 胜 子

巨胜子，非胡麻也。味甘，气温②平，无毒。丹溪盛称之，原有功益也。入心、肾二经。补虚赢，耐饥渴寒暑，填坚髓骨，益气力，长肌肤，明目轻身，延年不老，益元阳，兴阴茎，尤生津液，入口即生，与人参相同。其补益之功，不可思议。惟其体尤轻，内实者正无多也，然亦不必尽是内实者始可用，亦不必尽去其

壳，但投之水中，半沉半浮者即可用，将浮者弃去，取出沉与半沉者，用地黄汁泡之一日，晒干，磨末用为妙。此药宜入丸，而不宜煎汤，煎则味不能出也。

或问巨胜子胡僧用入桑叶中为丸，果有益乎？此奇方也。先君曾服之，年逾六十，须髭未白，后不服此药即白，可见此方之奇。盖巨胜子得桑叶更神者。

或问巨胜子载之《参同契》书中，谓是长生之药。但不知何法服食便可长生？嗟乎！长生，即不死之谓也。世人安有服草木之味，而即能长生者乎。夫欲求长生，舍金丹之法，无他药也。虽然金丹不可得，而巨胜子则易得，胡僧之方虽佳，尚未尽妙。铎有一方，名延景丸，用巨胜子二斤、熟地一斤、山药一斤、桑叶干者二斤③，三月尽采之，晒干为末者佳，老叶不可用、茯苓三两、薏苡仁三两④、芡实三两、淫羊霍半斤、巴戟天一斤、山茱萸半斤、北五味三两、菟丝子一斤，各为末，蜜为丸。每日白滚水送下五钱，长年可服。如脾气欠健，加白术一斤。气虚，加人参六两⑤、黄耆一斤。阳道欠举，加肉桂三两。此方不寒不热，实延龄妙法，虽治百岁外，尚可服也。是乃南岳道士所传，谓铎最宜服，可登百岁外。铎用是公之天下，愿共珍之。

火 麻 子

火麻子，味甘，气平，无毒。入阳明大肠经及足太阴脾脏。益气补中，催生下

---

① 此下至"而又补肾"二十九字，原无，今据何本补。

② 温 何本无。

③ 二斤 何本作"一斤"。

④ 三两 何本作"二两"。

⑤ 六两 何本作"二两"。

乳，去中风汗出、皮肤顽痹，润大肠风热结涩便难，止消渴而小水能行，破精血而血脉可复。产逆横生易顺，沐发可润。此物性过于润，凡燥结者，可借之以润肠，而脾气虚者，断难多服。至于吞之可以见魅，祝之可以辟瘟，俱非近理之谈，而不老神仙尤为荒诞。产后宜戒，慎勿轻投之也。

或问火麻子宜于大便燥结之人，《本草》所载其功用，亦果多乎？夫火麻子实有功用，但宜于实症，而不宜于虚症而已。

神　曲

神曲，味甘，气平，无毒。入脾、胃二经。下气调中，止泻[1]，开胃，化水谷，消宿食，破　结，逐积痰。疗妇人胎动不安，治小儿胸腹坚满。行而不损，与健脾胃之药同用，多寡勿忌。但世人所造神曲之法，欠妙。予师传制法，择六月六日，用白面三斤，苍甘草捣烂取汁一合，以井水[2]调匀，又桑叶十斤，捣研烂，取布沥出汁，再用赤小豆一升磨末，拌面匀，以前二汁拌之成饼，以野蓼盖之十四日，取出纸包之，悬于风处阴干。临时用最佳。由二、三分用至二钱，其效如响也。

或疑制法异于前人，不可为训。不知前人之方过于刻削，惟此方和平，可为攻补之佐使也。

酒

酒，味苦、甘、辛，气大热，有毒。无经不达，能引经药，势尤捷速，通行一身之表，高中下皆可至也。少饮有节，养脾扶肝，驻颜色，荣肌肤，通血脉，厚肠胃，御露雾瘴气，敌风雪寒威，诸恶立驱，百邪竞辟，消愁遗兴，扬意宣言，此酒之功也。若恣饮助火，则乱性损身，烂胃腐肠，蒸筋溃髓，伤生减寿，此酒之过也。嗟乎！酒何过哉。知酒之功受其益，知酒之过而防其损，何害于人。况酒又实能愈人之病乎。

或问酒味甘者多热，味苦者多寒。仲景张公用苦酒，以治咽喉之肿痛与黄汗之淋漓，似乎饮甘香，不若饮苦辣，不致烧肠腐胃耳。

醋

醋[3]，味酸、寒[4]，气温，无毒。入胃、大肠，尤走肝脏。散水气，杀邪毒，消痈肿，敛咽疮，祛胃脘气疼并坚积癥块，治产后血晕及伤损金疮。

按醋乃食物中必需，用之入药绝少。然亦有不得不用之时，其功用必宜知也。故存之以备稽考矣。

或问米醋可以入药，不是米醋，亦可入药否？夫醋必米造，始得温热之气，否则，味过于酸，入肝不能收敛，及走筋而缩涩矣，故入药必取米醋。凡吐血，与肢体肚脐出血，与毛孔标血者，用醋二升煮滚，倾在盆内，以双足心泡之，少顷即止血。此则不必米醋，凡米醋皆可用，正取其过酸，易于敛涩而宁谧耳。

冬　葵　子

冬葵子，味甘，气寒，性滑利，无

---

[1]　止泻　何本作"止渴"。
[2]　井水　何本作"开水"。
[3]　此下何本有"又名苦酒"四字。
[4]　寒　此下何本有"甘"字。

毒。主五脏六腑寒热、羸瘦五癃，利小便，疗妇人乳难内闭。久服，坚骨长肌肉。冬葵子本非佳品，然药笼中必备者，以其能顺胎也。横生倒产，子死腹中，必藉此以滑之也。

或问冬葵子治难产，未见神效，何子独取之？曰：冬葵子治难产，亦要人必用之耳。当横生倒产之时，或却一足下而一足不下，或于一臂伸而一臂不伸，欲开产门而儿头未顺也，不可遽用柞木枝以先启产户，以针利之而儿已死，疾痛不知，徒刺无益。若不用冬葵子以助其胞胎之顺利，又何以救危亡于顷刻乎。然而，徒用冬葵子，不知加入人参、当归、川芎之类，补气血以生水，则胞胎干涸。亦本能活利顺生，变危为安也。

生　姜

生姜，味辛、辣，大热。通畅神明，辟疫疠，且助生发之气，能祛风邪。姜通神明，古志之矣。然徒用一二片，欲遽通神明，亦必不得之数。或用人参，或用白术，或用石菖蒲，或用丹砂，彼此相济，而后神明可通，邪气可辟也。

生姜性散，能散风邪，伤风小恙，何必用桂枝。用生姜三钱①，捣碎，加薄荷二钱，滚水冲服，邪即时解散，真神妙方也。

或问生姜发汗，不宜常服，有之乎？曰：生姜四时皆可服，但不宜多服，多服散气，岂特发汗哉。

或问生姜辛散，既能散气，似不宜常服，然而多服则正气受伤，少服则正气无害，又不可过于避忌，坐视而不收其功也。至于偶受阴②寒，如手足厥逆，腹痛绕腹而不可止，不妨多用生姜，捣碎炒热，熨于心腹之外，以祛其内寒也。

干姜炮姜

干姜味辛，炮姜味苦，皆气温大热，半浮半沉，阳中阴也。解散风寒湿痹、鼻塞③头痛、发热之邪者，干姜也；调理痼冷沉寒、霍乱腹痛吐泻之痰者，炮姜也。盖干姜治表，而炮姜温中。其所以治表者，干姜走而不收，能散邪于外也；其所以温中者，炮姜止而不动，能固正于内也。虽然姜性大热而辛散，俱能散邪补正，安在炮制而异宜。干姜散邪之中，未尝无温中之益；炮姜固正之内，未尝无治表之功。但干姜散多于温④，而炮姜固多于散耳。

或问干姜用之于理中汤中，佐附子以成功，岂有妙义乎？曰：无妙义，仲景夫子不用之矣。理中汤，理中焦也。虽有白术是理中焦之药，然气味与附子温热之性尚不相同，故入用干姜之辛热，与附子同性，专顾中焦，则附子亦顾恋同气而不上越，共逐中焦之寒，以成其健脾还阳之功也。

或问伤寒门中有姜附汤，其用干姜之义，想亦与理中汤同意？曰：姜附汤中用人参，似与理中汤相同，而孰知别有意义。理中汤，理中焦；姜附汤，治下焦也。附子领人参直入于至阴之中，专祛腹中之寒，而躯外皮肤之寒邪，则未遑驱逐。加干姜走而不守，如大将亲捣巢穴，而偏裨旁掠于外，自然内外肃清，远近安奠也。倘止用附子、人参，未尝不可奏功，然而攻彼失此，仲景夫子所以必加入

① 三钱　何本作"三片"。
② 阴　原作"隐"据何本改。
③ 鼻塞　何本无。
④ 温　何本作"固"。

干姜，使同队而并逐也。

或问四逆汤亦用干姜，其义岂有异乎？夫四逆汤之用干姜，又非前二条之意。四逆汤，乃救逆也。救气之逆，必须同群共济，故用附子、肉桂为君，必用干姜为副，否则，气逆而不能遽转矣。

或问干姜用之白通汤中以通脉，吾惧其散气，则脉随气而散矣，又何以通脉哉？嗟乎。脉非气通，又用何物以通之。干姜原非通脉之药，正取其通气耳，气通则脉通矣。夫脉之不通者，乃寒凝而不通，非气绝而不通也。用干姜以散寒，寒气散，脉气有不通乎。

或问干姜既能通气，用干姜足矣，何以又用葱耶？曰：葱性亦散气者也。单用干姜，恐通气有余而通脉则不足，单用葱，恐通脉有余，而通气又不足。合而用之，气通又不伤脉，脉通又不伤气，两相济而成功，何伤气之足忧乎。

或问干姜炒熟入于健脾药中，谓能补脾以生气，然乎？曰：干姜温热，原有益于脾气，何在炒熟始能补土以生气。但干姜性走脾气，不独受其惠。一经炮制，则干姜守而不走，独留于脾中，诸经不得而夺之，自然较生用更效也。

白 芥 子

白芥子，味辛，气温，无毒。入肝、脾、肺、胃、心与胞络①之经。能去冷气，安五脏，逐膜膈之痰，辟鬼祟之气，消癖化疟②，降息定喘，利窍明目，逐瘀止疼，俱能奏效。能消能降，能补能升，助诸补药，尤善收功。近人不知用白芥以化痰，而频用半夏、南星以耗气，所不解也。

白芥子善化痰涎，皮里膜外之痰无不消去，实胜于半夏、南星。半夏性燥而烁阴，南星味重而损胃。独白芥子消化痰涎，又不耗损肺、胃、肝、心③ 之气，入于气分而实宜，即用于血分而亦当者也。

或疑白芥子止能消膜膈之痰，而不能消胃肺之痰，似乎消肺之痰必须贝母，消胃之痰必须半夏也。而谁知不然。夫膜膈之痰，统胃、肺而言之也。胃、肺中之膜膈，尤善藏痰者也。白芥子消膜膈之痰，是有痰之处无不尽消，况且肺、胃浅近之间，岂有反不能消之理。试看疟疾，正痰藏于膜膈之中也。用白芥子一两，炒为末，米饮为丸，一日服尽，而久疟顿止，非消痰之明验乎。疟止之后，神气不倦，非消痰而不耗气之明验乎。故白芥子消痰，实胜于贝母、半夏，谁谓肺、胃之痰不能消也。

或谓白芥子虽消膜膈之痰，未必气之不耗，天下安有消痰之药而不耗气者乎？曰：白芥子实不耗气，能安五脏。耗气，则五脏不安矣，岂有五脏安而耗气者乎。其余消痰之药，或安肺而不安胃，或安胃而不安肺，总不如白芥子之能安五脏也。此所以实胜于各消痰之药耳。

或疑白芥子消痰而不耗气，然用之而痰仍未消，是消膜膈之痰，未可全信也。曰：白芥子止可消膜膈之痰，而肾中之痰，不能消也。服白芥子而仍有痰者，宜补其肾，肾足而痰自化，何疑白芥子非消膜膈之痰乎。

或疑白芥子消阴分之痰，不消阳分之痰，然乎？曰：非也。芥子阴分、阳分之痰，无不尽消，不必分阴阳也。但肾经水泛火沸之痰，不能化，余则尽消而无

---

① 心与胞络　何本作“心包”。
② 疟　何本作“坚”。
③ 肝心　何本无。

疑矣。

或问白芥子即芥菜之子，入食芥菜，觉消食之甚多，是白芥子大能消食，似未可多食也。谁知芥菜消食，而芥子消痰，各不相同，不可疑其菜，而戒其子也①。

或疑白芥子消膜膈之痰而不耗气，发明几无遗议，但不知膜膈之痰在于何处？曰：在胃脘之上下之中，而不在胃脘上下之外。虽痰分五脏六腑，要皆存于胃脘膜膈之中。白芥子善消膜膈之痰，亦于胃脘中消之，岂各入五脏六腑而后消之乎。

莱菔子 即萝卜子

萝卜子，味辛、辣，气温，无毒。入胃、脾二经。却喘咳下气甚神，解面食至效。治风痰，消恶疮，善止久痢，除胀满亦奇，但宜少少用。补气之药得之，而无大过之忧；利湿之剂入之，而有善全之妙。多服则损气，久服则伤阴也。

或疑萝卜子能治喘胀，然古人用之于人参之中，反奏功如神。人参原是除喘消胀之药，莱菔子最解人参，何以同用而奏功乎？夫人参之除喘消胀，乃治虚喘虚胀也。虚症反现假实之象，人参遽然投之，直至其喘胀之所未能骤受，往往服之而愈喘愈服②者有之。虽所增之喘胀，乃一时之假象，少顷自然平复，然终非治之之善。少加萝卜子以制人参，则喘胀不敢增，而反得消喘消胀之益，此所谓相制而相成也。

或问萝卜子专解人参，用人参，而一用萝卜子，则人参无益矣。此不知萝卜子，而并不知人参者也。人参得萝卜子，其功更补。盖人参补气，骤服，气必难受，非止喘胀之症也，然得萝卜子，以行其补中之利气，则气平而易受。是萝卜子平气之有余，非损气之不足，实制人参以

平其气，非制人参以伤其气也。世人动谓萝卜子解人参，误也。

瓜　蒂

瓜蒂，味苦，性寒，有小毒。凡邪在上焦，致头目、四肢、面上浮肿，与胸中积滞，并下部有脉、上部无脉者，皆宜用瓜蒂以吐之也。

或问瓜蒂可疗黄疸，吾子略而不言，何也？夫黄疸之症，多从下受，用瓜蒂吐之，是从上疗之也，似乎相宜。然而，黄疸乃湿热壅于上、中、下三焦，下病而止治上③，将置中焦于不问乎，此瓜蒂不可治黄疸亦明矣。余所以作缺疑之论矣也。

或问瓜蒂能去鼻中息肉，子亦不论，是何说乎？曰：鼻中生息肉者，因肺中之热也。用瓜蒂以吐去痰涎，则肺热除，而鼻火亦泄，似乎相宜。然而，肺热虽移热于鼻，上吐以泄鼻中之火，势必中伤肺中之气。肺气既伤，胃气自逆，肺心反动其火，火动鼻中，更添热气，前之息肉未消，而后之息肉又长矣。予所以削而不道也。至于瓜蒂性易上涌，不宜轻用，不独鼻中生息肉也。若胸中无寒，胃家无食，皮中无水，心中无邪，以致诸虚各症，均宜慎用。误用，则祸不旋踵矣也。

葱

葱，味辛，气温，升也，阳也，无毒。入足阳明胃经，及手太阴肺脉。疏通关节，祛逐风邪④，理霍乱转筋，治伤寒

---

① 此下何本有"且芥菜亦不耗气。"七字。
② 愈喘愈服　何本作"不愈者"。
③ 上　原作"土"，义晦。兹改。
④ 风　原作"肝"，今据何本改。

头痛，杀鱼肉之毒，通大小肠，散面目肿浮，止心腹急痛，去喉痹，愈金疮折伤血出疼，捣烂炒热，傅之血止。安娠妊，塞衄血，除脚气奔豚之邪，疗蛇伤蚯蚓之毒，功专发散，食多神昏。病属气虚，尤勿沾口。可为佐使，而亦可为君臣。大约为佐使者内治也，为君臣者外治也。外治宜多，内治宜少也。

葱，有益而亦有损。益者，通气而散邪；损者，昏目而神夺也。北人喜食葱，往往坏目，习俗使然，不能禁耳。

葱善通脉，仲景夫子所以制通脉汤也。盖葱空中而善通气，通气即通脉也。温其里之寒，解其表之热，故脉之不通者即通。世人疑用葱以散邪，则失用葱之意矣。

韭 <small>韭子</small>

韭，味辛微散，气温性急。温中下气，归心益阳，暖膝胫，和脏腑，除胸腹疼癖痼冷，止茎管白浊遗精，活血解毒。少用则有益于肾，多食则有损于心，蜜食杀人，不可不戒。

韭子善止遗精，功胜于叶，然亦不可多用也。

或问《神农本草》云病人可久服韭，而吾子曰不可多食，岂神农非欤？嗟乎。《神农本草》因传世既久，远落误传耳。夫韭性辛温，尤善通利。虽曰益肾，未免消多于补，多食能令人神昏，正伤心之明验。此予所以戒之也。

蒜

大蒜，味辛，气大温，有毒。入五脏。解毒去秽，除疟辟瘟，消肉消食，止吐止泻。外治涂足心，可以止衄。此物亦可救急，但不宜多食，过伤损胃脾之气耳。

古人云：蒜有百益，其损在目。然而损不止在目也。耗肺气，伤心气，动胃气，消脾气，伐肾气，触肝气，发胆气，此人之未知也。但有损而有益，祛寒气，辟臭气，止逆气，解毒气，除疟气，消肉气，此则人之所知也。两相较之，损多而益少，未可谓益百而损一也。

本草新编卷之五 羽集

橘皮 陈皮、青皮

橘皮，味辛、苦，气温①，沉也，阴中之阳，无毒。陈皮治高，青皮治低，亦以功力大小不同也。入少阳三焦、胆腑，又入厥阴肝脏、太阴脾脏。

青皮，消坚辟，消瘟疟滞气②，尤胁下郁怒痛③甚者须投，却疝疏肝，消食宽胃。橘红名陈皮，气味相同，而功用少缓，和中消痰，宽胁④利膈，用之补，则佐补以健脾；用之攻，则尚攻以损肺。宜于补药同行，忌于攻剂共用。倘欲一味出奇，未有不倒戈而自败者也。

或问陈皮留白为补，去白为攻，然乎？此齐东之语也。陈皮与青皮，同为消痰利气之药，但青皮味厚于陈皮，不可谓陈皮是补而青皮是泻也。

或问陈皮即橘红也，子何以取陈皮而不取橘红？夫陈皮之妙，全在用白，用白则宽中消气，若去白而用红，与青皮何异哉。此世所以"留白为补，去白为攻"之误⑤也。其实，留白非补，和解则有之耳。

或问世人竟尚法制陈皮，不知吾子亦有奇方否？曰：陈皮制之得法，实可消痰，兼生津液，更能顺气以化饮食。市上贸易者非佳，惟姑苏尤胜。然又过于多制，惟取生津，而不能顺气。余有方更妙，用陈皮一斤，切不可去白，清水净洗，去其陈秽即取起。用生姜一两，煎汤一碗，拌陈皮晒⑥干。又用白芥子一两，煮汤一碗，拌陈皮晒干，饭锅蒸熟，又晒干。又用甘草、薄荷⑦一两三钱，煎汤，拌陈皮，又晒干，又蒸熟晒干。又用五味子三钱、百合一两，煎汤二碗，拌匀又蒸晒。又用青盐五钱、白矾二钱，滚水半碗拌匀，又蒸熟晒干。又用人参三钱，煎汤二碗，拌匀蒸熟晒干。又用麦门冬、橄榄各一两煎汤，照前晒干，收藏于磁器内。此方含在口中，津液自生，饮食自化，气自平而痰自消，咳嗽顿除矣。修合时，切忌行经妇人矣。

或问陈皮用之于补中益气汤中，前人虽有发明，然非定论，不识先生之可发其奇否？夫补中益气汤中用陈皮也，实有妙义，非取其能宽中也。气陷至阴，得升麻、柴胡以提之矣。然提出于至阴⑧之上，而参、芪、归、术，未免尽助其阳，而⑨反不能遽受。得陈皮，以分消于其间，则补不绝补，而气转得益。东垣以益气名汤者，谓陈皮而非谓参、芪、归、术也。

---

① 温 原作"寒"，今据何本改。
② 消瘟疟滞气 何本作"清瘟破滞"。
③ 尤胁下郁怒痛 何本作"左肋上郁痛"。
④ 胁 何本作"胸"。
⑤ 误 原作"说"，今据何本改。
⑥ 晒 此上何本有"饭锅蒸熟"四字。
⑦ 此下何本有"各"字。
⑧ 至阴 原作"至阳"，今据何本改。
⑨ 此下何本有"阳"。

桃 核 ① 仁

桃仁，味苦、甘，气平，苦重于甘，阴中阳也，无毒。入手足厥阴经。主瘀血血闭②，血结血燥，癥瘕邪气，杀小虫，除卒暴，通润大便，活血通经止痛。苦以破滞血，甘以生新血。花味苦，三月三日采，阴干者佳，然亦不必拘泥。总以布单盛之自落者俱可用，花摘者，转无功效也。杀鬼疰，令人好颜色，除水肿石淋，利大小便，下三虫。渍酒服之，能除百病也。

桃仁，即能花所结之子，而攻补实殊，其故何也？盖桃花，仙种也。仙者阳之极，鬼乃阴象，阳能辟阴，故能却鬼。桃花得仙人之气而生，随风飘堕，其气发扬，故利益之功多。桃仁则不然，花辨已谢，其气已尽，树中津液全注精于桃肉，所存之仁，无非阴气耶。少有微阳，仅可自守以传种，又何能变攻为补乎，故一木而彼此不同。从来《本草》不言，而余独发异议者，实之本岐天师之教我也。桃花瓣自落者佳，然制之不得法，亦徒然也。布单盛贮，须于日下晒干。然而一日不能干也，必须夜间用扇煽干为佳。盖花瓣得风则香，得火则死，故不可火焙。若夜间天自有风，不必扇煽，第二日再晒，无不干者。干则用砂瓶盛贮，俟泡酒时入之佳绝也。

或问桃仁用之于承气汤中，泻肠中之血乎，抑泻脾中之邪也？顾桃仁泻血，何待问哉。但谓泻血而不泻邪，则是又不可。夫血之所以瘀者，邪瘀之也；血之所结者，邪结之也。泻血即所以泻邪，泻邪即所以泻血，原不可分视之也。况用之于承气汤中，纯是散邪之药，谓其散血而不散邪得乎。独是桃仁长于散血，而短于散邪，用之于承气汤中，毕竟散瘀结之血是其专功也。

或疑桃仁散血而不散邪，何以邪结之症用之，奏功如响？不知瘀血之症，邪结之也。桃仁攻坚而散血，则邪无巢穴，何以能聚，故血散而邪亦散。其实，桃仁散血，而不能散邪也。

杏 仁

杏仁，味甘、苦，气温，可升可降，阴③中阳也，有小毒。专入太阴肺经。乃利下之剂，除胸中气逆喘促，止咳嗽，坠痰，润大肠，气闭便难④，逐痹散结⑤。研纳女人阴户，又治发痒虫疰。虽与桃仁同是利气下血之药，其中亦有分别。东垣分杏仁治气、桃仁治血，似乎明晰，而不知杏仁未尝不治血，桃仁未尝不治气也。如大便闭结，气闭者，桃仁亦能开；血闭者，杏仁亦能下。惟真阳真阴虚者，二物俱不能通。所谓其阳与阴者，乃肾中之真火真水，非气血之谓也。真火衰，则大肠冰冻，非桂、附不能温；真水竭，则大肠枯槁，非熟地、山茱不能生。桃、杏之仁，又何能润泽而下降，况加陈皮以耗散其气血乎。

或问杏仁利气而不下血，而子以为未尝不可血，古人亦曾见之乎？嗟乎。杏仁下血，仲景夫子用杏仁汤非乎。盖消血于利气之中，实有神功耳。

---

① 核　何本无。
② 血闭　原作"阳"，今据何本改。
③ 阴　何本作"阳"。
④ 气闭便难　何本无。
⑤ 此下何本有"杀虫"二字。

木 瓜

木瓜，味酸，气温，无毒。入手太阴、足厥阴之经。气脱能固，气滞能和。平胃以滋脾，益肺而去湿，助谷气，调荣卫，除霍乱，止转筋，祛脚气，禁水利。但可臣、可佐使，而不可以为君。乃入肝益筋之品，养血卫脉①之味，最宜与参、术同施，归、熟并用，生者可以辟邪也。

或疑木瓜可以为君，治霍乱转筋实神。不知木瓜非君药，霍乱，非香薷不能转其逆，木瓜不过助香薷而回筋，不能助②香薷而返气。且香薷无参、术，则返逆之气亦不能骤顺③也。谁谓木瓜是君药哉。

或问木瓜利气，故能转逆，然有用木瓜而不能定逆者，岂木瓜不能利气乎？曰：木瓜未尝不利气也，因用之未当耳。木瓜无君主之药，愈利气而愈无成功。盖木瓜宜于补中利气，而不宜散中利气也。

乌 梅

乌梅，味酸，气平，可升可降，阳也，无毒。收敛肝气④，固涩大肠，止血痢，安虫痛。乃止脱之药，备之以敛滑脱可也。

按：乌梅止痢断疟，每有速功。然效速者，取快于一时，往往有变生久病而不能愈，不可不慎也。世有夏日将乌梅作汤以止渴者，腹中无暑邪者，可以敛肺而止渴。倘有暑邪未散，而结闭于肠胃之中，及至秋冬，不变为痢，必为疟矣。乌梅治蛔厥，蛔上入膈，故烦而呕，用之即定矣。

大 枣

大枣，味甘，气温，无毒，阳也，降也。入五脏。通九窍，和百药，养肺⑤，胃益气，润心、肺生津，助诸经，补五脏。惟中满及热疾忌食，齿疼并风疾禁尝。乃调和之品，非补益之味。《本经》曰其补者，亦因其调和之故也。

按：大枣，仙人遗种，故其味独异于凡枣，善能调和五脏之气也。虽非补益，要亦无损。吾浙诸暨，往往枣实有大如鸡蛋者，真仙种也。得其解者食之，实能益暮，惜不可多得耳。

龙 眼 肉

龙眼肉，味甘，气平，无毒。入脾、心二经。解毒去虫，安志定神，养肌肉，美颜色，除健忘，却怔忡。多服强魂聪明，久服轻身不老。此物果中之尤益人者。入药，不过脾、心二脏。若泡酒服，大有补滋之益。同补气、补血之酒，泡酒为佳也。

或问龙眼肉煎汤服之，宜食其肉，恐有滑肠之损？不知龙眼，非滑肠也。但戒多食，未免大肠欠实耳。

或问龙眼肉何以用之于归脾汤内，岂以其补脾也？夫归脾汤何物，非健脾之药，而必藉龙眼肉哉。龙眼肉实能调和诸药，使之分送于心、肝、脾、胃之中，不但专入心、肝也。

---

① 脉 原作"脚"，今据何本改。
② 助 原作"去"，今据何本改。
③ 顺 原无，今据何本补。
④ 此下何本有"安心止痛"四字。
⑤ 肺 何本作"脾"。

榧 子

榧子，味甘、少涩，气温。入胃、脾、大肠之经，又入肺。主五痔，杀三虫，坚筋骨，调荣卫。药笼中断不可缺之品。杀蛔虫，而又不损气血，用之实能奏功。惟有火病肠滑者不宜，然暂服一二次，亦复何害。

按：榧子杀虫尤胜，但从未有用入汤药者，切片用之至妙。此物吴越最多。余用入汤剂，虫痛者立时安定。亲试屡验，故敢告人共用也。

或疑榧子过于杀虫，未有杀虫之品而不耗气血者。吾谓凡杀虫之物，多伤气血，惟榧子不然。以榧子杀虫于无形也。无形之味，杀寓于生之中，虫不知其杀，而贪食丧生自死耳，脏腑正无伤也。脏腑既无所伤，气血又何伤之有。

枇 杷 叶

枇杷叶，味苦，气平，无毒。入肺经。止咳嗽，下气，除呕哕不已，亦解口渴。用时去毛，但止用之以止阴虚之咳嗽，他嗽不可用也。

枇杷叶凌冬不凋，自是益阴妙药，但制之不得法，反动[1] 其嗽。盖叶上尤毛多，必须以水洗去，不可少带一毫始妙。否则，毛入喉中，无益转有害矣。

郁 李 仁

郁李仁，味酸、苦，气平，降也，阴中阳也，无毒。入肝、胆二经，去头风之痛。又入脾，止鼻渊之涕。消浮肿，利小便，通关格，破血润燥。又其余枝，虽非当施之品，实为解急之需也。

关格之症，最难开关，郁李仁善入肝，以调逆气，故能通达上下，不可不备也。

莲子藕花心

莲子，味甘涩，气平、寒，无毒。入心、脾、肝、肾四脏。养神定志，能交君相二火，善止泄精，清心气，去腰疼，禁痢疾[2]。

花心，益肾，涩精，固髓。

藕，甘寒。主血多验，治瘀血，逐散不凝，止吐衄溢妄行，破产后血积烦闷，解酒却热，治金疮生肌。

按：莲子、花、藕，俱能益人，而莲子之功尤胜。世人谓莲子不宜食心，恐成卒暴霍乱。不知莲子去心用之，全无功效，其妙全在于心，不特止产后消渴也。莲子之心，清心火，又清肾火。二火炎，则心肾不交；二火清，则心肾自合。去莲心，而止用莲肉，徒能养脾胃，而不益心肾矣。莲子心单用人之于参、苓、芪、术之中，治梦遗尤神，取其能交心肾也。故用莲子断不可去心，一去心，则神不能养，而志不能定，精泄不能止，而腰痛不能除矣。

或问莲子清心汤，前人用之，未闻用心也。曰：莲子而不用心，此清心汤之所以不效也。前人制方，未必不单用莲心，岁久失传，人不知用，致清心汤神效竟为无用之方。此铎所以三叹也。原世人用清心汤者，用莲子心一钱以清心，未有不效应如响者矣。石莲子树上者，不可入药也。

―――――――

[1] 反动 何本作“助”。
[2] 痢疾 何本作“淋症”。

芡　实

芡实，味甘，气平，无毒。入脾、肾二经。主湿痹，止腰膝疼痛，益精，令耳目聪明，强志补中，除暴疾，久食延龄益寿。视之若平常，用之大有利益。可君可臣，而又可佐使者也。其功全在补肾①去湿。夫补肾之药，大都润泽者居多，润泽则未免少湿矣。芡实补中去湿，性又不燥，故能去邪水而补神②水，与诸补阴之药同用，尤能助之以添精，不虑多投以增湿也。

或问芡实平平无奇，而子偏誉之为益精补中之药，何也？曰：芡实不特益精，且能涩精，补肾至妙药也，子不信其功效乎？夫芡实与山药并用，各为末，日日米饮调服，虽遗精至衰惫者，不旬日而精止神旺矣。至平之药，而实有至奇之功，非世人所能测也。

或问芡实性实平淡，吾子誉其功用，不识益肾补③精之外，更有何病可大用乎？曰：芡实，无症④不可大用，而尤可大用者，开胃气耳。胃气大开，何病不藉之以得利。平而实奇，淡而无厌，殆芡实之谓乎。

或问芡实平淡无奇而益人，如若⑤，何不日食之作饭乎？曰：芡实虽不可作饭，然日用之固宜。我有一方，在家、作客，两食之而咸宜。方用芡实二斤、山药二斤、白糯米四斤、白糖一斤、花椒二两，去核，各为末。每日白滚水冲调服一两，最能开胃生精⑥，并无梦遗之病，可服至百岁也。

或疑芡实但能止精，而不能益精，虽精止即是益精，而终不可谓精得芡实而生也。曰：芡实岂但止精哉。夫遗精之病，必能补而后能止。使芡实不能益精，又何能止精。况芡实不但止精，而亦能生精也。去脾胃⑦中之湿痰，即生肾中之真水。芡实益精，又何疑乎。

甘蔗 砂糖

甘蔗，味甘，气平，无毒。入脾、肺、大小肠。绞汁入药，养脾和中，解酒毒，止渴，利大小肠，益气，驱天行热，定狂。

砂糖，杀疳虫，润肺，除寒热，凉心。多食伤齿。二味糖，不可入诸药中。唯蔗可用者，取其生气以止热，自易生津耳。

蔗浆，止渴，亦权宜之法，多饮又不相宜，恐过多生痰耳。

甘蔗，世人皆以为性热⑧，不敢多食。不知甘蔗甘平而兼微寒，能泻火热，润燥之妙品也。

覆　盆　子

覆盆子，味甘，气平，微热，无毒。入五脏命门。拯疴益气，温中补虚，续绝，安和五脏，悦泽肌肤，疗中风发热成惊⑨。治肾伤精竭流滑，明目黑须，耐老轻身。男子久服轻身，女人多服结孕，益人不浅，而医家止入于丸散之中，而不用于汤剂之内。谁知覆盆子用之汤剂，更效应如响，其功不亚于肉桂。且肉桂过热，

---

① 肾　原作"骨"，今据何本改。
② 神　何本作"真"。
③ 补　清抄丙本作"涩"。
④ 症　何本作"痰"。
⑤ 如若　清抄丙本作"若此"。
⑥ 精　何本作"津"。
⑦ 胃　原无，今据清抄丙本补。
⑧ 热　何本作"寒"。
⑨ 成惊　何本作"或惊恐伤肾"。

而覆盆子微热，既无阳旺之虞，且有阴衰之益。虽不可全倚之为君，而实可大用之为臣，不可视为佐使之具也。

或疑覆盆子一味为末，酒送亦能兴阳，非君药乎？曰：单味服之，终觉效轻。止可与阳微衰者，为助阳之汤，而不可与阳大衰者，为起阳之剂。盖覆盆子必佐参、芪，而效乃大，必增以桂、附，而效乃弘，实可臣而不可君之品也。

或疑覆盆子亦可为君，而子必以为臣，然吾见古人有配二、三味而成功者，亦独何欤？曰：覆盆子遇补气之药，不可与人参争雄；遇补血之药，不可与当归争长；遇补精之药，不可与熟地争驱；遇补脾之药，不可与白术争胜。殆北面之贤臣，非南面之英主也。故辅佐赞襄，必能奏最以垂勋[1]，而不能独立建绩矣。

或疑覆盆子兴阳实有功，而吾子必贬之为臣使之药，意谓必与人参同用为佳，然天下之人安得尽用人参也？曰：覆盆子何必尽用人参，归、熟、芪、术，何者不可并用乎。

金 樱 子

金樱子，味甘、微涩，气平、温，无毒。入肾与膀胱之经。涩精滑，止梦遗遗尿，杀寸白虫。此物世人竟采以涩精，谁知精滑，非止涩之药可止也。遗精梦遗之症，皆尿窍闭，而精窍开。不兼用利水之药，以开尿窍，而仅用涩精之味，以固精门，故愈涩而愈遗也。所以用金樱子，必须兼用芡实、山药、莲子、薏仁之类，不单止遗精而精滑反涩。用涩于利之中，用补于遗之内，此用药之秘，而实知药之深也。

或问金樱子乃涩精之药，先生谓涩精而精愈遗，必加利水之药同治，其论实

精。但恐利多而精不能涩，意者治遗精者，多用金樱子为君，少用利药为佐使乎？曰：利水过多，亦非治遗之妙法，必须补多于涩之中，涩多于利之内，自然精足而不遗，尿窍开而精窍闭也。［批］二语定论。

或问金樱子凌冬而色愈有神，其得于金气者深矣。金能生水，似能益精而不止涩精也。不知金樱子非益精之物，使金樱子益精，则必涩精而无不效矣。唯其止能涩精，而不能益精，所以愈涩而愈遗也。

金樱子内多毛及子[2]，必去之净，方能补肾涩精。其腹中之子，偏能滑精，煎膏不去其子，全无功效。

木 通

木通，即葡萄根也。味苦涩，气微[3]寒。入膀胱。逐水气，利小便。亦佐使之药，不可不用，而又不可多用。多用泄人元气。

或疑木通利水，去滞气，亦有益之品，何先生谓是泄人元气？曰：木通利水，何异于猪苓，但嫌其苦寒损胃，非若淡泻之无害也。胃气既伤，元气必耗，故用之为佐使，则有功无过。倘多用之为君，则过于祛逐，元气必随水而走，安得不耗哉。

山 楂

山楂，味甘辛，气平，无毒。入脾、

---

① 故辅佐赞襄，必能奏最以垂勋　清抄丙本作"故只宜赞襄以奏功"。最，古代考核政绩或军功时划分的等级，以上等为最。睡虎地秦墓竹简《厩苑律》："有里课之，最者，赐田典日旬。"
② 及子　何本无。
③ 微　何本无。

胃二经。消宿食，除儿枕痛，去滞血，理疮疡，行结气，疗癫疝，健脾胃，祛臌胀。煮肉少加，须臾即烂，故尤化肉食。此伤诸肉者，必用之药也，佐使实良。

或问山楂止消肉食，并治儿枕作痛者神效，未闻他有功绩也。曰：山楂功用，实不止此。大约消食理滞，是其所长，祛臌胀、疗癫疝，是其所短。

或疑山楂有功有过，未可见是伤肉食而概用之也。曰：山楂之功，全在于消肉物。使伤肉食者忌用，又用何物以化之乎？夫山楂之过，在于消肉之过伤，以消其脏腑之气也。然能用山楂于补气、补血之中，不特善于消肉，而更且善于利气。是山楂之功过，全在用之有方与无方耳。

或疑山楂之功过甚轻，何必危言而戒。曰：山楂之功用虽轻，然用于气旺阳健[1]之人，正不觉其损，而用之于气馁血衰[2]之子，实有见其伤也。

胡 桃 肉

胡桃肉，味甘，气温，无毒。入肾经。润能生精，涩能止精，更益肾火，兼乌须发，愈石淋。实温补命门之药，不必佐之破故纸始愈腰疼。尤善安气逆，佐人参、熟地、山药[3]、麦冬、牛膝之类，定喘实神。世人但知为食物，而不知用入于补剂，其成功更奇也。

胡桃补肾，尽人知之，但多食亦能生虫，世人不识也。或谓胡桃杀虫，子反谓生虫，得无误耶？夫胡桃杀虫，乃胡桃之油者也。凡虫得油即死，故油胡桃杀虫。若胡桃未油者，乌能杀虫。古人取胡桃加硼砂[4]，以治痞瘕者，非取其杀虫也，乃取其引入于下焦至阴之处耳。若与补药同施，则不能生虫，而反得其大益矣。

橄 榄

橄榄，味酸、甘，气温，无毒。入肺、胃、脾三经。生津开胃，消酒，解鱼毒，化鱼鲠，亦备急之需，药笼中不可不备者也。连肉敲碎核，煎汤用之。煨灰，香油调敷，外伤无痕[5]。

或问梦中有神告曰：橄榄能治哮病。可信乎？不可信乎？曰：余亦梦内父鄂仍张公告予曰：橄榄治哮病最有效，但用新鲜者捣汁，饮半瓯，其哮立定，干者不能取汁，煎汤饮之，则无益矣。余试之神效，后一人患哮症，无生橄榄，取干者煎汤服，果无功，亦一奇也。因附载之。

白 果

白果，味甘、少涩，气微寒。入心经，通任、督之脉，至于唇口。有毒，多食至千者死。治白浊，清心。性不能乌须发，然乌须发必须用之，引乌黑之汁至于唇口之间以变白也。此从来《本经》之所未言。

白果不可多用，然小儿又最宜食之。盖小儿过餐水果，必伤任督之脉，五日内，与十枚熟食，永无饱伤之苦，并不生口疳之病。

或疑白果有损无益，先生谓能补任、督之脉，此从前注《本草》者并未言及，何说之创乎？嗟乎。神农尝百草，安能尽尝，则注《本草》者，何能尽注，所望于后人之阐发者实多。况白果补任督，又铎

---

① 阳健　清抄丙本作"气健"，何本作"健壮"。
② 血衰　清抄丙本作"气衰"。
③ 山药　清抄丙本作"山茱萸"。
④ 硼砂　何本作"硼酸"。
⑤ 煨灰……外伤无痕　此十字，原无，今据何本补。

闻之于纯阳吕祖之教，以治舍弟选之之子丙郎，而亲效者乎？盖丙郎多食水果，脾胃两困，越中儿科治之不效。适吕祖鸾降，训铎用六君子汤加白果十枚治之，不旬日全愈。请问用白果之故。吕祖曰：丙郎乃伤任督脉也，非白果不效，故用之耳。志之以见铎之立论，非无本之学也。

或谓白果小儿最不宜食，有食之口吐清水而死者。曰：凡物不宜多服，安能独咎于白果。白果，少用则益于任督，多用则损于包络。口吐清水者，过清其心也。包络为心之相臣，包络损而心亦损矣。然必心气原虚，而又食白果至数百枚者，始有此祸，非食数十枚，便致如此也。

或疑白果清心，多食则过于清心矣，安得而不伤乎？然而心不畏清也，仍是过清包络耳。倘包络火旺者，食数百①枚，正复相宜。唯包络素虚寒者，实宜戒耳。

白果，方中所用极少，唯治哮喘方，有用白果者，取其能涤胃中饮食之积也。

丹砂　水银、轻粉

丹砂，味甘，气微寒，生饵无毒，炼服杀人。入心经。镇养心神，通调血脉，杀鬼祟精魅，扫疥瘰疮痬，止渴除烦恼，安魂定魄。水银，即丹砂火煅而出之者也，止可为外科之用。轻粉，又从水银而再变者也，亦外科所需。此三物，至毒者水银，其次轻粉，又其次则丹砂也。盖水银、轻粉经火百炼而成。丹砂未经火者，秉南方至精之气，可借以安神定魄，然亦止可少服以获益也。轻粉，功专收敛，世人治杨梅风毒，用之以图速效，谁知毒未宣扬，遽用轻粉以敛毒，顾目前片刻之快，变成终身难治之疮，鼻落身腐而死，可不慎哉。

或问轻粉之毒，多成于杨梅疮，不识

有何药可救？近人多以土茯苓救之，然未见其收功也曰：轻粉之毒，非服丹砂，则毒不能出。盖轻粉即丹砂之子也，子见母即化矣。〔批〕子见母则出，奇方至理。但服丹砂则有法，用丹砂一斤，切不可火煅，须觅明亮者，研末，水飞过，用茯苓末二斤，生甘草三两，为末，共拌匀。每日用白滚水调服三钱，不须一月，轻粉毒尽散，而结毒全愈矣。

或问丹砂，古之真人每借之飞丹炼石，引纳清和，配以金铅，按之法象，合成金丹而成变化。青霞子及太清真君炼法，皆载之《丹经》，而录之各《本草》也，先生略而不言，何也？曰：丹法难言，非有形之物也。古之真人，不过托言丹砂、黑铅，以喻其金丹之妙也，何尝取丹砂而烹炼之哉。夫丹砂最恶者火也，得火则有大毒。有唐以来，上而人主，下而缙绅，服烹炼丹砂之药，未有不烂肠裂肤而死者。又安能长生变化飞腾升举哉。此余所以略而不存也。

或问缪仲醇注疏《本草》，谓久服水银，神仙不死之说，必得铅华相合，乃能收摄真气，凝结为丹，即道家所谓"太阳流珠，常欲去人，卒得金华，转而相合"之旨也，吾子以为然乎？否乎？曰：此缪仲醇不知丹诀而错认之也。金丹大道，岂藉后天有形之物而成哉？况水银生用、炼用，无非有毒，大非丹砂可比，尤不可服，古今来服水银而死者比比。夫水银入耳②则脑烂，岂入脏腑偏能有益乎。此不必辨而自明者也。

或问丹砂能消鱼、龙、蛇、鳖之毒，有之乎？曰：有之。但生用则不能消毒耳。盖鱼、龙、蛇、鳖之毒，中于人身

---

① 百　何本无。
② 耳　何本作"脑"。

内、外者，用丹砂煮熟作汤，或火煅为末服之，则毒气尽消。丹砂生用则无毒，而熟用则有毒，以毒攻毒，故能奏功独神耳。

阳 起 石

阳起石最难得真，必得真者，依法配合方验，非云母石之根也。明透者佳。味甘，气平，有毒。入命门。治肾气乏绝，阴痿不举，破血瘕积凝腹痛，去阴囊湿痒，驱子宫冷寒。此物虽温补命门，而制之不得法，反能动燥，受害无穷。金石之药，所以不及草木之味。然亦有时不可不服金石药者，乃阴寒无火之人，又加天厌之客也。天厌之客，为天所厌绝。吾人行医，必欲使其阳道修伟，不几受逆天之愆乎。不知医道之大，实能参赞天地之穷。苟人心悔悟，上至格天，而竟无法以挽回，使其天厌终身，后嗣绝灭，亦失爱育之至仁也。故吾注《本草》，不得不阐发阳起石之奇。盖此物制之得宜，实可使天厌者重新再造，非草木之药可比也。其法用阳起石一两，先用驴鞭肉汁煮三炷香取起，白炭火烧红，即于驴鞭汁淬之七次，而阳起石可用矣。同驴肉①汁入于人参、芪、术、茯神、菟丝、龙骨、熟地、枸妃、山茱萸②、杜仲、破故纸之中，自然重新长肉，改换筋膜，内阳既兴，外阳亦出，必非从前细小之势矣。倘舍驴鞭之汁煅炼阳起石，虽亦能取效，止可兴平常之阳，不能兴天厌之阳也，且口干舌燥，亦所不免，非疮疡生，即消渴患矣。〔批〕远公存心慈悯，且欲参赞化育，发明阳起石之奇，竟至改造天厌，再生子嗣，不顾及天谴乎。然而，天心随人心为转移，人心善，则天亦随人心而变化，但人宜善承之，毋负远公好善之怀也。

或问阳起石，但知其兴阳，未闻其能改造天厌，先生之论自应奇绝，但未知曾有验之否？曰：天有缺陷，炼石可以补天，岂人有缺陷，炼石独不可以补人乎。其有验有不验者，因人有善不善也。阳起石之能改造天厌，又何必过疑哉。

或问先生伤人死于贪生，戒丹砂之不可轻用，何于阳起石而表扬其奇，似乎有导淫之失矣。曰：吾尚论《本草》，功过不掩。丹砂实有过，予不敢隐；阳起石实有功，予亦不敢没。至人之生死，人自取之，于余何讥焉。

禹 余 粮

禹余粮，味甘，气寒，无毒。入脾、胃、大肠。疗血闭瘕瘕，止赤白漏下，除寒热烦满、咳逆邪伤。经曰：重可去怯。禹余粮之重，正镇固之剂，可用之止滑也。但止可暂用以固脱，不可久服以延年。《本经》言耐老轻身，予不敢信。

或问禹余粮，传大禹治水之时，弃粮于山中，乃成此物，故凶荒之时，可掘而服食以救饥，果有之乎？曰：此好事者之言也。禹余粮乃山中之土，异于凡土则有之，岂能疗饥以活命。夫饥馑之民，肠胃未有不虚弱者也。用禹余粮之重物以充饥，非充饥也，正所以速之死耳。

吕仙曰：远公注《本草》，悯禹余粮之不可救荒，请命于我。我嘉远公善心之无穷也，传一法以救饥。遇凶荒之年，朝东方日出时，心中注定于太阳，不必朝对太阳也，用口开吸太阳之气，自觉为我吞入，咽下腹中一口，口中漱津一口，咽送腹中，如此七次，不必再咽。但饮滚水、

① 肉 何本作"鞭"。
② 山茱萸 何本作"山药"。

食青草，再不死矣。此救饥之妙法也，特志之。

石 膏

石膏，味辛、甘，气大寒，体重而沉降也，阴中之阳，无毒。生用为佳，火煅不灵。入肺、胃、三焦。能出汗解肌，上理头痛，缓脾止渴。风邪伤阳，寒邪伤阴，皆能解肌表而愈。胃热多食，胃热不食，唯泻胃火而痊。祛痰火之积，止胃脘之痛，发狂可安，谵语可定，乃降火之神剂，泻热之圣药也。仲景张夫子以白虎名之，明示人以不可轻用，而非教人之不用也。乃世人畏之真如白虎，竟至不敢一用，又何以逢死症而重生，遇危症而重安哉。夫石膏降火，乃降胃火，而非降脏火也；石膏泻热，乃泻真热，而非泻假热也。辨其胃火真热，用石膏自必无差。而胃火初起之时，口必作渴，呼水饮之必少快，其汗必如雨，舌必大峭，虽饮水而口必燥，眼必红，神必不安。如见此等之症，确是胃火而非脏火，即可用石膏而不必顾忌。而真热者，舌必生刺，即不生刺，舌胎必黄而有裂纹，大渴呼饮，饮水至十余碗而不足，轻则谵语，大则骂詈，见水而入，弃衣而走，登高而呼，发狂不知人，此真热也，即可用石膏大剂灌之，不必疑虑。倘或口虽渴而不甚，与之水而不饮，言语虽胡乱而不骂詈，身虽热而不躁动，上身虽畏热而下身甚寒，皆假热之症，即不可轻用石膏矣。以此辨火热，万不至杀人，奚必畏之如虎，看其死而不救也。盖石膏实救死之药，因看症不清，遂至用药有误，救死之药反变为伤生之药矣。今既辨之明，自必用之确也。

或问用石膏以治真正胃火，单用石膏可矣，何以张仲景先生必加入人参、麦冬者乎？曰：胃火之盛者，胃土之衰也。泻胃火，未有不伤胃土者也。伤胃土，必伤胃气矣。加人参于石膏汤中，非助胃火，乃顾胃土也。胃土不伤，则胃气不丧，似乎可不顾肺气矣。然而胃火升腾，必伤肺金，用人参以顾胃，而不用麦冬以养肺，则胃子必救肺金之母，以泄胃气，则胃气仍损，虽用人参，犹之无用也。〔批〕顾胃土顾肺金，阐义实精。故又加麦冬，同人参并用，以助石膏之泻火。火泻而肺金有养，不耗气于胃土，则胃气更加有养。此所以既用石膏，而又加人参，既用人参，而又加麦冬也。

或问石膏泻胃火，又加知母以泻肾火，何为耶？盖胃火太盛，烁干肾水。用石膏以泻胃火者，实所以救肾水也。然而，胃火既烁肾水，肾水若干，相火必然助胃火以升腾矣，胃火得相火而益烈。单泻胃火，而相火不退，则胃火有源，未易扑灭，愈加其焰矣。泻胃火，而即泻相火，则胃火失党，其火易散，大雨滂沱，而龙雷不兴，其炎热之威自然速解。此所以用石膏以泻胃中之火者，必用知母以泻肾中之火也。〔批〕泻肾火，正所以泻胃火，妙论出奇。

或疑石膏既泻胃火，又用知母以泻肾火，用麦冬以安肺火，宜乎火之速退而热之尽解矣，何以用白虎汤往往有更甚者？曰：嗟乎。此又非白虎汤之故，乃不善用白虎汤之故也。火势不同，有燎原之火，有延烧之火。延烧之火，其势已衰；燎原之火，其势正炽。以救延烧者救燎原，势必愈为扑灭，而愈增其光焰矣。人身之胃火亦不同，有轻有重。轻者，如延烧之火，少用白虎汤，即可解其热；重者，如燎原之火，非多用白虎汤，不足以灭其氛。倘以治轻者治重，安得不添其火势之焰天乎，非变为亡阳，即变为发狂矣。

或疑石膏比为白虎，明是杀人之物，教人慎用之宜也。今又云火重者，非多用石膏不可，吾恐又启天下轻用石膏之祸，未必非救人而反害人也。曰：嗟乎。论症不可不全，论药不可不备，天下有此症候，即宜论此治法。乌可因石膏之猛，避其杀人之威，而不彰其生人之益乎。石膏实有功过，总在看症之分明，不在石膏之多寡。若看症之误，多用固杀人，而少用亦未尝不杀人。若看症之确，少用固救人，而多用亦未尝不救人。然则人亦辨症可也，何必忌用石膏哉。

或又疑石膏可多用以救人之生，先生不宜从前之过虑矣，毕竟石膏宜少用而不宜多用也。曰：石膏原不宜多用。石膏大寒，戒多用者，乃论其常；胃火大旺，戒少用者，乃论其变。存不可多用之心，庶不至轻投以丧命；存不宜少用之心，庶不至固执以亡躯。知不宜多用，而后可多用以出奇，庶几变死为生，反危为安也。

或疑石膏泻燎原之火，自宜多用以泻火矣，然而过多又恐伤胃，若何而使胃不伤，火又即熄之为快乎？曰：燎原之火，即生于地上，胃中之火，即起于土中。以石膏而救其胃中之火，即如用水而救其燎原之火也。然而，燎原之火以水救之，而无伤于地；胃中之火以石膏救之，必有伤于土。盖土即胃土也，胃土非火不能生，奈何反用水以灭之乎？然而胃火之盛，非胃中之真火盛，乃胃中之邪火盛也。邪火，非水不可灭，故不得已大用石膏，以泻其一时之火也。又胃火之盛，乃胃土之衰也，胃火既盛，而胃土愈衰，胃土既衰，复用寒凉以泻火，火衰而胃土更衰矣。故泻火之中，即宜补土之为急。倘徒泻其火，未有不土崩者矣。治法宜人参同用于石膏之中，大约用石膏十之七者，人参用十之三，相济而相施。火既易熄，而

胃土又不伤，断无有亡阳之祸者也。[批]用石膏以泻火，即用人参以救土，实妙论妙法也。

或疑石膏泻胃火，有用至一两，而仍不解，几几有发狂之变，又将何药以解之乎？曰：舍石膏，再无别法也。夫发狂之病，此胃火热极，不可以常法治者也，必须用石膏至二三两，加人参亦必二三两。又不可拘于前说，用石膏十之七，而人参用十之三也。[批]知常知变，才见起死回生手段。　盖火盛之极者，土衰之极也，不用人参以补元气，而唯用石膏以救其火炎，未有不败者也。此等之病，必登高而歌，弃衣而走，见水而入，大骂大叫，神欲外越，此呼吸存亡之秋，不得不以变法治之。倘服前药而少安，便有生机，否则，虽多用石膏、人参，亦何以救之哉。

或疑发狂之病，往往有少用石膏，多用人参而愈者，又是何故？曰：发狂有虚火、邪火之不同。邪火之发狂，必须多用石膏、人参，以挽回于俄顷；虚火之发狂，又宜专用人参，以定乱于须臾。岂特石膏必宜少用，且断断不可共用也。苟虚实、邪正之不明，而用药一错，未有不下喉即杀人者。而虚实、邪正，何以辨之，要不能舍验舌之法，而另求辨症也。正虚而发狂者神乱，而舌必润滑；邪实而发狂者神越，而舌必红黄，且燥极而开裂纹也。以此辨症，又何误乎。

或疑石膏定狂，定胃中之火也，何以即能定心中之狂乎？不知心中之狂，乃起于胃中之火也。救胃火，正所以救心狂也。夫心乃火脏，胃火宜非所畏。乃胃火热而心发狂者，如本是同舟之人，一时劫夺，变出非常。苟不诛讨，则心宫何安乎，此救狂必泻火也。

或疑寒凉之药多能杀人者，无过石

膏，即黄柏、知母，亦不同其类。屏黄柏、知母而不弃石膏，何也？曰：石膏，乃救死之药也。胃火热极，非石膏不能降。胃火不降，必变发狂而死矣，用石膏救之，死症立变为生。彼用石膏而杀人者，非胃火而妄用之也。夫人身之火，最烈者，胃火与肾火也。胃火宜泻，而肾火宜补。不用石膏以泻胃火，而反用石膏以泻肾火，安得而不杀人乎。但肾火与胃火补泻之不同，乃宜补而用泻，亦因黄柏、知母降肾火之说而误之也。寒凉之药，未尝不生人，彼误用之而杀人，与石膏何过乎。

　　或又疑屏黄柏、知母之并用，是知母不可助寒凉以杀人矣，先生偏称知母助石膏能生人，抑又何也？曰：胃火之盛，原宜直降胃火，用石膏，不宜再用知母。然而胃火之所以盛，由于肾水之衰，水虚而不能制火也。胃火既盛，势必烁干肾水，水尽而火势焰天，人即立亡矣。用石膏以泻胃火者，正所以急救肾水也。但徒救肾水，而肾火增热，势必胃火仍旺，而不遽熄。故又用知母，以暂退其肾中之火，则胃火无党，庶几易于扑灭也。此石膏必用知母之相助，乃一时权宜之计，而非永久之图也。

　　或问石膏能泻胃火，胃火既泻，何必又用知母？先生偏誉知母助石膏之有功，似亦偏说也。曰：石膏泻胃火以救肾水，不能泻胃火以泻肾火也。胃为肾之关门，胃火息而肾火犹盛，是关门路平烽熄，而内火焚烧，岂是安宁之象。故泻胃火，即宜泻肾火也。泻肾火，非知母不可，尤妙知母不唯止泻肾火，且能泻胃火，所以同石膏用之，则彼此同心，顾肾即能顾胃，不比黄柏专泻肾而不泻胃也。

　　或问白虎汤发明真无微不晰，而石膏用之于大、小青龙汤中，尚未议及，岂白

虎能杀人，而青龙否乎？曰：龙性难驯①，用之不当，其杀人同于白虎。夫同一石膏也，何以分称龙、虎，亦在人用之何如耳。用之于热散②之中，则名青龙；用之于寒散③之中，则名白虎。石膏大凉，用于热之内，则能解热，而不畏其凉；用于寒之内，过于大凉，虽能退热，而常生其变。似乎白虎之汤，猛于青龙也。然而，邪在胃，非白虎不可解热；邪未入胃而将入于胃，非青龙不可解热也。惟是石膏得桂枝、麻黄，势善升腾，用之青龙汤中，止可少而不可多，有异于白虎汤中，石膏可以重加也。

　　或问青龙汤有大、小之名，分在石膏之多寡乎？曰：石膏不可多用，不独小青龙汤也。小青龙之别于大青龙者，以方中用芍药也。龙性虽难驯，得芍药之酸收，则石膏不能升腾矣，盖芍药所以制石膏也。譬如小龙初长头角，惟恐伤人，畏首畏尾，故以小名之。世人但知石膏之猛，谁知加入芍药，则石膏正无足忌乎。惟小青龙之用石膏，不得其宜，亦有祸害，但不若大青龙无制之横耳。

　　又问大青龙既然过横，何不加入芍药乎？曰：此又不可也。邪在荣卫之间，将趋入于阳明，非大青龙之急用，断不能行雨以散热。若加入芍药之酸收，则风云不能际会，未免收敛有余，而优渥④不足。此仲景夫子特制大青龙汤，雨以沛之，毋单尚凉风之习习也。

----

① 此下何本有"大青龙汤而用石膏者，白虎杀人，青龙"十五字。
② 热散　何本作"散寒"。
③ 寒散　何本作"散热"。
④ 优渥　沾润也。

之也。

硫 黄

硫黄，味酸，气温①、大热，有毒。至阳之精，入肾。能化五金奇物，壮兴阳道，益下焦虚冷，元气将绝者甚效。禁止寒泻②，或脾胃衰微，垂命欲死者立效。坚筋骨，去心腹疝癖，却脚膝冷疼，仍除格拒之寒。此物纯阳，专伏纯阴之气，化魄生魂，破邪归正，其功甚巨，故有将军之号。然而，其性大热，用之不得其宜，亦必祸生不测，必须制伏始佳。此物用寒水石制之大妙，世人未知也。硫黄十两，研为末，加入寒水石一两，亦研为末，和在一处，以水化之，寒水化而硫黄不化也，候其水干，然后取出用之，自无他患。

或疑硫黄大热，寒水大凉，取之相制，似乎得宜，然而用硫黄正取其纯阳也，以寒水制之，阳不变为阴乎？不知寒水制硫黄，非制其热，制其毒也。去毒则硫黄性纯，但有功而无过，可用之而得其宜也③。

赤 石 脂

赤石脂，味甘、酸、辛④，气温，无毒。入脾与大肠。凡有溃疮，收口长肉甚验。能止血归经，养心气，涩精，住泻痢。此亦止涩之药，内外科俱不可缺者也。

赤石脂，禀土金之气，而色赤则象离火，寒邪之下痢白积者，似可涩。若大热暴注滞下，全是湿热，似宜祛暑祛积⑤，未可用此以止涩之也。

或问赤石脂酸涩之味，过于收敛，似不可轻用？曰：病有泄泻太滑者，非此不能止。有不可不用之时，亦不宜慎重而失

寒 水 石

寒水石，味辛、甘，气寒，无毒。入胃经。却胃中大热，五脏伏热亦可祛解，并解巴豆、丹石诸毒。兼治伤寒劳复，散积聚邪热，止烦闷喉痹。消渴可除，水肿可去。此物存之以解热毒，亦药笼中不可少之味也。

或问寒水石解胃中之大热，是其功与石膏正复相同，何以泻胃中之热用石膏，而不用寒水石乎？曰：寒水石虽解胃中大热，然不可与石膏并论。寒水石却胃中大热，但能下行，而不能外散。若石膏，则内、外、上、下无不可以泻火也。〔批〕寒水石至阴，较石膏而更甚。

或问寒水石同是解热之药，而谓不可与石膏并论，岂更有他义耶？曰：寒水石可以泻有余之邪热，而不可泻不足之虚热，此则与石膏同也。更有与石膏异者，石膏泻湿热，而寒水石止可泻燥热耳。故诸湿肿满属脾者，最宜忌之也。

或问寒水石，近人用之于药中者绝少，似亦可删之品，而先生收之，何也？曰：燥症之不明于天下也，久矣，而润燥之药，又无多几味。余独存寒水石者，所以救燥热之病也。

石 钟 乳

石钟乳，味甘，气温，无毒。主咳逆

---

① 温 何本无。
② 泻 何本作"邪"。
③ 此下何本有"制其毒便制热，故妙。若硫黄治疥等症，则不必用矣"二十一字。
④ 辛 何本无。
⑤ 祛暑祛积 何本作"去水除积"。

上气，疗脚弱冷疼，安五脏，百节皆通，下乳汁，九窍并利，解舌①痹渴，补下焦，止遗精，益气强阴，通声明目，久服育子。亦须制伏，方可入药。雷公之制自佳，非研万遍②，断不可轻用。

钟乳石，专能化精。凡人精少者，最宜用之，然亦必须用之于补药中，始能奏效，否则亦徒然也。

或问钟乳石得火有大毒，先生谓入药必须制伏，经火煅耶？不经火煅耶？曰：钟乳石断不可经火，研极细末，另用牡丹皮煮汁泡三日，去汁用之最佳，无毒而获大益。

或问钟乳石以明亮者为佳乎？抑杂色者皆可用之乎？曰：用钟乳石，所以化精也。化精自取明亮者，始能入肾，其治诸病，虽杂色亦可用也。

或问石钟乳，其气慓疾，令阳气暴充，饮食暴进，世人未免恃之为淫佚之资。谁知精气暗损，石气独存，孤阳转肆，益精之谓何。李时珍戒人久嗜，有益于世不浅，而吾子不言及，何也？曰：人有强弱之不同。火衰之人，必须服钟乳以益精；而火盛者，不特不可久服，而并且不可暂服也。时珍备言之矣，余何必再宣哉。

代　赭　石

代赭石，味苦而甘，气寒，无毒。入少阳三焦及厥阴肝脏。治女人赤白崩漏带下，暨难产胎衣不下，疗小儿疳疾泻痢惊痫，并尿血遗溺惊风，入腹可愈。经曰：怯者，惊也。怯则气浮，重剂以镇之，代赭之重，以镇虚逆也。孕妇忌服，恐堕胎元。此物有旋转乾坤之力，药笼中以备急用，断难轻置。

代赭石，虽能旋转逆气，然非旋覆花助之，亦不能成功，二味必并用为佳。

或问代赭石体重以定逆，何以能转逆耶？曰：代赭石非能转逆也，旋覆花实能转逆耳。然则转逆用旋覆花足矣，何以又用代赭石乎？不知旋覆花虽能止逆，而不能定逆。用旋覆花以转其逆，复用代赭石以定之，则所转之气，不至再变为逆也。

滑　石

滑石，味甘，气大寒，性沉重，降也，阴也，无毒。入足太阳。利九窍，津液频生。行六腑，积滞不阻。逐瘀血而解烦渴，分水道以实大肠，上气降火，实有奇功。此药功专滑利，凡有火积在膀胱者，非此不能除。故夏月犯暑口渴者，必须用之以解，似乎滑石乃止渴之圣药。然而，滑石非止渴之药也，藉其利膀胱而去湿热耳。夫湿热积于膀胱，则火必上升而作渴，利其湿热，则火随湿解，而膀胱之气化自行。膀胱之气化既行，则肺气清肃，不生火而生阴，而津液自润矣。此滑石所以利尿而止渴也。然而渴症不同，有内火而渴，有外火而渴。犯暑而渴者，乃外来之火，而湿郁于膀胱也；阴虚而渴，乃内起之火，而湿流于膀胱也。倘亦用滑石以利其湿热，湿不能去，而转添其燥热矣。盖外火可泻，而内火宜补，未可概以滑石而轻利其湿也。否则，转利转虚，益犯虚虚之戒，不可不慎耳。

或疑滑石性急，甘草性缓，相合成散，缓急得宜，似乎泻火至神，消暑至易矣。然而有泻火而火愈增，消暑而暑益炽者，何也？夫天水、六一，本一方也。然而此方止可泻火之已燃，而不能泻火之未

---

① 舌　何本无。
② 万遍　何本作"极细"。

发，能消暑之既盛，而不能消暑之将残。盖滑石有形之物，安能泻火于无形。滑石甚重之物，安能消暑于不重。各有所长，即各有所短耳。

或疑滑石利水，何以伤寒热病亦用之，而得解其邪？盖滑石性速，最能逐邪从膀胱下泄，犹恐过于迅速，佐之以甘草之缓，使其少迟于逐邪，反能祛邪之尽出，从小便而下泄，水去而火亦去也。

或又问天水散逐邪最速，何以上焦之邪偏去之迟耶？曰：滑石下行而不上行者也，虽佐以甘草之缓，止能少留于中焦，而不能少留于上焦也。上焦既不能留，又何能逐邪哉？

或又问滑石既能利水，则膀胱之邪必能迅逐之矣，何以有时逐膀胱之邪，反成胀满迫急之病①乎？曰：此下焦之虚热，膀胱无水而强利之也。夫膀胱有水，则滑石利之可也，无水而强利之，不犹向无衣者而索衣，无食者而索食乎，其窘迫之状为何如哉。盖滑石止可泻实火之邪水，而不可泻虚火之邪水也。

朴硝 芒硝、皮硝、玄明粉

朴硝，味苦、辛、咸，气寒，降也，阴也，有毒。青白者佳，黄赤杀人。诸石药毒能化，六腑积聚堪祛。润燥粪，推陈致新。消痈肿，排脓散毒，却天行疫痢，破留血闭藏，伤寒发狂，停痰作痞。凡有实热，悉可泻除。又善堕胎，孕妇忌用。

芒硝，即朴硝之再煎者。消痰癖，通月经延发②，漆疮可敷，难产子胞可下，洗心肝③明目，涤肠胃止疼。经云：热淫于内，治以咸寒，佐以苦寒。仲景夫子所以用大黄、芒硝相须为使也。

皮硝，乃硝皮而出之者也。止可用之以洗目，则老眼可复明，洗阴囊可以去湿，洗痔疮可以却疼，余无可用。

玄明粉，微④祛虚热，亦消老痰。以上四味，除皮硝乃外治之药，余俱内治之药也。硝性最紧，朴硝第一，芒硝次之，玄明粉又次之，俱宜救急而不可救缓，以之治实病则直，以之治虚病则失。虽玄明粉能退虚热，似可治虚，然亦止可暂治虚热，而不可久治虚热⑤也。

或疑朴硝不可用，用芒硝以佐大黄，似乎平善矣，而用之不得当，往往杀人。不识单用大黄而不用硝石，亦可乎？曰：大黄，下药也。用大黄，似可不用芒硝，然而伤寒之邪传在脏中，常有一刻不可再停之势。大黄不得芒硝，则其势不速，非好用芒硝也。用芒硝以助其迅扫之机，邪去而正始存，安可徒用大黄而不用硝石哉。

或问芒硝佐大黄，其势更急，使大黄迅逐趋下，吾恐邪气反不尽去也。曰：邪在上焦，用药宜缓；邪在下焦，用药宜急。肠中既有硬粪，不迅逐趋下，则谵语能定乎。子疑芒硝佐大黄，虑其势甚急，而余犹恐其不急，致邪之不去也。

或问芒硝佐大黄，不过助其急也，岂别有义乎？曰：芒硝佐大黄，亦能制大黄之猛。盖大黄性速，而芒硝之性更紧于大黄。大黄转不敢恃其威，而过于逐北，反有彼此牵制之益，故功成更神也。

或问芒硝佐大黄而成功，岂不能佐大黄而致败，何子但言其功，不言其过乎？曰：嗟乎。孟贲、乌获之将，骁勇绝伦，用之不得其宜，有不跋扈者乎。唯是宜用而用之耳。用之得宜，则成功于扫荡；用

---

① 病　何本作"痛"。
② 月经延发　何本作"经脉"。
③ 洗心肝　何本无。
④ 微　何本作"能"。
⑤ 热　原作"寒"，今据何本改。

之不得其宜，则致败于崩摧。谁谓芒硝但有功而无过哉。

花 蕊 石

花蕊石，治诸血证神效，最化瘀血，以酒调服，男女俱同。止可酒调服一分，瘀①血即化为黄水，诚劫药之至神，化瘀②血之至捷也。外调亦验极，金疮口敷上即合。产后血晕，舐舌即安，真有不可思议之妙。故特存之以备急用也。然用不可过二分，多则反有害矣。

花蕊石最难制，非研至无声，断不可轻用。盖此物愈细愈妙。若无瘀血停滞于腹者，不可服。不由内伤血凝，胸膈作痛如一片横住者，以致火炎血溢，因而吐血者，亦不可轻用之以内治也。

矾 石

矾石，味酸，气寒，无毒。去鼻窍之肉，除骨髓之热，劫喉痹，止目痛，禁便泻，塞齿疼。洗脱肛而涩肠，敷脓疮而收水，吐风痰而通窍，平痈肿而护膜。外治甚效，而内治亦神，然可暂而不可常者也。

或疑矾石味酸，宜敛毒而不宜化毒，何以痈疡之症用之，毒易化耶？不知矾石之化毒，正在味酸。矾石，有形之物也，然入之汤药之中，则有形化无形矣。存酸之味于散之中，即行散于酸之内，既消毒而又不散气，此功效之所以更神也。

或问岐伯有云：久服矾石，必伤人骨。有之乎？曰：矾性最急而且燥，能劫水，故不利骨与齿耳。盖齿亦骨之余也。肾水虚者，断不可轻用，恐已耗而又耗也。

磁 石

磁石，味苦、咸，无毒。一云：平甘，温涩。乃铁之母也。火煅七次，醋淬七次，研细，水飞过始可用。专杀铁毒，除大热烦满，去周③痹酸疼。绵裹治耳聋，药和点目瞖。强骨益肾脏，通骨节，消痈疽，逐惊痫风邪，祛颈核喉痛。炼水旋饮，令人有娠。若误知针入喉，急取系线服下，引上牵出其针，殊效。此物体重，乃去怯之剂也。药笼中亦不可缺，故存之。

磁石能治喉痛者，以喉乃足少阳、少阴二经之虚火上冲也。磁石威以入肾，其性镇坠而下吸，则火易归原矣。火归于下，而上痛自失。夫肾乃至阴寒水之脏，磁石色黑而入水，故能益肾而坚骨，生精而开窍，闭气而固泄也。

铅 铅霜、黄丹、自然铜

铅，味甘，无毒。禀北方壬癸阴极之精，性懦而滑，色黑而缁④。镇心安神，主鬼疰瘿瘤，止反胃呕吐。蛇蝎伤毒，炙熨亦良。

铅霜，止惊怪呕逆，解酒毒，消痰，疗胸膈烦闷，逐中风痰实⑤。

黄丹，膏敷金疮，生长肌肉住痛。入药治痫疾，收敛神气，镇惊除毒热，止反胃吐逆。

自然铜，亦铅之类，未炼矿者也。火煅醋淬，研细末。治跌损，接骨续筋，疗

---

① 瘀　原无，今据何本补。
② 瘀　原无，今据何本补。
③ 周　何本作"痌"。
④ 缁　音资，黑色。
⑤ 实　何本作"喘"。

折伤，散血止痛，热酒调服，立建奇功。若非煅成，切勿误服。

以上四种，用之得宜，俱可活人，用之失宜，均能杀人。盖铅性至寒，非大热、实热之病不可用。铅霜更甚于铅，尤宜慎用。黄丹力轻于铅，然外科可以多用，而内治亦不宜多用也。自然铜，乃治折伤之神药，然而老弱之人，亦宜少用。盖老人孤阳而少精，弱人气虚而少血。跌损之病，虽尚接续，然必以生地①、当归、川芎、牛膝之类为君臣，少加自然铜为佐使，则取效既捷，而精血又复不伤。倘止投自然铜，以求速效，绝不加入补血、补精之味，则火煅之物，其性大燥，以燥助燥，必生大热，况又是老弱之人，何能胜此乎？骨虽接续，而变病即生，其祸有不可胜状者矣。

或问缪仲醇疏黑铅谓"天一生水，中含生气，为万物之先，金丹之母，八石之祖，五金之宝。壬金为清，癸水为浊。清为阳气，浊为阴质。阳气为生②，阴质有毒。范以法象，招摄阴阳，烹炼得宜，是成丹药，饵之仙去"等语，是黑铅炼服，果可羽化乎？嗟乎！此缪仲醇误读丹经，私臆而妄注也。夫黑铅性沉，镇坠阳气，使火入阴分，或治阳气垂绝，阴阳将离等症，实有奇功。欲其换骨出神，飞霄冲汉，乌可得哉？[批]天元服食，实有此理，未可尽非也。

盐③

盐有五色之异，惟青盐尤佳。味咸，气寒，无毒。堪洗下部 疮，能吐中焦痰癖， 心腹卒痛，塞齿缝来红④，驱蚯蚓毒伤，杀鬼蛊邪痓。少用，接药入肾；过多，动咳伤金。走⑤血损筋，黑肤失色。水肿宜忌，咳嗽须禁矣。

青盐 益气⑥，去气蛊，明目，却目疼，止吐血，坚筋骨，尤胜各盐。尤能益人，以咸走肾也。况盐能软坚，故又补而兼攻。肾有补而无泻，故肾虚者不忌盐。然水肿之人，亦肾虚也，何以忌盐乎，似乎盐亦泻肾也。不知水肿之病，乃土克水也。土克水，惟宜恶土，而何以恶水。水，阴物也；土，亦阴物也。盐补肾必补阴，故走肾而必兼走脾。水肿之病，乃阴虚之至也。盐补肾，自然直入于肾。然而脾亦欲得盐以相资，盐不得已欲分味以与脾，而肾又不肯与脾。于是，肾与脾相战，而水症不能愈，即愈者，必且重发而不可救，以脾之益怒而不可解也。然则水肿之忌盐，非盐之泻肾亦明矣。[批]此段议论，前人未言。

或问《内经》有云：盐走血，血病无多食盐，多食则脉凝泣而色变。盐非咸乎。吾子何以未言也？曰：人生斯世，不能舍五味而资生。不食盐，安能增益肾水乎？况吐血、衄血、便血之后，所亏者，正咸之味也。使禁之而不食咸，又将何物以助其生血、生精乎。然则《内经》之言不足尽信乎？亦非也。盖《内经》言其常，而余言其变。况《内经》亦止教人无多食咸，非教人尽忌夫盐也。今世医人，一见血症，毋论其虚实初久，一概禁人不得食盐，与水肿禁盐相同，往往人益病而血愈多。此过忌盐之失，予所以因问而增入之，原人勿固执《内经》以治血症也。

---

① 生地 何本无。
② 生 原作"水"，今据何本改。
③ 此下何本有"青盐"二字。
④ 塞齿缝来红 何本作"寒溺血吐血"。
⑤ 走 原作"定"，今据清抄乙本及何本改。
⑥ 此下何本有"清热"二字。

虎骨 虎睛、虎肉、虎脂

虎骨，味辛，气微热，无毒。诸骨皆可用，而胫骨最良。治风痹，补膝酸，杀邪疰，止上焦惊悸。

虎睛，能定魂魄。

虎肉，益力，止呕恶尤灵。

虎脂，涂发即生，不必豹脂也。

按虎骨皆能去风健步，不必皆胫骨也。然而必用胫骨始佳，非因其去风健步也，盖虎乃至阴之精[1]，最能补肺金而生气力。虎属金，而肺亦属金，同气相感，补肺实有至理。用虎骨于补阴之中，原能生精添髓，而胫骨尤奇者，虎之全力藏于胫，尤得金之刚气也。

或疑虎骨非健筋骨之药，不若用虎睛之能定魂魄也。夫虎骨健骨而不健筋，虎睛定魄而不定魂，未可混言之也。盖虎之力出于骨，以健骨补人之弱骨何疑。虎属金，人魄亦属金，以金气定金气，又何疑耶。唯是虎之二物，单用则全然不效，必须用之于补气、补精之中，始能收功，非虎骨不能健骨，而虎睛不能定魄也。

尚有虎肚烹制为君，治噎如神，屡试方备载。

青皮、陈皮、白术[2]、香附、南星、半夏、砂仁、大腹皮、五灵脂、厚朴、白茯苓、苏子[3]、白芥子、皂角末、神曲、川芎、积壳、石膏、当归身、麦门冬、桑白皮、桔梗、木香，以上各一两，沉香、柴胡、霍香、五味子各五钱，丁香、苍术各三钱，黄连二钱，槟榔一个，共研末。先用鲜虎肚一个，去内垢，不入水，老陈酒洗净，好米酒糟浸三日，去糟，将虎肚入新瓦上下两片合定，用缓火焙干。和前药末，同杵数千[4]槌，神曲糊为丸，如梧桐子大。每服用三十丸，用罗卜子五分[5]、麦芽五分，同煎汤送下。此方即名虎肚丸，专治噎病并翻胃[6]。诸药大都行气，未免过于迅利，然而，噎食出痰固胸膈，非此不开。妙在每服止用三十丸为度，数甚少，取其开关神速，而又不损伤元气。所谓有斯病，服此药也。如服后噎病痊，可即宜改服大补气血之药，而切不可仍服此丸。是方得自闽中司理叶公，叶有威[7]衰老病噎，人言虎肚丸可疗，制服随愈，因刻方传送，列叙其故。余兄弟初成此丸时，业师母虞久噎，服之寻愈。其邻妪四十余丧子成噎气，与之病已，且孕生一子。后余媪亦患此症，而药已尽，偶三伏曝书，于帽药中检丸可两许，与服至半，遂瘥。余家孟制施此丸三十年，无不神效。敢附兹论，以垂永久焉。金孝芑识。

又虎臀[8]大骨髓入药为丸，壮阳益精，能使须发黑者不白，白者重黑，名滋阴[9]百补丸。

大怀生地八两，醇酒浸透软，砂锅内柳枝作甑，上摊生地，下入水酒，蒸一炷长香时，取出晒干，照前仍浸蒸，晒干，凡九次；白云苓去皮，取白肉，水淘浮去赤筋沫，晒干，又乳汁和成饼，阴干三两[10]；用牛膝硬枝者，去芦，浸酒洗净，四两；川杜仲，去粗皮，净酥油炙断丝，四两；西枸杞子，酒淘净，晒干，四两；山茱萸肉，酒洗净，晒干，四两；淮山

---

[1] 虎乃至阴之精　何本作"虎骨乃骨之精"。
[2] 白术　何本无。
[3] 苏子　何本无。
[4] 千　何本作"百"。
[5] 五分　何本无。
[6] 翻胃　何本作"胃病"。
[7] 威　何本作"盛"。
[8] 臀　何本作"臂"。
[9] 阴　何本作"润"。
[10] 三两　何本无。

药，甘草水浸，晒干，四两；北五味子，酒洗净，晒干，二两；南①牡丹皮，去骨酒淘净，晒干，三两；泽泻，去毛，净盐水洗，晒干，三两；绵山黄芪，去头尾，蜜炙，晒干，四两；天花粉，酥油炙，晒干②，二两；虎尻尾连背正中大骨长髓，用酥油四两研匀，砂锅内溶化，后入炼蜜内同用。以上诸药修合，忌妇人、鸡犬，择天月德合日，共为细末，重罗罗匀，炼蜜二斤，同虎髓、酥油调匀，捣数千杵，丸如桐子大。每日空心服一钱或钱半③，淡盐汤送下。是方得之太原范④道人。余弱冠游三晋相遇时，年已古稀，童颜漆髯，飘飘如仙。问其所由：曰：凝神导气其功迟，节欲服药其功速。道人有虎髓丸实佳，今录方并药半料奉赠。余携归会友。李若霖，年仅四十，须髯早霜，即以道人丸转赠服之，岁余白复变黑。余奇其方，又药皆王道滋补，尽人固可服也。因付梓以公同好，请尝试之。金孝芑识。

余与水部员外心韩张公相友善，偶谈曾在松署得一豹，阖署共食，食其头及髓中髓者，觉五体发胀。惟一人食其双精，遂致遍身发挣，不能坐卧，两目睁而不合，双睛突出，直瞪欲出眶，三日而后平复。可见虎豹之雄健，至死其肉尤烈。若识者以之共补药调剂为丸，未必不大生精力，惜不可多得。故亦少所试。《本草》未之言及，姑存其说，以待博物之君子也。金孝芑识。

象 皮

象皮，味甘，气平，无毒。专能生肌长肉，定狂止呕吐如神，世人未知也。其皮最难碎，人身怀之三日，研之则如粉矣。世人止用之外科神效，而不知入之内治尤奇也。

或问象皮性最易收敛，尤能长肉，为金疮之要药，用之外治宜也，用之内治，恐非所宜，而子曰定狂止呕吐，何也？夫象皮气味和平，调和五脏，实能无迕耳。所⑤以取其性最收敛，尤能长肉，非止外治，实能定狂止呕也。

白 马 茎

白马茎，味甘、咸，气平，无毒。悬壁阴干，务过百日。用酒煮干，晒干用。专益阳道修伟，添精益髓，绝阳可兴，小阳可长，然必加入人参、白术、山茱萸、麦冬、杜仲、熟地⑥、枸杞、柏子仁、淫羊藿、枣仁、当归、黄芪、白芥子⑦、茯神、牛膝之类，同用尤灵，否则平平也。用⑧之生子，则无衍；用之取乐，必有祸。

或疑白马茎之可以兴阳，已属怪谈，子又曰长阳，不更怪乎？曰：嗟乎。何怪也。天地生一物，必供人之取用。人有一缺陷，必生一物以补苴。白马茎之长阳，正天生之以补人世之缺陷也。天下男子不能种子者，非尽由于命门之寒，亦非由于肾水之不足，往往阳小而不足以动妇女之欢心，而所泄之精，隔于胞胎之门者甚远，不能直射入其中，则胎不结而无嗣以绝者比比也。世人不知其故，徒用补阳之药，而阳实未衰也，徒用补阴之药，而阴亦未亏也。服药终身，叹息于无可如何，

---

① 南　何本无。
② 晒干　原无，今据何本补。
③ 一钱或钱半　何本作"五钱"。
④ 范　何本作"花"。
⑤ 此下至"止呕也"二十三字，原无，今据何本补。
⑥ 熟地　何本无。
⑦ 白芥子　何本无。
⑧ 此下至"必有祸"十四字，原无，今据何本补。

不重可悲乎。铎亲受异人之传，不将此等秘旨广传人世，不几负上天生物生人之至意乎。故罄加阐扬，使天下万世，无子者尽有子也，余心乃大慰矣。然此长阳之说，为救无子者也。倘有子者，窃鄙人之言，修合春方，单以长阳眩奇，以助人之淫欲，受天诛击，非铎之咎也。[批] 白马茎长阳，前人不敢轻道者，恐于天谴也。远公书言勿隐者，原人生子也。世人用之生子则无怨，用之取乐必有祸。

牛　黄

牛黄，味苦，气平，有小毒。入肝经。专除筋病，疗小儿诸痫、惊吊客忤、口噤不开。治大人癫狂发痓、中风痰壅不语，除邪逐鬼，定魄安魂，聪耳明目。孕妇忌服，因堕胎元。盖性大寒，止可少服，不宜多用。宜与人参同用，以治小儿诸病，戒独用牛黄，反致误事耳。

或问中风不宜服牛黄，恐其引风入脏，有白面入油之喻，固可服乎？曰：牛黄治中风，乃治真正中风也。世间真正中风者绝少，此牛黄之所以不可服也。真中风之病，其人元气不虚，从无痰病，平素必身健，且系少年，一时中风，乃猝然之症，非气血之虚，风入而生痰也。其症必眼红口渴，吐痰如块或如败絮，其色必黄，必非清水，口欲吐而吐不出，手必捻拳不放，躁动不安者，乃真正中风也。世间真正中风者绝少，此病万人中生一二也，可用牛黄治之。其余俱作虚治，切戒妄用牛黄。原是寒虚，又益之以寒药，轻则变成半肢之风，重则痰厥，丧亡顷刻矣。是牛黄不可治假中风，非真中风之不可服也。[批] 真中风之病，吾从未见，世人之中，无非虚症也，牛黄安可服哉。

或疑牛黄丸功效甚多，而其功尤多于治小儿，子谓用牛黄，必须用人参，岂防牛黄之生变乎？曰：嗟乎。牛黄丸，乃杀小儿之丸，非救小儿之药也。自钱乙创造牛黄丸，治小儿惊痫吐泻等症，杀过小儿无算。铎欲救之，而苦未能也，今幸逢岐天师之教。凡用牛黄一丸，即用人参五分①，煎汤共饮。杀人之丸，无不变为生人之药。始悟钱君立方之时，原教人用人参送之，后人略去人参，此所以杀人无算也。凡我同志，幸加意于用参，以挽回牛黄之失，则阳德必承明福，子嗣必昌矣。

或问牛黄有用之以治水蛊，可乎？曰：牛黄，消痰开窍之物，非祛湿利水之品也，似与治水蛊者无涉，然而亦有用之以成功者。盖水入于心胞之宫，非牛黄不能化，牛黄专能入于心胞也。虽然心胞容水，久必化痰。牛黄化痰而不化水，是牛黄乃非利水之药，乃消痰之物耳。治水蛊而效者，化其心胞之痰也。心胞痰散，而心胞外之水自不敢入于心胞之内，然后以治肾利水之药治其本源，则水蛊之症可消也。然则谓牛黄之能治水蛊，亦无不可耳。

牛肉，味甘，性温。益养脾胃，最有益之品也。后天以脾胃为主，而牛肉独善健脾胃，安得无益。但不可食有病之牛也。水牛，又不若黄牛为佳②。

牛乳，味亦甘，但性少寒。与姜汁同饮，最能润肺滋肾，善治反胃肠结，但不可与米饭同食，恐生瘕也③。

或问用牛肉煮汤，为倒仓之法，可以为训乎？曰：此法创于丹溪。恐吐伤元气，用牛肉汤涌而吐之，取其吐中有补也，然亦不可轻用。病必宜吐，始可权宜

---

① 五分　何本作"一钱"。
② 牛肉……为佳　此一段，原无，今据清抄乙本补。
③ 牛乳……也　此一段，原无，今据清抄乙本补。

用之。盖既吐之后，必元气大伤，牛肉之汁何能补吐伤之胃。试观丹溪自言，必须将养一月，断房事半年，戒牛肉五载，其损伤脾胃，亦已甚矣。一伤，不可再伤。苟若轻犯，必有胃腹之痛，终身食牛肉而辄犯者矣，可不慎用之乎①。

山羊血

山羊血，味咸，气寒。入肺、心二脏。专活死血，故五绝之死可救。大约止消用一②分，酒化开，用葱管，人口吹之，含药酒，乘人气送下喉中，少顷即活。无血，磨山羊角一分，亦入酒中，乘人气如前法送下，亦活。但山羊必须四目者乃真，真活命仙丹也，否则，功减半耳。

或疑山羊血亦羊类也，何以神效至此？夫山羊四目者，神羊也，世间最不易得，用之救死者，实可重生。两广山羊，非四目者，然亦有功于世，但不能如四目者之更神。余曾在栝苍陈使君署中得一羊，实四目者，当年未知取血，取其双角，至今在家。角亦异于凡羊，磨角救人，功实神效。志之以见山羊实有四目云。

驴 溺

驴溺，味辛，气寒，有小毒③。入脾、胃、大肠之经。专能杀虫，能治反胃，然必黑驴之溺始可用，否则不堪入药也。夫反胃，乃肾经之病，驴溺非补肾之剂，何以能止反胃？不知反胃之症不同，有湿热郁于脾胃之间，上吐而下不泻，久则湿热生虫，得食则少减，失食则必痛，痛甚则上吐矣。此等之反胃，非止肾经之病也，必须用驴溺顺而下之，则虫即尽化

为水，从大肠而化，所以安然止吐。反胃定，仍须用六味地黄汤调理，则全愈矣。否则，肾气甚衰，不能润肠而下达，大肠细小，不易传送，水谷仍留在脾，湿热再积，复生虫矣。其反胃又安能愈哉？

阿 胶

阿胶，味甘辛④，气平、微温，降也，阳也，无毒。入太阴肺经，及肝、肾二脏。止血止嗽，止崩止带，益气扶衰，治劳伤，利便闭，禁胎漏，定喘促，止泻痢，安胎养肝，坚骨滋肾，乃益肺之妙剂，生阴之灵药，多用固可奏功，而少用亦能取效。唯觅真者为佳。

或疑阿胶煎膏，必取阿井之水，黑驴之皮以煎之，然而安得尽取黑驴之皮，彼地取杂驴皮以煎膏，亦可用乎？曰：阿胶原取阿井之水，非必取黑驴之皮也。阿井生东方，取其天一生水，且其性急而下趋，清而且重，乃济水之所注，取其去浊以祛逆痰也。用驴皮者，驴性最纯，而度则取其外现于皮肤，原不必取黑以走肾也。夫水入于肾，而皮走于肺，肺主皮毛，故用皮也。前人尚黑驴皮者，谓黑属水，以制其热则生风之义，反为蛇足矣。

或问阿胶益肺生阴，安得真者而用之？曰：阿胶出于东阿者即真，不必问其真假。东阿之水，皆济水之所注也。［批］亦是，然出于阿井者，更妙。

或问近人阿胶，多加药品同煎，想更有益乎？曰：阿胶之妙，全在济水。若加药味杂之，更失其义。本欲加药味以取

① 或问……乎 此一段，原无，今据清抄乙本补。
② 此下何本有"二"字。
③ 味辛，气寒，有小毒 此七字原无，今据何本补。
④ 辛 何本无。

益，谁知反因药味而失利乎。世人强不知以为知，半是此类也。

熊　胆

熊胆，味极苦。治男妇时气热蒸，变为黄疸，疗小儿风痰壅塞，发出惊痫。驱五疳杀虫，敷恶疮散毒。痔漏涂之，立建奇功。此物至寒，能退大热，可一用，而不可再用者也。存之以治火热而兼湿病者。

熊胆必取人熊者始佳，人熊之胆长八寸，余胆不过长五、六寸耳。

昔舍下演戏，邻人陈姓子年十三，侧楼观看，与同伴揪跌，误从楼遮阳堕下石板，仅闻一声，急视之，则两目反张出血，鼻口耳皆振出血。其父抱归，尚有微气。有人云得熊胆酒服可治。余取家藏熊胆五分，研碎，调陈酒一大碗灌下，少顷即　。次日，跳跃如初。至今未明其义。然亲试目击，因录之以俟识者也。金孝芑识

鹿茸鹿角、鹿胶、鹿角霜、鹿肾、鹿血

鹿茸，味甘、咸、苦、辛，气温，无毒。益气滋阴，扶肢体羸瘦，强志坚齿，止腰膝酸疼，破留血隐隐作疼，逐虚劳洒洒如疟，治女人崩中漏血，疗小儿寒热惊病，塞溺血泄精，散石淋痈肿。

鹿角，味淡，气温。逐鬼辟邪，轻身益气，续绝伤，强筋骨，消痈疽，愈恶疮，止妇人梦与鬼交，令病者招实鬼话。

鹿胶，止痛安胎，大补虚羸，疗跌扑损伤，治吐衄崩带。

鹿角霜，专止滑泻。

鹿肾，补中以滋肾元。

鹿血，调血脉，止腰疼。滚酒调热服，生服误。鹿一身皆益人者也，而鹿茸

最胜。凡阳痿而不坚者，必得茸而始能坚，非草木兴阳之药可比，但必须用茸为妙。如不可得茸，用三寸长之毛角亦佳，犹胜于鹿角胶也。夫鹿乃阳兽，而世人转讥东坡之误，真不善读书者也。《本经》言麋属阳者，乃传写之误也。麋乃鹿之小者，鹿用麋之大者，亦非也。麋鹿同形，而种实各别，麋小而鹿大者，尚是从形而分另之也。麋体生来是小，而老亦不大，鹿则老而弥大也。东坡谓鹿在山而麋在泽，亦非。麋实生于山也。夏至鹿角解，冬至麋角解，亦非阳退阴退之义。鹿，阳兽也，夏至则一阴生，阳得阴而生新，则旧者自去，故鹿角至夏至而解也；麋，阴兽也，冬至则一阳生，阴得阳而生新，则旧者难留，故麋角至冬至而解也。天地之道，阴阳两相根也，阳得阴而阳生，阴得阳而阴长。麋、鹿之角，亦何独不然。只因《本经》传写之误，以致人错认鹿为麋。予不得不辨之，然而人终不信也。予更有辨麋之法，麋有四目，非目在眼上也，前腿外臁之间有似目者二处，有则麋，而无则鹿，至易辨也。鹿茸益阴，然亦无大效，不必取之以入药。世人有麋、鹿合而成膏，以治阴阳之虚则可耳。然而用麋、鹿为膏，又不若用鹿胎，加之人参、熟地、山茱①、山药、茯苓、牛膝、柏子仁、巴戟天、肉苁蓉、炒枣仁、甘草、白术、麦冬、沙参、五味子、杜仲、破故纸、黄芪、当归，为全鹿丸之更妙也。用大鹿为全鹿丸者，误。鹿胎为丸，大能生先天之气，益后天之母，健脾生精，兴阳补火，至神之丸，奈世人未识耳。

或疑鹿茸白者，非鹿茸也，乃麋茸也，必以紫者为佳，果然乎？曰：鹿茸不

---

① 山茱　何本无。

论紫白，大约角上毛短者为鹿茸，角上毛长半寸者为麋茸，最细而又多毛。然而天下鹿茸多而麋茸少。盖麋种雄最少，而雌最多，遇鹿则交，世人未知，因识之，以辨鹿、麋之分，最易别也。

犀　角

犀角，味苦、酸、咸，气寒，无毒。人身怀之，为末。入阳明。杀钩吻、鸩、蛇毒、山瘴溪毒，百毒皆除。尸疰、鬼疰恶邪，狐魅、精神诸邪尽遣。伤寒温疫，能解热烦。疮肿、痈疽，专破脓血。镇肝明目，定神安心。孕妇忌服，恐消胎气。此物乃佐使之神药，不可不用，而又不可多用者也。盖犀角属阳，其性喜走而不喜守，守者气存，走者气散。用犀角者，不过欲其走达阳明之经也。然而，犀角不特走阳明也，如有引经之药，各经皆能通达。倘无邪气，孟浪多用，耗散各脏之气，势所不免。气散则血耗，血耗则火起，未有不变生他病者矣，故无邪热之症，断不可多用。

或疑犀角入阳明而散热，岂入阳明而散气乎？曰：犀角入阳明，原该散热，而不该散气，然有热则散热，无热必散真气矣。今真气既散，反生内热矣。故犀角善用则解热，不善用又安能解热哉。

或问犀角有通天之功，信乎？曰：谓犀角通天者，通人之巅顶也。犀角，阳明经之药，由鼻而升于头，而下环于唇口之间，故凡有头面之火，不得不藉之为使，令其自下而上也。

羚　羊　角

羚羊角，味咸、苦，气寒，无毒。专走肝经。解伤寒寒热在肌肤，散温风注毒

伏于骨内，安心气，除魇寐惊梦狂越，辟邪气，祛恶鬼。小儿惊痫，产妇败血，皆能治之。此物亦备用，以待变者也。

羚羊角，不可轻用之药，宜于治实症，而不宜于治虚症。

或问羚羊角，别本载久服强筋骨，轻身，起阴益气，利丈夫，似乎为强阳助气之品。缪仲醇谓：火热则阴反不能起，而筋骨软。咸寒入下焦，除邪热，则阴自起，气自益，筋骨强，身轻也。仲醇之言，未尝非是，然而羚羊角实不能补虚。仲醇亦因《本草》载有利益之语，故曲为解之云，久服强筋骨轻身，起阳益气，入下焦除热，则阴自起、气自益，筋骨强。实治邪而不补正气，不可误也①。终不可据之，以望其滋补也。

麝　香

麝香，味辛，气温，无毒②。辟蛇虺，诛蛔虫、虫蛊痫疰，杀鬼精，殴疫瘴，胀急痞满咸消，催生堕胎，通关利窍，除恍惚惊怖③，镇心安神，疗痫肿疮疽，蚀脓逐血，吐风痰，启寐魇，点目去膜止泪。亦外治居多，而内治甚少也。

或问麝香能消水果之伤，然乎？曰：麝香何能消水果，但能杀果木之虫耳。食果过多，胸中④未有不生虫者也。生虫则必思果，思果则必多食果矣，初食之而快，久食之而闷。前人用麝香，而食果之病痊，遂疑麝香之能消果也，谁知是杀虫之效哉。[批]解前人之惑。

或问近人治风症，多用麝香以透彻内

---

① 久服强筋骨轻身……不可误也　此三十九字，原无，今据何本补。
② 味辛，气温，无毒　此六字，原无，今据何本补。
③ 怖　何本作"痫"。
④ 胸中　何本无。

外，而吾子不谈，岂治风非欤？曰：风病不同，有入于骨者，有入于皮肉者，有入于脏腑者，未可一概用麝香而走窜之也。盖风入于骨髓者，不得已而用麝香，使攻邪之药直入于骨髓，祛风而外出，此治真正中风也。其余风邪不过在脏腑之外、肌肉之间，使亦用麝香引风入骨，反致变生大病而不可救药矣。至于世人不知禁忌，妄用麝香，以治小儿急、慢之惊，往往九死一生，可不慎哉。

或疑麝香既不可以治风病，而前人用之，岂皆非欤？曰：前人用麝香以治风症者，不过借其香窜之气，以引入经络，开其所闭之关也。近人不知前人立方本意，毋论关闭、关开，而一概皆用，以致引风入骨，使风之不出，无风而成风症，为可憎耳。

驴　鞭

驴鞭者，驴之外肾也。味甘，气温，无毒。最能长阳，然而单服此一味，绝不效。盖驴鞭非长阳之物也，止能展筋耳。夫阳道之细小也，乃人肝胆之不足，而筋不能舒耳。驴鞭展筋，筋展则阳道宜于修伟矣。然而，驴鞭止能展身内之筋，而不能展身外之筋，必得龙骨、阳起石合用，则外之筋乃展。外筋既展，而谓阳不能展乎。

或疑驴鞭亦寻常之物，而称其功用之奇，岂因其驴势之伟长，因疑可以展阳耶？此亦无徵不可信之说也。曰：驴鞭不能展阳，余先言之矣。因其与龙骨、阳起石同用，而有相得之验也。夫龙骨得驴鞭而化，龙骨得阳起石而兴，三者配合，始建奇功，缺一而无功也。虽然舍人参、芪、术、菟丝、熟地补阳补阴[1]之药，而唯三者之配合也，奇功又何以建哉。

獭　肝

獭肝，味甘、平、咸，微热，无毒。痊病传尸，一门传染者悉效；产劳发热，三时虚汗者殊功。上气咳嗽堪除，鬼毒瘟疬能遣，疗蛊疫，治冷劳，却鱼鲠，消水胀。乃痨瘵中必需之药，不可不先备也。取得之时，以酒煮干焙燥，藏之磁器中，经年不坏。

痨瘵之症，久则生虫，用鳗鱼之类，亦可杀虫，何以必用獭肝？盖痨虫之种类不同，而治法之制伏，亦宜各别。用獭肝以制虫者，其虫必食鱼而得之者也，其虫绝似鱼类，故取獭以制鱼也。若鳗鱼亦鱼类，安能以鱼制鱼哉。

或问用獭以制鱼类之虫，自是确义，但不知同是痨瘵之症，何易知其虫之似鱼，以用獭肝哉？不知痨虫不同，而辨法实易。凡生鱼类之痨虫者，遇天雨，则胸膈间必怦怦自动，听水声则惊，饮茶水则快，大便必滑，日间肠胃必有微动，而夜则安然者也。闻鱼腥则喜，看网缯[2]鱼笱[3]之类，必艴然色变。此等之症，必须用獭肝入药，始可制之，否则无益。
［批］辨症甚确。

腽肭脐

腽肭脐，味咸，气大热，无毒。疗痃癖尪羸，并脾胃劳极，破宿血结聚及腰膝寒酸，辟鬼气，禁梦与鬼交，逐魅邪，止睡被魅魇，祛冷积，益元阳，坚举阳管不衰，诚助房术要药。因多假，又雌多于

---

① 补阴　原无，今据何本补。
② 缯　音增，古代丝织品的总称。
③ 笱　音狗，捕鱼的竹笼。

雄，雌者绝无功效。雄者固兴阳道，然而不配之参、术、熟地、山药、山茱①、杜仲、肉桂、巴戟天、肉苁蓉之类，功亦平平无奇。世人好异，动言兴阳必须腽肭脐，谁知药品中多有胜之者，如鹿茸、海马之类，未尝不佳。

腽肭脐，鱼也，而人误认海豹为腽肭脐，所以兴阳无大效，转不如鹿茸、海马之能取胜也。腽肭脐，生于东海之中，最灵而善藏，能先知人捕取，故世人绝无有得之者。其形并不如狗，鱼首，身无鳞甲，尾如鱼，有四掌，少异于鱼。曰海狗者即海豹，而掌则与腽肭脐相同。海豹乃兽身，毛如豹，掌有毛，而腽肭脐无毛也。腽肭脐真者，闻其气即兴阳，正不必吞服耳。至海豹性亦淫，亦能兴阳，故土人以海豹充腽肭，所以功薄而效轻，博物君子必有以辨之。

或问腽肭脐今人并无有见之者，先生又从何处见之，而辨且如是之分明耶？曰：古人之书可考也，何必亲见腽肭脐。余虽未见，而海豹则数见之。古人云：腽肭脐，鱼也。余所见者，乃兽也。非海豹而何，况其身绝似豹乎。吾故知今之所用者，皆非真也。世情好异，谓不可得之物，必然功效实奇，往往弃人参、鹿茸于不用，而必欲得腽肭以为快。及得伪者，修合药饵，朝夕知服，未见其奇。不悟其腽肭之伪，而自叹其阳道之衰，虽助之而无用也。吾深为世人惜之矣。

或疑腽肭脐，即海豹脐下之势也，古人讳言势而言脐耳。余以为不然。腽肭脐实鱼身，而非兽身也。东海之滨，岂无其种，然而绝无有获之者，使吾言无微，不可慨叹乎。虽然予之注《本草》也，辨其理也，理真而义自确。百世之下，倘有人得之，取吾言而证之不诬，始信吾先见之明也。

猬 皮

猬皮，味苦，气平，无毒。主五痔血流大肠，理诸疝痛引小腹，治胃逆，塞鼻衄，开胃气，消痔，腹胀痛可止，阴肿痛能祛，亦备用之物也。

或问刺猬，食其肉，当去骨，误食之，令人瘦劣，诸节渐小，有之乎？曰：嗟乎。凡骨误食俱瘦人，不独猬骨也。

雀 卵

雀卵，味酸，气温，无毒。益男子阳道，易致坚强，常能固闭，补阴扶阳之妙药。然亦必入人参、白术、杜仲、蛇床子之内，则有功，否则亦平常也。

雀卵益阳，取其淫气也。然雀卵至小，多取则伤生，亦非延生续嗣之道。不得已则用之，不可因其兴阳固精，穷日夜之力而频用之，亦犯造物之忌也。

鼠骨 鼠胆

鼠骨，取其脊骨，烧灰存性，擦齿可以重生。然亦必辅之熟地、榆树皮、当归、青盐、枸杞子、骨碎补、细辛、没石子之类始效。

鼠胆，滴耳中，实效应如响。然胆最难取，必将鼠养熟，乘其不知觉之时，一旦击死，取则有胆，否则无胆也。

鼠胆，治耳聋。余亲见治一小儿，将胆汁滴入耳，痒甚，忽有一虫走出，长半寸，四足，遍身鳞甲，色正白也。此虫名为环耳虫，专食人髓。[批]此虫非外入者，乃内生之虫耳。 幸小儿速治即愈，

————————

① 山茱 何本无。

否则虫入于脑，则头痛如破，终身之病也。鼠胆治耳聋，效捷如此，因志之。

或问鼠骨生齿，乃有人试之而不验，各《本草》多称其功，而吾子亦同声附和，何也？曰：鼠骨实能生齿，但人用之不得法耳。捕鼠之时，戒莫出声，得鼠之时亦然，养之数日，使鼠不惧人，一时击死，亦勿言语，去其皮而取其骨，火煅①入药中。擦齿之时，亦勿言语，自然频擦而频生。咎鼠骨之不生齿，不其误乎。鼠性最怯，其啮物，每乘人之不觉，故其功用，亦不可使其知也。且鼠性又最灵，一闻人声，必寂然不动。齿通于骨，人语言必启其齿，齿动而鼠骨之性不走于齿②矣，又何能生齿哉。［批］此言似迂，而其理实至也。

伏翼夜明沙

伏翼，即蝙蝠也，白者第一，红者次之，灰色者不可用。逐五淋，利水道，明双目，拨翳膜。久服延年无忧，令人喜乐媚好。用血点眼，夜视有光。

夜明沙，即蝙蝠粪，炒酒服下，可下死胎。蝙蝠得白者，入之补气血之药，可延年至百岁之外，无如不可得也。我识之于书者，实闻之岐天师之秘传也。

白蝙蝠不可得，粤西有红蝙蝠，古人取之以作媚药。盖白者延龄，而红者反助火也，助火必至动火，火动必至精泄。然则红蝙蝠，终非益人之物也。

或问蝙蝠安得白者用之，即红蝙蝠亦难得，不识灰色者，可权用以修合药饵乎？夫蝙蝠岁久，则得至阴之气。彼灰色者，不过数十年之物耳，何可合药。倘腹下色红，则有百岁之久矣，亦可用之，然终不如红者更奇，而白者更神也。［批］白蝙蝠稀世之珍，如何能得之。得之，乃

天赐也，岐公之传，必非无意。

或疑伏翼非长生之物，即色白是千岁之品，无益于补剂，何足取重？远公注《本草》，故将举世所绝无者，特神奇其说，恐不可信。曰：白蝙蝠之可以延年，乃吾师传铎自服之方，余泄之以示世也。夫伏翼得至阴之气，活数百年而不死，其常也。凡物长年者，皆服之延龄，如鹿龟之类非耶，何独于伏翼疑之。况伏翼至羽毛皆白，自是千岁之物，配以药物，自可难老，此理之所必然也。夫色白者不可得，而色红者粤西实有之，古人曾取为媚药，是补阳之明验也。红者既可以补阳，岂白者独不可以补阴乎。余注《本草》，何品不可出奇，而必取伏翼以神其说哉。虽然白蝙蝠之方，吾师传铎自服，余自信之，正不必人之尽信也。

蜂 蜜

蜜，味甘，气平、微温，无毒。益气温中，润燥解毒，养脾胃，却痛疼，止肠癖，除口疮、心腹猝痛，补五脏不足，通大便久闭。此采百花而酿成，自然补益。但可丸药中用之，入汤剂内，止润大肠也。

或问蜜有黄、白之分，其功用同乎？曰：世人以白蜜为上。不知采黄花则蜜黄，采白花则蜜白。黄胜于白，而世人未知也。盖花黄者得中州之气，花白者得西方之气耳。

五 灵 脂

五灵脂，味甘，气平，无毒。功专生

---

① 火煅 何本作"烧存性"。
② 齿 何本作"骨"。

血止血，通经闭，又治经行不止，去①心疼，并疗血气刺痛，祛血痢肠风，逐心腹冷气，定产妇血晕，除小儿疳蛔，善杀虫，又止虫牙之痛。药笼中亦不可缺也。

或问五灵脂长于治血，不识诸血症可统治之乎？夫五灵脂长于行血，而短于补血，故瘀者可通，虚者难用耳。

蝉 蜕

蝉蜕，去目内翳膜、并侵睛努肉。小儿痘疮，用之以护目，断不可少之药也。

或问蝉蜕护目，去目内翳膜，有之乎？曰：有。但宜知所以用之。蝉蜕护目者，护痘疮未出之目，非护痘疮已坏之目也。凡痘疮现头面甚多者，须护其目。先用蝉蜕入于发表之中，则双目断无出痘之理。若已见点于目中，又何能救之使消哉。

或问蝉蜕消翳于目中，宜乎目中之翳无不消之矣，而谓止能护目，使翳之不生，不能消已成之翳。是蝉蜕非消翳之品乎？曰：蝉蜕消翳，古人盛称之，岂无所验而云然。古人谓消翳者，消凡目之翳，非消痘疮之翳也。凡目之翳，可少用之以成功，痘疮之翳，虽多用之亦无益也。

蜗 牛

蜗牛，味咸，气寒，有小毒。杀虫，主贼风口眼㖞斜，治惊痫筋脉拘挛，收脱肛，止消渴。此物治病亦神，用必须制。用甘草些须，同火炒焙干，存于药笼中，以治前症实奇。

蜗牛善杀虫，以蜗牛活者投麻油中，自化为油，以油涂虫疮，效如神。

或问蜗牛治杨梅疮毒有神，何子之不言也？曰：蜗牛解毒，而气过寒凉，杨梅热毒，似乎相宜，然则杨梅热毒，实出诸肾，用蜗牛未免直入肾中以泻火，火去而寒留，往往有阳痿不振，不能生子之忧。予所以略而不言也。［批］人但知食蜗牛之解毒，何知有绝嗣之祸哉。

蝎

蝎，味甘、辛，有毒。疗小儿风痫，手足抽掣，祛大人中风，口眼㖞斜，却风痰耳聋，解风毒瘾疹。然不可多服，以其辛而散气也。少少用之，以治㖞斜之症，正相宜耳。

蝎毒伤人，每有痛入心者，以蜗牛涂上即安。［批］效极。

或问全蝎可治漏疮，何子略之？夫全蝎何能消漏也。治漏疮者用之，必药用蜈蚣、川山甲，使之相制而相成耳。

九 香 虫

九香虫，味甘、辛②，气微③温。入肾经命门。专兴阳益精，且能安神魄，亦虫中之至佳者。入丸散中，以扶衰弱最宜，但不宜入于汤剂，以其性滑，恐动大便耳。

九香虫，亦兴阳之物，然外人参、白术、巴戟天、肉苁蓉、破故纸之类，亦未见其大效也。

或问九香虫产于西蜀，得其真者为佳，近人不知真假，何能奏效？曰：九香虫，不止西蜀有之，江南未尝不生。但生于江南者，无香气耳，无香气者即无效。

---

① 此下何本有"急"字。
② 辛 何本无。
③ 微 何本无。

蜚虻

蜚虻，味苦，气微① 寒，有毒。逐瘀血血闭，寒热酸 。止两目赤疼，眦伤泪出。通血脉九窍，治喉痹，破积血，瘕痞坚亦治。此物视之可憎，用之以治瘀血之症，实救命之药也，药笼中断宜预备。

畜血之症，必须水蛭以消之，否则瘀血硬痛，必变发黄② 之症。今人畏惧水蛭，谢绝不用。当以虻虫代水蛭，则畜血病可解也。

或问蜚虻食人之血，何仲景夫子以治伤寒之症？曰：伤寒之变症不同，失于不汗，有气结、血结之病。气结，可用草木之药以散气；而血结，必须蜚虻、水蛭以散血也。但气结与血结，何以辨之？气结者，小便必不利；血结者，小便必利也。

又问血结者，必须用蜚虻矣，然何以知是血结之病？曰：大约气结、血结，身大热，肠中俱有燥屎作痛。但血结者，止小便利，异于气结也。舍蜚虻，又何物以散其瘀血哉。

僵蚕

僵蚕，味咸、辛，气平，无毒，升也，阴中阳也。逐风湿殊功，口噤失音者必用，拨疔毒极效，肿突几危者急敷。主小儿惊痫夜啼，治妇人崩中赤白，止阴痒，去三虫，灭黑 及诸疮瘢痕，面色令好。散风痰并结滞痰块，喉痹使开，驱分娩、罢余疼，解伤寒后阴易。功用虽多，而不宜多服，少为佐使可也。

或问僵蚕功多，亦有过乎？夫僵蚕安得无过。多服则小腹冷痛，令人遗溺，以其性下行，利多而成寒也。

晚蚕蛾 蚕沙

晚蚕蛾，气温，微咸，略有小毒。其性最淫，强阳道，交接不倦，益精气，禁固难来。敷诸疮灭瘢，止尿血，暖肾。

蚕沙，即晚蚕之屎，其性亦温。治湿痹、瘾疹③、瘫风，主肠鸣热中泄泻。按晚蚕蛾胜于春蚕者，以其性淫也。务须择雄者用之，雌则无效。盖雄则气温，勤于交合，敏于生育故耳。但亦宜丸散，而不宜汤剂，嫌其过于动也。

晚蚕娥，兴阳而又不动火，似可多用，然亦宜同人参、白术、归、芪之类，用之为佳。盖无阳则气不能举，而气虚，则阳亦不能久振也。

桑螵蛸

桑螵蛸，味咸、甘，气平，无毒。主女人血闭腰痛，治男子虚损肾衰，益精强阴，补中除疝，止精泄而愈白浊，通淋闭以利小便，又禁小便自遗。此物最佳，苦难得真者。二、三月间，自于桑树间寻之，见有花斑纹子在树条上者，采之，用微火焙干，存之。若非桑树上者，无效。或云加桑白皮佐之者，非。

桑螵蛸，三吴最多。土人不知采用，舍近求远，可胜三叹。

或问桑螵蛸，乃螳螂之子，何以异于他树耶？不知螳螂食桑叶而生子，其功自是不同。此物可种，采子入于桑树④ 之间，每年其子必多，不数年即繁，又不坏

---

① 微 何本无。
② 此下何本有"色枯瘦"三字。
③ 瘾疹 何本无。
④ 树 何本作"叶"。

桑树，而又可以采其子，至便法也。［批］此物虽益人，吾终怜其细小，用药必多害物命，可已则已之为妙，又何必种植之多事耶。

白头蚯蚓

蚯蚓，味咸，气寒，有小毒。颈白者佳，盐水洗用。治温病大热狂言，疗伤寒伏热谵语，并用捣烂绞汁，井水调下立瘥。兼治小水不通，蛊毒猝中，杀蛇瘕蛔虫，消肾风脚气，又疗黄疸，行湿如神。人或被蛇咬伤，盐水浸① 之即解。

治屎封②，悍犬咬毒，仍出犬毛殊功，尤治毒疮。蚯蚓乃至微之物，实至神之物也。大热发狂之症，与其用白虎汤以泻之，不若用蚯蚓浆水以疗之。盖石膏虽泻火，而能伤胃；蚯蚓既泻火，而又不损土。蚯蚓生于土中，土为蚯蚓之母，子见母而自安故也。

或问蚯蚓治发狂如神，此何故？曰：蚯蚓善泻阳明之火，而又能定心中之乱，故一物而两治之也。

又问用蚯蚓，何故必用地浆以佐之？盖地浆取北方至阴之气，泻阳明至阳之气也。且蚯蚓得土而性安，毒以攻热，而不毒以生毒，相制以成奇功也。

又问蚯蚓有毒，以治发狂之症，万一毒发，不益助狂乎？曰：发狂之症，得毒而转有生机，盖火热逢寒毒而自化。用蚯蚓以泻热，正取其毒气之入心，而后可以解热也，热解而狂自定，此巧治之法也。

蟾　酥

蟾酥，去毒如神，以毒制毒也。消坚破块，解瘀化痈。虽皆外治之功，而药笼中断不可缺。

蟾酥有大毒，似不宜服，而诸家皆云可服，不可信也。虽曰以毒攻毒，亦宜于外治，而不宜于内治也。

蝌　蚪

蝌蚪，蛤蟆子也。治火伤与汤火伤，捣烂敷之即止痛，如皮破，且无伤痕。同桑椹汁染须亦佳，但必须加入冰片耳。

白　花　蛇

白花蛇，味甘、咸，气温③，有毒。蕲州者佳。止风痛，如癞麻风，至须发脱落，鼻柱将塌者，必须服之。其余如鹤膝鸡距，筋爪拘挛，肌肉皮毛诸风，断不可服。盖白花蛇性窜，上行而不下走，解上焦之风而不解下焦之风，解阳分之毒而不解阴分之毒也。

或问白花蛇虽异于凡蛇，然蛇终是毒物，以毒攻毒，不畏损伤肠胃乎？曰：诚哉是言。风症尽有祛风之药，何必食蛇以去风。不论是否癞麻风，俱觅蛇食之，信邪不信正，人情大都如斯，可叹也。

鱼　鳔

鱼鳔，味甘，气温，入肾经。专补精益阴，更能生子。近人多用此为种子之方，然而过于润滑，必须同人参补阳④之药同用为佳。

鱼鳔胶，绝似人之精，其入肾补精，不待言矣。恐其性腻滞，加入人参，以气

① 此下何本有"敷"字。
② 屎封　何本作"尿闭"。
③ 气温　何本无。
④ 阳　原作"阴"，今据何本改。

行于其中，则精更易生，而无胶结之弊也。

龟甲 千岁灵龟

龟甲，味咸、甘，气平，有毒，阴中阳也。专补阴衰，善滋肾损，复足真元，漏下崩带并驱，瘕疟咸却，伤寒劳复、或肌体寒热欲死者殊功，腰背酸疼、及手足重弱难举者易效，治小儿囟门不合，理女子湿痒阴疮，逐瘀血积凝，续筋骨断绝，补心轻身，益气资智。

千岁灵龟，身上五色全具，额端骨起似角，和身用之最能延龄。按龟乃至阴之品，活用全身，死用龟板。用全身而加入参、术之中，则其毒自解。惟死龟板取之煎膏，必须用灼过者，名曰败龟，则毒随火化可用。倘若用自死者煎膏，未有不毒者也。龟年尤长，何能自死，非受蛇伤，必为毒中。用之入药，得免无损幸矣，安望其补益哉。

千岁灵龟，何能易见，非德高道重者，断不可得也。铎著《本草》，既知千岁之龟可以延年，乌敢隐而不告乎。夫千岁灵龟，自知趋避，岂肯轻露于沙洲、塘渚之间，以招人之物色，轻投于鼎镬之中。然而天地之大，实有此种，使道德之贤，无心获之，而助其益算之丹也。苟得千岁之龟，而不知修合之法，终属无益。铎受异人之传，并将制法奇方附后，方名千岁灵膏。千岁灵龟一个，纸包，用火煨死。然后，以桑木用水煮熟，约一昼，连身甲捣碎。入人参一斤，白术二斤，熟地二斤，桑叶二斤，山茱萸、薏仁、茯苓、巴戟天各一斤，五味子四两，柏子仁六两，杜仲半斤，各为末，同龟捣烂，加蜜为丸。每日白滚水服五钱，服后，精神还少，须发重乌，寿至百岁外，犹身如少

年也。

或问龟至灵，人有放龟而延龄者，乌有食龟而延年者乎？况又是千岁之龟，其灵更甚，食之作祟，未必不反促其寿也。曰：世间安得此千岁之龟哉，一旦为人所获，此天厌之也。夫龟寿万年，深藏于江湖之内，原不予人以易得，况千岁之龟，尤钟至灵之气，世俗人生之事尚且深知，岂己身生死反不知之乎。即数宜为人所得，其必有趋避之方，以脱于难。然而可以趋避而趋避不能者，必深获罪于天而不可逭[1]耳。夫龟潜于渊，何罪之有？不知物性好淫，淫心一动，托其至灵之气，以迷惑夫男女，盗人之精气以私益其躯壳，或淫极而杀心生，久耳唯知取乐，而不知修省，天安得而不加诛戮哉。然而上帝好生，杀长生之物，置之于无用之地，何若助修德之士作延龄之丹。此异人之传铎，而铎又不敢 获，而公传之天下，使道高德重者，为益算之资也。

或谓介虫三百六十，而龟为之长，神灵变化，凡入药中，勿令中湿，则遂其变化之性，而成 瘕于腹中。先生制龟之方，乃用水煮，万一生瘕，奈何？曰：用滚水煮熟，安能作祟，况又用桑柴以制之乎。然而用龟以补阴者，正取其有神也，盖方中多是补心之药。夫心藏神，而龟性有神，借其气以相通，心肾两接，水火有既济之妙也。

鳖 甲

鳖甲，味咸，气平，无毒。醋炙用之。散痃癖 瘕及息肉、阴蚀、痔疝，除痨瘦骨蒸、并温疟往来寒热，愈肠痈消肿，下瘀血堕胎。

---

[1] 逭 音换，逃也。

肉，性亦不冷，项下有软骨，亦不必检去。鳖甲善能攻坚，又不损气，阴阳上下，有痞滞不除者，皆宜用之。但宜研末调服，世人俱炙片，入汤药中煎之，则不得其功耳。

或疑鳖肉补阴，鳖甲攻坚，一物而相反，恐未必然之说也。夫鳖原阴物，以阴补阴，又何疑乎？君之所疑者，以鳖甲之攻坚也。不知鳖性善藏，凡小有隙地，鳖必用甲以钻之。是其力全在于甲，故用甲以攻坚，原有至理，非私臆也。

或问鳖甲可多用乎？曰：虽其性善攻，而其味仍补。但肉则补多而攻少，甲则攻多而补亦多也。

或问鳖甲善杀痨虫，有之乎？曰：不杀痨虫，何以能除痨瘦骨蒸。骨蒸之病，何以有虫乎？盖虫得湿热而自生，非尽由于传染，因热而得汗，因汗而又热，绝似潮汐之无差，阴阳之有准，安得而不生虫乎？且此虫又不生于肠胃之间，偏生于骨髓之内，不用鳖甲，安得入至阴之中，引群阴之药以滋其髓乎？倘止大补其阴，而不用杀虫之味，则所生之髓，止足供虫之用。然杀虫之药又多耗髓，虫死而骨髓空虚，热仍未去。热未去，而虫又生，病终无已时也。鳖甲杀虫，而又补至阴之水，所以治骨蒸之病最宜。

或问鳖甲杀骨中之虫，不知助之何药，杀虫而又补髓也？曰：杀骨中之虫，止消鳖甲一味足矣，所佐之补阴者宜商。铎受异人之传，欲与天下共商之。方用鳖甲一斤，醋炙，益之地骨皮半斤，丹皮四两，熟地一斤，山茱萸半斤，地栗粉半斤，白芍、白术、薏仁各四两，玄参三两，北五味子二两，沙参六两，各为末，山药一斤，为糊，打为丸。久服虫尽死，而骨蒸亦愈。［批］此方奇甚灵甚，痨瘵之症，亟宜服之。　铎观其方，妙在用鳖甲为君，地栗粉、山茱萸为佐使，以攻杀其内外之虫。又妙在群阴之药不寒不热，凉骨中之热，即生骨中之精，补攻兼施，似可常服而收功者也。世不少明眼之人，必能知此方之妙也。

或疑龟甲可以煎膏，而鳖甲独无煎膏者，岂不可为膏乎。然而龟、鳖实皆阴物，何以古人绝无有论及之者？曰：鳖甲不可作膏，前人亦尝论及，但惜略举其端而不畅论，今请大彰其义。夫龟与鳖，虽同是阴类，而性实不同。龟性喜出，而鳖性喜入，龟性静而不动，而鳖性动而不静。故龟长于补而鳖长于攻，龟可为膏以滋阴，而鳖可为末以攻坚也。滋阴者，可以久服受益，攻坚者，可以暂用成功。虽鳖甲入之补阴之中、攻坚之内，未尝不可久用以滋阴，而终不可如龟之煎膏单用之而常服，此古人所以取龟作膏，而独弃鳖甲也。

蛤蚧

蛤蚧，味咸，气平，有小毒。主肺虚声咳无休，治肺痿，定喘止嗽，益精血，助阳道[1]，血咯不已，逐传尸痨疰，祛著体邪魅，仍通月经，更利水道。至神功用，全在于尾，尾损则无用也。然亦必得人参、麦冬、五味子、沙参乃奇。

蛤蚧生于西粤者佳，夜间自鸣声至八九声者为最胜。捕得之须护其尾，尾伤即有毒，所断之尾反可用也。

蛤蚧，善能固气，含其尾急趋，多不动喘，故止喘实神。

蝼 蛄

蝼蛄，即土狗也。味咸，气寒，无毒。《本草》言其利水，宜分上下左右，然亦不必拘也。通身用之以利湿，神效。此物兼能接续骨伤，治口疮乳毒亦效，但不宜与虚人，因其性急过利也。

鳗 鱼

鳗鱼，味甘，气寒，有毒。杀诸虫，调五脏，除五痔，逐腰背之风湿浸淫，治男女骨蒸痨瘵，兼疗脚气，产户虫疮，并崩漏不断者，多食最效。骨烧薰床上衣箱，百虫皆死。非补益之药，然食之杀虫，使尸虫尽绝。痨瘵重生，又不可为，非补也。大约于丸散中，同补阴药修合为佳耳。

鳗鱼治痨瘵，自是杀虫，然必须淡食为佳。盖咸则尽入于肾中，而淡则无经不达也。

或问鳗鱼亦杀痨虫，何以不同鳖方共治？曰：鳖与鳗，虽同是杀虫之物，而性各别，鳖喜攻入，而鳗喜攻出也。虽二物亦可同用以出奇，然用之以治骨蒸，宜分用而不宜同用。一欲出，一欲入，两相拂意，反相忘其杀虫矣。况骨内之虫，驱外出而杀之，不若攻入内而尽诛之也。故用鳗又不若用鳖之更胜。倘单用鳗鱼作食以杀虫，此鳖又不若鳗鱼之功也。盖鳖肉但补而不攻耳。

或问鳗鱼杀虫而不补精，何以能愈骨蒸之病，岂杀虫即可以愈骨蒸乎？曰：鳗鱼实止杀痨虫，而骨蒸之病可全愈者，必胃健能食，有滋补之味也。倘胃气不开，又无填精降火之药，徒恃鳗鱼之杀虫也，亦何益乎。

鳝 鱼

鳝鱼，味甘，大温，无毒。入脾、肾二经。补中益气，且更兴阳，散湿气，去胡臭，又生津止渴生力。血涂口眼，能止㖞斜，为急救之需也。又治火丹赤肿，出鳝血涂之效。

或问鳝鱼与黄芪同用，能益气力，有之乎？曰：有之。然必须鳝头上有冠者用之始效。

螃 蟹

螃蟹，味咸，气寒，有毒。散血解瘀，益气养筋，除胸热烦闷，去面肿㖞僻，愈漆①疮，续筋骨。凤疾人食之，其病复发。怀孕妇食下，令人横生。此物最不利人，而人最喜噬。然得此以解散胸热，亦有可取。若入药，则止用之于跌损之内也。

或问蟹爪主破胞堕胎，岂以其爪性过利乎？曰：蟹性最动，而爪尤动之至者。子死腹中，胞不能破，用之实神，正取其动也。［批］人胞直生，而蟹爪旁走，故取而破胞耳，又不可不知。

海 马

海马，亦虾属也。入肾经命门。专善兴阳，功不亚于海狗，人未知也。更善堕胎，故能催生。

海马之功用，不亚腽肭脐，乃人尚腽肭而不尚海马，此世人之惑也。谁知海马不论雌雄，皆能孕兴阳道。若腽肭脐，必须用雄者始效，贵价而买，乃是赝物，何

---

① 漆　何本作"湿"。

若用海马之中用哉。

或问海马以何地生者为佳？海马沿海多生之，而最能兴阳者，山东第一，广东次之。盖山东尤得生气也。阳气之生，尤首种子耳。

文　蛤

文蛤，味苦、咸，气平寒，无毒。利水① 堕痰，驱胁急腰疼②，除喉咳胸③痹，收涩崩中带下，消平鼠瘘痔疮。仲景夫子用之于伤寒方中，亦取其利水走肾，堕痰软坚也。

真　珠

真珠，气寒，无毒。镇心神，润颜色。点目去膜，塞耳治聋，治小儿惊痫，尤堪止渴，亦能坠痰。然内治绝少，存之以为外治之需。

真珠，生肌最良，疮毒中必用之药。然内毒未净，遽用真珠以生肌，转难收口。

牡　蛎

牡蛎，味咸，气平、微寒，无毒。左顾者良，火煅末用。入少阴肾经。软积癖，消结核，去胁下硬，泻热掀肿，益精，遗尿可禁，敛阴汗如神，摩宿血，消老痰，绝鬼交，收气滞。但止可为佐使。佐之补则补，佐之攻则攻，随药转移，不能自主也。

或疑牡蛎乃涩精之药，先生独削而不谈，何也？曰：盖牡蛎涩精，而精愈遗，虽非牡蛎之故，殊不知牡蛎涩精，而精必利而后可止，非涩精之可止也。

或谓牡蛎非涩药也，使牡蛎为止涩之药，如何仲景张公伤寒书中载大病瘥后，腰以下有水气者，用牡蛎泽漆散之乎？曰：嗟乎。大病之后，水不能下行，原宜用补以消水。但伤寒经汗、吐、下之余，元气不能骤生，补之则功缓，故宜因势利导，而用泽泻。又恐水势甚大，单用泽泻未免太泄其水，而元气随水而尽泄。故用牡蛎于利之中以涩之也。利中带涩，则水泄而元气无亏，是泄中有补之道存焉，真善用利耳。谁谓牡蛎非涩药哉。

或疑牡蛎既可于利中用涩，安在止精不可与利水并用耶？曰：水可于利中用涩，而精不可于涩中兼利也。盖精愈涩而愈遗，补精而带涩，则徒补无益，故遗精之病，断不可用牡蛎耳。[批] 辨涩精反致遗精，实见到之语。然亦有用之而效者，乃玉关大开，不得已而用之，以闭精于一时，而终不可恃之为长服之剂也。

或问牡蛎之肉，味甘性温，即鲍鱼肉也。牡蛎用之而止梦遗，若鲍鱼多食，使丈夫无髭须，何也？曰：牡蛎，即鲍鱼之壳，二者同气，皆止涩之味也。食之过多，则任督之路断，二经之气不能上升于唇口，故须髯渐少。其实，多食牡蛎，亦能令人少髭也④。

水　蛭

水蛭，味咸、苦，气平、微寒，有毒。炒黄黑色用之。善祛积瘀坚痕。仲景夫子用之为抵当汤丸，治伤寒之瘀血发黄也。治折伤，利水道，通月信，堕妊娠，亦必用之药。蓄血不化，舍此安除乎。

---

① 水　何本作"气"。
② 腰疼　何本作"胁痛"。
③ 胸　原作"胁"，今据何本改。
④ 或问……令人少髭也　此一段原无，今据清抄丙本补。

或问蓄血之症，何故必用水蛭？盖血蓄之症，与气结之症不同，虽同是热症，而气结则热结于膀胱，血蓄则热结于肠胃。气结之病，可用气药散之于无形；血蓄之症，非用血物不能散之于有形也。水蛭正有形之物，以散其有形之血耳，何必过惧哉。［批］血蓄症，非水蛭、虻虫不能消。

或问水蛭即水田内之蚂蝗，食人血，最可恶之物也。仲景夫子偏用之治伤寒瘀血，不识有何药可以代之乎？曰：血瘀蓄而不散，舍水蛭实无他药之可代。水蛭不可得，必多用虻虫代之。然而虻虫终不及水蛭之神。今世畏之而不敢用，谁知此物并不害人耶。

或问水蛭至难死，又善变化，能一身而化为千万，宜世人疑而不敢用也，先生谓并不害人，此则难信也。曰：水蛭制之不得法，则难死而能生；制之得法，则不生而永死。取水蛭之干者，用铁刀细切如小米大，文火炒至黄黑色，有烟起取出，不可放在地上，不得土气，又安能重生而变化哉。［批］制水蛭总不可令其得土气为佳，然炒熟无生气，又安能再生哉。故用之同瘀血一团，从大便中尽出，得其效最捷，何至有害乎。

或问炒制水蛭，万一不得法，其性犹存，则一留肠腹之中，安得而不害人乎？曰：何畏之极也。予有解之之法，用水蛭之汤，加入黄土二钱同服，即水蛭不死，断亦无害。［批］又法之巧也。盖水蛭以土为母，离土则无以为养。与土同用，既善于解瘀血之结，即随土而共行，永无留滞腹肠之虞矣。

龙骨 龙齿、紫稍花

龙骨，味甘，气微寒，阳也。虽有雌雄，无分功效，但色黑者不可用。必须火煅研末，水飞① 过，始可用之。闭塞滑泻之大肠，收敛浮越之正气，止肠风下血，及妇人带下崩中，塞梦寐泄精，并小儿惊痫风热，辟鬼疰精物，除肠痈内疽，固虚汗，缩小便，散坚结，消　瘕。

龙齿，定心安魂，男妇邪梦纷纭者，尤宜急服。

紫稍花，乃龙精而沾于水草而成者，世无真物，真则兴阳。

或问龙善变化，何以山中往往有龙骨，任人取携，血骨淋漓，绝不见有风云雷雨之生，龙不蠢然一物乎？曰：君误认龙骨为真乎。世间所用之龙骨，乃地气结成，非天上行雨之龙也。夫神龙见尾而不见首，首且不使人见，岂有骸听人之采取乎。惟龙骨乃地气所结，不能变化，所以取之而无碍耳。

或又问龙骨既为地气所结，宜得地气之深，性当属阴，而不当属阳矣，何龙齿安魂而不安魄耶？曰：虎属阴，而龙属阳，龙为火，而虎为金，不易之道也。龙生于地下，宜为阴，则虎生于地上，亦可为阳乎。万物皆生于天地之中，无阴则阳不生，无阳则阴不长。虎生于地上，未尝不得阳之气；龙生于地下，亦未尝不得阴之气也。然而虎得阳而生，而虎终不可谓阳之精；龙得阴而生，而龙终不可谓阴之精也。夫阳气者，生气也；阴气者，杀气也。生气属木，而人身之肝气应之；杀气属金，而人身之肺气应之。肺中藏魄，肝中藏魂。魂动，似宜用虎睛以相制；魄飞，似宜用龙齿以相伏。何以用虎睛制魂而魂愈动，用龙齿制魄而魄愈飞也。盖魂动者，阳气动也，以阳引阳而魂始归；魄飞者，阴气飞也，以魄招魄而魄始降。龙

_____

① 飞　何本作"煮"。

齿正得阳气，故能安魂；虎睛正得阴气，故能镇魄。谁谓龙骨生于地，即属阴物哉。

或问龙骨制法，古人有用黑豆煮汁以泡之者，或用酒浸一宿而用之者，或用香草汤洗过，捣粉，绢袋盛之，入于燕子腹中，悬井上一宿而用之者，或用醋淬而研末用者，毕竟何法制最佳？曰：皆可用也。用燕子制者最神。盖燕子为龙之所喜，龙得燕而动。龙骨遇燕子，自然流动，而无过涩留肠之害矣。

海螵蛸

海螵蛸，味咸，微温，无毒①。主女子漏下赤白，经行血闭，阴蚀肿痛。又治妇人寒热癥瘕，惊风入腹，环腹痛，去目肿浮翳，收疮口腐脓，治哮症最神效。亦药笼中宜备之物。

或问海螵蛸即乌贼鱼骨，他本云服之令人有子，先生何不言也？曰：男子肾虚则精涸，女子肝伤则血枯，皆非有子之兆。乌贼鱼骨虽入肝肾，不能大补其精血，徒藉此物，即终年饱食，又何能生子哉。[批] 翻前人旧案，实有至理，非好辨也。

紫河车

紫河车，味甘，气大温，无毒。入五脏七腑。初产者良，亦不必尽拘。焙干可用，不可洗去筋膜，洗去反不佳，以泄其元气也。疗诸虚百损，痨瘵传尸，治五痨七伤，骨蒸潮热，喉咳暗哑，体瘦发枯，吐衄赤红，并堪制服，男女皆益。世有埋藏地下，久化为水，名曰河车水，则无功效矣。祛狂祛疫，亦虚言也。

或问紫河车乃胞衣，儿已脱离于胞，则胞中元气尽泄，胞宜无用矣，何以古来《本草》尽称其补益，而神农乃尊之为上品乎？曰：人之初生，先生胞而后生人。及胞之破，先产人而后下胞，是胞乃先天之母气，亦后天之父气也。故儿虽脱离于胞，而阴阳之气未散，仍存于胞也。人得此胞而生身体，自然可得此胞而生气血也。或者曰胞在腹中，则元气未漓，胞落地下则元气尽失。总之，胞是先后天之父母，又安能生无根之气血乎？虽然胞成于阴阳之气，是胞即阴阳之根也。凡花木之根，得土气而重生，人身何独不然。胞入于脾胃之中，自然生气勃发，况又益之以补气、补血、补精之品，则气得根而再壮，血得根而再溢，精得根而再满矣。古人所定大造丸，尚未得天地之奥，服之效验亦是平常，遂疑紫河车非出奇之物，弃而不用，为可惜也。铎蒙岐天师秘传乾坤化育丹，用熟地、人参、白术为君，用当归、山茱萸、巴戟天为臣，用茯苓、苁蓉②、枸杞子、麦冬、北五味、山药、芡实、柏子仁、枣仁、巨胜子、牛膝为佐，用沙参、甘菊、覆盆子、远志、莲子心、附子为使，以治下寒无火、元阳不举之客，绝非大造丸功效可比。铎虽不尽载分两，而智者见君臣佐使之分明，亦可意会而心得之也。[批] 紫河车实生人之根，故用之可以接续命根，实非虚语。乾坤化育丹较大造丸，更奇十倍。

或疑紫河车既为先天之母、后天之父，与紫河车同生之脐带，又何独非乾坤化育之丹乎？曰：脐带之功，虽不及于紫河车，而补益之功，大非草木可比。盖脐带为接续之关，实性命之根蒂也。儿虽堕地，已离于胎元，而先天之祖气尚未绝于

---

① 味咸，微温，无毒　此六字原无，今据何本补。
② 苁蓉　何本作"大芸"。

带内。凡气弱者，可接之以重壮；气短者，可接之以再延；气绝者，可接之以再活。后天既老，得先天而再造者，其斯之谓乎。然修合服食之不得其法，终亦不能获效。铎受奇方，共传于世，名为造化丹。用脐带二十条，文火焙干为末，入人参、黄芪、白术、玄参、沙参①、五味子、麦冬、山茱萸、熟地、沙苑蒺藜、菟丝子、淫羊藿、巴戟天、炒枣仁②、远志、砂仁、茯神、肉桂、枸杞、当归、杜仲、牛膝之末，共蜜③捣为丸，每日吞食。其方如此，其分两可酌定矣。倘照方修服，必返少为童也。［批］脐带与胞胎之功相同，而造化丹与乾坤化育丹，正不相上下也。

或谓紫河车乃人之胞也，食胞以图资益，不犹食人以供口腹乎，吾恐获罪于天，又何延年之有？曰：此知一而昧一也。天地无弃物，即无弃功，胞胎虽人之命根，然人既堕于胞胎之中，则胞胎弃而无用矣。神农取无用者，而指之为延生之具，后圣即体神农之意，而造为方法，以续人之命，是无用者成有用，非参赞造化之大功乎，又何获罪于天之有哉④。

或疑紫河车乃大热之物，食之最能动火，凡阴虚火动之人，恐不宜食耳。曰：紫河车大温，非大热也，阴虚火动，正宜食之。盖火动由于水衰，水衰者精少也。紫河车乃生人之母，即生精之母也。精生于温，而不生寒，大寒不生精，而大温至生精也，况紫河车又生精之母气乎。其相得之宜，不啻如水银之见金。倘以大热疑之，不治阴虚火动之人则惑矣。［批］紫河车生精之母气，即生火之母气也。火生于精之中，何疑乎。

或疑紫河车为生精之母气，亦因其藏子而言之也。夫儿已堕矣，破釜安能煮物乎？曰：紫河车为生人之母，子虽生，而

母气未绝也。母能生子，自是阴阳之至理，况紫河车天性温热，温热之物，未有食之而不生精者也，况又是先大之母气乎。

人　乳

人乳，味甘，气平、寒，无毒。酒调服良，口吮更妙。入肺、胃、脾、肾。补精血，益元阳，肌瘦皮黄、毛发焦槁者速觅，筋挛骨痿、肠胃秘涩者当求。健四肢，荣五脏，明眼目，悦容颜，安养神魂⑤，滑利关格。

或问人乳即血也。乳通则经闭，非明验乎？曰：以乳为血则可，以乳为经则不可也。子生而乳通，乳通而身旺，其故何欤？产妇未有不血亏者，血亏则直无乳，何以生子不三日而乳即下通？是人乳非血，可知矣。虽然以人乳为非血，则又不可，乳乃水也，血亦水也。血化为乳，自是至理。而余曰：人乳非血所生，乃气生之也。产妇至二、三日，止有气存，气存自能生血，生血而后能生乳，故遗气而但言血，此余之所以辨也。至女子月信，乃血之余也，血满则溢，血少则止，血枯则闭。故经之有无，视血之盛衰也。世往往有壮健之妇，上通乳而下又通经；赢弱之女，下断经而上断乳。血有余者，上既能升，而下亦能降；血不足者，下不能降，而上又何能升哉。故以乳为血则可，以乳为月经之上升而成汁者，断断不可也。总之，气行则血行，气足则血足，气血行则乳行，气血足则乳足。血能下降为经，而

①　沙参　何本作"丹参"。
②　巴戟天、炒枣仁　何本无。
③　蜜　何本无。
④　或谓……有哉　此一段原无，今据清抄丙本补。
⑤　魂　何本作"魄"。

经不能上升为血，犹之气能上变为乳，而乳不能上升为气也。然则人乳乃气血所生，其补益气血，何必言辞之辨哉。

或问乳乃气变而成，安得遽生其乳？吾疑乃血生而非气生，经助血以生乳，而非气行经以变乳也。曰：乳乃有形之物也，而血与经亦皆有形，有形安得化有形哉。惟气乃无形，无形者，有形之母也。无形之气，以生有形之乳，不必再辨。惟是经助血以生乳，非气行经以变乳之说，不可不辨也。子谓血即经，而经即血也。谁知血之有余，则流为经，而经之有余，不能反为血。盖经乃败血，非活血也。活血则能助气以生乳，而败血不能变经而生血。经既不能变血，又何能生乳哉？然而人身之血有限，而乳房之汁无穷，此或疑为经之助血以生之，不知实气之行经而变之。气行则血行，血行则血无瘀滞之忧，而有变化之妙，上通于乳房而成乳，不下走于阴窍而为经。此实有大道存焉，而非一偏之见，可以私臆之也。

或又问乳即是气所成，何以乳有清乳、浓乳之别，非血虚之故乎？曰：此正气虚之故也。气虚则血虚，故乳汁清，儿食之必有黄瘦之忧；气旺则血旺，故乳汁浓，儿食之必有肥白之喜。世有妇人生子自乳，第二月又怀子者，正气足而能纳精，血旺而能荫胎也。然而所乳之子必然多病，即或肥白，而长年者常少。正见血有余而气不足。气之生乳，不益可见乎。

或问气化乳，而色白者宜也，今曰气血同化而成乳，血色赤而乳色白，又何变之耶？曰：乳色之白，正见气变乳之验也。气生血而成赤，气生乳而成白，是乳乃气未变之血也。气变血而腥，气变乳而甘者，又是何故？经曰：饮入于胃，游溢精气，上输于脾，脾气散精，上归于肺，肺通水道①。食气入胃，浊气归心，淫精于脉，脉气流经，经气归于肺。故饮食之气，虽遍输于五脏七腑，而其先入者必归于肺，而化其津液也。乳房在于肺之间，所以生乳最先，而色白者虽气之色，亦肺之色也。肺属金，而金色白，又何疑乎？倘是血化为乳，毋论色赤者不能变白，而血亦何能遽变为乳，以供小儿日夜之吞咽乎？惟气则易生而易化，然而气之所化者，又资于胃土之生也。土之味甘，乳得胃土之气，故其味亦甘。又乳房为胃土之室，胃气生乳，而乳归胃，更无可疑。小儿得乳则生，生于胃气也。然则人苟食乳，又何独不生气血乎？气者，得于天之阳也；血者，得于地之阴也。阴有质而阳无质。天气下降，则霪雨盈川，而天之气未尝耗也。故人之气至，即生津液，血能耗而气不能耗，似乎食乳不若食气之为妙。不知乳乃气之初气，不比血之终气也。是以食乳之功效，不亚于采先天无形之气也。

胎　发

胎发，乃血之嫩苗。老景得之，甚补衰涸。至于血余，补阴甚捷，诸血症服之即止。其余《本经》所载，未见其效也。凡用，俱须洗净，烧灰存性，入汤剂调服。盖发之味苦，发之气温，有益无损，故取之以为止血救急之味也。

童便　秋石

童便，气凉，无毒。彻清者良。祛痨热咳嗽，止鼻红吐衄，治跌扑伤损，疗产后败血攻心。难产胎衣不下，毒蛇、犬咬

---

① 肺通水道　何本作"通调水道"。

伤，俱可治之。

秋石，人童便而煎熬法炼者也。无分男女，皆可有益也。滋肾水，返本还元，养丹田，归根复命，安和五脏，润泽三焦，消咳逆稠痰，退骨蒸邪热。积块较坚堪用，膨胀代盐可尝。明目清心，延年益寿。此二种，治病实佳，所谓臭腐出神奇也。但秋石可以多用，而童便不宜多吞也。

或问童便，治吐血甚神，不识可长服否？曰：童便可暂饮，而不可久服也。虽曰服寒凉，百不一生，服童便，百不一死，然童便气凉，多服未免损胃。

或问童便而煎熬秋石，毕竟何者为佳？夫秋石阴阳之炼不同，以阴炼者为第一。但阴炼气臭，不若阳炼之无气臭也。然而阴炼得法，实不臭也。我有一法传世，取童便，十五岁以下者俱可用。每一桶，用水二桶合之，盛于缸内，上用净布铺在缸上，下用竹①架之，不使布之沉底，露一宿，取布晒于烈日之下，布上即结成霜，以鹅翎扫之，即成秋石矣。但布须浮于童便水上，不可使其竟沉，要布湿而又不干为妙。一桶童便，可取秋石二两。盖童便得水，其性反浮，又得水则尽化去其臭气。非异人之传，安得此异法哉！凡童便，积旬日皆可用，惟一合井水，必须一日即取其霜，久则无用也。

或问人有服自己之小便者，名曰反元汤，亦有益乎？夫吐血之症，其气必逆，用反元汤，以逆而平其逆也，服之有功。倘未尝失血，其气原无逆症，服之反致动逆，与童便之功，实有不同耳。

浣 裤 汁

浣裤汁，解箭毒，并治伤寒，女痨、阴阳易俱效。男用女，女用男，剪下对阴

处才灵。童男女者，力强易效。月经布烧灰，解药箭毒神验。此等物不可存于药笼，必致诸药不效。然不可不知以救世病也。

阴阳易之病甚多，有男易男、女易女者，又不可不知。男则交男而易男，女同净桶而交于女。又不可男用女，女用男之浣裤汁也。须男用男、女用女，治之可耳。要无不神效者也。

月 水

妇人月水，治女劳复最神。经衣灰可止血，方士取首经，入之茯苓之中，为延龄神药，且能治痨损。此物至神之药，亦至秽之物也。上士用之以得仙，非至神乎。凡世人修合丸散，兴至吉祥事，及小儿出痘生疮，皆避忌。如犯之，吉变凶，药不灵，疮痘变坏，非至秽乎？然而至秽之物，出于至神之内也。盖经水者，天癸之水也。女子二七而天癸至，任脉通，太冲脉盛，而经水时下。时下者，及其时而至也②。故此水为天一所生，乃先天之气所成，后天之气所化，无形而变为有形也。所以上应月，下应潮，一月一行，与海与太阴相合也。阴中至阳，能补阴生阳。方士美其名曰红铅，其实即首经也。是至神之物，何以又成为至秽乎？盖月水未出于儿门，则月水含至阳之气。月水一出于儿门，则月水成至阴之形，纯阳而变为纯阴，全是杀气而非生气矣。生气可亲，而杀气难犯，又何疑乎。此所以成为秽物耳，非因其出于儿门而谓秽也。

或问月水既是秽物，方士取入茯苓之

---

① 此下何本有"廉"字。
② 时下者，及其时而至也 此九字原无，今据清抄丙本补。

中以接命，不知首经与寻常月水，又何以不同？曰：首经虽出儿门，而阳犹未化，不比寻常月水，尽化为阴，故可用之以接阳。且痨瘵微躯，往往多祟凭其身，正欲借秽以逐祟，以祟最恶秽也，所以用之相宜耳。

或问经水可治女劳之复，其义何居？曰：此前人之所未发也。女劳之复，热毒而入于无病之人，原不必用风散解热之品，以伤人之元气。故用经水之布，浣其汁而饮之，引其热而下行，则其毒易出。盖经水原是下行之物，不肯留住于腹中，引热下行，所以最速，非取其补阴中之精也。

或问经水既是行物，何以又能止血耶？曰：凡血得厌秽之物，皆能止血。经水，正秽物也，故用之而效。金疮箭簇，古人皆用之，亦此意耳① 古人皆用之，亦此意耳。

水

天雨水，性轻清，味甘淡，诸水之上也。四时俱可用，而夏日尤佳。大旱之后得雨，必须收贮，饮之可以却病。

或问《本草》载天雨水性寒，而君曰性轻清，何也？曰：凡水性皆寒，独汤泉性热。然流出于外，温亦变寒，何独于天雨之水性独寒耶。是水皆寒，予所以不言其寒也。天之气最清，故天气属阳。阴气重而阳气清，理也。天之雨水，虽地气所化，然天气不交于地，则地之气终不能化雨。是雨水仍是天气所生，而非地气也。既得天之气为多，安得不轻且清哉。

或问立春节雨水，夫妇饮之，易于得孕，验乎不验乎？曰：春为阳气之首，立春之雨水，似乎得发育之义。然而，男女媾精，始能生子，未闻媾水而可以得男者

也。此说尚在可信不可信之间，未可全恃饮立春之水，便为种子奇方也。

或问梅雨水，何以有毒也？曰：梅雨水，味甘性平，安得有毒。因天气郁蒸，水易化物。凡不变之物，得之变化，故水浆则易热也，沾水则易斑也，造酒醋则改味也，浣衣则去垢也。其实，何尝有毒哉。倘久贮之，不特无毒，并能化毒耳。

或问芒种后逢壬为入梅，小暑后逢壬为出梅，立冬后十日为入液，至小雪为出液，有之乎？曰：此《月令》载之，余何敢辨其非。但谓百虫饮液内之水，尽皆伏蛰，宜制杀虫药饵，此则铎所不信也。倘液内无雨，虫不饮水，即不蛰乎。虫既不蛰，而修合药饵，岂皆不效乎？大约百虫交冬则俯，俯即蛰也，安在必饮液内之雨水哉。

或问腊雪水藏物，则不蛀不坏，岂亦有义乎？曰：安得无义哉。冬气收藏，乃乾坤不交之时也。冬日天雨，则乾坤不交而交也。不交而交，似乎冬气之不藏矣。然而，天雨则天气交于地，天雨而变为雪，则地气交于天，而天气仍不交于地也。天气既不交于地，则雪之气，纯是孤阴而无阳。孤阴不长，不长则不化，故藏物而虫不生，而味亦不变也。岂惟不生虫哉，且能杀虫。盖阴主杀也。所以冬至后之水为腊水，密封阴处，亦能藏物，正取其纯阴不阳，而又居于至阴之地也。一过冬交春天所雨，虽变为雪，藏物未有不生虫而败坏者，正以其阴中藏阳耳。

或问雪与冰之性味同乎？曰：不同也。雪味淡而性寒，冰味甘而性寒。淡而寒者，可以涤冬日之热邪；甘而寒者，可以解夏日之暑邪。然而二味虽解冬夏之

---

① 或问……亦此意耳 此一段原无，今据清抄丙本补。

邪，而多饮反致助邪。盖寒热相激，久而从邪，邪不去而相留于腹中，转难速愈。故止可暂解其热，而不可久恃其寒也。

或问露水，亦天一之水也，服之必能益人？曰：露水可内治，而亦可外治也。外治者取七夕之水，洗目最佳。然不可取凌霄花上之露，反致损目矣。内治者，最善解肺金之燥，然必须五更之时，取之百草头上者为佳。古人取秋露以造酒，名曰秋露白。亦取其解肺气之干涸也。秋露大能入五脏之阴，用药欲入阴分者，必须用之为引经之味，非秋露之竟能益五脏也。得补阴药同用，实奏奇功。

或问半天河水，得毋有毒乎？曰：在枯竹梢内取之者，无毒。若空树中取之者，防有蛇、蝎之毒。半天河水，取其水未入于地也。愚意用半天河水，不若取天雨水而不落地者为佳。恐取水之时，正值无雨之候，不得已取半天河水可也。

或问檐下雨水与屋漏水，何殊乎？然人饮之，有病、有不病者，何也？曰：屋漏水，则同尘而下，不洁亦甚矣。难免百虫之秽，不特味苦性寒，而且有大毒，故食之杀人。若檐下之水，瓦片之中，久雨冲淋，即有虫秽，得雨而化，故饮之无恙。若初雨之时，虫秽犹存，毒难尽解，饮之虽不杀人，安得免于疾病乎。

或问冬霜亦雪之类，雪可能解冬日之热邪，不识冬霜亦能解之乎？曰：冬霜味甘性寒，与雪相同，然而功用实别。霜可外治，而不可内服。外治热毒最效，随扫随干，随干随轻矣。若内治热症，下喉少快，一入腹内则腹痛矣。盖冬霜肃杀，其气太刚。五脏之热，乃假热居多，一遇真寒，其假立破，不敢争斗，反觅路逃遁，有不可入之路亦入矣，故不可轻用也。

或问冰雹之水，亦霜雪之类，亦可入药乎？曰：冰雹乃天地乖戾之气，降之以

灾害世人也。乖戾之气，乌可入药乎。人误吞之，必有奇灾。盖其味咸而气腥，乃毒龙取海水而变者也，切忌用药。

或问流水亦有分别乎？曰：流水不同，有江水、有河水、有溪水、有涧水。而水之中，又分逆流水、顺流水。大约以源长顺流者为佳，而顺流者，又以东流者为更佳，取其流入生方也。然病有顺逆，有时取逆流者，欲因其逆而逆之，正取其逆而仍顺也。劳水者，即取流水而扬之千万遍，后以入药，乃炼生为熟之法也。

或问井水与流水异乎？曰：性寒则同，味之甘咸淡则异也。用井水，不若用流水为佳。然有时入药，有必用井水，而不可用流水者，取其静也。井水得地气俱多。取平旦之井华水者，为天一之水，又取其地中而得天气也。故井水在屋内者有小毒，正以其纯阴而无阳耳。古人投入丹砂者，化其阴气也。井水沸溢，亦不可饮，此纯阴欲变也。变而未化，饮之腹胀也。投管仲二枚亦佳。一年投两次足矣，有毒尽化。

或问山岩泉水亦各不同乎？曰：不同。岩水从石壁上堕下者可饮，余不可轻用。恐黑土毒木恶草之中，有蛇虫伏之则有毒，饮之杀人。山中泉水，尤好者，乳泉也。乳泉亦有不同，有从沙中出者，有从石骨中出者。石骨为上，沙中次之，其味甘温，不比他水皆寒也。然乳泉初取之时，其气微腥，其色少浊，隔宿则澄清香冽，饮之可以却病，久服难老，取其为石中之液也。倘隔宿而腥且浊者，又不可用。盖山质不佳也。

或问水性寒，彼温泉之水为热而不可饮者，何也？曰：温泉非不可饮，且有不可浴者。盖亢阳之水也，纯阳无阴，故水寒变热耳。凡人阳旺而阴衰者，为多饮水，所以济阳也。饮温泉反去助阳，自然

无益。况所助者，又邪阳而非真阳乎，故不可饮也。

或问人身之精，应海中之水，宜海中为补阴之味，何以食盐则有益，而服海水则无功，且多饮盐卤，竟至丧命耶？曰：肾水虽应海水，言其气味也，非言海水即肾水也。肾水乃先天之水，无形之水也。海水乃后天之水，有形之水也。有形乌能补无形哉。食盐有益于肾水者，以水经火化也。火亦无形，故能入于无形之中。然多食则过助火矣。亦必无功，犹之多饮海水□□□□纯是火化而成。今无阴气，且味又大苦，苦先入□□□□膜，使不得入，而心之气不通，盐卤见心不受，乃下犯于□□□因其味大苦，又坚闭不受，肾之气亦不通矣。于是流入□□□收缩其气，必至肠结而死矣，何能助肾而受益乎？

或问阴水既无益于人，何故医家又用地浆之水耶？曰：病□□阳无阴者，不得不用地浆之水，掘地作坑，以新汲井水，投入搅浊，澄清服之。取其纯阴而又得土气，与井水又不同耳。凡水有土气，皆不伤脾胃之气，毒物遇之解，邪热得之去也。

或问西北人好饮酸浆水，亦有益乎？曰：浆水亦能解渴，行路困乏，人得而饮之亦有益，但久则有损。盖酸浆水，□炊饮投入韭菜之中，久则菜与饭皆败。南方三日尚可饮，北方七日尚可啜。南方过三日，北方过七日，俱不可用矣。用则无益有损，以此过于酸，则必伐肝，气过于臭，则反败脾。妇人服之，必至绝经。孕妇服之，必至胎瘦，不可不慎也。

或问百沸汤古人所尚，愚以为太热而无生气矣。曰：□□□□凡饮茶汤，亦不可过沸。过沸则其性太急，五脏□□□□气，然又不可不沸而即饮，饮之往往

腹胀，以□□□□□□

或问半滚汤既不可用，何以阴阳水医家用□□□□□□□阳水非可常用之物也。因病阴阳反覆，故用□□□□□□合以灌之，取其不阴不阳。因其乱而乱之，以动其吐□□□□阴，阳各归阳也。倘无病而妄吐之，则反乱阴阳矣。乌□□□□。

或问泽中池塘之水亦可饮乎？曰：凡不流动之水，皆不□□□五六月间尤忌。恐蛇、虫、鱼、鳖之交，而流精于水中，误饮□□□秋冬亦无害，然总不若饮井水之为得也。

或问水不可饮止此乎？曰：吾就日用之所需者言之耳。若推其变，则忌饮者甚多，如浸花之水、铜器贮水、经宿水而有五色之光者、古井之水、混浊之水，皆不可饮也。

火

火性不同，皆可炊　焚，今世取人，大约□□□□□□□□□火也。其实火之资益，关于疾病寿夭□□□□□□□□□火，非无意也。今人不讲者，以炉灶石火，取□□□□□□□□之法，谁知钻燧之火，有益于人不浅乎。我今阐发其义□□□君子采择焉。春宜取榆柳之火。盖榆柳之气，得春气最早□□叶先百木而青，取其火以生春气，则一春无郁结之病也。夏宜取枣杏之火，盖枣杏之气，得夏气最全，故其心纯赤，取其火以长夏气，则一夏无吐泻之病也。秋宜取柞　之火，盖柞　之气，得秋气俱多，故其理皆白，取其火以收秋气，则一秋无疟痢之病。冬宜取槐檀之木，盖槐檀之木，得冬气甚坚，□□□□□火以藏冬气，则一冬无寒凛之病也。长夏宜取桑柘之□□□柘之

木，得长夏和气，故其肌为黄，取其火以合四时之□□□夏无湿热之病也。上古之人，无有疴疾者，虽牲情恬□□□□火之益也。今世所用□灶之火，此传薪之□□□□□□□□未免杂而不纯，乌能却病

哉。至于石中□□□□□□□□损，又不若传薪之火矣。夫延年即□□□□□□□□□以益寿哉，修仙之士，专尚水火，可不留□□。

石 室 秘 录

序

　　尝稽天下事，可传而不传者，何可胜道。可传而不传，而或为人憾，或人不为憾者，何可胜道。华元化青囊①书，嵇叔夜广陵散②，二者之不传也，人恒憾之。吾独谓有可憾，有可不憾。今夫琴雅乐备。医，仁术也。而皆本于先王。嵇生少好音声，长而翫③之，自斯导养神气，宣和情志，而身则不免焉，毋乃稍远于先王之遗音乎？虽不传奚憾。华君继卢扁④诸公而起，独成神奇。能使痿者振，弱者强，枯者泽，瘠者肥，危者安，殇者寿，死者生。其学祖轩黄，根于《素问》《内经》，此诚守先王之道，以待来兹，以利泽斯民也，不可不传。惟不传，故憾。昔昌黎⑤有言曰：莫为之后，虽盛而弗传。袁孝己尝从嵇生学琴矣，嵇吝勿与。是广陵散之不传，非无传人而不传也。华君授书狱卒，狱卒疑畏，焚之。是青囊书之不传，时无传人，斯不传已。嗟乎！士生抱倜傥特达之才，一旦激于义烈，奋不顾身，名垂宇宙，而其呕心之所著述，曾不克留后来者之一日。此其郁勃之气，固结乎古今人物，谁为之解，而谁为之释。迨越数百千年，忽有好学深思如远公陈子者，闻风而慕，诚求而得，取淹没久远之遗文，表章而出，更阐扬其所未发，谓非旷代一抒己哉。第指迷自吕祖，启函⑥自天师，辨难参订自真人，迹近怪异，或疑其说荒渺为不可据矣。乃吾三复斯篇，立方固奇，而立论甚正。聚数贤之心思，变古今之精灵，审疾疢之几微，定医治之龟鉴。自来医书亦滋多矣，譬入龙宫，海藏珍宝杂陈，取舍安决。未若斯录，开卷了然。故诚信而刊布，以传海内，共欣赏也。方今圣人在上，恭己垂裳⑦，过化存神⑧。黎民固已殷动⑨，万邦固已协和，灾祲⑩疠疫尽为盛德大业之所销息，然犹朝夕乾乾⑪，轸念⑫疾苦，虑无一夫之不获而后即安。设是书梓而果行耶，家樋户诵，贤智神明而通变，中材亦遵守而步趋。偶试偶效，再试再效，历久历试，万不有一失焉。则所以仰佐至治者，寿世寿民，

---

① 青囊　药囊。后世常以青囊称医术。
② 广陵散　琴曲名。
③ 翫　音玩，习也。
④ 卢扁　即扁鹊家于卢，故称卢扁。
⑤ 昌黎　唐，韩愈，封昌黎伯，后世称韩昌黎。
⑥ 启函　函，秘也。启函，启其秘奥也。
⑦ 恭己垂裳　恭敬己身，示之以礼。
⑧ 过化存神　圣人德盛，其所过所居之地，皆受其化而如神。
⑨ 殷动　勤劳之义。
⑩ 灾祲　祲音浸。此为复语，祲亦灾也。
⑪ 乾乾　自行不息。
⑫ 轸念　痛念也。

岂其微哉。夫事不能传之无先，犹能传之于后，后先不同，传则一也。华君得陈子而传矣，天师真人得华君抑又传矣。世之览者，不以为陈子所受之书，直以为华君未焚之书。恍乎师友晤对一堂，须眉飞动，而耳提面命而口授也。然后信青囊一书，术足以仁民利物，究不等于广陵散之无传也。华君在天之灵，吾知其无憾也已。

时康熙二十八年岁次己巳仲秋上浣之吉
义乌后学金以谋孝芑氏敬题

序

医道大矣哉，非学博天人，非理穷幽秘，非传得异人，则不可以谈医。甚矣！医道之大而难也。远公陈子，幼读班、马①之书，长习黄、岐之教，且性喜好游，足迹几遍历宇内。然而见闻不广，所见者不过世上之文，所闻者不过时师之语，欲匠心自师，以求刀圭②之获效，虽所在奏功，终焦劳③无术，仰天而叹有以④也。康熙丁卯夏秋之间，过我于玉河之西。初不知我为天上人也，与之辨难《内经》诸书，多未曾有。余出秘录示之，乃手抄行笈，慨然以著书为己任。余笑曰：君之志则大矣，而君之学则未也。远公愀然⑤曰：我安得读尽碧落⑥秘函以救天下哉。余乃于袖中出此书与观，目瞪口呆，不敢出一语。余乃细加指示，尽传无隐。因戒之曰：子得此书，可以著书矣。而远公犹以未足也，余又为之辨难《内经》者一月。陈子改容而谢之曰：吾今而后，不敢以著书让之后世也。余亦欣然色笑⑦。遂将《石室秘录》令其抄录一通，存之笥中，以备著书时之考稽也。第是书奇怪，世多不识，倘以此治人之症，未免惊愕欲走。吾传之以见天地之大。何所不有，正不必执此以治天下人，使人疑俱而动其议论也。因序数语于前，以警陈子远公也。

　　天师岐伯职拜中清殿下弘宣秘录无上天真大帝真君岐伯书于玉河之南。

时康熙丁卯冬至前一日也

---

① 班、马　汉，班固，司马迁。
② 刀圭　量药之器具。此指药物与医术。
③ 焦劳　忧患之义。
④ 有以　有原因。
⑤ 愀然　变其颜色。
⑥ 碧落　上天。
⑦ 色笑　喜悦之容。

序

　　嗟乎！何医道之大也、精也、神也。然大而不知其大，精而不知其精，神而不知其神，则犹之不大、不精、不神也。陈子远公，喜读岐黄之书，三十年于兹矣。于《内经》治法，实能窥奥，而叹医道之不多法门①也。人之病苦患多，医之道苦患少，有以哉。丁卯仲冬，著书玉河之南，逢岐伯与余为之辨难，惊怪咤异，因慨然曰：安得天上奇书秘录以活后世哉。岐伯乃传此书二十四法，远公又请，每思一法，岐伯即传之一法，思之思之，神鬼通之，非陈子之谓欤。今其书现在，皆世所未见，诚恐旨意深邃，方法过奇，虑人之不信之，又请余发明。余嘉陈子活人之心，无有尽期，乃逐门又尚论之，以见医道之大而精，精而神也。合而刊布天下，使世知天地之间，何所不有。有陈子之好善不倦，即有天上人乐为之传术无已也。吾愿天下人尽读兹编，研几深入，无再误天下人也。陈子请序书之异时②云。

汉长沙守张机职拜广德真人题于玉河之南。

时康熙丁卯冬至后十日也

---

① 法门　佛家语。佛所说为世之则，故称法；此法为众圣人道之途径，故称门。此指圣人之语，而医者可以为法则者。

② 异时　昔时。

序

今上戊辰二月花朝①后三日，远公陈子，将岐天师《石室秘录》请序于余。余读之惊异，叹医道之神而奇也。夫医至起死奇矣，而兹编实不止此。其文肆而醇，其意深而旨，乃性天②之学，非刀圭之书也。陈子学博天人，理通鬼神，人得此编之秘，何患医道之不入于化乎。而陈子不然，长跽③而请予曰：习医救一人，不若救一世也；救一世，不若救万世也，亦何言大而心善乎。吾尼山立教④，不过救一世为心也。已立立人，已达达人⑤。未尝教人施德于万世。然而尼山之书，垂之至今，虽谓之救万世可也。今陈子注《素问》《内经》，余叹其有志未逮，乃以华元化青囊术动之。陈子愀然曰：吾安得此天上奇编读之乎？余乃正襟而训之曰：予欲注《素问》乎？舍青囊术何以著书尚论为耶。陈子忧之。而余曰：无忧也，吾当召岐天师尽传之。盖青囊秘术，华君原得之岐天师者也。陈子再拜受教。余乃邀天师至燕市，而天师又邀仲景张公同游客邸，晨夕往还，馨传方法，共一百二十八门，名曰《石室秘录》，即青囊之术也。无方不神，无论不异。陈子得之，乃决奥阐幽，肆力于《素问》，以大壮其文澜。而陈子尤以天师传之未尽，更求仲景张公为之发明，以补天师之所略。又请于天师召华元化，质今昔之异同，华君又馨传之毋隐。今其书具在，陈子不乐自秘，欲公之万世，不欲仅活一世之人已也。与尼山已立立人，已达达人之心，不千古相同乎。但陈子苦于家贫，不能速授梨枣⑥，然而其言之大，其心之善，实觉覆被万世也。陈子仍存之，以待世之好善如子者斯可矣。余因陈子请序，遂题数言于前，亦以劝天下好善之君子也。积善必有余庆，吾于陈子见之，吾不愿止陈子一人见之，天下人亦可闻吾言以自勉于为善，毋让陈子独为仁人也。

吕道人题于燕山

---

① 花朝　俗传二月十二日为百花生日，称为花朝。
② 性天　禀受天命。
③ 跽　音忌。跪也。
④ 尼山立教　尼山，即尼丘。孔子生于此。此借孔子而设教之义。
⑤ 已立立人，已达达人　自己想要得到的，则先施于人。
⑥ 梨枣　刊刻之义。

目　　录

卷一　礼集

天有奇文，地有奇事，人有奇病，不可拘也。欲治其病，不可以常药治之。有正医，有反医，有顺医，有逆医；有内治，有外治，有完治，有碎治，有大治，有小治，有生治，有死治，有上治，有下治，有中治之分；有先治，有后治，有急治，有缓治，有本治，有末治之异。有一百二十八法。

正　医　法

论肺经生痈　论久嗽服气法　论水泻
论血痢　论水肿　论两胁胀满吞酸吐酸
论腰痛　论怔忡不寐

岐天师曰：凡人有病气喘呕咳者，乃肺病也。肺乃金脏，又娇脏也。居于心之上，瓣如莲花，色红蒂紫。咽管之下，即是肺经，司气之出入，不容食物。咽之上有会①厌在，即小舌头也。会厌遮住咽门，饮食之类，始能直入食管，而下通于胃。倘人饮食之时多言，会厌不及遮咽门，设或米食之类，入于气管，则必咳不已。可见气管不容一物，可知药亦不能直入也。治肺之法，正治甚难，当转治以脾。脾气有养，则土自生金，咳嗽自已。故五脏之中，除肺一经之外，俱可正治，独肺经不可正治。然则肺经生痈疡，何以治之耶？用元参一两，生甘草一两，金银花八两，当归二两，水煎服。［批］清金消毒汤。加麦冬一两。数品中，惟麦冬乃清肺火之品，余俱入脾、入肝、入心之

药，而用之者何也？盖入肝则平木，而不必肺金用力以制之，则肺金得养矣；入脾则脾土能生肺金，而肺金又得养矣；入心经则心火不凌肺金，而肺经又得养矣。虽前药乃治心、治脾、治肝之药，似乎隔一、隔二、隔三治法，其实乃正治肺金也。

雷公曰：我意方中加白芍三钱更妙，平肝火，使心火弱，不来克肺也。

长沙守仲景张公曰：肺经固是娇脏，不可容物，然未尝不可容气。人有久嗽不已，服诸补肺之药不效者，遵岐天师之法治之，无有不愈。但止服汤药，而不以气入咽门，则肺经终难速愈。法当用女子十三岁者，呵其气而咽之。每日五更时，令女子以口哺口，尽力将脐下之气，尽送病人口中，病人咽下一口，即将女子推开，不可搂抱在怀，恐动相火也。每日止可呵一口，自然服药有功。但呵气之时，切戒不可少动欲心，一动，不特无益，而有害矣。止可一口、二口，恐女子有病也。

天师曰：脾经之病，如水泻，乃脾气不温；血痢，乃过于燥热，而成此症也。水泻，用白术一两，车前五钱，二味煎汤，服之立效。［批］分水神丹。血痢不同，有腹痛、不痛之分。痛者，乃火热也。用归尾一两，黄连三钱，枳壳二钱，白芍一两，广木香二钱，甘草一钱，萝卜子二钱，水煎服。［批］神丹。不痛者，

---

① 会　原作"胃"，声之误，今改。

乃寒也。白芍三钱，当归三钱，萝卜子一钱，枳壳一钱，槟榔一钱，甘草一钱，水煎服。[批]神丹。水泻者，乃一时水气侵脾，故倾腹而出。用白术以利腰脐之气血，用车前以分消其水势，此正治之法也。

张公曰：白术、车前利腰脐，而消水气是矣。然而白术亦能健脾，脾健水湿自分，原不必借重车前。车前能通窍而安脏气，亦不止分消已也。脏安则水湿之气自消，各有专能，又能分助，所以奏效如神耳。

天师曰：血痢者，乃肝经来克脾土也。虽因脾土之湿，又加暑热暗侵，瓜果内伤所致。然终因肝本太旺无制，凌脾土而然也。故方用白芍、当归滋肝而平木，肝木得养，不来下克脾土，则土亦得养，而血痢自痊矣。

张公曰：血痢虽有痛、不痛之分，其实皆火邪而挟湿气也。论理二方俱可通治，而天师分别痛、不痛之分，乃慎之也。二方出入加减，各为神效，正不必畏首畏尾。一用之于痛，一用之于不痛也。盖火邪带湿气，居于肠脾之际，不得奔下，未有不急而后重者。妙在用当归、白芍滑而利之，则火邪利于直下，不止平肝木而救脾土也。

天师曰：水肿之病，亦土不能克水也。方用牵牛三钱，甘遂三钱，水煎。一服即大泻水斗余，膨胀尽消。此则直夺其水势，而土得其平成矣。[批]消水神方。雷公曰：此方固神奇，俱各用三钱似太多，减去各一钱则不过猛矣，病去而不伤本。病未尽去，可以再进，亦不失中和之道。但二味药性峻烈，过于猛矣，人疑非正治之法。然水势滔天，必开决其水口，则水旋消。此二味之中病源，妙在于猛也。第服此二味之后，切不可食盐，一

服食盐，则前病重犯，不可救矣。此乃不知禁忌，自犯死症，非药之故也。今人一见牵牛、甘遂，视为必死之品，过矣。水肿之病，必须以手按足面如泥者，始可用此二味正治。否则，按之不如泥，随按而皮随起者，非水也，当作气虚、肾虚治之，不可以此二味轻投以杀之也。[批]何言之当也。

张公曰：水肿治法甚多，独此二味奇妙通神。其次用鸡屎醴。然鸡屎醴终不若此二味之神。盖鸡屎醴有毒，而此无毒也。牵牛性虽猛，得甘遂而迟矣；甘遂性虽缓，得牵牛而快矣。两相合而两相成，实有妙用。此方盖余方也，天师取之以救天下，余何可自立而自誉之，止言其相成有如此。

心经之病，怔忡不寐等症，乃心血少也。方用人参三钱，丹参二钱，麦冬三钱，甘草一钱，茯神三钱，生枣仁五钱，熟枣仁五钱，菖蒲一钱，当归三钱，五味子一钱，水煎服。[批]安寐丹。妙。此方之妙，妙在生、熟枣仁各五钱，而以诸补心之药为佐使。盖枣仁乃安心止不寐之圣药，生用使其日间不卧，熟用使其夜间不醒也。日夜既安，则怔忡自定，又何必用虎睛、琥珀、丹砂之多事哉。

肝经之病，两胁胀满，吞酸吐酸等症，乃肝木之郁也。正治之法，方用白芍五钱，柴胡二钱，炒栀子一钱，苍术一钱，茯苓一钱，神曲五分，半夏一钱，甘草一钱，丹皮三钱，水煎服。[批]气爽丹。雷公曰：此方尚可加当归三钱，以生肝血。此方之妙，妙在用白芍、丹皮、柴胡也。盖三味乃肝木专经之药，而芍药尤善平肝，不去远凌脾土。土得养而木益舒，木舒而气爽，痛自除，吐渐止也。

肾经之病，如腰痛之症，用杜仲一两，破故纸五钱，各盐水炒，熟地三两，

白术三两，胡桃二两，各为末，蜜为丸。每日饥而服之，白滚汤送下一两，服完自愈。此方之奇，奇在白术乃脾经药也，何以为正治肾经。不知白术最利腰脐，腰脐利则水湿之气不留于肾宫，又用熟地、杜仲，纯是补水之药；而胡桃与破故纸同用，又有相济之功，补肾火以生肾水，谓非正治得乎。岐天师不讲者，未必非留以待我补。余所以又补心、肝、肾三法，愿人细思而用药也。

华君曰：是传余文也，无方。

孙真君曰：治肺有隔一、隔二、隔三之治，其实原正治肺经。此种议论，大开聋聩。凡肺病皆宜如此治之，勿谓天师专治肺痈立论，而不通于凡治肺病也。

按血痢症，张公概指为火邪挟湿，此特就壮实人之血痢言之也。然内伤劳倦，与中气虚寒人，脾不摄血，往往脾湿下乘而成血痢。每以理中汤加木香、肉桂，补中益气汤加熟地、炒黑干姜治之而愈。但火邪之血，色必鲜红，脉必洪缓，口必消渴，而喜饮冷，小便必热涩而赤浊。内伤之血，色必鲜而紫暗，或微红淡白，脉必微细而迟，或浮涩而空，口不渴，即渴而喜饮热汤，小便不涩不赤，即赤而不热不浊可辨。李子永识。

昔贤论肿症，与此不符。大概以随按而起者为水肿，按肉如泥者为气虚。附之以俟临症者之自考。李子永识。

反 医 法

论发狂见鬼　论发狂不见鬼　论中风堕地　论卒倒不知人

天师曰：凡人有病发狂如见鬼状，或跌倒不知人，或中风不语，或自卧而跌在床下者，此皆正气虚而邪气犯之也。似宜正治邪为是，然而邪之所凑，其气必虚，不治其虚，安问其余。此所以急宜固其正气，而少佐以祛痰祛邪之药为妙。如发狂见鬼者，乃虚也。方用人参一两，白术一两，半夏三钱，天南星三钱，附子一钱，大剂灌之，狂自定矣。[批] 祛狂至神丹方。妙。或倒不知人，乃气虚也，亦用前方主之。或中风不语者，以人参一两，天南星三钱，生半夏三钱，生附子一个，名为三生饮，急灌之。又自卧跌床下者，即中风类也，又名尸厥，亦以三生饮救之。

发狂不知人而不见鬼者，乃热也，不可与前汤。此见鬼为虚，而非实热。方用人参，同入于祛痰、祛邪之药内，乃因其反而反治之也。

跌倒不知人，虽因气虚，然未有无痰而能跌倒者。既跌倒，亦未有不知人者，故必须祛痰，而佐以助正之药，此前方之所以可兼治之也。

中风与堕地之症，纯是气虚。气虚之人，未有不生痰者。痰重，卒中卒倒，有由来也。然则徒治其痰，而不补其气，即所以杀之也。三生饮妙在用生人参一两，同生附、半夏、南星祛邪荡涤之药，驾驭而攻之。譬如大将登坛，用虎贲之士，以扫荡群妖，必能活生人于杀人之中。若徒正治其邪，而不反治其本，则十人九死，冤鬼夜号，谁之咎欤。[批] 绝。

张公曰：发狂见鬼，明是虚而痰中之。用半夏、南星、附子以祛痰，不用人参、白术之多，何以驱驾之而成功哉。此方之妙，不特治发狂见鬼如神，而治中风不语，卒倒不知人，亦神妙之极，盖气虚而后痰中也。岐天师分析甚精，又引三生饮以治中风等症。其实前方除发狂不见鬼，不可用此方，其余无不可治，正不必又用三生饮也。然三生饮亦是奇方，亦可采用之。总之，斟酌于二方之间，无不可起生人于死人之中也。

发狂不见鬼，明是内热之症，岐天师不立方者，待余补之也。方用人参三钱，白芍三钱，白芥子三钱，半夏三钱，天南星二钱，黄连二钱，陈皮一钱，甘草一钱，水煎服。此方妙在用黄连。盖厥深则热亦深，去其热则厥自定。黄连入心，引诸补心之味，同群相济，或补或泻。譬如人家相争，嚷于一室，亲朋各为劝解，自然怒气平而悔心发。黄连之用于补剂之中，正此意也。

华君曰：是传余之文，无有他方。我尚有数语，请载于后。中风等症，非大加人参，以祛驾其邪，则痰不能开，而邪不能散。方中妙在用人参至一两，始有力量。否则，少用反为痰邪所使，又安能助制附子，以直荡群妖哉。

雷公曰：妙极，各阐发无遗，无可再谈①。

真圣人之言。李子永识。

顺　医　法

论气虚胃虚

天师曰：凡人有病气虚者，乃身子羸弱，饮食不进，或大便溏泄，小便艰涩。方用人参一两，茯苓三钱，白术五钱，陈皮一钱，甘草一钱，泽泻一钱，车前一钱，水煎服。此乃病欲下行，而随其性而下补之也。方中用人参为君者，开其胃气。胃为肾之关，关门不开，则上之饮食不能人，下之糟粕不能出，妙在用人参以生胃土，而茯苓、车前能分消水谷也。且胃之性最喜温和，不喜过湿，湿则必上壅呕，下积而泻矣。今顺土之性而温补之，则饮食自进，而大小便各安其位矣。

张公曰：此方生胃土以消水谷，谁曰不然，然而不止生胃土也，且能健脾。脾健则胃气益开，而胃气益壮。方中最妙用

白术也，白术上利胃而下健脾，且能祛湿以生肾。有此大功，则大小便得脾肾之气而能开能合。下既通达，又何患饮食之不进乎，吾见其饱食而无碍也。

服前方而不愈者，兼服八味丸以补土母，盖八味丸最能实大肠利膀胱也。李子永识。

逆　医　法

论气喘上逆　论双蛾　论肾虚大吐

天师曰：凡逆症甚多，不止厥症一门也。如气喘而上者，逆也，人以为气之有余也，殊不知气盛当作气虚，有余认作不足。若错认作肺气之盛，而错用苏叶、桔梗、百部、山豆根之类，去生便远。方用人参一两，牛膝三钱，熟地五钱，山茱萸四钱，枸杞子一钱，麦冬五钱，北五味一钱，胡桃三个，生姜五片，水煎服。[批] 安喘至圣丹。雷公曰：妙极。然天师止言肺经之虚，肾水大耗之气喘也，而未尝论其肾火之逆，挟肝气而上冲之气喘也。虽其症轻于肾水大耗之病，而气逆作喘则一也。病甚则有吐粉红之痰者。此肾火炎烧，肺经内热，不能克肝，则木寡于畏，龙雷之火愈为升腾，法当清其内热。方用地骨皮一两，沙参一两，麦冬五钱，白芥子二钱，白芍五钱，甘草三分，桔梗五分，丹皮二钱，水煎服。方名清热止喘丹。此方之妙，妙在地骨以清骨髓中之内热，沙参、丹皮以养阴，白芍以平肝木中之火，麦冬以清肺中之火，加甘草、桔梗引入肺经，则痰嗽自除，而气喘亦定。孙真人曰：何论之奇辟乃尔，我有一奇方以附后。此方绝不去治肺经，而正所以治肺

---

① 雷公曰……无可再谈　此十四字，原作小字，今据前后文例改。

也。盖人生肺气，夜卧必归气于肾中，此母居子舍之义出。今因色欲过度，肾水大耗，肺金日去生之。久之，则不特肾水虚，而肺金亦虚。譬如家有浪子，日费千金，母有积蓄，日日与之，倾囊倒箧，尽数交付其子，后将安继？是子贫而母亦贫矣。一遇外侮之侵，将何物解纷？而外侮又复恐吓之，逃之子舍，以避其锋，而子家贫乏，无以奉母，又必仍复还家，以受外侮之凌逼，势不至不死不已。今肾水既亏，而肺金又耗，外受心火之伤，中受肝木之横，脾土又下①，不来生水，则转辗②难藏，于是仍返而上喘。幸有一线元阳未绝，所以不死。苟不大剂急救其肾，使贫子来偷窃，又何以肺金有养哉。况贫子暴富，不特母家亦富，而外侮亦不敢欺凌矣。此不治肺而正所以治肺也。或疑人参乃肺脾之药，既宜补肾，不宜多用人参。不知肾水大虚，一时不能骤生，非急补其气，则元阳一线必且断绝。况人参少用则泛上，多用则下行，妙在用人参至两许，使能下达病源，补气以生肾水。药中熟地、山茱萸之类，同气相求，直入命门，又何患太多之病哉。若病重之人，尤宜多加，一两尚欠也。但喘有不同，有虚有实。初起之喘多邪实，久病之，喘多气虚。邪实者，喘必抬肩；气虚而喘者，微微气急耳。余所论乃久病之喘，若初起之喘，若四磨、四七汤，得一剂即止。此病逆而药亦逆之也。

张公曰：肺金补子之义，已讲透彻无遗，余再出一论以广之。肺气既弱，自然不能克木，肝木无制，必然气旺，气旺必来凌脾胃之土。脾胃即受制于肝木，则何能来生肺金耶。方中十剂之中，或间加柴胡五分、白芍五钱、熟地倍加一两，同前方煎饮，未必无小补也。盖欲平肝，自必旺其土，土旺则金有不生者乎。此亦反治

之义耳。

天师曰：更有人病双蛾者，人以为热也。喉门肿痛，痰如锯不绝，茶水一滴不能下咽，岂非热症。然而痛虽甚，至早少轻；喉虽肿，舌必不燥；痰虽多，必不黄而成块。此乃假热之症也。若以寒凉之药急救之，下喉非不暂快，少顷而热转甚。人以为凉药之少也，再加寒凉之品，服之更甚。急须刺其少商之穴，出血少许，喉门必有一线之路开矣。急以附子一钱，熟地一两，山茱萸四钱，麦冬三钱，北五味三钱，牛膝三钱，茯苓五钱，煎服。[批]消火神丹。下喉一声响亮，其火势热症，立时消散。盖少阴之火，直如奔马，凡人肾水大耗者，肾中元阳不能下藏。盖无水以养火，而火必上越也，日日冲上，而咽喉口小，不能任其出入，乃结成肿痛，状似双蛾，实非双蛾也。方中妙在用附子辛热之药，引龙雷之火下藏于窟宅。夫龙雷之火，乃相火也，喜水而不喜火，故药中熟地、山茱之类，纯是补阴之味，使火有所归而不再沸。此因其逆势而逆导之也。喜水而不喜火。喜水者，喜真阴之水也，而非寒凉之水；不喜火者，不喜邪气之火也，而非辛热之火。

日重夜轻，治之最易。用山豆根三钱，半夏一钱，桔梗三钱，甘草一钱治之。一剂立愈，而非逆症可比耳。

张公曰：阴虚双蛾之症，余更有治法。用附子一钱，盐水炒成片，用一片含在口中，立时有路，可以用汤药矣。后以八味丸一两，白滚水送下，亦立时而愈，可与岐天师方并传。

天师曰：更有大吐之症，舌如芒刺，双目红肿，人以为热也。不知此乃肾水干

---

① 下　菁华堂本，清刻本，广益本无。

② 转辗　广益本作"辗转"。

槁，火不能藏，水不能润，食入即出耳。法当用六味地黄汤，一料煎服，恣其吞饮，则余火下息，而饮食可入。盖胃为肾之关，胃中之火，必得肾中之水以润之。肾水耗，不能上润脾胃，则胃火沸腾，涌而上出，以致双目红痛，舌如芒刺也。但此症时躁时静，一时而欲饮水，及至水到，又不欲饮，即强饮之，又不十分宽快，此乃上假热而下真寒也。理宜六味汤内加附子、肉桂，煎汤与饮，始合病源。而今止用六味地黄汤者何？盖肾虽寒而胃正热，温肾之药，必经过胃经，热性发作，肾不及救，而胃反助其邪火之焰，则病势转添。不若竟用六味地黄汤，使其直趋肾宫，虽经过胃中，不致相犯，假道灭虢，不平胃而胃自平矣。此亦逆治之法也。[批]孙公曰：真绝奇之论。

张公曰：余立地黄丸，原所治武帝之消渴也，不意可以治此等之症，实有奇功。今又得岐天师畅为发明，将方之功效，尽情表出，余之幸也，不独余之幸也，愿世人留意。此方治上假热而下真寒者，无不神妙，奏功如响，非惟大吐之症宜之耳。

华君曰：是传予之文，而子之文更多可喜也，然予更有数语。双蛾阴症，最难治而最易治也。不知其窍而最难，知其法而最易。予常为人治此病，用附子一枚，以盐一合，水煮透，令其口含一片，而火势立止。然后以六味汤，大剂饮之，不再发，神方也。

大吐之症，先以手擦其脚心，使滚热，然后以附子一枚煎汤，用鹅翎扫之，随干随扫，少顷即不吐矣，后以六味丸汤，大剂饮之，即安然也。

气喘之症，莫妙用天师方，大剂饮之必生，无他方也。

孙真君曰：天师论喘症奇辟，然予亦有方。用人参一两，北五味一钱，麦冬二两，牛膝三钱，胡桃三个，生姜汁三匙，水煎服。[批]天师曰：妙绝。此方之妙，妙在麦冬用至二两。盖喘病虽是肾虚，毕竟肺虚不能生肾水也，肾水不能速生，必须补气以生之。然徒用参以补气，未免水亏而火愈旺，今反用麦冬以滋肾水之母，则人参亦从之以生肺，而不去助火矣。肺有养而水自生，又何患火之不能制哉。

往往有气喘而脉微涩者，用熟地一二两，当归六七钱，甘草一钱，治之而愈。此名贞元饮。妇人最多此症。李子永识。

内治法

论肺痈　论肝痈　论肠痈

天师曰：内治者，言人有病在脏腑而治之也。人有肺痈、肠痈、肝痈者，必须从内消之也。然而治法不同。肺痈方：用元参三两，麦冬三两，生甘草五钱，金银花十两，先用水十碗，煎汤四碗；取二碗浸前药，加水二碗，又煎之，煎一碗服之，二剂即愈。其余汤二碗，再煎二煎。[批]救肺败毒至圣丹，妙。

肝痈方：用白芍三两，当归三两，炒栀子三钱，生甘草三钱；金银花十两，水十碗，煎取四碗；分二碗泡前药，再加水二碗同煎；渣又加水二碗，同金银花汁两碗，煎一碗服，二剂愈。[批]救肝败毒至圣丹，妙。

肠痈方：用金银花八两，煎水二碗，当归三两，地榆一两，薏仁五钱，水十五碗，煎二碗，分作二服。上午一服，临睡一服，二剂愈。[批]救肠败毒至圣丹，妙。盖痈生胸腹之内，无不生于火与邪，若外用末药调敷，则相隔甚遥，必须内消为得。然痈势甚急甚大，一杯水何能救车薪之火。故必大剂煎饮，而火邪自散，而痛疡自消。倘日以敷药调治于皮肤之外，或以小剂而求散于汤饵之中，吾见其必死而已矣。

张公曰：疮疡之疾，发于火邪之盛，其由来非一日矣。欲消其火邪，岂是寻常细小之药所能去乎，故必多用重药以劫治之。然而散邪之药俱耗真阴，多用重用皆能取败。惟金银花败毒而又不伤气，去火而又能补阴，故必须此品为君。但此品性纯而正，乃正人君子也。譬如正人君子，必同群攻击于群小之中，始不至偾① 事而召祸。所以必多加至十两或一斤，始可取胜于眉睫。然徒籍此一味，又觉势单力薄。或用麦冬以滋肺，或用芍药，当归以润肝，或用地榆以凉大肠，或用甘草以泻火，或用栀子以清热，或加薏仁以去湿；相助成功，各有妙理，非泛然而用之者也。

华君曰：是传余文，然余更有说。肺痈初起，可用此方；倘已成形，必须外治。用刀刺其肺出脓血，而后以神膏敷其口则愈，否则有性命之忧也。想天师后必传方，兹不赘耳。后无传，予当传子。肝痈不可用刺法，须用内消内散②。

肠痈之症，此方最妙，但亦治初起之病也。久则内必出毒，更当另用奇方，以助其溃脓。方用生甘草三钱，金银花二两，地榆一两，当归二两，牛膝一两，乳香三钱，没药三钱。水先煎甘草五味，取一碗，调乳香，没药末三钱饮之；渣水再煎一碗，又调乳香，没药末三钱饮之。大约早服头煎，晚服二煎，二剂必全好矣。[批] 清③ 肠消毒丹。此天师传予而未传子也，意者留之以待予耶。不然，何各以尽言，独此方尚未传完耶。

岐天师曰：是留之以待华君传子也。

外 治 法

论阳症痈疽　论阴症痈疽

天师曰：人有背生痈疽，或生于胸腹之间，或生于头面之上，或生于手足之际，皆是五日之内，犹当内散；五日之外，必须动刀。内散方：金银花四两，蒲公英二两，生甘草二两，当归二两，天花粉五钱，水煎服。一剂即消，二剂全愈，不必三剂。金银花专能内消疮毒，然非多用则力轻难以成功，生甘草一味己足解毒，况又用之于金银花内，盖足以散邪而卫正，蒲公英阳明经药也，且能散结逐邪；天花粉消痰圣药；当归活血，是其专功。血不活所以生痈，今血活而痈自愈。此方之所以奇而肆也。[批]消毒圣神丹。倘若不曾服过败毒之散，以致成脓奔溃，外口必小，而内宅自大。譬如贼居深山，关隘必窄，而其中巢穴，自必修广。若不直捣其坚，则延蔓无己，势必民化为盗。故须用金刃，去其口边之腐肉，使内毒之气不藏。刀用三寸长，阔止三分，两边俱利，其锋厚半分，少尖一边。手执定，眼看定，心注定，一刀横画，一刀直画。人必少厥，不必惊惶，少顷自定。后以末药敷于膏药之上贴之，大约一个膏药，敷末药二钱，贴上即止痛，败脓尽出。一连三日，即消尽矣。内用煎方：当归一两，黄芪五钱，人参一钱，荆芥一钱，金银花二两，生甘草三钱，水煎服。二剂可己，不须多服。[批] 败毒圣神丹。此治阳症疮疡之法也。阳症疮痈，必然突起寸余，其色红肿发光，疼痛呼号者是。若阴症痈

---

① 偾　音愤，败也。
② 内散　三元堂本作"外散"。
③ 清　原作"活"，今据三元堂改本。

疽，内消之法，与阳症同治，至于破溃之治法，绝不相同。大约阴症痈疽，其色必黑暗，痛亦不甚，但觉沉沉身重，其疮口必不突起，或现无数小疮口，以欺世人。急用附子三钱，人参三两，生黄芪三两，当归一两，金银花三两，白芥子二钱治之。麦冬可加三钱，元参不可用也。[批] 散寒救阴至圣丹①。总阴症宜用温热散之，不可用寒凉解之也。外用膏药，加生肌末药五钱贴之，一日两换始可。盖阴症痈疽，多生于富贵膏粱之客，功名失志之人。心肾不交，阴阳俱耗，又加忧愁抑郁，拂怒呼号，其气不散，乃结成大毒。无论在背在头，在腹在胁，在手在足，俱是危症。若服吾药，又用吾膏药，无不生全。盖阳症可以凉解，而阴症必须温散也。膏药方开后：金银花一斤，生地八两，当归三两，川芎二两，牛膝一两，丹皮一两，麦冬三两，生甘草一两，荆芥一两，防风五钱，黄芪三两，茜草根五钱，人参五钱，元参五两，用麻油五斤，煎数沸，将药渣滤出，再熬，将成珠；入后药：广木香一两，黄丹二斤，炒飞过去砂，没药一两，乳香一两，血竭一两，象皮为末五钱，麝香一钱，各为细末，入油中，少煎好，藏瓷罐内用之，每一个用一两，大约发背疮必须用一两，其余疮口，量大小用之。[批] 阴阳至圣丹。雷公曰：何论之妙而方之奇也。

末药方：人参一两，冰片一钱，乳香去油三钱，透明血竭五钱，三七末一两，儿茶一两，水飞过去砂，川倍子一两，藤黄三钱，贝母二钱，轻粉一钱，各为绝细末，以无声为度。此膏药与末药，神奇无比。发背外，其余疮口，不消二个，阴症不消三个。秘之。[批] 阴阳至圣丹。孙公曰：真奇方也。

张公曰：疮疡吾方已传之矣，可附

于末。

痈疽最难治，外尚未现形，内已先溃大穴。古人云：外大如豆，内大如拳，外大如拳，内大如盘，信不爽也。

凡人一见背有疮口外现者，不可小视之，急用蒜切片一分厚，贴在疮口上，用艾火烧之。痛者烧之不痛，不痛者烧之知痛而止，切不可不痛即止，而痛者亦止也。此法最妙，世人不识，而我特表而出之，以治发背之初起者②。盖一经灸之，则毒随火化，以火攻火，又何疑焉，愿世医留意。

华君曰：传子法尤奇，传予之方不然也。痈疽方：用金银花三两，生甘草三钱，蒲公英三钱，当归一两，天花粉五钱，水煎服。予之方少异天师传子之方。然天师见今日气体，更薄于三国之时，所以药味改轻为重，止天花粉一味，分两相同，想因痰不可大攻故也。然予方亦奇甚，不可轻视。或见疮势少轻，酌用吾方治之何如，亦无不响应也。膏药与末药方相同。

岐天师曰：华君言是。[批] 天师曰：妙。

雷公曰：我亦有方。治痈疽方：用生甘草五钱，金银花三两，当归一两，元参五钱，天花粉三钱，白矾一钱，附子一片，水煎服。初起者，一剂即消；肿起者，二剂即消，神方也。[批]更妙之甚。

孙真君曰：我亦有奇方传子。凡痈初起，用白矾一两，金银花三两，水煎服。一剂即消，发背亦然。

---

① 散寒救阴至圣丹　此七字，三元堂本，菁华堂本，清刻本，广益本无。
② 此法上，菁华堂本，汪刻本有"用蒜法屡妙"五字眉批。

完　治　法

论头痛　论脑痛　论两臂肩膀痛　论
两足痛腰下① 痛

天师曰：完者，如病头痛，脑痛，手
足两臂疼痛，两肩背疼痛，腰以下痛，不
必支解刀破，囫囵而治之也。如头痛者，
用黄酒一升，入细辛一两，川芎三两，白
芷一两，煮酒，一醉而愈②。

张公曰：此等治法，世人不知，亦不
敢用，我为开导之。头痛至终年累月，其
邪深入于脑可知，一二钱散药，安能上至
巅顶，而深入于脑中。必多用细辛，川
芎，白芷以大散之也。或疑散药太多，必
损真气，恐头痛未除，而真气先行散尽。
谁知风邪在头，非多用风药，必难成功，
有病则病受之，何畏哉。一醉而愈，此方
信而不必疑者也。惟是既愈之后，必须用

熟地五钱，芍药五钱，当归五钱，川
芎一钱，山茱萸三钱，麦冬三钱，水煎
服。四剂为妙。[批] 补血生水汤，妙。

天师曰：脑痛用黄酒一升，柴胡五
钱，白芍三两，辛夷三钱，郁李仁五钱，
麦冬五钱，桔梗三钱，甘草一钱。水三
碗，煎汤，入前酒饮之，一醉而愈。量好
者，再饮之以酒，必以醉为度。[批] 清
脑平酒丹。

张公曰：脑痛之病，乃风入胆经也。
胆应于脑，故脑痛。人以用柴胡太多，过
于辛散，不知有白芍以和之，则不散气而
转能散邪。辛夷、郁仁，皆入胆之妙品；
桔梗，甘草，又入肺之妙药。胆病何以又
兼治肺，不知鼻上通于脑，脑热则必下流
清水，久则必成鼻渊矣；兼治其肺，则肺
气清肃，自去平胆木之旺，而清涕不致下
行，此立方之神妙有如此。

天师曰：两臂痛与两肩膊痛，亦用黄

酒二升，当归三两，白芍三两，柴胡五
钱，羌活三钱，半夏三钱，陈皮五钱，白
芥子三钱，秦艽三钱，附子一钱。水六
碗，煎二沸，取汁，入黄酒内，一醉
为度。

张公曰：臂与肩膊，乃手经之病，肝
气之郁也。妙在用白芍为君，以平舒肝木
之气，不来侵克脾胃之气；而柴胡，羌
活，又善去风，且直走手经之上；而秦艽
亦是风药，兼附而攻，邪自退出；半夏，
陈皮，白芥子，皆祛痰圣剂，风邪去而痰
不留；更得附子，无经不逐，又何有余邪
之尚存哉，自然一醉而愈也。

天师曰：两足痛，腰以下痛，用黄酒
二升，黄芪半斤，防风五钱，薏仁五两，
杜仲一两，茯苓五钱，车前子三钱，肉桂
一钱。水十碗，煎二沸，取汁二碗，入酒
内，一醉而愈。以上皆风入四肢，头上，
背间，腰以下也，借黄酒一味，无经不
达，引其药味，而直入病中也。此所谓完
全治法也。

张公曰：腰足痛，明是肾虚而气衰，
不能运动，更加之湿，自必作楚。妙在不
补肾而单益气，气足则血生，血生则邪
退；又助之薏仁，茯苓，车前之去湿，湿
去则血更活矣。况更助之杜仲之健肾，肉
桂之温肾，防风之荡风乎。相畏而相使，
相佐而相成，必然之理也。

华君曰：此一门未尝传予，无可论。

雷公曰：头痛予有神方传子，方用川
芎一两，沙参一两，蔓荆子二钱，细辛五
钱。水二碗，煎八分，加黄酒半碗，调
匀。早晨服之，一剂永不再痛。此方妙在
用沙参。盖沙参补阴，原不入脑，今用于
川芎之中，而蔓荆，细辛直走于巅，则沙

————————

① 下　原脱，今据目录与此下文义补。
② 此方上，本澄堂本有"一消酒"三字眉批。

参不能下行，不得同群共入于脑中。夫脑痛者，因脑阴之虚，风得留之而不去。今补其脑则风不能存，而脑痛自愈，而头痛亦除矣。此方不特治头痛，兼治脑疼，无不神效。更有一方，治腰痛如神。方用白术三两，芡实二两，薏仁三两，水煎服。一剂即愈。此方妙在手白术，以去腰间之湿气；而芡实，薏仁又是去湿之物，湿去而腰脐自利。汝老年恐有腰痛之疾，可服吾方，自无痛楚。亦只消一剂，多则阳旺，反非学道人所宜，妙极之方也。此方治梦遗亦神效，亦只消一剂。天师之言也。

凡头痛因风寒者，药宜酒煎；因火邪者，药宜茶清。李子永识。

碎 治 法

论瘤　论瘿　论治顽癣　论接舌生舌论生齿固齿

碎治法最奇。人有病腹中癥结，或成虫形、鸟形、蛇形，各药不愈；或头内生鹊，手内生鸠之类，必内无异症，而外显奇形，如瘿如瘤之类。必须割去瘤瘿，去其鸟鹊，始能病愈。然此犹是节外生枝，虽动刀圭，无伤内脏，用生肌之药一敷上，即如无病之人。独是脑内生虫，必须劈开头脑，将虫取出，则头风自去。至于腹中龟蛇鸟虫之类，亦必割破小腹，将前物取出，始可再活。第术过于神奇，不便留方，存此说以见医道之奇有如此。论其治法，先用忘形酒，使其人饮醉，忽忽不知人事，任人劈破，绝不知痛痒，取出虫物，然后以神膏异药，缝其破处，后以膏药贴敷，一昼夜即全好如初。徐以解生汤药饮之，如梦初觉，而前症顿失矣。自青囊传后，华君获罪之后，失传者数千载矣，今再传术远公，终不敢以此等术轻

授，使远公再犯也。前车可鉴，勿再重求。子既以瘿瘤之类再请，吾不敢秘，再传子以全活人可也。

瘿瘤不同，瘿者连肉而生，根大而身亦大；瘤者根小而身大也。即瘤之中又各不同，有粉瘤，有肉瘤，有筋瘤，有物瘤。筋瘤不可治，亦不必治，终身十载，不过大如核桃。粉瘤则三年之后，彼自然而破，出粉如线香末，出尽自愈，亦不必治也。肉瘤最易治，用水银一钱，儿茶三钱，冰片三分，硼砂一钱，麝香三分，黄柏五钱，血竭三钱，各为细末。将此药擦于瘤之根处，随擦随落，根小者无不落也。物瘤则根大，最难治。不特而动，无故而鸣，或如虫鸣，或如鸟啼。必须用刀破其中孔，则物自难居，必然突围而出。后用生肌神药敷之，则瘤化为水，平复如故矣。此乃不敬神鬼，触犯岁君而得。病不可测，非理可谈，故吾《内经》不言，然世未尝无此病也。生肌散开后：人参一钱，三七根末三钱，轻粉五分，麒麟血竭三钱，象皮一钱，乳香去油一钱，没药一钱，千年石灰三钱，广木香末一钱，冰片三分，儿茶二钱，各为绝细末，研无声为度。修合时须用端午日，不可使一人见之。

瘿不同，形亦各异，然皆湿热之病也。由小而大，由大而破，由破而死矣。初起之时，即直用小刀割破，略出白水，以生肌散敷之立愈。倘若失治，渐渐大来，用药一点，点其陷处，半日作痛，必然出水。其色白者易愈，黄者、红者皆难愈。然服吾药，无不愈也。点药：用水银一钱，硼砂一钱，轻粉一钱，鹊粪一钱，莺粪一钱，冰片五分，潮脑五分，绿矾一钱，皂矾一钱，麝香三分，为绝细末。用针刺一小孔，然后乘其出血之时，将药点上，则粘连矣。约用一分，以人乳调之，

点上大如鸡豆子。一日点三次，第二日必然流水。流水之时，不可再点，点则过痛，转难收口矣。三日后必然水流尽，而皮宽如袋，后用煎方，必然平复如故。煎方开后：人参三钱，茯苓五钱，薏仁一两，泽泻二钱，猪苓一钱，黄芪一两，白芍五钱，生甘草一钱，陈皮一钱，山药三钱，水煎服。十剂全消如故。但忌房事一月，余无所忌。若犯房事，必破不能收口，终身成漏矣。

张公曰：碎治之法尚多，吾当广之。人有病手臂生疮，变成大块，如拳头大者，必须用刀割去，人必晕绝，不可学也。吾有奇方，止用小刀，略破其皮一分，后以末药敷之，即化为水，神方也。方用人参三钱，甘草一钱，硼砂一分，冰片一分，轻粉半分。各为末，掺之即化为水矣。此方乃化毒奇方，不可轻视。更人有肚上生疮，结成顽块，终年不去者，亦可照上法治之，立效。

凡人有生虫鸟之病于身上，臂上，头上者，岐真人已传妙方，何必再传，未有奇于岐真人者故耳。有足上生瘤如斗大者，我有一法，不必破碎治之，止用针轻轻刺一小针眼，以前药敷之，必流水不止，急用煎方治之。方用人参三两，黄芪三两，生甘草、薏仁各五两，白芥子三钱，水煎服。二剂即消尽其水，而人绝无惫色。内外双治之法，然终以针刺其孔，不可为非碎治也。此方之妙，乃补其本源之气，又利水而不走其气。刺其孔而出水，未免大损元气，今补其气，又何惧水之尽出哉。此方之所以奇也，妙也。

天师曰：碎治有七法未传。一法洗其筋，一法破其脑，一法破其腹，一法洗其肠，一法换其舌，一法换其皮，一法接其骨也。子不信乎？非皮也，乃言皮内有病，而去其皮，别生皮也。舌有人咬断而

接之也。破其皮血，即瘿瘤法也。本不宜传，吾子善问，再传二法。皮上生顽癣，终岁经年，服药无效，擦治无功。用刀削去其顽癣一块之皮，用前生肌药敷五钱，掺之必痒不可当，削亦不十分痛。当用麻药与饮，使人不知，然后用刀掺药。麻药方开后：羊踯躅三钱，茉莉花根一钱，当归一两，菖蒲三分，水煎。服一碗，即人如睡寝，任人刀割，不痛不痒。换皮后三日，以人参五钱，生甘草三钱，陈皮五分，半夏一钱，白微一钱，菖蒲五分，茯苓五钱，煎服即醒。盖羊踯躅专能迷心，茉莉根亦能使人不知，用菖蒲引入心窍，以迷乱之耳。不服人参，可十日不醒。后用人参解之者，正气盛，则邪药自解。各味皆助正之品，亦用菖蒲引入心经也。身温而卧，安如酣睡人也。

凡人有被人咬落舌尖，或连根咬断者，或一日，或二日，或半月，俱可接之。速用狗舌一条，观其人舌之大小，切正如人舌光景，将病人舌根伸出，病人坐在椅上，仰面，头放在椅背上，以自己手拿住喉咙，则舌自伸出。急将狗舌蘸药末，接在人舌上，一交接，永不落矣。末药方开后：龙齿用透明者三钱，冰片三分，人参亦用透明者三钱，象皮一钱，生地三钱，土狗三个，去头翅，地虱二十个。先将人参各项俱研末，后用地虱，土狗，捣烂，入前药末内捣之，佩身上三日，干为末，盛在瓶内，遇有此等病，为之医治可也。[批]接舌神丹。此药末接骨最奇，服下神效。骨断者，服一钱即愈，神方也。

闻人说咬落舌头者，以醋漱之，可以重长。师曰：乱道。肉逢酸则缩，岂有反伸出之理，要重生必是仙丹。汝既祷天，我当传子。人参一两，煎汤含漱者半日，以一两参汤漱完，然后已；再用龙齿末三

分，人参末一钱，麦冬末一钱，血竭三分，冰片二分，土狗一个，地虱十个，各火焙为末，放在土地上一刻出火气；将此末乘人参漱口完时，即以此末自己用舌蘸之使令遍，不可将舌即缩入口中，放在外者半刻，至不能忍，然后缩入可也，三次则舌伸长矣。仙丹也，奇绝神妙，不可思度也。[批]生舌仙丹。

长齿法：方用雄鼠脊骨全副，余骨不用，尾亦不用，头亦不用；骨碎补三钱，炒为末；麝香一分，熟地，身怀之令干，为末三钱，但熟地必须自制，切不可经铁器，一犯则前药俱不效矣；生地亦须看一做过，经铁针穿孔者即不效；细辛三分，榆树皮三分。总之，群药俱不可经铁器。当归一钱，青盐二钱，杜仲一钱足矣，各为绝细末。鼠骨去肉不用，新瓦上焙干为末，不可烧焦，乘其生气也，用一瓷瓶盛之。每日五更时，不可出声，将此药轻擦在无牙之处。三十六擦，药任其自然咽下，不可用水漱口，一月如是。日间午间擦之更佳，亦如前数。

固齿方：用雄鼠脊骨一副，当归一钱，熟地三钱，细辛一钱，榆树皮三钱，骨碎补三钱，青盐一钱，杜仲二钱，各为末。裹在绵纸成条，咬在牙床上，以味尽为度。一条永不齿落矣。然亦不可经铁器，经则不效。然汝亦幸亏此药，所以五十外不动摇也。汝后不必愁，昨服吾符故也，传汝救人可耳。此药可救数百人，大约一人须用三条。

张公曰：洗筋之法最难传，亦最难效，止可言治症可也。筋之缩也，由于血之不养，然血久不能养筋，则筋缩急而不能再生。必须割开皮肉，用药洗之。倘不得其法，药不得真者，必不能成功，反致杀人，何若不传之为妙欤。破脑尤不可轻传，曹公非明鉴乎。以生人而轻破其脑，

则人已死矣，又谁信再活乎。喧哗扰攘之中，何能静思方法，而望其重苏乎。破腹之法，肠胃皆见，人必如死，谓能再生，人断不信。洗肠亦然。此岐天师所以隐而不言，而今亦不必轻传，徒取人物议。若换舌换皮，岐天师各留异术，今亦安能再助高深哉。

接舌已奇，生舌尤奇，非仙传，世人安得此方法乎。愿人尊之，千万年而勿失耳。

生齿，固齿，小术也，不足为异，姑存之以备考。而终非破治之法，如此当删去，另附于后可存之处可也。

华君曰：此传予之法，而无自长舌之方。

大 治 法

天师曰：大治法，周身有病，统上下左右尽治之也。如气血全亏，一身多病；或头痛未已，而身骨痛；或腹痛未已，而四肢尽痛是也。虽此等病，乃痿症居多，自宜专治阳明胃火。然而胃火既盛，一身上下四肢尽行消瘦，又不可专治胃经一门也。方用人参三钱，茯苓三钱，薏苡仁五钱，当归三钱，黄芪三钱，甘菊花一钱，元参五钱，麦冬一两，陈皮五分，神曲五分，白芥子三钱，白芍三钱，熟地一两，水三大碗，煎一碗服之。[批]双补至神丹。盖阳明火盛，理宜用竹叶石膏汤矣，而此偏不用，反用参，苓，芪，熟为君，补其气血者，何也？胃火过盛，已烁气血，再用白虎汤，虽一时解其火势之燎原，然而焦头烂额，必致重亡其津液。不若用补气血之药，大剂煎饮，使水足而火自息。方中宜用元参，麦冬，甘菊之品，

纯是退阳明之味;而阳明即有火势之燎原,亦能扑灭。况又重加之当归生血之类,以滋化源乎。但诸药若小其剂,则不特无益,而反助火势之飞扬,此大治之所以妙也。大约大治之法,施之于虚症最宜,乘其初起,胃火有余,即以大剂与之,可以转败为胜。若因循时日,畏首畏尾,初时不敢用大剂,乃至胃气已衰,而后悔悟,始用大剂迟矣。其病宜用大剂者,则发背痈疽,切忌小治,尤当不大剂与之。另有专门,兹不再赘。

张公曰:大治实阳明胃火之患,不止痈疽发背,更有症如肾虚而火沸腾,如白虎汤症者,亦宜用大剂六味地黄汤治之。更有肾水泛上,吐痰倾盆者,亦宜用六味汤,加附子,肉桂,煎汤数碗,大碗饮之而愈,皆不可小治之也。凡肾水肾火之虚,上焦虽现热症,而其舌终滑而不燥,非若阳症之干极而起刺也。更有大汗之症,汗如雨出,不可止抑,气息又复奄奄,不是发狂热症,若不急用大补之药,则顷刻亡阳而死矣。方用人参三两,白术四两,当归三两,桑叶十片,麦冬三两,北五味三钱,黄芪三两,水煎服。[批]止汗定神丹。此方纯是补气之药,气足则汗止,而阳返于命门之宫矣。倘以小小之剂治之,又何以补生元气于无何有之乡哉,吾见其立亡而已矣。更有直中阴经之症,阴寒之气,斩关直入于肾宫,命门之火逃亡,而将越出于躯壳之外,非用大剂补火之药,何以追散失之元阳而返其宅哉。方用人参一两,白术三两,附子二钱,肉桂一钱,干姜二钱,水三碗煎服。一剂而愈。[批]参术附桂汤。此方用人参,白术,实有妙用,驱寒之品,而不用此二味,寒去而气随之去矣,故必用二味,且必须多加,而元阳始足可留于将绝之顷也。此皆大治之法,不可不知。

华君曰:天师不曾传,予有一论可参观。阳明之火势,最盛最急,若不以大剂退火之药与之,立刻将肾水烧干矣。然过用寒凉,必致转伤胃气,胃气既伤,则胃火益胜。虽石膏汤中有人参以救胃气,然终不胜攻之大烈也。愚意石膏用一两者,人参必须亦用一两,或石膏用至二三两,则人参断不可止用一两,必须多加为妙。即不敢加至三两,亦必须加至一两五钱。与其火退之后,再用人参,何若乘其火盛之时,而倍用之。攻补兼施,火势衰,而胃气又不复损之为得也。予治阳明火盛,往往奏功如响者,人参同石膏兼用,而无偏重之势故耳。此予独得之秘,因远公为天师所爱,不惜尽传无隐。愿远公谨听吾言,必与参同用,无分轻重也。此段再请教天师与长沙公何如?[批]雷公曰:华君之言至当也。

天师曰:妙论不刊。

诸病凡胃气衰者,用药不可大剂,不可不知。更有暴病中寒,脉微欲绝,四肢冰冷者,初服须急服生附,干姜各五钱救之,参,术又在所缓。此说本之嘉言喻氏。李子永识。

小 治 法

论治气不顺　论治上焦之痰　论中风不语

天师曰:小治法者,乃上焦之病也。病既在上焦,若大其剂,则势下行,反为不美。如胸膈不利,或痰盛闭塞,或一时中风不语,皆当以小剂治之。小剂方甚多,举三四之病,可悟其余。譬如胸膈不利,此气不顺也,可用苏叶一钱,半夏一钱,甘草一钱,桔梗一钱,百部五分治之。[批]顺气汤。一剂快然无碍矣。如痰盛闭塞作痛者,乃痰在上焦也,用天花粉一钱，甘草一钱，柴胡一钱，陈皮五分，半夏一钱，苏子一钱治之。[批] 化痰饮。或用瓜蒂七个，或用皂角一个，以水煎汤吐之，皆小治之法也。或中风不语者，亦用瓜蒂散，皂角汤探吐之。然必看其真正中风，始用二方吐之，否则，万万不可轻用。真正中风，平日自然壮盛，能御风寒，不畏寒热之人；既中之后，双目突出，手足乱舞，痰色黄，结成块，大小便闭塞不通者是。若安静，平日人衰弱，临症之时，气息如无，大小便自遗，手撒眼闭，浮肿，作水鸡声，不十分响者，乃气虚也，切不可与瓜蒂，皂角二汤。当与前三生饮，加人参一两治之。

张公曰：人以为轻病也，不十分留心，谁知大病成于小病乎。小病而斟酌尽善，又何大病之生也。岐天师忽用大剂以治大病，忽用小剂以治小病，如神龙变化，不可测度，真圣化神兼而立方也。

华君曰：不必谈，亦无可谈。

偏 治 法

天师曰：偏治者，乃一偏之治法。譬如人病心痛，不治心而偏治肝；譬如病在上，而偏治下；譬如病在右，而偏治左；譬如病在四肢手足，而偏治其腹心也。心痛，人以为病在心也，不知心乃神明之宰，一毫邪气不可干犯，犯则立死。人病心痛，终年累月而不愈者，非心痛也，乃包络为心之膜，以障心宫，邪犯包络，则心必痛。包络名为膻中，乃心之臣也。相为贼所攻，君有不振恐者乎？臣辱则君忧，此心之所以痛而不宁也。然则宜治包

络，何以必责之肝也？肝属木，包络属火，肝木生心火，治其肝木之寒，则心火有养，而包络之寒邪自散。况肝木之气既温，生心之余，必能来生包络，故不必救包络，而必先救肝。肝木得寒，则涩而不舒，散肝中之邪，即所以散包络之邪也。方用苍术二钱，白芍五钱，当归一两，肉桂一钱，良姜一钱，水煎服。[批] 定痛至圣丹。此寒邪犯包络之方如此。更有热邪来犯包络奈何？寒邪之犯，必恶寒，见水则如仇雠，手火燠①之则快。热邪之犯，见水喜悦，手按之转痛是也。故热痛之病，必然呼号，不能安于床席，治法亦责之肝。盖包络之热，由于肝经之热也。泻其肝木之旺，而去其郁热之火，不必救包络之焚，而包络之火自衰矣。方用白芍一两，炒栀子三钱，甘草一钱，当归三钱，生地五钱，陈皮八分，水煎服。[批] 解热至圣丹。二剂即安然如故。此偏治之一端也。病在上者，乃上焦火热之盛，吐痰如涌泉，面赤喉痛，上身不欲盖衣，而下身冰凉，此上假热而下真寒也。方用附子一个，熟地半斤，山茱萸四两，北五味一两，麦冬一两，茯苓三两，泽泻三两，丹皮三两，山药四两，肉桂一两，水十余碗，煎四碗。探凉与病人服之，二刻内四碗服尽，立刻安静，此病在上而下治之法也。[批] 增减地黄汤。雷公曰：上热下寒，予更有方，用熟地三两，山萸一两，车前子三钱，肉桂二钱，牛膝五钱，麦冬五钱，北五味三钱，水煎冷服。一剂即安。可佐六味汤也。天师曰：此方奇妙。盖此病乃下焦肾中水火俱耗尽真阴，而元阳无可居之地，于是上腾而作乱。倘以寒药救之则愈炽，以补气药救之则反危。必须用八味地黄汤，大剂与服，

———————
① 燠　音奥，暖也。

加麦冬，五味，少救其肺金之气，下治而上自安。子不见天地之道乎。冬至之时，地下大热，则天道自寒；夏至之时，地下大寒，天上自热。人身亦如是也。肾经热，则头目咽喉心肺皆寒，安享其清肃之气；肾经寒，则头目咽喉心肺反生其拂逆①之躁矣。此亦上病下治之一法也。

病在左者，如两胁胀满，不可左卧者，此病在肝也，法亦专治肝矣。今偏不治肝，而兼治肺。盖肝木之旺，由于肺经之虚，金不能制木，则木愈盛，木盛则脾土更无所养，肺金益虚，则肝木益旺，而病无已时也。方用人参一钱，黄芩三钱，麦冬三钱，甘草一钱，白芍三钱，当归三钱，柴胡一钱，茯苓一钱，陈皮五分，水煎服。一剂知，二剂愈，四剂全愈。盖参、芪乃补气之味，与肝木不相干也。虽用柴胡舒肝，然而柴胡亦是肺经主药，一味而两用之；白芍、当归，虽专入肝经，然亦能入肺。所以同群入肺以助气，而非逐队以平肝，此左病治右之一法也。

右病治左，可以悟矣，予再传一方。人病胃气痛，或脾气不好，不能饮食，或能饮食而不能化，作痛作满，上吐下泻者，此乃肝经来克土也。平其肝木，则脾胃之土得养，而前症俱愈矣。方用白芍三钱，甘草一钱，当归二钱，柴胡二钱，茯苓三钱，白芥子一钱。有火者，加炒栀子二钱；无火者，加肉桂一钱，水煎服。此方再加白术三钱；有食者，加山楂二钱；伤米食者，加枳壳一钱，麦芽一钱；有痰者，加半夏一钱。此方虽白术，茯苓乃脾胃之品，然其性亦能入肝；白芍，当归，柴胡，则纯是肝经之正药；有此三味，直入肝经，则各药无不尽入肝以平木，木平则脾胃之土安然。况有食则化食，有痰则祛痰，有火则散火，有寒则去寒，有不功效立奏者乎。此右病而左治之一法也。

治在腹心者，乃人生疡生痈，或痿厥之类是也。痈疡不治痈疡，而内治其中气，少加以祛邪散火之品是也。各有专门，兹不再赘。如痿症、厥症甚多，不能枚举，止举一二之病，可触类而通。人有痿症，终年不能起床，面色光鲜，足弱无力，不能举步者，人以为两足之无力也，不知乃阳明火盛。不必去治两足，止平其胃火，则火息而足自坚凝。若不平胃火，而徒用补阴之剂，则饮食愈多，而两足益弱。法当用元参三两，麦冬一两，甘菊花三钱，人参一钱，熟地一两，菟丝子一钱。水数碗，煎汤四碗，恣其吞饮，则胃火渐平，而两足自然生力。此不治足而正所以治足也。

厥病，一时手足厥逆，痛不可忍。人以为手足四肢之风症也，不知乃心中热蒸，外不能泄，故四肢手足则寒，而胸腹皮热如火。方用柴胡三钱，当归二钱，荆芥一钱，黄连二钱，炒栀子二钱，半夏一钱，枳壳一钱，水煎服。一剂即平，二剂即全愈。［批］雷公治厥，方用白芍一两，炒栀子三钱，陈皮一钱，柴胡一钱，天花粉二钱，水煎服。治热厥最妙，以其入肝而平木也。妙。盖厥症多是火病，厥之甚，则热之甚也。故舒其内热，而四肢手足自温矣。方中妙在用柴胡为君，用诸寒凉之药，直入心肝之内，又不凝滞于胸膈之间，盖柴胡能散半表半里之邪，又善疏泄郁闷之气。若止治其四肢手足之风，而不直捣其中坚，则贼首不擒，余党安息？故不治四肢手足，而专治其心胸也。以上三法，亦偏治之一法也。

张公曰：此一门余无可赞，高深无已。则再言厥症、痿症。痿症中有不是阳明之痿，不可不辨。其症亦不能起床，亦

---

① 拂逆　违逆之义。

能善饭，亦骨无力不能起立。人以为此痿症也。而不知非痿症也。此肾寒极而火沸腾，似痿而非痿也。初起之时，未尝不是阳明火炽而来，用寒凉折服之，则胃火息矣。而肾水熬干，夜必咳嗽吐痰，而日间转觉少轻。呻吟床席，饮食少迟，更觉难堪。方用元参一两，麦冬三两，熟地二两，水煎服。若有肝火者，加白芍五钱，水煎服。四剂可以起床。后用六味汤，大剂煎饮。加麦冬一两，五味一钱，熟地一两，山茱萸四钱，山药三钱，丹皮三钱，泽泻二钱，茯苓二钱，水煎服。此方妙在用元参，麦冬，滋肺金而去心间之游火。又妙在用熟地以补肾水，则水足而胃火自坚矣。肺金自然下生肾水，则肾水藏于肾宫，不上冲咽门，不必止嗽而嗽自除矣。

厥症虽多是火，然亦有非火而亦厥者，乃直中阴经也。阴寒直入于肾宫，则必挟肾水上犯心君之火。君弱臣强，犯上自所不免。若不用大热之药，急救心君，则危亡顷刻。方用人参三钱，白术一两，附子一钱，肉桂一钱，吴茱萸一钱，水煎服。一剂即愈。［批］急救寒厥汤。然寒厥与热厥大相悬绝，不可不辨。寒厥手足必青，饮水必吐，腹必痛，喜火熨之。若热厥，手足虽寒，而不青紫，饮水不吐，熨火则腹必加痛是也。能辨症清而用药者，下喉即定，便是神医，何必用追魂之符录哉。

华君曰：偏治法多有未全，予为补之。人有病吐血者，似乎胃经之病，而不知非胃，乃肾火之冲上也。若止治胃，则胃气益伤，胃伤则无以输精于肾，而肾水益虚，肾火愈炽，吐血无已时也。法当峻补肾水，水足而火不上沸矣。方用六味地黄汤加麦冬，五味，大剂吞饮，血症可痊。否则，用寒凉之品，暂时止血，而血之冲决，安能止抑哉。

如人病头痛者，人以为风在头，不知非风也，亦肾水不足，而邪火冲入于脑，终朝头晕，似头痛而非头痛也。若止治风，则痛更甚。法当大补肾水，而头痛头晕自除。方用熟地一两，山茱萸四钱，山药三钱，北五味二钱，麦冬二钱，元参三钱，川芎三钱，当归三钱，葳蕤一两，二剂即愈。［批］定风去晕丹。此方妙在治肾而不治风，尤妙在治肾而兼治肝也。肝木不平，则肺金失化源之令，而肾水愈衰。今补肝又补肾，子母相资，自然上清头目。况又入麦冬，五味，以滋肺金之清肃乎，所以下喉即安然也。

如人患腰痛者，人以为肾之病也，不知非肾，乃脾湿之故，重如系三千文。法当去腰脐之湿，则腰痛自除。方用白术四两，薏仁三两，水六碗，煎汤一碗，一气饮之，一剂即痛如失①。此方不治肾，而正所以治肾，世人未知也。

如人患背痛者，人以为心病，而非心也，乃膀胱之气化不行，故上阻滞而作痛。法当清其膀胱之火，背痛自止。盖膀胱乃肾之府，肾虚膀胱亦虚。夹脊乃河车之路，膀胱借肾道而行，所以肾脊作楚耳。方用熟地一两，茯苓五钱，肉桂三分，车前子三钱，泽泻三钱，薏仁五钱，芡实五钱，水煎服。二剂，膀胱之水道大通，而背脊之疼亦愈矣。［批］护背丹。盖熟地乃补肾之圣剂，肾足而膀胱之气亦足。况又有茯苓，车前，薏仁等类，以泻其水。而肉桂又引入诸药，直达膀胱，以通其气。自然化行而水泄，水泄而火散，上行之郁结有何不除，此痛之所以立效也。

如人手足痛者，人以为脾经之热，不

_____

① 此方上，本澄堂本，三元堂本，菁华堂本，清刻本，广益本，有"利腰散"三字眉批。

知非脾也，乃肝木之郁结也。散其郁气，则手足之痛自去。方用逍遥散加栀子三钱，半夏二钱，白芥子二钱，水煎服。二剂即痛如失。盖肝木作祟，则脾不敢当其锋，气散于四肢，结而不伸，所以作楚。今一旦平其肝气，而脾气自舒，脾舒而痛在手足有不尽除者乎。

如人病在两足之弱，不能步履，人以为肾水之亏，不知非肾也，盖气虚不能运用耳。方用补中益气汤加牛膝三钱，金钗石斛五钱，黄芪一两，人参三钱治之。二剂即足生力，四剂可以步履矣。盖人参，芪，术，皆补气之圣药，而牛膝，石斛，亦健足之神剂，所以两用之而成功。

如人病梦遗者，人以为心气之虚，不知非心也。盖肾水耗竭，上不能通于心，中不能润于肝，下不能生于脾土，以致玉关不关，无梦且遗。徒责之梦中之冤业，谁任其咎。法当大剂补肾，而少佐以益心，益肝，益脾之品，自然渐渐成功，不止而止也。方用熟地一两，山茱萸四钱，北五味一钱，茯苓三钱，生枣仁五钱，当归三钱，白芍三钱，薏仁五钱，白术五钱，白芥子一钱，茯神二钱，肉桂三分，黄连三分，水煎服。［批］断梦止遗丹。一剂即止梦遗，十剂即全愈。此方妙在心肝肾脾肺五脏兼补，不止止其遗，安其梦；尤妙在黄连，肉桂同用，使心肾两交，自然魂魄宁而精窍闭。若不补其五脏，而惟是止涩之，则精愈旺而梦益动，久则不须梦而自遗矣。此方之所以奇妙而入神也。

如人病喘嗽者，人以为肺虚而有风痰，不知非然也。乃气虚不能归元于肾，而肝木挟之作祟耳。法当峻补其肾，少助引火之品，则气自归元，而痰喘可息。方用人参一两，熟地二两，山茱萸四钱，麦冬五钱，五味子一钱，牛膝一钱，枸杞子

一钱，菟丝子一钱，茯苓三钱，白芥子一钱，水煎服。此方妙在多用人参于补肾之中，使其直走丹田气海，而生元阳之神，而火自归元，不致上沸。一连数剂，必获奇功。倘以四磨、四七等汤，治其风痰，一线元阳，必致断绝不救矣，以上诸治，皆偏治之最奇最效者，不可不补入也。

如人病口眼歪斜，人以为胃中之痰，不知非也，乃心中虚极，不能运于口目之间，轻则歪斜，重则不语。方用人参一钱，白术五钱，茯苓三钱，甘草一钱，陈皮一钱，肉桂一钱，菖蒲五钱，半夏一钱，当归五钱，白芍五钱治之。一剂少愈，二剂全愈。此方之妙，全不去祛风祛邪，一味补正，而歪斜自愈，此方之所以为妙也。

如人病目痛而涩，无泪红赤，人以为热，不知非热也，乃肾水亏而虚火冲上耳。方用六味地黄汤加柴胡一钱，白芍三钱，当归三钱，甘菊花三钱治之。一剂轻，二剂全愈。此亦上病治下之法，可以参观并传之。

始发热，渐至壮热，而后厥者，为热厥；始不发热，而厥者，为寒厥。李子永识。

全 治 法

论治痨病　论虚痨　论治痨虫

天师曰：全治者，乃人病痨瘵之症也，痨病用不得霸药，宜用通身清火之味治之。［批］痨症与虚损症，外症大相似而治实不同。虚损者，阴阳两虚；痨症阴虚阳亢。故虚损可用温补，痨症用清补，而忌用温也。辨症法不必凭脉，只看人着复衣，此着单衣者为痨；人着单衣，此着复衣者为虚损。一骨蒸而热，一营卫虚而热故也。李子永识。方用熟地五钱，地骨

皮五钱，药虽多而功用平和也；丹皮二钱，元参一钱，人参三钱，白术三分，桑叶五片，麦冬二钱，北五味五粒，茯苓二钱，芡实五钱，山茱萸一钱，白芥子三分，枣仁五分，沙参二钱，水煎服。[批]首方实平补神丹。此方妙在地骨皮为君，以入阴中平其虚火，而又不损其脾胃之气；余又加芡实，茯苓，以利其湿气，则熟地专能生阴中之水；少加人参，以补微阳而不助火，则肺金有养矣；又益之麦冬，五味，补其肺金，则金能生水。水生自能制虚火，而相火下伏，不夺心主之权，则一身安宁。此全治之法也。

更有一法，治人虚劳而未成痨瘵之症。方用熟地一两，山药一两，山茱萸三钱，麦冬三钱，枣仁一钱，人参一钱，茯苓二钱，陈皮一钱，甘草一钱，沙参三钱，白芥子一钱，芡实五钱，白芍三钱，远志八分，丹皮一钱，水煎服。此方亦通身补其气血之方也，不寒不热，不多不少，不偏不倚，乃至中之方。当以此为主，治初起之痨役也。盖痨役之方，当世推尊补中益气。其方原无不利，但补中益气汤治饮食内伤，兼带风邪者最妙，不能治无有风邪而兼痨役内伤之症也。吾今立方名为和平散，以治内伤而无外感者神效。亦全治之一法也。

痨病前方妙矣。如前方服之不见起色者，必有痨虫尸气，当用一方。用鬼箭三钱，鳖甲一两，地栗粉半斤，生何首乌半斤，熟地半斤，神曲二两，白薇三两，人参五钱，柴胡五钱，鹿角霜六两，地骨皮五两，沙参五两，各为细末，蜜为丸。每日服前汤后，送下五钱，一日二次。[批]断①虫神丹。此方善能杀虫，又不伤耗真阴之气，真全治之巧者。因远公善心，余不吝罄传，天下无痨虫尸气之忧矣。大约此药可服半料即止，不必尽也。此丸服

半料后，当改用六味地黄丸，加麦冬三两，五味一两足矣，不必另立方矣。骨蒸有汗者，宜用丹皮；无汗者，宜用沙参；若地骨皮，则有汗无汗俱宜服之。

张公曰：痨病最难治，非偏于热，则偏于寒；非多于清，即多于补。正以当世无可遵之方，今歧天师酌定此三方，煎、丸并用，平补无奇，实有鬼神难测之机，余又安敢以鄙浅而参问之。然而至神之中，不妨少益至微之语。前方可服五剂，即当服吾地黄汤一剂，再服前汤五剂，又服余地黄汤一剂。如此间服，则水胜于火，阳胜于阴，不至有偏旺之虞。虽歧天师方中补阴之品多于补阳，然而阳常有余，阴常不足，似乎多服补肾水之剂，尤为无弊也。方用熟地一两，山茱萸四钱，泽泻一钱五分，丹皮一钱五分，山药三钱，茯苓三钱，麦冬三钱，北五味五分，水煎服。此方即六味地黄汤，加麦冬，五味者也。余特另酌分两，以示世之善用六味地黄汤者。

华君曰：此未传予之法也，无可谈。

雷公曰：我亦有方传子。痨病已成，人最难治。盖有虫生之，以食人之气血也。若徒补其气血，而不知入杀虫之品，则饮食入胃，止荫虫而不生气血矣。但止杀虫而不补气血，则五脏尽伤，又何有生理哉。予方于大补气血之中，加入杀虫之药，则元气既全，真阴未散，虫死而身安矣。方用人参三两，熟地八两，何首乌生用八两，地栗粉八两，鳖甲醋炙一斤，神曲五两，麦冬五两，桑叶八两，白薇三两，山药一斤，为末，打成糊；前药各为末，为丸。每日白滚水送下五钱，半年而虫俱从大便中出。予方与天师方，各有妙理，可并传之。

———————

① 断 三元堂本，菁华堂本，清刻本作“杀”。

孙真君曰：未成痨病而将成痨病者，用熟地一两，地骨皮五钱，人参五分，麦冬五钱，北五味三分，白术一钱，山药三钱，白芥子一钱，水煎服。此方妙在平补而无偏胜之弊。虽熟地多用，然有参、术以行气，自易制其腻滞，故转能奏功。倘谓参、术助阳，熟地过湿，举世皆不知其妙也。

更有一方，治痨虫神效。榧子半斤，鳖甲一斤，地栗粉八两，獭肝一付，白薇四两，生何首乌一斤，各为细末，蜜为丸。每日临睡，空腹白滚水送下五钱。服半料，腹中似虫非虫，尽行便出。天师乃治痨虫已成之圣方，而予乃治痨虫将成之妙药也。妙。

生 治 法

论发狂　论呆病　论花癫　论羊癫

天师曰：生治者，乃人未死而若死者，用药以生之也。譬如发狂呆病是也。发狂多是热病，登高而歌，弃衣而走，见水而入，骂詈之声，叫喊杀人之语，不绝于口，舌如芒刺，饮食不休，痰色光亮，面如火肿是也。方用石膏半斤，元参一斤，白芥子三两，半夏三两，知母一两，甘草一两，麦冬五两，竹叶数百片，人参一两。先用糯米半斤，煎汤一锅，去其米粒，用汤半锅，将前药煎之，取半碗。〔批〕救胃自焚汤。彼索水时与之饮，随索随与，饮尽必睡。急再用元参一斤，麦冬半斤，煎汤候之。〔批〕玄麦至神汤。一醒呼水，即以此汤与之，彼必欣然自饮，服完必又睡。又将渣煎汤候之，醒后再与。彼即不若从前之肯服，亦不必强，听其自然可也。后用熟地三两，麦冬三两，元参六两，山茱萸一两，煎二碗与之。〔批〕胜火神丹。妙。一剂必愈，不必再与。此生治之一法也。

呆病又不如是治法。呆病郁抑不舒，愤怒而成者有之，羞恚而成者有之。方用人参一两，柴胡一两，当归一两，白芍四两，半夏一两，甘草五钱，生枣仁一两，天南星五钱，附子一钱，菖蒲一两，神曲五钱，茯苓三两，郁金五钱，水十碗，煎一碗灌之。〔批〕救呆至神汤。彼必不肯饮，以双手执其头发，两人拿其左右手，以一人托住下颏，一人将羊角去尖，插入其口，一人以手拿住其头，一人倾药入羊角内灌之。倘或吐出不妨，益妙，尽灌完为止。彼必骂詈，少顷人困欲睡，听其自醒，切勿惊动。使彼自醒来则全愈，惊醒来则半愈矣。此生治之又一法也。狂病之方，妙在用石膏之多，以平其阳明之火。然徒籍石膏，未免过于峻烈，又济之以元参。元参亦能平胃火之浮游，不特去心肾之二火。又妙用麦冬以济之，则肺金不畏火之炎上，而自能下生肾水，肾水生，则胃中之火不必治而自愈。然而狂病至不知人，则痰势籍火奔腾可知。方中又用白芥子，半夏以祛逐其痰，痰祛则心自清，况又有竹叶以清心乎，则火易息而人易复也。一剂之后，又佐以元参，麦冬，大剂煎饮，则火益息而水益深。后又用熟地之类滋其肾肺之药，相制而相成，宁不重夺其造化哉。后呆病之方，妙在用柴胡以舒泄其不得意之气；又有白芍佐之，肝气一舒，心脉自散；又妙用祛痰之剂，集之于参苓之内，则正气足而邪气自散；尤妙用菖蒲开窍之神品，同群共入，见匙即开。重关领① 禁之人，一旦再享春风之乐，是谁之功哉。生治法如何可尽，举一而悟其余耳。

张公曰：远公心解神怡，又何可言。

———

① 领　菁华堂本，清刻本，广益本作"如"。亦通。

尚有一说，在狂病多是热症，然亦有不全是热者，不可不辨也。狂之症同，而寒热各异。热症发狂，如歧天师之方治之可也。倘寒症发狂，又将何以治之。凡人发狂而止骂詈人，不口渴索饮，与之水不饮者，乃寒症之狂也。此得之气郁不舒，怒气不能发泄。其人平日必懦弱不振，今一旦而狂病发作耳。治之法，宜祛痰为主，而佐以补气之药。方用人参一两，茯神一两，白术五钱，半夏一钱，南星一钱，附子一钱，菖蒲三分，水煎服。[批]速救寒狂丹。此方之妙，全在补气，而不十分祛痰。盖寒症发狂，与痫症同治。加入附子以消其寒气，菖蒲引入心经。自然下喉熟睡，病如失也。方内再加柴胡一钱，以舒其肝木之郁气，尤易奏功。远公医道通神，何知柴胡之妙耶。呆病无热症，不必重说。

华君曰：举二可以类推，不必尽传也，予当传之。予师所传之法，尚有二方。如人病花癫，妇人忽然癫痫，见男子则抱住不肯放。此乃思慕男子不可得，忽然病如暴风疾雨，罔识羞耻，见男子则以为情人也。此肝木枯槁，内火燔盛，脉必弦出寸口。法当用平肝散郁祛邪之味。一方亦天师所传，用柴胡五钱，白芍一两，当归五钱，炒栀子三钱，甘草一钱，茯神三钱，菖蒲一钱，麦冬五钱，元参三钱，白芥子五钱，水煎服。[批]散花去癫汤。如不肯服，用人灌之，彼必骂詈不休，久之人倦欲卧。卧后醒来，自家羞耻，紧闭房门者三日，少少与之饮食自愈。一剂后不必更与之药也。此生治之一法。更有羊癫之症，忽然卧倒，作羊马之声，口中吐痰如涌者，痰迷心窍，因寒而成，感寒则发也。天师传一方，治之神效，奏功实多。方用人参三钱，白术一两，茯神五钱，山药三钱，薏仁五钱，肉桂一钱，附子一钱，半夏三钱，水煎服。此方助其正气，以生心血，又加桂、附以祛寒邪，加半夏以消痰，逐去其水，自然气回而癫止也。一剂全愈，永不再发，幸珍视之毋忽。羊癫症得之小儿之时居多，内伤脾胃，外感风寒，结成在胸膈之中。所以一遇风寒，便发旧痰。今纯用补正之药，不尽祛痰，转能去其病根也。若作风痰治之，虽亦奏功，终不能一止而不再发。此天师之方，所以奇而正也。

雷公曰：我亦有方传子。治牛马之癫，虽与羊癫同治，而症实各异。方用人参三两，白术五两，甘草一两，陈皮三钱，生南星一两，半夏一两，附子一钱，为末，蜜为丸。须病未发前服之，永不再发。[批]天师云：妙甚。盖健其胃气，自不生痰，况又佐之祛痰斩关之将乎。若羊癫之人，亦先以此方治之，亦自愈。人病来如作牛马声，即牛马癫也。大约羊癫小儿居多，牛马癫大人居半也。

死 治 法

论中邪　尸厥　论见鬼卒倒　中毒　中恶

天师曰：死治法者，如人死厥不醒人事，中风不语，或感鬼神之祟，或遇山魈之侵，一时卒倒，不醒人事是也。此等病，是邪气中之，痰迷心窍也。怪病多起于痰，不必惊惶，治其痰而病自愈。然而邪之所凑，其气必虚。用祛痰之药，加入于补正之中，则病去如扫，死者重生。方用人参三钱，白术五钱，茯苓三钱，半夏三钱，天南星三钱，白芥子一钱，生附子五分，生姜一大块，捣汁，水半酒半，共二碗，煎八分服。外用皂角刺为末。人研皂角时，[批]刺字疑衍文。李子永识。先用纸一张湿透，封住同在之人鼻孔，然后研为细末。取一匙于鹅翎管，吹入病人鼻孔内，必取喷嚏，以前药灌之，立醒。必吐出痰水半盆，或一盆，如胶如汤之类，或黄黑青红之色。人自然困倦欲睡，不可惊他，任他自睡。醒来用人参一钱，自薇一钱，茯苓三钱，白术五钱，半夏一钱，白芥子三钱，陈皮五分，甘草五分，水煎服，一剂全愈。［批］回正散。此死治之一法也。盖人之中邪，必由元气之虚，邪遂乘虚而入。故用人参以助其正气，而以半夏，白芥子以祛邪与痰，天南星尤能入心而祛邪，用附子猛烈之将，单刀直入，邪自惊退。故一下口，而邪即外越上涌出矣。然邪出之后，当纯补胃气，故又不用祛痰之剂，而竟用健脾补胃之品也。更有死症治法，如尸厥之症，亦是气虚。当用人参一两，白术五钱，半夏五钱，茯苓五钱，菖蒲五钱，陈皮五分治之。［批］祛阴至圣丹。雷公曰：予治尸厥更易，只消一味苍术，切片三两，水六碗，煎三碗，灌之尽必吐，吐后即愈。盖苍术阳药，善能祛鬼，故用之者有奇效矣。此方凡见鬼者，治之俱妙。虽同是中邪，然前症是阳邪，此乃遇阴邪也。阳邪者，日间遇之；阴邪者，夜间遇之也。后方虽亦用人参以补正，而终不用南星之类直入其心中也。如不能语言，亦用皂角末吹之。倘其前二症，俱遗尿手撒，则多不能救，否则，皆上剂回生也。此上二症，皆死治之法也。触类旁通，头头是道。大约治邪之法，二方足以包括，再看病之轻重，用药之多寡，则得之矣。

张公曰：死治之妙，尽此二方；更求其余，尚有一法，是救穷人之法也。如人卒然见鬼卒倒，或在神庙之内，或在棺椁之旁，偶遇尸气，感中阴邪鬼魅，不省人事者，以瓜蒂散吐之，必然吐痰如涌泉，倾盆而出，鬼若远走则已。吐后仍见鬼者，痰未净也。又用前瓜蒂吐之，以不见鬼为度。后用白术一两，茯苓五钱，白薇一钱，陈皮五分，半夏一钱，神曲一钱，炮姜一钱，水煎服。［批］祛鬼散。此法可治贫穷之人，以慰远公怜悯之心也。紫金锭亦祛痰圣药也。

华君曰：天师传予，尚有二方，并传于君。死症有中阴邪，阳邪是矣，另有中恶，中毒之分。中恶者，如天师所言之类是也；中毒者，尚未及之。如中蛇虫之毒，亦一时猝倒。中蛇毒则身必直搐，舌必外出，眼必细开一缝是也。急用雄黄一两，研为细末，入水中飞过，取水用之，而不用雄黄。一碗加食盐少许，入滚水一碗，同调匀灌。以鹅翎探吐之，必吐出恶痰如蜗牛涎者，碗许自愈。后用人参五钱，茯苓五钱，生甘草三钱，白滚水煎服；再加白芷二钱，另煎水，倾入汤中同服，二剂永无后患矣。［批］雷公曰：予中毒亦有神方，无论各毒，治之俱神效。方用白芷二钱，生甘草三钱，金银花二两，白矾五钱，水三碗，煎一碗，服之即解毒。天师方更胜吾方也。更有中金蚕之毒。如两粤间有金蚕，人家收留在家，用计遣之不去。其初有嫁金蚕之法，人家感受此蚕，则子子孙孙永不脱离，最可恶之物也。盖有神人作祟，附在此家不肯去，人家有不愿者，将平生所得财物，并将金蚕包裹其内，故意置在道旁，倘人不知其故，拾之而归，则金蚕附于身中，而不可脱离矣。再祷而再送之，断断不能也。天师曾传予方治一人，神效灭踪。方用雷丸三钱，为末，同白矾少许，调匀。倘见金蚕出见之时，辄以末少许，渗在虫身之上，立时化为红水如血，神道必然震怒作祟。倘空中有声，即将此药末，听其声音响处，望空洒去，则神道必大骂，负心而去，永不再至矣。此余在三国入蜀中亲见者，近来此风少息。然南宁蛮洞中，尚有其毒，今传此方，以备不虞，未为不可。天师想因远公不重至西粤，故尔不传。然终隐天师方法，吾所以罄传无隐，以表扬天师术之奇也。余曾问之矣，初起得物之时，必然骤富，物从空中来，其人喜极，将金蚕供之厨柜间，晨夕拜祷，久之人面如金色，与金蚕相同，服药无效，又久之，腹大如臌胀矣。当时蜀中盛多此风，得金蚕者，大约年岁不能出五年必死，而金蚕不去也。又传于子，子死传孙，往往至灭门之祸。幸孔明先生入蜀，用符水解之，故蜀中今无此症矣。

雷公曰：系中毒亦有神方，无论各毒，治亡俱神效。方用白芷二钱，生甘草三钱，金银花二两，白矾五钱，水三碗，煎一碗，服之即解毒。天师方更胜吾方也。

卷二　乐集

上　治　法

论头疼目痛　耳聋　口舌生疮　鼻肿
眉落　乌须　瘰串　目生星

天师曰：上治者，治上焦之症也。如
头疼，目痛，耳聋，口舌生疮，鼻肿之
类。头疼而风入太阳经也，用川芎一钱，
细辛一钱，白芷一钱，柴胡一钱，芍药三
钱，半夏一钱，甘草一钱治之①盖风虽
犯太阳，治法不可全治太阳，当上清其
邪，故用白芷、川芎、细辛三味以散之。
又用赤芍、甘草、柴胡以清肝胆之火，胆
经与肝经入于头络，故用此数味以散邪去
火。又加半夏去痰，甘草和中，相济而有
成也。

张公曰：头痛余传一方。用川芎一
两，蔓荆子二钱，水煎服，立愈。［批］
芎荆散。盖川芎补血，蔓荆子去风也。

天师曰：目痛者，肝经之病，宜治肝
矣，而余偏不治肝。方用黄连一钱，花椒
七粒，明矾三分，荆芥五分，生姜一片，
水煎半碗。乘热洗之，一日洗七次，明日
即愈。［批］洗目神散。此治火眼之如
此，若虚火之眼，又不如是。用人乳半
钟，生地二钱，葳蕤仁五分，去壳，取一
分研碎，明矾半分，水半钟，同人乳煎
药。取汁少许，洗七次，明日即愈②。虚
火之眼，红而不痛不涩，无泪无眵是也。
有火者，红肿如含桃，泪出不止，酸痛羞
明，多眵是也。

雷公曰：余亦有治眼痛方。用柴胡、
防风各二分，黄连三分，花椒二粒，明矾
一分，水半钟，饭锅蒸，洗眼如神，一日
洗三次，二日即止痛。

张公曰：目痛余亦有一方最妙。以人
乳一合，黄连三分，大枣一个，明矾三
分，人参三分，水半钟，同煎二沸，即取
起洗眼。无论虚眼实眼，奇妙。每日洗七
次，三日即全愈。

天师曰：耳聋者，肾经病也。论理该
用六味地黄丸，内加柴胡五钱，甘菊二
两，当归三两，枸杞三两，麦冬三两，北
五味三钱，白芍二两，今不用此。鼠胆一
枚，龙齿一分，冰片一分，麝香一分，朱
砂一分，乳香半分，潮脑半分，各研为绝
细末。以人乳为丸，如桐子大，外用丝绵
裹之，不可太大。［批］通耳神丹。塞入
耳之深处，至不可受而止。塞三日取出，
即耳聪，永不再聋，不必三丸。但鼠胆最
难得。觅一大鼠，先以竹笼养之，后以纸
为匣子，引其藏身，内用果品，令其自
食，久之，忽然用棒槌击死，立时取胆，
则胆在肝中也，否则再不可得。干者可
用，只消用水调化，俱入药末中，则一样
也。实耳聋者，亦用此方，神妙。

鼻肿者，乃肺经火盛也，宜用甘桔汤
则效。今不用，方用皂角末吹入，打清嚏

---

① 此方上，本澄堂本有"清上至圣丹"五字眉批。
② 此方上，本澄堂本、三元堂本有"又洗目补散"
　　五字眉批。

数十即愈。盖鼻因气壅，今打嚏则壅塞之气尽开散，故不必清肺，而鼻肿自消也。

口舌生疮者，乃心经热也，宜用黄连，黄芩之类，凉散之自愈。今不用，用黄柏一钱，姜蚕一钱，枳壳烧灰五分，炙甘草末五分，薄荷末五分，冰片三厘，山豆根五分，各为末绝细。渗上，一日渗三次。第一日即少快，明日全愈，神方也。以上皆上治之法也。

天师曰：眉落方：用桑叶七片，每日洗之，一月重生如旧；须落亦然。须白当留一方，以救天下白须老子。须白乃肾水枯，任督血干也，二者得一，皆能白须。地黄① 汤最妙，余不用。用桑椹半斤，取汁一碗，以骨碎补一两，为末浸之，晒干，无日则用火焙干，再浸，以汁干为度；再用何首乌，生者为末二两，用赤不用白，熟地焙干为末二两，青盐一两，没石子雌雄各四对，长者雄，圆者雌，当归一两，各为细末。每日擦牙者七七，擦左右各如数，一月之间，即黑如漆。［批］骨碎补即破故纸②。盖桑椹专能补阴黑须，而又佐之熟地，首乌，岂有不黑之理，但苦不能引入须根耳。今妙在用骨碎补、没石，直透齿肉之内，既入齿肉，有不引须根者乎？此方之所以巧而奇也。倘更用乌须补肾，以通任督，则上下相资，吾见长生不老，未必非此老人，况仅仅髭髯有不重臻于年少之时乎，今并传之。桑椹一斤，蒸熟晒干，不蒸则此物最不肯干，但不可经铁器，饭锅蒸则无害。大约熟地一经饭锅，虽铁器无碍。生赤何首乌一斤，切片，饭锅蒸熟晒干，九次为妙；南烛叶一斤，亦饭锅蒸熟晒干，若不蒸，自干则无用；熟地一斤，麦冬半斤，花椒去壳皮二两，以四两取米二两；白果一两，白术一斤。［批］乌须至补丹。又方：名黑髭仙丹，熟地一③ 斤，万年青

三片④。小用五片，桑椹一斤，黑芝麻八两，山药二斤，南烛皮四两，花椒一两，白果⑤ 一两，巨胜子三两，连壳⑥，用蜜为丸，早晚酒⑦ 送下各五钱。忌萝卜而已。绝妙神方也。张公传，熟地一⑧ 斤，薏仁、山茱、桑叶⑨ 各八两，白术、生赤何首乌各三两，巨胜子、白果各三两，黑芝麻四两，北五味二两，山药一斤，花椒一两，乌头皮四两，胡桃肉三两，加参片⑩ 三两，无亦可，蜜为丸，服五钱，一方岐公传旱莲可加三两。此方不刊，即名为陈氏乌须丸，久服长生不老。春夏服地黄⑪ 丸，秋冬服此丸，保汝升跻有路，班白无踪⑫。无桑椹时，可以桑叶代之，须用一斤。虽椹胜于叶，而叶之功亦不亚椹也。

张公曰：乌须方，此方最妙。其余秦真人万年青方亦当附入。唇口生疮，可将口疮方同治。

华君曰：传余无白须重乌方。然余传方中，尚有喉间瘰串之方，今传之。方用

---

① 黄　原作"日"，今据闵本改。
② 破故纸　原作"猴姜"，今据菁华堂本改。
③ 一　青华堂本，三元堂本，清刻本，广益本作"二"。
④ 片　三元堂本，菁华堂本，清刻本，广益本作"斤"。
⑤ 白果　原作白梨，今据三元堂本，菁华堂本，清刻本，广益本改。"白"上，广益本有"茯苓一两"四字。
⑥ 巨胜子三两，连壳　此七字，元堂本无。"三两，连壳"四字，清刻本，广益本作"加旱莲草"。菁华堂本作"加旱莲完"。
⑦ 酒　广益本作"汤"。
⑧ 一　三元堂本，菁华堂本，清刻本，广益本作"二"。
⑨ 桑叶　菁华堂本，清刻本，广益本作"公英"。
⑩ 参片　三元堂本作"丹参"。广益本作"人参"。
⑪ 黄　原作"日"，今据闵本改。
⑫ 升跻有路，班白无踪　升跻，亦作跻升。提升之义。班同斑，亦作颁。《礼记·王制》："班白者不提挈"。

白芍一两，柴胡五钱，香附一两，白术五钱，金银花三两，瓦草一钱，瓦葱亦可，青苔一钱，干者止可用三分，人参五钱，白芥子二钱，各为末。人有病瘰串者，用米醋调，掺痰核之上。如己破者，不可用醋调，用麻油调之。内服方用柴胡五分，白芍五钱，当归五钱，半夏一钱，白芥子三钱，甘草一钱，桔梗三钱，水煎服。用前药外治，以此汤内治，尤易见功。〔批〕消串神丹。天师曰：前方尚须加白矾三钱，麝香三分。不服此方，亦未尝不愈，但迟日月耳。

天师曰：眼目星久不能去，止可去暂时者，方用白蒺藜三钱，水煎洗之，三日即无星，尤妙。

瘰串乃鼠食之物，人不知食之，多生此病。然亦有郁气者，乃易成而不愈也。方用白芍三两，白芥子三两，紫背天葵三两，香附三两，茯苓三两，当归三两，人参五钱，蒲公英一两，柴胡五钱，白术五两，砂仁二钱，各为末，米饭为丸，如细米一半大。每日白滚水送下三钱，日三服，一月即消，二月全愈。〔批〕化串汤。化瘰仙丹。

跌损唇皮之类，以桑白皮作线缝之，以生肌散渗之自合。

雷公曰：予有乌须二方。一丸方：用熟地二斤，白术一斤，麦冬一斤，山茱萸半斤，黑芝麻半斤，山药二斤，桑叶一斤，巴戟四两，白果四两，为末，蜜为丸。每日早晚各服五钱。万年青六斤加入尤妙。一煎方：熟地一两，生何首乌赤者一两，桑叶一两，白果二钱，黑芝麻五钱炒研碎，山药一两，万年青半斤，人参三钱，花椒一钱，水煎，加酒一茶钟，再加桔梗五分。早服头煎，晚服二煎，夜服三煎，四剂即黑如漆。二方同用，永不再白。〔批〕方名还童丹。倘气血虚者，用

服十剂必效。

孙真君[①]曰：耳聋用珍珠一粒，外用龙骨末一分，以蜜调之，丸在珠上，外又用丹砂为衣。绵裹塞耳中即愈，神方也。一月后取出，再用六味地黄丸一料，不再聋。

又曰：乌须方，莫妙用干桑椹一斤，饭锅蒸熟晒干，生何首乌一斤，为丸。二味朝夕吞服，自然乌黑矣。盖二味原是乌须之圣药，能日日服之，延年返老，岂特须发之黑哉。或少加白果尤妙，不必加熟地，药愈多，其功转不大效。用生何首乌者，以滋味不外泄也，连皮用之，正取其皮引入人之皮毛耳。每日服五钱，或一两俱可。无椹用桑叶二斤，首乌一斤可也。妙极。

中 治 法

论统治诸疮

天师曰：中治者，或胸前生疮，乳上生疮，两胁、两背、两手生疮是也。然而疮疡别有专门，此不必再赘。既已立门，存一治法，统治中焦部位之疮，无不神效。方用金银花一两，元参一两，生甘草五钱，白矾二钱，有病则病受之也。当归一两，白芍一两，炒栀子三钱，荆芥三钱，连翘二钱，白芥子二钱，水煎服。〔批〕散邪败毒至神丹。一服知，二剂全消，破溃者四剂愈。如阴疮，方中去栀子，加肉桂一钱。此方统治中焦诸疮俱效。妙在用散邪败毒之品于补药之内，转足以消毒而去火也。此中治之法。

张公曰：歧真人统治疮疡之方妙甚，然余更有奇方。用生甘草一两，当归一

---

① 君 原作"人"，今据本澄堂本、菁华堂本、清刻本广益本改。

两，蒲公英一两，黄芩一钱，金银花二两，乳香一钱，为末。先将前药用水五碗，煎一碗，将乳香末调饮之，神效，亦足附前方之功也。[批]散毒仙丹。一身上下，俱可治之，乃统治之法。

华君曰：余同传，无可语。

孙真君曰：予亦有一方，统治诸疮。方用天花粉三钱，生甘草一两，金银花一两，蒲公英五钱，水煎服。一剂轻，二剂全愈。此方消毒实有奇功，下治诸痈，可统治之也。

下 治 法

论腿痈　多骨痈　囊痈　骑马痈　鹤膝风　脚胫烂疮

天师曰：下治者，乃生腿痈，多骨痈，囊痈，骑马痈，鹤膝风，两脚烂疮，脚疽等项是也。囊痈，骑马痈最难治。此皆少年人不保重，或串花街柳巷，或贪倚翠偎红，忍精而战，耐饥而守，或将泄而提其气，或已走而再返其阳，或人方泄精，而我又入其户，皆足以生此恶毒也。方用金银花四两，蒲公英二两，人参一两，当归一两，生甘草一两，大黄五钱，天花粉二钱，水煎服，一剂即消，二剂全愈，溃者三剂愈，盖此毒乃乘虚而入，必大补其血，而佐以逐邪之品，则病去如失。否则婉转流连，祸不旋踵。与其毒势弥漫，到后来发散，何不乘其初起，正气未衰，一剂而大加祛逐之为快哉。方中妙在金银花，而以当归补血为君，人参为佐，大黄为使，重轻多寡之得宜也。

鹤膝风治法，则又不然。此又因湿而战，立而行房，水气袭之，故成此疾。方用黄芪八两，肉桂三钱，薏仁四两，茯苓二两，白术二两，防风五钱，水十余碗，煎二碗，分作二服。上午一服，临睡一服，服后以厚被盖之，必出大汗，不可轻去其被，令其汗自干则愈。一服可也，不必再服。此方妙在用黄芪以补气，盖两足之所以能动而举步者，气以行之也。今鹤膝之病则人之气虚不能周到，行步自然艰难，今用黄芪半斤，则气旺极矣。又佐之肉桂以通其气，又佐之防风以散其邪，始相恶而相济。又佐之白术，薏仁，以去其寒湿之气。邪气去则正气自固，此功之所以速成也。若以为人不能受，畏而不用，则反害之矣。

多骨疽乃生于大腿之中，多生一骨者是，乃湿热而生者也。治之得法，则易易耳，否则变生可畏。方用当归一两，金银花一两，白芍一两，柴胡一钱，茵陈三钱，龙胆草三钱，白术三钱，生甘草三钱，水煎服即愈。[批]化骨至神丹。苟或失治，即长一骨，横插于皮间作痛，必须取出此骨始愈。以铁铗钳出之，外用前生肌方药膏贴之，两个即愈。此方妙在用白芍。盖白芍能平肝木，又能活筋。多骨疽者，非骨也，筋变为骨，似骨而非骨也。白芍不特平肝木之火，兼能散肝木之邪，邪去则筋舒，筋舒则似骨非骨者尽化，又加金银花原能去毒，此二味之所以相济也。

足疽亦湿热也。方用金银花一两，蒲公英一两，生甘草三钱，当归一两，薏仁二两，水煎服。一剂即愈。[批]祛湿消邪散。盖此方妙在用薏仁为君，盖湿气必下受，而水流必下行，薏仁去湿而利关节之气，金银花去火毒之邪，助之以生甘草，则邪易散而湿易退矣。然而血虚则水气易侵，湿邪易入。今用当归以补其血，血足水无所侵，而湿难以入。故用之合宜，而病可速效也。

脚胫之生烂疮，亦湿热也。往往两腿腐烂，臭气难闻。若止以汤药治之，未易奏效。先以葱汤温洗，后以白蜡一两，黄丹二两，韭菜地上蚯蚓粪① 二两，炒②干一两五钱，冰片五分，潮脑三钱，麝香五分，血竭五钱，铅粉一两，炒松香三钱，乳香去油三钱，没药三钱，铜绿三分，轻粉一钱，儿茶三钱，各为绝细末。乘葱汤洗湿之时，渗在疮口之上，必然痒不可当，但不可用手抓其痒。少顷必流黄水，如金汁者数碗。再用葱汤洗之，又渗又流又渗，如是者三次，则水渐少而痛渐止矣。[批]分湿消毒至神丹。明日用前膏药，以厚皮摊膏，仍入此末药，加入二钱贴之，任其水出。倘痒之极，外以鹤翎扫之即不痒，贴二膏即止水而愈。腿痛即照多骨治法，不再立方。脚胫烂疮，内服汤药。金银花一两，薏仁二两，茯苓一两，生甘草五钱，牛膝五钱，萆薢五钱，半夏五钱，肉桂五分，水煎服。[批]分湿内化丹。自贴膏药，连用此方，二剂即愈。此方妙在薏仁为君，金银花，萆薢为臣，茯苓为佐使。盖薏仁去两足之湿，茯苓能分消脾胃中之湿气，生甘草，金银花能解郁热之毒，而萆薢又善走足，且能祛湿健胫，又加之牛膝以助其筋力，则烂湿之疮，有不去之如失者乎，此下治之最妙者也。

张公曰：下治法尽于此矣，余欲尚赞高深。多骨疽之生也，虽生于湿热，而成之不由湿热也，必有人喜饮凉水，好食果品而成之。初生多骨疽之时，即用大黄一两，芙蓉叶晒干为末一两，麝香三分，冰片三分，五倍子一两，藤黄三钱，生矾三钱，各为末，米醋调成如厚糊一样。涂于多骨疽之左右四周，以药围其皮肉，中留一头如豆大，以醋用鹅翎不时扫之，若不扫，任其干围，则无益也，一日夜即内消。[批]消毒散。疽生于环跳之间，不用此围药，多成多骨疽。故疽一生，无论

其有骨无骨，即以此药敷之，神效。其余痈疽疖毒，亦以此药敷之，无不神效。

华君曰：予无可论。

雷公曰：我亦有治多骨之方，用内消之法最奇效。大凡毒至于环跳之穴者，即多骨疽也。用人参三钱，大黄五钱，蒲公英一两，金银花二两，天花粉三钱，薏仁三两，先用水六碗，煎薏仁取汤三碗。煎前药三碗。分作二次服，二日服两剂即消，神方也。若已溃，用天师方治之。[批]天师云：方神奇之甚，胜吾方也。

鹤膝风古多用大防风汤，内气血药并用，以病在下焦阴分故也。此除去血药，想用宜于初起之时。如病久，古方恐不可废。李子永识。

先　治　法

论外感初起　论内伤初起　论伤寒初起

天师曰：先治者，宜先而先之也。人病发热，必须散其邪气，俟邪气速去，而后再扶其正气，则正气不为邪所伤。方用柴胡一钱，荆芥一钱，半夏一钱，黄芩一钱，甘草一钱，水煎服③，则邪散而身凉。盖四时不正之气，来犯人身，必然由皮毛而入营卫。今用柴胡，荆芥先散其皮毛之邪，邪既先散，安得入里；方中又有半夏以祛痰，使邪不得挟痰以作祟；又有黄芩，使不得挟火以作殃；况又有甘草，调和药味以和中。邪气先散，而正气又不相伤，此先治之妙也。一症一方，亦可类推。

① 粪　广益本无。
② 炒　广益本作"晒"。
③ 此方上，本澄堂本、三元堂本、菁华堂本、清刻本、广益本有"散邪汤"三字眉批。

张公曰：先治法最妙，无奈世人不肯先服药何，所以邪由皮毛而入营卫，由营卫而入脏腑也。倘先用此方，又何至传经深入哉。先治法甚多，不能尽，再传二方，触类旁旁通。无非先治之法。一方用柴胡一钱，当归一钱，白芍二钱，甘草、陈皮各一钱，天花粉二钱，栀子一钱，水煎服。[批]内伤散邪汤。神妙。此方凡肝脉郁者，用一剂即快，不必专是外感也，治内伤初起者神效。又一方用柴胡一钱，白芍一钱，茯苓一钱，甘草一钱，当归二钱，麻黄一钱，桂枝一钱，陈皮五分，水煎服。[批]外感祛邪汤。此方专治伤寒初起者神效。乘其尚未传经，可从补正之中，兼用祛邪之品，而热散之也。盖初起之邪，尚不敢与正气相敌，故一补正气，而邪气自消。及一传经，则正气遁入于脏腑，不敢与邪相争，愈补而愈不敢出也，故一传经，则万万不可用补药。今乘其初起之时，亟用补剂而加之祛邪之品，用桂枝以热散，用麻黄以祛寒，寒热相攻，邪难内入，而又有正气之健助，所以一剂而尽愈也。先治之法，二方最妙，幸留意而善用之。

华君曰：予未闻师传也。

雷公曰：天下最难治者，莫过于伤寒，然得其法，治之又甚易，张仲景论之详矣，今又增一法，以治伤寒初起之病，攻补兼施，实有卓见，惜世人未知其论耳。其方可试，无不神效，然而人见白术，当归之多用，疑于太补，不知伤寒初起，何畏于补。鄙意尚可加入人参一钱，乘其邪未深入，补正以逐邪，则邪易走也，又何疑于术，归之用哉。[批]天师曰：此予方也。但三日内可加参，三日外者，不可轻用也。

治外感初起，用小柴胡汤，人参、姜、枣加荆芥。按小柴胡原治伤寒少阳经主药，此经半表半里，寒邪渐逼，而稍稍成热。故用之，亦非外感初起。须知内有湿热之人，而兼外感者，用之则宜。其脉左右两寸关俱弦洪者为准。李子永识。

后 治 法

论补正攻邪

天师曰：后治法者，宜后而后之也。人有正气虚寒，以中邪气风寒，不可先攻其邪。盖邪之所凑，其气必虚，邪之敢入于正气之中者，是人之正气先虚也。不急补其正气，则邪何所畏而肯速去哉。譬如贼人入室，主懦而仆从又怯，贼必将安坐门庭，逍遥酒食矣。苟能用一二果敢之士，出死力而争敌，则盗寇且急走而不遑也。故必先补其正，而后可以散邪。方用人参三钱，黄芪三钱，柴胡二钱，半夏一钱，甘草一钱，当归三钱，陈皮一钱，白术三钱，神曲五分，黄芩五分，山楂五粒，水煎服。[批]补正散。此方妙在用参，归芪术以扶正气，加柴胡，半夏以祛邪，加陈皮，山楂以消食，加甘草以和中，不治邪而邪自退。此后治之妙法也。

张公曰：后治法甚多，再传二法。一方用人参一钱，白术三钱，甘草一钱，半夏一钱，柴胡三钱，茯苓三钱，水煎服。[批]扶正散邪汤。此方专治正气虚而邪入之者。如头疼发热，凡脉右寸口大于左寸口者，急用此方，无不全愈。盖虽有外邪，不可纯作邪治，当以补正为先，治邪为后。又一方：用当归三钱，白芍三钱，枳壳一钱，槟榔一钱，甘草一钱，水煎服。[批]补血荡邪汤。此方治痢疾之病最妙。以补正为先，荡邪为后。其余后治之法，可意会而默通之也。

华君曰：予未传。

雷公曰：后治法有疟疾方。用人参五

钱，白术一两，青皮一钱，柴胡一钱，半夏三钱，水煎服。疟病虽有痰邪，不可先治邪。此方一味补正，略为祛邪以消痰，然正足而邪自退矣。更有阴虚而发热如疟者，亦以前方加熟地一两，生何首乌一两，去半夏，换白芥子三钱，治之亦效。

急 治 法

论风邪作喘　直中阴寒　中心卒痛
中痰　中邪　中气　论气喘非外感　论腹痛非内伤

天师曰：急治者，不可须臾缓也。乃外感之喘胀，气不能息之类；如直中阴寒，手足厥冷，小腹冷痛，而欲死者是也；如心中卒痛，手不可按，气闷欲死者是也。凡人忽感风邪，寒入乎肺经，以致一时① 抬肩大喘，气逆痰吐不出，人不能卧是也。方用柴胡一钱，茯苓二钱，当归一钱，黄芩一钱，麦冬二钱，射干一钱，桔梗二钱，甘草，半夏各一钱，水煎服。[批] 灭邪汤。此方妙在用柴胡、射干、桔梗，以舒发肺金之气，用半夏以祛痰，用黄芩以去火。盖外感寒邪，则内必变为热症，今用黄芩以清解之。然徒用黄芩，虽曰清火，转足以抑遏其火气。妙在用桔梗、射干、柴胡，一派辛散之品，转足以消火灭邪。此急治之一法也。

直中阴寒之症，乃寒邪直入于肾经，不由皮毛而入营卫，不由营卫而入脏腑也。乃阴寒之邪，直中于两肾之中，而命门之火，无可藏之地，乃奔越星散，而寒邪乘其真火逃亡，趁势赶逐。于是入腹则腹痛，入肝则肝绝，入心则人亡。此至急之时，不可用药之须臾缓也。方用人参五钱，白术一两，附子一钱，肉桂一钱，干姜五分，水煎服。[批] 逐寒回阳汤。此方妙用人参，白术。盖寒邪直入，宜止用

附、桂以逐之，何必用参，术，而且多加之也。不知寒邪直犯肾宫，元阳遁出于脾胃之间，止此一线之微气在焉，若不用人参以救之，何能唤回于无何有之处；不多加白术，何能利其腰脐而回其元气。故又加附子，肉桂，以祛散其寒邪也。

中心卒痛，手不可按者，乃火邪犯心也。若不急救息其火，则脏腑内焚，必致身殒。方用栀子三钱，白芍五钱，甘草一钱，良姜三分，天花粉二钱，苍术一钱，贯仲一钱，水煎服。[批] 泻火定痛汤。此方妙在用栀子以清火。或疑心经之热，宜用黄连以凉之。何以不用黄连，而反用栀子耶？盖心中火发，用黄连固宜，然黄连性燥，心火正在燥烈之时，以燥投燥，正其所恶，不特不能去火，而转助其焰矣。不若栀子泻其肝木之邪，母衰则子亦衰，不泻心火，正所以泻心火也。且栀子能泻六经之郁火，原不专入肝经，亦能入心经也。一味而两用之，此用药之奇妙；况又与白芍共用以泻肝，又加良姜数分，以引入于心中；复增天花粉，以逐其火热之痰，则痰去自然火散，而郁气益舒。此急治肝，而正急治心也。又是急治之一法，余可类思。

张公曰：急治之法妙矣，而余更有法。如人中痰，中邪，中气三法，亦不可不讲。中痰方：用人参三钱，白术三钱，茯苓三钱，附子一钱，天南星一钱，半夏二钱，水煎服。下喉即愈。盖痰之生也，由于气之虚；而气之虚也，由于脏腑之冷。故方中用参、术以补正气，用半夏，南星，茯苓以祛痰，用附子以温中。所以一下喉而痰声静，痰气清也。中邪方：用人参三钱，白术三钱，半夏三钱，皂角末一钱，陈皮一钱，水煎服。[批] 开窍消

---

① 一时　此下原有"一时"二字，乃涉上文而误叠。

痰饮。此方之妙在皂角能开人之孔窍，引人参、白术、半夏之类，直入心经，而痰之迷滞，无不尽开，痰去邪将何留。中气方：用人参一两，白术五钱，茯苓五钱，甘草一钱，陈皮一钱，附子一钱，半夏三钱，南星三钱，水煎服。［批］助①气回生饮。此方与中痰方相仿佛，而此方胜于前者，以分两之多，而又多甘草、陈皮以消中和内也。三法有利于医者不浅。

华君曰：予闻之天师矣，尚有二症。一则气喘之不能卧，而非外感也；一则腹痛之不可忍，而非内伤也。凡人有气喘不得卧，吐痰如涌泉者，舌不燥而喘不甚，一卧则喘加，此非外感之风邪，乃肾中之寒气也。盖肾中无火，则水无所养，乃上泛而为痰，将胃中之水，尽助其汹涌之势，而不可止遏矣。法当用六味丸汤，加附子、肉桂大剂饮之，则肾宫火热，而水有所归。水既归宫，喘逆之气亦下安而可卧。凡人之卧，必得肾气与肺气相交，而后河车之路②平安无奔逆也。方中补其肾火，何以安然能卧，不知肾为肺之子，子安则母亦宁，肺金之气可归于肾宫，以养其耗散之气矣。此所以补肾火，正所以养肺金也，况六味丸全是补肾水之神剂乎，水火同补，而肺金更安，肺肾相安，有不卧之而甚适者乎。

凡人腹中疼痛欲死，手按之转甚者，此乃火挟痰与食而作祟也。若作直中治之，立死矣。方用甘草一钱，茯苓三钱，白芍五钱，枳实一钱，栀子三钱，山楂二十粒，水煎服。加柴胡一钱。［批］纷解散。此方有解纷之妙，乃天师未传者，想于别门见之也。岐天师曰：实未传。孙真君有治心痛方。管仲③三钱，乳香末二钱，白芍三钱，炒栀子三钱，甘草五分，水煎服。一剂即止痛。此方专治火痛也，治呼号口渴者神效。

缓　治　法

论阳明之火大渴　论大吐　论大泻

天师曰：缓治者，不可急而姑缓之也。如人病火盛之症，大渴引饮，呼水自救，朝食即饥，或夜食不止；或久虚之人，气息奄奄，不能饮食者是。前症阳明火盛，故能食善消，自宜竹叶石膏以治之矣，然而不可急也。盖火盛必然水衰，火之有余，水之不足，石膏辛散之味，虽然去火，而势过猛烈，实能铄尽真阴，大热之际，不得已而用之，所以救存肾中之水也。若日日用之，则水不能救而反耗真阴之气，真阴之气既耗，则火仍复沸腾，不若缓治之为得也。方用元参一两，麦冬五钱，白芥子二钱，竹叶三十片，甘菊花二钱，生地三钱，陈皮五分，丹皮二钱治之。［批］清肃④至凉汤。此方之妙，全在元参能去浮游之火，使阳明之余火渐渐消灭；麦冬消肺中之热，断胃之来路；用生地清肾中之火，断胃之去路；加丹皮截胃之旁路；竹叶与白芥子清痰行心，又截胃之中路；四面八方，俱是分散其势，则余火安能重聚。此缓治法，胜于急遽之功也。至于久虚之人，气息奄奄，无不曰宣急治矣。不知气血大虚，骤加大补之剂，力量难任，必至胃口转加膨胀，反不若缓缓清补之也。方用茯苓一钱，白术五分，山药一钱，陈皮三分，甘草三分，人参三

---

① 助　三元堂本作"正"。菁华堂七、清刻本、广益本作"挟"，亦通。
② 河车之路　谓肾气运行之路。河车，《性命圭旨》云："北方正气，号曰河车。"肾在五方，应于北方，故以河车名之。
③ 管仲　即贯仲。
④ 清肃　此二字原无，今据本澄堂本、三元堂本、菁华堂本、清刻本、广益本补。

分,当归一钱,白芍二钱,枣仁五分,山楂三粒,麦芽三分,炮姜三分,水煎服。① 此方妙在用白芍为君,引参、苓入肝为佐。小小使令,徐徐奏功,潜移默夺,使脾气渐实,胃口渐开。不急于张皇,而徐能奏功。此又缓治之一法。

张公曰:缓治之法,不止阳明之火宜然。天师借而说法,余又广之可也。凡人久病,俱不可急遽用药,须缓治为妙。譬如人大渴之后,不可纯用止渴之药是矣。然而大吐之人,岂亦可纯用止呕之味耶,不可也。法当用人参五钱,茯苓三钱,白术三钱,甘草三分,陈皮一钱,豆稞仁三粒,水煎服。此方纯用健胃补脾之剂,而人不知其中奥妙也。大吐之后,津液已干,如何又用健脾补胃以重燥之,得毋伤子太甚耶。不知脾胃之气健,而后津液能生。苟以润药补之,则脾胃恶湿,反足伤其真气,所以不用润剂,而反用燥药也。他脏腑恶燥,惟脾胃脏腑反恶湿而喜燥。以人参、白术投之,正投其所好,又安有燥烈之虞哉。

大泻之后,自多亡阴,宜以补阴药治之矣。然而以补阴之药急治,反足增其水势,法当以温药补之。用熟地五两,山药四两,山茱萸四两,白术五两,肉桂一两,肉果②一两,北五味一两,吴茱萸一两,人参五两,薏仁五两,各为末,蜜为丸,如③梧子大。[批]生阴止泻丹。每日晚饭前吞五钱,旬日即健矣。此方之妙,不用茯苓、泽泻、猪苓之类,去分消水气,而水气自然分消。盖补肾正所以补脾,而缓治胜于急治也。

华君曰:未传。

本 治 法

论心惊不安 夜卧不睡 论精滑梦遗

见色倒戈

天师曰:本治者,治心肾之法也。人非心不能宁静致远,非肾不能作强生育。故补心即当补肾,补肾即当补心也。是二经一身之主宰,脏腑之根本也。故人病心惊不安,或夜卧不睡者,人以为心之病也;谁知非心病也,肾病也。如人见色而思战,入门而倒戈者,或梦遗精滑者,人以为肾之病也;谁知非肾病也,心病也。然则欲安心者当治肾,欲治肾者当治心。治心方:用人参三两,茯苓三两,茯神三两,远志二两,生枣仁一两,熟地三两,山茱萸三两,当归三两,菖蒲三钱,黄连五钱,肉桂五钱,白芥子一两,麦冬三两,砂仁五钱,各为末,蜜为丸。每日送下五钱,或酒或汤俱可。此方乃治心之惊与不寐耳,宜用参、苓、当归、麦冬足矣。即或为火起不寐,加黄连亦足矣。何以反用熟地、山茱萸补肾之药,又加肉桂以助火。不知人之惊恐者,乃肾气不入于心也;不寐者,乃心气不归于肾也。今用熟地、山茱萸以补肾,则肾气有根,自然上通于心矣。肉桂以补命门之火,则肾气既温,相火有权,则心气下行,君火相得,自然上下同心,君臣合德矣。

治肾方者,精滑梦遗与见色倒戈,则关门不守,肾无开合之权矣。谁知皆心君之虚,而相火夺权,以致如此。方用熟地半斤,山药四两,山茱萸四两,茯苓三两,肉桂一两,附子一个,人参三两,白术四两,北五味一两,麦冬三两,远志一两,炒枣仁一两,鹿茸一副,巴戟天三两,肉苁蓉三两,柏子仁一两,砂仁五

---

① 此方上,本澄堂本,三元堂本,菁华堂本,清刻本,广益本有"和缓散"三字眉批。
② 肉果 菁华堂本作"白果"。
③ 如 此下原有"大",今据本澄堂本,三元堂本,菁华堂本,清刻本,广益本删。

钱，紫河车一副，杜仲一两，破故纸一两，各为末，蜜为丸。此方用熟地、山萸、杜仲、山药之类，补肾也；巴戟天、苁蓉、附子、鹿茸，补肾中之火也，可以已矣；而必加人参、苓、柏子仁、麦冬、远志、枣仁之类者何也？盖肾中之火虚，由于心中之火先虚也。故欲补肾火者，先补心火。使心火不补，肾火终不能益，而转增其上焦之枯竭①。故必须兼补其心，心气下舒于肾中，肾气上交于心，则水火相济，君臣和悦，人民奠安，肺气清宁，脾胃得养，通调三焦。不妨整戈矛再利②，即野御亦可收功也。

张公曰：予有一言，愿赞高深。本治责之心肾，又何疑焉。然而心不可徒补之肾，而肾不可徒补之心也。譬如人有心惊不寐，虽是肾气不上通于心，而亦有肝气之不上生于心。故补肾之中，自宜添入补肝之品。方中有当归、肉桂，亦是补肝之品，然终非直入肝经之药也。余意前方中，加入白芍三两，补肾而兼补肝，相因而生心火，心有不泰然者乎？肾虚而用补心之药固是，然补心而不补肝，肝木郁塞，心难下生。愚意补肾方中，亦宜添入白芍三两，则肝气自舒，自生心包之火，火足自生命门之火矣。可质之岐天师，再定去留。[批] 雷公曰：天师方固妙，而张公论亦佳。

华君曰：予曾闻之夫子矣，有方亦妙，并传于此。凡人卧不安枕，方用人参五两，远志二两，枣仁炒二两，熟地八两，山茱萸四两，茯神三两，柏子仁一两，麦冬三两，陈皮五钱，各为末，蜜为丸。每日白滚水送下一两，五日即安，一料全愈，名为宁神安卧丸。人有梦遗者，用熟地一斤，山药一斤，芡实一斤，生枣仁五两，巴戟天二两，麦冬三两，北五味三两，莲子半斤，同心用，各为末，蜜为

丸。每日白滚汤送下一两，名为益心止遗丸。前方补心中而兼补肾，后方补肾中而兼补心，与天师传方同意。二方亦天师传也，不知何故各各不同，然而四方俱奇妙通元。甚矣，夫子之不可测也。巴戟天不特强阳，而且止精。肾水非火不能生，亦非火不能止。若用肉桂、附子大热之味，果然助其虚火。巴戟性非大热，不能温中，用之纯阴之中何害，反得其既济之功也。

孙真君传治心惊不安方。心惊非心病也，乃肝血虚而不能养心也。方用白芍五钱，当归五钱，熟地五钱，生枣仁一两，远志一钱，茯神三钱，麦冬五钱，北五味一钱，人参二钱，水煎服。[批] 天师云：此方之妙在用生枣仁至一两。此方之妙，全不尽去治心。治肝正所以治心，治肺亦所以益心也。

又传治见色倒戈方。用人参三两，熟地八两，黄芪五两，白术八两，肉桂二两，山茱萸三两，巴戟天五两，肉苁蓉三两，麦冬五两，北五味一两，覆盆子五两，各为末，蜜为丸。[批] 又云：此方不可轻传，存③之可也。每日半饥，酒送下一两，一月后，房事即改观。但不可传与匪人耳。

末　治　法

论大便不痛　小便不痛　疟症不已
产妇感中风邪

天师曰：末治者，乃六腑之治也。人如病大小便不通，或疟症不已，产后风

---

① 竭　原作"渴"，今据闵本改。
② 再利　菁华堂本、广益本作"使利"，利，疑"刺"之误。
③ 存　三元堂本、菁华堂本、清刻本、广益本作"秘"，亦通。

寒，皆作末治也。凡久病之后，或大便一月不通，不必性急，止补其真阴，使精足以生血，血足以润肠，大便自出，不可视为根本之病，而速求其愈。亦有人小便点滴不出，亦不必十分大急，乃肾气不能行于膀胱也，补其肾气，则小便自出，不必视为根本之病，而急欲出之也。大便不通方：用熟地一两，元参一两，当归一两，川芎五钱，火麻仁一钱，蜜半瓯①，大黄一钱，桃仁十个，红花三分，水煎服。此方妙在用熟地，元参，当归以生阴血，少加麻仁、大黄以润肠下行。此正末治其闭结，而不亟亟以通之也。小便不通方：用肉桂一钱，熟地一两，山茱萸四钱，茯苓二钱，车前子一钱，泽泻一钱，丹皮一钱，山药一钱，水煎服。此方即七味地黄汤。妙在不去通小便，而专治肾水肾火。盖肾中有火，而膀胱之气化自行，不通小便而小便自通矣。此末治之一法也。

疟症不已，终岁连朝，经年累月，或已止而又发，或未止而难痊。人皆谓有邪未散也，急宜逐邪，不可末视之。殊不知邪之久踞，乃正虚之甚也，自当重补其正，而末治其邪。方用熟地五钱，何首乌五钱，鳖甲五钱，白术五钱，当归五钱，人参二钱，甘草一钱，柴胡一钱，半夏一钱，肉桂五分，山茱萸四钱，水煎服。此方妙在熟地，山茱萸，当归之品以补阴血，加人参，白术以健脾，加鳖甲以入阴分，加何首乌以补阴气，加半夏，柴胡，少少去其痰与邪，则正气有余，邪自退舍。此又末治之一法也。

产妇感中风邪，皆作末治者。产妇旧血尽去，新血未生，大虚躯壳，原易中邪。风寒袭之，一散邪，必有厥逆寒症之变，死亡顷刻矣。方用当归一两，川芎五钱，人参一两，荆芥一钱，肉桂一钱，益母草一钱治之。此方妙在用参，归各一

两，参以固气，归以生血，气血既生，而风邪易去。大虚之人，略带去邪之药，则邪原易出，乃腠理实疏，关门不锁故耳。方中荆芥一品最妙，不特易于祛邪，而且引旧血以归经，佐新血以复正，故两用之而成功也。益母草更是产科最利之品，安有他虞哉。此又固气血为先，散邪为末又一法也。

张公曰：俱讲得入神出化，予又何佐高深哉。尚有一言相商，产妇临月之前一月，如有风邪感冒等症，皆作风寒感冒治之。其临月之期，如有感中风邪，不可作风邪治之。方用人参一两，当归一两，川芎五钱，柴胡二钱，甘草一钱，白芥子三钱，水煎服。毋论其头疼身痛，咳嗽太阳痛，六经传经伤寒，俱宜以此方治之，切不可轻用桂枝、麻黄。盖孕妇实与平常人治法大不相同耳。

孙真君曰：大便不通，亦多实症。天师传者，治虚症之方耳。我传此方，治实症者，实有奇效。方用大黄五钱，当归尾一两，升麻五分，蜜半瓯，水煎服。〔批〕天师云：此方尚加熟地一两。大黄泄利，用当归润之，仍以为君，虽泄而不十分过猛，不至有亡阴之弊；况有升麻以提之，则泄中有留，又何必过虑哉。

不内外治法

论跌扑断伤

天师曰：内者，胸腹之中；外者，风邪之犯。今既无胸腹之病，又无风寒之侵，忽然跌扑为灾，断伤受困，此不内外之因，又一门也。方用当归五钱，大黄二钱，生地三钱，赤芍药三钱，桃仁一钱，红花一钱，丹皮一钱，败龟板一钱，水一

————
① 瓯　音欧。茶碗。广益本作"碗"。

碗，酒一碗，煎服。［批］逐瘀至神丹。方中最妙当归、芍药和其血，大黄、桃仁逐其瘀，生地、红花动其滞，一剂即可病去也。倘以大黄为可畏，或不用，改为别味，则虽有前药，亦用之而不当。盖有病则病受之，用大黄之药，始能消去其瘀血，而终不能大下其脾中之物，又何必过忌哉。倘跌伤打伤，手足断折，急以杉板夹住手足，不可顾病人之痛，急为之扶正凑合安当，倘苟不正，此生必为废人。故必细心凑合端正，而后以杉板夹之，再用补骨之药，令其吞服，则完好如初矣。方用羊踯躅三钱，炒黄大黄三钱，当归三钱，芍药三钱，丹皮二钱，生地五钱，土狗十个捶碎，土虱三十个捣烂，红花三钱，自然铜末。先将前药酒煎，然后入自然铜末。调服一钱，连汤吞之，一夜生合。神奇之甚，不同世上折伤方也，不必再服，止服二剂可也。［批］接骨至神丹。盖羊踯躅最能入心而去其败血。人受伤至折伤手足，未有不恶血奔心者。得踯躅入心，引诸活血之药，同群共人，则恶血必从下行，而新生之血必群入于折伤之处；况大黄不特去瘀血，亦能逐而生新，瘀去而各活血之品必能补缺以遮其门路；况土狗、土虱俱是接骨之圣药，即有缺而不全，又得自然铜竟走空缺而补之，此所以奏功之速耳。骨断之处，自服药后，瑟瑟有声，盖两相连贯，彼此合缝，若有神输鬼运之巧。恐世人不信耳，吾传至此，不畏上泄天机者，正副远公好善之心，共为救济之事。庶天眷可邀，愆尤可免耳。

跌损唇皮之类，以桑白皮作线缝之，后以生肌散糁之自合。

张公曰：方至此神矣，圣矣，化矣，亦何能赞一言哉。惟有前方煎药之内，少为商酌者。第一方中，再加生地三钱，枳壳五钱。盖生地乃折伤之圣药，多多益善，少则力不全耳。折伤之病，未免瘀血奔心，有枳壳之利于中，则瘀血不能犯也。

华君曰：无可言。

阴 治 法

论肾虚感寒　水亏夜热

天师曰：阴治者，病症乃阴气不足，而阴邪又犯之也。如肾水虚寒，又感寒者；或肾水亏竭，夜热昼寒是也。此等病，若认作阳症治之，则口渴而热益炽，必致消尽阴水，吐痰如絮，咳嗽不已，声哑声嘶，变成痨瘵。法当峻补其阴。① 则阴水足而火焰自消，骨髓清泰，上热余火俱归乌有矣。方用熟地一两，山茱萸五钱，麦冬五钱，北五味五钱，元参三钱，地骨皮三钱，丹皮一钱，沙参五钱，白芥子一钱，芡实五钱，车前子一钱，桑叶七片，水煎服。［批］安火至圣汤。此方妙在全用纯阴之品，一直竟进肾宫，滋其匮乏，则焦急之形，不上焰于口舌皮毛之际。又加元参、地骨皮、沙参、丹皮之品，少清其骨髓中之内热，自然阴长阳消，不治阳而自安也。又何必更加柴胡以散之，而邪始去哉。此方乃治阴火自动者神效。若阴寒无火者，又不宜用此方。当用肉桂一钱，附子一钱，熟地一两，山茱萸四钱，白术三钱，人参三钱，柴胡五分，水煎服。［批］祛寒至圣丹②。此方之妙用附、桂祛寒之药，加之于参、熟补阴之内，使阳得阴而有制，不致奔越沸腾；少加柴胡数分，则阴邪自散，又何必纯用麻黄、桂枝之类，铄尽真阴哉。况肾中之火，必得水而后生。以水非邪水，乃

---

① 阴　此上广益本有"真"字。
② 丹　三元堂本作"汤"。

真水也。邪水可以犯心而立死，真水可以救心而长延。盖阳根于阴，而真阴肾水，实为真阳君相之火之母也。此方中加熟地、山萸，正是此意。［批］妙极①。恐人未知，故又表而出之。倘止用附、桂以祛寒，未尝不效。然而邪去而阴消，必然枯竭。苟或治之不得法，必有亡阳之症矣。愿人加意于水中补火，更于水中去邪也。

张公曰：妙绝之论，发千古所未发，何以再赞高深。然尚有一方以参之。前症乃阴虚火动也，用六味汤似亦相宜；后症乃阴寒无火也，八味汤似亦可用，然而终不及天师二方。盖治阴之内，即留以治阳；而治阳之中，即藏于补阴也。有贫不能用人参者，用予后方可也。

华君曰：同传予法无异。

阳　治　法

论伤寒发斑　中暑火炽　伤暑吐血
阳症　火泻

天师曰：阳治者，治阳症之病也。阳症甚多，不能概举，姑举一二症大者言之。伤寒内发斑，身热心如火，口渴呼水，气喘舌燥，扬手出身者是；或中暑热之气，大渴饮水，数桶不止，汗如雨下，大喊狂呼，日重夜轻是也。此皆阳火烧焚于胃口，烟腾势急，威猛不可止遏，皆阳症也。此时杯水实不足以胜之，非大剂寒凉，安能扑灭。即以用寒凉扑灭之矣，而余烟断火，微焰犹存。必得大雨滂沱，屋栋沟渠，无非膏泽，则火气消亡，门庭可整。此阳症之治，难于阴症。方用元参三两，升麻二钱，黄芩一两，麦冬三两，防风三钱，天花粉三钱，苏叶一钱，青黛三钱，生甘草三钱，生地一两，桑白皮五钱。一剂即消大半，二剂全愈。［批］滂沱汤。此方妙在元参为君，不特去其浮游之火，兼能清其胃中之热，且性又滋润。发斑虽是火热不能外越，然亦因胸中水少不足润，故郁而不出也，今用元参润之，则火得润而难居。况又有黄芩以大凉其胸膈，又加升麻、防风引散其火邪，更佐之麦冬、生地，凉血以清肺气，自然清肃下行，而中焦之火，尽化为乌有也。

至于中暑之病，亦阳火邪炽也。法用青蒿五钱，石膏五钱，麦冬五钱，半夏一钱，黄连一钱，人参三钱，甘草一钱，茯苓五钱，竹叶五十片，水煎服。［批］消暑至神汤。此方妙在用青蒿去暑，再加二钱香薷，则暑气自化；用石膏以平泻其胃中之邪火，邪火一去，胃气始转，水能下行，不蓄停于膀胱之内，而散逸于四肢；况又有茯苓导其下行者乎；又虑火气伤心，复加黄连以救心，人参以救肺。各脏即安，胃邪必苟②，此治阳症之妙法也。

张公曰：妙论出奇不穷。阳症固多，二症最急，故天师特举之以为法。予再广之，有二症在焉。一则伤暑中之吐血也。凡人感伤暑气，忽然吐血倾盆，人皆谓是阴虚。不知阴虚吐血，与阳虚吐血不同。阴虚吐血者，人必安静，不似阳虚之躁动不宁也。阳症必大热作渴，欲饮凉水，舌必有刺，不似阴症之口不渴而舌胎滑也。法当清胃火，不必止其血。方用石膏三钱，青蒿五钱，香薷三钱，荆芥一钱，当归三钱，人参三钱，水煎服。［批］祛③暑止血汤。此方乃正阳症吐血之神剂也。方中虽有解暑之味，然而补正多于解暑。去香薷一味，实可通治诸阳症之血也。但

---

① 妙极　此二字，本澄堂本，三元堂本，菁华堂本，广益本无。
② 苟　音钝，退也。
③ 祛　三元堂本，菁华堂本，广益本，作"伤"。

此方止可用一二剂，即宜改用六味地黄汤，以滋其阴水，水足则阳火自消耳。一则阳症之火泻也。完谷不化，食下喉即出，一日或泻十余次，或泻数十次，或昼夜泻数百次，人以为热也。然而热之生也何故？生于肾中之水衰不能制火，使胃土关门不守于上下，所以直进而直出也。论其势之急迫奔崩，似乎宜治其标。然治其标。不能使火之骤降，故必须急补肾中之水，使火有可居之地，而后不至于上腾。方用熟地三两，山茱萸一两，车前子一两，甘草一两，茯苓一两，白芍三两，肉桂三分，水煎服①。此方乃补肾之汤，非止泻之药也，然而止泻之妙，捷如桴鼓。盖肾水一生，肾火即降，顷刻应验。非好为奇谈，而不据实理也。若止作胃虚有火治之，未尝无功，终不若此之捷。脾约丸亦佳，安能及此方之神哉。

华君曰：与余同，不必讲。

雷公曰：无一论不奇妙。

假 治 法

论假热假寒

天师曰：假治者，病是假热，而治以假热之方；症是假寒，而治以假寒之药也。如人喉痛口干，舌燥身热，人以为热，而非热也，内真寒而外现假热耳。如人手足冰冷，或发厥逆，或身战畏寒，人以为寒，而非寒也，内真热而外现假寒耳。此时看症未确，死生反掌。吾以假热之药，治假寒之症，以假寒之品，治假热之病，是以假对假也。假寒方：附子一钱，肉桂一钱，人参三钱，白术五钱，猪胆汁半个，苦菜汁三匙。先将药二碗，水煎好，以冰水泡凉，入猪胆汁、苦菜汁调匀，一气服之即愈。方中全是热药，倘服之不宜，必然虚火上冲，尽行呕出。吾以

热药凉服，已足顺其性而下行。况又有苦菜汁、胆汁之苦，以骗其假道之防也。盖上热之症，下必寒极，热药入之，至于下焦，投其所喜。无奈关门皆为强贼所守，非以间牒绐②之，必然拒绝而不可入。内无粮草，外无救援，奈之何哉。吾今用胆汁、菜汁，以与守关之士，买其欢心，不特不为拒绝，转能导我入疆，假道灭虢③，不信然哉。

至于假热之方，则又不然。心胸之内，全是一团邪火，盘踞于中焦。若不直捣中坚，巨魁不擒，余党安能星散。然而用师无法，则彼且力拒死斗而不可救。方用黄连三钱，柴胡二钱，白芍三钱，当归三钱，炒栀子二钱，半夏三钱，枳壳一钱，茯苓三钱，菖蒲三分，水煎服。此方妙在用黄连一味，直入心经；佐以栀子副将，单刀直入，无邪不散；又柴胡、白芍泻其运粮之道；又半夏、枳壳斩杀余党，中原既定，四隅不战而归正矣。然而火热居中，非用之得宜，则贼势弥空，安能直入。又加菖蒲之辛热，乘热饮之，则热喜同热，不致相反，而转能相济，此又假治之妙法也。

张公曰：讲得透彻痛快，予又何说之词。然而假热假寒，不止此二症也，吾再广言之。如人气喘不安，痰涎如锯而不止者，人以为热，而非热也，乃下元寒极，逼其火而上喘也。此最急最危之症，苟不急补其命门之火与肾水，则一线微阳，必然断绝。方用熟地四两，山茱萸三两，麦冬三两，北五味一两，牛膝一两，附子一钱，肉桂一钱，冰水泡冷服之，一剂即

---

① 此方上，本澄堂本，三元堂本，广益本有"壮水汤"三字眉批。

② 绐　音怠。欺也。

③ 假道灭虢　《左传·僖公二所》："假道于虞以伐虢。"即借虞国之道以伐虢，回来时须灭虞。

愈。附子、肉桂斩关夺门之药，其性最热，倘不用之于熟地、山茱萸、北五味之中，则孤阳乘大热之势，沸腾而上矣。方中妙在用熟地、山茱萸之类，使足以济火；又麦冬以滋肺金之化原，使金去生水，而水益足以生火，而火不敢于飞越，况又有牛膝之下走而不上行乎。然必冰水泡之，骗其上焦之热，直至肾宫，肾宫下热，则上焦清凉，火自归舍，又何患喘与痰作祟哉。更有眼目红肿，经年不愈者，人以为热，而不知非热也，亦肾火上升而不下降耳。法用六味地黄汤，加麦冬、甘菊花、白芍、当归各三两，柴胡五钱，各为末，蜜为丸。每日吞服五钱，一料必全愈。此虽病轻，而世人多患之，迷而不悟，予所以特表出也。虽非假治之法，而症实假热之症，可触类而旁通之耳。假寒之法，莫妙岐天师之方，可以统治矣，故不再传。

华君曰：亦同。

真　治　法

论真热真寒

天师曰：真病原难分晰，然有假即有真也。即以前症言之，如人喉痛口干，舌燥身热，与假热无异，然而此曰真热者，何以辨之？假热之症，口虽渴而不甚，舌虽干而不燥，即燥而无芒刺，无裂纹，喉①虽痛而日间轻，身虽热而有汗；不若真热之症，口干极而呼水，舌燥极而开裂生刺，喉日夜痛而不已，身大热烁手而无汗也。方用麻黄三钱，黄连三钱，黄芩三钱，石膏三钱，知母三钱，半夏二钱，枳壳二钱，甘草一钱，当归五钱，水煎服。一剂轻，二剂愈。此方纯用寒凉之药，以祛逐其火，火一去而上焦宽快矣。更有人手足冰冷，或数厥逆，身战畏寒，

与假寒无异，然而谓之真寒者，何以辨之？假寒之症，手足冰冷，或有时温和，厥逆身战，亦不太甚，有时而安，然有时而发搐；不若真寒之症，手足寒久不回，色变青紫，身战不已，口噤出声而不可禁也。方用附子三钱，肉桂一钱，干姜一钱，白术五钱，人参一两，急救之。此乃直中寒邪，肾火避出躯壳之外，而阴寒之气直犯心宫，心君不守，肝气无依，乃发战发噤，手足尽现青色也。然则止宜用附、桂、干姜祛逐其寒邪足矣，何以又用白术、人参？且少用亦足济用，何以多加如许也？盖元阳飞越，止一线之气未绝，若不急用人参，返气于若存若亡之际，而徒用桂、附、干姜，一派辛辣火热之药，邪虽外逐，而正气亦就垂绝。故不若我加于危急之际，则败军残卒，见有孤军未亡，而又骁勇之将，号召散失，有不再整旗枪，共奔呾②下者乎。此真治之妙也。

张公曰：奇论天开。真治即直治，真治其本病，而不必以假药骗之，对症用药可也，余不再论。

男　治　法

论狐疝　论强阳不倒　论痿阳不振

天师曰：男子与女子之治，原无分别，然而亦有殊处。男子与妇人殊者，疝病，阳强不倒，痿而不举。疝病不同，然而与妇人异者，止狐疝不同耳，余俱相同。狐疝者，日间缩在囊之上，夜间垂在囊之下也。此乃寒湿，又感阴阳不正之气，乘于交感之际，或在神道之旁，或在风湿之际，感而成之也。方用杜若五钱，捣汁，以凉水浇之，取汁一碗，加沙参一

① 喉　原作"头"，今据此下方例改。
② 呾　音道。军中大旗。

两，肉桂一钱，桂枝一钱，小茴香一钱，橘核一钱，水煎服。［批］扶正祛疝汤。一服即伸出，二服即消，三服全愈。神方也。

强阳不倒，此虚火炎上，而肺金之气不能下行故尔。若用黄柏、知母二味，煎汤饮之，立时消散。然而自倒之后，终岁经年，不能重振，亦是苦也。方用元参三两，肉桂三分，麦冬三两，水煎服，即倒。［批］养①阳汤。此方妙②在用元参以泻肾中浮游之火，尤妙肉桂三分，引其入宅，而招散其沸越之火，同气相求，火自回合。况麦冬又助肺金之气，清肃下行，以生肾水，水足火自息矣，此不求倒而自倒。他日亦可重整戈矛，再图欢合耳。

至于痿而不振者，乃过于琢水削，日泄其肾中之水，而肾中之火亦日消亡。盖水去则火亦去，必然之理。如一家人口，厨下无水，又何以煮爨③而生烟，必汲其泉源，而后取其薪炭，可以钻燧取火，以煮饮食，否则空铛安爨也。方用熟地一两，山茱萸四钱，远志一钱，巴戟天一钱，肉苁蓉一钱，肉桂二钱，人参三钱，枸杞子三钱，茯神二钱，杜仲一钱，白术五钱，水煎服。［批］起阳至神丹。一剂起，二剂强，三剂妙。老人倍加。此方用热药于补水之中，则火起而不愁炎烧之祸，自然煮汤可饮，煮米可餐。断不致焦釜沸干，或虞爆碎也。此皆男治之法也。

张公曰：男治法妙，然余亦有数方，可并传之。狐疝方：用白术五钱，沙参一两，柴胡三钱，白芍三钱，王不留行三钱，水煎服。［批］逐狐丹。一剂即出而不缩。

阳倒不举方。用熟地一斤，肉桂三两，覆盆子三两，黄芪二斤，巴戟天六两，柏子仁三两，去油，麦冬三两，当归

六两，白术八两，各为末，蜜为丸。每日白滚汤送下一两，自然阳旺不倒矣。［批］强阳神丹。

孙真君传治疝方。用沙参一两，橘核一钱，肉桂一钱，柴胡一钱，白芍五钱，陈皮五分，吴茱萸五分，水煎服。一剂即定痛，二剂即全愈。疝气一症，大约皆肝木之病，予所以治其肝，自随手而奏功也。妙。

女 治 法

论风邪入血室　论治羞隐　阴内生虫
阴门生疮

天师曰：女症各经，俱与男人同治，惟是经症宜知，至于羞隐之处，更宜留心是也。经期前后，寒热温凉，有邪无邪，俱当细辨。世有专门，不须枚举，我今止据一症而言之。如妇人经期适来，为寒风所中，则经水必然骤止。经不外泄，必变为寒热，时而身战，时而身凉，目见鬼神，心中惊悸。论治法，本当刺期门之穴，一刺出血立已。无奈世人不肯刺于乳下，羞恚不肯为医人所见，于是必变而益发狂叫④语，所由来也。今立一方治之。方用柴胡三钱，当归二钱，白芍五钱，枳壳二钱，炒栀子三钱，甘草一钱，陈皮五分，生地二钱，水煎服。此方妙在用柴胡于白芍之中。盖前症经血不能外出，则血藏于血室之中，藏而不出，则血化为热，气郁结不伸，必在半表半里之间，以兴妖作怪。柴胡真半表半里之药，用白芍直入

---

① 养　三元堂本，菁华堂本，清刻本，用"倒"。亦通。

② 妙　原无，今据本澄堂本，三元堂本，菁华堂本，清刻本补。

③ 爨　音篡。《集韵》："爨，鼎欲沸貌。"

④ 叫　音彻，多言。

血室，和平而分解之。如人羞恚隐藏于血宅之内，必得一相信之人，走入其中，为之开导，而后众人排闼而入，庶几一笑回春，仍然欢好，身出而祸亦消。此方之妙，理实相同，故取而显譬之，非好为论说也。至于羞隐之症，亦不可枚举，查其专门，而细询病情，随症加减，治之可也。

张公曰：论奇辟。予更有说，热入血室，非热也，乃风邪壅之而热也，所以用柴胡一散而愈。

妇人羞隐之处，不便明言，然大约非寒则热耳。今有一试方。先用当归三钱，白芍三钱，川芎一钱，熟地五钱，甘草一钱，柴胡一钱，白芥子一钱，黄芩三分，炮姜三分，水煎服。倘有羞隐之处，不肯明言者，以此方投之，必奏奇功。问其服药后，较前平善，则是虚症也，竟用四物汤治之可也。未好，则是热病作祟，方中大加栀子三钱治之，必奏功也。此亦妙法，行医者家亟知之。

华君曰：女子治法，尚有二条未传，待予补之。妇人阴内生虫，乃湿热也，用鸡肝入药末引之亦妙。终不若夫子之方更神也。方用蚯蚓三四条，炙干为末，用葱数条，火上炙干为末，用蜜一碗，煮成膏，将药捣于其中。纳入阴户，虫尽死矣，自然随溺而下，神方也。世人未知，幸为留意。

又妇人阴门边生疮，作痒作痛不止者，以此方煎水洗之，立效。方用蛇床子一两，花椒三钱，白矾三钱，水十碗，煎五碗，乘热熏之，温则洗之。一次即止痒，二次即止痛，三次即全愈。分作五日洗之，每日清洗一次。神效之极，幸珍之。

虚 治 法

论气虚血虚

天师曰：虚症亦多，我举一二以概其余。虚治者，非气虚，即血虚也。气虚如人不能饮食，食之而不能化者是；血虚者，面色黄瘦，或出汗盗汗，或夜眠常醒，不能润色以养筋者是也。盖饮食入胃，必须胃气充足，始能化糟粕而生津液，气既自馁，何能化饮食也。方用人参二钱，黄芪三钱，白术三钱，陈皮五分，甘草一钱，麦芽五分，神曲五分，山楂五粒，炮姜一钱，茯苓三钱，水煎服。此方参、苓、芪、术，纯是健脾开胃之品；又恐饮食难消，复加山楂、神曲、麦芽之类以消之。则胃气既旺，又何愁饮食之不化，津液之不生耶。

血虚自当补血，舍四物又何求耶。余今不用四物汤，用麦冬三钱，熟地一两，桑叶一片，枸杞子三钱，茜草一钱，当归五钱，水煎服。此方妙在用桑叶以补阴而生血，又妙加入茜草，则血得活而益生，又况济之熟地、麦冬、当归，大剂以共生之，则血足色润而筋舒也。外症既见改观，则内自安而寐适，心气得养，又宁有盗汗之生哉。此虚治之法也。

张公曰：虚治亦不止补气补血，盖此二方，实可统治之。甚矣，天师立方之妙也。别有加减之法：气虚方中，倘伤米食，加麦芽五分；伤肉食，加山楂十粒；伤面食，加萝卜子五分；有痰，加半夏一钱，白芥子一钱；咳嗽，加苏子一钱，桔梗二钱；伤风，柴胡二钱；夜卧不安，加炒枣仁二钱；胸中若微疼，加枳壳五分。血虚方中，亦同前加减法治之。

华君曰：尚有一方，并传子。有气血两虚之人，饮食不进，形容枯槁，补其气而血益燥，补其血而气益馁，助胃气而盗汗难止，补血脉而胸膈阻滞，法当气血同治。方用人参一钱，白术一钱，甘草八分，陈皮五分，茯苓二钱，当归二钱，白芍三钱，熟地三钱，川芎一钱，神曲五分，麦冬五钱，谷芽一钱，水煎服。此方气血双补，与八珍汤同功，而此更妙于八珍者也，妙在补中有调和之法耳。

实　治　法

论治实邪

天师曰：实病亦不同，亦甚多，今亦举其一二。如人终岁终年，不畏劳役，不辞辛苦，寒凉之品，可以多餐，辛热之味，不能上口者是也。至于邪气之入，不可同观。吾言实病之多，皆邪气之多也。人实者少而虚者多。邪气之入，别有治法，不可混入于此门。倘人有强壮之容颜，过于热甚，欲求方者与之。方用陈皮一钱，神曲一钱，麦芽一钱，黄芩一钱，厚朴一钱，天花粉一钱，甘草五分，芍药二钱，山楂十粒，枳壳五分，当归二钱，茯苓一钱，水煎服。此等方，止可备用，以治有余之人，不可据之以概治天下之人也。盖实者，一百中一二人，而虚者遍天下。天地之气，何能过厚。况培植者少，而琢削者多乎。今定此方，亦定一门之治法，非教医者，执此以消导之耳。

张公曰：仁心仁术，于此方并见。实病甚少，天师言多者，乃言邪气之实，非言正气之实也。邪气之实，伤寒门最多。天师言有专门者，说有伤寒之书也。倘人病邪气之实，幸于伤寒门查而治之，无差毫发。伤寒书卷繁多，兹不能备载耳。

华君曰：予未传

寒　治　法

论吐血衄血　目肿　口舌生疮

天师曰：寒治者，乃火盛而正折之也。如人病目痛，口舌生疮，鼻中出血，口中吐血是也。此等之症，乃火气郁勃于上焦，不能分散，故重则上冲，而为吐血衄血，轻者目痛而口舌生疮也。法当用寒凉之品，以清其火热燎原之势，并泻其炎上巅顶之威。方用生地一两，当归一两，川芎五钱，元参五钱，黄芩三钱，三七根末三钱，甘草一钱，荆芥炒一钱，水煎服。此方妙在不纯用寒凉以逐火，而反用微寒之药以滋阴，盖阴气生则阳气自然下降。尤妙用荆芥引血归经，用三七末以上截其新来之路，又加黄芩以少清其奔腾之势，诚恐过于寒凉，恐冷热相战，又加甘草以和之，此治热之最巧，最妙法也。若竟用寒凉折之，非不取快一时。然火降而水不足，则火无所归，仍然焰生风起，必较前更胜，而始以清补之药救之，则胃气已虚，何能胜任。予所以乘其初起，即用之为妙也。

目肿而痛，亦是火症。然必看其眵多泪多，红肿而痛，如有物针触一般。用柴胡三钱，甘草一钱，炒栀子三钱，半夏一钱，白蒺藜三钱，水煎服。此方之妙，全在直散肝胆之郁火，火散则热自退。不攻之攻胜于攻，不下之下胜于下也。上剂即可奏功，正不必再服。

口舌生疮，又不可如是治之。乃心火郁热，而舌乃心苗，故先见症。法用黄连二钱，菖蒲一钱，水煎服。一剂而愈，神方也。此方不奇在黄连，而奇在菖蒲。菖蒲引心经之药，黄连虽亦入心经，然未免肝脾亦入，未若菖蒲之单入心也。况不杂之以各经之品，孤军深入，又何疑哉，此所以奏功如响也。倘不知用药神机，轻混之以肝脾之药，虽亦奏功，终不能捷如桴鼓，此治热之又一法也。

张公曰：寒治之法，世人最多，予皆不取。今天师之法，不容予不首折也。用寒而又远寒，用散而又远散，真奇与巧并行，而攻与补兼用也，予又何必多言哉。无己，则更有一方。在治火初起之时，尚未现于头目口舌之际，亦可化有为无。方用柴胡二钱，白芍三钱，甘草一钱，炒栀子三钱，半夏一钱，羌活五分，茯苓三钱，水煎服。一剂可以散火。方名先解汤。乘外症之不见，而先解之。亦争上流法，医者宜留意焉。

华君曰：亦无有传我。

孙真人曰：予有吐血方传子。生地汁一碗，无鲜生地处，用干者一两，煎汤半碗，调三七根末三钱，炮姜灰末五分，服一剂即止。吐血神效，衄血亦可治，妙。

热 治 法

论肾寒吐泻　论心寒胃弱

天师曰：热治寒也。寒症不同，举一二症言之。如呕吐不已，食久而出是也；或下利不已，五更时分，痛泻四五次是也。此等之症，人皆以为脾胃之寒，治其胃，则呕吐可止，治其脾，则下利可遏。然而终岁经年，服胃脾药而不愈者何也？不得其故耳。盖胃为肾之关，而脾为肾之海。胃气不补命门之火，则心包寒甚，何以生胃土而消其谷食；脾气不补命门之火，则下焦虚冷，何以化其糟粕而生精微。故补胃必宜补肾，而补脾亦宜补肾也。方用熟地三两，山茱萸二两，茯苓三两，人参三两，肉桂一两，附子一两，北五味一两，吴茱萸五钱，山药四两，各为末，蜜为丸。饥服一两。此方之妙，全在用肾药居多，而脾胃药居少，尤妙用热温之药于补肾补土之中，则火足而土健。谁知水足而火生也，此种议论，举世未闻。然岂徒托空言以示奇乎，实有至理存焉。试之无不效奏顷刻，愿世人加意之。此热治之妙法，一方可兼治之。凡如此等之病，无不可统①而兼治也。

张公曰：真妙绝之论，快心之语。天师言补肾之法，而余更有论，乃言补心方也。胃与脾虽同是属土，而补胃，补脾宜辨。凡人能食而食之不化者，乃胃不病而脾病也，当以补脾，而补脾尤宜补肾中之火，盖肾火能生脾土也。有人不能食，食之而反安然者，乃胃病而非脾病，不可补肾中之火，当补心中之火，盖心火能生胃土也。世人一见人不能饮食，动曰脾胃之病，而不知分胃之寒，虚责之心，分脾之虚，寒而责之肾也。天师之法，心肾兼补，予可不必更立奇方。然而治脾胃两虚者，用之神效。若单是胃虚胃寒者，自宜独治心之为妙。余所以更定一方，以佐天师之未及。方用人参一两，白术三两，茯神三两，菖蒲五钱，良姜五钱，莲肉三两，山药四两，半夏三钱，白芥子三钱，附子三钱，远志二两，炒枣仁五钱，白芍三两，各为末，蜜为丸。每日白滚水送下三钱，饭后服。此方专补心火，并疏肝气。专生心火，内加附子，良姜，以助火热之气。心火足，自然生胃土，胃土足，而饮食自然能进而无害矣。此方实可济天师之未及也。

华君曰：治法与余相同，无可言。

————————

① 统　原作"充"，今据菁华堂本，清刻本，广益本改。

通 治 法

论痢下通治　论火泻通治　论下血通治

天师曰：通治者，因其通而通之也。如人病下痢者是。痢疾之症，多起于暑天之郁热，而又感以水湿雨露之气以成之。红白相见，如血如脓，甚者如屋漏水，如鱼冻水，里急后重，崩迫痛疼，欲下而不能，不①下而不快，一日数十行，或一夜数百行，或日②夜数千行，气息奄奄，坐而待死，此通之病也。若骤止其邪，则死生顷刻；不止其邪，则危绝如丝；欲补其气，则邪气转加；欲清其火，则下行更甚。此时惟有因势利导之法，可行于困顿之间。或疑人己气虚血败，更加利导，必致归阴。不知邪气一刻不去，则正气一刻不安。古人之痢疾无止法，信不诬也。方用白芍三两，当归三两，萝卜子一两，枳壳三钱，槟榔三钱，甘草三钱，车前子三钱，水煎服。一剂即止，二剂全安，可用饮食矣。［批］此方前已有了，止分两不同耳。多车前子一味。此方之奇而妙者，全在用白芍，当归。盖水泻最忌当归之滑，而痢疾最喜其滑也。芍药味酸，入肝以平木，使木不敢再侵脾土。以有枳壳、槟榔，消逐其湿热之邪；又加车前，分利其水湿，而又不耗真阴之水，所以功胜于茯苓也。尤奇者，在用萝卜子一味，世多不解。盖萝卜子味辣，而能逐邪去湿，而又能上下通达，消食利气，使气行于血分之中，助归，芍以生新血，而祛荡其败瘀也。少加甘草以和中，则无过烈之患。此奏功之神奇，实有妙理耳。

张公曰：固然奇妙通权③。通因通用，痢疾立论，最为妥当。然而通因之法，不止痢疾也，水泻亦是，下血亦是

也。水泻者，人见其如潮而来，如瀑而下，皆曰急宜止之，以免亡阴之症，用粟壳、莺粟、乌梅之类止之。其论则是，其治则非也。水泻虽不比痢疾之断不可止，然而水泻之中，亦有不可遽止之病。如疼痛于腹中，后重于门口，皆是有火而泻，不比虚寒之直泻，俱当用通因之法治之。方用人参三钱，车前一两，白芍三钱，槟榔一钱，甘草一钱治。此方之妙，妙在车前以滑之，而又佐以槟榔之去积，自然有滞皆行。况车前性虽滑而能分消水谷，则水气自然分开。第大泻之后，自然亡阴，又用人参以补气，则气足而阴自生。又虑久泻自然亏中，又加甘草以和之。虽是通因之法，实乃扶正之方。下血之症，其人之血虚，不言可知，似乎宜补其血矣。然而血之下也，必非无故，非湿热之相侵，即酒毒之深结，若不逐去其湿热酒毒，而徒尚止涩之味，吾未见其下血之能止也。方用熟地一两，地榆三钱，白芍三钱，当归三钱，黄连三钱，甘草一钱，葛根一钱，柞树枝五钱，水煎服。［批］解酒散火汤。一剂必下血更多，二剂略少，三剂全愈。盖此病不用通因之法，永不奏功，必如此而能愈也。方中妙在用熟地、当归、芍药以生新血，新血生则旧血必去。又妙在地榆以凉大肠，用柞木以去酒毒，所以相济而成功也。此二方亦通因之妙用，人亦亟宜知之。

华君曰：同。

雷公曰：通因通用，张公补论之，尤为酣畅，我无以赞一言。虽然，尚有一说。在大泻之后，虽是火泻，毕竟宜温补之，以生其阴。泻一止，即宜用四物汤，

---

① 不　广益本无，疑为"下"之误，并属上读。
② 日　本澄堂本，三元堂本，菁华堂本作"一"。
③ 权　变也。

加人参、炮姜以温补。而不可谓水泻忌滑，而禁用归、熟也。痢症按昔贤谓如屋漏水者，为不治症；鱼冻水者，为虚寒症。后方恐宜酌用。李子永识。

塞 治 法

论气虚中满 论饱食填塞

天师曰：塞者，因其塞而塞之也。如人气虚中满是也。凡人气虚，多不能食，食则倒饱，人以为多食之故，以香砂、枳实等丸消导之。其初未尝不少快，久则腹饱，又消之，久久不已，必变成中满之症矣。腹高而大，气喘而粗，人又以为膨胀也，用牵牛、甘遂等药以利导其水，水未必去而膨胀益甚；又以为药之不胜也，又用大黄、巴豆之药下之，又不应；以为风邪袭之，又以辛散之品，如龙胆草、茵陈之类杂然纷进，不至死不止。犹然开鬼门，泄净府，纷纷议论，皆操刀下石之徒也。谁知初起之时，即以补胃健脾之药，先为速治，何至此哉。初用之方：用人参一钱，白术二钱，茯苓三钱，陈皮三分，甘草一分，萝卜子一钱，薏仁五钱，芡实五钱，山药三钱，水煎服。［批］消胀至神汤。此方绝不去消导，而专以补为事，世医未有不笑其迂，以为此等药，服之必增胀满。下喉之时，实觉微饱，世医乃夸示曰：吾言之验如此。而病人与病家，并诸亲友，俱叹世医，而咎此方之迂而害事也。讵① 知下喉之时，虽觉微胀，入腹之后，渐觉开爽，连服数剂，不特开爽，而并无胀满之疾矣。盖中满之疾，原是气虚而成，不补其虚，胀何从解。补药之中，加以萝卜子，分消其胀气，使人参不敢助邪而反助正；况又有茯苓、薏仁、芡实之类，纯是去湿之药，则水道自行，而上壅可免；尤妙用甘草一分，以引群药

之入于满处。盖中满最忌甘草，而余偏用之，成功于忌之中也。

张公曰：妙论叠出不穷，大哉，圣人之语。中满固是塞症，饱食填塞于胸膛，亦是塞症也。人皆用香砂、厚朴消之，而余独不然。方用人参三钱，白术三钱，陈皮一钱，甘草一分，肉桂一钱，神曲三钱，水煎服。此方妙在全不去消食，反助其饱闷之气。谁知饱食而不消者，由于胃气之不足也。我补其胃气，则胃强自能运化而入于脾中，又何必用厚朴、枳壳之消导哉。此亦塞治之法也，可与天师方并垂天壤。

华君曰：法同于余，而论备之。

雷公曰：我亦有方。中满病，固是胃气之虚，然徒补胃气亦难疗。当补心火，以生胃土。方用人参三钱，白术五钱，炒枣仁五钱，远志八分，山药三钱，茯苓三钱，米仁五钱，陈皮三分，神曲三分，麦芽五分，水煎服。方中全不治满而满自除，正以治心火也。

解 治 法

论结胸 论内伤肝郁

天师曰：解者，邪聚于一处，而分解之也。如人病结胸等症者是。伤寒初愈，五脏六腑，久不见饮食矣。一旦饱食，则各经群起而䦟。无如胃经火炽，一膈之物，不足以供其自餐，又安能分散于诸人乎，势必群起而争，而胃经自家困乏，茹而不吐，则五脏六腑，喧哗扰攘，而胃经坚不肯出矣。然则治之法奈何？惟有坚壁以待，枵腹② 以守，则敌人自散。盖原因无食，所以起争，使终无粮草，势亦难

---

① 讵 岂也。
② 枵腹 腹中空虚。

于久待，自然仰关而攻，不战自退。乘其散亡之时，少佐师旅，声言追逐，实仍和解，彼此同归于好。方用元参一两，麦冬一两，水二碗煎服。此方之妙，全不去顾胃中之火，亦不去消胃中之食，止分清肺中之气，散其心肾浮游之焰。心肾肺经既已退舍，则肝经一旅之师，又何能为难哉。脾与胃唇齿相倚，从前不过同群共逐，大家声扬，原未尝有战攻之举，今心肝肺肾之火既已收师，则脾脏一经，亦自相安于无事矣。倘一逢结胸，即以此方投之，则不特无功，转且有害。故一遇结胸之病，必须令其空腹数日，而后以此方投之，万举万当，此解治之一法也。

张公曰：真妙绝奇文，结胸之症，不意发如许奇语。非天师①又乌能哉。我欲再发一言，不可得矣。非学贯天人，不可言医；非识通今古，不可谈医；非穷尽方书，不可注医。此得人所以最难，自古及今，代不数人。元以前无论，明朝三百年，止得数人而已。李濒湖②之博，缪仲醇③之辨，薛立斋之智，近则李士材之达，喻嘉言之明通，吾子亡弘肆，我所言者数人，皆上关星宿，钟山川之灵而生者也。今日既许子在著书中人，愿吾子勿以菲薄自待也。著书当弘而肆，医道尽矣至矣，化矣神矣。

解法：更有人病内伤，而头疼目疼，心胁痛，遍身痛，手足又痛，此皆肝气郁蒸之故。或头痛救头，脚痛救脚，治何日始能尽期。当据其要而先治之，余者不治自愈。方用白芍五钱，当归三钱，柴胡三钱，天花粉三钱，丹皮三钱，栀子三钱，甘草三钱，川芎一钱，香附一钱，桂枝一钱，水煎服。此方妙在白芍为君，柴胡为臣，祛风祛痰之药为佐使。一剂而胁痛失，再剂而诸痛平，三剂而一身泰，真扼要争奇，解法之至妙者。施之内伤之症，

尤多奇功。愿世人勤而用之，收功无量也。

华君曰：未传于予。

敛　治　法

论亡阳　论下血　论吐血　论头汗
论手汗

天师曰：敛治者，乃气将散而收敛之也。譬如人汗出不已，此亡阳而气欲散也。又如下血与吐血不已，此血欲散而不能住者是也。气散仅存一线之阳，倘再令其奔越，则阳脱而死所不免也。然而治脱之法，惟在敛其肺气，使皮毛腠理固密，则阳从何散。第徒敛肺气，而不大补元阳，则元气仍然欲脱，即不脱出于皮毛腠理，必然脱出于口鼻耳目，故必以补为敛之为得也。方用人参一两，黄芪一两，当归一两，五味子一钱，山茱萸四钱，桑叶五片，酸枣仁一钱，麦冬三钱，水煎服。此方之妙，全在用参、归以补气，用山萸、五味以敛气，则补足以济敛之功，而敛足以滋补之益。况又有桑叶收汗之妙品，调停于敛之中，不偏于敛，亦不偏于补也。

下血之症，多因好酒成病。用解酒之品，可以成功，而殊不尽然也。世医所用解酒之品，无过干葛、桑白皮而已。然而干葛不可多服，而桑白皮又气味轻清，不可专任此二味，所以解酒而酒病终难去也。况中酒之病，其来已素非一朝一夕之有，岂是轻清不可久服之药，可能治之乎？余故皆弃而不取。方用人参二钱，当

---

① 师　原作"仙"，今据菁华堂本，清刻本，广益本改。
② 李濒湖　原作"李平湖"，平乃濒之声误，故改。
③ 缪仲醇　原作"缪仲仁"，今据缪希雍字改。

归一两，地榆三钱，生地五钱，三七根末三钱，水煎服。［批］生新汤，三七亦能生血，不止止血也。此方之妙，全在不去治酒病，亦不去治血病，全以生地、当归活其血，血活则新血生而旧血止；况又佐以地榆之寒，以去大肠之火；又佐以三七之末，以杜塞大肠之窍，自然血止而病愈也。此敛之一法也。

更有吐血之症，或倾盆，或盈碗，若不急以收敛，则吐将安底①。然而一味酸收寒遏，则血势更狂，愈足以恣其崩腾之势。不若从其性，而少加以收敛之品，则火寝息而血归经。方用人参一两，当归一两，酸枣仁三钱，三七根末三钱，水煎调服。此方之妙，不去止血，而惟固其气。盖血脱益气，实有奇功。血乃有形之物，既已倾盆盈碗，尽情吐出，则一身之中，无血以养可知，自当急用生血补血之品，尤以为迟，奈何反用补气之味，得无迂而寡效乎？谁行血乃有形之物，气为无形之化，有形不能速生，而无形实能先得，况有形之物，必从无形中生。气无形，始能生血有形之物，补气正所以补血，生气正所以生血也。况血既尽情吐出，止存几希一线之气，若不急为补之，一旦气绝，又何以生血而补血哉？经云：有形之血，不能速生，无形之气，所当急固。真治血之妙法。此又敛之一法也。

张公曰：真有不可思议之妙，余无以赞一词矣，止语汝头汗出而敛之法。凡人头顶出汗，乃肾火有余，而肾水不足。若不知其故，而徒用止汗之药，必致目昏而耳痛。法当滋其肾，而清肺金之化源，自易奏功如响。方用桑叶一斤，熟地二斤，北五味三两，麦冬六两，各为末，蜜为丸。［批］遏汗汤。每日白滚水送下五钱或一两，一月后永不出汗矣。更有人每饭之时，头汗如雨落者，此又胃火胜，而非

肾火余也。法当用元参一斤，麦冬一斤，天冬一斤，生地一斤，北五味四两，酸枣仁半斤，各为末，蜜为丸。［批］敛汗汤。每日白滚水送下一两，二月必愈。似乎胃火胜宜用竹叶石膏汤，而余偏不用者何也？盖胃火之胜者，微胜耳，非若炽盛而火炎，奔腾而热发，不过因饮食之味，入于胃中，遂觉津津汗出，饮食完而汗随止。然则以元参一味，解之有余矣，况又用天麦二冬，以清肺火，生地以凉血，酸枣仁以平心火，五味子以收汗而滋液，则胃经有火之盛，亦已消磨，况原未十分之盛乎。此敛法之一也。手中之汗，细小病也，不必入于此中，以药水洗之即愈，俟后可入处，予当言之。

华君曰：亦未传。

升治法

论阳虚下陷　阴虚下陷

天师曰：升治者，乃气虚下陷，不能升而升之者也。凡人因饥饱劳役，内伤正气，以致气乃下行，脾胃不能克化，饮食不能运动，往往变成痨瘵。若疑饮食不进，为是脾胃之火；或疑肉黍所伤，谓是水谷之积。轻则砂仁、枳壳、山楂、麦芽之类，重则大黄、芒硝、牵牛、巴豆之品，纷然杂进，必致膨闷不已。倘先以升提之药治之，何成此等病症哉。方用人参一钱，黄芪三钱，柴胡一钱，升麻三分，当归三钱，陈皮一钱，甘草一钱，白术三钱治之。此方即补中益气汤，余为之增定其轻重，以为万世不删之定则。东垣一生学问，全在此方。凡人右手寸脉，大于左手寸口之脉，无论其左右关脉，与左右肾脉之大与小、沉与浮，即以此方投之，无

———————
① 底　止也。

不神效。盖右寸之脉大于左寸口，即内伤之症也，此方实为对病。妙在用柴胡、升麻二味，杂于① 参、芪、归、术之中，以升提其至阳之气，不使其下陷于阴分之间；尤妙加甘草、陈皮于补中解纷。则补者不至呆补，而升者不至偏堕，所以下口安然，奏功如响耳。或疑参、芪太多，不妨略减则可。倘以为补药不可骤，竟去参、芪，则柴、麻无力。譬如绳索细小，欲升千斤重物于百丈之上，难矣。或用参而不用芪，或用芪而不用参，则功必减半，然犹胜于尽去之也。倘以升、柴提气，或疑清气不升，反又浊阴之腾上者，此必左手寸口之脉，大于右手寸口，始可借言②。苟或不然，杀人无算，必是此人创说也。余最恶此等似是而非，为吾道之乡愿③，吾子尽辟之也。

张公曰：讲补中益气汤，从无有如此痛快者，东垣何幸得如此之褒扬哉。余何言乎。惟是阳虚而下陷者，宜如是升提；阴虚而下陷者，又当何法以升提之乎？天师不言，予当增人。譬如人阴虚脾泄，岁久不止，或食而不能化，或化而溏泄是也。方用熟地五钱，山茱萸五钱，北五味一钱，白术一两，山药三钱，车前子一钱，肉桂一钱，茯苓三钱，升麻三分，水煎服。[批] 升阴汤。此方之妙，不意张公见及。雷公曰：张公之方妙甚，真补天手也。此方之妙，纯是补阴之药，惟加升麻三分，以提阴中之气，阴气升而泻自止；乃又有温热之味，以暖命门而健脾土，又何至再行溏泄哉。天师乃升阳气之论，而余乃补升阴气之汤也。有此二方，可与乾坤不老。

华君曰：亦未传。

堕　治　法

论腹痛三症

天师曰：堕治者，不能下降，用药以堕之也。如腹中痛，手按痛甚，或胸中伤食，手不可按者，皆宜堕之也。方用白术二钱，枳壳三钱，白芍三钱，甘草一钱，山楂二十粒，麦芽三钱，厚朴一钱，水煎服。[批] 速腐汤。论理，胸中既然伤食，但用麦芽、厚朴、山楂、枳壳消之足矣，何以又加白术与白芍？盖伤食而食不能化，所以结在心胸，以致作痛，若徒消食而不健脾胃之气，则土亏而物难速腐。故必用白术以健其胃口之气，以生其脾内之阴，则土气有余，何难消食。然而心胸饱闷，则肝经乘我之困，来侵脾胃之土，又加白芍以平肝木，则木弱而脾胃之土自安，自可顺还以化糟粕矣。此堕治之妙法也。至于邪气挟食，存于大肠，大肠之内火气炎蒸，夹食作祟，故痛而不可手按。是食已离脾胃，可攻之直下。方用大黄三钱，芒硝一钱，厚朴一钱，柴胡一钱，黄芩一钱，甘草一钱治之。此即大承气汤也。此方之妙，全在用大黄、芒硝二味。盖大黄性凉而散，又善走而不守；芒硝性更紧于大黄，但其味实热，佐之黄芩，则相济有功；尤妙仍用柴胡，以舒其肝经之邪气；又佐以厚朴之祛荡；若邪甚者，或再加枳实，尤易成功。此堕之又一法也。

---

① 于　原作"用"，今据本澄堂本、三元堂本、菁华堂本、清刻本、广益本改。

② 借言　籍以为言。

③ 乡愿　谓乡人之貌似恭谨者。《论语·阳货》："乡原，德之贼也。"《集注》："乡者，鄙俗人意。原与愿同。盖其同流合污，以媚于世，故在乡人之中，独以愿称。夫子以其似德非德而反乱乎德，故以为德之贼。"此借指庸医而貌似有道者。

张公曰：不可思议之论，予何言耶。必欲予言，又有一症相商。有人成痞块之症，一时发作，而腹痛亦不可手按者，亦可用下堕之法，盖乘其邪动而堕之也。方用枳实一两，白术二两，马粪炒焦五钱，酒煎服。盖马粪最能安痛，又不伤气，且又能逐邪而化物，药箱中最宜先备而不用也，盖仓猝间不可即得。此物愈久愈妙。不必多用至五钱，即一二钱用之，无不奇妙，今况用之五钱乎；况又与枳实同用，则积块自消。然而徒消其积，未免恐伤脾阴，又佐以白术二两，大健其脾气，则马粪与枳实，可以施其祛荡之功。此又堕治之妙法也。

华君曰：亦未传。

雷公曰：我尚有堕治之方。如人腹痛手不可按，方用枳实一钱，大黄二钱，生甘草一钱，白芍五钱，乳香末一钱，水煎服。此方之妙，用攻于和解之中，不十分攻邪。而邪自退舍。此堕治之最善者也。

［批］天师云：此方妙极，可师之。

开 治 法

论关隔　论尸厥

天师曰：开治者，气闭不开而开之也。如关隔之症是也，或如尸厥气闭是也。关隔者，乃上焦有关，一层关住，而饮食不能下；下焦有关，一层关住，而不能出。此乃气之郁塞，一时偶得上吐下泻，不能尽命而死矣。此等症，五脏六腑原未尝有损，偶然触怒，肝气冲于胃口之间，肾气不得上行，肺气不得下达，以成此症。若言胃病，而胃实未病；若言脾病，而脾实无病也。法当以开郁为主。方用柴胡一钱，郁金一钱，白芍三钱，茯苓一钱，白芥子一钱，天花粉一钱，苏子一钱，荆芥一钱，甘草五分，水煎服。［批］

和解至圣丹。此方妙在平常而有至理。盖肝气之郁，必用柴、芍以舒之，然过多则必阻而不纳。方中以此二味为君，而佐以郁金之寒散，芥子之祛痰，天花粉之散结，甘草之和中，茯苓之去湿，气味平和，委婉易入，不争不战，相爱相亲，自能到门而款关①，不致扣关而坚壁也。

至于尸厥闭气，此中邪气闭，必须用药以开之。开之奈何？不用瓜蒂以探吐，即用皂角以取喷也。方用瓜蒂七个，水二碗，煎汤一碗，加盐少许灌之，即大吐浓痰数碗而愈。或用皂角刺，研为细末，取鹅翎管盛药末，吹入疾人鼻中，得打喷嚏，口吐浓痰如黄物者即愈。盖厥症多系热邪，然热邪必然叫号，今黯然无语，宛似死人，明系阴虚之人，忽中阴邪，不可以治阳厥之法治之，多至不救。不若先以瓜蒂、皂角取吐，以去其痰涎，人自出声，而后以人参五钱，白薇一钱，茯苓三钱，白术五钱，半夏二钱，治之自安。

［批］开闭②至圣丹。此开治之一法也。

张公曰：论奇而方妙。中风之症，亦可用瓜蒂散、皂角汤以开之。然必须用人参一两，半夏三钱，南星三钱，附子一钱，以继之也。否则，徒用瓜蒂、皂角，徒取一时之开关，而终不能留中气之坚固，虽开关何益哉。

华君曰：尚有二法未传。一阴阳汤也。法用滚水、凉水各一碗，均之，加炒盐一撮，打百余下，起泡饮之。凡有上焦欲吐而不能吐者，饮之立吐而愈。

一喷嚏之法未授也。用生半夏三钱，为末，水丸如黄豆大，入鼻孔中，则必喷嚏不已，用水饮之立止。通治中风不语、尸厥等症，中恶、中鬼俱妙，皆开治之

_____

① 款关　叩关。

② 闭　原作"门"，今据三元堂本改。

法也。

关格症，上不得入，下不得出，病在上下二焦，而根实本于中焦。喻嘉言以黄连汤进退法，兼朝服八味丸，治之甚善。附记于末，以俟临症者之自择。方法详《医门法律·关格条》，兹不赘。李子永识。

闭　治　法

论交感脱精　论梦遗脱精

天师曰：闭治者，乃虚极下脱，关门不闭而闭之也。如人交感乐极，男女脱精而死者，或梦遗精滑不守者是也。男女走精而亡，亦因气虚不能自禁，一时男贪女爱，尽情纵欲，以致虚火沸腾，下元尽失。先泄者阴精，后泄者纯血，血尽继之以气而已。当此之时，切不可离炉，仍然抱住。男脱则女以口哺送其热气，女脱则男以口哺其热气，一连数口呵之，则必悠悠忽忽，阳气重回，阴精不尽全流出。倘一出玉炉，则彼此不相交接，必立时身死。然苟能以独参汤数两急煎之，内可加附子一钱，乘热灌之，亦有已死重生者。盖脱症乃一时暴亡，阳气未绝，止阴精脱绝耳，故急补其真阳，则阳能生阴，可以回绝续于无何有之乡。方中人参，纯是补气之剂，附子乃追亡逐失之妙药，相济易于成功。倘无参而徒用附子，则阳旺①而阴愈消，故必用人参以为君。既用参矣，而珍惜不肯多加，终亦无效。盖阴精尽泄，一身之中，已为空壳，若不多加人参，何以生津，以长其再造之阴哉。故必多加参，而后收功耳。

问用阴药以引阳可否？

天师曰：似是而非，此喻嘉言之臆说耳。盖阴精尽出，用补用之味，内无根源，何从补入。故必补阳以生阴，而不可补阴以引阳也。论理阴精脱尽，宜用涩精

之药以闭之，殊不知内已无阴，何从闭涩。独用人参补气，气足而阴自生，阴生而关自闭，此不闭之闭，正妙于闭也。

至于梦遗脱精，又不可执此法以治之。梦遗之病，多成于读书飘荡之子，或见色而思，或已泄而战，或用心作文，以取快于是时，或夜卧不安而渔色，遂至风情大胜，心气不宁，操守全无，玉关不闭。往往少年坐困，老大徒伤，为可叹也。今立一方，熟地八两，山茱萸四两，山药八两，北五味三两，麦冬三两，炒枣仁四两，远志一两，车前子三两，茯苓三两，芡实半斤，白术八两，各为末，蜜为丸。每日白滚水送下一两，一料全愈，不再发。此方妙在用芡实、山药为君，而以熟地、山茱之类为佐，直补其心肾之阴；而又以白术利其腰脐，而元精自不外泄。况梦遗原无止法，愈止而愈泄，不若补其阴气，纵②或走泄，亦不狼狈，何必补涩而后不走失乎。然则不闭之闭，正深于闭，又何必牡蛎、金樱子之为得哉。车前利小便而不走气，利其水则必存其精，又不可不知其功也。

张公曰：前后俱妙，男女脱精，以口送气固佳。然而不知其法，以冷气送之，亦是徒然。必须闭口先提关元之气，尽力哺其口中，而后送下喉，可救于垂绝之顷，否则，适所以害之也。但不可遽然离炉，即欲离炉，亦须缓缓取出，不可见其死去，惊走下床也。离炉抱住其身，尚有至死。此等症，富贵人多，而贫贱人少。富贵人，自宜独参三两，或四两，或半斤，或一斤愈妙，煎汤灌之，可以重苏；

---

① 旺　原作"壮"，今据本澄堂本、三元堂本、菁华堂本、清刻本、广益本改。

② 纵　原作"总"，声之误，今据三元堂本、广益本改。

若贫穷之士，荆布之妇，亦得此病，急用黄芪四两，当归二两，附子二钱，水五碗，煎一碗，急灌之，亦有生者，又不可不知。即死在床褥之内，亦可以药灌之而生。大约夜死者，日救之则活；日死者，夜救之则亡。梦遗之症，余尚有一方至妙，可佐天师之不言。有人梦遗，日日而遗者，有不须梦而遗者，俱效。方用芡实八两，山药十两，生枣仁十两，莲子心五钱，将莲子劈开，肉不用，单用其绿芽，焙干为末，前药俱为末，米汤打粉为丸，如桐子。每日早晚用白滚水送下各五钱。此方平淡之中，有至理存焉。盖心一动而精即遗，此乃心虚之故，而玉门不闭也。方中山药补肾而生精，芡实生心而去湿，生枣仁清心而益心包之火，莲肉心尤能清心，而气下通于肾，使心肾相交，关玉门之圣药。谁知莲肉之妙全在心，总由世医之不读书耳。果然此段文，乃载在《大乘莲花经》内，医道所以须通竺典。生枣仁正安其不[1]睡，始能不泄，妙在与山药同用，又能睡而不泄。

华君曰：同。

雷公曰：我亦有梦遗方最妙。方用白术八两，山药八两，人参二两，生枣仁四两，远志一两，麦冬四两，芡实四两，炒北五味一两，车前一两，各为末，蜜为丸。每日白滚水送下五钱自愈，此亦补心肾之法。

孙真君曰：遇交感脱精，急以人参三两，煎汤灌之，固是奇妙方法，然贫家何以救之。我有法，用人抱起坐之，以人之口气哺其口，又恐不能入喉，以笔管通其两头，入病人喉内，使女子呵之，不必皆妻妾也。凡妇人皆可尽力呵之，虽死去者亦能生。妙法也，吾今日泄天地之奇。

[批] 孙君泄尽天地之秘矣。

吐 治 法

论痰块壅塞

天师曰：吐治者，病在胃口之间不能下，则必上越而吐之。如人上焦壅滞痰块，不上不下，塞在胸间，气喘，欲呕不能，欲吐不肯者是也。法当用阴阳水探吐之，或用瓜蒂、黎芦煎汁，饮之即吐。然必[2]痰气与火结在胸间作痛者，始可用此法吐之，否则断断不可。盖人之元气，不可一伤，吐一次，则五脏反覆，必损寿元。故必问其人胸痛否，气塞否，喉间有所碍否[3]，痰吐出黄否，有此数种，始可用前药以吐之。苟或不尽然，即病人自家欲吐，亦须慎之，况行医者乎。此吐治之一法，在人裁度而用之耳。

张公曰：吐不可轻用，不知禁忌而妄吐之，必致五脏反覆不宁，天师之叮咛告诫，真仁人之言也，汝当敬听。我更有一法教人。宜吐之症，必须看其痰，吐在壁上，有光亮者，放心吐之，余则皆忌。光亮者，如蜗牛之涎一样光亮也。但看见光亮者，无论其痰在上中下。此光亮之色，必须俟其痰迹干而分辨之，不可据其湿痰时，而即以为光亮也。

华君曰：同。

泄 治 法

天师曰：泄治者，汗之也。邪居于腠理之间，不肯自出，必用汗药以疏泄之。方用荆芥一钱，桔梗一钱，防风一钱，甘

---

① 不　广益本无。
② 然必　原作"必然"，今据本澄堂本、三元堂本、菁华堂本、清刻本、广益本乙转。
③ 否　原作"者"，今据广益本改。

草一钱，苏叶一钱，白术五钱，茯苓三钱，陈皮五分，水煎服①。此方妙在用白术为君，而以表汗为佐使。盖人之脾气健，而皮毛腠理始得开合自如，今用白术以健土去湿而利腰脐，邪已难于久住，况有防风、荆芥、苏叶之品，尽散外邪，何敢再居营卫，又有甘草从中调治，则邪不必攻而自散矣，此泄治之佳者。

张公曰：予方泄治最多，无如此方之妙。我方一味主散，天师方妙在健脾而散邪也。此方倘治冬月泄汗，或加入桂枝五分乎，或加入麻黄五分乎，亦在人斟酌之耳。

华君曰：同。

泄治方用白术，与苏合丸用白术同意。其法甚妙。李子永识。

---

① 此方上，本澄堂本、三元堂、广益本有"去湿散邪汤"五字眉批。

卷三 射集

王 治 法

论饮食难消 内伤诸症

天师曰：王治者，不可以霸道治之，而用王道治法为必全，而尊尚之也。如人病已将愈，不过饮食难消，胸膈不快，或吐酸，或溏泄，或夜卧不宁，或日间潮热，俱宜王道治之，而不可以偏师取胜。方用人参一钱，茯苓二钱，白术二钱，甘草五分，陈皮五分，半夏七分。此六君子汤也，最妙者。有热加黄芩三分；夜不睡加黄连五分，肉桂五分；潮热加柴胡一钱，地骨皮三钱，丹皮一钱；有食觉胸中少痛，加枳壳五分，山楂十粒；有痰加白芥子一钱；咳嗽加桔梗一钱；下泄水加车前一钱；腹中痛加肉桂五分，白芍一钱；头晕加蔓荆子一钱，川芎一钱；上吐酸水，加白芍一钱，倍加茯苓；饱满加枳壳五分。所谓王道荡荡，看之平常，用之奇妙，日计不足，岁计有余，何必用参至两计，加桂、附以出奇哉，此王道之法也。

张公曰：天师用药，多尚霸法，此偏以王道出奇，真不可测也。言医者，细心观之，勿以天师皆用霸术，而群以霸道斗奇，置王道于不用，又非天师之心，并失远公之求矣。

华君曰：未尝传予。

霸 治 法

论大渴 大吐 大泻 大满 发背痈肿

天师曰：霸治者，不可用王道，不得已而霸者也。如人病至危，安可仍用六君子辈，迂缓从事，以图速功哉，势必如宋襄之速亡① 而已。故一遇大渴、大吐、大泻、大满、发背、痈肿之类，死亡顷刻。若不用大剂去毒去邪之药，单刀直进，摧荡逐除，而欲尚补正则邪自散之论，未有不一败涂地而不可救者也，故必须大剂与之为得。大吐方，此寒邪直入肾宫，将脾胃之水挟之尽出，手足厥逆，少腹痛不可忍，以火热之物熨之少快，否则寒冷欲死。方用附子一个，白术四两，肉桂一钱，干姜三钱，人参三两救之，下喉便觉吐定，再进则安然如故。[批] 定吐至神丹。雷公曰：方中夫② 人参三两，大吐有火邪而吐者，饮之水则呃逆不止，与之茶则吐，食亦不吐，有吐至二三日不已者。方用③ 人参一两④，炒栀子三钱，黄连三钱，各为末，米糕水调服。少少服

---

① 宋襄之速亡 此指战国时宋襄公称霸后，国势很快就衰亡了。

② 夫 菁华堂本、广益本作"法"，义皆难通。疑"用"字之误。

③ 用 原作"则"，今据菁华堂本、清刻本、广益本改。

④ 一两 菁华堂本、清刻本、广益本作"三钱"。

之，若吐，再服少少，即不吐矣。此方名止吐泄火丹。盖吐则未有不胃气伤[①]者也，以人参救胃气，则吐泄自止矣。[②]。盖肾水养人，何能无心以杀人。惟阴寒邪气，直入肾宫，则肾火逃避，而诸邪挟众逆犯，心君不宁矣。所以必用附子、肉桂、干姜，一派辛辣大热之物，而又必多用人参以定变，使诸药遍列分布，无非春温之气，自然寒邪散而吐止，此方之所以霸而奇也。

大泻者，乃火挟邪势，将膀胱脾中水谷，尽驱而出，必欲无留一丝而后快。腹必大痛，手不可按，完谷不化，饮食下喉即出，捷如奔马，若稍稍迟延，必死亡顷刻。盖其病得之夏秋之暑热，一遇凉风，便起波涛，乘风拍浪，荡日掀天，直趋海口而下，若不急用大剂治之，而尚王道之迟迟，鲜不败乃事矣。方当用大黄一两，人参二两，黄连五钱，车前子五钱，甘草一钱，水煎服。此方之奇，全在用大黄。既已火泻何反助其威？不知火泻之症，乃火留于肠胃之间，若不因势利导，则火不去而水不流，故必用大黄以利之也。然徒用大黄，而不多用人参，有攻无补，反致损伤真气矣。至方中又加甘草者，恐大黄过于猛迅，用此缓之也。更用车前者，分消其水势也，水不入于膀胱，则大肠增势而添流，今得车前，自然引水归于故道，又何至陆地为水乡哉。此又用霸之妙法也。

大满之症，此邪壅住上焦而不得散也。方用枳壳三钱，栀子三钱，瓜蒌一个，天花粉三钱，甘草一钱，陈皮三钱，厚朴一钱五分，半夏一钱，水煎服。此方之妙，全在瓜[③]蒌。盖瓜蒌最能去胸膈之食而消上焦之痰，况又佐之枳壳、天花，同是消中焦之胜药，又有厚朴、半夏，以逐其胃口之痰，尤妙用甘草，使群

药留中不速下，则邪气不能久留，自然分散而潜消矣。此又用霸之妙法也。

大渴之症，前已备载，兹不再谈。

发背前已定方立论，俱可通观，亦不再悉。

张公曰：奇谈畅论，霸道之说，无不入神入妙，又何能赞一说，惟大泻之症，不可不辨。大泻有火泻，有寒泻，天师之言乃火泻也，未言寒泻，予补之。寒泻之症，以一日或数十行、数百行，腹亦有痛者，以完谷不化，下喉即出，亦死亡顷刻，亦多在夏秋之间，然则将何以辨之。予辨之热与痛耳。火热者，口必渴，舌必燥，甚则生刺也，苔必黄灰黑色，腹必痛而手不可按也；若寒泻者，口不渴，即渴亦不十分喜饮水，舌苔必白滑而不燥，腹痛喜手按，不按则苦是也。然则治之法，岂可相同哉。法当急用补气之药，以生其胃气，佐以分消之品。方用人参一两，白术三两，附子一钱，茯苓一两，泽泻三钱，猪苓三钱，肉桂二钱，水煎服。[批]止泻定痛丹。此方即五苓散加人参者也。妙在加参至一两，有参始能挽回垂绝之地；佐白术、茯苓，以去水湿之气；而又有附子、肉桂，以补命门之火，使火热以生脾土，而膀胱气化，水道可通于故辙；况又有猪苓、泽泻以分消其水势乎，自然大便实而寒邪去也。此霸治之不可不知者又一也。其余天师已言之尽矣，不再赘。

华君曰：与予同传。

大泻方，借治火病甚妙。李子永识。

---

① 不胃气伤　菁华堂本、清刻本作"胃气不伤"，广益本作"胃为不伤"，亦通。

② 则吐泄自止矣　此六字原脱，今据广益本补。

③ 瓜　原作"用"，今据本澄堂本、三元堂本、菁华堂本、清刻本、广益本改。

倒 治 法

论肝叶倒转　论狂言见鬼　论堕水淹死

天师曰：倒治者，乃不可顺，因而倒转治之也。如人病伤筋力，将肝叶倒转，视各物倒置，人又无病，用诸药罔效。必须将人倒悬之，一人手执木棍，劈头打去，不必十分用力，轻轻打之，然不可先与之言，必须动其怒气，使肝叶开张而后击之，彼必婉转相避者数次，则肝叶依然相顺矣。[批]雷公曰：如人视正为斜，视斜为正，亦以此法治之愈。更有一法：以黄酒一壶，令病人饮之大醉，以竹轿抬之，故意跌翻，亦必愈也。更有痰结在胃中，不能吐出，狂言如见鬼状，时发时止，气塞胸膛。以牛肉五斤，水二斗，煎汤饮之，至不可食而止，以鹅翎探吐，必大吐，必吐至如块黄色顽痰而后止。若不吐出，再饮之，必以吐尽而止，前病顿失。后以陈皮、茯苓、甘草、白术汤，徐徐饮之，平复如故，此倒治之法也。

张公曰：好。倒治无可言。

华君曰：同。然予尚有一法未传。如人堕水而死，令一人将死人双足反背在肩上，行二里许，必然口中倒出水来，然后放在灰内半日，任其不动，然后以生半夏丸纳鼻孔中。倘冬天则不能救，其夏秋之间，无不活者，必然打嚏而苏。急以人参三钱，茯苓一两，白术五钱，薏仁五钱，车前五钱，肉桂一钱，煎汤半盏灌之，无不生全也。

缚 治 法

论肺痈开刀　论欠伸两手不能下

天师曰：缚治者，乃肺中生痈，必须开刀，有不可内消者。必其人不守禁忌，犯色而变者也。毒结成于肺叶之下，吐痰即痛欲死，手按痛处，亦痛欲死。此等肺痈，必须开刀。将病人用绵丝绳缚在柱上，必须牢紧妥当，不可使病人知，手执二寸之刀，令一人以凉水急浇其头面，乘病人惊呼之际，看定痛处，以刀刺入一分，必有脓射出如注，乃解其缚，任其流脓流血，不可以药敷之，后以痈膏药贴之，不可遽入生肌散，三日后加之可也。此缚治之法也。问服煎药否？天师曰：方用金银花一两，元参五钱，人参三钱，甘草三钱，足矣。可用四剂，不必再用。肝痈不用刺。

张公曰：缚治法妙极，亦无可言。

华君曰：同。然予尚有一症。凡人有伸欠，而两手不能下者，将人抱住，缚在柱上，又把木棒打去，病人自然把手来遮隔，而两手自下矣。下后用当归一两，川芎五钱，红花五分，生地五钱，桃仁五个，甘草一钱，大黄一钱，丹皮二钱，水煎服。二贴全愈。比① 有妇人而得此症者，亦缚在柱上，令一人解其下衣，而彼怕羞，自然以两手下来遮隔，亦一时手下，亦以前汤与之可愈也。

肥 治 法

论气虚多痰

天师曰：肥治者，治肥人之病也。肥人多痰，乃气虚也。虚则气不能运行，故痰生之。则治痰焉可仅治痰载，必须补其气，而后带消其痰为得耳。然而气之补法，又不可纯补脾胃之土，而当兼补其命门之火。盖火能生土，而土自生气，气足而痰自消，不治痰，正所以治痰也。方用

————————

① 比　每也。

人参三两，白术五两，茯苓二两，薏仁五两，芡实五两，熟地八两，山茱萸四两，北五味一两，杜仲三两，肉桂二两，砂仁五钱，益智仁一两，白芥子三两，桔红一两，各为末，蜜为丸。每日白滚水送下五钱。[批] 火土两培丹。此方之佳，全在肉桂之妙，妙在补命门心包之火。心包之火足，自能开胃以去痰；命门之火足，始能健脾以去湿。况方中纯是补心补肾之味，肉桂于补药之中，行其地天之泰，水自归经，痰从何积。此肥人之治法有如此。

张公曰：妙。肥人治法，不过如此，无可再言。此乃丸药方也，若有人不肯服丸药，当用煎方。予定一方，用人参三钱，白术五钱，茯苓三钱，熟地一两，山茱萸四钱，肉桂一钱，砂仁一钱，益智仁一钱，半夏一钱，陈皮五分，神曲一钱，水煎服。[批] 补气消痰饮。此方治气虚①而兼补肾水、肾火者也。肾中水火足，而脾胃之气自健，痰亦渐消矣。此方肥人可常用也。

华君曰：同。

瘦 治 法

论瘦人多火

天师曰：瘦人多火，人尽知之。然而火之有余，水之不足也，不补水以镇阳光，又安能去火而消其烈焰哉。方用熟地三两，元参八两，生地四两。麦冬三两，白芍五两，丹皮三两，沙参三两，地骨皮五两，天门冬三两，陈皮五钱，各为末，蜜为丸。加桑叶六两，亦为末，同捣为丸。每日白滚水送下五钱。[批] 添阴汤。妙在元参去浮游之火，而又能调停五脏之阳。各品之药，阴多于阳，则阴气胜于阳气，自然阴胜阳消，又何必石膏、知

母之纷纷哉。虽石膏、知母原是去火神剂，不可偏废，然而用之于火腾热极之初，可以救阴水之熬干，不可用之于火微热退之后，减阳光之转运。此瘦人之治法又如此。

张公曰：妙。瘦人多火，予亦定一煎方。方用元参一两，麦冬三钱，天冬三钱，生地三钱，熟地三钱，山茱一钱，北五味五分，白芍三钱，丹皮二钱，白芥子一钱，甘草五分，水煎服。[批] 去薪②汤。此方皆滋阴之药，而又不凝滞于胃中，瘦人常服，必无火症之侵矣。

华君曰：同，无可谈。

摩 治 法

论手足疼痛　论脏腑症结　论颈项强直　论口眼歪斜

天师曰：摩治者，抚摩以治之也。譬如手足疼痛、脏腑癥结、颈项强直、口眼歪斜是也。法当以人手为之按摩，则气血流通，痰病易愈。手足疼痛者，以一人抱住身子，以两人两腿，夹住左右各足一条，轻轻捶之千数，觉两足少快，然后以手执其三里之间，少为伸③之者七次，放足，执其两手，捻之者千下而后己，左右手各如是，一日之间，而手足之疼痛可已。脏腑癥结之法，以一人按其小腹揉之，不可缓，不可急，不可重，不可轻，最难之事，总以中和为主。揉之数千下乃止，觉腹中滚热，乃自家心中注定病，口微微嗽津，送下丹田气海，七次乃止。如是七日，癥结可消。颈项强直，乃风也。

————————

① 气虚　原作"虚气"，今据本澄堂本、三元堂本、菁华堂本、清刻本、广益本乙转。

② 薪　原作"新"。音讹，故改。

③ 伸　广益本作"推"，亦通。

以一人抱住下身，以一人手拳而摇之，至数千下放手，深按其风门之穴，久之，则其中酸痛乃止。病人乃自坐起，口中微微咽津，送下丹田者，七次而后已，一日即痊。口眼歪斜之法，令一人抱住身子，又一人挽①住不歪斜之耳轮，又令一人摩其歪斜之处者，至数百下，面上火热而后已，少顷，口眼如故矣。此皆摩之之法也。

张公曰：妙，予不能增一词。

华君曰：无。

浴 治 法

论治疥　论止手汗　论治癞头

天师曰：浴治者，以水煮滚浴之也。如人生疮、生疥者是。不可在浴堂内去浴，必须在自家屋内。用苦参四两，生甘草一两，金银花一两，苍耳草半斤，荆芥一两，防风一两，生黄芪三两，水煮汤一大锅，乘热熏之，外用席二条，裹住身上，用衣盖之，使气不散，俟稍凉浴之，必至汤寒而后已。一日再浴，将渣再煎，如前浴之，三日疮疥必全愈也。

熏不可为训，恐引毒入脏腑也。熏者，乃用药②裹在纸内，或在火炉，同人熏于被内者是，切不可用之，不若洗浴之为妙。

张公曰：妙。人有手汗者，以黄芪一两，葛根一两，荆芥三钱，防风三钱，水煎汤一盆，热熏而温洗，三次即无汗，神方也。即是此汤亦可，然不若每日一换药之为妙也。

更有癞头洗方：用蜗牛数十条，以癞头洗之，二次必全愈，亦神方也。水三碗，煎蜗牛三十条足矣。

华君曰：无。

达 治 法

论火丹砂疹

天师曰：达治者，乃火郁于胸中而不得散，因而达之外也。火气热甚，蕴蓄日久，则热势益盛，往往变为火丹之症，或发砂疹是也。若不急为达之，则火势燎原，立刻灰烬。方用升麻三钱，元参八两，干葛三钱，青蒿三两，黄芪三两，水煎服。[批]达郁汤③。此方之奇，奇在青蒿与元参同用。盖火丹砂疹之病，乃胃火与肝结之火，共腾而外越，治肝则胃不得舒，治胃则肝不得泄。今妙在用青蒿，青蒿平胃火，兼能平肝火，然未免性平而味不甚峻，又佐之元参之重剂，则火势散漫，无不扑灭矣。然而青蒿虽平胃肝之火，而胃肝二火相形，毕竟胃火胜于肝火，又佐以干葛之平胃，此方之斟酌咸善，而人不可测度者也。达治之法也。

张公曰：达治法，古今绝妙异方，目中不曾多见，此方实奇而当。予更增一方，亦可少佐高深。白芍三钱，柴胡二钱，丹皮二钱，元参三钱，麦冬三钱，荆芥三钱，生地三钱，炒栀子三钱，防风一钱，天花粉二钱，水煎服。[批]固④本散。此方专散肝木中之火，达其肝木之火，而诸经之火尽散矣。

华君曰：无。

孙真人传治火丹神效。丝瓜子一两，柴胡一钱，元参一两，升麻一钱，当归五

---

① 挽　音危。《集韵》："挽，悬也。"即以手提起之义。
② 药　原脱，今据广益本补。
③ 达郁汤　三元堂本作"散郁汤"，今据上文义，作"达"者是。
④ 固　原作"直"，今据三元堂本、菁华堂本、清刻本、广益本改。

钱，水煎服。一剂即消。［批］天师云：绝奇绝妙之方。

发 治 法

论疏通肝邪

天师曰：发治者，邪入皮毛腠理，将入营卫，而急发散之谓也。方用柴胡一钱，白术三钱，荆芥一钱，苏叶一钱，半夏一钱，甘草一钱，苍术一钱，丹皮一钱，水煎服。此方平和之中有妙理。盖木气之郁，最宜平散，今所用之药，俱是直入肝经之圣药，自然肝木疏通，枝叶调达。无风吹动，柳叶自繁，嫩绿芳草，遍出新青，宇宙之间，无非春气之舒畅矣。此发治之法也。

张公曰：不意天师早已言之矣，我前方可废也。予方即发之也，可删之。远公言是，姑两存之。

华君曰：无。

夺 治 法

论水肿腹胀跗肿

天师曰：夺治者，乃土气壅塞而不行，不夺则愈加阻滞，故必夺门而出，而水乃大流也。病如水肿之疾，腹胀如鼓，两跗如浮，按之如泥，小便不利，大便反结，人以为水病，谁知皆由于土气之郁。方用鸡屎醴一升，炒黄色为末，以黄酒一斤，先将鸡屎末盛于新布上，后将黄酒洒之，不可太骤，缓缓冲之，则药味尽下。取汁一碗，病人服之。切不可令病人先知，则不肯信心而服，使生别病。一喉之后，腹即作雷鸣，一饭之间，倾腹而出，两足即减大半，再饮一碗全消。盖鸡屎善能逐水，而又通土性，无微不入，将从前所蓄之水，无不开其水口，尽归大肠而

泄。此夺法之奇也。至于牵牛、甘遂，非不善于逐水，终不胜鸡屎神效。但已用之后，必须禁用饮食，否则再发无救。行医者，切宜知之，有病者，切宜记之。

张公曰：鸡屎醴果然神效，若言甘遂，牵牛不及鸡屎，则未然也。二方俱可酌用。

华君曰：同。然予尚有一法未传。水肿之法，有用大麦芒二两，煎汤饮之亦消，且无后病。但须一连数月作汤饮之，即泄水而愈。药味平常，而奏功甚奇，此类是也。天师何故不传，岂以无奇而忽之耶。然而奏功实神，予终不敢没其奇。

天师曰：此方止可治初起之水肿，而不可治久病之水肿也。

深 治 法

论病入膏肓骨髓脑中

天师曰：深治者，病患深而深治之也。如人病在膏肓，或在骨髓，或在脑中者是。此等症，成非一朝，则治亦非一日，必须多服汤药于日间，久服丸饵于夜半，非数百剂，非数十斤，不能奏效。大约劳瘵之症居多，而虚劳次之。方用熟地一两，山茱萸四钱，山药三钱，丹皮二钱，泽泻二钱，茯苓三钱，北五味一钱，麦冬三钱，芡实五钱，水煎服。此朝服方也。晚服丸方：用紫河车一具，鹿角胶二两，龟胶三两，元参三两，熟地八两，山茱萸四两，地骨皮五两，人参二两，白术五两，白芍五两，炒枣仁三两，枸杞子三两，麦冬三两，人乳二碗，浸熟地，晒干，砂仁五钱，各为末。每日半夜，白滚水送下五钱。此方不热不寒，可以长服，方名中正丸。病伤根本，扶之不易。譬如花木大肆摧残，欲其枝叶之茂，岂是一朝可成，必须培植灌溉，终岁经年，自然春

意渐回，萌芽可达，渐渐扶苏①，而不可性急也。方丸并用，饮食更须得时。深治之难，从来眉蹙，切勿心急，以期奏功之速。此深治之法也。膏肓病，十人止可逃一二，论此治法，非尽人能救之也，但舍此又别无治法。余悯世人，故又立门如此。倘肯听吾言，断绝色欲，口淡滋味，心戒贪嗔，自然服药有功，否则亦止可苟延岁月而已，又不可不告诫也。

张公曰：佛心神术。劳瘵之症，诚难速效，天师之方，平稳中实有妙理。余更有一方，亦极平稳，可并传以备世选用。方用芡实八两，薏仁八两，山药三斤，糯米一斤，人参三两，茯苓三两，莲子半斤，白糖半斤，各为末。每日白滚水调服一两，如不欲调服，以水打成丸，如元宵，服亦可。上下午服一丸最妙，亦可为深治之佐。

华君曰：无。

雷公曰：我亦有一方传子。用芡实一斤，山药二斤，黑芝麻八两，小黄米炒三斤，薏仁一斤，白糖一斤，肉桂五钱，各为末。白滚水每日调服五钱或一两，自能开胃健脾，补肾益精也。或疑入肉桂恐动火，不知人非命门之火不能生长，于七斤有余之药，加桂止五钱，不过百分之一，何热之有，正取其温气，以生长脾胃耳。方名全生至宝丹。［批］天师曰：妙极。可常服。张真人曰：极妙。

浅 治 法

论细小疾病

天师曰：浅者，因病未深而浅治之，不必深治之者也。如人患细小疾病，何必张皇而用人参，惊惧而加桂、附。饮食不调，用六君子可也；头痛，用小柴胡汤可也；咳嗽，用逍遥散可也；水泻，用五苓散可也；腹痛，用小建中汤可也；两肋饱闷，亦用逍遥散可也。盖略一舒之，自必奏功，无容以深中脏腑之药，以治皮毛也。此浅治之法，又宜知之也。

张公曰：浅治法炒。

华君曰：无。

长 治 法

论痿症　论腰痛　论背脊骨痛　论两腿酸痛　论努②肉扳③睛　论痉病

天师曰：长治者，永远之症，不可以岁月计也。如病痿症、痉症是也。痿病，必久卧床席，不能辄起，其故何也？盖诸痿之症，尽属阳明胃火，胃火铄尽肾水，则骨中空虚无滋润，则不能起立矣。然则止治阳明，而骨中之髓何日充满，欲其双足有力难矣。方用元参一两，熟地二两，麦冬一两，牛膝二钱，水煎服。［批］消阴坚骨汤。此方之妙，全在不去治阳明而直治肾经，以补其匮乏。肾水一生，则胃火自然息焰，况又有麦冬以清肺气，牛膝以坚膝胫，故以此方长治之，则痿废之状可免。若徒以石膏、知母之类降其胃口之火，火降矣，肾水益干，又将何物以充足其骨髓乎。无怪经年累月，愈治而愈惫也，此长治之法，不可不知之。

张公曰：妙。长治法，不止痿痉二项，予为广之。如腰痛，背脊骨痛，两腿酸痛，两目生努肉扳睛是也。腰痛服药，服之不验者，乃湿气入于两腰子也，最难治。补肾水而益痛，泻肾水而觉空，去风

---

① 扶苏　枝时繁茂的树木。《诗·郑风·骨扶苏》："山有扶苏，隰有荷花。"《集疏》"扶苏谓大木枝柯四布。"此借言治其病须持之以恒，方可收功。

② 努　此上原有"诸"字，今据分卷目录与三元堂本、菁华堂本、清刻本、广益本删。

③ 扳　通攀。

而无益，去寒而转增，去火而益甚，此所以知为水湿之症也。外无水象，内无水形，令人揣摩不着，然余实有辨而知之之法。凡腰痛而不能下俯者是也。方用柴胡一钱，防己二钱，泽泻一钱，猪苓一钱，肉桂三分，白术五钱，甘草五分，山药三钱，白芥子一钱，水煎服。［批］解①湿仙丹。此方妙在入肾而去湿气，不是入肾而补水，然须多服为妙。大约此等腰痛，初起之时，三四剂即可奏功，痛至经累月者，非服二月不效也。

腰不能俯者，水湿；腰不能直者，非水湿，乃风寒也。用逍遥散，加防己一钱。初起时，一剂可愈，久则非一剂可愈也。当改用白术二两，杜仲一两，酒煎服，十剂可愈。［批］利腰丹。可为长治之法。

背脊骨痛者，乃肾水衰耗，不能上润于脑，则河车之路干涩而难行，故尔作痛。此等症，非一二剂可以见功。非久服补气之药以生阴，非大服补阴之药以生水，未易奏功也。方用黄芪一两，熟地一两，山茱萸四钱，麦冬四钱，北五味一钱，白术五钱，防风五分，茯苓三钱，附子一分，水煎服。［批］润河汤。此方补气则有黄芪、白术，补水则有熟地、山茱，去湿则有茯苓，去风则有防风，引经则有附子，而又麦冬以生肾水之母，自然金旺生水，水足则河车之路不干，不干则润金滋骨可知，又何痛之作楚。既不痛矣，又何背之不直哉。然此方不能奏近功于旦夕，必须多服，久服乃效，所以入之于长治之门也。

两腿酸痛，又不如是治法。此湿气入于骨中，而皮外无湿也。此病不止骨内而受湿气，或被褥中得之也。方用薏仁二两，芡实一两，茯苓三钱，肉桂一钱，牛膝二钱，草薢一钱，水煎服。［批］壮骨去湿丹。此方之妙，妙在薏仁能入骨而去水，加芡实健脾以去湿，不使湿以增湿，而牛膝、草薢，又是最利双足之品，又加肉桂，引经直入于骨中，湿有不去，酸疼有不止者乎。但脚中之病，乃人身之下流，一不病，不易去之。况湿气在骨，如陆地低洼之处，久已成潭，如何能车水即干，必多用人功，而后可以告竭。故此方必须多服、久服，正是此意。

努肉扳睛，乃眼病失治而生肉。人不知避忌，将眼皮翻转，以取凉快，谁知风忽中之，则眼毛倒生而扳睛矣。此等病最忌动刀，一动刀则不可内治矣，法当用丸散以消之。然非服至半年，不能奏效。方用甘菊花十两，须用家园自种者为妙，否则断不可用；白芍一斤，当归半斤，柴胡四两，丹皮三两，葳蕤一斤，同州蒺藜一斤，草决明四两，茯苓十两，麦冬十两，天门冬十两，枸杞子一斤，各为末，蜜为丸。每日饥服一两，一料少愈，二料全痊。最忌房事，能断欲者，一料全愈，否则必须二料、三料也。此亦长治之一法，可参用之，故又广之如此。

天师曰：痉病乃寒湿之气集之双足之间，骨中寒痛而不可止，亦终岁经年不能身离床褥，伛偻之状可掬，其故何也？盖诸痉尽皆水湿也，水气久不出，则一身之关节，无非水气之弥空，土无权矣，又何以分消而利道哉。然则止治其水，而湿气可以尽去，乃治水亦终岁经年，仍然不验者为何？徒治水而不治土也。方用白术五钱，薏仁二两，芡实三钱，茯苓一两，肉桂一钱，牛膝一钱，草薢一两，杜仲三钱，水煎服。此方之妙，利其水湿之气，又不耗其真阴，日日吞服，不必改方。服之三月，必然如旧，再服三月，必然步履

————

① 解 三元堂本作"去"。亦通。

如初矣。此真长治之法，人亦遵守而不可变更者也。

华君曰：同。

雷公曰：痿病方：白术四两，薏仁八两，山药八两，车前子一两，牛膝三两，生黄芪十两，肉桂一两，杜仲四两，各为末，蜜为丸。每日饭前，酒送下一两。一料必全愈，用补于利之中也。

又方治痿：用元参一两，甘菊花五钱，麦冬一两，熟地二两，牛膝五钱，天门冬三钱，水煎服。此方与天师同意。妙。

短 治 法

论阳明口渴用石膏汤　论四逆汤　论附子理中汤　论大承气汤

天师曰：短治者，乃病不必长治，而可以短兵取胜，则用短治之法。譬如阳明之症初起，乘其口渴引水自救之时，急用石膏、知母煎服。一剂而渴减，再剂而渴止，三剂而病如失，即不可再与四剂矣。盖石膏初用有荡邪之功，久用有损正之失，故可暂用而不可长用。倘不信吾言，以石膏为夺命之药，日日与之，必致变为痿症，而不能速起也。故我频频戒用石膏者为此。

仲景创立此方，所以救人伤寒传入阳明之症，不得已而用之，截住其邪，不使再传也。原非教人日日用之也。奈何世医不知此故，妄自多加，任情纵意，忍于轻用，以致杀人而不悟也，悲夫。此短治之法，又不可不知之。

张公曰：吾方得岐天师发明，真大幸也。我立此方，原所以救一时之急，非教人经年累月而亦用之也。世医不悟，亦可闻岐天师之语而悟矣。短治法不止石膏汤，如四逆汤，不可久服也，久则有火盛自焚之虑。附子理中汤，亦不可久用，有太刚则折之虞。大承气汤止可一剂，而不可至再，重则有大下亡阴之祸。诸如此，俱可类推。

华君曰：同。

白虎汤，张路玉谓为治暍热病主方，极有理，故在伤寒门，亦不可轻用。李子永识。

日 治 法

论日间发寒热

天师曰：日治者，病重于日间，而发寒发热，较夜尤重，此等症必须从天未明而先截之。方用柴胡三钱，当归三钱，黄芪五钱，人参一钱，陈皮一钱，半夏一钱，青皮一钱，枳壳一钱，白术五钱，甘草一钱，干姜五分，水煎服。[批]补正逐邪汤。此方妙在加柴胡于参、芪、归、术之中。盖邪之敢在日间作祟者，欺其正气之衰也。今用祛邪之品同补正之药，共相攻邪，则正气有余，邪自退舍。譬如贼人白昼操戈入室，明欺主人软弱，故肆无忌惮。倘主人退缩潜形，则贼势更张，必大恣焚掠，席卷资囊而去。正气日消，病安能愈也。妙在全用补正为君，则主人无惧，指挥如意，号召家人，奋勇格斗，前后左右，无不执耒而来，负锄而至，争先捍御，贼人自然胆落，惟恐去之不速矣。况方中有柴胡、半夏之类，各各消邪，又譬如主人既勇，奴仆无非勇士，则贼不奔逃，必被擒获。此方之用于日间，实有妙用也。

张公曰：妙绝。日间之病，以此治之，最妙。余尚有一法，治日间之症，尤易奏功。方用人参一钱，白术五钱，甘草一钱，陈皮一钱，柴胡二钱，熟地一两，白芥子一钱，水煎服。[批]阴阳兼治汤。天师之方，乃治阳虚之症，余方乃治阳虚而兼阴虚之症。二方彼此参用，何愁日间之病棘手哉。

华君曰：同。

雷公曰：日间发热，乃邪在于阳分也。补阳气而邪自退。方用人参三钱，甘草一钱，白术五钱，当归三钱，陈皮一钱，柴胡二钱，水煎服。有痰，加半夏一钱；有食，加山楂一钱，方名助正汤。助其正，邪不祛而自祛也。

夜 治 法

论夜发寒热

天师曰：夜治者，病重于夜间而发热者也。或寒少而热多，或热少而寒多；一到天明，便觉清爽；一到黄昏，便觉沉困。此阴气甚虚，故行阳分则病减，行阴分则病重也。方用熟地一两，山茱萸四钱，当归三钱，白芍三钱，鳖甲五钱，柴胡三钱，白芥子三钱，陈皮一钱，生何首乌三钱，茯苓五钱，北五味一钱，麦冬三钱，水煎服。［批］补阴辟邪丹。此方妙在鳖甲同柴胡并用，又以诸补阴之药，合而攻之也。盖鳖甲乃至阴之物，逢阴则入，逢阳则转。即此二味原是治阴经之邪热，况又用于纯阴同队之中，有不去阴邪而迅散哉。生何首乌直入阴经，亦能攻邪，加以白芥子去脏膈之滞痰，又不耗其真阴之气，有不奏功如响者乎。譬如人家主妇，一旦被贼人所执，刀火相逼，倘箱柜空虚，则贼人失望，势必因羞变怒，愈将主妇施刑。今用熟地、山茱、当归、芍药，纯是补正之品，同群共投，犹贼在房中，尽将金玉散倾，则贼喜出望外，必且弃主妇而取资财，饱则扬去。又有鳖甲、首乌、芥子之类，力能战邪，则堂外声扬，夺门攻击，邪自张皇，更思早遁。倘

止用鳖甲、首乌，则又势单力薄，无物饵贼，岂肯甘心反走，必致相争相战，彼此败衄而后去。更有妙论，人多未知，如此等症，必须在黄昏之前，以此药先与之，则阴气固而邪不敢入。又譬如人家门户谨防，锁钥严整，司更值宿之仆俱各精健绝伦，则贼必望风退却，又何至越墙上壁，而主妇知觉，呼召家人，捆缚而献哉。此皆日间不治，而以夜间先治之法也。

张公曰：真绝奇之论。予何从而赞助高深，惟有阴经之邪盛，而又带阳经之邪，天师尚未发明也，余一论之。阴邪之盛，必发夜间无疑矣。然亦有阴邪而兼带阳邪，亦发于夜间，其病亦发寒发热，无异纯阴邪气之症，但少少烦躁耳，不比阴症之常静也。法当于补阴之中，少杂阳药一二味，使阴长阳消，自然奏功如响。方用熟地一两，山茱萸四钱，当归三钱，鳖甲五钱，柴胡三①钱，白芥子三钱，陈皮一钱，生何首乌三钱，茯苓五钱，北五味一钱，麦冬三钱。此天师方也。予再加人参二钱，白术三钱而已，即可治阴邪而兼治阳邪之症。

气 治 法

天师曰：气治者，气实气虚而不可不平之也。气实者，非气实，乃正气虚而邪气实也。若作正气之实，而用消气之药，使正气益虚而邪气益实，害且不可救药。方用补正之药，而佐以祛邪之品，则正气自旺，邪气日消矣。方用人参一钱，白术一钱，甘草一钱，柴胡三钱，白芍三钱，麻黄一钱，半夏一钱，水煎服②。此方之

---

① 三　三元堂本、菁华堂本、清刻本、广益本作"一"。

② 此方上，三元堂本有"补正祛邪汤"五字眉批。

妙，亦是用散药于补正之中，使正气旺于邪气，自然两相击斗，邪可逃亡，否则适所取败。此气病宜知气治耳。

张公曰：气治法甚多，天师止言一条，似乎未备，余更广之。气陷，补中益气汤可用；气衰，六君子汤可采；气寒，人参白术附子汤可施；气虚，则用四君子；气郁，则用归脾汤；气热，则用生脉散；气喘，则用独参汤；气动，则用二陈汤加人参；气壅滞，则用射干汤；气逆，则用逍遥散，余广至此，气治之法，庶几全乎，人可因症而施治也。

华君曰：同。予更有论。气虚、气实，原有分别。气虚则羸弱而难施，气实则壮盛而易察。虚者用天师之方，实者另有一方。枳壳五分，白术一钱，陈皮五分，茯苓三钱，甘草一钱，山楂十粒，柴胡一钱，白芍三钱，炒栀子一钱，水煎服。［批］消实汤。亦可佐天师之未逮。

雷公曰：华君补得妙。

血 治 法

论治血宜顺性

天师曰：血治者，乃血病不肯归经，或上或下，或四肢皮毛，合处出血者是也。血循经络，外行于皮毛，中行于脏腑，内行于筋骨，上行于头目两手，下行于二便两足一脐。是周身无非血路，一不归经，自然各处妄行，有孔则钻，有洞则泄，甚则吐呕，标出于毛孔，流出于齿缝，渗出于腹脐，而不止大小便之出也。然则血宜顺其性而不宜拂。方用当归三钱，白芍三钱，熟地五钱，川芎一钱，荆芥末一钱，生地五钱，麦冬三钱，茜草根一钱，甘草一钱，水煎服。此方即四物汤加减，妙在用茜草根、荆芥，引血归经，不拂乱其性，则血自归经，各不相犯矣。

倘用止血之剂，未尝无效。然而如石压草，一时虽止，而性思冲突，必得空隙，仍飞越沸腾，何如此方顺其性而引之。譬如与强横之人同行，少拂其意，便怀愠怒，愠怒未已，必致斗殴，皮碎血流是其常也。若赞扬称颂，顺其性而与之饮食，则同群相得，转得其气力，以助我匮乏，同舟无敌国之形，一室无操戈之事，久且为我绸缪①，彻我桑土②，不特血不妄行，亦将润筋生色，永断覆辙之患。又何必绝之太甚，以自取争斗哉。此血治之法，尤当留意。

张公曰：讲得近理近情。治血以四物汤为主，加荆芥、茜草更妙，顺其性而引其归经也。然而用六味丸汤治血症亦妙。盖血病最忌寒凉之品，寒则凝滞不行，难以归经。六味丸汤，妙在不寒不热，补肾水以滋肝木。肝木得养，则血有可藏之经，自然不致外泄，何至上吐。方用熟地五钱，山茱萸三钱，山药二钱，丹皮二③钱，泽泻二钱，茯苓二钱。此六味地黄汤方也。又加麦冬三钱，北五味一钱，得此二味，又去清补肺金，使皮毛有养，毛孔坚固，则血难外越。肺金不干，下且足以克肝，而肝木畏金之克，又何至上犯于肺耶。故血症最宜用此方。久服三年不吐，始庆重生。否则，尚在生死之间也。

华君曰：同。而余又另有方，用生地一两，荆芥一钱，麦冬三钱，元参三钱，水煎服。［批］止血归经方④。一剂止血，后用六味汤全愈。

雷公曰：血症，余亦有奇方。用生地

---

① 为我绸缪 与我亲密之义。

② 彻我桑土 整治土地，此喻为我所用。

③ 二 菁华堂本、清刻本、广益本作"三"。

④ 止血归经方 三元堂本、菁华堂本、清刻本、广益本作"止血方"。"方"，本澄堂本作"汤"，汤下并有"妙"字

一两，三七根末三钱，荆芥末一钱，人参三钱，水煎，调末服。一剂即止血。后亦须用六味汤调理。

脏 治 法

论脾肺同治　论肾肝同治　论心肾同治　论肺经独治

天师：脏治者，五脏中有病而治之者也。脏有五，治法惟三，脾肺同一治，肾肝同一治，心肾同一治也。肺气之伤，必补脾气，脾气既伤，肺气亦困，故补肺必须补脾，而补脾必须补肺。如人或咳嗽不已，吐泻不已，此肺脾之伤。人以为咳嗽宜治肺，吐泻宜治脾。殊不知咳嗽由于脾气之衰，而吐泻由于肺气之衰。盖肺气无清肃之下行，始上呕而下泻；脾气斡旋之令不行，则上为咳嗽矣。方用人参一钱，麦冬三钱，茯苓三钱，柴胡一钱，神曲五分，车前子一钱，甘草一钱，薏仁五钱，水煎服。［批］肺脾双解饮。此方乃治肺治脾之药合而用之者也。咳嗽喘病之尽除，吐呕泻症之各去，所谓一方两用也。

肾肝同治者，肾水不能滋肝，则肝木抑郁而不舒，必有两胁饱闷之症；肝木不能生肾中之火，则肾水日寒，必有腰脊难于俯仰之症。故补肝而不补肾，则胁痛何以顿除；补肾而不补肝，则腰脊何以立愈。方用熟地一两，山茱萸五钱，白芍五钱，当归五钱，柴胡二钱，肉桂一钱，水煎服。［批］肾肝同补汤。此方熟地、山茱补肾之药，而当归、白芍、柴胡、肉桂补肝之品，既两脏平补，似乎药不该轻重。今补肝之药反多于补肾者，可见肾为肝之母，肝又为命门之母也。命门是一身主宰，当生五脏之气，不宜为五脏所生。然而五脏叠为生克，肝既是木，岂木独不可以生命门之火乎。此有至理存焉。非吾仙人，安能阐发。愿世人勿惊为创说奇闻，而疑为不可执之以治病也。

再心肾治法。二脏合而治之者，其义又何居？肾，水脏也；心，火脏也。是心肾二经为仇敌，似乎不宜牵连而一治之。不知心肾虽相克，其实相须。无心之火，则成死灰，无肾之水，则成冰炭，心必得肾水以滋养，肾必得心火而温暖。如人惊惕不安，梦遗精泄，岂非心肾不交乎。人以为惊惕不安，心之病，我以为肾之病；梦遗精泄，人以为肾之病，我以为心之病。非颠倒之也，实至当不易之理。方用人参三两，白术五两，远志一两，炒枣仁三两，熟地五两，山茱萸三两，麦冬三两，北五味一两，芡实五两，山药三两，菖蒲一两，柏子仁三两，去油，茯神三两，砂仁三钱，橘红一两，各为末，蜜为丸。白滚水送下五钱。［批］心肾同补丹。此丸之妙，乃治肾之药少于治心。盖心君宁静，肾气自安，肾气既安，何至心动。此治心正所以治肾，而治肾正所以治心也。此治脏之法，幸人加之意哉。

张公曰：脏治之法尽于三方，无可再议。不已，其肺脏之独治乎。肺有忽感风寒，而鼻塞出嚏，咳嗽不已，吐痰如败絮，乃肺经独病也，不必兼治于脾。予留一方：用甘草一钱，桔梗三钱，半夏一钱，射干一钱，水煎服。［批］散寒汤。此方之妙，妙在桔梗升提于鼻，引去痰之药上行于肺，以散风寒之邪。邪散则鼻塞顿除，痰亦随之而散，又何必治脾之迂缓哉。然止可治风寒之外感，而不可治内伤之诸症。内伤诸症，有天师方在，肺脾同治之可耳。肾肝与心肾治法，亦不必再言。

天师曰：尽善也。

华君曰：无。

此脾湿薰肺之症，方用燥脾利湿为

宜。如肺热移于大肠者，又宜清肺润燥法治之，不可以泄泻而戒用润剂也。李子永识。

腑 治 法

论小便闭塞　大便闭结　论治胆怯
论肾虚吐呕

天师曰：腑治法甚多，我举其一二症，取以为法，余可推广。如人病小便不通，大便甚结者是也。小便不通，乃膀胱之病。膀胱之气化不行，小便即不能出。小便闭塞，治膀胱之经而已矣，然而治法全不在治膀胱也。方用人参三钱，莲子三钱，白果二十个，茯苓三钱，甘草一钱，车前子三钱，肉桂三分，王不留行三钱，水煎服。［批］通水至奇丹。一剂即如注。此方之奇妙，全在用人参，其次则用肉桂三分。盖膀胱必得气化而始出。气化者何？心包络之气也。膀胱必得心包络之气下行，而水路能出。尤妙用白果二十个，人多不识此意。白果通任督之脉，又走膀胱，引参、桂之气，直奔于膀胱之中，而车前、王不留行尽是泄走之物，各随之趋出于阴气之口也。此治腑之妙法，人知之乎。

大便闭结者，人以为大肠燥甚，谁知是肺气燥乎。肺燥则清肃之气不能下行于大肠，而肾经之水仅足以自顾，又何能旁流以润溪涧矣。方用熟地三两，元参三两，火麻子一钱，升麻二钱，牛乳一碗，水二钟，煎六分，将牛乳同调一碗服之。［批］润燥至神汤。一剂不解，二剂必大便矣。此方之妙，全在不润大肠而补肾，尤妙不止补肾而且补肺，更妙不止补肺而且升肺。盖大肠居于下流，最难独治，必须从肾经以润之，从肺经以清之。气既下行，沉于海底，非用升提之法，则水注闭

塞而不通。启其上孔，则下孔自然流通。此下病治上之法，亦腑病治脏之法也。其余治腑之法，可即此以悟。

张公曰：天师太略，余当增广之。凡人胆怯不敢见人者，少阳胆经虚也，而所以致少阳胆经之虚者，肝木之衰也。而肝木之衰，又因肾水之不足。法当补肾以生肝木。方用熟地一两，山茱萸四钱，芍药五钱，当归五钱，柴胡一钱，茯神五钱，白芥子一钱，生枣仁一钱，肉桂一钱，水煎服。［批］助勇丹。此方之妙，补肾之中用补肝之品，尤妙再去补心，使心不取给于肝胆之血，则胆之汁有余，而怯形可去。又妙在用肉桂以入肝，如人得勇往之人，自然顷刻胆壮矣。此治腑实有妙理，人知之乎。

吐呕之症，人以为胃虚，谁知由于肾虚。无论食入即出，是肾之衰，凡有吐症，无非肾虚之故。故治吐不治肾，未窥见病之根也。方用人参三钱①，白术五钱，薏仁五钱，芡实五钱，砂仁三粒，吴茱萸五分，水煎服。［批］转②胃丹。此方似乎治脾胃之药，不知皆治肾之法，方中除人参救胃之外，其余药品俱入肾经，而不止留在脾也。肾火生脾，脾土始能生胃，胃气一转，呕吐始平。此治胃而用治肾之药，人知之乎。

华君曰：亦无。

孙真君传治小便闭塞方：用车前子五钱，肉桂三分，水煎服即通。

常 治 法

论头疼　论目痛

---

① 三　菁华堂本、清刻本、广益本作“二”。
② 转　三元堂本作“平”。

天师曰：常治者，可以常法而常①治之者也。如人病头疼，则以头疼常法治之；目痛，则以目痛常法治之是也。何必头疼而治之于两足，目痛而治之以两手乎。虽头疼实有治之两足而愈，目痛实有治之两手而瘥者，然彼必常治之而不愈不瘥，然后以变法治之，非可以常治，而先求之于变法也。故一遇头疼，即以蔓荆子一钱，川芎五钱，白芷一钱，甘草一钱，半夏一钱，细辛一钱治之，病去如扫。[批] 止疼汤②。一遇目痛，以柴胡一钱，白芍三钱，当归一钱，白蒺藜二钱，甘菊花一钱，荆芥、防风各一钱，半夏一钱，甘草五分，栀子二钱，水煎服。[批] 全目饮③。二剂即愈。皆无事舍常而思变也。此常治之法，可为师也。

张公曰：常病用常法极是。予亦不再言变也。

华君曰：无。

变 治 法

论伤寒变结胸　论疟变下痢　论中风变狂　论中暑变亡阳　论反胃变噎膈

天师曰：变法者，不可以常法治，不得已而思变之也。变症不同，用药各异，吾举其大者言之。如伤寒变为结胸，疟疾变为下痢，中风变为发狂，中暑变为亡阳，反胃而变成噎膈，若不以变法治之，仍以平常药饵相治，吾见其坐毙而已矣。然则结胸之症，乃伤寒之变也，可不以变法治之乎。伤寒火邪正炽，原不可急与饮食。若不知禁忌与之，胃中得食，不啻如宝，故茹而不出，而他脏见胃中有食，群起而争，其势猖狂，非杯水可解，必当以变法治之。急须以瓜蒌一枚捶碎，入甘草一钱，同煎服之。夫瓜蒌乃陷胸之胜物，平常人服之，必至心如遗落，今病人一旦

服之，不畏其虚乎？谁知无病常人，断断不可服此，而伤寒结胸之症，却有相宜。盖食结在胸，非大黄、芒硝、枳壳、槟榔、厚朴之类可能祛逐，必得瓜蒌，始能陷之。入于脾中，尤恐其过于下也，少加甘草留之，且得甘草之和，不致④十分推荡。此变症而用变法，真胜于用正也。

疟疾本是常症，只可以平常消导而发散之。今忽为下利等症，则变轻为重。欲发汗，则身已亡阴；欲祛邪，则下已便物。顾上则虑下，顾下则碍上。倘仍以常法治之，奏功实少。今用人参一两，鳖甲一两，白术三两，茯苓一两，当归一两，白芍三两，柴胡一钱，枳壳一钱，槟榔一钱，水煎服。[批] 补阳消疟丹。此方奇在用人参、白术。盖疟病则亡阳，若不急补其阳气，则下多亡阴，势必立亡。惟急补其阳气之不足，阳生阴长，始有生机。尤妙白芍、当归之多，以滋润其肠中之阴。盖下利多，则阴亡亦多，今用补阴之剂，则阴生阳降，自然春意融和，冰泮⑤化水，分消水道，污秽全无，况方中又加枳壳、槟榔，仍然去积。又妙少用柴胡，微舒肝气，使木气相安，不来克土，自然土克水之多，水润木之下，内气既生，外邪亦散。此治下利，而疟病同除。此种治变之法，何可不知。

中风系是危症，况变发狂，死在眉睫。倘不以变法救之，何有得免于垂绝耶。方用人参三两，菖蒲三钱，半夏三钱，南星三钱，生用附子一钱，丹砂末三

---

① 常法而常　"法"，原作"治"，今据广益本与此下文义改。"而常"二字，清刻本无，疑衍。

② 止疼汤　本澄堂本作"顾首汤"。

③ 全目饮　三元堂本作"明目定痛饮"，广益本作"两目至痛饮"乃别有所本。

④ 致　原作"到"，今据广益本改。

⑤ 泮　音判。融解之义。

钱。先将参、苓、附子等项煎汤，调入丹砂末灌之。[批]救绝至神丹。十人中亦可救三四。盖天下无真中风之人，不过中气、中痰、中湿而已。若不用人参、附子，大剂煎饮，何能返已去之元阳，回将绝之心气哉。况人将死之时，未有不痰上涌者，妙在用半夏、南星以祛逐之。尤妙用菖蒲以引入心经，使附子、半夏得施其荡邪之功，而丹砂又能镇定心气，所以往往返危为安。倘仍以寻常二陈之类以消痰，痰未必消，而心气已绝。此又症变而法变者也。

中暑原是热症，然而热之中也，亦由于气之虚。人若气实形壮者，多难中暑。然则中暑之病，宜补气为先，解暑为次。无如人以为热也，治表为急，治本为末。先以香薷饮治之，不效，又改用白虎汤；又不效，乃用发散之剂。杂然并进，则火邪乘热气外走，尽趋皮肤而出，而不可止，以变为亡阳之症者多矣。法当以人参三两，元参三两，甘草一钱，北五味一钱，生地三两救之。此方之妙，全在用人参以补元气，用元参以凉血。盖血得凉，则气自止而不走，又有五味子之酸，以收敛肺金之气，此不止汗而汗自止也。倘惟以四君子汤平常治法，则一杯之水，何能止车薪之发焰哉。此又变法之宜知也。

反胃症初起之时，未尝非胃病也，当时以逍遥散加黄连一钱，立止也。无如世医不知治法，乃用香砂、厚朴、枳壳、砂仁之类，纷纷投之。不应，又改用大黄、巴豆之类下之。又不应，乃改用黄连、黄柏、黄芩、栀子、知母大寒之品以凉之。以不应，乃改用桂枝、白果、肉桂、附子、干姜、吴茱萸之类以热之。以不应，用始用柴胡、荆芥、桔梗、防风、苏子之类以散之，遂成噎膈之症矣。吾今悯之，乃传一方，用熟地一两，山茱萸四两，麦

冬三钱，北五味一钱，元参一钱，当归三钱，白芥子一钱，牛膝二钱，水煎服。[批]转食①至神丹。此方之妙，全在不治翻胃，正所以治翻胃也。盖人之反胃，乃是肾中阴水竭也。肾水不足，则大肠细小，水不足以润之，故肠细而干涸。肠既细小，则饮食入胃不能下行，必反而上吐。治之之法，不可治上，而宜治下。方中用熟地、山茱之类。纯是补肾中之水也，肾水足，而大肠有水相资，则大肠仍复宽转，可以容物。水路既宽，则舟揖无碍，大舸小舶，可以顺行，又何惧区区小舟不可以转运粮食哉。此肾中虚而水不足以润大肠者，宜如是治法。若肾中寒凉而虚者，又不如是治也。盖翻胃之名虽同，翻胃之实各异。肾中无水而翻胃者，食下喉即吐；肾中无火而翻胃者，食久而始吐也，譬如今日食之，明日始尽将今日之物吐出者是也。方用熟地一两，附子一钱。肉桂一钱，山茱萸四钱，麦冬五②钱，北五味一钱，茯苓二钱，山药二钱，丹皮一钱，泽泻一钱，牛膝一钱，水煎服。此方八味丸汤也，妙在用附子、肉桂于补肾之中，使去水中补火。补火者，补命门之火也。盖脾胃之气必得命门之火始生。譬如釜下无火，何以煮爨，未免水冷金寒，结成冰冻，必得一阳初复之气，始解阳和。人身脾胃亦然。然而寒凉之病，止该腹痛心疼，今反无此症，乃上越而吐者何也？盖脾胃有出路，则寒邪之气不留于中，今日日上吐，将胃口咽门已成大道熟径，往来无所阻滞，则径情趋奔，其势甚便，又何必积蓄于中州，盘踞于心腹，颠寒作热，以苦楚此脾胃哉。此翻胃下寒，心腹之所以不痛也。此又不治反胃，而所

① 转食 清刻本、广益本作"治胃"。
② 五 三元堂本、广益本作"三"。

以治反胃也。此变法治病之端也。

张公曰：说得我闭口无言。汝知而不能言，今可以言矣。无可一言，惟有三叹顿首而已。惟圣者知之，予亦不能言之也。

华君曰：余虽有传，不及君之多而且畅。

雷公曰：无一论不奇辟。真圣人之言，不可测也。

反胃而用逍遥加黄连，赵养葵先生亦主此方。但此必食入即吐之症。如朝食暮吐者，又为命门无火，当是八味汤症矣。李子永识。

初　治　法

论伤风初治　论伤寒初治　论伤食初治　论伤暑初治　论伤湿初治　论燥病初治　论火病初治

天师曰：初治者，首先宜以此治之也。初病伤风，即以伤风治之；初病伤寒，即以伤寒治之；初病伤食，即以伤食治之也。凡人病初起之时，用药原易奏功。无如人看不清，用药错乱，往往变症蜂起。苟认得清，用得当，又何变症之生耶。如伤风之症必然头痛身疼，咳嗽痰多，切其脉必浮，此伤风也。即以防风一钱，荆芥一钱，柴胡一钱，甘草一钱，黄芩一钱，半夏一钱，水煎服。[批]逐风散。一剂即止，不再剂也。

伤寒之初起也，鼻塞目痛，项强头亦痛，然切其脉必浮紧，此伤寒也。若以伤寒治之即愈。方用桂枝一钱，甘草一钱，陈皮一钱，干葛一钱，水煎服。[批]荡寒汤。一剂即愈。

伤食之症，心中饱闷，见食则恶，食之转痛，此伤食也，即以消食药服之立已。方用白术一钱，茯苓一钱，枳壳一

钱，山楂二十粒，麦芽二钱，谷芽二钱，神曲三分，半夏一钱，甘草五分，砂仁三粒，水煎服。[批]消①食散。一剂快，二剂愈。此初治之法，人易知之不能知，即知而不肯用，行医者无轻易此初治法也。

张公曰：又不必言。甚矣，圣人之言大也，三方而初症定之矣。初病伤暑，必然头晕、口渴、恶热，甚则身热、痰多、气喘是也。方用青蒿一两，香薷三钱，白术五钱，陈皮一钱，甘草一钱，茯苓三钱，有参加一钱，无亦可。[批]青香散。一剂即愈。

伤湿初起之时，必然恶湿身重，足肿，小便短赤。方用白术三钱，泽泻三钱，猪苓三钱，肉桂五分，茯苓五钱，柴胡一钱，车前子一钱，半夏一钱，水煎服。[批]引水散。一剂立愈。二剂脱然。

燥病初起，咽干口燥、嗽不已、痰不能吐、面目红色、不畏风吹者是也。方用麦冬五钱，桔梗三钱，甘草一钱，天花粉一钱，陈皮三分，元参五钱，百部八分，水煎服。[批]宁肺汤。一剂燥立止，二剂嗽止，三剂全愈。

火症初起，必大渴引饮，身有斑点，或身热如焚，或发狂乱语。方急用石膏三钱，元参一两，麦冬三两，甘草三钱，升麻三钱，知母三钱，半夏三钱，竹叶百片。[批]平乱汤。一剂少止，二剂即安，三剂全愈，不可四剂也。若初起之时，大势少衰，减半与之，乘其火势初起，胃气未衰，急用此汤以遏之，则火自然骤灭而不为害矣。方即竹叶石膏汤，妙在加入元参、麦冬数两，使石膏不为主帅，而反为偏裨，听麦冬、元参之差遣，

---

① 消　原作"食"，字之误，今据菁华堂本、清刻本、广益本改。

则止去火而不损肾中之阴。又妙加入升麻，引其外出而不能入，止祛火而不损肾水，所以更奏功如神也。倘疑升麻太多而少减之，则转不奏功之捷。予所以又戒世人之不知用升麻者①。

华君曰：余未传。

暑症未有不兼湿者，故方中多用术苓。李子永识。

终 治 法

论伤寒调理　论中暑调治　论中风调治　论中湿调治　论火症调治　论燥症善后

天师曰：终治者，病已愈而为善后之计，故曰终治。如伤寒愈后，作何调治；中暑之后，作何汤饮；中风之后，作何将息是也。伤寒邪已尽退，正气自虚，理宜补正，但胃强脾弱，多食补剂，恐能食而不能受。法当用补胃之药少，而补脾之药多，尤不宜补脾之药多，而补肾之药少。盖肾能生土，而土自能生金，金旺则木有所畏，不至来克脾土，然则补肾正所以补脾也。方用熟地一两，麦冬三钱，五味子五分，白芍三钱，肉桂三分，白术三钱，薏仁三钱，白芥子一钱，水煎服。［批］脾肾至资汤。此方专补肾脾二经，不去通补各脏，而各脏无不治之也。

中暑伤气，而调治之法不可以治气为先，当以补血为主。盖阳伤则阴血亦耗也。方用当归一两，白芍三钱，川芎一钱，熟地一两，五味子一钱，麦冬三钱，水煎服。此方即四物汤也，妙在全是阴经之药，又加之麦冬、五味以养肺金。金既旺，可以制木之克脾，则四物生肝而安于无事之福也。

中风之后，亦气之虚也。此等病断宜补气，不可补血。盖血滞而后中风，不可

再补血以增添气滞也。方用人参三钱，茯苓三钱，薏仁三钱，半夏一钱，神曲五分，白术五钱，甘草一钱，肉桂一钱，陈皮五分，水煎服。［批］气血两补丹。此方妙补胃气，以生肺金之气，补命门以生脾土之阴，又何畏风木之旺哉。此三方皆善后至妙者，可以为终治之法。

张公曰：妙极矣。予又何言，予当一一补之。中湿之后，水已泻尽，法当健脾。然而不可徒健脾也，当补命门之火以生脾土。方用白术五钱，茯苓三钱，肉桂三分，白芍三钱，薏仁五钱，白芥子一钱，水煎服。此方专补肾经之火，而又不十分大热，则脾气得温，自然能去湿气而生胃气也。

火症既已散尽余火，势必气息奄奄，不能坐立。若一味泻火，则胃气必伤，而骨髓耗尽，水何日重生。方用熟地一两，元参五钱，麦冬一两，牛膝一钱，白芍三钱，水煎服。［批］济水汤。此方妙在润肺金以生肾水，兼去平肝。三脏既安，则胃气自然得生，又何必再泻其余火哉。

燥病既除，善后之计，惟大补肾水，水足则肺金有养。方用六味汤，加麦冬、五味子治之可也。

华君曰：予亦未传，无可谈。

专 治 法

论直中阴寒　论中暑

天师曰：专治者，专治一脏，单刀直入之谓也。如人病直中阴经寒症，势如奔马，不可止遏。倘征兵调于各路，势必观望低徊，而不能急遽以救主，不若止用一二大将，斩关直进之为得也。方用人参一

---

① 升麻者　此下广益本有"升麻若误多用于体虚之人，一汗即死，不可不慎"十九字。

两，附子二钱，水煎服即愈，方名参附汤。用之却有至理。盖寒邪直入肾脏，邑主外亡，市民逃窜，贼人且驱倾城之民，尽为盗贼，上犯潢池①，其锋不可当。此时若号召邻邑之兵，则缓不济事，故不若即此具师，推大将登坛，以兵马之权尽归之，令其奋勇当先，突围冲入，斩杀剪除，城安民乐，前途倒戈，返兵而逐贼矣。方中用附子者，如大将也；用人参者，乃兵马也。身如城郭，药可借观，生死相同，足以显譬。愿人深思，自得之专治之法。

张公曰：专治之法，归属直中阴寒之症，绰乎有理。但直中一门，不止一方尽之。吾传一门，可畅观之，而治无遗法也。

华君曰：余亦同传，然余尚有法。如人病中暑之症，发渴引饮，其势亦甚急，若欲缓兵分治，则暑邪不易分散，当用一二味解暑之品，以直逐其邪，则心君庶可以安宁。法当用人参一两，青蒿二两，香薷三钱，白术五钱，水煎服。[批]清暑神丹。此方之妙，妙在人参以固元气，而后青蒿得以散其邪。虽青蒿一味，亦能解暑，似不必人参之助。然解暑而不补气，暑虽解矣，人必弱也。惟与参同用，则祛邪之中而有补正之道，暑散而不耗散真气，自然奏功如响。方中况有白术以健脾，香薷以追热，又用之咸宜乎。

分 治 法

天师曰：分治者，症犯艰难，不可作一症治之，乃用分治之法。如人便血矣，又溺血；腰痛矣，又头痛；遗精矣，又健忘；吞酸矣，又泄泻。症既纷出，药难一般，不得不分之以相治也。或治其上，或治其下，或治其有余，或治其不足，正未可以混同一例。然而得其道，则分中可合；不得其道，则合处仍分。如便血与溺血不可同论也，然总之出血于下，用生地一两，地榆三钱治之，则二症自愈。[批]两地丹。盖大小便虽各有经络，而其源同，因膀胱之热而来也。生地清膀胱之火，地榆亦能清膀胱。一方而两用之，分之中又有合也。

腰痛与头痛，上下相殊也。然而肾气上通于脑，而脑气下达于肾，上下虽殊，气实相通。法当用温补之药，以大益其肾中之阴，则上下之气自通。方用熟地一两，杜仲五钱，麦冬五钱，北五味二钱，水煎服即愈。[批]上下兼养②丹。盖熟地、杜仲，肾中之药也，止腰中痛是其专功。今并头痛而亦愈者何也？盖熟地虽是补肾之剂，然补肾则上萌于脑，背脊骨梁辘轳上升，是其直路，肾一足则气即腾奔而不可止，故一补肾气，腰不疼而脑即不痛也。合中有分，而分中实合，不信然乎。

遗精，下病也；健忘，上病也。何以分治之而咸当乎。方用人参三两，莲须二两，芡实三两，山药四两，麦冬三两，五味子一两，生枣仁三两，远志一两，菖蒲一两，当归三两，柏子仁去油一两，熟地五两，山茱萸三两，各为末，蜜为丸。每日早晚各用白滚水送下五钱。[批]遗忘双治丹。半料两症俱全。此方乃治健忘之方也，何以遗精而亦效？盖遗精虽是肾水

---

① 上犯潢池　犯上作乱之义。
② 养　本澄堂本作"资"。三元堂本、菁华堂本、清刻本、广益本作"痛"。按"痛"字当作"通"，声之误。详上文作"通"义长。

之虚，而实本于君火之弱，今补其心君，则玉关不必闭而自闭矣。此合中之分，实有殊功也。

吞酸，水也；泄泻，寒也。似乎寒热殊而治法宜变，不知吞酸虽热，由于肝气之郁结，泄泻虽寒，由于肝木之克脾。然必一方以治木郁，又一方以培脾土，则土必大崩，而木必大凋矣。不若于一方之中而两治之。方用柴胡一钱，白芍五钱，茯苓三钱，陈皮五分，甘草五分，车前子一钱，神曲五分，水煎服。[批] 两舒散。二症皆愈。此方之奇绝，在白芍之妙。盖白芍乃肝经之药，最善舒木气之郁，木郁一舒，上不克胃而下不克脾。方中又有茯苓、车前，以分消水湿之气，水尽从小便出，何有余水以吞酸，剩汁以泄泻。况又有半夏、神曲之消痰化粕哉。此一治而有分治之功，世人未尽知也。

张公曰：何奇之多如此，我是无可再言。远公请益，我有一症增入可也。中气而又中痰，虽苦中之异，而实皆中于气之虚也。气虚自然多痰，痰多必然耗气，虽分而实合耳。方用人参一两，半夏三钱，南星三钱，附子一钱，茯苓三钱，甘草一钱，水煎服。[批] 仁勇汤。中气、中痰之症俱悉矣。盖人参原是气分之神剂，而亦消痰之妙药。半夏、南星虽是逐痰之神品，而亦扶气之正神。附子、甘草，一仁一勇，相济而成大敌，用之于三味之中，抚正必致祛邪，荡痰必然益气，分合而无分合之形，奇绝而有神化之妙，又不可不知。

华君曰：与余同，无可讲。

同 治 法

论四物、逍遥、六君、归脾、小①柴胡 参苏 补中益气 四君子诸汤加

减法

天师曰：同治者，同是一方而同治数病也。如四物可治吐血，又可治下血；逍遥散可治木郁，又可治数郁；六君子汤可治饮食之伤，又可治痰气之积。然而方虽同，而用之轻重有别，加减有殊，未可执之以治一病，又即以治彼病耳。如吐血直加麦冬、甘草，便血宜加地榆、黄芩之类于四物汤中也。如丹皮、栀子，宜加于木郁之中，黄连宜加火郁之中，黄芩、苏叶宜加于金郁之中，石膏、知母宜加于土郁之中，泽泻、猪苓宜加于水郁之中也。伤肉食，宜加山楂；伤米食，宜加麦芽、枳壳；伤面食，宜加萝卜子之类于六君子汤内也。同治之法，可不审乎。

张公曰：同治法不止三方，予再广之。归脾汤可治郁怒伤肝之人，又可治心虚不寐之症。小柴胡汤可治伤风初起之病，又可和伤寒已坏之病。参苏饮可治风邪之侵，又可治气郁之闷。补中益气汤可升提阳气，又可补益脾阴，兼且消食于初伤，祛邪于变后，疟症藉之以散邪，泻症资之以固脱也。四君子汤可以补气之不足，又可以泻火之有余。诸如此类，不可枚举，亦在人善悟之耳。

华君曰：余未传。

异 治 法

论中湿 论中暑 论中寒

天师曰：异治者，一病而异治之也。如人病中湿也，或用开鬼门之法，或用泄净府之法是也。虽同是水症，何以各施治法而皆效？盖开鬼门者，开人毫毛之孔窍也；泄净府者，泄大小之二便也。治法虽殊，而理归一致。其一致何也？盖水肿之

---

① 小 原作"以"，字之误，今改。

症，原是土气之郁，土郁则水自壅滞而不流。开鬼门者，如开支河也；泄净府者，如开海口也。故异治之而皆效也。方已备载前文，兹不再谈。愿人即此以悟其余之异治耳。

张公曰：异治甚多，天师太略，予再广之。如人中暑也，或用热散，或用寒解；伤寒之法，或用桂枝汤，或用麻黄汤是也。桂枝与麻黄，寒热各殊，如何用之而皆效？盖二物总皆散药，风寒初入于营卫之间，热可散于初，寒可散于后。风寒初于皮毛，将入胃经，则风邪尚寒，所以可用桂枝以热散。风寒既由皮毛而入营卫，则寒且变热矣。盖正气逃入于府，而皮毛躯壳听邪外据，而成内热之症，所以可用麻黄而寒散之也。治法虽有不同，祛邪则一，故用之而皆效耳。

中暑，或用香薷以热散之，或用青蒿以凉散之。似乎有异，不知非异也。盖中暑之症，感夏令之热邪也。邪入脏腑，必须祛散。香薷青蒿，同是祛暑热之圣物，性虽有寒热之分，而祛逐无彼此之异也。此异治之宜知耳。其余异治之法，不可因此以更通之哉。

华君曰：余亦不传。

劳治法

天师曰：劳治者，使之身劳而后治之也。如人久坐则血滞筋疏，久卧则肉痿而骨缩，必使之行走于途中，攀援于岭上，而后以药继之也。方用当归一两，白芍三钱，黄芪一两，甘草一钱，陈皮五分，防风五分，半夏一钱，水煎服。此方原是补血汤而变之者也。盖久坐，久卧之人，其血甚滞，若再补血，则血有余而气不足，未免血胜于气矣，似宜急以补气之药补之。今仍补血者何也？盖气之能生，必本

血之能养，吾反驱之于奔走攀援之际，而后以补血之药继之者，使气喘则气更不足，而血愈加有余。仍以补血之药加之，则血喜气之怯，转怜其匮乏，损己之有余，以益气之不足，则血气和平，而滞者不滞，痿者不痿矣。此劳治之所以妙也。

张公曰：不必增。

华君曰：余亦未传。

逸治法

论过劳　论治气劳　论治血劳

天师曰：逸者，因人之过劳，而劝其安闲，而后以汤丸之药继之者也。凡人太劳，则脉必浮大不伦，按之无力，若不劝其安闲作息，必有吐血损症之侵，故逸治不可不讲也。或邀游于山水，或习静于房围，或养闲于书史琴玩，或偷娱于笙㪚歌板，是随地皆可言欢，而生人无非乐境，自足转火宅而清凉，变劳心为暇豫也。后以滋补之方继之，自然开怀，饮食易于消磨矣。方用人参三两，白术五两，茯苓三两，熟地五两，山茱四两，砂仁五钱，当归八两，白芍五两，黄芪五两，麦冬三两，北五味三两，陈皮五钱，神曲一两，各为末，蜜为丸。每日早晚服，各五钱。此方乃补气补血补精之妙品也，有斡旋之力，或以久服滋人，不致有偏胜之祸也。逸治之方，惟此最佳，幸为留意。

张公曰：劳逸得宜，方剂有法，吾无间然。吾之虽有，不及于师，汝言亦是有理。予再传二方，一治气之劳，一治血之劳。劳气方：人参三两，黄芪三两，茯苓四两，白术八两，白芍三钱，陈皮一两，炙甘草八钱，麦冬三两，北五味一两，远志一两，白芥子一两，各为末，蜜为丸，早服五钱，此方乃补气药也。人有伤气而右脉大者，最宜服此方。倘左手脉大于右

手者，乃伤血也。另立一方，用熟地八两，白芍八两，当归四两，山茱萸四两，麦冬三两，五味子一两，远志一两，生枣仁一两，茯神三两，白芥子一两，橘红三钱，肉桂五钱，各为末，蜜为丸。晚服一两。此方专治血之不足也。如身夜热者，加地骨皮五两，去肉桂。无血人服之，实有奇功。可并载之，以供世人之采择。

吸 治 法

论胞上升　论头痛　论肠下　论疮毒初起

天师曰：吸治者，不可用汤药，而用吸治也。如人生产，子落地而胞不堕，或头痛而久不愈，或肠下而久不收，或疮毒初起，而未知阴阳之症，皆可用药以吸之也。产妇子落地矣，而胞忽上升者，必有恶血奔心之症，势甚危急。倘以下药下之，则虚其元气，恐致暴亡，不若用蓖麻子一钱捣烂，涂于本妇之足心，则少顷胞胎自下矣。更有胞落子生而大肠堕下者，更为可畏。此虚极下陷，法当用人参加升麻、柴胡提之。而产妇初生，未便用升麻、柴胡以发散其正气，恐气散而肠愈难收。不若仍用蓖麻子一味，捣烂，涂于本妇之顶心，少顷肠自收入。急用温汤，将顶上蓖麻洗净，不使少留些须。倘若时辰太久，则肠且上悬，又成危症而不可救矣。胞胎一落，亦是同然，俱宜洗净为祷。至于头痛之症，止消用蓖麻子一粒，捣碎，同枣肉些须，同捣匀，丸如黄豆大，外用丝绵裹之，纳于鼻孔。少顷，必有清涕流出，即将丸药取出，不可久放其中，头痛即愈，永不再发。倘久留在中，必致脑髓流出，又成不可药救之症。切记切记。疮毒初起，有一种解毒之石，即吸住不下。但毒轻者，一吸即下；重者，必

吸数日而始下。不可急性，而人自取下也。此石最妙，一石可用三年，然止可用以治小疮口可耳。大毒痈疽，仍须前汤药治之为妙。此吸治之宜知也。

张公曰：吸法尽于此，无可再谈。

引 治 法

论虚火沸腾　论厥逆

天师曰：引治者，病在下而上引之，病在上而下引之也。如人虚火沸腾于咽喉口齿间，用寒凉之药，入口稍快，少顷又甚，又用寒凉，腹泻肚痛，而上热益炽。欲用热药凉饮，而病人不信，不肯轻治，乃用外治之法引之而愈。方用附子一个，为末，米醋调成膏药，贴在涌泉穴上。少顷，火气衰，又少顷而热止退，变成冰凉世界。然后六味地黄丸汤，大剂与之，则火不再沸腾矣。盖此火乃雷火也，见水则愈酷烈。子不见雷霆之震，浓阴大雨之时，愈加震动，惊天轰地，更作威势，一见太阳当空，则雨歇声消，寂然不闻矣。又不见冬令之天地耶，严寒霜雪，冰冻郊原，雨雪霏霏，阴风惨厉，此天气不行，而地气反上，盖下热则上自寒也。又不见夏日之天地乎，酷日炎蒸，蕴隆火热，烁木焚林，燔汤沸水，天气上升，地气下降，此上热而下寒也。人身虚火，亦犹是也。今既火腾于上，则下身冰冷。今以附子大热之药，涌泉引之者，盖涌泉虽是水穴，水之中实有火气存焉，火性炎上，而穴中正寒，忽然得火，则水自沸温，水温则火自降，同气相求，必归于窟宅之中矣。火既归于窟宅，又何至沸腾于天上哉。此咽喉口齿忽然消亡，有不知其然而然之妙。此引治之巧，又当知之者。

张公曰：引治尚有一法，汝备志之。如人病厥逆之症，不敢用药以治之者，用

吴茱萸一两，为末，以面半两，用水调成厚糊一般，以布如钟大摊成膏，纸厚半分，贴在涌泉穴内，则手足不逆矣。况上热下寒之症，皆可用此法而引之，亦引火归元之法也。

华君曰：亦未传。

单 治 法

论诸痛治肝　论吐泻各症治胃

天师曰：单治者，各经有病，而单治一病也。如人病身痛，又双手痛，又两足痛，腹痛，心痛者是。此等症，如单治其一经，是此病先愈，而后一症一症治之也。论此症满身上下中央俱病矣，当先治肝为主，肝气一舒，则诸症自愈，不可头痛救头，脚痛救脚也。方用柴胡一钱，白芍五钱，茯苓五钱，甘草一钱，陈皮一钱，当归二钱，苍术二钱，薏仁五钱，栀子一钱，水煎服。[批]加减逍遥散。此方逍遥散之变方也，单治肝经之郁，而又加去湿之品。盖诸痛皆属于火，而两足之痛又兼有湿气作祟。方中用栀子以清火，用薏仁以去湿，故虽治肝经之一经，而诸经无奏效也。此单治之神，更妙于兼治，人知之乎。

张公曰：更在或泻或吐，或饱闷，或头晕眼花之症，当先治其胃气，则诸症俱安。方用人参三钱，茯苓三钱，甘草三分，陈皮一钱，白芍三钱，神曲一钱，砂仁三粒，薏仁五钱，水煎服。此方乃治胃之方也。胃气一生，则吐泻各症自愈。此亦单治之一法也，附于天师之方后可耳。

华君曰：未传。

双 治 法

论心痛治肝　论胃吐治脾　论肺燥

治肾

天师曰：双治者，一经有疾，单治一经不足，而双治二经始能奏效，故曰双治。如人病心痛，不可止治心痛，必须兼治肝；如人胃吐，不可单治胃，而兼治脾；如人肺嗽，不可单治肺，而兼治肾是也。病心致痛，理宜治心，而今不治心者何也？盖心气之伤，由于肝气之不足，补其肝，而心君安其位矣。方用白芍五钱，当归五钱，有火加栀子三钱，无火加肉桂二钱，水煎服。[批]心肝双解饮。疼立止。盖芍药平肝，又能生肝之血，与当归同用，更有奇功。栀子、肉桂皆是清肝助肝之神品，肝气既平，则心气亦定。子母有关切之谊，母安而子未有不安者。此心肝两治之妙法也。

胃吐由于脾虚，脾气不下行，自必上反而吐，补其脾气，则胃气自安。方用人参三钱，茯苓三钱，白术五钱，甘草一钱，肉桂一钱，神曲一钱，半夏一钱，砂仁三粒，水煎服。[批]脾胃双治饮。此方乃治脾之药居多，何以用之于胃吐之病反宜也。盖胃为脾之关，关门之沸腾，由于关中之溃乱，然则欲关外安静，必先关内粆①宁。方中全用补脾之药，则脾气得令，又何患胃口之吐哉。况方中又有砂仁、半夏、神曲等类，全是止吐之品，有不奏功如神者乎。此以脾胃双治之妙法也。

肺嗽之症，本是肺虚，肺虚必宜补肺明矣，奈何兼治肾也？盖肺金之气，夜卧必归诸肾之中，譬如母子之间，母虽外游，夜间必返于子家，以安其身。今肺金为心火所伤，必求救于己子，以御外侮。倘其子贫寒，何以号多人以报母仇哉。今

---

① 粆　原作"敉"，今据三元堂本、本澄堂本、菁华堂本、清刻本、广益本改。粆，音米，安也。

有一方治之，用熟地一两，山茱萸四钱，麦冬一两，元参五钱，苏子一钱，甘草一钱，牛膝一钱，沙参三钱，天门冬一钱，紫菀五分，水煎服。此方之妙，全在峻补肾水，而少清肺金，则子盛于母，而母仇可报。方中又有祛邪之品，用之得宜，全不耗散肺金。譬如子率友朋，尽是同心之助，声言攻击，全不费老母之资，则子之仇虽在未复，而外侮闻风退舍，不敢重犯于母家。此又肺肾相治之妙法也。

张公曰：双治之法甚多，然有此三法，无不可触类而治之矣。盖诸病非心肝之病，即脾胃与肺肾之病也。今天师既各有双治之法，且药味入神，宁有可据之以为枕中秘乎。余所以赞叹，而不敢再为参赞也。

华君曰：未传。

立 治 法

论厥症　论腰疼

天师曰：立治者，不可坐卧而立治之也。如人厥病者是。盖厥症多两手反张，两足转逆，必须立而饮药，则顷刻立定，不可不知之也。盖厥症原是热病，热深则厥亦深。倘令其卧而服药，则药到胃，一遇火气沸腾，冲击而不相入，反致吐出者，比比也。我今立一法，立而饮药，则断断无吐出之虞，方用黄连三钱，柴胡一钱，茯苓三钱，白芍三钱，白芥子一钱，木瓜一钱，甘草一钱，水煎服。[批] 顺性①汤。此方纯是平肝之品，去火而又顺火之性，自宜入口不吐。然而火热炎上，吐亦常有，令人将病人抱而立，令一人将药与饮，俟其下口久之，然后抱卧，则药性相顺，而无吐逆之苦矣。此立治之法，人可不知之耶。尚有腰疼之症，亦宜立而饮药。盖腰属肾，肾虚而后腰痛，久则肾宫益虚。纵然有补肾之药，有肯直入肾宫，如浪子久不在家，反畏家如敌国。纵有缠头在手，又将别游他院。必须人扶住身子，与药服之，则药始能直入肾经。又譬如浪子不肯还家，得人劝阻，有得已而返其家室。盖肾宫坐卧，水谷不能直达得行，使之站立，水谷滋味始能入之，所以必得一人扶立，而药得达也。方用熟地一两，山茱四钱，北五味一钱，麦冬二钱，白术一两，杜仲五钱，酒煎服。[批]健腰丹。此方虽妙，非立饮不能直达于肾宫。此又立治之妙也，人知之乎。

张公曰：立治之症无多，止此二症，不再论。

华君曰：与余同。

卧 治 法

论痛风　论风懿　论风痹　论痿废
论痉症

天师曰：卧治者，因其卧而卧治之也。如痛风之人，风懿、风痹、痿废之症是也。痛风之病，乃中湿也。湿气入于关节骨髓之中，则痛不可忍，手足牵掣，腰脊伛偻，经岁周年不起床席，欲其坐起，且不可得。欲其不卧而治得乎。方用薏仁一两，芡实一两，茯苓三钱，车前子一钱，白术五钱，肉桂一分，不可多水煎服。[批] 解湿汤。此方妙在去湿而不走气。尤妙在用肉桂一分，得桂之气而不得桂之味，始能入诸关节之间，以引去其水湿之气也。此方常服，当用作汤，不可责其近功。此卧治之一法。

风懿之症，奄忽不知人，不疼不痛，卧于床褥之上，亦终岁经年。此亦风湿之症，入之皮肉之内，而手足不为用者也。

---

① 性　菁华堂本、清刻本、广益本作"逆"，亦通。

方用白术五钱，薏仁一两，芡实五钱，山药三钱，车前子一钱，人参三钱，甘草一钱，陈皮一钱，柴胡一钱，白芍三钱，白芥子三钱，水煎服。[批]健胃散湿丹。此方亦去湿之神剂，水去而又不耗气，则皮肉自然血活，而风症可痊，但不可责之以近功。此又卧治之一法。

风痹之症，乃火热也。火之有余，由于肾水之不足，补水则火自消亡于乌有。方用熟地四两，山茱萸三钱，北五味二钱，麦冬二两，元参一两，附子一分，白芥子三钱，水煎服。[批]息火汤。此方妙在纯是补水之味，水足则火自息，火息则风痹之患自除。此又卧治之一法也。

痿废之症，乃阳明火症，肾水不足以滋之，则骨空不能立。方用元参三两，麦冬一两，熟地三两，山茱萸二两，水煎服。[批]生阴壮髓丹。此方妙在熟地、山茱全去滋水，而元参去浮游之火，麦冬生肺金之阴，阴长阳消，阳明自然息焰。火焰既息，金水又生，脏腑有津，骨髓自满，而两足有不能步履者乎。此又卧治之一法也。

张公曰：卧病固不止此，更有痉症，亦须卧治者也。其症必脚缩筋促，不能起立，或痛或不痛，终年难以下床，不得不卧以治之。方用薏仁五钱，芡实五钱，山药五钱，茯苓五钱，白术五钱，肉桂一钱，水煎服。[批]风湿两祛散。此方乃纯是去湿健脾之药，绝不去祛风，而祛风已在其中。盖痉病原是湿症，而非风症，脾健则水湿之气自消，湿去则筋之疼痛自去，筋舒则骨节自利矣。但此药必须多服始得。

华君曰：与余同。

孙真君曰：痿症奇方：用薏仁三两，熟地三两，麦冬一两，北五味一钱，牛膝五钱，水煎服。此方之妙，妙在薏仁用至

三两，则熟地不患太湿，麦冬不患太寒，牛膝不患太走，转能得三味之益，可以久服而成功也。[批]妙论妙方。我传子止此。天师已发天地之奇，又何必吾辈之多事哉。我有方俱已传世，今传子者，从前未传之方也，实无可再传，非隐秘之也。

饥 治 法

论伤寒 论虫痛 论霍乱

天师曰：饥治者，不可饱食，俟其饥而用药治之也。如伤寒邪火初退之时，虫痛枵腹①，胃空之候是也。伤寒火退邪散，则胃气初转，最忌急与之食。一得食，则胃气转闭，不可复开。此时即以药下之，则胃气大伤，而火邪复聚，反成不可解之症。不若禁之不与之食，则中州之地自然转输，渐渐关开搬运，不至有阻隔之虞。方用陈皮一钱，甘草五分，白芍三钱，神曲五分，枳壳五分，厚朴五分，栀子一钱，茯苓一钱，麦芽二钱，水煎服。[批]退邪消食饮。此方药味平平，似无甚奇妙。然而此症本不可以大剂出奇，得此平调，转能化有事为无事。然必待其饥饿之时，始可与服。若正饱之时服之，徒滋满闷而已矣。

虫痛之症，得食则痛减，无食则痛增。以酸梅汤一盏试之，饮下而痛即止者，乃虫痛。饮下而痛增重或少减者，非虫痛也。方用楝树根一两，黄连三钱，乌梅肉三钱，吴茱萸三钱，炒栀子三钱，白薇一两，白术二两，茯苓三钱，甘草三钱，鳖甲三钱，各为末，蜜为丸，每服三钱，丸如小米大。[批]杀虫丹。此丸必须乘其饥饿思食之时与之。此丸服下，必痛甚，不可与之水。盖虫得水即生也。此

①　枵腹　枵，音器。枵腹，空腹也。

方之妙，妙在健脾之中而用杀虫之品。既是杀虫之药，何故必待其饥饿而始杀之？盖腹中无食则虫无所养，虫口必上向而索食，待其饥饿枵腹之时，则虫头尽向上而不向下矣。一与之食，彼必以为食也，尽来争食之，奈入口拂其性，则又乱动而跳跃，故转痛甚也。禁与之水，则周身上下，耳目口鼻，无非沾染药气，内外夹攻，有死而已。设不知禁忌，仍与之水，则虫且借势而翻腾沐浴，药少水多，自然解体，止可杀虫一半，而不能剪草除根矣。故必坚忍须臾一刻之痛，使终身之痛除，愿人忍之哉。此饥治之宜知也。大黄亦可加三钱，不加亦可，腹之上疼不宜加，腹之下痛宜加也。

张公曰：饥治之法，尽此二条，无可增也。惟消虫之法予尚有一方，可传于世，省事而效捷。凡人腹中不论生何虫，只消食榧子，每日十个，不消三日，尽化为水矣。或用生甘草一两，榧子二两，米饭为丸，白滚水饥时送下五钱。五日虫便出。皆不费钱，而又去病之捷，急宜载入者也。

华君曰：同。然余尚有一法。霍乱之症，一时而来，少顷即定，切不可与之食。当令其忍饥一日　而后以陈皮一钱，甘草五分，白术二钱，茯苓三钱，山楂五粒，香薷一钱，藿香五分，木瓜一钱，白芍三钱治之，则痛不再发。盖霍乱乃暑之热气也，暑热得食，复聚而不可解，所以必使之饿，则暑邪尽散也。名为定乱汤。

虫系湿热所生，故祛热是标，燥湿是本，燥湿是标，健脾是本。李子永识。

饱 治 法

天师曰：饱治者，病在上焦，用药宜饱饭后食之，此一法下也。又病宜吐，宜饱食之后，用药以吐之，又一法也。又有不必吐，宜饱食以治之，又一法也。病在上焦者，头目上之病也，用上清丸之类。上清丸方，世多不妥，吾斟酌更定之，以治上焦之火，俱可服。苏叶二两，薄荷一两，白芷五钱，黄芩二两，甘草一两，桔梗三两，麦冬三两，天门冬三两，半夏一两，陈皮一两，蔓荆子五钱，柴胡一两，各为末，水打成丸。每服三钱，饱食后服。[批] 上清丸。此方妙在清火而不伤中气，强弱人感中风邪，上焦有风火者，服之俱妙。

上焦痰气甚盛，而下焦又虚者，不可下之，乃令其饱食后，以药服之即吐，吐至饮食即止。在下无碍，而上焦之痰火，一吐而愈。此治法之巧者。方用瓜蒂七个，人参二钱，水三大碗，煎数沸饮之，即大吐。[批] 加参瓜蒂散。此方妙在瓜蒂散中加入人参。盖吐必伤气，今以瓜蒂吐之，而人参仍补其胃中之气，虽大吐，而仍不伤胃也。故能一吐而即定。

不必吐，饱食以治之者，乃胃口寒而痛也。手按之而少止者，当用此法治之。方用人参一两，白术一两，肉桂一钱，肥鸭一只，将药入鸭腹内，煮之极烂，外以五味和之，葱椒之类俱不忌，更以腐皮同煮，恣其饱餐食尽。[批] 五香汤。如不能食尽，亦听之，不必又食米饭也，一餐而痛如失矣。此饱食之法，真有奇效。胃寒未有不胃气虚者。若以汤药与之，未免不能久留于胃中，各经俱来分取，所以难愈。今以肥鸭煮药饱食之，必久留于胃中，任其独乐，各经不能分取，自然一经偏受其益，而独感之寒亦不觉其顿失。正气久留于胃中，则邪气自避于胃外也。因陈子之不明，余故又广泄其秘。

张公曰：凡病在上者，俱宜饱饭后服之。惟饱食用鸭治胃，实所创闻，真神仙之治法也。必饱食之以治病，乃脾病也。胃寒而痛者，在心之上也；脾寒而痛者，痛在心之下与左右也。方用猪肚一个，莲肉一两，红枣一两，肉桂一钱，小茴香三钱，白糯米一合，将各药同米俱入肚中，以线扎住口，外用清水煮之。肚未入药之前，先用清水照常洗去秽气，入药煮熟，以极烂为主。一气顿食，蘸甜酱油食之。［批］莲花肚。如未饱，再用米饭压之，而痛如失矣。可与天师方并垂。天师方治胃，而予方治脾，两不相妨。

又方用肥鳗二斤，白薇一两，小茴香三钱，甘草一钱，薏仁五钱，榧子十个，去壳，同在砂锅内，用水煮烂，加五味和之，乘机饱餐一顿。［批］作香鳗①。不可少留些须，以食尽力度，不必再食饭食，亦半日不可茶水。凡有痨虫，尽皆死矣。我因远公之问，大启其机。我不敢隐之，以干天谴也。

华君曰：同。余更有一法未备也。人患痰病久不愈，乃用猪肺头一个，以萝卜子五钱，研碎，白芥子一两，研碎，五味调和，饭锅蒸熟，饭后顿食之，一个即愈。此方乃治上焦之痰，汤药不能愈者，用此神验。盖久留于肺上，而尽消其膜膈之痰，亦治之最巧者。

---

① 作香鳗　本澄堂本作"甘香鳗"。

卷四 御集

富治法

论治膏粱宜补正气

天师曰：富治者，治膏粱富贵之人也。身披重裘，口食肥甘，其腠理必疏，脾胃必弱。一旦感中邪气，自当补正为先，不可以祛邪为急。若惟知推荡外邪，而不识急补正气，必至变生不测，每至丧亡，不可不慎也。方用人参三钱，白术三钱，甘草一钱，陈皮五分，茯苓三钱，半夏五分，为君主之药。倘有风邪，加入桂枝一钱，或柴胡一钱；伤暑，加入香薷一钱；伤湿，加入猪苓二钱；伤热，加入黄连一钱；伤燥，加入苏子一钱、麦冬五钱；伤气，加入白芍五钱；伤寒，加入肉桂一钱，水煎服。此方之妙，妙在健脾顺气，正补而邪自退。况又逐经各有加减妙法，使膏粱之子，永无屈死矣。此富贵之善治也。

张公曰：富贵治法，已备极细微，不必再行加减。

贫治法

论贫贱不可与富贵同治

天师曰：贫治者，藜藿① 之民，单寒之子，不可与富贵人同为治法，故更立一门。盖贫贱之人，其筋骨过劳，腠理必密，所食者粗粝，无燔熬烹炙之味入于肠胃，则胃气健刚可知。若亦以富贵治法治之，未必相宜也。方用白术二钱，茯苓三钱，白芍三钱，甘草一钱，半夏一钱，陈皮五分，厚朴五分，共七味为主。有风者，加桂枝一钱，或柴胡一钱；有火者，加黄连一钱，或栀子一钱；有湿者，加猪苓二钱；有燥者，加麦冬五钱、苏叶一钱；有寒者，加肉桂一钱；有暑者，加香薷一钱；有热者，加石膏一钱；伤米食者，加麦芽二钱；伤肉食者，加山楂二十粒；伤面食者，加萝卜子一钱。以此方加减，无不神效。此贫贱治法，实有圆机，赖世医审之。

张公曰：贫贱治亦同，实无可传，非好隐也。

产前治法

论子悬　论漏胎　论胎动　论横生倒养　附胎产金丹　回生丹②

天师曰：产前之症，俱照各门治之。惟有子悬之症最难治，其次漏胎，又其次是胎动，更难可畏者，是横生倒养，不可不急讲也。子悬之症，乃胎热而子不安，身欲起立于胞中，故若悬起之象，其实非子能悬挂也。若作气盛下之，立死矣。方用人参二钱，白术五钱，茯苓二钱，白芍

① 藜藿　粗粝之食，与下“单寒”相对为文，义为贫寒之人。

② 附胎产金丹、回生丹　此八字，本澄堂本、三元堂本、菁华堂本、清刻本、广益本无。按胎产金丹出《景岳全书》，回生丹出《摄生众妙方》。

五钱，黄芩三钱，杜仲一钱，熟地一两，生地三钱，归身二钱，水煎服。此方纯是利腰脐之圣药，少加黄芩清之，则胎得寒，子自定。沉方中滋补有余，而寒凉不足，定变扶危，中藏深意。盖胎系于腰肾之间，而胞又结于任冲之际，今药皆直入于内经之中，则深根固蒂，子即欲动而不能。况又用清子之药，有不泰然于下者乎。

其次漏胎，乃气血不足之故，急宜以峻补之，则胎不漏。方用人参二钱，白术五钱，杜仲一钱，枸杞子一钱，山药二钱，当归身一钱，茯苓二钱，熟地五钱，麦冬二钱，北五味五分，山茱萸二钱，甘草一钱，水煎服。此方不寒不热，安胎之圣药也。凡有胎不安者，此方安之神效。胎之动也，由于男女之颠狂。今补其气血，自然镇定，又何至漏胎哉。

胎动即漏胎之兆，亦以此方治之，无不神效。

难产如横生倒养，此死亡顷刻也。若无急救之法，何以成医之圣。然而胎之不顺，由于血气之亏。血气既亏，子亦无力，往往不能转头，遂至先以手出，或先脚下矣。倘手足先出，急以针刺儿手足，则必惊而缩入。急用人参一两，当归三两，川芎二两，红花三钱，速灌之。［批］转头丹。少顷，则儿头直而到门矣。倘久之不顺，再将前药服之，不可止也。若儿头既已到门，久而不下，此交骨不开之故。速用柞木枝一两，当归二两，川芎一两，人参一两，煎汤服之。［批］夺门丹。少顷，必然一声响亮，儿即生矣。真至神至奇之方也。倘儿头不下，万万不可用柞木枝。盖此味专开交骨，儿未回头而儿门先开，亦死之道，故必须儿头到门，而后可用此方也。此产前之法，必当熟悉于胸中，而后临产不致仓皇。

张公曰：产前无白带也。有则难产之兆，即幸而顺生，产后亦有血晕之事。方用黑豆三合，煎汤三碗。先用一碗，入白果十个，红枣二十个，熟地一两，山茱萸四钱，茯苓三钱，泽泻二钱，丹皮二钱，山药四钱，薏仁四钱，加水二碗，煎服。［批］束①带汤。一剂止，二剂永不白带。亦通治妇人之诸带，无不神效。

小产之症，非产前也，然非正产之症，亦可作产前治。如人不正产而先产者，名曰小产，虽无大产之虚，而气血亦大伤矣，宜急补之，则日后坐胎，不至再有崩漏。用人参五钱，白术五钱，茯苓三钱，熟地一两，当归五钱，杜仲二钱，炮姜五分，水煎服。［批］全带汤。此方乃补气补血之圣方。胞动而下，必损带脉，补其气血，则带脉损处可以重生，他日受孕，不致有再损之虞也。

华君曰：治法与余同，然尚有二方未传，一漏胎也，二胎动也。胎动方：白术一两，熟地一两，水煎服。此方妙在用白术以利腰脐，用熟地以固根本，药品少而功用专，所以取效神也。此方可以救贫乏之人，天师留以待予传世立功。甚矣，天师之恩德大也。方名黑白安胎散。

漏胎方亦奇绝，用白术五钱，熟地一两，三七根末三钱，水煎服。此方妙在三七根末，乃止血神品，故用之奏效如响。此方更胜安胎之药，方名止漏绝神丹。

雷公真君曰：难产，妇人之常生子而反致死母，仁人所痛心也。但难产非儿之横逆，实母之气衰，以致儿身不能回转。于是，手先出而足先堕矣。一见此等生法，绝勿惊惶，我有至神之法。口中念"无上至圣化生佛"百遍，儿之手足即便缩入。急用人参一两，附子一钱，当归一

---

① 束 三元堂本、清刻本、广益本作"白"。

两，川芎五钱，黄芪一两，煎汤饮之。儿身即顺，立刻产下。盖参、芪补气，归芎补血，气血既足，儿易舒展，何必服催生之丸哉？倘不补气血，而用催生堕胎之药，必致转利转虚，不杀母，必杀子矣。

胎动是热，不动是寒。热用黄芩，寒用砂仁，寒热相兼，并用砂仁、黄芩。世不察寒热，专以黄芩、砂仁为安胎圣药，亦谬矣。横生倒产，独参汤最妙，世医不知也。至有胎衣不下者，令常服参汤，或加入砂仁数分，服二三日，其衣自下。李子永识。

附胎产金丹：此丹专治妇人胎前产后、调经种子、保孕安胎，及一切虚损等症，应验如神。方用当归二两，酒洗；白茯苓二两，人乳制；人参二两，白术二两，土炒；生地四两，酒洗，煮；白薇二两，洗净，人乳拌；桂心一两二钱，延胡索二两，酒拌煮，干透；蕲艾二两，醋煮；川藁本二两，水洗净；粉甘草一两二钱，酒炒；赤石脂二两，煅，水飞；川芎二两，丹皮二两，水洗，晒干；沉香六钱，没药一两二钱，去油；鳖甲四两，醋炙；北五味子一两，益母草二两，取上半截，童便煮；香附子四两，童便、醋、人乳、盐水、米泔水制。如内热，加青蒿二两。以上诸药，共合一处。惟人参、沉香二样另研，生地酒煮晒干，其汁拌诸药同。再用紫河车一具，盛竹篮内，放于长流水，浸半日，洗净。用黄柏四两，入铅球内，将黄柏与河车下，用白酒二斤，外加清水一碗，灌满铅球，仍以铅球封口讫，外以砂锅盛水，将铅球悬于锅中，下以煤火煮两日两夜为度。取出河车、黄柏共汁，俱捣入群药内，拌匀晒干，磨面，炼蜜为丸。每丸重三钱五分，外以飞过朱砂为衣，再以蜡丸收贮。如临产，米汤化服一丸；血崩，好酒、童便化服一钱；血

晕，当归川芎汤化服一丸；胞衣不下，干姜炒黑，煎汤化服一丸即下。或小产无论已下未下，白滚汤化服一丸即下。以上诸症，照方调服，无不神效。

回生丹，亦专治妇人胎前产后，功效如前。方用锦纹大黄一斤，为末；苏木三两，打碎，河水五碗，煎汁碗三听用；大黑豆三升，水浸取壳，用绢袋盛壳，同豆煮熟，去豆不用，将壳晒干，其汁留用；红花三两，炒黄色，入好酒四碗，煎三五滚，去渣，存汁听用。米醋九斤，陈者佳。将大黄末一斤，入净锅，下米醋三斤，文火熬之，以长木筋不住手搅之成膏。再加醋三斤，熬之又成，又加醋三斤，次第加毕，然后下黑豆汁三碗再熬，次下苏木汁，次下红花汁，熬成大黄膏，取入瓦盆盛之。大黄锅粑亦铲下，入后药同磨。人参二两，当归一两，酒洗；川芎一两，酒洗；香附一两，醋炒；延胡索一两，醋炒；苍术一两，米泔浸炒；蒲黄一两，隔纸炒；茯苓一两，乳制；桃仁一两，去皮尖油；川牛膝五钱，酒洗；甘草五钱，炙地榆五钱，酒洗；川羌活五钱，广橘红五钱，白芍药五钱，酒洗；木瓜三钱，青皮三钱，去瓤炒；白术三钱，米泔浸炒；乌药二两半，去皮；良姜四钱，木香四钱，乳香二钱，没药二钱，益母草二两，马鞭草五钱，秋葵子二钱，怀熟地一两，酒蒸；如法制就；三棱五钱，醋浸透，纸裹煨；五灵脂五钱，醋煮化，焙干研细；山茱萸肉五钱，酒浸蒸，捣烂入药，晒。以上三十味，并前黑豆壳，共晒干为末，入石臼内，下大黄膏，拌匀，再下炼熟蜜一斤，共捣千杵，取起为丸。每丸重二钱七八分，静空阴干，须二十余日。不可日晒，不可火烘。干后止重二钱有零，熔蜡护之。用时去蜡壳调服。如临产，用参汤调服一丸，则分娩全不费力。

如无参，用淡淡炒盐汤服。或横生、逆生、儿枕同治。亦有因气血虚损难产者，宜多用人参。或子死腹中，因产母染热病所致，用车前子一钱，煎汤调服一丸，或二丸至三丸，无不下者。若因血下太早子死，用人参、车前子各一钱，煎汤服。如无参，用陈酒少许煎车前汤服，或胎衣不下，用炒盐少许，泡汤调用一丸或二三丸即下。或产毕血晕，用薄荷汤调服一丸即醒。以上乃临产紧要关头，一时即有名医，措手不及，起死回生，此丹必须预备。胎前常服此丹，壮气养胎，滋阴顺产，调和脏腑，平理阴阳，更为神妙。室女经闭，月水不调，众疾并效。以上二方，非敢在后人鄙意妄与先圣同传，第以屡试屡验，弗忍自私，特公诸天下。苟敬谨珍重，必获奇效。倘修合之粗疏，或用引之讹谬，以致药症不合，疑悔交生，而曰药之咎也，药不受也。愿临事者慎之[1]。

产 后 治 法

论产后宜补　附胎产金丹　回生丹[2]

天师曰：产后之病，不可枚举，终以补气补血为主，余未尝不可定方而概治之也。产后往往血晕头痛、身热腹疼，或手足逆而转筋，或心胁满而吐呕，风邪入而变为阴寒，或凉气浸而直为厥逆，皆死亡定于旦夕，而危急乱于须臾也。此时若作外症治之，药下喉即死，可不慎欤。方用人参五钱，白术五钱，熟地一两，当归二两，川芎一两，荆芥末炒黑二钱。此方为主，有风感之，加柴胡六分；有寒入之，加附子一钱，肉桂一钱。其余诸症，俱不可乱加。以此方服之，无不神效。但可或减分两，而不可去取药味。盖产妇一身之血，尽行崩下，皮毛腠理如纸之薄，邪原

易入，然亦易出也。故以大剂补正之中，略加祛邪之药，少粘气味，邪则走出于躯壳之外，乌可照平常无病之人，虑其邪之难散而重用逐邪之方也。方中妙在纯是补气补血之品，全不顾邪，尽于辅正，正气既多，邪气自遁。况方中原有荆芥之妙剂，不特引气血各归经络，亦能引邪气各出皮毛，此方之所以奇而妙，妙而神也。惟有儿枕作痛，手按之少痛者，加入山楂十粒，桃仁五个可也。一剂即去之，余药万不可轻用增入也。问熟地三日内可服否？一曰：何尝不可服也。

张公曰：产后方，最定得妙，无可再传方也。

华君曰：与予异，并传子。如产后诸症，以补气血为主。方用人参三钱，当归一两，川芎五钱，荆芥炒黑一钱，益母草一钱，水煎服。［批］气血兼补汤。有风，加柴胡五分；有寒，加肉桂一钱；血不净，加山楂十粒；血晕，加炒黑姜片五分；鼻中衄血，加麦冬二钱；夜热，加地骨皮五分；有食，加山楂五粒、谷芽一钱；有痰，少加白芥子五分，余断断不可轻入。此方纯补气血而不治表，所以为妙。子亲治产后，无不神效。不知天师何故不传此方，而另传方与远公。想因气数之薄，而此方尚欠力量也，然亦可并传千古云。

附胎产金丹，治产后诸症。凡产后，好酒，童便化服一丸，诸病不生。产后经风，防风汤化服一九。儿枕疼者，山楂沙糖汤化服一丸。虚怯者，川芎当归汤服一丸，十日痊愈。无子者，行经后，川芎当

---

[1] 附胎产金丹……愿临事者慎之　此两段，本澄堂本、三元堂本、菁华堂本、清刻本、广益本无。乃后人所附。

[2] 附胎产金丹、回生丹　此八字，本澄堂本、三元堂本、菁华堂本、清刻本、广益本无。

归汤服一丸，即能受孕。以上诸症，照方调服，能保命护身，回生起死，其功不能尽述。

　　回生丹，治产后诸症。凡产后三日，血气未定，还走五脏，奔充于肝，血晕，起止不得，眼见黑花，以滚水调服即愈。或产后七日，血气未定，因食物与血结聚胸中，口干心闷烦渴，滚汤下。或产后虚羸，血入于心肺，热入于脾胃，寒热似疟，实非疟也，滚汤下。或产后败血，走注五脏，转满四肢，停留化为浮肿，渴而四肢觉寒，乃血肿，非水肿也，服此即愈。或产后败血热极，中心烦燥，言语颠狂，非风邪也，滚水下。或产后败血流入心孔，闭塞失音，用甘菊花三分，桔梗二分，煎汤调服。或产未满月，误食酸寒坚硬之物，与血相搏，流入大肠，不得克化，泄痢脓血，用山楂煎汤调服。或生产时，百节开张，血入经络，停留日久，虚胀酸疼，非湿症也，用苏梗三分，煎汤调服。或产后月中，饮食不得应时，兼致怒气，余血流入小肠，闭却水道，小便涩结，溺血似鸡肝，用木通四分，煎汤调服。又或流入大肠，闭却肛门，大便涩难，有瘀血成块，如鸡肝者，用广皮三分，煎汤调服。或产后恶露未净，饮食寒热不得调和，以致崩漏，形如肝色，潮湿①烦闷，背膊拘急，用白术三分，广皮二分，煎汤调服。或产后血停于脾胃，胀满呕吐，非翻胃也，用陈皮煎汤服。或产后败血入五脏六腑，并走肌肤四肢，面黄口干，鼻中流血，遍身斑点，危症也，陈酒化服。或产后小便涩，大便闭，乍寒乍热，如醉如痴，滚水调服。以上诸症，皆产后败血为害也。故此丹最有奇功。至产后一切异症，医所不识，人所未经，但服此丹，无不立安。一丸未应，二丸三丸，必效无疑，慎之重之②。

老　治　法

论老人宜补肾

　　天师曰：老人之气血既衰，不可仍照年少人治法。故食多则饱闷，食少则困馁，食寒则腹痛，食热则肠燥。此老人最难调治，而医之用药，不可不知其方也。丸方莫妙用六味丸，加麦冬三两，北五味子一两，与之常③服，则肠无燥结之苦，胃有能食之欢。此方之妙，竟可由六十服至百年，终岁不断常服。盖老人气血之虚，尽由于肾水之涸。六味丸妙在极补肾水，又能健脾胃之气，去肾中之邪火，而生肾中之真阳，所以老人最宜也。然而，老人最不肯节饮食，又将何以治之？余今新定一方，可以统治伤食多痰之症。方用人参五分，茯苓一钱，白芥子一钱，麦冬三钱，薏仁五钱，山药二钱，陈皮三分，麦芽五分，山楂三粒，神曲三分，萝卜子三分，甘草五分，水煎服。有火者，加元参二钱；有寒者，加肉桂五分；有痰者，加半夏五分；有食者，加山楂、麦芽；有湿者，加泽泻一钱；有暑者，加香薷五分；有燥者，加麦冬五钱，苏叶五分；不眠者，加枣仁一钱；胁痛者，加白芍三钱；心痛者，加栀子一钱；咳嗽者，加桔梗一钱；腰酸者，加熟地五钱，杜仲五钱；足无力者，加牛膝一钱，余可不必再加。老人之方，如此可悟也。

　　张公曰：老治之法，最平稳而妥当，不必再立方也。

　　华君曰：无。

────────

① 湿　当作"热"。
② 附胎产金丹……慎之重之　此两段，本澄堂本、三元堂本、菁华堂本、清刻本、广益本无。乃后人所附。
③ 常　原作"尝"。声之误，故改。

更有一方，治老人不寐最妙。用六味地黄丸一料，加麦冬四两，炒枣仁五两，黄连三钱，肉桂五钱，当归三两，白芍五两，甘菊花三两，要家园自种者，白芥子二两，为末，蜜为丸。每日白滚水送下五钱，服后用饭。此方老人可服至百岁。

少 治 法

论少年人宜治脾胃

天师曰：少年人血气方刚，不可动用补血，必看其强弱如何，而后因病下药，自然无差。方用厚朴一钱，茯苓三钱，陈皮一钱，甘草一钱，半夏一钱，砂仁三粒，车前子一钱。此方为主，而逐症加减，自易奏功。畏寒者，伤寒也，加桂枝一钱；畏风者，伤风也，加柴胡一钱；畏食者，伤食也，加麦芽三钱、山楂三十粒；伤酒者，加干葛一钱；畏湿者，伤湿也，加茯苓、泽泻各一钱；恶热者，伤热也，加石膏一钱；畏暑者，伤暑也，加香薷一钱；痰多者，加半夏一钱、天花粉一钱，余可照症加之。此治少年之方法，亦非无意。盖管其脾胃，则诸药虽加而不伤胃气，故易奏功，人不可易视之也。

张公曰：少治法亦妥妙，不必再为加减。

东 南 治 法

论补中益气汤

天师曰：东南治者，东方之人与南方之人同治也。东南俱系向明之地，腠理疏泄，气虚者多，且天分甚薄，不比西北之人刚劲。若照西北人治法治之，立见危殆矣。方用人参一钱，白术二钱，当归一钱五分，黄芪三钱，柴胡一钱，升麻五分，陈皮五分，甘草一钱，此补中益气汤也。

以此方出入加减，无有不妙。加减法，照老少贫富治法用之。

张公曰：东南治法，以补中益气汤加减，俱得其妙，不必再言。

西 北 治 法

天师曰：西北人赋质既坚，体亦甚壮，冷水冷饭，不时常用，始觉快然，一用热剂，便觉口鼻双目火出。故治法与东南人迥别。方用黄连五分，黄芩一钱，栀子一钱，陈皮一钱，枳壳一钱，厚朴一钱，甘草一钱，麦芽二钱，水煎服。有食，加山楂三十粒；伤食，加大黄一钱；有痰，加天花粉三钱；伤风，加柴胡二钱；伤暑，加香薷三钱；伤热，加石膏五钱；怒气伤肝，加白芍五钱。余俱照病加减可也。此治西北人又如此，因其强而多用消导之品也。

张公曰：西北治法，尚可斟酌。倘健者，可加大黄一钱。

华君曰：无。

皮 毛 治 法①

论疥疮　论黄水疮　论痈疮　论紫白癜风

天师曰：皮毛治法者，感轻之症，病未深入营卫，故从皮毛上治之也。如病疥疮、黄水疮、溃疮是也。此等症，不必用汤药。疥疮用轻粉一钱，油胡桃末三钱，不可去油，猪板油三钱，自薇末二钱，防风末一钱，苏叶末一钱。捣成圆如弹子大，擦疮处，一日即愈。

黄水疮，凡毒水流入何处，即生大水

_____

① 皮毛治法　原作"治皮毛法"，今据目录与文例改。

泡疮，即为黄水疮，手少动之即破。此热毒郁于皮毛也，当以汤洗之即愈。方用雄黄五钱，防风五钱。二味用水十碗，煎数沸，去渣取汁，洗疮上即愈。

痱疮，以暑气伤热而生也。有雪水洗之更佳，随洗随灭。如不能得，有一方最妙，用黄瓜切成片，擦之即愈。此皆从皮毛治之也。

张公曰：凡人生白癜风与紫癜风者，乃暑热之时，人不知而用日晒之手巾，擦其身中之汗，便成此病，最无害而最难愈。方用苍耳子一两，防风三钱，黄芪三两，各为末，水打成丸。米汤每日早晨送下三钱，一料服完必愈。神方也，紫白癜俱效。

肌 肤 治 法

论脓窠疮粉刺　论顽癣　论冻疮　论坐板疮

天师曰：肌肤者，虽同是皮毛，而各有治法。肌肤之病，从腠理而出，较皮毛略深，如人生脓窠疮、粉刺、顽癣之类是也。然皆气血不和，故虫得而生焉。活其气血，则病自愈。脓窠疮，用当归三钱，生地三钱，熟地三钱，白芍三钱，麦冬三钱，天门冬三钱，川芎一钱，茯苓三钱，甘草一钱，柴胡一钱，人参一钱，白术三钱，黄芪五钱，荆芥一钱，薏仁五钱，水煎服。此方妙在补气补血之药，而略用柴胡、荆芥以发之。先服四剂，必然疮口尽加膨胀作脓。四剂后，去柴胡，加五味子五粒，又服四剂，则满身之疮如扫而愈矣。

粉刺之症，乃肺热而风吹之，多成此刺。虽无关人病，然书生娇女各生此病，亦欠丰致。我留一方，为之添容，未为不可。方用轻粉一钱，黄芩一钱，白芷一

钱，白附子一钱，防风一钱，各为细末，蜜调为丸。于每日洗面之时，多擦数遍，临睡之时，又重洗面而擦之。不须三日，自然消痕灭瘢矣。

惟有顽癣之方最难治理，然一经我治，亦易收功。方用楝树皮一两，白薇一两，轻粉三钱，冰片一钱，生甘草一钱，蜗牛三钱，火焙干，有壳亦可用；杜大黄根一两，各为细末。先以荔枝壳扒碎其癣皮，而后以此药末，用麻油调搽之，三日即结靥① 而愈。此皆治肌肤之法，可以为式。

张公曰：冻疮乃人不能耐寒，而肌肤冻死，忽遇火气，乃成冻疮耳。耳上冻疮，必人用手去温之，反成疮也。方用黄犬屎，露天久者变成白色，用炭火煅过为末，再用石灰，陈年者，炒，各等分，以麻油调之，敷上。虽成疮而烂，敷上即止痛生肌，神方也。若耳上面上虽冻而不成疮者，不必用此药，止消荆芥煎汤洗之，三日愈。

坐板疮亦是肌肤之病，止消轻粉一钱，萝卜子种三钱，冰片半分，杏仁去皮尖十四粒，研为末。以手擦之疮口上，一日即愈。神效奇绝，无以过也。

筋 脉 治 法

论筋病　论脉病

天师曰：筋脉者，一身之筋，通体之脉，不可有病。病则筋缩而身痛，脉涩而体重矣。然筋之舒，在于血和，而脉之平，在于气足。故治筋必须治血，而治脉必须补气。人若筋急蜷缩，伛偻而不能立，俯仰而不能直者，皆筋病也。方用当归一两，白芍五钱，薏仁五钱，生地五

————

① 靥　音夜。疮痂。

钱，元参五钱，柴胡一钱，水煎服。此方之奇，在用柴胡一味入于补血药之中。盖血亏则筋病，用补血药以治筋，宜矣。何以又用柴胡以舒散之？不知筋乃肝之余，肝气不顺，筋乃缩急，甚而伛偻。今用柴胡舒其肝脉之郁。郁气既除，而又济之以大剂补血之品，则筋得其养而宽，筋宽则诸症悉愈矣。

血脉不足之症，任、督、阴阳各跷经络不足，或毛发之干枯，发鬓之凋落，或色泽之不润，或相貌之憔悴是也。此等之症，人以为气之衰也，谁知血之竭乎。法当补其血。而血不可骤补也，须缓缓补之。当归一钱，白芍三钱，川芎一钱，熟地四钱，白果五个，何首乌三钱，桑叶七片，水煎服。此汤即四物汤。妙在用白果以引至唇齿，用桑皮以引至皮毛，用何首乌以引至发鬓，则色泽自然生华，而相貌自然发彩矣。此治脉之法，人亦宜知。

张公曰：筋脉之治，予尚有二奇方传世。用当归三钱，芍药一两，熟地二两，柴胡一钱，白术五钱，肉桂一钱，白芥子一钱，水煎服。[批] 滋筋舒肝汤。此方乃肾肝同治之法。筋虽属肝，而滋肝必责之肾。今大补其肾，又加之舒肝之药，而筋有不快然以养者耶。

脉治法：当归一两，白芍三钱，生地三钱，麦冬三钱，熟地一两，万年青三分，枸杞子二钱，旱莲草一钱，花椒三分，天冬三钱，水煎服。此方药味俱是补血之品，而又上走于面。久服自然两鬓变黑，容颜润泽矣，可与天师法并传也。

华君曰：无方。乌须我有绝奇之方，世间方甚多皆不能取效于旦夕。我之奇方，不须十天，保汝重为乌黑。熟地三两，何首乌三两，用生不用熟，用红不用白，用圆不用长，黑芝麻一两，炒，万年青二片，桑叶二两，山药三两，白果三十

个，桔梗三钱，各为细末。不可经铁器，为丸。每日早饭后服一两，十日包须乌黑。乃余自立之方，治人亲验者也。

岐天师：加花椒一钱。此方奇绝，华君不畏泄天机耶。

温 治 法

论虚劳

天师曰：温治者，不可用寒凉，又不可用辛热，不得已乃用温补之药，以中治之也。如人病虚劳，四肢无力，饮食少思，怔忡惊悸，失血之后，大汗之后是也。此等各症，俱不可用偏寒偏热之药，必须温平之品，少少与之，渐移默夺，庶几奏效。倘以偏师出奇，必有后患。方用熟地五钱，白术五钱，茯苓五钱，白芥子五分，山药二钱，枸杞子一钱，当归一钱，枣仁五分，麦冬一钱，神曲三分，芡实三钱，水煎服。此方去湿之药居多，使健脾利气，生血养精，既无偏热之虞，又鲜偏寒之虑，中和纯正，久之可服，湿去则脾气自行，血足则精神自长，此温治之所以妙也。

张公曰：温治法妙，子亦有一方可存。熟地五钱，山药一钱，茯苓一钱，甘草一钱，女贞子一钱，麦冬三钱，白芍三钱，当归二钱，菟丝子一钱，枣仁一钱，远志八分，山药一钱，陈皮三分，砂仁一粒，覆盆子一钱，水煎服。此方不凉不热，补肾肝肺脾心之五脏，而无偏重之忧。可以温治者，幸留意于此方。

华君曰：未传。

清 治 法

论脉燥

天师曰：清治者，不可用凉药，又不

可用温补，乃改用清平之剂，故曰清治。此等病，必是肺气之燥。肺金之气一燥，即有意外之虞，若不急治，必变成肺痿、肺痈等症。盖燥极成火，自宜用凉药矣。此不可凉药者何？肺居上流，用凉药以寒肺，或药不能遽入于肺中，势必趋于脾胃，肺之热未除，而胃口反成虚寒之症，必致下泻，泻久而胃口无生气矣。胃既无生气，又何能生肺金而养肺气哉。故不若用清平之味，平补胃口，而上清肺金之气之为得也。方用元参三钱，麦冬五钱，桔梗一钱，天门冬一钱，甘草一钱，紫菀一钱，款冬花一钱，贝母一钱，苏子一钱，水煎服。［批］清肺益气汤①。此方皆一派清平之品，而专入肺金之妙剂也。久服胃既不寒，而肺金得养，又何肺痿、肺痈之生哉。故人久咳不已，即当敬服此方，万勿惑②于时师，而用偏寒之药也。

张公曰：清治法，方最妙，予不能赞一词，不留方。

收　治　法

论久嗽久泻久汗

天师曰：收治者，气散而收之也。如人病久嗽不已，久泻不已，久汗不已是也。久嗽者，人无不为邪之聚也，日日用发散之剂而不效者何？气散故耳。气散矣，而仍用散药，无怪乎经月而不效也。法当用收敛之药一二剂，便见成功。方用人参一钱，白芍三钱，酸枣仁二钱，北五味一钱，麦冬五钱，苏子一钱，益智仁五分，白芥子一钱，水煎服。［批］止嗽神丹。一剂轻，二剂全愈。后服六味地黄丸，加麦冬三两，北五味子一两。服之不再发，否则不能保其不发也。盖久服散药，耗尽真阴，虽暂用收敛之药，一时奏功，而真阴既亏，腠理不密，一经风邪，

最易感人，此必须之势也。服地黄丸，水足而肺金有养，腠理自密，又何患重感风邪哉。

大泻之后，必多亡阴，亡阴既多，则元阳亦脱。若不急为收止，则阴绝阳亡，可立而待，法当用止塞之品。或疑邪未尽去，如何止住其水，万一邪居中州，则腹心之患，不可不虑。其言则是，其理则非。吾言大泻者，乃纯是下清水，非言下利也。利无止法，岂泻水亦无止法乎。故人患水泻者，急宜止遏。方用白术五钱，茯苓三钱，车前子一钱，北五味一钱，吴茱萸五分，酸枣仁一钱，水煎服。［批］分水神丹。此方止药少于补药，健脾去湿，水性分消，不收而自收也。若纯以粟壳③以涩止之，而不分消其滔天之势，则阻滞一时，势必溃决，反生大害矣。

大汗之病，阳气尽随汗而外越，若不急为止抑，则阳气立敬，即时身死。法当以大补之剂煎饮，一线之气可留，而大汗可止。方用人参一两，或黄芪二两代之，当归一两，北五味一钱，桑叶七片，急为煎服。此方即补血汤之变，妙在补气药多于补血，使气旺则血自生，血生汗可止。况方中加五味子以收汗，加桑叶以止汗，有不相得益彰者乎。倘以大汗之人，气必大喘，不可以参芪重增其气，纯用补血之品，未为无见。然而，血不可骤生，气当急固，不顾气，徒补血，未见功成。此似是而非，又不可不急辨之也。此收法宜知，医可不细加体认乎。

张公曰：俱论得畅而妙，吐泻无可再言。惟久嗽之法，吾意即宜以六味地黄

---

① 清肺益气汤　广益本作"润肺益金汤"。
② 惑　原作"感"，今据本澄堂本、三元堂本、菁华堂本、清刻本、广益本改。
③ 粟壳　此下原有"莺粟壳"三字。与上重出，今据清刻本、广益本删。

汤，加麦冬、五味治之，似宜不必先用人参以救肺气之害也。然而天师用之，必有深意，他日再敬询之。

大汗症，多系阳脱，有用大剂参附汤者。李子永识。

散 治 法

论散郁

天师曰：散治者，有邪而郁结胸中，以表散之药散之也。如人头疼身热，伤风咳嗽，或心事不爽，而郁气蕴于中怀，或怒气不舒，而怨愤留于胁下，倘以补药温之，则愈甚矣。方用柴胡一钱，白芍三钱，薄荷一钱，丹皮一钱，当归二钱，半夏一钱，白术一钱，枳壳三分，甘草一钱，水煎服。[批]散郁神丹。此方纯治前症，投之无不效应如响，即逍遥散变之也。开郁行气，去湿利痰，无不兼治。散之中有补之法，得补益之利，受解散之功，真药壶之妙药，刀圭之神剂也。散之方无出其右，毋轻视之。

张公曰：固然散之法无出其右，予再言其加入之味。如头疼，加川芎一钱；目痛，加蒺藜一钱，甘菊花一钱；鼻塞，加苏叶一钱；喉痛，加桔梗二钱；肩背痛，加枳壳二钱；两手痛，加桂枝一钱；两胁痛，倍加柴胡、白芍；胸痛，加枳壳一钱；腹痛手不可按者，加大黄二钱；腹痛手按之不痛者，加肉桂一钱。此加减之得宜，人亦不可不知也。

软 治 法

论消痞块

天师曰：软治者，病有坚劲而不肯轻易散者，当用软治。如人生块于胸中，积痞于腹内是也。法用药以软之。心中生块，此气血坚凝之故，法当用补血补气之中，少加软坚之味，则气血活而坚块自消。倘徒攻其块，而不知温补之药，则坚终不得消。方用人参一钱，当归一钱，白芍三钱，青盐一钱，熟地五钱，山茱萸二钱，麦冬三钱，北五味一钱，柴胡一钱，半夏一钱，附子一片，水煎服。[批]软坚汤。此方妙在纯用补药，止加青盐一味以软坚，若无意于坚者，久之而坚自软，柔能制刚之妙法也。

痞块之坚，又不可以此法治之。盖坚在于腹中，若徒攻其坚，必致腹中不和，而损伤胃气。法当用和解之中，软以治之，则坚之性可缓，而坚之形可化，坚之气可溃，坚之血可消。否则，有形之物盘踞于中，无形之气必耗于外，日除坚而坚终不得去也。方用白术五两，茯苓三两，神曲二两，地粟粉八两，鳖甲一斤，醋炙，人参五钱，甘草一两，白芍三两，半夏一两，白芥子一两，萝卜子五钱，厚朴五钱，肉桂三钱，附子一钱，各为末，蜜为丸。每日临睡送下五钱，即以美物压之，[批]消积化痞至神丹。一料未有不全愈者。此方有神功，妙在用鳖甲为君，则无坚不入。尤妙用地粟粉，佐鳖甲以攻邪，又不耗散真气。其余各品，俱是健脾理正之药，则脾健而物自化。尤妙用肉桂、附子，冲锋突围而进，则鳖甲大军相继而入，勇不可当。又是仁者之师，贼虽强横，自不敢抵敌，望风披靡散走。又有诸军在后，斩杀无遗，剿抚并用，有不三月告捷者哉，此更软治之妙。倘不补正气，惟大黄、巴豆、两头尖、阿魏之类，直前攻坚，虽亦有得胜之时，然中州扫荡，田野萧然，终必仓空箱罄。人民匮乏之形，有数年不能培植者也。人乌可徒言攻坚哉。

张公曰：奇论不磨。如人身生块而不

消者，乃气虚而痰滞也，法当补气，而不可全然消痰，痰愈消而气愈虚矣。方用人参一钱，白术五钱，薏仁五钱，茯苓三钱，黄芪五钱，防风五分，白矾一钱，白芍三钱，陈皮五分，白芥子三钱，水煎服。[批]消补兼施汤。此方妙在补气多，而祛痰之药少，气足而痰自难留，况又有白芥子无痰不消，白矾无坚不入，况又有白芍以和肝木，不来克脾胃之土，而土益能转其生化之机，又得薏仁、茯苓，以分消其水湿之气，何身块之不消乎。

瘰串之块，必须软治。方用柴胡一钱，白芍五钱，茯苓五钱，陈皮五分，半夏一钱，甘草一钱，连翘一钱，香附一钱，皮硝五分，屋上瓦葱干者三分，生者用一钱，水煎服。一剂动，二剂轻，三剂少愈，四剂全愈，神方也。人参，弱人加之一钱，不可多加。

坚 治 法

论注夏

天师曰：坚治者，怠惰不振，用坚药以坚其气，或坚其骨也。坚气者，如人夏月无阴，到三伏之时，全无气力，悠悠忽忽，惟思睡眠，一睡不足再睡，再睡不足，则懒于语言，或梦遗不已，或夜热不休者是也。此皆肾水泄于冬天，夏月阳胜，阴无以敌，所以如此。必须峻补其肾水，水足而骨髓充满，则骨始有力，而气不下陷矣。方用熟地一两，山茱萸四钱，北五味一钱，麦门冬三钱，白芍三钱，当归二钱，白术三钱，茯苓一钱，陈皮一钱，生枣仁二钱，芡实三钱，水煎服。方名软坚汤。得此方妙在纯是补阴，而全无坚治之法，然坚之意已寓于中矣。盖骨空则软，补其骨中之髓，则骨不坚而坚也。此方之妙，可以治以上之气软骨软，无不

全愈，终不必再立坚骨之法也。

此亦有凡小儿十岁以上，十岁以下，天癸水未至，亦有患前症者，岂皆冬不藏精之故耶？而非然也。盖小儿最不忌口，一见瓜果凉热之物，尽意饱啖，久则胃气弱矣，再则脾气坏矣，又肾气寒矣，遂至肾水耗去，亦如冬不藏精之症。方又不可全用前方，当以补胃补脾补肾三经为主，不可纯用补肾一经之味也。方用白术一钱，茯苓一钱，熟地三钱，北五味五分，麦冬一钱，当归一钱，白芍二钱，陈皮三分，山楂三粒，枳壳二分，人参五分。水煎服[批]健脾生水汤。一剂立愈，不必再服也。此方脾肺肾俱为统治，而又平肝木，肝既得养，则心亦泰然。此五脏皆用补剂，而小儿纯阳，尤易奏功，不若大人之必须多服也。夏天小儿最宜服一二剂，再无注夏之病。此又坚治之一法，留心儿科者，幸察之。

张公曰：坚治法妙。

华君曰：君多小儿症治。

抑 治 法

论肺火心火胃火肝火肾水

天师曰：抑治者，抑之使不旺也。或泻其肺中之火，或遏其心中之焰，或止其胃中之气，或平其肝木之盛是也。此四经最多火而最难治。肺经之火，散之则火愈甚，抑之反胜于散之矣。盖肺经之气实，则成顽金，顽金非火不炼，然而肺乃娇脏，终不可以炼法治之，故用抑之之法。方用山豆根一钱，百部一钱，青黛一钱，黄芩一钱，天花粉二钱，桑白皮一钱，水煎服。[批]养肺汤。此方专抑肺金之气，而又不伤气，则肺金有养，自然安宁。倘全以寒凉之药降之，则又不可。盖肺乃娇脏，可轻治而不可重施，以轻清下降之味

少抑其火，则胃气不升，心火少敛，肺经煅炼，必成完器，又何必用大散之药哉。

心中之焰，非黄连不可遏，徒用黄连而不加泻木之品，则火虽暂泻而又旺。方用黄连一钱，柴胡一钱，白芍三钱，菖蒲一钱，半夏一钱治之。此方用泻肝之药多于泻心，母衰则子自弱，必然之理。设不用泻木之药，而纯用泻心之黄连，则黄连性燥，转动心火，此所以心肝必须同治也。

胃中之气有余，必且久变为热。人以为我能食冷，乃气之有余也。我能消食，乃脾之健旺也。我能不畏天寒，此肾之有余也。谁知胃气之有余，本之肾水之不①足，一遇风寒袭之，夏暑犯之，非变为消渴之症，必成为瘘废之人。必须平日用大剂六味地黄丸吞服，自然气馁而火息。胃平而热除也。无如世人不信，自号曰强，不肯多服，又托言我不能吞丸药，下咽则吐；不听仁人之语，因循不服，及至火病，则曰快与我用竹叶石膏汤，晚矣。吾今立一方为汤药，省其不可吞服丸药。方用元参三钱，熟地五钱，麦冬三钱，北五味一钱，山茱萸三钱，山药三钱，丹皮一钱，天花粉八分，水煎服。此方乃平胃火之圣药，妙在补肾补肺补肝，全不纯去平胃。中州安泰，岂有阻滞抑郁之理，自然挽输有路，搬运无虞，上不凌铄肺金，下不侵克脾土，旁不关害肝木。一方之中，众美备臻，又何患胃火之上腾哉。至于胃火既旺，或丸药原有艰难之道，世人不知，予并发明之。盖人之胃口，虽是胃土主事，其实必得肾水上滋，则水道有路，粮食搬运而无阻隔之虞。今胃火既盛，水仅可自救于肾宫，又安能上升于咽喉口舌之间，况丸药又是硬物，原非易得下喉，此所以不肯服，非天性不能服也。如反胃之病，食入反出，非明验欤。无肾水之

人，无食以下喉，犹然吐出，盖胃中无肾水以润故耳。彼无肾水冲上，尚不能入于胃中，况又有胃火之盛，无肾水之润者，无怪乎到口难咽也。

肝木之盛，抑之之法，必须和解。然和解之中而不用抑之之法，则火愈盛，木愈旺矣。方用白芍五钱，甘草一钱，炒栀子三钱，当归二钱，白芥子一钱，柴胡一钱，荆芥一钱，泽泻一钱，水煎服。〔批〕散风汤。此方用柴、荆以散肝木之气，更妙用白芍、栀子以清肝木之火，火去而木衰，此善于抑之也。

张公曰：抑治法，说得如此透辟，不刊之书，益信然也。

肾中之水，有火则安，无火则泛。倘人过于入房，则水去而火亦去，久之水虚而火亦虚，水无可藏之地，则必上泛而为痰矣。治之法，欲抑水之下降，必先使火之下温，法当仍以补水之中，而用火热之药，使水足以制火，而火足以生水，则水火有相得之美也。方用熟地三两，山茱萸一两，肉桂三钱，茯苓一两，北五味一钱，牛膝三钱，水煎服。一剂而痰即下行，二剂而痰消无迹矣。盖肉桂乃补肾中火之圣药，倘止用之以温命门，水亦可下降。然而，不补其肾宫之水，则肾宫匮乏，水归而房舍空虚，难以存活，仍然上泛，故必用补水以补火也。方用熟地、山茱，纯是补水之药，而牛膝又是引下之绝品。水有火之温，又有水之养，又有引导之使，自安然而无泛上之理也。

扬 治 法

论气沉血滞

天师曰：扬治者，乃气沉而不能上，

---
① 不 原作"少"，今据广益本改。

血滞而不能行是也。气得扬而展舒，血得扬而活动。倘沉抑不扬，则必有呃逆蹩废之症。必用药以扬之，则气舒展而血活动也。方用当归三钱，白芍三钱，黄芪三钱，白术三钱，柴胡五分，熟地五钱，升麻五分，人参一钱，茯苓一钱，川芎一钱，水煎服。此八珍汤也。妙是血气平补，若用甘草而不用黄芪，则不是八珍汤矣。气血平补，既无偏曲，而后以升麻、柴胡扬之，使血气流动，自无气并血而成赫废之症，亦无血并气而成呃逆之症矣。此扬治之不可废也，故又立一门耳。设止补阳而不补阴，则阳旺而阴愈消。设止补其阴而不补其阳，则阴旺而阳愈息。故必兼补之，而扬法始为有益，不可与发散之一类而并观之也。

张公曰：阐发细微，无可道。

痰　治　法

论治初起之痰　已病之痰　久病之痰
论老痰　顽痰

天师曰：痰治者，痰塞于咽喉之间，虽是小病，而大病实成于此，古人所以另立门以治之。然而所立之方，皆是治痰之标，不足治痰之本也，故立二陈汤，以治上中下新暂久之病，通治之而无实效也。今另立三方，一治初起之痰，一治已病之痰，一治久病之痰。痰病虽多，要不能越吾之范围也。初起者，伤风咳嗽吐痰是也。用半夏一钱，陈皮一钱，天花粉一钱，茯苓一钱，甘草一钱，苏子一钱，水煎服。二剂可以消痰矣。此方去上焦之痰也。上焦之痰，原止在胃中而不在肺。去其胃中之痰，而肺金气肃，何致火之上升哉。已病之痰，痰在中焦也。必观其色之白与黄而辨之，最宜分明。黄者，乃火已将退也；白者，火正炽也。火炽者，宜用

寒凉之品；火将退者，宜加祛逐之品。吾今立一方，俱可治之。白术三钱，茯苓五钱，陈皮一钱，甘草一钱，白芥子三钱，栀子一钱，火痰加之，枳壳五分，水煎服。此方系健脾之剂，非祛痰之剂也。然而痰之多者，多由于脾气之湿。今健其脾气，则水湿之气下行，水湿既不留于脾中，又何从而上出，况又加之消痰之圣药，而痰有不安静速亡者乎。至于久病之痰，切不可以作脾湿生痰论之。盖久病不愈，未有不肾水亏损者，非肾水泛上为痰，即肾火沸腾为痰。此久病之痰，当补肾以祛逐之。方用熟地五钱，茯苓三钱，山药三钱，薏仁五钱，芡实五钱，山茱萸三钱，北五味一钱，麦冬三钱，车前子一钱，益智仁三分，水煎服。此治水泛为痰之圣药。若火沸为痰者，内加肉桂一钱。此方之妙，纯是补肾之味，而又兼祛湿之品，化痰之味。水入肾宫，自变化为真精，又安有升腾为痰者乎。此治下焦有痰之法也。有此三方，再看何症，出入加减，治痰无余事矣。

张公曰：三方极妙，可为治痰之圣方也，然予尚有方在。初起之痰，用天师方可也。已病之痰，予方亦佳，并附于后。用白术三钱，茯苓三钱，陈皮一钱，天花粉二钱，益智仁三分，人参三分，薏仁三分。有火者，加黄芩一钱；无火者，加干姜一钱，水煎服。此方亦健脾而去湿，且不耗气，不助火之沸腾，二剂而痰症自消。久病之痰，用予六味丸汤加麦冬、五味，实有奇功，可与天师方并传万古也。无火者，加附子、肉桂可耳。

华君曰：予尚有二方，治痰之久而成老痰者。方用白芍三钱，柴胡一钱，白芥子五钱，茯苓三钱，陈皮三分，甘草一钱，丹皮二钱，天花粉八分，薏仁五钱，水煎服。此方妙在用白芥子为君，薏仁、

白芍为臣，柴胡、花粉为佐，使老痰无处可藏，自然渐渐消化。此方可用八剂，老痰无不消者，方名消渴散。又方治顽痰成块而塞在咽喉者为顽痰，留在胸膈而不化者为老痰也。方用贝母三钱，甘草一钱，桔梗三钱，紫菀二钱，半夏三钱，茯苓三钱，白术三钱，神曲三钱，白矾一钱，水煎服①。此方妙在贝母与半夏同用，一燥一湿，使痰无处藏避，而又有白矾以消块，桔梗、紫菀以去邪，甘草调停中央，有不奏功如响者乎。二方亦不可废也。

火沸为痰，反加肉桂，此火不及水折也。李子永识。

火 治 法

论阳明胃火　论治各经之火

天师曰：火治者，治火之有余也。火症甚多，惟阳明一经最难治。前论虽悉，尚有未尽之议也。知治阳明之法，则五脏之火，各腑之火，无难专治矣。阳明本胃土也，如何有火？此火乃生于心包。心包之火，乃相火也。君火失权，则心包欺之，以自逞其炎赫之势。是必以辛凉大寒之品，大剂投之，恣其快饮。斯火得寒而少息，热得凉而略停，然必添入健胃之药，始可奏功。盖胃火之沸腾，终由于肾气之不足，去胃火，必须补胃土。然而徒补胃土，而不去水湿之痰，亦不得也。方用石膏一两，或二两，或三两，看火势之盛衰，用石膏之多寡，知母三钱，麦冬五钱，甘草一钱，糯米一合，竹叶百片，人参三钱，水煎服。方则人参竹叶石膏汤也。胃火之盛，非此汤不能平。还问其人必大渴饮水，见其有汗如雨者，始可放胆用之，否则不可轻用。盖无汗而渴，亦有似此症者，不可不辨也。此方纯是降胃火之药，所以急救先天之肾水也。此症一日

不治，即熬干肾水而不救，故不得已用此霸道之药也。倘无汗而渴，明是肾火有余而肾水不足，又乌可复用石膏汤，以重伤其肾水乎。然则又当何方以治之？用熟地三两，山茱萸二两，北五味三钱，麦冬二两，元参一两。此方乃治似白虎症，而非胃火之热者，人更宜知之也。其余心火用黄连，肝火用栀子，肺火用黄芩，前言悉之矣，兹不再赘。

张公曰：不意吾方，得真人阐发至此，大快也。然予更有说，阳明之火虽起于心包，实成于肝木之克之也。肝木旺则木中有火，不特木来克土，而转来助焰。肝木之火，半是雷火，一发则震地轰天。阳明得心包之火而沸腾，又借肝木龙雷之火以震动，如何可以止遏。故轻则大渴，重则发狂也。予治此症，往往白芍加至数两，未曾传世，世所以不能发明之也。先用石膏汤以去火，随加白芍以平木，木平而火无以助焰，自然胃火孤立无援。又加麦冬以平肺金之气，则金有水润，不必取给于胃土，而胃土可以自救，况又有石膏、知母之降火哉。此狂之所以定，而热之所以除也。方用石膏一两，知母三钱，麦冬一两，半夏三钱，甘草一钱，竹叶一百片，糯米一合，先煎四碗，又加白芍二两同煎。〔批〕法制白虎汤。此方之妙，不在石膏、知母之降胃火，妙在白芍之平肝木，使本气有养不来克土，并不使木郁生火，以助胃火也。又妙在麦冬以清肺金，使金中有水，胃火难②炎，且去制肝，无令克土也。

---

① 此方上，本澄堂本有"逐顽汤"三字眉批。三元堂本"逐"作"消"。菁华堂本、清刻本作"还顽汤"，"还"乃"逐"之误。广益本作"顽汤"，脱"逐"字。

② 难　原作"虽"，今据本澄堂本、三元堂本、菁华堂本、清刻本、广益本改。

华君曰：予方又不同。传远公乃专论阳明，传予乃论各经之火也。有方并传子。栀子三钱，白芍五钱，甘草一钱，丹皮三钱，元参三钱，水煎服。[批] 泻火圣神汤。心火，加黄连一钱；肺火，加黄芩一钱；胃火，加石膏三钱；肾火，加知母一钱，黄柏一钱；大肠火，加地榆一钱；小肠火，加麦冬三钱，天冬三钱；膀胱火，加泽泻三钱。治火何以独治肝经也？盖肝属木，木易生火，故治火者首治肝，肝火一散，而诸经之火俱散。所以，加一味去火之药，即可以去各经之火也。

静　治　法

论解火郁

天师曰：静治者，静以待之而不可躁也。如人病拂逆之症，躁急之状，不可一刻停留，此火郁而不得舒，故尔如此。倘用寒凉之品急以止之，则火郁于中，则反不得出。静以待之，使其燥气稍息，而后以汤药投之，任其性而无违其意，则功易奏而病易去矣。方用白芍、当归各三钱，茯苓五钱，柴胡五分，甘草一钱，白芥子一钱，丹皮二钱，枣仁一钱，水煎服。方名静待汤。此方之妙，全无惊张之气，一味和解，火郁于肝木之中，不觉渐渐自散。此静治之妙法也。

张公曰：妙。从无医人讲至此，更欲立方而不可得。气躁，乃气中有火也，亦宜以静法待之。予酌一方，用白术三钱，茯苓三钱，白芍三钱，陈皮五分，甘草五分，麦冬三钱，元参三钱，天花粉一钱，苏子一钱，水煎服。名为静气汤。此方和平安静，无惊张之气，可治心烦气动，肺燥胃干之症。

血燥，乃血热之故，往往鼻衄血，心烦不寐，不能安枕，怔忡等症，亦宜以静待之。方用当归三两，芍药三钱，熟地五钱，生地三钱，丹皮一钱，地骨皮五钱，沙参三钱，白芥子一钱，甘草三钱，炒枣仁一钱，水煎服。[批] 宁① 血汤。此方亦无惊张之气，又加荆芥五分，血动者最宜服之。

动　治　法

论治手足麻木

天师曰：动治者，因其不动而故动之也。如双脚麻木，不能履地，两手不能执物者是也。法当用竹筒一大个，去其中间之节，以圆木一根穿入之，以圆木两头缚在桌脚下，病人脚心先踏竹筒而圆转之如踏车者，一日不计其数而踏之，然后以汤药与之。方用人参一钱，黄芪三钱，当归一钱，白芍三钱，茯苓三钱，薏仁五钱，白术五钱，半夏一钱，陈皮五分，肉桂三分，水煎服。[批] 发机汤②。此方俱是补药之中，妙有行湿之味。盖此等病，必湿气侵之，始成偏废，久则不仁之症成也，成则双足自然麻木。乘其尚有可动之机，因而活动之，从来足必动而治，血始活。因湿侵之，遂不能伸缩如意，所以必使之动，而后可以药愈也。否则，徒饮前汤耳。两手之动，又不如是，必使两人反转病人之手在背后，以木槌转捶之，捶至两臂酸麻，而后以汤药与之可愈。方用人参一钱，茯苓三钱，黄芪五钱，防风一钱，半夏一钱，羌活一钱，水煎服。[批] 发动汤③。此方又妙在防风、黄芪同用，

---

① 宁　三元堂本作"止"。
② 发机汤　三元堂本作"活废汤"，菁华堂本、清刻本、广益本作"活泼汤"。泼乃废字之误。
③ 发动汤　三元堂本作"转动法"，"法"乃"汤"之误。菁华堂本、广益本作"转槌汤"，"槌"乃"动"之误。

而以黄芪为君，人参为臣，祛痰祛湿为使，又乘其动气之时与服，则易成功。否则，亦正不能奏效耳。

张公曰：动治法最妙。予则更有法，于二症尤当。使人抱起坐了，以一人有力者，将其手延拳回者不已，后服天师之药更妙，可并志之。

春 夏 治 法

论春宜理气　夏宜健脾

天师曰：春夏治者，随春夏发生之气而治之得法也。春宜疏泄，夏宜清凉，亦不易之法也。然而舒发之中，宜用理气之药，清凉之内，宜兼健脾之剂，未可尽力舒发与清凉也。春用方，春则用人参一钱，黄芪一钱，柴胡一钱，当归二钱，白芍三钱，陈皮五分，甘草一钱，神曲五分，水煎服。[批] 迎春汤。此方有参、芪以理气，又有柴、芍、当归以养肝而舒木气，则肝木不克脾土，自然得养矣。夏则用麦冬三钱，元参三钱，五味子一钱，白术五钱，甘草一钱，香薷八分，神曲三分，茯苓三钱，陈皮五分，水煎服。[批] 养夏汤。此方妙在健脾之中，而有润肺之药，脾健而肺润，又益之去暑之品，又何患暑极之侵入哉。此春夏之法，所宜知者。

张公曰：春夏治法最妙，以老幼加减法门法通用之，妙甚。

秋 冬 治 法

论秋宜润肺　冬宜补肾

天师曰：秋冬治者，以顺秋气之肃，冬气之寒也。然秋天而听其气肃，冬令而顺其气寒，则过于肃杀矣。法当用和平之药以调之，使肃者不过于肃，而寒者不过

于寒也。秋则用麦冬五钱，北五味一钱，人参一钱，甘草一钱，百合五钱，款冬花一钱，天花粉一钱，苏子一钱，水煎服。[批] 润①秋汤。此方妙在不寒不敛，不热不散，则肺金既无干燥之患，而有滋润之益，又何虑金风之凉也。冬则用白术五钱，茯苓三钱，山茱萸二钱，熟地五钱，肉桂三分，生枣仁一钱，枸杞子一钱，菟丝子一钱，薏仁三钱。水煎服。[批] 温冬饮。此方补肾之水多，补肾之火少，使水不寒而火不沸，又何虞冬令之寒哉。秋冬治法之佳妙者。

张公曰：妙。亦以老少门法加减之。

奇 治 法

论治奇症四十七

天师曰：奇治者，不以常法治之也。如人生怪病于腹中，或生异症于身上，或生奇形于口上是也。奇病岂是常药可治，余当以奇药治之。倘人腹中忽有应声虫，此将何法以治之乎？用杀虫药治之，不应；用祛痰药治之，不应；用寒药凉之，又不应；用热药消之，又不应，然则终何以治之哉。古人有将本草读之，而虫不应声者，用之即愈，此奇治之一法也。余别有一神奇法治之，省阅本草之劳神。用生甘草一味，加入白矾，各等分，不须二钱，饮下即愈。盖应声出，非虫也，乃脏中毒气有祟以凭之也。用甘草以消毒，用白矾以消痰，况二物一仁一勇，余又以智用之，智、仁、勇三者俱全，祟不觉低首而却走矣。

张公曰：妙绝矣！不可思议。

天师曰：倘人身上忽生人面疮者，有

① 润 三元堂本作"迎"，菁华堂本、清刻本、广益本作"顺"。

口鼻双眼之全，与之肉且能食，岂非怪病乎，而治之法奈何？世人有以贝母末敷之，而人面疮愁眉而愈。人以为此冤家债主也，而余以为不然，盖亦有祟凭焉。我有一方奇甚，效更捷于贝母。方用雷丸三钱，一味研为细末，加入轻粉一钱，白茯苓末一钱，调匀敷上即消。［批］轻雷丸。盖雷丸此药，最能去毒而逐邪，加入轻粉，深入骨髓，邪将何隐。用茯苓不过去其水湿之气耳。此中奇妙，最难言传，余不过道其理之奥妙，而不能言其治之神奇也。

倘人口中忽生疮于舌上，吐出在外寸余，上结成黄黡，难以食物。人以为病在心也，心热故生此疮。此亦近理之谈，而不知非也，亦有祟以凭之也。方用冰片一分，入在蚌口内，立化为水，乃以鹅翎敷扫其上，立刻收入其舌，便可饮食矣。蚌乃至阴之物，以至阴攻至阴之邪，则邪自退走。况又加以冰片之辛温，逐邪不遗余力，自然手到功成也。

倘鼻中生红线一条，长尺许，少动之则痛欲死，人以为饮酒之病也，而余以为不然，亦祟也。方用硼砂一分，冰片一分，研为末，以人乳调之，轻轻点在红线中间。［批］冰砂丹。忽然觉有人如将病人打一拳一般，顷刻即消。奇绝之方也。盖硼砂亦是杀祟之物也。

耳中闻蚂蚁战斗之声者，此则非祟，乃肾水耗尽，又加怒气伤肝所致。方用白芍三两，柴胡三钱，栀子三钱，熟地三两，山茱萸三两，麦冬一两，白芥子三钱，水煎服。［批］止喧丹。方中纯是补肾平肝之圣药。饮之数日，其战斗之声渐远，服一月即愈。此乃奇病，而以伯道①之方治之也。

耳中作痒，以木刺之，尚不足以安其痒，必以铁刀刺其底，铮铮有声，始觉快

然，否则痒极欲死。此肾肝之火结成铁底于耳中，非汤药可救。余立一方，用龙骨一钱，皂角刺一条，烧灰存性，冰片三分，雄鼠胆一枚。先将前药为末，后以鼠胆水调匀，而后以人乳再调如厚糊一般。［批］收痒丹。将此药尽抹入耳孔内，必然痒不可当，必须人执其两手，痒定而自愈矣。愈后，服六味丸三十斤可也。

如人无故见鬼如三头六臂者，或如金甲神，或如断手无头死鬼，或黑或白，或青或红之状，皆奇病也。然此皆心虚而祟凭之。方用白术三两，苍术三两，附子一钱，半夏一两，天南星三钱，大戟一两，山慈菇一两，各为细末，加入麝香一钱，为末，做成饼子，如玉枢丹一样。［批］石室秘丹。此方更妙于紫金锭。凡遇前病，用一饼，姜汤化开饮之，必吐顽痰碗许而愈。

更有山魈木客②，狐狸虫作祟凭身者。方用生桐油搽其下身不便处，最妙。然余更有奇法，以本人裤子包头，则妖自大笑而去，永不再犯。盖妖原欲盗人之精气也，然最喜清洁，见人污物包头，则其人之不洁可知，故弃之而去，亦因其好洁而乱之也。不成器③之物，而睡梦中来压④人者，亦以此法治之。

如人背脊裂开一缝，出虱千余，此乃肾中有风，得阳气吹之，不觉破裂而虱现。方用熟地三两，山茱萸三两，杜仲一两，白术五钱，防己一钱，豨莶草三钱。［批］活水止虱丹。二剂，裂缝生虱尽死。

张公曰：方皆妙绝奇绝。脊缝生虱，方用萆麻三粒，研成如膏，用红枣三枚，

---

① 伯道　伯与霸同。霸道，言其方力专而足以祛病。
② 山魈木客　魈，音宵。山魈，木客，传说为山中精怪。
③ 器　原作"气"。声之误，今据广益本改。
④ 压　广益本作"缠"，义同。

捣成为丸，如弹子大。火烧之熏衣上，则虱死而缝合。亦绝奇方也，真不可思议矣。蓖麻子能杀虱而去风，虱去风出则缝自合矣。

天师曰：如人粪从小便出，小便从大便出者，此夏天暑热之症。人以五苓散治之亦妙，而予更有奇方。止用车前子三两，煎汤三碗，一气服完即愈。

人有腹中生蛇者，乃毒气化成也，或感山岚水溢之气，或感四时不正之气，或感尸气、病气而成也。方用雄黄一两，白芷五钱，生甘草二两，各为细末，端午日修合为丸，粽子米和而丸之，如大桐子大。饭前食之，食后必作痛，用力忍之，切不可饮水，一饮水不则效矣。切记。

张公曰：生蛇腹中，以身上辨之，身必干涸如柴，似有鳞甲者，蛇毒也，最易辨。吾尚有一方，治之最验。白芷一味为丸。每日米饮汤送下五钱，即全愈。

天师曰：生鳖者，乃饮食饥饱之时，过于多食，不能一时消化，乃生鳖甲之虫，似鳖而非鳖也。亦以前方，再用马尿一碗，加人尿半合，童便尤妙，饮之立消①。雄黄乃杀蛇之药，白芷乃烂蛇之品，甘草乃去毒之剂，而马尿化鳖之圣药也，故用之随手而效耳。此则奇病而用奇药也。

人有生鸟鹊于头上臂上，外有皮一层包之，或如瘤状，或不如瘤，而皮肤高起一块者，内作鸟鹊之声，逢天明则啼，逢阴雨则叫，逢饥寒则痛疼，百药不效。必须用刀割破其皮，则鸟鹊难以藏形，乃破孔而出，宛似鸟鹊，但无羽毛耳。鸟鹊出孔之后，以前生肌散敷之，外加神膏，三日后依然生合。乃人不敬神道而戏弄之耳。此病予见之数次矣。扁鹊之治，华佗之医，皆我教之也。

如人遍身生疙疸，或内如核块，或外

似蘑菇、香蕈、木耳之状者，乃湿热而生也，数年之后，必然破孔出血而死。当先用外药洗之，后用汤药消之则愈。外浴洗方，苍耳子草一斤，荆芥三两，苦参三两，白芷三两，水一大锅，煎汤倾在浴盆内，外用席围而遮之，热则熏，温则洗，洗至水冷而止。［批］消湿汤。三日后，乃用煎方。白术五钱，薏仁一两，芡实五钱，人参一两，茵陈三钱，白芥子三钱，半夏三钱，泽泻三钱，附子一钱，黄芩三钱，水煎服。［批］红黄霹雳散。一连十剂，自然全消无踪矣，外边亦无不消也。

如人有腹中高大，宛似坐胎者，形容憔悴，面目瘦黑，骨干毛枯，此乃鬼胎也。方用红花半斤，大黄五钱，雷丸三钱，水煎服。倾盆泻出血块如鸡肝者数百片而愈，后乃用六君子汤调治之，自然复元。此等病，乃妇人淫心忽起，有物以凭之，才生此症。无论室女出嫁之人，生此病者，邪之所凑，其气必虚，况又起淫心，有不邪以亲邪者乎。方中妙在用红花为君，又用至半斤，则血行难止，有跃跃自动之貌。又加以大黄走而不守之味，则雷丸荡邪之物，自然功成之速也。

如人有头角生疮，当日即头重如山，第二日即变青紫，第三日青至身上即死，此乃毒气攻心而死。此病多得之好吃春药。盖春药之类，不过一丸，食之即强阳善战，非用大热之药，何能致此。世间大热之药，无过附子与阳起石之类是也。二味俱有大毒，且阳起石必须火煅而后入药，是燥干之极，自然克我津液。况穷工极巧于妇女博欢，则筋骸气血俱动，久战之后，必大泄尽情，水去而火益炽矣。久之贪欢，必然结成大毒，火气炎上，所以

---

① 此方上，本澄堂本、三元堂本、菁华堂本、清刻本、广益本有"人马汤"三字眉批。

多发在头角太阳之部位也。初起之时，若头重如山，便是此恶症。急不待时，速以金银花一斤煎汤，饮之数十碗，可少解其毒，可保性命之不亡，而终不能免其疮口之溃烂也。再用金银花三两，当归二两，生甘草一两，元参三两，煎汤。日用一剂，七日仍服，疮口始能收敛而愈。此种病世间最多，而人最不肯忌服春药也，痛哉。脚大指生疽，亦多不救，亦可以此法治之。

张公曰：有人脚板下忽生二指，痛不可忍者，乃湿热之气结成，触犯神庥之故。方用硼砂一分，瓦葱一两，冰片三分，人参一钱，为末。[批] 消指散。以刀轻刺出血，刺在生出指上，即时出水，敷星星在血流之处，随出随糁，以血尽为度。流三日不流水矣，而痛亦少止。再用人参三钱，白术五钱，生甘草三钱，牛膝三钱，萆薢三钱，薏仁一两，半夏一钱，白芥子三钱，水煎服。[批] 化水汤。四剂可全愈，而指尽化为水矣。外用一天师膏药，加生肌散敷之即愈矣。

如人有背上忽然疼痛，裂开一缝，窜出蛇一条，长二尺者，颇善跳跃。予亲手治之而验。其症必先背脊疼甚，而又无肿块，久则肿矣，长有一尺许一条，直似立在脊上。予乃用刀轻轻破其皮而蛇忽跳出，其人惊绝。予乃用人参一两，半夏三钱，南星三钱，附子一钱，治之忽苏。生肌散敷其患处而愈。予问其何故而背忽痛耶？彼人云：我至一庙，见塑一女娘，甚觉美丽非常，偶兴去雨之思，顿起脊背之痛，今三月以来，痛不可忍，若有蛇钻毒刺光景。余心疑似生怪物，见其人又健壮，故用刀刺开皮肉，不意蛇出，而人竟死也。予随用三生饮救之而愈。可立医案，以见病之奇而神道之不可玩也。

又有七孔流血者，亦肾虚热也。用六味地黄汤加麦冬三钱，五味子一钱，骨碎补一钱治之。

天师曰：如人有足上忽毛孔标① 血如一线者，流而不止即死。急以米醋三升，煮滚热，以两足浸之，即止血。[批] 杜隙汤。后用人参一两，当归三两，川山甲一片，火炒为末，煎参归汤，以穿山甲末调之而饮，即不再发。此症乃酒色不禁，恣意纵欲所致，世上人多有之。方书不载，今因陈子之问，而立一奇方也。凡有皮毛中出血者，俱以此方救之，无不神效。脐中出血，亦是奇症，然法不同，用六味汤加骨碎补一钱，饮之即愈。如齿上出血，亦以此方投治。盖脐、齿亦俱是肾经之位，而出血皆是肾火之外越也。六味汤滋其水，则火自息焰矣。骨碎补专能止窍补骨中之漏者也，故加入相宜耳。

如人有觉肠胃中痒而无处扒搔者，只觉置身无地，此乃火郁结而不散之故，法当用表散之药。方用柴胡三钱，白芍一两，甘草二钱，炒栀子三钱，天花粉三钱，水煎服即愈。[批] 化痒汤。

如有人先遍身发痒，以锥刺之少已。再痒，以刀割之快甚。少顷又痒甚，以刀割之觉疼，必流血不已，以石灰止之，则血止而痒作。又以刀割之，又流血，又以石灰止之，止之又痒。势必割至体无完肤而后止。此乃冤鬼索命之报也，无法可救。我悯世人不知作恶误犯者亦有之，余今酌定一方救之。方用人参一两，当归三两，荆芥三钱，水煎服。[批] 救割全生汤。贫者无力买参，则用黄芪二两代之。服此药三剂必救，而痒止痛亦平。但须对天盟誓，万勿作犯法之事，有冤仇者，为之忏经礼佛，庶几不再发。否则，发不能

————————

① 标　菁华堂本、清刻本无。疑"出"之误。此下"凡有此毛中出血者"可证。

再救。

如人有皮肤手足之间如蚯蚓唱歌者，此乃水湿生虫也。方用蚯蚓粪，敷于患处即止鸣，以水调涂之，厚一寸可也。鸣止，再用煎汤。方用白术五钱，薏仁一两，芡实一两，生甘草三钱，黄芩二钱，附子三分，防风五分，水煎服即愈。此治湿则虫无以养，况又有生甘草以解毒化虫，防风去风而逐瘀，附子斩关而捣邪，所以奏功如神也。

如有人臂上忽生头一个，眼耳口鼻俱全，且能呼人姓名，此乃债主索负之鬼结成此奇病也。方用人参半斤，贝母三两，白芥子三两，茯苓三两，白术五两，生甘草三两，白矾二两，半夏二两，青盐三两，各为末，米饭为丸。每日早晚白滚水送下各五钱，自然渐渐缩小而愈，病奇而方神也。此症初起之时，必然臂痛发痒，以手搔之，渐渐长大，久则渐渐露形，大如茶钟，但无头发须眉而已。如用刀割之，立刻死亡不救。服吾药后，亦以忏经念佛为妙。

如人舌吐出不肯收进，乃阳火盛强之故。以冰片少许，点之即收。[批]收①舌散。后用黄连三钱，人参三钱，菖蒲一钱，柴胡一钱，白芍三钱，水煎服，二剂可也。

如人舌缩入喉咙，不能语言者，乃寒气结于胸腹之故。急用附子一钱，人参三钱，白术五钱，肉桂一钱，干姜一钱治之，则舌自舒矣。

如人舌出血如泉者，乃心火旺极，血不藏经也。当用六味地黄汤加槐花三钱，饮之立愈。

有人唇上生疮，久则疮口出齿牙于唇上者，乃七情忧郁，火动生齿，奇症也。方用柴胡三钱，白芍三钱，黄连一钱，当归三钱，川芎一钱，生地三钱，黄芩一

钱，天花粉二钱，白果十个，水煎服。外用冰片一分，僵蚕末一钱，黄柏炒为末三钱，掺之自消齿矣。

人掌中忽高起一寸，不痛不痒，此乃阳明经之火不散而郁于手也。论理该痛痒，而今不痛痒，不特火郁于腠理，而且水壅于皮毛也，法当用外药消之。盖阳明之火盛，必然作渴，引饮不休。今又不渴，是胃中之火尽散，而流毒于掌中。必其人是阳明之火盛，手按于床席之上，作意行房，过于用力，掌上之气血不行，久而突突而高也。不痛不痒，乃成死肉矣。方用附子一个煎汤，以手渍之，至凉而止②。如是者十日，必然作痛，再渍必然作痒，又渍而高者平矣。盖附子大热之物，无经不入，虽用外渍，无不内入也。倘以附子作汤饮之，则周身俱热，又引动胃火，掌肉不消而内症蜂起，予所以外治而愈也。或附子汤中，再加轻粉一分，引入骨髓，更为奇效耳。

有人鼻大如拳，疼痛欲死，此乃肺经之火热壅于鼻而不得泄。法当清其肺中之邪，去其鼻间之火可也。方用黄芩三钱，甘草三钱，桔梗五钱，紫菀二钱，百部一钱，天门冬五钱，麦冬三钱，苏叶一钱，天花粉三钱，水煎服。[批]解③壅汤。四剂自消。此方全在群入肺经，以去其火邪，又何壅肿之不消耶？此奇病而以常法治之者也。

男子乳房，忽然壅肿如妇人之状，扪之痛欲死，经岁经年不效者，乃阳明之毒气结于乳房之间。然此毒非疮毒，乃痰毒也。若疮毒，不能经久，必然外溃。今

---

① 收　原作"全"，今据本澄堂本、三元堂本改。

② 此方上，菁华堂本、清刻本、广益本有"至圣口滞汤"，五字眉批。

③ 解　菁华堂本作"消"。广益本作"清"，作"清"义长。

经岁经年壅肿如故，非痰毒而何？法当消其痰，通其瘀，自然奏功如响矣。方用金银花一两，蒲公英一两，天花粉五钱，白芥子五钱，附子一钱，柴胡二钱，白芍三钱，通草三钱，本通一钱，炒栀子三钱，茯苓三钱，水煎服。［批］化圣通滞汤。此方妙在金银花与蒲公英直入阳明之经，又得清痰通滞之药为佐，附子引经，单刀直入，无坚不破，何患痰结之不消。或疑附子大热，诸痛皆属于火，似不可用。殊不知非附子不能入于至坚之内，况又有栀子、芍药之酸寒，虽附子大热，亦解其性之烈矣，又何疑于过热哉。

人脚板中，色红如火，不可落地，又非痰毒，终岁经年不愈。此病亦因人用热药，立而行房，火聚于脚心而不散，故经岁经年不愈也。法当用内药消之，若作外治，必然烂去脚板。方用熟地三两，山茱萸五钱，北五味三钱，麦冬一两，元参一两，沙参一两，丹皮三钱，甘菊花五钱，牛膝三钱，金钗石斛一两，茯苓五钱，泽泻三钱，车前子三钱，萆薢二钱，水煎服。［批］祛①人丹。十剂消，二十剂全愈。然须忌房事三月，否则必发，发则死矣。慎之哉。

人有手足脱下，而人仍不死之症，此乃伤寒之时口渴，过饮凉水，以救一时之渴，孰知水停腹内，不能一时分消，遂至四肢受病，气血不行，久而手足先烂，手指与脚指堕落。或脚指堕落之后，又烂脚板，久之连脚板一齐堕落矣。若有伤寒口渴，过饮凉水者，愈后倘手足指出水者，急用吾方，可救指节脚板之堕落也。方用薏仁三两，茯苓二两，肉桂一钱，白术一两，车前子五钱，水煎服。一连十剂，小便大利，而手脚不出水矣，永无后患，不必多服。

更有人手指甲尽行脱下，不痛不痒，

此乃肾经火虚，又于行房之后，以凉水洗手，遂成此病。方用六味汤加柴胡、白芍、骨碎补治之而愈。

有人指缝流血不止，有虫如蜉蝣之小，钻出少顷，即能飞去，此症乃湿热生虫也。然何故生虫而能飞耶？盖不止湿热，而又带风邪也。凡虫感风者，俱有羽翼能飞，安在人身得风之气，转不能飞也。方用茯苓三钱，黄芪五钱，当归三钱，白芍三钱，生甘草三钱，人参一钱，柴胡一钱，荆芥一钱，熟地五钱，川芎一钱，白术三钱，薏仁五钱，水煎服。此方之妙，全不去杀虫，而但补其气血，而佐之去湿去风。人身气血和，自不生虫。补气血之和，则虫自无藏身之窟，况又逐水消风，虫更从何处生活耶，此方之所以平而奇也。服四剂则血不流，而虫不出。再服四剂，手指完好如初矣。

人有喉患大肿，又非瘿瘤，忽痛忽不痛，外现五色之纹，中按之半空半实，此乃痰病结成，似瘤非瘤，似瘿非瘿也。方用海藻三钱，半夏三钱，白芥子三钱，贝母三钱，南星三钱，人参三钱，茯苓五钱，昆布一钱，附子一分，桔梗三钱，甘草一钱，水煎服。此方乃消上焦之痰，圣药也。又有海藻、昆布，以去其瘿瘤之外象，消其五色之奇纹。妙在消痰而仍不损气，则胃气健而痰易化也。一剂知，二剂消大半，三剂则全消，四剂永有再发。此方兼可治瘿症，神效。

人有脐口忽长出二寸，似蛇尾状，而又非蛇，不痛不痒，此乃祟也。然亦因任带之脉痰气壅滞，遂结成此异病也。人世之间，忽生此病，必有难喻之灾。盖人身而现蛇龟之象，其家必然败落，而时运亦未必兴隆也。法当以硼砂一分，白芷一

---

① 祛　三元堂本作"泻"。

钱，雄黄一钱，冰片一分，麝香一分，儿茶二钱，各为末。将其尾刺出血，必然昏晕欲死，急以药点之，立刻化为黑水，急用白芷三钱，煎汤服之而愈。倘不愈，则听之，不可再治，盖妖旺非药能去之。非前世之冤家，即今生之妖孽也。

人有粪门内拖出一条，似蛇非蛇，或进或出，便粪之时，又安然无碍，此乃大肠湿热之极，生此怪物，长于直肠之间，非蛇也，乃肉也，但伸缩如意，又似乎蛇。法当内用汤药，外用点药，自然消化矣。内用当归一两，白芍一两，枳壳一钱，槟榔一钱，萝卜子三钱，地榆五钱，大黄一钱，水煎，饭前服之。［批］逐邪杀蛇①丹。二剂后，外用冰片点之。先用水耳一两，煎汤洗之，洗后将冰片一分，研末而扫，扫尽即缩进而愈，神验。

亦有人粪门生虫，奇痒万状，似人之势进出而后快者。此乃幼时为人戏耍，乘风而入之，以见此怪症也。以蜜煎成为势一条，用蛇床子三钱，生甘草一钱，楝树根三钱，各为细末，同炼在蜜内，导入粪门，听其自化。一条即止痒而愈，神方也。

人有小便中溺五色之石，未溺之前痛甚，已溺之后，少觉宽快，此即石淋也。交感之后入水，或入水之后交感，皆有此症。方用熟地三两，茯苓五两，薏仁五两，车前子五两，山茱萸三两，青盐一两，骨碎补二两，泽泻三两，麦冬五两，芡实八两，肉桂三钱，各为末，蜜为丸。早晚白滚水吞下各一两，［批］消②石神丹。十日必无溺石之苦矣。此症成之最苦，欲溺而不溺，不溺而又欲溺，尿管中痛如刀割，用尽气力，止溺一块，其声铮然，见水不化，及膀胱之火熬煎而成此异病也。其色或红或白，或黄或青或黑不一，总皆水郁而火煎之也。此方之妙，全

不去治石淋，而转去补肾水之不足。水足而火自消，火消而水自化，其中有奥妙之旨也。倘治膀胱，则气不能出，又何以化水哉。

人有脚肚之上忽长一大肉块，如瘤非瘤，如肉非肉，按之痛欲死，此乃脾经湿气结成此块，而中又带火不消，故手不可按，按而痛欲死也。法宜峻补脾气，而分消其湿为是。然而外长怪状，若在内一时消之，恐不易得。当用内外夹攻之法，自然手到病除。内服方：用白术一两，茯苓三钱，薏仁一两，芡实一两，泽泻五钱，肉桂五分，车前子三钱，人参三钱，牛膝二钱，萆薢三钱，白矾三钱，陈皮二钱，白芥子三钱，半夏二钱，水煎服。［批］消湿化怪汤。二剂后，用蚯蚓粪一两，炒，水银一钱，冰片五分，硼砂一分，黄柏五钱，炒，儿茶三钱，麝香五分，各为细末，研至不见水银为度，将此药末用醋调成膏，敷在患处。［批］消块神丹。一日即全消矣，神效之极也。此膏可治凡有块者，以此内外治之，无不效应如响。

人腰间忽长一条肉痕，如带围至脐间，不痛不痒，久之饮食少进，气血枯槁。此乃肾经与带脉不和，又过于行房，尽情纵送，乃得此疾。久之带脉气衰，血亦渐耗，颜色黯然，虽无大病，而病实笃也。法当峻补肾水，而兼外带脉，自然身壮而形消。熟地一斤，山萸肉一斤，杜仲半斤，山药半斤，白术一斤，破故纸三两，白果肉三两，炒，当归三两，白芍六两，车前子三两，各为末，蜜为丸。每日早晚各服一两。［批］灭痕丹。十日后，觉腰轻。再服十日，其肉浅淡。再服全

---

① 蛇　菁华堂本、清刻本、广益本作"虫"。
② 消　三元堂本、菁华堂本、清刻本、广益本作"治"。

消，不须二料也。然必须忌房事者三月，否则无效。此方乃纯补肾经，而少兼任。带脉也。任、带之病，而用任、带之药，何愁不建功哉。

有人眼内长肉二条，长一寸，如线香之粗，触出于眼外，此乃祟也。虽是肝胆之火，无祟则不能长此异肉。法当药点之。冰片一分，黄连一分，硼砂半分，甘草一分，各为细末，无声为度。用人乳调少许，点肉尖上。[批] 去刺全目丹。觉眼珠火炮出，一时收入而愈。更须服煎药，用白芍五钱，柴胡一钱，炒栀子三钱，甘草一钱，白芥子三钱，茯苓三钱，陈皮一钱，白术三钱，水煎服。[批] 舒郁全睛丹。此方妙在舒肝胆之气，而又泻其火与痰，则本源已探其骊珠①，又何愁怪肉之重长耶。

人身忽长鳞于腹间胁上，此乃妇人居多，而男子亦间生焉。盖孽龙多化人，与妇人交，即成此症。而男子与龙合，亦间生鳞甲也。此病速治为妙，少迟则人必变为龙矣。今先传一方，用雷丸三钱，大黄三钱，白矾三钱，铁衣三钱，雄黄三钱，研末②，各为末，枣肉为丸。[批] 黄雷丸。凡得此病，酒送下三钱，立时便下如人精者一碗，胸中便觉开爽。再服三钱，则鳞甲尽落矣。远公，吾传术至此，非无意也汝将来救人不少，此方之妙，妙在雷丸无毒不散，而龙又最恶雄黄，故相济而成功，又何疑哉。况各药又皆去毒去水之品乎，此方之最神最奇者也。

此书无一症不全，无一论不备，真天地之奇宝，轩岐之精髓也。善用之，成医之圣，岂但良医而已哉。愿远公晨夕研穷，以造于出神入化耳。吕道人又书。

华君曰：奇病尚有数症未全，我今尽传无隐。人手上皮上现蛇形一条，痛不可忍。此蛇乘人之睡，而作交感于人身，乃生此怪病。服汤药不效。以刀刺之，出血如墨汁，外用白芷为末，掺之少愈。明日又刺，血如前，又以白芷末掺之，二次化去其形。先刺头，后刺尾，不可乱也。

尚有一症更奇，喉中似有物行动，吐痰则痛更甚，身上皮肤开裂，有水流出，目红肿而又不痛，足如斗肿而又可行，真绝世不见之症。此乃人食生菜，有蜈蚣在叶上，不知而食之，乃生蜈蚣于胃口之上，入胃则胃痛，上喉则喉痛，饥则痛更甚也。方用鸡一只，煮熟，五香调治，芬馥之气逼人，乘人睡熟，将鸡列在病人口边，则蜈蚣自然外走。倘有蜈蚣走出，立时拿住，不许其仍进口中。或一条，或数条不等，出尽自愈。大约喉间无物走动，则无蜈蚣矣。然后以生甘草三钱，薏仁一两，茯苓三两，白芍五钱，当归一两，黄芪一两，防风五分，荆芥一钱，陈皮一钱，水煎。[批] 全肤汤。服十剂，则皮肤之裂自愈，而双足如斗亦消矣。盖蜈蚣在上焦，非药食能杀。因药下喉，即至胃中，而蜈蚣却在胃口之上，故不能杀之也。所以引其外出，然后以药调治其气血自愈。皮肤开裂者，乃蜈蚣毒气盘踞肺边，肺主皮毛，故皮肤开裂。两足如斗，足乃肾之部位，肺居上，为肾之母，母病则子亦病。然肾水终是不乏，而毒气留于肾部，故足之皮大而浮，非骨之病也，所以能走耳。眼属肝，肝受肺气之毒薰蒸而红肿矣。

更有奇症，人有胃脘不时作痛，遇饥更甚，尤畏大寒，日日作楚。予以大蒜三两，捣汁灌之，忽吐蛇一条，长三尺而愈。盖蛇最畏蒜气，此予亲手治人者。

更有人忽头面肿如斗大，看人小如三

———————
① 骊珠　传说为骊龙颌下之珠。
② 研末　广益本作"五味"。

寸，饮食不思，呻吟如睡，此痰也。[批]天师曰：此亦邪气凭之迫。用瓜蒂散吐之，而头目之肿消。又吐之，而见人如故矣。后用人参、白术各三钱，茯苓三钱，甘草一钱，陈皮五分，半夏三钱，水煎月，三①剂愈。

更治陈登之病，中心闷甚，面赤不能饮食。予谓有虫在胸中，必得之食腥也。有半夏三钱，瓜蒂七个，甘草三钱，黄连一钱，陈皮一钱，人参三钱吐之。[批]加味瓜蒂散。吐中三升，皆赤头而尾如鱼。予谓能断酒色，可长愈，否则，三年后必病饱满而死。登不听吾言，三年果死。

相传：华真人治一人，被犬咬其足指，随长一块，痛痒不可当。谓疼者有针十个，痒者有黑白棋子二枚，以刀割开取之。果然否？真人云：并无此事，后人附会之也。更治一人，耳内忽长肉一条，手不可近，色红带紫。予曰：此肾火腾烧于耳也。用硼砂一分，冰片一分点之，立化为水。后用六味地黄丸，大料饮之，服二料全愈。

张公曰：人大腿肿痛，坚硬如石，痛苦异常，欲以绳系足，高悬梁上，其疼乃止。放下痛即如砍，腿中大响一声，前肿即移大臀之上，肿如巴斗，不可着席，将布兜之悬挂，其疼乃可，此亦祟凭也。方用生甘草一两，白芍三两，水煎服。盖生甘草专泻毒气，白芍平肝木以止痛也，痛止则肿可消，毒出则祟可杜也。

人有心窝外忽然生疮如碗大，变成数口，能作人声叫喊。此乃忧郁不舒，而祟凭之也。用生甘草三两，人参五钱，白矾三钱，茯神三钱，金银花三两，水煎服，即安不鸣矣，再用二剂即愈。盖甘草消毒，人参、茯神以安其心，白矾以止其鸣，金银花以解其火热，故易于奏功。

平治法

论气虚、血虚、肾虚、胃虚、脾虚诸用药方

天师曰：平治者，平常之病，用常之法也。气虚者，用六君子、四君子汤。血虚者，用四物汤。肾虚无火者，用八味汤；肾虚有火者，用六味地黄汤。肺虚者，用生脉散。心虚者，用归脾汤或天王补心丹。肝虚者，用建中汤。胃虚者，用四君子汤。脾虚者，用补中益气汤。郁症，用逍遥散。伤风，用小柴胡汤或参苏饮。有热者，用二黄汤②。胃热甚者，用竹叶石膏汤。诸如此类，俱可以平常法治之，何必出奇眩异哉，此平治之宜知也。

奇治法③

论单味治病

天师曰：奇治者，可以一味而成功，不必更借重二味也，故曰奇治，非奇异之奇也。如吐病用瓜蒂散，止用瓜蒂一味足矣，不必再添别药，反牵制其手也。如泻病，止用车前子一两饮之，即止水泻是也，不必更加别药，以分消之也。又如气脱、吐血等症，止要一味独参汤治之是也。又如腰痛不能俯仰，用白术四两，酒二碗，水二碗，煎汤饮之，即止疼痛，不必更加他药也。[批]利腰散。盖瓜蒂专能上涌，若杂之他药，反不能透矣。譬如人善跳跃，一人牵扯其身，转不自如。车前子性滑而能分水谷，倘兼附之他药，又

---

① 三　本澄堂本、三元堂本、菁华堂本作"二"。
② 二黄汤　菁华堂本、清刻本、广益本作"地黄汤"。
③ 法字下原注"奇音鸡"三字。

如人善入水者，一人牵其足，则反下沉。人参善能补气，接续于无何有之乡，加之别药，则因循宛转。所以可以专用，而不可以双用也，此奇治之宜知者。

偶 治 法

论双味治病

天师曰：偶治者，方中不能一味奏功，乃用二味兼而治之也。如吐血用当归、黄芪之类；中寒用附子、人参之类；中热用元参、麦冬之类是也。夫吐血则必血虚，用当归一味以补血足矣，何以又佐之黄芪也。盖血乃有形之物，不能速生，必得气旺以生血，故必用黄芪以补其气也。夫中寒之症，阴寒逼人，阳气外越，祛寒用附子足矣，必加之人参者何也。盖元阳既不归合，则一线之气在若存若亡之间，不急补其气，则元阳出走而不返矣，故必兼用人参，以挽回于绝续之顷也。夫中热之症，上焦火气弥漫，不用降火之品，何能救焚，似乎用元参以退其浮游之火足矣，何以加入麦冬。盖胃火沸腾，则肺金自燥，胃口自救不暇，又何以取给以分润肺金之气，故必用麦冬以润之，则肺足以自养，不藉胃土之奉膳，则胃土足以自资，而火自然可息。此皆偶治之妙法，谁能知奥耶。举三方可通其余，至于三之四之，至于十之外，均可于偶方之治广悟也。

形 治 法

论目痛 头痛 手痛 脚痛

天师曰：形治者，四肢头面有形可据而治之也。如见其目痛则治目，见其头痛则治头，见其手痛则治手，见其脚痛则治脚也。其病见之形象，何必求之于无形，

此形治之宜审也。审何经之病，用何经之药，自然效应。如手之麻木，乃气虚而风湿中之，必须用手经之药引入手中，而去风去湿之药始能有效，否则，亦甚无益。倘舍外形之可据，而求内象之无端，无怪其不相入也。方用白术五钱，防风五分，黄芪五钱，人参二钱，陈皮五分，甘草一钱，桂枝五分，水煎服。[批]逐风汤①。方中黄芪、人参、白术，俱补气去湿之药，防风乃去风之品，然必得桂枝，始能入于手经也。经络既清，自然奏功。举一而可类推，愿人审诸。

张公曰：天师太略，予补一二可也。脚痛之症最多，而最难治。盖脚乃人身之下流，水湿之气一犯，则停蓄不肯去，须提其气，而水湿之气始可散也。今人动以五苓散治湿，亦是正经，然终不能上升而尽去其湿。予今立一方，可以通治湿气之侵脚者。方用人参、白术各三钱，黄芪一两，防风一钱，肉桂一钱，薏仁五钱，芡实五钱，陈皮五分，柴胡一钱，白芍五钱，半夏二钱，水煎服。[批]升气去湿汤。此方乃去湿之神剂。防风用于黄芪之中，已足提气而去湿，又助之柴胡以舒气，则气更升腾，气升则水亦随之而入于脾矣。方中又有白术、芡实、薏仁，俱是去水去湿之圣药，有不奏功如响者乎。凡有湿病，幸以此方治之。

目之红肿也，乃风火入于肝胆之中，湿气不散，合而成之也。初起之时，即用舒肝舒胆之药，而加之去湿散火之品，自然手到功成。无如人止知散邪，而不知合治之法，所以壅结而不能速效。少不慎疾，或解郁于房围，或留情于声色，或冒

---

① 逐风汤　原作"逐虚汽"，今据本澄堂本改。三元堂本作"祛风汤"。菁华堂本、清刻本、广益本作"防风汤"。

触于风寒，遂变成烂眼流泪之症，甚则努肉扳睛有之。吾今定一方，即于初起之三五日内，连用二剂，即便立愈。方用柴胡三钱，白芍三钱，白蒺藜三钱，甘菊花二钱，半夏三钱，白术五钱，荆芥一钱，甘草一钱，草决明一钱，水煎服。[批] 清目散。一剂轻，二剂愈。有热者，加栀子三钱，无热者不必加入。此方之妙在火、风、湿同治，而又佐之治目之品，所以药入口而目即愈也。其余有形之治，可以类推。

气 治 法

论气逆痰滞　论气虚痰多　气虚痰寒
气虚痰热

天师曰：气治者，气病实多，吾亦举其大者言之，如气逆痰滞是也。夫痰之滞，非痰之故，乃气之滞也。苟不利气，而惟治痰，吾未见痰去而病消也。方用人参一钱，白术二钱，茯苓三钱，陈皮一钱，天花粉一钱，白芥子一钱，神曲一钱，苏子一钱，豆蔻三粒，水煎服。[批] 顺气活①痰汤。此方之妙，在治痰之中，而先理气，气顺则痰活，气顺则湿流通，而痰且不生矣。此气治之宜知，可即一方，而悟滞气之法。

张公曰：气治法甚多，天师方甚略，吾再传二方，可以悟治法矣。气虚痰多之症，痰多本是湿也，而治痰之法，又不可徒去其湿，必须补气为先，而佐以消痰之品。方用人参三钱，茯苓三钱，薏仁五钱，半夏三钱，神曲一钱，陈皮一钱，甘草一钱，水煎服。[批] 助气消痰汤。此方虽有半夏、陈皮消痰，然而不多用人参，则痰从何消。有人参以助气，有薏仁、茯苓之类，自能健脾以去湿，湿去而痰自除矣，此气治之一法也。

更有气虚痰寒者，即用前方，加肉桂三钱，干姜五分足矣。

有气虚痰热者，不可用此方。当用麦冬三钱，天花粉一钱，甘草一钱，陈皮一钱，白芥子一钱，茯苓二钱，神曲三分，白芍三钱，当归三钱，水煎服。[批] 清火消痰汤。此方之妙在不燥而又是补气之剂，润以化痰，痰去而气自足也。得此二方，则治气无难矣。

暗 治 法

论儿门暗疾　论产门生虫　产门生疮

天师曰：暗治者，乃人生暗疾而不可视之症，最难治而最易治也。大约暗疾，妇人居其九，或生于儿门之外，或生于儿门之中，或生于乳上，或生于脐间，或生于粪门之旁，或生于金莲之上，止可陈说，然犹有羞愧而不肯尽言者，止可意会而默思之也。患在身体之外者，必系疮疡，以疮疡前法治之，不再论也。惟是儿门之内，不可不立一方，以传行医之暗治。大约儿门内之病，非痒则痛。吾言一方，俱可兼治，取效甚神。方用当归一两，栀子三钱，白芍五钱，柴胡一钱，茯苓五钱，楝树根五分，水煎服。此方之妙，皆是平肝去湿之品，无论有火无火，有风有湿，俱奏奇功，正不必问其若何痒，若何痛，若何肿，若何烂，此暗治之必宜知者也。有痰，加白芥子一钱；有火，加黄芩一钱；有寒，加肉桂一钱，余不必加。

张公曰：何奇至此，吾不能测之矣。

华君曰：有二法未传，我传与远公。产门内生虫，方用鸡肝一副，以针刺无数孔，纳入产门内，则虫俱入鸡肝之内矣。

---

① 活　三元堂本作"治"，广益本作"法"。

三副全愈，不必添入药味也。止要刺孔甚多，则虫有入路。三副后，用白芍五钱，当归五钱，生甘草三钱，炒栀子三钱，陈皮五分，泽泻三钱，茯苓三钱，白术五钱，水煎服。[批] 去湿化虫① 汤。四剂不再发。

又方治产门外生疮久不愈，神效。黄柏三钱，炒，为末，轻粉五分，儿茶三钱，冰片五分，麝香三分，白薇三钱，炒，为末，蚯蚓粪三钱，炒，铅粉三钱，炒，乳香三钱，出油，朝脑三钱，各为末，调匀。以药末糁口上，二日即全愈，神效之极②。兼可治各色之疮，无不神效。

明　治　法

论治疮毒　论头面上疮　论身上手足疮

天师曰：明示人之病症，而不必暗治之也。如生毒在手面，或结毒在皮肤，或生于面上，或生于颊间是也。有疮俱照前传疮毒之法消之，但不可如发背、肺痈重症而治之也。我今再传以治小疮毒如神。方用金银花一两，当归一两，蒲公英一两，生甘草三钱，荆芥一钱，连翘一钱，水煎服。[批] 消痈汤。一剂轻，二剂消，三剂愈。此明治之妙法，人亦宜知之，不可忽也。头上最不可用升药，切记切记。下病宜升，而上病不宜升也。头上病最宜用降火之药。

张公曰：吾不能加一言。

华君曰：予尚有二方。一方头面上疮，用金银花二两，当归一两，川芎五钱，蒲公英三钱，生甘草五钱，桔梗三钱，黄芩一钱，水煎服。[批] 上消痈疮散。一剂轻，二剂全消，不必三剂。一方治身上手足之疮疽，神效。金银花三两，当归一两，生甘草三钱，蒲公英三钱，牛蒡子二钱，芙蓉叶七个，无叶时用梗三钱，天花粉五分，水煎服。[批] 消痈万全汤。一剂即消，二剂全愈，神方也。与远公方各异，不知何故。天师曰：二方俱神效，并传可也。

---

① 虫　原作"痰"，今据本澄堂本、三元堂本改。

② 此方上，本澄堂本有"化毒生肌散"五字眉批。

卷五　书集

久治法

论虚寒久治

天师曰：久治者，日久岁长而治之也。此乃寒虚之人，不可日断药饵，如参、苓、芪、术之类，日日煎饮始好，否则即昏眩怔忡是也。方用人参一钱，白术二钱，黄芪二钱，茯苓二钱，甘草五分，白芥子一钱，神曲五分，肉桂一分，麦冬二钱，北五味三分，苏子五分，水煎服。[批] 久道汤。心不宁，加生枣仁一钱；不寐，加熟枣仁一钱，远志一钱；饱闷，加白芍二钱；口渴，加当归二钱，熟地三钱；梦遗，加芡实三钱，山药三钱；饮食不开，加麦芽一钱，山楂三四粒；有痰，加半夏五分；咳嗽，加桔梗一钱；浮游之火，加元参二钱；头痛，加蔓荆子七分，或川芎一钱；有外感，加柴胡一钱；鼻塞，加苏叶一钱；目痛，加柴胡一钱；心微痛，加栀子五分；胁痛，加芍药一钱；腹痛，加肉桂三分。此久治之法。

张公曰：妙极。

暂治法

论伤风　伤食　伤暑　伤湿

天师曰：暂治者，乃强壮之人素不服药，一朝得病，用药暂治之也。如人外感伤寒，用伤寒专门治之，兹不再赘。其余伤风、伤食、伤暑、伤湿，俱可以暂治而愈。伤风则用柴胡三钱，荆芥一钱五分，白芍三钱，苍术五分，茯苓二钱，炒栀子二钱，枳壳一钱，丹皮一钱，白芥子一钱，水煎服。[批] 祛风散。此方发散之药虽重，然因其素不患病，则腠理必密，故以重剂散之。然方中有健脾之药，正不必忧散药之太重也。

如伤食作痛，胸腹饱闷填胀，欲呕而不得，方用白术三钱，枳壳二钱，山楂三十粒，麦芽三钱，半夏一钱，甘草一钱，砂仁三粒，厚朴一钱，水煎服。[批] 化食汤。此方纯是攻药，而不至消气，妙用白术为君，故不消气而转能消食。然亦因其形壮体健而用之，倘体弱久病之人，不敢以此方投之。

伤暑者，乃暑气因其劳而感之，必非在高堂内寝之中而得之也。方用香薷二钱，青蒿五全，石膏一钱，干葛一钱，车前子一钱，茯苓三钱，白术一钱，厚朴一钱，陈皮一钱，甘草一钱，水煎服。[批] 解暑神奇丹。此方纯是解暑之药，亦因其气壮而用之，气虚人最忌。

伤湿之症，两足浮肿，手按之必如泥，乃湿侵于脾也。急用茯苓五钱，猪苓三钱，白术三钱，泽泻三钱，肉桂二分治之。亦因其体壮气盛而用之，倘气虚还须斟酌。此皆暂治之法。

远治法

论中风　臌胀　痿症　食炭

天师曰：远者，病得之年远，而徐以治之也。如中风已经岁月，膨胀已经年许，痿症而卧床者三载，如癫痫食炭数年是也。此等之症，卧床既久，起之最难卒效。然而治之得法，亦可起之于旦夕。如中风手足不仁，不能起立行步者，但得胃气之健，而手足不致反张，便足荄者，皆可起之。方用人参五两，白术半斤，薏仁三两，肉桂三钱，附子一钱，茯苓一两，半夏一两，南星三钱，水二十碗，煎四碗。［批］回生神丹。分作二次服，早晨服二碗，即卧，上以绵被盖之，令极热，汗出如雨，任其口呼大热，不可轻去其被，任其自干。再用后二碗晚服，亦盖之如前，不可轻去其被。一夜必将湿气冷汗尽行外出，三日可步履矣。后用八味地黄丸四料为丸，服完，永不再发。

膨胀经年而不死者，必非水臌。水臌之症，不能越于两年，未有皮毛不流水而死者。今二三年不死，非水臌，乃气臌、血臌、食臌、虫臌也。但得小便利而胃口开者，俱可治。方用茯苓五两，人参一两，雷丸三钱，甘草二钱，萝卜子一两，白术五钱，大黄一两，附子一钱，水十碗，煎汤二碗。［批］消臌至神汤。早服一碗，必然腹内雷鸣，少顷必下恶物满桶，急拿出倾去，再换桶；即以第二碗继之，又大泻大下，至黄昏而止，淡淡米饮汤饮之，不再泻。然人弱极矣。方用人参一钱，茯苓五钱，薏仁一两，山药四钱，陈皮五分，白芥子一钱，水煎服。［批］回春健脾丹。一剂即愈。忌食盐者一月，犯则无生机矣。先须断明，然后用药治之。

痿症久不效者，阳明火烧尽肾水也。然能不死长存者何。盖肾水虽涸，而肺金终得胃气以生之，肺金有气，必下生肾水，肾虽干枯，终有露气，夜润肾经，常

有生机，故存而不死也。方用麦冬半斤，熟地一斤，元参七两，五味子一两，水二十碗，煎六碗。［批］起废神丹。早晨服三碗，下午服二碗，半夜服一碗，一连二日，必能坐起。后改用熟地八两，元参三两，麦冬四两，北五味三钱，山茱萸四钱，牛膝一两。水十碗，煎二碗。［批］壮体①丹。早晨一碗，晚服一碗，十日即能行步，一月即平复如旧矣。盖大滋其肺肾之水，则阳明之火不消而自消矣。

癫痫之症，亦累岁经年而未愈，乃痰入于心窍之间而不能出。喜食炭者，盖心火为痰所迷，不得发泄，炭乃火之余，与心火气味相投，病人食之，竟甘如饴也。方用人参一两，南星三钱，鬼箭三钱，半夏二钱，附子一钱，肉桂一钱，柴胡三钱，白芍三钱，菖蒲二钱，丹砂末二钱。［批］启迷奇效汤。先将前药煎汤二碗，分作二服，将丹砂一半调入药中，与病人服之。彼不肯服，即以炭饴之，服了与汝炭吃，彼必欣然服之索炭也，不妨仍与之炭。第二服亦如前法，则彼不若前之欣然，当令人急灌之，不听，不妨打之以动其怒气，怒则肝木火起以生心，反能去痰矣。皆绝妙奇法，世人未见未闻者，吾救世心切，不觉尽传无隐。此皆远治之法，最宜熟记。

张公曰：中风之有胃气，则脾健可知。但脾胃俱有根源，何难用药。天师所用之药，又是健脾之品，使脾一旺，则气益旺可知，气旺则湿自难留。方中又全是去湿之药，湿去则痰消。又有消痰之品，痰消则寒自失。而又有补火之剂，所以奏功也。然非大剂煎饮，则一燊土安能止汪洋之水，而重筑其堤岸哉。

臌胀之症，年久不死，原是可救，所

———

① 体　本澄堂本作"髓"。

以用下药以成功，非土郁之中固有水积，若果水症，早早死矣，安能三年之未死也。然而，虽非水症，而水必有壅阻之病。方中仍用茯苓为君，以雷丸、大黄为佐，不治水而仍治水，所以奏功如神也。

痿症久不死，虽是肺经之润，亦由肾经之有根也。倘肾水无根，纵肺金有夜气之生，从何处生起，吾见立槁而已矣。惟其有根，所以不死。故用大剂补肾之品，因之而病愈，亦因其有根可救而救之也。

癫痫之病，虽时尝食物，肠中有水谷之气，可以养生不死，亦其心之不死也。倘心早死，即无病之人，食谷亦亡。况有癫痫之症，吾见其早亡，不能待于今日。惟其中心不死，不过胃痰有碍，一时癫痫，其脾胃犹有生气也。故用人参以治心，加附子、菖蒲、肉桂温中以祛邪，加柴胡舒肝平木，加南星、鬼箭、半夏逐痰荡邪，加丹砂定魂镇魄，自然邪气少而正气多也。皆天师未言，而予发其奥妙如此。方则天师至神至奇，予不能赞一辞也。

华君曰：予无此之多，各有小异，不必尽言，只言异处可也。臌胀方不同，传余之方：乃用甘遂三钱，牵牛三钱，水三碗，煎半碗服之，则泻水一桶。泻极，用人参一钱，茯苓三钱，薏仁一两，山药五钱，芡实一两，陈皮五分，白芥子一钱，水煎服。［批］健脾分水汤。一剂即愈，亦忌盐一月。

痿症方亦不同，方用元参一两，熟地三两，麦冬四两，山茱萸一两，沙参三两，五味子五钱，水煎服。［批］起痿神汤。十日即可起床。予曾亲试之，神验。不知天师何故不传此方，而更传新方也。想天道之薄而人身亦殊，用药更重也。

癫痫余未传方，然别有治癫之方，亦奇妙。方用柴胡五钱，白芍三两，人参一

两，半夏三钱，白芥子五钱，南星三钱，用牛胆制过者，附子一钱，茯神三钱，菖蒲三钱，水十碗，煎二碗。［批］天师曰：亦奇妙方也。二方相较，彼更奇于此。先与一碗服之，必倦怠，急再灌一碗，必熟睡。有睡至一二日者，切不可惊醒，如死人一般，任其自醒。醒来病如失，即索饮食，说从前之病，不可即与饮食，饿半日，与之米粥汤，内加人参五分，陈皮五分，煎粥与之。再用人参三钱，白术一两，甘草一钱，茯苓五钱，陈皮五分，白芥子五钱，水煎与之，彼必欣然自服。［批］加减六君子汤。服后再睡，亦听其自醒，则永不再发。亦奇妙法也。

天师曰：此方未尝不佳妙。

近 治 法

论猝倒　心伤暴亡　腹痛欲死　中恶
中痰　心疼

天师曰：近治者，一时猝来之病而近治之也。如一时眼花猝倒，不省人事，一时心痛暴亡，一时腹痛，手足青而欲死者是也。此等之症如风雨骤至，如骏马奔驰，不可一时止遏，不可少缓，须臾以治之也。眼花猝倒，非中于恶，则中于痰。然中恶中痰，实可同治。盖正气之虚，而后可以中恶；中气之馁，而后可以痰迷，然则二症皆气虚之故。故补其气，而中气正气自回，或加祛痰之品，逐邪之药，无有不奏功顷刻者。方用人参三钱，白术五钱，附子一钱，半夏一钱，南星一钱，陈皮一钱，白薇一钱，水煎服。［批］消恶汤。下喉即愈。此方妙在补气之药多于逐痰祛邪。中气健于中，邪气消于外，又何惧痰之不速化哉。

心痛暴亡，非寒即火。治火之法，止消二味。用炒栀子五钱，白芍五钱，煎汤

服之。［批］自焚急救汤。下喉即愈。治寒之药，必须多加。方用人参三钱，白术五钱，肉桂一钱，附子一钱，甘草一钱，白芍① 三钱，熟地一两，山茱萸四钱，良姜一钱，水煎服。［批］消冰散。二方各有深意，前方因火盛而泻以肝木也，后方因大寒而补肾气也，多寡不同，而奏功之神则一耳。

腹痛之症，一时痛极，甚至手足皆青，救若少迟，必致立亡。此肾经直中寒邪也。法当急温命门之火，而佐热其心包之冷，使痛立除，而手足之青亦解。方用人参三钱，白术五钱，熟地五钱，附子一钱，肉桂一钱，吴茱萸五分，干姜五分，水煎服即愈。［批］救疼至圣丹。此方之妙，补火于真阴之中，祛寒于真阴之内，自然邪去而痛止，不致上犯心而中犯肝也。此近治之法，当于平日留心，不致临症急遽，误人性命也。

华君曰：余亦有传，但不同耳。中恶中痰方：人参三钱，茯苓五钱，天南星三钱，附子一钱。虚人多加人参至一两，水煎服即苏。［批］解恶仙丹。

心痛方：治有火者神效，贯仲三钱，白芍三钱，栀子三钱，甘草二钱，水煎服。［批］止痛仙丹。一剂即止痛。

轻　治　法

论小柴胡汤

天师曰：轻者，病不重，不必重治，而用轻剂以治之也。如人咳嗽、头痛、眼目痛、口舌生疮，皆是小症，何必用重剂以补阳，用厚味以滋阴哉。法当用轻清之品，少少散之，无不立效，如小柴胡之方是也。然而小柴胡汤，世人不知轻重之法，予再酌定之，可永为式。方用柴胡一钱，黄芩一钱，半夏一钱，陈皮五分，甘

草一钱，此小柴胡汤。予更加人参五分，茯苓二钱，更为奇妙。盖气足则邪易出，而汗易发。世人见用人参，便觉失色，匪独医者不敢用，即病者亦不敢服。相沿而不可救药者，滔滔皆是，安得布告天下医人，详察其病源，而善用之也。此轻治之法，极宜究心。

张公曰：天师言小柴胡汤，治外感者也。予言治内伤者，补中益气汤是也。然补中益气汤，东垣立方之后，世人乱用，殊失重轻之法。予再酌定之，可传之千古不敝。柴胡一钱，升麻四分，黄芪三钱，白术三钱，当归三钱，陈皮八分，甘草一钱，人参一钱，人气虚者多加，可至一两，看人之强弱分多寡耳。［批］酌定补中益气汤。若有痰，加半夏一钱；有热，加黄芩一钱；有寒，加桂枝一钱；头痛，加蔓荆子八分，或川芎一钱；两胁痛，加白芍三钱；少腹痛，亦加白芍三钱；有食，加麦芽二钱；伤肉食，加山楂二十粒；胸中痛，加枳壳五分，神曲五分。如此加用，自合病机。无如人不肯用此方以治内伤也，法最宜留心。大约右手寸口脉与关脉大二左手之脉者，急用此汤，无不神效。

小柴胡本是半表半里少阳经药，内用参苓，以病在少阳，恐渐逼里，乘之于所胜也。故先扶胃气，使邪不入而已，入者亦得正旺而自退耳。李子永识。

重　治　法

论大渴　大汗　大吐　大泻　阴阳脱

天师曰：重治者，病出非常，非轻淡可以奏功，或用之数两，或用半斤、一

---

① 白芍　原作"白术"，今据本澄堂本、菁华堂本、清刻本、广益本改。

斤，而后可以获效。如大渴、大汗、大吐、大泻、阴阳脱之症，从前俱已罄谈，而方法亦尽，余可不言。然而尚未尽者，大渴之症，必用石膏，往往有一昼夜而用至斤许者。盖热之极，药不得不用之重，此时倘守定不可多与之言，反必杀之矣。第此等症，乃万人中一有之，不可执之以治凡有胃火之人也。

张公曰：大渴之症，用石膏以平胃火，无人不知矣，尚用未知其故者。胃火沸腾奔越，不啻如火之燎原，必得倾盆之雨，始能滂沛而息灭之。原取一时权宜之计，故可以暂时用之，多能取效。必不可久用，久用则败亡也。

天师曰：大汗之症，必用参芪，往往有用参斤许者。然亦偶尔有之，不可拘执以治凡有汗亡阳之症。盖阳药不宜偏多，而阴药可以重用故耳。

张公曰：大汗势必用补气之药，以救亡阳之症。然而，过用补气之药，仍恐阳旺而阴消。服数剂补气之后，即宜改用补阴之品。况亡阳之后，阴血正枯，进以补水之药，正投其所好也。阴定则阳生，而阴阳无偏胜之弊矣。

天师曰：大吐之症，明是虚寒，亦有用参至数两者。然而吐不可一类同观。其势不急，不妨少用，可以徐加。倘寒未深，而吐不甚，亦以参数两加之，恐增饱满之症矣。

张公曰：大吐之症，虚寒居多，然亦有热而吐者，不可不讲。热吐者，必随痰而出，不若寒吐之纯是清水也。热吐不可用参，以二陈汤饮之得宜。若寒吐，必须加人参两许，而杂之辛热之品，始能止呕而定吐。第人参可以暂用，而不可日日服之。吐多则伤阴，暂服人参止吐则可，若日日服之，必至阳有余而阴不足，胃中干燥，恐成闭结之症矣。所以，人参可暂而

不可常也。

大泻之症，往往用止泻之药至数两者，亦一时权宜之计，而不可执之为经久之法。

大泻，涩之始能止泻。若过于酸收，则大肠细小矣，下不能出，又返而上。故止泻之药，止可一时用之，而不可经久用之也。

阴阳脱，亦有用参至数斤者。然脱有不同，有火盛而脱，有水虚而脱。水虚者，用人参数斤，实为对药。倘肾中有火，作强而脱，止可用参数两，挽回于一时，而不可日日用参数斤，以夺命于后日也。盖重治之法，前已备言其功。兹更发明其弊，愿人斟酌善用之。

阴阳脱症，明是气虚之症，用参最宜，最可多服，即肾中有火，亦可用之。但脱后用参以救脱则可，救活之后，亦当急用熟地、山茱，大剂作汤饮之，使已脱之精重生，则未脱之气可长。否则，阳旺阴消，恐非善后之策，不特肾中有火者不宜久服人参也。倘能用熟地、山茱、北五味、麦冬之类于人参之中，又各各相宜，不必避忌人参之不宜用也。

华君曰：前已明言，然余尚有方并传，以为临症之鉴。大渴不止，方用石膏数两，知母三钱，糯米一撮，麦冬三两，人参亦数两，与石膏同用，半夏三钱，甘草一钱，竹叶百片，元参二两，水煎服。

大汗方：用人参四两，北五味三钱，麦冬三两，生地二两，水煎服。一剂即止汗。更有奇方，以救贫乏之人。黄芪三两，当归二两，桑叶十四片，北五味三钱，麦冬二两，水煎服之。［批］消汗至神丹。一剂即止汗。

大吐方：人参一两，陈皮二钱，砂仁三粒。［批］止呕仙丹。此治有火之吐，倘寒甚而吐，加丁香二钱，干姜三钱，神

效。更有肾火沸腾而吐，食入即出等症，用六味汤一料，煎汤二碗，服之即止吐。更有肾寒之极，今日饮食，至明日尽情吐出者，用六味汤一料，加附子一个，肉桂二两，煎汤二碗，服之即不吐。二方予亲试而验者也。

大泻方：用白术一两，茯苓一两，肉桂五分，泽泻三钱，猪苓三钱，一剂即止泻。更有肾经作泻，五更时痛下七八次者，亦用八味地黄汤一料，煎汤二碗与之。当日即减大半，二服愈，四服全愈。

阴阳脱无可说，大约必得人参以救之。天师之说，亦言其变也。

吐症，张公旋覆花汤最妙，宜补入。李子永识。

瘟 疫 治 法

天师曰：瘟疫之症，其来无方。然而召之[1]亦有其故。或人事之错乱，或天时之乖违，或尸气之缠染，或毒气之变蒸，皆能成瘟疫之症也。症既不同，治难画一。然而瘟疫之人，大多火热之气蕴蓄于房户，则一家俱病；蕴蓄于村落，则一乡俱病；蕴蓄于市廛[2]，则一城俱病；蕴蓄于道路，则千里俱病。故症虽多，但去其火热之气，而少加祛邪逐秽之品，未有不可奏功而共效者也。方用大黄三钱，元参五钱，柴胡一钱，石膏二钱，麦冬三钱，荆芥一钱，白芍三钱，滑石三钱，天花粉三钱，水煎服。此方可通治瘟疫之病，出入加减，无不奏功。此方之妙，用大黄以荡涤胸腹之邪，用荆芥、柴胡以散其半表半里之邪气，用天花粉以消痰去结，用石膏以逐其胃中之火，用芍药以平肝木，不使来克脾气，则正气自存，而邪气自出。此方最妥最神。治瘟疫者，以此为枕中秘。

张公曰：瘟疫不可先定方，瘟疫来之无方也。不可空缺一门，天师所以酌定此方，可以救世。大约可据之以治时气之病，而终不可以治气数之灾也。

瘴 疠 治 法

天师曰：瘴疠者，乃两粤之气郁蒸而变之者也。其气皆热而非寒，其症皆头痛而腹满。土人服槟榔无碍者，辛以散之也。盖火气得寒，反抑郁而不伸，槟榔气辛，同气易入，其味却散，故适与病相宜。然止可救一时之急，终不可恃之为长城也。今立一方，可长治瘴疠之侵。人参一钱，白术五钱，茯苓三钱，陈皮五分，甘草五分，半夏一钱，槟榔一钱，枳壳五分，柴胡五分，五味子五粒，麦冬三钱，水煎服[3]。此方之妙，全非治瘴疠之品，而服之自消。盖健脾则气旺，气旺则瘴疠不能相侵，既感者，方中已有去瘴疠之药，岂有不奏功立应者乎。此瘴疠治法，又宜知之也。

或人有感疠而成大麻风者，又不可如是治法。盖大麻风纯是热毒之气，裹于皮肤之间，湿气又藏遏于肌骨之内，所以外症皮红生点，须眉尽落，遍体腐烂，臭气既不可闻，人又安肯近而与治。予心痛之，乃立一奇方。用元参四两，苍术四两，熟地四两，苍耳子四两，薏仁四两，茯苓四两，名为四六汤。各为末，蜜为丸。每日吞用一两，二料必然全愈。盖此方之妙，能补肾健脾，而加入散风去湿，

---

① 召之　征也。菁华堂本、清刻本作"名之"，亦通。
② 廛　音缠。市民所居之处。
③ 此方上，本澄堂本有"消瘴神丹"四字眉批。三元堂本"神"下有"仙"字。菁华堂本、清刻本、广益本作"去瘴仙丹"。

正补则邪自退，不必治大风，而大风自治矣。急宜先刻一张，广行施舍，功德又何可量哉。宜忌房事而已。

华君曰：传予方不同。用槟榔一钱，白芍三钱，柴胡八分，白术三钱，茯苓三钱，车前子二钱，枳壳五分，白芥子三钱，水煎服①。有火，加黄连五分，水煎服。二剂即瘰消，亦妙方也。

大麻风，予有奇方。用苍术二两，熟地二两，元参二两，苍耳子二两，车前子二两，生甘草二两，金银花十两，蒲公英四两，白芥子二两，各为末，蜜为丸②，一料全愈。此方中和之中有妙理，似胜天师传方也。尚有论二篇，并传之。

一论真假。病有真假，则药则岂可无真伪。盖假对假，而真乃现。苟必真以治假，则假症反现真病以惑人。故必用假药以治假症也。如上焦极热，而双足冰凉，此下寒乃真寒，而上热乃假热也。设我以凉药投之，下喉自快，及至中焦，已非其所喜，必且反上而不纳。况药又不肯久居于中焦，势必行至下焦而后已。乃下焦冰凉世界，以寒入寒，虽同气相通，似乎可藏，殊不知阴寒之地，又加冰雪，必然积而不流，成冰结冻，何有已时，必得大地春回，阳和有气而后化。人身假热之症，亦正相同。倘以寒药投之，自然违背，先以热药投之，亦未必遂顺其性。法当用四逆汤，加人尿、胆汁，调凉与服。则下喉之时，自觉宽快，不致相逆其拂抑之气。及至中焦，味已变温，性情四合，引入下焦，则热性大作，不啻如贫子得衣，乞儿逢食。下既热矣，则龙雷之火有可归之宅，自然如蜃③之逢水，龙之得珠，潜返于渊，不知不觉，火消乌有矣。四逆汤，热药也。乱之以人尿、胆汁，则热假为寒，以骗症之假寒作热，实有妙用。倘执定以热攻寒之说，而不知以假绐④热

之方，则肾且坐困。尽以真热之药，遽治假热之病，必至扞格而不入。此真假之宜知，予所以特为作论。此一端之法，可通之以治假寒之症矣。

二论内外治法。内病治内，外病治外，人皆知之矣。不知内病可以外治，而外病可以内攻也。夫外病徒于外治之，必致日久而难效，必须内治之，可旦夕奏功也。如痈疽结毒之类是也。人见痈疽等症之发于外，以铁箍散围之，以刀圭刺之，以膏药贴之，以末药敷之，纵然药神，亦不能速效。必用内药内散，不过一二日之间，便为分消乌有，然则何可徒治其外哉。至于内病以药内散，实多奇功，不比外症之难愈。然而内外两施，表里兼治，其功更捷。如引导之奇，按摩之异，又不可不急讲也。

天师曰：二论俱欠明快警切，似不必传。

得治法

天师曰：得治者，言治之得法也。如伤寒而得传经、直中之宜；伤暑而得中暑、中阡之宜；中风而得中气、中火、中痰之宜；中湿而得中水、中气、中食、中虫之宜；中燥而得中凉、中热之宜；中寒而得中肝、中肾、中心、中脾、中脏、中腑之宜。因病下药，又何至杀人顷刻哉。虽得之治，无方之可言，而得之鉴，实为人之幸也。吾存得之一门者，欲人知得则有功，不得则有过也。

---

① 此方上，本澄堂本、三元堂本用"化瘰仙丹"四字眉批。菁华堂本无"化"字。
② 此方上，本澄堂本、三元堂本用"去风化瘰"四字眉批。
③ 蜃　音慎，蛤蜊。
④ 绐　音怠，欺骗之义。

得治之法，看病人色泽真伪，看病人脉息之实虚，有神无神，问病人之喜好若何，饮食若何，有痰无痰若何，痰之色若何，再察病人舌之颜色若何，滑与不滑若何，能食不能食，心腹之间痛不痛。观其情意，详审其从违，徐听其声音，再闻其气息，病之症了然于心中，又何患不得哉。

失 治 法

天师曰：失治者，不能知病之真假，症之虚实与阴阳寒热，而妄治之也。信口雌黄，全无见识。喜攻人之短，炫自己之长。不识药味之温和，动言可用；何知方法之大小，辄曰难投。视熟地、人参不啻家仇敌；珍黄柏、知母为亲子娇儿。用寒凉之品，全无畏忌之心；见平补之施，顿作惊疑之色。喜攻喜散，矜消导为神奇；怒抑怒扬，薄通塞为怪诞。但明泻火，而不悟从治之妙，鄙茱萸为无用之材；仅晓益水，而不晓变症之方，笑甘遂为可弃之物。消痰而不消痰之本，诧病难攻；泻火而不泻火之原，叹方可废。奇平之法，原未曾熟究于胸中；正变之机，安能即悟于指下。无怪动手即错，背谬殊多，举意全非，失乱不少。以致冤鬼夜号，药柜中无非黑气，阴魂惨结，家堂上尽是啼声。愿学医者，见失以求得，庶可改过以延祥。然则求得延祥之法奈何？见寒药投之而拒格，即当改用大热之方；见热药投之而燥烦，即当改用清凉之剂；见消导之而转甚者，宜改温补；见祛邪之则更加者，宜用平调；见利水而水益多者，补肾为先；见散邪而邪益盛者，助正为急。此皆补过之文，抑亦立功之术，临症切须详审，慎弗忽略。

意 治 法

天师曰：医者，意也。因病人之意而用之，一法也；因病症之意而用之，又一法也；因药味之意而用之，又一法也。因病人之意而用之奈何？如病人喜食寒，即以寒物投之，病人喜食热，即以热物投之也。随病人之性，而加以顺性之方则不违而得大益。倘一违其性，未必听信吾言，而肯服吾药也。所以古人有问可食蜻蜓、胡蝶否？而即对曰可食者，正顺其意耳。因病症之意而用之奈何？如人见弓蛇之类于怀内，心解其疑；见鬼祟于庭边，必破其惑是也。因时令之意而用之奈何？时当春寒而生疫病，解散为先；时当夏令而生瘟症，阴凉为急之类是也。因药味之意而用之又奈何？或象形而相制，或同气而相求，或相反而成功，或相畏而作使，各有妙理，岂曰轻投。此意治之入神，人当精思而制方也。

神 治 法

天师曰：神治者，通神之治，不可思议，而测度之以人谋也。或剖腹以洗肠，或破胸以洗髓，或决窦以出鸟雀，或用药以化龟蛇，此尤不经之奇，未足以取信也。惟是寻常之中，忽然斗异，死亡之刻，顿尔全生。药品是人之同施，功效实世之各别。非学究天人之奥理，通鬼神之玄机，何能至此哉。洞垣之术，饮之上池之水；刮骨之疗，得之青囊之书。远公既神授于今朝，岂难通灵于他日。愿寝食于兹编，为天下万世法。

岐天师载志于篇终，欲远公极深而研几之也。冬至后六日书于客邸。

伤寒相舌秘法

天师曰：我有伤寒相舌法。凡见舌系白苔者，邪火未甚也，用小柴胡汤解之。舌系黄苔者，心热也，可用黄连、栀子以凉之。凡见黄而带灰色者，系胃热也，可用石膏、知母以凉之。凡见黄而带红者，乃小肠膀胱热也，可用栀子以清之。见舌红而白者，乃肺热也，用黄连、苏叶以解之。见舌黑而带红者，乃肾虚而挟邪也，用生地、元参，又入柴胡以和解之。见舌红而有黑星者，乃胃热极也，用石膏以治之，元参、干葛亦可，终不若石膏之妙。见舌红而有白点者，乃心中有邪也，宜用柴胡、黄连以解之，心肝同治也。见舌红而有大红点者，乃胃热而带湿也，须茵陈五苓散以利之。盖水湿必归膀胱以散邪，非肉桂不能引入膀胱，但止可用一二分，不可多入。见舌白苔而带黑点，亦胃热也，宜用石膏以凉之。见舌黄而有黑者，乃肝经实热也，用柴胡、栀子以解之。见舌白而黄者，邪将入里也，急用柴胡、栀子以解之，不使入里；柴胡乃半表半里，不可不用之也。见舌中白而外黄者，乃邪入大肠也，必须五苓散以分水，水分则泄止矣。见舌中黄而外白者，乃邪在内而非外，邪在上而非上，止可加柴胡、枳壳以和解，不可骤用大黄以轻下也；天水①加五苓亦可，终不若柴胡、枳壳直中病原，少加天水则更妥，或不加，用天水加五苓散亦可也。见根黄而光白者，亦胃热而带湿也，亦须用石膏为君，而少加去水之品，如猪苓、泽泻之味也。见舌黄而隔一瓣一瓣者，乃邪湿已入大肠，急用大黄、茵陈下之，不必用抵当、十枣汤也，若下之迟，则不得不用之。然须辨水与血之分，下水用十枣，下血用抵当也。见舌

有红中如虫蚀者，乃水未升而火来乘也，亦须用黄连、柴胡以和解之。见舌红而开裂如人字者，乃邪初入心，宜用石膏、黄连以解之。见舌有根黑而尖带红者，乃肾中有邪未散，宜用柴胡、栀子以解之。见舌根黑而舌尖白者，乃胃火乘肾，宜用石膏、知母、元参以解之，不必论其渴与不渴，不必问其下利也。舌根黑而舌尖黄者，亦邪将入肾，须急用大黄下之。然须辨其腹痛与不痛，按之腹痛而手不能近者，急下之，否则，只用柴胡、栀子以和解之。见舌纯红而独尖黑者，乃肾虚而邪火来乘也，不可用石膏汤，肾既虚而又用石膏，是速之死也，当用元参一两或二两以救之，多有能生者。见舌有中心红晕，而四围边防纯黑者，乃君相之火炎腾，急用大黄加生地两许，下而救之，十人中亦可救五六人。峥舌有中央灰黑，而四边微红者，乃邪结于大肠也，下之则愈，不应则死；以肾水枯槁，不能润之推送，此睦又不可竟用熟地补肾之药；盖邪未散不可补，补则愈加胀急，适所以害之也；必邪下而后以生地滋之则可，然亦不可多用也。见舌有纯灰色，中间独两晕黑者，亦邪将入肾也，急用元参两许，少加柴胡治之。见舌有外红而内黑者，此火极似水也，急用柴胡、栀子、大黄、枳实以和利之；若舌又见刺，则火亢热之极矣，尤须多加前药。总之，内黑而外白，内黑而外黄，皆前症也，与上同治，十中亦可得半生也。惟舌中淡黑，而外或淡红，外或淡白，内或淡黄者，较前少轻，俱可以前法治之，十人中可得八人生也。见舌有纯红而露黑纹数条者，此水来乘火，乃阴症也，其舌苔必滑，必恶寒恶水，下喉必吐。倘现纯黑之舌，乃死症也，不须治

---

① 天水　天水散。即六一散。

之。水极似火，火极似水，一带纯黑，俱不可治。伤寒知舌之验法，便有把握，庶不至临症差误耳。

伤寒得仲景而大彰，今又得天师而大著，又得吾子之补论，而无遗蕴矣。兹相舌法，正天师所传，较《金镜录》更备，且无误治之虞，诚济世之慈航①，救生之实录也。愿世人细心观之，保无有操药杀人之祸矣。吕道人书于燕市。

伤寒大成中，相舌法较备，可参看。李子永识

雷公真君曰：我受广成夫子之传，深知医道。世人止推我炮制，可慨也。今得远公陈子，可以尽泄吾秘。汝注《内经》，无微不扬，无隐不出，虽岐公之助，然亦汝之灵机足以发之也。第其中止可因经发明，不能于经外另出手眼秘奥。虽岐公传汝《石室秘录》，实为医术之奇，而其中尚有未备，我今馨予子，附于《石室秘录》之后，以广岐天师之未备，使后世知我医道之神，不止以炮制见长，亦大快事也。当详言之，子细记之可耳。

一 论 五 行

雷公真君曰：五行火本土金水，配心肝脾肺肾，人尽知之也。然而，生中有克，克中有生，生不全生，克不全克，生畏克而不敢生，克畏生而不敢克，人未必尽知之也。何以见生中有克？肾生肝也，肾之中有火存焉，肾水干枯，肾不能生肝木矣，火无水制，则肾火沸腾，肝木必致受焚烧之祸，非生中有克乎。治法当急补其肾中之水，水足而火息，肾不克木，而反生木矣。肝生心也，肝之中有水存焉，肝火燥烈，肝不能生心火矣，木无水养，则肝木焦枯，心火必有寒冷之虞，非生中有克乎。治法当急补其肾中之水，水足而

火息，肾不克木，而反生木矣。肝生心也，肝之中有水存焉，肝火燥烈，肝不能生心火矣，木无水养，则肝木焦枯，心火必有寒冷之虞，非生中有克乎？治法当急补其肝，水足而木旺，肝不克火，而反生火矣。心中之火，君火也，心包之火，相火也，二火之中，各有水焉。二火无水，则心燔灼而包络自焚矣，又何能火生脾胃之土乎。火无所养，则二火炽盛，必有燎原之害，此生中有克，不信然乎。治法当补其心中之水，以生君火，更当补其肾中之水，以滋相火。水足而二火皆安，不去克脾胃之土，而脾胃之土自生矣。脾土克水者也，然土必得水以润之，而后可以生金。倘土中无水，则过于亢热，必有赤地千里，烁石流金之灾，不生金而反克金矣。治法当补其脾阴之水，使水足以润土，而金之气有所资，庶几金有生而无克也。肺金生水者也，然金亦必得水以濡之，而后可以生水，倘金中无水，则过于刚劲，必有煅炼太甚，崩炉飞汞之忧，不生水而反克水矣。治法当补其肺中之水，使水足以济金，而水之源有所出，庶几水有生而无克也。以上五者，言生中有克，实有至理，非漫然立论。倘肾中无水，用六味地黄丸汤，大剂与之。肝中无水，用四物汤。心中无水，用天王补心丸。心包无水，用归脾汤。脾胃无水，用六君、四君。肺经无水，用生脉散。举一而类推之可也。

何以见克中有生乎？肝克土也。而肝木非土，以何以生。然而肝木未尝不能生土，土得木以流通，则土有生气矣。脾克水也，而脾土非水，又何以生。然而脾土未尝不生水，水得土而蓄积，则水有根基

---

① 慈航　佛家语，佛以大慈悲救度众生，出生死海，有如舟航，故称慈航。

矣。肾克火也，而肾水非火不能生，无火则肾无温暖之气矣。然而心火必得肾水以生之也，水生火，而火无自焚之祸。心克金也，而心火非金不能生，无金则心无清肃之气矣。然而肺金必得心火以生之也，火生金，而金无寒冷之忧。肺克木也，而肺金非木不能生，无木则金无舒发之气矣。然而肝木必得肺金以生之也，金生木，而木无痿废之患。以上五者，亦存至理，知其颠倒之奇，则治病自有神异之效。

何以见生不全生乎？肾生肝也，而不能全生肝木。盖肾水无一脏不取资也。心得肾水，而神明始焕发也；脾得肾水，而精微始化导也；肺得肾水，而清肃始下行也；肝得肾水，而谋虑始决断也；六腑亦无不得肾水，而后可以分布之。此肾经之不全生，而无乎不生也。

何以见克不全克乎？肾克火也，而不至全克心火。盖肾火无一脏不焚烧也。心得肾火，而躁烦生焉；脾得肾火，而津液干焉；肺得肾火，而喘嗽病焉；肝得肾火，而龙雷出焉；六腑亦无不得肾火，而燥渴枯竭之症见矣。此肾经之不全克，而无乎不克也。

何以见生畏克而不敢生乎？肝木本生心火也，而肝木畏肺金之克，不敢去生心火，则心气愈弱，不能制肺金之盛，而金愈克木矣。心火本生胃土也，而心火畏肾水之侵，不敢去生胃土，则胃气转虚，不能制肾水之胜，而水益侵胃土矣。心包之火本生脾土也，而心包之火畏肾水之泛，不敢去生脾土，则脾气更困，不能伏肾水之凌，而水益欺脾土矣。脾胃之土，所以生肺金也，而脾胃之土畏肝木之旺，不敢去生肺金，则肺金转衰，不敢制肝木之犯，而木愈侮土矣。肾经之水，所以生肝木也，而肾水畏脾胃之土燥，不敢去生肝

木，则肝木更凋，不能制脾胃二土之并，而土愈制水矣。见其生而制其克，则生可全生，忘其克而助其生，则克且更克。此医道之宜知，而用药者所宜究心也。

何以见克畏生而不敢克乎？金克木也，肺金之克肝，又何畏于肾之生肝乎？不知肾旺则肝亦旺，肝旺则木盛，木盛则肺金必衰，虽性欲克木，见茂林而自返矣，故木衰者，当补肾以生肝，不必制肺以扶肝。木克土也，肝之克脾，又何畏于心之生脾乎？不知心旺则脾亦旺，脾旺则土盛，土盛则肝木自弱，虽性思克土，遇焦土而自颓矣，故土衰者，当补心以培土，不必制木以救土。土制水者也，脾之克肾，又何畏于肺之生肾乎？不知肺旺则肾亦旺，肾旺则水盛，水盛则脾土自微，虽性欲制水，见长江而自失矣，故水衰者，当补肺以益水，不必制土以蓄水。水制火者也，肾水之克心，又何畏肝之生心乎？不知肝旺则心亦旺，心旺则火盛，火盛则肾水必虚，虽性喜克水，见车薪而自退矣，故火衰者，当补肝以助心，不必制水以援心。火制金者也，心之克肺，又何畏脾之生肺乎？不知脾旺则肺亦旺，肺旺则金盛，金盛则心火自衰，虽性欲克金，见顽金而难煅矣，故金衰者，当补土以滋金，不必息火以全金也。此五行之妙理，实医道之精微。能于此深造之，医不称神，未之前闻也。

长沙守张真人曰：阐发至此，精矣神矣。自有轩岐之书，从未有谈五脏之五行，颠倒神奇至此。实有至理存乎其中，用之却有效。莫惊言过创辟可喜，而难见施行也。

二 论 脏 腑

雷真君曰：五脏六腑，人听知也。然

而，五脏不止五、六腑不止六，人未之知也。心肝脾肺肾，此五脏也。五脏之外，胞胎亦为脏。虽胞胎系妇人所有，然男子未尝无胞胎之脉。其脉上系于心，下连于肾，此脉乃通上通下，为心肾接续之关。人无此脉，则水火不能相济，下病则玉门不关，上病则怔忡不宁矣。若妇人上病，与男子同，下病则不能受妊。是生生之机属阴，而藏于阳，实另为一脏也。然既为一脏，何以不列入五脏之中？因五脏分五行，而胞胎居水火之两岐，不便分配，所以止言五脏而不言六脏也。或疑胞胎既是一脏，不列入五脏之中，何以千古治病者，不治胞治，竟得无恙？是胞胎亦可有可无之脉，其非五脏之可比，而不知非也。盖胞胎不列入五脏，亦因其两岐。故病在上则治心，而心气自通于胞胎之上；病在下则治肾，而肾气自通于胞胎之下。故不必更列为一脏，而非胞胎之不为脏也。或又疑女子有胞胎以怀妊，以胞胎为一脏固宜，而男子亦曰有胞胎，其谁信之。不知男子之有胞胎，论脉之经络，而非胞之有无也。于心之膜隔间，有一系下连于两肾之间，与妇人无异，惟妇人下大而上细，男子上下俱细耳，妇人下有口，而男子下无口为别。此脉男女入房，其气下行，而妇人之脉，其口大张，男子泄精，直射其口，而胞胎之口始闭而受妊矣。若男子精不能射，或女子气不下行，或痰塞，或火烧，或水冷，其口俱不敢开，断不能受妊。此胞胎之为一脏甚重也。至小肠、大肠、膀胱、胆、胃、三焦，此六腑也。六腑外，更有膻中，亦一腑也。膻中，即心包络，代君火司令者也。膻中与心，原为一脏一腑，两相表里，今独称心而遗膻中，非膻中不可为腑，尊心为君火[1]，不得不抑膻中为相火也。或曰千古不治膻中，何以治心而皆

效。不知心与膻中为表里，表病则里亦病，故治里而表自愈，况膻中为脾胃之母，土非火不生，心火不动，必得相火之往来以生之，而后胃气能入，脾气能出也。膻中既为脾胃母，谓不足当一腑[2]之位乎。此膻中之为一腑，人当留意。

张真君曰：六脏七腑，今日始明，真一快事。

尝论五脏各相生相克，实各相成。一经之病，每兼数经以治，此经之邪或向别经而求，故用药不得胶柱，过于区别。然论其大概，亦不可混。肺为金脏，其质娇，畏寒畏热，而过寒过热之药，不可以之治肺也。脾为土脏，其质厚，可寒可热，而偏寒偏热之药，无不可以之治脾也。心为火脏，体居上，忌用热，其有以热药治心者，乃肾虚而坎不交离，本肾病而非心病也。肾为水脏，体居下，忌用寒，其有以寒药治肾者，乃心实而阳亢烁阴，本心病而非肾病也。至于肝为木脏，木生于水，其源从癸，火以木炽，其权挟丁，用热不得远寒，用寒不得废热，古方治肝之药，寒热配用，反佐杂施，职此故也。其五脏之不同如此，谨附志以俟后来者之鉴诸。李子永识。

三 论阴阳

雷真君曰：天地之道，不外阴阳，人身之病，又何能离阴阳也。内经论阴阳，已无余义。然而止论其细微，反未论其大纲也。人身之阴阳，其最大者，无过气血，内经虽略言之，究未尝言其至大也。

---

[1] 君火　原作"君心"，三元堂本、菁华堂本、清刻本、广益本改。

[2] 腑　原作"脏"，今据本澄堂本、三元堂本、菁华堂本、清刻本、广益本改。

盖气血之至大者，在气之有余与血之不足。气有余，则阳旺而阴消；血有余，则阴旺而阳消。阳旺而阴消者，当补其血；阴旺而阳消者，当补其气。阳旺而阴消者，宜泄其气；阴旺而阳消者，宜泄其血。欲阴阳补泻之宜，视气血之有余不足而已。

四 论 昼 夜

雷真君曰：昼夜最可辨病之阴阳，然而最难辨也。阳病昼重而夜轻，谓阳气与病气交旺也，然亦有阳病而昼不重者，盖阳气虚之故耳。阴病昼轻而夜重，阴气与病气交旺也，然亦有阴病而夜反轻者，盖阴气虚之故耳。夫阳气与病气交旺者，此阳未虚之症，故元阳敢与邪气相争而不止，虽见之势重，其实病反轻，当助其阳气以祛邪，不可但祛邪而不补其阳气也。阴气与病气交旺者，此阴未衰之症，故真阴与邪气相战而不已，虽见之势横，其实病未甚也，助其阴气以逐邪，不必仅逐邪而不补其阴气也。阳虚则昼不重，视其势若轻，而不知其邪实重。盖元阳虚极，不敢与阳邪相战，有退缩不前之意，非阳旺而不与邪斗也。阴虚而夜反轻，视其势亦浅，而不知其邪实深。盖真阴微甚，不敢与阴邪相犯，有趋避不遑之象，非阴旺而不与邪角也。此阴阳辨于昼夜，不可为病之所愚。然而尚不可拘于此也，或昼重而夜亦重，或昼轻而夜亦轻，或有时重，有时不重，或有时轻，有时不轻，此阴阳之无定，而昼夜之难拘。又不可泥于补阳之说，当峻补于阴，而少佐其补阳之品，则阴阳有养，而邪气不战自逃矣。

张真君曰：论阴阳亦不能出经之微。

五 论 四 时

雷真君曰：春夏秋冬，各有其令，得其时则无病，失其时则病生，《内经》亦详言之矣。而余更取而言之者，劝人宜先时加谨，不可后时以恃药也。别有导引法，欲传世久矣，知天师已先有之，然法未尝不佳，可并行不悖也。法开后。

先春养阳法：每日闭目冥心而坐，心注定肝①中，咽津七口，送下丹田，起立，双手自抱两胁，微摇者三，如打恭状，起立俟气定，再坐如前法，咽津七口，送下丹田，永无风症之侵。一月行六次可也。多多更妙。

先夏养阴法：每日闭目冥心而坐，心中注定于心，咽津十四口，送下心中，永无暑气之侵。

先秋养阴法：每日闭目冥心而坐，心注肺中，咽津送下丹田者十二口，以双手攀足心者三次，候气定，再如前咽津送下丹田者七口而后止，永无燥热之病。

先冬养阳法：每日五更坐起，心中注定两肾，口中候有津水，送下丹田者三口，不必漱津，以手擦足心；火热而后已，再送津三口至丹田，再睡，永无伤寒之症。而长生之法，亦在其中矣。长夏不必更有方法。

张真君曰：妙方也。惜人不肯行耳，行则必能却疾。

六 论 气 色

雷真君曰：有病必须察色，察色必须观面，而各有部位，不可不知。面之上两眉心，候肺也。如色红则火，色青则风，

---

① 肝　原作"肾"，字之误，今改。

色黄则湿，色黑则痛，色白则寒也。两眼之中为明堂，乃心之部位。明堂之下，在鼻之中，乃肝之部位。肝位之两傍以候胆也。鼻之尖上以候脾。鼻尖两傍以候胃。两颧之上以候肾。肾位之上以候大肠。肝胆位下，鼻之两傍，以候小肠。肺位之上为额，以候咽喉。额之上以候头面。心位之傍，以候膻中。鼻之下人中为承浆，以候膀胱。三焦无部位，上焦寄于肺，中焦寄于肝，下焦寄于膀胱。其余各部位，俱照《灵枢》无差错也。五色之见，各出于本部，可照五色以断病。一如肺经法断之，无不神验。但其中有生有克。如青者而有黄色，则木克土矣；红者而有黑色，则水克火矣；黄者而有红色，则火生土矣；黑者而有白色，则金生水矣。克者死，生者生也。治之法，克者救其生，生者制其克，否则病不能即瘥。然其中有从内出外，有从外入内。从内出外者，病欲解而不欲藏；从外入内者，病欲深而不欲散。欲解者病轻，欲深者病重也。治之法，解者助其正，深者逐其邪，否则病不能遽衰。男女同看部位，无有分别，《灵枢》误言也。但内外何以别之？色之沉而浊者为内，色之浮而泽者为外也。五色既见于部位，必细察其浮沉，以知其病之浅深焉；细审其枯润，以观其病之生死焉；细辨其聚散，以知其病之远近焉；细观其上下，而知其病之脏腑焉。其间之更妙者，在察五色之有神无神而已。色暗而神存，虽重病亦生；色明而神夺，虽无病亦死。然有神无神，从何辨之？辨之于色之黄明。倘色黄而有光彩，隐于皮毛之内，虽五色之分见，又何患乎。此观神之法，又不可不知之也。

七　论脉诀

雷真君曰：脉诀，《内经》已畅言矣，王叔和又发明之，予又何言。虽然尚有未备者，不可不一论之。脉诀，大约言愈多则旨益晦，吾独尚简要以切脉，不必纷纷于七表八里也。切脉之最要者在浮沉，其次则迟数，又其次则大小，又其次则虚实，又其次则涩滑而已。知此十脉，则九人之病不能出其范围。至于死脉，尤易观也。不过鱼虾之游、禽鸟之喙、屋漏弹石、劈索水流之异也。知十法之常，即可知六法之变，又何难知人之疾病哉。《灵枢》之形容脉象，不可为法也。

张真君曰：脉诀原不必多，多则反晦。明言十法，至简至要，可以为万世切脉之法。

八　论强弱

人有南北之分者，分于强弱也。南人之弱，不及北人之强也远甚。然而南人亦有强于北人者，北人亦有弱于南人者，亦不可一概而论。然而统治强弱，又断断不可，当观人以治病，不可执南北以治强弱也。盖天下有偏阴偏阳之分，偏于阳者，是生于南而亦强；偏于阴者，虽生于北而亦弱。故偏于阳者，宜用寒凉之剂；偏于阴者，宜用温热之品也。

张真君曰：是。

九　论寒热

雷真君曰：病之有寒热也，半成于外来之邪，然亦有无邪而身发寒热者，不可不知。无邪而身发寒热，乃肝气郁而不得宣，胆气亦随之而郁。木之气既郁滞，而心之气自然不舒，心肝胆三经皆郁，则脾胃之气不化，肺金无养，其金不刚，上少清肃之气下行，而木寡于畏，土且欲发泄而不能，于是作寒作热，似疟非疟，而不能止。倘用祛邪之药，则其势更甚，惟有舒其木气，而寒热自除矣。

张真君曰：亦创论也。方宜用逍遥散，大加白芍可也。

十 论 生 死

雷真君曰：知生死而后可以为医。生中知死，死中知生，非易易①也。何以知生中之死，如伤寒症，七日不汗死是也。何以知死中有生，如中风、中恶、中毒是也。生中之死，而辨其不死；死中之生，而辨其不生，医道其庶几乎。伤寒至七日犹无汗，人皆谓必死矣，而予独断其不死者，非因其无汗而可生也。盖伤寒邪盛，禁汗之不得出，其人无烦躁之盛，肾水犹存，邪不能熬干之也，虽无汗，必有汗矣，七日来复，岂虚言哉。此生中之死，而辨其不死之法也。中风不语，中恶不出声，中毒致闷乱，虽其人之气犹存，似乎不死，然而，遗尿则肾绝矣，手撒则肝绝矣，水不下喉则脾胃绝矣。舌本强则心绝矣，声如酣则肺绝矣。五脏无一生，无有不死者；倘有一脏之未绝，未死也。看何脏之绝，而救何脏之气，则死犹不死矣。然而，五脏之中尤最急者，莫过心肾，心肾之药，莫过人参、附子二味，二味相合，则无经不入。救心肾，而各脏亦无不救之矣。虽将死之人，必有痰涎之作祟，似祛痰化涎之药，亦不可轻度。然不多用人参，而止用祛痰化涎之药，适足以死之也。即或偶尔生全，未几仍归于死。此死中之生，而辨其不生之法也。

张公曰：真奇绝之文。

十一论真假

雷真君曰：病之有真有假也。大约寒热之症居多，《内经》已辨之无遗义矣。予再取而论之者，以真假之病难知，而用药者不可徒执泛逆之治法也。予有治真寒假热之法，而不必尚夫汤剂也。如人下部冰凉，上部大热，渴欲饮水，下喉即吐，此真寒反现假热之象以欺人。自当用八味汤，大剂搅冷与饮。人或不敢用，或用之不多，或病人不肯服，当用吾法治之。以一人强有力者，擦其脚心，如火之热，不热不已，以大热为度，后用吴茱萸一两为末，附子一钱，麝香一分，为细末，以少少白面入之，打为糊，作膏二个，贴在脚心之中，少顷必睡熟，醒来下部身热，而上部之火自息矣，急以八味汤与之，则病去如失。至于治真热假寒之法，则又不然。如人外身冰凉，内心火炽，发寒发热，战栗不已，此内真热反现假寒之象。自当用三黄石膏汤加生姜，乘热饮之。医或信之不真，或病家不肯与服，予法亟宜用之也。井水一桶，以水扑心胸，似觉心快，扑之至二三十次，则内热自止，而外之战栗不觉顿失。急以元参、麦冬、白芍各二两，煎汤与之，任其恣饮，则病不至再甚矣。

张公曰：何方法之奇至此，遵而行之，人无死法矣。

十二论老少

雷真君曰：老人与小儿最难治也。老人气血已衰，服饮食，则不生精而生病。小儿精气未满，食饮食，则伤胃而伤脾，

————

① 易易　简易也。

故老人小儿当另立一门。虽岐天师已立，有门有方，然终觉未全。今另留数方，半治老人之生精，半治小儿之伤胃也。生精者，生其肾中精也。人生肾气有余，而后脾胃之气行，脾胃气行，而后分精四布于各脏腑，俱得相输以传化，方名养老丸。用熟地八两，巴戟于四两，山茱萸四两，北五味一两，薏仁三两，芡实四两，车前子一两，牛膝三两，山药四两，各为末，蜜为丸。每日吞五钱。自能生精壮气，开胃健脾也，又何虑饮食之难化乎。小儿之方，单顾其胃，天师已有神方传世，今再立一方，亦治肾以生土也。论小儿纯阳，不宜补肾，不知小儿过于饮食，必至伤胃，久之，胃伤而脾亦伤，脾伤而肺金亦伤，肺金伤而肾水更伤矣。小儿至肾水之伤，则痨瘵之症起，鸡胸犬肚之证见。苟治之不得法，而仍治以治胃之药，未能奏功，杂然攻利之药并进，殇人夭年可悯。今立一方，治小儿肾脏之损，实有奇功，方名全幼丸。用熟地二两，麦冬一两，山药三两，芡实三两，车前子一两，神曲五钱，白术一两，地栗粉三两，鳖甲三两，生何首乌三两，茯苓一两，各为末，蜜为丸。每日白滚汤送下三钱，一料前症尽愈。二方实可佐天师之未逮也。

张真君曰：妙绝之论，妙绝之方。

十三论气血

雷真君曰：气无形也，血有形也。人知治血必须理气，使无形生有形，殊不知治气必须理血，使有形生无形也。但无形生有形，每在于仓皇危急之日；而有形生无形，要在于平常安适之时。人见用气分之药速于见功，用血分之药难于奏效，遂信无形能生有形，而疑有形不能生无形。不知气血原叠相生长，但止有缓急之殊

耳。故吐血之时，不能速生血也，亟当补其气；吐血之后，不可纯补气也，当缓补其血。气生血，而血无奔轶之忧；血生气，而气无轻躁之害。此气血之两相须而两相得也。

张真君曰：论妙极，无弊之道也。

十四论命门

雷真君曰：命门为十二经之主，《内经》已详言之。余再取而尚论者，盖命门之经虽彰，而命门之旨尚晦也。命门既为十二经之主，而所主者何主也。人非火不能生活，有此火，而后十二经始得其生化之机。命门者，先天之火也。此火无形，而居于水之中。天下有形之火，水之所克；无形之火，水之所生。火克于水者，有形之水也；火生于水者，无形之水也。然而无形之火，偏能生无形之水，故火不藏于火，而转藏于水也。命门之火，阳火也，一阳陷于二阴之间者也。人先生命门，而后生心，其可专重夫心乎。心得命门，而神明有主，始可以应物。肝得命门而谋虑，胆得命门而决断，胃得命门而能受纳，脾得命门而能转输，肺得命门而准节①，大肠得命门而传导，小肠得命门而布化，肾得命门而作强，三焦得命门而决渎，膀胱得命门而收藏，无不借命门之火以温养之也。此火宜补而不宜泻，宜于水中以补火，尤宜于火中以补水，使火生于水，而还以藏于水也。倘日用寒凉以伐之，则命门之火微，又何能生养十二经耶。此《内经》所谓主不明则十二官危，到重言命门欤。

张真君曰：命门得天师之辨，正若日月之经天。今又得雷真君之尚论，则命门

———————

① 准节　准，平调之义。犹治节也。

何至于晦而不彰乎。万世之大幸也。

张景岳先生谓：善补阴者，宜于阳中补阴，无伐阳以散阴。善补阳者，宜于阴中补阳，无伐阴以救阳。深得此意。李子永识。

十五论任督

雷真君曰：任督之脉，在脏腑之外，别有经络也，每为世医之所略。不知此二部之脉不可不讲，非若冲、跷之脉可有可无也。任脉起于中极之下，以上毛际，循腹里，上关元，至咽喉，上颐循面入目，此任脉之经络也。督脉起于少腹以下骨中央，女子入系廷孔，在溺孔之际，其络循阴器，合篡间，绕篡后，即前后二阴之间也，别绕臀，至少阴，与巨阳中络者，合少阴上股内后廉，贯脊属肾，与太阳起于目内眦，上额交颠上，入络脑，还出别下项，循肩膊，挟脊抵腰中，入循膂络肾；其男子循茎下至篡，与女[1]子等；其少腹直上者，贯脐中央，上贯心入喉，上颐环唇，上系两目之下中央，此督之经也。二经之病，各有不同，而治法实相同也。盖六经之脉络，原相贯通，治任脉之疝瘕，而督脉之遗溺、脊强亦愈。然此二脉者，为胞胎之主脉，无则女子不受妊，男子难作强以射精，此脉之宜补而不宜泻明矣。补则外肾壮大而阳旺，泻则外肾缩细而阳衰；补则子宫热而受妊，泻则子宫冷而难妊矣。

张真君曰：妙绝。今人不知任督之至要，所以有药不效也，知任督，何难治病哉。

十六论子嗣

雷真君曰：人生子嗣，虽曰天命，岂尽非人事哉。有男子不能生子者，有女子不能生子者。男子不能生子有六病，女子不能生子有十病。六病维何？一精寒也，一气衰也，一痰多也，一相火盛也，一精少也，一气郁也。精寒者，肾中之精寒，虽射入子宫，而女子胞胎不纳，不一月而即堕矣。气衰者，阳气衰也，气衰则不能久战，以动女子之欢心，男精已泄，而女精未交，何能生物乎。精少者，虽能射，而精必衰薄，胞胎之口大张，细小之人，何能餍[2]足，故随入而随出矣。痰多者，多湿也，多湿则精不纯，夹杂之精，纵然生子，必然夭丧。相火盛者，过于久战，女精已过，而男精未施，及男精既施，而女兴已寝，又安能生育哉。气郁者，乃肝气抑塞，不能生心包之火，则怀抱忧愁，而阳事因之不振，或临炉而兴已阑[3]，对垒而戈忽倒，女子之春思正浓，而男子之浩叹顿起，则风景萧条，房帏岑寂[4]，柴米之心难忘，调笑之言绝少，又何能种玉于兰田，毓[5]麟于兰室哉。故精寒者温其火，气衰者补其气，痰多者消其痰，火盛者补其水，精少者添其精，气郁者舒其气，则男子无子者可以有子，不可徒补其相火也，十病维何？一胎胞冷也，一脾胃寒也，一带脉急也，一肝气郁也，一痰气盛也，一相火旺也，一肾水衰也，一任督病也，一膀胱气化不行也，一气血虚而不能摄也。胞胎之脉，所以受物者也，暖则生物，而冷则杀物矣。纵男子精热而射入，又安能茹之而不吐乎。脾胃虚寒，则带脉之间必然无力，精即射入于胞胎，又安能胜任乎。带脉宜弛不宜急，带脉急

---

① 女　原脱，今据《素问·骨空论》补。

② 餍　音厌。饱也。

③ 阑　尽也。

④ 岑寂　寂寞之义。

⑤ 毓　音育。养育之义。

者，由于腰脐之不利也，腰脐不利，则胞胎无力，又安能载物乎。肝气郁则心境不舒，何能为欢于床第。痰气盛者，必肥妇也，毋论身肥则下体过胖，子宫缩入，难以受精，即或男子甚健，鼓勇而战，射精直入，而湿由膀胱，必有泛滥之虞。相火旺者，则过于焚烧，焦干之地，又苦草木之难生。肾水衰者，则子宫燥涸，禾苗无雨露之润，亦成萎黄，必有堕胎之叹。任督之间，倘有疝瘕之症，则精不能施因外有所障也。膀胱与胞胎相近，倘气化不行，则水湿之气必且渗入于胎胞，而不能受妊矣。女子怀胎，必气血足而后能养。倘气虚则阳衰，血虚则阴衰，气血双虚，则胞胎下坠而不能升举，小产之不能免也。故胎胞冷者温之；脾胃寒者暖之；带脉急者缓之；肝气郁者开之；痰气盛者消之；相火旺者平之；肾水衰者补之；任督病者除之；膀胱气化不行者，助其肾气；气血不能摄胎者，益其气血也。则女子无子者，亦可以有子，不可徒治其胞胎也。种子方，莫妙用岐天师之方，故不再定。

张真君曰：男女之病，各各不同，得其病之因，用其方之当，何患无子哉。以男子六病，女子十病，问人之有无，即可知用药之宜也。

十七论瘟疫

雷真君曰：古人云疫来无方，非言治疫之无方，乃言致疫之无方也。然亦未尝无方。疫来既有方，而谓治之无方可乎。大约瘟疫之来，多因人事之相召，而天时之气运，适相感也。故气机相侵，而地气又复相应，合天地之毒气，而瘟疫成焉。侵于一乡，则一乡之人病；酿于一城，则一城之人病；流于千里，则千里之人病。甚且死亡相继，阖门阖境，无不皆然，深

可痛也。此等病必须符水救之，然而符水终不浪传于世。今别定一法，用管仲一枚，浸于水缸之内，加入白矾少许，人逐日饮之，则瘟疫之病不生矣。真至神之法也。

张真人曰：妙方。此先制瘟疫之法也。

岐天师[1] 儿科治法

天师曰：儿科得其要，无难治人。今传一法门[2]，使万世小儿尽登仁寿，法在先看气色，后看脉。小儿有疾，其颜色必鲜艳，以鼻之上眼之中间，中正[3] 精明穴上辨之。色红者，心热也，红筋横直现于山根，皆心热也。色紫者，心热之甚，而肺亦热也。色青者，肝有风也；青筋直现者，乃肝热也；青筋横现者，亦肝热也；直者风上行，横者风下行也。色黑者，风甚而肾中有寒。色白者，肺中有痰。色黄者，脾胃虚而作泻，黄筋现于山根，不论横直，总皆脾胃之症。止有此数色，无他颜色，故一览而知小儿之病矣。大人看脉于寸关尺，小儿何独不然，但小儿不必看至数，止看其数与不数耳。数甚则热，不数则寒也。数之中，浮者风也，沉者寒也，缓者湿也，涩者邪也，滑者痰也，如此而已。七表八里，俱不必去看。自知吾诀，则《脉诀》亦不必读也。有止歇者，乃痛也，余亦不必再谈。小儿症，

---

① 岐天师 此三字原无，今据目录补。
② 法门 佛家语。以诸佛所说为法，众僧人道之处为门。引申之为门径。
③ 正 原作"间"，今据本澄堂本、三元堂本、菁华堂本、清刻本、广益本改。

大约吐泻厥逆、风寒暑热而已，其余痘疹瘖①，余无他病。或心疼腹痛，或有痞块，或有疮疔，可一览而知也。然而，小儿之病，虚者十之九，实者十之一，故药宜补为先。今立三方，通治小儿诸症。第一方：人参三分，白术五分，茯苓一钱，甘草一分，陈皮二分，神曲三分，半夏一分，此六君子加减也，通治小儿脾胃弱病，神效。如伤肉食者，加山楂五粒；伤米食者，加麦芽五分；伤面食，加萝卜子三分；吐者，加白豆蔻一粒，去甘草，加生姜三片；泻者，加干姜三分，猪苓五分。第二方：治外感也。或伤风伤寒，或咳嗽，或发热，或不发热，或头痛，或鼻塞，或痰多，或惊悸，或角弓反张，皆以此方通治之，无不神效。方用柴胡七分，甘草三分，桔梗五分，半夏三分，黄芩三分，白芍二钱，白术二钱，当归五分，陈皮二分，茯苓五分，水煎服。头痛，加蔓荆子三分；心痛手不可按者，乃实火也，加栀子一钱，按之不痛者，乃虚火也，加甘草八分，贯仲五分，广木香三分，乳香一分；胁痛者，加芍药三钱；腹痛者，以手按之，手按而疼甚者，乃食也，加大黄一钱；按之而不痛者，乃寒也，非食也，加肉桂三分，干姜三分；有汗出不止者，加桑叶一片；眼痛而红肿者，乃火也，加黄连三分，白蒺藜一分；喉痛者，加山豆根三分。第三方：治虚寒之症，夜热出汗、夜啼不寐、怔忡、久嗽不已、行迟语迟、龟背狗肚、将成痨瘵等症。方用熟地三钱，山茱萸二钱，麦冬二钱，北五味五分，元参二钱，白术二钱，茯苓一钱，薏仁三钱，丹皮一钱，沙参二钱，地骨皮二钱，水煎服。倘兼有外感，少加柴胡五分，白芍三钱，白芥子一钱。余无可加减矣。

诸真人传授儿科

痘疮计日　痘疮坏病　疹

痘治法　天师曰：今人看痘为难治，不知得其法则无难也。初起之时，不论身弱身强，先以补气补血之药为君，加之发散之药，则重者必轻，而轻者必少。无如世人皆以寒凉之品为主，又助以劫散之味，此所以轻变重，重至死也。吾今传五方，朝夕服之，至七日，无不结靥，再无回毒之症，十人十活，不杀一小儿也。

第一日方：见小儿身热，眼如醉眼者，此出痘兆也。若不是醉眼，则非出痘，不可用此方，用治外感方治之，若见醉眼，急投此方，则痘点即现，必不待三日而自出也。方用黄芪三钱，白术一钱，甘草一钱，当归二钱，川芎二钱，茯苓三钱，柴胡一钱五分，升麻五分，麦冬二钱，元参三钱，陈皮五分，荆芥一钱，金银花先用五分，水三碗，煎汤二碗，再煎药至五分，与小儿饮之。此方五岁以上俱照此分两，五岁以下减半，周岁内者又递减之。服此药，自然神思清爽。病家不肯服，劝其速服，包其速愈，不妨身任之。服后见点，再用第二方。

第二日方：白术二钱，麦冬三钱，甘草一钱，桔梗二钱，当归五钱，生地五钱，元参三钱，柴胡一钱，升麻三分，荆芥一钱，茯苓二钱，白芍三钱，白芥子二钱，金银花三钱，水煎服。服此药后，一身尽现点矣，其色必红，而无色白色黑之虞矣。

第三日方：人参五分，白芍三钱，白

---

① 瘖　音醋。麻疹的别名。《麻科活人全书·瘖论》："瘖，犹错也，皮肤甲错之谓也。俗名曰瘖，实系疹也。"

术三钱，茯苓三钱，元参二钱，神曲三分，丹皮一钱，水煎服。此方服后，尽皆灌浆，无不气血之足，永无退症之虞矣。再服第四日方。

第四日方：人参一钱，当归二钱，熟地五钱，茯苓三钱，金银花三钱，陈皮五分，甘草一钱，元参三钱，白术三钱，白芍二钱，神曲五分。服此方后，小儿必然口健，要吃食不已，不妨少少频与，亦不可多食也。第五方可不必用矣。然更传之者，恐小儿多食生他病，故又传此方。

第五日方：人参一钱，茯苓三钱，白术二钱，甘草一钱。有食，加麦芽五分，山楂五粒。若不伤食不必加，止加金银花三钱。能服此五方，期七日前而回春也。以上小儿年岁小者，俱照第一方减之。如小儿已身热三日，则用第三方，四日则用第四方。如坏症，另用坏症方。

秦真人传坏症方：治痘疮坏症已黑者，人将弃之，下喉即活。人参三钱，陈皮一钱，蝉蜕五分，元参二钱，当归二钱，荆芥穗一钱，水二钟，煎八分，灌下喉中即活。大约坏症，皆元气虚而火不能发也。我用参以助元气，用元参以去浮游之火，用陈皮去痰开胃，则参无所碍，而相得益彰，荆芥以发之，又能引火归经，当归以生新去旧消滞气，蝉蜕亦解毒去斑。世人如何知此妙法。初起不可服，必坏症乃可，一剂即回春，不必再剂也。

雷真君传痘疮坏症方：痘疮坏症，最为可怜，身如黑团之气，口不能言，食不能下，世人到此，尽弃之沟中，医者到此，亦置而不顾，谁知尽人皆可生之乎。吾有奇方，名必全汤。人参三钱，元参一两，荆芥一钱，金银花一两，陈皮三分，水煎五分灌之。下喉而眼开，少顷而身动，久之而神气回，口能言，食能下矣。不必再服他药。痘疮自面而生全，至奇至

神之方也。盖痘疮坏症，皆气虚而火不能发也。火毒留于中而不得泄，故形如死状，其实脏腑未坏。我用参以固元气，用元参以去火，用金银花以消毒，用陈皮以化痰，用荆芥以引经，而发出于外。内中原有生机，所以一剂回春也。

疹治法：凡疹初起，小儿必发热，口必大渴呼水。其发疹之状，如红云一片，大约发斑相同。但斑无头粒，而疹有头粒也，头如蚤咬之状，无他别也。我今传四时之疹方：用元参三钱，麦冬二钱，苏叶一钱，升麻五分，天花粉一钱，金银花三钱，陈皮三分，甘草一钱，生地三钱，黄芩八分，桂枝二钱，水钟半，煎五分，热服。凡有疹子，无不神效。惟夏天加青蒿三钱可也。小儿初生数月减半，一周外俱照此分两，不必再传方也。服吾方一剂即愈。何至三喫①。

张真人传痘疹门

痘疹初起方：白芍二钱，柴胡一钱，当归一钱，陈皮五分，荆芥八分，防风三分，生地二钱，甘草一钱，桔梗一钱，麦冬一钱，干葛一钱，水煎服二剂，痘疮恶者必变为良。

痘疮出齐方：人参一钱，黄芪一钱，甘草一钱，白芍二钱，生地二钱，麦冬二钱，柴胡八分，红花五分，水煎服。有热，加黄连五分，或黄芩一钱，栀子一钱，亦可；有惊，加蝉蜕去翅足三分；色黑者，加肉桂五分；大便闭结不通，加大黄三分；腹痛，加芍药一钱，甘草一钱；泄泻，加茯苓一钱；有汗，倍加黄芪；有痰，加白芥子一钱；痒，加荆芥子六分；身痛者，加广木香三分；色白者，寒也，

———
① 三喫 三剂也。

加肉桂一钱，人参黄芪俱多加；痘疮头不突者，气虚也，倍黄芪；腰不满者，血虚也，当归一钱，熟地二钱可也。

痘疮将回方：人参一钱，白术一钱，茯苓一钱，甘草三分，桔梗三分。升提其气，而又益肺金，使皮毛得诸补药之益也，水煎服。有红紫干燥黑陷者，热未退也，本方加黄芩一钱；如痘色白黑灰黑色而陷，寒虚也，加肉桂三分，人参一钱；灌脓者，倍加人参，再加黄芪二钱，当归二钱；泄泻，加干姜五分，茯苓一钱；心慌闷乱者，多加人参；呕吐者，亦加人参、干姜；身痒者，加广木香三分；当靥不靥，多加人参；大便闭者，加大黄三分；口渴者，热也，加麦冬二钱，元参一钱；失音者，加石菖蒲三分，桔梗一钱；痘疮入眼成翳者，加蝉蜕五分。从前初起方中即加蝉蜕七个，则目无痘矣。咽喉之中，防其生痘者，初起方即用桔梗一钱，即无此症。小儿痘症，有此三方，再无死法，神而通之，可谓神医矣。坏症亦以此方治之，无不生者。总之，小儿宜补不宜散，一言尽之矣。

疹乃热也，不可用人参白术，当用补血，而不可散血，俱宜切记。

方用当归二钱，元参三钱，升麻三分，甘草三分，干葛一钱，水煎服。此治疹奇方也。有此奇方为骨，又出入加减可也。心火热极，加黄连三分；肝火，加栀子六分；肺火，加黄芩一钱，麦冬一钱。辨各经病，亦看小儿山根之色，然看之时，须用洗去面上尘土，细看之。《痘疹全书》统诸症以立言，而余总秘要以传方。有此四方为骨，参之彼书，出入加减，神奇之极矣。

钱真人传痘疮神方

不论初起、灌浆、收靥、俱用之，神妙无比。

人参一两，白术八钱，茯苓五钱，陈皮三钱，白芍一两，生甘草三钱，元参八钱，蝉蜕一钱，柴胡二钱，黄连五分，神曲三钱，山楂肉二钱，各为细末，水打成丸，如绿豆大。遇前症，与一钱，未起者即起，已起者即灌浆，不收靥者收靥。神奇之极，毋视为寻常也。愿将此方广传人世。

岐天师传治回毒方

名为回毒即消丹：金银花五钱，生甘草一钱，人参二钱，元参三钱，水二碗，煎三分，与小儿服之。一剂即消大半，二剂全愈，不须三剂也。付符一道，焚在药中煎汁，神效。凡服药不效，焚符于药中，煎药与小儿饮之，十人十生。　　咒曰：小儿有病，病魔作祟，吾今施符，治无不愈，吾奉天师岐真君律令敕。书符前后念一遍，焚于药内，又念一遍书符时。此秘诀也。

又传疹方：治夏日发疹者，神效。苏叶一钱，麦冬二钱，桔梗一钱，生甘草一钱，升麻五分，生地二钱，元参三钱，青蒿三钱，水煎服。

岐真人曰：张真人治四时之疹，余方治夏时热疹也。切记此二方，何患疹病之难治哉。

又传治水痘方：亦治热症而有水气也。柴胡一钱，茯苓二钱，桔梗一钱，生甘草五分，黄芩五分，竹叶十片，灯草一圆，水煎服。有痰者，加天花粉三分；有食，加山楂三粒，麦芽三分；有火，加黄连一分，余可不必。有此一方，水痘无难治矣。

岐天师又传治回毒岁久不愈方

金银花一两，当归、人参、白术各一两，黄芪二两，薏仁三两，生甘草二钱，白芥子三钱，柴胡、肉桂各五分。先将薏仁用水四碗，煎汤二碗，再煎前药半碗，饥服一剂。再用金银花一两，当归五钱，黄芪、薏仁各一两，白术五钱，生甘草、白芥子各二钱，陈皮五分，水三碗，煎半碗，四服全愈。其服药之时，更须用药洗之，金银花一两，生甘草三钱，生葱三条，煎二碗。

岐真人传儿科秘法

山根之上有青筋直现者，乃肝热也，用柴胡三分，白芍一钱，当归五分，半夏三分，白术五分，茯苓一钱，山楂三粒，甘草一分，水煎服。有青筋横现者，亦肝热也，但直者风上行，横者风下行，亦用前方，多加柴胡二分，加麦芽一钱，干姜一分。有红筋直现者，乃心热也，亦用前方，加黄连一分，麦冬五分，去半夏，加桑白皮三分，天花粉二分。有红筋斜现者，亦心热也，亦用前方，加黄连二分。盖热极于胸中也，亦不可用半夏，用桑白皮、天花粉。有黄筋现于山根者，不必论横直，总皆脾胃之症，或水泻，或上吐，或下泻，或腹痛，或不思饮食。余定一方皆可服，服之无不神效。如皮黄，即黄筋也，方用白术五分，茯苓五分，陈皮二分，人参二分，神曲一分，麦芽二分，甘草一分，水一钟，煎半酒盏，分二起服，加淡竹叶七片。有痰，加半夏一分，或白芥子二分，或天花粉二分；有热，如口渴者是，加麦冬三分，黄芩一分；有寒者，加干姜一分；吐者，加白豆蔻一粒；泻者，加猪苓五分；腹痛者，如小儿自家捧腹是，须用手按之，大叫呼痛者，乃食积也，加大黄三分，枳实一分；如按之不痛，不呼号者，乃寒也，再加干姜三分。如身热者，不可用此方，予另立一方。

万全汤：凡小儿发热者，毋论夜热、早热、晚热，用之无不神效。方用柴胡五分，白芍一钱，当归五分，白术三分，茯苓二分，甘草一分，山楂三粒，黄芩三分，苏叶一分，麦冬一钱，神曲三分，水一钟，煎半酒钟服，或分二起服。冬天，加麻黄一分；夏天，加石膏三分；春天，加青蒿三分；秋天，加桔梗三分；有食，加枳壳三分；有痰，加白芥子三分；泻者，加猪苓一钱；吐者，加白豆蔻一粒。小儿诸症不过如此，万不可作惊风治之。有惊者，此方加人参五分，即定惊如神。有疳者，用脾胃方，加蒲黄三分，黄芩三分可也。

长沙张真人传治小儿感冒风寒方

柴胡五分，白术一钱，茯苓三分，陈皮二分，当归八分，白芍一钱，炙甘草三分，半夏三分，水一钟，煎半钟，热服。一剂即愈，不必再剂。

治小儿痢疾神方：当归一钱，黄连二分，白芍一钱五分，枳壳五分，槟榔五分，甘草三分，水一钟，煎半钟，热服。一剂轻，二剂愈。红痢，加黄连一倍；白痢，加泽泻三分；腹痛者，倍加甘草，多加白芍；小便赤，加木通三分；下如豆汁，加白术一钱；伤食，加山楂、麦芽各三分；气虚者，加人参三分。此方通治小儿痢疾，加减之，无不神效。

治小儿疟疾方：柴胡六分，白术一钱，茯苓一钱，归身一钱，白芍一钱五分，半夏五分，青皮五分，厚朴五分，水一钟，煎半钟，露一宿，再温之与服。热多者，加人参、黄芪各五分；寒多者，加干姜三分；痰多者，加白芥子一钱；夜发热者，加何首乌、熟地二钱，日间发者不用加；腹痛，加槟榔三分。

治小儿咳嗽神方：苏叶五分，桔梗一钱，甘草一钱，水一酒钟，煎五分，热服，二剂即全愈。有痰，加白芥子五分可也。

治小儿口疳流水口烂神方：黄柏二钱，人参一钱，为末，敷口内，二日即愈。一匙一次，一日不过用二次而已。小儿之疳，皆虚热也，用黄柏以去火，人参以健脾土也。大人亦可用，神效。

治小儿便虫神方：诸虫皆可治。榧子去壳五个，甘草三分，为末，米饭为丸。服完虫尽化为水矣。大人亦用此去虫。盖榧子最能杀虫，又不耗气，食多则伤脾。

治小儿虫积方：使君子十个，去壳炒香，槟榔一钱，榧子十个，甘草一钱，各为细末，米饭为丸，如梧桐子大。与十丸小儿服之，二日即便虫，五日全愈。神方也。

儿　科

惊　疳　吐　泻　生下不肯食乳　初生脐汁不干肚脐突出

小儿病，惊、疳、吐、泻尽之矣。然而惊、疳、吐、泻，不可不分别言之也。世人动曰惊风，认知小儿惊则有之，而风则无。小儿纯阳之体，不宜有风之入，而状若有风者，盖小儿阳旺则内热，热极则生风，是风非外来之风，乃内出之风也。内风何可作外风治之，故治风则死矣。法

当内清其火，而外治其惊，不可用风药以表散之也。吾今特传奇方，名为清火散惊汤，方用白术三分，茯苓二钱，陈皮一分，甘草一分，栀子三分，白芍一钱，半夏一分，柴胡三分，水煎三分服。此方健脾平肝之圣药，肝平则火散，脾健则惊止，又加去火散痰之品，自然药下喉而惊风定也。

疳症乃脾热也，然亦因心热而脾火旺极，遂至口中流涎。若不平其心火，则脾火更旺，而湿热上蒸，口涎正不能遽止。治法不可徒清脾火，而当先散心火。方用止疳散。芦荟一钱，黄连三分，薄荷三分，茯苓二钱，甘草一分，桑白皮一钱，半夏三分，水煎服三分。此方心脾两清之圣药，不专清脾。引水下行，则湿热自去，湿热去，疳病自愈也。

吐症，虽胃气之弱，亦因脾气之虚。盖小儿恣意饮餐，遂至食而不化，久而停积于脾中，又久之而上冲于胃口，又久之而大吐矣。故治吐必先治胃，而治胃尤先治脾。吾有奇方，止吐速效，方名定吐汤。人参一钱，砂仁一粒，白术五分，茯苓二钱，陈皮二分，半夏一分，干姜一分，麦芽五分，山楂三粒，水煎服。夏月加黄连三分，冬月加干姜三分，无不愈者。此方即六君子之变方，乃治脾胃之圣药。脾胃安而化导速，自然下行，不至上吐。沉方中加减得宜，消积有法，有不奏功如事者乎。

泻症，则专责之脾矣，论理亦用煎汤，可以取效，然而泻有不同，有火泻，有寒泻，不可不分。火泻者，小儿必然身如火热，口渴舌燥，喜冷饮而不喜热汤，若亦以前方投之，则益苦矣。予另有奇方，名为泻火止泻汤。方用车前子二钱，茯苓一钱，白芍一钱，黄连三分，泽泻五分，猪苓三分，麦芽一钱，枳壳二分，水

煎服。一剂即止泻。车前、茯苓、泽泻、猪苓，皆止泻分水之圣药，白药以平肝，使不来克脾，黄连清心火，不来助脾之热，而麦芽、枳壳消滞气以通水道，不必止泻，泻自止也。寒泻者，腹痛而喜手按摩，口不干而舌滑，喜热汤不喜冷饮，又不可用泻火之汤，五苓散可也，然而五苓尚欠补也。盖小儿致于寒泻，未有不大伤脾气者，脾气既伤，非人参不能救，五苓散无人参，仅能止泻，元气未能顿复。我今传一奇方，名为散寒止泻汤。方用人参一钱，白术一钱，茯苓二钱，肉桂二分，甘草一分，干姜一分，砂仁一粒，神曲五分，水煎服。此方参、苓　白术乃健脾补气之神品，分湿利水之圣药也，又加肉桂、干姜以祛寒，砂仁、甘草、神曲以调和之，则寒风自然越出，而泄泻立止矣。

雷公真君曰：小儿惊症，皆本于气虚，一作风治，未有不死者。或治风而兼补虚，可以苟全性命，要之断断不可作风治也。我今特传奇方，名压惊汤。人参五分，白术五分，甘草三分，茯神一钱，半夏三分，神曲五分，砂仁一粒，陈皮一分，丹砂三分，水煎服。此即六君子之变方也。小儿止有脾病，治脾而惊自定。故用六君子以健脾，少加压惊之品奏功如神耳。

小儿吐泻，伤食之故也。盖饮食饱餐，自难一时消化，不上吐，必下泻矣，亦用前方六君子汤。但吐者去甘草加砂仁，泻者加车前子治之，自能奏功于俄顷。倘不知补脾，而惟图消克，非救儿生，乃送儿死矣。愿人敬听吾言，共登儿龄于百岁也。

小儿生下不肯食乳者，乃心热也。葱煎乳汁，令小儿服之亦妙。终不若用黄连三分，煎汤一分，灌小儿数匙，即食乳矣，神效。

小儿初生，脐汁不干，用车前子炒焦，为细末，敷之即干，神效。

小儿肚脐突出半寸许，此气旺不收也。若不急安之，往往变为角弓反张。方用茯苓一钱，车前子一钱，甘草二分，陈皮三分，通草三分、如无通草，灯心一圆，共煎汤灌之。一剂即安，神方也。

卷六　数集

伤寒门

雷公真君曰：伤寒两感，隔经相传，每每杀人。如第一日宜在太阳，第二日宜在阳明，第三日宜在少阳，第四日宜在太阴，第五日宜在少阴，第六日宜在厥阴，此顺经传也。今第一日太阳即传阳明，第二日阳明即传少阳，第三日少阳即传太阴，第四日太阴即传少阴，第五日少阴即传厥阴，此过经传也。更有第一日太阳即传少阳，第二日阳明即传太阴，第三日少阳即传少阴，第四日太阴即传厥阴，此隔经传也。第一日太阳即传少阴，第二日阳明即传太阴，第三日少阳即传厥阴，此两感传也。顺传者，原有生机，至七日而病自愈。过传者，有生有死矣。隔传者，死多于生矣。两感而传者，三日水浆不入，不知人即死。虽仲景张公立门原有治法，然亦止可救其不死者，而不能死者而重生之也。我今悯世人之枉死，特传二方，一救过经传之伤寒，一救隔经传之伤寒。过经传方，名救过经起死汤。麻黄一钱，柴胡一钱，厚朴一钱，石膏五钱，知母一钱，青蒿五钱，半夏一钱，黄芩一钱，茯苓五钱，炒栀子五分，当归三钱，水煎服。一剂即生。盖过经之传，必然变症纷纭，断非初起之一二日也。所以方中不用桂枝以散太阳之邪，止用麻黄以散其表。伤寒至三四日，内热必甚，故以石膏、知母为君，以泻阳明之火邪。阳明火一退，而厥

阴之木不舒，则木以生火，邪退者复聚，故又用青蒿、柴胡、栀子以凉散之，木不自焚，而各经之邪不攻自散。况又有茯苓之重用，健脾行湿，引火下行，尽从膀胱而出之乎。且黄芩以清肺，厚朴以逐秽，半夏以清痰，又用之咸宜，五脏无非生气矣。所以不必问其日数，但见有过经之传者，即以此方投之，无不庆更生也。

隔经传方，名救隔起死汤。人参五钱，石膏五钱，知母一钱，青蒿一两，柴胡二钱，白芍三钱，半夏一钱，炒栀子三钱，甘草一钱，水煎服。隔经之传，必至三日而症乃明，虽已过阳明，而余火未散，故少阴之火助其焰，少阳之火失其权，若不仍用石膏、知母，则阳明之火势不退，而少阴之火势不息也，故必须用此二味为主。然徒用二味，而太阴脾土不急为救援，则火极凌亢，何以存其生气，故又用人参以助生气。但生气既存，而厥阴受邪，则本气干燥，势必克太阴之脾土，仅存之生气，又安能保乎。故又用柴、芍、栀、蒿，以凉散其木中之邪。木之邪散，则木气得养，自然不去克土，而太阴之气生。太阴土有生气，则阳明之火必消归无有矣，又何至焚烧，自灭其少阴之脏哉。况方中半夏清痰，甘草和中，又用之无不宜乎。起死为生，实非虚语。故一见有隔经之传，即以此方投之，必能转败为功也。或疑青蒿用之太多，不知青蒿不独泻肝木之火，尤能泻阳明之焰，且性静而不动，更能补阴。火旺之时，补阴重药又

不敢用，惟青蒿借其攻中能补，同人参兼用，实能生阴阳之气于无何有之乡。若但用人参，止生阳气，而不能生阴气矣。阴生则阳火无权，制伏之道，实非世人所能测也。

其两感传者，近岐天师已传四方，可以救死，予不必再传。远公固诸奇方以救世。我于第三日少阳与厥阴两感，水浆不入，不知人者，再传一方，以佐天师之未逮。方名救脏汤。人参一两，麦冬三两，当归一两，天花粉三钱，元参二两，白芍二两，荆芥二钱，水煎服。余方多当归者，助肝胆以生血也。多加麦冬者，救肺气之绝，以制肝胆之木，使火不旺而血易生，而后胃气有养，脏腑可救其坏也。与天师方大同小异，各有妙用。

伤寒发狂，至登高而歌，弃衣而走，见水而入，骂詈呼号，不避亲疏者，去生远矣。仲景以竹叶石膏汤救之，妙矣。盖阳明之火，其势最烈，一发而不可救，非用大剂白虎汤，何能止其燎原之势。而世人畏首畏尾，往往用之而特小其剂，是犹杯水救车薪之焰也。故用石膏必须至三四两，或半斤，一剂煎服，火势始能少退，狂亦可少止也。然石膏性猛，虽善退火，未免损伤胃气，必须必人参兼用为妙。我今传一方，用白虎汤之半，而另加药味，方名祛热生胃汤。石膏三两，知母三钱，人参五钱，元参三两，茯苓一两，麦冬三两，车前子五钱，水煎服。此方石膏、知母以泻胃火，人参以生胃气，元参去浮游之焰，麦冬生肺中之阴，茯苓、车前引火下行于膀胱，从小便而出，且火盛者，口必渴，口渴必多饮水，吾用此二味以分湿，则水流而火自随水而散矣。方中泻火又不伤气，似胜于白虎汤。一剂而狂定，二剂而口渴减半，三剂而口渴止，火亦息，正不必用四剂也。凡有火热而发狂，

或汗如雨下，口渴舌燥，或如芒刺者，以此方投之立救，断不至于死也。

伤寒发斑，死症也。然而斑亦有不同，有遍身发斑者，有止心窝内发斑者。遍身发斑，症似重而反轻，心窝发斑，症似轻而转重。盖遍身发斑，内热已尽发于外；心窝发斑，热存于心中而不得出，必须用化斑之药，以解其热毒之在中也。我有一方最神，名起斑汤。升麻二钱，当归一两，元参三两，荆芥三钱，黄连三钱，天花粉五钱，甘草一钱，茯神三钱，水煎服。火毒结于内，必须尽情发出，然内无血以养心，则心中更热，火毒益炽，而不能外越也。故用当归、元参以滋心中之血，用黄连以凉心中之火，天花粉以消心中之痰。然而无开关之散，则火藏于内而不得泄，故又用长麻、荆芥以发之，甘草、茯神以和之，自然引火出外而不内畜矣。火既外越，斑亦渐消，又何至于丧命哉。

伤寒太阳症，结胸证具，烦躁者主死。言不可下，即下而亦死也。夫结胸而加烦躁，此胃气之将绝也。胃气欲绝，津液何生，津液既无，心何所养，故结胸而又烦躁，所以症或不可治也。虽然津液之竭非五脏之自绝，亦因结胸之故耳。是必攻其中坚，使结胸症愈而津液自生，死症可望重苏也。我今传一奇方，名化结汤。天花粉五钱，枳壳一钱，陈皮五分，麦芽三钱，天门冬三钱，桑白皮三钱，神曲三钱，水煎服。一剂即结胸开，而津液自生也。此方用天花粉以代瓜蒌，不至陷胸之过猛。然而天花粉即瓜蒌之根也，最善陷胸，而无性猛之忧。枳壳消食宽中；麦芽与桑白皮同用，而化导更速；神曲、陈皮调胃，实有神功；天门冬善生津液，佐天花粉有水乳之合，世人未知也。天花粉得天门冬，化痰化食，殊有不可测识之效。

所以既结者能开，必死者可活。若以大陷胸汤荡涤之于已汗已下之后，鲜不速其死矣。

伤寒有脏结之症，载在太阳经中，其实脏结非太阳经病也，然则仲景载在太阳经者何故。正辨太阳经有似脏结之一症，不可用攻，故载之以辨明也。脏结之症，小腹之内与两脐之旁，相连牵痛，以至前阴之筋亦痛，重者有筋青而死者，此乃阴邪而结于阴地也。原无表证，如何可作表治，必须攻里为得。我有一方，专补其阴中之虚，而少佐之祛寒之味，则阴邪自散，而死症可生，方名散结救脏汤。人参一两，白术五钱，甘草一钱，附子一钱，当归一两，肉桂五分，水煎服。白术利腰脐之气，人参救元阳之绝，当归活周身之血，血活而腰脐之气更利也，甘草和中以定痛，附、桂散寒以祛邪，脏中既温，结者自解矣。用攻于补之内，祛寒于补之中，其奏功为独异耳。

伤寒阳明症中，有直视谵语喘满者死，而下利者亦死之文。此必症犯直视谵语，而又喘满下利，一齐同见也。苟有一症未兼，尚不宜死。倘三症皆见，明是死证矣。虽然直视谵语之生，多是胃火之盛，自焚其心，而肾水不能来济，于是火愈盛而无制。喘满者，火炎而气欲上脱也；下利者，火降而气欲下脱也。此犹欲脱之危症，苟治之得法，犹可望生。吾有奇方，名曰援脱散。石膏五钱，人参一两，麦冬一两，白芍一两，竹茹三钱，水煎服。此方用人参以救脱，用石膏以平火，用麦冬以平喘，白芍以止利，用竹茹以清心，自然气不绝而可救也。

伤寒坏症，乃已汗、已吐、已下，而身仍热如火，此不解之症也。其时自然各死症纷见矣，我用何法以生之乎。夫已汗而不解者，乃不宜汗而汗之；已吐而不解者，乃不宜吐而吐之；已下而不解者，乃不宜下而下之也。于不宜汗而救其失汗，于不宜吐而救其失吐，于不宜下而救其失下，固是生之之法，然而终无一定之法也。我今特传奇方，于三者之失而统救之，名救坏汤。人参五钱，茯苓五钱，柴胡一钱，白芍一两，元参五钱，麦冬五钱，白芥子二钱，当归五钱，陈皮五分，水煎服。此方妙在全不去救失吐、失汗、失下之症，反用参、苓、归、芍大补之剂，少加柴胡以和解之，自能退火而生胃气。倘鉴其失吐而重吐之，失汗而重汗之，失下而重下之，孱弱之驱，何能胜如是之摧残哉，必死而已矣。故必用吾方，而后死者可生也。

伤寒少阴症，恶寒身蜷而下利，手足逆冷，不治之病也。盖阴盛无阳，腹中无非寒气，阳已将绝，而又下利不止，则阳随利而出，不死何待。虽然阳气将绝，终非已绝也。急用补阳气之药，挽回于无何①有之乡，则将绝者不绝。方用人参二两，附子二钱，甘草二钱，干姜二钱，白术一两，茯苓五钱，水煎服。方名救逆止利汤。一剂而逆回，二剂而利止，三剂全愈矣。此方用人参、附子，回元阳于顷刻，以追其散失，祛其阴寒之气；用白术、茯苓以分消水湿，而仍固其元阳；用甘草、干姜调和腹中，而使之内热，则外寒不祛而自散，又何有余邪之伏莽②哉。自然寒者不寒，而蜷者不蜷；逆者不逆，而利者不利也。寒蜷逆利之尽去，安得而不生乎。

伤寒少阴症，吐利兼作，又加烦闷，手足四逆者，死病也。上吐下泻，且兼烦

---

① 何　原作"有"，今据本澄堂本、三元堂本、菁华堂本、清刻本、广益本改。
② 伏莽　伏藏之义。

躁，则阴阳扰乱，拂抑而无生气可知。况加手足四肢之逆冷，是脾胃之气又将绝也，自是死症无疑。然而治之于早，未尝不可救。如一见此等症，急以人参二两，白术二两，肉桂二钱，丁香二钱，灌之，尚可救耳。方名止逆奠安汤。人参救元阳之绝，原有奇功；白术救脾胃之崩，实有至效；丁香止呕，肉桂温中又能止泻；救中土之危亡，奠上下之变乱，转生机于顷刻，杜死祸于须臾，舍此方又何有别方哉。

伤寒少阴症，下利虽止，而头眩昏晕，亦是死症。盖阳虽回而阴已绝，下多亡阴，竟至阴绝，原无救法。虽然阴阳之道，未尝不两相根而两相生也，今因阴绝而诸阳之上聚于头者，纷然乱动，所以眩冒，阳欲脱而未脱。夫阳既未绝，补其阳而阳气生，阳生则阴之绝者可以重续，阴生于阳之中也。方用参桂汤：人参二两，肉桂二钱，煎服可救。人参返阳气于何有之乡，是止能返阳气也，如何阴绝者亦能回之？不知人参属阳而中存阴气，阳居其八，阴居其二，阳既回矣，阴气亦从之而渐返。肉桂虽是纯阳之品，而性走肝肾，仍是补阴之圣药，故用之而成功也。

伤寒少阴症，四逆，恶寒身蜷，脉不至，不烦而躁，本是死症，而吾以为可救者何？全在脉不至，不烦而躁也。夫病至四肢之逆，其阴阳之将绝可知；脉之不至，未必非寒极而伏也，不然阳绝则心宜烦矣，而何以不烦。但嫌其不烦而躁，则阳未绝而将绝，为可畏耳。阳既欲绝，则阴亦随之而绝矣。故一补其阳，阳回而阴亦回矣。阴阳之道，有一线未绝，俱为可救。譬如得余火之星星，引之可以焚林，况真阴真阳非有形之水火也，乃先天之气耳，一得接续，便有生机。故一见此等之症，急以生生汤救之，可以重生。方用人参三两，附子三钱，炒枣仁五钱，水煎服。此方得人参以回其阴阳，得附子以祛其寒逆，加枣仁以安心，则心定而躁可去，躁定而脉自出矣。死中求生，其中斯方乎。

伤寒少阴症，六七日息高者死。息高见于六七日之间，明是少阴之症，而非太阳之症也。息高与气喘大殊，太阳之症乃气喘，气喘本于邪盛；少阴之症乃息高，息高本于气虚。而息高与气喘，终何以辨之？气喘者，鼻息粗大；息高者，鼻息微小耳。此乃下元之真气，欲绝而未绝，牵连气海之间，故上行而作气急之状，能上而不能下也，最危最急之候。方用止息汤：人参三两，熟地三两，牛膝三钱，麦冬二两，破故纸三钱，胡桃仁一个，干姜五分，水煎服。此方大补关元、气海，复引火之下行，绝不去祛寒逐邪，庶几气可回，而息高者可平也。倘疑是太阳喘症，而妄用桂枝汤，杀人于顷刻矣。故必用止息汤救之，十人中亦可望生五六人。然必须多服久服始得，苟或服一剂而辄止，亦未能收功者，又不可不知。

伤寒少阴病，脉微沉细，但欲卧，汗出，不烦，自欲呕吐，至五六日自利，复烦躁，不能卧寐者，死症也。伤寒而脉微沉细，明是阴症，况欲卧而不欲动乎。汗已则矣，内无阳症可知。心中不烦，时欲呕吐，此阳邪已散，而阴邪作祟，急以祛寒为是。乃失此不温，至五六日而下利，是上下俱乱也。此时倘不烦躁，则肾中真阳未散，今又加烦躁不得卧寐，明是奔越而不可回之兆矣，非死症而何？然而其先原因失治，以至于不可救，非本不可救，而成此扰乱之症也。我有奇方，名转阳援绝汤。用人参一两，白术一两，炒枣仁一两，茯神五钱，肉桂二钱，水煎服。一剂即可安卧而回春矣。此方用人参以救绝，用白术、茯神以分消水湿而止下利，又用肉桂以温中而去寒，加枣仁以安心而解躁，用之得宜，自然奏功如响也。

伤寒脉迟，自然是寒，误与黄芩汤以解热，则益加寒矣。寒甚宜不能食，今反能食，病名除中。仲景为是死症者，何也？夫能食者，是胃气有余，如何反曰死症。不知胃寒而加之寒药，反致能食者，此胃气欲绝，转现假食之象，以欺人也。此不过一时能食，非可久之道。病名除中者，正言其胃中之气除去而不可留也。虽然，此病虽是死症，而吾以为犹有生机，终以其能食，胃气将除而未除，可用药以留其胃气也。方用参苓汤加减。人参一两，茯苓五钱，肉桂一钱，陈皮三分，甘草一钱，水煎服。此方参、苓健脾开胃，肉桂祛寒，陈皮化食，甘草留中，相制得宜，自然转败为功，而死者可重生矣。

伤寒六七日，脉微，手足厥冷，烦躁，灸厥阴，厥不还者死。此仲景原文也。夫伤寒阴症发厥，灸其厥阴之经，亦不得已之法，原不及汤药之神也。灸厥阴不还，听其死者，亦仅对贫寒之子而说，以其不能备参药也。倘以参附汤救之，未有不生者。我今怜悯世人，另传一方，名还厥汤。用白术四两，附子三钱，干姜三钱，水煎服。一剂而苏。凡见有厥逆等症，即以此方投之，无不神效如响。盖白术最利腰脐，阴寒之初入，原从腰脐始，吾利其腰脐，则肾宫已有生气，况佐之附子、干姜，则无微不达，而邪又安留乎。况白术健脾开胃，中州安奠，四肢边旁，有不阳回顷刻者乎。

伤寒发热下利，又加厥逆，中心烦躁而不得卧者，死症也。身热未退，邪犹在中，今既发厥，身虽热而邪将散矣，宜下利之自止；乃不止，而心中转添烦躁不得卧，此血干而心无以养，阳气将外散也，

不死何待？又将何法以生之？亦惟有补元阳之气而已矣。方用参术汤：人参三两，白术三两，炒枣仁一两，麦冬三钱，水煎服。此方参、术补气，气足而血自生，血生而烦躁可定，况又佐之枣仁以安魂，麦冬以益肺，有不奏功如神者乎。纵不能尽人可救，亦必救十之七八也。

伤寒发热而能发厥，便有可生之机。以发厥则邪能外出也。然厥可一二而不可频频，况身热而下利至甚，如何可久厥而不止乎，其为死症何疑。盖下寒而上热，郁结于中，而阴阳之气不能彼此之相接也。必须和其阴阳，而通达其上下，则死可变生。方用人参三两，白术五钱，甘草一钱，苏子一钱，附子二钱，水煎服。此方通达上下，以和其阴阳之气，自然厥止而利亦止，厥利既止，死可变生。倘服后而厥仍不止，则亦无药之可救，正不必再与之也。盖阴阳已绝，而上下之气不能接续矣。

伤寒热六七日不下利，忽然变为下利者，已是危症，况又汗出不止乎，是亡阳也。有阴无阳，死症明甚，吾何以救之哉。夫阳之外越，因于阴之内祛也。欲阴之安然于中而不外祛，必先使阳之壮于内而不外出。急以人参三两，北五味一钱，煎汤救之可生。然而贫寒之子，安可得参。我另定一方，用白术三两，黄芪三两，当归一两，北五味一钱，白芍五钱，水煎服。此方补气补血，以救阳气之外越，阳回则汗自止；汗止而下利未必遽止，方中特用当归、白芍者，正所以止利也。水泻则当归是所禁用，下利非水泻也，正取当归之滑，白芍之酸，两相和合，以成止利之功。况又有五味之收敛，不特收汗，并且涩利。若遇贫贱之子，无银备参者，急投此方，亦可救危亡于顷刻。

伤寒下利，手足厥冷，以致无脉，急灸其关元之脉者，以寒极而脉伏，非灸则脉不能出也。今灸之而脉仍不出，反作微喘，此气逆而不下，乃奔于上而欲绝也。本是死症，而吾以为可生者，正以其无脉也。夫人死而后无脉，今人未死而先无脉，非无也，乃伏也。灸之不还，岂真无脉之可还乎？无脉应死矣，而仍未死，止用微喘，是脉欲还而不能遽还也。方用人参一两，麦冬一两，牛膝三钱，熟地五钱，甘草一钱，附子一钱，名为还脉汤。一剂而脉骤出者死，苟得渐渐脉出，可望生全矣。

伤寒下利后，脉绝，手足厥冷，猝时还脉，而手足尽温者生。此亦用灸法而脉还者也。然亦必手足温者可生，正见阳气之尚留耳。倘脉不还，则手足之逆冷，终无温热之时，是阳不可返，而死不可生矣。今将何以救之哉。不知脉之不返者，因灸法而不能返也。灸之力微，终不及药之力厚。吾以人参三两，灌之，则脉自然骤出矣。夫少阴下利厥逆无脉者，服白通汤，恶脉之骤出；兹厥阴下利，厥逆脉绝者，用灸法欲脉之猝还，一死一生者何也？一用灸而一用药也。可见用药之能速出脉，不于此益信乎，吾所以用独参汤救之而可生也。

伤寒下利，日十余行，脉反实者死。何也？盖下多亡阴，宜脉之虚弱矣，今不虚而反实，现假实之象也。明是正气耗绝，为邪气所障，邪盛则正气消亡，欲不死不可得矣。然则何以救之哉。仍补其虚，而不必论脉之实与不实也。方名还真汤。人参一两，茯苓二两，白芍[1]一两，水煎服。此方人参以固元阳，茯苓以止脱泻，白芍以生真阴，阴生而阳长，利止而脱固，则正气既强，虚者不虚，而后邪气自败，实者不实也。假象变为真虚，则死

症变为真生矣。

产后感太阳风邪，大喘大吐大呕，不治之症也。喘则元阳将绝，况大喘乎；吐则胃气将亡，况大吐乎；呕则脾气将脱，况大呕乎。产后气血大弱，如何禁此三者，自是死症无疑。吾欲于死里求生，将用何方以救之。仍然大补气血，而少加止吐止呕止喘之药，而太阳风邪反作末治而已矣。方用转气救产汤：人参三两，麦冬三两，白术一两，当归一两，川芎三钱，荆芥一钱，桂枝三分，水煎服。一剂而喘转，呕吐止，便有生机，否则仍死也。人参夺元气于欲绝未绝之间，麦冬安肺气于将亡未亡之候，白术救脾胃之气于将崩未崩之时，当归、川芎不过生血而已，荆芥仍引血归经兼散邪，助桂枝祛风而同入膀胱，下行而不上逆也。方中酌量，实有深意，非漫然或多或少而轻用之。大约此方救此症，亦有七八人生者，总不可惜人参而少用之耳。

产后感冒风邪，是太阳之症。口吐脓血，头痛欲破，心烦不止，腹痛如死，或作结胸，皆在不救。以产后气血大亏不可祛邪，而病又犯甚拙，不能直治其伤故耳。如口吐脓血者，血不下行而上行也；头痛欲破者，血不能养阳，而阳欲与阴绝也；心烦不止者，心血已尽，肾水不上滋也；腹痛如死者，腹中寒极，肾有寒侵，命门火欲外遁也；或作结胸，胃中停食不化，胃气将绝也。诸症少见一症，已是难救，况一齐共见乎，必死无疑矣。予欲以一方救之，何也？盖产后感邪，原不必深计，惟补其正，而邪自退。予用佛手散，多加人参，而佐之肉桂、荆芥，不必治诸症，而诸症自必皆去。当归二两，川芎一

---

[1]　白芍　原作“白术”，今据本澄堂本及此下方解改。

两，人参三两，荆芥二钱，肉桂一钱。一剂即见功，再剂而全愈。盖佛手散原是治产后圣方，加之人参则功力更大，生新去旧，散邪归经，止痛安心，开胃消食，所以奏效皆神也。

产后减少阳风邪，谵语不止，烦燥不已，更加惊悸者死，盖少阳，胆经也，胆中无计则不能润心，心中无血则不能养心，于是心中恍惚，谵语生矣；而烦躁惊悸，相因而至，总皆无血之故。无血补血，如何即是死症。不知胆木受邪，不发表则血无以生，然徒发表则血更耗散，顾此失彼，所以难救。然而非真不可救也，吾用佛手散加减治之，便可生全。方用当归二两，川芎一两，人参一两，炒枣仁一两，麦冬三钱，竹茹一团，丹砂一钱，熟地五钱，水煎服。此方归、芎生血以养心，又加人参、枣仁、麦冬、竹茹、丹砂，无非安心之药，而熟地又是补肾之妙剂，上下相需，心肾两济，又何烦躁之不除，惊悸之不定，而谵语之不止者乎。

产后感中阳明之风邪，大喘大汗者，亦不治。盖风邪入于阳明，寒变为热，故大喘大汗。平人得此症，原该用白虎汤，而产妇血气亏损，如何可用乎。虽然大补产妇之气血，而兼治阳明之邪火，未必不降，而大喘大汗未必不除也。方用补虚降火汤：麦冬一两，人参五钱，元参五钱，桑叶十四片，苏子五分，水煎服。此方人参、麦冬补气，元参降火，桑叶止汗，苏子定喘，助正而不攻邪，退邪而不损正，实有奇功也。

产后感阳明之邪，发狂亡阳者，不救之症也。狂症多是实热，产后发狂又是虚热矣。实热可泻火而狂定，虚热岂可泻火以定狂哉。然吾以为可救者，正以其亡阳也。亡阳多是气虚，虽实热而气仍虚，故泻实热之火，不可不兼用人参，况产后原

是虚症乎。大约亡阳之症，用药一止汗，便有生机，吾今不去定狂，先去止汗。方用救阳汤：人参三两，桑叶三十片，麦冬二两，元参一两，青蒿五钱，水煎服。一剂而汗止，再剂而狂定，不可用三剂也。二剂后即单用人参、麦冬、北五味、当归、川芎调理，自然安也。此方止可救亡阳之急症，而不可据之为治产之神方。盖青蒿虽补，未免散多于补，不过借其散中有补，以祛胃中之火，一时权宜之计。倘多服又恐损产妇气血矣，所以二剂后，必须改用他方。

妊妇临月，忽感少阴经风邪，恶寒蜷卧，手足冷者，不治之症也。少阴，肾经也，无论传经至少阴，与直中入少阴，苟得此症，多不能治。盖少阴肾经，宜温而不宜寒，今风寒入之，则命门之火微，而肾宫无非寒气，势必子宫亦寒。手足冷者，脾胃寒极之非也。脾胃至于寒极，不死何待。而吾以为可生者，以胎之未下也，急以温热药救之。方名散寒救胎汤。人参一两，白术二两，肉桂一钱，干姜一钱，甘草一钱，水煎服。一剂而寒散，不恶寒矣；再剂而手足温，不蜷卧矣；三剂全愈。夫人参、白术，所以固气，肉桂、干姜，所以散寒，甘草和中，亦可已矣。不知肉桂干姜，虽是散寒，用之于临月之时，何愁胎堕。然必竟二味性甚猛烈，得甘草以和之，则二味单去祛腹中之寒，而不去催胎中之子，助人参、白术以扫除，更有殊功耳，岂漫然而多用之哉。

妊妇临月，感少阴经症，恶心腹痛，手足厥逆者，不治。亦以寒入肾宫，上侵于心，不独下浸于腹已也，较上症更重。夫肾水滋心，何以反至克心。盖肾之真水，心藉之养，肾之邪水，心得之亡。今肾感寒邪，挟肾水而上凌于心，故心腹两相作痛，手足一齐厥逆。此候至急至危，

我将何术以救之。亦仍治其少阴之邪而已。方用回阳救产汤：人参一两，肉桂一钱，干姜一钱，白术五钱，甘草一钱，当归一两，水煎服。此方妙在加当归。盖少阴之邪，敢上侵于心者，欺心中之无血也。用当归以补血，助人参之力以援心，则心中有养，而肉桂、干姜无非祛寒荡邪之品，况有白术、甘草之利腰脐而调心腹乎，自然痛止而逆除矣。仲景谓子生则可治，用独参汤以救之，亦救之于生子之后，而非救之于未生子之前也。子未生之前，当急用吾方，子既生之后，当急用仲景方。

产妇临月，忽感少阴症者，急以人参、白术大剂温之，不应则死。此仲景之文也，似乎舍人参、白术无可救之药矣。吾以为单用人参、白术，尚非万全，苟用人参、白术不应，急加入附子、肉桂、干姜，未必不应如响也。吾今酌定一方，名全生救难汤。人参一两，白术一两，附子一钱，甘草五分，水煎服。可治凡感少阴经之邪者，神效。

产妇三四日至六七日，忽然手足蹶卧，息高气喘，恶心腹痛者，不救。此症盖感少阴之寒邪，而在内之真阳，逼越于上焦，上假热而下真寒也。倘治之不得法，有死而已。急用平喘祛寒散：人参二两，麦冬五钱，肉桂二钱，白术三两，吴茱萸五分，水煎服。一剂喘止，二剂痛止。此方亦补气反逆之圣药，祛寒定喘之神方，但服之不如法，往往偾①事。必须将药煎好，俟其微寒而顿服之。盖药性热而病大寒，所谓宜顺其性也。

产妇半月后至将满月，亦患前症，又不可用前方矣，当改用护产汤。人参五钱，茯苓五钱，附子一钱，白术五钱，当归一两，熟地一两，山茱萸五钱，麦冬五钱，牛膝一钱，水煎服。盖产妇已产至半

月以后与将满月，不此新产血气之大亏也。故参可少用，而补阳之中，又可用补阴之剂。有附子以祛寒，何患阴滞而不行哉。

产妇产后，手足青，一身黑，不救。此阴寒之最重，而毒气之最酷者也。原无方法可以回生，然见其未死而不救，毋宁备一方救之而不生。吾今酌定一方，名开青散黑汤。人参四两，白术四两，附子一钱，当归一两，肉桂三钱，水煎服。此方服下，手足之青少退，身不黑，便有生机，否则仍死也。盖毒深而不可解，寒结而不可开耳。

产后足纯青，心下痛，虽较上症少轻，而寒毒之攻心则一，故亦主死。以前方投之，往往多效，不比一身尽黑者之难救也。盖此症由下而上，一散其下寒，而上寒即解，所以易于奏效。

产后少阴感邪，肾水上泛，呕吐下利，真阳飞越者②，亦死症也。盖产妇肾水原枯，如何上泛而至呕吐。不知肾水之泛滥，因肾火之衰微也。火为寒所祛，水亦随寒而趋。此症犯在平人，尚然难救，况产妇乎。而吾以为可救者，有肾水之存耳。急用补阳之药，入于补阴之中，引火归原，水自然下行而不致上泛。方用补火引水汤：人参五钱，白术一两，熟地一两，山茱萸五钱，茯苓一两，附子一钱，肉桂三钱，车前子一钱，水煎服。一剂而肾水不泛滥矣。此方火补命门之火，仍于水中补之，故水得火而有归途，火得水而有生气，两相合而两相成也。

产后四五日，忽感风邪发厥者，死症也。厥症多是热，盖产后发厥，岂有热之

---

① 偾　音奋。败也。
② 者　原作"也"，今据本澄堂本、三元堂本、菁华堂本、清刻本、广益本改。

理，是热亦虚热也。欲治厥而身虚不可散邪，欲清热而身虚不可用凉，所以往往难治。谓是死症，而实非尽是死症也。我定一方，名转厥安产方。当归一两，人参一两，附子一钱，水煎服。一剂即厥定而人生矣。闰产后发厥，乃阳气既虚而阴血又耗，复感寒邪以成之者也。我用人参以回元气于无何有之乡，用当归以生血于败瘀未复之后，用附子以祛除外来之邪，故正回而邪散，血生而厥除也。

产后吐蛔虫者，不治之症也，以胃气将绝，虫不能安身耳。夫蛔虫在人之胃中，大寒不居，太热亦不居。今产后吐蛔，必在发厥之后，其吐蛔也，必然尽情吐出，非偶然吐一条也，更有成团逐块而吐出者，真是恶症，吾欲生之何也？正因其吐蛔之尚可生也。盖人脏既绝，虫亦寂然，今纷然上吐，是胃中尚有气以逼迫之，吾安其胃气，则虫自定而人可生。方用安蛔救产汤：人参一两，白术一两，榧子仁一两，白薇三钱，肉桂一钱，神曲五分，水煎服。一剂而蛔定矣。此方参、术以生胃气，榧子、白薇、肉桂以杀虫，所以奏功独神耳。

产后口吐血脓，又复发斑，此千人中偶一有之。本是不救，然治之得法，亦有不死者。此症盖因夏月感受暑热之气，未及发出，一至生产，而火毒大彰；又因身虚，而火热犹不能一时尽发，故口吐脓血以妄行，而身生斑点以拂乱也。论理产后不宜用凉药化斑，然此等症又不得不用凉药，为权宜之计，吾今酌定一方，名为化火救产汤。人参五钱，当归一两，川芎五钱，麦冬五钱，荆芥三钱，元参一两，升麻一钱，水煎服。一剂而血脓止，再剂而斑稀，三剂而斑化矣，不可用四剂也。三剂后当改用佛手散，大剂多饮，自然无后患，否则恐有变寒之患。吾方原不大寒，

即变寒而可救，倘从前一见斑，即用黄连解毒之药，以救一时之急，及至热退寒生，往往有寒战而死者，凉药可轻用乎？故宁可服吾方，以渐退斑而缓降血，不可用霸药以取快于一时也。

产后患厥阴症，呕吐，两胁胀满者，必便血，不治之症也。盖伤肝而血乃下行，本无血而又伤血，岂有不死之理。而吾必欲救之，将恃何法乎？正因其便血耳。倘肝受风邪，而不下行，则邪留两胁，反是腹心之病，今血尽趋大便而出，是肝中之邪散，吾清其大肠之火，似可奏功矣。但产妇宜温补不宜清理，用凉药以消其火，非所以救产后之妇也。不知火之有余，乃水之不足，大补其水，则火自消归无有矣。方用平肝救血汤：当归一两，川芎五钱，麦冬一两，三七根末一钱，水煎服。一剂而血止，两胁之胀满亦除矣，又何至上呕食而下便血哉。

产后下利厥逆，躁不得卧，或厥不得止，俱是死症。盖下利则亡阴，厥逆则亡阳，已是难救，况躁不得卧，是血无以养心矣，而厥更不止，则汗出又无已也，欲不死得乎？我欲于死中求生，舍人参、当归无别药也。方名参归汤。人参二两，当归二两，荆芥一钱，水煎服。用参、归补气血以生新，则旧血可止，旧血止而新血益生，自然有血以养心，厥可定而心可安，躁可释也。

中　寒　门

雷公真君曰：阴寒直中少阴经肾中，手足青黑者，不治之症也。盖阴毒结成于"脾胃之间，而肾中之火全然外越，如何可救。然而心尚不痛，则心中尚有星星余火，存于其中。急用救心荡寒汤：人参三两，良姜三钱，附子三钱，白术三两，水

煎服。助心中之火不使遽绝，则相火得君火之焰而渐归。火势既旺，寒邪失威，自然火生土，而脾胃之气转，一阳来复，大地皆阳春，手足四肢尽变温和矣。此方妙在良姜入心，同附子斩关直入，然非参、术之多用，亦不能返元阳于无何有之乡也，故必须多用而共成其功耳。

阴寒直中肾经，面青鼻黑，腹中痛欲死，囊缩，较前症更重矣。死亡顷刻，救之少迟，必一身尽黑而死。急用救亡丹：人参五钱，白术三两，附子一个，干姜三钱，肉桂五钱，水煎急灌之。吾方似较仲景张公之用热更重，不知此症全是一团死气，现于身之上下，若不用此等猛烈大热重剂，又何以逐阴寒而追亡魂，祛毒气而夺阳魄哉。故人参反若可少用。而附、桂不可不多用也。然而白术又何以多用之耶？不知白术最利腰脐，腹痛欲死，非此不能通达，故多用之以驱驾桂、附，以成其祛除扫荡之功，而奏返魄还魂之效耳。

阴寒直中肾经，心痛欲死，呕吐不纳食，下利清水，本是不治之病。盖寒邪犯心，而脾胃将绝，急不待时，此时觅药，缓不济事，速用针刺心上一分，出紫血少许，然后用逐寒返魂汤救之。人参一两，良姜三钱，附子五钱，茯苓五钱，白术三两，丁香一钱。此方专入心以逐祛，返元阳于顷刻，心若定而诸邪退走，脾胃自安，不至上下之逆，庶可重生。否则因循观望，必至身死矣。

阴寒直中肾经，两胁作痛，手足指甲尽青，囊缩，拽之而不出，蜷曲而卧，亦不治之症也。此乃阴寒从肾以入肝，而肝气欲绝，故筋先受病将死也。虽症较前三症少轻，而能死人则一。余又将何法以生之乎。夫肝木绝，由于肾气之先绝，欲救肝不得不先救肾。方用救肾活肝汤：白术三两，当归一两，人参五钱，熟地一两，

山茱萸五钱，附子一钱，肉桂二钱，水煎服。此方祛寒之中，仍用回阳之药，然加入熟地、山茱萸，则参、术无过燥之忧，附、桂有相资之益，肝得火而温，亦得水而养，自然筋活而青去，囊宽而缩解也。

阴寒而直中肾经，舌黑眼闭，下身尽黑，上身尽青，大便出，小便自遗，此更危急之症，虽有仙方，恐难全活。而予必欲生之，因定一方，虽不敢曰人尽可救，亦庶几于十人中而救一二人乎。方名救心汤[①]。人参五两，附子一个，白术半斤，肉桂一两，菖蒲五分，良姜三钱，水煎服。此方参、术多用者，恐少则力量不能胜任，以驾御夫桂、附之热药也，故必多加，而后可望其通达上下，以尽祛周身之寒毒。倘得大便止而小便不遗，便有生机，再进一剂，则眼开而舌黑可去，身黑身青俱可尽解也。苟服药后仍前大小便之不禁，不必再服药，听其身死而已矣。大约此方救此病，十人中亦可救三四人。

凡人直中阴寒，冷气犯于小腹，不从传经伤寒而自寒者，命曰直中阴经。阴经者，少阴肾经，其症必畏寒，腹痛作呕，手足厥逆，有手足俱青，甚则筋青囊缩。若不急以温热之药治之，有立时而死者，最可惧之症也。方用荡寒汤：白术三两，肉桂三钱，丁香一钱，吴茱萸一钱，水煎服。一剂而阴消阳回，不必再剂也。此方妙在独用白术至三两，则腰脐之气大利，又得肉桂以温热其命门之火，丁香、吴茱萸止呕逆而反厥逆，则阴寒之邪何处潜藏，故一剂而回春也。

中 暑 门

雷公真君曰：中暑亡阳，汗出不止，

---

① 救心汤 原作"心救汤"，今据广益本改。

立时气脱者，死症也。盖亡阳则阳气尽从汗出，故气尽而死。法当急补其阳气，则阳气接续阴气，而不至有遽脱之忧，用独参汤妙矣，而贫家何从得参，不若以当归补血汤。用当归一两，黄芪二两，加桑叶三十片救之。盖二味价廉，而功亦不亚于人参，且桑叶又有补阴之功，无阴则阳不化；黄芪补气，得当归则补血，得桑叶则尤能生阴也。

中暑发狂，气喘，汗如雨下，如丧神失守，亦死亡顷刻也。盖热极无水以养神，心中自焚，逼汗于外，亡阳而且失神也，急宜用白虎汤救之。然少亦不济也，必须石膏用四两，人参亦用四两，加黄连三钱，水煎服。一剂而神定，二剂而汗止矣。或疑心中无水，而身何以有汗。不知发狂之症，口未有不渴者。口渴必饮水自救，水入腹中，不行心而行脾，脾必灌注于肺，肺主皮毛，故从外泄。然则汗乃外来之水，非内存之液。况汗从外泄，阳气亦从之而出，阳出而心中之阴气亦且随之而散亡，所以丧神失守耳。吾以黄连平其心火，石膏除其胃火，而大加人参以救其亡阳之脱，庶几火散而正气独存，神存而外邪皆失也。

中暑循衣摸床，以手撮空，本是死症。然而可救者，以暑气之在心，解心中之热，则五脏即有生气。方用独参汤三两，加黄连三钱灌之，而循衣摸床、撮空等症遽止者即生。盖人参救心气之绝，而黄连散心中之火，火散气回，其生也必矣。

中暑猝倒，心痛欲死者，不治之症也。暑气最热，而心乃火宫，以火入火，何以相犯而竟至心痛欲死也。不知心火，君火也；暑火，邪火也。邪火凌心，与邪水浸心，原无彼此之异。故寒暑之气不犯则已，犯则未有不猝然心痛者也。心君至静，有膻中之间隔，犯心者犯膻中也。邪犯膻中，便猝然心痛，此时即以祛暑之药，直引入膻中，则暑散火退，而心君泰然也。方用散暑救心汤：青蒿一两，黄连三钱，人参三钱，茯神五钱，白术三钱，香薷一钱，藿香五钱，半夏一钱，水煎服。一剂而痛即止。此方神效者，妙在青蒿同用，直入膻中，逐暑无形，所以止痛如响耳。

中暑忽倒，口吐白沫，将欲发狂，身如火烧，紫斑烂然者，多不可救，而予谓有一线可救者，正以其紫斑之发出也。倘不发出，则火毒内藏，必至攻心而亡。今嫌其斑虽发出，而其色纯紫，则毒气太盛，恐难化耳。方用救斑再苏汤：元参三两，升麻三钱，荆芥三钱，黄连三钱，黄芩三钱，麦冬三两，天冬一两，青蒿一两，水煎服。一剂而斑色变红，再剂而斑红变淡，三剂而斑色尽消，便庆再苏也，否则终亦必亡而已矣。

夏日感暑，至生霍乱，欲吐而不能，不吐不可，最急之病也，用香薷饮亦得生。然有用之而不纳，随饮即吐，尤为至凶，法当从治，我有妙方，名转治汤。白术三钱，茯苓三钱，芍药五钱，藿香一钱，紫苏五分，陈皮五分，天花粉一钱，肉桂五分，香薷五分，白豆蔻一粒，水煎冷服，下喉即纳，霍乱即定矣。此方之妙，妙在用芍药为君，而佐之白术、茯苓，则肝气自平，不束下克脾土，则霍乱自定，况又有解暑之药乎。尤妙在用肉桂、香薷、藿香温热之药，顺暑热之气，引邪下行，而暗解纷纭，此实有神鬼不测之机，而用之于刀圭之内也。

霍乱腹痛，欲吐不能，欲泻不得，四肢厥逆，身青囊缩，必死之症也。予亦何必再为立方。然而其人一刻不亡，岂可听之而不救乎。此症乃下虚寒，而上感暑热之气，阴阳拂乱，上下不接，最危最急之候。法当用阴阳水探吐之。若不应，急以救乱汤治之。人参五钱，香薷三钱，吴茱萸三钱，茯苓三钱，白术三钱，附子五分，藿香一钱，木瓜三钱，水煎服。下喉而气即回矣，真治干霍乱之神方也。若湿霍乱，又不可用此方，用白术五钱，香薷一钱，青蒿五钱，茯苓五钱，陈皮一钱，砂仁三粒，一剂即回春也。

产后忽感中暑，霍乱吐泻，法在不救。然而亦有用药救之而能生者，总不可用香薷也。方用消暑活产丹：人参一两，当归二两，川芎一两，肉桂二钱，青蒿一钱，水煎服。一剂即愈。盖产妇止补气血，气血既回，暑气自散，况方中又有祛寒解暑之味乎，所以奏功独神也。或疑感暑是热，胡为反用肉桂。不知产妇气血大虚，遍身是寒，一感暑气，便觉相拂，非有大热之气深入腹中也，不过略感暑气，与本身之寒两相攻击，以致霍乱。今仍用肉桂以温其虚寒，以青蒿而解其微暑，用之于大剂补气补血之中，是以驾御而不敢有变乱之形，此立方之妙，而建功之神也，又何必疑哉。

夏令火热，烁石流金，人有一时感犯暑邪，上吐下泻，立刻死者，最可惧之症也。切勿轻用香薷饮，亦莫妄用白虎汤。我有一方，名曰解热消暑散。青蒿一两，干葛一钱，香薷一钱，茯苓一两，白术三钱，白扁豆二钱，陈皮一钱，治之即安。此方妙在用青蒿、茯苓为君。青蒿最能解暑而去热，一物而两用之，引其暑热尽从膀胱而出，而干葛、香薷之类，不过佐青蒿以去暑也。尤妙少用白术以健脾胃之气，则暑热退而胃气不伤，胜于香薷饮多矣。

水 湿 门

雷公真君曰：水气凌心包之络，呃逆不止，死症也。而吾以为可救者，心包为水气所凌，惟恐犯心，所以呃逆不止者，欲号召五脏之气共救水气之犯心也。水气凌心包，以成呃逆之症，亦止须分消其水湿之气，而呃逆自除也。方用止呃汤：茯神一两，苍术三钱，白术三钱，薏仁一两，芡实五钱，半夏一钱，人参三钱，陈皮一钱，丁香五分，吴茱萸三分，水煎服。一剂而呃即止，二剂而呃即愈。此方健胃固脾，虽利湿分水，而不消真气，故能补心包而壮心君之位，不必治呃而呃有定矣。

水湿结在膀胱，点滴不能出，以致目突口张，足肿气喘者，不治之症也。而吾以为可治者，膀胱与肾为表里，膀胱之开合，肾司权也，水湿结在膀胱者，肾气不能行于膀胱耳。吾通其肾气而膀胱自通，诸症自愈矣。方用通肾消水汤：熟地一两，山茱萸五钱，车前子三钱，茯神五钱，肉桂一钱，牛膝一钱，山药一两，薏仁一两，水煎服。此方专治肾以通膀胱之气，膀胱得肾气而水自难藏，水不能藏而下行，则气亦自顺而不逆，又何至有目突气喘之病哉。上病渐消，而下病寻愈，足肿之水不觉尽归于膀胱，从溺而尽出也。

黄瘅之症，一身尽黄，两目亦黄，却是死症。倘初起即治之，亦未必即死也。我有奇方，名为消黄去瘅汤。茵陈三钱，薏仁三两，茯苓二两，车前子三两，肉桂三分，水煎服。一连四剂，黄去瘅消矣。黄瘅虽成于湿热，毕竟脾虚不能分消水湿，以致郁而成黄。吾用茯苓、薏仁、车前大剂为君，分消水湿，仍是健脾固气之药，少用茵陈以解湿热，用肉桂引入膀胱，尽从小便而出，无事张皇，而暗解其湿热之横，此方之澹而妙，简而神也。四剂之后减半，加白术一两，煎汤饮之，再用四剂，则全愈而无后患矣。

黄瘅之症，原不宜死，然治之不得法，往往生变为死。盖黄瘅外感之湿易治，内伤之湿难医，外感单治湿而瘅随愈，内伤单治湿而瘅难痊。泻水则气愈消，发汗则精愈泄，又何能黄瘅之速愈哉。我有方单治内伤而得黄瘅者，名治内消瘅汤。白术一两，茯苓一两，薏仁一两，茵陈二钱，炒栀子二钱，陈皮五分，水煎服。此方妙在用白术、茯苓、薏仁之多，使健脾又复利水，助茵陈、栀子以消湿热，尽从膀胱内消，不必又去退皮肤之湿，而皮肤之湿自消。大约此方用至十剂，无不消者，不必十剂之外。服十剂减半，去栀子再服五剂，则全愈，人亦健旺矣。至妙至神之方，有益无损，可为治内伤而成湿者之法。

产妇感水肿，以致面浮手足浮，心胀者，不治之症也。然而此浮非水气也，乃虚气作浮耳，若作水湿治之，必死矣。吾今不治水湿，单去健脾，反有生意。方用助气分水汤：白术二两，人参三两，茯苓五钱，薏仁一两，陈皮五分，萝卜子三分，水煎服。此方参、苓、薏、术皆健脾之圣药，陈皮、萝卜子些微以消其胀，脾气健而水湿自行，水湿行而胀自去，胀去而浮亦渐消矣。但此方须多食见效，不可一剂而即责其近功也。

产妇痢疾，而加之呕逆者，必死之症也。盖痢疾亡阴，平人尚非所宜，何况产妇气血之大虚乎。今又加呕逆，则胃中有火，遏抑拂乱，而气血更虚，势必至胃气之绝，不死何待乎。然而胃气有一线未绝，即可救援。吾有一方，不必服药。止顺将田螺一个捣碎，入麝香一厘，吴茱萸

一分，为细末，掩在脐上，即不呕吐，便庆再生。盖田螺最利水去火，痢疾本是热症，而又加湿也。产妇痢疾，因气血之虚，不可竟用去热散火之药，以虚其虚，今用田螺外治，法至巧也。呕逆一回，速以当归一两，白芍三钱，甘草一钱，枳壳三分，槟榔三分，水煎服。二剂而痢自除。后用独参汤调理可也。

产妇一身发黄者，湿热壅滞而不散，欲治黄而气血更消，欲补虚而湿黄更甚，此方法之穷，而医人束手，亦听其死亡而已矣。虽然湿热之成原本于虚，补虚以治黄病，未有不可，但宜兼治之得法耳。吾有一方，治因虚而发黄者神效，不独治产妇也，方名补虚散黄汤。白术一两，薏仁二两，车前子五钱，茯苓五钱，荆芥一钱，茵陈五分，水煎服。常人非产妇者，茵陈用三钱。此方之妙，健脾以利水，而不耗气，既补虚又去湿，湿去而黄不退者，未之有也。

产妇湿气感中胞络，下阴肿胀，小水点滴不出，死症也，盖水入腹中，必趋膀胱而出之小便，今不由膀胱，而尽入于胎胞之络，是相反不相顺也，如何不死乎。然则予将何法以救之？亦仍利膀胱而已。夫膀胱之能化水者，得肾气以化之也。产妇气血大虚，则肾气亦虚，肾气虚则膀胱之气亦虚，膀胱气虚，故不化水，而水乃入于胎胞而不散，故初急而后肿，肿极而水点滴不出也。吾今不独治膀胱，而先治肾，肾气足而膀胱之气自行，水道自顺也。方用通水散：白术一两，熟地一两，茯苓三钱，山茱萸五钱，薏仁一两，肉桂五分，车前子三钱，人参一两，水煎服。此方补肾而兼补心。盖胎胞上连心，下连肾，吾补其心肾，则胎胞之气通，自不受水，而转输于膀胱矣。况膀胱又因肾气之通，自能化水而分消于大小肠，下趋于便

门而出，此实有妙用，非泛然以立方也。

产妇水气凌肺，作喘①不已者，亦是死症。然治之得法，正不死也。产妇因虚以受水气，原不可全治夫水也。虽作喘不已，似为水气所犯，然徒治其水，则喘且益甚，而治之之法将若何？亦助其脾气之旺，使之无畏乎水，则水自不能凌脾，脾不受凌，喘将何生乎。方用补土宁喘丹：人参一两，白术一两，麦冬一两，茯苓三钱，苏子一钱，水煎服。此方人参补气以健脾，白术利腰以健脾，麦冬养肺以健脾，茯苓、苏子不过借其佐使，以行水止喘而已，然而治喘实有神功也。脾健则土旺，土旺则水不敢泛滥，何至有胀喘之生哉。

热 症 门

雷公真君曰：热症发狂，如见鬼状者，死症也。与热病不知人，正复相同，然而热症同而死症异也。发狂如见鬼状者，实热也；热病不知人者，虚热也。实热宜泻火，虚热宜清火。热极而至发狂，大约阳明之火居多，火热燔烧，自己之心亦焚，心中自焚，则心之神外越而见鬼矣。非如见鬼也，而实实见鬼耳。人至见鬼，与死为邻矣，将用何药以救之乎？方用火齐汤：石膏一两，元参三两，人参二两，知母一钱，黄连三钱，茯神一两，白芥子三钱，水煎服。此方石膏以降胃火，元参以降浮游之火，知母以降肾火，黄连以降心火，茯神以清心，引诸火从小便而泄出，白芥子以消痰，则神清而心定，然非多加人参，则胃气消亡，又安能使诸药之降火哉，此方之所以妙而神也。一剂而狂止，再剂而不见鬼矣，三剂而火全退也。热病不知人者，虽亦阳明之火，然非尽阳明之火也。乃肝气郁闷，木中之火不

得泄，于是木克胃，而胃火亦旺，热气薰蒸，心中烦乱，故不知人。然神尚守于心中，而不至于外越也。方用开知汤：白芍一两，当归一两，甘草三钱，石膏一两，柴胡一钱，炒栀子五钱，白芥子三钱，菖蒲三钱，麦冬一两，水煎服。此方用归、芍以滋肝，用柴胡以开郁，用石膏、栀子平胃肝之火，用白芥子、麦冬消痰清肺，用菖蒲启心中之迷，自然热去而心安，又何至闷乱不知人哉。故一剂顿解，二剂全愈也。

人有火盛之极，舌如芒刺，唇口开裂，大渴呼饮，虽非伤寒之症所得，而人患此病，即不身热，亦去死不久也。白虎汤亦可救，但过于太凉，恐伤胃气，往往有热退而生变，仍归于亡，故白虎汤不可轻投也。我有一方，名曰清凉散。元参二两，麦冬一两，甘菊花五钱，青蒿五钱，白芥子三钱，生地三钱，车前子三钱，水煎服。此方妙在元参为君，以解上焦之焰；麦冬为臣，以解肺中之热；甘菊、青蒿为佐，以消胃中之火；尤妙车前子、白芥、生地为使，或化痰，或凉血，尽膀胱以下泻其大热之气。是上下之间，无非清凉，而火热自散，又不损胃，故能扶危而不至生变也。

产妇产半月，忽然大汗如雨，口渴舌干，发热而躁，有似伤寒症者，死症也。若作伤寒治之，无不死矣。此乃内水干枯，无血以养心阳，气无阴不化，乃发汗亡阳而身热耳。故口虽渴而不欲饮水，舌虽干而苔又滑甚，心躁而不至发狂，此所以异于伤寒之外症也。此时急用人参二两，当归二两，黄芪二两，桑叶三十片，北五味一钱，麦冬五钱，水煎服。方名收

---

① 喘 原作"呕"，今据本澄堂本、三元堂、菁华堂本、广益本及此后文义改。

汗丹。参、归、黄芪大补其气血，麦冬、五味清中有涩，佐桑叶止汗，实有神功。盖此等虚汗，非补不止，而非涩亦不收也。故一剂而汗止，二剂而汗收，起死回生，非此方之谓乎。

燥 症 门

雷公真君曰：血燥肺干，又生痈疽者，多不可救，恐无血以济之也。此等病多得之膏粱之人，纵情房帏，精血大耗，又忍精而战，精不化而变为脓血，乃阴毒，非阳毒也。如以治阳毒法治之，则死矣。我今特留奇方，名化痈汤。金银花五两，荆芥三钱，白芥子三钱，肉桂三分，当归三两，元参三两，水煎服。一剂而阴变阳矣，二剂而未溃者全消，已溃者生肉，三剂即愈，四剂收功，神效之极。倘疮口大溃大烂，已成坏症者，肯服吾方，亦断无性命之忧，坚守长服，断必收功。盖此方消毒而不散气，尚补而不尚攻，治阴毒之痈疽，实有鬼神莫测之妙。

血崩之后，口舌燥裂，不能饮食者死。盖亡血自然无血以生精，精涸则津亦涸，必然之势也。欲使口舌之干者重润，必须使精血之竭者重生。补精之方，六味丸最妙。然而六味丸，单补肾中之精，而不能上补口舌之津也。虽补肾于下，亦能通津于上，然终觉缓不济急。吾今定一奇方，上下兼补，名上下相资汤。熟地一两，山茱萸五钱，葳蕤五钱，人参三钱，元参三钱，沙参五钱，当归五钱，麦冬一两，北五味二钱，牛膝五钱，车前子一钱，水煎服。此方补肾为君，而佐之补肺之药，子母相资，上下兼润，精生而液亦生，血生而津亦生矣，安在已死之症，不可庆再生耶。

燥症，舌干肿大，溺血，大便又便血不止，亦是死症。盖夏感暑热之毒，至秋而燥极，肺金清肃之令不行，大小便热极而齐便血也。论理见血宜治血矣，然而治血，血偏不止，反至燥添而不可救。吾不治血，专治燥，方用兼润丸：熟地一两，元参二两，麦冬二两，沙参二两，车前子五钱，地榆三钱，生地五钱，当归一两，白芍一两，水煎服。一剂轻，二剂血止，便有生机也。此方纯是补血妙品，惟用地榆以清火，车前子以利水，火清水利，不必治血，血自止也。

干燥火炽，大肠阴尽，遂至粪如羊屎，名为肠结，不治之症也。然而阴尽即宜死，今不死而肠结，是阴犹未尽也。真阴一日不尽，则一日不死；一线不绝，则一线可生。吾有奇方，专补其阴，使阴生而火息，阴旺而肠宽也。方用生阴开结汤：熟地二两，元参一两，当归一两，生地五钱，牛膝五钱，麦冬五钱，山茱萸五钱，山药三钱，肉苁蓉五钱，酒洗淡，水煎服。一连数剂，肠结可开，粪即不如羊屎矣，可望再生。然必须日日一剂，三月终，改用六味地黄汤，或不用汤，而用丸调理岁余，永无肠结之苦也。

燥症干甚，小肠细小，不能出便，胀甚欲死者，亦不治之症也。而我欲治之者何？盖小肠之开合，小肠不得而司令也，肾操其权也。倘徒治小肠，则小肠益虚，失其传导之官，而胀且益甚。我今不治小肠而专治肾，则肾气开，小肠亦开也。方名治本消水汤。熟地二两，山茱萸一两，车前子五钱，麦冬一两，北五味二钱，茯苓五钱，牛膝三钱，刘寄奴三钱，水煎服。一剂少通，再剂肠宽，小便如注矣。方用熟地、山茱萸以补肾，麦冬、五味补肺气，以使清肃之气下行于膀胱，茯苓、车前分消水势，牛膝、寄奴借其迅速之气，导其下行，而不使上壅，此肾气通，水亦

顺也

肺燥复耗之，必有吐血之苦，久则成肺痿矣，如何可治。然我乘其未痿之前而先治之，何尽至于死乎。方用救痿丹：麦冬三两，元参三两，金银花三两，白芥子三钱，桔梗三钱，生甘草三钱，水煎服。此方专资肺气，虽用金银花之解毒，仍是补阴之妙药，故肺痿可解，而吐血之症又不相犯。倘专治肺痿，则肺痿未必愈，而血症重犯，不可救药矣，故必用吾方而肺痿可愈也。

燥极生风，手足牵掣者，死症也。盖脾胃干枯，不能分荫于手足，故四肢牵掣而动。风生于火，肝木又加燥极，复来克土，则脾胃更虚，愈难滋润于手足，而牵掣正无已时也。方用润肢汤：人参一两，元参一两，当归一两，白芍一两，炒栀子三钱，麦冬一两，山药五钱，水煎服。一剂少安，再剂渐定，三剂而风止矣。此方用人参、山药生胃以健脾，归、芍平肝以生血，麦冬以生肺气，元参、炒栀子清火去风，兼且解燥，内热既除，外症牵掣自愈，死症可望生也。

燥热之极，已生忔郁之症，不可起床者，不治之症也。忔郁者，两胁胀满，不可左右卧，而又不能起床，此肝经少血，而胃气干枯，久之肾气亦竭，骨中无髓，渐成痿废，如何可治。不知此症起于夏令之热，烁尽肺金之津，不能下生肾水，遂至肾水不能生肝木，木不能生心火，火不能生脾土，而成忔郁也。然则只救肺肾，而脾胃不治自舒矣。方用金水两资汤：熟地一两，山茱萸五钱，麦冬一两，北五味二钱，人参一两，白芍一两，水煎服。此方虽曰金水两资，实肾肝肺三经同治。盖补肺肾则金水有源，燥症自润。若不平肝木，则胃气难生，未易生精生液，欲骨坚能步，胁安能卧，不易得

矣，所以补肾补肺之中，不可无治肝之圣药。白芍最能平肝，且能生血，用之于补肾补肺之中，更善调剂，而奏功更神也，久服自有生机，但不可责其近效耳。

燥极口吐白血者，不治之症也。夫血未有不红者也，如何吐白，不知久症之人，吐痰皆白沫者，乃白血也。吐白沫何以名白血，以其状如蟹涎，绝无有败痰存乎其中，实血而非痰也。世人不信，取所吐白沫，露于星光之下，一夜必变红矣。此沫出于肾，而肾火挟之沸腾于咽喉，不得不吐者也，虽是白沫而实肾中之精，岂特血而已哉。苟不速治，则白沫变成绿痰，无可如何矣。方用六味地黄汤：熟地一两，山茱萸五钱，山药五钱，丹皮二钱，泽泻二钱，茯苓五钱，麦冬一两，北五味一钱，水煎服。日日服之，自然白沫止而化为精也，沫化为精则生矣。

燥极一身无肉，嗌干面尘，体无膏泽，足心反热者，亦不治之症也。此血干而不能外养，精涸而不能内润耳。吾有奇方，实可救之，名曰安润汤。当归五钱，白芍五钱，熟地一两，川芎二钱，麦冬五钱，牛膝三钱，人参三钱，桑叶三十片，水煎服。此四物汤而加味者也。妙在加人参、桑叶，则四物更加大补，一身之气血无不润，又何至干燥之苦哉。

燥症善惊，腰不能俯仰，丈夫癫疝，妇人小腹痛，目盲眦突者，不治之症也。然予谓可治者，以诸症皆肾病也。肾虚可补，补肾则心中有血，可以止惊，补肾则腰中有精，可有俯仰，补肾则任督有水，男子去疝，而女子可去痛，又何患目盲眦突之小症乎。予今特传一方，名资本润燥汤。熟地二两，桑叶三十片，山茱萸五钱，沙参一两，白术一两，甘菊花三钱，水煎服。此方纯是补肾，而少佐之健脾者何也？善燥甚必口渴，口渴必多饮水，水

多则腰必有水气而不得散。白术最利腰脐，又得熟地补肾之药，则白术不燥，转得相助以成功，此立方之妙也。倘遇此等病，即以吾方投之，未有不生者。

燥症咳嗽，已伤肺矣，复加吐血吐脓，乌得不死，而必欲生之迂矣。不知燥症以致咳嗽，原是外感，非比内伤，虽吐脓血，亦因咳嗽之伤而来。救咳嗽而肺金有养，嗽止而脓血亦消也。方用养肺救燥丹：麦冬三两，金银花三两，元参三两，甘草三钱，天门冬三钱，桔梗三钱，水煎服。此方单入肺经以润津液，兼消浮火而止脓血，内气既润，外感又除，何愁死症之难制哉。

产后血燥而晕，不省人事，此呼吸危亡时也。盖因亡血过多，旧血既出，新血不能骤生，阴阳不能接续，以致如此。方用救晕至圣丹：人参一两，当归二两，川芎一两，白术一两，熟地一两，炒黑干姜一钱，水煎服。人参以救脱，归、芎以逐瘀生新，熟地、白术利腰脐而补脾肾，黑姜引血归经以止晕，一剂便可获效，夺死为生，真返魂之妙方也。

产妇产后，大便燥闭，欲解不能，不解不可，燥躁身热者，往往不救。盖此症因亡血过多，肠中无肾水相资，所以艰涩而不得出，一用大黄下之，鲜不死矣，必须用地黄汤大补之，亦有生者。但不论服之效与不效，日日与服一剂，或四五日，或十余日，自然大便出而愈，切勿见其一二服不效，即用降火之剂以杀之也。吾今酌定地黄汤：熟地二两，山茱萸一两，山药五钱，丹皮五钱，泽泻三钱，茯苓三钱，麦冬一两，北五味一钱，水煎服。照吾分两，治大便燥结俱妙，不独产妇产后之闭结也。

产妇产后，失血衄血，症俱不治。盖血少而又耗之也。然肯服六味地黄丸，亦

能不死。而予更有奇方，名止失汤。人参一两，当归五钱，麦冬三钱，山茱萸五钱，三七根末三钱，水煎调服。一剂而血止，再剂而有生气矣。此方补气血以顾产，滋肺脉以救燥，止血以防脱，用之咸宜，所以奏功独神，用胜于六味汤也。

产后血燥成瘵症者，乃产怯也。亦缘产时，失于调理，故成瘵瘵，如何可治。亦于未成之先，而急治之乎。或于一月之外，见怯弱而不能起床者，急用救瘵丹救之：熟地一两，当归一两，黄芪一两，人参一两，鳖甲五钱，山茱萸五钱，麦冬一两，白芍五钱，白芥子一钱，水煎服。此方气血双补，不寒不热，初起瘵瘵最宜，而产后尤能奏效。乘其初起，投以此方，无不生者。万勿因循，至于日久而不可救也。

产后血崩不止，口舌燥裂，不治之症也。然以大补药救之，往往有生者。予有奇方，名定崩救产汤。人参一两，当归一两，黄芪一两，白术一两，三七根末三钱，水煎服。此方亦补气血，不纯去止崩，而血自止，所以为妙。止三七根末乃止崩之味，然又是补药，同群共济，收功独神，血崩止而口舌燥裂亦愈也。倘惟图止崩，不去补虚，则血崩不止而死矣。

内 伤 门

雷公真君曰：凡人忽然猝倒不知人，口中痰声作响，人以为中风也。谁知是气虚，若作风治，未有不死者。盖因平日不慎女色，精亏以致气衰，又加起居不慎，故一时猝中，有似乎风之吹倒也。方用培气汤：人参一两，白芥子三钱，黄芪一两，白术一两，茯神五钱，菖蒲二钱，附子一钱，半夏二钱，水煎服。此方补气而不治风，消痰而不耗气，反有生理。一剂

神定，二剂痰清，三剂全愈。

凡人有一时昏眩，跌倒，痰声如锯，奄乎不知人。此似中风，而非中风，不可作真中风治也。虽然不可作中风治，但其中有阴虚阳虚之不同。阴虚者，肾中之水虚，不能上交于心也。阳虚者，心中之火虚，不能下交于肾也。二症各不能使心气之清，往往猝倒。更有肝气过燥，不能生心中之火而猝倒者，亦阴虚也。更有胃气过热，不能安心中之火而猝倒者，亦阳虚也。辨明四症而治之，毋难起死回生。阴虚虽有二症，而治阴虚之法，止有一方，名再苏丹。熟地二两，山茱萸一两，元参一两，白芥子三钱，柴胡一钱，菖蒲一钱，麦冬一两，北五味一钱，茯神五钱，水煎服。一剂而苏醒，再剂而声出，十剂而全愈矣。此方之妙，全不去治中风，竟大补其肾中之水，使真水速生，自能上通心中之气。尤妙滋肺中之气，不特去生肾水，更能制伏肝木，不来下克脾土，则脾土运用，而化精尤易，至于茯神、菖蒲安心而通心窍，柴胡舒肝以生心气，使白芥子易于消痰，使元参易于解火，实有妙用耳。

阳虚须用二方。一方治心中火虚，不能下交于肾也。方名交肾全生汤。人参一两，生半夏三钱，附子三钱，菖蒲一钱，茯神五钱，生枣仁一两，白术一两，甘草一钱，水煎服。下喉即痰净而声出矣，连服数剂，安然如故。此方妙在人参、白术、附子、半夏同用，直补心脾之气而祛痰，则气旺而神易归，阳生而痰易化矣。尤妙在用生枣仁一两，则心清不乱，况又有菖蒲、茯神之通窍而安心，甘草之和中而调气乎，主见死症之变为生矣。一方名抑火安心丹。治胃热而不能安火之症也。人参一两，石膏五钱，天花粉五钱，茯神一两，菖蒲一钱，麦冬三钱，元参一两，

水煎服。一剂而心定，再剂而火消，三剂病全愈矣。此方妙在用石膏于人参、茯苓之中，补心而泻胃火，则火易消，气又不损，况天花粉之消痰，菖蒲之开窍，又佐之各得其宜，有不定乱而为安乎。以上四症，虚实寒热不同，苟细悉之于胸中，断不至临症之错误也。

更有中风之症，口渴引饮，眼红气喘，心脉洪大，舌不能言，又不可作气虚治之，倘作气虚用参、芪之药，去生亦远。此乃肾虚之极，不能上滋于心，心火亢极自焚，闷乱遂至身倒，有如中风也。法当大补肾水，而佐之清心祛火之药，自然水足以济火。方用水火两治汤：熟地一两，山茱萸五钱，麦冬一两，五味子二钱，当归一两，生地一两，元参一两，茯神三钱，黄连二钱，白芥子三钱，水煎服。此方补肾兼补肝，肝肾足而心血生；又得祛火之剂以相佐，火息而痰消，喘平而舌利，何至有性命之忧哉。

心痛之症有二。一则寒气侵心而痛，一则火气焚心而痛。寒气侵心者，手足反温；火气焚心者，手足反冷，以此辨之最得。寒痛与火痛不同，而能死人则一。吾传二方，一治寒，一治热，无不效应如响。治寒痛者，名散寒止痛汤。良姜三钱，肉桂一钱，白术三钱，甘草一钱，草乌一钱，苍术三钱，管仲三钱，水煎服。此方妙在用管仲之祛邪，二术之祛湿，邪湿去而又加之散寒之品，自然直中病根，去病如扫也。治热痛者，名泻火止痛汤。炒栀子三钱，甘草一钱，白芍二两，半夏一钱，柴胡一钱，水煎服。此方妙在用白芍之多，泻水中之火，又加栀子直折其热，而柴胡散邪，半夏逐痰，甘草和中，用之得当，故奏功如神也。二方皆一剂奏效，可以起死为生。

胁痛之症，乃肝病也。肝宜顺而不宜

逆，逆则痛，痛而不止则死矣。故治胁痛必须平肝，平肝必须补肾，肾水足而后肝气有养，不必治胁痛，胁痛自平也。方用肝肾兼资汤：熟地一两，白芍二两，当归一两，白芥子三钱，炒栀子一钱，山茱萸五钱，甘草三钱，水煎服。此方补肝为君，补肾为佐，少加清火消痰之味，自然易于奏功，一剂而痛定矣。

腹痛之最急者，绞肠痧也。世人惧用官料①药，殊不知药能去病，何畏官料哉。吾有一方最妙，不用官料之味，而功力十倍胜之。方用马粪一两，炒黑，入黄土一撮，微炒，用黄酒乘热服五钱。一剂即痛去如失。盖马粪最善止痛，而治腹痛尤神。用黄土者，因马粪过行之迅速，得土而少迟，且黄土与脾土同性相亲，引之入于病处，使马粪易于奏功也。况又用黄酒佐之，则无微不达，非吐则泻，气一通而痛辄定矣。

阳阳脱症，乃男女贪欢，尽情纵送，以致兴酣畅美，一时精脱而不能禁也。少治之缓，则精尽气散而死矣。夫症本脱精，自当益精以救脱，然精不能速生也。此时精已尽泄，惟有气存，然精尽而气亦甚微，不急补其气，何以生元阳而长真水哉。方用生气救脱汤：人参三两，附子一钱，黄芪三两，熟地一两，麦冬一两，北五味一钱，水煎服。此方大用参、芪，补元阳于无何有之乡，加熟地、麦冬以生精，加五味以止脱，加附子温经以走经络，庶几气旺而神全，精生而身旺也。倘不补气而惟补精，则去生远矣。

人有小解之时，忽然昏眩而倒者，亦阴阳之气脱也。此症多得之入内过于纵欲。夫纵欲宜即亡于男女之身，兹何以离男女而暴亡。盖亡于男女之身，乃泄精甚酣，乐极情浓使然也。离男女而亡者，乃泄精未畅，平日肾气销亡，肾火衰弱，既

泄其精，更加虚极，故气随小便而俱绝，二症虽异而实同。救法亦不必大异，惟死于男女之身，桂、附可不必重加，而脱于小便之顷，桂、附断须多用，至人参则二症皆当用至二三两。予有一方，名逢生丹。人参二两，附子二钱，白术一两，菖蒲一钱，半夏一钱，生枣仁一两，水煎服。此方妙在人参急救其气，以生于无何有之乡，加附子以追其散亡之气，菖蒲启心窍而还迷，半夏消痰饮而辟邪，尤妙用白术以利腰脐而固肾气之脱，用枣仁以安魂魄而清心君之神，自然绝处逢生也。此方阴阳脱，俱可兼治而收功。

怔忡之症，扰扰不宁，心神恍惚，惊悸不已，此肝肾之虚，而心气之弱也，若作痰治，往往杀人。盖肾虚以致心气不交，心虚以致肝气益耗，不治虚而反攻痰，安得不速死乎。吾有一方，名宁静汤。人参一两，白术五钱，白芍一两，熟地一两，元参一两，生枣仁五钱，白芥子三钱，麦冬五钱，水煎服。此方一派补心肝肾之药，三经同治，则阴阳之气自交，上下相资，怔忡自定，而惊悸恍惚之症，亦尽除矣。怔忡治之不得法，多致危亡。此症乃因泄精之时，又得气恼，更不慎色而成者也。似乎宜治肾为主，不知愈补肾而心气愈加怔忡者何故？因肝得气恼，肝气大旺，补肾则肝气更旺，反去增心之火，故愈加怔忡也。然则心不可补乎？心不补则火不能息，补心而又加去火之药，则得生矣。方用化忡丹：人参二钱，麦冬五钱，生枣仁二钱，白芍五钱，元参五钱，茯神五钱，黄连一钱，白芥子一钱，甘草五分，水煎服。此方妙在不去定心，

① 官料 《四明医案》："渐西人言出身医家箦中者，谓之官料药。俗传单方一二味，谓之草头药。"

反去泻火；尤妙在不去泻肝，反去补肝；尤妙在不去补肾，反去补肺。盖泻心火，即所以定心气也。补肝气则肝平，肝平则心亦平；补肺气则肺旺，能制肝经之旺矣。制服相宜，自然心气得养，而怔忡有不全愈者乎。

痨病最难治者，痨虫尸气也。此症感之日久，遂至生虫，而蚀人脏腑，每至不救。灭门灭户，传染不已，若不传方救之，则祸且中于后世。我有奇方，久服自然消除，名救痨杀虫丸。鳖甲一斤，醋炙，茯苓五两，山药一斤，熟地一斤，白薇五两，沙参一斤，地骨皮一斤，人参二两，山茱萸一斤，白芥子五两，馒鱼一斤，煮熟。先将馒鱼捣烂，各药研末，米饭为丸。每日五更时服一两，半料即虫化为水矣。此方大补真阴，全非杀虫伤气之药，然补中用攻，而虫又潜消于乌有，真治痨神方也。

离魂之症，乃魂出于外，自觉吾身之外，更有一吾，此欲死未死之症。然而魂虽离，去身未远，尚有可复之机，盖阴阳未至于决绝也。急用定魂全体丹救之：人参一两，茯神五钱，柏子仁三钱，生枣仁一两，远志一钱，白芥子三钱，丹砂一钱，当归一两，白术一两，甘草一钱，麦冬五钱，龙齿末五分，水煎服。此方救心气之虚，心虚而后魂离，心气足而魂自定，况方中又用引魂合一之味于补虚之中乎，所以一剂即见功也。

反胃有食入而即出者，此肾水虚，不能润喉，故喉燥而即出也。有食久而反出者，此肾火虚，不能温脾，故脾寒而反出也。治反胃者，俱当治肾，但当辨其有火、无火之异，则死症可变为生也。治反胃之症，莫妙用仲景地黄汤，但无火者，加附子、肉桂，则效验如响。然而世人亦有用仲景方而不验者，何也？以所用之不

得其法，而非方之不神也。我今酌定二方，一治无火而反胃者：熟地二两，山茱萸一两，附子三钱，茯苓三钱，泽泻三钱，丹皮三钱，肉桂三钱，山药六钱，水煎服。一治有火而反胃者，熟地二两，山茱萸五钱，山药一两，泽泻三钱，丹皮三钱，茯苓五钱，麦冬五钱，北五味二钱，水煎服。二方出入加减，自然治反胃有神功也。

反胃之症，虽一时不能遽死，然治之不得其宜，亦必死而后已。反胃多是肾虚无火，故今日食之，至明日尽吐，即《内经》所谓食入即出是也。夫食入于胃中而吐出，似乎病在胃也。谁知胃为肾之关门，肾病而胃始病。饮食之入于胃，必得肾水以相济，而咽喉有水道之通，始上可输挽①，下易运化。然而肾中无火，则釜底无薪，又何以蒸腐水谷乎。此肾寒而脾亦寒，脾寒不能化，必上涌于胃，而胃不肯受，则涌而上吐矣。方用定胃汤：熟地三两，山茱萸二两，肉桂三钱，茯苓三钱，水煎服。一剂而吐止，十剂而病全愈。此治朝入暮吐，暮服朝吐者也。倘食下即吐，又不可用肉桂。加麦冬一两，北五味子一钱，亦未尝不效应如响。盖二方全是大补肾中之水火，而不去治胃，胜于治胃也。

失血之症，有从口鼻出者，有从九窍出者，有从手足皮毛之孔而出者，症似各异。吾有一方，可统治之，名收血汤。熟地二两，生地一两，荆芥一钱，三七根末三钱，当归一两，黄芪一两，水煎服。此方补血而不专补血，妙在兼补气也；止血而不专止血，妙在能引经也。血既归经，

---

① 输挽　原作"轮挽"，今据本澄堂本、三元堂本、菁华堂本、清刻本、广益本改。输挽，或作"挽输"，皆输送之义。

气又生血，自然火不沸腾，相安无事，何至有上中下之乱行哉。故无论各症用之而皆效也。

癫痫之症，多因气虚有痰，一时如暴风疾雨，猝然而倒，口吐白沫，作牛羊马声。种种不同，治之不得法，往往有死者。吾今留一方，名祛痰定癫汤。人参三钱，白术五钱，白芍五钱，茯神三钱，甘草一钱，附子一片，半夏三钱，陈皮一钱，菖蒲一钱，水煎服。此方参、术、茯、芍，皆健脾平肝之圣药；陈皮、半夏、甘草，不过消痰和中；妙在用附子、菖蒲，以起心之迷，引各药直入心窍之中，心清则痰自散，而癫痫自除矣。既不耗气，又能开窍，安有死法哉。

中邪遇鬼，亦阳气之衰也。阳气不衰，则阴气不能中人，况鬼祟乎。惟阳气衰微，而后阴鬼来犯，治之又何可不补其正气哉。倘或止治痰以逐邪，而不加意于元阳之峻补，则气益虚而邪且不肯轻退，反致死亡之速矣。我今传一方，名扶正辟邪丹。人参一两，当归一两，茯苓五钱，白术二两，菖蒲一钱，半夏三钱，白芥子三钱，丹参五钱，皂角刺五分，山羊血五分，附子一钱，水煎服。此方山羊血、皂角刺，开关之圣药也；半夏、白芥子，消痰之神剂也。然不多用人参各补药，以回阳补气，必不能起死回生。大约用此方，一剂便觉鬼去，二剂而痰消人健矣。

中恶之症，乃中毒气也，犯之亦不能救。如犯蛇毒之气，与各虫之毒气也，其症肚胀腹大，气满口喘，身如燥裂而不可忍之状，大便闭结，小便黄赤，甚则阴头胀大，疼痛欲死。此等症必须消毒，不可骤用补剂，犯则杀人。吾今酌定奇方，治之最效而且最神，名解恶神丹。金银花三两，生甘草三钱，白矾五钱，白芷三钱，水煎服。此方解恶而不伤气，化毒于无形，实有妙用。火约中恶之症，服吾方不须二剂，便可庆生全也。

晕眩似乎小症，然而大病皆起于晕眩。眼目一时昏花，卒致猝倒而不可救者，比比也。故世人一犯晕眩之症，治之不可不早。吾今传一奇方，名防眩汤。人参三钱，白术一两，当归一两，熟地一两，川芎五钱，白芍一两，山茱萸五钱，半夏三钱，天麻二钱，陈皮五分，水煎服。此方单治气血之虚，不治头目之晕。盖气血足则阴阳和，阴阳和则邪火散，又何虑晕眩之杀人哉。多服数剂，受益无穷，不可见一二剂不能收功，便弃之而不用也。

呕吐之症，一时而来，亦小症也。然而倾胃而出，必伤胃气，胃气一伤，多致不救。其症有火有寒，火吐宜清火而不可降火，寒吐宜祛寒而不可降寒。盖降火则火引入脾而流入于大肠，必变为便血之症；降寒则寒引入肾而流入于膀胱，必变为遗溺之症矣。我今酌定二方。一治火吐，名清火止吐汤。茯苓一两，人参二钱，砂仁三粒，黄连三钱，水煎服。此方解火退热则呕吐自止，妙在茯苓分消火势，引火缓行于下，而非峻祛于下也；尤妙人参以扶胃气，则胃土自能克水，不必止吐，吐自定也；况又有砂仁之止呕乎，所以一剂而吐止耳。一治寒吐，名散寒止呕汤。白术二两，人参五钱，附子一钱，干姜一钱，丁香三分，水煎服。此方散寒而仍用补脾健土之药，则寒不能上越，而亦不敢下行，势不得不从脐中而外遁也。一剂亦即奏功如响。

泻症，乃水泻也。寒泻宜治，火泻难医，往往有一日一夜泻至数百遍者，倾肠而出，完谷不化，粪门肿痛，泻下如火之热，此亦百千人一病也。然无方救之，必致立亡。我今酌定一方，名截泻汤。薏仁二两，车前子一两，人参三钱，白芍二两，黄连三钱，茯苓五钱，甘草二钱，山药一两，肉桂三分，水煎服。一剂而泻减半，再剂而泻止，神方也。愈后用六君子汤调治。此等症因火盛之极，挟水谷之味，一直下行，不及传导，所以完谷而出也。若认作脾气之虚，以止塞之，则火益旺而势益急，我乘其势而利导之，则水气分消，火势自散，所以奏功能神。

喘症与短气不同，喘乃外感，短气乃内伤也。短气之症，状似乎喘而非喘也。喘必抬肩，喉中作水鸡之声；短气则不然，喘不抬肩，喉中微微有息耳。若短气之症，乃火虚也，作实喘治之立死矣。盖短气乃肾气虚耗，气冲于上焦，壅塞于肺经，症似有余而实不足。方用归气定喘汤。人参二两，牛膝三钱，麦冬一两，熟地二两，山茱萸五钱，北五味一钱，枸杞子二钱，胡桃一个，破故纸一钱，水煎服。一剂而气少平，二剂而喘可定，三剂而气自平矣。此方妙在用人参之多，下达气原，以挽回于无何有之乡。其余纯是补肾补肺之妙品，子母相生，水气自旺，水旺则火自安于故宅，而不上冲于咽门。此治短气之法，实有异于治外感之喘症也。

喘症不同，有虚喘，有实喘。实喘看其症若重而实轻。用黄芩二钱，麦冬三钱，甘草五分，柴胡一钱，苏叶一钱，山豆根一钱，半夏一钱，乌药一钱，水煎服。一剂喘止，不必再服也。然实症之喘，气大急，喉必作声，肩必抬起，非若虚喘，气少急而喉无声，肩不抬也。虚喘乃肾气大虚，脾气又复将绝，故奔冲而上，欲绝尚未绝也。方用救绝止喘汤：人参一两，山茱萸三钱，熟地一两，牛膝一钱，麦冬五钱，五味子一钱，白芥子三钱，水煎服。一剂轻，二剂喘止，十剂全愈。此病实死症也，幸几微之气，流连于

上下之间，若用凉药以平火，是速其亡也；然用桂、附以补火，亦速其亡。盖气将绝之时，宜缓续而不宜骤续，譬如炉中火绝，止存星星之火，宜用薪炭引之，若遽投之以硫黄之类，反灭其火矣。更以寒温之物动之，鲜有生气矣。方中妙在一派补肾补肺之药，与人参同用，则直入于至阴之中，而生其气，肾气生而脾气亦生，自能接续于无何有之乡。况人参又上生肺，以助肾之母，子母相生，更能救绝也。

消渴之症，虽分上中下，而肾虚以致渴，则无不同也。故治消渴之法，以治肾为主，不必问其上中下之消也。吾有一方最奇，名合治汤。熟地三两，山茱萸二两，麦冬二两，车前子五钱，元参一两，水煎服。日日饮之，三消自愈。此方补肾而加清火之味，似乎有肾火者宜之，不知消症非火不成也；我补水而少去火，以分消水湿之气，则火从膀胱而出，而真气仍存，所以消症易平也，又何必加桂、附之多事哉。惟久消之后，下身寒冷之甚者，本方加肉桂二钱，亦响应异常。倘不遵吾分两，妄意增减，亦速之死而已，安望其有生哉。消渴之症虽有上中下之分，其实皆肾水之不足也。倘用泻火止渴之药，愈消其阴，必至更助其火，有渴甚而死者矣。治法必须补肾中之水，水足而火自消。然而此火非实火也，实火可以寒消，虚火必须火引，又须补肾中之火，火温于命门，下热而上热顿除矣。方用引火升阴汤。元参二两，肉桂二钱，山茱萸四钱，熟地一两，麦冬一两，北五味子二钱，巴戟天五钱，水煎服。此方火补肾中之水，兼温命门之火，引火归原而水气自消，正不必止渴而渴自除，不必治消而消自愈也。

梦遗之症，久则玉关不闭，精尽而亡

矣。世人往往用涩精之药，所以不救。倘于未曾太甚之时，大用补精补气之药，何至于此。我有奇方传世。芡实一两，山药一两，莲子五钱，茯神二钱，炒枣仁三钱，人参一钱，水煎服。此方名保精汤。先将汤饮之，后加白糖五钱，拌匀，连渣同服。每日如此，不须十日，即止梦不遗矣。方中药味平平，淡而不厌，收功独神者，盖芡实、山药固精添髓，莲子清心止梦，茯神、枣仁安魂利水，得人参以运用于无为，不必止梦而梦自无，不必止精而精自断也，又何至于玉关不闭，至于夭亡哉。

痿症不起床席，已成废人者，内火炽盛，以熬干肾水也。苟不补肾，惟图降火，亦无生机。虽治痿独取阳明，是胃火不可不降，而肾水尤不可不补也。我今传一奇方，补水于火中，降火于水内，合胃与肾而两治之，自然骨髓增添，燔热尽散，不治痿而痿自愈。方名降补丹。熟地一两，元参一两，麦冬一两，甘菊花五钱，生地五钱，人参三钱，沙参五钱，地骨皮五钱，车前子二钱，水煎服。此方补中有降，降中有补，所以为妙。胃火不生，自不耗肾中之阴；肾水既足，自能制胃中之热，两相济而两相成，起痿之方，孰有过于此者乎。

凡人有两足无力，不能起立，而口又健饭，如少忍饥饿，即头面皆热，有咳嗽不已者，此亦痿症。乃阳明胃火，上冲于肺金，而肺金为火所逼，不能传清肃之气于下焦，而肾水烁干，骨中髓少，故不能起立，而胃火又焚烧，故能食善饥，久则水尽髓干而死矣，可不急泻其胃中之火哉。然而泻火不补水，则胃火无所制，未易息也。方用起痿至神汤：熟地一两，山药一两，元参一两，甘菊花一两，人参五钱，白芥子三钱，当归五钱，白芍五钱，

神曲二钱，水煎服。一剂火减，二剂火退，十剂而痿有起色，三十剂可全愈。此方奇在甘菊花为君，泻阳明之火，而又不损胃气，其余不过补肾水，生肝血，健脾气，消痰涎而已。盖治痿以阳明为主，泻阳明然后佐之诸药，自易成功耳。

痹①症虽因风寒湿三者之来，亦因身中元气之虚，邪始得乘虚而入。倘惟攻三者之邪，而不补正气，则痹病难痊，必有死亡之祸矣。我今传一方，于补正之中，佐之祛风、祛湿、祛寒之品，则痹症易愈也。方名散痹汤。人参三钱，白术五钱，茯苓一两，柴胡一钱，附子一钱，半夏一钱，陈皮五分，水煎服。此方健脾利湿，温经散风，正气不亏而邪气自散，二剂而痹症如失。

阴蛾之症，乃肾水亏乏，火不能藏于下，乃飞越于上，而喉中关狭，火不得直泄，乃结成蛾，似蛾而非蛾也。早晨痛轻，下午痛重，至黄昏而痛更甚，得热则快，得凉则加，其症之重者，滴水不能下喉。若作外感阳症治之，用山豆根、芩、连、栀子之类，则痛益甚而关不开，有不尽命而死者矣。我今传一方，单补阴虚，用引火归源之法，而痛顿失也。方名化蛾丹。熟地一两，山茱萸一两，附子一钱，车前子三钱，麦冬一两，北五味二钱，水煎服。此方大补肾之水，不治蛾之痛，壮水则火息，引火则痛消，故一剂即可收功，奇绝之法也。

水臌，满身皆水，按之如泥者是。若不急治水，留于四肢而不得从膀胱出，则变为死症而不可治矣。方用决流汤：牵牛二钱，甘遂二钱，肉桂三分，车前子一两，水煎服。一剂而水流斗余，二剂即全

---

① 痹　本节诸"痹"字，原作"瘅"，今据三元堂本、清刻本、广益本与此文义改。

愈，断不可与三剂也，与三剂，反杀之矣。盖牵牛、甘遂，最善利水，又加之车前、肉桂，引水以入膀胱，但利水而不走气，不使牵牛、甘遂之过猛，利水并走气也。但此二味，毕意性猛，多服伤人元气，故二剂逐水之后，断宜屏绝，须改用五苓散，调理二剂，又用六君子汤以补脾可也。更须忌食盐，犯则不救。

气臌，乃气虚作肿，似水臌而非水臌也。其症一如水臌之状，但按之皮肉不如泥耳。必先从脚面肿起，后渐渐肿至上身，于是头面皆肿者有之。此等气臌，必须健脾行气，加利水之药，则可救也。倘亦以水臌法治之，是速之死也。我今传一奇方，名消气散。白术一两，薏仁一两，茯苓一两，人参一钱，甘草一分，枳壳五分，山药五钱，肉桂一分，车前子一钱，萝卜子一钱，神曲一钱，水煎服。日日一剂，初服觉有微碍，久则日觉有效，十剂便觉气渐舒，二十剂而全消，三十剂而全愈。此方健脾，而仍是利水之品，故不伤气，奏功虽缓，而起死实妙也。然亦必禁食盐，三月后可渐渐少用矣，即秋石①亦不可用，必须三月后用之。

虫臌，惟小腹作痛，而四肢浮胀，不十分之甚，而色红而带点，如虫蚀之象，眼下无卧蚕微肿之形，此是虫臌也，必须杀虫可救。然过于峻逐，未免转伤元气，转利转虚，亦非生之之道。方用消虫神奇丹：雷丸三钱，当归一两，鳖甲一两，醋炙，地栗粉一两，鲜者取汁一茶（瓯），神曲三钱，茯苓三钱，车前子五钱，白矾三钱，水煎服。一剂即下虫无数，二剂虫尽出无留矣。虫去而臌胀有消②，不必用三剂也。盖雷丸是善逐虫去秽，而鳖甲、地栗更善化虫于乌有。然虫之生，必有毒结于肠胃之间，故又用白矾以消之。诚虑过于峻逐，又佐之当归以生血，新血生而

旧瘀去，更佐之茯苓、车前，分利其水气，则虫从大便而出，而毒从小便而行，自然病去如扫矣。但此药服二剂后，必须服③四君、六君汤去甘草，而善为之调理也。

血臌之症，其由来渐矣。或跌闪而血瘀不散，或忧郁而结血不行，或风邪而血蓄不发，逐至因循时日，留在腹中，致成血臌。饮食入胃，不变精血，反去助邪，久则胀，胀则成臌矣。倘以治水法逐之，而症犯非水，徒伤元气；倘以治气法治之，而症犯非气，徒增饱满，是愈治愈胀矣。我有奇方，妙于逐瘀，名消瘀荡秽汤。水蛭三钱，必须炒黑可用，大约一两，炒黑，取末用三钱，当归二两，雷丸三钱，红花三钱，枳实三钱，白芍三钱，牛膝三钱，桃仁四十粒，去皮尖捣碎，水煎服。一服即下血斗余，再服即血尽而愈。盖血臌之症，惟腹胀如鼓，而四肢手足并无胀意，故血去而病即安也。服此方一剂之后，切勿再与二剂，当改用四物汤调理，于补血内加白术、茯苓、人参，补气而利水，自然全愈。否则血臌虽痊，恐成干枯之症。

血　　症

雷公真君曰：凡人有一时忽吐狂血者，人以为火也，多用寒凉药泻火，乃火愈退而血愈多，或用止血药治之而仍不效，此乃血不归经之故，若再以寒凉泻火之药而重泻之，未有不死者矣。当用补气之药，而佐之归经之味，不必止而自止

———————

① 秋石　药名。为人中白和食盐的加工品。

② 消　原作"治"，今据三元堂本、菁华堂本、清刻本、广益本改。

③ 服　原脱，今据本澄堂本、三元堂本、菁华堂本、清刻本、广益本补。

矣。方用引血汤：人参五钱，当归一两，炒黑荆芥三钱，丹皮二钱，水煎服。一剂而血无不止。此方妙在不专去补血，反去补气以补血；尤妙在不单去止血，反去行血以止血。盖血逢寒则凝滞而不行，逢散则归经而不逆，救死于呼吸之际，此方实有神功也。

人有大怒而吐血者，或倾盆而出，或冲口而来，一时昏晕，变生死顷刻也。倘以止血药治之，则气闷而不能安；倘以补血药治之，则胸痛而不可受，往往有变症蜂起而毙者，不可不治之得法也。方用解血平气汤：白芍二两，当归二两，荆芥炒黑三钱，柴胡八分，红花二钱，炒栀子三钱，甘草一钱，水煎服。一剂而气舒，二剂而血止，三剂而病全愈。盖怒气伤肝，不能平其气，故致一时吐血，不先去舒气，而遽去止血，愈激动肝木之气，气愈旺而血愈吐矣。方中芍药多用之妙，竟去平肝，又能舒气，荆芥、柴胡皆引血归经之味，又适是开郁宽胁之剂，所以奏功甚速，而止血实神，全非用当归补血之故，当归不过佐芍药以成功耳。

凡人有血崩不止者，妇人之病居多，亦一时昏晕。或有不知人而死者。此病多起于贪欲，若治之不得法，日用止涩之药，未有不轻变重而重变死者。方用安崩汤治之：人参一两，黄芪一两，白术一两，三七根末三钱，水煎，调三七根末服之。一剂即止崩，可返危为安也。盖崩血之后，惟气独存，不补气而单补血，缓不济事，今亟固其欲绝之气，佐之三七以涩其血，气固而血自不脱也。

腹　痛

雷公真君曰：凡人有腹痛不能忍，按之愈痛，口渴饮冷水则痛止，少顷依然大痛，此火结在大小肠，若不急治，亦一时气绝。方用定痛至神汤：炒栀子三钱，甘草一钱，茯苓一两，白芍五钱，苍术三钱，大黄一钱，厚朴一钱，水煎服。此方妙在舒肝经之气，用白芍、甘草和其痛，尤妙多用茯苓为君，以利膀胱之水，更妙在栀子以泻郁热之气，又恐行之欠速，更佐之大黄，走而不守，则泻火逐瘀，尤为至神也。

喉　痛

雷公真君曰：凡人有咽喉忽肿作痛，生双蛾者，饮食不能下，五日不食即死矣。但此症实火易治，而虚火难医，实火世人已有妙方，如用山豆根、芩、连、半夏、柴胡、甘草、桔梗、天花粉治之立消。惟虚火乃肾火不藏于命门，浮游于咽喉之间，其症亦如实火，惟夜重于日，清晨反觉少轻；若实火清晨反重，夜间反轻。实火，口燥舌干而裂；虚火，口不甚渴，舌滑而不裂也。以此辨症，断不差错。此种虚痛，若亦以治实火之法治之，是人已下井，而又益之石也。故不特不可用寒凉，并不可用发散。盖虚火必须补也，然徒补肾水，虽水能制火，可以少差，而火势太盛，未易制伏，又宜于水中补火，则引火归源而火势顿除，有消亡于顷刻矣。方用引火汤：熟地一两，元参一两，白芥子三钱，山茱萸四钱，北五味二钱，山药四钱，茯苓五钱，肉桂二钱，水煎服。一剂而痰声静，痛顿除，肿亦尽消。二剂全愈。盖熟地、山茱萸、五味之类，纯是补肾水圣药，茯苓、山药又益精而利水，助肉桂之下行，元参以消在上之浮火，白芥子以消壅塞之痰，上焦去世宽，而下焦又得肉桂之热，则龙雷之火有不归根于命门者乎。一剂便生，真有鬼神莫测之机，又胜于八味地黄汤也。倘喉肿闭塞，勺水不能下，虽有此神方，将安施乎？我更有法，用附子一个，破故纸五钱，各研末，调如糊作膏，布摊如膏药，大如茶钟，贴脚心中央，以火烘之一时辰，喉即宽而开一线路，可以服药矣，又不可不知此妙法也。

气　郁

雷公真君曰：凡人有郁郁不乐，忽然气塞而不能言，苟治之不得法，则死矣。夫郁症未有不伤肝者也，伤肝又可伐肝乎？伐肝是愈助其郁，郁且不能解，又何以救死于顷刻哉？方用救肝开郁汤：白芍二两，柴胡一钱，甘草一钱，白芥子三钱，白术五钱，当归五钱，陈皮二钱，茯苓五钱，水煎服。一剂而声出，再剂而神安，三剂而郁气尽解。此方妙在用白芍之多至二两，则直入肝经，以益其匮乏之气，自然血生而火熄；又用白术、当归健土以生血，柴胡以解郁，甘草以和中，白芥子以消膜隔之痰；又妙在多用茯苓，使郁气与痰涎尽入于膀胱之中，而消弭于无形也。倘人有郁气不解，奄奄黄瘦，亦急以吾方治之，何至变生不测哉。

癫　症

雷公真君曰：癫病之生也，多生于脾胃之虚寒，脾胃虚寒，所养水谷，不变精而变痰，痰凝胸膈之间不得化，流于心而癫症生矣。苟徒治痰而不补气，未有不速之死者。方用祛癫汤：人参五钱，白术一两，肉桂一钱，干姜一钱，白芥子五钱，甘草五分，菖蒲五分，半夏三钱，陈皮一钱，水煎服。此方用人参、白术专补脾胃，用桂、姜以祛寒邪，用白芥子、半夏

以消顽痰，用甘草、菖蒲以引入心而开窍，自然正气回而邪痰散。一剂神定，再剂神旺，又何癫病之不能愈哉。惟是花癫之症，乃女子思想其人而心邪，然亦因脾胃之寒而邪入也。本方加入白芍一两，柴胡二钱，炒栀子三钱，去肉桂，治之亦最神。一剂而癫止矣。盖柴胡、白芍、炒栀子，皆入肝以平木，祛火而散郁，故成此奇功也。

狂　症

雷公真君曰：狂病有伤寒得之者，此一时之狂也。照仲景张公伤寒门治之，用白虎汤以泻火矣。更有终年狂病而不愈者，或欲拿刀以杀人，或欲见官而大骂，亲戚之不认，儿女之不知，见水则大喜，见食则大怒，此乃心气之虚，而热邪乘之，痰气侵火，遂成为狂矣。此等症欲泻火，而火在心之中不可泻也；欲消痰，而痰在心之中不易消也。惟有补脾胃之气，则心自得养，不必祛痰痰自化，不必泻火火自无矣。方为化狂丹。人参一两，白术一两，甘草一钱，茯神一两，附子一分，半夏三钱，菖蒲一钱，菟丝子三钱，水煎服。一剂狂定，再剂病痊。此方妙在补心脾胃之三经，而化其痰，不去泻火。盖泻火则心气愈伤，而痰涎愈盛，狂将何止乎。尤妙用附子一分，引补心消痰之剂，直入心中，则气尤易补，而痰尤易消，又何用泻火之多事乎，此所以奏功如神也。

呆　病

雷公真君曰：呆病如痴，而默默不言也，如饥而悠悠如失也，意欲癫而不能，心欲狂而不敢，有时睡数日不醒，有时坐数日不眠，有时将己身衣服密密缝完，有

时将他人物件深深藏掩，与人言则无语而神游，背人言则低声而泣诉，与之食则厌薄而不吞，不与食则吞炭而若快。此等症虽有祟凭之，实亦胸腹之中，无非痰气。故治呆无奇法，治痰即治呆也。然而痰势最盛，呆气最深，若以寻常二陈汤治之，安得获效。方用逐呆仙丹：人参一两，白术二两，茯神三两，半夏五钱，白芥子一两，附子五分，白薇三钱，菟丝子一两，丹砂三钱，研末。先将各药煎汤，调丹砂末与半碗，彼不肯服，以炭给之，欣然服矣。又给之，又服半碗，然后听其自便。彼必倦怠欲卧矣，乘其睡熟，将其衣服被褥尽行火化，单留身上所服之衣，另用新被盖之，切不可惊醒。此一睡，有睡至数日者，醒来必觅衣而衣无，觅被而被非故物，彼必大哭，然后又以前药与一剂，必不肯服，即给之炭，亦断不肯矣，不妨以鞭责之，动其怒气，用有力之人，将前药执而灌之，彼必大怒，已而又睡去矣。此时断须预备新鲜衣服被褥等项，俟其半日即醒，彼见满房皆是亲人，心中恍然如悟，必又大哭不已，诸人当以好言劝之，彼必说出鬼神之事。亲人说幸某人治疗，已将鬼神尽行祛遣，不必再虑，彼听之欣然而病亦全愈矣。此方之妙，妙在大补心脾。以茯神为君，使痰在心者尽祛之而出，其余消痰之药，又得附子引之，无经不入，将遍身上下之痰，尽行祛入膀胱之中，而消化矣；白薇、菟丝子，皆是安神妙药，而丹砂镇魂定魄，实多奇功，所以用之而奏效也。

厥　症

雷公真君曰：人有忽然发厥，口不能言，眼闭手撒，喉中作酣声，痰气甚盛，有一日即死者，有二三日而死者。此厥多

犯神明，然亦因素有痰气而发也。治法自宜攻痰为要，然徒攻痰而不开心窍，亦是徒然。方用启迷丹：生半夏五钱，人参五钱，菖蒲二钱，菟丝子一两，甘草三分，茯神三钱，皂角荚一钱，生姜一钱，水煎服。此方人参、半夏各用五钱，使攻补兼施，则痰宜消，而气宜复；尤妙用菟丝子为君，则正气升而邪气散；更妙用皂荚、菖蒲、茯神，开心窍以清心，自然气回而厥定。倘疑厥症是热，而轻用寒凉之药，则去生远矣。半夏用生不用制者，取其生气以救死，且制之过熟，反掣时效迟，而不能奏功也。其余厥症，岐天师新定于《内经》可考。伤寒厥症，张仲景载于伤寒门中可稽，故不再传。

斑　疹

雷公真君曰：人有一时身热，即便身冷，而满体生斑如疹者，乃火从外泄，而不得尽泄于皮肤，故郁而生斑。人尽以为热也，用寒凉泻火之药不效，有斑不得消而死者，亦可伤也。亦用消斑神效汤治之：元参一两，麦冬一两，升麻三钱，白芷一钱，白芥子三钱，沙参三钱，丹皮五钱，水煎服。一剂斑势减，再剂斑纹散，三剂斑影尽消矣。此方妙在用元参、麦冬以消斑，尤妙在升麻多用，引元参、麦冬以入于皮肤，使群药易于奏功，而斑无不消也。

亡　阳

雷公真君曰：凡人毋论有病无病，一旦汗如雨出，不肯止者，名曰亡阳。汗尽，止有气未绝，最危之症也。若因汗出而用止汗之药，则汗不能止；若因汗尽而用补血之药，则血难骤生。所当急补其

气,尚可挽回。然而补气之药,舍人参实无他药可代。方用收汗生阳汤:人参一两,麦冬一两,北五味三钱,黄芪一两,当归五钱,熟地一两,炒枣仁五钱,甘草一钱,水煎服。一剂而汗收,再剂而气复,三剂而气旺,四剂而身健矣。此方之妙,妙在气血均补,而尤补于气,使气足以生阳,阳旺而阴亦生矣。夫亡阳之症,虽是阳亡,其实阴虚不能摄阳,以致阳气之亡也。倘阴足以摄阳,则汗虽出,何至亡阳。然治亡阳之症,乌可徒救阳乎,我所以救阳兼救阴也。

痢　疾

雷公真君曰:凡人夏秋感热之气,患痢便血,一日间至百十次不止者,至危急也。苟用凉药以止血,利药以攻邪,俱非善法。我有神方,可以救急援危,又不损伤气血,痢止身亦健也。方用援绝神丹:白芍二两,当归二两,枳壳二钱,槟榔二钱,甘草二钱,滑石末三钱,广木香一钱,萝卜子一钱,水煎服。一剂轻,二剂止,三剂全愈。此方妙在用白芍,当归至二两之多,则肝血有余,不去制克脾土,则脾气有生发之机,自然大肠有传导之化;加之枳壳、槟榔、萝卜子,俱逐秽祛积之神药,尤能于补中用攻;而滑石、甘草、木香,调和于迟速之间,更能不疾不徐,使瘀滞之尽下,而无内留之患也。其余些小痢疾,不必用如此之多,减半治之,亦无不奏功。不必分红白、痛与不痛,皆神效。

五　绝

五绝,乃缢死、跌死、魇死、淹死、压死是也。世人祸成仓猝,往往不救。然此等之死,五脏未绝,因外来之祸,而枉死者也。其魂魄守于尸旁,相去未远,苟以神术招之,魂魄即附体而可生也。我传神符一道,先书黄纸上,焚化在热黄酒内,掘开牙关,灌入喉中,后再用药丸化开,亦用黄酒调匀,以人口含药水,用葱管送于死人喉内,少顷即活。招魂符式□□无咒。但书符时,一心对雷真君天医使者书之,自然灵应无比。药丸名救绝仙丹:山羊血二钱,菖蒲二钱,人参三钱,红花一钱,皂角刺一钱,半夏三钱,制苏叶二钱,麝香一钱,各为末;蜜为丸,如龙眼核大,酒化开用。修此丸时,端午日妙,如临时不必如许之多,十分之一可也。此方神奇之极,又胜于秦真人。闲时备药,修合一料,大可救人。若到临期,缓不济事。此方不特救五绝,凡有邪祟昏迷,一时猝倒者,皆可灌之,以起死回生也。

砒　毒

雷公真君曰:世人有服砒霜之毒,五脏欲裂者,腹必大痛,舌必伸出,眼必流血而死,最可怜也。方用泻毒神丹:大黄二两,生甘草五钱,白矾一两,当归三两,水煎汤数碗饮之,立时火泻即生,否则死矣。此砒毒已入于脏,非可用羊血、生甘草上吐而愈,我所以又变下法救之。饮之而不泻,此肠已断矣,又何救乎。倘用之早,未有不生者,不可执吐法而无变通。若初饮砒毒,莫妙用生甘草三两,急煎汤,加羊血半碗,和匀饮之,立吐而愈。若饮之不吐,速用大黄之方,则无不可救也。

虎 伤

雷公真君曰：世人被虎咬伤，血必大出，其伤口立时溃烂，其疼不可当。急用猪肉贴之，随贴随化，随化随易。速用地榆一斤，为细末，加入三七根末三两，苦参末四两，和匀掺之，随湿随掺，血即止而痛即定。盖地榆凉血，苦参止痛，三七根末止血，合三者之长，故奏功实神。

汤 火 伤

火烧 汤池

雷公真君曰：凡人有无意之中，忽为汤火所伤，遍身溃烂，与死为邻。我有内治妙法，可以变死而生，方名逐火丹。用大黄五钱，当归四两，荆芥三钱，炒黑，生甘草五钱，黄芩三钱，防风三钱，黄芪三两，茯苓三两，水煎服。一剂痛减半，二剂痛全减，三剂疮口全愈，真至神至圣之方也。此方妙在重用大黄于当归、黄芪之内，既补气血又逐火邪；尤妙用荆芥、防风，引黄芪、当归之补气血，生新以逐瘀，更妙用茯苓三两，使火气尽从膀胱下泻，而皮肤之痛自除；至于甘草、黄芩，不过调和而清凉之已耳。

痈疽并无名疮毒

雷公真君曰：凡人痈疽发于背，或生于头顶，或生于胸腹，或生于手足臂腿腰脐之间，前阴粪门之际，无论阳毒阴毒，一服吾方，无不立消，已溃者即敛，真神方也。金银花四两，蒲公英一两，当归二两，元参一两，水五碗，煎八分。饥服，一剂尽化为无有矣。切勿嫌其药料之重，减去分两，则功亦减半矣。此方既善攻散诸毒，又不耗损真气，可多服久服，俱无碍，即内治肺痈、大小肠痈，亦无不神效也。

我已传完，汝另抄一本，存之医述之中，以成全书，他年刊布天下，传之万年，以见吾道之大，亦快事也。

雷公真君传于燕市，时康熙戊辰七月晦日也。我无他言，但愿汝修道，以答上帝之心也。完。

跋①

　　余与陈子远公同里而神交，偶得是编，读之叹为神奇，故亟梓以济世。远公淹贯经史，才思泉涌，论议数千言，娓娓不穷。盖是编原期救人，而非取乎采藻，窃恐以词害志，故略有所删改，要使雅俗一览了然。至定方用药之间，总不增减一字，知我当不罪我也。

以谋谨识②。

---

① 跋　原无此字，今据目录加。
② 我已传完……以谋谨识　此三段文，本澄堂本无。

辨证玉函

辨证玉函弁言

　　人身一小天地，大都不外阴阳虚实四字。故燮理①得宜，愆伏可以不患；调剂有法，疾病因之无虞。是在司命②者，有以辨之而已。苟临症疏略，不暇加辨，以致毫厘千里，误人於俄顷者，曷可胜叹，此陈子远公《辨证玉函》之所为著也。陈子为於越③世胄，幼抱匡济，恒以公辅④自命，人亦无不以公辅期之。赍志⑤未售，间留心於经世之学。当途⑥者殷勤征聘，争欲延致，后因远陟苍梧⑦，雅慕独秀，栖霞诸胜，遍历幽隐，遇一庞眉修髯，衣冠岸伟者，相与坐语。移日，因出其囊中一编，授之曰：熟此可以普济世人。盖活人於笔端，与活人於指下，均之跻斯民於寿域也。陈子携归展读，悉岐黄辩论问答语，与世之所传《内经》、《素问》诸书迥异，始悟前此之成编累帙，皆伪托以行世者。陈子掩关肄习，不数年间，即以医学擅名於时。客岁，余仲子忽婴异症，遍召诸医，不特不能祛病使去，并不能辨病所自来，转辗迁延，经年弥剧。苍崖姜世兄亲见所苦，因为推毂⑧。适陈子以秋试入省，亟延胗⑨视。一剂奏功，再服而十减四五矣。余力扣其所蕴，知授受有自，大异寻常，殊恨相知之晚也。陈子随有钜鹿之游，濒行，出是编以示余曰：是书吾久欲问世，憾剞劂⑩无资，有怀未遂耳，因忆当年，余白下⑪友人有居要津者，向有膏丹异方，颇自珍秘，余偶过告归，主人厚赆⑫以壮行色，余坚却不受，且请曰：归装粗办，不敢以行李相累，惟得所藏秘方，以广利济，是吾愿也。友人谊余言，探囊录授。余归即购求珍药，按方虔制。出遇有疾患呻吟者，辄牵畀⑬之，靡不立效。后请乞渐广，穷乡僻壤，山陬海澨，梯航跋涉，款⑭门

---

① 燮理　和调之义。
② 司命　谓掌生杀之权者。
③ 於越　春秋时的越国。於，发声词。
④ 公辅　三公四辅。明清以太师、太傅、太保作为大臣的最高荣衔，合称三公。四辅，官名合称，为君主左右的辅弼之臣。
⑤ 赍志　谓怀抱大志，未能实现。
⑥ 当途　谓握有政权者。
⑦ 苍梧　地名，即今广西梧州。
⑧ 推毂　毂音姑。荐举人谓之推毂。
⑨ 胗　同诊。
⑩ 剞劂　音基决。雕板也。
⑪ 白下　城名，在今江苏省江宁县西北。
⑫ 赆　音尽。赠人路费或礼物。
⑬ 畀　音比，与也。
⑭ 款　叩也。

祈恳者无虚日。惟不喜给富人，为其力能疗治也。余行之数十年，未尝有怠色。虽岁有所损，然拯患而起废者，当不可以数计矣。今乃秘帙当前，历有成验，忍於宝山空返耶？爰为授梓，以公当世。倘陈子游屐① 所不及至，诊视所未及施，庶几执是编，辨症而区处之，不无小补，知不徒为纸上陈言也。陈子所辑洞垣秘笈尚富，未能一一锓行，其以是编为嚆矢也可。

时康熙癸酉嘉平② 之望③ 天都④ 王之策慎庵氏题於古修堂。

---

① 屐　音基。履也。
② 嘉平　腊月之别称。
③ 望　阴历每月之十五日。
④ 天都　天子之都。

目 录

辨证玉函卷之一_元

山阴陈士铎远公甫敬习
新安王之策殿扬甫订定

阴症阳症辨

伤 风 伤 寒

伤风与伤寒相似，阴症与阳症宜知。若不辨明，杀人多矣。虽仲景张公有伤寒专门之书，我可不必再传。然而各有不同，正不可不传。伤寒之异于伤风者，何以辨之？一在感之轻，一则感之重也。伤风者，伤寒之轻者也；伤寒者，伤风之重者也，原无大分别。苟不急治之，则伤风者即变为伤寒矣。盖人之元气最恶外邪。人身一感风邪，则元气必然与邪相战。元气旺者，邪不能深入，不能深入，邪自然留于皮毛之间，而不敢入于腠理之内。不过一二日而邪散者，正气以祛邪之易也。若正气虚者，则入于内，而变为伤寒矣。非伤风伤寒之有异也，有异于人之元气虚弱而已矣。然则遇风邪之侵人者，开手即用补正祛邪之药，何至伤风之变为伤寒哉？若既已风入于腠理之内，则邪即有阴邪阳邪之分矣。大约入于府，则为阳邪，入于藏则为阴邪矣。是邪亦无阴阳之分，亦分于人之藏府之阴阳也。然而府又不同，藏又各异，又从何处以辨之哉？我有一法，辨症最易。大约身热而烦躁者，

阳症也；身热而安静喜睡者，阴症也。虽阴症阳症中各有分别，而此法终为千古不易之论也。倘一遇风寒之侵体，无论是伤寒伤风，一剂即愈，断不须二剂也。方名转春丹。此治初起之伤寒伤风也。倘三日后，身有不凉者，此成伤寒之症矣。亦不必问其阴症阳症。吾有一方治之，随手而回春矣。方名回春丹。一剂身即凉而邪即退，再一剂全愈矣。倘不听吾言，则变症蜂起矣。可查仲景专门治之。二方之妙，各有深意。

转春丹用桂枝与麻黄，柴胡可并用，使邪入太阳者速散，而邪不敢入于少阳之间。且邪原未入内，故可用补药以和解之。方中所以用芍药先去平肝，使邪之门路速断；用茯苓又引邪从膀胱太阳下行，自然随手奏功，转一阳于顷刻也。回春丹之妙，妙在不用芍药，桂枝。盖邪已入里，已离太阳之经，何必又用桂枝？况邪由卫而入于少阳之经，倘更用芍药，不特不能平肝，而且引邪入肝矣。盖肝最恶邪侵。于未近邪之时可以未雨绸缪而已，近邪之顷，难于及时杜绝，余方中所以不敢用之也。石膏、麻黄、青蒿之类，纯是入卫祛邪之圣药，单攻一府而邪自难留，不得不从外而入者，仍从外而出矣。况方中又多调济之品，有不奏功如响者乎？世人细思吾方，即授之以治伤寒之症，又安有

杀人而比之刀刃者哉？

转春丹

桂枝五分　柴胡一钱五分　麻黄三分
白芍五钱　伏苓三钱　甘草一钱　陈皮七分
白术三钱　半夏三分　神曲一钱　苏叶八分
　水煎服。

回春丹

麻黄一钱　石膏二钱　青蒿五钱　柴胡
二钱　甘草一钱　茯苓五钱　当归五钱　陈
皮一钱　神曲一钱　麦冬三钱　生地三钱
白芥二钱　人参三分　玄参二钱　水煎服。

中　风

中风之症，世人以风治之，误之甚
矣。盖中风之症，乃人阳气虚与阴气涸而
中之也，何尝有风哉。人见其疾之忽然而
来，有如暴风疾雨，遂以风名之。其实乃
中气而作中风也。治之法，一治风，无不
死者，必须治气，始能有效。然而中气不
同也。内有中阳气之虚，有中阴气之涸，
又不可不辨也。中阳气之虚者奈何？其有
一时卒倒，口吐白沫，痰声如鼾，目直
视，胡言乱语者，阳症也。若中阴气之涸
者，亦一时卒倒，目不知人，时而躁，时
而静，欲睡不能言，痰如锯，吐不绝，口
中流涎不止，盖阴症也。二症亦相同者，
均不知人，最难辨而最易辨也。易辨者
何？辨之眼而已矣。眼直视者，气虚也；
眼双闭不开者，阴虚也。二症皆能遗尿手
撒，皆不治之症也。然而遗尿手撒，亦可
治之，大约十人中亦可救四五者，非尽不
可救也。倘阳虚而中者，用三生饮，必须
用人参二两或三两，始可回生。与其日后
用之，不若乘其欲绝未绝之顷多用人参，
可转死回生之易也。至治阴虚而中者，又
不可纯用三生饮。古无专方留下，我今酌
一奇方，以救世人之阴虚中风者，神效。

方名十宝丹。一剂即回春也。此方俱是纯
阴之剂，然又何以兼用人参？不知无阳则
阴无以生，必须加参为佐使，则阴生于阳
之中，而阳回于阴之内，两相须而两相成
也。苟或舍三生饮以救阳虚之中风，而改
用祛风祛痰之药，我未见能生者。即或用
三生饮矣，而少用人参，多加祛痰之品，
即或不死，未有不成半支风与偏枯等症。
以三生饮治阴虚中风，亦无不死者。苟听
吾言，用吾之方，自庆生全。倘怪吾药品
之多，改重为轻，恐难免半支偏枯之症
矣。愿人敬守吾训。盖吾之方必须照吾分
两以治，初中之时，不可妄自加减。或用
此方之后，以病人脾胃之弱量为加减，亦
未为不可。但切不可加入风药一味，以杀
人于俄顷也。慎之慎之。

十宝丹

麦冬三两　熟地三两　山萸二两　白芥
子二钱　人参五钱　菖蒲一钱　茯苓五钱
五味三钱　丹皮二钱　水煎服。

吐　症

大凡吐症，多是胃气之伤，然而胃气
不同，有阴阳之别。如吐而有声或痛者，
阳症也；倘吐而无声又纯是清水，或今日
饮食而明日尽情吐出者，乃阴症也；或腹
中不痛，或遇寒即发，无非阴症。倘辨之
不清，妄自用药，必致杀人。我亦更传一
法，以辨阴阳之殊，亦看舌之滑与燥而已
矣。大约阳症口必渴，而舌必燥；阴症口
不渴，而舌且滑也。治之法，阳症之吐有
方，名为引火止吐汤。此方之妙，妙在茯
苓至一两。盖火势之上冲，由于水道之下
闭，用茯苓以健胃，又利水下行，黄连止
心火，余俱调和得法，自然火不逆而水下
通，又何至吐逆之生耶。至于阴虚作吐，
实为难治，不比阳吐，一剂便可奏功也。
盖阴虚而吐，乃肾中之火虚也，肾火既

衰，则脾无火养，食留脾中，成为阴寒世界，下不能化，自然上涌而吐矣。法当温补命门之火，使火生水中，然后土生火内，方用济火神丹。服后即用饭压之。一剂轻，二剂更轻，十剂愈，三十剂全愈矣。

盖阴病之吐，其来非一日矣。不大补之，则阴不能生，而阳不能化。或求速效，再加人参三钱于方中，可减十分之二，然终不若原方之妙。盖病是纯阴，不必再借阳药。况方中原有白术，阳药在其中矣，又何必更用参之多事哉。人不知生病之重，惟求速愈，或改用吾方，或别求治病，未必不反害之也。

引火止吐汤

黄连一钱 茯苓一两 白术五钱 陈皮一钱 神曲一钱 麦冬一钱 人参二钱 砂仁一粒 霍香五分 生姜三片 水煎服。

济火神丹

肉桂三钱 熟地一两 山萸五钱 五味二钱 茯苓五钱 山药一两 肉果二枚 白术一两 芡实五钱 水煎服。

泻 症

泻证，泻有倾肠而出者，最可畏之病也。倘治之少迟，必至气绝而亡。但泻中有阴阳之分，不可不急辨之也，如大泻五六十次，或百余次，或数百次，纯是清水，完谷不化，人以为寒也，然其中亦有热症。但寒证水泻，心腹不痛，大肠不后重作楚。若热症之泻也不然，必腹痛不可按，有后重之苦，倘不辨明而用药，下喉必死矣。吾今传二方，一治阴症，一治阳证也。阳症用车前、茯苓，最是利水之品，而白术又是健脾去湿之药，加入肉桂，以取其气，引入膀胱，同泽泻同群共济，自然定乱扶危，转祸为福。又何必用人参以救绝哉。倘富贵之人，不妨用人参

五钱，或一两为妙。我传方不入参者，欲救贫穷之客也。方名导水止流汤。其治阴证之泻，则又不同。虽此方亦可相通，而终不可执之以概治也。另传方者，名为扶火消水汤。二方之妙，各有深意，前方泻水而不耗其气，后方补火而培其气也。

导水止流汤

车前一两 茯苓一两 白芍一两 甘草三钱 肉桂一分 陈皮一钱 白术五钱 神曲五分 泽泻五钱 水煎服。

扶火消水汤

白术一两 车前五钱 山药一两 芡实一两 意仁五钱 肉桂三钱 五味二钱 茯苓五钱 水煎服。

疟 疾

疟疾皆起于外来之风邪，然而内无痰与食，终不能成疟疾也。虽然无痰不成疟与无食不成疟，虽感于外来之风邪，然亦内之阴阳之气各有不足，三者始能相合而成疟。然则乌可不辨阴阳乎？若阳症之疟也，必发于昼，或一日一发，或两日一发，必寒多而热少。其势若盛，而其病实轻。盖阳气能与邪气相战，故作战栗之状而齿击有声也。若阴症之疟，亦有一日一发者，或两日一发，或三日一发。然发之时，必发于夜，发必寒少而热多，齿不战击，身痛亦不甚，口必不十分大渴，其症似轻而实重。虽二症皆是邪侵而成，而治之法均不可徒治其邪，但补其正，均能愈疟。原不必更为逐邪之计也。然而补正之中而少带散邪之品，未为不可，用之得当，病去如扫。吾今立二方，一治阳疟，一治阴疟。阳疟方名为扶阳散邪丹，一剂轻，二剂全愈，不必三剂也。凡阳疟不论一日二日，无不全愈，神方也。阴疟方名为益阴辟邪丹。无论一日、二日、三日，四剂全愈。倘四日两头发之疟，久经岁月

者，方中药料加一倍，增入人参五钱，亦四剂全愈，但愈后必须多服十全大补汤，不致再感而重发也。倘人不信吾言，动用祛邪之品，置阳气阴气于不问，虽心欲去疟，适所以坚疟鬼之城也。

扶阳散邪丹

人参—钱　白术三钱　柴胡二钱　半夏三钱　青皮—钱　鳖甲三钱　当归三钱　生何首乌三钱　山楂二十粒　甘草—钱　水煎服。

益阴辟邪丹

熟地五钱　当归五钱　白芍五钱　何首乌五钱　白术五钱　茯苓五钱　鳖甲—两　白芥子五钱　柴胡—分　山楂十粒　水煎服。

痢　疾

痢亦不同，有阳痢、阴痢之分，世人不知也，皆为湿热所致。动言痢无止法，而不辨其阴阳之异，故往往杀人，可慨也。阴阳之痢，《内经》亦未分别，我今日亦泄天地之奇。大约便血腹疼，后重噤口者，阳痢也。腹不痛，以手按之而快者，粪门元急迫之状，日能食，无血而白痢者，乃阴痢也。虽用药得宜，一方可以兼治，然终不识症之阴阳，犹为不知痢症之人也，不可不明辨之。庶几用药可分轻重，尤易奏功如响。吾今立二方，一治阳痢，一治阴痢。阳痢方名为扫痢神丹。一剂即止血，二剂即止痢，不必三剂也。阴痢方名为化痢仙丹。一剂轻，二剂止，三剂全愈。人见血痢为重，而不知白痢感于阴分，未尝轻也。但阳痢火重而湿轻，阴痢火轻而湿重耳。阳痢之方，妙在用黄连于大黄之中，使火毒迅扫而去，不久留肠胃之中。阴痢之方，妙在用芍药之多，平肝以扶脾土，使土安而水易去，其余皆是祛逐邪秽之物，各用之咸宜，所以奏功尤

易也。

扫痢神丹

黄连三钱　当归五钱　白芍五钱　广木香—钱　槟榔—钱　枳壳—钱　大黄五钱　车前子五钱　水煎服。

化痢仙丹

白芍—两　当归五钱　枳壳—钱　萝卜子三钱　槟榔—钱　甘草—钱　车前子—钱　水煎服。

癫　狂

癫狂之症，世人以癫为阴，以狂为阳是矣。然而癫之中未尝无阳症，狂之中未尝无阴症也。何以见之？癫如羊癫、牛马之症，此发之阳气之不足。阳虚则阴邪自旺，此谓之阴症宜也。然而其中又有花癫之病，见男子而思亲，逢女子而不识，呼喊叫号，昼夜不止。倘亦为阴症，而用桂、附之品，则立刻发狂而死矣。狂如登高而歌，弃衣而走，见水而入，此发之阳邪之有余，谓之阳症宜也。然其中有似是而非，又不可不辨。如见人则骂，逢物则瞋，躁扰不宁，欲睡不安，欲行不得，口渴索饮，见水则止，倘亦视为阳症，而投之竹叶石膏汤，下喉即死矣。然则二症终于何处辨之？亦辨之于两目有神无神而已。如阳症，则目必红；而阴症，则目必白也。吾定二方，一治阳癫，一治阴狂之症。阳癫方名散癫汤。此方之妙，妙在白芍用至一两，自能平肝；栀子用至五钱，自然散其郁结之火。其余柴、芥、术、苓皆去痰、去湿之妙品，自然心清而火降，脾健而癫除也。阴狂方名解狂散。此方之妙，妙在用玄参二两于群补真阴之中，解散其浮游之火，水足而火自消，亦火息而狂自定也。苟或辨之不清，妄投药饵，生死存亡正未可定矣。

散癫汤

白芍一两　白术五钱　当归五钱　炒栀子五钱　菖蒲五分　茯神三钱　甘草一钱　白芥子三钱　丹皮三钱　柴胡一钱　陈皮五分　水煎服。

解狂散

熟地一两　白芍五钱　当归五钱　山茱萸五钱　麦冬五钱　北五味一钱　玄参二两　白芥子三钱　菖蒲三分　生地五钱　水煎服。

咳　嗽

咳嗽初起，多是阳邪之感；咳嗽日久，多是阴气之虚。然亦不可拘于此论也。有初起而即是阴虚者，有日久而仍是阳虚者，又不可不辨也。何以见初起之即犯阴经也？如日间不嗽而夜间嗽者，或朝咳之轻而夜咳之重者，虽有风邪袭之，终是阴虚使然。开手即宜用补阴之味，而佐之散风之品，则邪易去而正气不耗也。何以见日久之犹是阳经？如嗽必抬肩，咳必声振，吐痰而结成黄块，塞鼻而长流清涎，或昼重而夜反安然，或坐躁而卧转宁贴①，此阳气之未虚而邪气凭之而不散也。必须仍用祛风荡痰之品，而少兼之滋阴之味，则邪自散而阴气不伤也。吾今留二方，一治阴经之咳嗽，一治阳经之咳嗽。阴经方名护阴止嗽丹，此方有调济之宜，看甚平常，而奏功实神也。阳经方名散邪止嗽丹。此方虽是散邪，而仍然补阴而不补阳者何故？盖阳既旺而邪自难去，补益其阴则阳气自平，阳平而邪亦难留矣。倘不知阴阳之异，即一味偏补之，则阴不能生而阳不能化，不特咳嗽难愈，而且变症百端矣，可不慎哉。

护阴止嗽丹

麦冬五钱　紫苑五钱　百部五钱　天门冬三钱　熟地五钱　桔梗二钱　甘草一钱　白芥子二钱　玄参三钱　沙参三钱　陈皮五分　款冬花五分　水煎服。

散邪止嗽丹

柴胡一钱　白芍五钱　黄芩一钱　石膏一钱　桔梗一钱　甘草一钱　生地五钱　麦冬二钱　茯苓三钱　半夏一钱　陈皮五分　水煎服。

大 小 便 闭

大小便之闭塞不通也，人皆谓之火，然火亦有阴阳之别。阳火而成闭结人易知，阴火而成闭结人难识也。先言大便之闭塞。邪火逼迫于大肠之中，烧干大肠，以致肠结而痛，手按之不可近者，必须用祛荡之品而大泻之，否则邪留于腹中，必变为谵语发狂之症矣。此等之病，乃阳火作祟也。若夫肾水亏损，不能滋润于大肠，以致粪如羊屎者，往往有经月而尚未便者，虽觉急迫，而终亦不甚，忍至二三日而如前不相异。老人多有此症，乃阴火作祟也。阴火者，相火，乃虚火也。肾火之有余，实肾水之不足也。若亦以下药下之，是因其阴虚而复虚之也，去死不远矣。吾今定二方，一治阳火，一治阴火。治阳火方名利火下导汤。此方虽有大黄之行，火麻之润，而仍以当归为君，则补多于下，亦止因势利导，而终非过下亡阴也。治阴火方名为升阳下阴汤，此方之妙，妙在熟地纯阴之药为君，而佐之地榆、苏蓉、火麻之润，尤妙用升麻升提清气，则秽浊自然下行，又何必加入大黄之多事哉。

再言小便之闭塞。小便之通，在於膀胱之气化。膀胱乘于火邪，则小便必点滴不通。其症必气急面红，心欲呕而胃作酸，腹欲胀而肠欲断，两目双赤，狂躁不宁，此阳症也。苟或小便虽急而非点滴之

———————

① 宁贴：安适之意。

不通，气不急，面不红，目不痛，腹胀而喜按，胃安而难餐，此阴症也。设不辨其阴阳，而轻用开关之剂，亦半死半生之道也。夫阳证易治，而阴症难治者何也？亦不取阴证而一辨明之耳。盖小便之通，虽本于膀胱之气化，然膀胱畏火而又未尝不喜火也。多火则膀胱之气化不及行，无火则膀胱之气化又不能行也。膀胱之阴虚，则水道已成冰冻之窟，又何能通阴寒之水哉？故小便亦闭塞而不通也。吾今亦立二方，一治阳症，一治阴症。阳症方名清水至神汤，一剂即通。车前利水而不走气，寄奴逐水而不伤阴，升麻升提而反得下降之宜，白果引入任督之路以泻水之气，直入膀胱，实有妙用也。阴症用益火济水汤，此方之妙，妙在纯是补阴，而不去利水。用肉桂之一味，以转阳和，自然雪消，春水冰泮而沟壑皆通也。倘止去通水，则膀胱愈寒，必成牢不可破之坚城矣。

利火下导汤

大黄三钱　当归一两　红花二钱　赤芍药三钱　厚朴二钱　枳实一钱　柴胡八分　火麻子三钱　水煎服。

升阳下阴汤

熟地一两　当归五钱　地榆一钱　火麻子一钱　升麻一钱　生地五钱　麦冬五钱　肉苁蓉五钱（洗去盐水）　水煎好，加入人乳半碗服。

清水至神汤

薏仁五钱　白果十个　升麻五分　车前子一两　泽泻三钱　刘寄奴五钱　水煎服。

益火济水汤

熟地一两　山药五钱　茯苓五钱　山茱萸五钱　牛膝三钱　肉桂二钱　麦冬五钱　车前子三钱　薏仁五钱　水煎服。

心　痛

心痛，从来言无真正之病，不知心痛未尝无真也，但有阴阳之分耳。大约阳病之痛犯心者多不救，阴病之痛犯心者多难医。阳病乃火也，火邪犯心，有膻中之障隔，而火势不能直冲于心。泻其胃中之火而心安矣。其故何也？邪火与心火本是同类，火与火合，气焰虽殊，而热性何殊也。原无相克之嫌，故火退而君火自息，何至有自焚之祸。若阴病，乃寒也，寒邪直犯乎心，虽有膻中之障隔，而寒气冲天，直中皇居，相臣不当其锋，先自逃遁于他处，而天王有不下堂而走乎。盖寒水克心火，立时可以扑灭，较阳症而更重也。故朝发夕死，夕发旦死，医之少迟，已多不救，况用药之不得其宜，何怪其骤亡也。人见其亡之骤，谓其真正心痛，其实非真正心痛也。治之得宜，何尝不可救哉？然则心痛之阴阳，又乌可不辨之乎？若阳症也，必彻夜竟日疼痛呼号，双目必红，口必渴引饮，得凉水而少止，与之食而更痛，手不可按，按之而痛必甚；身上必然有汗，日重而夜少轻。此乃邪火作祟于胃中，上冲膻中耳。用泻火神丹，下喉而痛即定矣。此方之妙，妙在栀子用之太多，始能直折其郁抑之火，而苍术、茯苓又去其湿，湿去则不生热，而火势自衰，又加之管仲以去秽，乳香、木香以止痛，用甘草之多，则栀子不至太凉，反得其调剂之宜，而枳壳化食，食消则火随食而下行矣。又虑邪火大旺，若不顺从其性，则火势炎上，恐拒隔而不受，用干姜之炒黑，去其太热，引栀子之类于下行，又得其前导之功也。药性既然相宜，功效岂不立奏乎？所以甫下喉而痛即定也。若阴症也，必感寒而得之。其症小腹先痛而后入心，口吐清水，与之茶即吐出，手足青甚而卵缩，角弓反张，此阴寒之气犯心。其来甚速，苟能以生姜半斤捣碎，炒热敷于心腹之间，则寒邪少减，即用生姜三两捣碎，饮之亦能生者。然终乃一时急救之法，而非万年济人之术也。用祛寒定痛汤救之实神。刻不可缓，速行救之，下喉亦生，否则难救矣。此方之妙，妙在用白术之多，直入腰脐之内者何也？寒气之入，原从脐内先入，若不急杜其来路，则邪无顾忌，往前直奔心包之络，如何当其贼势之横行，余故用白术绝之也。然非多加，则势孤力薄，寒邪亦何所畏而反顾哉。故必多加，而后可以取效。然徒用白术之多，而无附子、肉桂之热药，是犹兵众而将非摧锋陷阵之帅，则兵卒不前，贼又何所畏忌，故必用附子、肉桂也。然徒用附子、肉桂，斩杀诛戮而不分散寒邪之势，则敌人团聚，尤难解纷。余所以又用茯苓引寒邪之下行也。又虑心君寒甚，无火以温其中，譬如群贼围困皇宫，虽有勤王之将，而无导引之师，则外虽有声援之兵，而内无接应，非得亲信之臣，又何以交通内外。余所以又用菖蒲引桂、附入心而卫君也。愿人敬守吾方，以治真正之心痛，无不手到成功。倘见病势少轻，前二方少减分两，亦未为不可。

泻火神丹

　　栀子五钱　白芍三钱　乳香一钱　广木香一钱　管仲三钱　甘草三钱　枳壳一钱炒黑干姜一钱　茯苓五钱　苍术三钱　水煎服。

祛寒定痛汤

　　附子三钱　白术三两　肉桂三钱　人参三钱　菖蒲一钱　茯苓五钱　水煎服。

腹　痛

　　腹痛多是寒热之二症。虽有气痛、虫痛、食痛之殊，然大约以阴阳二字足以包之，毋论食痛、虫痛、气痛也。其阴症之痛，如时而痛，时而不痛，或夜痛而日不痛，或饥痛而饱不痛，或不按而痛，手按之而不痛，皆是阴症之痛也。其症口吐清水者有之，喜热汤者有之，索饮食者有之，喜拥被而卧者有之。面青手冷，口必不干，痰必不结。此等之症，不可用寒药治之。吾有一方甚效之极，方名安腹止痛丹。此方之妙，妙在用白芍以平肝，使肝木不来克土，又佐之健脾去湿、去痰、去食之剂，而后调和得宜，自然奏效如神。倘或有虫，亦能制缚而不痛矣。盖肉桂一味，原能杀虫故耳。若阳症之痛，必日重而夜轻，必痛不可手按，得食则痛更甚，口必渴，痰必黄，目必红赤，舌必燥，手足反寒而战，大便坚实，小便必黄赤而便难，皆火之作祟，而虫与食之不化也。或因气恼而得，或因酒醉而成，或过食燔熬烹炙而得，治之法不可以寒药折之。吾有一方，治之最妙，方名清解止痛丹。此方亦妙在用芍药。盖痛症非芍药不能和，故必以此为君，要佐使之得宜，又何患芍药之酸收哉。攻邪之内用芍药为君，所谓剿抚兼施，自成仁勇，先居必胜之势，以攻必散之病，有不奏效如神者乎？腹痛虽小疾，而阴阳最不可不辨明者。世人往往因小疾而治之不得法，遂成大病者多矣。我所以不惮烦而传腹疼之一门也。

安腹止痛丹

　　白芍五钱　甘草一钱　肉桂一钱　干姜一钱　白术五钱　麦芽二钱　山楂十粒　半夏二钱　水煎服。

清解止痛丹

　　芍药五钱　枳实一钱　白术一钱　山楂二十粒　厚朴一钱　石膏二钱　甘草一钱　白芥子三钱　茯苓三钱　柴胡八分　当归三钱炒栀子二钱　水煎服。

头　痛

头痛之症，人以为阳之病也。然阳虚而头痛与阳实而头痛者有殊。盖阳虚之病，即阴虚之症也。阳气之虚，以致阳邪之旺，倘阴气不衰，则阳邪有制，何能作祟乎？然则头痛不可尽言阳症也。吾今辨明有阳虚之头痛，有阴虚之头痛。或曰头乃六阳之首，阴气不能到头，如何说是阴虚之故？不知阴气到头而还，而阳气既衰，不能接续阴气，以致头痛。虽是阳虚之故，而实亦阴气之衰，阴气苟旺，亦能上接夫阳气也。阴阳原两相根，亦两相接，原不可分为二也。惟其一偏之虚，遂至两相之隔矣。然则治之法，何可不辨阴症与阳症乎？阴症之痛也，颠顶若晕而头重似痛不痛，昏昏欲睡，头重而不可抬，非若阳症之痛之甚也。其症朝轻而晚重，身脉又不觉十分之重，此乃肾水之衰，而肝气克脾，虚火升上之故也。方用平颠化晕汤治之，自然平复，但非一二剂可以奏功。盖阴病多无近效，非药饵之不灵，万勿责之近功可也。此即四物汤之变方。妙在用桔梗、细辛于补阴之中，阴足而二味解其头之晕，是顾阴为本而散邪为末也。若阳虚之头疼，多是风邪侵袭而然，阳气不虚，邪何从入？于脾胃之阳虚，而气遂不能顾首，风邪因而相犯，然则祛风而可不补正乎？但其间阳气之虚，从何辨之？亦观之症以辨之。其症必鼻塞而多涕，口渴而多疾，其痛必走来走去不定于一方，而痛连齿牙，或痛连于项背，彻夜号呼，竟夜不寐者是也。吾有一方最佳，方名解痛神丹。一剂而痛如失。此方用川芎至一两，而又佐之天、麦二冬，纯是补阴之味，如何治之阳虚有邪之头痛也？不知阳邪之旺，终由于阴气之衰，补其阴而阳自旺，阳旺而邪自衰，况方中各有散邪之

品，用之于阴药之中，愈足以见其功用之大。倘纯用风药，未尝无功，然真气散尽，头痛虽除而他病将见，又不可不知也。

平颠化晕汤

熟地一两　麦冬一两　细辛三分　山茱萸五钱　川芎五钱　当归三钱　白芍三钱　北五味一钱　白芥子三钱　桔梗一钱　水煎服。

解痛神丹

川芎一钱　辛夷一钱　黄芩三钱　蔓荆子一钱　细辛五分　麦冬五钱　甘草一钱　天门冬五钱　桔梗三钱　天花粉二钱　水煎服。

目　痛

目疾至难治而至易治也。世人目疾，往往有经岁经年而不愈，甚至终身为废疾者有之。此岂目病之果难治乎？亦治之不早与早治之不得其法耳。盖目痛有阴阳之分，而辨之不可不预也。苟辨之至清，用药得当，随手即可奏功，何至有废疾之成哉？阳症之目痛，必羞明恶亮，大眦必赤如火，而小眦反觉淡红，其痛必如刺戳，流水结眵。或鼻塞而不通，或口渴而痰结，或身发寒热而不止，此皆火壅于心腹之间，肝木气郁而成此目痛也。若错认作虚症，而用温补之药，则必变为两眼青盲之症矣。法当用开郁去风之剂。方用开目散。此方之妙，妙在舒肝木之气，而加之去湿散火之品，不去治目而目之红痛尽除。大约二剂便可收功，不必多用。至于阴虚之目痛，虽初起之时略有微疼，而痛终不甚，大眦不赤而小眦则红如血者有之，或小眦不赤而通身作桃花色者有之，无泪无眵，日间少快，夜则反重，虽羞明而不甚，腹内时时作饥，饥则痛，较饱时觉重，可见日而不可见灯火，大便溏者有

之，而小便反觉清长，或夜发热者有之，而身间发汗不止，此皆肾水虚耗，不能滋润肝木，肝木自顾不暇，又何能上润于目？必须用纯补真阴之药，大剂吞服，始能水足而虚火有归经之日。倘以寒凉之药治之，则必胃气消亡，而阳气亦因之而丧。或以风药治之，散其真气，而双目终无红退之时。于是有昏花之症，于是有拳毛倒睫之症，终身成为废人而不悟者，比比也。予与言及此，可胜浩叹。予今定一方救之，实有神功，名为养目至神汤。此方前去补肾以生肝，使水足而肝木得养，肝木有气，而双目自明矣。但此方必须多服为妙。服至半年，不特昏花者可以重明，而拳毛倒睫者亦能自愈。盖治本而末治在其中，正不必又治本而又去治末也。

开目散

柴胡二钱 当归一钱 白芍三钱 白蒺藜三钱 半夏二钱 陈皮一钱 甘草一钱 车前子二钱 苍术一钱 黄连一钱 草决明一钱 天花粉一钱 水煎服。

养日至神汤

熟地五钱 山茱萸五钱 甘菊花三钱 地骨皮三钱 当归三钱 白芍三钱 茯苓三钱 白芥子一钱 柴胡三分 枸杞子二钱 葳蕤三钱 水煎服。

双 蛾

双蛾之症，乃少阴之火冲上于咽喉也，其势甚速甚急。重者有点滴之水不能下喉者，一连数日不进饮食而死者有之。虽此症皆起于火，而火有不同，有阴火阳火之异。苟不辨明而妄自用药，死亡顷刻。非发狂而亡即身青而死矣。阳症如何？喉中必先作干燥之状，口必大渴引饮，痰或结于胸膈之间，欲吐不能，欲咽不可，喉肿如疮，小舌红甚，喉之两旁内如鸡冠，外必作肿状，日间痛不可当，夜

间少安可寐，舌必峭而目必赤也。万不可与温热之药。倘误与之，立时发狂矣。此症只消用吐法，便可全愈。古人有用生桐油以鹅翎扫其喉中，一吐出顽痰碗许，即刻奏功者。然亦有火亢之极，一吐不能效者奈何？然必问其饮食起居，从前曾服过何药。倘服热药而致此者亦多，其大便必燥结，三四日不下，或小便痛涩者，放胆用吾汤以治之。方名豆根神散。一剂即安，而双蛾消归乌有矣。此方之妙，妙在山豆根之多用，此物最消少阴之实火。然非甘草、桔梗以伴之，则下行而不上达，故用二味为臣。青黛亦止痛消肿之神药，以之为辅。半夏、天花不过消其顽痰，则火易消散耳。若阴症之双蛾也，有形而不十分作痛，时而痛，时而不痛。夜痛而重，昼痛而轻。口必不干，不过微燥而已，饮之凉水，下喉即快，少顷转觉不安，胸中膨胀，大便如常，小便清长，即色黄而亦不作艰涩之状，此皆阴虚火动之故。莫妙用八味地黄汤，大剂饮之，自然下喉而痰声息，肿痛除也。盖八味丸专补命门之火，下热而上热自消，龙雷之火非真火不能引之归经耳。然而二症往往有药食不能咽者，虽有此等妙药，何以下喉。阳症用鹅翎扫其喉，得小吐则水路少开，便可用药。阴症则不可用吐法也，盖吐之甚则火益沸腾。另有巧法，用针刺手上大指指甲之旁少商穴，刺星星出血，其血色必紫必黑，血出喉必稍宽，便可用地黄汤也。如不肯刺，更用附子为末，以糯子调成，摊在两足之脚心，一时辰便开水路，便可用药，固是至妙之方也。

豆根神散

山豆根三钱 甘草三钱 麻黄五分 桔梗三钱 半夏二钱 青黛三钱 天花粉三钱 水煎服。

痈 疽

痈疽之症，至凶至恶者，莫过发背。然而别其阴阳，治之无难，不知阴阳，各疮痈且皆不能奏效，况易治乎。故痈疽之证，但当问其是阴是阳，不当计其何轻何重也。大约各痈疽疮症初发之时，作痛作疼，发寒发热，多是阳症。阳症初起，必然红肿高突，呼号叫喊，自不能免。若阴症则不然，虽亦发寒发热，而疼痛反觉少轻。初发之时，必现无数小疮头以欺世，大势平陂而无高突之状，面必色黯，不若阳症之面红也。治之少差，死生反掌，可不慎乎。阳症之疮，乃火之有余，不能发泄，或饮凉水，水浆壅遏而成阳毒。阴症之疮，必生于富贵之人，或繁华而兼忧郁，或气恼而带房劳。内水既干，内火自炽，蕴毒实深，一旦溃发，岂可以细小微剂望其生全乎，与阳症治法大是悬殊。然而阴阳虽有各别，而毒气总无大异也。吾今立一方，统治阴阳痈疽之各疮，无不神效。但阳症小其剂，阴症多其味也。方名阴阳通治丹。如若阴症，各药倍一半，加附子一钱可也，余不可乱加。此方之妙，妙在金银花。盖此味乃补阴之妙品，又是散邪解毒之圣药，然非多加，则力薄而效浅，吾所以用至三两也。阳症何以相宜，盖补阴正所以助阳气之不足，阳生于阴，原有妙用也。若阴症尤其所宜，加一倍则力大而气专。加附子以达其经络，无经不入，引当归、甘草之类，同群共济，更易奏功也。倘世人不听吾言，因循失治，必致阴症变成坏症，而阳症亦变为阴症而不可救者，是则可怜也矣。

阴阳通治丹

当归一两　甘草三钱　金银花三两　车前子五钱　水煎服。

脱 症

脱症之有阳阴也，于何辨之？亦辨之症而已。非男脱为阳，而女脱为阴也。阳脱之症，乃阳气之衰，阳精不能与阴精相合，于是彼此相脱而身亡。而阳精与阴精又从何处以辨之？阳精者火也，阴精者水也，阴阳皆在于肾之中，无阳则阴不生，无阴则阳不化，合则生，而脱则死也。而阳脱之症若何？其阳必翘然不倒，精尽而继之以血者是也。阴脱之症若何？精尽而止，其阳即痿，身寒而无气者是也。治阳脱与治阴脱，虽皆不可离去人参、附子，而其中又不可不少有分别。治阳脱者，宜多用人参而少用附子；治阴脱者，宜多用附子而少用人参。吾今定二方，一治阳脱，一治阴脱。或疑脱症不可服补阴之剂，不知阴虚而脱，无阴固不能骤生，然而有参以生气，又有附子一枚以为君，则纯是大热之药，若不助之补阴之味，未免过于酷烈，此中实有妙用。倘附子不用至一枚，断难用补阴之药也。设若止用人参，而少用附子，则阴寒之气逼人，又安能回之无何有之乡哉。此阴脱阳脱之宜辨也。苟知阴阳之辨，见此等之症，自然不至临时忙乱，而枉人之性命也。

阳脱方

人参三两　附子二钱　水煎服。

阴脱方

附子一个　人参一两　熟地五钱　山茱萸五钱　麦冬五钱　水煎服。

汗 症

汗症之宜讲也。人以为发汗亡阳耳，谁知亦有发汗亡阴之祸哉。大约汗症多是热，而阳气不能固者，始有汗出，故世人动以汗出亡阳为辞，不知阳生于阴，阴气不能固，而阳气始能外泄，亦有阳气不能收，而阴气外逆者，亦不可不辨也。其阳症若何？身必发热，口必发渴，两目必红赤，痰如黄块，或吐白沫，其汗或如雨、或如珠，身必狂躁不安，脉必洪大而数，按之必有力而击指，登高而歌，或弃衣而走，或见水而入，皆是阳症之汗也。然阳之中有实有虚，又从何而辨之？汗出而身凉者，为虚是矣，然亦有汗出而身未凉者为虚。虚者口舌必滑，苔为白苔者虚也，若见黄苔与灰黑之色与红赤之色，俱是实邪之火。如此辨症，断断不差。虚者宜用补阳之味，三黄之汤多加黄芪，清中补之最妙。若实邪之汗，非石膏汤不能遏抑其火，世人皆知其方，余所以不留方也。若阴虚发汗，人最难知，医方亦无佳者。吾先言其症，而后定其方。其症微微汗出，如星星光景，口必不渴，舌必滑无苔，或夜有汗而日无汗，或动有汗出而静无汗，或饮食有汗而平时无汗，或身有汗而头无汗，皆是阴虚之汗也。吾今留一方统治之，无不神效。此方之妙，妙在补气之味而加入于补血之中，少加桑叶、五味以止汗，故阴气自生而汗亦自止。倘亦用寒凉之味以止汗，汗虽止而正气消亡，非胃气之寒，即脾气之坏矣。论理人参亦可多加，而余不用之者，伤人之贫者多，而富者少，吾定此方，以救万世之人，故不以难者强世人也。

黄芪三钱　当归五钱　桑叶七片　五味子十粒　白芍一两　生地五钱　麦冬五钱白芥子三钱　水煎服。

痰　症

痰症，百病多起于痰，无痰则不能成病。然痰之生必非无因，非阳气之衰，即阴气之乏也。阳气既衰；而风邪外中，则痰必生矣。其痰之生也，或如黄块，或如败絮，种种之不同，或咳嗽之不已，或呕

吐之不止，而继之膨闷。治之法以二陈汤加减，以治阳症之痰，实有奇效。然此方多不善用之，往往取败者为何？亦因其欠补阳气之味也。吾今加减其方，名为加减二陈汤。以此治阳症之痰，无不神效。汝见有火，少加枯芩一钱可也。阴症之痰，吐如清水，或如蟹涎，口必不渴，或腹内作声，或胸中作闷，或夜重而昼轻，或面红而时白，皆阴虚之痰也。阴虚者，非脾气之不足，则肾气之匮乏也。治之法健脾以化其痰，补肾以归其水，此大法也。更有一种下寒之甚，火气无多，水波泛上，必须补其肾中之火，以生脾土，则土旺始能摄水，自然不化痰而化精。又在人善于治之也，肾火虚寒以致水泛者，用八味丸最妙，余不再定其方。惟是脾肾之虚，不至命门之火太微者，可兼治脾土，而不必纯去补肾。余定一方，一剂轻，二剂痰静，三剂痰消乌有矣。此方之妙，妙在纯去健脾，而又去泄湿，湿去则痰无党可聚。又有白芥子消其膜膈之痰，而神曲、砂仁又最是醒脾之品，同群共济，有不奏功如神者乎。

加减二陈汤

白术三钱　陈皮一钱　甘草一钱　茯苓五钱　半夏一钱　人参五分　麦冬三钱　苏子八分　水煎服。

后方

白术五钱　山药五钱　芡实五钱　薏仁五钱　神曲五分　砂仁二粒　白芥子三钱水煎服

肿　胀

肿胀之症，有水肿、气肿、血肿、虫肿、食肿之别。五症之中，最易治者食肿耳，不必分其阴阳，以消食之品分消之即愈。其次难治者则虫肿，亦不必分其阴阳。盖虫肿即食之变，皆伤脾阴而成，健

脾而济之下虫之品，自然能愈。世多留方，然用之而不效者何也？亦因看不清是阴虚之故，而用阳药以去之也。吾今留一奇方，专治虫臌最妙最神，方名化虫绝神丹。每日空腹白滚水送下一两，早晚二服，服三日即有虫从大便中出矣。服十日肿胀消，再服十日全愈，不必尽服也。此方俱是补阴之品，又是杀虫之药，藏府不伤而反受大益，潜移默夺，不战之战，正妙于战也。气臌者，乃阳气之郁也，世人以水臌法治之，转成危症者最多。而气臌从何辨之？单胀于两胁之间而手足不十分肿者是，又不是虫胀之单胀于腹也。此等之病，宜解郁为主，而解郁又以舒肝为急。吾定一方，名为开郁消肿汤。此方用柴芍以舒肝气，则两胁之胀满自除，又何必用大腹皮与槟榔之消克哉。此方可用四剂之后，略减其半，加入人参三钱，连服四剂，气臌自消亡于无事矣。血臌之病，非气病也，乃血症也。半由于饮食之失宜，半由于思想之太结，遂成此病。其症面黄而腹胀，手按之如有物在，而又不十分大痛，手足必然细小者，此是血臌也。方用破血安全汤。此方大黄用之以逐血，然非以补中下之，恐有排山倒海之忧。今用白术以固腰脐，当归生新去旧，鳖甲、牛膝入于至坚之中以动之。又虑脾气消亡，又加人参以醒其气，安有脾不健而血不下者乎？至于水胀之症，实有阴阳之殊。初感之时，两足如泥者，乃水症也。虽是水侵脾土，亦因脾气之虚，以致邪水相犯。然而脾气之虚，又因于胃气之弱，是脾阴之病，即阳气之衰也。初起之时，乘其阴气之未亏，即以牵牛、甘遂二味各二钱治之，水去如响，又何水臌之难治乎？至于阴虚而成水臌者，虽亦是脾经之弱，然非胃气之衰。盖命门火衰，无火以温脾土，以致水泛为痰，留于胃脾之内，

渐侵入四肢，非若水症之由外而内也，法当用金匮肾气丸补肾中之火以生脾胃之土，而水自归元，终亦尽消乌有。更有一种，纯是阴虚，水亦上泛，非肾火之不足者。其症满身流水，囊大而不能卧，大便如常，小便亦利，饮食知味者是。法当用六味地黄汤一料煎汤恣饮，自然奏功如神耳。又不可不知之也。

化虫绝神丹

鳖甲一斤　地栗粉一斤　雷丸二两　生何首乌一斤　甘草三两　神曲半斤　榧子肉半斤　枳实五两　槟榔三两　使君子三两

各为末，米饭为丸。

开郁消肿汤

柴胡三钱　白芍五钱　郁金三钱　当归五钱　红花五钱　茯苓五钱　薏仁二两　枳壳一钱　甘草一分　陈皮五分　神曲三钱　半夏一钱　水煎服。

破血安全汤

大黄一两　雷丸五钱　白术一两　枳实二钱　肉桂二钱　当归一两　牛膝三钱　鳖甲三钱　人参五钱　水煎服。

暑　症

暑症有中热、中暑之分，大约中暑则阴症居多，而中热多是阳症。何以辨之？中暑之人，半皆居于高堂大厦，虽暑气，明是热气，如何说是阴经之病。不知阴气之虚，而后阳邪来犯，仍作阴症治之，其症必然腹痛头晕，吐泻兼作，甚则角弓反张，霍乱吐泻，法当以健脾为主，而佐之祛暑之药，实为得之，方用却暑仙丹。倘角弓反张，加入肉桂五分，否则不可加也。此治阴症之法如此。若中热阳症若何？必得之肩挑负贩之人，于烈日火轮之下，汗出如雨，一时暴中，当速以解暑为先，而利水为次，不可仍补其气也，方用化热仙丹。此方妙在亦用青蒿，盖青蒿最

能去暑，暑去而利其膀胱，是暑从小便而出，一剂而即愈也。此治阳症之中热又如此。

却暑仙丹

青蒿五钱　人参三钱　茯苓三钱　白术三钱　香薷一钱　陈皮五分　半夏五分　甘草五分　水煎服。

化热仙丹

青蒿一两　香薷三钱　石膏三钱　知母一钱　麦冬三钱　甘草一钱　陈皮一钱　车前子五钱　水煎服。

喘　症

喘症之宜分别也。喘症一时而来者，感外来之风邪也。必气急不能喘息，声如酣声，肩必抬上，背心寒冷，熨之火而不见其热，吐痰如涌泉，人不得卧，此乃阳症之喘也。用参苏饮一剂而轻，再剂而愈，或用小柴胡汤加减用之，亦无不奏功如响，故不必更立方法也。惟阴喘之症最为可畏，而又最难治疗也。其症亦作喘状，人亦不能卧，得食则少减，太多则膜胀，咳嗽不已，夜必更甚。此等之喘，乃似喘而非真喘。气之有余，实气之不足也。盖肾气大虚，欲离其根，惟此一线元阳挽回于脐之上下，欲绝而不遽绝之时也。法当大补其气，而竣补肾中之阴，使水火既济，始可成功，否则气断而速毙矣。方用回绝神奇汤。一剂而喘轻，再剂而喘定，一连四剂，自有起色，而后始可加入桂附之品，少少用之，不可多用，以劫夺之也。盖气绝非参不能回于无何有之乡，肾虚非熟地、山药不能济其匮乏。然肾虚之故，终由于肺气之虚，肺气既虚，肾水不能速生，故又助肺气之旺，而后金能生水，子母有相得之宜，自然肺气下行，而肾气上接，何至有喘病之犯哉。

回绝神奇汤

人参三两　熟地四两　麦冬三两　山茱萸二两　玄参一两　牛膝一两　白芥子三钱　水煎服。

中　邪

邪有阴邪有阳邪，虽辨之不清，无致大害，然而亦不可不辨者。辨之清，用药得当，自然易于奏功也。阳邪之中，大约骂詈之声不绝于口，发狂而走，不欲安静，或呼见大头之鬼，或喊见金甲之神。眼直视而口吐白沫者是也。倘以热药投之，立时死矣。法当用醒邪汤治之自愈。或疑阳症而何以仍用阳药？不知阳药可以祛阳邪，非人参之助正气，则邪不能退也。阴邪之中，双目必闭，安卧无声，或自言自语，声必低微，或遗尿手撒，或痰响如酣，或身子发热，不喜见明者是也。倘以寒药投之，亦立时身丧。法当用扶正荡邪汤治之。此方之妙，妙在用人参为君，而佐之生枣仁为臣。枣仁生用，实有妙理，盖中邪之病，昏昏欲睡，不以枣仁生用，则其气更昏而不能醒。生枣仁得人参更有殊功，所以用相佐而相合也。阴寒非桂、附不能祛邪，然非参、苓、甘、术一派扶正之药，亦不能夺魂于俄顷，返魄于须臾也。论理此方去附、桂亦可兼治阳症之中邪，终不若二方分治之更妙，犹愿人细为消息之耳

醒邪汤

人参三钱　石膏一钱　半夏三钱　菖蒲一钱　黄连一钱　水煎服。

扶正荡邪汤

人参三钱　白术一两　附子一钱　半夏三钱　菖蒲一钱　茯神五钱　甘草一钱　麦冬三钱　丹参一钱　当归五钱　肉桂一钱　生枣仁三钱　水煎服。

吐　血

吐血宜分阳症、阴症者，尤宜细辨。盖吐血犯人浊道，不比衄血之犯清道也。清道者，气道也；浊道者，食道也。胃中无血，而胃中有血，吐血从口中而出者，非胃中之血而何？此血也，因胃中有窍，不闭而血乃妄行。然而此血非止胃经一经之血也，盖心肝肺脾肾之血，俱奔腾于胃脘之外而渗入于胃中，胃不能藏，所以上涌而吐也。然五脏之血，俱不可伤，而肾经尤甚，一伤肾则经年累月而不可止遏矣。盖胃为肾之关，关门不闭，而肾中之血自然上升于胃，又理之易知者也。然同是五脏之失血，又何以辨其为阴为阳，此又有故。盖吐血无火不能吐血，而无水亦不能吐血。无火吐血人能知，无水吐血人难测。其故又何也？吾先言其有火者。胃本土也，而实有火在，胃无土气，则吐变为火，火存胃中，自然挟血而上奔，此阳火之焚，非水不能相济。然而血乃有形之物，一时倾盆而出，欲急补其水，一时既难收功，不得不益其气，使气生夫血，气生则气行，气行则血止，实有妙理存乎其间。其症必口渴齿痛，喉干目赤，身热，便可知为阳症之吐血也。治之法，须用独参汤一两饮之最妙。其次莫若当归补血汤之为更神。倘二方之中能调之三七根末各三钱，再加入荆芥炒黑者为末，同前二方饮之立止，断不再吐。无奈世人不知妙法，使吐血者致成痨瘵，未必非吾辈天医过于珍重方法，不肯传人之咎也。至於阴症何以辨之？或一日而数口，或经年而咳嗽，或痰中见丝，或夜重而日无血迹，或声哑而声嘶者是也。治之法又不可专用参归黄芪之品，当改用纯阴之味。世医六味地黄汤加麦冬五味最为相宜，但此等之病，非一二剂可以速效。人见六味汤之迂

缓而无近功也，往往弃而不用，遂至轻变重，而重变亡。吾今怜惜，酌定神方，可以长服，而不必如六味丸之必须服至三年也。此方大半补阴，少加阳药，以生胃气，又用归经止漏之品塞其窍，较六味汤为更神。且此药味平妥，无有动性，盖血症最恶动也。

熟地五钱　山茱萸三钱　麦冬五钱　玄参三钱　天冬一钱　车前子三钱　荆芥炒黑三分　人参三分　山药五钱　薏仁一两　百合五钱　三七根末五分　水煎服。

梦　遗

梦遗之症，十人常患六七人。有此病，半如废人。盖肾不可泻而可补，如何可终日而自泻之也。此病之必须速愈，而不可因循失治，致成终身之漏卮也。但其症有阴虚阳虚之分，不可不辨。不知阴阳而妄治之，多见其寡效也。阳虚之症，气必寡弱，而阳痿往往见色倒戈，一入梦中又偏鼓往直前而不肯已。其先亦必见色而思，慕容而视，身不能窃而魂随梦游，遂成此症。当时即用补阳止涩之药亦易成功，而无如人以为梦耳，何足忧，一而再，再而三，三而至四至五，而玉关不闭矣。余今传一方，最简最易，一剂轻，三剂全愈，至神之方，不可思议者也。如若初起之时，一剂永不再发。倘能消息吾方，改剂为丸，日服一两，亦奏奇功，读书之子当奉我为救命之神也。至阴虚梦遗，又复不同，往往有绝非思想而夜间亦遗者。此必天禀素虚，又加色欲，或看春图而摹拟，或读野史而怡神，或陶情花柳而娱色，以致玉关不锁，见色则流，闻声则泄，擦皮肉而辄遗，终日呻吟，全无健色。当大补真元，扶助命门之火，始可回阳光之离照，祛阴荡之群魔，闭其关门，增其精水，不必止遏而精自止也。方名壮

阳止精汤。此方虽名壮阳，而实补肾水。止用巴戟以温暖命门之火，使水足以相济，而精自收摄于肾宫而不外遗，此不止精而正所以止精也。倘徒以牡蛎金樱子之类以止涩其精，而不补其肾中之水火，吾日见其消亡而已矣。

芡实一两　山药一两　人参五分　莲子三十个连心用　生枣仁三钱　水煎服。

壮阳止精汤

熟地一两　山茱萸五钱　山药三钱　炒枣仁五钱　芡实五钱　人参五钱　巴戟天三钱　车前子三钱　北五味一钱　麦冬三钱　柏子仁一钱　白芥子一钱　水煎服。

吞　酸

吞酸之症皆肝木之凌土也，何以有阴阳之殊哉？不知肝经虽属阴，然肝中有火以克脾克胃，而阴阳遂分之矣。大约脾受肝火之侵多属于阴，胃受肝火之犯多属于阳耳。犯于阳者，心中嘈杂如火之焚，饮之水而辄吐，吐水必黄绿之色，如醋之酸而不可闻者是也。方用解酸汤治之，此方之妙，皆舒肝之圣药，而又解其火郁之气，自然手到功成也。侵于阴者，虽胸中作酸而不甚，今日食之，必至明日，吞酸而不可咽，口虽作渴，饮之水而酸更加吐出，必纯是清水，可用热物而不可用凉物者是也。方用八味地黄丸，实与症相宜。然而丸方终不及煎方之速。吾今定一方，治阴症之吞酸有奇功也。方名补阴化酸汤。一剂少轻，二剂即愈。此方之妙，妙在健脾多于补肾。盖脾健则水湿自去，邪水既去，而真水自生，肾水行于脾之中，脾气即通于胃之上，又何至胃口之寒出于吞酸而作吐乎。倘不知补脾于肾中，而惟图止酸于胃上，势必变为反胃而不可止也。

解酸汤

柴胡二钱　白芍五钱　苍术五钱　炒栀子三钱　茯苓三钱　陈皮一钱　厚朴一钱　神曲一钱　砂仁三粒　枳壳五分　香附二钱　水煎服。

补阴化酸汤

肉桂五钱　熟地五钱　山药一两　山茱萸三钱　芡实五钱　陈皮五分　薏仁五钱　车前子三钱　附子一钱　人参五钱　白术五钱　白芥子三钱　水煎服。

腰　痛

腰痛多是肾病，然而腰痛不止肾病也。肾病固是阴虚，而肾病亦有阳虚者。阳虚之病，腰必冷气如冰，见寒则痛必甚，不可俯仰，食凉水冷饭之类，必然痛甚而不可止。阴虚之病，痛虽甚而不十分冷，饮凉茶、食冷饭而亦不十分大痛。以此分别阴阳，实为得要。而治之法亦少有微异也。吾今立一方统治之，各略加减，无不神效，名为健腰散。阳虚者加肉桂一钱，阴虚者加熟地一两，各照方服之，病各全愈，大约不必用至四剂也。惟有一种阳症腰痛，人最不知其故。一时风湿骤侵，腰痛不能转侧，打恭作揖，如千钱系腰一般，阳气有余而风邪作祟。法当祛邪消湿，其病立痊，方用祛荡汤。一剂轻，二剂病如失。此方纯去祛风荡湿，而又不损其正气，所以称神而奏功愈奇也。若错认作虚症，而用熟地补水之剂，则湿以恶湿，邪留腰脊而不去，必成伛偻之症。倘已成伛偻，吾有奇方可以渐起之，日服一剂，三月伛偻可以起立，神方也。

健腰散

白术二两　薏仁二两　水煎服。

祛荡汤

泽泻三钱　防己一钱　柴胡三钱　白术五钱　甘草一钱　苍术三钱　薏仁三钱　豨莶草二钱　半夏二钱　水煎服。

后方

薏仁—两　白术二两　黄芪—两　防风五分　豨莶草二钱　肉桂五分　茯苓五钱　水煎服。

霍　乱

霍乱之症，乃感暑热之气也。因人之阴阳有虚有实，而症遂分之矣。大约霍乱虽有干湿，而犯暑邪则一也。宜别其阴阳之虚实以用药耳。阳症之霍乱，腹必大痛欲死，而手足不致反张，或吐而不泻，或泻而不吐，或吐泻交作，不可止抑，不比阴症之欲吐而不能，欲泻而不得也。方用香薷饮治之最佳，然而香薷饮为世人妄用，不知遵守，我今重定香薷之饮一方。盖香薷性热，必热药冷饮，始能顺其性而奏功也。我所定方，与世上之香薷饮各有不同，然而吾方实异于世人所定之方也。凡遇暑天而患霍乱者，用吾方煎饮，无不下喉即定耳。至于阴症霍乱，此方亦可并用，但宜加入人参三钱，或二钱，或一钱，煎服亦佳，但不可一气服之，必须缓缓呷之，则暑气自消，而正气来复。非吐则泻，便庆回春矣。设更用桂附热剂以劫之，虽亦有一时奏功者，而乱定复乱，往往变生他症，又不可不知也。

香薷三钱　白术三钱　陈皮—钱　神曲一钱　厚朴—钱　茯苓三钱　霍香五分　砂仁—粒　煎汤，候冷饮之。

生　产

生产如何有阴阳之分？如阴虚不能产，即阳虚不能产也。但何以辨其阴阳之虚也？阳虚者，气虚下陷而浆水必然干枯，往往有不能转头而即欲产者，倘以手脚先下，此至危之症，或用针刺儿之手足，未为尽善。必须多用参、芪，使气足而儿身自能转动，不可止见其浆水之干

枯，而徒用滑胎补水之药以濡润之也。方用救胎两全散。一剂儿身即时活动，二剂而儿头到门立产矣。盖参、芪原是纯于补气之药，二者同用，更见奇功，况又各用至二两之多，则气生于无何有之乡，母健而子自不弱，自然勇力出于寻常，而转身甚速也。尤妙加升麻三分，以少提其滞气，气不滞而生产更自神奇也。若阴虚不能产者，又从何辨之？儿头业已到门，而交骨不开，水自然不能推送，以至于此。非大补其水，又何以推送之易乎？方用顺推散。一剂而交骨一声响亮，儿头窜出而生矣。倘儿头先不到门，此方万不可加柞木，以轻启其门户也，切戒之，戒之。盖当归、川芎原是补血之神品，而柞木又是开关之圣药，自然相合而成功也。倘舍此不用，而徒用催生兔脑之丹，恐徒取败亡而已矣。

救胎两全散

人参二两　黄芪二两　升麻三分　水煎服。

顺推散

当归二两　川芎—两　红花五钱　柞木枝五钱　益母草三钱　水煎服。

小　产

小产多是阴阳之虚，而又加好色，以至胎动不安，少有所触，使至堕落矣。然则不急补其阴阳之气血，又何以安其胎乎？但阳衰之症，从何而辨？其妇必然嗜卧，懒于下床，少若起居之劳倦，便觉心烦头晕，饮食少思者是也。方用安胎上圣汤。一剂即安，二剂不再动矣，多服尤妙，然亦不必至十剂也。阴虚而动者，人必瘦弱，或夜热而昼寒，或夜有汗而昼无汗，皮焦骨热，咳嗽时见者，阴虚也。方用养阴安胎汤，此方专治阴水之虚，而少佐之补阳之品，前方纯乎补阳，而少佐之

补阴之味，总使阴阳不可偏胜，而调济之不可失宜也。后方大约服四剂，自然胎安，如肯多服尤佳，亦听病人之意而医者不必过强之也。

安胎上圣汤

人参三钱　白术五钱　山药五钱　茯苓二钱　黄芪五钱　甘草一钱　杜仲二钱　白扁豆三钱　麦冬三钱　北五味一钱　水煎服。

养阴安胎汤

熟地五钱　山药一钱　茯苓一钱　山茱萸二钱　枸杞一钱　杜仲一钱　白术二钱　陈皮五分　当归身三钱　人参五分　水煎服。倘热甚，加黄芩一钱，不热不必加也。

产　后

产后以大补气血为主，补气血即补阴阳也。然而产后又不可徒补气血，而不分阳盛阴衰、阴盛阳衰而概用补剂也。如产后身热血晕，此气衰不能生血，以致血晕，不可止补血，而尤宜补气。当用人参为君，而佐之当归、川芎、荆芥为妙。如产后儿枕作痛，手不可按而血晕，此乃血气有余，以致阳衰不能运动，亦用前方加山楂十粒，便可奏功。惟有亡血过多，仅存微气，或作寒作热，必须大补其血，而少补之以气为得，方亦用前汤，以当归、川芎为君，以人参、荆芥为佐使，未尝不可一剂奏功也。产后原有专门，吾所以止言大概。大约阴虚者，夜必沉困；阳虚者，日必软弱耳。以此用药，更为得宜，汝再广之可耳。

子　嗣

子嗣之当分阴阳也。天师与仲景张公定方于从前，而雷公又发明之于后，吾可以不必再言之矣，然而何故又言之耶？盖阴阳偏胜，终难生子，徒服温补之品，亦复何益。必须知其阳虚者补阳，阴虚者补阴，庶几阴阳两得其平，有子之道也。如见人见色倒戈，望门流涕，正战而兴忽阑，或欲再举而终不振，此阳气之衰微，又何疑哉。方用扶弱丸以助之。每日酒送下六钱或一两，服三日，阳事振作，非复从前之衰惫矣。然三日之中，毋染色欲，吾方始见神奇。倘一犯吾禁，止可少助其半，而不能大改其观，非我传方之不精也。阴虚不能生子者，又不可服此药。阴虚者必然多火，火之有余，水之不足，熬干阴精，泻亦不多，或太热而惊其胞，或水少而难于射，或夜热骨蒸，汗出亡阴，皆不能生子。吾今立一方，如法修合，终日吞咽，必能生子。每日早晚吞下五钱或一两亦可，多之更美。服至三月半年，未有不生子者。二方各有至理，各有奇功，要在人分别阴阳，以为种玉之丹也。

扶弱丸

人参六两　白术一斤　黄芪二斤　巴戟天半斤　肉桂三两　鹿茸一对　远志三两　覆盆子四两　柏子仁三两　熟地半斤　北五味三两　山茱萸六两　肉苁蓉一支　龙骨二两　杜仲四两　驴鞭一具，大而壮者佳　麦冬四两　各为末，蜜为丸，酒送下，每日或服六钱或一两。

后方

熟地一斤　地骨皮一斤　天门冬半斤　麦冬一斤　山茱萸一斤　芡实一斤　山药一斤　玄参四两　北五味三两　车前子四两　各为末，蜜为丸。

辨证玉函卷之一终

辨证玉函卷之二 亨

虚证实证辨

咳　嗽

咳嗽之宜辨虚实也，初嗽之时多是实，久嗽之后多是虚。肺主皮毛，一感风寒，便成咳嗽，痰气住于胃脘之间而不得散，鼻塞流涕而不已，其咳嗽之声必响，其吐痰亦必或黄或绿，重且身热而喉痛嗌干，胸中膨闷而不可解，此皆邪气之实也。若以为虚，而动用补剂，则邪未散而气更壅滞矣。故初起之嗽，必须用风药解散为第一。惟世人治嗽，实多其方，然得其法者无几也。吾今酌定一方，可以为永远之式，方名宁嗽丹。此方祛风祛痰，又不耗气，治初起之咳嗽，殊有神功。大约二剂，无不愈者。此治实症之咳嗽，人幸存而收之，又何必用柴胡、防风过于消散哉。至於肺虚嗽症，非脾胃之虚即肾肝之涸也。咳嗽至于日月之久，若有风邪，即不服药，亦宜自散，今久而不愈，因脾气不健，土不能生肺金，则邪欺肺气之无亲，况土虚则肝木必然过旺，又来克脾，而金弱不能相制，则邪气无所顾忌，盘踞于肺中而不去，或日久而成嗽也。然何以知其脾气之虚，以致其久嗽之不已。论其饮食，则能食而不能消，口欲餐而腹又饱，或溏泻而无休，或小便之不谨，皆是脾虚作嗽也。法当用培土之味，而益之止嗽之品，方名土金丸。每日白滚水送下五

钱，半料即全愈。此方全不治嗽而嗽自安。盖健脾之气，而肺气有养，邪自难留，故不止嗽而嗽自己也。肝经之虚，以致久嗽者何故？肺金本克肝木，肝木之虚，肺金免乎制伏，宜于肺气之有养矣，何得反致咳嗽。不知肝木之气，必得肺金之制而木气始能调达。今因肝木素虚，而风又袭之，筋不能疏，益加抑郁而不伸，此咳嗽之未能痊也。法当舒肝中之郁，滋肝中之津，而金气始能彼此之相通而不致上下之相隔，庶几有嗽有止时也。然而肝虚之症，又从何而辨之？问其人，必两胁作胀闷之状，或左边之疼痛而手不可按，或面目之青黑而气无开，或胃脘作酸而欲吐，或痰结成小块而咽在喉咙，或逢小怒而咳嗽更甚，此皆肝虚咳嗽之病也。世人治肝经之咳嗽，原无方法，动以老痰呼之，误之甚矣。吾今立一方，专治肝虚作嗽之症，神效之极，方名木金两治汤。此方之妙，全去舒肝而不去治肺。盖久嗽则肺气已虚，何可又虚其虚，故不用风药以散肺金之气也。然则何不补肺金之气耶？不知肝虚所以久嗽，若又去助肺，则仍又致肝木之不得伸，何若竟补肝舒木之为得耶。况方中祛痰、祛风于表里胆膈之间，又未尝不兼顾肺邪也，此方之所以神而妙耳。肾虚之嗽，更自难明，肺为肾之母，子母相恋，岂有相忌而作嗽之理。殊不知肺金之气，夜卧必归息于肾宫，所谓母藏子舍也。今肺金为心火风邪所凌逼，既无卫蔽劝解之人，又无祛逐战争之士，束手

受缚，性又不甘，自然投避子家，号召主伯亚旅以复其仇，子母关切，安忍坐视，自然统领家人腾上祛邪，无奈强邻势大，贼众瞒天，而其子又国衰民弱，不能拒敌，逃窜披靡，肺金之母不得已仍回己家，而肾宫子水，敌既未除，而家人星散，亦且民作为盗，不复仇而反助仇矣。于是水化为痰，终年咳嗽而不能愈也。法当专补肾水，而兼益肺金之气，其症始可安然。然肾虚作嗽之症，若何辨之？饮食知味，可饮可食，全无相碍，惟是昼轻夜重，夜汗则淋漓，或夜热之如火，或声嘶而口不干，或喉痛而舌不燥，痰涎纯是清水，投之水中而立化，或如蟹之涎，纯是白沫，皆肾虚咳嗽之症也。论方莫妙用八味地黄汤，去桂、附加麦冬、五味，大剂煎饮，必能奏功如响。然而可作丸而不可作汤，诚恐世人不知倦於修合，吾今另定奇方，可代地黄之汤也。方名水金两治汤。此方奇绝，补肾补肺而又加去火之剂，使骨髓之虚火皆安，又何虑外邪之相犯。肾中不热，则水气相安，自然化精不化痰。况方中又有薏仁、车前，以利其膀胱之气，分消败浊而精益能生，非漫然而用之也。愿人加意吾方，以治肾虚之咳嗽，又奚至经年累月受无穷之累哉。

宁嗽丹

甘草二钱 桔梗三钱 黄芩一钱 陈皮一钱 天花粉二钱 麦冬三钱 苏叶一钱 水煎服。

土金丸

白术三两 茯苓三两 甘草一两 人参一两 半夏一两 桔梗一两 白芍三两 麦冬三两 干姜一两 神曲五钱 陈皮五钱 薏仁三两 各为末，蜜为丸。

木金两治汤

白芍一两 当归五钱 柴胡三钱 炒栀子二钱 苍术二钱 甘草一钱 神曲一钱

白芥子三钱或五钱 防风五分 枳壳五分 水煎服。

水金两治汤

熟地一两 山茱萸五钱 麦冬一两 北五味三钱 车前子三钱 薏仁一两 玄参三钱 地骨皮五钱 牛膝二钱 水煎服。

喘 症

喘症之有虚实也。喘症遇风而发，此实邪也。或散邪而病辄愈，其症喉作水鸡声，喘必抬肩，气闷欲死，视其势若重而其因实轻，盖外感之病而非内伤之患也。方用射干止喘汤，一剂即愈，不必再剂也。此方虽皆祛邪散风之品，而有补益之味以相制，邪去而正气无亏。倘无补味存乎其中，但有散而不补，风邪虽去，喘亦顿除，后日必有再感之患，不若乘其初起之时，预作绸缪之计也。至于虚喘若何？口中微微作喘，而不至抬肩，盖短气之症，似喘而非喘也。问其症必有气从脐间上冲，便觉喘息不宁。此乃肾虚之极，元阳止有一线之微，牵连未绝而欲绝也。法当大补肾宫之水，而兼补元阳之气，则虚火下潜，而元阳可续，方用生水归源散。此方神而更神，此等之病非此等之方不能回元气于将亡，补真水之乖绝，一剂而喘轻，再剂而喘定，三剂、四剂而安宁矣。庶几身可眠，而气无上冲之患矣。倘不用吾方，自必毙。或少减乃亦能奏效，然而旷日迟久，徒增困顿，与其后日多服药饵过于吾方之多，何若乘其初起之时，即照吾定之方而多与之痛饮，能去病之为快哉。

射干止喘汤

射干二钱 柴胡一钱 麦冬三钱 茯苓三钱 半夏三钱 甘草一钱 天花粉一钱 黄芩一钱 苏子三钱 百部一钱 水煎服。

生水归源散

熟地三两　山茱萸一两　人参三两　牛膝五钱　麦冬三钱　车前子五钱　北五味三钱　胡桃仁五个　生姜五片　水煎服。

双　蛾

双蛾症之虚实从何辨之？大约外感者为实，内伤者为虚。而外感内伤又从何而辨之？大约外感者鼻必塞，舌必燥，身必先热而后寒，痰必黄，而白目必赤而浮，此邪气之实也。用杀蛾丹治之，用鹅翎吹入喉中，必吐痰涎碗许而愈，神方也。内伤者虽同是为蛾，喉肿而日间少轻，痰多而舌必不燥，吐痰如涌泉，而下身必畏寒，两足必如冰冷，此正气之虚也，用八味汤必然奏功。吾今更定一方，名为三经同补汤。此方之妙，妙在水中补火，水足而肺经有养，亦火温而土气有生，则肺经兼有养也。况方中原有生肺之品，而肺金有不安宁者哉？肺肾脾三经俱安，则邪何所藏，自难留恋于皮肤之内，邪退则肿自消，双蛾顿失其形，真有莫知其然而然者矣。

杀蛾丹

硼砂一分　丹砂三分　牛黄一分　冰片一分　儿茶一钱　射香一分　石膏一钱　各为绝细末

三经同补汤

熟地一两　山茱萸五钱　麦冬一两　北五味二钱　薏仁一两　肉桂二钱　人参一钱　白芥子五钱　茯苓五钱　白术五钱　水煎服。

目　痛

目痛有虚有实，实痛之症，必然红肿流泪，结眵，或如锥伤，或如砂入，羞明喜暗，见日光而如触，对灯影而若刺，起障生星，发寒发热，吐痰吞酸，大便实而小便黄，此皆邪火之实症也。治之法必须散邪解热祛痰为主，倘遽以补药为先，愈助其火势之焰，痰且不得消而邪且不易散。方用泻火全明汤治之，此方之妙，妙在用玄参之多，以解散浮游之火。而各药无非入肝舒木之品，去湿热而除风邪，消痰结而培土气，不治目而正所以治目也。虚痛之症，色必淡红而亦不甚痛，虽羞明而无泪，虽畏明而无星，大便如平时，小便必清长，有痰亦不黄，畏寒而无涕，此肾肝之虚症也，治之法必须补水舒肝为主，倘然以逐邪散火为先，势必轻变重而重必变盲矣。方用温补救目散治之，此方肝肾两补，而尤注意于肝，虽肝木之枯由于肾水之竭以致肝木不能养目，然而肝气虽必得肾水以相资，必竟目为肝养，补肝则目自然有光，故补肾尤须补肝之为先也。世人治虚眼之方，原无佳法，一见目痛，动以风药治之，往往坏人之目，倘闻吾之教，而辨其虚实，毋论或先或后，实者用前方，虚者用后方，则目病必能随手回春，何致有失明之叹哉。可见虚实之必宜辨明，而用药之不宜少差也。

泻火全明汤

柴胡二钱　草决明三钱　甘菊花二钱　玄参五钱　炒栀子二钱　甘草一钱　天花粉三钱　白芍三钱　泽泻一钱　车前子一钱　龙胆草一钱　水煎服。

温补救目散

熟地五钱　当归五钱　白芍一两　山茱萸五钱　甘菊花五钱　葳蕤五钱　枸杞三钱　薏仁五钱　柴胡五分　车前子二钱　白芥子二钱　水煎服。

吐　症

吐症之虚实，尤不可不辨。不知虚实而轻用药饵，死亡立刻，可不慎欤？吐有朝吐、暮吐、饱吐、饥吐、虫吐、水吐之异。朝吐者阳气虚也，暮吐者阴气虚也；

饥吐者邪火之实也，饱吐者寒邪之实也；虫吐者有虚、有实，虚则寒，而实则热也；水吐者，吐黄水为实，吐清水为虚也。朝吐之病，乃头一日之食至朝而尽情吐出也，此乃阳气之虚。阳气者乃肾中之阳气虚而非脾阳之气虚也。若徒以人参、白术以健其脾气亦终年累月而寡效，不助其肾中之火，则釜底无薪，又何以蒸夫水谷，此其症胃气不弱，故能食之以藏于胃中，而胃既藏一宿，自当转输于脾矣，而脾寒之极，下不能化，自然仍返于胃，而胃不肯受，而上反而出矣。倘认之不清，皆为胃气之弱，仍用参、芪之类，则胃益健而脾之寒虚如故，何能使之下行哉？况脾气既寒，下既不能推送，则大肠久无水谷之养，亦且缩小。即或脾有残羹剩汁流入大肠，而大肠干枯，亦难润导，势不得不仍返之于脾，而脾仍返之于胃，而胃仍返之于咽喉而上出矣。治之法急于肾宫温之，方用八味地黄丸，大剂煎服，始能水中生火，以煮土中之谷气，脾土热而传化亦易，且大肠得肾水之滋润，则水谷亦可下达矣。暮吐者，朝食而即吐也，亦有随食而随吐者，此乃阴水衰之故，胃中无液，不能润喉，所以水谷下咽，便觉棘喉。故随食而随吐，或朝食而暮吐也。倘亦以胃之虚而错用健脾开胃之剂，愈助其火势之炎蒸，而食转不能下咽矣。法当用六味地黄丸汤大剂煎服，或四物汤加人尿、人乳，亦大剂煎服，庶几可愈。否则徒自苦而已矣。饱吐者，因先有风邪入于胃中，饮食入胃，而胃气得饮食之势，难与邪气相战，故一涌而出。往往有一吐而病自愈者，所谓吐之即发之也。吐后用二陈汤加减调治之，亦未为不可。至于饥吐者，腹中无食，何以作吐？盖寒邪入腹，挟肾水上凌于心，驱其火而外出也。此乃至危之症。然而寒邪挟肾水而上冲者，饱

时亦有此病，终不若饥时之吐为更重。法当以热药温之，方用理中汤温其命门之火，健其脾胃之土，使元阳无奔越，而厥逆有返还之庆也。虫吐之症虽有虚实寒热之异，而虫吐则一也。吾定一方，专治虫，而加减之可通治虫吐矣。方用定虫丹，服后万不可饮之茶水，约二时可饮矣。此方乃杀虫之圣药，而又不十分耗气，所以饮之而虫死而痛亦随之而定也。水吐之病，吐清水者，乃脾气之寒虚，不若吐黄水者胃气之实热也，故最宜辨清。喻嘉言谓吐清水者有水寒之异，不然何以吐水而绝不吐食耶？其言则是，而看症实非，胃口之中那有更生一窠囊之理。不知脾气寒虚，则水不能分消，专聚于脾，而不知一经泛滥则倾肠而出，而胃中糟粕何以绝无？此又有故存焉。盖胃气之行，原禀令于脾土，里病而表亦病，脾病而胃病也。脾之水既然上溢，胃之水亦必然上行。脾之气使糟粕不出，胃之气亦使糟粕不出也。喻生不知其妙，以物理窥藏府，浅哉之见也。此等之病必须健脾胃而加之重堕之品，而不可单尚塞窍之药，以专恃乎阻抑之也。方用遏水丹一剂而吐止，再剂而全愈，三剂而吐不再发。盖人参补气，而白术止水，二味原有奇功，况又加茯苓等类，以分消其水势之滔天，又用鹿角霜以止流而断路，又何至上吐之奔越哉！

定虫丹

白芷一钱　苦楝根二钱　枳壳一钱　使君子十个槌碎　槟榔一钱　甘草一钱　白薇三钱　榧子肉三钱槌碎　茯苓三钱　乌梅三个　水煎服　如热加黄连一钱，寒加干姜一钱，实加大黄二钱，虚加人参三钱。

遏水丹

人参一两　白术二两　茯苓一两　肉桂一钱　干姜二钱　鹿角霜一两　水煎调鹿角

霜末服。

泻　症

泻症多虚，亦未尝无实泻也。实泻之症，腹痛多不可手按，完谷不化，倾肠而出，粪门之边觉火毒烧焚，里急后重，与痢疾正复相似，但无鱼冻淤血而已。此乃火势偕水横行，土随水转，翻江破海而来。其势难于止抑。投之茶水立时俱下，投之米食即速传出，仍如故物。似乎膀胱不化，而脾胃无权，大小肠尽行失令。苟不治之得宜，三昼夜必然归阴。此等之症，万中见一，原不必细辨，然世既有此病之一种，吾又何可置而不论？世人用脾约丸亦佳，而终非一定不可移易之方。吾今特传一方，以治此症神验之极，方名收脾汤。先服未有止势，再服之无不止者，神方也。其虚症之泻，或脾泻，或肠泻，或肾泻，三症大约可包而治之，法亦不相远。惟是肾经之泻，不特不可止水，而兼且必须补水以止泻，人实难知。非补水可以止泻，盖水必得火而后能生，补水者又不可不补火也。补火者，补命门之火也。火在水之中，徒补火则火且飞扬而不能止泻。必于水中补火，则火得水而生，而水得火而止。其中实有至理，非漫然好辨也。但脾泻、肠泻与肾泻从何以辨其虚实哉？脾泻之虚，腹喜温而不喜冷，饮食能食而不能化，面色痿黄，手足懒惰，此脾泻之虚症也。方用燥脾止流汤，方中纯是健脾去湿之品，投脾之所好，土旺而水自归元也。肠虚之泻，腹中时时雷鸣，或作水声，大便不实，小便清长者，是此等之病。亦要健脾助气为妙，而佐之实肠之品，则泻可除而肠之气又旺，可以传导水谷也。方用补肠至圣丹。此方之妙，妙在鹿角霜下行而固脱。然不佐之人参健脾之药，虽用鹿角霜仍是徒然，止脱而终不能

生气于绝续之时，挽回于狂澜无砥柱之地也。肾虚之泻必于夜半子时或五更前后痛泻三、四次，五、六次不等，日间仍然如病人者，此是肾泻，名为大瘕泻也。倘徒以脾胃药止之，断不能愈，必须用热药以温其命门为妙，方用温肾止泻汤。此方虽补肾而仍兼补脾，补肾以生其火，补脾以生其土，火土之气生，寒水之势散，自然不止泻而泻自止也。

收脾汤

黄连五钱　山药一两　薏仁五钱　车前子五钱　茯苓五钱　人参五钱　肉桂五分　水煎好，用米糕粉炒熟调服之。

燥脾止流汤

人参五钱　山药一两　芡实一两　泽泻二钱　吴茱萸五分　炒干姜五分　茯苓五钱　神曲五分　水煎服。

补肠至圣汤

人参三钱　茯苓五钱　薏仁一两　芡实五钱　肉桂一钱　山药一两　鹿角霜末五钱　水煎汤调服。

温肾止泻汤

白术三钱　茯苓三钱　熟地八钱　附子二钱　肉桂二钱　车前子二钱　北五味三钱　山茱萸五钱　山药一两　薏仁五钱　巴戟天五钱　水煎服。

头　痛

头痛有虚有实，实痛易除而虚痛难愈。实痛如刀劈，箭伤而不可忍，或走来走去、穿脑连目、连鬓连齿而痛，风痰壅塞于两鼻之间，面目黎黑，胞膈饱胀，叫喊号呼皆实症也。倘以为虚而用补阳之药，转加苦楚，必以散邪去火为先，而病始可去。方名升散汤，此方全是发散之药，必须与前症相同者方可用。二剂而病去如失，否则未可轻投也。至于虚症头痛，有阳虚阴虚之分。阳虚者脾胃之气

虚，阴虚者肝肾之气虚也。脾胃之气虚者，或泻后得病，或吐后成灾，因风变火，留恋脑心，以致经年累月而不效。方用补中益气汤加蔓荆子一钱、半夏三钱。一剂而痛如失。阴虚者肾肝之气不能上升于头目，而颠顶之气昏晕，而头岑岑欲卧，或痛，或不痛，两太阳恍若有祟凭之。此症若作阳虚治之，不特无效，而且更甚，往往有双目俱坏，而两耳俱聋者，可慨也。方用肝肾同资汤，一剂而晕少止，再剂而晕更轻，四剂全愈。此方妙在肝肾同治，少加入颠之药，阴水既足，肝气自平，肝气既平，火邪自降。设不如此治法，徒自于头痛救头，风邪未必散而正气消亡，必成废人，而不可救矣。

升散汤

蔓荆子二钱　白芷二钱　细辛一钱　藁本五分　半夏三钱　甘草一钱　水煎服。

肝肾同资汤

熟地一两　白芍二钱　当归一两　川芎一两　细辛五分　郁李仁五分　白芥子五钱水煎好，半钟加入酒一碗其饮。

臂　痛

臂痛虽小症，而虚实宜分。盖此等之症，最难辨也。实症若何？其痛长长在于一处，皮毛之外但觉苦楚，按之痛更甚，口渴便闭，此实邪也。用搜风、散火、祛痰之味，自然有效，苟若不然，更添疼痛。吾以外祛汤治之，一剂而痛轻，两剂而痛减，三剂而痛愈，使邪从外入，仍从外出也。虚症若何？其痛不定，或走来而走去，或在左而移右，捶之而痛减，摩之而痛安，或作块而现形，或生瘕而见色，口必不渴，而痰结更深，肠必干枯，而溺偏清白，此真气之虚，而痰气壅滞固结而然也。若用祛风之剂，而身原无风，或用祛火之药，而体非实火，即用消痰之剂，

而正气既虚，痰亦难去，必须用健脾补肾之药而后佐之去风、去火、去痰之品，自然手到病除也。方用卫臂散。此方全不去治臂痛，而单去滋肝、益肾，水木有养，自不去克脾，脾气健旺自能运动四支，何致有两臂之痛哉。

夕祛汤

白术五钱　防风三钱　炒栀子三钱　荆芥三钱　半夏三钱　乌药三钱　甘草一钱白芍三钱　水煎服。

卫臂散

黄芪一两　当归五钱　防风一钱　白芥子三钱　白芍五钱　茯苓五钱　熟地五钱枸杞子三钱　薏仁三钱　水煎服。

足　痛

两足之痛亦有虚实，其症与两臂相同，而少有异者。盖足居下流，多感水湿之气，实症之生必为水肿，按之皮肉如泥者是也。虚症之生，虽感水气，而不致肿胀之如泥，骨中作酸，时痛时止，久之膝大而腿胀者是也。实症宜泻其水，用牵牛、甘遂各二钱，煎汤服之，即时获效，正不必俟其大肿而后治之也。虚症不可泻水，宜补其气而兼利湿，温其火而带治其风之为得也。方用顾足散。此方之妙，妙在用气分之药以壮其气，气壮而后利水，则水自出而邪自难留也。

顾足散

黄芪一两　薏仁一两　芡实五钱　白术一两　车前子五钱　肉桂五分　防风五分茯苓五钱　白芥子五钱　水煎服。

齿　痛

齿痛，人之最小之疾也，然不得其阴阳之道，最不能愈，而最苦也。齿之部位不同，有藏府之各属。然而各分藏府之名目，反致炫惑，不若单言阴阳易于认识。

虽然阴阳终于何而辨之？仍亦辨之藏府而已矣。大约阳症之痛多属于阳明胃经之火，此火多是实火，发作之时，牙床必肿，口角流涎，喉咙作痛，欲食甚难，不食作痛，汗出而口渴、舌燥，大便闭，倘以补阳补气之药，祛风杀虫之方治之，多有不效。即或少有效验，亦随止而随痛，牵连作楚者比比也。法当用竹叶石膏汤，一剂而痛轻，二剂而全愈，不必三剂也。至于虚症之痛，多是肾经之病，肾水熬干，肾火上越，齿乃骨之余，骨髓无肾水以相资，使致齿中作痛。倘亦以祛风散火杀虫之品急救之，不特无济于事，而痛且更甚从前，或一齿之痛后，必上下之齿全痛矣。法当用六味地黄汤加麦冬、五味、骨碎补治之。一剂而痛失，真奇异之法也。二方治虚实之齿痛，实为至妙，惟是虫牙作祟，不可拘于虚实之分，以五灵脂为细末，先以净水漱口后，以醋调灵脂含漱多时，立时虫死而痛除，又不可不知也。

心　痛

心痛之宜辨虚实也。古人云痛无补法，是痛不可以虚实言也。然虚可补，而实可泻，心痛言虚实，即宜言补泻矣。人恐不相信，不知心痛有可补之道，人未之知也。如心痛之时，昼夜呼号，饮食难进，此实火也，断断不可用补，一补而痛必更甚，必有死亡之祸，然而能于补中泻火，亦未尝不可却病。盖补正气少，而去火之药多，又何患乎补也？方用先攻散治之，一剂即止痛，神方也。论此方有白芍之酸收，似乎不宜治火痛之心病。谁知栀子、枳壳、贯仲各皆祛火散邪之药，而无芍药以调和之，则过于杀伐，未必不使穷寇之死斗，妙在用芍药以解纷，则剿抚兼施，实有人谋不测之机也。至于可补之心

痛，亦因其虚而可补，故补之也。其痛必时重而时轻，喜手按而不喜不按，与之饮食而可吞，此痛名为去来痛也。去来痛原是虚症，岂可执痛无补法而不用纯补之药哉？吾今立一方，名为消痛补虚饮，一剂而痛如失，二剂全愈不再发，亦神方也。盖去来之痛，全在心气之虚，少有微寒留于膻中之下，寒远则不痛，寒近则少痛也。此等之痛，往往有经岁经年而不愈者，亦因人不敢用补，邪无所畏，留住于皇畿内地，时时偷窃作祟耳。今吾用大剂补药，以补其膻中，譬如相臣得令，英察精明，必然擒贼，小偷细盗焉敢潜住皇居左右哉？此方之所以神耳。

先攻散

芍药五钱　栀子五钱　枳壳五钱　管仲五钱　水煎服。

消痛补虚饮

人参五钱　白术五钱　茯神五钱　枳壳一钱　广木香一钱　白芍一两　当归五钱　甘草一钱　附子一片，重二分　白芥子三钱　水煎服。

胁　痛

胁痛之虚实以何以辨之？胁痛属之肝，肝经本是至阴之位，宜乎痛皆阴症也？不知肝虽属阴，而气则属阳，或一时感冒风邪，两胁作痛，痰壅上焦，中脘不痛，结成老痰，欲吐不能，欲下不得，亦最苦之症也。法当用舒肝散风之药，逍遥散最妙之方也。至于肝气之虚，一旦触动怒气，伤其肝血，亦两胁作痛，其症亦与前症相似，但无欲吐不能，欲咽不下之状，论理亦可用逍遥散以舒解之，然而本方药味虽佳而分两欠重，吾今更立一方，名为平肝舒怒饮，治因怒胁痛甚效，或因郁而作痛者，亦无不神，一剂而痛如失。此方之妙，妙在芍药用至一两之多，则肝

木得酸而自平，况又佐之当归之补血以生肝，又佐之各品相辅之宜，则肝气之郁解，而两胁又何能作痛哉？倘不知用此，一旦用小柴胡等汤，虽亦能去痰，而旷日迟久，不能如此方之神速耳。

平肝舒怒饮

柴胡二钱　白芍一两　炒栀子三钱　当归一两　白芥子三钱　车前子三钱　白术三钱　枳壳一钱　丹皮三钱　神曲一钱　麦芽二钱　山楂十粒　水煎服。

腹　痛

腹痛之虚实又何以辨？腹居至阴之下，以痛之皆阴症也。既是阴症，宜虚而非实矣。谁知痛之不同，有虚有实之异乎？实痛何以辨之？按之必手不可近，此乃燥屎结成于大肠之内，火迫于藏府之间，伤寒日久最多此病，此乃实邪，而非虚病之可比，方当下之为妙，仲景张公有大柴胡、承气亦可选用，然而非专治腹痛也。吾今另立一方，专治腹痛之症，实有神效，名为涤邪救痛汤。此方虽有大黄之下邪，而即有当归、生地之生血以活血，总然有枳实之推荡而无妨，亦攻补并施之妙法也。倘腹痛而身有寒邪未散，本方中加柴胡一钱足矣，余可不必增入。一剂而邪散秽出，身即凉，而痛如失。至于腹痛虚症，大约畏寒，畏食，喜热手之相熨，喜健人之按摩，盖虚寒之气留于下焦之故也，其大便必溏，而小便必然清冷，一问可知，无多深辨。方用祛寒止痛汤，此方妙在用白术为君以利其腰脐之气，气湿而寒温之气不能留于腹中，自然邪从小便而出，而疼痛之苦顿除也。倘以轻清之味和解之，未必奏功如神至此。

涤邪救痛汤

大黄五钱　红花一钱　生地五钱　当归五钱　枳实一钱　厚朴一钱　天花粉一钱　甘草一钱　水煎服。

祛寒止痛汤

白术一两　肉桂二钱　甘草一钱　吴茱萸五分　砂仁三粒　藿香一钱　人参二钱　半夏一钱　水煎服。

吐　血

吐血，最难治之症，虚实更不可不知。吐血实症，百中二、三，非感暑而得，即大怒而成也，其余郁症不可言实病矣。暑症之成，自家必然知道，必有热气从口中而入，一时不能外却，而吞入胸中，便觉气逆痰滞，少顷倾盆吐血，虽血既倾盆而出，亦成虚症，然终不可因其已失之血而谓是虚症以治之也。法当解其暑热，而佐之引血归经之品，火散而血归经络，虽身子微弱，而血终不再吐也。方用解暑至神汤，一剂而血症顿愈，不必再剂也。大怒吐血，以致肝气大伤，不能藏血，亦倾盆而出，但其色多紫，不若伤暑之纯红也。若见其吐血之多，便为虚症，而用黄芪补血之汤，未为不可，然终非治肝平怒之法。肝气不平，吐血又何日止也？方用平肝止血汤一剂，而病如失，再剂不再吐血矣，此方妙在白芍用至三两，始能平其大怒之气，肝中之血尽情吐出，非芍药之多，何能润？又虑芍药尚不足以平肝，又益之以丹皮之凉血，而佐之以柴胡之舒肝，又恐漏卮之路熟，加三七以杜其隙，相制得宜，所以奏功如神。此方服后，必须六味地黄汤加麦冬、生地、当归、白芍各三两为丸，每日吞服一两，一月如平时也。此又善后之计，又不可不知。至于虚症吐血，或因房劳，或因行役，或因气郁，皆能失血。我有一方，可以通治，名为救生丹，一连数服未有血症之不愈者。愈后将此方少减一半，终日煎汤作饮，能服至三月者，断无再行吐血之理。何至有少年夭亡者哉？

解暑至神汤

青蒿一两　生地一两　人参五钱　荆芥末炒黑，三钱　麦冬五钱　玄参一两　白芥子三钱　水煎服。

平肝止血汤

白芍三两　丹皮一两　炒栀子三钱　白芥子三钱　柴胡五分　三七根末三钱　水煎调三七根末服。

救生丹

熟地一两　生地一两　麦冬一两　人参三钱　荆芥三钱　三七根末炒黑，三钱　水煎调服。

发　狂

发狂之有虚实也，发狂多是热邪之作祟。然亦间有虚火之发狂，又不可不知也，发狂之实症，与治实狂之方法，前文已载，兹不再论。但论阴虚而发狂者，此症妇人居多，郁气不伸，思慕不遂，一时忧愤，遂成此症。或披发行歌，或出门呼唤，见男子则思其心上之人，见女子则嗔其目中之刺，或吞炭而食泥，或毁容而割体，人生抱病至此，亦可怜也。此皆肝气实郁，肝血干燥，两关之脉必然沿出寸口，所谓欲得男子而不可得者也。此等之病，必须大补肾中之水，足以生肝，而少加之以安心祛痰之药，又益之以解郁降火之味，自然羞愧顿生，前狂自定，方名解羞汤。一剂即见神功，二剂全愈，不必三剂也。吾传方至此，亦怜妇人之郁，而成此病也。倘见左关之脉沿出寸口，人未发狂之前，即以吾方，减十之六七，早为治之，又何至有花颠之患哉？远公可记之，汝将来有治此等之病者，故吾先传此方也。

解羞汤

熟地二两　白芍三两　柴胡三钱　炒栀

子三钱　生枣仁五钱　菖蒲一钱　白芥子三钱　茯神一两　麦冬一两　北五味二钱　山茱萸五钱　丹皮五钱　当归五钱　香附二钱　郁金一钱　水煎服。

耳　聋

耳聋之宜知虚实也。耳虽属于肾，耳聋自然是肾水之虚，以致肾火之旺，故气塞而不通，老人多有此症。补其水而少加开窍之药，渐渐耳聪，亦不能一进奏效。其症饮食如常，手按之更觉无蝉鸣之响者是也。至于实症，或作蝉鸣，或如涛响，或发寒作热，饮食少思，吐痰成块，面目青黄，赤白之不同，时而汗出，时而汗止，汗出觉轻，汗止则重，遇食转加，遇热更甚，此乃实聋之症也。肾虽开窍于耳，而胃为肾之关，胃热而反感风邪，则火热于中而邪壅于外，肾气且随胃气而助焰，其窍反致遏塞，故耳亦聋也。重者常若有千军万马汹腾之状，手按之，其声十倍者是也。若用补肾补脾之药，益添其壮盛之气，而聋且倍常。治之法，宜用发散降火之剂。我今留一方，一治虚聋，一治实聋也。虚聋方名为清音汤，此方不特补肾，而兼去补肺、补心、补肝者谓何？盖肾水不能自生，必得肺金之气下降，而后能生也。心肾相通，而耳之窍始不闭，欲心之通窍，舍肝气之相生，又何以能通之耶？故必补肝以生心火也。况肝有补而后能泻，不致耗窍肾气，则肾水更有生气矣。此耳聋之所能自愈也。但此方必须多服为妙，盖阴不能骤生，而补阴不易遽补也。实聋方名为止沸汤，此方降胃中之火，舒肝木之气，消上壅之痰，不治耳聋而耳聋自聪也。

清音汤

熟地一两　菖蒲一钱　茯神五钱　丹皮三钱　玄参五钱　薏仁五钱　山茱萸五钱

麦冬五钱　北五味一钱　柴胡五分　当归五钱　白芍五钱　白芥子三钱　水煎服。

止沸汤

柴胡一钱五分　白芍五钱　石膏三钱　知母一钱　甘草一钱　青蒿五钱　半夏一钱　陈皮一钱　茯神三钱　神曲五分　蔓荆子一钱　水煎服。

疮痈

疮痈皆热毒也，分其阴阳是矣。又何必别其虚实乎？不知阴阳之中，各有虚有实，倘分别不清，用补用泻，亦自徒然，必辨其阴中之虚与阴中之实，阳中之虚与阳中之实为妙。阴中之虚若何？疮口平而不高，而血色复加黯黑者是也。阴中之实若何？疮口先平而后实，血色红润者是也。虽阴症俱是虚，然而用补可分轻重。吾今立一方，皆可治之，见血色黯黑者，此虚之极，而寒之至也。方中加附子一钱，肉桂三钱，一连数剂，必然黑色改为红色矣。去附子再服，自然疮口生肉而愈也。若先见疮色红者，不必加附桂。一连照前方服之，必全痊矣。倘不知阴症之虚实，而乱用附桂，适虽以取败也。阳中之虚者若何？疮口虽高忽然色变而不红，此阳症欲变阴症之兆。急宜用金银花三两，归身一两，附子一片、重二分，生甘草三钱，煎汤饮之，则色即变红矣。此方名转阳化毒丹。此症因病人原不十分健旺，或又加色欲、恼怒，一时变症，刻不可迟。一见色变，即用此方，可转危为安也。阳中之实，若何？疮口既高突而巍然，而色又鲜红，而有光者是也。方用泻阳祛毒丹。此方治阳症之毒最佳，一剂即出毒，二剂即毒净，三剂即全痊也。若初起之时而高突者，一剂立削，神方也。又不可不知之也。

转阳高突汤

人参五钱　黄芪一两　远志三钱　白术一两　金银花一两　生甘草三钱　水煎服。

泻阳祛毒丹

金银花一两　蒲公英五钱　大力子三钱　天花粉三钱　生甘草三钱　白矾三钱　防风一钱　水煎服。

大小便闭

大便之闭结，实有虚实之分。实者乃风火结于脏腑之间，故成闭结之症。手按之而痛者是也。虚者虽亦闭结，觉肛门艰涩，有不能畅遂之状，然手按腹中平平无痛，饮食如常，亦不十分紧急。以此辨虚实，断断不爽，其方上文已讲，兹不再赘。至于小便之闭塞，虚实从何而分？虚者乃膀胱寒甚，内无火气之化源，故尔寒如冰冻而不能出。其症亦觉腹痛而难忍，然以热手按之，反觉快然，服热汤、姜水则快，饮寒汤冷汁而痛加者是也。古人用五苓散多加肉桂亦能奏功，但此方止可救急于一时，而不能久远之宽快。吾今定一方，实可长服有功，实非旦夕之取效也。方名温水散。此方利水而不耗气，去湿而温其源，久暂皆可奏功，胜于五苓散多多矣。治小便闭结之实症奈何？盖膀胱有火邪壅于小肠之口而不得下达，且肺金又热，不传清肃之气而反传温热之气，故点滴不能出，以致腹痛而不可按，急迫之状往往至于双目之红肿，而心烦意躁，刻不可眠。倘治之不得法，有数日不便而死者矣。我今定一方，以救此危症，方名疏浚丹。此方之奇，奇在用寄生与王不留行二味走而不守，又能泻膀胱之火，然过于下行，加入升麻以提其气，譬如水注之法，上升而下即降也。况方中又有白术、薏仁以健脾土，而仍是利湿之圣药，自然手到病除，下喉而水如奔决也。设徒以五苓散以利水，而不知升提之法，亦徒然利之也。

温水散

人参三钱　白术五钱　肉桂二钱　茯苓五钱　升麻五分　车前子三钱　薏仁一两　莲子三钱，连心用　水煎服。

疏浚丹

车前子五钱　刘寄奴三钱　肉桂一分　王不留行三钱　升麻一钱　薏仁一两　猪苓三钱　白术五钱　水煎服。

大　渴

大渴之症自是热症，如何有虚实之分？不知肾水大耗，肾火沸腾，变为消渴之病，非虚而何？往往有饮水一斗，而反溺二斗者，此水不知从何而来，往往使人不可测度，虽消症有上中下之分，而渴症则一也。一者何？肾水之虚以致肾火之旺也。故治消渴之症，无论上中下，俱以补肾为先。仲景张公定八味地黄汤，原治汉武帝消渴之症，其方实是神奇，能遵守此方，大剂煎服，又何患虚渴之难治哉？但医道苦方之不多，治法之最少，我今再传一方，可与仲景张公并传千古，治渴症实是奇绝，方名止渴仙丹，早午晚各饮一碗，一日而渴减半，二日而又减半，三日而渴止，四日而全愈。愿人勿惊疑此方，当遵守而敬服，自能转逆为安也。其大渴实症，舍竹叶石膏汤，原无第二之方。然而石膏过于酷烈，吾今更定一方，名为解渴神丹，用石膏一剂之外，即用此汤，连服二剂，以伐石膏之峻烈，未为不可也。大约实症之渴，舌如芒刺，目红而突，发狂发斑者是，又不可不知。

止渴仙丹

熟地三两　麦冬三两　玄参三两　天冬三两　肉桂三钱　山茱萸三两　北五味一两　车前子一两　牛膝一两　芡实一两　水十碗，煎三碗，早午晚服，每服一碗。

解渴神丹

玄参四两　生地二两　茯苓一两　甘菊花一两　水煎服。

大　汗

大汗亡阳，明是虚症，如何分虚实耶？不知发狂发斑之症，非实而何？其症大渴引饮，饮水至半桶或一桶者，其汗必如雨之来，不可止遏，盖热乘水势而外泄也。无水济之往往无汗，盖干燥之极，汗从何来？必得水济之而汗乃出，此汗乃实而非虚也。法当用竹叶石膏汤大剂煎饮，始能止汗而解其热。然而汗多必致亡阳，石膏汤中亦宜多用人参，以防亡阳之祸。是实症亦宜用补也，况虚症之汗乎？虚症之汗，或如潮热而汗发星星，或如珠之出，而阁住不流，或夜间有汗而昼无汗，或下身有汗而上身干燥，见风则畏，见寒则止，大非阳症之见风寒而无畏也。若误认作白虎阳症而亦用竹叶石膏，则死亡顷刻，可不慎欤？然则当用何药以治之乎？莫妙用补血汤也。此方治之，则汗止而身快。吾加黑姜、五味，实有妙用。归、芪乃生血补气之品，气中则皮毛有卫，而汗自然不致外泄。当归生血则虚热自退，而汗又何致外越耶？黑姜守而不走，五味酸而能敛，自然气血相安，何从发汗？所以相济而成功也。

补血汤

当归一两　黄芪二两　干姜炒黑，二钱　北五味一钱　水煎服。

辨症玉函卷之二终

辨证玉函卷之三利

上症下症辨

忪 忡

忪忡之症本是心气之虚，如何分为上下？其故实有至理，而世人未知也，肺脉居于心之上，肺气有养，则清肃之令下行，足以制肝木之旺，肝木不敢下克脾土，脾土得令，自能运化以分津液而上输于心，而后心君安静无为，何致有忪忡不定之病耶？此所谓上症之源流也。因肺金失令，则肝木寡畏，以克脾土，脾土为肝所制，事肝木之不暇，又安能上奉于心乎？心无脾土之输，而肝木又旺，自己尊大，不顾心君之子，此心所以摇摇靡定，而忪忡之症起矣。但忪忡上病何以知之？其症必兼咳嗽，而饮食能食而不能消者是也，方用安止汤。此方合肺脾心肝四脏之药以治之也。一剂而少定，再剂而更安，十剂而忪忡之病可以全愈矣。其下病奈何？其症吐痰如清水，饮食知味而苦不能多，闻人言则惊，见天光可畏，时时懊恼，刻刻烦闷，此病乃肾水耗竭，不能上输于肝木，而肝木自顾不遑，又安能上养于心乎？心血既耗，又安能下通于肾，心肾交困，忪忡时生不止，痰气之作祟也。治用消烦汤。此方乃补心肝肾之圣药，三经大补，则气血精皆足，虽有痰气不清，又有白芥子以消其痰于胆膈中，岂尚有忪忡之不定乎？自然烦去而心安，闷除而魂

静也。

安上汤

人参三钱 茯神五钱 麦冬五钱 北五味一钱 丹砂一钱 菖蒲二钱 白术五钱 枳壳三分 神曲五分 白芍五钱 水煎服。

消烦汤

熟地一两 山茱萸五钱 白芍五钱 当归五钱 黄芪五钱 人参五钱 牛膝五钱 巴戟天五钱 兔丝子五钱 枸杞子五钱 炒枣仁五钱 白芥子五钱 山药五钱 水煎服。

痿 症

痿症之不起床也，人以为两足之无力，非下病而何？殊不知痿症不同，有上下之分焉。上痿者非手痿之论，乃肺气与阳明之病也。虽痿症皆属之阳明，治痿不治阳明终难起废，然而阳明有兼肺经而痿者，实是上病，而非下痿之可比。其症必咳嗽，吐脓，吐痰，而双足无力则与下痿之症颇同，而治法不可与下痿之病同治也。吾今立一方，治上痿者神妙，名为起痿上清丹。此方仍是治阳明之药，而妙在用金银花以治肺中之痿，清其肺气，自然下生肾水，肾水生而骨中之髓自生，又何必更补肾哉？况方中俱是轻清散火之味，轻清则上升以散其肺中胃中之火，则阳明火焰自然不上冲于肺，而肺气安宁，又可不辨而自知也。至于下痿之症，虽治法不能离于阳明，然必竟以补肾为主。盖两足之无力，本是骨中无髓，而髓乃肾中之精

也。不补其精，则髓从何出？况阳明胃经乃肾之关门，补肾正所以补胃耳。其症能食而饥，面红如火，昼轻夜重，吐痰如水者是也。方用坚骨起痿丹。此方妙在补肾而兼补胃也，可统治下痿之症，无不神效。但痿病非一、二剂可以奏功，顾人遵守吾方，朝夕吞咽，断无久卧床席之人也。

起痿上清丹

麦冬五钱　金银花二两　玄参一两　北五味一钱　薏仁一两　生地五钱　天门冬五钱　天花粉三钱　甘菊花三钱　黄芪三钱　陈皮一钱　人参五钱　水煎服。

坚骨起痿丹

熟地三两　山茱萸二两　牛膝五钱　金钗石斛五钱　薏仁一两　山药一两　白术五钱　玄参五钱　麦冬五钱　丹皮五钱　地骨皮五钱　白芥子三钱　水煎服。

气　病

气病何以分上下也？如有人气逆冲而上，两胁饱满，又不作喘，又不咳嗽，痰如核结，欲吐不可，欲下甚难，谓非气之上症而何？治之法又不可徒治其上也。此等之症，非忧郁而得之，即恼怒而成之也。方用逍遥散最佳，不必更立奇方耳。如有人气崩迫于下，两腹作胀，欲泻不能，不泻更急，大便燥结，小便短少，脐下作痛而不可忍，或环脐而痛，或两足俱肿，谓非气之下而何？而治之法又不可徒治其下也。此等之症，虽亦因忧郁恼怒而来，然何以气不上而反下。盖上焦无火，其气无隙可乘，见下有可下之机，故随之而下奔，调其中而解其郁，亦非难治。故其势较上冲者反重，而治之实易也。亦用逍遥散和解之，亦随手而愈。然则予又何必取而细辨之乎？不知方可兼用，而症不可混观，辨明上下之症，而于逍遥方中上

病加苏子降气之味，下病增栀子泻火之品，又何至临症之旷顾哉。

痰　症

痰症之分上下者其故何哉？痰在胃中者上也，痰在脾中者下也，痰在肾中者下之下也。世人谓肺中有痰者误，盖肺乃娇脏，一物不容，如何有痰？肺痰者因肺有病而谓之也，其实皆胃中之痰耳。若心亦有痰，肝亦有痰，二皆因其病而命名，而终不可谓心肝有痰，不统之于胃中也，故言胃，而凡有在上之痰，举皆包之矣。治上之痰奈何？健其胃而清其痰，补其气而利其湿，治上焦之痰其庶几乎？然而上痰终何以辨之？必感风寒而得之，或黄或白，或成块而胶结不开，或呕吐而终朝不已，或胸闷而作胀，或鼻塞而气粗，或咳嗽而随吐，或咯唾而难出，或如败絮，或如黄脓，此皆上痰也。我有一方，可以通治之，神效。方名攻痰散，此方健胃补气，又兼利湿消痰而去风也。痰在下者，虽有脾肾之别，而症实相同，脾气之虚而后肾水之泛，肾气之乏而后脾土之亏，原相因而至也。其症则有纯吐清水者，盖命门无火，则水寒，命门无火则土亦寒，水土既寒，又何有堤防之障哉？势必狂澜汹涌上腾泛滥而不可止遏。方用返流汤，一剂而痰静，再剂而痰消，四剂而痰无矣。此方妙在以白术为君健脾，而佐之以补肾消痰之药，引水归源，而先坚其土，气侠水不能荡其土，则土自然能制夫水也。

攻痰散

白术三钱　茯苓五钱　柴胡一钱　白芍五钱　半夏三钱　神曲一钱　黄芩一钱　甘草一钱　天花粉二钱　水煎服。

返流汤

白术一钱　山药五钱　薏仁五钱　芡实五钱　山茱萸五钱　北五味二钱　肉桂二钱

人参三钱 白芥子五钱 水煎服。

痨 病

痨病之宜分上下也。五脏过劳,皆能成痨,何以止分上下?不知五脏成痨,非由上以损下,即由下以损上也,故言上下。而五脏之痨症已不外于此也,又何必逐脏以细别之乎?由上而损下者何如?大约先损其心,而后伤于肺,肺传之肝,肝传之脾,脾传之肾而后死也。其症之外见者若何?心惊不寐,咳嗽吐痰,饮食少思,两胁微闷,梦遗不休,身发潮热,足膝无力。此等之症,初起之时,补其阳虚,而少佐之滋阴之品,自易奏效。无如世人不知治法,妄用消痰降气,克削之剂,不至于成痨不已。其已成痨,又不用杀虫之药于大补气血之中,无怪乎奄奄垂绝也。吾今悯惜世人,特传奇丹,于初病之时,于已病之时,急用吾方,皆可回春,方名补上救痨丹。此方之妙,平平无奇,而实有奇效,于补之中而寓以剿杀之计,所以奏功如响也。由下而上损者如何?因房劳而起也,先损其肾,肾传之心,心乃传之肺,肺传之肝,肝传之脾,脾仍传之肾。其症身先发热,骨蒸多汗,以致梦寐恍惚,吐痰不已,似饥非饥,似痛非痛,胁胀心跳,腹泻肠鸣,不可劳役,力难胜任,久则奄奄卧床,难于起立者是也。若误认作阳虚,误用参芪,必致阳愈旺,而阴愈消,咳嗽吐血,唾血,衄血而不能止,梦遗精滑强阳不倒,骨髓作酸,头晕眼花,恶症种种,不可枚举。谁知皆是不慎女色而然也。必须大用补阴而加之化虫之味,始能夺命返魂,重登寿域。否则行尸坐鬼,不过旦夕为世上之人。而吾今传一奇方,专治下痨,实见奇功,方名重春夺命丹。此方妙在地骨皮同鳖甲、地栗同用。盖痨病未有不骨髓内热

者,地骨入于骨中,以清其虚热;鳖甲无孔不钻,与地栗粉相济,有虫则杀,有隙则填,阴虚则补,阳旺则衰。三者并用,实有至理,况各品又纯是补阴制阳之味,阴足而阳有不平者乎?此方之所以神而肆也。

补上救痨丹

麦冬三两 生枣仁三两 炒枣仁三两 山药六两 芡实六两 地骨皮六两 丹皮六两 当归六两 白芍一斤 人参三两 北五味二两 橘红八钱 白微三两 神曲三两 茯神三两 万年青三片 薏仁五两 天门冬六两 各为细末蜜为丸,每日空腹服五钱,早晚各一服。

重春夺命丹

熟地一两 山茱萸五钱 麦冬五钱 北五味一钱 薏仁五钱 芡实五钱 山药五钱 地骨皮一两 丹皮五钱 地栗粉五钱 鳖甲末三钱 生何首乌三钱 兔丝子三钱 砂仁一粒 人参三分 水煎服。

心 惊

心凉本是上症,而余分上下者有故。心与肾相通,心气不下交于肾则能成惊而不寐,肾气不能上交于心,亦能不寐而成惊也。故症须分别而治,法亦宜各异也。但二症何以别其在上在下乎?大约心不交肾者,终日不寐,而肾不交心者。终夜难眠耳,以此分别,最得病情。若人有心惊不寐于日者,用止惊补心沥。一剂即寐,二剂而心惊少安矣,四剂全愈。此方补心而不补肾,惟引其心肾之合,而不必治肾经之虚也。盖肾气原未常大虚,补其心而肾不必上之于心,则肾气有养,又何至心肾之不交哉。心惊而夜不寐,此肾水之竭,急用定惊补肾汤。此方妙在大补肾水,而不去补心,肾足原能上通于心也。方中用肉桂、黄连,相济成功,盖二物同

用，原能交心肾于顷刻，况又有肾经之味，大壮其真水之气，则水火既济，亦何至惊悸而不寐哉？

止惊补心汤

人参五钱　白术五钱　茯苓五钱　炒枣仁五钱　丹砂二钱　竹茹一钱　远志一钱　甘草一钱　麦冬五钱　黄连三分　肉桂三分　半夏八分　北五味一钱　水煎服。

定惊补肾汤

熟地一两　山茱萸五钱　山药五钱　北五味二钱　牛膝三钱　葳蕤五钱　当归五钱　丹皮三钱　沙参一两　薏仁五钱　芡实五钱　白芥子三钱　肉桂一钱　黄连二分　巴戟天五钱　白术三钱　水煎服。

中　满

中满之宜辨上下也。既曰中满矣，似于病不在上病在下矣。不知中满，中宫似满也。非肺气之虚以成满，即肾气之虚以成满也。肺气苟旺，则清肃之道下行，胃脾且奉令之惟谨，又何至有饮食之阻滞，以成中满哉？惟其肺气之衰，清肃之令不行于中州，于是肝木寡畏，来克脾胃之土，中州受祸，贼人截路，粮道不通，而中满之病生矣。其症胸觉微饱，吞酸吐酸，能食而不饥，既食而作胀，此皆上病而非下病也。法当用健土制肝之味，尤宜用补肺扶金之药，始为得之。方用助金制满汤，此方补气以助肺金。薏仁、山药之类，以培土气；枳壳、萝葡子之类，消食以去胀满。此方之相制而相成也。初服之时少觉微闷，久服自通。倘不知此等妙法，而妄用削刻、消导之品，初觉快而后觉甚矣。此塞因塞用，实有妙机也。至于肾虚成满者，半由于脾之寒，而脾之寒又因于命门之火少也。釜底无薪何能煮焚，肾气既虚下不能消，必反而上，此所以成中满之症也。其症必腹寒而时痛，小便清

长，大便闭塞。盖大肠无水以润之，日日煎熬，肠亦细，小肠既细小，水谷难化，而糟粕之类不能直达于肛门，势必停积于下，下流既闭塞，势必上反而中满。此等之病即翻胃之渐也。世人以翻胃为脾肾之症误矣，当急补其肾水，而更益之以命门之火，盖此水乃真水也，真水非真火不能生，水中补火，正火中补水也。水生而大肠有水以相济，则舟舶可以相通，粮路可以输挽。下既无阻抑之途，则自无饱满之苦，倘不知此等妙论，而徒用大黄、牵牛之类以峻攻之，徒取一时之宽快，反成日久之闭结。转利转虚，遂成不可救药之病矣。方用宽中散，此方纯补肾经，而少佐之以补肝，使肝木平和，不来克土，则肾水更能润泽于大肠，大肠既润，又何隔塞之不通哉？此又不治中满而正所以治中满也。人又不可不知之耳。

助金制满汤

人参一钱　白术一钱　茯苓三钱　神曲一钱　甘草一分　萝卜子一钱　大腹皮五分　枳壳五分　山药五钱　薏仁五钱　山楂五粒　麦芽一钱　谷芽一钱　水煎服。

宽中散

熟地二两　白芍五钱　当归五钱　麦冬五钱　牛膝三钱　玄参三钱　葳蕤五钱　车前子一钱　鳖甲五钱　龟胶五钱　山茱萸三钱　山药五钱　丹皮三钱　沙参三钱　水煎服。

关　格

关格之症原有上下之分，一上格之而不得入，一下关之而不得出也。上下既有相殊，治法亦宜各异。大约上格之而不得入者，当治肝；下关之而不得出者，当治脾。然而开郁行气则上下皆同也，上格之症水食俱不可下，一得水食则吐出，两胁饱胀，气逆拂抑，而觉气不能通，初起之

时以逍遥散和解之。何致成不可救药之症？惟其不与此汤也，则肝木终无解时，又加另服他药，则愈加胀闷，吾今定一方，缓缓呷之，自然重门渐开，转输有路矣。下关之症，大小便俱不能出，上食水谷觉胀闷欲死，气急而息粗。初起之时，亦以逍遥散和之，亦随手奏功，而无如人之不识也，则脾气转燥而肝木来凌，大小肠火势阻遏，而不能下达，其势甚急。然而较上格之症，实少轻也。盖邪在上难于发泄，邪在下易于推荡也。用四物汤，加大黄、柴胡于补中兼下而散之，则火郁可开，关门可启矣。谁谓关格之症可不分上下以治之乎？

增补逍遥汤

白芍三钱　白术一钱　枳壳一钱　当归三钱　柴胡一钱　香附一钱　甘草五分　川芎一钱　炒栀子一钱　茯苓三钱　陈皮五分　天花粉一钱　竹沥五匙　水煎服。

辨证玉函卷之三终

辨证玉函卷之四 贞

真症假症辨

痈疽

痈疽之宜辨真假也。少若辨之不清，杀人多矣。痈疽之毒结于藏府之中，发于皮肤之外，往往现假象以欺人。本是热而假作寒，本是阴而假作阳。其间辨明之法，尤宜亟讲。如痈疽之初生也，身必重而口必渴，此现真象以示人也。及见疮口也，或现高突而作疼，止有一点黄头露形者，此真象也；或疮口作痒，现无数小头，无高突之形，止现圆圆一线之红影者，此假象也。及其头破出脓也，脓出红黄而作痛者，此真象也；脓出而不多，或现紫黑疮口，作黯澹之状，不疼不痒者，此假象也。及其将收口也，云蒸雾起，肉拥皮绉。虽有脓，而黄红中有脓，而旁无脓者，真象也。坎陷色滞，脓少而血多，两旁之皮全无润泽之气，或外边皮生满而中央仍复作疼，或中不满而作痒，旁反痛者，皆假象也。大约真者皆虚寒也，宜用补剂以温之，而少加解毒之药。余今二方，一治真症，一治假症，无不神效。治真者名为散真汤，此方散毒而又能祛火，未破者能消，已破者能收，自生毒之初至出脓之后皆可服之收功，不论前后，而均宜也。治假者名为救假汤，此方大补气血，而又能散毒，凡遇阴症不论初起、已破、已溃、已坏，以此方投之，即能起死

为生，转祸为福，又何至有夭人性命之忧哉？倘遇人贫家窘，无参亦可服，但加黄芪、当归可也。

散真汤

金银花一两　蒲公英五钱　生甘草五钱　荆芥二钱　当归一两　水煎服。

救假汤

金银花三两　人参三两　生黄芪五钱　肉桂二钱　当归三两　水煎服。

火症

火症之真假宜辨也。火症本为大热之病，热极则火势炎天，自宜显现火热之症，如何有真假之分？不知火原有二：有真火，有假火。真火者实邪也，假火者相火也。然而真火每见假寒以欺人，假火每见真热以欺世。少若用药之误，顷刻杀人矣。真火之见假寒奈何？身热而手足反凉，脉反沉细，而口渴，心作懊恼，而身反战栗，此阳症似阴，热极假作冰凉也。法当用大寒之药以凉解之，方用攻真散。一剂而手足之凉反作如火之热，慎勿疑寒药之多用也。盖病是热极之症，见假寒以骗人，吾以真寒之药攻其至坚，假象破而真状乃显，故手足凉者而转为火热也。再以此汤少减一半与之，则胸腹一身之热尽去。倘疑前方过峻，改用他方，又且热变为寒，以成危亡之症矣。又何可不知，复为所误乎？行医者当于此等之病着眼留心，则生死之权不在阎罗，而在医者之手操之矣。假火而见真热之象奈何？此乃肾

水涸竭，肾火无制，上腾而作热也。肾火者，少阴之虚火也。肾火得肾水以相资则为真火，肾火离肾水以相制则成虚火矣。相制者忽而相离，则火无所养，忽然冲地而出，如霆如雷，劈木焚林，震天轰地者，龙雷之火也。人身少阴之火亦然，有一发而不可止遏，由脾而胃，由心而肺，无脏不烧，无肤不害，咽喉方寸之地，安能止遏？自然火星奔越，目痛喉干、咳嗽吐痰，身热心烦，头痛耳鸣诸证蜂起矣。看其症候，绝是火之有余，谁知是水之不足哉？若错认作白虎汤症，而大用寒凉，石膏、知母肆情多用，下口即便灭亡，不知其故。而用吾攻真之汤，祸亦同之。然则治之奈何？当用六味地黄汤，加麦冬、五味大肆吞饮，水足而火自归原。盖龙雷之火原喜水也，寒凉之味亦水也，何以以水投水而龙雷之火愈加飞越，其故何哉？盖水非真水，故龙雷之火愈为猖獗耳。六味地黄汤乃至阴之水也，阳水以制阴火，则阴火不能伏；阴水以制阴火，则阴火自能归。倘药中再加入肉桂少许尤为得宜。盖龙雷之火不特喜阴水之相宜，肉桂亦至阴之火，以火引火原为妙法，而更加入至阴之水中，水中引火，火自退藏，消归乌有矣。此种议论实惊世人，然实有至理存焉，非故作幽奇之论也。能知此等治法，医道自然神异，而治病又何有棘手哉？

攻真散

黄连三钱　栀子五钱　柴胡二钱　白芍一两　茯苓五钱　枳壳一钱　厚朴一钱　甘草一钱　天花粉五钱　黄芩一钱　水煎服。

厥　症

厥症之真假最宜辨清，一不明而立刻死亡于医人之手矣。盖厥症多一时变起，祸生仓猝，认之清，自然治之断也。厥症大约热者多而寒者少，然而热病偏见假者

以相欺，而寒者偏见热者以相骗也。但热症甚多，颇难枚举，《内经》已将热厥尽情阐扬，而未言其真假，余又将何以逐症辨之耶？不知得其要则一言可定，真假自分，又何必纷纷之论症乎？大约热厥之见假寒也，作寒畏冷四字尽之。每论诸厥但辨其舌之燥滑，滑者寒而燥者热也。汝见舌燥而红者，尤为热症，舌燥而白者亦未尝非热也。吾定一方，方名扶危转厥汤，治热厥之症无不神效。此方单平肝木以泻其肝中之火，肝平火去，而各经之厥安，又何必问经寻方之为多事耶？至于寒厥之症，方名温经转厥汤，此方健脾以祛寒，寒去而厥自定也。汝见舌滑而呕吐，面目戴阳，两足冰冷者，乃寒厥也。所谓假寒而故见真热之状以欺人者也。此方投之无不神效，倘或寒甚隔阳，加入人尿、胆汁为妙。

扶危转厥汤

白芍一两　柴胡三钱　当归五钱　炒栀子五钱　干姜一钱　天花粉三钱　车前子三钱　陈皮二钱　木瓜二钱　广木香五分　水煎服。

温经转厥汤

白术五钱　吴茱萸一钱　干姜一钱　半夏一钱　人参三钱　甘草一钱　附子一片　水煎服。

吐血、衄血

吐血衄血之宜分真假也。虽上文已言之矣，而真假尚未言之也。真者非寒热之论也，假者非虚实之论也。有人跌磕而忽然鼻血如涌泉而出者，此假衄血，非内伤而然也。吐血而受人打伤以至倾盆而出者亦假吐血，而非真吐血也。此真假如此之分辨，而非前症之言阴阳虚实也。二症亦相同，同是外伤而治法亦宜相同，然而不可同也。盖跌磕伤鼻病在上，殴伤吐血病

在上中下也。我今定二方，一治跌磕鼻伤衄血之症，方名补金丹，一剂而血止，再剂而不再发。此方妙在入肺，而又上能入鼻，使伤损者重全，而窍开者闭，又能生血补血，以大益其肺金，自能奏功如神也。殴伤吐血者方名为护损奇丹，此方用归、芍以生血，而用大黄以逐淤，淤血去，而新血生，新血生而淤血止，实有神功也。二方救跌磕损伤俱妙，不独治二症之伤损也。

补金丹

生地一两　麦冬一两　枳壳五分　败龟板一付　甘草一钱　荆芥炒黑二钱　人参三钱　当归头三钱　丹皮三钱　桃仁七粒　水煎服。

护损奇丹

当归一两　牛膝三钱　生地五钱　大黄五钱　红花三钱　丹皮三钱　白芍一两　甘草三钱　桃仁廿粒　荆芥三钱，炒黑　水煎服。

发　狂

发狂有真有假，虽虚实可包其内，然而真假非虚实之论也。人有一时闷乱，妄言见鬼，此痰迷心窍，而非火毒入心，非假狂而何？若作狂症治之则死矣。如人不得志，先议论纷纷，以曲为直，讥刺雌黄，本为无心之论，以消其郁郁不平之气，久之而狂成矣。见妻子而怒骂，谒官府而指摘，甚至赤身露体，终年累月而不止者，乃因假而成真，非若一时发狂，登高而歌，弃衣而走，见水而入之可比也。此等之病，但可治狂，而不可泻火，若作火狂治之，亦顷刻死矣。吾所以又立一门而畅谈之也，特传一方，二症俱可治之，方名为释狂丹。病人不肯服，两人执其手，一人抱其身。一人掘其齿，一人灌药。服后必然大骂，久之而身倦，又久之

而身卧矣。听其自睡，切勿惊他，醒来前症顿失，彼自索药，减半再与二剂，夫无不全愈，神之神也。

释狂丹

人参五钱　天花粉五钱　生枣仁五钱　白术一两　白芥子五钱　陈皮一钱　菖蒲二钱　丹砂一钱　柴胡二钱　白芍一两　当归五钱　郁金五钱　枳壳一钱　神曲五钱　水煎服。

大　吐

大吐有真假也。既吐矣，如何有假有真之分？不知吐症而兼他症者多，吐为真象则他症为假象，吐为假象则他症为真象也。故亦不可不辨明之耳。如伤寒之有吐症也，伤寒为真，吐乃假象。若但止其吐而不顾其寒，则寒症不能愈。如翻胃之吐也，乃下元之真虚，不治其虚而止治其吐，则吐愈不可止，此吐症之所以有弄虚作假也。大约真吐者少，而假吐者多。真吐者止胃气之病，治其胃而即安，其症心中泛泛然，一时而来，非平昔之素有疾病，非火作祟，即风作虐耳。方用二陈汤加香砂平胃之品，一剂便可奏功，何治之易耶？以其真吐之病耳。若夫假吐之症，必观其病情，察其虚实，看其起居，观其口舌之滑燥，而后以治伤寒翻胃等症之药，因病而加减之，始可奏功，以安其吐，否则适所以取败也。假吐余不立方者，正以病非一端，而方难执一耳。

大　泻

大泻之症何以亦分真假，其泻果有真假之分哉？亦以泻必兼邪、挟邪而泻，有因虚而泻者，实不相同，故吾又分门而辨论之。阴虚而泻乃真泻也，补脾阴之气，温命门之火，前已有方，故不再定。若挟邪而泻，乃假泻也，不可因其泻而用止泻

之药，其症必腹痛而有一阵一阵之景状者乃邪泻，不比正泻之但痛而不动也。邪泻者，必后重而里急，正泻则不然也。以此辨症最为得情。上文言泻已定其方，然而止言挟火而泻，未尝论及挟邪而泻。挟邪而泻者，挟风而泻也。更有挟毒而泻者，此皆假泻不可不知。余今立一方，风泻、毒泻俱可通治，无不神效，方名秽逐丹。此方逐秽之中而兼去风之药，泻火毒而又利其水，浊者仍从大便出，而清者则从小便而行，真两得之道也。然何以知是风泻与毒泻之分？风泻者里急后重，粪门作哔唪之声，风泻也；下如胶漆乌黑，屋漏水之污秽者，毒泻也。以此分别，大约无差，又在临症以细辨之。

秽逐丹

大黄三钱　车前子五钱　当归五钱　甘草二钱　槟榔二钱　枳壳一钱　萝卜子一钱桃仁廿粒　栀子二钱　柴胡二钱　水煎服。

大　渴

大渴之症有真有假。真渴者饮水至一斗不止，舌如芒刺，眼赤如火，喉中吐火星者真热也。热极而渴，非真渴而何？此等之症，不用石膏、知母、白虎之汤大剂煎饮不可。人亦见症自能用药，不必余之多辨也。虽是假渴之症，亦饮水而无休，而大便不见燥实，口中虽起白胎，而无芒刺，胸前虽觉热而两目未见红肿，时时烦躁而饮之热水亦宜，上部脉洪大而下部又觉微细欲绝，上身以上有汗，而下身寒冷而无汗，此皆假渴之症也。余定一方，与此症实有相宜，方名甘露饮，一剂而渴减半，二剂而渴止。然后以六味地黄汤加麦冬、五味、肉桂为丸，每日早晚各吞下一两，服三月不再发，此方神异，而实平常。盖大渴之症，半是肾虚而胃火沸腾，胃为肾之关，关门不闭，肾火随胃火而上升，燎原之势非水不能救。所以必得水而解渴，而杯水何能止之？故大渴之症亦宜以此等大剂与之，雨沛滂沱，而漫山遍野之火始无余焰矣。

甘露饮

玄参四两　熟地四两　麦冬四两　山茱萸四两　生地四两　肉桂五钱　北五味一两牛膝四两　车前子二两　水煎服。

狐　疝

狐疝之有真假也，人知之乎？疝不同，原无真假，而狐疝独有之。人有日间有疝上升，夜间垂下者，此狐疝无疑矣。然而以狐疝之药治之，有效有不效何也？正未辨明其真假耳。真者若何？日隐而夜垂，其势必翘然而举者也。盖狐性善战，而此病似狐则其阳亦必似狐，古人象物命名必非无意。真正狐疝，予以一方治之甚效甚速，方用逐狐汤，一剂而病全愈，神方也。此方用沙参以补阴，用杜若以祛邪，已操必胜之道，又加群品，无非消痰、逐秽之味，更用肉桂以引入膀胱之路，直捣中坚，所以奏功如响也。此治真正狐疝者如此。若假者若何？亦日隐而夜坠，而势则终夜不起，即随起而随痿，遇寒更痛。或有经年累月而体木者，日间缩入，全无痛楚，此则狐疝之假者也。吾亦有一方，治之最妙，一剂轻，二剂又轻，三剂全愈。此方利腰脐而兼逐邪消痰，不必治狐疝而疝症全愈者也。以此分别以治疝，又何疝之不可治哉。

逐狐汤

沙参一两　橘核三钱　陈皮一钱　甘草一钱　槟榔一钱　天花粉三钱　肉桂五分野杜若花根五钱，生者用二两，捣碎　水煎服。

后方

白术一两　肉桂三钱　白芥子五钱　橘核二钱　小茴香二钱　枳壳一钱　茯苓三钱

野杜若花根生者—两　水煎服。

热入血室

热入血室，妇人之病也。经行之时，忽遇风邪之侵，多成此症。其症发寒发热，似疟非疟，状似见鬼，谵语胡言，此热入血室之真病也。然亦有似是而非，又不可不辨，亦发寒发热，似疟非疟，但无见鬼之状，亦胡言乱语，饮食少思，此非热入血室之真病也。症既不同，治法亦宜少变。如遇真正热入血室者，用小柴胡汤加减治之，一剂而热退，二剂而身凉，病全愈。若遇非真正热入血室者，乃肝木过燥，血不养肝，虽亦热症而非入于血室之中也。欲滋其肝，必须大润其肾，肾水足而肝木自然发生，又何至有木郁之？症木郁既解，而寒热自然除矣。方用凉肝解热汤。此方补肝胜于补肾，病原重肝，故以补肝为主，而佐以补肾，子母相生，痰邪两去，而寒热尚留于人身，吾不信也。或曰此病亦热也，何以不用凉药？不知大凉则寒，寒则血凝而不生血，血不生又何以润肝以解郁哉？况方中用丹皮，未尝不凉血以生血，一味而两用之，实有妙用也。

加减小柴胡汤

柴胡三钱　黄芩—钱　甘草—钱　丹皮五钱　半夏—钱　水煎服。

凉肝解热汤

熟地五钱　丹皮三钱　白芍—两　当归五钱　陈皮—钱　甘草—钱　天花粉—钱　白术五钱　柴胡—钱五分　水煎服。

痢　疾

痢疾之真假，人多不识，不可不辨明之，以昭示万世也。大约白痢多真，红痢多假，人以白痢为寒，红痢为热，误矣。何以见白痢之为真，红痢之为假也？白痢如白脓，如鱼冻，如黄精，皆湿热之象也。以去湿逐秽之药治之，大抵无甚差错，予亦不必再立方也。惟是如红痢而非痢最能惑人，倘亦以痢药下之，是虚其虚矣。其症必皆纯血而无粪，间有秽物，亦必如脓而稀少，更或久痢之后即有血下，亦如败脓而黯黑相间者，无神无色，此皆不可作痢治之。盖似痢而非痢也。此等之症一作痢治，去生不远，吾今特传一方，治似痢之假症无不如神，方名急生丹。一剂而血止，再剂而身安，四剂而全愈。惟有久痢而有败脓黯黑相间者，本方去附子，加萝卜子三钱煎服，余则俱照本方所定药味分两也。此方止血于补气补血之中，而绝不去治痢，故尔收功如响。此治假痢之法，实宜如此，愿人遵守之也。

急生丹

人参五钱　白芍—两　附子—片　黄芪—两　干姜二钱，炒黑　熟地二两　茯苓五钱　三七根末三钱　当归五钱　水煎服。

痰　症

痰之有假真也，人亦何从而辨之乎？痰之真者，人人而知之也，治真痰之症亦人而能之也，故予不再立方矣。惟是痰之有假症，不可不畅谈之，以破世人之惑。如人终年终月吐痰如蟹涎者，此非真痰也，此乃肾之精，肾火挟之而化为痰，如釜中之沸，乃火沸为痰耳。此症以上焦治痰之味投之而益甚；以中焦消痰之味治之而益多；盖不能探其本源而直入之于肾，岂以水救其火也？然则以何药救之乎？必须以补阴之味，而且上滋乎肺金之气，使金生水，而水制火，水足而火自归原。方用六味地黄汤加麦冬、五味大剂煎饮，则痰气自清，不化痰而化精矣。然此等之症，亦须早治之为妙。失时不治，必变为青臭之痰，以成肺痿之症。吾所以特言假痰一门，教天下之人速以六味汤预治其已然。非教人执此方以救于将困之时也。凡见有白沫之痰，不妨即劝其速用此汤，挽回于初起之日，自然手到成功，尤为易之也。

大满

大满之症真假难知，必须辨明，始无差错，大约真满之病，邪气横塞于胃中，得之伤寒之症者居多。仲景张公用陷胸汤是也。但此方峻利，无病之人误服之，下喉之后觉心如崩陷，倘虚弱之人服之，又将何如？故必同伤寒愈后作大满者，曾否用过何物，倘有食塞在胃中可用陷胸汤下之。然亦一时权宜之计，而不可执之以概治大满之症也。伤寒大满倘能可以忍受，不若饿以待之为妙，亦不必定用陷胸之汤。况原无大满，更非实满乎？乌可孟浪用之，以夭人之性命哉？至于假满之症，心懊恼而难眠，腹虚胀而不实，手中按之而不痛，以指弹之作逢逢之声，水饮可入，食物难进。此皆假满之病也。法当开其木郁之气，培其脾胃之土，分其下消之势，宣其上焦之滞，自然中州太平，输挽有路，运用有基，又何虑中满之患哉？犯此等之病，宜久治而不可责之近功，余定一方，时时常服，自然郁开而满除也。名为化消汤。此方无论伤食，俱可见效，方中再加柴胡七分、芍药三钱。凡遇满症，均可施治，此又治假满之法也。

化消汤

人参一钱　甘草一分　萝葡子一钱　白术五钱　薏仁五钱　枳壳一钱　陈皮五分　厚朴五分　神曲五分　山楂五粒　麦冬二钱　砂仁一粒　水煎服。

疟疾

疟疾之有真假，何以辨之乎？发时有一定之时刻者，真疟也。发时或早、或迟、或昼、或夜而无一定之时刻者，假疟也。虽治之法可以通用，而治之症不可不知，予所以又立一门而再辨之。真疟之方以从前上文已传神效之方，可不必再为立方矣。然而真疟之症多有鬼祟为耗，我前所定者皆方而非法，我今更传篆法治之，实奇而且效之极，愿吾子广传于世，将来刊刻此书亦不妨付之剞劂，以彰吾救世之心也。

太乙符不必咒语，但书符时不可喷声，用朱砂书符，一气书完，心对于我书之，将此符与病人带在头上，或系在发内，或藏在耳中俱妙，但先须对病人说明就里，当日该发之前悄悄如法系在发内，藏在耳中，当日断断不发疟矣。无力买药饮者，与之最妙之法，当日愈后，即以此符焚在姜汤内，朝东或朝日光对吞之，不再发。神效之极，勿视为寻常也。假疟之症又不可如此治之，假疟者因真气之未甚大虚，与邪气之两相战斗，故正胜则邪退，邪胜则正负，因气机之往来，致寒热之作止。所以时节之不准，而无定候也。补其正气而兼带消邪，奏功最易。吾今亦传一方，名为助正消疟汤，此方补气、补血而佐之柴胡以舒发其半表半里之邪，消痰消食之药，即有邪气何从潜伏。况正气既强，主人善战，门户重修，刀枪俱备，自然气势张而贼人且望之而走，又何必亲加格斗哉？此又治假疟之法也。然吾更有一法以救贫穷无力，买之人服吾符亦能祛病，并传于后。

书此符于茶杯、水碗之内，不必书纸焚烧也，服符，亦不可喷声。

助正消疟汤

黄芪五钱　柴胡二钱　白术五钱　半夏一钱　当归三钱　白芍三钱　甘草一钱　茯苓五钱　砂仁三粒　神曲二钱　麦芽二钱　山楂十粒　防风五分　水煎服。

伤　寒

伤寒有真假也。阳症假作阴症，阴症假作阳症，辨之不清，下喉即死，可不慎欤？夫纯阴之症自然易明，纯阳之症自然可识，惟是真见假而假见真，人患此病已在半死半生之际，天道以观人心之善不善也。有一念之善，危变为安，无一念之悛，生且入死。无奈世人不知，犹怪生病之拙可叹也，虽然病之成于似阳似阴者，天道之奇而必辨其似阴似阳者。医道之法岂可以天心之警戒，为医者免谤之资乎？宁知真假叹病之难医？不可昧于假真，听病之莫救也。吾故谈各门之外，又将伤寒阴症似阳，阳症似阴之真假而重为辨之也。阳症见假阴之象，必有身热、手足寒而厥逆之状，口必干燥，而脉反细微。此

等之症。当从症而不可从脉，观其舌之黄白红赤之若何？真热之症舌必如刺，非黄即赤，非黑即灰，以此辨之万无一失。急以大承气下之，或以大柴胡汤和之，二汤之中又必按人之腹，痛甚者用之，必无差失之误也。阴症似真热之症，身亦有时而发热，腹亦有时而作痛，手足亦时而作逆，而口渴喉肿，往往有之，与之凉药而作吐，与之热药而亦吐，此阴盛隔阳，上假热而下真寒也。方用白通汤加人参、附子煎，冷与服一剂，而病如失，然亦须验舌，舌必白苔而滑，断不干燥，断不芒刺，此又可辨而明者也。将此等之症了然胸中，又何致动手杀人。吾传道至此，实一段悲悯怜惜之心也，以吾传而告之天下，自无再误之理。愿远公广传刊布，以慰我碧落之怀也。

太仓公淳于意传于燕山之东时康熙戊辰六月之后二日也

辨证玉函卷之四终

辨证奇闻

目 录

辨证奇闻卷一

山阴　陈士铎远公父原本
宁乡　文守江南纪氏敬述

伤　寒

一冬月伤寒，发热头痛，汗出口渴，人谓太阳证，谁知太阳已趋阳明。若徒用干葛汤治阳明，则头痛不能除；若徒用麻黄汤治太阳，则汗不能止，口渴不能解，势必变症多端。法宜正治阳明，兼治少阳。盖邪入阳明，留于太阳者，不过余邪，治太阳反伤太阳矣。故太阳不必治，宜正治阳明。盖阳明多气多血，邪足恣其凶横，如贼入通都大邑，其抢掠之势，较穷乡僻壤自不同，所得之物，足以供其跳梁。故邪入阳明，挟其腑之气血，炎氛烈焰，往往然也，岂可以轻小之剂望其解散，必须大剂凉药始可祛除其横暴。用：石膏一两，知母二钱，麦冬二两，竹叶二百片，茯苓、人参三钱，甘草、柴胡、栀子一钱。一剂头痛除，二剂身热退，汗止，口不渴。此即白虎汤变方。用石膏、知母泄阳明火邪；柴胡、栀子断少阳路径；妙在用麦冬至二两，以清补肺气，使火邪不上逼；更妙用茯苓引火下趋膀胱，从小便出，太阳余邪尽随外泄。至于人参、甘草、竹叶，取其调和藏腑，所谓攻补兼施也。

或惧前方太重，则**清肃汤**亦可，兼载以备选用。石膏五钱，麦冬一两，知母、甘草、人参、柴胡、栀子各一钱，独活、半夏五分。［批］集中未注煎法者，俱系水煎服，各卷仿此。

一冬月伤寒，发热口苦，头痛，不欲饮食，腹中时痛，人谓太阳症，谁知是少阳症乎。伤寒未有不从太阳入者。由太阳入阳明，由阳明入少阳者，传经次第也。何以初入太阳，即越阳明而入少阳？人谓隔经之传，孰知不然。盖少阳乃胆经，胆属木，木最恶金，肺属金，主皮毛，风邪之来，肺金先受，肺欺胆木之虚，即移邪于少阳。故太阳往往多兼少阳同病者，此耳。然此症乃二经同感，非传经之症。治法似亦宜兼①二经同治，而又不然，单治少阳，太阳之病自愈。方用：柴胡二钱，白芍五钱，甘草、陈皮一钱，黄芩、神曲一钱，白术、茯苓三钱。一剂热止，二剂腹不痛，头不疼，口亦不苦。此即逍遥散之变方，何治伤寒如此之神？不知病在半表里，逍遥解散实邪，表里之邪既解，太阳膀胱之邪何能独留。况方中原有白术、茯苓三钱以利腰脐，通膀胱之气乎？余所以止加神曲、黄芩，少解胃火、和脾气，诸症所以尽除。

————————
① 兼　原作"间"，义晦，声之误，今改。钱本无"兼"字。

此用**舒经汤**亦佳。薄荷、白术二钱，白芍、茯苓五钱，甘草八分，黄芩一钱，桂枝三钱。

一冬月伤寒，发热口渴，谵语，时发厥，人谓热深厥亦深，疑厥阴症，谁知太阴症乎。夫太阴土与阳明胃相表里，表热里亦热，此胃邪移于脾经也，此症最危。盖人以脾胃为主，脾胃尽为火邪所烁，肾水有不熬干乎？宜急救脾胃。然救脾而胃火愈炽，救胃而脾土立崩，此中消息最难，然终何以救？必速救肾水之枯。玄参三两，甘菊、熟地一两，麦冬二两，芡实五钱。名**救枯丹**。用玄参以散脾胃浮游火，甘菊以消胃邪，麦冬以滋肾液，熟地以生肾水，庶几滂沱大雨自天而降，大地焦枯立时优渥，何旱魃之虑哉。又恐过于汪洋，加芡实以健土，又仍是肾经药，则脾肾相宜，得其灌溉之功，绝无侵凌之患，此立方之所以神也。故一剂谵定，再剂渴除，三剂厥止身凉①。

此症用**清土散**亦效。石膏、麦冬、生地各一两，甘草一钱，银花五钱，白术三钱。

一冬月伤寒，大汗而热未解，腹又痛不可按，人谓邪发在外未尽，内结腹中，阳症变阴之候，余以为不然。伤寒汗大出，邪必随出，宜无邪在中，何又腹痛？此乃阳气尽亡，阴亦尽泄，腹中无阴相养，有似邪之内结作痛，此阴阳两亡急症。夫痛可按为虚，不可按为实，何以此不可按又谓虚？不知阴阳两亡，正在将绝，不按痛且难忍，况按又伤肠胃，安得不重增其苦，所以不可按也。此急症，不可缓，用**急救阴阳汤**。人参、白术、熟地二两，当归、甘草三钱，黄芪三两。一剂腹痛止，身热解，汗尽止。方用参、芪补

气，使阳回于阴内；归、地补血，使阴摄于阳中；术、草和脾胃而通腰脐，使阴阳归于气海、关元，则亡者不亡，绝者不绝。倘认是阳症变阴，纯用温热，加肉桂、姜、附，虽能回阳于顷刻，然内无阴气，阳回阴不能摄，亦旋得而旋失。

用**救亡汤**亦效。人参、当归、熟地各一两，甘草二钱，熟附一片。［批］后方更稳。

一冬月伤寒，大汗热解，腹微痛，腰不可俯仰，人谓邪在肾经，欲用**稀莶丸**加防己，不知此乃发汗亡阳，阳虚阴不能济也。阴阳互为其根，无阳阴不生，无阴阳不化，此症汗泄过多，阳气无几，阴又自顾不遑，不敢引阳入室，阳无所归，故行于腹，孤阳无主而作痛；肾中之阴，因阳气不归，孤阴无伴，不敢上行于河车之路，故腰不可俯仰。用**引阳汤**：杜仲、甘草一钱，山药五钱，茯苓二钱，芡实、人参三钱，肉桂三分，白术五钱，一剂腹痛止，二剂腰痛轻，三剂俯仰自适。方妙在助阳气不去助阴。盖阴之所以杜阳者，欺阳衰也。譬之夫妇好合，岂忍永绝良人。因夫不慎，外侮相争，焦头烂额，狼狈逃回，因羞变怒，杜绝不许入房。倘夫得良朋之益，捆载而归，见金多有不变色者乎？知必开门迎笑，所以助阳兼助阴者，此耳。倘用稀莶、防己，重损阴阳，则夫贫妇贫，彼此成仇，终身反目。

济阳汤亦可。杜仲二钱，山药一②两，甘草、故纸一钱，人参、白术五钱。［批］加故纸甚当。

---

① 身凉 《辨证录》卷一此下有"此症世人未知治法，即仲景张使君亦未尝谈及，天师因士铎之请，物传神奇治法，以为伤寒门中之活命丹也"四十三字。

② 药一 原倒作"一药"，今乙正。钱本一作二。

一冬月伤寒，大汗，气喘不能息，面如朱红，口不能言，呼水自救，人为热极，欲用白虎解阳明火，而不知此乃戴阳症，上热下寒，若用白虎，虽多加人参，下喉即亡。用**八味地黄汤**半斤，煎汤，恣其渴饮，必熟睡半日，醒来汗必止，气必不喘，面必清白，口不渴。此原不必汗而汗，必致大汗。汗既大出，阳邪尽泄，阳尽散，阴亦随之上升，欲尽从咽喉外越。以皮毛出汗，阴气奔腾，不得尽随汗泄，故直趋咽喉大路，不可止抑。阴既上升，阳又外泄，不能引阳回气源源，阳亦随阴而上，阴气逼之不可下，故气喘不能息。且阳在上，火亦在上者，势也。况阴尽上升，则肾宫寒极，下既无火，上火不归源，故面赤。上火不散，口亦渴，呼水自救者，救咽喉热，非救肠胃热。实热多成于胃火，胃热必号咷狂呼，今虽喘，形症尚宁，口欲言而不得，非虚热而何？此真上假热下真寒。八味汤妙在补水仍补火，下喉，火得水而解，入胃，水得火而宁，调和上下，灌溉肺肾，实有妙用。夫发汗亡阳，本是伤气，何以治肾而能奏功？不知亡阳症内无津液，致内火沸腾，大补真阴，胃得之而息焰。胃火息，肾之关门闭矣。肾关闭，胃土气自生。胃气生，肺气不因而得养乎？肺气生，清肃之令行，母呼子归，同气相招，势必下引肾经，自归子舍。肾气既归，而肾中又有温和春色以相熏，汪洋春水以相育，则火得水生，水得火悦，故奏功。

返火汤亦神。熟地三两，肉桂三钱，枣皮一两。

一冬月伤寒，发厥，面青手冷，两足又热。人谓直中阴寒，宜理中汤。不知此乃肝气抑郁不散，风邪在半表里，若用理中，必发狂死。夫直中阴寒，未有不从足先冷者，今足既热，非直中肝经明矣。邪既不在肝，似不可径治肝。然邪虽不在肝经内，未尝不在肝经外。邪在门外，与主何与，而现发厥、面青、手冷？不知震邻之恐，犹而警惕，岂贼在门外，主人有不张惶者乎？势必执枪刀思御侮。此时而能登高号召，劝谕高呼，贼知内有防护，外恐有应援，自易解散。倘用理中，是以火攻杀贼，贼未擒，房舍先焚，贼且乘火突入，杀主而去。法用**小柴胡汤**加减，以散半表里之邪，肝气自安，外邪化为乌有。柴胡二钱，白芍五钱，甘草、黄芩、半夏一钱，当归钱半。一剂手温，再剂厥止身热，面青自愈。

一冬月伤寒，身热，汗自出，恶寒不恶热。人谓阳明之症，欲用石膏汤，不知非阳明也。汗出似阳明，然阳明未有不恶热者。今不恶热而恶寒，此阳气甚虚，邪欲出不出，内热已解，内寒未散，必因误汗所致。用**补中汤**：人参、黄芪三钱，白术、当归二钱，柴胡、甘草、陈皮一钱，升麻四钱，桂枝五分。一剂汗止身凉，寒亦不恶。补中汤东垣用治内伤，实有神功，不见讥长沙张使君乎？不知伤寒亦有内伤，不可拘于伤寒，不思治变症之方。况症因误汗而成，汗已出，邪存于经络者必浅，即畏寒，寒邪亦不重，是外感而兼内伤。此方补正有祛邪，故兼用成功，况又加桂枝散寒乎。倘作阳明症，用白虎，少投石膏，鲜不变虚寒而死。

温正汤亦可。人参、当归五钱，黄芪一两，柴胡、神曲一钱，甘草五分，桂枝三分。

一冬月伤寒，身热五六日不解，谵语声低，口渴，小便自利，欲卧。人谓阳明余热未解，余谓不然。夫谵语虽属胃热，然声必高，拂意必怒，今谵语低声，非胃热。既非胃热，何口渴欲饮水自救耶？然口渴饮水，水不能化痰上涌，直奔膀胱，小便自利，其非胃热又明矣。阳明火盛多发狂，今欲卧，岂是胃热。但非胃热，何谵语、口渴不解至五六日耶？不知此乃心虚症，心虚神不守舍而谵语，火起心包而口渴。心与小肠相表里，水入心，心即移水于小肠① 而小便自利。用**清热散**：茯苓五钱，麦冬一两，丹皮二钱，柴胡一钱，甘草五分。一剂谵止，二剂渴除热解。用麦冬补心，茯苓分消火热，柴胡、丹皮、甘草和解邪气。心气足，邪不能侵，尽从小肠② 以泄，中心宁静，津液自生，故渴除，肾气上交于心，精神自长，不思卧。倘疑胃热而用白虎，鲜不败衄。

凉解汤亦可。茯神三钱，玄参一两，柴胡一钱，甘草二分，砂仁③ 二钱，麦冬五钱

冬月伤寒五六日，往来寒热，胸胁痞满，或呕吐，或渴或不渴，或烦或不烦，人谓少阳症，宜小柴胡和之。小柴胡，少阳药，少阳居表里之间，邪入而并于阴则寒，邪出而并于阳则热，故痰结于胸而苦满，欲吐不吐，欲渴不渴，烦闷生。用之自易奏功，然不可常用，何也？盖少阳胆木，最喜水，其次喜风。柴胡风药，得之解愠，然日以风药投之，枝叶条达，终必干燥，一旦大雨则郁郁葱葱，其扶疏青翠为何如耶？故用柴胡汤后，必须补水。用**济生汤**：熟地、玄参五钱，麦冬、白芍三钱，枣皮一钱，山药、茯苓二钱，柴胡五分，神曲三分，竹叶一团。一剂烦闷除，再剂寒热止，三剂愈。方多直补肾水，直补其胆木之源，则胆汁不枯，足以御侮。

况加柴胡，仍散半表里之邪，安得不收功速乎。倘疑伤寒后不宜纯用补肾药，恐胃气有伤，难以消化。不知少阳之症，由太阳、阳明传来，火燥水涸，不但邪逼胆汁，半致熬干，五藏六府尽多火烁，是各经无不喜盼霖雨，非惟少阳胆木喜水也。补水之药，又何有停隔哉。

和隔散亦妙。柴胡一钱，白芍一两，生地五钱，玄参三钱，麦冬、茯苓二钱，竹茹一团、芥子一钱，水煎。

一冬月伤寒，发热至六七日，昼则了了，夜则谵语，如见鬼状，按腹痛欲死。人谓热入血室，然不止此。虽因经水适来，感寒而血结，故成疟状。然未伤寒前，有食未化，血包其食而为疟母。论理小柴胡为正治，然此汤止能解热，使热散于血室中，不能化食，使食消于血块内。一方最神，治热入血室正相宜。用**两消丹**：柴胡、炒栀仁二钱，丹皮、白芍五钱，鳖甲、当归三钱，楂肉、甘草一钱，枳壳五分，桃仁十粒。一剂痛轻，二剂鬼去，谵语止，腹安，杳无寒热。此方既和表里，血室之热自解。妙在用鳖甲直攻血块内，以消宿食，所谓直捣中坚，疟母何有而作祟乎。服吾药，实可作无鬼论。

清白散亦妙。丹皮、当归、茯苓三钱，柴胡、前胡、青皮、炒栀仁二钱，白芍一两，白术五钱，人参、半夏、甘草一钱。

一冬月伤寒，项背强几几，汗出恶风，服桂枝加葛根汤不愈，人谓太阳阳明合病，舍前方无药治。不知太阳邪既入阳

---

① 小肠　此二字原无，今据钱本与《辨证录》补。
② 小肠　原作"少阳"，据《辨证录》改。
③ 砂仁　《辨证录》作"炒枣仁"。

明，自宜专治阳明，不必又顾太阳。况葛根汤仍用桂枝以祛太阳邪，是太阳邪轻，阳明邪重。方用**竹叶石膏汤**以泄阳明火，前症自愈。但不必重用石膏。石膏、麦冬三钱，知母八分，半夏、甘草二钱，竹叶五十片。一剂汗止，再剂项背强几几尽去，风亦不畏。倘仍用前方，病虽愈，消烁津液必多。予更示方法使治伤寒者宜思变计，而不可死于古人文内。

清胃汤亦佳。玄参、生地五钱，知母二钱，半夏一钱，甘草五分。

一冬月伤寒，头痛几几，下利。头痛，太阳症；几几，阳明症。二经合病无疑，似宜两解，然不可两治，以其下利耳。阳明胃土，今挟胃中水谷下奔，其势欲驱邪而尽入于阴经，若不专治阳明，急止其利，则阳变为阴，热变为寒，害不可言。方用**解合汤**：葛根二钱，茯苓五钱，桂枝三分。一剂利止，二剂头痛几几愈。盖葛根乃太阳、阳明圣药，况加桂枝，足散太阳之邪，茯苓不独分消水势，得桂枝且能直趋膀胱。夫膀胱，太阳本宫，得茯苓淡泄，葛根亦随之同行，祛逐其邪尽从小便出，小便利，大便自止。此不止利正所以止利，不泄阳明正所以泄阳明，两解之巧，无过于此。

葛根桂枝加人参大妙。葛根三钱，桂枝五分，人参一钱。

一冬月伤寒，六七日后头疼目痛，寒热不已。此三阳合病，法不可合三阳统治。然治何经，三阳之邪尽散？邪之来者，太阳；邪之去者，少阳。欲去者使归，来者使去，必须调胃气。胃气一生，阳明之邪自孤，势必太阳、少阳之邪尽趋阳明以相援，可因其众而使散。如贼散四方，擒巢甚难，诱其蚁会一城，合围守

困，一举受缚。用**破合汤**：白芍、石膏、粉葛、茯苓三钱，柴胡、陈皮、甘草一钱。方治阳明十七，治太阳十一，治少阳十二，虽三经同治，实专治阳明。故一剂目愈，再剂头痛除，三剂寒热解。皆胃气得生，故奏功速。倘不治阳明，惟治少阳，损伤胃气，少阳且引二经之邪尽逼阴经，反成变症。

和阳汤亦妙。石膏五钱①、葛根、白芍二钱，麻黄三分，柴胡、甘草一钱，花粉五分。

一冬月伤寒五六日，吐泄后又大汗，气喘不得卧，发厥，此因误汗，人谓坏症，不可治。大汗后宜身热尽解，今热不退，现此恶症，诚坏症也。欲于不可治中施治，庶几于不宜汗中救其失汗。伤寒至吐泄后，上下之邪必散，热未解者，邪在中焦也。理宜当时用柴胡汤和解，自然热退身凉，无如误汗何。误汗，热仍不退，身仍不凉，邪仍在中焦。此时用前方则虚虚，不死何待？必大补中气，使汗出亡阳仍归腠理，少加柴胡以和解，则转败为功，实有妙用。救汗，用**救汗回阳汤**：人参三两②、当归二两，柴胡一钱，白芍一两，陈皮五分，甘草一钱，冬麦五钱。一剂汗收，再剂喘定，三剂厥不作。去柴胡，将此方减十之六，渐渐调理，此救坏症一法也。人见人参多用，未必不惊，不知阳已尽亡，非多用参，何以能回。恐参回阳不能回阴，故又佐当归助参奏功。至于多用白芍、麦冬，恐参、归勇猛，使调和藏府，二经不相战克，阳回阴中，阴摄阳内，听柴胡解纷，有水乳之合也，何必以多用参、归为虑哉。

———————

① 五钱　此下《辨证录》有"人参二钱"。
② 三两　原作"三钱"，据钱本、《辨证录》改。

救败散亦妙。当归、麦冬、人参一两①、白芍五钱，柴胡、甘草五分，北五味五粒②，神曲三分。

一冬月伤寒，汗吐后加大下，身热如火，发厥，气息奄奄欲死，人谓坏症，然亦有可救者，其误下也。夫误下必损胃气，未必不增风寒之势。必须救脾胃又不助邪，乃为得。方用**援下回生丹**：人参③、茯苓五钱，白术一两，柴胡五分，甘草、赤石脂一钱。水煎调服。一剂泄止厥定，再剂身热解，思饮食。此时止可少与米汤，渐加米粒。若骤用饮食，必变结胸，断难救。同是坏症，何前多用参，此条少用？盖大汗亡阳，势甚急；大下亡阴，势少缓。亡阳者，阳尽散；亡阴者，阴难尽。亡阳，遍身之阳皆泄，非多用参不能挽回于顷刻；亡阴，脾胃之阴尽而后及于肾，故少用参即救死于须臾。方妙参、术以固脾、胃、肾，茯苓分消水湿，柴胡、甘草以调和于邪正之内，赤石脂收涩其散亡之阴，此又救坏症法也。

定乱汤亦神。人参、山药一两，茯苓、薏仁五钱，甘草、黄连五分，陈皮、神曲三分，砂仁一粒。

一冬月伤寒，汗下后又加大吐，吐后遂呕逆饱闷，胸中痞满，时时发厥，昏晕欲死，谵语见鬼，且知人出入，此亦坏症也。然因误吐以成，于误吐后思安吐之方，舍**转气救吐汤**不可。方用：人参一两，旋覆花、石脂末一钱，茯神五钱。一剂气逆转。

另用**招魂汤**。麦冬、人参、茯苓、山药、芡实三钱，陈皮、神曲三分，柴胡一钱，白芍五钱。一剂身凉，神魄宁，前症尽愈。汗下后身热未解者，邪在半表里，宜和解，乃不用，而妄吐，邪随气涌。气升不降者，汗下后元气大虚，又加大吐，五藏反覆，自然气逆不能顺，气既逆，呕吐何能遽止。胸中无物而作虚满、虚痞，神不守舍，随吐越出，故阴阳人鬼尽见。似宜追魄招魂为急，何必先转气？盖气不转，则神魄终不能回，所以必先转气，气顺而神归也。况转气仍佐定神之品，安得不奏功如响？至后反用招魂者，非神魄用此招，盖气虚极，用药顺之，苟非和平之剂调之，未必不仍变为逆。招魂汤健脾理胃，土气既生，安魄定魂，神自长处于心宫。然则招魂汤亦养神汤也，此又救坏症一法也。

救逆汤亦可。人参二两，白芍、茯苓各一两，故纸、附子一钱，麦冬五钱，牛膝二钱。

一冬月伤寒，目不见人，自利不止，此亦坏症。此乃误汗下，一误再误，较前三条更重，本不治。内有生机者，以胃未经吐，胃气且未伤，扶胃气以回阳，助胃气以生阴，未必非可救。方用**渐生汤**：人参三钱，白芍、黄芪、白术五钱，茯苓、山药、芡实一两，甘草一钱，砂仁三粒。一剂目见，二剂利止，三剂身凉体轻。方妙在缓调胃气，胃气生，脏府俱有生气。阴阳衰者，生其阴阳。夫衰与绝不同，坏症乃阴阳绝，非衰也。衰易生，绝难救。不知一线未绝，仍是生气，非坏极。此正在欲绝未绝，故用参、苓、芪、术，得以回春。倘阴阳已绝，安能续乎？此又救坏症一法。

一冬月伤寒，误吐，误汗，误下，身

---

① 一两 《辨证录》作"五钱"。
② 五粒 《辨证录》作"十粒"。
③ 人参 《辨证录》用量为"三钱"。

热未退，死症俱现，人谓必死。法在不救，吾再传一方，名**追魂丹**。人参、山药、生枣仁一两，茯神五钱，附子一分，甘草一钱。一剂，或大便，或汗吐，三症止一，便有生机。盖阴阳未绝，得一相接，自能相生。如星星之火，引之可以焚山。误吐，误下，误汗，阴阳未绝，因其误而亡耳。阴阳之根自在，故得一相引，生意勃然。服之大便止，肾阴未绝；吐止，胃阳未绝；汗止，脏府之阴与阳未绝，何不可生。倘三不一应，是阴阳已绝，无方可救。或问方中纯回阴、回阳之药，绝不顾邪者，岂无邪可散乎？使无邪，宜热尽退，何又热如故？嗟乎！经汗吐下后，何邪在身？热未退者，因阴阳之虚耳，使早用补剂，何至如此。故只大补其阴阳，阴阳回，已无余事。若顾邪用解纷之药，又安能回阴阳。

一冬月伤寒八九日，腹痛，下利便脓血，喉痛，心内时烦，本少阴症，治法不可纯治少阴，然舍少阴必生他症。使治便脓，用桃花汤，则心烦不宜；治喉痛，用桔梗汤，则腹痛不宜。我谓二方未尝不可选用。酌定一方，名**草花汤**：甘草、赤石脂二钱，糯米一撮。一剂腹痛除，二剂喉痛止，三剂利愈烦安。盖少阴症，脾气拂乱也，故走下便脓血，奔上伤咽喉，今用甘草和缓之，则少阴之火不上，后以赤石脂固滑。又糯米之甘以益中气，则中气不下坠，滑脱自止，又何必用寒凉泄火而化脓血？脓血即化，中焦又何邪作祟，使心中烦闷乎？

一冬月伤寒，一二日即自汗，咽痛，吐利交作。人谓太阴病，不知此乃少阴肾寒，非太阴脾虚也。盖伤寒初起宜无汗，今反汗出者，无阳固外，故邪不出而汗先出。此证实似太阴，以太阴亦有汗自出之条。但太阴出汗，因无阳自泄；少阴出汗，因阳虚自越。夫少阴邪既不出肾经，不能从皮毛分散，势必随任、督上奔咽喉，咽喉之窍甚小，如奔马不能尽泄，又下大肠，下焦虚寒，复不能传送以达肛门，又逆冲胃脘作吐。用**温肾汤**：人参三钱，熟地、白术一两，肉桂二钱。一剂汗止，吐泻愈，咽痛亦除。此下部虚寒，温其经可也。用参、术回阳，肉桂助命门火，则虚火自归经，安于肾藏。然肉桂辛热，雷火速甚，有助热之虞，得熟地相制，则水火既济。

一冬月伤寒五六日，腹痛，利不止，厥逆无脉，干呕。人谓直中阴寒，不知直中乃冬月一时得之，身不热，腹痛呕吐，发厥者为真。今身热五六日后见前症，乃少阴传经，非直中也。虽传经阴症，可通以治直中，辨症终不可不清。此症自然用白通加猪胆汁汤。本阴寒，何以加人尿、胆汁？不知白通汤乃纯大热，治以阴寒，反相格，而岂藉人尿、胆汁为向导乎？正阴盛格阳，用以从治之为得也。盖违其性则背，顺其性则安。此症往往脉伏不见，服此脉暴出者，大非佳兆。缓出转有生机，何也？此病是假热，药是假寒，取其相畏相制，有调剂，不取其相争相逐，竟致败亡。

一冬月伤寒，四、五日后腹痛，小便利，手足沉重而疼，或咳、呕。人谓少阴症，宜真武汤是矣。所以用此汤之故，世尚未知。四五日后腹中作痛，此阴寒入腹犯肾也。小便利，膀胱肾气尚通，可消寒邪从小便出。倘小便不利，则膀胱内寒无肾火之象矣。火微不能运动四肢，手足所以沉重作疼。火既不能下通膀胱，引寒邪下出，势必上逆为咳为呕。真武汤补土药，土健水不泛滥，仲景制此方，火中补土，土热水亦温，消阴摄阳，神功不可思议。

一冬月伤寒，四五日后手足逆冷，恶寒身倦，脉不至，躁扰不宁。人谓少阴阳绝，不知阴亦将绝，盖恶寒身蜷，脉更不至，阳已去矣。阳去不加躁扰，阴犹未绝，尚可回阳以摄之。今躁扰不宁。基趾已坏，何以回阳。然人阴阳未易遽绝，一线未泯，可援可救。阴阳有根，非后天有形之物，实先天无形之气。补先天而后天自续。用**参附汤**：人参二两，附子二钱。虽此方，难必效。然宁尽心不济，不可置方听死。况参能回阳于无何有之乡，附子夺神功于将离之际，魂魄重归，阴阳再长，原有奇功，乌可先存必死之心。

一冬月伤寒，六七日经传少阴而息高。人谓太阳症未除作喘，不知太阳之喘与少阴之息高状似实殊。太阳喘，气息粗盛，邪盛也；少阴息高，气息缓漫细小，真气虚不足以息，若高非高也。故太阳喘宜散邪，少阴息高宜补正。何也？少阴肾火衰，不能藏于气海，上奔欲散，症至危，宜**朝宗汤**。人参、麦冬、熟地三两，枣皮、山药一两，故纸一钱，胡桃一枚。一剂息平，再剂息定。此补气填精，不治息自平者，气得补有所归也。如败子田园消尽，逃外岂不欲归？计无复之耳。倘骤获多金，自然耀乡里，宁岂乞食戚党？或曰下寒，火必上越，此息高独非肾气虚寒乎？何不用肉桂引火归源？嗟乎！肾气奔腾，实本因肾火上冲所致，然不用桂、附，亦有说。肾火必得肾水以养，不先补水遽助火，火无水济，龙雷反上升，转不收息，所以先补水，不急补火。况故纸亦

补火，更能引气入气海，又何必用桂、附之跳梁哉。

一冬月伤寒，太阳麻黄汤症。元气素薄，尺脉迟缓，不敢用前方，人谓宜建中汤。以国弱兵微，宜守不宜战①。建中能守而不能战，且贼盛围城，城中又有奸细，安能尽祛而出。症本太阳伤荣②。舍麻黄终非治法。加人参一两，则麻黄汤散邪，入参助正，补攻兼施，正不伤，邪尽去。或谓麻黄症不得已而用参，可少用否？不知元气大虚，非参不能胜任，故必用一两，庶元气无太弱之虑，且能生阳于无有之乡，可以御敌逐寇。倘不多加人参，则邪留胸中，元气未复，安能背城一战乎？或曰：无气大虚，直用参，何以又用麻黄？似麻黄断不可少，何不以麻黄为君？嗟乎！麻黄为君，人参为佐使，必偾事。今人参一两，麻黄止一钱，是以人参为君，麻黄转作佐使，正正奇奇，并而用之，此兵道可通医道。

一冬月伤寒，汗吐下后虚烦脉微，八九日，心下痞硬，胁痛③，气上冲咽喉，眩冒，经脉动扬④必成痿症。人谓太阳坏症，然不止于太阳之坏。伤寒经汗吐下后虚烦，虚之至也。况脉微，非虚而何？宜现各症。痿症责在阳明，岂未成痿前反置阳明不问乎？治阳明火，宜用人参石膏汤。然汗下后，石膏峻利，恐胃难受，方用**青蒿防痿汤**：人参一两，青蒿五钱，半夏、干葛一钱，陈皮五分。连服二剂，胃

---

① 宜守不宜战　原作"宜战不宜守"，今据《辨证录》改。
② 伤荣　荣上原有"寒"字，衍文，《辨证录》无，今删。
③ 胁痛　此二字原无，今据《辨证录》补。
④ 扬　《辨证录》作"惕"。

气无伤，胃火自败，诸症渐愈，痿症自可免。盖此症不独胃火、肾、肝之火亦起，青蒿去胃火，且散肾肝火，一举三得。然非用参之多，则青蒿力微，不能分治藏腑。尤妙在佐之半夏、陈皮，否则痰未能全消，而气不能遽下，痞硬、胁痛乌能尽除？然恐青蒿力微，故佐干葛以共泄阳明火，则青蒿更能奏功。况干葛不甚散气，得人参以辅青蒿，尤有同心之妙。

一冬月伤寒，谵语潮热，以承气下，不应，脉反微涩，是里虚。仲景谓难治，不可更用承气，岂承气固不可用乎？既用承气不大便，是邪盛烁干津液，故脉涩而弱，非里虚表盛明验乎？倘攻邪，邪未去，正益虚，故难治。此时不妨明言坏症。有一法，或可望生，恐难必效，病家请治，则用**人参大黄汤**救之。人参一两，大黄一钱。一剂得大便，气不脱即生，否则死矣。苟大便气不脱，再用：人参、甘草三钱，陈皮三分，芍药一钱。煎服二剂，可全生。

一冬月伤寒，发热而厥，厥后复热，厥少热多，病当愈。厥后热不除，必便脓血，厥多热少，寒多热少，病皆进也。厥少热多，邪渐轻，热渐退。伤寒厥深热亦深，何厥少热反深？此邪不能与正争，正反凌邪作祟。譬贼入人家与主斗，贼弱逃遁，主人愈加精神以壮威，正气旺，邪势自衰，故病当愈。至于厥后热不除，如贼首被获，余党未擒，贼知势败，必带伤而战。贼既受伤，主亦必损，故热势虽消，转不尽散，更坚无生之气，虽不敢突入经络，必至走窜肠门，血污狼藉成脓血。法不必用大寒药，只用和解，贼自化为良民，何有余邪成群以作祟。用**散群汤**：甘草二钱，黄芩三钱，当归五钱，白芍一两，枳壳一钱。一剂，未成脓血必无，既成脓自止。妙在归、芍活血，加甘草、黄芩和血凉血，所以邪热尽除，非单用枳壳之攻散耳。至于厥多热少，无非正气之虚。正虚则邪盛，邪盛凌正，正敢与战，安得不病进。治法宜大补正气，少加祛邪，自然热变多，寒变少，用**祛厥汤**：人参、当归五钱，白术一两，甘草二钱，柴胡一钱，附子一分。一剂转热，二剂厥定寒除。热深厥亦深，似消热即消厥，何以反助热？不知此二症，非热盛而厥，乃热衰而厥。热衰正衰，非邪衰。吾以参助正气，非助邪热也。正旺则敢与邪争作热，一战而胜，故寒热尽除。方加附子尤妙，参、术未免过于慈祥，非附子将军，则仁而不勇，难成迅扫之功，加一分以助柴胡，则无经不达，寒邪闻风尽散，所谓大勇济其仁。

一冬月伤寒四五日，下利，手足逆冷无脉。人谓厥阴寒症，急灸之，手足不温，脉不还，反作微喘，人谓死症，吾谓可救，盖因无脉耳。人必死后无脉，今未死乃脉伏不现，非真无脉。无脉固不可救，伏有可救，用灸亦救其无脉。今灸之脉不还，反作微喘者，正生机也。盖脉欲应灸，无如内寒极，止藉艾火，何能遽达，是微喘脉欲出明矣。急用**参附汤**助阳气，脉自出。但宜多用。人参二两，附子三钱。一剂手足温，再剂脉渐出，三剂利止。附子斩关夺门，人参回阳续阴，然非多用，寒邪势盛，不能陷阵突围。遇此症，必信深见到，用勇任大始济。倘徒施灸法，或参、附不多用，皆无识也。死台号冤，慎之。

一冬月伤寒，身热一日即谵语。人谓邪传阳明，谁知素有阳明胃火，风入太阳，胃火即沸腾矣。兼治阳明泄胃热，亦无差。然太阳邪炽，不专治太阳，则卫邪不能救，营邪不能解。先治阳明，必引邪入门，反助腾烧。不若单治太阳，使邪不深入阳明，火不治自散。用**争先汤**①。桂枝三分，麻黄、甘草、花粉一钱，青蒿三钱。一剂热退谵止。此桂枝少，麻黄多，以寒轻热重也。青蒿为君者，能退热，又散寒，且入膀胱，又走胃，既解膀胱邪，又解胃火，不特不引邪入阳明，且散邪出阳明。加花粉，以谵语必带痰气，花粉消膈中痰，复无增热之虑，入诸药中，通上达下，消痰消邪，又何谵语。

一冬月伤寒，身热二日即如疟，人谓证传少阳，谁知少阳原有寒邪，一遇伤寒，因之并见。小柴胡亦奏功，但法非宜。必重治阳明，兼治少阳为是。盖阳明火邪未散，虽见少阳症，邪仍留阳明，寒热谵狂，必因而起。惟重治阳明，则胃火自散，使邪不走少阳，少阳原存之寒邪孤立，何能复煽阳明之焰。阳明火息，少阳之邪自解。用**破邪汤**：石膏、玄参、茯苓三钱，柴胡、半夏、甘草、陈皮一钱，麦冬一两。一剂热解，疟状愈。方妙在石膏、玄参治阳明火，尤妙在用麦冬滋肺燥，恐肺燥不能制肝胆，且肺燥必取给于胃，则胃枯，火愈炽。今多用麦冬使肺润，不藉胃土，肺气得养，自能制木，少阳之邪，何能附和胃火作祟？况柴胡足舒少阳气，苓、草二陈调和阳明，少阳邪无党援，安得不破。

一冬月伤寒，身热三日，腹满自利，人谓阳传于阴，孰知腹满自利，少阳太阴皆有，不辨阴阳，鲜不误事。夫太阴自利，寒极而痛；少阳自利，热极而痛。手按愈痛者少阳，按不痛者太阴。此仍须和

解少阳邪，不可误认太阴。用**加减柴胡汤**：柴胡、陈皮、甘草一钱，白芍五钱，茯神、栀子二钱，当归三钱，枳壳、大黄五分。一剂腹满除，二剂利止。此和解寓微攻，分消兼轻补，所以火邪易散，正又不伤。若大承气，过于推荡，大柴胡，重于分消，故定此方以治腹满自利。

一冬月伤寒，身热四日，畏寒不已，人谓太阴转少阴，谁知仍是太阴症。太阴脾、少阴肾似不同。然脾乃湿土，土中带湿，则土原有水象，故脾寒即水寒，所以不必邪传于肾，早有畏寒。法不必治肾，专治脾，寒症自消。用**理中汤加减**治。白术一两，人参、茯苓三钱，肉桂、附子一钱。一剂寒热解。方用桂、附，似仍治少阴肾，然参、术为君，仍治脾。况脾、肾原可同治，参、术治脾亦治肾；况得桂、附，无经不达，安在独留于脾。

一冬月伤寒，身热五日即发厥，人谓邪入厥阴，谁知肾水干燥不能润肝。厥本厥阴症，邪未入于厥阴何发厥？盖肝血燥极，必取给于肾，肾水枯，又受风邪，肝无所养，故发厥，母病子亦病。法但治肾，厥症自定，母安子亦安。用**子母两快汤**：熟地、麦冬、玄参五钱，当归、茯苓、山药二钱，枣皮、芡实三钱，山药二钱。一剂厥定，再剂身热愈。方纯补肾，惟当归滋肝血，治肾，肝在其中。所以不用芍药者，过于酸收，不若单用补水，水足制火，为更胜耳。故子母两快汤不用白芍，单用当归也。且当归善助地、枣生水，生水滋肝，即补肾肾制肝。

一冬月伤寒，身热五六日，汗不解，

---

① 争先汤　《辨证录》作"平阳汤"。

仍有太阳症，人谓邪反太阳，谁知邪欲反不能反乎。邪不能反太阳，当无太阳症，宜不治太阳。然不治太阳转多变。盖邪不能返，窥门而入，已过势也。太阳曾传，用药引归，邪走原路，反易散。少用桂枝汤散之，一剂邪尽除。倘多用则焦头烂额，易胜祛除？此用药机权，不可不知。

一冬月伤寒，至七日热犹未解，谵语不休，人谓复传阳明，谁知邪欲走阳明，阳明不受乎。阳明已经前邪，见邪则拒，似乎难入。然切肤之痛，前已备经，见邪再入太阳，震邻之恐，号呼谵语，非若前邪实作谵语者比。治法不必专治阳明，以截阳明之路，散太阳之邪，断不复入阳明。用桂枝汤。一剂谵语自止，何必用石膏汤重伤胃气。

一冬月伤寒，至八日潮热未解，人谓邪再传少阳，谁知邪在阳明，欲出未出乎。阳明多气多血，气血既多，藏痰①亦不少。痰在胃膈，自发潮热，不必假借少阳。况邪又将出，少阳前受阳明贻害，未免寒心，故现潮热，其实未入少阳。法不须治少阳邪，宜解阳明热。阳明热解，少阳邪自散。用**解胃汤**：青蒿、麦冬五钱，茯苓二钱，甘草五分，玄参三钱，竹叶五十片。一剂胃热解，再剂潮热退，不必三剂。此方息阳明焰，又解少阳氛。倘徒治少阳，阳明愈炽，倘息阳明，少阳又燥。有偏胜必有独干，自然轻变为重，邪传无已。今单治阳明，已有少阳治法，故收全功。

一冬月伤寒，九日利不已，人谓邪入太阴，阳变阴症，谁知是阳辞阴症乎。变阴、辞阴何辨？变阴，阳传于阴；辞阴，阳传出于阴也。入阴自利，岂出阴亦自利？不知阴阳不接，多泄利不已，但入阴自利，腹必痛；出阴自利，腹不痛。至九日利不已，腹不痛者，离阴自利也。切戒太阴止利药，用之邪传入阴，危矣！法仍治少阳，解表里则利止，寒热之邪亦散。用**小柴胡汤**加减治之。柴胡、甘草②一钱，茯苓三钱，陈皮五分。一剂利止，寒热解。此专治半表里邪，又分消水湿，既不入阴，又善治阳，故取效独捷。

一冬月伤寒十日，恶寒呕吐，人谓邪再传少阴，谁能知邪不欲入少阴乎。不入少阴何恶寒呕吐？不知传经再入太阴，中州之气已经刻削，脾气已虚，必耗肾中火气，肾又曾经邪犯，自顾不遑，故邪入脾，脾甘自受，恶寒呕吐，不待传少阴始见。法单治太阴脾土，呕吐可止。然不治肾，肾火不生脾土，恶寒终不愈。寒不除，呕吐亦暂止。用**脾肾两温汤**：人参、巴戟、芡实、山药三钱，白术、肉桂一钱，丁香三分，肉蔻一枚。一剂寒止，二剂呕吐除。方用参、术补脾，巴戟、芡实、山药补肾，肉桂、丁香辟寒气、旺肾火，以生脾土，则土气自温。

一冬月伤寒，十一日热反更盛，发厥不宁，一日三四见，人谓邪再传厥阴也，谁知邪不能传肝乎。少阴寒水未入厥阴，何以发厥见热症？然厥似热非热也。内寒甚逼阳，外见发厥，故不待传入厥阴先发厥。此本死证，仲景无方，非无方也，以灸法神奇，示人以艾灸少阴者，正不必治厥阴也。虽灸之可，汤药又安不可？用**回生至神汤**：人参三两，肉桂三钱，白术二两，姜汁一合、葱十条，用姜葱汁同水煎

---

① 痰　《辨证录》作"邪"。

② 甘草　此下《辨证录》有"黄芩一钱"。

服。一剂厥止，二剂身热解。方用参、术虽多，苟非姜、葱，不能宣发。邪伏肾中不得出，惟参、术得姜、葱导之出外，不必走肝，厥自安。此治之巧也。

一冬月伤寒，十二日热不退，不见发厥，人谓伤寒至厥阴，不发厥，热自退。谁知虚极欲厥不得乎？热深厥亦深者，元气足以致之，此热深不发厥，元气不足以充也。传经至十二日，已入肝，厥不应者，非热之不深，乃元气甚困焉，可因不厥即厥疑阴之不热？治法补其肝气，辅以解热，则厥阴不燥，木气又舒，邪不能留，非惟热解而见厥，抑亦邪散而消厥。用**消厥散**：白芍、当归五钱，丹皮、黑荆芥三钱，生地、花粉二钱，甘草、人参、炒栀子一钱。一剂厥止，再剂厥定。此补肝凉血以治传经伤寒。世无其胆，然肝燥内热，因虚厥伏，非滋肝血，则热深者何能外见？故必补虚而发厥，随可弃厥而散热，人可闻吾言而放胆。

一冬月伤寒，十二日后忽厥去如死状，但心中大[①]热，四肢如冰，至三四日，体不腐，人谓尸厥。谁知邪火犯包络，坚闭其气以护心乎。伤寒未有传心者，传心即死。然邪传心，因包络虚不能障心也。若包络无损，邪虽直捣心宫，膻中膜膈自足相拒。然邪遍传六经，各各损伤，包络相臣出死御敌，号召勤王，绝不一应，惟坚闭宫门，与君同殉。各脏腑见君相号令不宣，自然解体，所以肢体先冷如死。苟有将斩关夺门，扫群妖，救君相，外藩响应，自必归诚。治法惟助包络加祛邪，可回死为生。用**救心神丹**：人参一两，白芍一两，黄连、半夏三钱，菖蒲二钱，茯苓五钱，附子一分。水煎，以竹筒通喉中，令人含药送下，无不受。一剂

气苏，再剂心热自解，肢温。厥症多热，肢冷如冰，正心热如火也。热极反为寒颤，颤极人死，心实未死。方以人参固生气，黄连清心中包络火，附子为先锋，菖蒲为向导，引参、连突入心中，又得芍、苓、半夏平肝不助火，利湿共消痰，则声援势盛，攻邪尤易。或疑黄连清热，何用人参？既用参，何必许多？孰知六经遍传以攻心，脏腑自虚，用连不用参，则有勇无谋，必斩杀过甚，反伤元气。主弱臣强，虽救君不能卫君，不几虚用奇兵哉。

中　寒

一严寒忽感阴冷，直入腑，肢体皆冷，目青，口呕清水，腹中雷鸣，胸胁满逆，体寒发颤，腹中有凉气一股直冲而上，猝不知人，此寒气直中七腑也。中寒与伤寒大异。盖伤寒由表入里，中寒由腑入脏。虽入腑、入脏同是直中，治法终不同。盖入腑寒轻，治入腑之寒，乌可重于治脏哉。惟腑有七，中腑药似宜别。然阴寒中人，必乘三焦之寒而先入，温三焦，七腑之寒尽散。然三焦所以寒，又由胃气虚。徒温三焦而不急补胃气，则气虚不能接续，乌能回阳于顷刻？用**救腑回阳汤**：人参五钱，附子、肉桂一钱，巴戟一两。方用参扶胃，桂、附回阳，更借巴戟补心肾火，心肾火旺，三焦火更旺，且生胃气回阳，故用为君，尤统三位健将扫荡祛除，所以一剂奏功，阳回阴邪立散。

一严冬忽感阴寒，唇青身冷，手足筋脉拘急，吐泻，心腹痛，囊缩，指甲青，腰艰俯仰，此阴寒中脏。中脏重于中腑，寒入五藏，似宜分治，然不必分，直温命

————

① 大《辨证录》作"火"。

门火，诸脏寒尽散。盖命门为十二经主，主不亡，心君无下殿；肝木无游魂，肺金不为魄散，脾土不崩解。惟命门既寒，阳为阴逼，越出肾外，五藏不能独安，各随阳而俱遁。故中脏不必治五脏，温命门寒邪可解。虽然，五脏苟虚，大兵到处，扫荡群妖，苟无粮草，何以供命？此命门宜温，五脏之气亦当补。用**荡阴救命汤**：人参一两，白术、熟地、附子、茯神三钱，肉桂一钱，枣皮二钱。水煎服。一剂阳回，再剂全愈。何神速？盖寒入五脏，由命门阳外出，一回其阳，寒气不留于脏。方用参、术为君，似救心、脾，附、桂、枣皮，肾亦救之，肺肝独缺，何以斩关直入，回阳顷刻？不知五脏为寒邪所犯，大约犯肾之后即犯脾、犯心，至犯肺、肝无多。故专固心肾脾，肺肝已寓，况参、附并用，无经不达，有肝肺不入乎？况补肝、补肺皆收敛药，祛邪使出，乌可留邪使入？倘用收敛补肝肺，反制参、附之手，不迅荡阴。此用药不杂，有秘义也。或曰收敛既不可以补肝肺，岂熟地、枣皮又可补肾？嗟呼！此又不通之论也。肾中水火原不相离，附、桂大热回阳，未免肾中干燥，与其回阳后补肾水以济阳，何如用火之时防微之为得。所以少用熟地、枣皮于附、桂中，以制火横。且火得水归源，水招火入宅。

一冬月直中阴寒，吐泄，身发热，人谓伤寒传经症，不知寒直中少阴，非传经也。直中阴寒，原无身热，兹何以热？此正阳与阴战，邪旺正不安于弱，以致争斗而成热。若传经少阴症，必数日后始吐泻，未有初感一日即身热，上吐下泻者，故乃直中，非传经也。直中，邪即入里；传经，由表入里。用**人参附子茯苓汤**：人参一两，茯苓五钱，附子一钱。一剂吐泻止，身热退。何其速也？此症原因阳气弱，阴气盛，故发热。助阳气，阳气旺，阴自衰。又佐附子勇猛，突围破敌，转易成功。且茯苓分消水气，胃土得安，上下之间无非阳气升降，阴邪何能冲决。

一直中阴寒，肾独受，身颤手颤，人谓寒入骨中，谁知命门火冷，不能外拒阴寒。盖命门十二官[①] 主，人有此火则生，无之则死，火旺运用一身，手足自温；火衰不能通达上下，一身皆冷，何能温手足？故命门火旺，可拒寒邪，惟火衰极，阴寒内逼，直入肾宫，命门火畏寒邪盛，几乎不敢同居。身颤难以自主，手颤难以外卫。法宜温补命门火。主不弱而后阳气旺，通达上下，阴消寒散，不致冲犯心宫。用直中阴脏第一方治之。附子、丁香一钱，肉桂、白术二钱。一剂寒祛，身手定。方尽阳药，以治阴症固宜，然急症何以少用分两，成功至神？盖因火欲外越，一助火即回宫。火既归，又有余火相助，则命门火旺，毋论祛寒，寒已望火遁矣。

一少阴肾感中邪气，小肠[②] 作痛，两足厥逆，人谓寒邪直入肾，孰知入肾兼入小肠腑乎。肾，脏也，脏重于腑，何必辨其邪入小肠？然辨症不清，药定寡效。虽肾开窍于二阴，又曰肾主大小便，肾寒小肠亦寒，治肾小肠亦愈，终不知小肠与肾同感寒也。盖寒客小肠则腹痛脉不通，脉既不通，安得两足不厥逆？法不必治小肠，仍治肾。治肾者，温肾也，温肾即所以温小肠。用**止逆汤**：附子一钱，白术三钱，前子三分，吴萸五分。一剂痛除厥止。方用附子祛寒，吴萸通气，加白术、

---

① 官　原作"关"，声之误，今改。
② 肠　钱本作"腹"。

车前利腰脐消湿，虽治小肠，实温肾宫。命门热，小肠之气化自行，又焉有不通。故不治痛痛除，不转逆逆定。

一猝中阴寒，身不能动，人谓寒中脾，谁知寒中肾乎。中寒手足不能动，已是危症，况身不能动乎。盖手足冷不动，犹四隅病，身僵不动，中州之患。脾主四肢，身不独属乎？人非为不生者，非心火，乃肾火。肾火旺，脾土自运于无穷；肾火衰，脾难转于不息。故肾寒脾亦衰，脾寒身自不能动。法不可徒治脾，必须温肾火。用直中阴脏第二方治之。附子、干姜、肉桂一钱，熟地二钱。一剂身动寒消。方用桂、附子、姜直捣中坚，迅扫寒邪，命门火勃发，寒邪自去。然过用纯阳，未免太燥，佐熟地，使阳得阴而生水，不至阳缺阴而耗水。

人有猝犯阴寒，两胁极痛至不可受，如欲破裂，人谓寒犯肝，谁知寒犯肾。胁乃肝位，犯肾宜病在肾，何在肝？因肾寒又畏外寒之侵，肾血逃肝子家，受创深重，不敢复出。肝因肾水遁入，见母受伤，能无复仇乎？自然奋不顾身，怒极欲战，两胁欲破，正肝郁难宣也。法以火熨外寒，少济其急。用**宜宽汤**① 救之。人参一两，熟地二两，附子一钱，柴胡五分，甘草三分，肉桂三钱。一剂痛定。人见用参、附回阳，未必疑；用熟地滋阴，必疑。嗟乎！肾遁入肝，寒邪必乘势逼肝，肝气一怯，非上走于心，必下走于肾。走于心，引邪上犯心君，有下堂之祸；走于肾，引邪下侵相位，有同殉之虞。故用人参补心，使心不畏邪；熟地补肾，使肾不畏邪。肝瞻顾于子母，两无足虑，自然并力御寒。又益助火舒木之品，肝中之部火解，故背城一战而奏捷。倘此药不效，是心肾两绝，肝独存，何能生？

---

① 宜宽汤　钱本与《辨证录》均作"宽肝汤"。

辨证奇闻卷二

山阴　陈士铎远公父原本
宁乡　文守江南纪氏敬述

中　风

一入室向火，边热边寒，遂致左颊出汗，偶出户，为贼风所袭，觉右颊拘急，口喎于右，人谓中风，孰知向火，火逼热并一边也。惟和气血，佐解火，则火平，喎斜正。用**和血息火汤**：升麻、秦艽、甘草一钱，黄芪、麦冬三钱，防风、桂枝三分当归、玄参五钱，白芷五分，花粉二钱。二剂愈。方补血气为先，何辅佐多用阳明药？盖阳明脉起于鼻交中，循鼻外，入上齿中，是两颊与齿正阳明部位。升麻、白芷，阳明经药，用之引于齿颊。秦艽能开口禁，防风能散风邪，桂皮实表，固宫卫，与黄芪、玄参同用，善通经络，活脏腑，纵真有风邪何处存？自应如桴鼓。

一久痢后卒昏仆，手撒眼瞪，小便自遗，汗出不止，喉作曳锯，人谓中风，孰知病在下多亡阴，阴虚阳暴绝，本不治。然灸气海，阳气得续，亦有生者。但阳回不用补气，阳气随回随绝。用**独参汤**：人参三两，附子三分。煎灌，而人不死。气海前与丹田相通，乃生气之原，故灸之而阳回，非助以人参，则气回不能生生不息。

一两手麻，面亦麻木，人谓中风将现，谁知气虚不能运血。头乃六阳之经，面乃阳之外见。气旺则阳旺，气衰则阳衰。旺则气行于面，面乃和；衰则气滞于血，面乃木。面木，阳衰可知，何能运动手指？治宜补气，通阳之闭，手面之麻木解。方用**助气通阳汤**：人参、当归、茯苓三钱，白术、黄芪、葳蕤五钱，防风五分，花粉、麦冬、乌药二钱，木香、附子三分。二剂手解，四剂面解，六剂不发。此方大补气，气旺血行，又何麻木？

一身猝倒，目紧闭，昏晕不识人，人谓中风危症，谁知乃心气乏绝乎？身中未有不痰盛者，痰盛则直走心经，心气乏绝，则痰涎壅住，膻中不能开。虽膻中为心君相，痰来侵心，膻中先受，所以障心而使痰不入。然膻中本卫心以障痰，何反壅痰以害心？不知心气虚，膻中亦虚，膻中既虚，仅可障痰以卫心，力难祛疾以益心。况痰气过盛，犯心甚急，膻中坚闭夫膜膈，使痰之不入，心气因之不通，不能上通，故目闭不识人。治法急宜补君相火，佐之祛痰，心气一通，目自开，人自识。用**四君子加减**治之。人参一两，白术二两，茯苓三钱，附子一钱，竹沥、姜汁一合、菖蒲三分。一剂目开，再剂识人。

此方用参、术以救生气之绝，然非附子，断不能破围直入。非竹沥、姜汁，则痰涎间隔。然附子孤单，又借菖蒲向导，直达心宫。

一素性好饮，两臂作痛，服祛风治痰药更麻木，痰涎愈盛，体软筋弛，腿膝拘疼，口噤语涩，头目晕重，口角流涎，身如虫行，搔起白屑，人谓中风已成，抑知脾气不足乎。人生赖饮食以养，饮食过多，反伤脾气，脾气伤，有何益？况酒散人真气，少饮则益，多饮则损。贪杯则脏腑无非糟粕之气，欲真气无伤，得乎？故体软筋弛，脾虚不能运也；痰涎加盛，脾虚不能化也；腿膝拘痛，脾虚不能行也；口噤语涩，脾虚气难接也；头目晕重，脾虚气难升也；流涎，脾虚不能摄；起屑，脾虚不能润，不补脾气乌能愈？用**六君子**加味治。人参五钱，白术一两，甘草一钱，半夏二钱，陈皮五分，附子三分，茯苓三钱。十剂愈。六君补脾兼治痰，然非附子，不能走经络，通血脉。或疑白术太多，不知白术健脾又去湿，多用始能利腰脐升阳气，阳气不下陷，脾得建其运化。

一怒后吐痰，胸满作痛，服四物、二陈加芩、连、枳壳不应，更加祛风，反致半身不遂，筋渐挛缩，四肢痿软，日晡益甚，内热口干，形体倦怠，人谓风中于腑，谁知郁怒未解，肝气未舒所致。误用风药，损气伤血，致似中风。法须仍解郁怒，佐补血补气，益阴益精之味。用**舒怒益阴汤**：熟地、白芍一两，当归五钱，茯苓、麦冬、丹皮三钱，甘草、陈皮五分，柴胡、人参一钱，白术二钱。十剂筋缩愈，再十剂肢不软。后用六味汤煎饮二月半，身皆遂。方即逍遥散加味，用参、地、麦冬，实有妙义。盖逍遥散为解郁圣药，散而得补，补始有功。用白芍一两以平肝，肝气平则木不克土，又健脾开胃，辅佐相成，反败为功。

一怀抱郁结，筋挛骨痛，喉间似有结核不下，服乌药顺气等方，口眼歪斜，两臂不伸，痰涎愈甚，内热晡热，人谓偏枯之渐，谁知肝木不舒乎。木既不舒，木中之火又安得舒，自然木来克土，脾胃两伤，脾热胃燥，内自生风，正不必外风入始见前症也。法自必补脾胃。然徒补脾胃，肝来克土，脾胃仍不舒，必须摅肝以扶脾胃始得。方用**舒木生土汤**：白芍、熟地五钱，茯苓、白术、玄参三钱，山药、远志、郁金、人参一钱，生枣仁、麦冬、当归二钱，甘草五分。此心、脾、胃、肺、肝、肾药也。何以谓舒木生土汤？不知心者不耗肝气，治肾所以生肝，治肺使不克肝，治脾胃使不仇肝，群药无非滋肝舒木。木舒脾胃有不得其天者乎。此名实有微意。

一一时猝倒，口吐痰涎，发狂号叫，坐立不定，目不识人，身中发斑，数日后变成疮疖，此真中风。盖元气未虚，忽为风邪所中，正盛邪又不弱，两相战不肯负，于是痰涎出，狂叫起，心中如焚，坐立不安，目不识人。内热既盛，由内达外，故斑发皮肤。火毒难消于肌肉，因变疮疖。如人家门户既牢，主伯亚族又健，突来强盗，劈门而入，两相格斗，大声咤叱，战斗既酣，目裂眦决竟不知。同舟人非敌国土矣，因而火攻烧杀，反成焦头烂额。法不必助正，惟事祛邪。用**扫风汤**：荆芥五钱，防风、半夏、茯苓三钱，陈皮、苏叶一钱，花粉钱半，黄芩二钱。一剂狂定，二剂痰消，三剂斑化，疮疖愈。此症万中生一人。不知中风真症，吾独表之，使知真中风如此，类中风亦宜辨。

一素多内热，一旦颠仆，目不识人，左手不仁，人谓中风，谁知肾水不足养肝，肝木太燥，木自生风颠仆。若作风治立亡，即作气虚治，阳旺阴愈消。必补肾水以生肝木，木得其养。用**六味汤**加味治。熟地、白芍一两，枣皮、当归五钱，山药四钱，茯苓、丹皮、泽泻、白芥子三钱，柴胡一钱。一剂识人，四剂不仁愈，十剂全愈。六味丸治中风效者，以其似中风也。六味滋水，归、芍平肝木，柴胡、白芥子疏通肝气，消两胁之痰，水足木自条达，痰去气自疏通，内热顿除，体自适，又何左手不仁。

一人忽自倒，不能言语，口角流涎，右手不仁，肌肤顽，人谓气虚中风。气虚则有之，中风则未也。此乃心气虚，不能行气于胃，胃气又虚，胃自生热，蒸其津液，结为痰涎，壅塞隧道，不能行气于心，即堵截其神气出入之窍，故神明瞀乱，神明无主，则舌纵难言，廉泉穴开则口角流涎。一身运动，全藉气以行，今气大虚，不能行于四肢，则手自不仁。右，气所属。气不行于肌肤，则痛痒不知。若作风治，未有不死。即于补气中加祛邪药，或可苟延性命，亦必成半体风症。故半体之风，皆错治中风而成也。宜**六君加附子**治之。人参一两，白术、黄芪二两，半夏三钱，茯苓五钱，附子、甘草、陈皮一钱。一剂声出，二剂痰涎收，十剂尽愈。参、苓、芪、术补气圣药，加附子遍达诸经，岂独心胃相通，痰涎不壅塞乎？[批]原本未载附子分两，据愚酌定。文守江。

一无故身倒，肉跳心惊，口不能言，手不能动履，痰声如鼾，惟目能动，人谓因痰中风，孰知此痰病也。怪病多生于痰，痰病多生于湿，痰湿结而不散，有见鬼猝倒者，此特其一耳。医谓中风，误矣。然不治痰而治风，适招风生变；即不治风而治痰，亦不能消痰弭灾。必大补气血，用**十全大补汤**：人参、当归、茯苓、白术五钱，黄芪、熟地一两，白芍三钱，甘草一钱，川芎、肉桂二钱。一剂能言，二剂惊跳止，三剂鼾声息，十剂手动足行。又廿剂，如无病人。此症世以风治，多偾事。惟大补气血，断不生变。

一一时猝倒，痰涎壅塞，汗出如雨，两手足懈弛不收，口不能言，囊缩，小便自遗，人谓中风急症，谁知阴阳两脱症。至危，刻不可缓。作风治，下口立亡，必**三生饮**救之。人参二两，生附子一枚，生南星五钱，生半夏三钱。一剂囊伸，小便止，再剂能言，始议他药。此病甚暴，非斩关夺门，何能直入脏腑，追散失之元阳？故投于人参数两，始可夺命于顷刻。惟关门既开，再有**济急丹**：人参、当归、熟地、麦冬一两，白术、茯苓、枣皮五钱，半夏三钱。二剂元气日旺，虚汗不流，手足运动，无瘫痪之忧。如破城而守，内无粮草，士有饥色，今关门大开，搬运而入，仓粮足，兵马飞腾，贼自望风而遁。倘仍用附子、南星，过于酷烈，损伤元气，不又多乎？妙在用归、地、枣皮、麦冬资阴。盖前此斩杀太甚，脏腑枯焦，一旦赍财接济，真不啻恩膏之赐，自然踊跃奋兴，手舞足蹈。

一口眼㖞斜，身欲颠仆，腹中时鸣，如囊裹浆状，人谓中风，内有水湿。水湿之气由于脾气虚，脾气不能运化夫水，水乃停积不化，必涌上。涌于头作晕，涌于口眼而为㖞斜。水在上则头重足轻，故身欲颠仆，似中风实非中风。方用**分水止鸣汤**：人参五钱，白术、茯苓一两，车前子、半夏三钱，肉桂一钱。四剂腹中鸣止，口眼平复。此原无风，故不必祛风，单健脾气，土能制水。又虑徒消膀胱，恐水冷不化，再补命门火以生脾土，土有先天之气益，足以分后天之澜。大地回阳，溪涧无非春气，则膀胱不寒，尤能雪消冰解无阻隔。或曰口眼㖞斜，实系风症，安在水气使然？不知水寒成冰，口眼处于头面之间，一边经寒风而成㖞斜，似中风，然非风在内。风既在外，不入腠理，又何必祛风。

一猝倒后，渐致半身不遂，人谓中风成偏枯。中风万中间生一二，岂可因一时猝倒即作中风治。此原无风邪，既气虚猝倒，此时大补气血，少佐消痰，焉有偏枯症。惟过于祛风耗气，必右身不遂；耗血，必左身不遂。猝倒时正气不能主宰，乃不补气专耗气，欲气之周遍于身，得乎？天下至误者，谓中风有经、络、脏、腑之分。自此言出，世遂信风初中络，不可引入经；既中经，不可引入腑；既入腑，不可引入脏。诸般风药，杂然乱投，脏腑经络，未尝有风，强用风药成偏枯，犹其幸也。盖脏腑无风，元气实，尚不可用药侵耗，况羸弱摇摇靡定。今不死成偏枯，亦因补正中用祛风之剂，犹存残喘耳。然已成偏枯，可再用风药乎？用**全身汤**：人参、白术二两，茯苓一两，半夏三钱，附子三分，神曲一钱。四剂手足能举，八剂动履如故，身臂皆轻。

一猝倒后遍身不运[1]，手足不收，人谓中风成瘫痪，不知血虚气不顺。手得血能握，足得血能走，今手足不收，正血虚

耳。气血本相兼，使血虚气顺，气能生血，尚供手足之用。今气不顺，气血有反背之失，欲血荫手足，得乎？故不独手足不收，一身且尽不通。手足犹在四隅，一身不通，腹心之疾。症名风痹，实无风也。用**四物汤**加味治。熟地、当归一两，白芍五钱，川芎、人参、半夏二钱，黄芪三钱。二剂知痛痒，十剂能步履，再十剂全愈。若用风药，耗烁其血，血干气亦不顺，气既不顺，血益加虚，必为废人。

一猝倒于地，奄忽不知人，人谓中风重症，然此气虚不接续耳。既无口眼㖞斜，又无手足麻木，若作风治，必引风入室。世谓中风必须填塞空窍，使风不能入。今用风药以治无风症，安得不开腠理？腠理即开，玄府大泄，欲风不入得乎？气虚不能接续，致猝倒，奄忽不知人，是风懿病，内未有风，作中风治，误也。用**六君子汤加人参**治。人参五钱，白术一两[2]、甘草、陈皮一钱，半夏、茯苓三钱。一剂知人，二剂全愈，盖不治风，自能奏功。

一一时猝倒，状似中风，自汗不止，懒言语，人谓中风，谁知亦是气虚。猝倒加自汗，此虚极乃亡阳，非中风也。亡阳必用参附，始有生机，误用风药立亡。用**参芪归附汤**救之。人参、当归一两，黄芪二两，附子三钱。一剂汗止，二剂言出，四剂神气复。或曰猝倒后无五绝症，只汗多语言懒，似可缓治。不知此症非轻缓。凡初病易图功，久病难着力，亡阳症元气初脱，此时大补气血，实有无穷挽回。苟

---

[1]　运　钱本与《辨证录》均作"通"。
[2]　一两　原作"一钱"，字之误，今据钱本与《辨证录》改。

因循退缩，坐失机宜，日久百剂难效。

一男子，身未倒，右手不仁，言语蹇涩，口流沫，人谓半肢风，然非外风，本气自病，名中气。气何有中？因似中风，又非中风，故曰中气。乃气虚，非中风，故不中左而中右。盖左血，右属气。女子右为血，左为气。男子右手不仁，非气虚何？惟极补气随效，用**至仁汤**：人参、白术、黄芪一两，茯苓、苡仁、半夏三钱，肉桂二钱，甘草一钱。一剂语清，二剂沫止，十剂不仁愈。此补气之妙也。或疑气虚补气，何加消痰？岂气旺不能摄水，气盛不能化水耶？至加肉桂助火，不更多事？不知气虚，未有不脾胃寒，脾胃既寒，水谷难化，不变精而变痰。故气虚者痰盛，痰乘气虚作祟，上迷心，旁及手足，身欲仆，手不仁，口吐涎沫。用参、芪补气，复用苓、术健土治湿，痰无可藏之经，更加半夏、以仁，逐已成之痰，犹恐脾胃久寒，入肉桂补命门火，火自生土，土旺气自郁蒸。气有根蒂，脏腑无非生气，经络皮肉何至不通。

一身未颠仆，左手半边不仁，言语蹇涩，口流涎，人谓半肢风。谁知血虚，血不养筋脉，似中风耳。中气病速易效，中血病缓难效。中气阳症，中血阴症，阳速阴迟耳。用**生血起废汤**：葳蕤二两，熟地、当归一两，山药四两①、茯苓、白芥子五钱。一剂语清，十剂沫止，三十剂不仁愈。后再加人参三钱，黄芪五钱，减当归五钱，再服二十剂，不发。或疑葳蕤过中和，不若四物流动，白芥子虽消膜膈痰，起首口角流涎，宜多用，后可少减，何始终用五钱？不知血病生痰，消痰始能补血。况中血血虚极，膜膈间皆痰，非多用白芥子断不能消。白芥子消痰不耗气，

且助补血药生血，故始终必需。但力不及半夏、贝母，故必多用。四物补血圣药，白芍非中血所宜，川芎过于动，故特用葳蕤生血又起废，同归、地用，尤易奏功。且葳蕤暂用难效，久服易建功，治缓病实宜。况用二两，力更厚，加以辅佐得宜，故始终攸利。

一头面肿痛，口渴心烦，一旦猝中，手足溺②，言语不清，口眼歪斜，人谓中风，谁知中火。火生木中，每藉风力，中火似即中风。不解风，火何由息？抑知火所畏者水，祛风息火，火焰少戢，火根未除，滋水救火，火光自消，况火中，内实无风，用祛风药，毛窍尽开，反通火路。火路通，风反得入，风火互势，欲不变风症得乎？法贵补水，用**灭火汤**：玄参三两，沙参二两，白芥子三钱，茯苓、熟地一两，枣皮、麦冬五钱，北味一钱。十剂全愈。玄参息浮游之火，群药补水添精，自然水足火衰，倘少加风药，则拘挛其手足，水转助风，反增火势。或曰不用风药，独不可用凉药？不知实火可寒凉直攻，虚火断不可用，况玄参微寒，补中带泄，何必再用凉药。

一时猝中，手足牵搐，口眼㖞斜，语言如故，神思清，人谓阳虚中风。阳虚猝倒必神昏，今神思清，乃阴虚之中耳。阴虚非血虚，盖真阴肾水干枯，不能上滋于心，痰来侵心，一时猝中，及痰散，心清如故。作中风固错，作中血亦非。惟直补肾真阴，精足肾自交心，心液流行各脏腑，诸症自痊。用**填阴汤**：熟地四两，枣皮、北味、牛膝、三钱，麦冬、山药一

———

① 山药四两《辨证录》作"山茱萸四钱"。

② 溺 钱本、《辨证录》作"搐溺"。

两，白芥子五钱，故纸一钱，附子一分。水煎服。十剂全愈。枣、药、熟地填精圣药，麦冬、五味益肺仙丹。单补肾水恐难速生，故又补肺，子母相资，更易滋润。又恐阴不下降，故用故纸、牛膝下安肾宫，则浊①阴不致上干，真阴自然相济。然阴药太多，未免过于腻滞，加附子一分以行真阴气，非假以助火也。水得火气，尤易生。

一无恙觉手足麻木，尚无口眼喎斜等症，人谓风中于内，三年后必晕仆，劝预服搜风顺气药，以防猝中。其论是，所用方则非。手足麻木乃气虚，非气不顺。即气不顺，非风作祟。人苟中风，来甚暴，岂待三年哉？然气虚何以手足麻？盖气虚即不能化痰，痰聚胸中，气不通于手足。宜补气中佐消痰，用**释麻汤**：人参、半夏、白芥子、陈皮一钱，当归、黄芪②、白术三钱，甘草五分，柴胡八分，附子一分。服四剂，手足不木。倘仍麻木，前方倍加，再四剂必愈。盖手足麻木，乃四余轻病，不必重治。人疑重病，风药乱投，反致误事。苟知虚而非风，何难之有。

一遍身麻木，不颠仆，状似中风，然风则有之，中则非。此症不可不治风，又不可直治风。不治风，风不能出，直治风，损气血，风又欺气血虚，反客为主不肯去。必补气血中佐祛风祛痰，气血不伤，风又易散。用**解缚汤**：黄芪、葳蕤一两，当归、白芍、人参、白术、熟地五钱，花粉、秦艽三钱，附子、羌活一钱。四剂麻木愈，十剂全愈。同一麻木，何上条用药少，此独多且重？盖手足麻木，无风入体，周身麻木，风乘虚入腑。故上条可轻治，此条宜重治。

一天禀厚，素好饮酒，一时怒激，致口眼喎斜，似中风，身未仆，且善饮食，脉洪大有力，非中风，乃火盛肝伤耳。此症西北人多，南人少。法不徒泄火，又须养肝血。用**解焚汤**：酒蒸大黄、白芥子、炒栀仁二钱，柴胡一钱，归、芍一两。大黄泄酒毒，栀子泄肝火，但二味除祛未免迅厉。用归、芍大补肝血，盖血足火自息。尤妙加柴胡、白芥子以舒肝叶风，以消膜膈痰，痰消肝气益舒，肝舒风自去。若误认中风，妄加麻黄、羌活等药，愈祛风愈动火。或不滋肝反补气，阳旺气盛，转来助火，肝中血燥，益足增怒，势必火亢自焚，成猝中。

一猝中后，手足流注疼痛，久则麻痹不仁，难屈伸，人谓中风，以致风湿相搏，关节不利。不知先有水湿，不治元气衰，反去祛风利湿以成。中风既因虚成湿致中，不治虚尚可治风湿乎？然风湿既搏击一身③，但补气不祛风利湿，亦非救济之道。用**两利汤**：白术、茯苓五钱，薏仁、白芍一两，人参、当归、半夏一钱，甘草、防风五分，肉桂三分。四剂疼痛止，十剂麻痹愈，二十剂屈伸利。方中补多于攻，用防风散风，不用苓、泻利水。盖因虚成风湿，既祛风何可复利水。况白术、薏仁亦利水药。于补水中行利水法，则水无阻滞。水湿去，风难独留，故少用防风，孤子之风，无水，难于作浪。

痹　证

一两足牵连作痛，大便微溏，夜不能

① 浊　原作"独"，字之误，今据钱本、《辨证录》改。

② 黄芪　此下《辨证录》有"茯苓三钱"。

③ 身　原作"时"，义晦，今据《辨证录》改。

痹，卧则足缩不伸，伸则愈痛，人谓伤寒成痹，谁知风寒湿同结大肠乎。风入大肠，日大便，邪似易下，即有湿气，亦可同散，何以固结于中，痛形两足乎？不知寒邪入腹留大肠，又得风湿相搏，不肯遽散，因成痹。法必去风寒湿，使不留大肠，痹病可愈。使徒治大肠邪，三气转难祛散。又宜益大肠气，肠中气旺，转输倍速，三气易祛。用**逐痹丹**：人参一两，白术、茯苓五钱，升麻、神曲五分，甘草、苡仁一钱，肉桂三分。一剂湿去，二剂风寒散。此方治湿多，治风寒反轻。盖水湿最难分消，治其难，易者更易。况治湿不伤元气，大肠自传送，风寒随湿同解。

一呕吐不宁，胸膈饱闷，吞酸作痛，因而两足亦痛，人谓胃口寒，谁知风寒湿结胃而成痹乎。胃喜热不喜寒，胃口一寒，邪因相犯，风入胃不散，湿停胃不行，三者合，痹成。法祛三邪，仍调胃气，胃气健，三者不攻自解。用**六君子加减**治。人参、荆芥、茯苓三钱，白术五钱，生姜五片，半夏一钱，陈皮、甘草、肉桂五分。十剂全愈。此方开胃，又喜分消，加生姜、荆芥，尤善祛散风寒。

一心下畏寒作痛，惕惕善惊，懒饮食，以手按，如水声咽咽，人谓水停心下，谁知风寒湿结于心胞络乎。水犯心则痛，风乘心则痛，毋论风寒湿均能成病，重则必死，今只畏寒作痛，正心胞络障心。心胞既能障心，捍卫之劳，心胞独当其锋，心胞安得不痛。法当急祛风寒湿三者，使毋犯心胞，心君自安。然祛三邪，不补心胞气，则心胞太弱，故必补心胞，兼治三邪。用**散痹汤**：巴戟、白术、山药、莲子五钱，菟丝、炒枣仁、茯苓三钱，柴胡、半夏一钱，远志八分，甘草三

分。十剂全愈。此方单治心，以心胞为心相臣，治心正治心包。

一小便艰涩如淋，下身生痛，时上升如疝气，人谓疝，或谓淋，孰知风寒湿入于小肠成痹。小肠主泄水，水出小肠，何邪不去。乃缩住不流，风寒作祟也。必散小肠，风寒湿不难去。然宜兼治膀胱，膀胱利，小肠无不利。虽膀胱亦有痹症，治小肠痹，当以治膀胱者治之。用**攻痹汤**[①]：车前子、茯苓三钱，苡仁一两，肉桂五分，木通二钱，白术五钱，王不留行一钱。连数剂，似淋不淋，似疝不疝，再数剂，痛如失。此方利湿不耗气，祛寒风自散，又何用逐风以损脏腑。

一身上下尽作痛，有时止，痰气不清，欲嗽不能，咽喉气闷，胸膈饱胀，二便艰涩，人谓肺气不行，谁知风寒湿犯三焦乎。三焦主气，气流通于上、中、下，风寒湿感一气即不宣，况三者挌结，毋怪其清浊两道闭塞，因而作痛。法宜急祛三者之邪。然三焦不可径[②]治，宜兼治肾、肺、脾胃。肾气旺，下焦气通；肺气肃，上焦气降；脾胃气健，中焦气始化。理肾、肺、脾胃气，益散邪，则三焦得令，风寒湿不难去。用**理本汤**：人参、肉桂、豨莶草一钱，白术、芡实、山药五钱，麦冬、巴戟、茯苓三钱，桔梗、贝母五分，白芥子二钱，防己三分。四剂上中下气通，病尽解，八剂诸症全愈。此方扶肺、肾、脾胃气，轻于祛风寒湿者，正理本也。理本，标在中，况兼荡邪，所以能神。

一胸背、手足、腰脊牵连疼痛不定，

_____

① 攻痹汤 《辨证录》作"攻痹散"。
② 径 原作"轻"，字误，今据《辨证录》改。

头重不举，痰唾稠粘，口角流涎，卧则喉中有声，人谓痹症，宜控涎丹。痹虽合风寒湿三邪而成，然气血不虚，邪从何入？即因气血虚，乌可徒治邪不补正？控涎丹甘遂、大戟，无补气血药，用治痹不能收功，坐此弊也。法宜补正助祛邪，则百战百胜。名**补正逐邪汤**。白术、苡仁五钱，人参一钱，桂枝三分，茯苓一两，白芥子三钱。十剂愈。参、术、茯、苡健脾补气又利湿，虽三者合成痹，湿为最多。湿在经络、肠胃间，最难分化。逐其湿，风寒自化，故佐桂枝数分已足。既用薏、苓、参、术健脾利湿，何虑痰为患哉？然三者每藉痰为奥援，用白芥子，膜膈痰尽消，各处之痰有不消乎？痰消，三气无薮可藏。或曰痹成，气血虚，宜并补，何方中补气不益血？不知气旺自生血，血有形之物，补之恐难速生，不若专补气更捷。

一肌肉热极，体上如鼠走，唇口反裂，久则缩入，遍身皮毛尽发红黑，人谓热痹。风寒湿合而成痹，未闻三者外更添热痹。此乃热极生风，似痹实非痹。解阳明热，少散风则得矣，不必更治湿。至于寒邪，尤不必顾，盖既热不寒耳。用**化炎汤**：玄参一两，甘菊五钱，麦冬、羚羊角①、生地五钱，炒荆芥、升麻三钱。二剂热少减，四剂尽愈。用玄参、升麻、生地、麦冬解阳明火，更退肺金炎，以肺主皮毛也。然仅治肺与胃，恐只散内热，不能散外热，又使升、芥导出外，不使内留以乱心君。外既清凉，内有不快乎。羚羊角虽取散火毒，亦藉其上引唇口，使缩裂愈。或谓阳明火毒，盍用石膏、知母？不知火热外现于唇口、皮毛、肌肉，用大寒凉直攻，必从下泄，不能随升、芥外泄。故用玄参、甘菊于补中表火为得。

一脚膝酸痛，行步艰难，按皮肉，直凉至骨，人谓冷痹。痹曰冷，正合风寒湿三者之旨。此虽合三邪，寒为甚。盖挟北方寒水之势侵入骨髓，乃至阴寒，非至阳热不能胜。然至阳热，又恐过虐，恐邪未及祛，至阴之水先已熬干，真水涸，邪水必泛，邪水盛，寒风助之，何以愈痹？用**真火汤**：白术五钱，巴戟一两，附子、防风一钱，牛膝、茯苓、石斛三钱，萆薢二钱。连服十剂，症尽愈。妙在用巴戟为君，补火仍是补水之，辅佐又彼此相宜，不用肉桂、当归温血分，实有意。盖补气则生精最速，生精②既速，温髓亦速。若入血分药，则沾濡迟滞，欲速不达。萆薢原忌防风，使相畏而相使，更复相宜，所以同群共济。

一肝气常逆，胸膈引痛，睡卧多惊，饮食不思，吞酸作呕，筋脉挛急，人谓肝痹，是矣。而所以成者，亦血气不足。肝血不足湿乘之，肝气不足风乘之，肝之血气不足寒乘之。三邪侵入肝经，肝血气益亏耗，于是魂不藏于肝，乃越出作惊。肝病何能生心？心无血养，安能生胃？胃气不生，自难消化饮食，强食必至吞酸作呕。饮食养脏腑也，既不消化，不能变精以分布于筋脉，则筋无所养，安得不拘挛。乌可徒三邪，不顾肝经气血？用**肝痹散**：人参三钱，当归一两，川芎、茯苓五钱，代赭石末二钱，肉桂、枣仁一钱，羌活五分。水煎，调丹砂③末五分，服十剂全愈。芎、归生血妙矣，尤妙在加人参益气以开血，引代赭通肝气，佐芎、归，气

---

① 角　此下《辨证录》有"镑五分"三字。
② 精　原作"气"，按此承上句之义，当作精是，《辨证录》作精，今改。
③ 丹砂　此下《辨证录》有"代赭石"三字。

血开通，又加肉桂辟寒，茯苓利湿，羌活祛风，邪自难留，魂自不乱。况枣仁、丹砂末收惊特速。

一下元虚寒，复感寒湿，腰肾重痛，两足无力，人谓肾痹。肾虽寒脏，中原有火，有火则水不寒，风寒湿无从而入。人过作强，先天之水日日奔泄，火亦随流而去，使生气之原竟成藏冰之窟①，火不敢敌寒，寒邪侵之。寒既入，以邪招邪，风湿又至，则痹症生。法不必去邪，惟在补正。补正，补肾火也。火非水不长，补火必须补水。但补水恐增湿，风寒有党，未能遽去。然肾火乃真火也，邪真不两立，故补真火实制邪火也。况水中有火，何湿不去？最难治者，水邪即去，风寒不治自散。用**肾痹汤**：白术一两，枣皮、茯苓、苡仁、骨皮五钱，杜仲三钱，肉桂一钱，附子、防己五分，石斛二钱。二十剂全愈。妙在补水少，去湿多，况并未补水，于水中补火，火无太炎；于水中祛寒，寒无太利。寒湿既去，风又安能独留？又有防己祛邪，故风寒湿尽去②。

一咳嗽不宁，胸膈窒塞，吐痰不已，上气满胀，不能下通，人谓肺痹。亦知肺痹因于气虚乎？肺，相傅之官，治节出焉。统辖一身之气，无经不达，无脏不转，是肺乃气主。肺病则气病，气病则肺病。然则肺痹即气痹，治肺痹乌可舍气不治？但肺虽主气，药不能直入，必补脾胃以生肺气。然生肺者只脾胃，克肺有心，仇肺有肝，耗肺有肾。一处生不敌各处克，此气所以易衰，邪所以易入。且脾胃又能暗伤肺金。饮食入胃，必由脾胃转入于肺，今脾胃即受风寒湿，湿③亦随脾胃气输肺，肺乃受伤。况多怒，肝气逆于肺；多欲，肾气逆于肺。肺气受伤，风寒

湿填塞肺窍成痹。用**肺痹汤**：人参、茯苓三钱，白术、白芍五钱，苏叶二钱，半夏、陈皮一钱，枳壳、黄连、肉桂三分，神曲五分。十剂诸症尽愈。或谓人参是矣，但多用恐助邪，何用之咸宜？不知肺气因虚成痹，人参畏实不畏虚，况有苏叶治风，半夏消湿，肉桂祛寒，邪何能作祟。苓、术健脾开胃，白芍平肝，连、桂交心肾，肺气安宁，自然下降，正不必陈皮之助。

心　痛

一久患心疼，时重时轻，大约饥则重，饱则轻，人谓寒气攻心，谁知虫伤胃脘乎。盖心，宁静之宫，寒热皆不能到，倘寒犯心，立死，安能久痛？凡痛久皆邪犯心包、胃口，但暂痛，不常痛，断无饥重饱轻。惟虫饥则觅食，头上行，无食充饥，上窜，口啮胃脘之皮，症若心痛。不杀虫，痛何能止？用**化虫定痛丹**④：生地二两，水煎汁二碗、入白薇二钱，煎汁一碗，淘饭食之。非吐物如虾蟆，即泄物如守宫。大凡胃湿热人多生虫，饮食倍常，皆有虫，此方皆效。盖生地杀虫于有形，白薇杀虫于无形，合用最神。虫死痛除，非药能定。

一一时心痛，倏又不痛，已而又痛，日数十遍，饮食无碍，昼夜不停，人谓虫。虫痛非一日而成，岂有无端一时心痛乎？或谓火，火必终日痛，非时痛时止。乃此气虚，微感寒湿，邪冲心包作痛，不

---

① 窟　原作"屈"，声之误，《辨证录》作"窟"，今改。
② 此一例《辨证录》在"咳嗽不宁"条下。
③ 湿　《辨证录》作"邪"。
④ 化虫定痛汤　《辨证录》作"化虫定痛丹"。

冲即不痛，心痛不一，此即古云"去来痛"也。痛无补法，独此必须补。然徒用补，不祛寒、祛痰，亦不能定痛。用**去来汤**：人参、茯苓三钱，二术五钱①，甘草、川乌二钱，半夏一钱。一剂痛止，再剂不发。方用二术为君，最有微意。盖痛虽由气虚，毕竟湿气侵心包，二术去湿又健脾胃，以佐参、苓补气利湿，湿去气更旺；川乌直入心包，祛逐寒邪；半夏行中脘，消败浊痰；甘草调停邪正，以奏功于眉睫。

一心痛极苦，不欲生，彻夜呼号，涕泗滂沱，人谓火邪犯心，莫知其故。盖肝气不舒，郁火犯心，心属火，火极反致焚心，往往自焚而死。故心火太旺，为心所恶，又肝木助，则心不能受，必号呼求救，自然涕泪交垂。且肝木又系郁火，尤非心所喜，故入心心不受。然火势太旺，不能遏抑，虽心宫谨闭，心包掩护，未易焚烧，然肝火，龙雷之火，每从下冲上，霹雳震天，火光所至，焚林烧木，天地且为动荡，能遏止呼？此肝火冲心，所以直受其害。法必泄肝火，解木气郁，少佐安心，心痛自止。用**救痛安心汤**：白芍一两，炒栀子、苍术三钱，柴胡、贯仲二钱，甘草、乳香、没药一钱。一剂止，二剂愈。柴、芍解肝郁，栀子、贯仲泄肝火，乳香、没药止痛，甘草、苍术和中消湿，故二剂奏功。

一真心痛，法不救，其痛不在胃脘间、两胁处，恰在心窝中，如虫咬蛇钻，饮食不入，手足冷，面目青红是也。真心痛有二：一寒邪犯心，一火邪犯心。寒犯心，如直中阴经，病立死，死后手足尽紫黑，甚则遍身青，非药能救，以至急也。倘家存药饵，用人参一二两，附子一二

钱，急救之，否则必死。若火犯心犹缓，可觅远物，故不可不传方。但同是心痛，寒热何辨？盖寒邪舌必滑，热邪舌必燥。辨是火邪，用**救真汤**投之。炒栀子三钱，炙草、菖蒲一钱，白芍一两，广木香二钱。一剂全愈，但须忍饥一日，断不再发。慎之！既是心痛，宜用黄连治心火，何以治肝？不知肝为心母，泄肝木则肝不助火，心气自平，正善于治心火也。倘直泄其心，心必受伤，虽暂效，脾胃不能仰给心火，则生气遏抑，必至中脘虚寒，又变他症，此黄连不用反用栀子。

一心痛，百药不效，得寒得热皆痛，谓热不止于热，谓寒不止于寒，盖非心痛，乃胃痛。既胃痛何在心痛不止？不知寒热俱能作痛，不可执诸痛皆火之言，疑心痛尽是火非寒。夫热能作痛，寒何以作痛耶？因寒热相击痛生矣。寒热不并立，同乘于心胃，两相攻战，势均力敌。治心，胃受伤，治胃，心受损，所以治寒治热两无效。法宜两治，心痛自愈。用**双治汤**：附子、黄连、甘草一钱，白芍五钱。一剂自愈。用黄连清心火，附子除胃寒，妙在芍药、甘草为君，使两家和解，入肝平木，肝既平，自不克胃，反去生心，调和心胃，实有至理。

一心痛难忍，气息奄奄，服姜汤少安，按之能忍，日轻夜重，痛甚时几不欲生，人谓寒邪痛。盖寒有不同，凡心君宁静，由于肾气通心。心肾不交，寒邪中之，心遂不安而痛。徒祛寒不补肾，则肾火虚，不能下热于肾；肾水虚，不能上交于心。此救须救肾，补肾火以救心，尤须补肾水以救肾。用**补水救火汤**：熟地一

———————
① 二术五钱 《辨证录》作"苍术三钱、白术五钱"。

两，枣皮、山药三钱，巴戟、白术五钱，肉桂一钱，北味五分。二剂愈，十剂不发。此绝非治心痛，用治心肾不交之心痛实奇。盖肾中水火不交，邪直犯心。补肾，使水得火相生，火得水相养，阴阳既济，心肾之阴阳安得有乖。故不必引其上下之相交，肾自通心，心自降肾，又原无寒邪，所以奏功。

胁　痛

一两胁作痛，经年累月，时少止，后又痛，痛时发寒热，不思饮食，人谓肝病，尚未知所以成之故。大约多因拂抑，欲怒不敢，不怒不能，忍耐吞声，未得舒泄，肝气郁，胆气亦郁，不能取决①于心，心中作热，外反变寒，寒热交蒸，肝血遂瘀，停住两胁作痛。顺境时肝气少舒，痛少愈，若遇不平，触动怒气，前病兴动更重。法须解怒气，解怒要在乎肝。用**遣怒汤**②：白芍二两，柴胡、甘草、木香末、乳香末一钱，白芥子、生地三钱，桃仁十粒，枳壳三分。十剂痛除。平肝舍白芍实无第二味，世人不敢多用，孰知必多用而后效。用至二两，力倍寻常，遍舒肝气。况柴胡疏泄，甘草调和，桃仁、芥子攻瘀，乳香、广木止痛。

一横逆骤加，大怒，叫号骂詈，致两胁大痛，声哑，人谓怒气伤肝。然人必素有火性，肝脉必洪大无伦，眼必红，口必大渴呼水，舌必干燥开裂，急平肝泄火，方舒暴怒，倘不中病或稍迟，必触动其气，呕血倾盆。用**平怒汤**：白芍三两，丹皮、当归一两，炒栀仁五钱，炒黑荆芥、花粉、香附三钱，甘草一钱。三剂痛如失。用白芍平肝，甘草缓急，肝气平缓。加当归、荆芥之散，栀子、丹皮凉泄。然

徒散火，火为痰气所结，未能遽散，又加香附通气，花粉消痰，怒虽甚，有不知而解。或疑药太重，凉药过多，讵知人素有火，加大怒，五藏无非热气，非大剂凉药，何以平怒解火。

一跌仆后，两胁胀痛，手不可按，人谓瘀血，用小柴胡加胆草、青皮愈。次年左胁复痛，仍用前药不效。盖瘀积不散，久而成痛。小柴胡半表里药，能入肝舒木，胁正肝部，何以不效？盖能散活血，不能散死血。活血易于推动，行气瘀滞可通，死血难于推移，行气沉积莫涤。用抵当丸，以水蛭、虻下有形死血。一剂必便黑血愈，后用**四物汤加减**调理。熟地、白芍一两，丹皮、三七根末三钱，川芎一钱，当归五钱。芍既下死血，不用四物补血，肝舍空虚，又因虚成痛，惟补血，则死去新生，肝气快畅，何至再痛。又加三七根止血者，盖水蛭、虻虫过于下血，死血行后，新血随之，不其无益。所以旋补旋止，始奏万全。

一右胁大痛，肿如杯覆，手按益甚，人谓肝火，谁知脾火内伏，瘀血成积不散。血虽肝主，肝克脾，脾受肝克，则脾亦随肝作痛。然无形之痛，治肝乃止，有形之痛，治脾后消。今作肿，必有形之痛，乃瘀血积脾中，郁而不舒，乘肝隙，外肿于右胁。法须通脾中伏热，下其瘀血，痛可立除。用**败瘀止痛汤**：大黄、当归三钱，桃仁十四粒，白芍一两，柴胡、甘草、黄连一钱，厚朴二钱。水煎服。一剂瘀下，二剂痛除肿消。此方妙在大黄、黄连、柴胡同用，扫瘀去陈，开郁逐火。

---

① 决　原作"快"，字误，今据《辨证录》改。
② 遣怒汤　《辨证录》作"遣怒丹"。

然非多用白芍，肝气难平。脾中之热，受制于肝，甚不易散，是病在脾，治仍在肝也。

一过房劳又恼怒，因而气府胀闷，两胁痛，人谓恣欲伤肾，恼怒伤肝，宜兼治。不知肝，肾子，肾足肝易平，肾亏肝血燥。肝恶急，补血以制急，不若补水以安急。况肝血易生，肾水难生，所以肝不足，轻补木得养；肾水不足，非大补水不能长。况房劳后两胁痛甚，亏精更多。**填精益血汤**：熟地一两，山药①、白芍五钱，当归、沙参、地骨皮、白术三钱，柴胡一钱，丹皮、茯苓二钱。十剂全愈。方重补肾，轻舒肝。妙在治肝肾复通腰脐气。腰脐气利，两胁有不同利者乎。故精血生，痛止。

头　痛

一头痛连脑，目赤红如破裂，此真头痛。一时暴发，不治。盖邪入脑髓，不得出也。犹不比邪犯心与犯脏也，苟得法，亦有生者。盖真头痛虽必死，非即死症，传一奇方，**名救脑汤**。辛夷三钱，川芎、当归一两，细辛一钱，蔓荆子二钱。一剂痛止。细辛、荆子头痛药，得辛夷导引即入脑。然三味皆耗气，同川芎用，头虽愈，过于辛散，故加当归之补血补气，气血周通，邪自不能独留于头，所以合用。

一头痛如破，去来不定。此饮酒后，当风卧，风邪乘酒气之出入而中之。酒气散，风邪遂留。太阳经本上于头，头为诸阳之首，阳邪与阳战，故往来经络间作痛。痛既得之于酒，似宜兼治，然解酒药转耗气，愈不能效，不若直治风邪奏功尤速。用**救破汤**：川芎一两，细辛、白芷一

钱。一剂愈。盖川芎最止头痛，非细辛不能直上头顶，非白芷不能尽解邪气，遍达经络。如藁本等药，未尝不止痛，然大伤元气，终逊川芎，散中有补。

一头痛不甚重，遇劳、遇热皆发，倘加色欲，头岑岑②欲卧。此少年过酒色，加气恼，头重，药不效。盖此症得之肾势③，无水润肝，肝燥，水中龙雷之火冲击一身，上升脑顶，故头痛且晕。法宜大补肾水，少益补火，水足制火，火归肾宫，火得水养，不再升为头痛。用**八味地黄汤加减**治之。熟地、川芎一两，枣皮、山药五钱，茯苓、丹皮、泽泄三钱，肉桂一钱。十剂全愈。后去川芎，加归、芍各五钱，再十剂不发。盖六味补精，肉桂引火，川芎治头痛，合用奏功。但头痛在上焦，补肾在下焦，何治下而上愈？且川芎阳药，入至阴中偏能取效？不知脑髓、肾水原相通，补肾，肾气由河车直入脑，未尝相格。川芎虽阳药，然补血走脑顶，独不可入脑内乎？况肉桂助火，火，阳也。同气相合，故同群共济，入于脑中，又能出于脑外，使宿疾寒邪尽行祛散。寒既散，肾火永藏下焦，水火既济，何至再冲。后去川芎者，头痛痊，恐耗气耳。加归、芍，肾肝同治，尤善后。

一半边头风，或左或右，大约多痛左，百药罔效。此郁气不宣，又加风邪袭少阳经，致半边头痛。时重时轻，大约顺适轻，遇逆重，遇拂抑事更加风寒，则大痛不能出户。久后眼必缩小，十年后必坏目，急须解郁。解郁，解肝胆气也。风入

---

① 山药　《辨证录》作"山茱萸"。
② 岑岑　痹闷貌。
③ 势　《辨证录》作"劳"。势亦劳也。

少阳胆，似宜解胆，然胆肝为表里，治胆必须治肝。况郁先伤肝，后伤胆，肝舒胆亦舒。用**散偏汤**：白芍五钱，川芎一两，郁李仁、柴胡、甘草一钱，白芥子三钱，香附二钱，白芷五分。一剂即止痛，不必多服。川芎止头痛，然同白芍用，尤生肝气以生肝血，肝血生，胆汁亦生，如是胆无干燥，郁李仁、白芷自上助川芎散头风。况柴胡、香附开郁，白芥子消痰，甘草调和滞气，肝胆尽舒，风于何藏，故头痛顿除。后不可多用者，头痛久，不独肝胆虚，脏腑阴阳尽虚，若单治胆肝舒郁，未免销除其阴。风虽出于骨髓外，或劳、或感风，又入于骨髓中。愈后须补气血，善后策也。

一遇春头痛，昼夜不休，昏闷，恶风寒，不喜饮食。人谓风寒中伤，不知《内经》云：春气者，病在头。气弱，阳气内虚，不能随春气上升于头，故头痛昏闷。凡邪在头，发汗解表可愈。今气不能上升，是无表邪，若发汗，虚虚，清阳之气益难上升，气不升，则阳虚势难外卫，故恶风寒。气弱力难中消，故不喜食。法宜补阳，则清升浊自降，内无所怯，外亦自固。用**升清固外汤**：芪、术三钱，人参、当归二钱，白芍五钱，炙草五分，陈皮三分，柴胡、蔓荆子、川芎、花粉一钱。二剂愈。即补中益气变方。去升麻用柴胡者，以柴胡入肝，提木气也。木旺于春，升木以应春气，则木不陷于肝，清气腾于头，况参、芪、归、芍补肝气，气旺上荣，亦气旺自固，又何头痛。

一头痛，虽盛暑，必以帕蒙头，头痛少止，苟去帕，少受风寒，痛即不可忍。人谓风寒已入于脑，谁知气血两虚，不上荣于头。夫脑受风寒，用药上治甚难，祛

风散寒药，益伤血气，痛愈甚。古有用生莱菔取汁灌鼻者，以鼻窍通脑中，莱菔善开窍，分清浊，故可愈头风。然不若佐生姜自然汁。盖莱菔长于祛风，短于祛寒，二汁同用，则姜得莱菔祛风，莱菔得姜治寒。生莱菔汁十之七，生姜汁十之三，和匀，令病人口含凉水仰卧，以二汁匙挑灌鼻中，至不能忍而止，必眼泪口涎齐出，痛立止。后用四物汤加羌活、甘草数剂调理，断不再发。此巧法也。

腹　痛

一腹痛欲死，按之更甚，此火痛也。但火有胃、脾、大小肠、膀胱、肾。胃火必汗多、渴、口中臭；脾火走来走去无定处；大肠火，大便闭结，肛门干燥，后重；小肠火，小便闭涩如淋；膀胱火，小便闭涩苦①急；肾火，阳强不倒，口不渴，面赤，水窍涩痛。既辨明后，因症治病。今一方治火腹痛，无不愈。名**导火汤**。玄参一两，生地五钱，车前子三钱，甘草一钱，泽泻二钱。二剂皆愈。火有余，水必不足。玄参、生地滋阴，则阳火自降，况前、泻滑利，甘草调和，尤能导火解纷。辨知胃火，加石膏，脾火加知母，大肠火加地榆，小肠火加黄连，膀胱火加滑石，肾火加黄柏，尤效。

人有终日腹痛，手按之而宽快，饮冷则痛剧，此寒痛也。不必分别脏腑，皆命门火衰而寒邪留之也。盖命门为一身之主，命门寒而五脏七腑皆寒矣，故只宜温其命门之火为主。然命门之火不可独补，必须治兼脾胃。火土相合而变化出焉。然又不可止治其土。盖土之仇者，肝木也，

①　苦　原作"若"，义晦，今改。

命门助土而肝木乘之，则脾胃之气仍为肝制而不能发生，必须制肝，使木不克土，而后以火生之，则脾胃之寒邪即夫，而阳气升腾，浊阴销亡于乌有，土木无战克之忧，而肠腹享安宁之乐矣。方用**制肝益火汤**：白芍三钱，白术五钱，茯苓三钱，甘草一钱，肉桂一钱，肉豆蔻一枚，半夏一钱，人参三钱。水煎服。一剂而痛减半，再剂而痛尽除也。方中虽六君子加减，无非助其脾胃之阳气，然加入白芍，则能平肝木之气矣。又有肉桂以温命门之火，则火自生土，而肉豆蔻复自暖其脾胃，则寒邪不战而自走也。

一腹痛，得食则减，饥则甚，面黄体瘦，日加困顿，此虫痛也。盖因饥食难化物不消，渴饮寒冷不化，久变虫。然虫生于肠胃，倘阴阳气旺，虫骤生，必随灭。惟阴阳气衰，不能运化，虫乃生不死。初食物，后渐饮血，腹痛作。安可单杀虫不补气血？用**卫生汤**：人参三钱，白术五钱，白薇、槟榔、干葛、甘草一钱，榧子、使君子十枚。一剂腹转痛，二剂痛除。转痛，拂虫意也。切忌饮茶水，一饮茶水，虫不尽杀。禁半日，虫尽化水，从二便出。妙在参、术为君，升腾阳气。阳气升，虫不自安，必向上觅食，所佐尽杀虫药也，又安能不死。倘饮茶水，虫得水，翻波鼓浪，死中得活，虫活根未除，虽暂安，久必虫多。

一腹痛至急，胁觉胀满，口苦作呕，吞酸，欲泄又不可得，此气痛也。寒热药俱不效。盖肝木气郁，下克脾土，土畏木克，阳不敢升，因下行而无可舒泄，复转行于上作呕，彼此牵扯，痛无已时。必疏肝气，升脾胃之阳，则土不畏木，痛自止。用**逍遥散加减**最妙。柴胡、白术、甘

草、陈皮、神曲一钱，白芍五钱，茯苓三钱，当归二钱。二剂痛止。逍遥散解郁，此痛又须缓图，不必用重剂，可奏功全，所以不更立方。

一多食生冷燔炙或难化物，积腹内作痛，按之痛疼更甚，此食积肠中，闭结不出，燥屎作痛也。法宜逐积化滞，非药下之不可。然下多亡阴，又当先防。人能食，阳旺也，能食不化，阴衰也。阳旺何物不消，安有停住大肠？必阴血不能润大肠，阳火焚烁，遂致大肠熬干食物，结为燥屎不下，阴阳不通，变成腹痛。治宜滋阴佐祛逐，则阴不伤食亦下。用**逐秽丹**：归尾五钱，大黄、丹皮三钱，甘草、枳壳①一钱。一剂燥屎下，腹痛顿除，不必二剂。用大黄、枳壳逐秽，丹皮、归尾补血生阴，攻补兼施，何患亡阴。

一腹痛从右手指冷起，渐上至头，如冷水淋灌，由上而下，腹大痛，已而遍身大热，热退痛止。或食或不食，或过于食皆痛。初一年一发，久一月一发，后至旬日发。用四物加解郁，四君加消积，二陈汤加消痰破气和中药，俱不应，人谓有瘀血，谁知阳气极虚。盖四肢阳末，头为诸阳之会，阳虚恶寒，阴虚恶热；阴胜发寒，阳胜发热。今指冷上至头，明是阳不敌阴，失其健运，痛乃大作。后大热者，寒极变热及寒热两停，阴阳俱衰，故热止痛亦止。法单补阳，阴自衰，况阳旺则气旺，气旺血自生，气血两旺，又何争战作痛。用**独参汤**：人参一两，加陈皮八分，甘草一钱。十剂痛止。独参汤补气。仲景曰：血虚气弱，以人参补之，故用止痛。或曰四君补气，何以不效？盖四君有术、

———
① 枳壳　《辨证录》作"枳实"。下枳壳同。

苓分人参之权，不若独参汤，功专力大，况加消积药。无积用消，虽服人参，止可救失。

腰 痛

一腰重如带三千文，不能俯仰，人谓腰痛。腰痛不同，此房劳行役，又感风湿而成。既房劳行役伤肾，必须补肾无疑，何愈补愈痛？盖腰脐之气不通，风湿入肾不得出耳。法宜先利腰脐之气，祛风利湿后，大补肾中水火自愈。用**轻腰汤**：白术、苡仁一两，茯苓五钱，防己五分。水煎服，二剂腰轻。方妙全在利湿不治腰，一方两治。然忌多服，以肾有补无泄，防己多用，必至内泄肾邪，损伤正气。故肾中有邪，泻去肾邪而腰轻。至邪尽，过泻肾水而肾病。另用**三圣汤**。桂仲一两，白术五钱，枣皮① 四钱。水煎服。此方补肾水火，仍利腰脐，肾中有可通之路，则俯仰皆适矣。

一动则腰痛，自觉其中空虚无着，乃肾虚腰痛也。夫肾虚，有水火不同。经谓诸痛皆属火，独肾虚腰痛非火。肾中有火则腰不痛。然治肾虚腰痛，宜补肾火耳。然火非水不生，不补水，火无水制，痛亦不止。必于水中补火，水火既济，肾足痛自除。用**补虚利腰汤**②：熟地一两，杜仲、白术五钱，故纸一钱。水煎，连服四剂自愈。故熟地补肾水，白术利腰脐，熟地不至呆补。杜仲、故纸补火止腰痛，得熟地则不至干燥，调剂相宜，故效最捷。

一腰痛日重夜轻，小水难涩，饮食如故。人谓肾虚，谁知膀胱水闭。膀胱为肾府，膀胱火盛则水不能化，水反转入肾中。膀胱，太阳经也。水火虽犯于肾之

阴，病终在阳不在阴。故不治膀胱而治肾。用补精填水或添薪益火，增肾气之旺。然阴旺阳亦旺，肾热膀胱亦热，膀胱之水不流，膀胱之火愈炽，必更犯肾宫而腰痛莫痊。用**宽腰汤**：车前子三钱，苡仁、白术、茯苓五钱，肉桂一分。水煎服。一剂膀胱之水大泄，二剂腰痛顿宽。车前、茯苓利膀胱水，苡仁、白术利腰脐气，则膀胱与肾气内外相通。加肉桂一分，引肾气外归于膀胱，直达于小肠，从阴外泄，不返入肾宫，则腰痛速愈，岂偶然哉。

一大病后，腰痛如折，久成伛偻者，此湿入肾，误服补肾药而成者。夫腰痛本是肾虚，补肾正宜，何反受其损乎？不知大病后腰痛如折者，乃脾湿，非肾虚也。脾湿当去湿，乃用熟地、山药等味，湿而加湿，正其所恶。医工不悟，疑药味轻，益加分两，遂致腰脐河车之路，竟成泛滥之乡，伛偻之状成矣。用**起伛汤**：苡仁三两，白术二两，黄芪一两，防风三分，附子一分。水煎，日服一剂，三月全愈。此方利湿不耗气，水湿自消。加防风、附子于芪、术中，有鬼神不测之机，相畏而相使，建功实奇。万不可疑药剂之大，少减品味，使废人不得为全人也。

一跌打闪折，腰折莫起，似伛偻状，人谓不可作腰痛治。腰已折，其痛自甚，何不可作腰痛治？或谓腰中有瘀血，宜于补肾补血中加逐瘀和血为当，不知皆非。肾有补无泄，加入逐瘀，转伤肾脏。折腰，内伤肾脏，非外伤阴血，活血药不能入肾中，必须专补肾。惟药小用不能成

---

① 枣皮 《辨证录》作山茱萸。

② 用补虚利腰汤 此六字原无，今据《辨证录》补。

功。用**续腰汤**：熟地一斤，白术半斤。数剂如旧。熟地接骨，不但补肾。白术善通腰脐气，气通接续更易，但必多用。使入大黄、白芍、桃仁、红花等反败事。若加杜仲、故纸、胡桃等药，转不能收功。［批］气通瘀自去，日久血死，恐难治。然瘀死在肾中，终是废人。文守江。

一露宿，感犯寒湿，腰痛不能转侧，人谓血凝少阳胆，谁知邪入骨髓之内乎。夫腰，肾堂也，至阴之络。霜露寒湿，至阴邪也。以至阴之邪入至阴之络，故揪急作痛。但至阴之邪易入难散，肾又有补无泄，散邪必至损真。用**转腰汤**：白术一两，杜仲、巴戟五钱，羌活、防己五分，肉桂一钱，苍术三钱，桃仁五粒。水煎服。一剂轻，再剂止。用白术为君，利湿通腰脐气，杜仲相佐，攻中有补，肾气无亏。且益巴戟、肉桂祛寒，苍术、防己消水，羌活、桃仁逐瘀行滞，虽泄实补。至阴之邪去，至阴之真无伤矣。

辨证奇闻卷三

山阴　陈士铎远公父原本
宁乡　文守江南纪氏敬述

咽　喉　门

一感冒风寒，忽咽喉肿痛，势甚急，变成双蛾，其症痰涎稠浊，口渴呼饮，疼痛难当，甚有勺水难入者，此阳火壅阻于喉，势若重，病实轻。夫阳火，太阳膀胱火也。膀胱与肾表里，膀胱火动，肾经少阴火即来相助，故直冲咽喉，肺、脾、胃火亦随之上升，于是借三经之痰涎，尽阻塞喉间，结成火毒不解。似宜连数经治，然本始于太阳，泄膀胱火，诸经之火自安。但咽喉近肺，太阳即假道于肺，肺即狭路战场也，安有舍战场要地，先捣其本国乎？用**破隘汤**：桔梗、玄参、花粉三钱，甘草二钱，柴胡、麻黄、山豆根一钱，白芍五钱。一剂咽宽，二剂蛾消。此方散太阳邪二，散各经邪五，尤加意散肺邪者，由近致远也。

一时喉忽痛，吐痰如涌，口渴求水，下喉少快，已复呼水，长成双蛾，大且赤，形如鸡冠，此喉痹，俗名缠喉风。盖因君相二火兼炽，其势甚暴，咽喉之管细小，火不得遽泄，遂遏抑其间，初作肿，后成蛾。蛾有双蛾、单蛾。双蛾生两旁，两相壅挤，中反留一线可通药水，单蛾独自成形，反塞住，水谷勺水莫咽。宜先用

刺法。一则刺少商等穴，然欠切近。用刀直刺喉肿处一分，必少消，可用吹药开之。**吹药方**：胆矾、牛黄、皂角烧灰末、冰片一分，麝香三厘。为绝细末，和匀，吹入喉中，必大吐痰而愈，后用**救喉汤**：射干、甘草一钱，山豆根二钱，玄参一两，麦冬五钱，花粉三钱。一剂全愈。若双蛾不必用刺，方用玄参为君，以泄心肾，火自归经，咽喉之间，关门清肃矣。

一咽喉肿痛，日轻夜重，亦成蛾如阳症，但不甚痛，自觉咽喉燥极，水咽少快，入腹又不安，吐涎如水，将涎投水中，即散化为水。人谓喉痛生蛾，用泄火药反重，亦有勺水不能下咽者。盖日轻夜重，阴蛾也，阳蛾则日重夜轻。此火因水亏，火无可藏，上冲咽喉。宜大补肾水，加补火，以引伏归藏，上热自愈。用**引火汤**：熟地三两，巴戟、麦冬一两，北味二钱，茯苓五钱。一剂火归肿消，二剂全愈。方用熟地为君补水，麦、味为佐滋肺，金水相资，水足制火。加入巴戟之温，又补水药，则水火既济，水下趋，火不得不随，增茯苓前导，则水火同趋，共安肾宫，何必用桂、附引火归元乎？况症因水亏火腾，今补水，倘用大热之药，虽引火，毕竟耗水。余用巴戟，取其引火，又足补水，肾中无干燥之虞，咽喉有清肃

之益，此巴戟所以胜附、桂也。

一咽喉干燥，久疼痛，人谓肺燥，乃肺热之故。谁知肾水涸竭乎。夫肺生肾，惟肺虚，肺中津液仅可自养，肾耗自来取给，剥肤之痛，乌能免哉？譬人无不养子，处困穷窘迫，则无米之炊，何能止索饭啼饥之哭？倘子成立，自然顾家，聊免迫索；今子日多金取耗，子母两贫，状不可言，肺肾何独不然。用**子母两富汤**：熟地、麦冬三两。一剂燥少止，三剂痛止，十剂尽去。熟地补肾救肺子，麦冬滋肺救肾母。上下两治，肾有润泽，肺无焦焚。此肺肾兼治，熟地、麦冬所以并用。

一咽喉生癣，致喉咙疼痛，症先痒，面红耳热不可忍，后则咽唾觉干燥，必再咽唾而后快，久之成形作痛，变杨梅之红瘰，或痒或痛而为癣。夫癣必有虫，咽喉防范出入，稽查盗贼，贼在关门，岂明知故纵？亦平日失觉察，及根深，欲杀之而不能。故此病多不为意，到后追悔已晚。病因肾水耗，致肾火冲，肺金又燥，清肃之令不行，水火、金火相形，相战于关门，焚烧而用火攻，伤残必多，疮痍聚集，久恋于败怜废砾以为栖止。仍须补肾水，益肺气，大滋化源，兼杀虫以治癣，庶正固邪散，虫可尽扫。用**化癣神丹**：玄参一两，麦冬①、五味、白薇、牛子② 甘草一钱，百部三钱，紫菀、白芥子二钱。二剂痛痊，六剂虫死。另服**润喉汤**：熟地、麦冬各一两，枣皮四钱，生地三钱，桑皮三钱，甘草、贝母一钱，苡仁五钱。十剂痒痛除。更加肉桂一钱，饥服。盖前方微寒，恐伤脾胃，加肉桂，水无冰，冻土得生发，下焦热，上焦自寒。

一生长膏梁，素耽饮，又劳心，致咽喉臭痛，人谓肺气伤，谁知心火太盛，移热于肺乎。夫饮酒伤胃，胃气薰蒸，宜肺热，然胃火薰肺，胃土实生肺，故饮酒尚不伤肺，惟劳心过度，火起于心，肺乃受刑，胃火助之，咽喉乃成燔烧之路，自然唾涕稠粘，气腥而臭，痛症乃成。盖心主五臭，入肺为腥。用**解腥丹**：甘草、桔梗二钱，麦冬五钱，枯芩一钱，桑白皮、天冬、生地、丹皮三钱贝母五分。二剂痛止，六剂臭除。此治肺兼治心，治心兼治胃。膏梁之人，心肺气血原虚，不滋益二经，但泄火，胃中气血必伤，反增火热之焰。妙在补肺以凉肺，补心以凉心，补胃以清胃，火自退，痛自定。

一咽喉肿痛，食不得下，身发寒热，头疼日重，大便不通。人谓热，谁知因感寒乎。理宜逍遥散散其寒，喉痛即解。人既不信为寒，以用祛寒之药，独不可外治以辨其寒乎？法用：木通一两，葱十条。煎汤，浴于火室中。如热病，必有汗，病不解；倘寒症，虽汤火大热，淋洗甚久，断然无汗。乃进逍遥散，定然得汗而解，痛立除。此法辨寒热甚确，特用治感寒之喉痛也。

牙　齿

一齿痛不可忍，每至呼号。此脏腑火旺，上行牙齿作痛。不泄火不能捷效。然火虚实，大约虚火动于脏，实火起于腑。实火有心包、胃，虚火有肝、脾、肺、肾。齿牙各有部位，两门牙上下四齿属心包，门牙旁上下四齿属肝，再上下四齿乃胃，再上下四齿脾也，再上下四齿肺也，

---

① 麦冬 《辨证录》用量为"一两"。
② 牛子 《辨证录》作"鼠黏子"。

再上下四齿肾也。大牙亦属肾。肾经有三牙，齿多者贵。以前数分治多验。火既多，宜分治。然吾用**治牙仙丹**。玄参、生地一两。诸火俱效。辨心包火加黄连五分，肝火加炒栀子二钱，胃火加石膏五钱，脾火加知母一钱，肺火加黄芩一钱，肾火加熟地一两。二剂火散，四剂平复。火既有虚实，何一方均治？不知火有余，乃水不足。滋阴则阴阳之火无不自戢。况玄参泄浮游之火，生地止无根焰，泻中有补，故虚实咸宜，实巧而得其要者也，况辨症加各经药乎？或曰火生于风，治火不治风，恐非妙法。不知火旺生风，未有风大生火。人感风邪，身必发热，断无风止入牙而独痛之理。治火兼治风，此世人之误，治火病用风药反增火势。或疑膀胱、胆、心、大小肠、三焦皆有火，何俱不言？不知脏病腑亦病，腑病脏亦病，治脏不必治腑，泄腑不必泄脏。况膀胱、心、胆、三焦、大小肠俱不入牙齿，故不谈。

一多食肥甘，齿牙破损作痛，如行来行去，虫也。齿乃骨余，最坚，何能藏虫？不知过食肥甘，热在胃，胃火日冲口齿，湿气乘之，湿热相搏不散，乃虫生于牙。初少，久则蕃衍，蚀损其齿，遂致堕落。一而再，再而三，有终身之苦。必外治，若内治，虫未杀而脏腑先伤。用**五灵至圣散**：五灵脂三钱、研绝细末，白薇三钱，细辛、骨碎补五分。各研为细末。先用滚水含漱齿牙至净，后用药末五分，滚水调如稀糊，含漱口齿半日，至气急吐出，如是三次，痛止虫死，断不再发。齿痛原因虫，五灵、白薇杀虫于无形，加细辛散火，骨碎补透骨，引灵、薇直进骨内，虫无可藏，虫死痛自止。

一牙痛久，牙床腐烂，饮食难进，日

夜号呼，乃胃火独盛，上升于牙，有升无降故也。人惟胃火最烈，火在何处，即于在处受病。火易升，不易降。火即升于牙齿，牙齿非藏火之地，焚烧两颊，牙床红肿，久腐烂。似宜用治牙仙丹加石膏。然火蕴结，可用前方消于无形，今腐烂，前方又不可用。以有形难于补救。用**竹叶石膏汤加减**治之。石膏、青蒿五钱，葛根、半夏、知母二钱，茯苓、麦冬三钱，竹叶三百片。四剂火退肿消。再用治牙仙丹收功。方用石膏泄胃火，何又加葛根、青蒿？不知石膏降而不升，入二味引于牙齿则痛除，何腐烂之不愈。

一牙齿疼痛，至夜而重，呻吟不卧，此肾火上冲。然虚火，非实火。作火盛治，必不效。作虚火治，时效时不效。盖火盛当作火衰，有余当作不足。乃下虚寒，上假热也。肾不寒，则龙雷之火安于肾宫，惟下寒甚，水亏，肾火无可藏，于是上冲，齿乃骨余，同气相招，留恋不去，至夜肾主事，水不能养火，火自游于外，仍至齿作祟。如家寒难于栖处，必至子舍，子又贫乏，自然触怒。大补肾水，兼补火，火有水养，自不上越。用**八味汤加骨碎补**，二剂不发。六味补水，桂、附引归源，何又加骨碎补？不知药不先入齿中，则痛根不除，用骨碎补透齿，后达命门，拔根塞源也。

一齿疼难忍，闭口少轻，开口更重。人谓阳明胃火，谁知风闭于阳明、太阳乎。此饮后开口向风而卧，风入牙齿，留而不去，初小痛，后大痛。论理去风宜愈，风因虚入，风药必耗人气，气愈虚，邪必欺正而不出。古用灸法甚神，灸其肩尖微近骨后缝中，小举臂取之，当骨解陷中，灸五壮即瘥。灸后项必大痛，良久乃定，齿疼永不发。若人畏灸法，用**散风汤**①治之。白芷、升麻三分，石膏、花粉二钱，胡桐泪、干葛、细辛一钱，生地、麦冬五钱，当归三钱。二剂愈，不必三剂。此方补过于风药，风得补而易散。

一齿痛甚，吸凉风则暂止，闭口则复作，人谓阳明火盛。谁知是湿热壅于牙齿乎？夫湿在下易散，在上难祛。治湿不外利水，下行顺，上散逆。且湿从下受易行，从上感难散。湿热感于齿牙尤难。以饮食必经，不已湿而重湿乎？湿重不散，火且更重，所以经年不止。必上祛湿热，不可单利小水，佐以风药，则湿得风而燥，热得风而凉，湿热解，齿痛自愈。方用**上下两疏汤**：茯苓五钱，白术三钱，泽泻二钱，薏仁五钱，防风五分，白芷三分，升麻三分，荆芥二钱，梧桐泪五分，甘草一钱。水煎服。四剂而湿热尽解，而风亦尽散也。盖茯苓、白术、泽泻、薏仁原是上下分水之神药，又得防风、白芷、升麻、荆芥风药以祛风。夫风能散湿，兼能散火，风火既散，则湿邪无党，安能独留于牙齿之间耶？仍恐难竟去，故加入甘草、梧桐泪，引入齿缝之中，使湿无些须之留，又何痛之不止耶？况甘草缓以和之，自不至相杂而相犯也。

鼻　渊

一鼻流清水，久流涕，又久流黄浊物如脓髓，腥臭不堪闻，流十年必死。此病得之饮酒太过，临风而卧，风入胆中，胆之酒毒不能外泄，遂移热于脑，脑得热毒又不能久藏，从鼻窍出，夫脑窍通鼻，胆气何以通脑？酒气又何以入胆？凡善饮酒，先入胆，胆不受酒，能渗酒，酒经胆渗，酒气尽解。倘多饮，胆不及渗，则胆

不胜酒，即不及化酒而毒存。卧则胆气不行，又加寒风，胆更不舒。夫胆木最恶寒风，外寒侵则内热愈甚。胆属阳，头亦阳，胆热不能久藏，必移热上走于头，脑在头中，头无藏热之处，遇穴即入，况胆与脑原相通，脑之穴大过于胆，遂乐居不肯还于胆。迨久思迁，寻窍而出，乃顺趋于鼻。火毒浅，涕清，深，涕浊，愈久愈重，并脑髓尽出，欲不死，得乎？治脑可也，必仍治胆者，探其源也。用**取渊汤**：辛夷二钱，当归三两，柴胡、贝母一钱，炒栀子三钱，玄参一两。三剂全愈。盖辛夷最入胆，引当归补脑气，引玄参泄脑火，加柴、栀舒胆中郁热，胆不助火，自受补益矣。然不止涕者，清火益气。正止之也。盖鼻原无涕，遏上游出涕之源，何必截下流之水乎？或疑当归过多，不知脑髓尽出，不大补则脑气不生。辛夷耗散，非可常用，故乘其引导，大用当归补脑添精，倘后减辛夷，即重用无益。此用药先后之机也。疑者不过嫌性滑妨脾，不知脑髓直流，髓不化精，精少，精少必不能分布于大肠而干燥，当归润之，正其所喜，何疑之有。

一鼻流清涕，经年不愈，人谓内热成脑漏，谁知肺气虚寒乎。夫脑漏有寒热，不只胆热而成。盖涕臭属实热，涕清不臭属虚寒。兹但流清涕不腥臭，正属虚寒。热宜清凉，寒宜温和。倘概不用补，损伤肺气，则肺金益寒，愈流清涕。用**温肺止流丹**：诃子、甘草一钱，桔梗三钱，细辛、石首鱼头骨五钱（煅存性，为末）、荆芥、人参五分。水煎调服。一剂即止。此方药味温和，自能暖肺，性又带散，更能祛邪。或谓石首鱼头骨，古用治内热鼻

---

① 散风汤　《辨证录》作"散风定痛汤"。

渊，宜为寒物，何以用治寒症？吾恐热而非寒也。不知实有寒热二症，此药并治。但热涕通于脑，寒涕出于肺，所用皆入肺药，无非温和之味，肺寒自解。得石首鱼头骨佐之，以截脑路，则脑气不下陷，肺气更闭，故一剂止流。

一鼻塞，浊涕稠粘数年，人谓鼻渊，火结于肺，谁知火不宣似鼻渊而非乎。夫郁，五脏皆有，不独肝。《内经》曰：诸气愤郁，皆属于肺。肺郁则气不通，鼻乃肺门，鼻气亦不通。《难经》曰：肺热甚则出涕。肺清虚之府，最恶热，肺热则肺气必粗，肺液必上沸，结为涕，热甚涕黄，热极涕浊，败浊岂容于清虚之府，自从鼻而出。用**逍遥散**加味治。柴胡、白术、茯苓二钱，当归、白芍、桔梗三钱，陈皮五分，甘草、黄芩、白芷、半夏一钱。二剂轻，八剂愈。此治肝郁，何肺郁亦效？不知逍遥散治五郁，非独肝。况佐桔梗散肺邪，黄芩泄肺热，且引群药直入肺经，何郁不宣。故壅塞通，稠浊化。

目　痛

一目痛如刺，两角多眵，羞明畏火，见日则涩，胞浮肿，泪湿，此肝风火作祟，脾胃气不升耳。人脾胃为后天，不甘受肝之制，则土气遏抑，土不伸，则津液枯，木亦无所养，加风袭，木更燥。目，肝窍，肝皆风火，目欲清凉得乎？惟肝燥目痛，偏生泪者，盖肾救耳。肝，肾子，子为风火所困，必求救于母，肾痛其子，必以水济，然风火未除，肾欲养木而不能，肝欲得水而不敢，于是目反损矣。然水终为木所喜，火终为木所畏，故畏日羞明。法当祛风灭火，然徒治风火，不用和解，则风火不易散。用**息氛汤**：柴胡、花

粉、白蒺藜二钱，当归、白芍、甘菊、炒栀子、白茯苓三钱，荆子一钱，草决明一钱。二剂退，四剂不羞明，六剂愈。此方泄肝木，调脾胃，佐治目退医，真和解得宜。

一目痛经年红赤，胬肉攀睛，拳毛倒睫，乃误治而成。凡目初痛为邪盛，久痛为正虚。正虚误作邪盛，则变此症。世动外治，不知内未痊，外治劫药反受害。今一方，凡胬肉攀睛，拳毛倒睫，无不渐愈，但不速效。名**磨翳丹**。葳蕤、甘菊、当归、白芍、同州蒺藜一斤，陈皮二两，柴胡三两，白芥子四两，茯神半斤。各为末，密丸。早晚滚水送下五钱，服完愈。此方用攻于补，不治风火，风火自息；不治胬肉攀睛，拳毛自痊，勿谓无奇也。

一目痛后迎风流泪不已，夜则目暗不明，一见灯光，两目干涩，此少年斲丧元阳，又加时眼，不守色戒，损伤大眦，眦孔不闭，一见风寒即透。内虚，外邪难杜，故出泪。夫泪生于心，大眦心窍。伤心则泪出，伤大眦泪亦出，正内外关切也。伤大眦即伤心。欲止泪必急补心。然补心必兼治肾肝，使肾生肝，肝更补心。用**固根汤**：葳蕤、熟地一两，当归、白芍、麦冬五钱，甘菊三钱，菖蒲三分，柴胡五分。四剂不畏风，八剂不流泪，再十剂愈。盖葳蕤止泪，当归、白芍补肝，熟地滋肾，麦冬补心，佐甘菊、菖蒲、柴胡舒风火，引诸药，塞泪窍，固本末自愈。

一患时眼后，目不痛，淡红，羞明畏日，无异痛时，此内伤，误作实火，又多色欲耳。再作风火治，必失明。必大补肝肾，使水生肝木，肝木旺祛风，目得液养，虚火尽散。用**养目汤**：熟地、当归一

两、白芍、麦冬、葳蕤五钱，枣皮四钱，北味、甘草一钱，甘菊二钱，柴胡五分。八剂全愈矣。方大补肝肾。世医每拘成方，不顾虚实，治火为主，予传此方，望治目者察虚实。如虚，此方之效如响，正不必分先后也。初痛内伤又何辨？盖日痛重，阳火实症；夜痛重，阴火虚症。虚症用此方，随手建功。

一阴火上冲，两目红肿，泪出不热，不甚羞明，日轻夜重。此虚症。然虚不在肝而在肾。肾中无火，下焦寒甚，逼火上浮。法宜补火兼补水。肾中有火则水不寒，有水火不燥。阴虚火动当兼治，治目岂殊？用**八味汤加减**治。熟地一两，枣皮、山药五钱，苓、泽、丹皮、甘菊三钱，柴胡五分，肉桂一钱。一剂火归顿愈。盖阴阳之道，归源最速。六味滋肾水，肉桂温命门火，火喜水养，同归本宫，龙雷安静，火光自散。又佐柴、芍、甘菊，风以吹之，通天泽之气，雷火更安。

一近视不能远视，人谓肝血不足，谁知肾火微乎。肾火，先天火，存肾中。目不特神水涵之，神火亦藏之。远照者，火也。江上渔火，明透数十里，水气岚烟不得掩。然渔火细光，亦若隐若现。可见火盛照远，火衰照近，近视正神火之微。神火发于肾，必补肾火为主。然火非水不养，水中补火，不易之道也。用**养火助明汤**：熟地、葳蕤五钱，枣皮、麦冬、枸杞三钱，巴戟一两，肉桂一钱，北味三分。一月渐远视。一年远近俱能视。但必坚忍色欲，倘服兴阳以图善战，且有病，戒之。

一瞳子大于黄精，视物无准，人谓热多，谁知气血虚，骤用火酒热物乎。脏腑精皆注目，瞳子尤精之所注。故精盛则瞳明，精亏则瞳暗。视物知有无，责瞳子虚实。兹视物殊大小，何也？盖筋骨气血之精为脉，并为系，上属脑，脑热瞳子散大。所以热者，多食辛热也。火酒尤热气，主散。脑精最恶散，又最易散，热而加散脑，气随热而散矣。脑热难于清凉，脑散难于静固，此瞳子散大而视物无准也。法宜解热益气。解热必滋阴，滋阴自降火，后佐酸收，敛瞳子之散大。用**睑瞳丹**：熟地、白芍一两，枣皮、当归、地骨皮五钱，黄连、人参、柞木枝三钱，北味、甘草一钱，柴胡、陈皮、黄柏五分。四剂瞳渐小，八剂视物准，一月愈。此凉血于补血，泄邪于助正，祛酒热于无形，收散精于不觉，较东垣法更神。

一病目数日生翳，由下而上，翳色淡绿，瞳痛莫当，人谓肝风，谁知肾火乘肺，两火合而不解乎？夫肾色黑，肺色白，白黑合，必变绿。目翳现绿，非肺肾病乎？惟是二脏，子母二火相犯，子母之变也。夫母克子，子亦顺受；子克母，母宜姑息，似无轻重，何目翳变绿？由下而上，子犯母明矣，亦母之太柔也。安有母旺子敢犯哉？补母子逆可安，然必有故。肾炎犯肺，亦经络多不调。补肺安肾，乌可不调经络以孤肾火之党？用**健母汤**：二冬一两，生草、黄芩一钱，桔梗、茯苓、青蒿、白芍、丹参三钱，陈皮三分，花粉二钱。一剂绿退，四剂翳散，十剂愈。二冬补肺，桔、甘散肺邪，黄芩退肺火，则肺旺肾自难侵。益茯苓泄膀胱火，青蒿泄胃脾热，白芍平肝，丹参清心，脏腑清凉，肾火安能作祟？如正人君子群来解劝，逆子纵不自艾，断不增横。

一目无恙，视物颠倒，人谓肝逆，谁知肝叶倒置乎？夫目系通肝，肝神注目，肝之邪正曲直，视物如之。今视物倒置，乃肝叶倒而不顺。此必因吐而得。盖吐则五脏反覆，肝叶开张，壅塞上焦，不及迅转，故肝叶倒，视物亦倒。宜再吐，然再吐必伤五脏气血，不吐肝叶不遽转。用**安脏汤**：参芦二两，瓜蒂七个，甘草一两，荆芥三钱。顿服三大碗，用鹅翎探喉中，必大吐，肝叶自顺。瓜蒂散加参芦、甘草、荆芥，补中行吐，即吐①中安经络，何致五脏反覆，重伤气血。凡虚人用吐皆宜。

一惊悸后目开不瞑，人谓心气弱，谁知肝胆气血结。虽脏腑皆禀脾土，上贯目，目系实内连肝胆。肝胆血足则气舒，血亏则气结。今肝胆逢惊则血缩，悸则血止，气因而结。气结不能上通于目，目睫不能下。仍当补肝胆之血，血旺气伸，气伸结乃解。用**解结舒气汤**。白芍、当归、炒枣仁一两，郁李仁三钱。一剂目瞑。白芍平肝胆，泄中能补；当归滋肝胆，补中能散；炒枣仁安心，心安不取资于肝胆；郁李仁善去肝胆之结。入之于三味，尤易入肝而舒滞，走胆而去郁。

一视物如两，人谓肝气有余，谁知脑气不足。盖目系下通肝，上实属脑，脑气不足则肝气大虚，肝虚不能应脑，于是各分其气以应物，因之见一为两。必大补肝气，使肝足应脑，则肝气足，脑气益足。用**助肝益脑汤**：白芍二两，当归一两，人参、川芎、天冬三钱，郁李仁、花粉二钱，柴胡、细辛五分，甘菊、生地五钱，薄荷八分，甘草一钱，白芷三分。二剂愈。全补肝，非益脑。不知补脑必添精，添精必滋肾。然滋肾补脑，肝气不能遽

补，不若直补肝，佐祛邪为当。盖脑气不足，邪得以居，不祛邪，单补精，于脑终无益，治肝正所以益脑。

一病目后，眼有物飞走，捉之则无，此肝胆血虚，有痰闭结也。夫肝胆无血以润，则木气过燥。内燥必取给于水，然肝胆喜内水资，不喜外水养，于是外水不变血而变痰，血资则益，痰侵则损，且血能入于肝胆中，痰难入于肝胆内。痰在外，反塞肝胆之窍，气不展，见物飞走，皆痰作祟。怪病皆起于痰，又何疑焉？法益肝胆血，兼消痰，自易奏功。用**四物汤**加味治。熟地、青相子、茯苓、半夏三钱，白芍、枣仁五钱，当归一两，川芎、白术二钱，陈皮、甘草一钱。四剂愈。用四物滋肝胆，苓、术、半夏分消湿痰，加枣仁、青葙另有妙理。盖青相正目系，枣仁去心痰，心气清，痰易出，目系明，邪自散。然但用二味，不合前药，正未能出奇制胜也。

一目痛余，白眦变黑，目不疼痛，仍能视物，毛发直如铁条，痴痴如醉，不言语，人谓血睛②症，谁知肾邪乘心乎。夫心火肾水似相克，然心火非肾水不能养，肾不交心，必烦躁。但肾可资心，不可过侮。夫心得资，心宜受益，惟肾有邪水，挟以资心，心不伤乎？心受肾邪本死症，但现黑色于目者，以肾救心，非犯心也。白眦变黑，赤白难分，毛发直，非其验乎？痴痴如醉，不言语，挟制太甚，无可如何也。法宜斩关直入，急救君主，祛荡肾邪，拨乱反正。用**转治汤**：茯苓、人参、白术五钱，附子、菖蒲、良姜一钱，

---

① 吐《辩证录》作"补"。
② 睛《辩证录》作"债"。钱本作"愤"。

五灵脂末二钱，白芥子三钱。一剂痴醉醒，二剂发软，三剂黑眦解，四剂愈。肾邪不过寒湿，用辛燥温热，自易祛除，又佐夺门引路，有不复国于须臾，定乱于顷刻。

一经闭三月，忽目红肿，疼痛如刺，人谓血虚不能养目，谁知血壅而痛乎。夫经不通，似血枯，然血过盛，肝反闭塞不通。经闭，热无可泄，转壅于上，肝开窍于目，乃走肝而目痛。肝脉必大而有力，或弦而滑，非细涩微缓无力。宜通经以泄肝。用**开壅汤**：红花、归尾、丹皮、郁金三钱，牛膝、柴胡二钱，花粉二钱，桃仁十四枚，大黄、香附、玄胡一钱。一剂经行，二剂愈。此不治目，但通经，经通热散目安。

耳　痛 附耳聋

一双耳忽肿痛，内流清水，久变脓血，发寒热，如沸汤响或如蝉鸣，此少阳胆气不舒，风邪乘之，火不得散。宜舒胆气，佐祛风泻火。然或不效。盖胆受风火①之邪，燥干胆汁，祛风泄火，胆汁愈干，火势益炽，火借风威耳，病转甚。用**润胆汤**：白芍、当归、玄参一两，柴胡一钱，炒栀子二钱，花粉三钱，菖蒲八分。十剂全痊。归、芍入胆且入肝，胆病肝必病，平肝胆亦平。柴、栀舒肝正舒胆，肝舒，肝血必旺，肝血旺，胆汁自濡，胆汁濡，风火不治自散。加花粉逐痰，风火无党。菖蒲耳窍，引玄参退浮游之焰，自然风火渐祛，上焦清凉，耳痛随愈。

一耳中如针触生痛，并无水生，只有声沸，人谓火邪，谁知水耗。耳，肾窍。

肾不足则耳闻。然必先痛而后闭，肾火冲也。火不得出则火路塞，火不再走于耳而成聋。但火上冲耳，火之路何以塞？盖火日冲于耳，耳窍之内有物塞之，如火坑薪，成炭成灰，岁久必塞阻无路，宜速治，否则成聋难治。用**益水平火汤**：生、熟地、麦冬、玄参一两，菖蒲一钱。三剂愈。四味补水又泄火，不损肾气，肾气足，肾火自降。菖蒲引肾气上通，火得上达，又何阻？抑老人耳聋，高寿之徵，不知已聋不必治，未聋宜治。此治已聋尚效，矧未聋。

一耳痛后虽愈，耳鸣如故，人谓风火犹在，仍用祛风散火，鸣更甚，以手按耳，鸣少息，此阳虚气闭。法宜补阳气，兼理肝肾。用**发阳通阴汤**：人参、白术、当归、白芥子二钱，茯苓、黄芪、白芍三钱，肉桂、甘草五分，熟地五钱，柴胡、炒荆芥一钱。二剂愈。即十全大补变方也。治气血两虚，何治阳虚亦效？不知阳虚阴必虚，单补阳，阳旺阴衰，转动其火，不若兼补，阴阳相济，彼此气通，蝉鸣顿除。

一耳聋，不闻雷霆，耳内不疼痛，大病后、年老多有。乃肾火内闭气塞，最难效。法当大补心肾。虽耳属肾，非心气相通则心肾不交，反致阻塞，故必补肾，使肾液滋心，即补心，使心气降肾，心肾交，自上升通耳。方用**启窍汤**②：熟地二两，枣皮、麦冬一两，远志、炒枣仁、茯神、柏子仁三钱，北味二钱，菖蒲一钱。四剂耳中必响，再十剂。外用龙骨一分，

---

① 火　原作"寒"，今据《辨证录》与此后文义改。
② 启窍汤　原作"启窍丹汤"，丹字衍，今据《辨证录》删。

雄鼠胆一枚，麝香一厘、冰片三厘、研绝细末，分作二丸，以绵裹，塞耳中，不可取出，一昼夜即通，神效。耳通，仍用前汤，再服一月。后用六味丸，大料吞服，否，恐不能久聪。

一耳闻如风雨声，或如鼓角响，人谓肾火盛，谁知心火亢极。凡心肾交，始上下清，司视听，否，必听闻乱。故肾火太旺，心畏肾炎，不交肾；心火太旺，肾畏心亢，不交心，均使耳鸣。但心不交肾鸣轻，肾不交心鸣重。今风雨鼓角，鸣之重也。欲肾气归心，必须使心气归肾。用**两归汤**：麦冬、熟地一两，黄连二钱，生枣仁五钱，丹参、茯神三钱。四剂不发。此凉心药也。心清凉，肾不畏心热，乐与来归，况全是益心滋肾，不特心无过燥，肾且大润，不啻夫妇同心。

一御女耳中即痛，或痒发不已，或流臭水，以凉物投入则快甚，人谓肾火盛，谁知肾火虚乎。肾火，龙雷之火，旺则难动易息，衰则易动难息。盖火旺水旺，火衰水衰。水衰不能制火，火易动，水衰不能养火，火难息。欲火之难动，必使水之不衰；欲火之易息，必使火之仍旺。故补水必补火，水乃生；补火必补水，火乃盛，二者相制而相成也。肾开窍于耳，肾水虚，则肾火亦虚。水火虚耳，安独实？此痒痛作于交感后，正显肾中水火虚也。法须补肾火。火不可独补，须于水中补之。用**加减八味汤**：熟地一两，枣皮、丹皮、山药、麦冬五钱，泽泻、肉桂二钱，茯苓三钱，北味一钱。十剂全愈。此补水多于补火，以火不可过旺也。水旺于火，火引水中，水资火内，火不至易动难息，轻于出水哉。

一因怒发越①，经来时两耳出脓，两太阳作痛，乳房胀闷，寒热往来，小便不利，脐下满筑。人谓肾与膀胱热，谁知肝气逆，火盛血亏乎。肾开窍于耳，肝气未尝不相通，子随母象也。况怒则肝不藏血。经来宜血随经下，不宜藏经络作痛满闷。不知怒则肝逆上奔，血何肯顺行而为经，势必散走经络不泄，火随郁勃之气冲两耳，化脓血出于肾母之窍矣。太阳，膀胱部位，肾与膀胱表里，肝走肾窍，独不走膀胱部位乎？小便不利，正肝气乘膀胱也。肾气通腰脐，脐下满筑，肝气乘肾也。至乳房胀闷，尤肝逆之明验，两胁属肝，乳房，两胁之际也。用加味**消遥散**：白芍、当归一两，柴胡、花粉二钱，甘草、陈皮、炒栀子一钱，茯神、丹皮三钱，白术三钱，枳壳五分。二剂诸症痊。此方补血无阻滞之虞，退火无寒凉之惧，不治肾，肾已包，不通膀胱，膀胱已统。世人不用，可叹也。

口 舌

一产妇舌出不收，人谓舌胀，谁知心惊乎。舌乃心苗，心气安，舌如之。产子惊恐，自异常时，心气动，心火不宁。胎胞之系通于心，用力产子，心为之惧，故子下舌亦出。舌出不收，心气过升故也，必须降气为主。古有以恐胜者，舌由惊出，复增以恐，愈伤心气，未必不随收随出。且产后心虚，又变他症，故降气必补心。用**助气镇心丹**：人参三钱，茯神二钱，菖蒲五分，朱砂、北味一钱。水煎，调朱砂末含漱，久之咽下。一二剂愈。用朱砂镇心，人参生气，气旺火自归心，火归焰息，舌亦随收，何必重增恐惧哉。

---

① 越 《辨证录》作"热"。

一舌下牵强，手大指、次指不仁，两臂麻木，或大便秘，或皮肤赤晕，人谓风热，谁知恼怒，因郁而成乎。夫舌属阳明，胃、大肠之脉散居舌下，舌下牵强，胃与大肠之病也。原因肝气不伸，木克胃土，土虚不能化食，遂失养于臂指经络间，麻木不仁。臂指经络如此，何能外润皮肤？此赤晕所由起也。胃受木克，胃气太燥，无血以润大肠，因热生风，肠中燥结，遂失传送矣。法须通大肠而健胃，然肝郁不平肝以补血，又何济乎？用**八珍汤加减**治之。人参、柴胡、甘草、槐角、白术、茯苓一钱，当归、白芍、熟地一钱，陈皮、半夏五分。十剂全愈。八珍补气血，柴胡舒肝，槐角清火，肝郁解，胃自旺，转输搬运无滞矣。

血　症

一一时狂吐血，必本于火。然吐血虽本于火，吐多火必为虚。况血去无血养身，又用泄火，重伤胃气，无论血不骤生，气亦不转，必至气脱死。法禁止血，当活血。不仅活血，急固气。盖气固则已失之血渐生，未失之血再旺。用**固气生血汤**：黄芪一两，当归五钱，炒黑荆芥二钱。二剂血止气旺，四剂血归。此即补血汤之变。妙在荆芥引血归于气中，引气生于血内，血气之阴阳交，水火之阴阳自济，脏腑经络不致再沸。至于有形之血不能速生，无形之气所当速固。大约此方治初起呕吐狂血最妙，若吐血久，不可多服。

一久吐血未止，或半月、或一月一吐，或三月数次，或经年一次，虽未咳嗽，吐痰不已，委因殊甚，此肾肝吐也。

吐血未必皆肝肾病，然吐久未有不伤肝肾者。肾枯肝燥，龙雷之火不安于木中，下克脾胃，脾胃虚寒，火逆冲上，欺肺金，挟胃血沸腾，随口而出。必肾、肝、肺三经统补为妙。用**三合救命汤**：熟地半斤，麦冬三两，丹皮二两。水煎一二碗，日尽服。方用熟地补肾滋肝，麦冬清肺制肝，丹皮去肝浮游之火，又引火归肾，使血归经。然非大用重剂不济。至火息血静后，以地黄丸服之，愿世人守此以当续命丹。

一吐黑血，虽未倾盆，痰咳必甚，口渴思饮，此肾经实火。肾有虚无实，盖肾火又挟心包相火，并起上冲耳。肾火禁泻，心包火亦禁泻乎？然泻心包火必致伤肾，将何以泻之？吾泻肝，肝为心包母、肾子，母弱不能强，子虚而母亦自弱。用**两泻汤**：白芍、丹皮、地骨皮、玄参一两，炒栀子三钱。服二剂，黑变红，四剂咳除血止。黑，北方水色。黑血兼属心火，乃火极似水。如火投水中，必为乌薪。方泻肝，仍泻心包与肾。火得水而解，血得寒而化，所以神效。

一感暑，一时气不及转，狂呕血块，此暑邪犯胃。必头痛如破，汗出如雨，口大渴，狂叫，作虚治反剧，如补血汤不可轻用。宜清暑热，佐下降归经药，则气顺血自安。用**解暑止血汤**：青蒿、石膏一两，当归、麦冬、玄参五钱，炒黑荆芥三钱，大黄一钱。一剂暑消渴止，二剂尽愈，不可用三剂。青蒿于解暑中退阴火，则阴阳济，拂逆自除，石膏退胃火，麦冬退肺火，玄参退肾火，荆芥引火下行，又得大黄，不再停胃，又恐血既上越，大肠必燥，加当归助速行之势，故旋转如环，取效甚捷。

一痰中吐血丝，日少夜多，咳嗽不已，多不能眠，此肾火冲咽喉，不归命门，故沸为痰上升。心火又欺肺弱，复来相刑，是水中兼有火气，所以痰中见血丝。用**化丝汤**：熟地、麦冬一两，贝母、苏子、荆芥一钱，玄参、茯苓五钱，地骨皮、沙参三钱。二剂血丝除。此肺、肾、心三经兼治，加去痰退火，倘不用补，吾恐痰愈多，血愈结。但愈后不可仍服，用**益阴地黄丸**：熟地一斤，山药、枣皮半斤，麦冬、地骨皮十两，北味三两，丹皮、茯苓六两，泽泻四两。蜜丸，日服三钱。

一久吐血，百计莫止，盖血犯浊道也。夫火不盛，气不逆，则血不吐，然气逆由于火盛，治气逆必须降火。然久则火不能盛，气更加逆，似泻火易，转气难。然火泻气亦随转。但火久必虚，虚火宜引，引火多辛热，用之反助逆，不若壮水以镇阳火。用**壮水汤**：熟地二两，生地一两，炒黑荆芥二钱，三七末三钱。煎，调服一二剂不发。二地补精，寓止血之妙，荆芥引血归经，三七随断路径，入不再出。火得水消，气得水降，此理莫与浅见寡闻道。

一大怒吐血，色紫气逆，两胁胀满作痛，此因怒而吐血。肝藏血，怒则肝叶开张，血即不藏。肝气急，怒则更急，血自难留，故涌出，往往有倾盆者。血涌肝无所养，自两胁痛，轻则胀满。急宜平肝，少加清凉，龙雷必收。一味止血，反拂火性，动其呕逆之机。用**平肝止血散**：白芍二两，当归一两，荆芥、丹皮三钱，炒栀子二钱，甘草一钱。一剂肝平，三剂血除。芍药平肝又益肝，同当归用，生血活血，实有神功。丹皮、栀子不过少凉血以清火，俟荆芥引经，甘草缓急耳。

一咳血，血不聚出，先咳嗽，觉喉下气不能止，必咯出其血而后快，人谓肺逆，谁知肾气逆乎。肾气者，肾中虚火也。虚火盛由于真水衰，水衰则不能制火，火逆上冲，血宜大吐，何以必咳而出？盖肺气阻也。夫肺乃肾母，肾水，肺顺子。肾火，肺娇子。肺本生水不生火，恶娇子也。骄子于是骂诟呼号，上夺肺血，肺又不肯遽予，故两相牵而咯血。用**六味地黄汤**：熟地、麦冬一两，山药、枣皮五钱，北味一钱，茯苓、泽泻、丹皮三钱。四剂咯止，一月全愈。六味滋水，麦、味益肺，自足制火，何至再咯。此治水不须泻火也。

一血因咳嗽出。多因劳伤耗肾水，不能分给各脏，又多房劳，水益涸。水涸金生，以泄肺气，无如肾取给无已。夫贫子盗气，母痛剥肤，求救于胃，胃受肝凌，不敢生肺，肝木生火，心火必旺，心旺必乘肺，肺受外侮，呼子相援，肾不能制火，火凌肺愈甚，肺避子宫，子窘，不得不仍返本宫，而咳嗽吐血。治宜救肺，然救肺肾涸，肺仍顾肾。故治肺须补肾，肾足肝平，心火息而肺安。用**救涸汤**①：麦冬、熟地二两，地骨皮、丹皮一两，白芥子三钱。二剂轻，十剂自愈。麦、地同用，肺肾两治，加地骨皮、丹皮，实有微义。盖嗽血必损阴，阴虚则火旺，此火乃阴火，二味解骨髓中热，则肾无熬煎，不索肺金，肺中滋润，自济肾，子母相安，肾渐濡养肝制心，外侮不侵，何有耗散。白芥子消膜膈痰，无他深意，以阴气虚耗必有痰，取不耗真阴气也。

---

① 救涸汤　此三字原无，今据《辨证录》补。

一鼻衄经年不止，或愈或不愈，鼻衄较吐血少轻，然不治或不得法，皆杀人。吐血犯胃，衄血犯肺。胃浊道，肺清道。犯浊，五脏反复；犯清，只肺一脏逆。犯清虽轻，气逆则一，逆则变生，宜调肺气。但肺逆成于肺火。肺无火，肺火仍是肾火。肺因心逼，肾水来救，久之水涸，肾火来助，二火斗，血妄从鼻上越。则调气舍调肾无他法，调肾在补水制火。用**止衄汤**：生地一两，麦冬三两，玄参二两。一剂止。麦冬治肺乏，生地、玄参解肾火，火退气自顺，气顺血归经。倘畏重减轻，火未易遏，正不效。

一耳出血，涓涓不断，三日人死。此病少，实有其症。耳，肾窍，耳流血，自是肾虚，然血不从胃从口出，从耳出，心包火引之耳。心包与命门火相通，胃为心包子，胃恐肾火害心兼害胃，故引火上走耳，诸经所过，卷土而行，故血随。虽耳窍甚细，不比胃口，无冲决之虞，涓涓不绝，其能久乎？用**填窍止氛汤**：麦冬一两，熟地二两，菖蒲一钱。一剂即效。用熟地补肾，麦冬息心包火，二火息，耳窍不闭，血暂止，必仍越出，故用菖蒲引二味直透耳中，引火返心包，火归，耳窍闭矣。

一舌上出血不止，舌必红烂，裂纹中有红痕，血从痕出，虽不猝杀人，久亦不救。此心火炎，肾水不济也。邪水犯心则死，真水养心则生，故心肾似相克实相生。今水不交心，欲求肾养而不得，乃求救于舌下之廉泉。然肾水足，廉泉亦足，如江河水旺，井泉自满。今水既不济心，又何能上升于唇口？此廉泉欲自养方寸舌而不能，又济心乎？故泉脉断而井、裂，

亦无济于心，并烂其舌。舌烂，清泉泥泞，必流血。大补心肾，使交济，舌血自断。用**护舌丹**：丹皮、麦冬、桔梗三钱，甘草、人参、北味一钱，玄参五钱，熟地一两，黄连三分，肉桂一分。一剂血止，四剂愈。此方专交心肾，使心通肾，肾济心，舌无取给，症自愈。

一齿缝出血如线标①，此肾火沸腾也。夫齿属肾，肾病宜现于齿。然齿若坚固，血无隙可乘，似治齿标血，宜治齿。然肾为本，齿乃末。夫肾龙雷之火直奔咽喉，宜从口出，何以入齿？盖肾火走任、督，上趋唇齿，乘隙而出。火性急，齿缝隙小，故标如线。用**六味地黄汤**加味治。熟地一两，山药、枣皮四钱，丹皮、麦冬五钱，苓、泻三钱，北味、骨碎补一钱。一剂血止，四剂不发。六味补水，水足火自降，火降血不妄行。加麦、味从化源以补肺，水尤易生，骨碎补透骨补漏，血欲不止得乎？

一脐中出血不多，如水流出。夫脐通气海、关元、命门，乌可泄气？虽但血流，日日如此，气必随泄。可不急治？此大小肠火斗于肠中，小肠火欲趋于大肠，大肠火欲升于小肠，两不相受，火乃无依，上下莫泄，直攻脐隙而出，血亦随之。似宜急安二肠火。然火动，肾枯无水润也。故治二肠火，仍须治肾。用**两止汤**：熟地三两，枣皮、麦冬一两，五味五钱，白术五钱。一剂血止，四剂除根。熟地、枣皮补水，麦、味益肺，多用五味取酸收也。白术利腰脐，腰脐利，水火流通，二肠各取给于肾而不争，水足火息，

---

① 标　字或作摽，抛也。《集韵·爻韵》："抛、摽，弃也。或作摽。"

血自止。

一九窍出血，气息奄奄，欲卧不欲见日，头晕身困，人谓祟凭。盖血热妄行，散走九窍。症若重，较狂血走一经反轻。人身无非血，九窍出血，由近而远，非尽从脏腑出，法仍治脏腑，不可只治经络，以脏腑统经络也。用**当归补血汤**加味治。当归一两，黄芪二两，人参、炒黑荆芥三钱，白术、生地五钱。二剂愈。血热妄行，不清火反补气，得毋气旺助火？不知血妄出火已泄，血之妄行，由气虚不能摄血，血得火，逢窍则钻，今补气，气旺自摄血。倘用止抑，则一窍闭，安必众窍尽闭。况又加行气凉血，兼清火，有不奏功哉。

一大便或前或后出血，人谓粪前属大肠火，粪后属小肠火，其实皆大肠火。肠本无血，因大肠火燥干肠液，肠薄开裂，血从外渗入，肠裂在上血来迟，肠裂在下则血来速，非小肠出血也。小肠出血人立死，盖小肠无血，出血则心伤，安能活乎？故大便出血，统小肠以辨症则可，以粪后属小肠不可。宜单治大肠，然肾主二便，肾水无济于大肠，故火旺致便血。用**三地汤**：生熟地、当归一两，地榆三钱，木耳末五钱。水煎调服。一二剂全愈。此精血双补，肠中自润，既无干燥，自无渗泄，况地榆凉，木耳塞，有不速效哉。

一尿血痛涩，马口如刀刺，人谓小肠火，不知小肠出血人立死，安得痛楚犹生。因不慎酒色，欲泄不泄，受惊而成。精欲泄，因惊缩入，精已离宫，不能仍反肾宫，小肠因惊，不能直泄其水出，则水积火生，热极煎熬所留之精，化血而，实本肾精，非小便血。法宜解小肠火。然不

利水则水壅，火仍不出，精血何从外泻。用**水火两通汤**：车前子、栀子三钱，茯苓、当归五钱，木通、黄柏、扁蓄一钱，白芍、生地一两。二剂痛血止，三剂全愈。此通利水火，又平肝补血。盖血症最惧肝木克脾胃，脾胃不能升气，下陷血又何从升散乎？今平肝，肝舒脾胃亦舒，脾胃气舒，小肠水火两通，败精速去。

一毛孔出血，或标或渗如线，或头身，或两胫，皆肺肾亏，火乘隙越出。舍补肾无二法。然补肾功缓，当急补气，气旺肺自旺，皮毛自固。用**肺肾两益汤**：熟地二两，人参、麦冬一两，三七根末三钱。一剂血止。再用六味地黄汤加麦冬、五味，调理一月，不发。用熟地壮水，麦冬益肺，金水相资，肺肾火息，血自归，何至走入皮毛外泄，况三七根原止血，宜效之捷也。

一唾血，只唾一口，人谓唾少似轻，不知实重。盖唾出脾，不出于胃也。脾胃相表里，血犯胃，中州已伤，后天亏矣，况更犯脾阴后天乎？胃主受，脾主消，脾伤不能为胃化其津液，虽糟粕已变，但能化粗，不能化精，以转输于脏腑而皆困，是脾唾甚于胃唾也。然脾之所以唾，仍责胃虚，不特胃虚，尤责水衰。盖脾为肾之关门，肾衰，胃不司开合，脾血上吐，胃无约束，任其越出，故脾唾。虽脾火沸腾，实肾胃二火相助。法平脾火，必须补脾土。补脾土以平脾火，必须补肾水以止胃火。用**滋脾饮**：人参三分，茯苓二钱，玄参、芡实、茅根、山药、丹皮三钱，熟地一两，沙参五钱，甘草五分。二剂愈。方轻治脾，重补肾，探本也。倘止泄脾火，必伤胃土，胃伤脾更伤，然后补肾则不能生肾水，何能制脾火？无论唾血难

止，吾恐胃关不闭，血且倾盆，兹滋脾饮所以妙耳。

一双目流血，甚直射出，女闭经，男口干唇燥，人谓肝血妄行，谁知肾中火动。肾，相火，君火宁，相火不敢上越于目。惟君火衰，心动嗜欲，相火即挟君以令九窍。心系通于目，肝窍开于目，肝、命门、心包同为相火，同气相助沸腾，不啻小人结党，上走心肝之系窍。法似宜补心以制肾火，然心既虚，补不易旺，必补肾生心，则心火不动，肾火亦静。用**助心丹**：麦冬、熟地一两，志肉二钱，茯神、玄参、丹皮、当归三钱，枣皮、芡实五钱，莲子心一钱，柴胡三分。二剂不发。此心、肝、肾药也。补肾生肝，即补肾生心。或疑肾火动，不宜补肾，不知火动乃水衰，况心火必得水资乃旺，心旺肾火自平，实有至理，非漫然耳。

一舌上无故出血不止，细观之有小孔标血，人谓血衄，谁知心火上升克肺乎。夫鼻血名衄，未可以舌血为衄，虽舌窍不闭，出血亦如鼻，谓之衄血似宜。然鼻衄血犯气道，舌衄与犯气道有间。盖舌衄只犯经络之小者耳。然血出于舌，无异血出于口。出口犯食道，出舌非犯食道比。出口犯胃不犯心，出舌犯心不犯胃。胃，腑，心，脏，乌可谓经络细小病哉。宜内补心液，外填舌窍之孔，心火自宁，舌血易止。用**补液丹**：人参、生地、山药三钱，麦冬、当归、玄参五钱，丹参二钱，北味十粒，黄连、贝母一钱。外用炒槐花、三七根末等搽之即愈。二味止血，何必用补液丹？然内不治本，外徒治末，恐随止随出。

遍身骨痛

一背腰膝足胫皆痛，饮食知味，不能起床，即起，疼痛不耐，必须捶敲按摩，否则其痛串走，在骨节空隙处作苦不可忍。人谓痛风，然痛风多感风湿，感风湿多入骨髓。风湿入经络易去，入骨髓难祛。以骨髓属肾，肾有补无泄，祛风湿则伤肾，肾伤则邪欺正弱，深居久住。然肾无泄，胃与大肠未尝不可泻。泄胃、大肠风湿，风湿自去。盖胃乃肾关，大肠，肾户也。用**并祛丹**：黄芪、玄参一两，白术、茯苓五钱，甘菊三钱，炙草一钱，羌、防五分。三剂全愈。后用八味地黄丸调理。论理不治肾，治胃与大肠风湿。风宜干葛，湿宜猪苓。有风湿必化为火，宜石膏、知母。然邪在骨髓，必用气分之剂提出，在气分后，微寒、轻散和解之，则邪易化。邪即出，后补肾，真水火足，邪不再侵。

一遍身疼痛，腰以下不痛，人谓痛风，不知火郁于上中二焦不能散。盖火生于郁，则肝胆气不宣，必克脾胃，土气不升，则火亦难发，以致气血耗损，不能灌溉经络作痛。用**逍遥散**加味治。柴胡、白术二钱，白芍五钱，当归一两，甘草、羌活、陈皮一钱，炒栀子、茯苓三钱。一剂痛如失。逍遥散专解肝胆郁，栀子解郁火，火盛胆汁必干，肝血必燥。归、芍平肝胆，更滋肝胆。血足气自流。加羌活以疏经络，自然火散而痛除。

一遍身生块而痛，人谓痛风，不知因湿不入脏腑，反走经络皮肤。其痛较风湿入骨髓反轻，然治不得法，其痛正同。此块乃湿痰结成。消痰于肠胃易，消痰于经络皮肤难。然吾治肠胃，经络皮肤之痛块自消。用**消块止痛汤**：人参、半夏、白术三钱，黄芪、茯苓、苡仁五钱，羌、防一钱，桂枝五分。四剂痛止，十剂块消，二十剂消尽。块因正气虚，气虚则痰结。人参、芪、术补气，气旺痰势衰。茯苓、苡仁利湿，半夏消痰，羌、防去风，桂枝逐邪，欲留其块，不可得也。倘徒治经络皮肤，反损脾胃，脾胃伤，气不行于经络皮肤，块且益大。

一遍身痛疼难忍，然时止，人谓风湿相抟，谁知气血亏损。风束于肌骨，雨湿入肢节，皆作痛，但非时痛时止。惟气血虚，不能流行肢节肌骨，每视盛衰以分重轻，故时或不痛。倘认作风寒水湿，祛除扫荡，气血愈虚，痛疼更甚。必大补气血，佐温热，正旺邪不侵，痛自止。用**忘痛汤**：当归一两，黄芪二两，肉桂二钱，玄胡、秦艽一钱，花粉三钱。一剂必大汗，听自干，二剂不再发。此补血汤之变也。益肉桂祛寒，玄胡活血化气，花粉消痰湿，秦艽散风。即有外邪，无不兼治。

辨证奇闻卷四

山阴　陈士铎远公父原本
宁乡　文守江南纪氏敬述

五　郁

一心腹饱胀，时肠鸣数声，欲大便，甚则心疼，两胁填实，或吐痰涎，或呕清水，或泄利暴注，以致两足面浮肿，身渐重大。此初起乱治，及后必作蛊胀治，谁知土郁乎。土郁，脾胃气郁也。《内经》将土郁属气运，不知原有土郁之病，不可徒咎岁气，不消息脏腑。夫土气喜升不喜降，肝木来侮，则土气不升；肺气来窃，则土气反降。不升且降，土气抑郁不伸，反克水矣。水受克，不能直走长川大河，自然泛滥溪涧，遇浅则泄，逢窍则钻，流何经即何经受病。法宜疏通其土，使脾胃气升，则郁可解。然实脾胃素虚，则肝侮肺耗。倘脾胃气旺，何患其成郁哉。必须补脾胃，后用夺法，则土郁易解。用**善夺汤**：茯苓一两，车前子、白术三钱，柴胡、半夏一钱，白芍五钱，陈皮三分。四剂渐愈。方利水不走气，舒郁兼补正，何必开鬼门，泄净府，始谓土郁夺之哉。

一咳嗽气逆，心胁胀满，痛引小腹，身不能侧，舌干嗌燥，面陈色白，喘不能卧，吐痰稠密，皮毛焦枯，人谓肺燥，不知肺气之郁，为心所逼而成。然火旺由于水衰，肾水不足，不能为肺复仇，肺金受亏，抑郁之病起。如父母为外侵，子难报怨，父母断不怪子之怯，怨天尤人，不能相遣。是治肺郁，可不泄肺乎？然惟大补肾水，水足心有取资，必不犯肺，是补肾水正泄肺金。用**善泄汤**：熟地、玄参一两，枣皮五钱，荆芥、牛膝、炒枣仁、沙参三钱，贝母一钱，丹皮二钱。二剂轻，十剂全愈。方补肾制心，实滋水救肺。肺得水泄而金安，肾得金养而水壮，子母同心，外侮易制，此金郁泄之，实有微旨。

一遇寒心痛，腰膝沉重，关节不利于屈伸，时厥逆，痞坚腹满，面黄黑，人谓寒邪侵犯，谁知水郁之症乎。此症土胜木复之岁居多。然脾胃气过盛，肝胆血太燥，皆能成之。何可舍此四种，他治水郁哉。虽然水郁成于水虚，水有因水因火不同。因水者，真水虚，真水虚，邪水自旺；真火者，真火虚，真火虚，真水益衰，水火二而一者也。大约水中补火，火足水自旺，水旺郁不成。用**补火解郁汤**：熟地、巴戟一两，山药、杜仲、苡仁五钱，肉桂五分。四剂自愈。方中水火并补，自然水火既济，正不必滋肝胆而调脾胃也。

一少气，胁腹、胸背、面目、四肢填胀愤瞆，时呕逆，咽喉肿痛，口干舌苦，胃脘上下时痛，或腹暴痛，目赤头晕，心热烦闷懊憹，暴死，汗濡皮毛，痰多稠浊，颧赤，身生痱疮，人谓痰火作祟，谁知火郁乎。火性炎上，火郁违其性矣。五脏有虚实、君相火不同。郁乃虚火，相火即龙雷火。雷火不郁不发动，过郁又不能发动。若君火、实火，虽郁仍能动。虚火自不可泻，相火自不可寒，所当因其性而发之。用**发火汤**：柴胡、甘草、神曲、远志一钱，茯神、炒枣仁、当归三钱，白术、白芥子二钱，陈皮三分，木香五分。一剂郁解，二剂尽愈。方直入心包以解郁，又不直泻火，反补气血，消痰去滞，火遂其性。或疑龙雷之火在肾肝，不在心包，今治心包，恐非其治。不知心包火下通肝肾，不解心包，龙雷郁火又何能解？吾解心包，正解龙雷郁火。苟徒解龙雷之火，则龙雷上升，心包阻抑，劈木焚林，祸必更大。惟解心包，则上火既运，下火渐升，下火亦可相安而不必升，此法最巧，医当细审。

一畏寒热，似风非风，头痛颊疼，胃脘饱闷，甚则心胁相连膜胀，膈咽不通，吞酸吐食，见食则喜，食完作楚，甚则耳鸣如沸，昏眩欲仆，目不识人，人谓风邪，谁知木郁乎。夫木属肝胆，肝胆气郁，上不行心包，下必克脾胃。后天以脾胃为主，木克则脾不能化，胃不能受。脾胃空虚，津液枯槁，何能布于脏腑？且木喜水，脾胃焦干，木无水养，克土益深，则土不生肺，肺必弱，不能制肝。木过燥，愈作祟矣。宜急舒肝胆气。然不滋肝胆血，则血不能润，木郁不解。用**开郁至神汤**：人参、白术、炒栀子一钱，香附三钱，茯苓、当归二钱，白芍五钱，陈皮、甘草、柴胡五分。二剂尽解。方妙无克削，又立去滞结，胜逍遥散。或谓宜解散

不宜补益，不知境遇不常，元气或漓，不可执郁难用补之见，况入人参，正无伤，郁又解。

一郁，女子最多，又难解。倘痴卧不语，人谓呆病将成。谁知思结胸中，气郁不舒乎。此全恃药固非，不恃药亦非。大约思郁，得喜可解，使大怒亦解。盖脾主思，思太甚，脾气闭塞不开，必见食则恶。喜则心火发越，火生胃，胃气大开，脾不得闭。怒属肝，木能克土，怒则气旺，气旺必冲开脾气，脾气一开，易于消食，食消必化精以养身，又何畏于郁。此症必动怒后引喜，徐以药治。用**解郁开结汤**：白芍一两，当归五钱，玄参、丹皮、生枣仁、白术、白芥子三钱，甘草、陈皮五分，神曲、茯神二钱，薄荷一钱。十剂愈。即逍遥散之变方。凡郁怒未甚，服即愈，不必动怒引喜。

咳　嗽

一骤感风寒，忽咳嗽，鼻塞不通，嗽必重，痰必先清后浊，身必畏风寒，此风寒入皮毛，肺先受。肺窍通鼻，受邪鼻窍不通，阻隔肺气也。肺窍不通，人身之火不能流行经络，乃入肺以助风寒。故初起咳嗽，必先散风寒，少佐散火，忌重用寒凉抑火，又忌酷热助邪，和解最妙，如甘桔汤、小柴胡是也。然或谓小恙，不急治，久则肺虚难愈，则宜补脾胃母与肾水子，似宜分治。余一方，既利子母，复益咳嗽，新久皆效。用**善散汤**：麦冬、苏叶二钱，茯苓、天冬、玄参三钱，甘草、贝母一钱，黄芩八分，款冬五分。方用二冬安肺气，茯、草健脾胃，玄参润肾水，苏叶、款冬解阴阳风邪，加黄芩清火，贝母消痰，故奏功。

一风寒已散，痰气未清，仍咳嗽气逆，烦冤，牵引腰腹，俯仰不利，皆谓须治痰。然治痰而痰愈多，咳愈急，嗽愈重。盖治痰，标也，标在肺，本在肾，不治肾而治肺，此痰不去，咳嗽不愈也。肾为痰本何也？人生饮食原化精，惟肾气虚，胃中饮食所化津液欲入肾而肾不受，则上为痰。肾气既虚，宜望胃中津液以自助，何反不受？不知肾虚因肺气之虚，肾见肺母困乏，必欲救之，忍背母而自益乎？无如心见胃液生肺，嗔子私养仇家，转来相夺，则津不生肺，反为痰涎外越。然肾不能报母仇者，水少也，水多自制火。大补肾水，既克心火之余，更济肺金不足，心不夺而肺自安，自然津液下润，化精不化痰。用**子母两富汤**加味治。熟地、麦冬二两，甘草、柴胡一钱，白芍五钱。以熟地滋水，麦冬安肺，加柴、芍、甘草舒肝胆气，使不克脾胃，土气易升，上救肺，下救肾，且邪易散，有不测之妙也。

一久嗽不愈，补肾滋阴不效，反饮食少思，强食不化，吐痰不已，人谓肺尚留邪胃中，不知脾胃虚寒不能生肺，使邪留膈脘作嗽也。肺母，脾胃土也。不补母以益金，反泄子以损土，邪即外散，肺且受伤，况留余邪未散乎。治不可仅散肺邪，当急补肺气，尤当急补脾胃。然补法在补心包火生胃土，补命门火生脾土。肺受土气生，自恶邪气克。用**补母止嗽汤**：白术、茯苓、麦冬五钱，紫苑、半夏、苏子、甘草、人参一钱，陈皮三钱，桔梗二钱，肉桂五分。二剂轻，四剂全愈。此补脾胃之圣药，加桂以补心包、命门火。又恐徒治脾胃，置肺邪于不问，又入补肺散邪之味，子母两得，嗽安得不愈。

一咳嗽长年不愈，痰黄结块，凝滞喉间，肺气不清，用尽气力始吐出，此乃老痰，年老阳虚人最多，然消痰清肺多不效，盖徒治痰不理气也。痰盛则气闭，气行则痰消。老年孤阳用事，又气闭不行，痰结于膈膜间，阳火熬煎遂成黄浊。气虚不送，故必咳久始出。用**六君子汤**加减治之。白术五钱，茯苓、白芥子三钱，陈皮、人参、柴胡五分，白芍一两，甘草、栀子一钱。二剂痰色白，四剂易出，十剂咳嗽除。补阳，开郁，消痰，祛火，有资无克，则老痰散，咳嗽除。倘徒用攻，则阳气伤，痰难化，何日清快乎。

一阴气素虚，更气恼，偶犯风邪，咳嗽，用散风祛邪药反甚。此不治阴虚也。然滋阴不平肝，则木来侮金，咳难已。宜平肝又补水，则水资木，木气更平。用**平补汤**：熟地、麦冬、白芍一两，甘草、白术、人参五分，柴胡、炒黑荆芥一钱，茯苓三钱，花粉二钱，百合五钱。此大补肺、肾、脾胃，先解肝郁，肝郁解，肺经风邪不祛自散。人谓补肾、肺、平肝足矣，何又补脾胃而用人参？不知三经非脾胃之气不行，少加参、术通之，则津液易生，三经尤能相益。

一久咳不愈，口吐白沫，气带血腥，人谓肺湿，不知实肺金燥。苟肺气不燥，则清肃之气下行，不特肾水足以上升交心，亦且心火下降交肾，不传于肺矣，何至伤燥。惟肺先乏高源之水，无留余之势，欲下泽常盈以供肺用，不可得矣。法宜专润肺燥。然润肺燥，肾火上冲，肺且救子，何能自润？用**子母两富汤**治之。熟地、麦冬二两。四剂肺燥除，肾火亦解。如大雨滂沱，高低原隰无非膏霖，既解燥竭，宁有咳嗽？倘不治，或治不补肺肾，必瓮干杯罄，毛瘁色弊，筋急爪枯，咳引胸背，吊痛两胁，诸气膹郁，诸痿喘呕，嗌塞血泄，危症俱见。

一久病咳嗽，吐痰色红，似呕血实非，盗汗淋漓，肠鸣作泄，午后发热，人谓肾经邪火太盛，将欲肾邪归肾经。此症初因肾水干枯，肾经受邪传心，故发热夜重，未几，心传肺，故咳嗽汗泄；未几，肺传肝，故胁痛而气壅；未几，肝传脾，故肠鸣而作泄。邪不入肾肝，尚有生机，亟宜平肝滋肾，邪不再传，则肝平不与肺仇，肾滋不与心亢，益之健脾，使脾健不与肾耗，肺之受益何如，自然心不刑肺而生脾，脾生肺更安。用**转逆养肺汤**：白芍、熟地、枣皮五钱，麦冬、茯苓、骨皮、丹皮三钱，玄参、北味、前子二钱，牛膝、贝母一钱，故纸五分。十剂气转，二十剂痰白，三十剂鸣泄止。此非止泄药。盖泄因阴虚，补阴泄自止，阴旺，火不烁金，金安则木平，不克土，所以消痰化火炎之色，止泄撤金败之声，故肠鸣盗汗除，咳嗽愈。

一春夏不嗽，遇秋凉即咳嗽，甚至气喘难卧，人谓肌表疏泄，谁知郁热难通乎。气血流通，风邪不入，惟气血闭塞，邪转相侮。盖气血闭则凝滞而变为热矣。热欲出，寒欲入，闭极反予邪以可乘之机。春夏寒难犯热，秋冬热难拒寒。春夏皮肤疏，内热易宣，秋冬皮肤致，内热难发，所以春夏不嗽秋冬嗽。倘不治郁热，惟发散，徒虚其外，愈不能当风寒，徒耗其中，转增郁热，法贵攻补兼施，既舒内热，复疏外寒。当归五钱，大黄、甘草一钱，花粉、白术三钱，陈皮三分，薄荷、荆芥、黄芩、桔梗二钱，神曲五分，贝母

二钱。四剂，秋冬断无咳嗽。妙在用大黄于祛火消痰中，走而不宁，通郁最速，当归走而不滞，白术利而不攻，同队逐群，解纷开结。

喘

一偶感风寒，忽喘，气急抬肩，吐痰如涌，喉如水鸡，此外感误认内伤。补气则气塞不能言，痰结不可息。法宜解表，忌纯补，不忌清补。用**平喘仙丹**：麦冬五钱，桔梗、茯苓三钱，甘草、半夏二钱，黄芩、山豆根、射干、白薇一钱，乌药、苏叶八分。一剂喘平，二剂愈。盖风寒从风府直入肺，尽祛其痰涌喉间，势若重，较内伤喘大轻。此方消邪不耗肺气，顺肺气不助火，故全愈。如强暴入门，见卒健器锋，中多解纷，有不急走而退乎。

一痰气上冲咽喉，塞肺管，作喘不能息，息不粗，无抬肩状，此气虚，非气盛，不可作有余治。人身阴阳，原自相根①，阴阳中水火不可须臾离也。惟肾水虚，肾火无制，越出肾宫，关元之气不能挽回，直奔肺作喘。然关元气微，虽力不胜任，难回将绝之元阳，而一线牵连，尚可救援。用**定喘神奇丹**：人参四两，枣皮四钱，牛膝五钱，麦冬、熟地二两，北味二钱。二剂轻，四剂大定。妙在人参非四两则不能下达气海、关元，以生气于无何有之乡。非牛膝不能下行，且平胃肾虚火，又直补下元之气。麦冬益肺，非多用则自顾不暇，何能生水救火？喘则气散，非五味不收。熟地益肾，水大足，自不泄肺气，非多加，阴不能骤生，火不可制，又益枣皮赞襄，自然水火既济，气易

———

① 根　原作"投"，义晦，今据《辨证录》改。

还元。

一七情气郁结滞，痰涎或如破絮，如梅核，咯不出，咽不下，痞满涌盛，上气喘急，此内伤外感兼而成也。治内伤，邪不出，治外感，内不愈，吾治肝胆，内外皆愈。盖肝胆乃阴阳之会，表里之间也，解其郁，喘可平。用**加味逍遥散**：白芍五钱，白术、当归、茯苓三钱，柴胡、甘草、苏叶、半夏、厚朴一钱，陈皮五分。二剂痰气清，四剂喘愈。病成于郁，解郁病自痊。

一久咳，忽大喘不止，痰出如泉，身汗如油。此汗多亡阳，吾谓可救，以久嗽伤肺不伤肾也。喘多伤肾，久嗽未有不伤肾者，以金不能生水，肾气自伤也。然伤肺以致伤肾，与竟伤肾不同。盖伤肺，伤气也，伤肾，伤精也。故伤肺以致伤肾者，终伤气，非伤精。精有形，气无形，无形者补气可生精，即补气以定喘；有形者必补精以生气，又必补精以回喘。所以伤肺不比伤肾之难。用**生脉散**：麦冬一两，人参五钱，北味二钱。一剂喘定，二剂汗止，三剂痰少。更加花粉、当归二钱，白术、白芍五钱，十剂全愈。此方补气圣药。补肺自生肾。肾得水，火不上沸，龙雷自安肾脏，不必又补肾。以视伤肾动喘，轻重不大殊哉。故曰伤肺易，不信然乎。

怔　忡

一怔忡，遇拂情，听逆言，便觉心气怦怦，不能自主，似烦非烦，似晕非晕，人谓心虚。然心虚由肝虚，肝虚肺必旺，以心弱不能制肺也。肺无火炼，必制木太过，肝更不能生心，心气益困。故补心必

补肝，补肝尤宜制肺。然肺娇脏，寒凉制肺，必伤脾胃，脾胃受寒，不能运化水谷，肝何所资？肾又何益？所以肺不宜制而宜养。况肺愈养愈安，愈制愈动。用**制忡汤**：人参、白术、麦冬五钱，白芍、当归、枣仁一两，北味一钱，贝母五分，竹沥十匙。水煎调服。十剂全愈。妙全在不定心，但补肝平木，木平则火不易动。补肺养金，则木更静，木静，肝生血，自润心液，不助心焰，怔忡自愈。

一怔忡，日轻夜重，欲思熟睡不可得，人谓心虚极，谁知肾气乏乎。人夜卧，心气下降肾宫，肾不虚则开门延人，彼此欢然。惟肾太耗，家贫客至，束手无策，客见如此，自不久留，徘徊岐路，托足无门，傍徨四顾，又将何如。法大补肾精，肾精充足，自然客至相投，开宴畅饮。用**心肾两交汤**：熟地一两，枣皮、炒枣仁八钱，人参、当归、白芥子、麦冬五钱，肉桂、黄连三分。一剂熟睡，十剂全愈。此补肾仍补心，似无专补，不知肾足心虚，主富客贫，菲薄轻弃。今心肾两足，素封之主见多金之客，自相得益彰。况益连、桂介绍，有不赋胶漆者，吾不信也。

一心常怦怦不安，若官事未了，人欲来捕之状。人谓心气虚，谁知胆气祛乎。少阳胆，心母也。母虚子亦虚，又何疑乎。惟胆气虚，何更作怔忡？不知各脏皆取决于胆，胆气一虚，各脏无所遵从，心尤无主，故怦怦不安，似怔忡实非怔忡。法徒补心则怔忡不能痊，补各脏腑而不补胆气，内无刚断之风，外有纷纭之扰，安望心之宁静乎？故必补胆气，后可去祛。用**坚胆汤**：白术、人参五钱，茯神、花粉、生枣仁三钱，白芍二两，铁粉、丹

砂、竹茹一钱。二剂胆壮，十剂怦怦如失。此肝胆同治，亦心胆共治。肝胆相表里，治胆因治肝者，兄旺弟不衰也。心胆为母子，补胆兼补心者，子强母不弱也。况镇定之品以安神，刻削之味以消痰，直取效之速也。

惊　悸

一闻声惊，心怦怦，半日后止。人谓心有痰，痰药不效。久不必闻声，亦惊且悸，常若有人来捕者，是惊悸相连而至。虽是心虚，惊悸实不同。盖惊轻悸重，惊从外来动心，悸从内生动心也。若怔忡，正悸之渐也；若悸，非惊之渐也。故惊悸宜知轻重。一遇怔忡，宜防惊，惊宜防悸。然虽分轻重，治虚则一。用**安定汤**：黄芪、熟地一两，当归、生枣仁、白术、茯神、麦冬五钱，远志、柏子仁、玄参三钱，半夏二钱，甘草一钱。一二剂轻，十剂愈。夫神魂不定而惊生，神魂不安而悸起，皆心肝血虚。血虚则神无归，魂无主。今大补心肝之血，则心肝有以相养，何有惊悸？倘用药骤效，未几仍然者，此心肝大虚，另用**镇神丹**：人参四两，当归、麦冬、生枣仁、茯苓、生地三两，白术五两，远志二两，熟地八两，柏子仁、白芥子、醋淬龙骨一两，虎睛一对、陈皮三钱。各为末，密丸，滚水下，早晚各五钱，一料全愈。龙能定惊，虎能止悸。入补心肾药中，使心肾交，神魂自定。

一先惊后悸，亦有先悸后惊，似不同，不知实无异，不过轻重之殊。前已备言，此又重申者，盖辨惊悸，分中有合，合中有分耳。惊有出于暂不出于常，悸有成于暗不成于明者，又不可不别。暂惊轻于常惊，明悸重于暗悸而惊悸仍同，则将

分治乎？抑合治乎？知其合中之分，则分治效；知其分中之合，则合治亦效。盖惊出于暂，吾治其常；悸出于明，吾治其暗。吾一方合而治之，**名两静汤**：人参、巴戟天一两，生枣仁二两，菖蒲一钱，白芥子、丹砂三钱。四剂定。方妙在生枣仁之多，以安心，尤妙在人参、巴戟以通心肾。则心气通肾夜安，肾气通心日安。又何虑常、暂、明、暗哉。

虚　烦

一遇事或多言烦心生，常若胸中扰攘，不思而念若纷纭，不动而意若嘈杂，此俗云虚烦。乃阴阳偏胜，火有余，水不足也。或谓虚烦乃心热加胆寒，心热则火动生烦，胆寒则血少厌烦。不知虚烦本心热，无胆寒。夫胆喜热恶寒，世云胆寒则怯者，正言胆之不寒也。然胆寒则怯，何敢犯火热之心。可见虚烦是心火热，非胆木寒矣。古人用温胆汤治虚烦而烦转甚者，正误认胆寒也。治宜补心兼清心之味，则正寒益心而虚烦除。用**解烦益心汤**：人参、当归、花粉二钱，黄连、白术一钱，生枣仁、茯神三钱，玄参五钱，甘草三分，枳壳五分。一二剂烦除。此纯清心药，加消痰者，有火必有痰也。火化痰而烦益剧者，痰火散而烦自释矣。况有补心之剂，同群共济哉。

一年老虚烦不得寐，大便不通，常有热气自脐下直冲心，便觉昏乱欲绝，人谓火气冲心，谁知肾水大亏乎。夫心液实肾精也，心火畏肾水克为假，喜肾水生乃真。心得肾交，心乃生，心失肾通，心乃死。虚烦，心死之渐。惟肾既通心，何以脐下之气上冲而生烦？得毋关元之气非肾之气？不知肾之交心乃肾水，非肾火。老

人孤阳无水，热气上冲，肾火冲心也。火有余，实水不足，大补肾水，则水足制火，火不上冲，烦自止。用**六味地黄汤**加味治。熟地一两，枣皮、炒枣仁、麦冬、白芍、丹皮五钱，山药四钱，北味一钱，茯苓、泽泻、甘菊、柴胡五分。二剂烦却，四剂大便通，二十剂不发。六味补水，麦冬滋化源，柴、芍平肝，肝平相火无党，不致引包络火，又得枣仁、甘菊相制，则心气自舒，复有肾水交通，有润无燥，有不宁乎。

不 寐

一昼夜不能寐，人谓心热，火动不止，谁知心肾不交乎。盖痛不交心，日不寐；心不交肾，夜不寐。日夜不能寐，心肾两不交耳。所以不交者，心过热，肾过寒也。心属火，过热则炎上而不交肾；肾属水，过寒则沉下而不交心。法使心不热、肾不寒，自然寒中有热，热中有寒，两相引，两相合。用**上下两济汤**：人参、白术五钱，熟地一两，枣皮三钱，肉桂、黄连五分。一剂即寐。盖黄连凉心，肉桂温肾，同用交心肾于顷刻。然无补药辅之，则热者太燥，寒者过凉。得参、术、枣皮、熟地则交接无非欢愉。然非多用则力薄，恐不能久效。

一忧愁后，终日困倦，至夜两目不得闭，人谓心肾不交，谁知肝血太燥乎。忧愁必气郁，郁久肝气不舒，肝血必耗，血耗上不能润心，下取给于肾。肾水不禁，不能供肝矣。如是，肾见肝亲，闭关而拒；肝为肾子，弃而不顾，心为肾仇，乌肯引火自焚？所以坚闭不纳也。法须补肝血，滋肾水，自然水养木，肝交心矣。用**润燥交心汤**：白芍、当归、熟地、玄参一

两，柴胡、菖蒲三分。二剂解，四剂熟睡。方用归、芍滋肝，肝气自平；熟地滋肾，水足济肝，肝血益旺；又得玄参解心火，柴胡、菖蒲解肝郁，引诸药直入心宫，则肾肝自交。

一夜不能寐，畏鬼，辗转反侧，少睡即惊，再睡恍如捉拿，人谓心肾不交，谁知胆气怯。少阳胆在半表里，心由少阳交肾，肾亦由少阳交心。胆气虚，心肾至，不能相延为介绍，心肾怒，两相攻击，胆愈虚，惊易起，益不能寐。宜补少阳胆。然补胆又不得不补厥阴肝。盖肝胆表里，补肝正补胆。用**肝胆两益汤**：白芍、炒枣仁一两，远志五钱。二剂熟睡，三剂惊失。白芍入肝胆，远志、枣仁似入心不入胆，不知二味入心亦入胆，况同白芍用，又何疑乎。胆既旺，又何惧心肾不投，自然往来介绍，称鱼水煤，来梦矣。

一神气不安，魂梦飞扬，身在床，神若远离，闻声既惊，通宵不能闭目。人谓心气虚，谁知肝经受邪乎。肝藏魂，肝血足则魂藏，虚则魂越。游魂多变，亦由虚也。否则魂藏肝中，虽邪引不动，故得寐。今肝血既亏，肝皆火气，魂将安寄？一若离魂，身与魂为两矣。然离魂，魂离能见物，不寐则不见物。所以不能见物者，阴中有阳，非若离魂之纯阴也。法祛肝邪，先补肝血，血足邪自离，梦自绝。用**引寐汤**：白芍一两，当归、麦冬五钱，龙齿末火煅、柏子仁二钱，菟丝、巴戟、炒枣仁、茯神三钱。数剂自愈。方补心肝，用之甚奇者，全在龙齿。古谓治魂不宁宜虎睛，治魂飞扬宜龙齿，取其入肝平木也。夫龙能变化，动象也，不寐用龙齿，不益助游魂不定乎？不知龙虽动而善藏，动之极正藏之极。用龙齿以引寐，非

取其动中之藏乎？此古未言，余不觉泄天地之奇。

一心颤神慑，如处孤垒四面受敌，达旦不寐，目无见，耳无闻，欲少闭睫不可得。人谓心肾不交，谁知胆虚风袭乎。胆虚则怯，邪乘而入，既入胆中，胆气无主，胆欲通心，邪不许；胆欲交肾，邪又不许，此目无见，耳无闻也。心肾因胆气不通亦各守本宫，不敢交接，故欲闭睫不可得。少阳胆属木，风木同象，故风最易入。风乘胆虚，居而不出，胆畏风威，胆愈怯矣。何曾卧薪尝胆，安得悠然来梦乎？法必助胆气，佐祛风荡邪，风散胆壮，庶可高枕而卧。用**祛邪益胆汤**①、柴胡、白芥子二钱，郁李仁、竹茹、甘草一钱，乌梅一个，当归一两，川芎、沙参三钱，麦冬五钱，陈皮五分。二剂颤慑止，四剂耳闻目见，亦熟睡。方全不引心肾，惟泄胆木风邪，又得芎、归相助，风邪外散，胆汁不干，可以分给心肾，自心肾交，欲寐矣。

健　忘

一老年健忘，远近事多不记忆，此健忘之极。人谓心血涸，谁知肾水竭。心火肾水，似克实生，心必藉肾以相通，火必得水而相济，如只益心血，不填肾精，血虽骤生，精仍长涸。法须补心兼补肾，使肾水不干，上达于心而生液。然年老阴尽，煎剂恐难胜，务以丸药继之。煎用**生慧汤**：熟地一两，枣皮四钱，远志、白芥子二钱，生枣仁、柏子仁（去油）五钱，茯神、人参三钱，菖蒲五分。月余自愈。此方心肾兼补，上下相资，若能日服一剂，不但却忘，并延龄。若苦难服，用**扶老丸**：人参、白术、黄芪、当归、玄参、柏子仁、麦冬三两，茯神二两，熟地八两，枣皮、枣仁四两，龙齿三钱，白芥子一两，菖蒲五钱。各细末，蜜糊，丹砂为衣，日夜滚水吞三钱，久服愈。此老少可服，年老尤宜。盖补肾之味多于补心②，精足心液生，心窍启，心神清，何至昏昧善忘。

一壮年善忘，或大病后，或酒色过度，世谓寻常，不知本实先拔③，久变异症而死者多矣。此乃五脏俱伤，不止心肾二经病。法宜治心肾，然徒治心肾，胃弱不受补，甚为可虑。必须强胃，胃强始能分布精液于心肾。用**生气汤**：人参、生枣仁、枣皮二钱，白术、半夏、麦冬一钱，茯苓、芡实三钱，远志八分，甘草、神曲、肉桂、菖蒲三分，木香一分，熟地五钱。三十剂全愈。此方药味多，分两少，以病人久虚，大剂恐有阻滞，味少恐无调治，所以图功缓，奏效远。尤妙在扶助胃气，仍补心肾，又妙在五脏同补，有益无损。

一气郁不舒，如有所失，近事不记，如老人善忘，此肝气滞，非心肾虚。肝气最急，郁则不能急，以致肾气来滋，至肝则止；心气来降，至肝则回，心肾间隔而遗忘。法须通肝滞，后心肾通，何至近事失记。然肝气通，必于补心肾中解肝气郁，则郁犹易解。否则已郁虽开，未郁必至重结。用**通郁汤**：白芍一两，茯神、熟地、玄参、麦冬三钱，人参、白芥子二钱，当归、白术五钱，柴胡一钱，菖蒲五

---

① 祛邪益胆汤　《辨证录》作"祛风益胆汤"。
② 心　原作"精"，义晦，今据《辨证录》改。
③ 拔　原作"拨"，无义，当作"拔"，今改。《辨证录》作"匮"。

分。四剂郁尽解，善忘愈。方善解郁，又无刻削干燥，直解肝郁，使肝血大旺，既不取给于肾，复能助心，心肝肾一气贯通，尚失记哉。

一随说随忘，人谓祟恁，谁知心肾两开乎。心肾交，智慧生；心肾离，智慧失。苟心火旺，肾畏火炎不敢交心，肾水亏，心恶水竭不肯交肾，如夫妇两不相亲，况越陌之人，无怪其善忘。治须大补心肾，使相离者相亲，自相忘者相忆。用**神交汤**：人参、麦冬一两，巴戟、山药、玄参、兔丝一两，柏子仁、芡实五钱，丹参、茯神三钱。十剂愈，一月不再忘。方似重治心，轻治肾，不知夫妇，必男求女易相亲，重治心，正欲使心先交于肾。妙在无一味非心肾同治药，使两相交，两相亲。

癫 痫

一素发癫，喃喃不已，叫骂歌唱，痰如蜒蚰之涎，人谓痰病，然清痰化涎药不效。盖此胃有微热，气又甚衰，故似癫非癫也。法宜补胃气，微清胃火。然胃气衰由心火弱，胃火盛由心火微，又未可徒补胃气、清胃火。用**助心平胃汤**：人参、生枣仁五钱，茯神一两，贝母、甘菊三钱，神曲、甘草、菖蒲一钱，肉桂三分。二剂除。此补胃气以生心气，尤妙在助心火，平胃火，故心胃两益，不治癫自愈。

一壮年痰气盛，猝仆倒作牛马鸣，世谓牛马之癫，其实虚寒之症，痰入心包也。心与心包属火，心喜寒，心包喜温，所以寒入心包即拂其性，况又痰气侵乎。夫痰，脏腑无不入，何犯包络即至迷心？不知包络相臣，痰气侵心，包络先受，包

络卫君，惟恐有犯，情愿身当，故痰一入即号召勤工，呼诸脏腑相救。作牛马声，痛不择声也。宜救心，尤宜急救心包。用**济难汤**：白术、人参五钱，茯神、柏子仁、半夏三钱，菖蒲五分，远志、花粉、南星、附子、神曲一钱。二剂愈，八剂不发。救心包仍救心，君相两安，况附子、南星斩关夺门，主圣臣良，自指挥如意。

一小儿易发癫痫，虽由饮食失宜，亦由母腹中受惊，故遇可惊便跌仆吐涎，作猪羊声，世谓猪羊之癫。用祛痰搜风药益甚。小儿脾胃虚弱，尚不识补，何能悟先天亏？大补命门、膻中火所以益甚。治宜补脾胃，更补命门生脾、膻中生胃，不治痰，痰自化。用**四君加减**：人参一钱，茯苓三钱，白术二钱，甘草一分，附子一片，半夏八分，白薇三分。一剂愈。四君补脾胃，脾胃健，惊风自收，况附子无经不达，更补命门膻中火，生脾胃，土更易旺，痰更易消，又益半夏逐败浊，白薇收神魂，安得动癫。

一妇发癫不识羞，见男如饴，见女甚怒，甚至赤身露体。此肝火炽，思男不可得，郁结成癫也。肝火炽，何成癫？盖妇女肝木旺，肝火逼心，则心君下殿，然包络外护，何任威逼？不知肝火乃虚火，虚火与相火同类，庇比匪，忘圣明[①]，直烧宫殿。然心君走出，何但癫不死？盖肾水救援。思男子不得，因肾旺，虽是肾火，肾水实涸。然肝火逼，心有肾水资，所以但癫不死。治法泄肝木并补肾水，兼舒郁气为得。用**散花丹**：柴胡、花粉三钱，炒栀子、茯神五钱，白芍、熟地、玄参二

---

① 庇比匪忘圣明 《辨证录》作"庇匪比之朋，忘圣明之戴"。

两，当归、生地一两，陈皮一钱。三剂癫失。方妙泄肝火不耗肝血，疏肝郁不散肝气，更妙补肾不救心焰，水足木得所养，火自息于木内。火息神安，魂自返肝中，况消痰利水，痰气尽消，化水同趋膀胱，欲再花癫不可得也。

一为贼所执，至受刀始释，失心如痴，人谓失神，谁知胆落乎。胆附肝，因惊而胆落者，非胆果落肝中。盖胆汁散不收，如胆之落肝耳。胆既堕落，则胆汁尽为肝所收，则肝强胆弱，心不能取决于胆，心即如失如癫痴。法泄肝补胆，则胆汁生，癫痴愈。用**却惊丹**：附子三分，陈皮、丹砂、铁粉、远志、薄荷、南星一钱，白术、茯神、半夏、人参三钱，当归五钱，花粉二钱。各为细末，密丸弹子大，姜汤下。一丸惊收，三丸癫痴愈，不必尽服。此安神定志，全在铁粉，即铁落，最抑肝邪，又不损肝气。木畏金刑，用铁落取克木也。克肝未必克胆。然肝阴木，胆阳木，铁落克阴不克阳，故制肝不制胆，所以伐肝邪，即引诸药直入胆，生胆汁，不独取其化痰静镇耳。

一思虑过度，耗损心血，或哭或笑，裸体而走，闭户自言，喃喃不已，人谓花癫，谁知失志之癫乎。思虑伤脾，脾气损，即不能散精于肺，肺气又伤，清肃之令不行，脾气更伤。脾，心子，脾病心必来援，心见脾伤，以至失志，则心中无主，欲救无从，欲忘不得，呼邻不应，忌仇来侵，将为从井，见人嗫嚅，背客絮叨，遂癫。非急清其心不可。然心病由于脾，补心以定志，不若补脾以定志尤神。用**归神汤**：人参、茯神、麦冬五钱，白术、巴戟一两，半夏、柏子仁(不去油)、白芥子三钱，陈皮、甘草、丹砂、菖蒲一

钱。各为末，先将紫河车一具，洗净，煮熟，不去血丝，捣烂，入药末，再捣为丸。白滚水送下五钱，连服数日自愈。此心脾同治，消痰不耗气。尤妙在紫河车为先后天之母，神得紫河有依，志即依神相守，不特已失者回，既回者尤永固。

狂

一热极发狂，登高呼，弃衣走，气喘，汗出如雨，此阳明胃火。登高弃衣者何？盖火炎上，内火炽腾，身自飞扬。热郁胸中，得呼则气泄。衣乃蔽体，内热盛，得衣不啻如焚，弃则快。火盛刑金，自大喘。肺主皮毛，不能外卫，腠理开泄，阴不摄阳，逼汗外出。汗出心无血养，神将飞越，安得不发狂？用加味**白虎汤**救。人参二两，石膏、麦冬三两，知母、茯苓、半夏五钱，甘草一钱，竹叶三百片，米一撮。二剂愈，不可三剂。非白虎急救胃火，则肾水立干，身成黑炭。然火燎原，非杯水可救，必得滂沱大雨，始能扑灭。

一发狂，腹满不得卧，面赤身热，妄见妄言，如见鬼，此阳明胃火盛。然胃火属阳，妄见妄言见鬼，又阴症，不知阳明火盛，由心包火盛，阳明属阳，心包属阴，二火齐发，故腹满不得卧，倘只胃火，虽口渴腹满尚可卧，唯心包助胃齐发，遂至心神外越，阴气乘之，妄见妄言如见鬼。法宜泄胃，不必泄心包火。盖胃，心包子，母盛子始旺，然子衰母亦弱，泄胃即泄心包。用**泄子汤**：玄参三两，甘菊一两，知母、花粉三钱。一二剂二火平，狂愈。论理可用白虎，然过峻。心包属阴，白虎泄阳，毕竟有伤阴气，不若此，既泄阳，又无损阴。或曰：母盛子

始旺，泄心包火何必泄胃？不知胃火最烈，胃火炽，肾水立干，故必先救胃火，胃火息，心包火亦息。倘先泄心包，寒凉之药必由胃而后入心包，假道灭虢，不反动胃火怒乎？不若直泄胃火，既制阳，又制阴。

一易喜易怒，狂妄谵语，心神散乱，目有所见，人疑胃火，不知乃心火耳。心热发狂，膻中之外卫谓何？亦因心过酷热，包络膻中何敢代君司令。喜笑不节，如君恣肆威权，宰辅不敢轻谏，左右无非便佞，自然声色娱心，语言博趣，偏喜偏笑，所发无非乱政。及令不行，涣散景象有如鬼域，人心发热亦然。然心热发狂至神越，宜立亡，何能苟延岁月？不知心热不同胃热，胃热发狂，外热犯心，心热乃内热自乱，故胃狂有遽亡，心狂有苟延。用**清心丹**：黄连、人参、丹参三钱，茯神、生枣仁五钱，麦冬一两。一二剂定，不必用三剂。黄连清心，然徒用连则心燥，连性亦燥，恐燥以动燥，所以又用二参、麦冬润以济之。火有余自气不足，补气以泄火，则心君无伤，可静不可动矣。

一身热发狂，言淫乱，喜无非愉悦，一拂言违事，狂妄猝发，见神鬼，人谓心热极，谁知心包热乎。心包，心君相也，君静，胡相拂乱至此。盖君弱臣强，心寒极不能自主耳。如懦主寄权于相，相植党营私，生杀予夺，悉出其手，奉令者立迁除，违命者辄褫革①，甚则杀人如儿戏，轻人如草菅。颠倒是非，违礼背法，不必神怒鬼击，彼心若有所见，心包热狂正似，法宜泄心包火。然徒治心包，心君内寒，愈震主，反有犯上。必补心，呼召外臣，扫清君侧。用**卫主汤**：人参、玄参一两，茯苓、麦冬、生地五钱，花粉、丹皮三钱。四剂症愈。玄参、生地、丹皮清心包，参、苓、麦补心，心强心包之火自弱。况玄参等清心包，亦补心，自拨乱反正。或谓心君虚寒，用参是矣，然玄参、丹皮、生地虽凉心包，独不益心寒乎？似宜加热药济之。嗟乎！心寒用热药，理也，然用热药益心，必由心包入，恐心未得益，转助心包焰，不若人参助心亦助心包。是人参非心包所恶，同玄参等共入，自然拥卫心君，指挥群药，扫荡炎氛，心气自旺，寒变为温。

一强横折辱，愤懑不平，病心狂，持刀逾屋，披头大叫，人谓阳明胃火盛，谁知阳明胃土衰乎。阳明火盛，必由心火太旺。心火旺，胃火盛，是火生土。心火衰，胃火盛，是土败于火。火生土胃安，土败火胃变，虽所变似真火盛，中已无根，必土崩瓦解。狂，实热，余谓虚热，孰信？不知脏腑实热可凉折，虚热必温引，然胃虚热又不可全用温引，于温中佐微寒实善。盖阳明胃虚热，乃内伤，非外感。因愤生热，不同邪入生热明甚。以邪热为实热，正热为虚热耳。用**平热汤**：人参、白芍五钱，黄芪、麦冬一两，甘草、黄芩一钱，青皮、炒栀子、柴胡五分，竹沥一合、茯苓、枣仁、花粉三分。四剂定，服一月安。此变化竹叶石膏汤，以治阳明虚热耳。甘温退大热，佐之甘寒，使阳明火相顺不相逆，转能健土于火宅，消烟于余氛，土有根，火自息。倘认实热，用竹叶石膏，误矣。

一忍饥过劳，忽发狂，披发裸体，罔知羞恶，人谓失心病，谁知伤胃动火乎。阳明胃火动，多不可止。世皆谓胃火宜泄

---

① 褫革　褫音驰。黜革也，谓罢黜其官职。

不宜补，然胃实可泄，胃虚不可泄。经云：二阳之病发心脾。二阳，正胃也。胃为水谷海，能容物，物入胃消，胃亦得物养。物养胃火静，胃失物火动。至火动胃土将崩，必求救于心脾，心见胃火沸腾，有切肤之痛，自扰乱；脾见胃火焚烧，有震邻之恐，亦纷纭，势必失依，安得不发狂。法不必安心脾，仍救胃气，狂自定。虽然，欲救胃气，不少杀胃火，胃气亦不能独存。用**救焚疗胃汤**：人参、玄参一两，竹沥一合、陈皮三分，神曲五分，山药、百合五钱。三剂愈。人参救胃，玄参杀胃火，群药调停心脾肺肾，使肝不伤胃，胃气尤易转。胃转，心脾宁有扰乱。

呆

一终日悠悠忽忽，不言语，不饮食，忽笑歌，忽愁哭，与美馔不受，与粪大喜，与衣不服，与草木叶反喜，人谓呆病，不必治。然其始，起于肝郁，其成由于胃衰。肝部则木克土，痰不化，胃衰则土不制水，痰不消，于是痰积胸中，盘踞心外，使神明不清，呆成。宜开郁逐痰，健胃通气，则心地光明，呆景尽散。用**洗心汤**：人参、茯神、生枣仁一两，半夏五钱，陈皮、神曲三钱，甘草、附子、菖蒲一钱。水煎半碗灌之，必熟睡，切不可惊醒，反难愈。此似祟凭，实无。即有祟，补正邪自退。盖邪气实，因正虚入。此补正绝不祛邪，故奏功。或谓正虚无邪，何多用二陈？不知正虚必生痰，不祛痰则正气难补，补正因以祛邪，是消痰仍补正。或又谓呆成于郁，不解郁单补正攻痰，何能奏功？不知始虽成于郁，郁久则尽亡之矣。故但胃气以生心气，不必又治肝气以舒郁气也。

人有呆病，终日闭户独居，口中喃喃，多不可解，将自己衣服用针线密缝，与之食，时用时不用，尝数日不食而不呼饥，见炭最喜食之，谓是必死之症，尚有可生之机也。夫呆病而至于喜粪，尚为可救。岂呆病食炭反忍弃之乎？喜粪乃胃气之衰，而食炭乃肝气之燥。凡饮食之类，必入于胃而后化为糟粕，是粪乃糟粕之余也。糟粕宜为胃之所不喜，何以呆病而转喜之乎？不知胃病则气降而不升，于是不喜升而反喜降，糟粕正胃中所降物也。见粪而喜者，喜其同类之物也。然而呆病见粪则喜，未尝见粪则食也。若至于食粪，则不可治矣，以其胃气太降于至极耳。夫炭乃本之烬也，呆病成于郁，郁病必伤肝木，肝木火焚可伤心，则木为心火所克，肝中血尽燥，而木为焦枯之木矣。见炭喜食，喜其同类食之，思救肝之燥耳。然生机正在食炭。炭无滋味，食如饴，胃气未绝也。治胃气，祛痰涎，呆可愈。用**转呆丹**。人参、当归、半夏、生枣仁、菖蒲、茯神一两，白芍三两，柴胡八钱，神曲、柏子仁五钱，花粉三钱，附子一钱。水十碗，煎至一碗，灌之。倘不肯服，以杖击，使怒，后灌之，必詈骂，少顷倦卧，切莫惊动，自醒全愈，惊醒只可半愈。此大补心肝，加祛痰开窍，肝得滋润自苏，心得补助自旺，于是心气清，肝气运，祛逐痰涎，随十二经络尽通，何呆不愈？F若惊醒，气血不能尽通，经络不能尽转，故半愈。然再服，必全愈。

一忽成呆，全不起，忧郁状与呆同，人谓祟凭，谁知起居失节，胃气伤，痰迷乎。胃土喜火生，然火亦能害土，火不来生则土无生气，火过来生土有死气。然土中之火本生土，何反害土？岂属外来邪火，非内存正火乎？孰知邪火固害土，正火未尝不害土，何也？正火能养，火且生土以消食，正火相伤，火即害土以成痰。痰成，复伤胃土，则火且迷心。轻成呆，重发厥。起居失节，则胃中劳伤，不生气而生痰。一时成呆，乃痰迷心脘下，尚未直入心包，倘入心包，人且立亡。宜生胃气，佐消痰。用起①**心救胃汤**。人参、茯苓一两，白芥子、神曲三钱，菖蒲、黄连、甘草一钱，半夏、南星二钱，枳壳五分。三剂愈。此救心正救胃。盖胃乃心子，心气旺，胃气自清。设作呆病，用附子斩关直入，以火助火，发狂死。总之，呆成于久，不成于暂，一时成呆，非真也。故久病宜于火中补胃消痰，猝病宜于寒中补胃消痰，不可不知。

呃　逆

一忽呃逆不止，人谓寒气相感，谁知气逆寒入乎。然气逆非气有余，乃不足也。丹田气足，则气守下焦，顺；丹田气不足，则气奔上焦，逆。症虽小，徒散寒不补气，多成危症。宜大补丹田气，少佐祛寒，则气旺可接续，寒祛能升提，呃逆自止。用**定呃汤**：人参三钱，白术、茯苓五钱，丁香、陈皮五分，沉香末、牛膝一钱。一剂愈。参、苓、白术补气回阳，丁香祛寒，沉香、牛膝降丹田以止逆，逆气既回，呃声自定。

一痰气不清，忽呃逆，人谓火逆作祟。火逆口必渴，今不渴呃逆，仍是痰气，非火邪。痰在胃口，呃逆在丹田，何能致此？不知怪病多起于痰，安得呃逆独异。此丹田气欲升，痰结胸中，不使其气直上也。较虚呃甚轻，消痰气，呃逆自除。用**二陈汤加减**治。人参、陈皮五分，半夏、厚朴一钱，甘草三分，茯苓三钱。

一剂即愈。二陈治痰，加入参、厚朴补中降气，自祛痰于上焦，达气于下焦。

一口渴舌燥，饮水后忽呃逆，人谓水气，谁知火气逆乎。此胃火，胃火太盛，必大渴呼水，今但渴不喜大饮，乃胃气虚，胃火微旺，故饮水虽快，多则不能消，火上冲呃逆。宜补胃土，降胃火，则胃气安，胃火息，呃逆自止。用**平呃散**：玄参、白术五钱，甘菊、茯苓、麦冬三钱，人参二钱，甘草五分。一剂即平。此降火不耗气，倘轻用石膏，虽取胜，胃终有伤，他症必生。

一恼后肝血燥，肺气热，忽呃逆不止，人谓火动，谁知气逆不舒乎。肝性最急，拂必下克脾土，脾土气闭，则腰脐间不通，奔咽喉作呃逆。倘用降火降气药，呃逆更甚，必须散郁，佐消痰润肺。用**解呃丹**：茯神、白芍三钱，当归、白芥子二钱，白术②、苏叶五分，麦冬五钱，柴胡一钱。一剂即止。此散郁神方，不特治呃逆。白术利腰脐气，柴、芍③、归舒肝胆，麦冬、苏叶润肺，茯神通心与膀胱气，白芥子宣膜膈气，故一身之气流通，何虑下焦气不升咽喉。

一呃逆时作时止，人谓气滞，谁知气虚乎。气旺，顺；衰，逆。逆之至，皆衰之极。使气衰不甚，何至于逆。惟衰极则气弱不能转，呃逆生。气衰呃逆，不比痰呃、火呃，补气自止。倘徒消痰降火，则轻变重，重必死。况痰火之呃亦虚而致之，不只寒呃之成于虚也，然不补虚何以

① 起　《辨证录》作"启"。
② 白术　《辨证录》用量为"五钱"。
③ 芍　原无，今据《辨证录》补。

治呃。用**六君子汤**加减治。人参、茯苓三钱，白术一两，陈皮一钱，甘草三分，半夏二钱，柿蒂三枚。连三剂，呃自除。此治胃圣药，胃气弱，诸气自弱，故补胃气正补诸气也，气旺尚有气逆乎？况柿蒂尤易转呃。胃多气之腑，气逆从胃始，气顺独不从胃始乎？故胃气转，诸气无不转。

辨证奇闻卷五

山阴　　陈士铎远公父原本
宁乡　　文守江南纪氏敬述

关　格

关格者，心欲食，食至胃而吐，已而再食，再吐，心思大小便不能出，眼红珠露，两胁胀满气逆，求一通气而不得，世谓胃气太盛，不知乃肝气过郁。关格宜分上下，一上格不得下，一下关不得出。今上不得入，下又不得出，是真关格，危症也。治原有吐法，上吐则下气可通。然先已自吐，吐必无益。若用下导法，上无饮食下胃，大肠空虚，止可出大肠糟粕硬屎，不能通小肠膀胱气，导亦无益。必须煎药和解为得，但须渐渐饮之，初不受，后自受。用**开门散**：白芍、白术、当归五钱，茯苓、柴胡、牛膝、车前子、炒栀仁三钱，花粉三钱，苏叶一钱，陈皮一钱。缓服一剂上关开，二剂下格通。此直走肝经以解郁，郁解关格自痊，此扼要争奇也。倘用香燥耗气，适足坚关门，动据格。

一无故忽上不能食，下不能出，胸中胀急，烦闷不安，二便极窘迫，人谓关格，谁知少阳气不通乎。少阳胆木，喜舒泄，因寒袭木不条达，气乃闭，于是上克胃，下克脾，脾胃畏木刑，不生肺并生大肠。肺金因脾胃不生，失清肃之令，膀胱、小肠无禀遵，齐气闭。此原可用吐，一吐而少阳之气升；其次用和，和其半表里，胆郁自通。较之吐必伤五脏气，和则不伤。用**和解汤**：柴胡、甘草、薄荷一钱，白芍、茯神、当归三钱，枳壳五分，丹皮二钱。缓服三剂，开关。改用薄荷、枳壳、丹皮者，取直入肝经，尤易开郁也。然解郁正所以开关耳。

一吐逆不得食，又不得二便，此五志厥阳火太盛，不能荣阴，遏抑心包，头上有汗，乃心液外亡，自焚于中，此关格最危症。人谓气不通，用麝、片，必耗真气，反致归阴。法宜调营卫，不偏阴偏阳，不治关格，惟求中焦握枢而运，渐透于上下之间，自能荣气先通，卫气不闭，因势导之，势无扞格。用**和中启关汤**：麦冬、白芍五钱，人参、甘草五分，柏子仁三钱，滑石（敲碎）、黄连一钱，桂枝三分，花粉钱半。一剂吐止，二剂下通。此解散中焦火，更舒肝气，肝气平，火热自灭。最妙在黄连、桂枝安心交肾，和肾交心，心肾交，营卫阴阳各相和好，上下二焦安能坚闭。此和解善于开关。

一上吐下结，气逆，食不能入，溺不能出，腹疼，手按少止，脉涩而伏，人谓寒极，阴阳易位，宜吐不吐则死，然上部无脉，下部有脉宜吐，以食填太阴耳。今涩而伏，非无脉，食物吐出，非食填太阴。吐必重伤脾胃，坚闭塞。胃气不开与二肠、膀胱，所以闭者，肾气衰也。胃为肾关门，肾气不上，胃关必不开。肾主二便，膀胱气化，亦肾气化也。肾气不通于三经，便溲必结。是则上下开阖权衡全在肾。大补肾中水火，关格自愈。用**水火两补汤**：熟地、麦冬一两，山药四钱，茯神、白术五钱，车前子、牛膝三钱，人参二钱，北味五分，肉桂一钱。连服二剂，吐止结开，六剂全愈。此补肾中水火，又通肾气，气足上自达胃，下自达膀胱、二肠。若用香燥救胃，则胃气益伤；用攻利救膀胱、二肠，则膀胱、二肠愈损。

一忽关格，二便闭结，渴饮凉水，少顷吐，又饮又吐，面赤唇焦，粒米不下，脉沉伏，人谓脉绝，谁知格阳不宣，肾经寒邪太盛乎。少阴肾喜温不喜寒，肾寒则阳无附，常欲上腾，况寒邪直入肾中，逼阳上升乎。使寒少轻，阳虽浮不至格拒之甚，惟寒盛则峻绝太过，阳欲杜阴而不能，阴且格阳而愈胜，于是阳逆冲上焦咽喉，难于容物作吐。夫阳宜阴折，热宜寒折，阳热在上，似宜阴寒药折，然阳热在上，下正阴寒，盖上假热，下真寒，非真热假寒药，断不能顺性开关。用**白通汤**：方药大热，得人尿、猪胆乱之，则下咽觉寒，入腹正热，阳可回，阴可散，自然脉通关启。后以大剂八味汤投之，永不发。

中　满

一饮食后觉胸中倒饱，人谓多食不能消，用香砂枳实等消导暂快，已又饱，又用前药，重加消导，久成中满。腹渐高大，脐渐突出，肢体浮胀，人谓臌胀，用牵牛、甘遂等逐水。内原无水，正气益

虚，胀满更急，又疑前药不胜，复加大黄、巴豆等，仍未愈。又疑风邪固结经络，用龙胆、茵陈、荆、防。然开鬼门，泄净府，各执已见，不悟皆操刀下石徒也。中满由脾土衰，脾衰又由肾气寒，倘早用温补，何至如此。用**温土汤**：人参、萝卜子一钱，白术、茯苓、苡仁、谷芽三钱，芡实、山药五钱，肉桂三分。二剂减，数剂除。此方但补脾，不消导以耗气。盖中满必因气虚，不补脾胃，胀从何消？况萝卜子辅参、术消胀，不助参、术添邪；又茯苓、山药、薏仁、芡实，益阴利水，水流正气不耗，自然下泽疏通，上游无阻。第恐水寒冰冻，溪涧断流，益肉桂水中生火，则土气温和，尤无壅塞，何惟事消导，成不救。

一饮食未见思，既见厌，强进，饱塞，上脘胀闷，人谓胃气虚成中满，然此心包火衰也。心包，胃母，心包不足何生胃？故欲能食，须补胃；欲胃强，补心包火。用**生胃进食汤**：人参、白术、山药、茯苓三钱，炒枣仁五钱，远志八分，神曲、良姜、枳壳五分，萝卜子、黑姜一钱。此治胃无非治心包，不治中满，中满自除，此补火胜于补土。

一郁结久，两胁饱满，食下喉即胀不消，人谓臌胀之渐，谁知气滞。用逐水必更甚，用消食只快一时，法同宜开郁。然气郁久必虚，使仅解郁，终难化食，胀何以消？用**快膈汤**：人参一钱，茯神五钱，白芍、苡仁三钱，白芥子二钱，萝卜子、神曲、柴胡五分，槟榔、枳壳、厚朴三分。三四剂愈。此解郁无刻削，消胀无壅塞，攻补兼施，收功自易。

一患中满，饮食知味，但多食则饱闷

不消，人谓脾虚，谁知肾虚乎。肾虚，肾火虚也。腹中苦饱，乃虚饱，非实饱，若作水肿治，速亡。盖脾土制水，本在肾火，土得火而坚，土坚后能容物，能容物即能容水。肾火虚，土失坚刚之气，则不能容物，即不能容水，乃失其天度之流转矣，故腹饱作满，即水臌之渐。世不知补肾火生脾，反泄水伤脾，无异决水护土，土不崩哉？是治肾虚中满，宜急补命门火。然肾火生于肾水中，但补火不补水，则孤阳不长，无阴生阳，即无水生火。或疑土亏无以制水，今补肾水，不增波哉？然肾水，真水也，邪水欺火侮土，真水助火生土，实不同。故肾虚中满，必补火生土，尤必补水生火。用**金匮肾气丸**：茯苓六两，附子一枚，牛膝、肉桂、丹皮一两，泽泄、枣皮二两，车前子两半，山药四两，熟地三两。蜜丸，早晚各一两，滚水下。初腹少胀，久服胀除满消。此于水中补肾火，利水健脾之味多于补阴补火者，虽偏补火，实重救脾，补火正补脾也。故补阴宜轻，补脾宜重。

反　胃

一食入胃即吐，此肝木克胃土，用逍遥散加吴萸、黄连随愈。然人谓胃病，用香砂消导，伤胃气，愈吐；又用下药，不应；复用寒凉降火，不独胃伤，脾亦伤；又改辛热救寒，不应，始悟用和解，解郁散邪，然已成噎膈。胃为肾关门，肾水足，咽喉间无非津液，可以推送水谷；肾水不足，力难润灌胃中，又何能分济咽喉？且肾水不足，不能下注大肠，大肠无津相养，久必瘦小，肠细小，饮食入胃，势难推送。下既不行，积而上浮，不特上不能容而吐，亦下不能受亦吐，必大补肾水。用**济难催辕汤**：熟地、当归二两，山

药、玄参一两，车前子一钱，牛膝三钱。十剂必大顺。此纯补精血，水足胃有津，大肠有液，自然上下相通无阻滞。

一朝食暮吐，或暮食朝吐，或一日三日尽吐出者，虽同是肾虚，然食入即吐，肾无水；食久始吐，肾无火。此食久始出，非肾寒而何？肾寒何成反胃？盖脾胃必得肾火，土始有温热气，能发生消化饮食。倘土冷水寒，结成冰冻，则下流壅积，必返上越。宜急补肾火，使一阳来复，大地回春，冰泮土松，沮洳之类，顺流而下，又何上冲嗌口？然但补火则焚林竭泽，必成焦枯，必济以水，水火既济，上下流通，何有反胃？用**两生汤**：肉桂二钱，附子一钱，熟地二两，枣皮一两。四剂止，十剂愈。此水火两生，脾胃得火无寒冷，得水无干涩，自上可润肺，不阻于咽喉，下可温脐，不结于肠腹。或谓下寒多腹痛，肾寒正下寒，宜少腹作痛，何食久而吐，无腹痛症？不知寒气结于下焦则腹痛，今上吐，寒气尽从口趋出，又何寒结之有。

一时吐时不吐，吐则尽情吐出，人谓反胃，不知实郁。此妇人多，男子少。郁必伤肝，肝气伤，即克脾胃。肝最急，其克土未有不急者。土不能受，遂越出。木怒土不受，于是挟郁气卷土齐来，尽祛而出，故尽吐出。其时不吐者，木郁少平耳。法不必止吐，惟平肝，肝平郁舒，吐自止。用**逍遥散**：柴胡、白术一钱，白芍五钱[1]、茯神、当归三钱，陈皮三分，甘草一分。二剂愈。仍以济难催辕汤一半调理。盖解郁后，其木必枯，随补水，木始滋息，自然枝叶荣敷荣，何至拂性作吐。

----

[1]　白芍五钱　此四字原无，今据《辨证录》补。

一胃中嘈杂，腹微疼，痰涎上涌，呕吐，人谓反胃，不知乃虫也。人水湿留脾胃，肝旺又克，则土虚生热，此热乃肝火，虚火也。土得真火消食，得虚火生虫。虫得肝木之气，性最急，饥觅食，饱跳梁，挟水谷上吐。其不吐虫者，盖虫最灵，居土则安，入金则死，在胃翻腾，不越胃游乐，恐出胃为肺金杀也。法必杀虫佐泻肝。然泻肝杀虫，不免寒凉克削。肝未泻脾胃先伤，虫又何能尽杀。必于补脾胃中行斩杀，庶贼除地方不扰。用**健土杀虫汤**：人参、茯苓、白芍一两，炒栀子、白微三钱。水煎，加黑驴尿一半调，饥服，不再剂，虫尽死。驴属金，肝虫畏金，故取尿用。有单用驴尿者，然杀虫不健土，肝木仍旺，后心再生。此补土平木，况栀子、白薇同驴尿用，又拔本塞原。

一食后必吐数口，却不尽出，膈上时作声，面如平人，人谓脾胃中气塞，谁知膈上痰血结不散。膈在胃上，与肝连，凡怒则膈痛，血不行也。血不行，停于中则成死血，血死存膈上，必碍气道，难于升降，阻住津液成痰，痰聚成饮，与血相搏作声，又加食犯，势必吐而少快。至已入胃，胃原无病，自受之，此所以必吐而不尽也。法但去膈上痰血，吐病自愈。用**瓜蒂散**加味治。瓜蒂七枚，萝卜子、半夏、花粉、甘草三钱，韭汁一合、枳壳、人参一钱。一剂，大吐痰血愈，不必二剂。方本吐药，得萝葡子、枳壳消食，半夏、花粉荡痰，韭汁逐血，或恐过于祛除，未免因吐伤气，又加人参、甘草使胃无损，则积滞易扫，何有再吐。此食后辄吐似反胃，故同论。

膨　胀

一两足跗上先肿，渐至腹，按如泥，小便不利，人谓水肿，谁知土气郁乎。人生脾胃气健，则能制水，水自灌注经络，不相碍。惟脾胃虚，则土不能转输水精于上，胃中之水积而不流，浸淫表里皮毛。然脾胃虚由肾虚，上无升腾之气，土乃郁不伸，力不制水，水反来侮，脾胃愈虚。夫肾司开合，阳太盛则水道大开，阴太盛水道常闭。阳为肾火，阴为肾寒也。肾寒，脾胃亦寒，水畏热不畏寒，此寒土所以难制水也。法乌可舍肾火而他求蓄水之土？然水势滔天，补火以生土，不如放水以全土，故补肾火，可治久病水臌，泄脾肾中水，实益初起水胀。下身胀，上未胀，正初起，泄水最宜。用**泄水至神汤**：大麦须、白术二两，茯苓一两，赤小豆三钱。一剂腹必雷鸣，泄水如注，再剂水尽，不必三剂。牵牛、甘遂非不可用，但人脾、胃、肾三经多虚，恐药力之迅，故另立此方，补中泻水，正无伤，水尽去。方中苓、术健脾胃，又通脾胃气，则土郁解，况大麦消无形水，赤小豆消有形湿，合用化水，直出膀胱，由尾闾尽泄。

一水肿久，肢体俱胀，面目亦浮，口不渴，皮毛出水，按肤如泥，此真水臌，乃土气郁塞甚，致水湿不化耳。土克水，何反致水侮？盖土虚则崩泥带水而流，日积月累，下焦阻滞，水乃上浮。脾胃原能藏水，水多泛滥，散经络，积皮肤，经络皮肤既满，势必流出于外，不用下夺，何以泄滔天水？用**决水汤**：车前子一两，茯苓二两，王不留行五钱，肉桂三分，赤小豆三钱。一剂小便如注，二剂消。论理鸡屎醴亦效，然逐水从大便出，此逐水从小便出。从大便势逆，从小便势顺。逆，效速气伤；顺，效缓气固。此方利水从小便出，利其膀胱也。凡水，必膀胱气化，而后由阴器①以出。土气不宣，则膀胱之口闭，用王不留行以开口，加肉桂引车前、茯苓、赤豆直入膀胱而利导之，茯苓、车前利水不耗气，且茯苓健土，水决土不崩，此夺法之善也。脐突、手掌无纹，此方尚救，但禁食盐一月，倘不禁，复胀不治。

一气喘作胀，腹肿，小便不利，大便溏，渐身肿，人谓水肿，谁知肺、脾、肾三经虚乎。胃，水谷海，脏腑大源。但胃能容水，不能行水，恃脾散水以行肺，肺通水以入膀胱，膀胱化水以达小肠。惟脾虚则不能散胃之水精于肺，病在中；肺虚不能通胃之水道于膀胱，病在上；肾虚不能司胃之关，时其输泄，病在下。三经既虚，胃中积水走皮肤经络，无所底止。法宜补三经气，胃自旺，肿胀消。用**消胀丹**：白术三钱，茯苓、山药一两，麦冬、熟地、芡实五钱，苏子一钱。一剂喘定，再剂胀消，十剂小便利，二十剂尽愈。用苓、术健脾，麦冬、苏子益肺，熟地、山药、芡实滋肾，三经旺，水从膀胱出小肠矣。

一腰脚肿，小便不利，或腹肿胀，喘急痰盛，不可卧，此肺肾俱虚，非臌胀也。水症多脾胃虚，兹肺肾虚，何成水胀？不知肺虚盗脾胃气，肾虚不生脾胃气，二经虚，脾胃更虚。土虚，肺之气化不行；肺虚，肾之关门不开，水乃泛滥如水肿。法似宜补肺兼补肾，然不若补肾之为得，盖肺生肾水，不生肾火也，脾胃必得肾火以生，水气必得肾火以化，况补肾肺不来生，肺金自安。用**金匮肾气丸**：茯

苓、泽泻十两，附子一枚，牛膝、车前子三两，官桂、丹皮、枣皮二两，熟地四两，山药六两。为末，密丸。早晚各一两，滚水下。一料全愈，二料不发。此方经后人改分两，多不效，畏苓、泽耳。不知水势滔天，既不用扫荡决水，乃畏利导，不用消水乎？故必多用苓、泻、车前，则水从膀胱下。然肾关不开，胃之积水又何以下？故用附、桂回阳助火，蒸动肾气以开关，群药始能利水。然又恐利水未免损阴，佐熟地、丹皮、山药，利中有补，阳得阴生，火不亢，土自升，诚神方。倘妄增药味，更改轻重，断难收功。

一大病初起，致伤脾胃，气衰中满，成气臌。服**补土消满汤**数剂。人参、陈皮、神曲三分，白术、山药五钱，茯苓、芡实三钱，萝卜子、苏子五分，山楂五粒，甘草一分。神效。

一四肢胀，腹肿如鼓，面目浮，皮肤流水，按不如泥，但陷下成孔，手起如故，饮食知味，粪溏，溺闭涩，气喘不能卧。人谓水臌，不知肾水衰也。真水足，邪水不横，真水衰，邪水乃溢。况真水衰，虚火必盛。三焦火与冲脉属火者，性皆上炎，无不逆冲。水从火泛，上走于肺，喘嗽不宁。卧主肾，肾气既逆，又安得卧？至不得卧则肺气不得夜归肾，肾水空，无非火气，则肺气不敢久留于肾，仍归肺宫。母因子虚，清肃之令不行于膀胱，水入膀胱之口，膀胱不受，乃散于经络②，随脏腑之虚者，入而注之，不走小肠而走肢肤，故毛孔出水。法必补肾水制

① 器　原作"气"，义晦，《辨证录》作"器"，今改。

② 经络　《辨证录》作"阴络"。

肾火，尤宜补肺金生肾水。肾水不能速生，助肺气，则皮毛闭塞。肾气下行，水趋膀胱，不走腠理。用**六味地黄汤**加味治。熟地、茯苓二两，枣皮、山药、泽泻、麦冬一两，丹皮六钱，北味三钱。十剂全愈。戒酒色一年，戒盐三月，否必发。此属肾水虚，故补水不补火。肾虚以致火动，肺虚以致水流，补水火自静，补金水自通，实有至理。

一单腹胀满，四肢不浮，数年不死，人谓水臌。水臌不过两年，必皮肤流水死，今数年，皮肤又不流水，乃虫结于血中，血裹子虫内，似臌而非。盖饮食内有恶虫之子，食入腹而生虫，或食难化物，久变虫形，血裹不化，久之血块渐大，虫遂多。所用食物止足供虫食，即水谷所化之血，亦只为虫外郭，不能灌注脏腑。最忌小便不利，胃口不开。盖小便利，肾气通膀胱；胃口开，心气行脾胃。二脏有根，用杀虫下血可无恐。用**逐秽消胀汤**：白术、大黄、当归、萝卜子一两，雷丸、白薇、红花三钱①、甘草一钱，丹皮五钱。一剂，腹作雷鸣，少顷，下恶物皆虫状，再剂，大泄恶物尽。后以人参、白芥子一钱、茯苓五钱、苡仁一两、山药二两、陈皮五分、白术二钱调理。前方恐少损元气，继此方则脾胃固，不致亡阴。凡水臌、虫臌起时，以面辨之，而澹黄中有红点、红纹者，虫臌。更于食先腹先作疼，即以前方减半，一剂愈。但新久必忌盐一月，不然，再发难治。

一先肿上身，后肿下身，久之尽肿，气喘咳嗽，不得卧，小腹光亮，人谓水臌已成，谁知水臌假症乎。湿从下受，不闻从上受。凡脾旺能散精于肺，通调水道，下输膀胱，水精四布，五经并行，何至水

气上侵。惟脾虚，饮食不化精化水，此邪水，非真水。真水不生，肾涸，无非火气，同任、冲属火者，逆而上出，水从火溢，上积肺于而咳，奔越于肺而喘，喘嗽自难卧，散聚于经络，初②成跗肿，故先上肿后下肿。似宜补肾，然火盛由于水衰，水衰实先于土衰，补土其可缓乎？但补脾以健土，必至旺火以燥肾，故脾肾兼补始得。用**二天同补丹**：山药、芡实一两，茯苓、百合五钱，白术二两，肉桂三分，诃子一钱。十剂全愈。方皆脾肾二经药，健脾不亏肾，滋水不损脾，两相分消，两相资益，实鬼神不测妙法。

厥　症

一日间发热，忽厥去，手足冰冷，语言惶惑，痰迷心窍，头晕眼花，此阳厥也。阳厥乃阴血不归阳气中，内热如焚，外反现假寒象，故肢冷。此症伤寒中最多，但伤寒传经，必热至五六日发厥，此一日身热即厥，不可用伤寒法。然厥虽不同，内热深实同。厥乃逆也，逆肝气发厥。热深厥亦深，热轻厥亦轻，故宜单治热。但发厥阳离乎阴，无阴则阳无所制，离阴则阳无所依，阳在里，阴在表，自热居中，寒现外。法宜内泻火，内热自出，内热除，外寒自散。然火有余乃水不足，泻火佐补水，则阴阳和合，宁至离阳而厥逆？用**安厥汤**：人参、茯苓、花粉、炒栀子三钱，玄参、白芍一两，白薇、甘草一钱，麦冬、生地五钱，柴胡五分。二剂愈。凡日间发热俱神效。此和合阴阳，助阳不助火，生阴不生寒，祛邪不损正，解郁自化痰，故神。

---

① 红花三钱　此下《辨证录》有"人参三钱"。
② 初　《辨证录》作"而"。

一夜间发热，忽厥逆昏晕暴亡，惟手足温和，喉中痰响，不能出声，此阴厥也。阳厥乃阳气虚，不能入阴血中，致崇凭厥逆。直中阴寒症多厥逆，但彼乃阴寒猝中，此阴热暴亡。阴寒，手足筋脉多青，灌水必吐，身不热；阴热，手足筋脉多红，饮水不吐，身不凉。故参、附可治阴寒，用治阴热立死。法宜补阴以助阳，使真阴足，邪阴自散，阳旺虚火自消，庶痰涎化，昏晕除，厥逆定矣。方用**补阴助阳汤**：玄参一两，麦冬一两，熟地一两，人参二钱，白芥子五钱，柴胡一钱，白芍一两，当归一两，白术一两，茯苓五钱，菖蒲一钱。水煎服。一剂而昏迷苏，再剂痰涎化，三剂而厥逆回，则可生也，否则不可救矣。此方补阴之药多于补阳，阴水足而阴火可散，阴火散而阳气可回，阴阳合而昏迷宜苏矣。倘服之而不效，是阴阳早已相脱，不能再续也，非前药之故耳。或曰阳气虚而离阴，是宜单补阳以入阴，今补阴以合阳，恐非治法。不知阳气虚而不能入于阴血之中者，以阴血之大燥，火盛而虚阳不敢入于阴耳，非阴血过多之谓也。苟补阳过胜，则阳旺而阴益消亡，此所以必须补阴以合阳，而万不可补阳以胜阴也。况方中未尝无补阳之药，补阴居其七，补阳居其三，阴阳始无偏胜，而厥逆可援也。

人有日间发厥而夜间又厥，夜间既厥而日间又复再厥，身热如火，痰涎作声，此乃阴阳相并之厥也。热多则厥多，用泄火之药，则热除而厥亦除。然厥有昼夜，热亦有阴阳，宜于泻阳中补阴，抑阴内补阳，庶阳火得阴而消，阴火得阳而化，提阳出于阴，日间无昏晕，升阴入于阳，夜间无迷眩。用**旋转阴阳汤**：人参、柴胡一

钱，白术、茯苓、当归、麦冬、花粉三钱，白芍、生地五钱，附子一枚，炒栀子二钱。一剂安，不必再剂。此阴阳双补，痰火两泻，补泄兼施，不治厥自定。倘补阴不补阳，泄阳不抑阴，则阴阳偏胜，痰火必相争，变必非常。

一大怒复加拂抑，忽大叫而厥，吐痰如涌，不识人，人谓痰盛，谁知肝气逆，得痰而厥乎。肝性急易怒，怒则气不易泄，肝性更急，肝过急，则肝①血必燥，必求救于脾胃，然血不能以聚生，脾胃出水谷，未遑变血，势必变为痰，肝喜血不喜痰，痰欲入肝，肝不受，痰阻肝外，以封肝窍，肝乃损，则气燥急可知。既无津液灌注，必多炎氛沸腾，痰闭上，火起下，必冲击成厥。法宜去痰，厥乃定。然去痰必平肝解开郁，用**解郁汤**②：香附、当归五钱，花粉、茯苓三钱，麦芽、炒栀子③二钱，黄连五分，甘草一钱。三剂全愈。此清热不燥，导痰不峻，解肝郁实神。

一怒辄饮酒，不醉不休，忽厥昏不知人，稍苏犹呼酒，号叫数次复昏晕，人谓太醉，谁知胆火动乎。肝胆相表里，肝逆胆亦逆，肝火动，胆火亦动。酒先入胆，化为水。然酒性大热，过饮，热性不及分消，必留于胆中，况怒伤肝，肝火无所发泄，必分入胆，胆得酒，又得肝火，热更加热。肝胆，心母，母热必呼子解氛，肝胆热必移热于心，心不可受热也，乃变厥。法宜泻肝热，解酒热。用**逍遥散**加味：柴胡一钱，白芍一两，苓、术五钱，

---

① 肝　原作"脾"，义晦，今据《辨证录》改。

② 解郁汤　《辨证录》名"平解汤"。

③ 炒栀子　此下《辨证录》有"半夏二钱"。

当归、葛花二钱，甘草二分，陈皮五分，炒栀子、白芥子三钱。三剂全愈。用逍遥散治湿郁，栀子泄火，加葛花解酒，白芥子消痰。酒性生湿，湿易生痰，去湿痰无党，去痰火无势，欲再厥得乎？故多用苓、术以助柴、芍者，此耳。

一午候吐酸水一二碗，至未心前痛，至申痛甚厥去，至戌始苏，每日如是，人谓阴分热，谁知太阳膀胱有瘀血不散乎。膀胱水得气化乃出，水不出，自是气不化，今小便不闭，是气未尝不能化。气本无形，气化宜无不化，瘀血结住不散。血有形，无形易散，有形难化耳。未、申时，正气行膀胱，气行于血中，血不能行于气内，故作痛发厥。似宜大行气，气行血亦行，然瘀血有形，必用有形物治，用**逐血丹**：归尾一两，大黄、花粉、红花、厚朴、丹皮三钱，桃仁二十粒，枳壳五分，水蛭一钱（火煅烧黑）。二剂瘀血净。妙在用水蛭入大黄、厚朴中，逐有形血块，则病如扫，痛厥去。不然，痛厥虽止，血块终不能逐，不可轻弃此物，遗病终身。

一如人将冷水浇背，陡然一惊，手足厥冷，遂不知人，已而发热渐苏，日三四次，人谓祟凭，谁知气虚极乎。夫气卫身，气盛则体壮，若气衰则体祛。外寒侵，乃内气微，气既微，原不必外邪袭，常觉阴寒逼体，如冷水浇背，正显内气微也，气微自生内寒，何祟来凭？然厥症多热，肢冷，吾恐心中之热，然内热极，反生寒颤，与气虚极亦生寒颤正同，苟不辨明，杀人顷刻。大约内热外寒，脉必数有力，舌干燥，气虚外寒者，脉必微无力，舌必滑润，故现气虚症。须大补气，不可益大寒。用**苏气汤**：人参一两，陈皮一钱，枳壳三分，菖蒲五分。数剂愈。方重用人参补气，陈皮、枳壳宽中消痰，则苏气更神，益菖蒲引三味直入心中，则气不散于心外。

春　温

一春伤风，头痛鼻塞，身热，人谓太阳伤寒，谁知伤风欲入太阳乎。春伤风，在皮毛入肺，鼻肺窍，故不利。风入肺不散，则金气不扬，失其清肃之令，必移邪入太阳，膀胱恐邪入，坚闭其口，水道失行，于是水不下通，火上炎，头自痛，绝异传经太阳伤寒。法宜散肺风，杜入膀胱路，身热自退。用**舒肺汤**：桔梗、茯苓三钱，甘草、花粉一钱，苏叶五分，桂枝三分。二剂全愈。此专入肺散风邪。有风必生痰，有痰必有火，妙用花粉消痰又解火，桂枝、茯苓开膀胱口，引邪直走膀胱下泄，因肺欲移邪，随机顺用也。

一春伤风，身热，咳嗽吐痰，恶热口渴，人谓伤寒传经入阳明，谁知伤风，阳明火刑肺乎。阳明胃土本生肺，何反刑肺？肺娇脏，性虽不畏风，体未尝不畏风。风入肺，必变为寒。胃，肺母，见肺子寒，以热济，然胃本无热，胃热，心火生也。心，胃母，心知胃生肺，乃出其火相助，然助胃土必至克肺金，借兵讨贼，反致养兵残民，胃热肺亦热，故咳嗽口渴。宜泻心安胃，自肺得养，风邪自散。用**平邪汤**：黄连三分，甘草、苏梗、紫菀、葛根一钱，石膏、贝母、茯神三钱，麦冬五钱。三剂愈，不必四剂。此泄心十三，泄胃火十六。盖心火克肺轻，胃火刑肺重。轻泄心火，则心不助胃以刑金；重泄胃火，则胃不刑金以伤肺，肺气回，肺邪自去。

一春伤风，发寒热，口苦，胁胀满，或吞酸吐酸，人谓少阳伤寒，谁知少阳春温乎。少阳胆木，喜风何又伤风？盖同气易入也。但伤寒亦伤风，何冬谓伤寒，春即谓春温？不知冬之风寒，春之风温，寒伤深，温伤浅。伤深者，邪至少阳，有入里之惧；伤浅者，邪入少阳，有出表之喜。故同入少阳，伤风伤寒实异。然治少阳伤风，又不大异。舒半表里邪，风自散。但伤寒邪入少阳，有入里症，宜大柴胡、承气下之；若伤风入少阳，以小柴胡和之有余。用**加减小柴胡汤**：柴胡钱半，茯苓三钱，黄芩、甘草、花粉一钱，陈皮五分①。二剂全愈。妙在多用茯苓，使邪从膀胱出，更胜原方。少阳居半表里，宜和解，使邪从表而入者，仍从表而出，又恐表不能上散，用茯苓引入膀胱从下出，佐柴胡以散邪。

一春伤风，身热，呕吐不止，人谓太阴伤寒，谁知太阴伤风乎。太阴脾土，风伤太阴，则土中有风，风在地中，则土必震动而水溢，故呕吐，非阴寒入脾土令人呕吐者可比。此太阴伤风，宜散风安土。用**奠土汤**：白术五钱，茯苓三钱，人参、柴胡、葛根、半夏一钱，甘草一分，神曲五分。三剂全愈。方祛邪于补脾内，脾健风自息。

一春伤风，汗出，胃干燥，渴欲饮水，人谓太阳伤寒，谁知春温火邪入膀胱乎。膀胱，肺子，肺受风邪，久则变热，肺乃求救于膀胱，邪即乘其救而下行，膀胱思欲救母，乃不肯下泄，上与风火相斗，邪见膀胱正气盛，乃不入膀胱而入胃，于是胃热，与邪争，故出汗。汗出，胃液自干，故口渴思水以救内焚。法不必

散风邪、泄火焰，速利膀胱，使邪从小便出，胃液自生。用**五苓散**：白术一钱，茯苓、泽泄、猪苓三钱，肉桂一分。二剂愈。五苓利水药也，何能止渴生津，祛风散火？盖五苓专利膀胱水，膀胱，太阳经也，伤风已经出汗，宜邪尽除，乃口渴思水，明是邪热不从皮毛外出，欲趋膀胱，五苓利膀胱水，火亦流矣。火从水去，胃火已消，胃自生津，自上润于肺，肺得胃液，皮毛自闭，邪又从何而入。

一伤风，头痛发热，盗汗微出，见风则畏，人谓太阳伤寒，谁知乃春温伤风，非伤寒。头痛属太阳，然风能入脑，亦作头痛，未可谓身热头痛便是太阳症。风从皮毛入，肺主皮毛，肺通鼻，鼻通脑，风入肺，自能引风入脑作头痛。倘肺气甚旺，则腠理自密，皮毛不疏，风何从入？惟肺气虚，故风易袭，邪正相斗，故发热。肺气虚，安能敌邪，所以盗汗微出。此明是伤风，勿作伤寒轻治。况伤寒恶寒，伤风恶风，今畏风不畏寒，乌可不急散其风？然邪之所凑，其气必虚。补肺气，表风邪自愈。用**益金散风汤**：人参五分，甘草、紫苏、荆子、花粉一钱，北味三粒，麦冬、桔梗三钱。三剂全愈。方散重于补，何名益金？不知肺为邪伤，其气甚衰，若大补重药必难受，不若于散表中略补益，则邪既出，正又内养，斯为善矣。

一伤风，头痛发热，身疼，骨节俱酸，恶风无汗，人谓伤寒，伤寒则不恶风，此内伤脾肾。风邪乘虚入肺，经络不相流通，故身热。但内伤脾肾，与肺无涉，何肺即有外邪？不知脾，肺母，肾，

---

① 陈皮五分　此四字原无，今据《辨证录》补。

肺子，母虚子亦虚，子虚母亦虚，理也。肾脾气虚，肺安得不虚。肺虚不能外卫，故风邪易入。邪入肺益虚，何能下润肾宫、旁灌百骸。自骨节酸痛，腰安得不重？但肺气既虚，腠理不闭，邪易入，汗亦宜易出，何无汗？不知邪欺肺气虚，又窥脾肾不足，邪久内踞，反恐肺窍大疏，代守毛孔，不使外风另入，故畏风。外邪且不能入，何汗之能出。法宜散肺邪，仍补脾肾。脾旺肺金有生，肾足肺金不燥，自上达脑，头痛除，下达膀胱，腰重去，中和中焦，支节酸疼尽愈。用**黄紫丹**：白术、当归、麦冬五钱，茯苓三钱，羌活、紫苏、甘草、黄芩、人参、贝母一钱，细辛五分。此补多于散，何纯补脾不补肾？人生后天以脾胃为主，脾健胃气自开，胃开肾水自润，况参、术原入肾，白术尤利腰脐，腰脐利，一身气无不利。况肺，脾胃子，母健子有不健乎？又黄、羌、苏、贝祛风散火、消痰泄水，自汗出热解，邪从外越。

一春伤风，身热十余日，热结在里，往来寒热，人谓邪在太阳将入里。不知春伤风与冬伤寒不同。冬月寒入太阳，久则变寒；春之风入太阳，久则变热。寒则迁动不常，必至传经入脏；热则静守不移，惟固结在腑。然入脏在腑虽异，寒热则无不同。寒在脏，则阴与阳战发热；热在腑，则阳与阴战发寒。随脏腑衰旺，分寒热往来。此症最难辨，亦辨之时令而已。冬月热结在里者宜攻，春月热结在里者宜散。散热寒自除，寒除热亦止。用**散结至神汤**：厚朴、甘草、柴胡一钱，白芍五分①、当归、炒栀子三钱，枳壳五分，桂枝三分。一剂全愈。方多平肝药，何绝不去舒肺邪？盖肺气为邪所袭，则肝木必欺肺金之病而自旺，旺则木中生火，以助邪

热刑肺，倘不泄肝而徒去泻肺邪，则肺愈虚，热又何能遽解。惟泻肝火，则内结既衰，益桂枝数分，但去散太阳风，不助厥阴火，此热结所以顿解。

一伤风八九日，风湿相搏，身体烦疼，不能转侧，不呕不渴，人谓伤寒风湿在太阳经，谁知伤风亦能使风湿相搏乎。夫湿从下受，膀胱先受之，风从上受，肺先受之。膀胱受湿，无风则不能起浪；肺受风，无湿则不能生风②。伤风而致风湿相搏，因下原感湿，上又犯风，两相合而两相成，遂四体烦疼。烦疼，风也，恐非水湿。盖湿主重着，烦痛，身不能转侧，非重着乎？以此分别风湿同病实确。且风症必渴，湿症必呕，今风湿两病，风作渴，水济之；湿欲呕，风止之，故不呕吐③。宜双解风湿。用**双解风湿汤**：茯苓、苡仁一两，柴胡二钱，防风、甘草一钱。防风、柴胡祛风，苓、苡利湿，甘草和解，自风湿解，诸病尽痊。

春月伤风八九日，寒热如疟，热多寒少，不呕吐，人谓伤寒如疟症，谁知春月伤风亦有此症。风邪入表里，多作寒热，不独伤寒然也。伤风轻于伤寒，至八九日邪宜散，何尚如疟？疟多成于风，伤风正犯风邪，安在无如疟症？但无痰无食俱不成疟，是则伤风如疟，亦胸膈胃脘中有痰食不化，八九日正欲去，痰与食留之耳。热多寒少，非内伤重外感轻之明验乎？既痰食在中，宜多呕吐，何如疟反不呕吐？不知内既多热，自能燥湿，痰得火制，自不外吐矣。然内热极，外反现假寒，故寒

---

① 五分 《辨证录》作“五钱”。
② 风 《辨证录》作“岚”。
③ 吐 《辨证录》作“渴”。

热如疟。但不可作真疟治。用**破假汤**：人参、别甲三钱，白术、白芍五钱，陈皮、石膏、半夏一钱，神曲、甘草五分，柴胡二钱，山查十粒。四剂全痊。此补正寓祛邪，正无亏，邪自退舍。

春伤风，汗多，微发热恶寒①，人谓传经邪入阳明，谁知伤风春湿亦有邪入胃中乎。邪到阳明，必多汗而渴，今汗多不渴，是火邪犹未盛，邪未盛，故微发热。然伤寒邪入，胃火炽，伤风邪入，胃火微旺，何也？盖伤寒，寒也；伤风，风也。寒邪入胃，胃恶寒变为热；风邪入胃，胃喜风变为温。盖热本胃热，不过风以煽之也。风煽其火，则火必外泄，不留胃中，所以热而多汗，口反不渴，不同伤寒传经入胃之邪。然何以辨？以伤寒恶寒，伤风恶风，切不可误认伤风为伤寒耳。盖恶风即伤风耳，法直散风，火自解。用**薰解汤**：石膏三钱，干葛二钱，甘草、荆芥一钱，茯苓、麦冬五钱。二剂愈。干葛、荆芥本发汗，何用反止汗？不知伤风多汗，风煽也，荆、葛散风，风息火亦息，况石膏泄胃火，火尽汗又何出。又麦冬滋肺，茯苓利水，甘草和中，又安得出汗。

春伤风，口苦喉干，腹满微喘，发热恶寒，人谓伤寒邪入阳明，谁知伤风邪入阳明乎。伤风本轻于伤寒，何伤风竟同伤寒？不知邪入阳明，重病不同，此乃病轻，未尝不同。口苦，不过胃不和；咽干，胃少液；腹满，不过胃有食；微喘，胃少逆；发热恶寒，不过胃之阴阳微争耳。法宜和胃，不必泄火，解热不伤气。用**和解养胃汤**：玄参一两，甘菊、麦冬、花粉三钱，甘草、苏子一钱。二剂愈，不必三剂。方解阳明火，不伤胃气，故和胃辟邪。

春伤风，口燥，但欲漱水不欲咽，人谓阳明火逼热犯肺，必衄血。不知此冬伤寒，邪入阳明病，春伤风无之。然伤风何终无衄血？盖风性动而变，不比寒性静而凝，故伤寒在胃，热逼于口舌咽喉者，阴阳拂乱，衄血成；伤风逼热于上，虽漱水不欲咽下，然以风吹热即散，安致衄。法泄阳明火，口燥自除。用**石膏散**②：石膏三钱，葛根、甘草一钱，玄参、银花、麦冬五钱。二剂愈，不必三剂。此泄胃火，不散胃中寒。然玄参、麦冬、金银花上补水，下又济水，得甘草，实和阴阳于顷刻。

春伤风，脉浮，发热口渴，鼻燥能食，人谓阳明火热，必衄血。不知伤寒不衄，邪不能出，伤风正不必衄，何也？盖伤寒入胃，邪热大炽，非水谷不能止炎上之火，既能食，脉仍浮，是火仍不下行，必上行，故必衄。若伤风，脉原浮，非火必欲上行，故虽口渴鼻燥，能食则火可止遏，火下行，不上行，岂致衄。法但宜泻胃火。用**宁火丹**：玄参一两，甘草一钱，生地三钱，青蒿五钱。三剂愈。妙在玄参、生地解胃热，仍是补药，青蒿、甘草同用，尤解胃热，使火下行，不上行，且青蒿更平肝火。脉浮，风象，肝平木气自安，何有脉浮。

春伤风，自汗，医又发汗，小便自利，人谓伤寒出汗，致津液内竭。谁知伤寒邪入阳明，火焚其内，致汗出，正阴不能摄阳，阳外泄，医又发汗，阳泄阴亦泄矣，安得津液不内竭。若伤风自汗出，乃

① 寒　《辨证录》作"风"。
② 石膏散　《辨证录》作"金石散"。

肺金虚，非胃火盛，复发汗，则肺气益耗，金寒水冷，小便自利，断不可用治伤寒法。但补肺虚，固腠理，则汗止病亦愈。用**六君子汤**加减治。人参、白芍三钱，白术一钱①、陈皮三分，甘草、北味五分，黄芪、麦冬五钱。一剂汗止，津液自生。此补胃健脾，使土旺生金，肺气自安，肺安，腠理自密。

春伤风，下血谵语，头汗出，人谓阳明火大盛，必发狂，谁知热入血室，似狂非狂乎。虽伤寒邪入阳明、热入血室有下血谵语发狂，然此乃热自入。伤风下血谵语，亦热入血室，乃风邪热而入也，症虽同，轻重实殊。盖热自入者，内外无非热；风祛入者，内热外无热。既热有轻重，何头汗无异？盖血室部位在下焦，脉实走头上，故热入于血室，其气实欲从头巅由上而下泄，然下热未除，各腑之气不来相应，所以头有汗，至颈②而止。故伤风寒，内热同，头汗出亦同。法散风寒，引热外出自愈。用**导热汤**：归、芍、丹皮三钱，柴胡二钱，黄芩、甘草、花粉一钱。二剂愈。此即小柴胡变方。但小柴胡纯泄少阳火，此兼补肝胆血，血足木不燥，不来克脾胃土，则胃得养，胃火自平，引火归经，即导火外泄。

伤风潮热，大便微鞕，人谓伤寒邪入阳明，又将趋大肠，谁知肺金干燥乎。大肠与肺为表里，肺燥大肠亦燥，不必邪传大肠始有燥屎。风伤肺金，最易煽干肺气，不同寒伤肺经之清冷，故风邪入肺，大肠最易燥结。然邪隔大肠甚远，非大肠中有邪火结成燥屎，必须下，能以伤风潮热、大便微鞕系金燥，非火盛也。似宜润肺也，然大便开合，肾主之，肾水足，大肠自润。用**金水两润汤**：熟地、麦冬一两，柴胡、甘草一钱，丹皮三钱。四剂愈。此熟地补水，水足，水不耗肺，则肺金不燥，又麦冬补肺，则金水两润，自大肠润灌輓输有水，可以顺流，既无阻滞，何有候潮候汐，余热犹存？

春伤风，谵语潮热，脉滑，人谓阳明胃热，乃伤寒传经病，谁知春温亦有胃热乎。春令发生，胃本宜热，加春风熏蒸，胃中自然之热原不可遏，忽逢违逆阻抑，不能直达湮郁之气，故谵语发热。对疑发热宜矣，何只潮热？不知胃中有痰，则发大热，谵语声重；胃中无痰，只潮热，谵语声低。脉滑为痰，风寒本同，伤风尤为征验。用**消痰平胃散**：玄参、青蒿一两，半夏、茯神、车前子三钱，麦冬三两。二剂愈，不必三剂。妙在青蒿能散阴热，尤解胃火；玄参、麦冬更消上焦炎，火去痰无党；又得半夏、茯神、车前利水湿，湿去痰涎自消，火势自灭，欲再郁蒸潮热迷我心，胡能？

春伤风，日晡发热，不恶寒，独语见鬼，人谓阳明症，欲发狂，谁知春温过热乎。但此症在伤寒乃实邪，在春温乃虚邪。实邪从太阳来，邪正炽，不可遏，必发狂；若虚邪从少阴来，虽旺将衰，断不发狂。盖实乃阳邪，虚乃阴邪。阳邪见鬼者，火逼心君外出，神不守心宫；阴邪如见鬼者，火引肝魂外游，魄不守肺宅。故实邪宜泄火安心，虚邪宜清心养肺。用**清火养肺汤**：荆芥、黄芩二钱，麦冬五钱，玄参一两，花粉、茯神三钱，甘草、苏叶一钱。三剂愈。方全清肺，何能安胃？不知胃火乃肺所移，清肺金邪必来救肺矣。

———————

① 一钱 《辨证录》作"一两"。

② 颈 原作"头"，今据《辨证录》改。

又玄参为君，乘其未入肺，半途击之，邪尤易定。茯神安心又利水，邪不敢上逼，下趋膀胱，何能入肝、入肺引我魂魄？

伤风发潮热，大便溏，小便利，胸膈满，人谓伤寒邪入阳明，不知乃春温热留阳明。风伤肺，从皮毛入，宜从皮毛出，何发热反留胃不去？胃，肺母，母见子被邪侮，必来救。邪见母来，复舍子寻母，使母贫，邪自舍母寻子。胃，水谷之海，较肺富厚不啻十倍，邪何利于子轻舍其母。自利胃母富，弃肺子贫，故不去。胃恐邪留，未免供给不周，邪视供给丰欠分寒热盛衰，故潮热。此阴阳不正，二便何能平？故小便利，大便溏。阴阳既不正，则转运失职，胸膈何能快？宜祛胃邪，阴阳自正。用**加减柴胡汤**：黄芩、柴胡、知母、甘草一钱，茯苓五钱，枳壳、神曲五分，萝卜子三钱。三剂愈。妙在萝卜子、茯苓同用，最能分阴阳之清浊，清浊分，寒热自解，何有膈满。

春伤风四五日，身热恶风，颈项强，胁满肢温，口渴，人谓三阳病，谁知春温似伤寒而非乎。伤寒三阳合病，何以春温绝不异？盖春温风伤少阳也，少阳在半表里，三阳之表，俱可兼犯，故三阳症俱现，不比伤寒邪由太阳入阳明，由阳明入少阳，由少阳入厥阴，三阳病俱在。故治春温病，只单治少阳，不必连三阳同治。用加味**逍遥散**：柴胡、当归二钱，白术、甘草、陈皮、炒栀子仁一钱，茯苓、白芍三钱，羌活五分。二剂愈，不必三剂。论理，泄少阳胆邪足矣，何并和肝气？然胆之受邪，因肝气大郁，春温病每从肝胆入邪，治肝胆，表里之邪无不尽散。

一经水适来伤风，发热恶寒，胸胁胀满，谵语，人谓伤寒结胸，谁知热入血室乎。此症男女皆有之，但男子乃热[①]祛热而入也，女则血欲出热闭之也。热闭其血，血化为热矣。似男女症不同，然热则同，故治亦不大异。用**导热汤**[②]。此方最舒肝胆气闭，经水于血室中，正肝胆病也。肝藏血，非少阳胆气之宣扬，则血不外出，此汤舒肝胆气，则已闭之血肝不能藏，血泄，热何能独留？故二剂效。

伤风身热后，肢体骨节皆痛，肢寒甚，人谓伤寒由三阳传少阴，谁知肾水素虚，因伤风后烁肺金，肺伤不生肾，肾水更枯，何能灌注一身？自肢体骨节皆痛。水枯宜火动，何四肢反寒？不知水火原相根，水旺火亦旺，水衰火亦衰，水初涸，火随水伏，不敢沸腾，故内热外现寒象。法不可见外寒妄用温热，宜急补肾中水，以安肾火，则水足制，水火既济，何有肢体骨节手足生寒乎？用**六味地黄汤**：熟地一两，枣皮、山药五钱，茯苓四钱，丹皮、泽泄三钱。四剂全愈。此症风邪已散，再用祛风，肺气益虚，更耗肾水，水亏火旺，反致生变，此方直填肾水，使水火既济。

一伤风后下利，咽痛，胸满心烦，人谓伤寒邪入少阴，阴寒上犯心肺，下犯大肠，谁知伤风后，身凉则邪尽散，又何阴邪之留乎。然下利者，乃大肠之阴虚自利，非邪逼也。咽痛，阴水既干，虚火自越，咽喉细小，不能遽泄，乃作痛。胸满心烦者，肾水不能济心，肾火反致上焚包络，胸安得不满。胸既不虚，心亦不能安，故烦。此症切勿认伤寒。治宜补水以

---

① 热 《辨证录》作"风"。
② 导热汤 方见本门第十五则。

济心，复补金以生肾水，水足肾气生，自上交心制火，下通大肠利水。用加味**地黄汤**：熟地、茯苓、山药、麦冬五钱，枣皮、泽泄、丹皮三钱，北味一钱，肉桂五分。三剂尽愈。肾阴虚，用地黄汤滋肾，加麦、味益肾化源，何又加肉桂补命门火，非仍治①少阴寒邪乎？不知水非火不生，肉桂不过助水衰，非祛寒之盛，且大肠自利，得壮火而泻、少火而止，方虽减地黄增苓、泄，亦足利水固肠，然无命门火相通，终难速效。

春伤风二三日，咽痛甚，人谓寒逼少阴火，谁知火逼少阴之寒乎。盖伤寒咽痛，乃下寒实邪逐火外出；伤风咽痛，乃下热虚火逼寒上行，正不可混治。盖伤寒咽痛，必散邪以逐火；伤风咽痛，必补正以祛寒。方用**补喉汤**：熟地二两，枣皮、茯苓一两，肉桂一钱，牛膝二钱。一剂顿愈。盖地、枣滋阴圣药，加肉桂、牛膝则引火归源，自易易矣。况茯苓去湿利水，则水流火亦下行，何至上逼而成痛，故一剂效。

春伤风，身热下利六七日，咳呕，心烦不得眠，人谓邪入少阴成下利，致呕逆、心烦不眠，谁知春温正多如此。但此症在伤寒宜利水，春温不可徒利水。伤风至六七日，邪自散，今不散，留连作利，脾衰可知。今咳且呕，不特脾衰，胃亦衰。脾胃气衰，肺气先绝，肺衰肾亦衰矣。况下利，重伤肾阴，力难润心。心无水养自烦躁，势必气下降取救于肾，肾又涸，心气至肾而返，心肾不交，安得来梦？宜健脾胃，益心肾，不必顾风邪。用**正治汤**：人参二钱，熟地、白术、炒枣仁五钱，麦冬三钱，茯苓一两，竹茹一钱。此方心、肾、脾、胃、肺兼治，尤妙茯苓

为君，能调和五者，又利水，身热自止，咳、呕、烦、不眠俱可渐次奏功。

春伤风，手足逆冷，脉紧，心下满而烦，饥不能食，人谓伤寒之症邪入厥阴，结胸中。脉浮属风，紧属寒，脉紧伤寒，谓春月得之，必是伤风非伤寒谁信？然实有见。盖风最入肝，春风尤与肝木相应，故木遇风便迎。但木性喜温风，不欲寒风。春多温风，寒风亦间有之，偶遇寒风，肝气少不顺，脉即现紧象。第于紧中细观之，必前紧后涩。紧，寒象；涩，逆象。寒风入肝，手足必逆冷，肝气拂抑，心又何能安泰乎？心不舒，不能生脾胃，肝又不舒，必克脾胃，所以饥不能食也。寒入厥阴，由三阳而至；风入厥阴，乃独从厥阴自入也。故伤寒邪入肝深，伤风邪入肝浅。入深者恐再传，入浅喜易出。但解肝中寒，木中之邪②、木中之风自散。寒去风走，饮食可进，烦满逆冷亦尽除。用加味**逍遥散**：柴胡二钱，白芍五钱，当归、茯神三钱，白术五分，甘草、肉桂一钱，陈皮三分。一剂全愈。逍遥散原解肝气，得肉桂则直入肝，扫荡寒风。阳和既回，大地皆阳春矣，有何郁气上走心下克脾胃？脾胃气升，草木敷荣，断不遏抑摧残。认作伤寒，用瓜蒂散，必致脏腑反覆。

春伤风，忽厥，心下悸，人谓伤寒书言有"不治厥则水渍入胃"，不知伤寒之悸，恐邪下行，不可止；伤风之悸，又虑邪上冲，不可定。盖寒属阴，阴则走下；风属阳，阳则升上，故同发厥，同心悸，

---

① 治　原作"滋"，义晦，《辨证录》作"治"，今改。

② 木中之邪　《辨证录》无此四字。

伤寒宜先治厥，后定悸；伤风宜先定悸，后治厥。用**定悸汤**：归、芍一两，茯神、牛枣仁五钱，半夏、炒栀仁三钱，甘草一钱，菖蒲、丹砂末五分。二剂愈。方单治悸，治厥已寓。盖病本心胆虚，补肝，胆气旺；补肝，心亦旺。又恐补肝助木中火，加栀子以补为泻，而后以泻为补，肝平厥自定。总之，伤寒为外感，伤风为内伤，治外感者，断不可以治内伤。

春温，满身疼痛，夜发热，日凉，人谓伤寒少阳症，谁知肾肝阴气大虚，气行阳分病轻，气行阴分病重耳。阴阳互为其根，阴病阳亦病，何春温阴虚阳独不虚乎？不知肝肾中原有阳气，阴虚，阳中阴虚，非阴中阴虚也①。故阳能摄阴，阴不能摄阳，自夜凉。宜补肝肾之阴，则阴与阳平，内外两旺，佐攻风邪，风邪自散。用**补夜汤**②：熟地一两，当归、鳖甲、生首乌、丹皮、骨皮、贝母三钱，白芍、茯苓、麦冬五钱，柴胡一钱。此补阴转阳圣药，用攻于补，亦寓抚于剿。如贼执主妇，苟室中空虚，贼必愈怒，箠楚焚烧更甚。今补阴如金玉投房中，贼必弃主妇取资财，又佐祛邪，如外人来救，贼身惊惶，况家人庄客精健，贼思饱，扬而去，自不战亟走。

春温，日发热，口干舌燥，夜身凉，神思安闲，似虐非虐，人谓伤寒如虐，谁知伤风邪留阳分乎。邪之所凑，其气必虚。气，正阴阳之气也。风邪即阳邪，阳邪乘阳气虚尤易入，以阳气不敌耳。宜于补阳中用攻邪，则阳旺邪自退。用**助气走邪汤**③：柴胡、厚朴二钱，当归、花粉三钱，芪、术、麦冬五钱，人参、黄芩一钱，枳壳五分查肉十粒。二剂即愈。此补正以祛邪。如白昼赋入，明欺主弱，倘主

退缩潜遁，必罄窃而去。今用参、归、芪、术补阳，主气自旺，号召家人舍命相拒，邻佑闻之，执来负锄以战，贼去惟恐不速。

春感冒风寒，咳嗽面白，流清涕，人谓感外邪，肺先受之，谁知脾肺气虚，外邪乘乎。肺主皮毛，邪从皮毛入，必先伤肺，然肺不自伤，邪实无可乘，是邪入乃肺召也，祛邪可不亟补肺乎？惟补肺必先补气。肺主气，气旺则肺旺，邪自衰。然不升提，则气陷不升。故补气祛邪，不若提气祛邪更胜。用**补中益气汤**加味：人参二钱，芪、归、白术、麦冬三钱，陈皮七分，甘草五分，柴胡、花粉一钱，升麻四钱④、黄芩八分。二剂全愈。补中汤治内伤神剂。春月伤风亦内伤。用参、芪、归、术补气，用升、柴提气，且升、柴升中带散，内伤兼外感尤宜。故服之肺自旺，邪自散。

春感冒风寒，身热发谵，人谓阳明内热，谁知肺热逼胃乎。肺，胃子。子为贼执，用火烧劫，其母痛切，正不必贼入室而后魂惊魄散，始为呼吁。春日风邪中人，原不走太阳膀胱经，每直入皮毛走肺，肺得风邪则肺气大伤，肺伤则寒变热，与伤寒由卫入营寒变为热者无异，其实经络迥殊。人见其寒变热无殊，竟以冬寒法治春温，反致伤命。苟知春温与冬寒不同，虽见发热谵语，知治肺不治胃，则胃气无伤，肺邪易散。用**宜春汤**：枳壳、陈皮五分，桔梗、玄参三钱，甘草、紫

---

① 非阴中阴虚也　此六字，《辨证录》无。钱本作"非阴中之阳虚"。

② 补夜汤　钱本、《辨证录》作"补夜丹"。

③ 汤　《辨证录》作"散"。

④ 升麻四钱　《辨证录》作"升麻四分"。

菀、竹茹一钱，麦冬五钱，花粉、黄芩二钱。二剂愈。方散肺邪火，不犯阳明胃气，肺气安，胃火亦静。如贼释其子之火攻，不特其子安宁，其母不啻如解己厄，何必更护母以移别室？故治肺不必治胃。

春温，头痛身热，口渴呼饮，四肢发斑，似狂非狂，似躁非躁，彼此传染，人谓伤寒疫症，谁知伤风时症乎。夫气运原不尽拘一时，天气不正，感寒冒风便变热。肺气不宣，胃气不升，火郁于皮毛腠理，流于头作痛，走于肤成斑。倘用伤寒法治，必生变。以所感实春温气，非冬寒传经邪。传经邪无定，春温邪有定。何有定反多变迁？正时气乱之也。盖时气与疫气正同，但疫气热中带杀，时气热中存生。时气多死，皆治不得法，医杀之也。惟时气既不杀人，何沿门传染？以时气与疫气均不正气，脏腑闻正气阴阳生，闻邪气阴阳乱。然人脏腑坚固，虽闻邪气不能入。可见春温传染，正脏腑虚也。宜补脏腑，少佐解火祛邪，则正气生，邪气自退。用**远邪汤**：人参、柴胡、生草、黄芩一钱，苍术、茯苓、荆芥三钱，苏叶五分，玄参一两，白芍五钱，花粉二钱。四剂全愈。此祛邪不伤正，治不正时气最效，不只治春温也。

辨证奇闻卷六

山阴　陈士铎远公父原本
宁乡　文守江南纪氏敬述
男先五建中氏

火　热

一阳明火起，发狂，腹满不得卧，面赤而热，妄见妄言，人谓内热极。然阳明属土不属火，何火出于土，谓是外邪助乎？既非暑气侵，又非寒气变，一旦火起发狂，人多不识。不知土中之火乃心中之火，心火起，阳明火翕然而发。阳明胃府多气多血，胃火一发，猛烈莫制，往往卷土而来，火焰升腾，其光烛天，旁烧四境，不尽不已，非惟焚民室，且上烧宫殿，心君不宁，逼之下堂。神既外越，自妄见，安止妄言，故谵语生。此内因，非外邪，法与伤寒狂不同，即与伤暑狂亦异。然阳明火由来虽有内外之殊，治阳明火法无彼此之异。必须急灭其火，以救燎原之势，不可因循观望，使高堂广厦、矮屋低房尽成乌烬。用**竹叶石膏汤**：人参一两①、石膏、麦冬一两，竹叶二百片②、知母三钱，甘草一钱，糯米一撮。二剂诸证愈，不必三剂。此退胃火神药也，凡胃热无不宜。然救一时，不可泄长久火。论理内热既起于心，宜泄心，反先泄胃者，恐胃火太盛，变生不测。盖心火不止，不过增胃火炎，胃火不止，必犯心。所以治心火者，必先泄胃。胃既泄，减石膏、知

母，加黄连一钱，玄参一两，二剂，不特胃火全消，心火亦息。

一热病完谷不化，奔迫直泄者，人谓大肠火，谁知胃火太盛。胃火上腾不下降，胡直趋大肠作泄？盖胃为肾关，肾虚关门不守，胃挟水谷之气下行。肾虚为寒，胃何反能热？不知肾虚，水虚也。水虚则命门火无制，直冲于胃，胃火盛，龙雷之火共相附会，不上腾而下泄。胃火盛，又得龙雷火，则势更猛，以龙雷之性传于大肠，不可传导，故奔迫直泄。似宜先治肾，然胃火不泄，则肾③火断不回，遽泄胃火，则胃土因火而崩，胃水随土而泄，又安能底止？又必先健土而后利水，则水清土健，土健火安，龙雷火易收。用**缓流汤**：茯苓、苡仁、人参一两，芡实、山药三两，车前子五钱，甘草、北味一钱。方无一味非健土，又无一味非利水，故利水之中不走其气。下气不走，上火自升。况健土又无非补肾，肾得补而真阴生，龙雷之火自仍归肾藏。肾火安，胃火失党，胃土又健，水谷更易分消，自火衰

① 一两　钱本作一钱，《辨证录》作"五钱"。
② 二百片　《辨证录》作"三百片"。
③ 肾　原作"胃"，字误，今据《辨证录》改。

泄止。

一口干舌燥，面目红赤，易喜易叹，人谓心火热极，谁知心包膻中火炽乎。心包膻中，相火也，相火虚火。膻中，臣使之官，喜乐出焉，是膻中乃心宰辅，代心君而行赏罚。喜怒者，赏罚所出也。心君神明则赏罚正，心君乱则赏罚移。如权臣假君以行己喜怒，久忘其为臣，以一己之喜怒，为私门之赏罚。及后，置公议，任私情，喜叹失正。宜泄心包火。然泄心包必至损志①，志虚心包气更虚，必致心包火更盛。不如专补心气，心气足，心包火自安，何致上炎口舌面目，成喜叹不节乎。**用归脾汤**：人参、茯苓、麦冬、山药、当归三钱，炒枣仁五钱，远志一钱，广木香末三分，黄芪二钱，甘草二分。三剂诸症平。此补心气，仍是补心包火，何以火反息？不知心火宜泄以为补，心包火宜补以为泄。心包火旺，由于心君气衰，补心，心包不敢夺权，又何敢喜叹自若，僭我君主。喜叹既正，则赏罚条教、颁赐无不得宜，宁有酷烈炎炎之变？

一鼻出黑血不止，名曰衄蠛，乃心热极，火刑肺金也。夫肺为心火克，宜红血，今血黑，得毋疑肾火刑母乎？肾，肺子，安有子杀其母者？然黑实肾色，何也？因心火太热，心移热于肺，肺受火刑，必求救于肾，肾恶心火克母，乃出其全力以制心，心已移热于肺，肾即随火而奔入肺，肺并力相战，誓灭此而后朝食，混杀肺宫，肺无可藏，肾即逐血出鼻，红变为黑。真不共戴天，焦头烂额，白日俱昏。宜单治心火，不必泄肾火②。盖火息金安，肾水不与心相斗。**用救蠛丹**：黄连二钱，茯神二钱，丹皮、生枣仁、生地三钱，麦冬五钱，玄参一两，柏子仁一钱。

四剂愈。此制心火，不损心气。肾见君火衰，肺金旺，则仇之已极③矣，自返兵旋旅，何至穷寇再追。或谓心为肾子所蔑，则心气必伤，自宜急泄肾气，毋使追奔，何泄心以助其虚？不知肾水原非有余，不过因肺母之难，奋不顾身，若因心火起衅，转伐肾子，非理也。况方虽泄心火，正未损心气，名泄心即补心也。不过少解其炎氛，以泄肾子之愤耳。愤雪，火即解。且肾有补无泄，倘泄肾转足激怒，必变生不测，非善矣，何若泄心火为得。

一热极发斑，身中如红云一片，人谓内热极，外发皮肤，孰知此热郁于内，不能外发乎。此病寒热药两不宜。火热宜凉药，何不可投？盖内热未有不从外泄者，火得寒解，然火得寒又闭。微火可寒解，盛火寒折，往往遏外出之机，闭塞不泄，成发狂不能治。若用热药，则火以济火，势加酷烈，必变亡阳，是寒热两治均误事。治须和解，然和解又不可拘。火盛者，水必衰，徒解火不益水，火未必遽散。宜于补水中行散火法，则火无干燥而发越。**方用风水散斑汤**：玄参、当归二两，荆芥、升麻三钱④、生地一两。三剂斑全消，不必四剂。此方玄参补阴，以解浮游火，归、地补心胃血，尤妙在多用荆芥、升麻风药解郁热，火得水制，亦火得风扬，全不泄火，已获泄火之效，实有深义。

一热极发斑，目睛突出，两手冰冷，人谓心火热极，不知又有肝火助也。热病

---

① 志，志　此二字，钱本、《辨证录》作"心"。
② 火　钱本、《辨证录》作"水"。
③ 极　《辨证录》作"泄"。
④ 升麻三钱　《辨证录》作"升麻一钱"。

何反见寒冷？火极似水耳。火极何似水？热极于心，四肢之血齐来救心，转无血以养手足，故为冰冷，外寒极也。外寒极，实内热极，致目睛突出。肝开窍于目，目大眦，心窍也。心火既盛，又得木中火相助，则火更添焰，火性炎上，所以直奔其窍而出。目窍细小，不足畅泄其火，怒气触睛，故突出。宜泄心火，更平肝木，则木气舒，心火自散。方用**风水散斑汤加减**自愈。玄参一钱[①]。当归一两，黄连、荆芥、升麻三钱，白芍一两，生地五钱。此方加黄连泄心火，白芍平肝火，二经火散，又得荆芥、升麻引群药入腠理，则上下四旁余热尽消，且不至遏抑。尤妙补多于攻，散火不耗气，自成既济之美。庶热者不热，冷者不冷。

一热极，日夜两眼不闭，人谓心肾不交，心肾何不交致此？皆谓火盛，谁知是水火衰乎。心火最畏肾水克，又最爱肾水生，盖火非水不养；肾水最爱心火生，最恶心火烧，盖水非火不干。是心肾相爱则相交，心肾相恶则相背。欲使相背者相交，必使相恶者相爱。使相交者相背，自相爱者相恶。求其闭目神游华胥[②]，式好无尤，得乎？宜补心液，下降肾中，补肾精上滋心内，并调肝气，相引于心肾间，俾相恶者仍相爱，则相背者必相交。方用**引交汤**：菖蒲、炒枣仁、枣皮、沙参、玄参、故纸五钱，熟地、麦冬一两，茯苓、炒栀子三钱，白芍二两。二剂酣睡。此方心肾双补，妙在专平肝气，兼清木火。盖肝火泄，心火自平，肝火泄，肾水亦旺，势必心气通肝，肾气亦通肝。方中又有菖蒲引心，破故纸引肾，介绍既同心，复有币帛之投，有不欢好如初，重结窈窕哉。

一人肝火内郁，结而不伸，闷烦躁急，吐痰黄块，人谓火郁宜达，然达之愈炽，何哉？盖未尝肝肾同治也。肝属木，木中有火，火郁而不宣，虽是外邪蒙之，亦因内无水润之也。木无水润，郁更甚，倘徒用风药以解肝火，不用润剂荫肝，则熬干肝血，火益盛。徒用润剂益心，不用风剂舒肝，则拂抑肝气，郁更深。郁深则烦闷于心，火盛则躁急于腹，欲痰涎化，得乎？治法，舒肝解火，复补肾济水，自郁结伸，诸症愈。方用**肝肾两舒汤**：熟地、玄参、白芍一两，茯苓三钱，丹皮三钱，柴胡、甘草、炒栀子一钱，当归五钱。四剂全愈。方用柴、芍、栀子舒肝，风以吹之也；熟地、玄参、丹皮补肾，雨以润之也。茯苓、甘草调和二者，使风雨和顺。如夏令炎热，草木枯槁，忽金风习习，大雨滂沱，自然快畅。枯槁倏变青葱，井中泥淬尽为清泉，爽气迎人，犹有烦闷躁急、吐痰成块哉。

一头面红肿，脐以下现青色，口渴甚，似欲发狂，人谓下寒上热，谁知下热极假现风象乎。若作下寒上热治，立发狂死，必至皮肉尽腐。此症误听方士，修合金石，助命门火，强阳善斗。盖金石药必火煅煎烹，性燥烈，又鼓勇浪战，自动其火，必大泄精。火极原已耗精，复倍泄精以竭水而再，再而三也，势必阴虚火动。人每日日吞咽此药，脏腑无非火气，虽多用饮食，火极易消，不及生精化水。火无水制，自腾头面，初微红，久纯红作肿。脐以下现青者，盖青，风木之色。脐下部位属肾，肾火旺，肾水干，则肝无所养，于是肝气不安，下求于肾，肾又作强火

---

① 一钱钱本、《辨证录》作"一两"。
② 华胥 华胥之梦。黄帝梦游华胥之国，悟得治国之道，因而天下大治的故事。事出《列子·黄帝》。

炽，肝气干燥之极，不敢自还，遂走肾部位，现青色。人肝气不上行而下行，气逆何如？气逆，火愈上升，欲不渴得乎？然水止可救胃中干燥，不能救五脏焦枯，势且饮水而口愈渴，安得不发狂。须大补水，不可大泄火，盖泄火则火息水竭，必死。用**解毒救焚汤**①：熟地四两，玄参二两，麦冬、白芍、银花三两，甘菊五钱，牛膝一两，黄柏一钱。数剂青色除，再数剂红肿渐愈。此方减半，再服一月，始不发疽。盖热极发红是极恶兆，况青色，则脏腑肠胃内烂，疮疡外生，安有性命。前圣不论及者，以上古恬淡冲和，未尝服金石毒药。后世觅春药如饴，方士逢迎贵介，用意造方，全不识水火既济，夭人天年，特传方救之。火有余，水不足，故地、冬大益肾水，又恐不足息燎原之火，又益玄参、甘菊平胃炎，虽泄火，仍滋阴，则火息正又无亏。火既上行，非引而下之，则水不济火，恐上升，又加牛膝润下，使火下降不上升。肾既久竭，所补之水仅足供肾，安能分余膏养肝，复佐白芍滋肝，肝平，不必取给肾水，自气还本宫，不致走下外泄。然火焚既久，火毒将成，虽现在火为水所克，从前火毒安能遽消？故补银花消毒，妙在银花更益阴，消毒不消阴也。又恐阳火非至阴之味不能消，少加黄柏折之，虽黄柏大寒，入大补阴水中，反解火毒，引补水药入至阴中，泄虚阳之火。此方除黄柏外必宜多用，始能补水不足，泄火有余，否则火炽不可救。或谓补药太多，恐胃难受，盍减分两使胃安，徐奏功。不知非滂沱大雨，安能止遍野燎原。且火腾，胃中不啻望甘霖止渴，何虑难受。

一目红肿，日舌尽烂，咽喉微痛，两胁胀满，人谓肝火旺，谁知肾火旺乎。目属肝，两胁亦肝位，何谓肾火？以咽喉口舌之痛烂知也。然口舌属心，咽喉属肺，与肾无干。不知肾火龙雷火也。龙雷由地升天，肾火由下升上，入两胁，两胁胀，入咽喉，咽喉痛，口舌眼目随至俱病。今四处病，肾火大炽耳。盖各经火只流连一处，断不如此齐病，乌可独治一经？然治肾火，各经火尽散。用**六味地黄汤**加味治。熟地、麦冬、白芍一两，苓、泻三钱，山药、丹皮五钱，枣皮四钱。四剂俱病痊。六味补水，水足火自息。白芍舒肝平木，麦冬养肺益金，金生水，水不必去生肝，水尤易足，火尤易平。盖肾火虽龙雷，其实虚火，虚火得水即伏，何必泄火以激怒。此补水制火之妙也。或曰六味补水制火，然师每用原方，不遵分两，何皆各愈？嗟乎！用药必须看病，药投其病，虽佐使，多用为君；病忌其药，虽君主当减为佐，但不可轻自去留，违立方初意。

一寒热时止时发，日四五次，热来躁莫当，寒来颤不已，人谓寒邪在阴阳间，谁知火热在心肾内。心肾本相克而相交者，倘相克不交，必寒热无定。盖心喜寒，不喜热，肾喜热，不喜寒，今心热为寒宜心喜，肾寒为热宜肾喜。然热为肾喜，心必恶，寒为心喜，肾必恶。肾恶心寒，恐寒犯肾，不敢交心；心恶肾热，恐热犯心，不敢交肾。然肾恶心寒，又恶心不交，肾自欲交心，心不受，则以热凌心；心恶肾热，又恶肾不交，心自欲交肾，肾又不受，则以寒犯肾。于是因寒热盛衰分止发时候。心肾无时不交，日间寒热止发无常，因交而发，因不交即止，何怪热来躁莫当，寒来颤无已，实有妙义也。夫热来时肾气升腾也，心虽恶热，心

—————————
① 解毒救焚汤　钱本、《辨证录》作"救焚解毒汤"。

中正寒，宜不躁，兹何躁？盖心寒则心气大虚，惟恐肾气攻入，惧而躁，非热而躁也。寒来时心气下降也，虽肾恶寒，肾中正热，宜不颤，兹何颤？盖热气大乏，惟恐心气耗夺，吝而颤，非寒而颤也。然欲不躁，须使心不寒，欲不颤，须使肾不热。用**解围汤**：人参、枣皮、茯神、枣仁五钱，熟地、当归、白芍一两，柴胡、菖蒲一钱，远志、半夏二钱，玄参三钱。四剂俱症失，六剂不发。此心肝肾均治也。心肾交，必肝为介绍，分寒热，止躁颤，非肝调剂，断不奏功，故加入柴、芍大舒肝郁，从中委曲，宁尚乖离。用此药之理，所宜知也。

一热极，心头一块出汗如雨，他处全无，人谓心热，谁知小肠热极乎。小肠在脾胃下，何火能犯心出汗？盖小肠与心为表里，小肠热，心亦热矣。然汗出于心头皮肉之外，仍心热，非小肠热。然心无液，取给于肾以养心，倘汗是心出，竟如雨，必亡阳，立化乌烬，胡心神守舍不狂？明是小肠热水不下行而上出也。然水无有不下，何不走阴器而反走心前皮肤？正表里关切，心因小肠而焚，小肠即升水救心，心无窍入，遂走皮肤，由毛窍尽出。法仍治小肠，利水，分消火气，水自归源，汗不外出。用**返汗化水汤**：茯苓一两，猪苓、刘寄奴三钱。一剂汗止。二苓利水，加刘寄奴止汗又利水，性又速，同二苓从心直趋膀胱，由阴器下泄，水去，火亦随去矣，正不必再剂以损脏腑。

一口舌红肿不能言，胃甚饥渴，人谓胃火上升。夫胃火动，非发汗亡阳，必躁妄发狂，宁止口舌红肿不能言乎。然此心包火也。舌乃心苗，亦心包窍。心包代心君出治，必借口舌以宣政令。惟心包无

火，则口舌间无非清气上升，喉舌安闲，言语响亮。迨心包火动，易于作祟，如权臣多欲，立威示权，必先从宣传之人始。今相火动，喉舌红肿，势也。既红且肿，何能言语。又如相臣肆亵辱，则喉舌之臣钳口结舌，缄默求容，然过于肃穆，不投货财，不足餍所求，贪饕念起，饥渴所以甚也。法清心包火，不泄胃，恐胃土衰，心包转来生胃，其火愈旺。用**清火安胃汤**：麦冬一两，石斛、丹参、生地三钱，炒枣仁五钱，竹叶百片。三剂症痊，饥渴愈。此全泄心包火，又不泄心气。心包火息，胃气自安。又如大臣遇明主，格外包涵，悔艾洗心，共图安奠，乱世奸雄，转为治世能臣。

一满身皮窍如刺钻，又骨节内疼痛，外拍冷水少止，人谓火出皮肤，谁知火郁脏腑乎。脏腑火必从皮毛出，既外出，又何刺痛？盖火欲出不得出也。火性炎上，从皮肤旁出，本非宜，人既内虚火盛，阳气又旺，火欲外泄，皮肤坚固，火本郁，又拂意，遂鼓勇外攻皮肤，思夺门以出，毛窍不遽开，火不得已，仍返脏腑作痛。冷水拍少止，火喜其水之润肤，而反忘其水之克火也，非因水外击，即足散火能止痛也。法不必统脏腑火尽泄，但泄胃火，余火自息。用**攻火汤**：大黄、炒栀子、白芍三钱，石膏五钱，当归一两，厚朴、柴胡、甘草一钱。二剂愈，不必三剂。此泄脾胃火不损脾胃气，又兼舒肝，火尤易消。此扼要争奇，实有秘奥。

一心中如火烧，自觉火焰一起，辄欲小便，急遗溺，大便随出，人谓心火下行，谁知心与心包二火作祟乎。心包，代君司化者也。君火盛，相火宁，君火衰，相火动，似相火猖狂，仍系君火。然亦有

君火盛相火亦动者，盖君相二火不可齐动，齐动不两立。相见君火旺，不敢上夺君权，让君下行，君火既动，无可发泄，心与小肠为表里，自移热小肠，相火随辅君火下行，既入小肠，更引入大肠矣，故二便同遗也。法安二火势，焰自消。用**四物汤**加味治之。熟地、当归、玄参一两，川芎、黄连、车前子二钱，白芍五钱，黄柏一钱。四剂全愈。四物补血，火动由于血燥，补血，脏腑无干涸，凉血，火焰不浮游。况黄连清君火，黄柏清相火，车前利水，引二火直走膀胱尽泄，何乱经之虑。

一大怒后百节俱疼痛，胸腹胀，目紧闭，四肢逆冷，指甲青黑，人谓阴症伤寒，谁知是火热乎。阴症似阳，阳症似阴，最宜辨，此阳症似阴。指甲青，阴症之外象也，逆冷非寒极乎。不知内热极反现外寒，乃似寒非寒也。大怒必伤肝，肝气急，肝叶极张，怒则更急，叶更张，血沸火起，不可止抑。肝主筋，火起，筋乃挛束作痛。火外焚，痰内结，痰火相搏，湿气莫散，乃走其湿于手足。指甲，筋之余也，故青黑。手足逆冷，胸腹正大热也。宜平肝气，散内热，寒象自散。用**平肝舒筋汤**：柴胡、陈皮、甘草、秦艽、乌药一钱，白芍一两，牛膝、生地、丹皮、炒栀子三钱，当归五钱，防风三分，神曲五分。四剂全愈。此入肝解怒，怒解火自平，火平筋舒，理也。此症误辨阴阳，必致杀人。宜先以水探之，饮水不吐者，阳症，饮水即吐者，阴症。倘不吐，即投此方效。

暑 症

一行役负贩，驰驱于烈日，感暑猝倒，人谓中暑，谁知中暍乎。暍与暑何分？盖暑热由外入，暍热由内出。行役负贩，驰驱劳苦，内热欲出，外暑遏抑，故猝倒，是暑在外，热闭也。倘暑不宣扬内热，则气闭热反不散。宜散内热，佐消暑。用**救暍丹**：青蒿五钱，茯苓、白术三钱，香薷、知母、干葛一钱，甘草五分。二剂热散，不必三剂。方用青蒿平胃火，又解暑热为君。香薷解暑，干葛解热为佐。又虑内热极，但散而不寒，恐火炎上，故加知母凉之，更妙在白术、茯苓利腰脐，通膀胱，使火热下趋小肠尽出，火下行，自不逆冲，外暑内热各化乌有。

一膏粱子弟，多食瓜果寒胃，忽感暑猝倒，人谓中热，谁知中暑乎。盖膏粱人，天禀弱，又多欲，未有不内寒者，复加瓜果增寒凉，宜暑难中，然内寒极，外热反易入，暑气弥漫两间，无阴可依，遇阴虚人即乘而入。法不可先祛暑，必须补气。然既因阴虚以致阳邪，似宜补阴，何反补阳气？不知补阳则阴虽旺，转为阳邪所喜，阳正恐阴弱不能相配，若助阴，毋论阴难祛阳，阳邪且久居不去，必深根蒂固而生变。惟补其阳则阳气旺，正阳与邪阳攻击，又益散暑药，则邪阳自不战而走。用**散暑回阳汤**：人参、茯神、白术五钱，香薷、扁豆二钱，陈皮五分，甘草一钱。方中参、术、茯、豆健脾补气，用以回阳。香薷散暑，何多少悬殊？不知阴虚，脾虚也，脾虽属阴，非补阳药不效。况阳邪盛，非多用何以相敌。倘少用，恐致败衄。即取胜，暑退元气未能遽复，与其暑退补阳，何若于邪旺时多用。正无亏，邪又速去。

一中暑气不升降，霍乱吐泻，角弓反张，寒热交作，心胸烦闷，人谓暑气内热，谁知阴阳拂乱乎。阴阳和则邪不能干，苟阴不交阳，阳不变阴，邪即乘之而入。邪扶强不扶弱，阴强助阴，阳强助阳。夏人多阴虚阳旺，邪即乘阴虚而入，欺阴弱也。然阳旺又助阳不助阴，阴见邪助阳，又妒阳旺而相战，阳又嫌与邪党，欲嫁邪于阴，阴不受，于是阴阳乱，邪往来作祟。此阴阳所以不通，上不升，下不降，霍乱吐泄，角弓反张，阴不交阳作寒，阳不变阴作热，心胸竟成战场，安得不烦闷。宜和阴阳，佐祛暑，缓调，不可遽折。用**和合阴阳汤**：人参、香薷、藿香、苏叶、花粉一钱，白术二钱，茯苓五钱，厚朴五分，陈皮、枳壳三分，砂仁一粒。水煎，探冷徐服。二剂愈，不必三剂。此分阴阳清浊，通上下浮沉，调和拂乱，实有奇功，助正不增火，祛邪不伤气，殆此方欤。

一中暑热，腹疼痛，欲吐不能，欲泄不得，人谓干霍乱。霍乱何分干湿？以不吐泻耳。邪在胃则吐，则邪越上，在腹得泄，则邪趋下。越上邪不入中，趋下邪不入内。今不吐不泄，坚居中焦，如皇城反叛，四境虽安，腹心之祸立时变乱，喋血于禁门，横尸于内殿，非奋不顾身之将，冒矢受锋，乌能安反侧于顷刻，定祸乱于须臾。用**人参瓜蒂汤**：人参一两，瓜蒂七个。煎饮，即吐愈。此脉必沉伏，不吐则死。古亦知用瓜蒂，但不敢加参。胃气虚，故中暑，今大吐，胃必更伤，故用人参，吐中安胃。且胃素虚，暑邪壅之，虽用瓜蒂，气祛不能上送，欲吐不能，即吐不多，邪终难出。用人参一两，则阳气大旺，力能祛邪。得瓜蒂，安得不大吐。使邪散正气无伤，如内乱定，君臣复归，仍是攸宁。

一中暑热极，登高而呼，弃衣而走，见水而投，人谓暑毒侵，谁知胃火助乎。暑热犯心不犯胃。盖暑与心俱属火，同气相得也。胃，心子。胃见暑邪犯心，即登土中之火以相卫。胃多气多血，火最酷烈，暑邪畏胃火，遁心中，心喜寒不喜热，又畏暑邪直入，不敢自安，胃又怒暑邪入心，纵火焚烧心外，二火相逼，心君下堂，神无所依，登高而呼，火上腾，弃衣而走，憎衣添热，见水而投，喜克火也。此时无津液养，必多汗亡阳，阴阳两竭，火不大泄，燎原之势，何以扑灭。用**三圣汤**：人参、石膏、玄参三两。二剂。另用**缓图汤**：玄参二两，人参、青蒿一两，麦冬三两。二剂全愈。前汤少有霸气，然火热极，必烁干肾水，故重用。然人参与石膏同重，故但泄胃火，不伤胃气。玄参又滋润生水，水生火尤易灭。后方不用石膏，以胃火大泄，不过余烟时起时灭，故改麦冬、青蒿益阴又息火。或问因暑发狂宜消暑，前方泄火不顾暑，何以奏功？不知暑亦火，泄火即泄暑。若加入藿香、香薷等，则石膏下降，二香外散，掣肘反不建功。

一中暑热症，必多汗，今大汗如雨，一出不止，人谓发汗亡阳，死症，谁知亡阴死症乎。暑热伤心，心伤汗自外泄，然心中无汗，何以有汗，此汗生于肾，盖心液肾所生也，岂心中之汗非肾所出乎。虽汗多亡阳，乃阳旺，非阴虚。但阴不能制阳，阳始旺，亦阴不能摄阳，阳始亡。阴阳互为其根，阴不能摄阳，阳能恋阴，尚可口阴中。阳一出不返，阳根于阴，阳出不留，阴亦俱出，罄肾中之精，化汗大泄，试思心液几何，能发汗如雨乎？明是肾汗，非心汗。汗是肾非心，亡亦是阴非阳矣。世谓发汗亡阳，未知阴阳之道也。

用**救亡生阴丹**：人参二两，枣皮二两，熟地半斤，北味、茯神、白芍一两。熟地、枣、味俱填精补水，茯神安心，白芍收魂，人参回阳，此人所知。阴已外亡，非填精何以灌注涸竭之阴；阳已外亡，非补关元，何以招散失之阳。妙在枣皮、北味补阴仍收敛，阴得补而水生，肾中有本，汗得补而液转，心内无伤。又茯神安之，白芍收之，则阳回阴返，自有神捷。如家遭回禄①，搬移惟恐不速，及火灭屋存，亲友争助，兼有金帛米粟，自速奔回，重寻家室，整旧如新，以安眷属。倘少用煎药，无论水不骤生，火不遽息，遥望室庐尽化，又无米粟金帛，神亦何恋而复归乎？此论实人所未知。

一中暑热极，妄见妄言，见鬼，然人不烦躁，口不甚渴，人谓热极发狂，谁知寒极相战，寒引神出，似狂非狂乎。中暑热症，何变寒，寒更变似狂。盖阴气素虚，阳又不旺，暑热乘阴阳两衰，由肺入心，心气不足，神即越出逃肾，肾中阴寒之气上升，则暑邪自出心外，流连肺内。暑邪既出，心宜重归本宫，然心尚恐暑侵，仍依肝子以安神。肝藏魂，神入于肝则肝魂不宁，出于躯壳，妄见妄言见鬼。魂外游，神居魂室，反享宁静，况无肝火，肾中阴寒相逼，心君藉以杜暑，恃此无恐，有何烦燥乎？惟肺独受暑邪，火刑金作渴。然肾见肺被刑，肾中阴寒直冲救肺，故口虽渴不甚。宜散肺中暑邪，补脾胃。土旺肺亦旺矣。肺旺又得散邪药，暑自难留，暑散魂归神返。用**护金汤**：麦冬一两，人参、茯苓三钱，百合五钱，紫苑、香薷、甘草一钱。二剂愈。妙在补肺脾胃气，不救心以益寒，不助肾以泄火，不补肝逐神，魂自归肝，神自返心者，以邪有制，不必逐之太过，正不大虚，不必

补之太多。不可因邪居上而下治，正轻于下而重治。

一中暑热，吐血倾盆，色紫黑，气喘作胀，不能卧，口渴饮水，又不快，人谓暑极动血，谁知肾热极呕血乎。明是中暑吐血，何谓属肾热？盖暑火动肾火也。肾火，龙雷火。龙雷原伏地，夏月地甚寒，不能下藏，多上泄，怒激而成霹雳，火光划天，大雨如注，肾火下伏于肾，每与天之龙雷相应。暑气亦天龙雷火，暑热极，龙雷乃从地出，非同气相引之验乎。天气大热，龙雷之火遍满六合，岂人身五脏反不深入乎？然人龙雷不动，则暑气不能相引。苟肾水亏，肾火欲动，一遇天之龙火，同气相感，安得不勃然振兴，龙雷一发，已不可止，况两火相激，其势更烈，乃直冲而上，挟胃中血大吐。血紫黑者，正显龙雷之气也。况龙雷霹处，必变紫黑，脏腑何不然。火既升，所过胃气必大伤，气伤则逆，逆则喘。胃血出，胃火又伤，何能遽生新血以养胃？故胸膈胀。胃为肾关，关门不闭，夜无开合之权，安得卧？吐血则液干，液干则口渴，内水不足，必索外水以救。饮水不快者，龙雷火，阴火，非阳火。宜大补肾水，不可大泄火以伤肾气。用**沛霖膏**：玄参四两，人参一两，生地、麦冬二两，牛膝五钱，荆芥（炒黑）三钱。四剂全愈。仍服六味地黄丸。此大补肾水，水足火自归肾。火归，血自止于胃关，何用知、柏泄火，香薷、藿香散暑。况泄火必损胃，散暑必耗肺，必血不止，火不灭而死。若用前方，既沛肾水，又生胃气，有益无损。

一中暑热，足冰冷，上身火热，烦躁

---

① 回禄　火神名。俗借为火灾之称。

不安，饮水则吐，人谓暑气阻隔阴阳，谁知暑散肾火不能归肾乎。龙雷之火，因暑相感，乃奔腾，世徒泄暑热，不引火归源，暑散火不得归，留上焦而作热。火尽在上，下焦无火，安得不两足如冰。火在上，寒在下，两相攻，中焦排难解纷，两不相合，自烦躁不安。上热熏肺，口必渴。饮水止可救上焦热，中焦已非所宜，下焦纯寒，正恶冷水，欲不吐得乎。不可治暑泄火，必须补火。盖龙雷火，实宜泄，虚宜补。然补火仍须补肾水，真火非真水不归，得真水火下藏，肾不至再升。用**八味地黄汤**：熟地一两，山药、枣皮五钱，丹皮、苓、泻三钱，附、桂一钱。二剂愈。六味补水，附、桂引火，于真水引真火则火易归，于真火生真水水尤润泽。水火既济，何至阴阳相背。

一夏日自汗，足逆冷至膝，腹胀满，不省人事，人谓阳微之厥，谁知伤暑湿不解乎。夫湿从下受，湿感人，必从下而上，故所发病亦先见于下。湿病得汗，邪宜解，何自汗湿仍不解？得毋非湿乎？此非自汗不能解湿也。湿又感暑，自汗止可解暑，不能解湿。以暑热浮上身，湿中下身，汗解阳分，不解阴分耳。宜利水以解湿，逐热以解暑，上下气通，湿热尽解。用**解利汤**：石膏二钱，知母、半夏、猪苓一钱，泽泄一钱，甘草五分，白术、茯苓三钱，肉桂一分。十剂愈。此五苓、白虎合方也。湿因于暑，不祛暑，湿不易消，用白虎于五苓中，解暑利湿也。

一冬令偶开筒箱取绵衣，箱内热气冲鼻，须臾烦渴，呕吐，洒洒恶寒，翕翕发热，恶食喜水，大便欲出不出，人谓中恶，谁知伤暑乎。夫冬月伤暑，言本不经，不知气虚人，遇邪即感，不必酷热烈日奔走，暑始伤。或高堂静室避暑，反得暑。是暑伤人每不在热而在寒。暑天晒衣裳被褥，夹热收藏筒中，暑气未发，一日开泄，体虚感触，正易中伤，及中伤，暑气必发。况冬时外寒内热，以热投热，病发必速，故闻气即病。不可作伤寒治，当舍时治暑，症自愈。用**香薷饮加减**。人参、白术三钱，茯苓、香薷、扁豆二钱，黄连、陈皮、厚朴五分，甘草三分。不必二剂。若执冬月无伤暑症，置香薷不用，几固哉，甚矣！医宜通变，贵审问。

燥　症

一阴已耗，思色以降精，精不出内败，小便道涩如淋，人谓小肠燥，谁知心液燥乎。久战，相火旺也，然由心火旺。君火静，有为，行似无为；君火衰，不能有为，转若有为。盖心君衰，相火上夺其权，心欲固，相欲动；心欲闭，相欲开，况心原思色，无怪精自降也。然心衰因肾水虚。心液，肾精也。精足上交心，心始不动，即动，相代君行令，不敢僭君以夺权，故久战不泄。精虚心无所养，本不可战，相火鼓动，定难持久。今阴耗，非精虚比。其心君寡弱，惟相是任，心甫思色，相火操柄，久之心弱，相亦不强，不必交接精已离，既离，又不能行河车逆流法，安能复回故宫哉？势必闭塞溺口，水涩如淋而作痛。法须补心仍补肾。然补肾不利水，则水路不通，精浊不泄。用**化精丹**：熟地二两，人参、牛膝、生枣仁五钱，枣皮、麦冬、白术、沙参一两，前子三钱。二剂愈。人参生心液，熟地、枣皮、沙参填肾精，麦冬益肺，使金生水，肾自滋心，又得枣仁，则心有权，自下通肾，肾气足，气行膀胱，又白术利腰脐，则尤易通达，加牛膝、车前下走利水，则水窍开，精窍闭，何患小肠之燥涩。心液非补肾不化，精窍非补肾不闭，倘利水逐浊，何能效乎。

一阳物不举，强入房，耗精，则二便必牵痛，数至圊不得便，愈便愈痛，愈痛愈便，人谓肾火燥，谁知肾水燥乎。肾中无水，火不旺，无火，水不生。老年水火两衰，故宜闭关不战，中年乃纵欲竭精，火随水流，此病不免。倘慎疾闭关，亦可延年。无如见色奋勇，或半途倒戈，入门流涕，肾不多精，又畅泄，则精已涸竭，无阴以通大小肠，二肠干燥，自两相取给，彼此牵痛。上游无泉源，下流必竭泽，下便，上愈燥痛，下痛，上愈燥便急。宜大补肾水兼补肾火，盖水得火易生。**用润涸汤**：熟地二两，白术、巴戟一两。方用熟地滋真阴，巴戟助真阳，妙在补阳仍补阴，则阳生阴长，不至强阳。二味补肾水火，不为之通达，故肾气不入二肠，故加白术利腰脐，则前后通达，何致干燥，数至圊而不得便哉。

一日间口燥，舌上无津，至夜又润泽，人谓阳虚之燥，谁知阴畏阳火之燥，不交阳乎。人无病，阴平阳秘。惟阳旺则阴衰，阳衰则阴旺，皆成病。口燥，阴阳两虚。然有辨。夜燥，阴气虚；日燥；阳火旺。肾水，阴水也。舌上廉泉，正肾水所注，肾水注廉泉则舌上不不燥，胡阳火遽至烁竭哉？阳火烁肾水，宜立亡，何仅口燥？且肾水干，自日夜焦涸，何但日燥？此阳火甚旺，阴水尚未大衰，只可自顾保阴，不能分润济阳，坚守其阴于下焦，不肯上交阳位，故日燥夜不燥。法不必泄阳火之旺，惟补真阴水，水足济阳。**用六味汤加麦味**：熟地、麦冬一两，枣皮、山药五钱，丹皮、苓、泻三钱，北味一钱。数剂愈。六味补水，麦、味固肺，肺肾相资，水尤易生，下水满，上水自盂。阴何吝而不交阳？阳得阳而化，亦得阴而平，阴既既济，阳又不旺，口安得再燥。

一交感乐极情浓，精泄，阳物不倒，精尽血随，人谓火动极，谁知水燥极乎。肾中水火不可须臾离，盖以阴阳之气彼此相吸不能脱。阳欲离阴，阴下吸，阴欲离阳，阳上吸。惟醉饱入房，乱其常度，阴阳不能平，于是阳离阴而阳脱，阳不来救也；阴离阳而阴脱，阴不来援也。至是则水火两绝，魂魄且不能自主，有精脱而死者。今但精尽血随，乃阴脱阳未脱也。使阳脱，阳物何能不倒。急大补肾水，俾水生留阳。然阴脱，须阳药引阴，今阳强不倒，倘补阳，必更燥，涸水且不生，又何能引阴？不知无阴则阳不得引，无阳阴亦不能引。宜用九分阴药，一分阳药，大剂煮饮，水火无偏胜，阴阳相抱合。用**引阴夺命丹**：熟地八两，人参一两，北味三钱，沙参二两，肉桂一钱。连服四剂，始有性命。再将前药减十分之七，服一月如故。用熟地、沙参大补肾阴，人参固未脱之阳，北味收耗散之气，用肉桂于纯阴，引入于孤阳内，令已离者重合，已失者重归。倘不多补阴，重用人参、桂，则阳旺阴涸，止可救绝于一时，不能救燥于五脏。

一夜不能寐，口中无津，舌干燥，或开裂纹，或生疮点，人谓火起于心，谁知燥在心乎。心属火，必须肾水滋为既济。水既不滋心，舌，心苗，何得不燥。至夜，心气入肾，肾中无水，不敢入，故不寐。宜大补心津，则心不燥，口舌自润。然徒补心，心液未必大润。盖心津，肾内精也。肾水上交心，则成既济，尤宜补肾生心。用**心肾两资汤**：人参、茯神、炒枣仁、沙参、枣皮、芡实、山药三钱，柏子仁、北味一钱，麦冬五钱，熟地一两，丹参、菟丝子二钱。十剂夜卧安，口中生津，诸症尽愈。此心肾同治，补火水足济，补水火相生。故不见焦焚，反获优渥①。

一咳嗽吐痰，皮肤不泽，少动则喘，人谓邪在肺，谁知燥在肺乎。《内经》曰：夏伤于热，秋必病燥。前症皆燥症。人咸谓燥症必补肾水，肾水干，燥乃成。不知此燥因夏伤于热，耗损肺气，不必补肾，但润脾，肺燥可解。然脾，肺母，肾，肺子，脾健本生肺，肾足尤不耗肺，补脾肾，肺不更润乎。用**子母两濡汤**：麦冬、熟地五钱，天冬、玄参三钱，紫苑、牛膝、花粉一钱，甘草三分，苏叶五分，丹皮二钱。十剂愈。此肺、脾、肾同治方也。然治脾肾，无非治肺。脾肾濡，肺安独燥。

一两胁胀满，皮肤如虫咬，干呕不吐酸，人谓肝气逆，谁知肝气燥乎。肝藏血，肝中有血，则肝润气舒；无血，肝燥气郁。郁则下克脾胃，土气不能润，何以化精微生肺。故伤于中，胀满、呕吐；伤于外，皮毛拂抑似肝逆，实肝燥也。然肝燥由肾亏，滋肝不补肾，终非治法。故必大滋肾，肾濡肝亦濡。用**水木两生汤**：熟地、白芍一两，茯苓、白术、牛膝、玄参三钱，柴胡、陈皮一钱，甘草三分，神曲五分，甘菊、枸杞二钱。四剂愈。或疑用地、芍濡润自建功，今术、苓、柴、曲不益燥乎？不知过于濡润，反无益。以脾喜燥，纯用濡润，未免太湿。脾先损，安能资肝。用燥于湿中，正善治燥。

一口渴喜饮，时烦燥，喜静不喜动，见水果则快，遇热汤则憎，人谓胃火盛，谁知胃气燥乎。胃属土，似不喜水。然水润物生，火燥物病，况胃土属阳，阳土非阴水不养。胃中无水，断难化物，物难化，愈无水养土，土正如大旱望时雨也。无水解热，烦燥生，理也。人静火降，动，火起。内火盛，自索外水救，热汤、水果相反，喜寒不喜热，又何疑。论理，胃燥尚未至热，然燥极必至热极，解燥须清热。用**清解汤**：玄参一两，生地五钱，花粉、甘菊、茯苓、麦冬、沙参三钱，丹参二钱。十二剂全愈。方何平胃火兼平少阴相火？盖胃火必得相火，势乃烈。虽治躁不必泄火，然土燥由火炽，平相火，胃火失势，燥尤易解，此先发制人之妙也。

一肌肉四肢消瘦，皮肤飞屑，口渴饮水，人谓风消，谁知脾燥乎。盖脾燥由肺燥，肺燥由胃燥。胃燥必致胃热，胃热必移热于脾，脾热燥乃成。脾，湿土，本喜燥，燥宜脾所喜，何反成风消症？盖脾最惧肝木，木克土，肝怒，胃火逃窜，见胃火入脾，即挟风木之气相侮，脾畏肝木，不敢不受其风，风火合，安得不燥。脾燥何以外荣？是以内外交困，风消成。用**救消汤**②：麦冬一两，玄参二两，柴胡一钱。二十剂痊愈。此润肺不润脾，何脾消能愈？盖病成于肺，润肺脾亦润。加柴胡大有深意，柴胡最舒肝气，肝不克脾，脾气得养。况又泄脾肺火，火息风不扬，故脾燥易解，风消又何难愈。

一目痛后，眼角刺触，羞明喜暗，人

---

① 优渥 优厚也。
② 救消汤 钱本、《辨证录》作"散消汤"。

谓风邪在肝，谁知胆血燥乎。胆属木，木中有汁，是木得水而后养。胆系通于目，不若肝窍开于目。目无血而燥，宜是肝病非胆病。然肝胆为表里，肝燥胆亦燥。胆肝皆主藏不泄，胆汁藏，目明，胆汁泄，目暗。盖胆汁即胆内血，血少则汁少，汁少不能养胆，即不养目。宜亟滋胆中汁，尤不可止治其胆，更宜润肝中血，胆汁自润，目之火自解。用**四物汤**加味。熟地、白芍一两，川芎、柴胡一钱，当归、甘菊三钱，白蒺藜钱半。连服八，诸症愈。四物补肝中血，补肝，胆在其中。且四物尤入心肾，心得之而濡，不助胆火；肾得之而泽，不盗胆气。心肝肾无干燥，胆独居于燥乎。

一目不痛，瞳神日紧小，口干舌苦，人谓心火旺，谁知心包干燥乎。目系通于五藏，不止心包一经。何瞳神紧小，独责心包？不知瞳神之光，全责心肾。心包代君出治，瞳神实心肾所注。然心精必得肾精交心包，心肾之精始交于目。盖心君无为，心包有为也。故心包属火，全恃肾水滋。盖肾不交心包，即心包不交心，火无水济，则心包无非火气，干燥急，何能内润心外润目？窘迫情形，安得上显瞳神。是则瞳神紧小，其原因肾水干枯。用**救瞳汤**：熟地、玄参、白芍一两，枣皮、丹皮、当归五钱，甘菊、山药三钱，柴胡五分。此肝肾同治法也。心包无水，不治心包，滋肝肾者，以肝乃心包母，肝取给于外家，以大益子舍，势甚便，理甚顺，即无扞格，自获优渥，紧小之形，不化为宽象哉。

一秋后闭结，不能大便，人谓大肠火，谁知肺燥，因而大肠亦燥。盖肺与大肠相表里，肺燥，大肠安得独润。且大肠

之能开合，肾气主之也。肾足，大肠有津，肾涸，大肠无泽。有津则大肠易于转输，无泽大肠难于搬运，是大肠全藉肾水之相资。然肺，肾母，肺润则清肃之令行，易于生水，肺衰则肾水无源，肾又何能润于大肠。此大肠所以燥也。宜补肺肾，大肠自润。用**六味地黄汤**加味。熟地、麦冬一两，枣皮四钱，北味一钱，山药、茯苓、丹皮、泽泄三钱。四剂自通。切戒用大黄、芒硝。盖此病本伤阴，又加劫阴药，重伤其阴，必成阳结，使腹中作痛，危哉。

一夏秋小便点滴不出，人谓膀胱热结，谁知肺燥，膀胱亦燥乎。膀胱之通，故由肾气足，亦由肺气足。膀胱与肾相表里，肺为水道上游，二经足，水始有源。肺燥至，既亏清肃之行，复少化生之气，膀胱纯是干枯，又从何处以导细流。此小便不通，实无水化也。宜亟润肺，更当补肾。肾水足，自膀胱滂沛，何虞燥结。用**启结生阴汤**：熟地一两，枣皮、苡仁、麦冬五钱，前子三钱，沙参三钱，山药四钱，肉桂一分，益智仁一钱。此补肾仍补肺者，滋生化之源也。补中仍通结者，水得朴无停滞，益收补利。加益智防遗，肉桂引路，滂沛之水自趋膀胱，燥者不燥，闭者不闭。

一消渴饮水，时重时轻，人谓心肾火腾，谁知三焦气燥乎。消症分上中下，其实皆三焦火炽。下焦火动，上中二焦火同起，故渴甚。下焦火息，上中二焦火浮游不定，故时渴时轻。盖下焦火发，每不可遏，故下焦火，宜静不宜动，又易动难静。盖此火必得肾水相制。人多肾水不足，水本虚，取资于水者又多，奚能制火乎？火动必烁干三焦气，则三焦更燥，如

大旱望雨。法必补肾水。用**六味汤**加味：熟地二两，枣皮、丹皮、麦冬一两，茯苓、山药、泽泻五钱，北味。三十剂愈。六味治肾，麦、味治肺，非止清肺火也。盖补肺助肾源，肺旺肾更有气。肾水旺，足制下焦火，上中二焦乌能兴焰。

一大病后，小肠细小不能出溺，胀甚欲死，人谓小肠火，谁知小肠燥乎。小肠开合，半由膀胱，半由肾气，故小肠结全在膀胱闭，膀胱闭又成于肾闭也。然肾气无时不入膀胱，即无时不入小肠，何便闭结？盖肾水结而膀胱枯，故小肠亦燥而成结。宜大补肾水，又补肺金，以膀胱气化，必得肺金清肃之令行。肺旺更利水，则肾气开，小肠亦开。用**治本消**①**水汤**：熟地二两，枣皮、麦冬一两，前子、茯苓五钱，北味二钱，牛膝、刘寄奴三钱。二剂愈。此专治肺肾，肺肾不燥，小肠自润，故奏功。

痿　证

一胃火日冲肺，遂痿弱不起，不能咳嗽，及咳嗽，又连声不止，肺中大痛，非肺痈之毒，乃肺痿之病也。肺之成痿也，乃阳明火上冲肺，肺液少，不能减阳明焰，金从火化，久之，肺叶酿成火宅，清凉药又不能直入肺，非格清凉也。肺热何能生肾？水干无以济火，则阳明火更甚，自求救水谷。水谷清肃之令不行，不能化津输肺，则肺燥为何如。如是，肺液尽变涎沫浊唾，不得不从外出。肺液干，肺气自怯，涎沫浊唾苦难推送，故咳嗽不能。然涎沫终非养肺之物，必吐出始快。无如盘居于火宅，不可犯，咳则火必沸腾，胸膈必痛，此欲嗽所以不敢也。然咳终不可忍，而咳嗽生。涎沫虽出，火无水养，上

冲咽喉不肯下，故连声不止。咳且胸膈痛，连声不止，安得不损干燥之肺乎。若用治痿药，愈伤其肺。宜泄胃火，大补肺气，更兼补肾水。用**生津起痿汤**：麦冬、玄参、熟地一两，甘草二钱，甘菊、银花五钱，天冬三钱，花粉一钱，贝母一钱。八剂咳止，再十剂痿除。此方补水泄火，不用大寒。盖阳明胃火初起，用大寒，泄火所以救肾水，久，用微寒，散火所以生胃土也。胃火盛，乃胃土之衰，扶胃土即所以泄胃火。胃火散，胃土健，胃气自升，化水谷之精微，输津于肺。又加二冬、草、粉、贝母，益肺消痰，肺中更润。又得银花败浊之毒，则肺何至再燥。尤妙加熟地以补水，水旺不耗肺，则肺更安，清肃下行各脏，水生火息，痿自愈。

一胃火冲心，烦闷，怔忡惊悸，久成痿，足难动履，谓心火旺，谁知胃火盛乎。胃土，心火，心能生胃，胃不宜克心。然心火生胃则心火不炎，胃火薰心则心火大燥，倘徒泄心火，胃见心寒，益肆其炎，愈添心燥，必下取肾水。胃火盛，熬干肾水，何能济心？心火益旺，水益枯，骨中无髓，安得足有力？宜大补肾水，少清胃火，胃气安，肾水生，自上交心。用**清胃生髓丹**：玄参一两，麦冬、甘菊、沙参五钱，熟地二两，北味二钱。四十剂全愈。痿症无不成于阳明火，然多用石膏、知母，必伤胃气，胃伤脾亦伤，脾伤肾安得不伤。故不若玄参、甘菊，既清胃火，不损胃土，胃气生，自生津下注肾，上且灌心。况麦、味益心，熟地、沙参滋肾，上下相资，水火既济，痿自愈。

一阳明火固结于脾不解，善用肥甘，

① 消　原作"清"，义晦，今据钱本、《辨证录》改。

食后即饥，少不饮食，便头红面热，两足乏力不得行，人谓阳明胃火成痿、谁知大阴脾火盛烁阴乎。痿症责阳明，何太阴火旺亦成痿？盖脾胃相表里，阳明火旺，太阴火亦旺。二火搏结腑脏，饮食仅足供火消磨，不生津注肾，肾宫涸，又何足充骨髓？故骨无力，难步履。宜益太阴阴水，以治阳明阳火，则脾胃不亢，筋骨中髓血有盈满之机。用调脾① 汤：人参、麦冬、甘菊五钱、薏仁、山药五钱、玄参、芡实一两，金钗石斛三钱。二十剂愈。此补脾胃，不助火乎？夫火旺正因土衰，土衰不能生水，火乃烈。又加玄参、甘菊、石斛微寒，火自衰，土自旺，脾胃既旺，津液生，灌注五脏，转输两足，火下温，不上发，头面不红热，胫趾何有伶仃之叹。或疑火盛易消致善饥，似宜消导，今不损有余，反增不足，恐不可为训。不知脾胃俱不可伤，伤之火愈炽。补阴则阳伏，消食则伤阴，何必消导。

一怒后两胁胀满，胸旁时痛，不思食，口渴索饮，久之两腿疼痛，后遍身亦痛，或痛两胁，或痛十指，痛时但可卧，足腰筋麻，艰动履，人谓痰火作祟，谁知肝痿乎。肝何以成痿？盖阳明火助也。大怒伤肝，肝必燥，木中火无以自存，必克脾胃土，脾阴不受，胃乃独受，胃初强，不服肝克，两相战，故胸胁痛。后则胃土不能敌肝，听其使令，久之，饮食少用。人生赖水谷化生津注肾，食少处无水养肝，肝更燥，胃又出其火以增焰，肝火之性动，遂往来经络作痛。倘更入房，则精泄无水制火，自足软筋麻，呻吟于卧榻，不能行动。似须平肝泄阳明火，但阳明久受克，其气必虚，再加泄火，不虚虚乎？又须泄火不伤气为得。用伐木汤：炒栀仁、骨皮、丹皮、青黛、金钗石斛三钱，

白芍一两，当归、甘菊、女贞子五钱。二十剂愈。此妙在平肝火，阳明胃土亦同治。胃气不伤，胃火自息，食进津液生，水足骨髓裕，痛痿无不自愈。

一素好色，加劳役，伤骨动火，复入房大战，至两足痿弱，立腿颤，行骨痛，卧不起，然颇能饮食，易消，人谓食消，谁知肾火盛，引动胃火成肾痿乎。肾火何以引胃火？盖胃为肾关，胃开合，肾司之也。肾火冲胃，胃之关门敢阻抑乎？必同来助势，听肾火使令。况肾火，龙雷火也。龙雷过处，劈木焚林，且胃火性喜炎上，安得不相因而起。二火上消铄，肾水立干。幸肾火盛，胃火尚未大旺，故但助肾消食，不至发汗亡阳。且饮食易消，犹有水谷养阴，虽不能充满骨中，亦可少延肾内。宜急补肾水以制阳光。用起痿降火汤：熟地三两，薏仁、金钗石斛、牛膝五钱，枣皮二两。二十剂全愈。此大补肾阴，全不泄胃火，如皇居粮足，则士马饱腾，关门守卒，安敢兴鼓噪之声。自见粮糈② 搬运，任出入，何至攘夺争取。及转输如意，国富民殷，朽红充满于天庾③，边塞尽皆支给，既无枵腹之愁，必多超距④ 之勇。

一烦燥口渴，面红耳热，时索饮食，后仍饥渴，足乏力，不能起立，吐痰多，人谓阳明实火，谁知阳明虚火乎。阳明水属阳，宜为阳火，阳火宜实，何以名虚？不知胃火初起为实，久旺为虚。胃火初起，口大渴，身大汗，甚则发狂，登高而

---

① 脾　原作"肺"，字误，今据《辨证录》改。

② 糈　音胥。粮也。

③ 庾　音雨。无覆之仓。充裕之意。

④ 超距　踊跃也。

呼，弃衣而走，所谓燎原火也，非实而何。至旺极必衰，时起时灭，口虽渴不甚，汗虽出不多，虽谵语无骂詈，虽烦闷无躁扰，得水渴除，得食饥止，此乃零星余火，非虚而何。实火不泄，必出神；虚火不清，必成痿。实火不泄，必熬干肾水，必亡阳；虚火不清，则销铄骨髓，必亡阴。阴亡，安得不成痿？宜清胃火加生津液药，自阴长阳消。用**散余汤**：生地、玄参、麦冬一两，茯苓、花粉、神曲二钱，竹叶百片，人参三钱，麦芽一钱。十五剂全愈。此方散胃火不损胃气。胃气生，津液自润，自灌注肾经，分养骨髓。倘用大寒，直泄胃火，则胃气必伤。如大乱后巨魁扰乱而去，所存余党宜用招抚，若再用兵，贼虽斩死无遗，必致四境萧然，杳无人民，非招徕数十年不可。何若攻补兼施为得。

一好酒，久坐腰痛，渐次痛及右脚，延及右手，不能行动，已而齿痛，人谓贼风侵体，谁知痿症乎。或谓痿不宜痛，今腰痛、牙齿痛，恐非痿。嗟乎！诸痿皆起于肺热，善饮，肺必大热。经云：治痿必取阳明。阳明胃主四肢，岂独脚。夫痿虽热病，热中有湿，宜察。痿兼湿重者，缓筋而软；兼热多者，筋急而痛，是痿未尝无痛。苟不祛湿以清火，反助湿以动热，痿必不痊，转增其痛。宜专治阳明生胃气，佐泄火利湿，诸痛自消。用**释痛汤**：人参、黄芪、茯苓、当归三钱，白术、生地、麦冬五钱，玄参一两，甘草三分。四剂病除。方皆入阳明药。入阳明平胃气，即入阳明平胃火，况苓、术更利湿，复生胃，是治湿又治阳明。药投病之所喜，安得不速愈。

一肥胖好饮，素畏热，忽自汗如雨，

四肢俱痿，复恶寒，小便短赤，大便或溏或结，饮食亦减，人谓中风，谁知痿病已成乎。痿有五，皆由肺热。好饮，必肺热。胃，肺母。欲救肺，必速救胃土。经云：治痿独取阳明。正言救胃也。胃土不足，肺金又伤，金失所养，不能下生肾水，水干则火盛，肺更伤。况胃主四肢，肺主皮毛。肢痿乃胃衰，汗如雨乃肺匮。明是子母两病，不急救胃，何以生肺滋肾？用**滋涸汤**：玄参、麦冬一两，茯苓、人参、甘菊、女贞子、天冬三钱，生地二钱，黄芩一钱，花粉一钱，芡实五钱。四十剂全愈。此补阳明胃，兼清肺热。不补肾，肾水自润。较东垣清燥汤更神。

消　渴

一消渴，气喘痰嗽，面红虚浮，口舌腐烂，咽喉肿痛，得水则解，日饮水汁一斗，人谓上消，谁知肺消乎。肺属金，宜清肃，何火炽如此？心火刑也。心火刑肺，何竟成消渴？火刑肺，肺金干燥，肺又因肾虚，欲下顾肾，肺燥，肺中津液自顾不遑，安能顾肾。肺既无津养肾，又恐肾水涸，乃索外水以济。然肺得补水，只可救本宫之炎，终无益于肾。肾得外水不受，与膀胱为表里，故饮水即溲。似宜专泄心火，救肺热。然肺因火热发渴，日饮外水，必有水停心下，水日侵心，则心火留肺不归心，久成虚寒，是寒凉反为心恶。且寒凉不能上存，势必下趋脾胃。夫肺火盛不可解者，正苦于脾胃虚，土不能生金也。再用寒凉，必损脾胃气，肺又何养？必仍治肺金，少加补土，则土旺肺气自生，清肃行，口渴止。用**清上止消丹**：麦冬二两，天冬、银花一两，人参三钱，生地、茯苓五钱。二十剂全愈。此重治肺，轻治脾胃。治肺不损金，清火不伤土。土生金，金生水。但加金银花实有妙义。火刑金，多饮水则寒热相击，热虽暂解，毒必留积，用清金药解热，不能解毒。与其俟毒发用解毒，何若乘解热兼解毒为得哉。尤妙银花不特解毒，且善滋阴。

一消渴，恣饮数十碗，始觉胃中少快，否则胸中嘈杂如虫钻，易饥，得食渴减，不食，渴尤甚，人谓中消，谁知胃消乎。胃消多因燔熬烹炙肥甘醇厚过于贪饕，酿成内热，津液干涸，不得不求济外水，水入胃，不能游溢精气，上输于肺，肺因胃火炽，不能通调水道，于是内外水，建瓴① 而下，饮一溲二，不但外水难化，且平日素蕴水精竭绝，尽输而下，较暴注、暴泄为尤甚。此竭泽之水，不尽不止。肾水未亏，尚可制火，膏粱人肾水无不素乏者，能保不烁干肾水足矣，尚望肾救援乎。内外无制，势必求外水相济，外水又不可济，思食济之。食入，胃止解火于须臾，不能生水于旦夕，不得不仍求水救渴。宜少泄胃火，大补肾水。肾水生，胃火息。肾有水，关门不开，又何从沸腾。用**闭关止渴汤**：石膏、青蒿五钱，玄参、麦冬、熟地二两。二十剂全愈。用石膏、青蒿止胃火，玄参、熟地填肾水，重用麦冬益肺。夫胃关开，由肾火动，肾火动由肾水乏，今补水则水旺，肾火无乱动，火静，肾水不沸腾。肾水既安肾宅，胃火何能独开胃关。

一消渴，饮一斗，溲一斗，吐清痰，投之水中立散，化为清水，面热唇红，口舌不峭② ，人谓下消，谁知肾水泛上作消乎。肾水泛上，升咽喉，口舌宜不渴，何渴甚如此？盖下寒极，逼火上焦作渴。此火乃肾中龙雷火，龙雷一发莫制，可于水

中引，不可于水中逐。论理，仲景肾气丸最妙，然此丸只治消渴已痉症，不能治消渴初起症。当汉武乍患下消，张使君实别有方，惜未传，铎即得其隐，不出之救万世乎。用**引龙汤**：玄参三两，肉桂三钱，枣皮四钱，北味一钱，麦冬一两。此火非玄参三两不能止焰，非肉桂三钱不能引归。枣皮、北味非用生精，实取止渴。又益麦冬者，以龙火久上，未免损肺，得麦冬生其气，则金生水，火得水尤易归。或疑多用玄参止焰，用肉桂引火，何重用三钱？不知玄参消浮游火，恐性太凉，非多用肉桂不能制寒。制其寒则寒变为温，又非大热，龙雷性恶大寒，又恶大热。大寒愈激其怒火上炎，大热愈助横火上炽。今为肉桂三钱，玄参三两，则寒居九，热居一，调和于水火之中，又有枣皮、麦、味，不见热，惟见温。龙雷喜温，所以随归肾脏。火归肾，命门不寒，蒸动肾水，下温上热自除，实有妙义。

一消渴，口干舌燥，吐痰如蟹涎白沫，气喘不能卧，但不大渴，渴时必须饮水，然饮后即化白沫，人谓下消，谁知肾火沸乎。肾火乃水中火，火生水中，然亦藏水内，火无水不养，亦无水不藏，故水不足必至火有余，火于是越出肾宫，上腾咽喉口齿。肾中水火原不可离，火既上升，水必随之。水即不欲升，釜底火大烈，安得不沸腾。惟是水涸，以致沸腾。烈火日炊，自成焦釜，不以外水济得乎？然焦釜沃水，仍沸腾而上，故吐如蟹涎沫。不必泻火，宜补水，使精足自制阳光。用**宁沸汤**：麦冬、枣皮三两，茯苓一两。日一剂，半月全愈。方用枣皮三两大

---

① 瓴　原作"瓶"，字误，今据《辨证录》改。

② 峭　音俏。按峭字义晦。

补肾水，又加麦冬三两，岂滋肺生肾乎？不知久渴，口吐白沫，必熬干肺液，使但补水，火得水虽下降，肺中干燥，又必成肺痿、肺痈。故补肾随补肺，不特子母相生，亦能防祸未形。然为二味，复加茯苓，不益燥乎？讵知饮水多，膀胱必有积水，今骤大补肾水，不为分消，则因补留滞，亦未可知。得茯苓利导之，则补阴无腻膈，水下趋，火不上沸，水火济，消渴除。

一善饮喜果，患消渴，饮水数斗，食倍溺数，服消渴药益甚，人谓虫消，谁知脾气虚热乎。消渴，脾坏而肾败。脾坏则土不胜水，肾败则水难敌火。二者合，病成。倘脾不坏，肾不败，宜无消渴。不宜消渴而消渴，必脾热乘之，得之酒果而致也。酒性热，热甚则饥，非饱餐不解。然多食愈动火，火动须水济，饮水多安得不多溺？此似消渴非消渴。法平脾中虚热，佐解酒消果药，则火毒散，消渴除。用**密香散**：木密三钱，麝香三分，酒为丸。更用黄连、神曲一钱，茯苓、人参三钱，陈皮三分。煎汤，日送三丸。丸完愈。用麝香取能散酒，且最克瓜果，瓜果闻麝即不结子，非明验乎。本密又名枳，即吉勾子，入酒过夜，酒化为水，故合二味，专消酒果毒。更用参、连、苓、曲平脾中虚热，则腹中清凉，消渴自愈。

辨证奇闻卷七

山阴　陈士铎远公父原本
宁乡　文守江南纪氏敬述
男先五建中氏

痉痓

一感湿热，忽又伤风，口噤不能言，项背几几，脚挛急，角弓反张，人谓太阳伤寒，谁知太阳之痉病乎。夫痉病有三阳三阴，亦能传经，与伤寒无异。但伤寒单伤于风，痉病则合湿热而成。似乎伤寒可单治风，痉病兼治湿热。夫邪之所凑，其气必虚，一邪相犯。已是正气之亏，况三邪同犯乎？补正祛邪，治痉无难速愈。或谓一邪相犯，尚须祛邪，况三邪并犯，则邪气弥漫，非用祛邪药安能济？不知一邪其力专，众邪犯，其势散。力专宜攻，势散可补。于补中行攻法，又何不济？无如其症同于伤寒，不散邪骤补，所以杀人耳。苟知可补，又分症治，实易易也。如此症见太阳征，不可径治太阳邪，而宜补太阳气，太阳正气旺，风湿热不治自散。

方用**五苓散加减**：白术、茯苓一两，泽泻三钱，猪苓一钱，羌活五分，桂枝三分。三剂诸症痊。五苓散利膀胱水，此症三邪中，至难去者湿耳。先利其湿，则火随水泄，风邪无党。故少用羌活、桂枝祛风，则风自解。虽然五苓散非单利湿药，术、苓原健脾胃，今加之为君，则补重利轻，所以健功速。倘少少用之，则攻多于补，

不能奏效。

一感湿热，又感风，颈项强直，一目或左右视，手足搐搦，人谓少阳伤寒，谁知少阳痉病乎。少阳居半表里，其势将欲入肝，而意欲留阳明，故三邪同感而目所以左右视，以审量于二者之间。手足搐搦者，风性动，湿性静，两相违背。风欲动，湿挽之，湿欲静，风激之，热又从中冲击，此搐搦之所以起也。搐搦不已，又风引上行，于颈项不利而湿气留中，遂至强直不摇。法须和少阳正气，少用散邪，易于解纷。用**小柴胡加减**治。柴胡、黄芩、甘草一钱，当归三钱，白芍、茯苓五钱。二剂全愈。小柴胡和少阳圣药。又加入归、芍补肝气，使肝旺邪不敢遁于肝。加茯苓五钱，健胃利湿，则邪不敢回于胃。茯苓且同柴、芩以祛风热，引之而共之于膀胱，湿尤易下，安不速愈。

一感湿热，复感风邪，手足牵引，肉瞤胸胀，低头视下，肘膝相构，人谓阳明伤寒，谁知阳明痉症乎。阳明胃土，风入必变为热，况又原感热气，以热济热，宜发汗亡阳，何以肉瞤胸胀，不发狂，手足牵引而不出汗？反低头视下，不登高呼？肘膝相构，不弃衣而走？正以湿邪混也。

盖阳明火最恶燥,今湿气虽侮胃中阴,不益胃中燥,即发汗,不至亡阳发狂。妄用风药散表,遂致汗出不止。仲景曾用大承气汤下邪,然脾旺者,尚不致伤损脾气,否则下之亡阴,恐有外虞。然风湿既同入胃,将何以解?法宜治胃不伤胃。方用**全阴救胃汤**:玄参、茯苓五钱,桃仁、葛根、人参、麦冬一钱①。二剂全愈。方妙在资胃中阴,不损胃中气。玄参去热,葛根去风,茯苓去湿,三邪去,又得人参生胃,麦冬生肺,何又用桃仁?不知桃仁最动,三邪并入胃,未免彼此观望,况补多攻少,邪得补,流连亦未可知,加入桃仁性急,补既不滞,攻亦不缓,始济。

一感湿热,复感风邪,发热腹痛,肌肉颤动,四支坚急,人谓大阴伤寒,谁知太阴痉症乎。太阴脾,乃湿土。湿土何禁湿邪再犯?湿入于脾,最难分消。湿邪去,湿根尚在,再感湿,仍如前病矣,况又加热以助炎蒸,加风以生波浪,自中州反乱,四境骚然,坚急成,颤动见。倘用安土之品,则土旺无泛滥,水干无郁勃,风邪即欲作祟,平成既奏,亦可解愠。无如人动言下,讵识下多亡阴?无阴灌注,脏腑胸腹手足又何所资以养?势必坚急颤动更甚,甚有亡阴而死者,可不慎乎。方用**安土散**:白术一两,茯苓、苡仁五钱,石斛、前子三钱,赤小豆、通草一钱,柴胡五分。此方利水为君,仍健脾。盖土旺自制水,况又利之乎?此原湿邪难治,单去攻湿,风与热自易吹散,所谓攻邪必攻坚也。譬如大敌在前,满山遍野俱是贼党,倘止从旁掠阵,贼拔全营俱来,尽加死斗,必至败衄,不若竟攻中坚,突围直入,擒贼巨魁,则余氛不战自遁。痉病之重治湿邪,亦正此意。

一感湿热,又感风邪,遂成痫瘛,身卷足弯,不能俯仰,人谓少阴伤寒,谁知少阴痉病乎。足少阴肾,宜热不宜寒,宜湿不宜燥,何以痉病有湿热反痫瘛跷弯,不能俯仰?不知肾最恶风。肾喜热者,喜真火生,非喜邪火;喜真水养,非喜邪水。盖邪火助燥,邪水增湿。二邪入肾,肾已有尻以代踵,脊以代头之病,况又益风,安能无痫瘛卷弯,又何以俯仰哉?法仍须治湿热,少佐祛风。用**助肾辟邪丹**:茯苓、薏仁五钱,防已、稀莶一钱,玄参三钱。方用防已治肾中风,苡、苓去肾中湿,玄参、稀莶治肾中热。风热湿三者均治,何病不去。肾有补无泄,今去三邪,得非泄肾药乎?然苡、苓利湿不损阴,防已虽去风不伤气,玄参、稀莶虽去火不灭光,非泄肾,仍是补肾,倘单泄不补,乌能奏功。

一感湿热,又感风邪,厥逆下利,舌卷囊缩,背曲肩垂,项似拔,腰似折,手足俱冷,腹胀大,人谓厥阴伤寒,谁知厥阴痉症乎。风湿热三者,合而成痉。邪传厥阴,乃肝木之经,其势更急。误发其汗,必致动湿。湿虽阴类,然是外受阴邪,非肝中真血。所动之阳奔于湿中,为湿所役,必至亡阳。盖脱出之阳,势本急疾,亲上飞腾,不啻龙之出谷,其体轻矫而不可止遏。今为湿所滞留,则如蛇行匍匐,尽力奔越,究难飞腾,此痉皆误汗而成。法不可拘于散邪,仍须补正。补正奈何?亦救其亡阳,亟使回阳耳。虽然阳之所以亡者,由于阴虚不能摄阳,故补阳必须补阴。补厥阴之阴,仍从少阴肾经以补也。方用**回阴散痉汤**:巴戟、山药、白芍五钱,茯苓、白术一两,防风五分,炒栀

———————
① 一钱 《辩证录》作"五钱"。

子、甘草一钱,当归三钱。此补肝血,佐去风湿、去火之味,自是正治。何又益巴戟乃正补少阴也?盖厥阴木非少阴水不生。何必补肾火?讵知汗发亡阳,阳气尽泄,肾中已无真火,单用寒凉祛热,则脾胃不胜其寒。巴戟温肾,不大热,肾温阳回,肝清阴足,阴阳和,正气固,三邪不攻自破,况原有攻乎。此有益无损,千古未明,特表之。

一小儿头摇手劲,目上视,身体发颤,或吐不泻,或泻不吐,人谓惊风抽掣,谁知是风热湿三者合之以成痉乎。小儿纯阳,宜无虚,然多食瓜果,湿留于胃,湿久变热,热极生风,此风起于内也。人见小儿头摇手劲,不论虚实,投抱龙丸,不效,改牛黄丸,又不效,乃用金石脑麝香窜开窍镇惊,无不立亡。嗟!嗟!惊风二字杀儿,不啻百万,无有辟其非者。南昌喻嘉言颇知其失,大声告诫。无如一时不可转移,且嘉言有论无方,世亦不识治法,铎畅论之,且传方。小儿易于成劲者,因骨脆皮薄,不耐风邪,故风邪一入腠理,便入脏腑,况小儿喜欢饮食,又喜寒不喜热,以致损伤脾胃成吐泄。上吐下泄,则阴阳两亏,平日所受之湿尽行越出。湿出,热留脏腑,无阴相养,遂变成风象以惑人。但治风不治正,必十人十死。盖其中实无风,妄用风药,倍耗其损伤之气,安得不速死。法但补脾胃、止吐泄,则十人十生。用**救儿回生汤**:人参二钱,白术三钱,茯苓、车前子一钱,砂仁三粒,炒黑干姜五分,山楂五粒,厚朴、神曲三分,萝葡子、半夏五分。以十岁为准,五岁减半。三剂全愈。此方补中有利,非一味呆补者比。调和于脾胃,则阴阳既济,自无变动。或曰补之是矣,少加祛风散热,未为不可。不知当

夏令,少加黄连数分以解暑,若冬令,非惟忌用寒凉,且当增入辛热。盖小儿吐泄后,热必变寒,况时令严寒乎。若风药,四时俱不可乱用,不得已,可少加柴胡二三分。

一小儿吐泻后,口噤不出声,手脚挛急,人谓惊风搐搦,谁知脾胃寒虚之痉病乎。小儿纯阳,先天肾气自固,无如小儿喜餐生冷,未有不伤后天者,后天既伤,先天亦损,先后天一齐损伤自变症纷纭。吐泄后无津液以润肠胃,肠胃既乏,又有何气以运动四肢?故手足挛急搐搦。脾胃亏损,肝木必来相侮,脾胃苦无津液以供肝木取资,则肝木大燥,燥极生火,火极生风。肺金见肝木克脾胃,必欲制肝以报土母之仇,无奈母为肝伤,则土弱金不能强,力难制肝,反为肝凌。肺金畏肝中风火,惟恐逼干肺气,钳口结舌不敢出声。可不急治肝以救脾胃乎?**方用活儿汤**:白芍、白术三钱,茯苓五钱,人参二钱,栀子、麦芽、半夏、神曲五分,枳壳三分,甘草一分。三剂全愈。此平肝以扶脾胃土,脾胃气生,肺气自旺,足以制肝,又何风火之不息哉。或谓肺弱不能制肝,自宜补肺,不知补肺必用润剂,不又助脾胃湿乎?痉病正苦湿,故重用茯苓,所以平肝安肺,不可润肺害脾胃。

一小儿偶感风邪,发热身颤,手背反张,人谓惊风角弓反张,谁知痉病中之寒邪乎。盖小儿气血未旺,不耐伤寒壮热,故一时昏沉,非因风动惊也。故治小儿伤寒,断不可与大人例,动用风药祛风。盖因虚入风,治虚风自出,况只犯寒而不犯风,又何可祛风?倘施祛风,则风门大开,内风无可散,势必损伤正气,正气一伤,则营卫无所蔽,腠理不密,勾引外风

深入内藏，遂不救。宜补正气，少加散邪，寒易解，脏腑不伤，手到奏功，方用**护子汤**：人参一钱，茯苓三钱，白术二钱，柴胡五分，桂枝二分。不必再剂。亦何神乎？盖小儿初伤风寒，必先从太阳入，今用桂枝、柴胡解太阳、少阳之邪，则邪不敢遁入于阳明。况人参固脾胃，邪尤不敢入中宫。又加白术利腰脐，茯苓通膀胱，则邪从外入者必散。既无外邪，柴胡舒肝气，桂枝暖脾胃土，正有益无损。无如人不知此等治法，妄捏惊风，施发散镇坠，以至杀儿，医不悟，病家未知，万儿啼号于夜台，深可痛也。

一新产后，忽然手足拘搐，口眼㖞斜，头摇项强，甚则角弓反张，人谓产后惊风，谁知亡血过多成痉乎。产后旧血已亏，新血未长，原不必户外贼风，即举动时风自内生，觉两股间阴寒逼人，少不慎，风入矣。然风因虚而入，补虚风即出。然从血以补乎？拟从气以补乎？亡血不能速生，气祛实宜急补，补气血尤易生，风又何存乎。故血舍驱风，尚非正治，矧纯用镇惊，非下之石耶。用**救产止痉汤**：人参五钱，当归一两，川芎三钱，炒荆芥一钱。三剂全愈。此即佛手散变方，加人参则气更旺，气旺邪不敢敌。况荆芥引血归经，邪何独留？且荆芥原能祛邪不损正，故用之出奇。倘不补气血，惟事祛风，则血舍更空，风且直入，立杀其妇，慎哉。

一忽手足牵掣，口眼歪张，人谓中风，谁知痉病骤发乎。中风身必颠覆，吐痰，痉病状似中风，身不颠覆，口中喉内无痰涎，有水鸡之声。盖中风无风，风从内起；痉病则风从外入者居多。风自外入，风自成威，不必借重内痰之助，所以

但有牵制歪张，绝无汹涌秘塞。若风从内起者，火动生风，有痰以助。故中风无邪，无外邪也；痉病无邪，无内邪也。无外邪者不可治风，无内邪者不可不治风。然单治外不治内，则外风虽去，内风必生，是以祛风必风必须补正。方用**补中益气汤**：人参、陈皮、甘草一钱，黄芪、白术、当归、柴胡三钱，升麻四分。三剂不再发。补中盖气汤非祛风之剂，乃用治痉，何反易奏功？盖气虚则风易入，补气则正旺，足以祛邪。方中用柴胡，少用于补药中，则能提气以卫正，多用于补药中，则能益气以祛邪，故用三钱，而风难再留，何必更借重他药哉。人但知多用参、归、芪、术以补正，绝不知柴胡多用于参、归、芪、术中尤易祛邪，余所以特表之。

汗　症

一大病后，日常遍身出汗，人谓内热发汗，谁知阳虚外泄，腠理不能自闭也。大病后气血大亏，气不能入血中，必至逼气于肤外，使肺金清肃之令行，气虽欲越出，腠理未疏，何能外泄？惟大病后必损肺，肺无自主之权，又安能禁其气之不泄哉。气既不固，汗，气所化也，汗随气泄，气泄而魄汗淋漓，遂致遍身出汗，有不散尽真气乎？似与亡阳症同，然亡阳症身丧顷刻，何自汗不至遽殒？盖亡阳乃热邪驱，自汗乃阴虚促也。阳病暴，阴病缓，阳暴难于救援，阴缓易于调剂。自当以补气，补气兼以补阴，则阴能摄阳，汗自止矣。方用**摄阳汤**：人参、黄芪、熟地一两，白芍、麦冬五钱，北味一钱，枣皮三钱。十剂全愈。此用参、芪大补其气，气足则肺金有养，皮毛自固。又益麦、味，则肺不特足以卫外，兼可以分润肾

水。犹恐汗出太多，必损耗真阴，更加熟地、枣皮益精，使肺金不必来生肾水，则肺气更旺，皮毛益固。尤妙增白芍收敛肝气，则肝木自平，使肺金无仇相逼，则肺气安，自能行清肃之令。清肃令行，下输于膀胱，则上下气舒，心中生液，不来克肺，则肺金有权，安肯听汗自出，此摄阳之妙法也。倘贫穷无力买参，前方倍加黄芪二两，增防风五分，功同，但必须多服数十剂。

一梦遗后，身体狼狈，加太劳，或行房太甚，遂盗汗淋漓，人谓肾气虚，谁知心气热乎。心肾，两相交者也。心喜寒不喜热，肾喜热不喜寒，似相违，然相违未常不相合。梦遗自精水不足，加行役劳其筋，行房损其骨，则内阴大亏，又何能上济心？心无肾水济则心热增，心热肾水更耗，久则肾畏心之取资，坚闭肾宫，心欲交肾，肾畏心炎不纳，势必仍返于心，无奈心无液养，烦燥生。然心君虽无宁静之气，未尝无专主之权，徒然烦燥，相火尚不敢显背君主，越出躯壳，乘君假寐，乃窃资重潜移，故盗汗与自汗实不同。自汗，心不得自主；盗汗，心尚能操意。此汗必出在胸间者尤甚。汗本热，越出躯壳外，则变为寒。正因相火热乃虚火，非实火，况乘心君之未知而遁出，非明目张胆者比。热出为寒，正显其阴象也。况心原无液，何以得汗？亦窃肾之余津私自潜移耳。泄心热仍宜补肾水，肾水足，心火自清，心火宁，心汗自止。方用**防盗止汗汤**：麦冬五钱，生枣仁、熟地一两，枣皮、人参、丹参、茯神三钱，黄连、肉桂五分。二剂全愈。此心肾双补。心肾两足，自离而复合。尤妙黄连清心，肉桂温肾，二味同用，能交心肾于顷刻。心肾交则心君清明，相自畏主，何敢窃国帑偷用

哉。倘不补心肾，惟事止汗，汗不能止，必轻变重，重变危矣。

一夜汗，初少，后渐多，日久每夜出大汗，至五更止，人谓阳虚盗汗，谁知阴虚出汗乎。阴虚乃肾虚，肾藏真阴宜秘藏，何故发汗？盖肾中火动也，肾水非火不养，肾火妄动，何能生水，何反泄水？即水泄，宜从下出，何走皮毛旁出？不知肾火能生水者，真火也，真火喜静不喜动，水静则真火生水，水动则真火泄水。生水火秘藏，泄水火奔越。故肾中火动，仍肾水自动。肾水动者，由纵欲耗精。精泄过多则劳精，劳精则水动，水动火亦动。火动水不足以济，则火且挟水腾出于本宫，不从下走，乃随火性游行于经络腠理，遇毛窍而泄。初则偶尔游行，久则夜夜出汗，阴气愈虚，愈虚愈汗，毛窍竟成转输大道矣。然汗既宜无分昼夜，何独夜汗？得未肾虚阳未虚乎？阴阳，两相投者也，未有阴虚阳不虚者，况汗亦阳液，安在见其非虚。不知阴阳各有道路，行于阳分，则阴不敢夺阳权，行于阴分，则阳不敢夺阴柄。夜间出汗，实阴走于阴途，至五更，则阴不敢入阳界，故汗遇阳气而自转，非阴虚而阳不虚。宜大补其阴，加阳分药提阴出于阳分，庶阴遇阳而止。方用**补阴止汗汤**：熟地一两，枣皮五钱，人参二钱，沙参、白术三钱，地骨皮一两，北味一钱，桑叶十片。十剂不再出。此方熟地、枣皮补精，地骨、沙参补阴，更消骨髓中虚热，五味、桑叶止汗神剂，参、术健脾天胃，补气药也。多用补阴则水足制火，少用补阳则阳易提阴，阴阳水火既无偏胜，自无走泄，又何必用涩精之牡蛎、敛汗之瞿麦哉。

一每饭头顶至面与颈脖间大汗淋漓，

身又无恙，人谓阳气旺，谁知胃气盛乎。胃气即阳气，胃旺则阳旺，不知阳旺者合三阳言也。胃旺者，单言胃经。胃属土，无水谷之入则气安静，即饥饿，其火暗起，亦不过在胸膈间，不能上至头顶。惟水谷填于阳明，则胃中之火借水谷以助势，遂化汗上升，越出于头面上下。此汗明是胃火。然胃火盛宜发汗亡阳，何但出汗上身，下身干燥？盖胃火盛由于心包火旺，心包主火以生土，非助火以害土。胃得火生以出汗，不同于邪火之自焚，故止出汗上焦，不亡阳下焦。宜泄胃火，不可损胃气，使胃平汗自止。用**收汗丹**：玄参、生地三钱，五味三分，桑叶十片，白芍五钱，苏子、荆芥、白芥子一钱。服一月愈。此妙在不泄胃火，反去滋阴。盖阳盛者阴衰，补阴则阴旺，自足摄阳，不必止汗汗自止。况桑叶、荆芥引经止汗，白芥、苏子消痰定气，抑阳归阴，化汗为精，又何疑乎？然必久服始效者，以调胃药和缓，不宜急遽。

人有心头有汗，一身手足无汗，人谓心热，谁知思虑过度，则心火炎烧，逼干其液。液干宜无汗，何心头反出汗？不知此汗非汗，乃心液，内不能存，外走出耳。或疑心液无多，安得尽化为汗？不知心为君主之官，心热则脏腑之液群来相资，因内热甚，不养心为液，反越心为汗。汗既出多，无有尽期，脏腑液何能相继？势必心愈热，汗不可止。及至汗不可止，而心中干燥，烦躁不眠生。治不可缓，宜补血养心，泄火生液，汗自止。方用**滋心汤**：人参、白术、玄参、丹皮、丹参三钱，桑叶十四片，黄连、甘草五分，生地、麦冬、枣皮五钱，沙参、柏子仁二钱，熟地一两。十剂不发。此方名滋心多滋肾。盖心液必得肾精上溉，液乃生，故欲补心，必须补肾精。补肾少加清心，则心火安，液不外越，汗又安有外泄。

五　瘅

一谷瘅，胸中易饥，多用饮食又发烦头眩，小便难涩，身黄如金，人谓胃中湿热盛成瘅，谁知脾胃虚热乎。脾，阴土，用则阳；胃，阳土，用则阴。脾胃和同则刚柔济，通调水道，易于分消，安有湿热存留。惟七情内伤，胃无阴以和阳，则热聚消谷，脾无阳以和阴，则寒聚积水，两相搏激，故昏眩烦闷。所食水谷不变精华清气，反蒸腐败浊气。浊气下降者也，浊气下流于膀胱，膀胱受胃热，气化不行，小便闭塞，水即走于阴器，热散走于皮肤，故身黄。宜升胃中清气以分利膀胱，则清升浊易降，水利热易消。用**分浊散**：茯苓一两，栀子、前子、猪苓三钱，茵陈一钱。十剂全愈。方用茯苓为君，利水不伤胃气，后佐以去热消湿，则胃无火亢，自脾无水郁。倘不早治，水湿流入于肾，必至腹满成蛊，不治。

一酒瘅，心时懊，热不能食，常呕吐，胸腹满，然清言了了①，人谓酒湿作疸。然作疸由于内伤饥饱劳役也，善饮由于胆气旺。盖胆虽不能容酒，实能渗酒，酒经胆渗则化为水，入膀胱下泄。惟饥饱劳役，则五脏损，脏损腑亦损。脏腑俱损，宁胆气独旺？胆气衰，人纵饮，胆独不能渗，必更伤胆气。胆不渗，酒必留脾胃间。脾胃已损，酒又不能受，传之膀胱，膀胱亦不似前之健，水入又不能消，下既不泄，必返上吐。吐既逆，泄又难，中州又不可久留，于湿热气蕴冲膈，心懊

―――――
① 了了　条理明白。

恔，由是遍溃肢体，尽发黄。夫懊恔，心神昏乱可知，何又清言了了？不知酒气熏蒸于一时则懊恔。懊恔，则欲痛不痛之状，非心神妄乱不宁也。宜解酒毒，兼壮其胆。胆气旺，酒自消，酒消水气自泄，水泄黄亦自解。用**旺胆消酒汤**：柞木枝、栀子、桑皮、白茯苓三钱，白芍一两，竹叶百片，泽泻二钱。八剂全愈。妙用柞木枝消酒毒于无形，则拔本塞源。胆气不可不旺，助胆舍栀、芍无他味，余药不过分消湿热，辅君成功。若用吐下，皆操刀之医也。

一女劳疸，肾气虚损，肢酸痛，夜梦惊恐，精神困倦，饮食无味，举动乏力，心腹胀满，脚膝痿，阳痿，股内湿痒，水道涩痛，时有余沥，小腹满，身黄额黑，人谓黄疸，谁知因女色成乎。入房能久战，相火旺也，火衰强战，泄精必多，火随水散，热变为寒。人身水火原不可少，水衰不能制火则火动，火衰不能利水则水留，火得真水成液。今留邪水，反害火成疸。故女劳疸，仍是湿热结精窍间，非血瘀闭骨髓内。倘用抵当汤峻攻瘀血，或矾石散荡涤微阴，必立亡。宜补肾气，又不可助火；利膀胱水，又不可亡阴。当缓图，难近效。用**减黄丹**：白茯苓、山药、芡实、苡仁五钱，人参、菟丝三钱，白术、前子、生枣仁一钱。三十剂愈，五十剂可无忧。此恣欲失肾成疸，必更好色，苟坚忍房事，信服前汤，无不生。方妙在固本救伤，并不驱邪泄瘀，肾日足，黄日减。或疑女劳疸因肾无火，何不补火，但补阴利湿？不知疸虽成于无火，今病久阴耗，补火恐又烁阴，反害之矣。

一肺疸，鼻塞不通，面黄，口淡咽干，小水不利，人谓黄疸，谁知疸实由于肺气虚乎。肺气旺，清肃下行膀胱，湿热尽从下泄，则小水大行，湿故去，热亦难留。惟肺气虚，湿热相侵，郁蒸胸膈，肺不胜邪，肺乃燥。肺燥乃失清肃之令，水湿遂乘燥而入，燥湿合而成热，湿热相留，欲分入膀胱，膀胱不受，欲走毛窍，腠理未疏，乃变黄色于皮肤。法宜宣通肺气，健脾胃。或疑腠理密，湿邪存皮肤内，今健土复宣肺气，倘毛窍大开，湿入汗泄，未必不变为水臌。不知肺气闭于上，水气始塞于下，使肺气上通，水且下降，况重补脾胃以生肺乎。此治肺疸必宣扬肺气也。用**扬肺利湿汤**：桔梗、桑皮、茵陈三钱，花粉、猪苓二钱，白术、茯苓五钱，黄芩五分。十剂诸症愈。此开腠理，生津液，则肺润。合之茯苓、茵陈、花粉，则土气大旺，金气扬，清肃行，膀胱壅热立通，小水利，黄乌得不愈。

一心疸，烦渴引饮，水停心下作水声，胸前时多汗出，皮肤尽黄，惟目白，人谓黄疸，谁知心中虚热而成乎。夫心喜燥不喜湿，然过燥又非所宜。然心终不宜湿。以湿济燥，不过权宜一时，久则必致害心。水，阴物，阴居阳地，彼此眷恋，不肯遽趋以入小肠，心又因水制，力难分消以入膀胱，乃停心下作澎湃声。膻中相臣见水犯心，必出火以救，战于胸间，水得火炎，化热为汗，时出胸前而出，余水乃欲趋无路，遏抑于皮肤发黄。肝开窍于目，心，肝子，心病肝亦病。然肝见心为邪逼，必出力相援，邪见肝旺，不敢犯界，故目不黄。宜补肝气以生心，泄水湿以逐热，则黄疸自散。用**泄肝利湿汤**：白芍一两，茯苓、白术五钱，茵陈、炒栀子三钱，木通、远志一钱。十剂愈。此补肝正补心，泄水正泄热，故效捷。倘徒治黄，不辨脏气生克，妄用胆草等，必变寒，黄难治。

一肝疸，两目尽黄，肢体尽现黄色，但不如目甚，气逆肢冷，腰以上汗出不止，腰下无汗，此肝气郁，湿热团结不散也。肝木非水不长，乃肾中真水，非外来邪水。邪水渍水必生病，盖肝藏血不藏水，外来水多，肝闭不受，必移水于脾胃。然水先经脾胃来，脾胃必不受，势必移于膀胱，膀胱困肝木之湿热，不敢引入以致自焚，于是复返入肝，肝不能容，乃郁勃发汗，汗难尽出而发黄。夫腰下正肾部位，肝之湿热欲下走肾宫，肾气恶肝邪犯母，故杜绝不许入，故无汗而发黄。宜开肝气郁，佐之分湿散热，则黄疸自愈。用**利肝分水饮**：胆草二钱，茵陈、猪苓、前子、白蒺藜三钱，茯苓一钱，柴胡一钱甘菊五钱。十剂病止，二十剂全愈。此开郁于分湿中，补肝于散热内，既逐邪又顾正。

一脾疸，身黄如秋葵，汗沾衣服皆成黄色，涕唾亦黄，不欲闻人言，小便不利，此乃脾阴之黄也。夫脾不恶热实恶湿。脾，湿土，又加水湿，湿以济湿，脾中阳气尽消，无阳则阴不能化，土成纯阴，阴土何能制水？水存脾中，寒土不能分消，听水流行于经络皮肤也。凡脏腑水下输膀胱，乃气化也。今脾纯阴，则无气以达膀胱，故水不入。然水寒宜清，今变黄，寒极似土也。寒极宜见水象，水，黑色，今见黄者，如水寒畜于阴浊之池，其色必黄也。不欲闻人言者何？脾寒极，心寒可知，心寒则胆怯，闻人言惕然惊矣。宜大补脾，温命门火，佐以利水，则阴变阳，黄病愈。方用**补火散邪汤**[①]：白术三两，附子、半夏、茵陈三钱，人参二两，白茯苓一两。八剂愈。方用参、术补脾，

苓、茵利水，附子温火。真火生，邪火自散，元阳回，阴气自消。阴阳和协，水火相安，有何黄病。

一肾疸，身体面目俱黄，小便不利，不思饮食，不卧，此乃肾寒也。肾藏真火，最恶邪水，凡水得肾气皆化，故肾与膀胱为表里，肾旺膀胱亦旺。然肾所以旺者，肾火旺也。火旺而水流，火衰而水积。水积多，成水臌，难治；水积少，成黄瘅，易治。黄疸不可单治瘅，须补肾中火，佐以健脾祛湿，用**济水汤**：白术三两，肉桂三钱，山药、苡仁一两，茵陈一钱，芡实五钱。八剂愈。白术健脾，兼利腰脐气，健脾正以健肾。况芡、茯、山药补肾，又兼利湿，肉桂温命门火，则肾中不寒，元阳自透于膀胱。况苡仁直走膀胱，离照当空，冰山雪海尽行消化，何黄不散。或问黄病俱湿热，未闻有湿寒，此论得毋过奇乎？嗟乎！黄病有阴黄症，脾寒能作黄，肾寒独不能作黄乎？况肾寒发黄，别有至理。黄，土色。黄极必变黑，则纯阴无阳必死。今但发黄，是阴已逼阳外出，只存一线之阳在皮肤，欲离未离也，故补阳而阳可续。倘致皮黑，方虽佳不救。

一心惊胆颤，面目俱黄，小水不利，皮肤瘦削，此胆怯湿乘也。少阳胆，甲木。木最喜水，湿亦水，入胆何反成疸？然水泛木浮，水过多则滔天浴日，木根不实，反苦于水矣。少阳胆，何禁汪洋之侵蚀乎？故胆怯，胆怯水邪愈胜，胆不能防，直入于胆中矣。水入胆，胆汁反越出，黄病成。法宜泄水湿，则胆气壮，木得养。然木为水侵久矣，泄水能去水，不

[①] 补火散邪汤　此五字原无，今据《辨证录》补。

能固木根。木必生于土，水多土崩，何能生木？故又宜培土。用**两宜汤**：茯苓、苡仁五钱，白术一两，柴胡、郁李仁五分，胆草、茵陈一钱。此利湿无非利胆气，又无非健脾气。水多遇土，自归膀胱从小便出。

一小便点滴不出，小腹膨胀，足肿身黄，此膀胱湿热结而成瘅也。膀胱经气化则能出水，无热气、无消气，俱膀胱闭而不行。所以寒则水冻不能化，热又水沸不能化。黄瘅无不成于湿热，是膀胱黄瘅乃热病，非寒也。热结宜解热，寒结宜祛寒。瘅成于湿热，宜解热明甚。然祛寒必用热药温命门，解热必用凉药益肺气。盖肺气寒肃，自行膀胱，膀胱不能闭结。用**清肺通水汤**：白术一钱①、茯苓五钱，麦冬、桑皮三钱，前子三钱，泽泄、黄芩、苏子二钱。四剂瘅愈。此与扬肺利湿汤大同小异，然彼提肺气，此清肺气，二方皆解湿。利与通微异，利只开水道，通则大开河路。

泻

一饥渴思饮食，下腹便觉饱闷，必大泄后快，昼夜数次，面黄瘦，肢肉减削，人谓胃气虚，谁知脾气困乎。能消不能食者，胃气虚，由于心包冷；能食不能消者，脾气困，由于命门寒。今思饮食，食后反饱闷，是胃能纳，脾不能受也。然何以大泄后快？脾湿土，既无温暖之气，水谷又湿，湿以助湿，惟恐久留害土，情愿速传为快。如黄河至中州，既无高山峻岭，又少深池大泽，土松水泛，易于冲决，波涛汹涌，连泥带水，一泄千里，日积月累，非断岸摧崩，即长堤迁徙。脾，中州土，大泄之状正同。法宜治脾，并治

肾中火。用**奠土汤**：白术、茯苓一两，砂仁五分，山药一两，半夏、故纸一钱，人参五钱，萝卜子二钱，附子三分。方用参、苓、白术健脾，附子、故纸助命门火，山药补肾，砂仁、半夏醒脾，萝葡子又分清浊。一二剂效，多用亦无妨。自能回阳于既危，生阴于将绝。

一日间不泄，至亥子必痛泄一二次，重则五六次，此肾与命门虚寒也。其初亦因脾胃虚寒作泄起，久泄亡阴，脾传肾。苟肾火不衰，脾即传肾，久之肾仍传脾自愈。惟命门火衰，不能蒸腐水谷，脾传肾，遂不能返。亥子时，肾北，水主事。水寒火不能温，水乃大泄，此即《内经》大瘕泄也。用止水药反不能济，必须补水，使阴亡者速生，尤须兼补火，阳旺始能摄阴。用**填坎汤**：枣皮、茯苓、芡实一两，巴戟五钱，肉桂、车前子三钱，北味、人参三钱，白术二两。十剂不发。此脾肾兼补，又妙分水止泄，湿自解。况肉桂温命门火，膀胱易于化水，宁复走大肠而作泄。

一腹大痛，手不可按，忽大泄，饮食下喉即完谷泄出②，势如奔马，不可止抑，顷刻泄数十次，一昼夜约至百次。人谓火泄，谁知肝木挟邪大泄乎。症因夏日贪凉，向风坐卧，暑热不宣，藏于脾胃，至秋凉风透入，克肝，肝木之风，郁而不宣，乃克脾胃，脾胃之热遂与战，走石扬沙，将腹中水谷尽驱直下，必欲不留一丝始快，故腹痛甚急。脾胃欲止，风不肯止，脾胃欲闭，热不肯闭，下焦关门大

---

① 一钱　钱本、《辨证录》作"一两"。
② 饮食下喉即完谷泄出　泄字原作"吐"，义晦，《辨证录》作"饮食下喉即出，完谷不化"，今改。

开，上焦关门难合，故食下喉，不及传化
而即泄。必急救脾胃气，后可因势利导。
然非大剂速救，鲜不立亡。用**逆挽汤**：人
参、大黄一两，茯苓二两，黄连、栀子、
甘草三钱。方用人参固脾胃气，则气不骤
脱。此泄乃火留于肠胃，非大黄迅逐，火
不遽散，水不尽流。然非栀子、黄连，则
火邪甚炽，盘涧曲溪，未能遽涸，三味并
用，则大小河渠尽行启泄。然分消无法，
又恐壅抑阻滞，益茯苓分清浊，兼健脾开
胃，土气既坚，自无冲决。更虑过于迅
逐，邪去虽速，未免大伤肠阴，故佐甘
草，调和于迟速之间，使参易于生气，正
剿抚并用，无死斗之虞。

一口渴饮水，忽大泄，一昼夜至数百
次，完谷直下无留，人谓火泄，谁知水不
足制火乎。胃为肾关，胃火必得肾水相
制，肾水亏，胃火必旺，胃火既旺，内养
无资，必索外水以济，然外水可少止上焦
炎，不能助下焦水，故外水入，肾不受。
肾与膀胱相表里，肾不受，膀胱亦不纳，
水无从出，直趋大肠而作泄。但胃火既
盛，渴饮凉水宜发汗，今何作泄？盖肾水
不能制胃火，胃火反欺肾弱，挟外水侮
肾，不泄汗而泄水。迨后不特水骤崩，火
且骤降，关门不闭，上下尽开，直进直
出，不啻崩湍峡泉，建瓴而下。似宜急则
治标，然徒止泄，不急救阴，则亡阴立
尽，何能制火以存胃气？用**生阴止泄汤**：
枣皮、白芍、山药二两，车前子、茯苓、
白术、苡仁一两，肉桂三分，甘草五钱。
三剂全愈。方纯补肾补胃，不止泄，然止
已存于补阴中。盖阳火得阴止，倘作胃虚
有火治，亦能止，然下多亡阴，何能骤
复？何若此方，止泄，阴阳两不相伤。

一素好饮，遇醉入房，过于泄精，久

则脾气大伤，变水泄，一感风寒，大泄不
止，如溏如积，人谓酒湿损脾，谁知酒湿
伤肾乎。脾，湿土，最恶湿。酒最湿，幸
酒性大热，脾喜热，湿热合则脾不甚伤。
无如人借酒之热助命门火，以博久战，究
之热不可长恃，精不能坚守，兴阑精泄火
息，湿留肾宫。夫脏腑皆赖肾火以化，肾
中有湿，火化而湿随[①]，长年相伴不肯
离，岁月既深，火日衰，湿日盛，肾不能
久留，仍传于脾，前酒湿未去，新酒湿又
来，于是湿盛热亦盛，脾不受热益，专受
湿害，故作泄。必大补脾肾，后伤者不
伤，后解湿热，则泄者不泄。用**解醒止泄
汤**：白术、枣皮、茯苓一两，柞木枝、白
芍五钱，黄连三分，附子一分。此脾肾兼
补。用柞木枝、黄连解酒毒，苓、术消水
湿，芍药敛耗脱之阴，又用附子一分引群
药入肾，扫荡湿热，非助命门虚阳也。但
必多服。盖酒湿之泄甚难建功，以湿热入
肾最难出。十剂，或改为丸，日三服，三
月全愈。

一忽作泄，腹痛不可止，面青唇黑，
几不欲生，肛边如刀割，大泄倾盆，人谓
火泄，谁知受毒作泄乎。此毒或食瓜果，
饮凉水，斟隔夜茶，饮露天酒，或游神庙
阴寒之地，或探古洞幽暗之方，或贪卧湿
地，加餐树间，牛马自死，禽兽难化，皆
受毒发泄，虽受毒腹中，泄发肠外，非必
死症。然腹疼欲死，乌可不救。宜于解毒
中辅泄毒，因势利导。用**化毒神丹**：生
草、丹皮、蒲公英五钱，大黄、当归一
两，雷丸三钱。不必二剂。生草、蒲公英
解毒，合雷丸、大黄则祛毒无太刚，扫毒
无过滞，又得当归、丹皮，逐毒不伤肠
阴，驱除于至急，消洱于暴亡，实有至

---

① 火化而湿随　《辨证录》作"则火去湿存"。

理，非孟浪也。

一面黄体瘦，善食易饥，不食则痛，一旦连虫大泄，如团如结，血裹脓包，人谓虫泄。夫虫原因湿生，赖水谷养。善食易饥，乃虫食易消也。不食痛者，虫无食养，食人肠胃也。久之，虫又生虫，聚居于肠胃，索饮食不散。然虫生肠胃，饮食供虫且不足，何能生津液以养脏腑。自脏腑气衰，胃气亦渐弱。胃弱脾亦必弱。胃弱食必减，不能入；脾弱食难化，不能出。久之脾胃大寒，虫无可藏，偶得热汤，乘机下遁而大泄。似宜因虫之遁而尽逐，则肠胃无余虫。然过下必损肠胃，必攻补兼施，正气得养，虫亦尽除。用**扫虫汤**：人参五钱，白术一两，大黄、白薇、百部三钱，黄芩二钱，甘草一钱，乌梅一个。不必二剂。服后用四君子调理而安。此汤名扫虫，实补脾胃气。生虫既多，其伤脾胃必久，似宜补不宜攻。然虫大出，不用攻，徒补则脾胃气回，虫亦回，反留后患。故因其自出，即用祛虫药，虫不敢贪补而流连。况攻中仍补，泄虫不耗气，安得不收全功。

一脏腑不调，久泄不愈，人谓洞泄，谁知肝乘脾土，湿气下行乎。肝属木，最能克土。然土旺木不能克，木平土不受克，惟肝旺土又衰，则木来克土，土之湿气难安。人脾土易衰，肝木易旺。此木旺非谓肾水生，乃谓大怒则肝叶张，过于谋虑不决，则失于刚断，躁妄生，皆使肝旺。旺则肝气不泄，必乘脾。脾，湿土，畏肝气克，不上升而下降，遂成泄。宜平肝利水，则泄可止。古有用上涌法效者，有用下泄法效者，皆非善也。用**平泄汤**：白芍、白术二两，茯苓一两。三剂愈。方用白芍平肝，苓、术健脾利湿。肝平不刑

土，脾得养，不畏木克，况湿去则土燥，无波可兴，何以作泄？必上涌下泄损阴气哉？

一魅侵，忽大泄，人谓饮食伤，谁知阴气侵，伤于脾乎。太阴脾本阴藏，然阴中有阳，则脾土运行，易于变化，无过湿之虞。是太阴湿土全藉肾中至阳之气也。鬼本至阴，相接久阳气皆为至阴所盗，阴中无阳，何以消化水谷乎？况鬼又邪气，邪盛由于正气衰，正不敌邪，则阴气更盛，阴盛阳微，泄何能止？必补阳以去湿，助正以消阴。用**消阴止泄汤**①：苍术五钱，白术、干姜②、山药一两，附子三分。十剂，不特泄止，精神亦健。此用苍术祛邪，白术燥湿，姜、附生阳足矣，何又入山药阴？不知人为魅侵，不惟阳气消，阴气亦必耗，加山药补真阴，非补邪阴也。况孤阳长，补真阴，正速生阳气耳。阳得阴，姜、附无太胜之虞，反能助二术以生至阳。况山药健脾利水，岂真纯阴无阳哉。

痢

一夏秋腹痛作泄变痢，如鱼冻，久则红白相间，此肝来克脾也。盖夏秋寒热必杂，肝遇凉风木气不舒，上不能宣，必至下克脾土。脾胃受三夏之暑热欺。肝木凋凌，乃与肝相争，肝激成怒，乃相助成恶，忘其自损母气也。红白间者，肝不藏血，色红；肾不藏精，色白也。惟肝血无多，肾精有限，何能绸缪不断，如水倾，如泉涌耶？不知六腑畏肝横，五脏助肾困，交相成也。法急平肝木，少佐祛秽，

---

① 汤 《辨证录》作"丹"。
② 干姜 《辨证录》用量为"一钱"。

则肝气不降，肾气顿收，不必止痢，脾胃土自安，何有再痢？用**平肝止痢汤**：白芍一两，当归五钱，栀子、车前子二钱，枳壳、甘草一钱。三剂全愈。妙在全不治痢，但平肝，痢自止。盖痢始于肝，成于肾。平肝则肝气平，肾气亦平，脾胃又乌有不平。今但知治脾胃，故不遽止。

一夏秋先泄后痢，腹疼痛，后重极，急欲痢又不痢，口渴饮水，小便艰涩，少腹作胀，人谓火邪重，谁知湿热甚乎。盖夏伤于热，饮水必多，热虽解于一时，湿每留于脾胃，迨秋，风袭皮毛，热秘脏腑，于是热欲外泄而不能，势必与湿合。然湿热相合，必相争，疼痛生。相争必相背，相背必相离，热欲下出，湿欲相留，彼此牵掣于大肠，后重现。热欲出不得出，则热必上焚，必求水以解。上中二焦枯，然湿留下焦，水得水而快意，而火则忌水，乃盘踞邀截之路，使水不能传膀胱，水火战斗，仍从大肠而出，此少腹所以胀也。宜分解湿热，俾浊者趋大肠，清者入小肠，不必用涩药止痢。用**分解湿热汤**：车前子一两，厚朴、滑石末三钱，黄连、甘草、枳壳、槟榔一钱。三剂全愈。用车前子利水，黄连清热，厚朴分清浊，余皆止秽去滞，调和于邪正以解纷。配合攸宜，安有不效。一湿热作痢，大渴引饮，饮后不甚快，心中懊侬，小便不利，红白相间，似脓血非脓血，人谓饮食太多，谁知火热未解乎。湿热极，始成痢，但有湿轻热重，亦有热轻湿重，此乃湿热两重。单消水则热存，水难降；单清火则水在，火难除。必两泄之，湿热俱不能存。然泄热必伤阳，泄湿必伤阴，不顾阴阳虚实，其不损阴阳者几希。宜于补阴中佐泄热泄湿，则阴不亏，阳亦无害。夫泄之既能损阴阳，则补阴自宜补阳，今仅补

阴，即不伤阳乎？不知阴阳互为其根，泄热药仍走大肠，虽损阳，仍损其阴也。今补阴则阴不伤，又何害乎阳？故补阴不必补阳也。用**滋阴止痢丹**[①]：当归、白芍一两，大黄、萝卜子三钱，车前子五钱，槟榔二钱。三剂顿愈。方奇在大黄、萝卜子并用，逐瘀秽、分清浊甚神，又妙用于归、芍内，补以行攻，有益无损。

一湿热极，腹痛作痢，上吐不得入，下泻不得止，至勺水难入，胸中闷乱，人谓禁口痢，谁知胃中湿热之毒乎。夫痢宜下行，下利，宜也，何上吐不能入？此乃胃火，得湿而蕴结不宣，一旦作痢，本欲下行，乃投饮食，火反上炽不降，致胃中闭塞成禁。然胃火盛由于心火旺，心火最恶湿，一得湿，火郁不通，乃停胃口。胃火见心火助，愈增薰蒸，二火合则热势固结不散，湿见火留胃口，亦返回瞻望，停肠胃作壁上之观，胸中不啻巨鹿之战，安得不闷乱？必开郁火之门，门不易开，必引火以开门为捷。用**引胃汤**：人参一钱，黄连三钱，吴萸、菖蒲三分。为细末，滚水调于茯苓末中。大约茯苓约五钱一匙。每一匙，调稀糊咽。徐咽至不吐，即将前药服完。上下俱开门后，用**靖乱汤**：广木香五分，茯苓三钱，白芍一两，车前子五钱，黄连、甘草、枳壳、木通一钱。二剂愈。前汤以心喜燥，连虽寒性，正燥，以燥投燥，原非所恶。况吴萸性热而燥，以火入火，同性岂有扞格。妙在人人参、菖蒲中，盖胃火，邪火，心火，正火，居邪正间，非得正人君子，则邪火不能散于顷刻，非得导引，则心火不能返故宫。况胃气闭，正胃虚。人参补胃气，胃虚逢补，如饥者得食，安有粮米扣关不为延接乎。

① 汤　《辨证录》作"丹"。

关开，将士夺门而入，邪自惊走。苟无大兵相继，敌且死斗不去，又得后汤利水逐秽平肝，是前锋斩关，后队荡寇，安得不成功。

一湿作热痢，数日后腹不疼痛，如脓血，阵阵自下，肢冷，元气欲绝，人谓痢疾火症，谁知火变为寒而阴绝。古云痢无止法，然有初起即宜止者，有日久不可止者，未可执此一言竟不用止。然不止不过久病难痊，轻止每至变生不测，是痢又不可轻止也。夫腹痛为邪，今腹不痛，何邪之有？腹不痛，何脓血自下？乃气脱欲崩。非湿热多而奔迫也。手足厥冷，乃气脱而不能运，非内心热手足反寒冷也。此必须看其舌，热极舌必燥，寒极舌必滑也。热变为寒，其舌必滑。止痢以固脱，不可泄痢以攻邪。用**止脱救痢汤**：人参、白术二两，白芍、茯苓一两，肉桂、石脂末三钱，甘草二钱。三剂全愈。各减半，去石脂，再十剂，元气如故。此痢世不常有，但不可执此方以治他痢。

一受暑湿毒，水谷倾囊而出，昼夜七八十次，脓血稠粘，大渴引饮，百杯不止，人谓热毒攻肠胃，谁知膀胱热结，气不化乎。水湿无不从膀胱出，然膀胱必奉肺气发始能化。今胃受暑，热薰肺，肺不能受，乃移热于大肠，大肠奔迫，必郁结于膀胱。膀胱热结则气不化小水短赤，湿热尽趋大肠出，如决水转石。法须清膀胱热，以迅利小水。然不可徒清膀胱。盖水出高原，肺不热则小水自行，肺与大肠①相表里，肺热大肠始热，肺热大肠始热，故清大肠不若清膀胱，清膀胱又不若先清肺热。用**清源止痢汤**：黄芩、紫参、诃子、花粉、地榆三钱，茯苓五钱，甘草一钱。二剂止。此清化源方也。黄芩、地榆

凉肺，即解大肠热。紫参清肠胃热，又消积聚，通二便。诃子固肠脱，合茯苓、甘草，则通中有塞，又有调和，所以特神。

一下痢纯血，如陈腐屋漏状，肛门大开不闭，面反红润，唇如朱涂，人谓痢疾死症。苟阴犹未绝，有可续之机。凡下痢纯血，开手即宜用补，因人执痢无补法，不知前症何常不可补。补阳则有宜有不宜，补阴药止痢，实无不宜。世人一见红白，不问虚实，盖用攻邪逐秽，以致白变红，红变陈腐屋漏色。下痢纯血，原是阳旺阴虚，不补阴制阳，反助阳攻阴，则阴愈虚，阴极则有降无升，肛门大开，不能收闭，正其验也。面红润，唇如涂朱，正见阳在上，阴沈在下也。阳宜降反升，阴宜升反降②，宜必死，然奄奄不死者，以阴虽降未绝也。急宜救阴，以引阳气下降，并补阳以提阴气上升，亦死里求生法也。用**补阴升提汤**：山药、人参、枣皮、熟地、茯苓一两，白芍三两升麻二钱，甘草一钱，北味三钱，诃子三钱。二剂痢止。倘仍如前痢，似阴已绝，阳不能交，不治。此助阴提气圣药，苟阴气未绝，未有不升提者。正不可一用无功，后遇此病置此方不用。如下纯血，急投此方减半，何至死亡。

一贪饮久，湿热所积变痢，虽无崩奔状，必有溏骛，经年不愈，人谓酒积在脾，谁知肾泄乎。酒性湿热，无经不达，惟肾则不能入，既不入肾，何成泄？盖酒气薰也。气薰肾中，肾即醉于酒味，正不

---

① 大肠 原作"膀胱"，义晦。钱本、《辨证录》作"大肠"，今改。

② 阳宜降反升，阴宜升反降 原作"阳宜降不升，阴宜升不降"，义晦。据钱本、《辨证录》改。

必湿热尽入也。肾时旺尚能胜酒，湿热之病不生，至肾衰，酒且欺肾，湿热侵，肾不能敌，乃移邪于脾，脾久困，湿热不能再藏，乃积而作痢。虽积在脾，实在肾。但治脾痢不愈，必治肾。然徒治肾，病亦不愈，必须解酒毒，分消湿热，不治痢自止。用**化酒止痢汤**：人参三钱，白术一两，枣皮、茯苓、柞木枝、白芍、苡仁五钱，黄连一钱，槟榔五分。四剂痢自止，不可多服。后仍忌酒，否则仍发。盖酒气薰蒸于肾，受毒最深。此方解之，则脾胃更苏。倘仍然酗饮，则酒入脾胃，克伐较前更甚，盖已伤不可再伤也。如大兵扫贼，甫庆粗安，复引贼再犯，民经扰后，其困益甚，攻之不可，抚之不能，竟殒天年，慎之。

一经年里急后重作痢，乍作乍止无休，此休息痢，元气已复，邪气尚存也。痢忌妄止，必因势利导，用补为通，不可用补为塞。补以通之，则通中能止；补以塞之，则塞后宜通。苟邪未涤除，补塞太早，痢经遽止，邪在腹中，时动时止。况益厚味加劳役，休息成。法宜以利为主，利小水不若利大便。盖正气已复，膀胱能气化以分水，何必再利小便？邪不尽，必留大肠，利大肠则邪尽下。然利大肠药，必从胃入脾，由脾入大肠，吾恐肠胃未受益，脾胃先得损。用**尽秽丹**：大黄、滑石、厚朴、槟榔一钱，地榆二钱。为细末，炼密丸，一次服尽，后用膳压之，不使留胃中，必得微利为度，一利痢顿除。此专下大肠湿热。邪原在大肠，故一用奏功。倘畏损伤脾胃，用参汤送之更妙。然宜虚人，不宜健客。

一中气不顺，口中作嗳，下痢不止，人谓湿热作痢，谁知气逆作痢乎。痢多因湿热，然湿热所以停积腹中者，多气阻也。夫大便气闭则结，逆则泄。湿热更兼气逆，徒消湿热不理气，则过于下行，气必更滞。法宜利气，佐消湿泄热为妙。然气所以逆者，以下多亡阴，阴血亏损，气乃不顺，遂因而作逆。欲气之逆者仍返顺，必须补阴以生血。然血难遽生，阴难骤长，用顺药入补阴补血中，则痢速止。用**荜菝散**：荜菝三钱，当归、白芍五钱，牛乳半斤。同煎一半，空心服，不必三剂。盖荜菝顺气，且去积滞更神，同归、芍更生长阴血。佐牛乳者，牛属阴，乳，血类，无形之阴血不遽长，用有形阴血以滑肠中迫急，则血无伤，阴不损，转佐气以去结滞，故奏功甚捷。

一肠辟下血，另作一派，喷唧而出，且有力射远，四散如筛，腹大痛，人谓阳明气冲，热毒所作，谁知气血下陷极乎。清气上升则浊物自降，惟清阳不能升，浊阴之物尤留滞于肠中不化，况又助湿热，则血不能藏，乃下注喷射。或疑血不能上藏，洞泄宜矣，何下出如筛？此湿热太盛，邪欺正虚，逞威作势也。至另作一派，唧血远射者，又有说。邪正不两立，正化食，邪化血，正衰不敢与邪战，听邪气化血，不与邪气化食，邪气遂驱肠中之血以自行，肠中食既不得出，居腹作痛，未免食与血斗，邪气怒食相侵，夺门而出，欲避食同行，出恐不远，故另作一派，远射有力也。宜升阳气，泄湿热。正气盛，邪气自衰，邪衰，血亦不下。用**升和汤**：陈皮、甘草五分，当归、前子、黄芪三钱，熟地、白芍五钱，生地二钱，丹皮、升麻、黄芩一钱。四剂全愈。方名升阳，实多补阴药。盖下血久，其阴必亡，但升阳不补阴，则阳气愈陷，以阳升于阴气之充也。用归、芍、二地补阴，后益黄芪补气，则气自升，不必升麻，阳已勃勃欲举矣。况助升麻，又加车前子去湿，丹皮、黄芩散火，则湿热两消，何气再陷？此升阳全在于和也。

一痢久不止，日夜数十行，下如清涕，内有紫黑血丝，食渐减少，脉沉细弦促，人谓湿热毒未除，谁知瘀血未散乎。痢成于湿热，未闻成于瘀血，此言恐不经。不知血喜流行，不喜于滞，血不流行，血乃化瘀。况因内外之伤以成瘀，欲不为痢难矣。夫人饱食后加疾走，或饮酒余多叫号，或殴伤跌磕忍疼，或大怒气无可泄，或遏郁而愁无可解，或餐燔炙太多，或受诃责非分，皆能致瘀成痢。及成痢，投治痢药绝无一验，以似痢非痢也。宜消瘀不治痢。用**消瘀神丹**：乳香、没药、广木香、槟榔一钱，桃仁十四粒，滑石三钱，白芍五钱。神曲糊为丸。用米饮下百丸，连服二日，下秽物而愈。倘二日少痊不全愈者，此瘀盛也，用大黄一钱煎汤，送前丸二百，必愈。方妙在治瘀，痢未常不兼治。凡久不愈者，可用此以下瘀血，要在人消息耳。

癥　瘕

一肝气甚郁，结气块在左胁中，左腹上动痛静宁，久渐壮大，面黄枯，吞酸、吐痰无休，此木郁成癥瘕也。夫肝木喜飞扬，不喜闲滞，肝郁必克脾胃，土受木克，则气不能畅行于脏腑，遇肝部位，必阻滞不敢行，日积月累，无形化为有形，非血积成瘕，食积为癥。宜舒肝郁，助脾胃气，则有形化为无形。倘误认为食，妄用消导，误认为血，轻施败血，则脾胃气大伤，肝郁仍不能解，势必其形愈大，每致死不悟，不可悲乎。用**平肝消瘕汤**：白

术、白芍一两，当归五钱，柴胡、神曲一钱，山楂一钱，枳壳一钱，半夏一钱，鳖甲三钱。二十剂块全消。此平肝解郁，肝气舒，不克脾胃，则土气自安，又加白术健脾开胃，则脾胃气旺，不畏肝克，气自通肝，又何阻滞？况山楂、鳖甲攻坚去秽，如主将健，军士勇敢善斗，贼亦何苦死战不散乎？且原无贼党，不过自己畏怯，闭塞门路，一旦资财富饶，兴工动作，重开路径，何至郁闷不舒，再堆粪土。

一脾气虚寒，又食寒物，结小腹间久不化，成硬块，久能动，人谓征结生瘕，谁知命门火衰不能化物乎。脾湿土，非命门火不生，亦非命门火不燥。倘命门火衰，则釜底无火，何以蒸腐水谷？如阳和之地，有太阳照则万物发育，阴寒之地，则雪积冰坚，草木萎槁，安得萌芽？非土得火之验乎？淤泥湿田，非烈日炎氛未易烁干，是土又得火而燥也。人脾土亦然。无火则脾湿，湿则脾气不化，饮食停住于中，癥瘕生。湿能生物，又加癥瘕之结，宜有变动之物以成其间①，然乘其初动，用逐秽攻坚，未尝不可遽去。但因火衰，致土衰，由土衰生物，仍用攻逐之法，则愈损脾阴，何若仍补命门火以扶脾气，则旺土自能消化，不用攻逐癥瘕自开。用**温土消瘕汤**：茯苓、白术一两，肉桂、枳实二钱，山楂一钱，人参、巴戟五钱。十剂全消。方用巴戟、肉桂温命门火，火旺阴邪自灭。参、苓、白术健脾又利湿，湿去燥土温和，寒虫水怪何所潜形？况有楂、实原能攻逐乎。此治本又治标者也。

---

① 宜有变动之物以成其间　此十字，原作"宜有变之水以成其门"，义晦，今据钱本改。

一胃气虚，食不能消，偶食硬物存胃中，久变有形物，腹中乱动，动则痛不可忍，得食则解，后渐大，虽饮食亦痛，人谓痞块成鳖，谁知似鳖实非乎。盖痛时手按，宛如鳖背，又四足齐动，何谓非鳖？盖鳖动物，既成鳖，岂肯久安一处，其非鳖明甚。既非鳖，何形宛如鳖？盖胃属土，土所生物，大约四足居多。土所生物喜静不喜动，故安土重迁，形如鳖而不移。但喜静，何乱动？盖觅食充饥，动静之物皆然。试思得食则减，其乱动非索食之验乎？日供饮食，身形必大，及大，饮食不足以供，自嚼伤皮肉，安得不痛？当以杀虫为主。然杀虫必伤正气，又宜补正。用**攻补两益汤**：榧子、使君子十个、白薇、雷丸、神曲三钱，槟榔二钱，白术一两，人参五钱。一剂腹必大痛，坚忍茶水半日，如渴，再服，少顷，必尽下虫秽物愈。不必二剂。方用杀虫药于参、术中，且以二味为君何也？盖冲锋破敌之师，必得圣君贤相运筹帷幄，始能决胜千里。倘徒用杀虫，未必无功，然斩杀过多，自损亦甚。

一气虚下陷，食停脾胃成块，久形渐大，悠悠忽忽，似痛不痛，似动不动，人谓痞块，谁知由于阳气不升乎。脾胃气不可下陷者，倘饥饱劳役伤其形，房帏秘戏伤其骨，又不节口腹，则脾胃气又何能升？脾胃气降则阳闭阴中，阳闭阴中，阴自离阳，内阴阳不交，饮食不易消化。饮食即能化，气结不伸，亦能成形，但其形外大内歉，按如空虚，现假象惑人也。法不必治块，惟升阳气，脾胃不下陷，气块不消自化。用**补中益气汤**：人参、当归三钱，黄芪、白术一两，甘草、陈皮、柴胡、半夏一钱，升麻四分。此汤乃提阳气圣药。病本气虚，故用黄芪为君。白术用

一两者，以块结于腹，取利腰脐，通上下气。参、归助芪、术生脾胃土。土旺用升、柴提之，则气尤易升。征瘕未必无痰涎相壅，故加半夏于陈、草中，则消痰不耗气，同群共济，发扬阳气，即有邪结，无不散。况原系气块非血块，有不消化哉。

一饮食时被惊，遂致停滞不化，久成瘕瘕，医作痞块治不效，用补药亦不效，盖惊未收也。少阳胆主发生，一遇惊则气郁不伸。肝胆相表里，胆病肝亦病，同病相怜，必加怒于脾胃。土畏木旺，虽欲消化糟粕，惟恐木夺其权，逡巡畏缩，不敢转输，于是木土之气两停肠胃，遂成瘕瘕。必须开少阳郁，佐之平肝，则脾胃不畏肝胆，自能分消水谷，何瘕瘕不散。用**逍遥散**：白术、柴胡二钱，白芍五钱，当归、鳖甲、茯苓三钱，二陈一钱①、甘草五分。十剂全愈。此解郁神剂，专入肝胆二经，郁开，脾胃瘕瘕不攻自破。

一偶食难化物，又被惊，气结不散，食亦难消，因而痰裹成瘕，此惊气闭结也。惊则气下，食宜随下，胡因惊反阻滞耶？不知气无形，食有形。无形气随惊下降，有形物随惊上升。且惊则气下，气下肝中，非气下脾中也。气下肝中，则肝气不散，势必下克脾土。无物相间，尚留物而不化，况原受难化物于未惊前，又安能既化？此瘕瘕所以长存腹中也。法必去惊气，大培脾胃，自不攻而散。用**培土化瘕汤**：白术一两，柴胡、白薇、山楂、厚朴一钱，茯苓、雄鼠矢三钱，枳壳五分，神

---

① 二陈一钱　钱本、《辨证录》作"陈皮一钱、半夏一钱"。

曲、生首乌、白芥子二钱，鳖甲五钱①、白芍五钱，山药四钱。二十剂全消。此用白术培土，何又用白芍平肝？盖脾弱由肝胆制也，平肝胆正培脾胃也。木既不克脾胃，土气自升，无物不化，况益消癥破瘕，何块不除，何必用安惊挥骇乎。且柴胡已舒肝胆气，胆扬肝快，即有惊骇，消归何有，宁患癥瘕哉。

一饱食即睡卧风露间，醒觉腹中饱闷，遂成痞。人谓食未消，谁知风露邪裹痰于胃乎。风，阳邪，露，阴邪。二邪合，最难化物，每停腹中不散。宜通阴阳，使阳邪入阴中，阴邪出阳外，阴阳正气两不相损，而后入阴出阳，痰气开，邪易通。然阳邪不过居胃中，阴邪每越出胃外，凡药皆归胃，邪在胃易散，邪不在胃何能即散？然邪分阴阳，但补阴阳正气，邪不祛自散。用**两祛丹**：白术一两，人参、生首乌、鳖甲末、地栗粉、当归三钱，神曲、茯苓二钱，半夏、贝母一钱。十剂痞全消。此脾肾兼治也。脾肾俱属阴，何置阳不问？不知阳邪入阴分已全乎阴矣。全乎为阴，是忘其为阳，故治阴不必治阳。然方治阴，未尝非治阳，故能入阴中，又能出阴外，阴邪阳邪有以消之。

一食蔬菜，胸膈有碍，疑有虫，因作痞，人谓虫子作祟，谁知心疑物不化乎。脾胃主化，物凡入胃即化，既虫入胃到脾，又安有不化？虫既化，何成痞？盖疑心害之也。脾胃化物，全藉后天火气。后天火气在心包，先天火气在命门，心包生胃，命门生脾，二经火旺后能化糟粕，出精微，土得火而生也。食菜动疑则心动，心本无为，动则有为，必包代君出治者也。心包主动不主静，宜有为，心既有为，心包反不能有为。宜动不动，宜有为不为，则心包不代君出治，则火气不入胃，胃不能化物，脾遂不为胃而运行，饮食又安得而化？自停住腹中成痞。若不解疑心，健胃脾消痞，癥瘕宁易哉？用**释疑汤**：人参、茯苓三钱，巴戟、白术五钱，白薇二钱，甘草、肉桂一钱，使君子三枚，砂仁三粒，广香木三分，菖蒲五分。十剂全消。此温补心包，心包气旺，则心包火自升腾，心包火动，宁安无为，不代心包宣化哉。心包火宣于胃，命门火自翕从，不啻如夫妇同心，合力攻击，虽有癥瘕，何不立化。

---

① 五钱　钱本、《辨证录》作"一钱五分"。

辨证奇闻卷八

疟

一疟先腰痛，头痛且重，寒从背起，先寒后热，热止汗出，不能即干，遍身骨节疼痛，小水赤短，人谓脾寒，谁知太阳膀胱疟乎。疟即风邪，风从太阳入，疟邪独不从太阳入乎？惟冬月风邪入太阳成伤寒，何夏秋风邪入太阳成疟？盖冬风至寒，夏秋风至热，风不同，病亦异。虽无食无痰不能成疟，岂夏秋多痰食，冬月独无乎？明是热风作祟，裹痰食不化，行阴作寒，行阳作热也。痰食遇寒则停住，遇热则流行，何反裹痰食不化？不知热风最销烁诸物，明欺痰食易化，包藏胸腹中，脾胃正气恶其包藏，乃相争夺，于是寒热酷烈，因衰盛分胜负。正不敌邪遂狼狈，无津液养身，骨节所以酸痛。正既不敌邪，邪更张，反截其路，小便不能遽出，邪火入，故短赤。宜健脾胃，散太阳邪，消痰化食，邪无恃自散。用**开邪汤**①：茯苓、白术五钱，前胡、柴胡、人参、青皮、枳壳、山楂、半夏一钱，甘草五分，猪苓二钱白蔻三钱。三剂愈。此健脾胃则土旺，敢与邪争，健脾胃妙在利水化湿，引邪直走膀胱。膀胱，太阳经也，邪从太阳入，仍从太阳出，何其顺也。邪入本经，尤易分消。尤妙不专散太阳邪，兼表少阳郁。盖少阳乃太阳去路，早断之，则邪不得不趋太阳原路。况消痰化食，无不得宜，则堂堂之师，贼自惊遁。

一发疟时先热，头痛鼻干，渴欲饮水，目眴不得眠，甚则烦燥，畏火光，厌喧哗，人谓热疟，谁知阳明胃疟乎。阳明胃多气多血，邪入阳明，其势自大，胃容水谷，宜足客邪，邪入何反作祟？盖水谷正资盗贼粮也。如贼居小处，势不能张，贼不舒展也，乃突围而出，入通都大邑，足供其欲，流毒必加倍，后必贪心未厌，放抢四郊，横掠旁郡，阳明胃邪亦如之。胃中水谷本充饥渴，耽耽虎视，索水救内炎。水愈多，渴愈甚，渴甚多饮，则水停心胃，心气为水遏，不得下交肾，则心肾两开，何能寐？心不能下交于肾，则肾畏火炎，又何敢上交于心滋心液，自心无所养，烦躁生。烦躁生，火邪更炽，伤火更畏火势也。畏火者喜静，喧哗，动之极也，安得不恶。势必急泄阳明胃热邪。然火邪居胃，燥干津液，胃气必虚，使不补正，则正气消亡，邪益跳梁，故须于补中以泄火邪，则正不伤，邪亦易解。用**平阳汤**：干葛二钱，人参、贝母、石膏三钱，茯苓、白术、麦冬五钱，橘红、柴胡一钱。四剂愈。此参、术助脾胃气，干葛、石膏泄阳明火邪，贝母、橘红消阳明痰食，麦冬滋肺，柴胡舒胆，茯苓泄太阳滞，攻补兼施，彼此相制，邪自就抚。

一疟初发，往来寒热，口苦耳聋，胸
_____
① 开邪汤　《辨证录》作"开邪散"。

胁胀闷作痛，或呕或不呕，此少阳胆疟也。风邪必不敢遽入于脏，每伏于半表裹，乘虚弱而后深入，进与阴争则，退与阳争则热。半表里，少阳地也。疟发必有寒热，寒热往来，适少阳所主。口苦，胆汁外泄。耳聋，胆气不舒。胸胁胀闷作痛，胆血有滞。或呕或不呕，胆挟痰食上冲。治疟法虽多，大约不能外少阳。况病原少阳，乌可舍少阳别治。但少阳疟分偏阴偏阳，偏阴多寒，偏阳多热。有纯热无寒，纯寒无热，皆正少阳造其极，补偏救弊，总不可离少阳。用**和疟汤**：柴胡三钱，当归一两，茯苓、白术、生姜、白芍五钱，半夏、山楂、青皮一钱，甘草五分。三剂愈。此无一味不入少阳经络，又无一味不入脾胃脏腑。祛邪复补正，解表随固里，真和解仙丹，非特祛疟神剂。

一发疟，先寒作颤，后变热，面色苍白，善太息，甚者状欲死，或头疼而渴，人谓寒热相间之疟，谁知厥明肝经之疟乎。肝疟由少阳胆入，使肝木自旺，则少阳之邪何敢深入？今肝虚，邪遂乘入。肝气本急，邪入肝中，反两胁不胀满，肝太虚也。盖肝旺必怒，不怒但太息者，肝弱极，不敢怒，又恶邪侵，力不能制，无可如何之势也。甚如欲死者，因力难制邪，情愿死殉，气逆不能发声，非真死也。气逆火升于上，不易下降，咽喉自存火气作渴。宜急补肝以祛邪，不纵邪以伐肝。用**补肝祛疟汤**：当归、白芍、生首乌一两，鳖甲三钱，茯苓五钱，青皮、柴胡、甘草一钱，半夏二钱。二剂愈。此不祛邪，全补肝气，肝旺邪气难留。得柴胡引出少阳，则邪有出路，自然易解。

一发疟，先寒后热，寒从腹中起，善呕，呕已乃衰，热过汗出乃已，人谓感邪作疟，谁知邪盛太阴脾经乎。脾，湿土，原易生痰，痰生，食本难化，又风邪合，自易成疟。各经疟，俱宜兼顾脾土，岂脾自病，反置不补乎。惟脾湿土，其性难温①，补脾兼补命门火，则土得温和之气，痰湿自化，痰湿化，风邪无党，难于作恶，欲久居于脾不可得矣。用**温脾祛疟汤**：白术一两，茯苓、山药、芡实五钱，人参三钱，肉桂、炮姜、橘皮、半夏、甘草一钱，白蔻三粒。三剂全愈。疟多本于脾寒，此尤治脾寒圣药。凡脾胃虚寒得疟，无论一日二日，皆神效。

一发疟，寒热俱盛，腰痛脊强，口渴，寒从下起，先脚冷由腿而脐，由脐冷至手，颈以上则不冷，人谓寒疟，谁知少阴肾疟乎。此须补阴为主，倘开手用祛邪药，必变四日两发。盖此疟原是内伤于阴，邪乘阴虚遁入耳。初起用补阴加散邪药，随手奏效。无如人但去邪不补正，遂至阴愈虚，邪益深。然邪乘阴虚入，仍补阴，阴盛邪自退。用**退邪汤**：熟地、生首乌一两，当归、鳖甲、茯神、山药五钱，白芥子、人参三钱，柴胡五分。四剂愈。此补肾真阴，何以加人参、柴胡舒少阳气、健脾胃土？不知邪入肾经，在治法，势必提出少阳半表里，而后风邪易散。又恐柴胡入至阴提出至阳，非人参则升提无力，故用以健脾胃，土有生气，阳足以升阴也。况鳖甲、首乌入阴攻邪，邪何能久恋不去乎？及阴越出于阳，阳气不虚，岂容邪存在，阴阳并攻，邪自却走。

一四日两头发疟，终年不愈，但热不寒，虽有汗，不渴，每发于夜，人谓阴虚极，谁知阳衰极乎。阴平阳秘，则邪不能

———————
① 难温 《辨证录》作"原湿"。

犯，邪入每乘阴阳之虚，疟邪亦然。然疟必先入阳，后入阴。入阳发近，入阴发远，入至阴其发更远，四日两发者，乃《内经》云"间二日之疟"，即邪入至阴也。邪入至阴最难祛逐，以阳气衰微，不敢与邪相战，邪安居至阴，有无可如何之势。邪正不两立，正不容邪，邪每欺正。今邪居至阴，竟安无事，是邪正两不相分，竟忘其为邪也。如强梁奸主妇，初则相争，及主负创不敢入室，反客为主，鹊巢久居，主妇必欲祛除，力难制缚，不得已偷安同梦，忘其夫之在外。倘主奋勇，邻朋相助，与强梁战，妇必内应，可连战取胜，此疟实同。必大补阳气，后益攻阴，则邪出与阳角，始成功。倘谓阴虚用滋阴药，邪且乐得相资，虽佐祛邪，彼且紧闭至阴之藏，不能入，愈坚不出之念矣。用**升阴祛邪汤**①：人参、生首乌、鳖甲、熟地一两，茯苓、枣皮五钱，肉桂、柴胡一钱，白芥子三钱②。二剂寒热交战，病反重，四剂愈。此阴阳两补，意重补阳，阳旺敢与邪斗，初服阳与邪战，故病重。兼补阴者，助其阴，邪不敢重回至阴内。用柴胡提阴气交阳，则邪亦从而出，一遇阳气，则彼此大斗。又鳖甲、首乌智勇绝伦，邪自披靡而遁。

一哀哭过伤，痢后成疟，困倦甚，人谓疟母未消，谁知阴阳两亏。阴阳正气旺，邪不能侵，正衰，邪不肯散，是疟之盛衰，全视阴阳之衰旺。下多亡血，亡阴也；悲哀伤气，伤阳也。阴阳两亏，正虚极，何能与邪争？听疟邪往来为日数间止，邪盛则盛，邪衰则衰，邪反为主，正反为客矣。宜助正以祛邪，不可攻邪以损正。倘惟事攻邪，则正愈虚，汗必大出，阴虚阳散而死。用**救衰汤**③：人参、黄芪一两，白术二两，炙草一钱，当归五钱，

半夏三钱。十剂愈。此补正气，又加半夏消痰，盖疟正藉痰而久居，惟补正消痰，则正自旺，痰自消，痰消正更旺。方妙在半夏，则补非呆补，消非峻消。

一疟，卯刻寒起，至西方热，至寅方休，只苏一时，人谓风邪入营卫，谁知寒气入阳明乎。足阳明与冲脉合宗筋，会气街，房事后，阳明与冲脉之气皆夺所用，其中必虚，寒邪乘之，而入舍于二经，二经过胫，会足跗上，因邪相舍，二经之阳日亏，不能渗荣经络，故痁行不能止。宜补二经虚，兼散寒邪，则阳气自旺，寒邪难居，得汗可解。然足阳道远，非多加药饵不能到。用**解寒汤**：人参五钱，白术一两，附子三分，苍术三钱，川芎二钱，柴胡五分。二剂汗出愈。用参、术补气，芎、柴、苍术发汗，附子引阳明、冲脉、宗筋、气街之所，自气无秘塞，邪散无闭结。

一疟发于寅、申、巳、亥日者，人谓痰疟。亦有辩。夫昼发为阴中之阳，夜发为阳中之阴。故昼发于巳退于申，巳阳申阴也；夜发于亥退于寅，亥阴寅阳也，以此辨之。虽然阳病在气虚，阴病在血少，然无痰、无食终不成疟，消痰化食宁异？且痰食不消，结成疟母，要不离乎肝气郁结，以克脾土。疏肝健土，则脾胃气旺，痰食自化，是治肝以治疟，阴阳正不可异也。用**疏肝两消汤**：当归、白芍、茯神三钱，陈皮、半夏、厚朴、甘草、白芥子一钱，柴胡二钱，白术五钱。气虚加人参三钱，血虚加熟地八钱。八剂，必大汗愈。

---

① 升阴祛邪汤 《辨证录》作"提阴升阳祛邪汤"。
② 三钱 此下《辨证录》有"白术一两"。
③ 救衰汤 《辨证录》作"救正汤"。

此阴阳两治法。妙在阴中引阳以出阴分，阴又不伤；阳中引阴以离阳分，阳又无损。两相引，阴阳正气日盛，自两相制，阴阳邪气自消。况气虚加参助阳，血虚加熟地滋阴，又阴阳分治，何疟不除。

虚

一多言伤气，咳嗽吐痰，久则气祛，肺中生热，短气嗜卧，不饮食，骨脊拘急，疼痛发酸，梦遗精滑，潮热出汗，脚膝无力，人谓劳怯，谁知先伤于气乎。伤气，伤肺也。肺伤则金不生水，肾无化源，又何以分余润养脏腑乎？此肺所以生热也。肺热，清肃之令不行，膀胱之不化，脾胃俱失运化之权。土亏金益弱，金弱水益虚，水难养肝，木燥，水不灌心，火炎。木燥侮金，火炎克肺，欲气再旺得乎？气衰则不能摄精，精涸不能收汗，汗出不能生力，故骨脊酸疼，饮食懈怠，欲卧不可得。必先补肺兼补脾胃。盖脾胃，肺母也。用**益肺丹**：人参、白术、当归、山药、芡实三钱，麦冬五钱，北味三分，柴胡、荆芥五分。二十剂诸症愈。或疑损肺者益气，未闻损气者益肺，今何益肺气旺乎？不知伤气，伤肺也。补肺兼补脾胃，虽益肺，实益气也。肺衰则气衰，肺旺则气旺，气衰可不补肺哉？补肺又何能舍脾胃哉。

一失血后不节劳慎色，内热烦渴，目生花见火，耳蛙联蝉鸣，口舌糜烂，食不知味，鼻孔干燥，呼吸不利，怠惰嗜卧，又不安贴，人谓痨瘵之渐，谁知伤血乎。肝主藏血，失血，肝不藏血也。然肝何以不藏？非大怒动血，必大劳损血。动与损各不同，补养则一。无如酒、色、财、气皆动血之谋，耳、目、口、鼻皆损血之窍。养血无方，补血缺药，失血往往难痊。倘早用平肝止血药，何至濒伤不救。但因失血成损，不急补血，则已损者何以来复，未损者何以不伤。然徒补血，血不骤生，已败之血损其内，情欲损其外，亦必死。盖补血须补气，养血宜益精，使阴阳两资于上下，肝脏之血，已损者能增，未损者能固。用**缓中汤**：当归、白芍、熟地、人参一两，甘草、炒荆芥一钱，山药、麦冬五钱，三七根末三钱，黑姜炭五分。三十剂愈。此气血同补。然补气少，补精血药多。以失血毕竟阴亏，多补阴，少补阳，则阳生阴不至太亢，阴制阳不至太微，自气行血中以生血，即血固于气内以藏血，尚有走失哉？况荆芥引经，三七、姜炭止血，自无不咸宜。

一入房纵欲，不知葆涩，形体瘦削，面色萎黄，足软膝细腿摇，皮聚毛落，不能任劳，难起床席，盗汗淋漓，此因损精也。阴精足者其人寿，然世无精足之人，故肾有补无泻。世无精足，何不尽患病？亦节与不节耳。贪片刻欢，损百年寿，不可悲乎。夫泄精致死，本自速其死，然未致死，医宜救其生。法不外填精。然泄精既多，不特伤肾，且伤脾，脾伤胃亦伤矣。胃为肾关，胃伤关门必闭，补精药安能直入肾宫？是补肾须补胃，脾胃又相表里，故填精药宜合三经同治。用**开胃填精汤**：人参、麦冬、枣皮、茯苓三钱，白术五钱，熟地、巴戟一两，北味一钱，肉蔻一枚。三十剂顿愈。方虽难起死，实可填精，人亦加意用之乎。

一行役劳苦不休，致筋拳不伸，缩不弛，卧床呻吟，身疼痛，肢酸麻，此非痿，实伤筋也。筋属肝，肝衰旺，筋亦如之。损筋，损肝也，补肝可缓乎？然肾生肝，水足肝旺，水虚肝衰，故筋衰补肝，肝衰仍须补肾。然补肾，肝固受益，能禁日取给乎？更补心气，肝木不必生心，肝得肾滋，叶条达，筋自润矣。用**养筋汤**：白芍、熟地、麦冬一两，炒枣仁、巴戟三钱。十剂症尽瘳。此心肝肾三经同治。凡三经病通治，非独治阳明筋症，在人变通也。

一久立腿酸，立而行房，足必无力，久之面黄体瘦，口臭肢热，盗汗骨蒸，人谓瘵病，谁知起于伤骨乎。骨立全赖骨髓，无髓则骨空，何所恃以立乎。是无髓而伤骨，非伤骨即无髓。然伤骨亦能耗髓，况立行房，骨与髓两伤乎。伤髓即能伤肾，且欲立而不能，况并伤骨，又何能不痛哉。且精足而后髓足，髓涸者，肾水先涸。肾水涸则精少不能化髓，故骨空。欲补骨髓，必先充肾精。用**充髓丹**：熟地、枣皮一两，石斛、沙参五钱，骨皮、牛膝、茯苓三钱，北味一钱。此填补真阴，使水足精满，髓充骨健。倘用冷药补胃，或热药助阳，欲熬津液，必成痨瘵，非医之咎乎。

一过喜大笑不止，至唾干津燥，口舌生疮，渴欲饮水，久之形槁，心头出汗，人谓阴虚火动，谁知阳明①火炎乎。心属火，乃阳火，肾属水，乃阴水。阴水得阳火而烁干，阳火须阴水以灌溉。心火非肾水相交，不能止炎上之性，惟是肾水无时不交心。心中无液则心必燥，何心头偏出汗？不知喜主心，心喜极反伤心。盖喜极则心气大开，津不上于唇口，尽越于心头之皮肉，故肾津即化汗，何能上济于廉泉，明是心气截流断塞也。不必补肾水，仍补心气，廉泉穴自通。用**通泉饮**：炒枣仁、麦冬一两，天冬、人参、丹参三钱，

柏子仁三钱，北味、甘草、远志一钱，当归五钱。三剂全愈。此补心气又生津液，何必补肾以通源。

一用心思虑太过，精神恍惚，语言倦怠，忽忽若失，腰脚沉重，肢体困惫，人谓祛成，谁知心劳伤神乎。心藏神，神久安于心者，心血旺也。思虑无穷，劳其心矣。心劳则血沸，沸则血渐耗，耗则神无所养，恍惚无定。但神宜静不宜动，神动心更动，心动血益亏，血亏神愈动，虽肾水资，血不能滋，肝木养，液不能入，寡弱之君，势将出亡，将相辅佐无权，望强健不得，故腰膝肢体沉重困惫。用**定神汤**：人参、黄芪一两，茯神、白术、丹参、生枣仁五钱，当归五钱，远志、丹砂末、柏子仁、甘草一钱，巴戟、山药三钱，白芥子二钱。十剂愈。此脾、胃、肺、肝同治。盖心为孤主，非强臣戴护，神必下堂。今脾、胃、肺、肝同治，则扶助有力，心神自旺，劳伤自愈。

一劳心经营太过，心火沸腾，先夜梦不安，久惊悸健忘，心神憔悴，血不华色，人谓心气弱，谁知心血亏乎。心君宜静不宜动，静则心火不炎，肾水自来相济，若动则肾与心气两不相交。火升水降，膜不相关。盖肾水得心火温则生，肾得烈火熬则竭。过劳火动，烈火非温火，肾畏之不暇，敢升以受火威逼乎？水不升，心愈燥，且自焚，虚损成，不必外邪耗也。五脏损至心而亡，今心先损，不治。然各脏腑不损，心有取给，正有生机，补各脏气，自虚者不虚，损者不损。宜补脾、肾、肺、肝气。用**卫主生气汤**：人参三钱，白术、麦冬、北味、炒枣仁、

――――――

① 明 《辨证录》作"旺"。

白芍、玄参一两，白芥子二钱。二剂愈。此五脏兼补药也，然觉独补心。倘补心不补各脏，或补一二脏，不兼补五脏，反偏胜，俱非善法。

一任情房战，初则鼓勇而斗，不易泄精，久则阳物不刚，易于走泄，后频举频泄，欲忍精获欢不得，骨软筋麻，食少畏寒，此肾中水火两损也。久战不泄，命门火旺也。肾中无火水不生，无水火难养。频泄者，水去火亦去矣。过于泄精，乃肾火不能藏也。火不藏，水始泄，交感兴不酣，泄精必不多，正肾火不大动也。火动极，水泄极。泄极火无水养，更易动，易动加易泄，则水火两伤，欲肾不损得乎？必大补肾水，不可遽补火。盖水涸补火，火且炎上，惟补水，水足制火，且水足火自生。用大剂**六味汤**煎服。二月后加桂附补命门火，则水火既济。八味，水中补火，补阳兼补阴。故补火无亢，补水不寒。

一动即大怒，两胁胀满，其气不平，虽欲忍气，频耐频忘，头疼面热，胸膈胀痛，人谓肝气旺，谁知肝血损乎。肝得血以藏之，则性不急。惟肝血不藏，肝无血养，肝气不舒，遂易怒。盖肝气藏，肝血必外越，肝血藏，肝气必外疏。肝气泄，肝血内生，肝血泄，肝气内郁，二者相反而相成也。易怒者，血欲藏不得藏，气欲泄不得泄。宜补肝血使藏，平肝气使泄。用加味**逍遥散**：白芍一两，白术、陈皮、当归五钱，甘草五分，茯苓二钱，柴胡、半夏一钱，炒栀子、炒荆芥三钱。十剂愈。方善疏肝气，郁解气血自和，况清火血有宁静，引经血不返还①重用归、芍生新，轻用半、柴解逆，故两收其功。

一不食则饥，食又饱闷，吞酸溏泄，面色痿黄，吐痰不已，人谓胃气伤，谁知脾气损乎。脾代胃行传化，胃气全藉脾气运动，胃化其精微，不特脾益，各脏腑皆受益矣。今脾气伤，不能代胃行传化，不特胃气无生，脾不得胃气之化，则脾亦损，必脾胃两损，何能分津液以注脏腑？必大健胃，兼补脾。盖脾胃宜合不宜离，离则脾病胃亦病，合则胃健脾亦健。用**益脾汤**：人参、扁豆、神曲一钱，山药五钱，芡实、巴戟、白术三钱，砂仁一粒，半夏三分，茯苓二钱，肉蔻一枚。服三月胃气开，六月脾壮，有益无损。此开胃药多于补脾，以脾损由胃虚，故补胃自益其脾也。

一终朝咳嗽吐痰，微喘，少动，短气不足以息，人谓心火刑肺，谁知肺气自损乎。肺主气，心火刑肺，气必损，然形寒饮冷，肺亦自损，且脏腑虽各有气，然皆仰肺中清肃之气分布。今肺损，自卫不足，何能分布？然虽不能分布，脏腑之取给自若，是肺气愈耗。且肺，肾母，肾水非肺气不生，肺不分布各脏，忍见子渴死不救乎？然杯水难救肾枯，自然子病母气亦尽矣。宜大补肺，兼补肾水。用**六味汤加麦各五味**，大剂饮之。久之，肾旺肺亦旺。盖肾旺肺不必顾子也。补肾以治肺，此善于治肺，又加麦、味，肺之受益无尽，何损不愈。

一贪用饮食，甚至难化物及过寒之味，胸膈饱闷，已而疼痛，后至起暖吞酸，见美味生嗔，供、芬意憎，人谓脾气

---

① 况清火血有宁静，引经血不返还　"不"字疑误。《辨证录》作"况清其火，血有宁静之气；引其经，血有返还之思"。

困，谁知胃气损乎。脾胃虽相表里，然能入不能出者，脾气衰；能出不能入者，胃气乏。虽胃伤必损脾，脾伤必损胃，亦必别何经伤，使损者多获其益，则胃易开，脾易健。脾虚，肾火寒；胃虚，心火冷。故补脾必补肾火，补胃必补心。今恶食，乃不能食，非不能受，明是胃虚，宜补心火，胃气自开。用加味**六君子汤**：人参、炒干姜二钱，白术、炒枣仁、茯苓三钱，陈皮、甘草五分，半夏一钱，附子一片。二十剂愈。此虽统治脾胃，然枣仁、姜、附补心居重，补脾居轻，实偏治胃。

痨瘵

一恣欲伤精，两胫酸痛，腰背拘急，足弱遗精，阴汗痿靡，精神倦怠，饮食减少，耳如听风雨声，人谓传尸痨瘵，谁知伤肾，痨瘵初起乎。夫妇，正也，何至伤肾？怎耐无端图欢，竟至终身害病，倘不知节，便成痨。成痨必失血，因而吐痰咳嗽，夜热盗汗，畏寒畏热，似疟非疟，似饥非饥，似痛非痛，欲食不能，食之不化，如醉如痴，失情失绪，思色降精，见色动意，鬼交梦遗，于是发寒发热，骨髓中生痨虫矣。宜补真阴，开胃气加杀虫。用**救瘵汤**：熟地五钱，白芍、山药、骨皮、麦冬二钱，沙参三钱，北味十粒，白薇、人参五分，白芥子、鳖甲、茯苓一钱。服一年愈。然必断色欲。此补阴居多，加人参以助胃气，则补阴无腻滞之忧，即杀虫亦非毒药，看之似平，配全精良，治初起痨，神效。

又方，伤肾致生痨虫，必先杀虫后补肾。盖虫不去，补精仅供虫用，精旺虫势愈大。与其补中杀虫，不若先杀后补。今方虽杀虫，仍不损阴，且开胃。名**祛祟**

丹：鳗鱼一条（六两），山药三两，芡实一两。水煮极烂，少加青盐，连汤汁一日服完，不必吃饭，隔七日再食，如是三次，虫尽死。另服**起瘵汤**：人参、白芍、沙参一钱，茯苓、麦冬三钱，北味、生枣仁、枣皮、巴戟二钱，熟地五钱，白芥子五分。服二月精旺，三月愈。二方皆异人传。

一夜卧常惊，或多恐怖，心悬悬不安，气吸吸欲尽，淫梦时作，盗汗日出，食不知味，口内生疮，胸中烦热，无力思眠，唇如朱涂，颧如脂抹，手足心热，液燥津干，人谓肾经痨瘵，谁知肾传心，心初受病乎。心主宁静，邪不可侵，邪侵，神必外越。肾痨生虫，岂虫亦传心？邪犯心尚不救，况虫有形乎。不知虫虽有形，虫之气无形，肾气无日不交心，肾中虫气乌得不上交。肾气交心，心受益；虫气交心，心受损，何必虫入心心始病。法仍治肾，然治肾而虫在，虫气仍在肾，心仍受虫害。故救心必须滋肾，尤须杀虫。用**起瘵至神汤**：熟地、麦冬一两，枣皮、茯苓、山药、鳖甲五钱，芡实、白术三钱，杜仲一钱，百部二钱，肉桂三分。十剂虫死，服一月安，二月愈。此补肾安心，惟鳖甲、百部杀虫。鳖甲引百部入至阴内，妙在补阴不伤髓，虫死肾无异气，心自受益，又有麦冬、茯、术相扶，自安奠宫中，攸宁殿上。

一咳嗽吐痰，气逆作喘，卧更甚，鼻口干燥，不闻香臭，偶有闻，觉芬郁尽朽腐气，恶心欲吐，肌肤枯燥，时疼痛，肺管内似虫行，干皮如麸片起，人谓肺痨瘵，谁知心痨传肺乎。肺，娇脏，最恶心火克，心正火刑肺，尚有金实不鸣之症，况尸虫病气移而刑肺乎。然肺之伤者，伤于心之火气。心受虫气伤，自顾不遑，何能分虫气克肺？不知心嫌虫气侵，不自受，嫁祸于肺，况肺，肾母，肺自能交肾，肾之虫气独不交肺乎？心肾交侵，倍重于肾之传心矣。消心中虫气，不若消肾中虫气。然心肾两伤，消虫药必先经胃，虫未杀，胃气先亡，肺气大伤化源，非善也。法宜健胃，分布津液，心肾有益，胃无损，虫得而诛。用**健土杀虫汤**：白术五钱，人参、白薇、前子二钱，万年青一片，熟地、麦冬一两，枣皮、生枣仁三钱，贝母一钱。六剂渐止，三月愈。此补胃不助阳，消虫不损液，肾足制心，心不刑肺，实妙法也。

一目眈眈，面无血色，胁隐隐痛，热则吞酸，寒则发呕，痰如鼻涕，或清或黄，臭难闻，泪干眦涩，尝欲合目，睡卧不安，多惊善怖，人谓肝痨瘵，谁知肺痨传肝乎？肺本克肝，使肝旺，肺何能克？无如肾痨久，不生肝，肝弱可知。肺乘肝弱，将虫气交之，肝欲拒无力，遂顺受虫气。肝，肾子，肾见子受虫气，惟恐肝气不敌，出其气以生肝，虫气即因生同入。况虫久居肾，其啮残于肾必多，安肯久居不出乎？虫蚀肝血，肝又何养？仍须救肾生肝，兼杀虫。用**援瘵汤**：归、芍、熟地一两，枣皮、茯苓、鳖甲五钱，白薇二钱。二十剂痊，服三月全愈。此肝肾两治。鳖甲、白薇杀虫，不寒不热，无偏胜之虞，能补能攻，又两全之道。杀虫于无形，起死于将绝，非此方欤？痰色青黄，消痰逐秽俱不入肾肝，反伤脾胃，况肝受虫侵，正欲移传于脾，幸脾胃土健，倘再伤，不引虫入中州乎？故大补肾肝，其痰自化，断不敢用消痰逐秽，再伤脾胃。

一胸前饱闷，食不消化，吐痰不已，时溏泄，肚痛腹胀，空则雷鸣，唇舌焦干，毛发干耸，面黄黑，短气难续，便如黑汁，痰似绿涕，人谓脾痨瘵，谁知肝痨传脾乎？瘵传脾本不救，然胃气一线未绝，尚可接续于须臾，胃绝，万无生理，脾绝胃未绝，尚有生机。用**二白散**：芡实、山药二斤，万年青四片。各炒，磨为细末，白糖一斤，滚水调服。遇饥即用，以愈为度。二味健脾尤补肾，故奏功。万年青杀虫于无形，入二味中，虫亦不知，何以消藏。但不可责近效。加人参二两助胃气，胃气健，脾气尤易援。

一阴虚火动，夜热如火，五更身凉，汗时有时无，骨髓内炎，饮食渐少，痰如白沫，人谓骨蒸痨瘵，谁知肾水不能制火乎。肾中水火必须两平，有补无泄，断无有余之水火。火有余，水不足也。骨蒸，正火旺水亏。不必泄肾火，但补肾水，则水足制火，肾既不热，骨髓内又何能热哉。用**凉髓丹**：骨皮、丹皮一两，麦冬五钱，金钗石斛三钱，牛膝、茯苓二钱。服一月愈。地骨、丹皮不特补肾水，且凉骨髓与消骨外血。骨中热，骨外安有不热。骨中髓热，必耗骨外血；骨外血热，必烁骨中髓。用二味，髓血两治矣。髓血既无大热，肾中宁独热哉。况石斛、牛膝补肾真阴，阴旺则阳平，水胜则火退，骨蒸痨瘵又何能成。

一气虚者，气息短促不足以息，迥殊劳役气急促者，赖于言语，饮食无味，体倦，人谓气痨，谁知阳虚下陷乎。夫阳升阴降，阳气主升，何反降。由于内伤元气也。元气藏关元中，上通肺，下通肾，元气不伤，肾中真阳自升肺，肺气始旺，得行清肃，分布脏腑。若元气一伤，不特真阳不能升，且下陷至阴中，致发热。此乃虚热，非实热。实宜泄，虚宜补，故必用甘温以退虚热。然不用升发以提下陷之阳，则阳沉于阴，气不能举，虽补气无益。然不于补中提气，则升提力弱，终难于至阴中轻举之。用**补中益气汤**：参、术、陈皮五钱，芪、归三钱，甘草五分，升麻二分，柴胡三分，贝母一钱。十剂愈。此方乃东垣一生学问全注于此。妙在用升、柴于参、当、芪、术内，一从左旋，升心、肝、肾气；一从右旋，升肺、脾胃、命门气，非仅升上、中二焦气也。阳升阴自降。或疑阳气未必尽陷，反升阴气，于犯阳位，为变非小。不知阳气不陷，未有生病者，阳陷人始病。升阳而阴降，阴亦何能犯阳哉。

一血虚，面无色泽，肌肉焦枯，大肠干燥，怔忡健忘，饮食少思，羸弱不堪，夜热无汗，人谓血痨，谁知肝燥生火乎。肝属木，木中火盛每自焚。然肝生火，由于肾水不足，木无水润，则木亦为火。非失血吐于外，即耗血燥于内，肝燥肝火生。夫木中有水，则肝生心，木中有火，肝焚心。故火在心中，可取给于肝，火在肝中，不可取给于心者，以肝自顾不暇耳。宜先补肾水。用**滋肝饮**：玄参、白芍一两，丹皮、沙参、当归、麦冬五钱，甘菊、茯苓三钱。三十剂尽愈。此补肾滋肝，肝得水滋，则肝火不发，何致自焚成痨哉。

一饮食太过，以致食不能化，胸中饱闷，久成痞满，似块痕非块痕，恶食，每饭不饱，面黄体瘦，人谓因食成痨，谁知脾衰不化乎。夫食而思乃胃强，已食难受乃脾弱。食太过正胃强。人恃胃强，不论精粗生冷，未免损胃。胃与脾相表里，未有胃伤脾不伤者。然肾气旺，胃虽伤，脾不能伤，肾火能生脾也。故脾气不足，每补肾火而愈。今食不消，见食而恶，是脾伤胃亦伤，单补肾火，仅生脾不生胃。盖肾火生脾，心包生胃也。宜兼补心包命门火。用**助火生土汤**：人参、茯苓三钱，芪、术、巴戟五钱，甘草、肉桂一钱，菖蒲、神曲五分，山楂十粒，志肉八分。二十剂愈。此上补心包，下补命门，中补脾胃，火生土健而食消。倘补火不知命门、心包之异，故健脾脾不健，开胃胃不开，致痨不止。

一抑郁不伸，致两胁胀闷，食减，颜色沮丧，肢瘦形凋，畏寒热，此肝气不宣，下克脾胃也。木喜飞扬，一遇寒风、忧愁，便郁不伸。上不生心，乃下克脾胃。脾胃弱，饮食自少，何能分脏腑？医见悠悠忽忽，不饮食，疑虫作祟，用消虫逐秽药，肝不开，脾胃反损，愈困顿，变痨疾而死。用**顺适汤**：白芍一两，苓、术三钱，人参、甘草五分，白芥、郁金、香附一钱，当归二钱，陈皮三分、川芎八分。二十剂愈。此入肝又入脾胃，舒木宣土，故奏功。

一僧尼、寡妇、未字女、久离妻，欲男子不可得，内火烁干阴水，致血枯经断，朝热，夜热盗汗，鬼交，饮食懈怠，体倦肌削，面黑，人谓瘀血痨，谁知干血痨乎。女子欲火起于肝，肝火，木中火也。火本从木出，然肝火宜静，以肝藏血也。肝火动则血不能藏，火动则血泄，再动再泄，火动不能遽止，故屡动屡泄，血安得不枯。似宜泄肝火，然可暂泄以止炎，不可频泄以损肝。用**清欲汤**[①]：当归、白芍、葳蕤、玄参、熟地一两，柴胡

—————————

① 清欲汤　《辨证录》作"消愁汤"。

钱半，丹皮三钱，骨皮五钱，白芥子一钱。十余剂愈。此补肝兼补肾，水旺木荣，木平火息，尤妙补肝、补肾仍有开郁。彼徒补肝血、泄肝火，尚隔一层。

一湿热积脾胃，加食生冷不化，久变寸白虫或蛔虫，腹疼痛，面黄肌瘦，盗汗淋漓，气怯身弱，人谓虫瘵，谁知虫积不散乎。虫虽湿热所化，然湿热积，本脾胃虚。坚土不生虫，以坚无水沃也。土松则湿积，湿必热生，虫乃育。宜健脾胃，仍佐杀虫，则拔本塞源矣。用**灭虫汤**：白术①、百部一钱，槟榔、炙草二钱，使君子二十个，人参、神曲三钱，楝树根五钱，陈皮五分，黄连三分。三剂虫灭，不必四剂。此杀脾胃湿热虫，非杀脾胃血肉虫。血肉虫每灵，湿热虫无知，小治尚效，况用治瘵虫法乎。毋怪元气回，杀虫捷。［批］苦楝树有种结子者，有大毒，不可用。文守江。

一贪饮致成酒积，脾气损伤，五更作泄，久之淹淹忽忽，饮食少思，多呕吐，盗汗淋漓，人谓酒瘵，谁知脾肾亏乎。酒从胃入，宜伤胃，不知酒虽入胃，受之者脾。脾，湿土，最恶湿，酒性正湿，乃移于肾，肾虽水脏，藏精不藏湿，酒气薰蒸，肾受酒毒，乃传脾，脾又不能受，遂传大肠而出。大肠又恶酒湿，不肯久留而遄②发。饮酒既多，下泄必甚，下多亡阴，安得不病？宜先戒酒，后解酒毒，仍健脾益肾，救火土之衰。用**消酒散**：白术、枣皮、苡仁一两，葛花二钱，肉桂三分，茯苓三钱。三十剂愈。此脾肾两补，分解酒湿。但酒性大热，宜先解热，何但治湿，且用肉桂助热？不知湿不行，由命门火衰。真火衰，邪火自盛，真火盛，邪火自衰，邪火衰，邪水自流，邪水流，邪火益散。

一小儿多食水果肥甘成疳，身黄瘦，毛竖肤焦，形如猴，状如刺猬，人谓儿瘵，谁知脾胃虚乎。小儿纯阳，不宜虚寒。然先天肾无亏，后天脾胃断无损。多食果物肥甘，正伤伤脾胃。脾胃一伤，脏腑之气不能行运，后仍食果物肥甘，欲不成疳，得乎？宜补脾胃，调饮食伤，随手自效。若用胆草、芦荟、宣连、胡连泄火，半夏、枳壳、槟、朴降痰，山楂、麦芽逐食，栀子、楝皮杀虫，反损真元，无异下石。用**六君子加减**：人参二钱，苓、术、黄芪三钱，甘草三分，附子一分，神曲五分。十剂必愈。此补脾胃气。病原伤脾胃，脾胃一转，后天无损，先天自可接续，故瘵瘵易愈。［批］用奉屎甲三四个，焙末，同米煮粥食，愈。审是食疳后用前方调理，如虫疳，用椒梅理中汤调理。此病中第一方也。文守江。

一感染尸虫，致成瘵病，症与所感病人无异，世谓传尸瘵。男自肾传心，而肺、而肝、而脾，女会心而肺、而肝、而脾、而肾，五脏后传六腑死。此方士言也。传尸瘵感病人之虫而成，虫入何脏，即于是脏见病，传脾而死，不必五脏皆传也。彼五脏皆传者，乃自伤肾，由肾传心，而肺、而肝、而脾耳。以自传为传尸，误矣。故治法不同。然传尸虫虽不择脏入，必须补胃肾为主，佐以杀虫。盖胃气不败，津液生，肾气不涸，火气伏。且胃为肾关，胃土能消，肾水始足。传尸未有不肾水竭者，故二经宜兼补。用**移尸灭怪汤**：人参、枣皮一两，当归、二蚕砂末

火益散。

——————
① 白术　《辨证录》用量为"一两"。
② 遄　音喘，速也。

三钱，乳香末一钱，虻虫十四个，火锻水蛭十四条。各为末，蜜丸，每日百丸，服完虫灭迹。古传祛逐痨虫药多损胃肾，故不效。今用人参开胃，枣皮滋肾，妙在枣皮又杀虫，用虻虫、水蛭以虫攻虫，易取胜。尤恐有形之物不能深入尸虫内，又加当归动之，乳香开之，引直入而杀之也。复恐虫蚀补药散药味，二蚕沙乃虫粪，虫见虫粪必不食，参、归、枣皮得行其功。

一传染鬼蛀，合家皆尸虫病，此重于传尸也。盖传尸必人死后传，非若鬼蛀之重也。此冤鬼相传，然初起亦尸虫引也。其症使人梦遗鬼交，沉沉默默，不知所苦，无处不恶，经年渐困至死，乃至灭门。葛稚川传獭肝散救人，然初起可救，已深莫救。余用**三清丸**：苍术（炒）半斤，人参、白薇三两，䗪虫、阿胶、鳗鱼骨、神曲三两，白芍、骨皮、鳖甲十两，枣皮、白术、地栗粉一斤，柏子仁（不去油）四两，沙参五两，贝母二两，肉桂一两。为细末，蜜丸，早晚各三钱，服二月虫尽死。此补阳气以制阴，鬼不敢近，灭尸气以杀虫，则祟不敢藏，有益无损。倘见补剂怀疑，闻毒药动听，舍神圣之方，从狼虎之味，杀之不司，更施他人，使丁亡户绝，传亲害友，阳宪阴诛，何能逃罪。

一桑中有誓，或阻于势，或尽于缘，思结心中，魂驰梦内，渐渐懒食乱言，悠悠忽忽，日思眠，夜善叹，对良羞诉，父兄生嫌，色憔神丧，畏寒热，骨似疼非疼，腹如馁非馁，人谓瘵成，谁知相思恶症乎。此症惟得遇情人则郁开。然情人难得，医岂无方。大约先伤心，后伤肝，久伤脾胃，宜统心、肝、脾、胃治之，多得生。毋信相思症必不治，正恃此相思为可

救。盖思之不得，必含怒生嗔，必动肝火以克脾胃土。然肝动生心，心反不遽绝，故其状奄奄似瘵癥，其实一线之延，正藉肝火以生也。用平肝解郁、补心安神，益助脾健胃，则肝舒火自发，不必生脾胃土，必气更安，相思渐衰。倘加人事挽回，何有不愈。用**遂情汤**：香附、神曲、柴胡三分，白芍一两，荆芥、人参、白芥子五分，麦冬、茯神、白术、枣仁三钱，甘草一钱。二十剂愈。此补多于散，贵调和不贵争战。倘作瘵癥治，反无生机。

梦　遗

一用心过度，心动不宁致梦遗，口渴舌干，面红颧赤，目闭即遗，夜或数次，疲倦困顿，人谓肾虚，谁知心虚乎。心喜静不喜劳，过劳则心动，火起上炎，火炎，心气不下交肾，肾之关门大开矣。劳心非劳肾，何肾虚之速如此？盖肾必得心气相通，肾气始藏，精不泄。今心动甚，是心不能摄肾，精焉得不走。然心动精泄，心未尝不恶肾之不藏，心力不暇摄肾，肾未尝不恶心之不摄，欺心不暇察，故乘假寐而外泄。用**静心汤**：人参、当归三钱，白术、茯神、麦冬五钱，炒枣仁、山药、芡实一两，甘草五分，北味十粒。十剂不发。此补心气虚，不泄心火。盖火动由于过劳，是火亦虚，火实宜泄，虚宜补。世从实火误矣。

一恣欲不厌，致梦遗不止，腰脚痿软，骨肉酸疼，夜热汗不干，人谓肾火作祟，谁知肾水涸乎。肾中水火两平，久战不泄，况安卧帷中，吾身不动乎，是梦遗实水火不得其平耳。夫火衰水旺、火盛水衰俱令遗，较之火衰遗者轻，火盛遗者重。轻者略补火即痊，重者非大补水不

愈。盖火易接续，水难滋益。或疑久战不泄，乃肾火操权，梦中不战而遗，得毋火衰乎？不知火有权，因水有力，火得水能久战，失水不能久战，梦遗未有不梦御女善战者，非无水不能战之明验乎。法不必泄火，补水制火可也。用**旺水汤**：熟地、山药、芡实一两，沙参、茯苓五钱，北味一钱，骨皮三钱。此纯补精药，绝不用涩，以愈涩愈遗也。补精水足制火，火不动，精自止。今更用通利药，以梦遗精窍开，由于尿窍闭，火闭其尿窍，水走其精窍矣，通尿窍正闭精窍也。用涩药则精窍未必闭，尿窍反闭。

一怒伤肝，忽梦遗，久不止，增烦恼，泄精更多，两胁多闷，火易升头目，饮食倦怠，躁胀，人谓肝气动，谁知肝血燥乎。肝火得血则藏，火有血则火不发。盖肝火，木中火，缺水则木干，少血则肝燥，肝燥极，木中之火不自养，乃越出外，往来心肾间，游魂无定而作梦。梦多淫者，肝木虚也。肝本性慈仁，好交女子，女子柔顺委婉，两性相同，故游魂外出，遇女魂即交而梦。宜补肝血，少泄火，则火不旺，魂自归，何梦遗之有。用**润木定魂汤**：当归、白芍一两，甘菊、金樱子三钱，北味、甘草五分，茯苓、白术五钱，炒栀子一钱。六剂止，十六剂不发。此寓泄于补，寓止于通，反能归魂于肝，涩精于肾。倘不补徒泄，不泄单止，肝无血养，魂何能归？摇摇靡定，梦且不断，遗何以止。

一心气素虚，难久战，又思色，心中怦怦，遂梦遗，阳痿不振，易举易泄，先梦遗，后不梦亦遗，见妖妇心动，闻淫声色移，往往走失不止，面黄体瘦，自汗夜热，人谓心肾两虚，谁知心包火大动乎。

心包，相臣。心气旺则心包奉君令不敢上夺其权，心气衰则心包奉君令反行其政。甚且正令不遵，邪令恐后，久之君弱臣强，脏腑惟其所使，心君亦以国柄任之无疑，声色自娱，不知节用。即君少悟，威势下移，无可如何。初或计出入，久且听自然，费用不支，国不匮乎。宜补心衰，泄心包火，则梦遗可止，自遗亦收。用**强心汤**：人参一两，茯神、当归、巴戟、山药、芡实、玄参五钱，麦冬三钱，北味五分，莲子心三分。服一月愈，三月不发。方补心七，泄心包三。盖心包旺，原因心气衰，但补其心，心包自衰。故少加玄参、莲子泄心包火，但必多服始效。积弱之势，由来者久，渐移默夺，何可责近效。

一素纵欲又劳心，后又交合，梦遗不止，口渴引水，多饮又不爽，卧不安枕，易惊易惧，舌生疮，脚心冷，腰疼若空，脚颤难立，骨蒸潮热，神昏魂越，人谓心肾虚，谁知心肾火齐发乎。心火必得肾水以相资，肾火必得心火以相伏。故心火宁静，肾火不能动。肾火动，正由心火衰。火在心自居，于衰，肾火尚欲摇摇自动，况衰而又动乎。心肾两动，二火合，岂能久存于中？火性炎上，自上腾。坎在离上为既济，离在坎上为未济。火升水降，必然之理，况二火齐动乎。火升极即水降极也，心肾气不开，则玉关大开，安得而止。宜仍补心肾，气足关自闭。用**两益止遗汤**：人参、山药、芡实、白术、生枣仁一两，熟地二两，黄连、肉桂五分。二剂止，服二月全愈。此交心肾圣剂。心肾交，二火自平，况止遗必用涩药，内火煽动，愈涩愈起。

一勤书史，四鼓不寝，致梦遗，久

之，玉茎着被即泄，食少倦怠，此肾火随心火奔越也。心火易动难静，心动一日，全赖夜寝，则心血归肝，肾水来滋，惟过劳其心，则心血耗损，血不归肝而火炽，心火沸，肾不敢交，况肾又本来水亏，其火更旺，火以引火，心火乘之入肾，客于下焦，以鼓其精房，精不闭藏而外泄。玉茎着物即遗，似犹有厥气客之，不知精魄失依，神无所托，遇物即有倚附之意，此正气虚绝欲脱象也。用**绝梦汤**①：人参、茯神、白术、兔丝子、丹参、当归、莲子片、炒枣仁、沙参三钱，麦冬、芡实、山药五钱，熟地、玄参一两，北味一钱，陈皮三分。三十剂愈。此安心补肾圣药，盖合心肾两救也。人疑火盛极宜止火，不知劳心乃虚火，非实火，实可泄，虚可补，故大补心肾，虚火自安。若执心火为实，大用寒凉，生机顿失。

一夜脊心觉如火热，因梦遗，人谓河车火烧，谁知肾水涸乎。河车之路，即脊骨之椎。脊骨乃肾水之路，亦肾火之路。水火既济，河车之路安，水火相胜，河车之路塞者，无水灌注也。无水相通，火上炎成热，脊心安得清凉？火上炎，水自下流。救在上之火炎，必先沛在下之水涸。水足火息，黄河始可逆流。用**挽流汤**：熟地二两，山药、白术、玄参一两，泽泻三钱，北味二钱，枣皮五钱。二十剂愈。梦遗症，愈涩愈遗，何此方纯补水过于酸收？不知河车之路，最喜酸收，否则水不逆流。终日梦遗，成顺流之势，水顺流，火逆冲矣。酸收之味，妙用酸收于沈淢中，则逆流而上，可救中路之火焚。火降水升，何致下遗。故脊热除，梦遗断。

阴 阳 脱

一久战，乐极情浓，大泄不止，精脱继血，气喘而卧，人谓阳脱，谁知阴脱乎。世谓男脱精为阳脱，女脱精为阴脱，不知男女俱有阴阳脱。夫脱症俱宜治阳。盖精脱，精已尽亡，是无阴，只存阳气耳，惟急救阳，使阳生阴。苟阳气一散，不救。况阴迟阳速，徒补阴迂缓，何济于事，故必救阳为先。倘执补阴之说，脱症阴已绝根，又从何处补起？是补阳可续阴，补阴难引阳。然精尽继血，似血亦宜止。然止血不外涩药，内已无阴，何能闭塞？不若补气之剂，以助阳旺，阴自能生，阳引而阴，阴亦易援。阴得阳而生阴，血得气而生血，阴阳交济，气血交通，自精生血闭。用**续阴救绝汤**：人参二两，白术三两，附子一钱，巴戟一两。四剂可不死。此补阳气圣药。人参回接续于无何有之乡，白术利腰脐气，附子追散失之元阳，尤妙巴戟补心肾阴，仍是补阳药，则阳回阴亦回矣。徒用术、附、巴戟，亦可夺命于须臾，然无参为君主，则附子之热无以驾驭，恐阳旺阴衰，然能以补阴药接续，亦不致偏胜。

一妇尽情浪战，致虚火沸腾，阴精下脱，死而复生，头目昏晕，止存游气，人谓阴脱，谁知阳脱乎。女子主静不主动，最难泄精，以满身纯阴，只存阳气耳。男子成仙者，采女子之阳为仙母，然采者多，得者少，是女子之阳最不易泄。凡女子泄精，必自动极始漏泄，漏泄时乐有不可言者，正泄阳气也。阳气泄，将一身骨髓真阳，尽由胞胎之管喷出，亦只泄气非

① 绝梦汤　《辨证录》作"绝梦丹"。

泄精。但火动极则肝气大开，血不藏矣，血不藏，精亦不能固，肾中真阴亦随俱泄，此时女子亦动极不能自止，故愈动愈泄，愈泄愈动，至精尽一笑而亡。然死而复生者，阳脱未绝耳，可不急救阴乎。但救阴不能回阳，必仍救阳。用**回阳救阴丹**：参、芪三两，当归一两，茯神五钱，生枣仁三钱，北味一钱。二剂后，又加熟地一两，枣皮五钱，服一月复旧。先用参以回阳于一时，再用地、枣善后。盖参能救脱回阳，不能救涸填阴。先补阳后补阴，已脱之精生，未脱之气长，庶免阳旺阴消。

一小便时忽寒噤脱去，虽无阴精泄，然气泄则精泄。人谓中风，此阴阳两脱也。膀胱气化，始能小便，气即肾中气。过于泄精则气不旺，气衰精易泄，精泄气益微，小便时脱去者，必交感时泄精太多。交感时即泄精脱者，乃乐极情浓，交感后小便时脱者，必战败阳痿。故泄精脱多可生，小便时脱，每难救。彼有阴阳之根，此逢阴阳之绝也。倘脱去昏晕，外势入者尚可救，急拽其龟头，不使缩入，后用**生人汤**：生枣仁五钱，人参二两，附子三钱，白术四两，菖蒲一分①。二剂，改用**补阴回阳汤**②：熟地二两，参、术、枣皮一两，茯神三钱，肉桂一钱，白芥子二钱。服二月愈。前方回阳于无何有之乡，后方生阴于可续之际，自阳回阴不骤绝，阴生阳不太旺，阴阳两平，安得不活。或问龟头缩，何反可救？盖龟头缩入，明是寒极，寒极者死，犹有生机者，阳气未绝耳。使阳已绝，龟反不深入，深入，阴欲入阳之兆也，故阳药急救效。

一大便时忽昏晕脱者，目上视，肢冷，牙关不收，不能言，人谓中风不语，

谁知阴脱乎。大便开合，肾主之也。肾水足，便无燥结；肾水衰，便自滑利。肾气有虚实，肾水即有盛衰。肾水有虚衰，大便即有燥滑。然大便滑燥，大肠受之，病亦宜在大肠，大肠病何能遽绝。盖大肠过燥，则火烁水而阴绝，过滑则水灭火阴亦绝。大肠何能阴绝？仍绝于肾耳。肾绝，大肠亦绝，故肾脱，大肠亦脱，仍救肾绝而已。用**六味地黄汤**：熟地二两，枣皮、山药一两，茯苓八钱，丹皮、泽泻六钱。服一月愈。此非救脱方。然肾水枯，肾始绝，滋肾水，如大旱得甘霖，沟浍间生意勃然，是补水正救肾绝也。肾不绝，岂大肠得水反不能救脱乎。

一但闻女人声，淫精流出不止，虽非阴阳脱症，然正其渐也。夫阳吸乎阴则阴不离，阴摄乎阳则阳不走。久战不泄，不特肾火旺，亦肾水旺。然肾水衰，肾火易动，肾火衰，肾水难静。且久战非但肾中水火旺，亦心中水火旺。心火旺，肾火不能夺权；心水旺，肾水不敢移柄。惟心少水，肾水始下竭，心少水，肾水始下移。闻女声淫精即出，心中水火虚极也。心虚极，摇摇不能自主，肾中水火随心君之动而泄。若流不止，正阴阳将脱，尤危症。急大补心肾。用**交济汤**：人参、枣皮、黄芪、当归五钱，熟地、麦冬一两，柏子仁三钱，龙骨（醋煅）二钱，黄连、肉桂五分。十剂止，三十剂愈。此心肾两补，少加涩药，使玉户自闭，不至经络大开。盖心肾不交，玉户之关既易开；心肾交，玉户之关反难开。闻声流精，精原离肾宫，故闻声随出，亦关门大开耳，故用涩于补。

————————

① 一分　《辨证录》作“五分”。
② 补阴回阳汤　《辨证录》作“调阴回阳汤”。

淋

一小便流白浊如米泔，如屋漏水，或痛如刀割，或涩如针刺，溺溲短少，大便后急，人谓白淋，谁知膀胱壅乎。此症多因入房不得畅泄，精临泄时，必由腰肾上趋，夹脊透泥丸，下喉咙，百节骨髓同趋阴器出。倘少遏抑，精即止，中途欲还故宫不可得，不得已走膀胱，随溺泄。膀胱化水不化精，且与肾相表里，尤不肯将肾精外泄，故口闭塞，精不得出。膀胱因精在外，不敢化水，水不行，水炽矣，于是熬干水液，精变为浊，遂下润于膀胱，膀胱仍不受，乃自流阴器出。宜泄膀胱火，佐之利水，则火随水流，精随火散。用**散精汤**：白术、刘寄奴一两，前子五钱，黄柏五分。一剂愈。此用白术利腰脐气，车前利水，黄柏泄膀胱火，尤妙刘寄奴分清浊，性速无留滞之虞。

一小便流赤浊，似血非血，似溺非溺，管中疼痛，人谓血淋，谁知气虚血壅乎。气旺血行，气衰血闭，今气衰，何血塞？盖气虚人，多不能忍精而战，不能忍必欲忍，则精塞水窍，气衰不能推送以出水窍，外积而内败，化脓血。精化血，无所归，仍流膀胱，膀胱不能化血，随其自流，相火又作祟，故疼痛。但精化血必不多，何以日流不止？不知精既化血，血以引精，何所底止。宜急止血。然止血必补气，盖气能化血也。用**断血汤**：黄芪一两，当归五钱，三七根末、茯苓、丹皮三钱。二剂愈。方用黄芪补气，当归补血，气血旺，不难推送败浊。况所化精血久出，所流仍旧血，非败血。今用补气药，新血生，旧血自止，况三七根又善止血。更妙在丹皮清血中火，茯苓分水中血，自

清浊不混，壅血疏通。世每以湿热治，何哉。

一小便中溺沙石，其色不一，坚实如石，投热汤中不能即化，溺时疼痛欲死，用尽气力始溺出后快。此因入房，又行路涉水或沐浴而成者，人谓砂石淋，谁知肾火煎熬乎。肾火盛，由于肾水衰，入房必泄精，精泄水亏矣。水亏后火未能遽息，加之行役劳筋骨，火且大动，此肾火乃虚火，沐浴涉水，外水乘肾气虚直入遇火，火不敢外散，反闭守肾宫，自熬肾水，肾水乃至阴水，犹海水，海水得火可成盐，肾水得火必成石淋，但肾原有水火，何外水遇火反沸？盖外水淡，肾水咸，肾火喜咸畏淡，一遇淡水，肾火遂结不伸，乃行气于膀胱，煎熬咸水成石。宜通肾气，利膀胱。膀胱利，肾火亦解，肾火解，砂石自化。用**化石汤**：熟地二两，茯苓、枣皮、玄参一两，苡仁、泽泄、麦冬五钱。十剂全愈。方妙在不治淋反补肾，苡、苓淡渗解咸味，麦冬、玄参散火气，地黄、枣皮滋肾水，又取甘能化石，咸能消石也。又虑滞而不行，留而不走，益泽泄之咸，咸以入咸，且善走攻坚，引群药入肾中，又能出肾外，迅逐于膀胱之里而破块。倘不补肾，惟治膀胱，气不得出，又乌能化水。

一感湿成淋，下身沉重，溺管不痛，流清水，非白浊，人谓气虚，谁知湿重成淋乎。五淋此症最轻，然最难愈，以湿不止在膀胱经也。湿从下受宜感足，今足不肿变淋，是湿不入皮肤入经络，且由经络入脏腑矣。然湿入脏腑，治脏腑之湿，经络之湿宜尽散，何难愈？盖湿必乘虚脏腑虚始入，泄湿必损脏腑气，气损不能行水，湿何能泄。湿难泄，淋必不愈。故治

湿必利气，利气始能治淋。用**禹治散**①：茯苓、白术、苡仁一两，前子三钱。方利水不耗气，分水不生火，胜五苓散。盖猪苓、泽泄过于疏利，肉桂大热，过于薰蒸，此方不寒不热，能补能利。服十剂，凡湿症尽消，不能淋病速愈。

一春夏或风雨侵肤，暑气逼体，上热下湿交蒸，郁闷成淋，绝无惊惧忍精之过，此肾火虚感湿热也。肾寒，火不足以卫身，外邪乘肾虚直入，幸肾水并力外护，不深入，客于肾外。肾与膀胱相表里，肾外廓，膀胱也。湿热入膀胱，代肾火以行气化之令，然膀胱必得肾正气，始能化湿热邪气，故热不化水，热且助火而为淋急。宜逐膀胱湿热以清化源。然湿热虽去，肾气弱，终不能通气于膀胱愈淋症，且有变症，必于利湿热更益肾气。用**通肾祛邪散**：白术一两，茯苓、苡仁五钱，瞿麦、扁蓄一钱，肉桂三分，前子三钱。此解湿热又不损肾气，故肾气反通转，分解湿热。淋愈肾受益，有何变生。

一交感雷惊，忽人至，不得泄，变白浊，溺管疼痛如针刺，人谓精内败，谁知胆气阻塞乎。胆喜疏泄，胆气流通，则十二经皆决于胆，今胆受惊，收摄过多，十二经气不能外泄，精亦阻而不流，畜于膀胱阴器，听胆气一决。胆气不伸，自顾不遑，何能取决？故为淋，壅塞艰于出。宜抒胆气，加导水，则胆气伸，得决其一往之气，自水通精化。用**助胆导水汤**：竹茹、前子、苍术、木通、苡仁三钱，枳壳、滑石一钱，白菊② 五钱，猪苓二钱。四剂愈。方虽导水居多，仍是抒胆药，故胆气开，淋愈。

一痢时小便闭塞，溺管作痛，变为淋，人谓湿热盛，谁知清浊不分乎。夫夏感湿，饮凉水，或过用茶、瓜，皆成痢，是湿热成痢又何疑。但湿热留肠胃，宜从大便出，今从小便出者，是湿热甚，奔迫甚急，大肠不及流，乃走膀胱，膀胱得湿热，则肺金清肃之令不行，欲化溺不得，遂变白浊而渗出。故清浊不分，言膀胱而非言二肠也。不然，水谷由小肠入大肠，岂小肠受水，大肠受谷乎。正水入膀胱，清浊之分，全责其变化之奇，今因湿热不能化，非膀胱病乎。膀胱气化而能出者，火也，湿热非火乎，何反变白浊？不知膀胱寒，溺频出，膀胱热，溺不能出，白淋是热仍出者，以湿杂之也。且膀胱得火化溺者，乃真火，非邪火。真火化溺易出，邪火烁溺难出。湿热，正邪火。法宜清膀胱邪火，兼逐大肠湿热，痢止淋亦止。用**加减五苓散**：茯苓、炒栀子三钱，猪苓、槟榔二钱，泽泄、白芍五钱，白术五分。八剂愈。此利水多，治痢少，何痢先愈，淋反后愈？盖痢本湿热所成，利水则湿热易解，水不走大肠，尽走膀胱，膀胱反难渗水之速，故少迟。

---

① 禹治散　《辨证录》作"禹治汤"。
② 白菊　《辨证录》作"白芍"，菊字恐误。

辨症奇闻卷九

大 便 闭 结

一大便闭结，口干舌燥，咽喉肿痛，头目昏晕，面红烦躁，人谓火盛闭结，谁知肾水涸乎。肾为肺子，大肠亦金，与肺表里，均生水。然金得清气则生水，得浊气不独不生水，反欲得水以相养。大肠得气之浊，无水则不能润。然大肠开合，固肾水润，亦肾火生也。然肾火必得肾水以相济，得肾水，大肠洞开，无肾水则大肠固结，故肾虚而大肠不通，不可徒泄大肠，愈损真阴。此症老人最多，正以阳旺阴衰，火有余，水不足耳。法但补肾水，水足济火，大肠自润。用濡肠饮：熟地二两，当归、从蓉一两。空心服，数剂自通。用熟地补肾，当归生血润肠，从蓉性动以通便，妙是补阴非亡阴，老人尤宜，少年肾虚亦利。

一大便闭结，小腹作痛，胸中嗳气，畏寒冷，喜饮热汤，人谓火衰闭结，谁知肾火微乎。夫大肠属金，金宜畏火，何无火金反闭耶？不知金中有火则金不死，然顽金须火煅，故大肠必得火始能开合。大肠者，传道之官，有火则转输无碍，无火则阴幽之气闭塞其输轮之途，如大溪巨壑，霜雪堆积，结成冰冻，坚厚莫开，倘得太阳一照，立时消化，非大肠有火则通，无火则闭之明验乎。然火在大肠，大肠有火热之虞，火在肾中，大肠无大寒之惧。肾中无火，则大肠何以传化水谷。法须补肾火，不必通大肠结。用**温肠开闭汤**：巴戟、白术、熟地一两，枣皮五钱，附子二钱。水煎服。方用巴戟、熟地、枣皮补肾，妙在至阴中仍有至阳之气，又妙在白术利腰脐，附子直通其肾，迅达膀胱，则火气熏蒸，阳回黍谷，雪消冰解，何有固结。

一大便闭结，烦躁不安，口渴舌裂，目赤，突汗出不止，人谓火盛，谁知胃火沸腾乎。夫阳明胃火一发，必至烁干肾水，大便不通，正其验也。似宜急息其火，然火性炎上，杯水安能救之，必致火烈难犯，必得滂沱大雨，倾盆倒瓮，淋漓洗濯，则烛天燎原庶几尽息。用**竹叶石膏汤**：石膏、麦冬一两，知母三钱，甘草一钱，茯苓二钱，人参五钱，竹叶一百片，粘米一撮。二剂便通，改用**清肃汤**：玄参一两，麦冬五钱，白芥子、甘菊、丹皮二钱，竹叶三十片，生地三钱，陈皮五分。十剂，永无闭结。前用白虎，以火势太盛，不得已也。但石膏辛散，性猛烈，频用多用，损耗真阴，真阴一耗，则前火虽消，后火又起，况火有余，水之不足。与其泄火以损其阴，何若补水以制阳，故后汤补水以息阳火之余焰。

一大便闭结，胸中饱闷，两胁疼痛，呕酸作吐，不思饮食，人谓火作祟，抑知肝火之故乎。夫肝木易生火，火旺宜生脾胃，土又生金，何至大肠无津液而成闭结？不知肝火半是雷火，雷火最烁水，试看阴雨一闻雷震，云收雨散，正烁水之明徵也。故肝火不动则已，动则引心包火沸腾，引阳明火震动，水有不涸者乎。水涸，大肠安得不闭结。故欲开大肠，必先泄肝火，肝火泄，肝气自平，木不克土，脾胃津液自输于大肠，有水则搬运有路，自无阻滞。用**散火汤**：归、芍一两，黑栀三钱，柴胡三分，大黄一钱，地榆二钱。二剂，必不再结。此方泄肝火，又舒肝郁。盖肝木不郁，肝火必不旺。解郁正所以散火，肝火散，各经火自散，岂独留大肠火固结不散乎。况地榆专解大肠火，毋怪其无不通也。

一大便闭结，口干唇裂，食不消，腹痛难忍，按益痛，小水短涩，人谓大肠火闭，谁知脾火作祟哉。夫脾乃湿土，得火则燥，宜为脾喜，何反成闭结？不知土太柔则崩，太刚则燥。崩成废土，燥成焦土。然土焦非阳明火上烧，必命门火下逼，二火合攻，脾之津液涸矣。脾之津液涸，则水谷仅足供脾之用，何能分润大肠。大肠无津液之润，必缩小，安得不闭结。法必须急救脾土之焦，又必须泄阳明、命门火，脾土得养，自易生阴，阴生津液自润，又何必通大肠哉。用**救土通肠汤**①：玄参二两，当归、生地一两，知母、厚朴一钱，升麻五分，大麻子三十粒。二剂，便必通。减麻子、知母，再四剂，脾火尽散，大便不再结。此方玄参、生地补脾阴，又泄命门、脾胃火，当归润肠，知母、厚朴下行解热，升麻提脾气，阳升，阴自降于大肠。大麻子最入大肠，引火下行，不使阴气上升，正助升麻提阳气也。津液无干涩，又何患大肠之不通哉。

一大便闭结，舌下无津，胸前出汗，肢冷，烦闷发躁，大眦红赤，人谓火闭，抑知心火烧焚乎。心与小肠相表里，未闻与大肠有妨碍。然大肠实与肺为表里，心火刑肺，必刑大肠矣。盖大肠属金，心火盛，肺不能受，自分火与大肠，大肠最畏心火，火盛烁金，可立而待。肺生水，肺与大肠相表里，岂无津液以救大肠？无如肺受心刑，亲子如肾尚不能分润，又安有余波及兄弟救大肠乎？此大肠所以不通也。法宜急泄心火，但徒泄火，无甘霖之降，仅望肺金露气，恐不足以济大旱。必大雨霖霖，旱魃顿除，河渠尽通，何忧陆地之荡舟。用**扫氛汤**：黄连三钱，玄参三两，沙参、当归、麦冬、丹皮一两，瓜蒌二钱。一剂火降便通，不必再剂。方用黄连解心热，然不益玄参，连虽寒，性燥，火解，大肠燥如故，浮游火莫除，故益之而润以去燥，不啻炎夏忽雨，既去火炎，又沾沈渥。加沙参以生阴，当归生血，麦冬凉肺，丹皮凉肾，无非截断火气，不助心焰。又加瓜蒌，使火存于心中者尽下降而消灭，火灭水生，大肠之炎顿扫，故一剂奏功。

一大便闭塞，咳嗽不宁，吐白沫，咽干脚冷，人谓三焦火旺，谁知肺火旺乎。肺与大肠兄弟，兄强弟不能弱。肺火旺，非强乎？强金遇火炼之成器，何肺火旺肺不受，竟传入大肠乎？不知肺娇脏，可微火熏蒸，不可猛火锻炼，故遇火即移热于大肠。然肺为清肃之宫，无自焚之理，何以火起于肺？盖肺主皮毛，气少虚，风寒袭之，肺中正气与邪战，寒变热而风变

————

① 救土通肠汤　原无，今据《辨证录》补。

氛①，肺因生火，自烁肺津。肺与大肠既为唇齿，肺涸大肠亦竭。似宜速解肺火，然肺不禁重治，以轻清下降，少抑其火，庶心胃二火不来助炎，则肺火散，阴液生，大肠自通。用**抑火汤**：山豆根二钱，黄芩三钱，麦冬、当归一两，天冬五钱，升麻五分。六剂全愈。此方抑肺火不伤肺气，肺得养，津液流通，又何至大肠闭结哉。

一大便闭结，饮食无碍，且无火症，亦无后重，有至一月不便者，人谓肾中无津，谁知气虚不能推送乎。夫大肠无津，固不能润，无气亦不能行。此气乃脾胃中阳气，阴主降，阳主升，阳通于阴则阴能降，阴通于阳则阳能升。阳气衰，则不能通阴，阴与阳隔，则水谷入肠，各消化不相统会，故留中不下。且阳速阴迟，阳气衰，阴行难速，遁入阴分，阳不相通，听阴气自行，安得不濡滞耶。法不可滋阴以降，急当助阳以升。用**升阳降浊汤**：参、芪、术、归、麦冬五钱，柴胡三分，荆芥五分，肉桂一钱，附子一分。一剂便通。此方纯补阳分，麦冬、当归少益其阴，则阳胜阴始偏旺，又得桂、附直入至阴，引柴胡、荆芥以升阳。阳升阴立降，安能阻塞哉。

一大便不通，手按痛甚欲死，心烦燥，坐卧不宁，似有火，然小水又清长，人谓有硬屎留肠中，谁知蓄血不散乎。蓄血，伤寒症多有之，今不感风寒，何以有蓄血症？不知气血宜流通一身，一有抑塞，遂遏皮肤而为痛，留肠胃而成痛，抟结成块，阻住传化，隔断糟粕，大肠因而不通。法宜通大肠，佐之逐秽。用**抵当汤**治之。水蛭三钱（剪碎如米粒大，炒黑），虻虫二钱，各为末、桃仁十四粒（研碎），

大黄五钱。一剂大便通，顿失痛楚。盖大黄泄下，势最猛，得水蛭、虻虫、桃仁相佐，其破坚逐秽更神。此症不速通利，必发狂，此通血之不可缓也。何以辨为蓄血之病？全在看小水利与不利耳。盖蓄血，小水必利，以血不能入膀胱，故膀胱之气能行能化，无害其水道耳。故见小便利、大便结，用抵当汤万无差失。

小 便 不 通

一小便点滴莫出，又急闷欲死，烦躁，口渴索饮，饮后愈急，人谓小肠热极，谁知心火亢极乎。夫心与小肠为表里，心热小肠亦热，小肠热极而癃闭，热在心而癃闭也。虽然，心火炎上，小肠在下，何能受热即移热于小肠，热宜不甚，何癃闭如此？不知小肠开合，全责心肾以通之，今心火亢热，则清气不交于小肠，惟烈火之相逼，小肠有阳无阴，何能传化。小肠不能传化，膀胱又何肯代小肠以传化。况心肾之气既不入于小肠，亦何能入于膀胱，以传化水谷哉，此膀胱所以紧闭不可泄也。法宜泄心火兼利膀胱，则心肾之气通，小便亦通。用**凉心利水汤**：麦冬一两，茯神五钱，莲子心一钱，前子三钱。二剂，水如注，四剂全愈。此补心即凉心也，心无太亢，小肠又宁有大干。况有渗味通水，则心气自交肾，肾交膀胱，气化易于出水，尚有不通之苦哉。

一小水不通，睛突出，面红耳热，口渴引饮，烦躁不宁，人谓上焦火盛，谁知膀胱火旺乎。膀胱与肾为表里，膀胱必得肾气通后能化水，是膀胱火即命门火。膀胱无火不能化水，何火盛而反闭结？不知

---

① 氛　《辨证录》作"邪"。

膀胱得正火则水易消，得邪火水难通利，是膀胱火不尽生于命门中矣。盖膀胱太阳经，太阳最易入邪，一入邪，寒郁为热，热结膀胱，邪将散也。邪既将散，火随溺泄，何反成闭结？因邪将出境，恐截去路，故作威示强，住于膀胱耳。法不必泄肾火，但利膀胱，则邪去如扫。用**导水散**：王不留行五钱，泽泻、白术三钱。一剂通，不必二剂。此逐水至神。

一小便点滴不通，小腹作胀，然不痛，上焦无烦躁，胸中无闷乱，口不渴，舌不干，人谓膀胱水闭，谁知命门火寒乎。膀胱，决渎之官，气化而能出。气化者，肾气也，即命门火也。命门火旺，膀胱水通；命门火衰，膀胱水闭。或曰小水频数，由于命门火衰，火衰宜小水大利，何反闭塞？不知命门火必得肾水以相养，肾水衰，火乃旺，火旺者，水无力以制也。无水之火，火虽旺而实衰；无火之水，水欲通而反塞。命门火衰，小水勤，衰之极者，勤之极，勤之极者，闭之极也。人见其闭，疑膀胱火，反用寒剂，愈损命门火，膀胱之气愈微，又何能化水乎。改投利水药，转利转虚，无异向乞人而求食。法必须助命门火。又恐阳旺阴消，必于水中补火。用**八味汤**：熟地一两，枣皮、山药、茯苓五钱，丹皮、泽泻三钱，肉桂二钱，附子一钱。一剂如注。八味汤水中补火，火无太炎；火中通水，水无竭泽。即久闭至于胞转，此方无不奏功，况闭结哉。

一小便不通，睛突出，腹胀如鼓，膝以上坚硬，皮欲裂，饮食且不下，独口不渴，服甘淡渗泄药不效，人谓阳盛极，谁知阴亏极乎。夫阴阳互为其根，甘淡渗泄皆阳药，病在无阴，用阳药宜乎？阴得阳

生，然无阴者，无阴中之至阴也，必得阳中至阳而后化。小便闭，膀胱病也。膀胱为津液之府，必气化乃能出。是气即阳中至阳也，原藏至阴中，至阳无至阴之气，则孤阳无阴，何以化水。补至阴，阳自化也。用**纯阴化阳汤**：熟地一两，玄参三两，肉桂二分，前子三钱。一剂，小便如泉，再剂如失。此方胜滋肾丸，以知、柏苦寒，不若此方用微寒以化水。论者谓病危急，不宜用补以通肾，且熟地湿滞，增其闭涩。谁知肾有补无泄，用知、柏泄肾，不虚虚乎。何若用熟地纯阴，又得玄参，既能生阴，又降火，攻补兼施，至阳得之，不啻如鱼得水，化亢炎为清凉，安得不崩决而出哉。或谓既用玄参、熟地滋阴，则至阳可化，何又用肉桂、车前？然药是纯阴，必得至阳之品引入至阳，又有引水之味，同群共济，所以既入阳中，又能出于阳外。况肉桂止用气以入阳，不用味以助阳，实有妙用。

一小便闭，中满作胀，口甚渴，投利水剂不应，人谓膀胱火旺，谁知肺气干燥乎。夫膀胱，州都之官，津液藏焉，气化则能出。上焦气化，由于肺气不热，肺热则金燥不生水，利水药盗耗肺气，故愈行水愈不得水。法宜益肺助秋令，水自生。用**生肺散**：人参一两，麦冬二两，北味、黄芩一钱。二剂水通。此方补肺生金即生水，何又加黄芩，不虑其伐金伤肺乎。不知天令至秋，白露降，是天得寒以生水，肺热不用清寒，何能益肺而生水。此黄芩必宜加也。

一饮食失节，伤胃气，遂至小水不通，人谓肺虚，谁知胃气下陷乎。夫膀胱必得气化而始出，气升者，即气化之验也。气盛则清升浊降，气衰则不升降。胃

者，多气之府，群气皆统，所以胃气一虚，众气皆不能举。故脾胃虚，九窍皆不通，岂独小水闭哉。法宜提至阳之衰气，而提气必从胃始。用**补中益气汤**：人参、甘草、柴胡一钱，黄芪、白术三钱，当归二钱，陈皮三分，升麻五分。一剂水通，二剂全愈。方用参、芪补胃，升、柴从化原之下提之，则清升浊降，何至闭结。

内　伤

一多食肥甘，积胸中，久不化，少遇风邪便觉气塞不通，人谓伤风外感，谁知伤食因而外感乎。凡胃强则土生金，肺气必旺，外邪不能从皮毛而深入，惟胃虚则肺亦虚，邪始乘虚而袭。然则胃可不强乎？胃必假饮食之助，惟是胃气开，食易消，胃气闭，食难化。食消胃强，难化则胃弱。人多食本欲助胃，谁知反损胃乎。胃气一虚，必肺虚，皮毛不能卫外，无怪风寒易袭也。法乌可独治外感？用**护内汤**：白术、茯苓三钱，麦芽、甘草、柴胡、半夏一钱，山楂五粒，枳壳三分，神曲八分，肉桂二分。二剂愈。此消食神剂，又逐外邪，不伤胃气，真治内伤感邪之良法。

一饥饱劳役损津液，口渴舌干，又感风邪，头痛发热，人谓外感，谁知内伤于阴乎。夫人血足，津液自润，是津液乃血所化，伤血，津液自少，血少，皮肤无养，毛窍空虚，风易入。然风入皮肤，不能骤进经络，以阴虚阳未衰也。阳与邪战而发热，故头痛。法不必补阳，但补阴血，少佐祛风，则阴阳和，既无偏胜，邪何能久留？用**养阴辟邪丹**：当归、白芍五钱，柴胡、甘草、花粉一钱，荆子五分，茯苓、川芎三钱。一剂邪解，二剂愈。原

因津亏而邪入，此方补血养阴，津自生，邪自出。况川芎、蔓荆能祛头风，柴胡、炙草更擅解纷，花粉、茯苓消痰利湿，引邪从膀胱出。阴虚感邪，莫良此方。倘用攻于补阳之中，则阳旺阴消，邪转炽矣。

一饥饱劳役又感寒，致腹痛，畏寒身热，人谓外感，谁知阳气内伤乎。凡人阳壮，犯寒无伤，惟饥饱损脾胃，劳役困形骸，则脏腑经络无非虚冷，此邪所以易入。虽有外邪，俱作正虚治。况腹痛畏寒，尤虚冷之验，外热内寒，又何疑乎。用加味**六君子汤**：人参、肉桂、甘草、柴胡一钱，半夏、陈皮五分，茯苓三钱，白术五钱。一剂痛止热解。方用六君助阳，加柴胡祛邪，肉桂荡寒。倘疑身热为外邪盛，纯用祛风利湿，损伤阳气，不啻下石矣。

一怀抱素郁，忽感风寒，身热咳嗽，吐痰不已，人谓外感，谁知肝气不舒乎。肝木喜条达，忧郁则肝气涩，正喜外风吹散，内郁可舒。无如内郁生火，风火相合，热乃炽。故感风寒，所以作热以肆风火之威，肝反凌肺，肺不甘，两相战斗，肺惧火刑，呼救肾子，咳嗽生矣。肺为火刑，胃来援，津液上升，又为肝中风火所耗，变为痰涎。法宜急散肝风，然风散火存，火犹引风，非救本之道也。宜舒肝郁，则火息，风尤易散。用**逍遥散**加味治。柴胡、半夏、甘草、白术、炒栀子一钱，当归、白芍三钱，陈皮五分，茯苓二钱。三剂愈。此方解郁祛风，郁解风自难留。加半夏消痰，栀子退火，更能相助为理，故奏功如响。

一忍饥腹空虚，遇天气时寒时热，至胸膈闷塞，如结胸，人谓邪侵，谁知内伤

胃气乎。胃为水谷之海,多气多血,然必受水谷,气血始旺。故水谷多受胃强,少受胃弱。今忍饥则胃无水谷,胃火沸腾,乃遏抑不舒,则胃气消,天时不正,自易相感,乘虚入胃。胃气盛,邪自难入,既入亦难留。今邪欺胃虚,反宾作主,盘踞胃中,因现闷塞。法须助胃,则邪自退。用加味**四君子汤**:白术五钱,茯苓、人参三钱,甘草、柴胡一钱,枳壳五分。二剂愈。论理,感寒热自宜用热药祛寒,用寒药祛热,然皆无益于胃,胃虚寒热相战,必以胃为战场,胃何以堪。故惟健胃为主,佐之和解。

一酒客忽感寒,不可以风,人谓伤风,谁知内伤于酒乎。酒醉常不畏风,风何以入?不知酒能散气,气散则阳虚,阳虚则腠理营卫无不空虚,邪所以易入。故酒客皆气虚,气虚邪入,助其气,邪自出。用**补中益气汤**:人参二钱,芪、归三钱,白术五钱,甘草、升麻三分,陈皮五分,柴胡一钱。一剂气旺不畏风,二剂全愈。提阳于至阴中,正补阳气也。阳非提则不能旺,此方治内伤兼外感,实有神功。以治伤酒后感风寒尤宜。使专用祛风逐邪,散尽真阴,风邪转不能出,可不慎哉。

人色徒,感冒外邪,伤风咳嗽,睡卧不宁,人谓感风,谁知内伤肾乎。肾,肺子,泄肾过多,必取给于母,肾虚肺亦必虚,肺气不能充于毛孔,邪即入。倘用散风之剂,则肺气益虚,肾又取资,内外盗,肺气安得不困。肺不旺,前邪不出,后邪复入,辗转感冒,肺气大伤,不特不生肾,且反耗肾,遂至变劳瘵。宜补肺,更直补肾,使肾不盗母气,肺自得子援,子母两旺,外邪自遁。用**金水两滋汤**:麦冬、熟地一两,天冬、茯苓、白术三钱,桔梗、甘草、紫苑一钱,山药五钱,肉桂三分,白芥子二钱。十剂全愈。肾虚感邪最难愈,以散邪药不能直入肾经。讵知肾虚感邪,邪不遽入肾,仍在肺。散肺邪仍补肾水,肾得益,肺又无损,正善于散邪。

一日恐惧,遂至感冒风邪,畏寒作颤,人谓感风,谁知内伤心胆乎。夫过恐则胆气寒,过惧则心气丧,胆寒则精移,心丧则精耗,精移精耗,心胆愈虚,邪乃易中。凡邪必至少阳,正胆怯之状也。倘再用祛风,则耗损胆气。胆耗心气更耗,二经气耗,邪肯轻出于表里外乎。法宜急救胆气,胆不寒,心亦不丧,协力同心,祛除外邪自易易耳。用**加减小柴胡汤**:柴胡、甘草一钱,白芍一两,茯神五钱,麦冬三钱,陈皮五分。三剂邪尽散。方用柴胡和胆中之邪,佐白芍、麦冬、茯神补胆弱,即补心虚也。二经得补,恐惧不畏,又何惧于外邪乎。

一尽情喜笑,遂至感寒,畏风,口干舌苦,人谓外感,谁知内伤心包乎。心包,膻中也,臣使之官,喜乐出焉。宜喜宜乐,何至相伤?大笑不止,则津干液燥在所不免。心包护心,心包干燥,必盗心气以自肥,则心气虚无,邪易入矣。法宜急补心,心旺,心包亦旺。盖国富家自不贫,自协力御外,何至四郊多垒。用**卫心汤**①:人参二钱,白术五钱,茯苓三钱,甘草、菖蒲、苏叶、半夏、桔梗、丹参一钱。三剂愈。此心与膻中均补,不可分治。况原因乐而得忧,因喜而得愁者乎,故邪易散。

---

① 卫心汤 《辨证录》作"卫君汤"。

一终日思虑，复加忧愁，面黄体瘦，感冒风邪，人谓外感，谁知内伤脾肾乎。夫后天脾胃、先天肾，最不宜病，然最易病者。天下无不思不愁之人，过于思虑则胃气不升，脾气不降，食积不化，何能生津液以灌五脏。甚矣！思虑伤人，忧愁更甚。思伤脾，忧伤肾，肾伤则水不滋肝，肝无水养，仍克脾胃。忧思相合，脾肾两伤，外邪尤易深入，欺先后天虚也。二天皆虚，元气弱，为何如？法可散邪不扶正哉？用**脾肾两**① **益丹**：人参、白术、巴戟一两②、茯苓五钱，柴胡、甘草一钱，肉桂五分，枣皮三钱。二剂风散，十剂全愈。方补土有补水，补水有散邪，有益无伤，实神方也。

一动多气恼，遂至感触风邪，身热胸胁胀，人谓外感，谁知肝经内伤。肝性急，气恼则肝叶开张，气愈急。急则气不能顺而逆作，逆则气不舒而胀生，气既不舒，血亦不畅，气既不顺，血亦不能藏。木郁欲泄，木乃生火，火郁欲宣，火乃生风，内外风动，内外火焚，风邪易入。外风外火不可徒祛于外也。用**风火两消**③**汤**：白芍一两，炒栀子三钱，柴胡、花粉、前子二钱，甘草一钱，丹皮五钱。二剂愈。此方治肝经之内火、内风。然外火、外风亦可兼治。倘不用白芍为君，单用柴、栀，虽风火亦能两平，肝中气血虚未能骤补，风火散后，肝木仍燥，怒气终不能解，何如多加白芍，既能补肝，又能泄风泄火之两得。

一勤于功名，劳瘁饥饿不辞，遂至感风邪，咳嗽身热，人谓外感，谁知内伤于肺乎。夫肺主气，诵读伤气则肺虚，肺虚则腠理亦虚，邪即随入。肺虚不能敌邪，

呼肾子以相救，肾因肺虚，无力上灌，肺气往来于肺肾之间，故咳嗽。法急补肺气。然肺为邪侮，补肺则邪更旺，必兼补胃以生肺，则邪不能夺。然补胃不散邪，肺畏邪侵，不敢受胃益，惟于胃中散邪，则邪畏土旺，听肺气自生，肺气生，邪乃遁矣。用**助功汤**：人参二钱，茯苓三钱，麦冬五钱，甘草、桔梗、半夏一钱，黄芩五分。三剂全愈。此肺胃同治，助胃即助肺，泄肺火即泄胃火，祛肺邪即祛胃邪。邪入肺必入阳明，肺邪散，宁遁入阳明乎。

一终日高谈，口干舌渴，精神困倦，因冒风寒，头痛鼻塞，气喘，人谓外感，谁知气血内伤乎。多言伤气，未言伤血。不知血生于气，气伤血亦伤。多言津液尽耗，津液亦阴血之余。气属肺，血属肝，气血伤，即肺肝两伤。多言损气血，竟至肺肝两伤，邪入最易，为可慨也。邪既乘肺肝虚深入二经，使气逆于下而上不通，又何以治乎？仍治肺肝之虚，佐以散邪。用**两治汤**：白芍、当归、麦冬五钱，麦冬五钱，人参、甘草、花粉一钱，桔梗二钱，苏叶八分。此方入肝肺，补气血，消痰火，各各分治，二剂奏功。

一终日贪卧，致风邪袭之，身痛背疼，发热恶寒，人谓外感，谁知脾气内伤乎。夫脾主四肢，四肢倦怠欲睡，脾不能运动也。略睡亦足养脾气，然过于睡卧，则脾气不醒，转足伤气，因气虚而思睡，复因睡而伤气，则虚虚，安得不招外风乎。然治风必损脾，脾虚招风，又用祛风

---

① 两　《辨证录》作"双"。
② 巴戟一两　此下《辨证录》有"山药一两"。
③ 消　原作"济"，字之误，今据《辨证录》改。

药损脾，邪且欺脾虚不出。不用补脾，变证蜂起。用**补中益气汤**加味治。人参三钱，黄芪、白术五钱，当归二钱，陈皮五分，甘草、柴胡、半夏、神曲一钱，升麻三分。三剂愈。此方益脾圣药。况睡卧既久，脾气下陷，正宜提之。久睡脾气不醒，半夏、神曲最醒脾，故加之。

一日夜呼卢斗贝①，筋酸背痛，足重腹饥，致冒风邪，遍身痛，发寒热，人谓外感，谁知气血内伤乎。凡人气血易损，况呼卢则液干，斗贝则神瘁，损伤气血尤甚。颜枯貌瘦，非明征乎。无如世人日日同场共角，耗散气血，败坏脏腑，倘昧内伤，惟治外感，正益虚，邪益旺，非痨瘵必怯弱。必须大补气血，少加和解，则正足邪自遁。用**大补汤**加减治之。人参、当归、茯苓、白术、白芍、熟地三钱，黄芪五钱，川芎、甘草、柴胡一钱，陈皮五分。数剂全愈。此方气血兼补，但原方有肉桂，呼卢斗贝未免火有余水不足，故易以柴胡，补中和之，邪尤易散。

一勇徒，或赤身不顾，流血不知，致风入皮肤，发寒热，头疼胁痛，人谓外感，谁知筋骨内伤乎。筋属肝，骨属肾，肝足筋舒，肾满骨健，是筋骨必得髓血之充。世人知耗髓血无过泄精，至斗殴耗髓血未必尽知。盖斗殴必怒，怒时肝叶开发，血多不藏而血耗，肝血耗，必取给于肾，肾水供肝，木火内焚，又易干燥。肾资肝不足，又何能分润于骨髓？血髓两无，筋安能舒？骨安能健？人至筋骨两虚，风邪易入，可不急治其虚乎。用**四物汤**加味治之。熟地一两，当归、白芍五钱，川芎、柴胡、白芥子一钱，牛膝三钱，丹皮、金钗石斛二钱。四物补血亦补髓。邪因虚入，补髓血邪自出，故少加柴胡，风邪随散。彼不补髓血者，尚昧于治

内伤也。

终日捕鱼，时发热畏寒，人谓风湿外感，谁知肺气闭塞乎。肺主气，气旺则周流一身，皮毛外卫，邪不能伤。倘肺虚，气尚停住，身入水中，遏抑皮毛，虚气难舒，湿且中之。夫湿外受，今从皮毛入，使气闭塞不通，故畏寒。然不发热，畏寒恶冷亦不骤见。惟肺虚皮毛不能外卫，水冷金寒，肺与湿相战，则身热生矣。此热乃肺虚不能敌邪，非风邪入之而发热也。法补肺兼利水，正旺邪自易散。用**利肺汤**：紫苏、甘草、桔梗、半夏一钱，人参二钱，白术三钱，茯苓五钱，神曲五分，附子一分。三剂全愈。此补肺不见利水，水自从膀胱出。因内伤致邪，故不必治外感。

一忧思不已，加饮食失节，脾胃有伤，面黑，环唇尤甚，如饥，然见食则恶，气短促，人谓内伤，谁知阴阳相逆乎。夫心肺居上焦，行营卫，而光泽于外；肾肝居下焦，养筋而强壮于内；脾胃居中焦，运化精微以灌注四脏，是四脏所仰望者，脾胃也。脾胃伤，四脏无所取资，脾胃病，四脏俱病矣。今忧思不已，则脾胃气结。饮食不节则脾胃气损，势必宜显者反隐不彰，宜隐者反形不晦，阴气上溢于阳中，黑色授著于面矣。口者，脾胃出入之路，唇为口之门户，脾气通于口而华于唇，今水侮土，故黑色著于唇，非阴阳相反而成逆乎？不惟阳明胃脉衰而面焦已也，是脾胃阴阳之气虚，乌可不急救中州土。用**和顺汤**：升麻、炮姜五分，防风、白芷、甘草三分，黄芪、白芍、茯神三钱，白术五钱，人参二钱。午前服，连

———————————
① 呼卢斗贝 赌博也。

十剂，黑色尽除，再十剂全愈。此补中益气之变也。凡阳气下陷用此方提之，倘阴气上浮阳中，则此方以升散阴气，皆奏功甚速。

一怔肿善忘，口淡舌燥，多汗，四肢疲软，发热，小便白浊，脉虚大而数，人谓内伤，谁知思虑过度乎。君火，心火也；相火，膻中火也。膻中，手厥阴经，性属阴，主热，古以"厥阳"名，以其火不可遏也。越人云忧愁思虑则伤心。心气伤，心血自耗，每欲寄权于心包，心包欺心弱，即夺权自恣。法宜以水济火。然火势炽，用寒凉心气益虚，激动焦焚之害。不如补心气，大滋肾水，则心火宁，心包火自安。用**坎离两补汤**：人参、生地、麦冬、山药五钱，熟地一两，菟丝子、炒枣仁、茯苓、白术三钱，丹皮二钱，北味一钱，桑叶十四片。十剂愈。此心肾双补，水上济，心火无亢炎，自有滋润。譬君王明圣，权臣何敢窃柄，势必奉职恐后，共助太平矣。

一劳倦中暑，服香薷饮反虚火炎上，面赤身热，六脉疾数无力，人谓暑未消，谁知内伤中气乎。人正气足，暑邪不能犯，今暑气侵，皆气虚招之也。然内虚发热，不治虚安能祛暑。况夏月伏阴在内，重寒相合，反激虚火上炎，此阴盛隔阳。法宜补阳以退阴，然阴盛阳微，骤用阳药入至阴，必扞格不入，必热因寒用。用**顺阴汤**：人参、茯苓、白扁豆三钱，白术五钱，附子、青蒿二钱，干姜一钱。冷服，必出微汗而愈。方用姜、附未免太热，与阴气不相合，乃益青蒿之寒散，投其所喜，又冷服，使上热得寒，不至相激，及至中焦寒除，热性发，反相宜。

一素虚，忽感风，遍身淫淫循行如虫，或从左脚腿起，渐上至头，下行右脚，自觉身痒有声，人谓奇病，谁知内伤气不足乎。气行则血行，气止则血止，气血周流，何至生病。惟其不行，皮毛间淫痒生矣。盖气血本不可止，不可止而止，非气血虚，乃气血之衰也。气血大衰，皮毛焦，气血少衰，皮毛脱。气血衰又少有微邪，则皮毛如虫行。因气血虚，身欲自汗，邪又留而不去，两相争斗，拂抑其经络，皮肤作痒，不啻如虫之行，非真有虫也。伤寒汗多亡阳，亦有如虫行病。伤寒本外感，至亡阳变为内伤矣。今非伤寒，亦见虫行症，非内伤而何？宜大补气血，气血行自愈。用**补中益气汤**：参、芪一两，归、术五钱，陈皮、升麻五分，甘草、柴胡一钱，玄参三钱，桑叶二十片。十剂全愈。此方原大补气血，多用参、芪更补气，气旺血亦自旺，自能流行。身痒多属火，加玄参退浮游之火，汗多发痒，桑叶止汗，痒自止。

一色白神怯，秋间发热，热炽头痛，吐泄食少，两目喜闭不开，喉哑，昏昧不省，粥食有碍，手常按住阴囊，人谓伤风重病，谁知劳倦伤脾乎。夫气本阳和，身劳则阳和之气变为邪热，不必风袭而身始热。诸阳皆会于头，阳虚则清气不升，邪热乘之作头痛，不必外风犯之而作头痛。清浊拂乱，安得不吐泄。人身之脉皆属于目，眼眶，脾之所主，脾伤何以养目？目无所养，欲不闭得乎？脾络连舌本，散布舌下，脾伤则舌络失养，此言语所以难也。咽喉虽通于肺，然脾虚肺气先绝，肺虚咽喉难司出入，心之神明亦昏瞆不知人。阴囊属肝，脾虚肝欲侵，频按其囊者，惟恐肝旺土亏极，反现风木之象也。大健其脾，风木自消。用**补中益气汤**：

参、归、茯苓三钱，芪、术五钱，陈皮、甘草五分，柴胡一钱，升麻、熟附三分。十剂全愈。病本内伤，此方自中病情。然参、芪、归、术非附子其功不大，只用三分，无太热之虞。

一日日向火，致汗出不止，久则元气大虚，口渴引饮，一旦发热，人谓感风，谁知肺受火伤乎。肺本属金，最畏火，外火虽不比内火，然肺气暗损，何禁二火之逼。自然虚者益虚，肺不得养矣。金生水，肺病何以生肾？肾水不生，肾日索母乳，母病不应，子亦病矣。子母两病，势必皮肤不充，风邪易入，不必从膀胱而进。不必治风，但补肺滋肾，则肺得养，内不藏邪，风仍从皮毛而出。用**安肺汤**①：麦冬、玄参五钱，桔梗、紫苏、款冬二钱，生地、白芍、天冬三钱，黄芩、熟地、茯苓、枣皮三钱，紫苑一钱，贝母五分。二剂愈。此肺肾同治，何名安肺？盖子母一气，安子胜于安母，子母安自同力御邪，故安肾正所以安肺也。倘不顾肺但祛邪，因伤益伤，有不变劳怯哉。

疝　气

一感寒湿，睾丸作痛，遇冷即发，痛难忍，人谓湿气入睾丸，谁知湿入肾经乎。湿侵肾宜病腰，何以痛睾丸？不知睾丸属肾，肾气不至睾丸，则外势不振。所以不至睾丸者，以肾得湿则寒，寒在肾，即寒在睾丸。肾热则气通于睾丸，外肾寒则气结于腰肾中，如是肾气不通，宜睾丸不应，何肾寒而睾丸作痛？不知疝气虽成于肾寒，亦成于睾丸湿乎。当泄精后久坐寒湿，内外两感，睾丸独受。法宜温肾寒，消睾丸之湿，病如扫。用**救丸汤**：肉桂二钱，白术二两，茯苓、苡仁一两，橘核一钱。三剂痛除，十剂不发。此少阴②肾病，肾中寒极，肾气不通，肾中湿重，肾气更滞，去其寒湿，肾气自行于睾丸内。况肉桂、橘核尤入睾丸，自手到功成。

一感湿热，亦睾丸作痛，遇热而发，然痛不甚，人谓热气入睾丸，谁知热气入肾乎。肾最恶热，肾中虚火自旺，有强阳不倒之虞。况邪火侵，安得恬然无恙。故热以济热，睾丸作痛，乌能免哉。但火最急，痛宜不久，何经年不愈，即暂愈，遇热即发？盖因热又得湿耳。热性急，湿性迟，湿热交攻，热欲散而湿留，湿欲润热燥一睾丸之内，阴阳乖异，求不痛得乎？法去湿热，疝气自除。用**利丸汤**：茯苓、苡仁一两，沙参二两。十剂断根。方以苓、苡消湿，沙参化肾热，且沙参又善治疝，故成功。

一睾丸痛，气上冲肝，两胁胀满，按之益疼，人谓阴寒在腹，谁知厥阴气受寒乎。盖睾丸不独通肾，且通肝。阴器，宗筋之聚也。筋属肝，睾丸非筋，何亦通肝？不知睾丸可升可降，膜联阴器，故肝病筋亦病，筋病睾丸亦病。或谓睾丸通肝，肝病亦与睾丸相关，今睾丸痛，上冲于肝，又以睾丸克肝，恐睾丸非肝所属。不知睾丸痛上冲肝，正显同气也。气同病亦同，非睾丸冲肝，实肝气冲睾丸。用**引丸汤**③：白芍二两，小茴三钱，橘核、柴胡一钱，沙参五钱。四剂全愈。此方平肝，肝气不冲睾丸，又小茴、橘核、沙参

①　安肺汤　《辨证录》作"安肺散"。
②　阴　原作"阳"，字误，《辨证录》作"阴"，今改。
③　引丸汤　《辨证录》作"睾丸汤"。

散邪，则两丸安奠。

一膀胱癃闭，小水不利，睾丸连小肠疼，人谓小肠气，谁知膀胱热结乎。膀胱化水，膀胱寒热，水俱不化。热结于膀胱，必散经络，水入睾丸，有囊大如斗者，是必消水。然消水不解热，则膀胱之火直趋睾丸，症更甚。用**散丸汤**：茯苓、杜若根枝、沙参一两。连二剂，水如注，囊小。方奇在杜若，性寒，善发汗，且直入睾丸散邪，用助茯苓、沙参利湿又泄热，故特神。但服后即用当归补血汤数剂，自无太虚之患。

一睾丸初痛后不疼痛，名木肾，乃寒极气不通也。初起必感寒湿，因入房又感寒湿，则湿入睾丸中，寒结寒丸外，遂不疼痛。此非附、桂不能直入睾丸以通气。然不散邪，用附、桂只兴阳，且散邪药多，散睾丸之邪则少，故多不效。然得法正易易耳。用**化木汤**：白术二两，附、桂、柴胡一钱，杜若根枝一两。服后即拥被卧，少顷必发汗，必两肾外汗出如水而后止，一剂即愈。盖白术利腰脐气，杜若发睾丸邪，附、桂通达内外，柴胡解肝湿，故一剂奏功。

（杜若根乃田间兰菊花是也。）

一狐疝，日间缩小而痛，夜伸出而安，且强阳善战，真狐疝症。若不能久战，假狐疝也。假狐乃寒湿，用前救丸汤即愈。真狐乃神道、星月下行房祟凭也。疝不同，治亦异。大约狐疝淫气未散，结睾丸内，狐最淫善战，夜间媚人。盖狐属阴，狐疝日缩入不可战，战则疼痛欲死，此祟禁也。凡祟属阴，夜亦阴，人之阳气入阴中，阴与祟阴同气相得，祟不禁，反善战。至精泄阳气奔出，纯阴无阳又复痛

矣。然祟必乘虚入，不补虚，何以逐祟。用**逐狐汤**：人参一两，白术、茯苓五钱，肉桂三分，橘核、白薇、甘草一钱，荆芥三钱，半夏二钱。连四剂全愈。此方纯助阳，阳旺阴自消。或谓夜伸善战正阳旺，今助阳必增妖氛，何以助阳祟灭？不知祟遏抑阳气不能出，至夜善战，正阳郁甚，借交合而聚于阴门，乃假象，非阳真旺也。吾助阳则阳气勃勃，阴祟何敢遏抑乎。又益舒郁逐邪、消痰解祟，祟自去。

奔　豚

一感寒，如一裹气从心下直奔阴囊，名奔豚，言如豕奔突，势骤莫遏，痛难忍，人谓外寒，谁知心包、命门火衰乎。夫二火，一在心，一在肾，上下相通，寒邪莫犯。二经火衰，寒邪得中。然寒气入内，宜先犯心，何反下趋肾囊？盖肾虚寒，脾又湿，寒湿同气相亲，故急趋而下甚便。此症如风雨来，每不及防，似疝非疝耳。不可作疝治，补心肾，温命门、心包火，去脾湿自愈。用**安豚丹**：参、术、巴戟五钱，肉桂、志肉、甘草一钱，山药一两，蛇床子、茯苓三钱，附子五分。三剂愈。方先补心肾，后用附、桂热药，始足驾驭其猛烈，转易祛除。然邪急药猛，急以治急，未免太刚，加甘草，缓急相济。

一小水甚勤，睾丸缩入，遇寒更痛，人谓命门寒，谁知膀胱寒结乎。夫膀胱化水，命门火化之也。似必命门寒，膀脱始寒，膀胱寒结，独非命门寒结乎？孰知膀胱亦能自寒。成于坐寒湿地，寒湿袭入，膀胱不能散，虽有命门火不能化。盖命门火止能化内湿，不能化外湿。外湿留于膀胱，必与命门真火相战，邪盛正衰，安得

不痛。法宜用温热，直入膀胱祛寒湿，则睾丸展舒，痛自止。用**辟寒丹**：肉桂、橘核三钱，苓、术五钱，甘草一钱，荔枝核三个（捣碎）。二剂安，四剂全愈。妙在肉桂为君，既温命火，复祛膀胱寒，苓、术又利水，橘核、荔核更定睾丸痛，非桂相引，亦不能直入而散寒结。

阴　痿

一交感忽阴痿，百计不振，人谓命门火衰，谁知心气不足乎。凡房战能久，乃命门火充。阴痿自是命门火衰，何谓心气不足？不知心火动，肾火随之。苟心火衰，命门火何能振？故能久战否，必心中摇摇，只兴一时，不能久战。故治阴痿，必上补心，下补肾，心肾两旺后，补命门火。用**起阴汤**：人参、黄芪五钱，白术、巴戟、熟地一两，北味一钱，肉桂①、志肉、柏子仁一钱，枣皮三钱。八剂阳旺，苟服三月，如另换一人。方妙大补心肾，不甚温命门火，火气自旺，世不识补心以生火，则心衰，虚火焚心，不补肾以生火，则水亏火旺损肾，反烧干阴血，必致阳旺阴虚不可救。吾道原有救阳之方，惟恐持为愉愉，故先圣不言，无如绅士求方士金石之方，反致杀人，故偶论阴痿，并传此方。与其修合金石以致丧亡，不若此方为得。

一精薄冷，虽交接，或半途而废，或临门即泄，人谓命门火衰，谁知脾胃阳气不旺乎。夫脾胃土，土生于火，脾胃不旺，似必命门火衰。不知命门，先天火也；脾胃，后天土也。后天土本生于先天火，然先天火不旺，则后天土无生。补先天火，正所以行后天土。脾胃虽为后天，其中未尝无先天之气，命门火寒，脾胃何

能生哉？命门不生脾胃，则后天气衰。欲气旺而固，精厚不薄得乎。法须补先天火，更补后天土，则土旺火不衰，庶气温而精厚。用**火土两济汤**②：人参、白术、巴戟一两，枣皮一两，菟丝一两，山药五钱，肉桂一钱。十剂精厚，再十剂精温，服三月不再弱。此方健脾胃，仍补命门。在火无亢炎，在土无寒湿，湿去精纯，寒去精暖，何至怯弱。

一年少事未遂，郁闷至阳痿，人谓命门火衰，谁知心火闭塞乎。夫肾，作强之官，技巧出焉，藏精与志。志意不遂，则阳气不舒。阳气即肾中真火，肾火必受命于心，心火动，肾火应之，心火郁，肾火虽旺，不能动，似弱实非弱。法不可助命门火，以命门火旺于下，则郁勃之气不宣，变痈疽而不救，宜宣心郁，使志意舒泄，阳气开，阴痿立起。用**宣志汤**：茯苓、生枣仁、山药五钱，甘草、菖蒲一钱，志肉、柴胡、人参一钱，白术三钱，当归、巴戟三钱。四剂愈，不多剂。此症原因火闭而闷其气，非因火寒而绝烬，故一升火而腾，不必大补火。世多误治，可慨也。

一天禀最薄，易寒冷，遇严冬，虽重裘不温，交感数合，望门而流，人谓偏阴，谁知命门火太微乎。夫命门火衰，世谓天限，谁知人力可胜。盖命门虽是先天火，凡火引之，可以焚天，况先天火乎。然一阳生于二阴，与补他火实别。用**扶命生火丹**：人参、肉桂、杜仲六两，巴戟、枣皮、白术一斤，熟地、黄芪二斤，附子、鹿茸二个，龙骨（醋淬）一两，

----

① 肉桂　此二字原无，今据《辨证录》补。
② 火土两济汤　《辨证录》作"火土既济丹"。

生枣仁三两，北味四两，苁蓉半斤。各为末，蜜丸，早晚各五钱，服三月。此方填精补火，何又加气分药？不知气旺精始生，使但补火不补气，则无根之火只光一时。惟气旺则精自旺，火有根，生生不已。况气乃无形，以补无形之火，更为相宜。

一中年阳不举，即或振兴，已而衰败，绝无情欲，人谓操持有定，谁知心包火衰乎。夫心火动，心包火即充力以济，心包火衰，有使之动而不动者。且心包与命门火正相通，命门寒心包热者有之，未有心包寒命门独热者。所以心包火微，有扶不起者，此故耳。法宜温心包，不必温命门。用**救心包汤**①：人参、巴戟一两，肉桂、当归三钱，炒枣仁、黄芪五钱，远志、柏子仁、菟丝子二钱，茯神、良姜、附子一钱。十剂兴生，二十剂阳不倒。方专治心包虚寒，不止振举其阳。然实统治心者何故？盖补心则心包强，自能久战。

痰　证

一肠胃间沥沥有声，饮水更甚，吐痰如涌，人谓痰饮之病②，谁知胃气虚乎。夫胃，水谷之海，游溢精气，上输脾肺，下输膀胱，水精四布，倘胃虚，仅消谷不能消水，水入胃，下流于肠，故沥沥有声。初犹不觉，久而水之精华变为混浊，遂成痰饮而上涌矣。然痰由于胃虚，痰之成由于水盛。治痰不必先消水，消水必先健胃。但胃衰由于心包弱，胃非心包火不生，补胃须补心包火。用**散痰汤**：白术三钱，茯苓、苡仁、山药五钱，肉桂、陈皮五分，半夏、人参一钱。即二陈之变也。二陈助胃消痰，未若此方助心包以健胃。又妙在肉桂不特助心包火，且引苓、术直

入膀胱，分消水湿，苡仁、山药又燥脾，以泄下流之水，有不愈哉。

一水流胁下，咳唾引痛，吐痰甚多，不敢用力，人谓悬饮，谁知胃祛乎。夫饮宜入肠，今入胁，胃之逆何如乎。不知胃气不怯则胃不逆，胃旺水怯，胃怯水旺，水旺极，胃怯极也，胃逆极，水逆极也。欲水顺，必使胃旺。然胃怯易旺，水逆难顺。但水无有不下，导水势，提胃气，自然祛者不祛，逆者不逆。用**弱痰汤**：人参、荆芥一钱，茯苓五钱，苡仁一两，陈皮五钱，花粉三钱，枳壳三分，白芥子二钱。此方上消痰于膜膈，下逐水于肠胃，助气则气旺，水降不敢悬瀑泉于半天。倘徒消痰不补胃，则气降水升，泛滥莫止。

一痰流四肢，汗不出，身重，吐痰不已，人谓溢饮，谁知胃气壅乎。夫天一生水，充周流灌，一有瘀蓄，不走通衢大道，反横流支河，旁溢平地。凡水必入胃，胃通水又何积。惟胃滞，水不走膀胱，乃由胃越四肢，四肢无泄水之路，必化汗而出。然水能化汗，由于胃气行，今胃阴，何能化汗。身重者，水湿之徵也。四肢水不能出，自上涌吐痰矣。法须引其势而导之，由高山平川而入江海，庶水害可除。胃即人身之高山也，开胃壅，膀胱、小肠自通。然胃由于肝克，宣肝郁，补胃虚，胃壅可开。用**启闭汤**：柴胡五分，术、芍三钱，茯苓五钱，猪苓、厚朴、泽泄、半夏一钱。四剂痰消，八剂身轻。此即四苓之变方。加柴胡舒肝，厚朴行气，半夏消痰，自气行水行，气化痰化，何致胃壅痰涎流溢四肢。

---

① 救心包汤　《辨证录》作"救相汤"。
② 人谓痰饮之病　此六字原无，今据《辨证录》补。

一咳逆倚息，短气，其形如肿，吐痰不已，胸膈饱闷，人谓支饮，谁知胃逆乎。胃为水谷之海，顺则水化为精，逆则水化为痰。然逆浅痰入胸，逆深痰入膈。夫胃逆，致痰入胸膈，逆亦甚矣。盖胃为肾关，肾虚气冲于胃，则胃失其启阖之权，关门不闭，反随肾气上冲，肾挟胃中痰挟之入肺，肺得水侵，故现水肿状，咳逆倚息生。症似气有余，实气不足，故短气不可接续也。法转胃气逆而痰可降，补肾虚而胃可顺。用**转胃汤**：山药、苡仁、人参、麦冬一两，白术五钱，牛膝、苏子、白芥子三钱，附子一分，陈皮三分。四剂愈。方名转胃，实转肾逆。肾逆而后胃逆，肾转正转胃也。此非大剂，则胃气必不通于肾中，肾气必不归肾内。倘但治痰，耗损胃气，肾气益逆。

一终日吐痰，少用茶水则心下坚筑，短气恶水，人谓水在心，谁知火郁于心乎。夫心最恶水，以水寒克心火耳。然心气不虚，水之入胃，正足养心，水亦不敢直犯，惟心虚则火先畏水，水即乘其畏以相攻，火又恐水之入心，欲出其火以相煅，水乃益坚，火欲出而不得，火自郁于内而气不宣，故筑动。短气，非气之真短也。火与水战，火正水之仇也，伤水恶水，又何疑乎。不可徒利水，必先消痰，消痰必损胃，胃气损，心愈虚，水与痰终难去。必补心以生胃，散郁以利水，则火旺水不能侵，自不停于心下而变痰湿。用**胜水汤**：茯苓、白术、半夏一两，车前子、人参三钱，远志、菖蒲、柴胡一钱，甘草三分，陈皮五分。四剂愈。即六君之变也。补心散郁，心气旺，火自通，火气通，胃气自旺，土旺自制水，何畏水攻心哉。

一口吐涎沫，渴欲饮水，然饮又不多，仍化为痰而吐出，人谓水在肺，谁知肺气热乎。夫肺主气，行营卫，布津液，周流一身，惟水入之，塞其气道，气凝不通，液聚不达，变涎沫。清肃之令失，金乃生火以自焚，故引外水以救火，然内火终非外水可息，外水亦非内火可消，故不化精液，仍变痰涎而上吐。法须清肺热，不取给外水则水不入肺，涎沫解。然金失清肃之令，实因心火克肺。肺因火侵，原思水相救，水乘而入，故欲解肺热，必须清心炎。用**解炎汤**：黄连、神曲五分，花粉二钱，黄芩、桔梗一钱，麦冬一两，茯苓五钱，甘草、陈皮三分。二剂愈，不必三剂。方清心肺热，则上焦火不留滞。然痰气过升，亦非所宜。加茯苓下行膀胱，则火随水走，其势自顺，既消痰，又降火，何至肺气壅塞乎。且不损肺气，所以痰易消，火易降也。

一少气身重，日吐清水清痰，人谓水在脾，谁知脾气寒乎。脾为湿土，最恶水喜火。火衰则水旺，水衰则火旺。而脾无火则为寒土，土寒则水不能化于土中，土且冻于水内，即有微火，仅化水不能化津，但变痰不能变液。且火衰止可化上焦水，不能解下焦冻，此清痰、清水所以上吐不下行也。水不行则湿流，四体乃重。必须利水消痰以燥脾土。然徒利徒消，究亦无益。盖脾衰由于肾火弱，不补肾火，则釜底无火，无以长生，是必补脾又必补肾火，而土自燥，土燥湿自除。用**燥土汤**：茯苓、白术一两，肉桂、半夏二钱，人参三钱，故纸、益智仁一钱，山药、芡实五钱，砂仁三粒。此方燥脾七，燥肾三，似重补脾，轻补肾。不知脾喜燥，肾恶燥，使燥肾太多，则肾先损，何以益脾，惟此则肾无过燥之虞，脾转受燥之乐，此用药之妙也。

一痰气流行，胁下支满，发嚏，轻声吐痰，不敢重咯，人谓水气在肝，谁知郁气在肝乎。夫肝藏血不藏水，宜水之所不到。然肝不郁则已，郁则血不藏，血不藏而予水以隙，水即乘隙以入肝，肝终不藏水，乃紧闭肝藏，水乃留伏肝外不散。肝因郁拈水，又因水愈郁，肝气之逆何如乎？胁下正肝部，肝气郁，即无水侵，且有胀急之症，况水停胁下，安得不支满。发嚏而痛者，以火郁未宣，得嚏则火欲出而不得，故吊动而痛。法须舒肝郁，佐消痰利水，随手奏功。用**开痰饮**：柴胡、半夏、甘草、炒栀仁、陈皮、薄荷一钱，枳壳三钱，苍术二钱，茯苓五钱。不必五剂。方专解肝郁，郁舒火散，木不克土，肝无郁火，自不上引痰涎之闭，宁有水停胁下，增人痛满哉。

一水泛为痰，涎如清水，入水即化，人谓肾中痰，谁知肾寒精变为痰乎。心肝脾肺痰，可于补中用攻，独治肾痰须纯补，不可少间攻痰。盖肾痰乃纯阴之水，阴火非阳火不能摄。阳火，水中火也。阴水泛而火微，阳水旺而火伏，大补肾火，痰自降矣。用**八味地黄汤**：熟地、茯苓一两，山药、枣皮五钱，泽泻、丹皮三钱，肉桂二钱，附子一钱。一剂痰消。治肾痰未有胜于此方者。倘执方以概治痰症，又断不可。盖痰非肾泛，则痰为外邪，惟肾水上泛，实效如响。然必茯苓与熟地分两同重，则肾水归源，三焦之湿气尽化，万勿执仲景原方，谓茯苓不可多用，故表之。

一吐痰纯是白沫，咳嗽不已，日轻夜重，人谓肺火痰，谁知肾热火沸为痰乎。此阴虚火动，大约成于痨瘵居多，古谓吐白血也。其痰如蟹涎，不已，必变如绿涕，即痨瘵成，不可救也。然痨瘵吐白沫，是肾绝候也。亦有未成痨瘵，阴火初动，开手成此痰，与痨瘵已成若天壤，何可不救。然一味治痰，不治肾中之阴，不至成痨瘵不止。夫火沸为痰，成于肾火太旺，火旺水乃沸，不知火旺极由于水衰极。肾有补无泄，补水镇阳，不可用泻阳以救阴。倘轻用知、柏，毋论火不息，痰不消，且击动其火，以变痨瘵。法补水逐痰，痰消于乌有。用**定沸汤**：熟地二两，枣皮、麦冬、茯苓、山药、玄参一两，北味二钱，白芥子三钱。二剂，火沸之痰不知去矣，连服十剂，不可见二剂效止服。盖火沸之痰，实本阴虚，非多服补阴之药，则阴不能大长，火不能急散。幸人勿轻弃。

一偶感风，鼻塞咳嗽，吐痰黄稠，人谓痰塞胸膈，法宜吐，谁知风邪闭于肺乎。古有谓用吐而效者，以肺气闭塞，得吐则发越而气可开，谓吐有发越之义也。然必大满大实始可用，如瓜蒂散涌出其痰。若鼻塞咳嗽，吐痰黄浊，非大满大实可比，何必轻用吐法。不宜吐而吐，必损胃气。胃伤肺亦伤，肺胃两伤，旧疾去，新痰复生，吐必一而再，再而三，至三吐，必不可救矣。毋论虚不可吐，即实亦不可轻吐，以吐必须守戒，五脏反复而气未复，一犯戒，变症蜂起。况肺邪闭塞之痰，亦易表散。盖肺闭塞于风邪，非闭塞于痰。散邪肺气通，肺通痰白化，王道平平，吐乃霸道，不可常用，慎勿谓吐神于表散而尽用吐也。用**散痰汤**：桔梗、茯苓三钱，紫苏、半夏二钱，麦冬五钱，黄芩、甘草、陈皮一钱。四剂全愈。方名散痰，实散肺邪。痰因邪结，邪散痰将安结？痰涎化，肺气无伤，不胜于吐法损脾胃乎。是表散之功足尚也。

一寒气入胃，结成寒痰，日呕吐，人谓寒痰在胃，谁知胃气之虚寒结为痰乎。凡人胃气旺，水谷化为精，原无痰之在胃，惟胃虚，仅消谷不能消水，水积为痰。然胃所以虚者，火衰也。火无火生不能制水，故水不变精而变痰。然胃自寒，水且变痰，况外邪又侵乎。内外寒合，自然痰涎日多，下不化，必上涌而吐，祛寒可缓乎？惟祛胃寒，必补心火，火旺土坚，何痰不化。用**六君子汤**加味治。人参、茯苓三钱，白术五钱，二陈一钱，甘草三分，肉桂二钱。六君补脾胃之圣药。胃病治脾，脾胃相表里，脾健胃更健。肉桂上补心火，下尤补肾火。心火旺而胃温，肾火旺而脾热，脾胃两热，寒痰立消。

一热气入胃，火郁成痰，痰色黄秽，败浊不堪，人谓热痰作祟，谁知胃火未消乎。胃火盛由胃土衰，胃土衰，外热犯之必相宜，何反化为痰？盖胃衰，水不化精以润土，土气大干，必索外水以相救，水多火胜，不能相化，胃郁不伸，胃火亦抟结不发，痰何能消？必变为黄秽败浊矣。然法不必治痰，补胃虚，少加散火抒郁，则胃复强，消痰更易，用**疏土汤**：白术、茯苓五钱，干葛、柴胡、陈皮五分，人参一钱，甘草三分，花粉三钱，竹叶三十片，甘菊二钱。四剂全愈。此补胃重，泻火轻，以火郁之痰，原未尝大旺。故补胃而火可散，散火郁自解，况加柴胡、干葛，郁开痰豁，必至之势。

一感雨露或地湿，致变痰，或为痰饮，支节酸痛，背心疼，脐下有悸，人谓湿痰成病，谁知脾气之湿，以助湿乎。夫脾最恶湿，必得肾火燥之，则污泥始成膏壤，而后水入脾中，散精无留伏，惟肾火衰，不能生脾，而脾愈湿，土湿自成痰，又加天地水气两相感召，则湿以添湿，痰更添痰，遂成滔天之势。法补肾火生土，而补火仍于补脾药中用之，则火无亢炎，土自健顺。用**五苓散**治之。白术、茯苓一两，猪苓、半夏三钱，泽泻、肉桂二钱。四剂全愈。五苓利水神药。肉桂即温命门火，更能引湿痰化水，尽趋膀胱。尚恐旧痰去新痰又生，故加半夏消之，助苓、术醒脾，尤易奏功。土生火中，火旺土内，一方两得，脾肾兼补，五苓是也，岂仅利水哉。

一阴虚枯槁，肺困乏，嗌塞喉干，咯痰动嗽，人谓肺虚，谁知肺燥乎。夫夏伤热，秋必病燥，是燥必成于热。肺金最畏火炎，夏火盛，即宜发燥，何待火退金旺反燥乎？不知金畏火刑，出肺中之液，仅敌火气之炎，迨火令既过，金无所畏，不足之气形，转难济肺气之乏，必求外水止渴，然外水入胃不入肺，且肺气燥，肺难自顾，何能下生肾水，肾日降取给，肺且益燥，咳嗽吐痰生。法宜补土生金。然健脾助胃药多燥烈，肺津未生，反增其火。必须润肺中大补肾水，水足金养，子富母自不贫。且肺气每夜藏于肾，前因肾涸，难迎不速之客，肺见主贫，半途必返，肾见肺金之燥，出其涸竭之水以济。夫水不足，火自旺。肺不敢受，于是不变津而变痰。此痰本不欲上升，无如上焦火旺，津液干，又取给于痰，暂救嗌燥，故咯而上升。迨痰升，二火斗，而嗽又生矣。用**润燥饮**：麦冬、熟地一两，苏子、甘草、天冬、人参一钱，白芥子二钱，桔梗三钱，枣皮五钱，北味五分。十剂全愈。用二冬润肺，熟地、枣皮补肾，人参、五味益气，气旺尤易生津。又恐过于补肾而不走肺，又加升提，使益肺多于益肾。然参以助燥，更入苏子、甘草调和上焦，同白芥子以消膜膈痰，又不动火以增燥，何有咳痰之患。

一小儿痰气壅阻，窍隧不开，手足冷逆如风症，人谓慢脾风，谁知脾① 虚痰盛乎。小儿以脾健为主，脾不旺，水谷尽变为痰。痰盛，经络痰结，窍隧闭塞，气即不能展舒。手足者，脾所属也，脾既不能舒，何能运动乎手足，故逆冷，非外风中也。风性动且急，使真有风，暴急莫当，安有微缓舒徐？无奈世人巧名慢脾风，制牛黄、犀角、蛇、蝎等药，至杀儿如草，惜哉！使用健脾，少佐祛痰，则无儿不活。用**健脾开涎散**：人参、花粉五分，茯苓、白术、苡仁二钱，陈皮、干姜二分，砂仁一粒。三剂全愈。此方健脾消痰与六君同。然六君用半夏，未免耗气，此方专利脾湿，又通气温中，更胜六君。倘用之治小儿痰，何致小儿夜泣于九泉。

一老痰结成粘块，凝滞喉间，咽不下，吐不出，人谓肺气不清，谁知肝气甚郁乎。此必成黄秽色，盖留于膜膈之上也。老人虚人最多，非舒发肝气断难消，然徒舒肝气，不大补肝血，则胁间之燥不能除，膜膈之痰不能化。然肝血，肾所滋也，补肝必须补肾，但补肾不兼消痰，则所输之水适足以资盗粮。用**润燥破痰汤**：白芍一两，香附一钱，青黛五分，花粉、白芥子二钱，玄参五钱，茯苓、山药三钱。四剂老痰尽消。此肝肾两补，既无助燥，又鲜增湿，肝气宣，肝血养，则肝火不聚于胸中，自老痰不凝于胁内。但老痰

最难速效，须多服，不可责近功。

一痰在膈上，大满大实，气塞不伸，药祛不下，人谓邪在上，谁知邪在下乎。夫上病宜疗下，何古人用上治吐法而能愈乎？此一时权宜也。世遵张子和，一见满实便用吐，谁知尽可不吐哉。凡满实下之自愈，但下不同耳。下乃祛入胃中，非祛入肠中。痰涎上壅，原胃火盛，泻胃火，自见胃气之不足，胃无满实，膈中无满实，又何能重满重实哉？必痰气尽消，尽落胃中矣。何必涌痰上吐，损伤胃气，使五脏反覆哉？用**降痰舒膈汤**：石膏、花粉三钱，厚朴、枳壳、半夏一钱，茯苓五钱，益智仁五分。二剂愈。此泻胃降痰，实有神功。方虽性烈，然胜吐实多，世欲用吐者，姑先用此汤，不效再用吐药，其益无穷，勿晒医学平庸，用药胆祛耳。

一遍身大小块，累累不一，人谓痰块，谁知气不行，痰因结之不散乎。怪病多生于痰，身中长块，亦怪病之一也。然痰之生，本于湿，块之结，成于火，故无湿不能生痰，无痰不能生块。然苟气旺，湿又何留？湿苟不留，火又何起？是消块不必去火，惟在消痰。亦不必消痰，又在亟补气治本源也。用**二陈汤**加味治之。人参、茯苓、半夏、白芥子三钱，陈皮二钱，白术五钱，姜炒黄连五分。三十剂全消。此消痰圣药，亦消块神方。

一性喜食酸，多食青梅得痰饮，日间胸膈如刀刺，至晚痛止，膝胫② 大痛，人谓胃寒，谁知痰饮随气升降作痛乎。痰在上宜吐，在中宜消，在下宜降。胸膈

―――――――――

① 脾　原作"肝"，今据《辨证录》改。
② 胻　音可，同髁。

痰，在上焦也，必当用吐。但吐痰必伤气，无论大吐，脏腑反覆，胃气之亡必多。况多食酸则肝必旺，木旺不畏金，金又不旺，则木定肆横逆，以伤中州土。虽久痰顿失，新痰必生。法宜于吐中仍行胃平肝之法，使痰去正不亏。用：参芦、白芍、白芥子一两，瓜蒂七枚，竹沥二合。一剂大吐，痰去痛如失。后用二陈调理，不再剂[1]。前方名**倒痰汤**[2]，用参芦扶胃，白芍平肝，白芥子、竹沥共入于瓜蒂中吐痰，即用消痰之药，使余痰尽化，旧痰去，新痰不生，得治痰之益，又绝伤气之忧。

一偶食难化物，忽动惊，因而食减，形体憔悴，面黄瘦，畏寒作热，数载不愈，人谓劳瘵，谁知痰裹其食不化乎。夫伤食，必手按而痛，况痰裹食，其痛尤甚，宜易知，何经年而人未知？且食至岁月之久，何以久留于腹？不知食因惊而留于腹，存两胁旁，外有肋骨护之，手按痛外不能及也。食因痰裹，痰不消，食亦不化，故留中数载仍为旧物。两胁乃肝部，痰食积于中，自生如疟之状，发寒热，状如劳瘵，其惊气未除也。惊气未解，痰食又如故，病又何能愈哉。法宜开惊，降痰食，数载之病，一朝去矣。用**释惊汤**：白芍一两，当归五钱，青木香、大黄、白芥子、茯苓三钱，麦芽、枳实、枳壳一钱，甘草五分，山楂十粒。一剂痰食尽下，不必再剂。此方消痰降食，专走两胁，开惊气，故神。

----

① 剂 《辨证录》作"痛"。
② 倒痰汤 原书无，今据《辨证录》补。

辨证奇闻卷十

鹤　膝

一足胫渐细，足膝渐大，酸疼在骨中，体亦渐瘦弱，人谓鹤膝风，谁知水湿入骨乎。夫湿必由皮入，何径入骨？况骨最坚，湿难深入，何竟入于膝？盖成于立而行房。凡房事必劳筋骨，至精泄，髓必空虚，髓空则骨亦空，邪即乘空而入。若膝则筋骨联接之处，骨静膝动，动宜散，静宜聚，何骨之静处反瘦削不堪，膝之动处反壅肿若盛？不知动能变，静不能变。不变形消，变者形大，法当急治肾。然所犯者湿，乃阴邪，阴邪必须阳气祛之。肾精，阴水也。补精则精旺，阴与阴合，两阴无争斗之机，不战邪何能去？故不补精当补气。用**蒸膝汤**：生芪八两，金钗石斛、苡仁二两，肉桂三钱。水煎二碗，先服一碗，即拥被卧，觉身中有汗，再服第二碗，必两足如火热，切不可坐起，任其出汗，汗出至涌泉下，始缓去被，否则万不可去。二剂全愈。此方补气大峻，然气不旺则不能周遍一身，虽用利湿健膝药，终难直透邪所犯处而祛之。但不加肉桂，寒湿裹住膝中，亦不能斩关直入骨髓，大发其汗。盖此病无风，若作风治，愈耗其气，安能取效。

鹤膝有二，一本水湿，一本风湿。前言水湿，而风湿入骨又若何？大约水湿，骨重难移，风湿，骨轻可走，酸痛则一。

然水湿之痛一定不迁，风湿之痛去来无定。然不可徒治风湿。用**散膝汤**：黄芪五钱[1]、防风、肉桂三钱[2]、茯苓一两。服后亦拥被，听其出汗，汗愈多，去病愈速。黄芪得防风而功愈大，多用黄芪，恐人难受，加入防风，能于补中行气。得肉桂辛散，引入阳气，直达至阴中。又茯苓共入膀胱利水湿，内既利水，外又出汗，风湿能不解乎。但大汗，人恐亡阳，谁知用散药以出汗者可虑，今黄芪补气出汗，乃发邪，汗非损正，汗反益阳，故二剂收功。

疠　风

一头面身体见红斑，后渐皮破流水成疮，须眉落，遍身腐烂，人谓大麻风，谁知火毒结成乎。此病南粤多，以地长蛇虫，热毒之气裹住于皮肤，湿蒸之气又遏于肌骨，故内外蕴结不宣，反致由斑而破，由破而腐也，最恶之症，患者亦不幸矣。然他处未尝不有，似非仅感蛇虫。盖毒气何地蔑有？湿乃天地之气，正不可分南北也。曾在燕市见一患者，平生实未南行，可见大麻风随地皆有。法必先解毒。然元气虚者近多，徒泻毒，必损真，但补正又恐引邪入内，要于补中散邪为妙。用

———————

① 五钱　《辨证录》作"五两"。
② 三钱　《辨证录》作"五钱"。

扫疬汤①：苍术、苍耳子三钱，熟地、玄参一两，车前二钱，银花二两，苡仁五钱。二十剂全愈。此方补肾健脾，又散风、去湿、化毒，攻补兼施，倘纯用寒凉或风药，鲜有奏功。

一大麻风，有居南粤外亦患者，人亦谓火毒，谁知感酒湿而成乎？盖酒气薰蒸最害人，或卧酒糟上，坐酒缸边，皆能成病，大约多得于房事后。盖行房泄精，毛窍尽开，酒气易中，症与大麻风无异。但感酒毒成大麻风，家人不染。法在兼化酒毒为妙。用**解疬神丹**：茯苓二钱，白术、苡仁五钱，黄连一钱，玄参一两，银花三两，柞木枝三钱。二十剂，未烂者可愈。四十剂，已烂者亦愈。方健脾兼去湿，化毒兼解酒，正无伤，邪易退。倘认火毒，祛毒泻火，置酒毒于不问，非善治之法也。然必闻酒香而生憎，饮美醁而添疼，此感酒毒也。倘闻酒香而流涎，饮美醁作痒，非酒毒，乃火毒也，最宜辩。

遗　尿

一遗尿，畏寒喜热，面黄体怯，大便溏，小水必勤，人谓小肠虚，谁知肾虚乎。肾与膀胱相表里，膀胱之开阖，肾实主之。肾气不行于膀胱，则水不能出，是膀胱必得肾气而后出。肾衰，宜膀胱闭也，何肾寒膀胱反不闭乎？不知膀胱奉令于肾，寒则肾失其令耳。肾无令以行于膀胱，膀胱自不约矣。法约膀胱水，不如约肾水，尤不若温肾水而肾水缩。用**温泉饮**：白术、巴戟一两，智仁三钱，肉桂一钱。一剂即止，四剂不再遗。方中肉桂、巴戟温命门火，智仁断膀胱漏，自病与药宜，独白术利腰脐，人未必知。盖遗尿虽肾寒，亦由腰脐之气不通，则水不走小

肠，竟走膀胱。通腰脐气，则水迂迴自走小肠。小肠与心为表里，心气能摄，不遗也。且白术又上补心，心虚则水泻，心气旺，水又难泻矣。故同群共济，心气交而泉温，亦心气交而泉缩。

一年老，日夜不必卧而遗尿，较前症更重，此命门寒极不能制水。老人孤阳，宜水衰不宜火微，何至寒极而自遗？盖人有偏阴偏阳之分，阳旺则阴虚火动，阳衰则阴冷水沉。年少过泄其精，水去火又何存。夫火无水制，则火上炎，水无火制，则水下泄。老人寒极而遗，正水中无火耳。但必须于水中补火，以老人火衰水不甚旺。用**八味地黄汤**：熟地、枣皮一两，山药五钱，茯苓二钱，泽泻、丹皮、附、桂一钱。二剂溺止，十剂全愈。自后每日服一两，不再发。此汤水中补火圣药。水中火旺，肾中阳气自通小肠，下达膀胱，膀胱得肾气开合，一奉令于肾，何敢自私，听水之自出乎？气化自能出能闭。惟苓、泻最利水，于老人似非甚宜，丹皮清骨中热，遗尿症宜助热不可助寒，故略减分量，以制附、桂。斟酌得宜，愈见此方之妙。但加减奏功，去留寡效。

一憎热喜寒，面红耳热，大便燥结，小便艰涩作痛，卧反遗尿，人谓膀胱热，谁知心火亢乎。心与小肠为表里，心热小肠亦热，然小肠主下行，心火大盛，小肠之水不敢到肾，只到膀胱，膀胱与肾相表里，到膀胱即到肾矣。然膀胱见小肠水，原欲趋肾，意不相合，且火又盛，自化气而外越，听其自行，全无约束，故遗尿。法将泻膀胱，膀胱无邪，补膀胱，膀胱无损。惟泻心火，遗尿自止。用**清心莲子饮**

①　扫疬汤　《辨证录》作"散疬汤"。

加减：茯苓、二冬、莲子心、玄参三钱，黄连、丹皮二钱，白芍五钱，陈皮五分，紫苑一钱，竹叶三十片。三剂全愈。此专清心，不止小肠水。此症愈止愈遗。

脱　肛

一大便直肠脱下不收，久则涩痛，人谓肠虚下陷，谁知阳气衰不能升乎。夫脱肛半成于脾泄，泄多则亡阴，阴亡必下坠，坠甚气亦下陷，肠中湿热之污秽，反不能速去以取快，用力虚努，直肠随努而下。追湿污尽，脱肛症成，欲再收上，竟不可得。法必须升阳，佐之去湿热，然提气不用补，气不易升，补气不润肠，则脱难收。用**提肠汤**：人参、当归、茯苓三钱，黄芪、苡仁五钱，白芍、升麻、槐米一钱。四剂肛入，再四剂，不再脱。方补气升提，则气举上焦，一身滞气自散。润肠则湿热自行，何致邪留肛门使后重。

一不必大便亦脱肛，疼痛非常，人谓气虚下陷，谁知大肠火奔迫而出乎。大肠属金，最畏火，火炎上，何下逼使直肠脱？盖肛乃魄门，属肺，肺与大肠为表里，唇齿相关。大肠不胜火，乞救于肺，肺居膈上，远不可救，乃下走肛门，聊为避火。肛门既属肺，肛门亦金象，大肠畏火，肛门独不畏火乎。夫大肠宽广，不能容火，况肛门直肠能延接客兵以拒火攻乎。然魄门与大肠既有同气，祸难相投，宁忍坐弃，故以己地让之，已甘越境以避，此肛门所以脱也。疼痛者，火焚被创，无水以养。此症用升提反增苦楚。盖升提多是阳药，阳旺阴愈虚，阴虚火益盛。宜泻肠中火，火息金自安。然胃火盛，大肠火亦盛，肾水平，大肠水亦干，不泄胃火，不益肾水，则大肠水不生，火

不息，何以使大肠气返于腹中，肛门直归于肛内。用**归肠汤**：玄参、熟地一两，石膏、丹皮、当归、地榆、炒荆芥三钱，槐米二钱。三剂愈。此胃肾同治，兼清大肠火，水源不断，火气自消，故国可归，有不急返乎。客去主安，自然之理也。

阳强不倒

一阳强不倒，与女合立泄，泄后随又兴起，人谓命门火，谁知阴衰之极乎。夫阴阳原相平，无阳则阴脱而泄，无阴则阳孤势举，二者皆杀人。较之阴脱骤死，阳孤缓死。似骤死难治，缓死易医。孰知阴脱，其阳不绝，补阳可以摄阴；阳孤，其阴已涸，补阴难以制阳。盖阳生阴甚速，阴接阳甚迟，故脱阴留阳可援，孤阳无阴不救。然阴根于阳，补阳阴可生，安在阳根于阴，补阴即不生阳乎。使有一线之阴，阴必可续，阴续，阴必可生，阴生，则阴日旺，阳日平。用**平阳汤**：玄参三两，枣皮、骨皮、丹皮一两，沙参二两。十二剂愈。方纯补阴，更凉骨中髓。又恐纯阴与阳不入，加枣皮，阴中有阳，引阴入阳，制其太刚，真善于制阳也。倘用知、柏寒凉折之，反激动龙雷之火，恐阴不入阳中，阳反离阴外，有不死哉。

一操心勤读，平时刻苦搜索，及入房，鼓勇久战，至阳举不倒，烦躁口渴，目红肿，然饮水不解，人谓阳旺极，谁知心肾二火齐动乎。心肾无一刻不交，心交于肾，肾火无飞腾；肾交于心，心火无亢烈。今日劳心，心不交肾，夜劳肾，肾不交心矣。则水火不济，觉一身无非火气，于是心君失权，肾水无力，命门、心包之火反合而不离，骨中髓动，髓海煎熬，肝中龙雷之火起而相应，并三焦火附和上

炎，火尽上升，阳无所寄，势不得不归于下，下又无可藏，走于宗筋阴器，而阳强不倒。此至危症，非迅解二火，阳何能遽倒。盖二火乃虚火，不可寒凉直折，惟引火归源，少用微寒以退浮游之火。用**引火汤**①：玄参、沙参一两，麦冬二两，丹皮五钱，黄连、肉桂一钱。二剂阳倒，四剂火定。减连、桂，各只用三分，再数剂，火不再动。此妙在补阴退阳，补阴无腻重，连、桂同用，以交心肾，心肾合水气生，水气生，火气自解，况玄参、麦冬、沙参退火仍补水，故火退而解亢阳之祸也。

发　斑

一身不发热，胸胁间发红斑，不啻如绛云一片，人谓心火极热，谁知胃火郁极乎。胃火本炎上，何郁滞不宣？盖风寒外束也。然火蕴结胃中，终不能藏，不得出而必欲出，于是外现皮肤发斑。投凉药则拂热性变狂，投热药则助火势增横，似风药和解为得，然火旺者水必衰，不补水竟散火，胃中燥热不得风而愈扬乎。诚于水中散火，则火得水而有制，水佐风而息炎，断不致必汗亡阳成不救。用**消红汤**：干葛、升麻、花粉二钱，玄参、当归、生地、麦冬一两，芍药五钱，甘草一钱。方妙在补阴制火，凉血化斑，但散不寒，但和不战，自郁宣热减，水旺燥除。

一满身发斑，细小密排，时痒痛，人谓肺火盛，谁知肺火郁乎。肺主皮毛，肺气行，皮毛开，肺气郁，皮毛闭。夫所以郁者，以心火刑金，外遇阳风寒，火不能达于皮毛，斑乃现矣。治仍宜泻火。然火郁皮毛，不解表，骤泻火，反遏火气，不达外，转内攻，表必变里症，尤可虑。故

必散表佐消火，斑自散。用**散斑汤**②：玄参、麦冬五钱，升麻、荆芥二钱，白芷、甘草、黄连一钱，生地一两，花粉三钱。二剂全消。此散多于清，以清火则火愈不宣，散风则风解火息。

火　丹

一身热后其身不凉，遍身俱现红紫，名火丹。人谓热在胸膈，谁知热在皮肤。夫火丹、发斑，热虽同，症各异。盖发斑红白间，火丹一身尽红。发斑，热郁内发外，火丹，热郁外趋内。发久有散机，趋内必深入。故发斑轻，火丹重。法祛水散火，使火外出不内攻。用**消丹饮**：玄参三两，升麻、桔梗二钱，麦冬一两，甘草一钱。不必二剂。玄参散浮游火，麦冬滋肺，升、桔散表于毛窍，甘草调和脏腑、经络，引火外出，故神效。

一赤白游风，往来不定，小儿最多，似发斑，但发斑有一定之根，赤白游风无一定之色，人谓三焦实火，谁知胃火郁热乎。夫胃火不郁，必发汗亡阳，惟火不宣，则热在内不在外。然必由内达外，又不可遽达，于是或发此移彼，或现白改红，竟无定象。治法自宜清热，清热必须凉血。然血寒则凝滞不行，虽血能止火，终难散火，又必须行血以舒热。用**清火消丹汤**：生地一两，丹皮、玄参、赤芍三钱，甘草、花粉一钱，牛膝、荆芥二钱。四剂愈。此方凉血并行血，清火并散火，无大寒，无甚热，郁易开，火易达。

一满身发斑，色黄白，斑上有水流，

_____
① 引火汤　《辨证录》作"引火两安汤"。
② 汤　《辨证录》作"饮"。

时痛，久之皮烂，人谓心肝火，谁知脾肺湿热乎。火丹有赤、白二症。赤丹皮干，白丹皮湿。赤丹属心肝火，白丹属脾肺湿。然热郁皮毛，则赤白、干湿一也。夫湿从下受，病宜在下身，何上身亦成黄白丹？盖脾，肺母，脾病子愿代母，将湿气分散，皮毛火热亦随外越，然脾病，肺尚不切肤，邪畏肺气健，不敢径从皮毛而泄，反留恋于皮毛外，现黄白耳。法利水湿，解火热，仍从膀胱下走，正不必外逐也。盖湿热原在脾不在肺，母逐其仇，子有不共逐乎。故祛脾之湿热，肺中湿热自散。用**除湿逐丹汤**：防风①、二术、栀子三钱，赤茯苓五钱，陈皮五分，厚朴、猪苓一钱，甘草、薄桂三分。数剂丹退愈。此利水多，散火少，以湿重难消，水消火亦消。

离　魂

一心肾两伤，忽觉己身分为两，人未见，己独见，人谓离魂，谁知心肾不交乎。心不交于肾，梦不安；肾不交于心，神发躁。然此犹心病肾不病，肾病心不病也，故梦虽不安，魂犹恋心中，神虽发躁，魂尚依肾内，魂欲离而不能。惟心肾两亏，则肾精不能交心，心液不能交肾，魂乃离。然藏魂于肝，不藏心肾，心肾亏，肝气未伤，则肝能藏魂，何至离？不知肾，肝母，亏则无不养肝；心，肝子，亏则无液耗肝，肝又伤，肝伤则血燥，血燥则魂不藏，往来心肾，母不生，子不养，魂安得不离。似宜大补肝血，引魂以入，然心肾不补，仍耗肝气，魂必复离。用**摄魂汤**：生枣仁、当归、枣皮、茯神、巴戟五钱，麦冬、熟地、白芍、人参一两，远志、柏子仁、白芥子二钱。数剂不再离。此三经并治，肾水润，肝不燥，肝

血旺，心不枯，自然魂定神安，目不歧视。

一思想情人不见，以至魂梦交接，醒又远隔，昼思夜梦，忽忽如失，遂觉身分为两，知外事，人谓离魂，谁知心肝气郁乎。肝藏魂，气郁肝气不宣，宜魂不出，何反出？夫肝郁必克脾，思又伤脾，脾伤不能输精于心肝，心气必燥，肝因郁血干，无津以润心，心更燥，心燥则肝气不安，欲出气顾心，情人不见愈郁，郁极火炎，魂不愿藏于肝，随火外出。魂既外出，躯壳未坏，故能回顾己身，视身为二。必须舒肝郁，滋心燥，兼培脾土，使土气得养，生津即能归魂。用**舒魂丹**：人参、白芍一两，当归、白术、茯神、麦冬五钱，丹砂末、菖蒲、柴胡、郁金、花粉、甘草一钱。二剂愈。此心、脾、肝同治，舒肝为甚。病成于郁，解郁神魂自定。

一狂初起，身在床能知外人，口骂詈，嫌人不出户迎，人亦为离魂，谁知胃火犯心乎。心本生胃，谊关子母，何敢犯心，使心神出外？不知胃乃心娇子，胃弱则心火养胃，胃强心反避胃矣。盖心火宁静，胃火沸，胃且自顾不暇，甚至犯上作乱，心君姑息，宁下堂而避胃火，故心神外出成离魂。夫魂离宜随亡，何尚苟延？因心神虽出，心气犹未绝耳。舍**人参石膏汤**②无二法。然必须大剂，恣其酣饮。最宜多者石膏，其次人参。大约石膏宜二两，人参须一两，倘畏首畏尾，少用人参、石膏，均无济。或谓多用石膏，少用人参，何不可？嗟乎！定狂虽藉石膏，返

_____
① 防风　《辨证录》作"三分"。
② 人参石膏汤　《辨证录》作"人参竹叶石膏汤"。

魂非人参不可，盖魂出回宫，摇摇靡定，非多用人参，将何以镇国。

疰　夏

一夏令便身体昏倦，四肢无力，思睡，脚酸腿软，人谓疰夏之病，谁知肾水乏乎。夏令火炎，流金烁石，全藉肾水，则五脏不至干燥。然四时皆相生，独夏火克金，人至夏常困倦，但不至疰夏之甚。疰夏者非夏天精泄之故，乃冬不藏也。精不藏于冬，火难盛于夏，困乏之形见。然夏令火盛，多伤脾胃，困乏自是胃气弱，脾气衰，与肾水似无干。讵知肾无水，不能分润脾胃，脾胃水干，何能制外火之旺乎。火无水制，土受火刑，则脾胃无津，势难转输手足，四肢无力，精神倦怠。必以健脾开胃为主。脾健胃开，饮食自化，精以生。肾水又得补肾药蒸动脾胃气，水土不相克而相生，何虑疰夏之病哉？方用**胜夏汤**①：白术、茯苓、枣皮二钱，陈皮二分②、人参五分，北味、神曲三分，熟地五钱，白芥子一钱，山药、芡实三钱，炒枣仁三钱③。十剂精神焕发，二十剂身健。轻重多寡，配合入妙，既无阳胜，又无阴衰，醒脾胃气，生心肾津，可久饵效，亦可近图功。

一炎伏懒，饮馔气力全无，腹中闷胀，少遇风凉，大便泄，人谓疰夏，谁知脾气困乏乎。夫肾先天，脾后天。脾气健，饮食自化精以供先天肾水之不足。春冬先伤脾土，则土衰难以化物，饮食必停胃中。水无脾土资生，则肾气更涸，何能分布筋骨？此精神气力所以乏也。然欲脾气生，须补肾中水火。用**八味丸**：熟地八两，枣皮、山药四两，丹皮、泽泻、茯苓三两，附子④一枚，桂二两。六味补水，

附、桂补火，补火水多于补火，则火得水益而不燥，土得火利而不湿。此补先天以益后天法也。

脚　气

一两脚忽红肿发热，两胫俱浮，作痒痛，人谓伤寒，谁知脚气乎。伤寒原有脚气门。脚气感染湿热，先下受，伤寒感风寒，先上受，故伤寒属阳症，脚气属阴症。阳病变阴似难治，阴病变阳似易医，殊不知湿热从下感，宜从下治。若用风药，邪上行反致上犯，以风药多升阳，阳升阴邪一至，犯心即死，非阴变阳之谓也。所以脚气忌用伤寒法。宜下消湿热，身热自解。方用**消跗散**：茯苓、苡仁一两，茵陈、防己、栀子（炒）、木瓜一钱，泽泻三钱。数剂全愈。方利小水，使湿热气尽从膀胱下泄，不必又散邪。或疑身发热未必无邪，何但利小便邪即散？夫膀胱，太阳经也。风邪初入，多在膀胱，膀胱大利，邪又何居？况脚气原无风邪，不过膀胱气壅下不行上发热。今治下而下通，上又何不通。上下气通，热自解。一用风药，引阴湿入阳分，反成不治。盖散邪断断不可。冬月且然，况三季乎。

中　邪

一忽见邪，大骂，自责，口吐顽涎，目上视，此中肝气邪也。夫邪不同，不离五行者，近是。此中木气之邪。木邪亲木，又何疑？然肝气不虚，邪何从入？是

---

① 胜夏汤　《辨证录》作"胜夏丹"。
② 二分　《辨证录》作"三分"。
③ 三钱　《辨证录》作"一钱"。
④ 附子　此下《辨证录》有"甘草水制之"五字。

邪乃肝气自召也。治邪必须治正，正旺邪难留。然邪旺，一味补正，邪拒不入，亦必败之道也。又须仍佐祛邪，则邪自退。用**逐客汤**：柴胡、白矾二钱，茯苓五钱，半夏、炒栀子、神曲、白术三钱，白芍一两，菖蒲、甘草、枳壳一钱。四剂全愈。方平肝气泻火，补肝血而化痰。痰火既清，邪又何藏？况半是攻邪之药，木邪既旺，其敢争乎。

一猝遇邪，忽卧倒，口吐痰涎，不能出声，发狂乱动，面目大红，发或上指，此中心气之邪也。心属火，邪中心，即火邪犯心。心君宁静，邪犯立死，断不使邪附于身，发狂乱动，时日多延。不知此火邪犯膻中府，非犯心也。惟膻中非心比，何即不能出声？盖相臣盗执，君胆颤，紧闭皇宫，何能颁文讨贼，号召勤王？相恐贻害君主，怒气忠勇上现于面，目皆尽裂而又身无寸铁，情激呜咽，发上指，此邪激外祟形也。然相必庸碌，邪乃敢犯，不治膻中虚，惟泄火邪，则正益虚，邪益旺，非治之善也。用**助相祛除汤**①：人参五钱，茯苓、生枣仁、半夏、白芥子三钱，远志、黄连、白薇二钱，甘草、枳壳一钱。此助膻中气，兼泄火消痰，邪不敌正而自遁，如朝堂变乱，羽林云集，圣主凭城指挥，相长恃无恐，大呼斩杀，贼犹敢拘执相臣乎。

一忽中邪，目见鬼神，口胡言，或说刀斧弓矢伤身疼痛，呼号不已。此中肺气邪。肺属金，邪乘肺气虚入，自是金气邪。其神必金甲将军，其鬼必狰狞，或断头折足，带血淋漓，似非内召。然肺藏魄，肺虚魄外游。魄阴，鬼神亦阴，同类尤易召人。且肺主皮毛，肺虚毛窍尽开，邪乘空窍入腑，由腑入脏。必须治肺气虚。但肺娇脏，治肺药不能直入肺，则攻邪药又何能直入肺？然肺畏火喜土，补脾胃，肺气自旺；泄心火，肺邪气自衰；少佐消痰逐邪药，何邪不散。用**助金祛邪丹**：麦冬一两，茯苓五钱，黄连五分，苏叶、甘草、人参、陈皮一钱，桔梗、花粉②、神曲二钱，白术三钱。三剂愈。此方心肺脾胃同治也。攻邪不伤正，故正回邪即散。

一猝中邪，眼目昏花，或见妇人小儿，目注恋，彼此调笑，遂心魂牵缠，谵语淫乱，低声自语，忽忽如失。此肾气水邪也。邪乘人邪念而入，古云：心正不怕邪。然邪念生，正不衰，邪乌能并。惟正虚又起邪念，是予可入之机也。但肾有补无泄，似人肾气无不虚者。不知此言肾中真阴，非言肾中正气。正气虚，邪火旺；邪火旺，邪气生。所以正气未漓，虽真阴少亏，邪不能入。惟真阴大亏，正气又丧，邪始得凭。法须补肾正气，邪不必治。盖攻肾邪，必损正气。邪不攻，邪又何散？讵知攻肾邪不在攻肾在攻胃，以胃为肾关也。邪在肾关，肾正气不能上通心，故作郑声。捣关门之邪，正救肾也。用**捣关救肾汤**：人参、芡实、玄参五钱，白术、山药、苡仁一两，白芥子、泽泻、半夏三钱，知母、厚朴一钱。三剂全愈。方妙在治胃邪仍是治肾药。或谓治肾不宜治胃？以胃上肾下，肾邪宜直入矣。何治胃能愈？不知入肾药必先入胃后入于肾，邪虽因肾虚入，但入肾不肯仍安于肾，故泄胃邪即泄肾邪也。今兼治，则二经俱无藏邪之地，故奏功。

一忽感邪狂叫，见人则骂，大渴索

---

① 助相祛除汤 《辨证录》作"助腑祛除汤"。
② 花粉 《辨证录》的用量作"三钱"。

饮，身出汗似亡阳，然亡阳必躁动非常，此虽高声狂叫，卧在床，绝不登逾垣，听木声大笑，聆人言开颜，畏天光日色。人谓阳明热病，谁知中土气之邪乎？脾胃，土，脾阴胃阳。土邪多不正之气，故病兼阴阳。攻阳，阴邪未去，有逗留；捣阴，阳邪仍在，多狂越。必阴阳两治，邪始不停留。用**兼攻汤**：石膏五钱，人参、南星、半夏三钱，白术、麦冬一两，陈皮一钱，厚朴二钱。三剂全愈。方泄阳火、平胃、祛阴痰、养脾。脾胃气旺，正足攻邪，邪自散。人以脾胃为主，土正气衰以致土之邪入。邪入，正土即崩，可不急补正气乎？故诸邪袭人①，皆急补正，土邪尤甚。固脾使不崩摧，生胃使不消败。倘徒攻邪，必死，戒之。

一魅凭经年不愈，裸体瞠目，大声骂打，见药即倾地。人谓邪入心，谁知火热在胃乎？胃火一发多不救，何魅凭反不发狂？或谓裸体、瞠目、诟骂、打人，非狂乎？然狂乃自己发狂，魅凭己不欲狂，代为之狂。此仍是祟，非病。然病成于祟似狂，毕竟有因，不治狂岂能愈？惟无祟可治狂，有祟治狂，药不能入口。然狂病必胃热，热病见水，必心快朵颐②。吾用水解热，即用水定狂。用**轸水散**：用蚯蚓数十条，捣烂，投水中搅匀。少顷，去泥。取净水一大盆，放病者前，切不可劝饮，病者见之色发，必自饮。安卧醒，狂定祟去。夫祟喜洁恶秽，水入蚯蚓则秽，宜魅恶。然水投病者所喜，祟不得禁其饮。蚯蚓解胃热，又清心，故入即爽。然清心热解，祟安可凭。

中　妖

一偶遇妖狐，缠绵不去，骨瘦形枯，

濒死。妖狐本盗人精，精为人根本，然房劳过泄，必劳筋骨，因此成痨，自不救。狐媚盗精人人昏迷后取，其筋骨安闲，虽泄精多，苟药得宜，尚可接续，以梦中窃盗，肾根未漓也。然徒大补精，终为妖取，必内外兼治，狐媚可祛。内用**断媚汤**：巴戟、人参、熟地一两，枣皮、茯苓五钱，日一剂，须服三月。外用**却媚丹**③：花椒一两④、生附子、细辛三分，麝香一分，砂仁三粒，瓜蒂三枚，三奈一钱。为末，蜜调。男搽玉茎上下，女搽玉户内外，狐见必大骂去，不再来。如此七日，断迹。内治不过补心肾，外治实有妙理。妖迷人，先以唾入人口咽其精即昏迷，妖乘迷，乃用舌战，人如梦非梦，任其口吮，乐甚而泄精。外治药非妖所喜，吾即因其恶而制之。

一妖绸缪缱绻数月，身干皮裂，宛如蛇皮斑，此蛇祟也。蛇系至阴，能盗至阳之气。肺主气，肺气尽为蛇妖所吸，则肺气不能生津，津枯肺无所养。肺主皮毛，内既不能养肺，又何以养皮毛？此燥裂如斑之形见。法宜补肺气。然补气，邪正所喜，不若用解毒药于健脾利水中，则邪易散，正可回。用**逐蛇汤**：白芷、苍术、车前子一两，白术二两。小便中必有黑气喷出，随溲而泄。四剂斑少软。另用雄黄、白芷二两，为细末，滚水煮数沸，乘热薰洗。如是三日，斑尽消。仍服前汤，四剂愈。再用**四君子汤**加味治。人参、茯苓三钱，生草二钱，白术⑤、麦冬、百合一两，天冬、沙参五钱。一月复原。否则，

---

① 袭人　此二字原无，今据《辨证录》补。
② 朵颐　朵，动也。颐，下巴也。朵颐，即嚼吃。
③ 却媚丹　《辨证录》作"祛媚丹"。
④ 一两　《辨证录》作"一钱"。
⑤ 白术　原无，今据《辨证录》补。

毒虽解，弱极成痨瘵。盖蛇最怕白芷，药在房煎，彼闻气即遁。但煎药、修药时，俱不可令人知，以人不知，妖断不觉。

一身体伶仃，有皮无肉，胸胁间长成鳞甲，然健饭，人谓与龙交致此。然与龙交，身变鳞甲必有肉，盖为龙所爱，岂有丧命之理？且与龙交，龙必输精气，人且变龙，遇风雨而化去，安有仅存皮骨者乎？此非龙交，乃龙盗人气而肉尽消耳。真气为龙所盗，盖龙属阳恶阴，人精属阴，故吸气不吸精，犹存人世，长成鳞甲。盖胸胁生鳞甲，吸气时不能一口吞咽龙气，呼吸之间，龙涎偶沾濡胸胁，遂生鳞甲。此必入水沐浴，龙怒其秽浊而得也。必化龙毒，大补真气。用**解鳞丹**：人参三两，白术二两，茯苓、当归一两，生草、麦冬五钱，肉桂二钱，白矾二钱，丹砂（末入药煎，不可生用调服。取熟用，有毒以攻毒）、白芥子三钱。一剂甲消，再剂气旺。减药半，二十剂全愈。方补气，少佐白矾、丹砂。白矾最软坚化痰，丹砂最化鱼龙毒，二味入补气中，全无干碍，故成功。或问：龙吸人气，阳气尽散，宜胃气消，何健饭如故？讵识胃为肾之关，肾精未散，胃火犹存，肾火上蒸，胃火接续，胃气升，故可救全在此。

一山林遇少妇，野合大战，泄精如注，倦极困卧，醒失妇，玉茎先微痛，后大痛，三日肿如黄瓜。人谓浪战伤，谁知妖毒乎？花妖，花木精也。花木毒不宜至此，不知物历年久皆有毒，花木经千年，孔隙间无蛇虫居乎？得冒灵气，虽已成精，毒留未化。然木气慈仁，花妖每不杀人，不过盗人精气以图化身，不意毒尚在，致玉茎肿痛。一度不再来者，彼亦赧颜耳。花木精不皆情物，有化老人，化道士，化秀士者，不只化女以迷男子也。化女多使玉茎肿痛，化男反无恙耳。故老树成精，每得妇人精气，便能立变为人，或投胎夺舍而去。惟化女，未免贻害于男。天故恶其过，使人斩伐，花妖每不成人也。树妖、花妖均盗人精气，树妖得成正果，以求道心切，又不坏人，天所恕而成也。倘树妖纯盗人精气，不死不休，为天所怒，非遭斧斤，即遇雷霆。玉茎肿再不至者，畏天耳。用**安阴汤**：生草、茯苓五钱，蚯蚓二条，葱二枝、黄柏三钱。一剂愈，以渣再煎①汤洗。生草解毒，茯苓利水，蚯蚓最善消肿，黄柏祛火，葱发散，同群共济，引毒从膀胱出，毒出肿自消。

一遇山魈，不觉目挑心许。投佩带，勾言语，遂引入家，相相合肆淫，体消瘦。久之，时隐现，常去来。彼必自称"仙子"，号"真人"，且能体人所欲，饮馔金物，心思立有。惟山魈来，必欲人尽衣裸体而战，不似他妖喜掩饰也。此甚于花妖，轻于狐狸，盖狐狸盗精，不尽不止；山魈只吸人气，适可而止。然狐狸易祛，山魈难遣，以其具神通，未便以草木药治也。然得法正无难。山魈，阳妖，必自喜阴，故逢女则易合。然性最喜洁恶秽。裸体战者，恐女子之秽也。用**善秽汤**：犬肉二斤②，先煮汤二碗。入：人参一两，红铅纸一片③，苁蓉、二蚕砂三钱，鸡卵二枚，山羊血、龙骨末、秋石一钱。山魈知之，必在房大骂，须令锣鼓喧天，大闹房中，彼必大笑。后以此汤灌病人，得饮一口，山魈知之，大笑而去。乘

---

① 煎　原作"蒸"，今据《辨证录》改。
② 二斤　《辨证录》作"二两"。
③ 一片　原作"一斤"，今据《辨证录》改。

山魈去，即以犬羊血涂病人面与下身不便处。彼必再来，见此形状，必绝交。此乘好洁而乱之也。此方皆秽物，又助气药，在妖恶，于人宜。

一洲渚或遇矮人，或长老，须发颁白，道貌可观，引至家，谈心论道，莫拟踪迹。间有化秀士，斗风流，变妖姬，逞姣好，挑以美言，赠以珍物，惑人野合。久之，采战吸精，尽情恣欲，逐之不避，骂之生嗔，飞砂走石，坏屋倒庐。此鱼鳖元龟水妖也。水怪宜不能离水，不知物至千年，皆能变为人。既能变，何忧陆地之游乎？盖人气最灵，物得之可以入道，原只欲窃人精气，不想害人，故天置不问。迨与人接，欲尽取后快。遂动杀念，作祟兴妖。法不祛他妖，以他妖生于陆，水怪生于水也。用硫黄数两，研末煎汤，遍洒家内外，房中时烧之，使气味充闾，彼畏不敢入。另用苍术一两，白术二两，煎汤与病人服。将渣杂硫黄煮，薰病者衣被，永绝其迹。二术纯阳之气，妖闻之最恶，况硫黄相克，安得不避。

中　毒

一服砒霜，疼痛欲死，不急救，必腐肠烂胃，呕紫血死。砒霜乃石，不过经火煅炼，毒何至此？盖生于南岳山，钟南方火毒，又经火气，气大热，又大毒，极酷烈，安得不杀人。性又善走，下喉升降肠胃，往来上下，脱薄皮穿人死。疼痛欲死，正毒攻突也。法必吐出毒。然吐难尽去，必用解毒药。世有用羊血以吐，亦有生者。但初服可救，时久入胃不治。今有[1] **救死丹**，久暂并治。生草三两[2]、瓜蒂七个，玄参二两，地榆五钱。下喉即吐。再煎渣服，又吐。砒善上升又下行，

甘草最解毒，得瓜蒂动吐，毒从上出；又得玄参、地榆解大肠火，上下共解。况二味润中解毒，故神效。惟服之不吐者，此肠胃已坏，不治。急救之可耳。倘不及煎药，急将饭锅煎药灌之，免因循失救。

一服断肠草，初胸前隐疼，久之气不通，至腹痛，二便俱闭人死。此即钩吻草，至阴之物，状似黄精，但叶有毛钩二个，最闭气，尤使血不行动，气血闭塞，人死，非肠固能断也。闽广多生，妇女小忿，每偷食，觅死如饴，取不大疼痛也。世有灌羊血得吐则生，亦有不肯吐者不救。不知此草杀人甚缓，不似砒霜酷烈。用**通肠解毒汤**：生草、大黄、金银花一两。一剂泻愈。方用生草、二宝解毒，大黄迅逐通气，毒解气通，何能作祟。

一食漏脯致胸膈饱满，吐泻，大肠如刀割，泄不止，人死。漏脯者，即隔宿肉食，屋漏水滴入，故名。何致毒杀？盖屋久必有蛇蝎行走，尘灰倒挂，系蛛虫毒物结成。天雨随水而下，入肉食，结而不化。食之，安得无事？纵未经蛇蝎行走，食之虽未必死，病断不免。倘误食，疼痛吐泻，急用**化漏汤**：山楂、大黄、厚朴三钱，生草五钱，白芷、麦芽二钱。不必三剂。此先消肉食，所以大黄推荡，白芷、甘草从中解毒。

人有饮吞鸩酒，白眼朝天，身发寒颤，忽忽不知，如大醉之状，心中明白，但不能语言，至眼闭即死。夫鸩毒乃鸩之类，非鸩鸟之羽毛，亦非鸩顶之红冠也。鸩鸟羽毛与鹤顶红冠皆不能杀人，不过生

_____

[1]　有　原无，今据《辨证录》补。
[2]　三两　《辨证录》作"二两"。

病，惟鸩粪则毒。此鸟出于异国，异国之人，恐言鸟粪，则人必轻贱，故但名为鸩，以贵重之也。此鸟非蛇蝎不食，故毒胜于孔雀之粪。孔雀之粪，冲酒饮之，有死有不死，鸩酒饮之，则无不死矣。盖鸩毒性热而功缓，善能闭人之气，所以饮之人即不能语言。发寒颤者，心中热也。心脉通于眼中之大眦，心热则目上视。眼闭而死者，心气绝目乃闭也。幸其功缓，可施救疗之法，无如世人未知。铎逢异人之传，何敢自隐。饮鸩酒者，倘眼未闭，虽三日内，用药尚可活。方用**消鸩汤**：金银花八两，煎汤取汁二碗，用：白矾三钱，寒水石三钱，菖蒲二钱，天花粉三钱，麦冬五钱。再煎一碗灌之。一时辰后，眼不上视，口能出言。再用前一半，如前法煎饮，二剂愈，断不死也。嗟乎！鸩毒之杀人，医经并未有言及有救疗者，世人服鸩毒亦绝少，似可不必传方。然而人事何常，万一有误饮鸩酒者，以此方救之，实再生之丹也。①。

一食鳖腹大痛，每有手足发青死者。鳖无大毒，因有蛇化者，有龟鱼化者。龟鱼所化，俱益人，蛇化最毒。腹下隐有蛇皮状，且色大红，食必杀人。腹大痛，毒攻肠也。手足属脾，毒中脾，现于手足，故发青。仍当解蛇毒。白芷、雄黄末三钱，山楂、丹砂末、枳实一钱，茯苓五钱。二剂愈。白芷、雄黄制蛇药，山楂、丹砂化鱼肉，合用则毒消。加枳实最去积，茯苓尤利水，更易解散。

一误服蒙汗药以致头重脚轻，口吐涎沫，眼瞪不语。村店多此药，盖乘人心迷取财物，醒来恍恍惚惚，辨别不真。其药大约天仙子为君，加狐心等物，但不杀人，世以凉水解亦能少苏。但凉水停心下，虚人必变他症。用**止迷汤**：茯苓五钱，生草三钱，瓜蒂七枚，陈皮五分。大吐醒，断不忘前事。盖茯苓通心，生草解毒，陈皮清痰宽中，又得瓜蒂上涌，使药不停心，一吐气清神朗，又不致五脏反覆。或问蒙汗药必痰迷心窍，何不用生姜开之？不知天仙子得姜愈迷其心，断不可用。

一两粤有下蛊毒于饮食，吃之，面目渐黄，饮食倦怠②，二三年无药解，必暴亡。世传土人将各毒虫与蛇蝎等投缸中，使彼此相食，食完，取一不死者为蛊母，此讹也。彼地别有蛊药，乃天生之毒。土人秘治蛊方，法不传。大约用矾石。盖矾石清痰，善化坚。蛊积腹中，内必坚硬，外痰包，故一物两用，奏功颇神。然柔弱者多，刚健者少。又蛊毒结胸腹，正气必虚，徒用矾石不虚虚乎？必须补气血中，加消痰化蛊药，则有益无损。用**破蛊全生汤**：人参、当归一两，茯苓五钱，生草、白矾、半夏三钱。三剂愈。此补气血，化痰块。正旺邪自消，又攻坚消蛊，何蛊不散。

一食蕈吞菌，胸胀心疼，腹痛肠泄而死。蕈、菌亦芝草，生莎叶朽木间，所谓腐臭出神奇也。然竹根枬柯生蕈生菌者，以土之湿热也。必丛聚蛇蝎恶虫。土中有虫气必上腾，蕈菌得气湿而不寒，易于发生，较他产更肥，又多毒。用**解菌汤**：生草二两，白芷三钱。服后，用鹅翎扫咽喉，必尽吐愈。或已过胃，引之不吐，必腹疼下泄，可全生。盖生草解毒，白芷制

---

① 人有饮吞鸩酒……实再生之丹也 此段条文原无，今据《辨证录》补。
② 怠 原作"急"，今据《辨证录》改。

蛇相助①，成功至易。

一食牛犬肉心痛，欲吐不能，欲泄不可。此毒结心胃，不升不降也。牛犬肉本补精血，此必牛犬有病，将死时又加束缚，激动怒气，毒结皮肤心肝，人食成病，甚至暴亡。法宜消肉食，佐以解毒，则胀闷宽，不死。用**消肉化毒丹**：山楂、神曲、雷丸、大黄三钱，枳壳、厚朴一钱。一剂大下，肉尽出。此下逐神方。倘可上涌用吐法，不用下法。倘吐不效，急服此方。

一短见服盐卤毒，必口咸作渴，腹疼痛，身踡脚缩，死。盐补肾，何杀人？不知盐卤味苦，先入心，心遇盐卤，气抑不通；盐卤见心不受，乃犯肾；肾见味苦又不受，遂往来于心肾间，心肾气不交，盐卤流入肠，不救。盖二肠最恶盐卤，入之肠必缩小成结。肠结气又不通，安得不踡死？必用甘以解之。生草三两，煎汤救之。初服卤，加淡豉一两，必吐。如服久，加当归二两，俱同煎饮。肠润未必皆死，要在活变。

一恣饮烧酒醉死，身必腐烂臭秽。酒性热，烧酒纯阳无阴，尤至热。多饮醉倒，热性发作，腐肠烂胃，往往不免。用井水频扑心胸，解发浸头于冷水中，待温，又易冷水，后用**解炎化酒汤**：人参一两（苟无，以黄芪二两代），柞木枝二两，黄连、寒水石三钱，茯苓五钱，菖蒲一钱。水煎一碗，以冰水探冷灌之，得入口即不死。以柞木枝解酒毒，菖蒲引入心，茯苓分消酒湿，人参固真气，使不随酒散。烧酒，气酒也。热极气易散越，固真气，火毒可解。不然火消毒解而气脱矣，此参所必用也。

一爱食河豚，致血毒中人，舌麻心闷，重者腹胀气难舒，口开声不出，久不治，害人。河豚，鱼也，何毒至此？且食之有中、不中者？盖因肠胃有宜、不宜也。大约肝血燥，胃气弱，多中毒。盖河豚善怒，性不宽广，食之自动气。人肝血燥，肝气自急，以急投急，不增其急暴乎？气急腹难舒，故心闷。气急声难出，故舌麻。必吐出其肉，则气舒腹宽，声出口闭。用**瓜蒂散**治：瓜蒂七枚，白茅根、芦根一两。大吐后，前症尽解。古有"拚死食河豚"之语，其实不杀人，但与性怒者不宜。

肠 鸣

一肠自鸣，终日不已，嗳气吞酸不休。人谓脾气虚，谁知肝气之旺乎。肝不郁则脾舒自化，水谷之精下传二肠，肠亦安然输辗，顺流而下，何有不平之鸣？惟肝木克脾，则土气不伸，肠乃鸣。肠鸣乃土气动，非金水动也。坤道主静，坤中有风，震动之声出，如雷霆之轰，天崩轴，非明验乎？故不必治肠，但治脾土。亦不专治脾，但治肝木，肝木风静，土气自静。用**安土汤**：白芍、甘草一两②、柴胡、炮姜一钱，茯苓三钱，苍术、神曲二钱。二剂全止。此肝脾同治法。肝正脾得养，脾安肠自通。不止鸣，鸣自止。妙在多行肝郁，故特神。

一饥后肠鸣，按之少止，人谓大肠虚，谁知胃气虚乎。肠鸣自宜肠虚，何属

---

① 助 原作"败"，字之误，今据《辨证录》改。
② 甘草一两 《辨证录》作"甘草一钱"，另有"白术一两"。

胃虚？盖胃气，肠气也。足阳明，胃；手阳明，大肠。故胃燥，大肠亦燥；胃虚，大肠亦虚。大肠糟粕必由胃入大肠，气虚必得胃气来援。今胃虚，仅可自顾，安能分布大肠？此大肠匮乏，求济于同经之胃而频鸣。法须助胃气，胃强肠实，何致空虚作鸣。用**实肠汤**：黄芪、白术一两，茯苓、山药五钱，甘草、神曲①、北味一钱，肉果一枚。一剂止，四剂不发。此大补胃气，绝不实大肠。然大肠自实，鸣自止，名实肠汤何不可？

一肠中作水声，如囊裹浆状，此水畜大肠也。大肠之开合，肾操其权。肾权者，肾火也。大肠寒热，全视肾火。大肠寒，水注于中不化，故作声。然大肠能容糟粕，不能容水，水入大肠，宜随糟粕出，何反作水声？盖大肠下为直肠，直肠下为魄门，乃肺操政，非肾操政。肺居上游，有无可如何之势。然肺不能禁邪水之入，实能断邪水之出，盖大肠与肺为表里，肺气不下行，大肠之气因而不泄。魄门，正肺门。肺门谨闭，水从何出？所以作裹浆之声。补命门火，兼利水，水从膀胱而化。用**五苓散**：白术、茯苓五钱，猪苓、泽泻一钱，肉桂三钱。一剂膀胱若决江河，二剂声息。五苓利水圣药，多加肉桂，使肾气温和，直走膀胱，水有出路，岂尚流入大肠哉。

自　笑　门

一大笑不止，或背人处自笑异常，人谓心有邪热，谁知心包火盛乎。心包，膻中之官，喜乐出焉。宜笑而笑，何病之有？所怪者，无故大笑，似祟凭而非也。祟凭必有奇异之徵，不只自笑。膻中为心主相，过热失其喜乐之令，权门威赫，妄

自尊大，纵欲穷奢，随地快心，逢人适意，及后不必喜亦喜，无可乐亦乐，岂相臣素志。亦权大威倾，势趋习移然也。膻中火盛自笑，正类此。法泄膻中火，笑自止。用**止笑丹**：生枣仁②、黄连、丹参、花粉二钱，犀角屑五分，丹砂末、生草一钱，丹皮、麦冬、茯神三钱。三剂愈。此泄心包火，仍是安心君。盖心君清明，相自不敢背主，故安心正安心包。

一忽哭忽笑，人谓祟，谁知积痰类祟乎。此病半成于心气虚，心虚不能自主，或哭或笑生。盖心气一虚，不能生胃，胃气亦虚。胃虚何能化物？水谷入胃，不化精而化痰。痰既化，痰将安往？势必仍留胃中。胃苦痰湿，必取心气以相资。心虚不能生土，痰即乘势入心，心恶痰犯，坚闭不纳，又恐胃土沉沦，故心瘠而作痛。痛至则哭，痛失则笑，亦其常也。用：茯苓、白术五钱，甘草、陈皮、半夏三钱，竹沥二合。水五碗，煎三碗，顿服。以鹅翎扫喉，必吐痰升许愈。盖痰在上焦，非吐不出。非用二陈为吐药，则旧痰出，新痰又积，笑哭不止。惟此一治，永愈。

一无故自悲，涕泣不止，人谓祟凭，谁知脏燥乎。脏燥，肺燥也。《内经》曰：悲属肺，肺之志为悲，又曰：精③气并于肺为悲。是悲泣，肺主之也。肺经虚，肺气干燥，无以润肺，而哀伤欲哭，则自悲涕泣是肺气匮乏，补肺何疑。然肺娇脏，补肺，肺不受益。必补其母，土旺金自旺。用**转输汤**：人参、茯苓三钱，甘草二钱，小麦、白术五钱，大枣十枚。十剂

---

① 神曲　《辨证录》用量为"二钱"。
② 生枣仁　《辨证录》用量为"三钱"。
③ 精　此上原有"积"字，今据《辨证录》删。

愈。此用参、术、茯、甘补脾，脾旺，金不再弱。但肺燥而悲，不润肺解燥，反助土生火，不益燥乎？不知乃肺气燥也。助土生火，正助金生气，气旺燥自解。大麦成于麦秋，有秋金之气，入于参、术、苓、草，无夏火之气，故成功。

一少拂意①，即怒气填胸，不能自遣，人谓肝气抑，谁知肝血少乎。肝性急，宜顺不宜逆。拂抑，逆也，必动怒，怒极伤肝，轻则飧泄，重则呕血，然此乃猝然肝因怒而成。若肝血少，不必有可怒即大怒，不必遇当恼即甚恼。盖血少则肝燥，燥则气逆也。故前症实，后症虚。然实者火实，非血实；虚乃血虚，非火虚。症异治亦殊。用**解怒补肝汤**：白芍一两，当归五钱，泽泻、柴胡、荆芥、甘草一钱，枳壳三分，丹皮三钱，天花粉二钱。五剂，自不易怒。此平肝，非泄肝。肝得补而血生，郁得血而易散。即天性多乖，平生多恼多服此药亦免病。

一晨夕遇无故心烦意燥，不能遣，夜则口干舌燥，只一更睡熟，余常醒，人谓肝血少，谁知肾水涸乎。肝，肾子。子弱由母虚。盖肝必得水灌溉，枝叶敷荣。今肾水日耗，自顾不遑，肝木黄殒，势所不免。肝燥无液养心，此所以不卧。必大补肾水，甘霖大降，田畴沾渥，将见萌芽条达，随风快畅。自然心火取给肾宫，肾水足济心主，肝气往来相通，何顺适乎。用**运肝汤**②：熟地一两，枣皮四钱，归、芍五钱，北味、炒栀子一钱，玄参、丹皮三钱。十剂卧安，三十剂遇怒不怒。此补肾六，补肝四。绝不治心，心气自交肾者，因水足，心不畏肝火，可交通心肾之路也。

喑　哑

一渴极饮凉水，忽喑哑不出声，人谓心火亢，谁知肺气困乎。肺主气，气通音亮，气塞音哑。盖肺属金，金实则不鸣耳。但肺最恶心火，火刑金，宜金所畏，金不出声，理也。何得水反闭？不知水来克火，则火必为水所克。金幸水克火，犹恐火刑金。肺气随水下降，金沉水底，何能自鸣？此症乃水抑肺不升，非肺之自败。宣扬肺气，分消水湿，不治喑哑，自鸣。用**发声汤**：枇杷叶五片，贝母二钱，茯苓、玄参五钱，百部、苏叶、甘草一钱，麦冬、双皮③三钱。三剂愈。此方宣肺气，则肺气自扬，分消水湿，火势自降。火降水消，金无所畏，肺亦何故而不鸣。

一劳损怯弱，喘嗽不宁，渐喑哑，气息低沉，人谓肺气绝，谁知肾水涸乎。肺，肾母，母病何能乳子？肾水不足，日取给于肺，如是子母两贫，自饥饿不出门，气息奄奄，所谓金破不鸣也。世谓金破宜补土。土，脾胃也。脾胃生金，但补脾胃多阳药，用阳药补土，则阳旺阴愈消，非徒无益，而又害矣。必大补肾水，子富母自不贫。况肺气夜归肾宫，向子贫不探，今子富母必荣幸入室。肺气入肾宫，则将息安宁，何等逸乐。肾且有液以供肺母，则肺金顿生，必气息从容，重施其清肃。用**助音汤**：熟地、麦冬一两，北味、甘草、苏子一钱，天冬、地骨皮④

---

① 一少拂意　此下二则，《辨证录》作"恼怒门二则"。

② 运肝汤　《辨证录》作"润肝汤"。

③ 双皮　即"桑白皮"，下同。

④ 地骨皮　《辨证录》用量为"三钱"。

二钱，贝母三分，款冬五分，沙参五钱。四剂喘嗽止，二十剂声出。再服二月，断不喑哑。后加人参五分，山药一两，茯苓二钱，服半年如旧。此肺肾两补，故克奏将坏之绩。

一渴甚，舌上无津，两唇破裂，喉中干燥，遂失音，人谓肺火旺，谁知心火太旺乎。肺属金，最畏心火克。然顽金不炼，何以成器发声？惟金衰，心火过旺，未免刑金，求其声音疏越得乎？法须泄心滋肺，则火息肺安。然又不可徒泄心。盖心火有余，实因肾水不足。水不能制火，火得炎上矣。倘不补水徒泄火，火无水制，徒服寒凉，反增火焰，所谓因激成横也。用**鸣金汤**：黄连、桔梗三钱，麦冬、玄参、生地五钱，甘草、花粉二钱。二剂愈。妙在泄火且补肾在中。尤妙全不补肾，仍救肺。盖肺肾子母，救肺正生肾，肾水生，心火降矣。

瘟　疫

一瘟疫传染，头痛眩晕，胸膈膨胀，口吐黄痰，鼻流浊水，或发红斑，或发如焦黑，或呕涎如红血，或腹大如围箕，或舌烂头大，或脚痛心疼。人谓天灾流行，谁知人召。奇奇怪怪，不可执一，然皆火热毒郁而不宣。火木炎上，拂性则蕴藏腹中，所以火闭作热，热闭成毒，由来久矣。法宜大泄火毒，以泄郁闷之气。第泄火，未免大寒。不先发散，遽用寒凉，火转闭而不达。须于散中用泻，则疫如扫。用**散瘟汤**：荆芥、花粉、麦芽①、神曲三钱，石膏、茯苓五钱，玄参一两，生草、陈皮一钱，黄芩二钱。三剂愈。此泄肝②胃火，以瘟疫之热多由二经也。妙在荆芥助石膏、黄芩，泄火又散火。火散，热发

于外矣；火泄，毒化于内矣。火解毒消，瘟神疫鬼鬼自遁。又方：大黄、荆芥、生草、柴胡、川芎、苍术各一钱，白芷五分。水二碗，煎八分。一剂回春。此较散瘟汤少异，然皆主散火。瘟疫治法，不可拘执，录此以备采择。

又云：偶传瘟疫，眼角忽大肿，身子骤发寒热，喉咙大胀作痛，数日之后，即鼻中出血，口出狂言，见人骂詈，发渴。若饮之水，则又泻痢不止，不过半月，其人即亡。一见眼角发肿，即用七星汤治之，二剂即愈。若至泻痢，此方不可救矣。方另用加味术苓汤救之，痢止则生，否则不救。宁传方以防疫，不可有疫而无方，故罄述之，不敢隐也。二方载后。**七星汤**治传染瘟疫，眼角忽然大肿，身骤发寒热，喉咙大胀作痛，骂詈发渴。玄参、麦冬各一两，天花粉三钱，甘草一钱，荆芥二钱，神曲一钱，桔梗二钱。水煎服。若鼻中出血，加犀角一钱，切不可用升麻代之，宁用黄芩一二钱。加味**术苓汤**、治前症瘟疫，鼻中出血后饮水泻痢。白术五钱，茯苓一两，贯仲一两，甘草二钱，车前子五钱。水煎服。痢止则生，否则不救③。

种　子

一交感，女兴浓，男先痿，精射不远，人谓命门之火衰，谁知阳气大虚乎。气旺阳旺，气衰阳衰，此五脏真气，不只命门真气。命门真气乃先天火气，然非五

---

① 麦芽　《辨证录》用量为"二钱"。
② 肝　《辨证录》作"肺"。
③ 又云偶传瘟疫……否则不救　此条原无，今据《辨证录》补。

脏后天之气不生。世人戕贼五脏，因而命门火气随五脏真气而消磨，安能助命门火？久战不泄，取女子之欢心以种子，似宜急补五脏阳气。然但补脾胃气，心肝肺气自旺，五脏气旺，命门火欲不旺，得乎。用**助气仙丹**：人参、杜仲五钱，芪、术一两，当归、故纸、山药三钱，茯苓二钱。八剂气大旺，自久战射远，男施女爱。妙在补气不补阴，以病成阳衰，则阴气必旺。又妙不助火，盖气盛火自生。若兼补火，则阳过胜而火炎，复亢烈，反不种子。

一泄精只一二点，人谓肾水之亏，谁知天分薄乎。精少人身必壮，何谓天分薄？不知精少者，则精不能尽射子宫，得天限也。得天之厚者，果如此乎？天予人以薄，医能逆天行道乎？然人苟有迁善之心，医即有种子之法。恃强斗力，过思劳心，多食伤胃，皆耗精。苟安闲息力，淡漠居心，节食养胃，药添精髓。用**生髓育麟丹**：人参、麦冬、苁蓉六两，枣皮、山药十两，熟地、桑椹干子一斤，鹿茸、人胞一对、龟胶、枸杞半斤，龟鳔四两，当归五两，北味三两，柏子仁二两。细末，蜜捣成丸。早晚滚水下五钱。服二月多，阳事亦坚。方填精益髓，又无金石，久服不特种子，兼延年。切勿轻视此方。

一甚健，久战精泄，如热汤浇入子宫，妇人吃惊，反不生育。人谓久战女兴阑，子宫紧闭，精不能入。孰知胎胞居心肾间，喜温不喜寒，精热宜所喜。然过寒则阴凝，过热则阳亢，胎胞俱不纳。交际胎口未有不启者，口即启，安有茹而吐之乎？惟过热，则口欲开[1]而不能，中欲受而不得，必弃于外，享清凉矣。有坐娠数十日而经来者，正受胎复堕，非外因，

乃精过热难存养也。似宜泄火，然泄火必伤脾胃，反无生气，何以种玉。但补肾水，水旺火自平。用**平火散**：熟地一两，玄参五钱，麦冬、山药、沙参三钱，生地、丹皮、石斛[2]二钱。十剂，精不过热，交感受胎，且永安。此补阴无大寒，泄火又生阴，无事解氛，自获退炎之益，何必加知、柏苦寒哉。

一泄精，寒气逼人，自难得子，人谓命门火衰，谁知心包火不助乎。盖命门火生于下，必得心包火相合。温和之气充溢骨髓，始于泄精时，无非生气。倘命门有火兴阳，心包无火济水，则命门气散，安能鼓其余火，发扬于精管哉。用**温精毓子丹**：人参、远志、柏子仁[3]、茯神二两，肉桂、北味、肉果一两，菟丝、当归、巴戟[4]、炒枣仁、枣皮、苁蓉、故纸三两，鹿茸一对、黄芪八两，砂仁五钱，白术五两。为末，蜜为丸，日酒送一两。完一料，精温。方温中有补，虽助心包，仍益命门。二火同温，阳春遍体，不能生子，吾不信也。

一精滑极，至玉户便泄，欲强战不得，人谓天分弱，谁知心肾两虚乎。久战，命门火旺也。然作用虽出于命门火，操权实在心宫火，盖命门火听令于心。心衰，权反移心包。故心火一动，心包火即操柄，心即谨守其精，心包暗送门外。至于望门泄精者，不特心衰，心包亦未盛也。法补心火，不可泄心包火。盖泄心包火，心火益衰耳。用**济火延嗣丹**：人参、

---

[1]　开　《辨证录》作"闭"。
[2]　石斛　《辨证录》用量为"三钱"。
[3]　柏子仁　《辨证录》用量为"一两"。
[4]　巴戟　《辨证录》无。

北味、当归三两，黄芪、巴戟八两，黄连八钱，肉桂、柏子仁、远志、金樱子二两，白术五两，龙骨、牡蛎煅一两，枣皮、芡实、山药四两，鹿茸一具。为末，蜜丸，滚水下一两，不拘时服。三月可久战，一年如换一人。此心肾两补，不专尚大热，故可久服延年，非惟健阳生子。然忌房事三月，始保长久。否则，不过期月之壮，种子目前。

一身肥，必多痰涎，多不生子，此精中带湿，流入子宫仍出也。精贵纯，湿气杂之，胎多不育。饮食原化精不化痰，何有湿气入之？不知无痰者，饮食皆化精。多痰者，食虽化精，湿多难化，遂乘精气入肾时，亦同入矣。正以遍身痰气，肾欲避湿而不能。湿入肾，精非纯粹，安得育麟。须先化痰。然痰生本于肾气寒，多痰由于胃气弱。胃为肾关，《内经》年久，讹"肾为胃关门"。胃气弱，不能为肾闭其关门。肾少真火，力难烁干湿气，水泛为痰，且上浮不降。必当治肾胃二经，健胃，痰可化，补肾，痰可消。用**宜男化育丹**：人参、白术、山药、芡实、熟地、苡仁五钱，半夏、白芥子三钱，茯苓一两，肉桂二钱，诃黎勒五分，益智一钱，肉蔻一枚。服一月，痰湿尽除，交感亦健，生子永寿。此补肾三，健胃七，胃健肾更健，胃强能分水湿，何湿入肾乎？又肾温足以运用，即有水湿入肾，自能分泄尾间，则精咸纯粹。

一面生痿黄，不能生子，乃血少也。或生子，亦干瘦，久成儿痨。人谓小儿不慎饮食，或咎乳母汁薄。人动云父精母血，不知男子气血全足，精亦全足。苟气有余，血不足，精自偏枯。精偏枯虽幸成形，乌能无偏盛之病。先天无形之血，能生后天有形之血；若后天有形之血，不能生先天无形之血。故食母乳，吞肥甘，终不能生儿血以全活。然父少血，可不急补哉。但血不能速生，必补气，气旺而血旺。或疑血少补气，恐阳旺阴衰。孰知血少由于气衰，补气生血，又何疑乎？用**当归补血汤**：黄芪、熟地五钱，当归一两。四物补血不补气，故不用。若补血汤，名补血，其实补气。原方用黄芪一两、当归五钱，重补气也。今用当归为君，黄芪为臣，又佐熟地滋阴，是重补血，气自生血，非血以助气，气血两旺，根深本固矣。

一怀抱素郁不生子，人谓命门火不宣，谁知心肝气郁乎。火性炎上，忧愁则火不扬，欢愉则火大发。木喜条达，摧阻则木抑不伸，悠扬则木直不屈。境遇伦变，心欲怡悦不能，肝欲坦适不得，势必兴致萧索，久则阳痿不振，何以生子？法舒心气，则火遂炎上；顺肝气，木遂条达，自木火相通，心肾相合，可久战消愁，尽欢取乐。用忘[①]**忧散**：白术五钱，茯神、志肉、巴戟、白芥子二钱，柴胡、陈皮、神曲五分，郁金一钱，白芍一两，当归、麦冬、丹皮三钱。十剂郁解。方解郁有兴阳种玉之味，倘为丸久服，未有不得子者。

一阳物细小，不得子，人谓天定，谁知人工亦可造作乎。世为贵者多小，贱者多大，造物欺此必丰彼。然贱者未常无小，贵者未常无大，是贵贱不可定大小。盖阳修伟，因肝气有余；阳细小，肝气不足。以阴器筋余，又属宗筋之会，肝气旺而宗筋伸，肝气虚则宗筋缩；肝气寒则阴器缩，肝气热则阴器伸，故阳物大小全在

----

① 忘 原作"妄"，今据《辨证录》改。

肝经盛衰寒热。欲小者大，非补肝不可。然肾，肝母；心，肝子。不补肾，则肝气无所生；不补心，则肝气有所耗，皆不能助肝以伸筋，助筋以壮势，故必三经同治。然徒展阳不知用药，虽旺阳不能大。

用**夺天丹**：龙骨二两，酒浸三日，又醋浸三日，火烧七次，用前酒、醋淬。驴肾内外各一具，酒煮三炷香，将龙骨研末，入驴肾中，再煮三炷香。后入人参、当归、杜仲、熟地、枣皮三两，补骨脂、菟丝、茯苓二两，山药、北味炒、附子、柏子仁一两，芪、术五两，砂仁五钱，地龙十条，鹿茸一具（酒浸透，切片，又切小块）。各细末，将驴肾汁同捣，汁干，少加蜜，同捣为丸。早晚热酒送下各五钱，一月效。但必忍房事两月，具大能久战，取女欢心，射精尤远，含精甚易。但宜敬畏为心，倘恣欲耗精，非惟无子，且成痨瘵，戒之。

辨证奇闻卷十一

带　门

一下流白物如涕唾不止，自然而下者，甚则臭秽，白带也。夫带病俱是湿病，以带名者，因妇人有带脉不能约束故也。带脉通于任督，任督病带脉亦病。带脉只妇人有之，所以束胞胎之系，妇人无带脉，则难以系胎，故带脉弱胎易堕，损伤带脉，胎必不牢。然带脉损伤，非独跌闪挫气已也。行房过纵送，饮酒出颠狂，虽无疼痛，其中暗耗，则白物自下。故带病师尼、寡妇、嫁女多，处子少。况脾气虚，肝气都，湿气侵，火气逼，安得不成带下？白带者，湿盛火衰，肝郁脾虚，则脾土受伤，湿土之气下陷，是以脾精不守，不能化为荣血，变白滑物，由阴门直下，欲禁止不得。宜大补脾胃气，少佐舒郁，使风木①不闭塞地中，地气自升于天上，脾气健，湿气自消。方用**完带汤**：白术、山药一两，甘草、半夏一钱，前子、苍术三钱，陈皮、荆芥五分，人参二钱，白芍五钱，柴胡六分。六剂全愈。此脾、胃、肝三经同治，寓补于升，寄消于散。开提肝气，则肝血不燥，何致下克脾土？补益脾土，则脾经不湿，何难分消水气。至补脾兼补胃者，脾胃表里，脾非胃气强，则脾弱不能旺，然补胃正补脾耳。

一带下色红，似血非血，赤带也。赤带亦湿病，湿亦现黄白色，不现黄白现赤者，火热也。火色赤，故带下亦赤。但带脉系腰脐间，近至阴地，不宜有火。岂路通命门，肾火出乎。不知带脉不通肾而通肝，忧思伤脾，又郁怒伤肝，肝火内炽，下克脾土。脾土不能运化，湿热蕴结于带脉，肝火焚烧，肝血不藏，亦渗于带脉内，带脉又因脾气伤，约束无力，湿热随气下陷，同血而俱下。观其形象，似血而非血，其实血与湿俱不能两分。世以赤带属心火，误耳。宜清肝火，扶脾气，赤淋庶可愈。方用**清肝止淋汤**：归、芍、黑豆一两，阿胶、丹皮三钱，生地五钱，牛膝二钱，黄柏、香附一钱，红枣十枚。十剂不发。此补肝血，不利脾湿者，以赤带火重湿轻也。火旺由于血衰，补血足以制火矣。但水与血合成赤带，竟不能辨其是湿非湿，则湿尽化为血矣，故治血可也，何必利湿。方妙在纯治血，少加清火，故独奇。倘利湿，反引火下行，转难遽效。或问：前言助脾土，今何补肝，绝不补脾？不知芍药平肝，肝舒自不克脾，是补肝正所以扶脾，又何必加参、术哉。

一带下色黑，甚如墨汁，其气最腥，人谓下寒极，谁知火热极乎。火色红，何成黑色？不知火极似水，假象也。其症必然腹痛，小便时必如刀触，阴门必发肿，

---

① 木　《辨证录》作"水"。

面必红。久则黄瘦，饮食兼人①，口必大渴，饮凉水少觉宽快。此命门、膀胱、三焦火合，胃火又旺，四火同煎，安得不成炭色？不发狂者，以肾水与肺金之气涓涓不绝，是以润心济胃耳。故饮水下胃，但成带下。火结于下不炎上，惟以泄火为主，火退湿热自舒。用**利火汤**：白术、石膏五钱，大黄、茯苓、前子、王不留行、刘寄奴、黄连、炒栀子三钱，知母二钱。六剂全愈。此方迅利，殊不知救焚少缓，火势延烧，不尽不止。今用黄连、石膏、知母、栀子寒凉泄火，入大黄中，迅速扫除，又得王不留行、刘寄奴，利湿甚急，俱无停住之机。佐术、苓、车前，速成功也。

一带下色黄，宛如黄茶浓汁，其气带腥，人谓脾经湿热，谁知任脉湿热乎。夫任脉本不容水，何湿气入化黄带？不知带脉横生，通于任，任脉直上达唇齿，唇齿间原有不断之泉，下灌于任脉，使任脉无热，则口中津液尽化为精入肾。惟热存下焦，则不化精化而化湿。水白火红，今湿与热合，欲变红不能，化白不得，煎熬成汁，因变为黄。黄，土色。真水火合成丹，邪水火合成带。世以黄带为脾湿热，单治脾，此故难痊也。方用**退黄汤**：山药、芡实一两，黄柏二钱，车前子一钱，白果十枚②。四剂全愈。此方白带俱治，但黄带尤效。盖山药、芡实专补任虚，又利水，加白果引入任脉，使捷效。至用黄柏清肾火，肾与任脉相通，同群共济，解肾火即解任脉热。此症亦可用**解带利湿汤**治之。白果、茯苓各一两，泽泻、车前子、炒栀子各二钱，水煎服。

一带下色青，甚如绿豆汁，稠粘不断，其气亦腥，人谓小肠湿热，谁知肝经湿热乎。肝属本，色青。带下流绿豆汁，明是肝病。但肝最喜水，湿亦水，似非肝所恶，何竟成青带？不知肝喜水恶热，以所恶合所喜，必违其性矣。肝性既违，肝气必逆。气上升，湿欲下降，两相牵制，必停住中焦，走带脉，从阴门出。色青绿者，正其乘肝气也。逆轻者，热必轻，色青；逆重者，热必重，色绿。似治青易，治绿难。然解肝火，利膀胱水，带病自愈。方用**逍遥散加减**：茯苓、白术、白芍五钱，甘草五分，陈皮、柴胡一钱，茵陈、炒栀子三钱。四剂愈。逍遥散解郁，何取治青带如神？盖肝经湿热留者，因肝气逆。逍遥散最解肝逆，逆平，湿热难留，况茵陈利湿，栀子清热，肝气清凉，青绿又何来乎？此方之奇也。倘仅治青带，惟利湿清热，置肝气于不问，安有止带之日哉。

血枯门

一妇年未七七先断，人谓血枯，谁知心、肝、脾郁乎。凡血枯必死，此血闭也。且经水乃天一之水，出肾经，至阴精有至阳之气，故色红，似血非血。以经水为血，千古之误。何不名血水？古圣呼经水者，以水出肾经名之也。是经早断，必肾水衰涸，何谓心、肝、脾气郁？盖肾水生，虽不由三经，而肾非肝气相通，肾气不能开。非心气相交，肾③气不能上。非脾气相养，肾气不能成。一经郁，则气不入肾，肾气即闭塞不通，况三经同郁乎？肾水足，尚格格难出，况肾气原虚，

---

① 饮食兼人　兼人，胜过别人。饮食兼人，即饮食倍于常人。

② 十枚　《辨证录》作"一枚"。

③ 肾　原作"肝"，今据《辨证录》改。

何以媾精盈满，化经外泄。此经闭似血枯耳。必散三经郁，大补肾，仍补三经气，则精溢经自通。用溢①经汤：熟地、白术一两，山药、当归五钱，生枣仁、白芍、沙参三钱，丹皮二钱，人参二钱，柴胡、杜仲一钱。八剂经通。一月人健受孕。此心、肝、脾、肾同治，妙在补水以通之，散郁以开之。倘徒补，则郁不开生火；徒散，则气益衰耗精。或用攻坚并辛热之品，无益反害。

一室女月经不来，腹大如娠，面乍赤乍白，脉乍大乍小，人谓血枯经闭，谁知鬼凭乎。心邪则鬼来，或梦里求亲，目中相狎；或托戚属贪欢；或言仙子取乐。久之，精神仅供腹中邪，邪旺正衰，必经闭血枯。欲导经，邪据腹经难通，欲生血，邪饮精血难长，因而痨瘵，至死不悟，悲乎。宜先去邪后补正。用荡邪丹：雷丸、大黄三钱，桃仁三十粒，当归、丹皮五钱，生草二钱。一剂下秽物半桶，再用调正汤：二术、苡仁五钱，茯苓三钱，陈皮、甘草、贝母一钱。四剂经渐行。或疑鬼胎必伤血，故血枯而后经闭。今堕其胎，何不补血，反补胃气？盖鬼气中人，正虚可知，且血不骤生，补气自易生血。二术补阳气，阳旺阴自难犯。倘服补血药，则阴以招阴，恐胎虽下，鬼气必再种。不若补阳气，使鬼难侵，生血亦速。

血　崩

一血崩双目黑暗，昏晕于地，人谓火盛动血，然此乃虚火。世治血崩，每用止涩。然虚火不补，易于冲击，必随止随发，终不能愈。必须补中行止。用固本②止崩汤：熟地、白术一两，参、芪三钱，当归五钱，黑姜末二钱。十剂不发。倘畏药重减半，必不能止。方妙补血更补气。不但补气且补火，何也？血崩至黑暗昏晕，则血必尽去，仅存气一线耳。若不急补气，则有形血不能速生，无形气必且尽散，故补血先补气。然补气不补血，血不易生。补血不补火，血且凝滞，不能随气速生。况干姜引血归经，补中有收，故并用。

一老妇血崩，目暗昏地，人以为老妇虚极，因不慎房劳之故也，谁知是多言伤气，且不节饮食之故乎。夫老妇原宜节损饮食，复加闭口，始气不伤而神旺。无奈老妇闻喜事而心开称誉，不肯闭舌，未免有不宜言而言者。况原有宿疾，安肯无言，故一发而不可救。夫老妇血衰，因气虚之极而不能生也。况加之多言耗气，又安能助气以生血乎。气益衰而血难长矣。故冲任大开，欲不崩而不可得者，治法必止其血也。谁知血愈止而愈多，以气衰不能摄血耳。方用助气敛血汤：白术二两（土炒）、黄芪四两（醋炒）、三七末三钱。水煎服。一剂血少止，二剂血止，四剂全愈。此方补气不补血，以气能止血也。加之醋炒芪、术，专以酸能救血也。加之三七者，以其能断血也。然必多服始能愈者，以老妇血亏气衰，不大补何以止其耗散之元阳，使气旺以生血乎。然此方可以暂止老妇之血，不能久旺老妇之气也。另用前方去三七而多加当归，用补血汤朝夕吞服，并行为之得到③。

一老妇血崩，症如前，此不慎房帏

---

① 溢　原作"温"，今据《辨证录》改。
② 本　原作"木"，字之误，今据《辨证录》改。
③ 一老妇血崩……并行为之得到　此段条文原无，今据《辨证录》补。

也。七七天癸绝，宜闭关不战，即战宜草草了事，未必肾火大动。倘如少年浪战，必血室大开，崩决而下。用**当归补血汤**加味：芪、归一两，三七末三钱，桑叶十四片。四剂不发。设再犯色，必重病。补血汤气血双补，三七根止血，桑叶滋阴又收敛。但年老阴精既亏，此方虽神，恐难永远，以补精药尚少。服此后，加白术五钱，熟地一两，山药四钱，麦冬三钱，北五味一钱，服三月断后。

一受娠三月，血崩胎堕，人谓挫闪受伤，谁知房事太过乎。少妇行房者常，何血崩？气衰耳。气衰不耐久战，久战必泄精多，则气又衰，不能摄血。况久战虚火内动，精门不关，血室亦不闭，胎必不固。内外齐动，血又何能固。自当补气，少住止血。用**固气汤**：参、术、熟地五钱，当归、杜仲三钱，茯苓、甘草①、枣皮二钱，远志一钱，北味十粒。十剂愈。此固气兼补血，已去血速生，将脱血尽摄。凡因虚血崩皆效。

一交感虽不如血崩，然涓涓不止，未免气血两伤，久必血枯经闭。此因前月水来，贪欢交战，精冲血管也。血管不可精伤，受孕乃血管已净。初来血正旺，彼欲出，精射之，则血退缩，既不受孕以成胎，势必聚精而化血。交感淫气触动旧日之积，两气相感，精欲出，血随出。须通胞胎气，引精外出，益以填精补气，血管之伤可再补。用**引精止血汤**：人参、枣皮五钱，白术、熟地一两，茯苓二钱②、前子、炒黑荆芥三钱，黄柏五分，黑姜一钱。十剂不发。用参、术补气，地、枣补精，精气旺，血管自流动。加苓、前利水，水利血窍自利。加黄柏，直入血管，引出凤精。加荆芥引出败血，又益黑姜止

血管之口。此方实有调理曲折之妙，故除旧疾。然慎房事三月，则破者不重损，补者不再伤。慎之。

一甚郁作渴，呕吐吞酸，血崩，以火治或时效时不效，盖肝气结也。肝藏血，气结宜血结，何反崩？此肝性急，气结则更急，急则血不藏。法宜开郁。然开郁不平肝，则肝气大开，肝火更炽，血何能止。用**平肝止血汤**：白芍二两，归、术一两，柴胡一钱，三七根末、丹皮、生地三钱，甘草、荆芥二钱。四剂愈。妙在白芍平肝，得柴胡而郁尽解；白术利腰脐，血不积住；荆芥通经络，血有归还；丹皮凉骨髓热；生地清脏腑炎；当归补中止血，自郁散血止。

一跌仆升坠，恶血下冲如血崩。错认血崩，用止血适害之也。手按必疼痛，久之痿黄枯槁。治须行血去瘀，活血止疼，血自止。苟即用补涩，瘀必内攻，痛且不止，新血不生，旧血作祟。用**逐瘀止崩汤**：大黄、龟板三钱，生地一两，当归③五钱，白芍二钱，丹皮一钱，枳壳五分，桃仁十粒。不必四剂。方活血佐下泄，故逐瘀止血。或疑跌仆升坠，由外伤内，虽不比内伤重，然既血崩，内伤亦不轻，何去瘀不顾气？不知本实未拨，治标足矣，何必顾本补内。

一每战即如血崩，人谓胞胎有伤，触即动血，谁知子宫、血海因热不固乎。子宫在胞胎下，而血海在胞胎上。血海，冲脉也。冲脉寒，血亏；冲脉热，血沸。血

---

① 甘草　《辨证录》用量为"一钱"。
② 茯苓二钱　钱本及《辨证录》均作"茯神三钱"。
③ 当归　《辨证录》作"当归尾"。

崩正冲脉热。然冲脉热，何必交战始血来？盖脾健能摄血，肝平能藏血也。人未入房，君相二火寂然不动。虽冲脉热，血不外泄。及战，子宫大开，君相火齐动，以鼓精房，血海泛溢，不可止遏。肝欲藏血而不能，脾欲摄血而不得，故经水随交感至，若声应之捷。必绝色三月，用滋阴降火药，凉血海，则终身之病，可半载愈。用**清海丸**：熟地、桑叶、白术、玄参一斤，枣皮、石斛八两，北味三两，麦冬、沙参、骨皮、丹皮、山药十两，龙骨（煅，醋焠）二两①。为细末，蜜丸，滚水下，早晚各五钱，半年愈。此补阴无浮动，缩血无寒冷，只用发灰、白矾、黄连、五倍，外治幽隐之处，吾恐愈塞愈流。

调　经

一经先期来，其经多，人谓血热极，谁知肾中水火旺乎。火旺血热，水旺血多，似勿药有喜。但过于有余，则子宫大热，恐烁干男精。太过损之，既济道也。然火不可任有余，水必不可使不足。宜少清火，不必泄水。用**清经散**：丹皮、白芍、熟地三钱，骨皮五钱，青蒿、茯苓二钱，黄柏五分。二剂自平。清火仍滋水，火泄水不与俱泄，则两益。

一经先期来甚少，人亦谓血热极，谁知肾火旺水虚乎。女子经最难调，不细辨，必鲜效。先期者，火气冲。多寡者，水气验。前来多，火有余。此来少，水不足。倘俱谓有余，泄火不补水，或水火两泄，必加病。法不必泄火，但补水，水足火自消。用**两地汤**：玄参、生地一两，白芍、麦冬五钱，阿胶、骨皮三钱。四剂经调。骨中热，由肾宫热，地骨、生地俱凉

骨中热，则肾气自寒，又不损胃气。况药纯补水，水盛火安，得不平。

一经后期来甚多，人谓血虚，不知非也。盖后期来少，血寒不足；后期来多，血寒有余。经水虽本于肾，其流则脏腑之血皆归。故经来诸血尽来附益，以径开门启，不遑迅合，血乘而出也。血既出，则成不足。宜于补中温之，非后期俱不足也。用**温经摄血汤**：白芍、熟地一两，川芎、白术五钱，肉桂、柴胡五分，续断一钱，北味三分。二十剂调。此大补肾、肝、脾之精血，加肉桂去寒，柴胡解郁。补中有散，散不耗气；补中有泄，泄不损阴。故受补益，收温功。凡经后来俱效，诚调经摄血妙剂。倘元气虚，加参一二钱。

一经来断续，前后莫定，人谓血虚，谁知肝气郁结乎。经出肾。肝，肾子，肝郁亦肾郁，肾郁气自不宣。前后或断或续，正肾气或通或闭也。然肝郁肾不虚，未必至此。此子母关切，子病母有顾复之情，肝泄肾自有缠绻之谊。肝气或藏或闭，则肾气或去或留，相因而至者，又何疑？开肝郁即宣经水之流。用**定经汤**：归、芍、菟丝子一两，熟地、山药五钱，柴胡五分，炒荆芥一钱，茯苓三钱。四剂期定。此舒肾肝气，非通经药。补肾肝液，不利水。肾肝气舒而经通，肾肝津旺而水利，故为妙。

一数月一行经，无先后、多少之殊。此乃无病，气血两不亏损。夫妇人有天生仙骨者，经水以季为数，不以月为盈虚。女子经水不泄，黄河便可逆流。真气内

———————
① 二两　此下《辨证录》有"白芍一斤"。

藏，则坎中之阳不损。倘加炼形之法，一年之内便飞升。然世人见经水不来，妄加药饵。然天仙骨之妇，世不少。嗜欲深者，天分损也，可不立乎？**名助仙丹：**白术、山药、白芍三钱，茯苓五钱，甘草、杜仲一钱，陈皮五分，菟丝子二钱。四剂如旧，不可再服。此平补有妙理，健脾益肾，解郁消痰，不损天然之气血，便是调经之大益。何用重剂助火，热药通经。

一妇五六十岁，行经如紫黑块，或如红血淋，此血崩之渐也。七七天癸绝，又不服补阴济阳药，何精满化经？乃肝不藏血、脾不统血也。非泄精动命门火，气郁动龙雷炎。二火发动，血乃走，似行经，实非也。此非大补肝脾，血不骤止。然补肝脾，尤当兼补气以止血。**用安老丹：**参、芪、熟地一两，归、术、枣皮五钱，阿胶、荆芥、甘草、木耳灰一钱，香附五分。十剂愈。此补肝脾气，气足自生血，且能摄血。尤妙大补肾水，水足肝气益舒，肝舒脾气得养，肝藏血，脾统血，何虞崩哉。

一经忽来忽断，时痛时止，往来寒热，人谓血结，不知肝气不舒也。肝木最恶寒风，经来腠理大开。适风吹，则肝气闭塞，经水之门亦随闭。于是，腠理经络不宣，气行于阳则热，气行于阴则寒，此特寒之轻者。倘寒甚，则内热益深，热入血室，如见鬼状。此宜补肝血，通郁散风，随效。用加味**四物汤：**熟地一两，芎、丹皮三钱，归、芍、白术五钱，甘草、玄胡、柴胡一钱。此用四物滋肝[①]肾，柴、芍、丹皮扬风郁，甘草、白术、玄胡利腰脐，安腹痛，入表里，通经络。用之得宜，自奏功。

一经前疼痛，多紫黑块，人谓热极，谁知郁极，火不能化乎。肝火郁则不扬，经欲行，肝气不应，则抑其气而痛。然经满则不能内藏，肝火焚烧，内逼经出，火亦随而怒泄。紫黑者，水火两战之象；成块者，火煎成形之状。经失其为经，正郁火内夺其权也。似宜大泄肝火。然泄肝火，不解肝郁，则标去本未除。用**宣郁调经汤：**归、芍、丹皮五钱，紫胡、香附、郁金、甘草、黄芩一钱，白芥子二钱，炒栀子三钱。四剂愈。此补肝血，又解肝郁，利肝气，又退肝火也。

一经后小腹作痛，人谓气血虚，谁知是肾气涸乎。经，天一水也。满则溢，空则虚，何虚能作痛？盖肾水虚，则不能生肝。肝必下克脾土，土木相争，气逆故作痛。须舒肝气，益补肾药，水足肝气益定。**用后调汤：**阿胶、荆芥、归、芍、枣皮三钱，巴戟、甘草一钱，山药五钱。此平补肝肾，既止逆气，尤止郁。痛经后症最佳，不只腹痛。

一经前一二日，忽腹痛吐血，人谓火盛极，谁知肝逆血不下行而上吐乎。肝气最急，顺则安，逆则动。血随气而俱行，气安则安，气动则动。但经逆在肾不在肝，何随血妄行，竟从口出？不知少阴火，急如奔马，得肝中龙雷合冲，其势更捷，反经为血又至便，正不必肝不藏血始吐也。然各经吐血乃内伤，逆经乃火气内溢，激之使出。症不同，逆则一。似宜治逆以平肝，不必益精以补肾。然逆经而吐血虽不损血，反复倾倒，必伤肾气血，又上泄过多，肾水亦亏，须于补肾中行顺气。用**顺经汤：**当归、熟地、丹皮五钱，

———————————
① 肝 《辨证录》作"脾"。

白芍、茯苓、牛膝、荆芥三钱，沙参三钱。十剂不再逆。此补肾肝，用引血归经药，肝气不逆，肾气自顺。肾气顺，经又何能逆。

一经将来三五日前，脐下疗痛如刀刺，寒热交作，下如黑豆汁，既而经来，因无娠，人谓血热，谁知是下焦寒湿相争乎。寒湿，邪气也。女子冲脉为血海，任脉主胞胎，乃血室，皆喜正气相通，不喜邪气相犯。经由二经而出。寒湿弥满二经之外，必相争作疗痛。邪盛正衰，寒湿主浊，下如黑豆汁者，见北方寒水之象也。宜利湿温寒，冲任无邪，何至搏结作痛？用**温寒化湿汤**①：白术一两，茯苓、扁豆三钱，巴戟、山药五钱，白果十枚，莲子并心三十粒。于经前十日服。四剂邪去，经调种子。用白术利腰脐，巴戟、白果通任脉，山药、扁、莲卫冲脉，故寒湿去经水调。倘疑腹痛，妄用寒凉，则冲任寒冷，血海变冰② 海，血室成为冰室。疗痛何日止哉。

一经过多，行后复行，面色痿黄，人倦无力，人谓血热，谁知血虚不归经乎。血旺经多，血衰经缩。何血虚经反多？不止血归于经，虽旺经不多；血不归经，虽衰必过多。世以过多为血旺者，错也。倘果血旺，一行宣止，岂可再乎？惟经多是虚，故再行，不胜其困。血损精散，骨髓空，不能华于面。宜大补，引血归经，宁有经后再行。用**四物汤**加味：熟地一两，川芎二钱③、归、芍、白术五钱，荆芥、枣皮三钱，续断、甘草一钱。十剂后，加参三钱，再十剂愈。四物补血，加白术、荆芥行中有利；枣皮、续断止中有补；甘草调和，故血足，经归而血净。

一先泄三日后行经，此脾气虚也。脾统血，虚则不能摄血。且脾湿土，虚则不实，湿更甚。经水将动，脾气先不能固脾，血欲流注血海，湿气先乘，故先泄水后行经。宜先补脾气，盖气旺血自固，湿亦自消。用**健固汤**：人参、巴戟五钱，茯苓、苡仁三钱，白术一两。十剂不泄。此补脾气以固脾血，则血摄气中。脾血日盛，自运化其湿。湿化，何能作泄。

一经前大便出血，人谓血崩，谁知经入大肠乎。大肠与经路别，何能入？不知胞胎之系，上通心，下通肾，心肾不交，胞胎之血两无可归，心肾气不照摄，听其自走大便。若单止便血，则愈止愈多，反击动三焦气，拂乱不止。盖原因心肾不交，今不补心肾，使心肾气按，胞胎气不散，血自不乱行。用**归经两安汤**：人参、枣皮三钱④、归、术、白芍⑤、熟地、麦冬五钱，巴戟一钱，荆芥二钱⑥、升麻四分。三剂愈，受娠。此大补心、肝、肾，不顾胞胎，胞胎有所归者，以心肾气合也。心肾虚，气乃两分；心肾足，气乃两合。心肾不离，胞胎之气，听其静摄，血安有乱走？然补心肾可也，何兼补肝？以肝，肾子，又心母。补肝血，则肝气往来心肾，自引心入肾，引肾之心，如介绍之欢。

受　　妊

一瘦怯久不孕育，一交感卧病终朝，

---

① 温寒化湿汤　《辨证录》作"温脐化湿汤"。钱本作"温剂化湿汤"。
② 冰　原作"水"，字之误，今据《辨证录》改。
③ 二钱　《辨证录》作"五钱"。
④ 枣皮三钱　《辨证录》作"山茱萸二钱"。
⑤ 白芍　原无，今据《辨证录》补。
⑥ 二钱　《辨证录》作"三钱"。

人谓气虚，谁知血虚乎。血藏于肝，精涵于肾。交感泄肾精，与血虚何与？不知肝气不开，则精不能泄。及精泄，肝气益虚，以肾为肝母。母既泄精，不能分润以养肝，肝燥无水，且暗动以烁精，肾愈虚。况瘦人多火，又泄精则水益少，火益炽，水难制火，腰肾空虚，故倦怠而卧。此等女子偏易动火，然此火出肝木，乃雷火，非真火。交又易走泄，阴虚火旺，不能受胎。即受胎，逼干男精，随种随消。必补肾水，平肝木，水旺血亦旺，血旺火亦灭。用**养阴种玉汤**：归、芍、枣皮、熟地、山药① 五钱，茯苓、丹皮、杜仲二钱，甘菊、牛膝一钱。服三月受孕，再服三月身健。此不特补血，又补精。精满，子宫易摄；精血足，子宫易容物。禁房事三月自坐孕，否则只可自健。

一饮食少思，胸膈饱闷，倦怠思卧，房事后呻吟不已，人谓脾胃气虚也，谁知肾气不足乎。气升上焦，脾胃易于分消；降下焦，脾胃难于运化。人生赖水谷以养，脾胃之气乌可降而不升。但脾胃气虽充脾胃中，实生两肾内。肾无水气，则胃气不能腾；无火气，则脾气不能化。然补脾胃气，可不急补肾中水火乎。但补肾不补脾胃，则肾中水火之气不能提于至阳之上。用**兼提汤**：参、芪五钱，白术、熟地一两，巴戟一两，枣皮三钱，枸杞二钱，柴胡五分。服四受孕。此补气多，补精少，似以补脾胃为主。不知脾胃健，生精自易。是补脾胃，正补肾也。脾胃旺，又补精，阴足阳升，气自腾于上焦，况加升提乎。阳不下降，大地阳春，随遇皆生机，安得不受孕。

一下身非火不暖，交感绝无温热气，人谓天分薄，谁知胞胎寒乎。寒地不生草木，阴渊不长鱼龙。胞胎寒冷，何能受孕？虽男精热射，阴寒相逼，虽茹亦吐。夫胞胎居心肾间，上系于心，下系于肾。胞胎寒，乃心肾火微。故必补心肾二火。用**温胞散**：人参、杜仲、菟丝、芡实、山药三钱，白术、巴戟一两，故纸、肉桂二钱，附子三分。服一月愈。此补心即补肾，温肾即温心。心肾气旺，真火自生，心肾火生，胞胎之寒自散。倘为丸，朝夕吞服，尤能摄精，断无伯道之叹。

一素恬，饮食多则难受，呕泄，胸饱闷胀，人谓天分薄，谁知脾胃虚寒乎。夫胃非心不生，脾非肾火不化。心、肾火衰，脾胃即失生化之权，不能传化水谷，以化精微。如是自无津液以灌注胞胎，欲胞胎温暖，以养胎气，得乎？纵受胎，带脉之间，断然无力，亦必堕。乌可不补脾胃。然无须补心肾火。盖母旺子不弱，母热子不寒也。用**温土毓麟汤**：巴戟、覆盆子一两，白术、山药五钱，人参三钱，神曲一钱。服一月种子。此脾胃同补，即脾胃同温也。能温命门，又温心包，故药不多，四经并治，一用无不用也。二火旺，脾胃无寒冷，自饮食多化，气血盛，带脉有力，何不种子。

一小腹自觉紧迫，急而不舒，断难生子，人所不识。人谓邪气在腹，谁知带脉太急乎。带脉系腰脐间，宜暖不宜急。带脉急，由腰脐不利。腰脐不利，又由脾肾② 不足。脾肾③ 虚，腰脐之气闭。腰脐气闭，带脉拘急，胞胎牵动。男精射入胞胎，胞胎虽茹，亦必小产，况又不节欲

---

① 山药 《辨证录》用量为"三钱"。
② 肾 《辨证录》作"胃"。
③ 肾 《辨证录》作"胃"。

乎。此带脉急，不能生子也。是则宽带脉在利腰脐气，利腰脐必大补脾肾，带脉可宽。用**宽带汤**：白术一两、巴戟、熟地五钱，故纸一钱，苁蓉、人参、麦冬、杜仲、归、芍三钱，北味三分，莲肉不去心三十个①。四剂腹宽，一月受胎。此脾肾双补，又利腰脐气，带脉自宽。或北味、白芍酸收，何反宽带脉？不知血虚，则缩而不伸，气虚则挛而不达。芍药酸以平肝，则肝不克脾。五味酸以生肾，肾能益带，相碍实相成。

一素郁不生子，此肝气郁结也。夫心脉流利且滑，肝脉舒徐且和，肾脉旺大鼓指，始称喜脉。未有脉都能生子者。盖三部脉郁，肝脉亦必郁。肝脉郁，心肾之脉亦郁；肝脉结，心肾之脉亦结。即心肾脉不郁结，肝脉独郁结，便非喜脉。盖郁则不喜，喜则不郁也。郁即不能成胎者，以肝气不舒，必克脾土。脾气塞，腰脐气不利，何能通任达带乎。带脉气闭，胞胎口不开，闭门不纳矣。必须开胞胎口，开口合开郁无二法。用**开郁种子汤**②：香附、丹皮、茯苓三钱，白芍一两，当归、白术五钱，陈皮五分，天花粉一钱。服一月，郁气开，喜气盈腹，自两相和好，结胞顷刻。此脾肝郁，宣脾困，腰脐气利，不必通任脉，任自通；不必达带脉，带自达；不必启胞胎，胞胎自启。

一肥胖痰涎多，不受孕，人谓气虚，谁知湿盛乎。湿从下受者，外邪也。胖女之湿，乃脾土内病。然脾土病自不化水谷以养四肢，宜瘦弱。不知肥胖女气虚肉盛，肉盛则肥，气衰则胖。外似旺，内实虚。内虚则气衰，气衰不能行水，湿停肠胃不化精而化涎。脾，湿土，痰多愈湿，脾不能受，自浸润胞胎，久成水窟。且肥

胖女子内肉满，遮子宫，难受精者，势也。况又多水湿，男即鼓勇深入，射精直达子宫，滔滔若是，随入随流。法必泄水化痰。然不急补脾胃，则阳气不旺，湿痰未必去，人且病，安望茹而不吐乎？用**补中汤**③**加味**：参、芪、当归、半夏三钱，白术、甘草、柴胡一钱，陈皮五分，升麻四分，茯苓五钱。二十剂效。此提脾气升上，则水湿自下行；助胃气消下，痰涎轻上化。不必消克以损肌，浚决以开窍。阳气旺，自足摄精；邪湿散，自可受孕。

一口干舌燥，骨蒸夜热，遍体火焦，咳嗽吐沫，断难生子，人谓阴火动，谁知骨髓内热乎。寒地不能生物，烈日亦必害苗。骨髓与胞胎相关，前人未言，今发明之。胞胎为五脏外一脏，不列于五脏者，以其不阴不阳，上系于心包而通心，下系于命门而通肾，阴中有阳，阳中有阴，故善变化，生男女。然必阴阳两平，不偏不枯，否则不能生人。胞胎既通肾，骨髓之所化也。骨髓热，肾必热。肾热，胞胎亦热。况胞胎无骨髓之养，何以生人？骨髓热，骨中惟存火气，又何能成胎而作骨？治须清骨髓热。然热因水虚，补肾真阴，热自除，胞胎无干燥，珠露有涵濡。用**清骨汤**：骨皮一两，丹皮、沙参、麦冬、玄参五钱，北味五分，石斛二钱，白术三钱。服一月热解，三月受孕。此补精凉髓，不清胞胎，胞胎无太热矣。今髓热，艰于育子，本非胞胎不能受精。故少调肾，以杀火之有余，又是益水之不足，正易种子。

---

① 三十个 《辨证录》作"二十个"。
② 开郁种子汤 原作"开玉种子汤"，今据《辨证录》改。
③ 补中汤加味 《辨证录》作"补中益气汤加味"。

一腰酸背楚，胸腹胀闷欲卧，有疝瘕症，人谓腰肾虚，谁知任督困乎。任脉行前，督脉行后，然皆从带脉上下而行。故任虚带脉堕于前，督虚带脉堕于后，必小产。况任督间有疝瘕症，则外多障碍，胞胎缩入疝瘕内，往往精不能施，虽怀玉燕何益？必去疝瘕，补任督，则提挈有力，胜任无虞。外无障，内可容，安得不受孕。用升带汤：白术一两，茯苓、人参、荸荠粉、鳖甲（炒）三钱，神曲二钱，沙参五钱，肉桂、半夏一钱。服一月任督旺，二月疝瘕消。此利腰脐，正升补任督气也。任督升，疝瘕难存。况肉桂散寒，荸荠消积，鳖甲攻坚，茯苓利湿，有形自化于无形，又至受精再堕乎。

一小水涩，腹胀，腿虚浮，不受孕，此膀胱气不化也。膀胱与胞胎近，膀胱病，胞胎亦病。水湿必走膀胱，然必得肾气相通，膀胱之气始能化水，从阴器以泄。不然则膀胱之气化不化水湿必渗入胞胎，汪洋之田，何以生物。欲分消胞胎之湿，必须治肾中之火，使达膀胱。用**化水种玉丹**：人参三钱，白术、巴戟一两，肉桂一钱[1]、菟丝、茯苓、芡实[2]、前子二钱。二十剂愈。服二月，易受胎。此利膀胱水，全在补肾气。然濡润之品，恐益助湿，妙在补肾火，非益肾水。尤妙补火无燥烈，利水非荡涤，故膀胱气化，胞胎不至过湿。

恶　阻

一妊娠恶心呕吐，思酸解渴，憎食欲卧，人谓恶阻，谁知肝血太燥乎。受孕本肾旺，肾旺足以摄精，至受精，则肾水生胎，不能分润他脏。肝，肾子。一旦肾母不养，肝气迫索，肾水不应，则肝气益

急。火动，气乃逆，恶心呕吐生。虽不至太甚伤气，则一气伤则肝血愈耗，世用四物汤治胎前症，取生肝血也。但生血不能生气，则脾胃衰微，不胜频呕。吾恐气虚，血不易生也。宜于平肝补血中，宜用健脾开胃，以生阳气，则能生血，尤益胎气。然气逆用补，气旺不益逆乎。不知恶阻，其逆不甚，此虚逆。因邪道，助气必逆增；因虚逆，补气而逆转盛。况助气于补血中，则阴足制阳，又何患逆。用**顺肝益气汤**：白芍、白术、麦冬三钱，当归、人参、苏子、神曲一钱，茯苓二钱，熟地五钱，砂仁一粒，陈皮三分。三剂愈。此肝、肾、脾、胃、肺同调，其实专主肝肾，肝平则气不逆，肾旺则血易生。凡胎不动，少恶阻者，服之无不安静如故，实胜四物。盖四物专治肝故也。

一胎至五月，倦怠，饮食无味，先肿足，渐至遍身，头面俱肿，人谓犯湿，谁知脾肺气虚乎。妊娠不必拘按月养胎法，总宜健脾补肺。脾统血，肺通气。胎非血不荫，非气不生，脾健血旺，肺精气旺。苟肺衰则气馁，气馁即不能运气于皮肤。脾虚则血少，血少即不能运血于肢体。气血两衰，脾肺失令，饮食难消，精微不化，必血气下陷不能升，湿邪即乘所虚之处，聚而浮肿。当补脾肺虚，不必去湿。**用补中汤加减[3]**：参、术五钱，芪、当三钱，陈皮、升麻三分，柴胡一钱，茯苓一两[4]。四剂愈，十剂不再犯。此方升提脾肺，似益气不益血。不知升气即升血，况湿气相犯，未便补血，补则气助以利湿气

---

[1] 一钱　《辨证录》作"二钱"。

[2] 菟丝、茯苓、芡实　《辨证录》用量均为"五钱"。

[3] 补中汤加减　《辨证录》作"补中益气汤加减"。

[4] 茯苓一两　此下《辨证录》有"甘草一分"。

升，用何法？重用茯苓于补气中，虽利水仍健脾清肺。利水药多耗气血，但苓、术补多于利，故重用，以分湿邪，即补气血。

辨证奇闻卷十二

安 胎

一小腹痛，胎不安如下坠状，人谓带脉无力，谁知脾肾两亏乎。胞胎虽系带脉，带脉实关脾肾二经，损则带脉力微，胞胎何能胜任。然其所以亏，非饮食过多，即房劳大甚，不补脾肾，带脉拘急，胞胎所以下坠。然胞胎何关乎带脉？胞胎系通心肾，不通脾，似不必补脾。然脾后天，肾先天。脾非先天气不化，肾非后天气不生。补肾不补脾，肾精必不能遽生。故补脾正补肾。胞胎原借先后天之气，安得不固。用**安奠**①**二天汤**：参、术、熟地一两，山药、枣皮五钱，炙草一钱，杜仲三钱，枸杞、扁豆二钱。不必三剂。胎动本脾肾双亏，正须参、术、熟地，始能挽回于顷刻，世每少用参、术，故寡效。

一胎至三四月，口干舌燥，咽喉微痛，无津润，致胎不安，甚则血如经流，人谓火动，谁知水虚乎。胎非男精不结，亦非女精不成，逐月养胎，经络虽分，实不离肾。故肾水足胎安，肾水亏，肾火必动，胎乃不宁。故补肾水足以安之。但肾难遽生，须补肺金，则水有化源，无根之火，又何难制？方中少加清热，胎气易安。用**润燥安胎汤**：熟地一两，枣皮、麦冬五钱，益母草、阿胶二钱，生地三钱，黄芩一钱，北味二分。二剂安，十剂不再动。此补肾精，虽兼补肺，然补肺无非补

肾，故肾不燥，火不烁，胎而安。

一吐泄致胎不安疼痛，急不可缓，人谓脾胃寒极，谁知脾胃虚极乎。脾胃气虚，则胞胎无力，必崩堕。况又加吐泄，脾胃愈虚，欲胞胎无恙，得乎？然胎犹不下者何？脾胃虽损，肾气尚固也。胞胎系于肾连于心，肾未损，肾气交心，心气通胞胎，故胞胎欲堕而未堕。且肾气能固，肾气必生脾；心气能通，心气必援胃。脾胃虽虚而未拖，故胞胎虽动而未落。可不急救脾胃乎？然脾胃将绝，只救脾胃，土气难生，更助心肾火，尤易接续。用**援土固胎汤**：人参、山药、枣皮一两，白术二两，肉桂二钱，附子五分，炙草一钱，杜仲、续断、枸杞、菟丝三钱，砂仁三粒。二剂愈。方救脾胃土十八，救心肾火十二。救火轻，救土重者，盖土崩，非重剂不援，火息虽小剂可助。热药恐太燥，不比温补，可多用。况胎动，本土衰，何必大用热剂助火，以伤胎气。

一素郁致胎动不安，两胁胀痛如子悬，此肝气之通也。养胎系肾水，然必肝血相助，肝血最不可缺也。肝舒则肝气不闭，肝血自不下藏，灌注胞胎，以助肾水。今肝苦郁，肝且闭塞不通，子无血荫，必上以觅食。故子悬乃气使之升，非子之自悬也。宜开肝郁补血，燥自定。用

————
① 奠 原无，今据《辨证录》补。

解悬汤：归、芍一两，炒栀子、茯苓三钱，枳壳五分，砂仁三粒，人参一钱，薄荷二钱，白术五钱。三剂安。去栀子再数剂妙。此平肝开郁，郁开，肝不克土；肝平，木不动火。况又健脾生胃，使水谷生精，分布各脏。肝肾润泽，胞胎自无干涩。

一跌仆损胎元，疼痛，人谓外伤，谁知内伤乎。凡胎气固，虽跌扑仍无恙。惟气血素虚，故略动便动胎。若作外治，未必效。且恐因治反堕。必大补气，少加行动药，则瘀散胎安。然补血宜多，补气直少。用**救损汤**：归身、白术五钱，白芍、苏木三钱，人参、甘草、乳香末、没药末一钱，生地一两。二剂安。方妙去瘀不伤胎，补气血，复无停滞，更无通滑。无胎之跌闪亦效，治有胎更捷。

一胎安，腹不疼，但常有血流，人谓血虚胎漏，谁知气虚不能摄血乎。血荫胎，然心中之血必得气以包之。气虚下陷，血乃随气而陷。但气虚下陷，血未尝虚，何同陷？不知气虚血必旺，血旺必热。血寒静热动，动则跃跃欲出，况气虚，安得不漏泄？然幸气虚，倘气旺血热，血必大崩。宜补气之不足，泄火之有余，血自止。用**助气补漏汤**：人参一两，甘草一钱，白芍五钱，黄芩、生地三钱，益母草、续断二钱。再剂不漏。用人参补阳气，黄芩泄阴火，火泄则血中不热，无欲动之机。气补则血外能包，无可漏之窍，自气摄血，血归经，安有漏泄。

一胎七八月，忽儿啼，腰隐痛，人谓胎热，谁知气虚乎。儿在胎，母呼亦呼，母吸亦吸。然至七八月，母之气必虚，子不能随母气以呼吸，则子气必有急不及随

之势；子失母气，拂其意，子作啼。宜大补气，使母气如子气，则子气安，啼亦息。用**止啼汤**：参、芪、麦冬一两，当归五钱，橘红五分，甘草、天花粉一钱。二剂止。此用参、芪、归、冬补肺气，肺气旺，胞胎之气亦旺。胞胎气旺，子尚不能随母气，吾不信也。

一口渴出汗，饮冷水，烦躁发狂，腰腹痛，胎动欲堕。此胃火炽，炎熬干胞胎水，故动而不安耳。胃，水谷之海，多气多血，以养各脏腑。盖万物皆生于土。土气厚物生，土气薄物死。土气之原，土中有火也。不知无火难生土，多火又烁水。土有火，土不死；土有水，土始不燥。使胃火过旺，必烁肾水，肾水干，土中无水，何以分润胞胎？土烁极，火热炎蒸，犯心神越，子逼迫，安得不下堕。须急泄火，而泄火须水剂，水旺火自衰，火衰胎自定。用**止焚定胎饮**：玄参二两，甘菊、茯苓、人参三钱，青蒿五钱，生地一两，知母、花粉二钱，白术五钱。不必四剂。火盛若此，非此大剂则火不息，狂不止，胎必不安。然药料虽多，仍是补水，有益无损，不必顾忌。

一痰多吐涎，偶遇鬼神，忽腹痛，胎向上顶，人谓子悬，谁知中恶胎不宁乎。凡邪气最伤胎，故孕妇宜谨。盖邪祟多于神宇潜踪，或幽阴岩洞游耍。况孕妇又多痰涎，眼目易眩，尤易相招。似宜治痰。然治痰必耗气，气虚，痰虽化，胎必动摇，尤须补气以生血，补血以活痰，少加消痰则气血不亏，痰又易化。用**消恶安胎汤**：苓、术五钱，甘草、乳香末、沉香末、苏叶一钱，归、芍一两，陈皮五分，花粉、人参三钱。一剂痛定鬼去。此大补气血，正足邪自消，痰清胎自定。

一胎形已成，或未成必堕，性甚急，多怒，人谓气血衰，不能固胎，谁知肝火甚，动而不静乎。肝藏血，肝气不藏，血自难固。盖肝中相火静则安，动则炽，又最易动难静，加大怒火更动矣。火动莫遏，则火势飞扬，不能生气化胎，反食气伤精。精伤胎又何养乎？宜平肝火，大利腰脐气，使气生血，血清其火也。用**利气泄火汤**：白术一两，参、归、芡实三钱，甘草一钱，黄芩二钱，白芍、熟地五钱。服二月，胎安。此补气，若不泄火则气旺，火不能平，转害气矣。加黄芩于补气中，益之归、芍、熟地则血不燥，气益和，气和血必和，气自利。况白术最利腰脐气哉。

小　产

一行房颠狂至小产，血崩不止，人谓火动极，谁知气脱乎。妊娠肾水荫胎，水本不足，水不足，火易沸腾，加久战，火心大动至颠狂。春兴甚酣，精必大泄。精泄，肾益干。水干，火更炽。水火两病，胎自堕。胎堕火犹未息，血随火崩，势不可止。当以止血为主。然火动由水亏，血崩本气脱，不急固气，则气散不能速回，血将何生？不大补气，则精涸不能遽长，火目愈炽。用**固气填精汤**：参、芪、熟地一两，归、术五钱，炒荆芥二钱，三七根末三钱。四剂愈。方妙在不清火，惟补气补精，救其匮乏，奏效者，以诸药甘温能除大热也。盖此乃虚热，实热可寒折，虚热须温补。故补气自摄血，补精自止血。
一跌扑至小产，血流紫块，昏晕欲绝，人谓瘀血作祟，谁知血室伤损乎。女子血室与胞胎连，胞胎损，血室亦损。所谓唇齿之倚也。然伤胞胎流血者，其伤浅；伤血室流血者，其伤深。伤浅病在腹，伤深晕在心。凡跌仆未小产，胎不安者，宜固胎，不可轻去血；已小产，血大崩者，宜散血，不可重伤气。盖胎已堕，血既脱，则血室空虚，惟气存耳。倘又伤气，安得气不脱？故必补气以生血，新血生，瘀可止。用**理气止瘀汤**：参、芪一两，当归、黑姜五钱①、红花一钱，丹皮、茯苓三钱。三剂全安。方用参、芪补气，气旺血可摄；当归、丹皮补血，血生瘀难留；红花、黑姜活血，血活晕可除；茯苓利水，水利，血易归经耳。

一口渴烦躁，舌上生疮，唇肿裂，大便干结，数日不通，腹痛小产，人谓大肠之火，谁知血热烁胎乎。夫血养胎，然血温胎受利，血热胎受损。儿在胎，不啻探汤，如何存活？自外越下走，以避火气。胎欲不堕，得乎？然血既荫胎，血自虚耗，血虚宜生寒，何反热？不知血即阴水所化，血日荫胎，则取给甚急，而且虚，阴水不能速生以变血，则阴虚火动，阴中无非火气，则血亦无非火气矣。两火相合，焚逼儿胎，故下堕。宜清胞中火，补肾中精。或疑胎儿已堕，何必再顾胎？血不荫胎，何必大补水？不知火动极，以致堕胎，则胎中纯是火气，此乃虚火。实火可泄，虚火宜于补中清之。则虚火易散，真水可生。倘用寒凉，必寒气逼人，胃中生气索然，何以化精微、生阴水？必变瘠瘵矣。用**四物汤加减**：熟地五钱，白芍、山药三钱，川芎、栀子、丹皮一钱②、当归一两，枣皮二钱。四剂全愈。

一畏寒腹痛，因落胎，人谓下部大

————————

① 黑姜五钱　《辨证录》作"黑姜五分"。
② 丹皮一钱　《辨证录》作"丹皮二钱"。

寒，谁知气虚寒犯，遂不能摄胎而堕乎。人非真火不生。然气衰则火不能旺。人之坐胎，受父母先天之火也。先天火，即先天之气成之，故胎成于气。气旺胎牢，气衰胎弱，胎弱日盛，气必日衰。况外寒侵内火更微，故腹痛胎落。腹痛时，即用参、姜等，则痛止胎安。竟不敢用致胎堕，仅存几微之气耳。不急救气，又将何法？用**黄芪补血汤**：黄芪二两，当归一两，肉桂五分。三剂安。倘认定是寒，大用辛热，不补气血，则过于燥热，必至亡阳。

一大怒忽腹痛堕胎，堕后仍腹痛，人谓肝经余火未退也，谁知血不归经乎。肝藏血，大怒则血不能藏，宜失血，不宜堕胎。不知肝性最急，血门不闭，血直捣胞胎。胞胎系通心肾，肝血来冲，必截心肾之路，胎气一时遂绝，胎故堕。堕仍痛者，因心肾未援，欲续无计，彼此痛伤，肝气欲归心，心不受；欲归肾，肾亦不受。故血未净，余痛无已。徒引肝血，不平肝气，则气逆不易转，即血逆不易归。用**引气归血汤**：归、芍五钱，炒荆芥、白术、丹皮、麦冬三钱，黑姜、香附五分，郁金、甘草一钱。此引血即引气，气归肝中即血归肝内，气血两归，犹腹痛，予不信也。

鬼　胎

一面黄瘦肌削，腹大如斗，常二三年不生，鬼胎也。或入神庙想云雨，游山林念交感，皆能召祟成胎。幸不淫荡，见祟惊惶，遇合愧恶①，祟不能久恋。然淫气妖氛已结于腹成胎。先未觉，后渐腹大。人之气血不行，内外相包，一如怀胎、血膨，而实非也。须逐秽。然怀胎久，气血必衰。况非真妊，邪气更旺，正不敌邪，其虚弱之状，可用迅利药乎。用**荡鬼汤**：雷丸、红花、牛膝、丹皮三钱，参、归、大黄一两，枳壳、厚朴一钱，桃仁二十粒。二剂泄尽恶物愈。断不可三剂。用雷丸祛秽，又大黄扫除，佐红花、厚朴，皆善行善攻，自尽情逐下。参、归补气血，则邪去正又不伤，否则血崩气脱。倘自知鬼胎，如室女寡妇，邪虽盛，真气未漓。可用**红黄**②**霹雳散**：红花半斤，大黄五两③、雷丸三钱。亦能下胎。然过伤气血，不若前方有益无损，在人斟酌。

难　产

一数日不能生，人谓气虚力弱，不能送出，谁知血虚胶滞，胎中无血，儿不易转乎。胎成由于肾精，胎养半资脏腑血，故血旺子易生，血衰子难产。故临产必须补血。虽血难骤生，补气正所以生血。然徒补气，不兼补血，则阳过旺反不足，恐升而不降，故宜气血兼补。气血旺，气能推送，血又足以济，则汪洋之势易于转头，又何致胶滞哉。用**送子丹**：芪、归、麦冬一两，川芎三钱，熟地五钱。一剂生，且无横倒。方补气只黄芪，余皆补血。无论气血两平，阴阳交，易于生产。血旺于气，胞胎无非血也。如舟过浅水，用力难推。忽得春水，舟能自行，又遇顺风，有不扬帆而乎。血，水也；气，风也。无水，风虽顺何益？故补气必补血。

一儿已到门，不能生，此危时也，乃交骨不开也。盖产门上有二骨，两相斗

---

① 恶　音㈣，惭也。《说文》："恶，惭也。"
② 黄　原作"花"，今据《辨证录》改。
③ 五两　《辨证录》作"五钱"。

合，未产骨合，将产骨开。女子儿门肉斜生，皮亦横长，可宽紧，可小大。苟非交骨联络，则儿门大开，用手可探。故交骨为儿门之关，亦女子锁钥之键。倘或女子此骨不闭，肠且直下。然交骨开合，气血主之也。无血，儿门自闭；无气，儿门不开。欲儿门开合，必须交骨顺滑，非大补血，交骨何易开合？然闭易开难。交骨不开，因贪色过泄，气血大亏，无以运行儿门，则交骨粘滞不开。故开交骨，必于补气血中用开交骨药，不必催子，自迅下。用**降子散**：当归①、柞木枝②、人参、川芎五钱，红花一钱，牛膝三钱。一剂子下。方用人参补气，归、芎补血，红花活血，牛膝下降，柞木开合，故效。苟单用柞木亦开骨，然不补气血，必开而不合，引风以入。若儿未到门，万不可用柞木。然此方亦无碍，以补气血也。若单用柞木，必俟儿已到门后，始无虞。

一生子手足先出，此气血甚衰也。凡儿在胎正坐，惟男向内，女向外，及生时，儿必旋转，此造化之奇，非人之强。然先天后天并行不悖，天机之动，必得母子气血以济之。故气血足胎顺，气血亏胎逆。盖气血既亏，母身自弱，子又何能强？每欲转而无力，故手足先见。急以针刺子手足，惊缩而入。用**转天汤**：人参、川芎③一两，当归二两，升麻四分，牛膝三钱，附子一分。一剂转，二剂顺生。方用升麻，又用牛膝、附子，盖非提挈则头不易转。既转头，非下行，身不速降，二者并用，非加附子，则不能使气血迅速而推生。

一子已到门，交骨不开，子死母未亡，服药不效，母必死。今幸不死者，正因子已死，胞胎已堕，子母已离。子死，

母气已收，不致同子气俱绝。然子在儿门塞住，仍直推送，法补血生水，补气生血。倘徒用祛除降堕，以下其子，恐子未必下，母气光脱矣。用**救母丹**：当归二两，人参、川芎、益母草、赤石脂末④一两，荆芥三钱。一剂子下。方用芎、归补血，人参补气，气血既旺，上升下降，气推血送，所有阻滞？况益母草下死胎，赤石脂末化瘀血，自一涌齐出。

一儿在门边未死者，儿头必能伸缩；已死者，必不动。即以手推，不动如故。若未死，少拔其发必退入，故易辨。若死在腹中，察产母面，必无黑气。难产时，母有黑气现面者，子母两死。面无黑气，是母无死气，非子死而何？既死腹中，子自下。用**疗儿散**：人参、川芎一两，当归二两，牛膝五钱，鬼臼⑤三钱，乳香末二钱。一剂下。原因气血虚，致儿难转，若再用催生药耗气血，儿气不能通达，及闭闷死，医杀之也。故难产，惟补气血，全活无穷。盖补气血，子自下。［批］面青舌赤，母死子活；唇青吐沫，子母俱鳌。又有双胎一死一活，其候难知。临时观变，总以舌验子，面验母。文守江。

一数日胎不下，服催生药不效，人谓交骨难开，谁知气结不行乎。夫儿到门不能下者，乃交骨不开，宜用开交骨药。若未到门不产，非交骨不开，万不可妄用药开交骨。恐门大开，儿头不转，原难骤

_____

① 当归 《辨证录》用量为"一两"。
② 柞木枝 《辨证录》用量为"一两"。
③ 川芎 《辨证录》用量为"五钱"。
④ 赤石脂末 《辨证录》用量为"一钱"。
⑤ 鬼臼 小蘖科植物八角莲之根茎。《神农本草经》谓其"性辛温，主杀蛊毒，辟恶气，逐邪，解百毒。"《本草纲目》有下死胎之记载。

生。及早坐草，母见儿不下，心必恐，恐则神怯，怯则气下不升。气不升，上焦闭塞，气乃逆。上气既逆，则上焦胀满，气更难行。气阻于上下，不利气而催生，则气愈逆，胎愈闭。故但利气，不必催生，胎自下。用**舒气汤**①：参②、归③、紫苏、牛膝三钱、川芎、白芍五钱、陈皮一钱、柴胡八分。葱白七寸同煎，一剂下。气逆由气虚，气虚易恐惧，补气恐自定。恐定气不知何以顺。况苏、柴、牛、芍平肝疏肺，佐人参、芎、归，实有补利之益。[批]有令母坐小凳不跪者，法亦妙。文守江。

血　晕

一甫产后，目昏，恶心欲吐，心中无奈，或神外越，恍若天上行，此气欲脱血晕也。盖新产血室空，只存微气。心血前已荫始，后复随胎堕。心无血养，惟望气以固之。倘气又虚，心君无护，残血欲回救主，又非正血，不可归经，内庭变乱成血晕。须大补气血，不宜治血晕。或疑心为血晕，更补血，不更晕乎？不知新血不生，则旧血不散，补血生新，正活血逐旧。然有形血难生，无形气易长。补气以生血，不又易乎。用**解晕汤**：荆芥三钱，参、芪、归、炮姜④一两。四剂再不晕。此解血晕圣方。凡产后能服，断不退容颜。倘贫，量力用参，余依分两。

一产下即昏晕不语，此气血双脱也，本不治。然急用缝衣针刺眉心之穴，得血即语。以**独参汤**：人参一两，急煎灌之，无不生者。倘贫家之妇，无力卖参，用**当归补血汤**：黄芪二两，当归一两，煎灌。万不可轻加附子。盖以无经之达，反引药走而不守，不能专注胞胎，不若参、芪、

归直救气血之绝，聚而不散。盖血舍空虚，无血养心，致血晕。舌乃心苗，心既无主，舌安能出声。眉心上通脑，下通舌系连心。刺之，则脑与舌俱通，心中清气上升，瘀自降。再用前方，则气血接续。虽单用前方，亦能生。然刺眉心尤无失，瘀冲心，故昏晕不语，解瘀血之冲，真扼要争奇。世但知灸眉心，然灸缓刺急，缓难救绝，急易回生。

一产后三日，发热恶露不行，败血攻心，狂呼叫，甚欲奔走，拿捉不定，人谓邪热在胃，谁知血虚心无以养乎。产后血尽随胞胎外越，五脏皆无血养，只存心中些微之血以护心。脏腑皆欲取给于心，全赖心包拦截各脏腑气，不许入心，故心安神定。然心包一虚，即不能障心，各脏腑气直入心中，以分心血。心包情极，遂号召勤工，反近狂悖，有无可如何之象，故。似热而非实热。宜大补心血，使各脏腑分取以自养，不必求于心，则心安，心包亦安。用**安心汤**：干荷叶一片，当归二两，生蒲黄二钱，川芎一两，生地、丹皮五钱。一剂安，血亦下断，不可服两剂。方用芎、归以补血⑤，又用生地、丹皮凉血，似非产后所宜。不知恶血攻心，未免因虚热相犯，补中凉之，则凉不为害。况益荷叶，则七窍相通，能引邪外出于心，转佐蒲黄以分解恶血。

胞衣不下

一胞衣三日不下，心烦意燥，时晕，

---

① 舒气汤　《辨证录》作"舒气饮"。
② 参　《辨证录》用量为"一两"。
③ 归　《辨证录》用量为"一两"。
④ 炮姜　《辨证录》用量为"一钱"。
⑤ 以补血　此三字原无，今据《辨证录》补。

人谓胞胎蒂未断，谁知血少干枯粘连于腹乎。世恐胞衣上冲。然胎衣何能冲心？但未下，瘀血难行，恐血晕。须大补气血，使生血以逐衣，衣自润滑。补气以助血，血生迅速，尤易推送。用**送衣汤**①：当归二两，川芎五钱，乳香末、没药末一钱，益母草一两，麝香五厘、荆芥三钱。水煎调服。立下。用芎、归补气血，荆芥引血归经，益母、乳香等逐瘀下衣。新血长，旧血难存。气旺上升，瘀自速降。胞衣非依子即依母，不随下者，以子不可依也，故留腹有回顾其母胎之心。母胎虽生子，蒂间之气原未绝，故流连欲脱而未脱。每有六七日不下，竟不腐烂，正以有生气也。可见，胎衣在腹不能杀人，补之自降。或疑胞衣既有生气。今用补宜益牢，何反降？不知子未下，补则益子；子已下，补则益母。益子，胞衣之气连；益母，胞衣之气脱；气连，胞胎之气通；气脱，胞胎之气闭。通则两合，闭则两开，故用补，衣反降。

一衣五六日，百计不下，绝无烦燥昏晕，人谓瘀血粘连，谁知气虚不能送乎。瘀在必晕。今无恙，血已净矣。血净，宜清升浊降。衣不下，乃清气下陷难升，致浊气上浮不降。然浊气上浮，必须燥，今安然者，是清浊两不升也。然用补气，浊气不上升乎？不知清升浊降，一定之理。苟于补气中，仍分清浊，则升清正所以降浊。用**补中汤**②：人参三钱，黄芪一两，归、术五钱，升、柴三分，陈皮二分，甘草一钱③、萝卜子五分。一剂衣下。此方补气即提气，并非推送，何能下衣？不知浊气不降，由于清气不升。提气则清升浊自降。浊气降，腹中所存之物尽降，正不必推送也。况萝卜子能分理清浊，不致格，故神。

产　后

一产后小腹痛，甚至结块，按之益痛，此儿枕痛。前人谓儿枕头之物。夫儿枕之不痛，岂儿生不枕反痛乎？盖此乃瘀血成团未散也。此多是健妇血有余，非血不足，似可破。然血结瘀作祟，活血，瘀自除。破血虽可消瘀，必损气血，不若于补中逐秽则瘀去，气血又不伤。用**散结安枕汤**：当归一两，川芎五钱，山楂十粒，桃仁七个，丹皮、荆芥二钱，益母草三钱，乳香末一钱。酒调服。不必二剂。此逐瘀于补血，消块于生血，不专攻痛，痛自止。若用玄胡、苏木、蒲黄、五灵脂化块，此杀人之医，不足论也。

一产后小腹痛，按即止，人谓儿枕痛，谁知血虚乎。产后去血过多，原能腹痛，但痛如燥糠触体，乃虚痛，非实痛。产后虚尤宜补。况补血，多润滑药，产后肠中干燥正宜。故补血不特腹痛安，肠中亦甚便。用**腹宁汤**：当归、熟地一两，续断二钱，阿胶、人参、麦冬、山药三钱，炙草一钱，肉桂二分。二剂愈，多服更佳。此补气无太甚，补血无太滞，气血生，痛自止。

一气喘，不急治立死，人谓气血虚，谁知气血两脱乎。气血两脱，宜立亡，何又喘？此血已脱，气犹未脱，血脱欲留，气又不能留血之脱，故反喘。如与贼战，既不能强又不安弱，其急声号召所可知

---

① 送衣汤　《辨证录》作"送胎汤"。
② 补中汤　《辨证录》作"补中益气汤"。
③ 一钱　《辨证录》作"一分"。此下还有"白术五钱"。

也。故声呼而喘，症虽危可救，正在喘。肺主气，喘若肺气盛，不知实肺气衰。然血难骤生，只存些小之气，望肺相救甚急，肺因血失，气虚无力，难以提挈，安保其不遽脱。是救气须提气，提气须补气。用**救脱活母丹**：人参二两，肉桂一钱，当归、麦冬、熟地一两，枣皮、枸杞子五钱，阿胶、炒荆芥三钱。四剂全愈。用参接续元阳，然不补血，则血燥阳旺，虽回阳不能制阳，必旋得旋失。即补血不急补肾肝精，则本实不固，阳将安续。故又用地、枣、枸杞以补肝肾，后益肺气，则肺旺升提有力。又恐新产用补阴药腻滞，加肉桂补命门火，非惟火气有根，易助人参生气，且运化地黄等以化精微。然过于助阳，倘血随阳动，瘀血下行，非万全计。更加荆芥引血归经，则肺气安，喘尤速定。

一恶寒身颤，发热作渴，人谓产后伤寒，谁知气血两虚，正不能敌邪也。凡正气旺，邪断难入。产母去血太多，气必大虚。气虚，皮毛不固，外邪易入，并不必外风，即一举动，风即入。然入易出亦易，凡外邪俱不必祛风。况产母寒由内生，热因内虚，治内外自解。用**十全大补汤**：参、归、茯苓三钱，黄芪一两，白术、熟地五钱，甘草、川芎、肉桂一钱，白芍二钱。二剂愈。此大补气血，不去散风邪。盖正足邪自除，况原无邪气，故易效。

一恶心欲呕，时吐，人谓胃气寒，谁知肾冷乎。夫胃为肾关，胃气寒，则胃不能行于肾中。肾气寒，肾亦不能行于胃内，是肾胃原不可分而治也。但产后失血，血亏必致肾水涸，水涸肾火必炎，何肾寒而胃亦寒？盖新产水乃遽然涸去，虚

人尚不能生。火既不生，寒象自现。法当补肾水。然无水济，则火过热，必致阴虚火动，须于水中补火，肾中温胃，则肾无太热，胃有既济。用**温胃止呕汤**：人参三钱，橘红五分，白蔻一粒，巴戟、白术一两，茯苓二钱，炮姜一钱，熟地、枣皮五钱。四剂愈。此治胃多于治肾。然治肾仍是治胃，故胃气升，寒尽散，不必用大热药以温胃祛寒。

一肠下，人谓儿门不关，谁知气虚下陷乎。此症似宜用升提。然新产瘀血在腹，忽升提并血上升，冲心之害殆有甚焉。只可用蓖麻难猝得，奈何？盖气陷乃气虚。补气，肠自升举。但药少则气衰力薄，须多用则阳旺力大。用**升肠汤**①：参、芪、归一两，白术五钱，川芎三钱，升麻一分。一剂肠升。此纯补气，绝不升肠，即加升麻，但引气不引血。盖升麻少用气升，多用血升。

一产后半月血崩，昏晕见鬼，人谓恶血冲心，谁知房劳乎。产后半月，气血新生，即血路净，胞胎之伤如故，定不可交合，重伤门户，令血崩，致昏晕见鬼。是心肾两伤，不只损伤胞胎门户已也。明是犯色大战，致大泄精，精泄神脱矣。此症舍大补气，无二法。用**救败求生汤**：人参三两，熟地一两，归、术二两，川芎、枣皮、山药五钱，附子一钱。倘一剂效，连服三剂，减半再十剂，更生。否则不效。此回阳于无何有之乡，阳回而气回矣。气回可摄血归神，生精续命，故晕崩止。

一稳婆损伤尿胞，淋沥，须臾难忍。夫破伤破尚可完，岂伤胞独不可治乎？或

①　升肠汤　《辨证录》作"升肠饮"。

谓破在外，可外治，破在内，外膏无可施力。然疮疡尚可服药长肉，胞损无毒，独难补缺陷耶。用**完胞饮**：参、归、白术一两，川芎、黄芪五钱，桃仁十粒，茯苓、益母草三钱，红花、白芨一钱。以猪、羊胞煎汤，饥服，十日愈①。夫胞胎宜补胞，何反补气血？盖生产致人以手伤胞，其难产必矣。难产因气血虚，产后又大去血。不补气血，胞何以完？今大补气血，如饥人得食，精神骤长，少有损伤。何难完补。故一月三捷。

一产后肢肿，寒热往来，喘嗽，胸满不利，吐酸胁痛，人谓败血经络，渗四肢，以致气逆，谁知肾肝两虚，阴不能入阳也。产后气血大虚，自肾水不足，肾火沸腾。水不足，则不能养肝，肝木大燥，木中无津，火发于木。肾火有党，子母两焚，将火焰直冲而上，金受火刑，力难制肝，故咳嗽喘满。肝火既旺，必克脾土，土衰不能制水，故浮肿。然肝火乃假旺。假旺者，气若盛而实衰，故寒热往来无定，随气衰而为寒热。热非真热，寒亦非真寒，故气逆于胸膈不舒。胁，肝部，酸乃肝木之味。吐酸、胁痛，皆肝虚肾不能荣也。宜补血养肝，更宜补精生血。精足而血足，血足气亦顺矣。用**转气汤**：参、术、茯苓、芡实②、枣皮三钱，熟地一两，归、芍、山药五钱，故纸③ 一钱，柴胡五分。方多补精补血，何名转气？不知气逆由气虚，气虚者，肝肾气虚也。今补肾肝精血，即所以补肾肝气。气虚则逆，气旺有不顺乎？是补气即转气。气转，各症尽愈。阴入于阳，阴阳无格矣。

一水道出肉线一条，三四尺，动则疼痛欲绝，人谓胞胎下坠，谁知带脉虚脱乎。夫带脉束于任督，任前督后。两脉有力则带坚，两脉无力则带堕。产后亡血过多，无血养任督，带脉崩堕，力难升举，故随溺下。带脉下垂，每腰脐痛，况下堕出产门？其失关键更甚，安得不疼痛欲绝。大补任督之气，则带脉自升。用**两收汤**④：白术二两，人参、山药、芡实、熟地⑤ 一两，川芎、巴戟三钱，白果十枚，扁豆、杜仲五钱，枣皮四钱。二剂全收。盖任督连腰脐，补任督不补腰脐，则任督无力，带脉何以升举。惟并补之，任督得腰脐之助，则两脉气旺，何难收带脉于顷刻。

一阴内一物，形如帕，或有角，或二岐垂下，人谓产颓，谁知肝痿乎。肝萎何以成？皆因产前劳役伤气，又触怒。产后肝不藏血，去血太多，故肝之脂膜随血奔堕，似子宫实非子宫。若子宫状如茄子，到产门不出，门外惟肝脂膜，每出门至六七寸许，或粘席干落如掌大，使子宫堕落立死，安能生。宜大补气血，少用升提，则肝气旺易升，肝血旺而易养，脂膜自收。用**收脂汤**：黄芪一两，参、术、白芍五钱，升麻一钱，当归三钱。产后禁用白芍，何频用奏功？嗟！嗟！病在肝不可不用。况用于大补中，在白芍亦忘其酸收矣。且脂膜正藉酸收，助升麻提气也。

下 乳

一产后绝无乳，人谓乳管闭，谁知气血涸乎。乳乃气血所化。然血化乳，又不若气化乳尤速。新产血大亏，生血不遑，

---

① 十日愈 《辨证录》作"二十日全愈"。
② 芡实 钱本用量为"二钱"。
③ 故纸 《辨证录》用量为"三钱"。
④ 两收汤 《辨证录》作"两收丹"。
⑤ 熟地 《辨证录》用量为"二两"。

何能生乳？今数日乳不下，血少，气尤微。气旺乳旺，气衰绝乳亦衰绝者，势也。苟不补气但通乳，无气，血何以生？无血，乳从何化？宜补气以生血，不可利窍而通乳。用**生乳丹**①：参、芪一两，当归二两，麦冬五钱，猪蹄二个，木通、桔梗三分。此大补气血。盖产后气血衰而无乳，到乳房闭而断乳者可比。

一壮妇生产数日，忧郁，遂两乳胀满痛，乳汁不通，人谓阳明火，谁知肝气郁结乎。阳明多气血，化乳原属阳明。然阳明土，必得肝气通，则稼穑作甘，始成乳汁，未可全责阳明。壮妇亡血虽多，气实未衰，化乳在气不在血，宜有乳汁。今数日乳胀满痛，足欲化乳不可得，非气不能化乳也。乃肝气不扬，阳明土因之亦郁，安能化乳？直抒肝气，则阳明气血自通，用**通肝生乳汤**：归、芍、白术、麦冬五钱，熟地一两，通草、柴胡② 一钱，志肉一钱，甘草二钱③。一剂通。药味太重，若非少壮女，虽因郁少乳，须减半治之。

---

① 生乳丹 《辨证录》作"通乳丹"。
② 柴胡 《辨证录》用量为"二钱"。
③ 二钱 《辨证录》作"三分"。

辨症奇闻卷十三

惊疳吐泄

小儿大约因疳成吐，吐成泄，泄成惊。故口内流涎，疳兆也。起首即治疳，吐泄不作，何有惊生？疳失治，胃气伤矣。小儿纯阳，原无损阴气。胃伤者，伤阳气也。阳伤，阴亦伤矣。伤阴，伤脾气也。后天以脾胃为主，脾胃两伤，无气养心，惊症起。惊，虚症，非有外风入。然则吐泄惊俱脾胃虚寒，疳乃脾胃实热也。不知小儿多食水果，致口热成疳。口热似阳旺，然阳极变阴。故疳久作吐，正阳变阴之验也。可见，惊疳吐泄俱虚症，补脾胃，四症俱愈。世分惊为风，疳为热，吐泄为寒，孰是单补脾胃者。用**活儿丹**：人参①、神曲三分，白术、巴戟、白芍一钱，甘草、陈皮一分，茯苓二钱，柴胡二分，当归、山楂五分。二剂愈，三剂不发。方健脾开胃，又平肝，使肝无郁滞，自疏土气，则脾胃安，吐泄止，何至四肢无养，角弓反张，急慢惊风哉。

一生疳，两牙床尽肿，流涎，咳嗽咽肿，人谓脾热，谁知胃火上升乎。胃火宜泄，何不效？以火过盛，阳将变阴矣。故降火药以泄火，火不降转困者，正壮火食气也。少火宜泄，壮火宜补。不补胃治火，反泄火损胃，安得不加困？补胃，少息火，疳自愈。用**平疳汤**②：茯苓三钱，白术、桔梗一钱，陈皮、枳壳、黄芩二分，神曲五分，麦冬、玄参二钱，人参苏叶三分。四剂愈，不发。此补胃以散火，火自平者，以火出土中也。土健火藏，土衰火现，故补土火藏于下，何至上升口颊乎。况加解火药，则土引火自归，火亦随土而自戢。

一生疳后，饮水即吐，后不饮亦吐，困极，人谓热吐，谁知热变寒乎。疳本热，久则寒者，以胃土之伤，土衰则火旺。火旺，土益衰。土益衰，前火不能旺矣。火土两衰，何得不寒？况儿最喜生冷，土衰加生冷即吐。故止吐以健胃为主，则胃强吐不再犯。用**六君**加味治：人参一钱，白术三钱③、茯苓二钱，甘草一分④、半夏五分，神曲二分⑤、陈皮三分，白蔻一粒。二剂全愈。此健胃止呕，大人尚神，况小儿乎。小儿呕，人每轻症，不知胃气一伤，四肢失养，必角弓反张，乃因虚也。今扶胃气，胃健受食，既无呕吐，自有灌注，何有惊风。［批］一月内乳后辄呕逆，乃初生阴阳未平，不必治，亦不必畏。文守江。

一大吐后大泄，吐止，泄不止，倦极，人谓吐变泄，其气顺，谁知吐伤胃，

① 人参　《辨证录》用量为"三钱"。
② 平疳汤　《辨证录》作"平肝汤"。
③ 三钱　《辨证录》作"二钱"。
④ 一分　《辨证录》作"一钱"。
⑤ 二分　《辨证录》作"三分"。

泄伤脾。气顺，宜吐止愈。今吐止大泄，乃胃传于脾。由腑入脏，是由表入里，较吐更甚。盖吐补胃可愈，泄宜兼补脾。虽脾胃有同治法，补胃自必补脾。但吐后作泄，则补脾必须助胃。用**生脾助胃汤**：参、术三钱，甘草三分，肉桂一钱，茯苓五钱，神曲五分，附子一片。二剂全愈。倘不效，不救。此方治小儿泄，效自如响。彼不应，乃阴阳两绝，非药之咎。

一吐泄，目上视，死亡顷刻，状如慢风，人谓惊风，谁知脾胃气将绝乎？若作慢风治，用牛黄等丸，下喉即死。脾胃气绝，是阴阳气欲脱也。非急用人参救气，何能再活？然价重，此症又须多用，无论近人无此胆，即古人亦无此法，故小儿多亡。夫小儿脾胃虚寒，何禁吐泄？尤宜多用人参。用**安儿至宝汤**：参、术五钱，茯苓、巴戟三钱，附子、麦芽、萝卜子一钱，枳壳、槟榔① 三分，前子、扁豆二钱，白蔻三粒② 。三剂愈。此方多用参附，故夺命于将亡。以参回阳于何有之乡，附子续阴于已绝之后，群药佐之，阴阳自分，积秽自除。世但祛除，不补中用攻，故不效。

一吐泄后，角弓反张，惊悸牵搐。此肝克脾胃土，土气欲绝耳。若用风药定惊，立亡。盖吐泄阴阳两亡，但有几希之气。不补脾胃以续气，反散风损气，能不死乎？且补脾胃土，不补命门、心包之火，则土寒，阳不能骤回，阴不能速长。宜补火生土，补土止惊。用**续命汤**③ ：参、术一两，茯苓、巴戟五钱，肉桂、半夏一钱，生枣仁三钱，志肉二钱，菖蒲、丁香、白芍④ 、姜、附三分，柴胡五分⑤ 、甘草二分。此方以十岁为准，每岁减二分。慢、急惊风俱治，可谓急为风，慢为虚也。

世谓惊为风，误矣。不作风治，十活九；作风治，十人十死；虚兼风治，十死八。以大虚，绝不治风，十人十活。喻嘉言谓：惊风二字，劝医绝口不道。虽过于愤激，然实有不得不大声以救者，但所立方，尚兼风治，犹未洞达底里。

一世人以急惊属风，慢惊属虚，此似是而非，杀人之说也。惊风二字杀人甚多，小儿何尝有风？一作风治，千人千死。无如杀运未除，此辈乱治。予治急慢惊，以**保赤定惊丹**：人参、茯苓、白芍三两，白术八两，半夏、柴胡、山楂、枳壳、神曲、甘草、干姜、麦冬一两，炒荆芥、槟榔、菖蒲、薄荷叶、麦芽五钱，木香三钱。各为末，蜜丸如龙眼核大。凡急慢惊，用一丸，重则二丸。但人参多多益善。然无参亦免死。

便　虫

一便寸白虫或蚘蛔，及吐长短虫，人谓湿热，谁知脾胃伤乎。小儿自喜生冷，湿热无疑。然脾胃健，湿热易消；脾胃衰，湿热难化，不生津液而生虫。倘不补脾胃，则脾气不能消，胃气不能化，虫且安居，又何以杀？惟补脾胃，则气旺自能制虫，况佐杀虫药乎。用**治虫丹**：苓、术、白芍三钱，甘草三分，白薇二钱，使君子二个⑥ 、黄连二分，枳壳、槟榔、半夏五分，百部一钱。二剂虫尽化水。但服后，忌饮一时。此杀虫药虽多，然入健脾

---

① 槟榔　《辨证录》用量为"三钱"。
② 三粒　《辨证录》作"三钱"。
③ 续命汤　《辨证录》作"续气汤"。
④ 菖蒲、丁香、白芍　《辨证录》无。
⑤ 柴胡五分　《辨证录》无。
⑥ 二个　《辨证录》作"十个"。

平肝内，则正无伤，虫尽杀。

一粪门拉长虫不下，又不进，不痛痒，人谓虫口咬住，谁知祟凭乎。虫口咬必痛，今安然如故。然虫不咬，宜随下。今半截在中，非祟凭乎？用外点方**点虬汤**①：水银、冰片，樟脑、白芷一钱，硼砂一分，雄黄、轻粉、薄荷三分。各研，以不见水银星为度，水调少许，点虫头或身上，少刻化水。点点时须虔拜上天，此余游南岳，逢异人，自号雷公，状甚异。传余《活人录》，奇方最多，此其一也。

痘

一将出痘，身热口渴，眼如醉，此时以表药散之，则火毒大解。无如因循，数日现点始用。有形之解与无形之解不同，故轻变重，重变死。夫见点，当于补中带表，则正无伤伤，火毒又散。用**至慈汤**：人参、炒荆芥②、陈皮三分，生草、柴胡、柴胡、花粉一钱，当归三钱，茯苓、麦冬二钱，玄参三钱。二剂愈，不必三剂。若已出，热则重变轻，死变生。此用柴胡、荆芥疏通表里，玄参去浮游火，生草解毒。妙在人参补气生津，佐前药使无壅闭，以达至隐之火毒。火毒非补不可。此方以十岁为准，如一岁十分用一，每岁增加。若十岁外，宜加参，余不必加。

一遍身粒粒鲜红，明白佳兆也。不必用药，只须助正，自饱满贯浆，收靥亦速。然呆补无疏通，升上不降下，非善法也。用**安幼汤**：当归、玄参、熟地、麦冬三钱，丹皮、荆芥一钱，生草五分，陈皮③、贝母三分，生地二钱，黄连一分。不必二剂。妙在补中带散无外阻，散中实补无内怯，毒大泄不外阻。世但知补，故多留后患。且呆补必变恶疮，人犹谓毒未净，用散火败毒药，至不救。哀哉。

一痘红盛烦渴，大便干燥，小便短涩黄赤，脉洪大不匀匀，舌上生疮，此阳症也。切忌温热。然火毒大盛，骤用寒凉，心火不遽退，热不骤解，反生变。宜寒中化热，凉中化火，则不违火性，自得寒凉。用**全痘散火汤**：玄参、炒荆芥三钱，黄芩、生草、栀子一钱，桔梗、生地、当归④ 二钱。一剂愈。方用芩、栀清火，玄参退浮热。妙在荆芥、桔梗引火外出，生地、当归滋腑脏燥，则雨润风吹，必变火宅为清凉。故解散又无违背。

一痘空，色清白，发痒中塌，寒颤咬牙，腹虚胀，吐泄，脉沉微细弱，此阴症也。必大补气血，佐温热，则疮无冰冻。倘用寒散，则痘内陷，立亡。然色白，虚也，发痒，又有实症；身寒，凉也，发颤又有热症；腹胀，虚寒也，吐泄又多实热症。既非虚寒，一用温热，安得不死。不知舌红为热，白为寒。舌红带自，热中寒；舌白微红，寒中热；热极，大红又燥；寒极，纯白又滑。舌白又滑，阴症无疑。用**祛阴救痘丹**：人参、荆芥一钱，芪、归、白术三钱，附子三分。一剂色白即红，阳回阴寒之气尽散。此方补气血，气旺阴难留，血足阳自复。然必附子，奏功始神。又恐附子直攻其内，故加荆芥引之外散。

一痘隐不见，此气虚不能推送也。论

①　点虬汤　《辨证录》作"点虬丹"。
②　炒荆芥　《辨证录》用量为"三钱"。
③　陈皮　《辨证录》用量为"三钱"。
④　当归　《辨证录》用量为"一钱"。

理升、桔、羌、防能外泄，然不补则元气太虚，恐痘发他症又生。用**发痘散**：生芪二钱，甘草五分，当归、桔梗、荆芥一钱，防风二分。二剂尽出，不必再服。方虽用桔梗、荆、防，妙在芪、归属于推送，故火毒尽出。

一痘已见点，热气大盛，粒过多，人谓火毒太盛，谁知血虚不能润乎。若发散不补血，则火盛水干，痘难贯浆。用**养痘汤**：当归二钱，川芎、麦冬一钱，连翘五分、花粉、木通三分，甘草二分。二剂成浆。妙在芎、归、麦冬为君，少用连翘、木通、花粉则血旺，火不过炎，热消毒不内隐，故速效，又无后害。

一痘出四五日，大小不等，根窠不红泽，色暗，顶陷不起，人谓火毒倒塌，谁知血气虚乎？此必补气血中佐化毒、催浆。用**催痘汤**：人参三钱①、牛子、川芎、茯苓一钱，芪、归二钱，桔梗、肉桂②五分，陈皮二分，连翘三分。二剂效。妙在参、芪、归之多，发散化毒为佐。故气足不祛于中，血足不陷于内，自红润肥满。

一痘五六日，毒宜化，浆宜行，乃不红绽肥满，此气血大虚，切忌攻火败毒。宜补气血。用**护痘万全汤**：人参五钱③、黄芪、川芎、茯苓一钱，当归、白术④二钱，陈皮、牛子三分，花粉三分，桔梗五分。不必二剂。妙在不消毒攻火，但补气血，且补中有散，更非呆补。

一痘七八日，宜浆足，反疮平浆淡，食减，此气血不充也。人脾胃气弱，则肝血不生，血不生，则脾胃更弱，何能致浆足疮突哉。宜大补脾胃气，少佐补血。气血

旺，脾胃自健。脾胃健，痘自充。用**保痘汤**：人参、荆芥一钱，芪、归、术、麦冬二钱，陈皮五分。如痒，加白芷三分、蝉蜕二分。否则不加。如色白而薄，倍参、芪，一剂效。此纯补气血，补气尤多，以血得气易生也。气足血旺，自食增，浆老结靥。

一九日十日，浆淡痂薄，人谓痘毒内蕴，谁知气血亏乎。然气血虽虚，痘毒未清，不顾火毒，但呆补，则火毒内藏，痘后必有回毒。宜补中微散。用**全痘汤**：参、术二钱，牛子、通草、荆芥一钱，茯神、当归、银花三钱，陈皮三分，甘草五分。一剂愈。何用参不用芪？以黄芪过补气，不若参既补气，不增闷尤妙。况牛子、银花补中泄毒，得补益，又获散利。

一十一二日，潮热不思食，当靥不靥，痂落无托，此气血虚，毒多未化也。用**化痘仙丹**：银花、芪、归三钱，白芍二钱，人参、荆芥、牛子、甘草一钱，山楂五粒，防风三分。二剂全愈，不必三剂。妙在用牛子、荆芥、银花于参、归、芪、芍中，则胃气不伤，脾气大旺，肝血既润，复不克土，则毒解无留。大凡痘不补，则火毒不出，但补亦不出。今补中带散，故未出者能出，既出者尽出。

一痘已见形，又出一层红斑，或似斑非斑，或零星错杂，皆是夹疹。人谓痘毒深，后再发，谁知痘出时又感风寒，使内热留中，闭塞腠理，激腑毒尽出乎。宜脏

---

① 三钱　《辨证录》作"三分"。
② 肉桂　《辨证录》用量为"半分"。
③ 五钱　《辨证录》作"五分"。
④ 白术　《辨证录》用量为"一钱"。

腑并治，然治脏不若先治腑。盖痘毒出脏，毒深；疹毒出腑，毒浅。浅之毒散，深毒自难留，故治痘须先治疹。用**分痘汤**：升麻、生草①、荆芥一钱，玄参、麦冬、生地三钱当归、青蒿二钱，半夏五分。一剂疹全散。此退阳明火，解肺热。妙在多用升麻引火向外，发皮毛，虽消疹，实成痘。何为治疹后，再治痘哉。

一痘症已全，数日后复发热，出红斑，痒甚，愈抓愈痒，先如粟米，渐大如红云一片。人谓痘毒前未畅发，谁知痘毒全无，乃收痂后纵欲，饮食又兼风热②而成乎。此名盖痘疹，似痘非痘也。宜散风热，不必顾痘毒。然风热解，痘毒亦无不解。用**安痘汤**：玄参五钱，当归三钱，连翘、花粉一钱，白芍、丹皮、荆芥、甘菊二钱，升麻五分。二剂尽散。此化毒不耗气，解热不损血，故风热全消，痘无变症。

一痘五六日后色黑，或炭灰色，顶陷不起，食入即吐，此坏症也。然小儿纯阳，阳气易离，阴气难绝。倘一阴可续，则引阴接阳，每重生。用**起死救儿汤**③：参、归、麦冬、茯神三钱，玄参、银花一两，白术、荆芥、花粉二钱，甘草一钱。二剂愈。此妙全在银花、玄参之多，既解毒又散火，又加参、术、归、冬，以助二味祛除，故能转败成胜。切勿惊重与用参多。盖药不重，则火毒难消；参不多，则阴阳难复。

一前人稀痘或截痘法，多解毒，药损元气，元气虚，毒即难解。且毒成于火，清火又用寒凉，小儿一服寒凉，脾胃匮乏，火毒安能外泄？予用**止痘丹**：生草一钱，银花三两，玄参一两，贝母五分，苦

参、丹皮三钱，黄芩二钱。天赦日④，将水二碗煎至一碗，不必再煎。将此一碗汁，又熬至三分。用茯苓五钱为细末，将汁调为丸，如米大。儿半岁，蜜拌，二日服完，必下黑粪，永不出痘。

疹

一发热二三日，肌肤隐发红点，人谓发斑伤寒，谁知出疹发表，热毒外散，偶犯风寒生冷，皮肤闭塞，毒气壅住腠理乎。其症皮肤片片皆红，红或变白，白或转红，红变紫，气喘腹满，甚而作痛。毒气入脏，欲出不能，存亡顷刻。必须化斑，不必治疹。盖疹与斑皆热毒。用**消斑化疹汤**：玄参、白芍五钱，归尾、石膏、骨皮、丹皮、青蒿、麦冬三钱，荆芥二钱，木通、升麻、甘草一钱。二剂消。方用微寒，以疹斑虽起大热，亦因脏腑干燥，内无水制而外现也。今滋津液，则水足制火。又得引火解毒，直走皮肤，毒自外泄解散。况玄参清浮游火，何必多用大黄扑灭其炎，伤脏腑乎。

一出疹大渴，恣饮，呕逆不止，变泄痢，咳嗽，小水不利，阴囊浮肿，胁痛筋软膨胀，人谓火热不解，谁知水蓄不消乎。夫心火亢炎，因而作渴，饮水必入心，心不受水，传脾为呕吐泄利；传肺，为咳嗽；传肾，为便闭囊肿；传肝，为胁痛筋软膨胀。夫水本克火，然水多则滞，火反得水以滋沸腾，疹消他症生。宜惟分消水势，疹自消。用**分水消疹散**：茯苓、

---

① 生草 《辨证录》用量为"二钱"。
② 热 原作"寒"，今据《辨证录》改。
③ 起死救儿汤 《辨证录》作"起死救儿丹"。
④ 天赦日 谓赦过宥罪之辰，春戊寅，夏甲午，秋戊申，冬甲子。煎服药逢此日效果最佳。

前子、木通①、白术② 三钱，猪苓二钱，苡仁一两，桔梗一钱，荆芥五分。二剂愈。方专治水，只桔梗、荆芥少提气，不特水气因升提下行倍速，且使疹亦从膀胱下泄。但不用升麻，以升麻提气，必使疹毒由皮毛出，反牵利水之肘。不若此二味提气不走皮肤，反佐诸药走膀胱，水疹同治。

一疹后牙根溃，肉腐出血，臭冲鼻，此症因医治疹不治浮火，使热积皮肤，不用解散清凉，致火毒入胃，久不散，因作祟。此症仍须散火热毒。倘恣食肥甘，湿热动虫，必变为走马疳，穿腮落齿，或面颊浮肿，环口青黑，唇崩鼻坏，生疮作痒，多不救。用**救疹散毒汤**：玄参、茯苓、青蒿、生地三钱，甘草、荆芥五分，黄芩、白薇、干葛一钱，白果十个，麦冬二钱③、陈皮三分。三剂全愈。此和解，不大凉，以疹愈，势虽盛，火毒实轻，毋以外证重，即用劫夺。苟轻用苦寒，每轻变重，重必死。

吃　泥

一吃泥，此肝旺也。肝过旺必克脾

胃，土虚不能敌肝，思土以救。宜平肝补脾胃，则土气无亏，自见土不吃。用**六君加减**治。人参一钱，茯苓、黄土三钱，甘草、陈皮、黄芩五分，半夏三分，白术、白芍五钱。四剂不思吃泥。此方健脾胃，加黄芩清火，白芍平肝，肝平火清，土自得养，尤妙加黄土，投其所好，益足展健运。

胎　毒

一半岁或一二岁，忽生大疮，此父母或感杨梅，或受胎后感淫毒，贻害小儿。用：银花二两，生草、黄药、锦地罗三钱，人参、花粉二钱。二剂。倘外口不愈，另用：蜗牛、生草、儿茶、樟脑、黄丹、水粉、枯矾三钱，冰片、轻粉一钱，麝香三分，地龙粪五钱。为细末，麻油调，敷疮口上，数日敛。轻者，不必外治。切勿自秘，以受天谴。

---

① 木通　《辨证录》用量为"二钱"。
② 白术　《辨证录》用量为"三分"。
③ 二钱　《辨证录》作"三钱"。

辨证奇闻卷十四

背 痈

一背间先发红瘰,渐红肿,此发背也。古云:外大如豆,内大如拳;外大如拳,内大如盘。然痈疽必须辨阴阳。有先阴变阳,有先阳变阴者,前后俱阳俱阴者。阳症虽重实轻,阴症似轻反重。先阴后阳生,先阳后阴死。何以辨之?阳症形高突,色纯红,初起必疼,溃烂多脓,收口身轻爽。阴症形平陷,色带黑,初起必痒,溃烂多血,收口身沉重。至变阳变阴,以此消息。倘红肿高突,乃阳症。乘毒初发,肉未化,急以散毒药治,随手而解。发背至横决,皆因循失治,以致阳症变阴。救痈如救火,宜急扑灭,否,必沿烧屋庐,不尽不止。毋谓阳症可轻缓。治用**急消汤**:忍冬藤二两,紫花地丁一两,茜草、生甘草、花粉、桔梗三钱,甘菊花①、贝母二钱,黄柏一钱。不必四剂。此阳毒初起最神,无迅烈之虞,有和解之妙。倘孟浪用毒药,毒幸散,真气耗损,变成别症,医之咎也。[批]一切大肿毒,不论部位阴阳,已溃未溃,肿毒通治,方最神。此方前已附《奇效医述》,兹不注。文守江。

一背心发瘰,痒甚,已而背重如山,陷隐发红晕如盘,此阴症初起形象,尤非前阳痈比。此冤孽病,必胡言乱语,将平日欺心事尽情发扬。此症本不治,然转阴变阳,医之事也。此症虽崇凭,然必正气大虚,邪乃得入。必须大补气血,佐散郁解毒,则正旺自散。用**变阳汤**:参、芪二两,银花半斤,附子一钱,炒荆芥三钱,柴胡二钱,白芍一两,生划、花粉五钱。水十余碗,煎至二碗服,三剂愈。盖阳毒可攻,阴毒须补。方用参、芪补气,气旺则幽阴之毒不敢入心肺。银花性补,善解阴毒,得参、芪功益大。然非附子,则不能直入阴毒中,又出阴毒外。又益甘草以解余毒。然毒结于背,以气血之壅也,壅极郁极也。故加柴、芍、荆芥、花粉消痰通滞,开郁引经,自气宣血活,瘀散毒消。

一背痈溃烂,洞见肺腑,疮口黑陷,不能卧,口渴思饮,人谓阳症败坏,谁知阴虚不能变阳乎?背痈虽分阴阳,至溃后惟宜补,不消毒。至见肺腑,前此失补,毒过沿烧,好肉尽化为瘀而成腐肉,腐必洞见底里。倘胃气健能食,犹可救。若恶食,必无生者。然能用参、芪、归、地亦有生者,不可弃而不救。用**转败汤**:人参、熟地、麦冬二两,生芪、当归、枣皮一两,肉桂②、远志、茯苓三钱,白术、银花四两,北味一钱。一剂。或胃开或少能饭,可救。惟杳无应验,是胃将绝。或服之饱闷,少顷安者,亦有生机。此补气

----

① 甘菊花 《辨证录》用量为"三钱"。
② 肉桂 《辨证录》用量为"二钱"。

血，更补肺肾阴。盖阴生则阳长，后以银花解余毒，则毒散血生，血生肉长，肉长皮合。倘但解毒，不补气血阴阳，阴毒不能变阳，哀哉。

一背痈愈，口不收，百药敷之不效，人谓余毒未净，谁知阴不能济阳乎。痈疽初起，毒盛变脓，毒衰脓尽。毒化疮口不收，乃阴气虚，非毒气旺。世用败毒药，是虚虚也，欲肌肉长，得乎？然但用阳药补阳，不补阴亦不效。盖独阴不生，独阳不长。脓血已净，阴必大虚。但补阳，则阳旺阴虚，虽阳欲济阴，阴不能济阳。补阳，阴愈虚，疮口愈难合。宜大补阴，使阴精盛，自灌注疮口，不必用生肌药，肉自生矣。用**生肤散**：麦冬、当归一两，熟地、忍冬① 二两，枣皮三两②、参、术③五钱，肉桂三钱④。六剂愈。此补阴多补阳少，使阴胜阳。然补阳仍补阴者，盖以能入阴中，以交于阳内也。用忍冬藤取其领诸药至疮口，非用解余毒也。

一背痈愈，肉长口平，忽开裂流水，此不谨色怒也。疮痈忌色，其次忌怒。犯恼怒，新肉开裂；犯色，新肉流水。然此论小疮耳。若背痈犯怒，不过多病，犯色多致死。疮口开裂，色必变紫黑，流水处，肉必败坏。必须药补气血，不可仍治其毒。倘前毒未净，断不收口，复腐败者，实新肉不坚，自求决裂也。况发背新愈，精神气血空虚。故犯色遂变出非常。然一木焉能支厦？又必须大剂救之。用**定变回生汤**⑤：人参四两，黄芪三两，归、术、麦冬、忍冬藤、茯苓⑥ 二两，北味二钱，肉桂三钱，枣皮五钱。四剂平复。若再犯，即再服此方，必死。此救疮疡坏症仙丹。人疑泄精决裂，何反置熟地不用？盖熟地补阴最缓，症犯实急，故多用

气血药，非熟地不可用也。数剂后，宜减分两，多加熟地以善后。

一夏月发背痈，疮口不起，脉大无力，发热作渴，自汗盗汗，用参芪，加肢逆冷，大便不实，喘促呕吐，人谓火毒太盛，谁知大虚，补不足以济乎。疮口不起，本阴症，脉大又似阳，然无力非阴而何？发热作渴，乃水不济火，故随饮随汗。即阴症似阳，用参芪何反逆冷吐呕？正以未用附子，不能斩关入阵，祛荡阴邪也。用**助阳消毒汤**：人参八两，黄芪一斤⑦、当归、白术四两，陈皮一两，附子五钱⑧。水煎膏，作二剂服，顿退。数剂，疮起而溃，分两减半，数剂愈。此时此症非大补必立亡。大约阳痈用消毒，阴痈万不可用，舍痈从症，实善法也。

一背痈溃后，或发热，或恶寒，或痛，或脓多，或流清水，自汗盗汗，脓成不溃，溃不收，人谓毒未净，谁知血气大虚乎。凡气血盛，阴阳平，何能生毒？惟脏腑内损，毒始藏，久必外泄，乃痈发，毒自不留。然脏腑本虚，又加脓血则更虚。其外口未敛，似有余。气血未生，实不足。不可偏补一脏，致偏胜。然用大补汤⑨ 每不效，非方不佳，用不得法也。盖背痈非细小之剂所能补。余定一方，请正同人。参、归一两，黄芪、熟地二两，白芍、白术、茯苓五钱，肉桂二钱，川

---

① 忍冬　《辨证录》用量为"一两"。
② 三两　《辨证录》作"一两"。
③ 术　《辨证录》用量为"五分"。
④ 三钱　《辨证录》作"一钱"。
⑤ 定变回生汤　《辨证录》作"寒变回生汤"。
⑥ 茯苓　《辨证录》用量为"一两"。
⑦ 一斤　《辨证录》作"一两"。
⑧ 五钱　《辨证录》作"一两"。
⑨ 大补汤　《辨证录》作"十全大补汤"。

芎、生草三钱。自效。夫痈未溃，先化毒，已溃哑补虚。纵有余毒，不必败也。盖败毒，非寒凉即消耗，消耗损真，寒凉伤胃。真损则邪气盛，胃伤则谷气全无，何能生肌肉？惟大补汤助真益胃，故收全效。且不特治已溃，凡未溃皆效，惜人未知。

肺　痈

一胸膈作痛，咳嗽时更痛，手按痛处，尤气急，此肺热成痈耳。肺娇脏，药不能到，故难治。肝热害肺，已成痈，似宜泄火救肺，肺药难入。然脾，肺母；肝，肺仇；心，肺敌。三经未不尝受药。补脾土能生金，平肝木不侮金，清心火则不刑金，三经皆益肺无损。肺气得养后解肺邪，何痈不散。用**全肺汤**：玄参三两，生草五钱，银花五两，花粉、茯苓、白芍三钱，麦冬二两。二剂消。肺痈须内消，不可令出毒。内消不外脾肝心三经。或曰：肾，肺子，何不可治肾以消乎？然肺痈虽成于火烁，实肺气自虚。补肾虽使肾不耗肺，然肺肾相通，补肾恐肺气下降，火毒转不遽散，不若治三经，使肺得养，自化毒，不遗夫肾之妙也。

一胸膈痛，咳嗽吐痰更觉疼甚，按痛处难忍，咽喉间，先闻腥臭，随吐脓血，此肺痈已破也。肺痈未破易消，已破难治，以脓血难净也。盖肺生痈，因肺火不散。然肺火来，因肺气虚。不补肺以散火，未成何以消，已成何以散？既溃又何以愈？是肺虚不可不补。然胃，肺母，补胃气，肺气自旺。今痈破多吐脓血，肺气尤虚，虽毒尚存，必于补气中，行攻散，则毒易化，正气无伤。用**完肺散**①：人参一两，玄参、银花二两，蒲公英五钱，花

粉、生草、桔梗三钱，黄芩一钱。六剂愈。此补胃气，即泻胃火，胃气旺，肺气自衰，胃火衰，肺火自不旺，故败毒又生肉。虽诸药亦入肺，不单走胃，然入胃十八，入肺十二，仍治胃益肺。或问：肺痈已破，病入里，似不宜升提肺气。喻嘉言谓：宜引胃入肠。今仍用桔梗开提肺气，恐不可为训。嗟乎！所用皆治胃药，入胃有不引入肠乎？然肺气困顿，清肃之令不行，用桔梗清肺，上气通，下行更速。

一久嗽后，肺管损，皮肤黄瘦，咽嗌音哑，自汗盗汗，眠卧不得，稠痰腥秽，毛悴色憔，嗽时必忍气须臾，轻轻吐痰，否则膈上大痛不已，气息奄奄，全无振兴，人谓肺痈，谁知肺痿生疮乎。此症本难治，肺痈生于火毒，治宜速；肺痿生于劳伤，治宜缓。火毒宜补中用泻，劳伤宜补中带清。泻与清不同，补则同。但泻中用补，可用大补；清中用补，可用小剂。忽亡勿助，虽有若无，始奏功。用**养肺去痿汤**：银花、麦冬三钱，款冬、贝母、白薇三分，生草②、紫菀③、百部五分，生地、百合二钱，天冬一钱。三十剂渐愈，六十剂全愈。方不寒不热，养肺气于将绝，保肺叶于将痿。倘求速效，必至倾危，宜忍耐全生，勿欲速送死。

一多食燔熬烹炙煎炒，美酝香醪，乘兴酣饮，至咽干舌燥，吐痰唾血，喘息膈痛，不得卧，人谓肺火炽，谁知肺痈已成乎。肺，五脏华益，喜清气薰蒸，最恶燥气炎逼。今饮皆辛热，则脏之中全是火，肾水无源，肾益加燥，势必取资肺金，而

---

① 完肺散　《辨证录》作"完肺饮"。
② 生草　《辨证录》用量为"五钱"。
③ 紫菀　《辨证录》用量为"五钱"。

肺已病，不益虚更燥乎。况各经纷逼，火烈金刑，肺干生痈，必至之势。宜化毒，益养肺降火兼补火，庶已成可痊，未成可散。用**枝桑清肺丹**：桑叶五钱，紫菀、生草二钱，犀角屑五分，款冬一钱，百合、人参、阿胶、贝母三钱，杏仁七粒，银花、熟地一两。水煎，调犀角末服，数剂效。此肺肾同治，全不降火。盖火因饮而旺，乃虚火，非实火。故补火金坚，虚火息。补中带散，补非呆补，火毒易解。

肝痈

一素多怒，易动气，忽胁满，发寒热，久胁痛，手按痛不可忍，人谓肝火盛，谁知肝叶生痈乎。人但知肺痈，不知肝亦生痈。且《灵》、《素》未言，但古今气运不同，痈毒亦异。况肝生痈，未尝无理。恼怒，肝叶开张，肝气即逆。大怒，肝叶空胀，未易平。时常恼怒，肝不得安。且怒必动火，怒愈多，火愈盛。火盛，烁干肝血，则肝气大燥。肝无血养，更易怒，能不郁结成痈乎。凡肝痈者，痛必在左，左胁皮必红紫，舌必青。以此辨之，必不差。宜平肝泻火去毒，若因循至溃，不救。用**化肝消毒汤**：归、芍三两，炒栀子、银花①五钱，生草三钱。三剂减，七八剂愈。方用归、芍滋肝，则肝血骤生。又甘草缓急，栀子清火，银花解毒，安得不效。但火毒盛，肝血大亏，非大剂亦徒然。倘执肝火旺非肝痈，单用归、芍治胁痛，定不效。

一左胁疼痛非常，按更甚，此肝痈也。肝不只怒生痈，忧郁亦生。但恼怒痛急，忧郁痛缓。初起用大剂逍遥散治立止，因失速治，肝郁不宣，血亦因而结。血结不通，遂成痈。势似缓，然肝气急，

痈成毒发甚骤。世有胁痛数日死者，正痈也，非胁痛即能死，可不急治乎。用**宣郁化毒汤**：柴胡、香附、薄荷二钱，归、芍、银花一两，陈皮、枳壳一钱，花粉、生草三钱。四剂全愈，后用四物大剂调治。肝痈不可见，胁痛世常有，吾特言急治，何至成痈。

大肠痈

一腹痛甚，手不可按，右足屈不伸，人谓火盛存食，谁知大肠生痈乎。凡腹痛，足不能伸者，肠内生痈。大肠生痈，足尤不能伸。但大肠痈无不成于火，火盛不散，郁结成痈。然火有余，本水不足，水衰火旺无制，乃养毒不解。法宜壮水以制火，则毒自化。用**清肠饮**：金银花三两，当归二两，地榆、麦冬、玄参一两，生草三钱，苡仁五钱，黄芩二钱。四剂毒尽。方纯润肠，又活血解毒，虽泻火，实滋阴。故相济相成。倘不益阴润肠，惟攻毒降火，则大肠先损，何胜火毒之凌烁。

一大肠痈，右足不伸，饮食不思，腹痛甚，便脓血，肛门如刀割，此已溃也。能食生，不能食死。然亦有因火毒炽不能食者。凡疮以胃气为主。无胃气，毒无论阴阳多不救，故治痈以扶胃气为第一治法。加败脓祛毒，正无伤，火毒又散。今痈破，不思食，则胃气尽降，大危症。不补胃但治痈，必死。用**开胃救亡汤**：参、术、玄参、山药、苡仁一两，金银花二两，生草三钱，山羊血末一钱。水煎调服。四剂全愈。方救胃败毒，祛脓在其中。妙在金银花治毒仍滋阴，又得参、术助力，散毒尤神。山羊血止血消浊且通

---

① 银花　《辨证录》用量为"五两"。

气，引药直入痛中解散之，合用则调和，抚绥有人，攻剿有人，自胃气大开，化精微，转输大肠。倘胃气未伤，尤效，勿疑畏以枉人命。

一大肠生痈，小腹痛甚，淋漓不已，精神衰少，饮食无味，面痿黄，肢软，自汗盗汗，不能卧，人谓火盛生痈，谁知水衰不润乎。大肠传导，全藉肾水灌注。今醉饱房劳，过伤精力，致火动水涸，又加生冷，致气血乖违，湿动痰生，肠胃痞塞，运化不通，气血凝滞成痈。然先本肾水不足，溃后复流其水，是因虚复虚。若作火毒治，必变死症。必大补肾水，并补脾胃气，则脾胃化精，生水更易，枯涸得滂沱，自淹贯重苏。不治痈，痈已化，气血足，肌肉生。用加味**六味地黄汤**①：熟地二两，山药、枣皮八钱，丹皮六钱，茯苓三钱，泽泻一钱，人参、麦冬一两，黄芪五钱。数剂顿愈。用六味补水，人参、芪、麦冬补脾胃土，土旺自生金。肺与大肠相表里，且又为肾母，自子母相需，表里相顾，故神。

小肠痈门

一腹痛口渴，左足屈不伸，按痛处更不可忍。夫大肠痈屈右足，小肠痈屈左足。此小肠生痈也。但大肠泄火从糟粕出，小肠泄火必从溺出。用**泄毒至神汤**：金银花三两，生草、车前子、刘寄奴、泽泻三钱，茯苓、苡仁一两，肉桂一分。不必四剂。方俱利水，只银花消毒，何独神？盖小肠毒必内消，内消舍银花无二味。以他药损正，小肠断不可损，故以银花为君。但不能直入小肠，用苡、苓、前、泻引入小肠。又加肉桂一分，得其气味引入膀胱，从溲化。又恐火毒盛，不能迅逐，更加刘寄奴速祛，甘草和调，既无留滞，复无峻烈，自火毒从溺出。

一腹痛呼号，痛却在左腹，按之不可忍，医谓食积大肠，谁知小肠外生痈乎。凡痈生肠内，在大肠屈右足，在小肠屈左足。痈生肠外，皆不屈足。但小肠痛左，大肠痛右。况食积时痛时止，不若痈痛不移不止，故痛在左，明是小肠生痈。痈生肠内尚可溃，生肠外，必不可使溃，以肠外无可出之路，小肠尤甚，必早治。用**内化丹**：金银花四两，当归二两，车前子五钱，生草三钱，茯苓、苡仁一两。四剂愈。此即前方之变方也。但前方于利水中，行败毒，此于利水中，补血以败毒。盖痈破利水，则毒随水出；未破，不补血，则水泄血虚，难于消化。然须早治，否则痈虽愈，瘀留肠外，必终身腹痛。

一腹痛骤甚，小水流血，左足不伸，人谓小肠生痈，谁知小肠火盛乎。生痈必由于微，未有一旦骤生。痈久脓生，脓净血出，岂有不溃不脓，先出血者。然左足不伸者何？盖小肠细，大肠宽，宽可容邪，细难容邪，理也。受火熬煎，肠中逼迫，肠不能舒，左足应之，暂屈不伸。但不若生痈之长屈不伸也，切不可因足不伸，误作痈，妄用解毒。宜于初痛足屈，察小便无血，乃生痈；若小便有血，乃火痛，断不差。宜泄火邪，不必化毒，痛止足伸。用**小柴胡汤**加味治：柴胡、甘草、人参、半夏一钱，黄芩三钱，茯苓五钱。二剂愈。小柴胡汤非治小肠药，何效捷？因小肠火盛，起于肝胆之郁也。木郁火生，不犯心而犯小肠。火炎上，反下炽，

_____

① 加味六味地黄汤　《辨证录》作"六味地黄汤加味"。

拂火性矣，此小肠受之作痛也。小便流血者何？盖火逼小肠之血，血恐火烁，故越出于小肠，走膀胱，反讳水道不行而流血。小柴胡舒肝胆气，则火自炎上，又茯苓清水气，水流血自归。

无名肿毒

一头面无故生小疮，痒甚，次日头重如山，又次日面目青紫。症至危，不速救，数日必身发青黑死。若青不至心胸，尚可救。此素服房中热药，热极变毒也。凡久战不泄，虽气主之，实火主之。气旺，非火济不足鼓兴久战。补气，断不能舍参、芪；用热药助火，非参多，不足以驾其猛烈。然人参价高，方士乃少减人参，多加热药以壮其火。金石、火煅药乱用，以助命门火。命门火，肾火也，非真阴水不养。且肾火壮，则外势刚强，自多御女，戎何伤？无如愈战愈酣，火炽水干，即不频泄其精，水且不足制火，热毒自结肠胃。况久战未有不尽情大泄者，泄多火更旺，阳易举再战。或服药以助势，不知药益多，火益烈，战愈频，水愈烁乎。久之，水涸火炎，阳虽举不能久战，必忍精勉强以斗，精不化而变毒，结于阴部成痈，结于阳部成毒。头面，正阳之部位，较阴部更可畏，必多用化毒药。用**回生至圣丹**：生草五钱，金银花八两，玄参、蒲公英三两，花粉三钱，川芎一两。不必三剂。此化毒不耗气，败毒不损精。此毒因水亏极，泻毒药多损阴阳，惟金银花攻补兼妙，故用为君。惟少用则味单力薄，多用味重力厚。又玄参去火，甘草泻毒，蒲公英清热，花粉消毒，川芎散结，相助成功。

一无名肿毒生于思虑不到处，其势凶恶，有死之关，皆可名之，不必分上中下也。前言头面，前后、左右、四肢尚未言，不知得其法，皆通治。大约生无名肿毒者，多起于淫欲无度，加气恼忧郁，火乘有隙之处，蕴藏结毒，故一发莫救，故此毒尽阴症，宜解阴毒。然解阴毒药多烁真阴，因虚结毒，复解毒亏阴，故此症每不救。宜补阴中行散郁，佐解毒，微助行经，多收奇效。用**黑虎汤**[①]：玄参一斤，柴胡三钱，甘草一两。三味煎汤十碗，为主。生于头面，加川芎二两、附子三分[②]。前后左右，加当归二两、甘菊一两、附子三分。生四肢，加附子五分、白术二两、茯苓一两，俱再煎汁，取三碗，二日服完。未溃即消，已溃即散，不必二剂。玄参最退浮游火，得甘即解迅速之威。辅柴胡能抒其抑郁。且有药引至结毒处，大为祛除。妙在玄参一斤，力更大且妙，是补中带散，解阴毒不伤气。切勿疑药料之重不敢用。若些小症与非阴症疮毒，不必用此重剂，又宜知。

对　口

一对口忽生小疮，先痒后痛，随溃烂。夫生于对口犹轻，生于偏旁者尤重。盖颈项、肾督部位属阴，多阴疽，非阳疽。阳疽高突，红肿疼痛；阴痈色黑黯，不甚重，身沉重，困倦欲卧，呻吟无力，疮不突起，或现无数小疮口，不能从何处觅头。然阴阳二症皆可内消，正不必分阴阳。惟已溃，不审阴阳，用药则祸生顷刻。内消用**三星汤**：银花二两，蒲公英一两，生草三钱。二剂全消。阳症已破亦效。阴症大溃，用**七圣汤**：参、术、生

---

① 黑虎汤　《辨证录》作"收黑虎汤"。
② 三分　《辨证录》作"二钱"。

芪、当归一两，银花二两，白芥子三钱①、肉桂一钱。六剂愈。方治各处毒，低陷不能收口者，皆神效，不只对口阴症。以阳症可凉泻，阴症必温补也。

脑　疽

痈疽于脑顶，始名脑疽。若对口偏口，俱非真脑疽。脑疽九死一生。此肾火沸腾，脑为髓海，原通肾，肾无火，髓不能化精，多火不特不化精，随火升降，且化毒生痈。盖肾化精，必得脑中之气以相化。今脑中无非肾火，势必气化为火，火炎上，不及下降，即于脑中髓海自发其毒，较脑气下流为毒者更甚。故每更形改音，疮紫黑，烦躁，随饮随渴，甚至脑骨腐脱。倘饮食知味犹可救。用**五圣汤**：银花八两，玄参、麦冬三两，黄芪四两，人参二两。四剂渐愈。改用十全大补汤四两。服四剂②，又饮八味汤③恣饮，可全愈。此疽得于房术居多。丹石燥烈，或洗或嚼，噙于口，藏于脐，阻精久战，真阴枯烁，髓涸火发，遂溃顶门，多致不救。

囊　痈

一阴囊左右生痈，名便毒。生囊下、谷道前，名囊痈。较之，便毒易治，囊痈最难疗。以囊下为悬痈。盖他处皮肉横生、直生，俱易合口，悬痈横中有直，直中有横，不易收口。此少年贪酒色，花街柳巷，忍精耐饥而斗，或已泄重交，或将败再鼓，或与毒妇疮妓合，多生此症。所谓欲泄不泄，化为脓血也。宜大补虚，佐消毒。用**逐邪至神丹**：银花四两，蒲公英、当归二两，人参、生草一两，大黄五钱，花粉二钱。三剂，已、未溃俱愈。此方未免过于霸道，且大虚又用大黄祛邪，

似乎非宜。不知毒势盛，乘初起正未甚衰，大补泄火为得乎。倘因循畏缩，及流脓血，正必萧索，用参芪数斤，尚难复原。何若早用于解毒中，正无伤，毒易化，因势利导。

一饮烧酒入房，精不得泄，至夜半寒热，烦渴，小便淋赤，痰涎涌盛，次日阴囊肿，胀痛。又次日囊腐，玉茎贴囊者亦腐，人谓酒毒，谁知肝火得酒湿肆虐乎。

湿何至腐？火酒大热，过饮醉死，身心腐烂。火酒乃气酒，过热自焚。人原有火，以火引火，安得不延烧。饮火酒入房，宜是命门火。然肝属木，肝木生火，理也。入房借火酒力，火势必猛，火动无根，何能久乎？精泄火可解。今阻抑，火无可泄，于是入肝，将依母自归也。然相火，内火，可附肝为家，火酒，外火，反得木焚体。囊与玉茎乃筋之会，入房火聚阴器，故囊肿而茎亦腐。宜解酒毒，益补气血，则湿热解，腐肉长。用**救腐汤**：参、术、白芍一两，芪、归④二两，茯苓、苡仁五钱，黄柏、泽泻、葛根、炒栀子三钱。八剂全愈。酒毒成于拂抑，平肝泄火，利湿解毒。何又用参、芪、归、术？大凡气血盛者，酣饮无碍。服火酒而腐势，亦气血衰，力不能胜酒，故两火合，遂焚身外腐。不急补气血，酒毒虽消，腐难速愈。

臂　痈

一两臂忽生疮成痈疽，亦阴痈也。虽

---

① 白芥子三钱　《辨证录》无。有"白术一两，生甘草三钱"。
② 服四剂　此三字原无，今据《辨证录》补。
③ 八味汤　《辨证录》作"八味地黄汤"。
④ 归　《辨证录》用量为"一两"。

轻于头面、对口、肩背，然痛者阳症易治，用三星汤（见对口）立消。痒者，阴症难治，必大补气血，佐消痰化毒始效。阴主静，两手至动，至动生阴症，此反常，不可畏乎？况动变为静，又阳趋阴，非生近于死乎？欲阳返阴易，欲阴还阳难，谁谓臂痈可小视哉。仍宜慎重，用**消痈还阳丹**：人参、生草、花粉三钱，白术、生芪一两，银花二两，肉桂、乳香末一钱，当归五钱。三剂全消。此与七贤汤① 同，义各异。七贤治已溃，以生肉为先，此方治未溃，以护肌为主。故七贤无乳香、花粉，以二味攻中有拥卫耳。

乳　痈

一乳痈先痛后肿，发寒热成痈。此症男女俱有，盖女人生子食乳后贪睡，儿以口气吹之，使乳内气闭不通，遂至痛。此时以解散药治随愈。倘因循则痈成。若男子乃胃火盛，不上腾于口舌中，壅于乳房，乃生此症。此阳症，不比他痈有阴有阳，故但分初起多实邪，久溃为正虚。然邪有余，仍正不足，补中散邪，万全道也。正不必分先宜攻，后宜补。用**和乳汤**：贝母、花粉三钱，当归、蒲公英一两，生草二钱，穿山甲土炒，一片。为末，水煎。一剂愈。方用贝母、花粉消胃中壅痰。痰壅，乳房气不通。痰化，胃火失势。以公英、山甲解热毒，利关窍，自散。又恐药大迅逐，加当归、生草补正和解，正无伤邪又退，何至壅毒不行。

一乳痈已收，不慎房帷，复溃烂，变乳岩，现无数小口，如管非管，如漏非漏，似蜂窝，肉向外生，经年不愈。服败毒药狼狈，疮口更腐，此气血大亏也。凡乳房肉向外，筋束于乳头，故伤乳即伤筋，须急散，迟则筋弛难长。况泄精以伤元气乎。当泄精后，即用药补精填髓，尚不如此。既因循成岩，复见岩败毒，不虚虚乎。必大补气血以生精，不必再消毒。用**化岩汤**：参、芪、归、忍冬藤一两，白术二两，茜根、白芥子二钱，茯苓三钱。八剂愈，再二剂不发。此全补气血，不消毒，实为有见。虽忍冬消毒，性亦补，况同入补药中。但失精变岩，何不补精而补气血？盖精不可以速生，不若补气血，转易生精。且乳房属阳明胃，既生痈，未必能多气血。补之，则阳明之经旺，自生津液，滤注乳房。何必复补精，以牵制参芪乎。

一左乳结核如桃，不痛不赤，身体形渐瘦，人谓痰气郁结，谁知肝气不舒。乳属阳明，余何谓肝病？然阳明胃土见肝木郁，惟恐来克，于是胃亦伏而不扬。况乳近胁，正肝部位，与肝远，尚退畏舒，与肝为邻，何敢恣肆而吐气？气不舒，肿满之形成，气不敢舒，畏惧之色现，不痛不赤，正显其畏惧也。不必治阳明胃，治肝肿自消。用**逍遥散**加味治：柴胡二钱，白芍五钱，当、术、茯神、瓜蒌、半夏三钱，陈皮五分②、甘草、川芎、人参一钱。十剂消。去瓜蒌，再十剂，不发。方最解肝滞，肝气解，胃气不解自舒。况瓜蒌、半夏专治胸中积痰，痰去，肿尤易消。

一产后忽两乳细小，下垂过小腹，甚痛，人谓乳悬，谁知胃血燥乎。胃，水谷之海，多气多血。产后亡血过多，则胃空虚，饮食不能遽进，即进，各脏腑取给甚

---

① 七贤汤　《辨证录》作"七圣汤"。
② 五分　《辨证录》作"五钱"。

急，则胃气困。胃困，胃血益燥，何以解各脏腑之纷争？子又索母乳，内外取资，胃无以应。乳房，胃外廓。乳头，胃门户。胃苦内之纷争，欲出不可，得外，不免儿口吮哑，细小下垂，乃逃遁难藏，入地无门之状，危症也。急补胃气，益补血之味。胃气升，胃不燥，内足分给脏腑，何至痛而倒悬哉。用**解悬汤**：人参、川芎二两，当归四两，荆芥、益母草①三钱，麦冬②、炮姜一钱。八剂愈。用人参生胃气，芎、归生血，荆芥、益■■■分解各脏腑，使归其经络，用麦冬■■■因胃燥，未免火动炎烧，产后不便大■■■，故用麦冬微凉，少解火势。

肚 痛

一小腹生痛，断无阳症，以属阴部位也。阴生阴毒，似至重，然纯阴无阳，一用阳药立效。人多用阴药消毒，反成难救。然余谓阳药，补气温火味也。盖阴地结阴毒，乃虚寒故也。寒因虚不行，毒因寒相结，用热药祛寒，自能寒散毒。用**辟寒救腹丹**：白术、银花三两，茯苓、肉桂三钱，附子一钱，当归二两，蛇床子五钱。一剂消。已溃，四剂亦愈。方用白术为君，利腰脐气也。腰脐气利，下腹部位尽利。后用银花、蛇床子祛毒，则毒易消。然寒极恐难入，又加附、桂，斩关而进也。一片干燥药，未免耗血，故用当归阳中之阴，少制其横，则阴寒尽散，又无阳旺，故奏功又免患。

多骨痈

一腿旁长强穴间疼痛，高肿成痈，久之，肉中生骨，取出又生，人谓多骨痈，谁知湿热毒之所化乎？此症因多食生果，

湿热所成。治早，一二剂解散。因循失治与不得法，遂至湿壅添热，热盛化骨，日久迁延，卧床不起。或谓初起未尝有骨，可内散，生骨后，必须取出，药焉可解散？不知多骨乃无形所化，似骨非骨，非肉中真生骨也。真骨难化，似骨可化。宜利湿清热，佐补气血，骨自消。用**五神汤**：茯苓、前子、紫花地丁一两，银花三两，牛膝五钱。五剂全愈。方用车前、茯苓利湿，紫花地丁清热，银花、牛膝补中散毒，故神。

恶 疽

一四肢或头面生疽，头黑皮紫，疼痛异常，此阳症之毒③也。盖阳毒势骤，不急散毒，则养成大横，如贼初起，乌合易出，久则巢穴日大，非朝夕可破，人多轻视不急治，谁知小可变大乎？然痈溃于内，疽肿在外。溃内，难外治；肿外，易内消。虽毒尽由内发，疽病尤宜内治。用**消疽散**：生地、连翘、地榆、花粉三钱，忍冬藤、夏枯草、当归一两，白芷④、生草二钱。未溃，二剂消。已溃，四剂愈。凡疽，以此方投，神效。盖补血散毒，血活毒难留，凉血清火，血寒火易散。疽，阳毒，故咸宜。

疔 疮

一疔疮，一时疼痛非常，亦阳毒。世以黄豆令病人嚼之，不知腥臭便是疔，以此辨，不错。疮头必发黄泡，中有紫黑

---

① 益母草 《辨证录》用量为"三两"。
② 麦冬 《辨证录》用量为"一两"。
③ 阳症之毒 原作"阴疽"，今据钱本及《辨证录》改。
④ 白芷 《辨证录》用量为"三钱"。

色，更细看泡中，必有红白一线，通出于泡内外。疔生足上，红线由足入脐；疔生手上，红线由手走入心；疔生疮面，红线由唇面至喉。急于线尽处，用针刺出毒血，免攻心。若见白线，不必治。总以消毒泻火为主。用**拔疔散**：紫花地丁、甘菊一两。三剂全愈。不必外治挑开疔头。若已溃，加当归二两，亦不必四剂。

辨证奇闻卷十五

杨　梅　门

一花街柳巷取欢，自觉马口如刀刺，此毒已过也。未几生鱼口，生痡疮，至遍身亦生疮，脓臭不堪。多用败毒药愈盛，有腐烂而死者。盖此毒中于泄精时，泄精元气虚，毒乘虚入。若元气大旺，毒难深入，即有传染，可一泄愈。今遍身毒疮，明是大虚，毒深不补虚，焉能效？倘只败毒，无异下石。用**三生汤**①：生芪、土茯苓三两，生草三钱。十二剂全愈。方妙在不解毒，用生芪补气，气旺，邪自难留。得生草化毒，土茯苓引毒，毒去，正无亏，气生血得养。

一龟头忽生痡疮，服败毒药，毒从二便出。倘大肠燥结，则毒不走大肠，必尽趋小水出。小水口小，毒难尽泄，毒不留肠中，反结外势。毒盛必发，安得不腐？每连龟身亦烂。人多用外药敷。外敷虽不可少，然必先消火毒。用**散毒神丹**：黄柏、生草、炒栀子三钱，茯苓一两，肉桂一分②。四剂，毒从小便出，痛少止。后用**生势丹**敷之。炒黄柏三两，儿茶、生草一两，麝③、片三分，大黄三钱，乳香、没药、朱砂一钱，忌火煅。各为极细末，和匀渗之。不数日，脓尽血干，肉长，一月愈，但不能长龟头。再用大补汤，服一二月，可种子。倘多服败毒，必用泻火。无论命门寒极，外势亦且冰冻，安得阳和

骤生。此前后实有次序。

一痡疮初发，鱼口将生，不急治，必遍身生疮，腐烂身体，多不救。人多以五虎散败毒，虽毒亦可下泄，伤元气正多。苟减败毒药，又恐留毒。盖毒气入，因元气虚也。今又败毒以重虚，无论毒尽下泄，已犯虚虚，况以败毒，毒更难散乎。宜于补中攻泄，毒尽出，正无亏。用**早夺汤**：参、归、苓、术、石膏、大黄、银花、生芪一两，远志、生草、花粉三钱，柴胡二钱。一剂，泄恶物，掘土埋之。二剂，臭秽尽。减大黄、石膏，加土茯苓二两，同前药煎，四剂必隐隐疮形现皮肤内。再二剂，尽消。再二剂，不发。方用大黄泄毒，石膏清毒，生草、银花化毒，柴胡、花粉散毒。妙在更用参、芪、归、术，以至仁佐至勇，战抚兼施，军声更振。少加祛除，贼化为良，岂民变盗哉。此方余实亲验，愿人留意。阴虚阳燥，加熟地数两，或玄参一两，余莫乱加。

一杨梅误服轻粉，毒虚于内，未几，自觉一裹臭气冲鼻出，次日鼻黑，不闻香臭。缓治鼻坏，便不治。且毒势甚盛，非杯水可救。况杨梅结毒于鼻，其毒更盛，以毒在肺也。毒气在肺，清气尽为毒气。

① 三生汤　《辨证录》作"二生汤"。
② 一分　《辨证录》作"一钱"。
③ 麝　《辨证录》用量为"三钱"。

肺气出于鼻，藏于肾。肾感毒移于肺，散于皮肤，则毒可外出。用轻粉收敛，发皮肤者，尽还肺中，肺欲还肾，肾不受，乃上冲于鼻，鼻孔细小不能遽泄，毒气尽结于鼻。须多药解毒，以肺不能直治，必隔一隔二治。用**护鼻散**：玄参、银花三两，麦冬二两，花粉三钱，生草一两，桔梗五钱。水煎，调生丹砂末三钱，四剂愈。更用**全鼻散**：玄参、银花、当归一两，生草三钱，麦冬五钱，人参二钱[1]、生丹砂一钱。如前服十剂尽愈。前方过猛以救急，后方和平以补虚。轻粉毒，非丹砂不能去，故前后皆用。轻粉，水银所烧；丹砂，水银之母。子见母，自相亲不相离，丹砂出，轻粉亦出，此人未知。倘鼻梁已倾，虽不重长，命可救。

一杨梅遍身皆烂，疼痛非常，人谓毒气在皮肤，谁知血虚毒结皮肤乎。杨梅发于髓之中，毒在骨髓难疗，在皮肤似易治。然毒未出皮肤，其毒蕴藏，泻骨中毒，可从下外泻。毒已出皮肤，其毒开张，敛肌中毒，不可由表入攻。宜补血，泻毒，引从小便出，实得法。用**二苓化毒汤**：白茯苓、当归二两[2]、土茯苓、银花二两，紫草[3]、生草二钱。水酒各半煎服。十剂全愈。方平淡，实有奇功。杨梅生于肾虚，不补虚治疮，反泻毒耗血，故世治杨梅多不效。

腰 疽[4]

一腰眼间忽长疽眼，疼痛呼号，似阳症，然腰肾至阴地，未可作阳疽治。若竟作阴症，又不可。此症本过忍不泄而成，似阴分之过。但腰间虽去肾不远，火盛毒成，则阴中有阳，未可纯以阴症治。须合阴阳并治以化毒，毒乃如扫。倘不补阴，

竟治其毒，则肾气愈伤，毒难速化。补阴不补阳，则阴无阳不生，毒且深藏肾宫，不得泄。用**两治汤**[5]：白术、杜仲、当归一两，银花三两，防己一钱，豨莶草三钱。三剂愈。用白术、杜仲利腰脐，气通，毒自难结。又银花、当归补中有散，防己、豨莶直入肾逐湿热。阴阳无偏胜，邪正自解纷。

擎 疽

一手心忽肿突成疽，昼夜疼痛非常，所谓擎疽也。此冤家债主相寻，每多流血以死，似不必治。然自怨自艾，处仁迁义亦可救。此亦人有火热之毒，乘机窃发也。但火热非起乎一朝，解毒难凭于小剂。盖毒成于热，热起于火，火有余，终是水不足，非大料滋水，安得取胜。必大用补水之剂，少佐解毒，擎疽自愈。用**释擎汤**：玄参、银花二两，生地、当归一两，紫花地丁五钱，贝母二钱。未溃三剂，已溃六剂，必愈。后苟迁善不减，改过不勇，未变他病。此方滋水治火，补正解毒，能自居无过，又何拟议。

脚 疽

一脚指忽先痒后痛，指甲黑，次日脚指黑，又次日足面俱黑，黑至脚上胫肚即死，此无名肿毒。因多服春药，是火热毒，非脚疽比。脚疽只黑脚指，不黑脚面。然虽不如无名肿之横而速，杀人则一。盖脚为四余，宜毒不到，今毒聚不

---

[1] 二钱 《辨证录》作"三钱"。

[2] 二两 《辨证录》作"一两"。

[3] 紫草 《辨证录》用量为"三钱"。

[4] 腰疽 原无，《辨证录》作"腰疽门"，今补。

[5] 两治汤 《辨证录》作"两治散"。

散，反出指甲间，则毒盛非常，治转不可轻。人之气血周流，毒必不聚一处。惟气血大亏，不能遍行经络，火毒恶邪，乃团结骨节。脚疽，正气血亏，不能周到也。乌可单泻毒重虚其气血。必大补气血，加泻毒药，全胜道也。用**顾步汤**：芪、归、牛膝、金钗石斛一两，人参三钱，银花三两。三剂全愈。若已溃，多数剂自愈。银花解毒，非牛膝、石斛不能直达足指，非参、芪、当归，不能使气通血活以散毒。此方即名肿毒亦效。也有用刀去脚指。不若急用此方，补中带散，免痛苦又全生。

一脚腿忽肿一块，色如常，又不痛，人谓痈疽，谁知气虚乎。夫痛成于肿，未有肿而不变痛者，余何谓气虚非痈？盖气所以行血，气行则血行。气血行，纵有邪气，断难成肿。彼邪气盛每因血衰。肿而成痛，每作痛，色必红赤。今不痛不红，有肿之名，无肿之实，纯是气虚，血无所养，非邪盛气不能鼓也。惟补正气，不必化毒祛邪。用**补中益气汤**：参、归五钱，芪、术一两，柴胡、陈皮一钱，升麻五分①、生草、半夏二钱，茯苓三钱。十剂肿消。盖真气夺则虚，邪气盛则实。真既虚，邪愈盛，不补气，气何以行？肿何以化？此方善补气，故即消肿。况益消痰去湿之品，更易收功。

鬓疽

一两鬓忽红肿生疽，高突数寸，头面眼鼻俱浮，状异平常，阳毒也。盖鬓近太阳，乃阳部位，阴气不能到，故当作阳症治。然每有变阴症者，故阳药中宜加阴分药，以预防之。若溃烂，更须阴药多，阳药少，消息善治。用**理鬓汤**，已溃烂、未溃烂俱收功。银花三两，白芷二钱，芎、

归一两，夏枯草三钱。未溃，二剂消。已烂，四剂愈。方用银花、夏枯解火毒，得白芷、川芎入两鬓、太阳间，二味更得施其祛逐。又妙当归补气血，阴阳双益，邪自难变。

唇疔

一疔生口角旁，或在上下唇，不论大小，皆脾胃火毒也。宜速散，否则毒炽，且妨饮食，每腐烂而死。以疔愈小，毒愈横也。宜急泻火毒，不可损脾胃气，则毒不难散。用**救唇汤**：紫花地丁、银花一两，白果二十个，桔梗、生草三钱，知母一钱。三剂全愈，溃烂五剂奏功。治头面疔疮俱效，治口唇尤捷者，以白果、桔梗善走唇口，引银花、地丁至患处解毒也。

瘰疬

一痰块生颈项，硬如石，久成瘰疬，流脓血，自耳下串连不一，有流行患走状，故名鼠疮，又名串疮，言如鼠之能穿也。世谓因食鼠窃物而成，不尽然也。此症多起于痰，痰块多起于郁，未有不郁能生痰，亦未有无痰成瘰疬者，故必以开郁为主。然久则气血必耗，况流脓血乎。故消痰不开郁，开郁并化痰皆虚虚。用**消疬串汤**②：白芍、白术一两，柴胡二钱，花粉、蒲公英三钱，茯苓、紫贝天葵五钱，陈皮、甘草一钱，附子一片。八剂消，服一月全愈。再服六君，必不发。蒲公、天葵消痈神药，非佐以柴、芍，则肝木不平，非补以术、苓，则脾胃不健，何胜攻痰破块之烈哉。惟有攻有补，则调剂咸

---

① 五分　《辨证录》作"五钱"。
② 消痈汤　《辨证录》作"消串丹"。

宜。得附子引之，直捣中坚，故愈沉疴于旦夕。

一瘰疬溃烂，颈下及胸膈皆痰块，已头破欲腐，遂发寒热，肌瘦食减，盗汗自汗，惊悸恍惚。大约瘰疬初起，先解郁，佐补虚消毒。倘执而用之，必速死。用**转败丹**：参、归二两，柴胡二钱，白芍、银花三两，白术一两，半夏五钱，生草三钱。八剂愈。前方减半，再十剂，疮口悉平不发。此补多于消，开郁化痰存其中。世但知攻毒，故愈攻愈坏。盍以此方试之。

痔　　漏

一肛门内外四旁，忽生红瘰，先痛后痒成痔，日久不愈，此皆湿热所成。纵饮及江南人往往有之。正因地气湿热，又加酒毒也。肛门通大肠，凡有湿热，亦同大便出，何积而成痔？以湿热在大肠不能久留，必尽趋肛门。肛门，大肠锁钥，有关防之意。于是蓄久湿热之毒，肛门独受。有毒必外形，不生痔于门内，即生痔于门外，内外似殊，作楚则一，乌可舍湿热而他治乎？但肛门去脾胃远，化湿热，必假道于脾胃，恐肛门未受益，脾胃必先损。必须无损脾胃，有益肛门者始效。用**益后汤**：茯苓、白芍、山药、苡仁一两，地榆三钱，穿山甲一片（土炒为末）。八剂消。每味再加十倍，以蜜为丸。每日未饮，先滚水下五钱。完一料，不再发。此利湿去热，脾胃无伤，肛门受益。

一肛门边生小疖，不慎酒色，腐烂成漏，不收口，后生肉管，流脓水甚苦。世人用刀针挂线，徒受苦，毒未除，口难长，经年不效，亦不戒酒色，治不得法

也。盖他处皮肉，非纵则横，惟肛门皮肉有纵有横，最难生合。况大便出入，又易损，刀针挂线，已伤又伤，何能长皮肉。切戒轻用。惟消湿热毒为佳。然漏久，气血必虚。不治虚，无论漏不可止，气血反伤，终难奏功。必补中用消，何漏不痊。用**青龟丸**：乌龟二个[1]、茯苓五两，苡仁六两[2]、羊蹄后爪四副、穿山甲五钱（二味土炒）、参[3]、归三两，干青苔二两[4]、黄芪八两、松三条[5]（阴干，忌火焙）、白芷、槐米一两。各为细末。将龟用古石臼捣死，拌药末，锅内蒸熟，将龟肉与甲火焙干，为末，同药蜜糊丸。日三钱，完，全愈不发。但非戒酒色三月，不能奏功。此方不可思议，去湿不散气，败毒不损血。愿人敬服，守戒以去病。

一大便先射血后溺粪，人谓便血，谁知肛门暗生血痔乎？久必变漏，宜流脓水。不知受病不同，症亦异。此饮烧酒过多，热毒走直肠不得泄，乃结小痔不化，久之皮破血出。此出血于直肠外，非出于直肠中，乃膀胱血也。膀胱化气不化血，酒毒渗入膀胱，将酒气化水，出于阴器，酒毒烁血，不从阴器出，不得不趋大肠，肛门无奈，门别户牢，无可出路，酒毒结于直肠外，毒向内攻，直肠痔生。痔生必破，有隙可乘，膀胱之血注之，久且以血引血，不只膀胱之血尽归也。乘大便之开合，血先夺门而出，故先射，正见欲出之速。若不清上游，但截下流，非计之善也。用**清源散**：黄连、槐米、地榆、人参、三七根末三钱，苓、术、白芍五钱，

---

① 二个　《辨证录》作"一个"。
② 六两　《辨证录》作"六钱"。
③ 参　《辨证录》用量为"二两"。
④ 二两　《辨证录》作"一两"。
⑤ 三条　《辨证录》作"二条"。

葛根、前子二钱，白芷三分，穿山甲（土炒，末）一钱。水煎，调末服三剂，血更多，减黄连，再三剂愈。宜断酒，能禁女色三月，不发。妙在黄连多，以解酒热毒，先清源也。上游无病，下流自安，又分配得宜，去湿化热，堵截有方，故庆平成，何患洪水哉。

一胸生疮，不慎酒色成漏，窍长数头流血液，久则神形困倦，腰痛难伸，人谓心漏，谁知肾虚成漏乎。心气必得肾气以相生，肾气必得心气以相闭，心漏成于肾气泄也，可不急治肾衰乎。然治肾，心气不闭，与不补同。盖有出气无止气耳。或谓：凡漏疮成于湿热，但闭心之窍，不去湿热，恐漏亦不愈。不知心漏成于肾虚，肾虚则寒非热也。肾虚，真水虚，非邪水盛。宜补真阴，邪水消，温肾寒，湿热退。用**温肾丹**：鹿茸、附子二个、青盐、人参二两，瓦葱二枝、红枣四两。为末，煮枣，捣为丸。日空心酒下三十丸。服月余愈。方奇在鹿茸既能益肾中水火，更补心中缺陷。又附子辛热，无经不达，引入心肾，填补空窍。加青盐，以转坚。盖漏疮必多窍孔，故流血。血得咸则止。瓦葱者，消湿热于无形，心漏非湿热，然少有存留，则孔窍难塞，故用以防变。又恐气虚不能运化，更益人参生气血，助茸、附通达上下，尤易成功。

顽　疮

一手足或胸背头面生恶疮，终年不愈，臭腐不堪，外药内服药不效，世谓顽疮，言冥顽难治，不治未得其妙也。夫生疮乃气血不和，不和者，或湿浸，或热盛，或湿热寒邪交至，遂气结血滞，结皮肉而生疮，久之脓血不净，因生虫。人用杀虫药，反伤皮肉，气血愈虚，力难兼到，弃皮肉于膜外而不顾，疮乃顽。故治疮宜□气活血，虫与毒不必治。然气必补，□□于周身，血必补，始行于遍体。用□□汤：芪、归、麦冬、白术、熟地一两，□□草三钱、枣皮、茯苓五钱，柴胡□①□防风、连翘一钱，半夏二钱，附子□□一剂更红肿，切勿畏。再八剂，必□□□血行气，乃医之力。气行血活，虫将安寄？故不必杀虫而顽疮愈。

一内股生疮，敛如豆许，翻肉一块如菌状，人谓虫蚀外翻，谁知肝经风热烁血乎。肝热则生风，此内风也。外风清凉，内风蕴热，故外风宜散，内风宜清。然但清风不补血，则热不可解，风不可舒。必须养血之中益之清热，则燥不能燥，热退风自静。用**清风汤**：白芍一两，参、归五钱，白术、炒栀子、丹皮、沙参、花粉三钱，甘草、柴胡、连翘一钱，川芎二钱。数剂疮自敛。此滋血养肝，非消肉化毒，何以愈？盖疮成于肝旺，平肝，血不燥，自风散热退。苟不平肝，内降火，外追蚀，则蚀又翻，翻又蚀，肉益大，气益虚，变且生矣。

接　骨

一折骨，先将骨凑合端正，用杉木皮夹之，绳缚住，紧用布扎，无令动摇。若因疼痛少松反害事。收拾停当，然后用药。苟皮破出血，尤须外治。然皮未伤，内外夹攻，亦佳。内治必活血去瘀，血活则瘀不去，骨不能接。用**续骨神丹**：当归二两，大黄五钱，败龟板（为末）、生地、白芍一两，丹皮、续断三钱，牛膝、

_____

① 柴胡　《辨证录》用量为"一两"。

乳香末、没药末、红花二钱，桃仁三十个，羊踯躅一钱。四剂，去大黄，又四剂全愈。外治用**全体神膏**：当归、生□、红花二两，续断、地榆、茜草、□□、木瓜、人参、川芎、刘寄奴、芪、□□两，甘草五钱，杏仁（去皮）、柴胡、□□三钱，桑木枝四两，皂角二钱。用□□三斤，熬数沸，麻布沥去渣，再熬□□成珠，加黄丹末（水漂过）二斤四□□丹①收为膏，毋使太老。再用乳香、没药、自然铜（用醋淬七次）、花蕊石、海螵蛸三钱，麒麟竭五钱，白醋②一两，为细末，乘末冷时投膏中，桑枝搅匀，瓦器盛。临用，火煨摊膏，重一两。用**胜金丹**：麝香、花蕊石、象皮三钱，血竭三两，古石灰、紫石英二两，海螵蛸、乳香末、没药末两，樟脑、人参、儿茶、三七根末、木耳炭一两，冰片、自然铜（如前淬干）、地虱（干）、土鳖、琥珀一钱，土狗十个，生草末五钱。和匀，罐盛，贴之。三方绝奇异，倘未甚伤，只须膏药一个，不必掺药末。此内外同治，旦夕收功。

一由高堕下，昏死不苏，人谓恶血奔心，谁知气为血壅乎。夫跌仆出于意外，若坠下自堕地必死，是先挟畏死之心，不比一蹶伤者，心不及动。故气血错乱，昏绝不救。宜逐瘀佐醒气，则血易散，气易开。倘徒攻瘀血，则气闭不宣，无益。用**苏气汤**：乳香末、没药末一钱，苏叶、荆芥、丹皮三钱，当归五钱，白芍五钱，大黄二钱③，桃仁十四个，羊踯躅、山羊血五分。三剂愈。此醒气活血兼用，故神。妙在羊踯躅与苏、荆，因气乱而乱之，血易活，气易苏。

金　疮

一金疮，必多流血，血尽发渴，饮水则立亡，故金疮须忍渴。世有饮水愈者，何也？必素有热病，得水则热解，不可执以为常，是止渴，非补血不可。然疮口大开，所补仍然外泄，故补血仍须止血，止血更须生肉，则恶血不攻心，内火不烧胃，庶死可生，断可续。用**完肤续命汤**：生地、当归、麦冬、玄参三两，人参二两，生草、乳香末、没药末、刘寄奴、花蕊石④三钱，三七根末、续断、白术五钱，地榆一两。四剂愈。此补血加止涩，则血不流，肉易长。又助气者，盖血不速血，心补气以生血。且血生接肉，不若气旺接肉更易。凡刀伤皆效，但视伤之轻重，分药料之多寡。

物　伤　门

一虎伤，不论牙爪，流血必多，其孔一时便黑，痛难忍。急用生猪油或生猪肉塞之，肉入孔，随塞随化，庶不再腐。急用地榆末半斤敷伤处，血顿止，随用药解渴。盖流血多，虎又有热毒，直来犯心，故心渴必甚。切忌饮水，不得已，与小便饮之。用**制虎汤**⑤：芪⑥、归、生地、麦冬⑦、地榆、三七根末一两。一剂安卧，次日伤处大痒，又一剂，又卧。如是五日愈。此大补气血生肌，加地榆化虎毒，三

---

① 二斤四两　《辨证录》作“一斤四两”。
② 白醋　《辨证录》作“白蜡”。
③ 二钱　《辨证录》作“一钱”。
④ 花蕊石　《辨证录》用量为“二钱”。
⑤ 制虎汤　《辨证录》作“治虎汤”。
⑥ 芪　《辨证录》用量为“三钱”。
⑦ 归、生地、麦冬　《辨证录》用量均为“三两”。

七止血收口。药无奇，收实神。

一蛇伤，或足，或头面身腹极肿，三日不救，毒即攻心死。蛇，阴物，出洞口，尚未饮水，毒尤酷，必以解毒为主。但阳药解之，则毒愈炽。必须阴分药，顺其性解之。用**祛毒汤**①：白芷、蒲公英、紫花地丁一两，生草五钱，夏枯草二钱②、白矾三钱。三剂全愈。白芷得夏枯草，阳变为阴。地丁、公英、草、矾尽消毒，属阴，故助白芷直攻蛇毒。或疑蛇毒，即忌阳药，何又用白芷？不知蛇毒非用白芷不除，入阴分药中自效。又问：雄黄亦治蛇毒，何不用？盖白芷阳中有阴，若雄黄纯阳，外用可建功，内用必偾事。[批]本集中癫狗咬方用斑蝥、麝香、大黄等，不但孕妇、痨瘵人忌用，即常人服之，甚受苦楚。惟马钱子极佳，此方诸书未传，江归年屡用效，故集中方不载，方已附《奇效医述》后，用者查之，但以寅伤，印结痂愈。一言验癫狗吠去肉，大多不在此论。文守江。

癞

一发癞，皮厚生疮，血出如疥，或痛痒，或干湿，如虫非虫，人谓湿热留皮肤，谁知气血不能周到滋润乎。世以苦参汤或豨莶、白芷外治不效，正气血虚也。盖气足，经络无闭塞，血旺，毛窍不干枯。且气血旺，则湿热散消，何致瘀滞不通，散结皮肤。故治癞，以补气血为主，佐消湿散热。虽十载沉疴尚效，况目前乎。用**扫癞丹**：黄芪三两，当归、银花二两，防风二钱，苓、术、麦冬、白芍、熟地、玄参一两，生草、荆芥、花粉三钱，枣皮、川芎③五钱。十剂全愈。此大补气血，何异槁苗逢甘霖，有何尘埃之飞野。

刑　杖

一受刑皮肉腐烂，疼痛呼号，似外治佳。然刑重徒外治，安能使血不犯心？是内治断宜急。然外治多神方，内治少应验，每一时心乱死。今内治用**卫心仙丹**：大黄、红花、丹皮、木耳三钱，当归、生地一两，桃仁三十粒，白芥子二钱。一剂血散，不必二剂。外治用**护身仙丹**④：大黄、当归、龟板一两，乳香、没药、三七根三钱，骨碎补五钱，麝香五分。将猪板油一两⑤、白蜡一两、松香五钱，铜锅内化开，各药为细末拌匀，为膏贴伤处，外以油纸包，布缠住。重者二膏。若夹棍，不必四个，可行步。内方使恶血尽散，外方使死肉速生，合用故神奇。

---

① 祛毒汤　《辨证录》作"祛毒散"。
② 二钱　《辨证录》作"二两"。
③ 川芎　原无，今据钱本及《辨证录》补。
④ 护身仙丹　《辨证录》作"护心仙丹"。
⑤ 一两　原作"一斤"，今据《辨证录》改。

辨证录

辨证录序①

　　九流莫难于医，亦莫慎于医，盖人之性命所攸关也。是必奉其传于名师，穷其理于素习，小其心于临时。一遇其人之病，先审其人之气质，按其人之性情，据其人之居处、服习，循经辨络，以得其致病之原与夫病之所在，然后随节气，就方舆，切脉对症而投之以药，无不有随手而效焉者也。顾自张仲景以后，名医代出，其所著述，几于汗牛充栋。后之学者，于茫茫大海中，非埋首读书、潜心味道、得名师之指授，而能知三昧者盖寡。余少留心于方书，稍稍知本草，每有疾而不轻服药，惟恐庸医之误也。

　　兹奉圣天子命抚粤东。粤东山海隩区也，在天文星躔鹑火②，其气多燥，而又近于大海，群山叠抱，其间谿涧泉窦，莫非潮湿也。以天燥地湿之乡，而人之生于其中者，苟不自谨，立即致病。其气之壮者，感之轻而发之速，固可不药而愈。然疾甚者必延医，讵知粤东之医，其能记诵《汤头》，耳熟《脉诀》者，十无一二，甚而不解《内经》为何文，《条辨》为何意。略知药性，拘守陈方，究之胸中不通，指下不明，是以投之剂而多死。今夫病之寒热，有表里之分焉，有疑似之别焉，有浅深、主客之攸殊焉。其于似热症者辄投凉剂，岂知凡感于寒则为病热，寒郁则热盛，须温以解者，而凉剂直利刃矣；于似寒症者辄投暖剂，岂知食重内蒸，热极反寒，六脉全伏，须下以解者，而暖剂尤利刃矣。更可骇者，不论其人之形气与天行之节候，致病之根源，而擅用桂、附、人参，以为能用贵药者为通方、为老手，而不知杀人于三指，而卒不自认其罪者，莫若此等庸医之甚也。余抚粤未及三载，而闻医之杀人者不可数计，殊悯粤人之甘心送命于庸医而不自知也。比山阴余子燮庵来粤，携函秘藏《辨证录》一书，余假一观，真有仲景诸公所未及者，而辨证折衷补救，诚为仁人济世寿物之至宝。即为捐俸授梓印行本普行，愿吾粤之医家熟读精思，悟其今之所是，故不惮琐琐以为之序。

大清雍正三年岁次乙巳中病钦命巡抚广东等处地方
提督军务兼理粮饷都察院右副都御史广宁年希尧撰

---

① 辨证录序　此序底本无，今据中国中医研究院图书馆的《伤寒辨证录》本补。
② 星躔鹑火　躔，舍也、次也。鹑火，星宿名，为十二次之一。星躔鹑火，即日月星辰运行的度数，文中指气候暑热。

序

　　医，小道也，而益于民生者甚大。习医，曲艺也，而关于民命者最深。岐黄以下，代有名贤。其间，著书立说以传于世者，千百年来不啻汗牛盈栋矣。然而，意见各别，言论参差，求能去糟粕、掇菁华、更相表里，若出一人之手，不少概见。无惑乎医道之难明，而医门之贻祸匪浅也。余于斯术，夙所未娴，迩年屏弃尘事，颇爱闲居，尝检东垣李氏、丹溪朱氏之书，排遣寒暑，反复寻绎。一主清凉，一主温补，以故宗朱者诎李，宗李者诎朱，两家考难，犹如水火。愚窃谓药性有温凉，病症亦有虚实，参观互取，不惟可以相通，兼可以相济，则证之疑似，不可不亟辨也彰彰矣。庚午秋间，汉川友人客于邧上，假馆小斋，业工医术。因举平日疑义相质，乃为予条分缕晰，洞开胸臆，而于证候一节，尤有发明。询其所传，则会稽陈子远公也。叩其所读之书，亦即陈子自著《辨证录》一编也。予索观焉，即启箧笥，抄本持赠。展阅数过，凡辩论证候，别具新裁，实能阐扬《灵》、《素》所未备。亟商付梓，公诸当世。客欣然笑曰：此予与陈君有志未逮者也，若果行此，厥功懋矣。于是汇辑全稿，细加厘订，卷分一十有二，门分九十有一，脉诀、外科、幼科以次类附焉，越期年而告竣。陈君笃实君子也，自言授受之际，踪迹甚奇，要皆救世婆心，而非故为大言以欺人者，学者服膺。是编穷其辨证之精微，究其制方之妙旨，引而伸之，触类而长之，毋按图而索骥，刻舟而求剑，是则陈君之矢念也夫，抑予之所厚望也夫。

　　　　　时维乾隆十二年秋八月望后六日天都黄晟别号退庵书于槐荫草堂

序①

余素不知医。二十年前家居时，见戚里中多为庸手所误，每戒病者，勿轻延医，勿轻服药。嗣于家表兄宗之山处，得见陈子远公所著《辨证录》，试之无不奇效。知其书自浙得来，惜其为抄本，无以广其传也。十六年，余官于浙，亟求是书，乃得黄退庵刻本。奉使来滇，置一部于行箧，试之亦无不奇效。惜其板之在浙者，久经散失，窃欲付梓以广其传，而独力难成，商之李石渠、周宁斋、硕致堂，各愿共襄此举，遂于滇中付剞劂焉。前人有言：药虽用于己手，方多出于古人。是书不但传方，而先辨证。证见乎外者也，人之虚实寒热，伏于内者不可知，见于外者显可辨。得是书者，先即其证审之，症确而药可有功，即是书亦不至无补云。

时嘉庆二十二年岁在丁丑秋九月安邑郭淳章识

---

① 序　此序底本无，今据浙江省图书馆藏的郭本补。

辨证录自序

丁卯秋，余客燕市，黄菊初放，怀人自远，忽闻赘啄声，启扉迓① 之，见二老才，衣冠伟甚，余奇之，载② 拜问曰：先生何方来，得毋有奇闻诲铎乎？二老者曰：闻君好医，特来辨难耳。余谢不敏。二老者曰：君擅著作者，何不著书自雄，顾呫呫③ 时艺，窃耻之。余壮其言，乃尚论《灵》、《素》诸书，辨脉辨证，多非世间语，余益奇之。数共晨夕，遂尽闻绪论，阅五月别去，训铎曰：今而后君可出而著书矣。铎退而记忆，合以所试方，日书数则，久乃成帙。夫医道之难也，不辨脉罔识脉之微，不辨证罔识证之变。今世人习诊者亦甚多矣，言人人殊，究不得其指归，似宜辨脉，不必辨证也。虽然，辨脉难知，不若辨证易知也。古虽有从脉不从证之文，毕竟从脉者少，从证者众，且证亦不易辨也。今人所共知者，不必辨也。古人所已言者，不必辨也。必取今人之所不敢言，与古人之所未及言者，而畅辨之。论其证之所必有，非诡其理之所或无，乍闻之而奇，徐思之而实未奇也。客曰：布帛菽粟，可以活人，安在谈医之必奇乎。余谢之曰：布帛菽粟，平淡无奇，而活人之理实奇也。日服之而不知其何以温，日食之而不知其何以饱，致使其理之彰可乎。铎之辨证，犹谈布帛菽粟之理耳。客又笑曰：君辨理奇矣，已足显著作之才，奚必托仙以炫奇耶。铎，尼山之弟子也，敢轻言著作乎。闻二先生教，亦述之而已矣，何必讳其非仙哉。仙不必讳，而必谓是书非述也，得毋欺世以炫奇乎。书非炫奇，而仍以奇闻名者，以铎闻二先生之教，不过五阅月耳，数十万言，尽记忆无忘，述之成帙。是则可奇者乎，岂矜世以炫奇哉。

山阴陈士铎敬之甫别号远公又号朱华子题于大雅堂

---

① 迓　音亚，迎也。
② 载　通"再"。见《孟子·滕文公》。
③ 呫呫　喋喋不休貌。

凡　例

一、是编皆岐天师、仲景张使君所口授，铎敬述广推以传世。实遵师诲，非敢自矜出奇。

一、辨证不辨脉者，以证之易识也。苟能知症，何必辨脉哉。虽然，辨证更能辨脉，则治病益精，又在人善用之耳。

一、辨论证候均出新裁，阐扬《灵》《素》所未备，于二经不无小补云。

一、编中不讲经络穴道，以经络穴道之义，已显载于《灵》《素》二经，人可读经自考也。

一、各门辨证，专讲五行生克之理，生中有克，克中有生，经权常变，颠倒纷纭，贵人善读之耳。

一、铎壮游五岳，每逢异人传刀圭之书颇富，凡可引证，附载于各辨证条后，以备同人采择。

一、祖父素好方术，遗有家传秘本，凡关合各症者，尽行采入，以成异书。

一、吾越多隐君子，颇喜谈医，如蒋子羽、姚复庵、倪涵初、金子如、蔡焕然、朱瑞林诸先生，暨内父张公噩仍与同辈余子道元、叶子正叔、林子巨源、钱子升璨、丁子威如、家太士，或闻其余论，或接其片言，均采入靡遗。

一、兹编不讲针灸，非轻之也。盖九针治病之法，已畅论于《灵》《素》书中，不必再为发明耳。

一、人病最多，集中所论，恐不足概世人之病，然生克之理既明，常变之法可悟，此编旁通治法，正有余也。

一、二师所传诸方，与鄙人所采诸法，分两有太多过重之处，虽因病立方，各合机宜，然而气禀有厚薄之分，生产有南北之异，宜临症加减，不可拘定方中，疑畏而不敢用也。

一、铎年过六旬，精神衰迈，二师传铎之言，愧难强记，恐至遗忘，辨论之处，或多未备，尤望同人之教铎也。

一、是编方法，亲试者十之五，友朋亲串传诵者十之三，罔不立取奇验，故敢付梓告世。然犹恐药有多寡轻重，方有大小奇偶，又将生平异传诸方，备载于后，便世临病酌用也。

一、岐天师传书甚富，而《外经》一编尤奇。篇中秘奥，皆采之《外经》，精鉴居多，非无本之学也。铎晚年尚欲笺释《外经》以求正于大雅君子也。

一、铎勤著述，近年以来广搜医籍，又成一编，决寿夭之奇，阐生克之秘，有益于人命不浅。怅卷帙浩繁，铎家贫不克灾梨，倘有同心好善之士，肯捐资剞劂①，铎倾囊付之，不吝惜也。

大雅堂主人远公识

凡 例

①　劂　原作"厥"，据光绪甲辰本改。

目　录

辨证录卷之一

山阴陈士铎敬之甫号远公又号朱华子著述
会稽陶式玉尚白甫号存斋又号口口口参订

伤寒门四十三则

冬月伤寒，发热头痛，汗出口渴，人以为太阳之症也，谁知太阳已趋入阳明乎。若徒用干葛汤以治阳明，则头痛之症不能除；若徒用麻黄汤以治太阳，则汗出不能止，口渴不能解，势必变症多端，轻变为重。法宜正治阳明而兼治少阳也。何则？邪入阳明，留於太阳者，不过零星之余邪，治太阳反伤太阳矣。故太阳不必治，宜正治阳明。盖阳明为多气多血之府，邪入其中，正足大恣其凶横，而挟其腑之气血，为炎氛烈焰者，往往然也，故必须用大剂凉药，始可祛除其横暴也。方用：

石膏一两 知母二钱 麦冬二两 竹叶二百片 茯苓三钱 甘草一钱 人参三钱 柴胡一钱 栀子一钱 水煎服。

一剂而头痛除，二剂而身热退，汗止而口亦不渴矣。

此即白虎汤变方，用石膏、知母以泄其阳明之火邪；用柴胡、栀子以断其少阳之路径；用麦冬以清补其肺金之气，使火邪不能上逼；用茯苓引火下趋於膀胱，从小便而出，而太阳余邪尽随之而外泄也。至於人参、甘草、竹叶，不过取其调和藏腑，所谓攻补兼施也。［批］伤寒症最难治而最易治也。盖邪有来路有去路，有正路有旁路。由太阳而来是来路也，从阳明而去是去路也，断少阳是阻其大路也，塞太阴肺经是断其旁路也。知此法而通之以治各经，何伤寒之不愈耶？

或惧前方太重，则**清肃汤**亦可用也，并载之以备选用。

石膏五钱 知母一钱 麦冬一两 甘草 人参 柴胡 栀子各一钱 独活 半夏各五分 水煎服。

冬月伤寒，发热口苦，头痛，饥不欲饮食，腹中时痛，人以为太阳之症也，谁知少阳之病乎。夫伤寒未有不从太阳入者。由太阳而入阳明，由阳明而入少阳者，传经之次第也。何以邪入太阳，即越阳明而入於少阳耶？人以为隔经之传也，而孰知不然。盖少阳乃胆经也，胆属木，木最恶金，肺属金而主皮毛，风邪之来，肺金先受，肺欺胆木之虚，即移其邪於少阳，故太阳之症，往往多兼少阳同病者。然则，此症乃二经同感，而非传经之症也。治法似亦宜二经同治矣，而又不然，单治少阳而太阳之病自愈。［批］辨二经同感，不是传经，最有把握。方用：

柴胡二钱 白芍五钱 甘草一钱、陈皮一钱 黄芩一钱 神曲一钱 白术三钱 茯苓三钱 水煎服。一剂而热止，二剂而腹不痛，头不疼，而口亦不苦矣。

此方即**逍遥散**之变方也。盖病在半表半里之间，逍遥散既解散表里之邪，而太阳膀胱之邪何能独留，况方中原有茯苓、白术，以利腰脐而通膀胱之气乎。余所以止加神曲、黄芩，少解其胃中之火，以和其脾气，而诸症尽除也。

此病用**舒经汤**亦佳。

薄荷二钱　白芍五钱　甘草八分　黄芩二分　白术二钱　茯苓五钱　桂枝三分　水煎服。

冬月伤寒，发热口渴，谵语，时而发厥，人以为热深而厥亦深也，疑是厥阴之症，谁知为太阴之症乎。夫太阴，脾土也，脾与阳明胃经为表里，表热而里亦热，此乃胃邪移入於脾经也。此症最危最急。盖人以脾胃为主，脾胃尽为火邪所烁，而肾水有不立时熬干者乎。治法宜急救脾胃矣。然而救脾则胃火愈炽，救胃则脾土立崩，此中消息最难，惟当速救肾水之干枯而已。［批］厥阴、太阴最难辨，今辨得甚清，讲用药处，妙论解颐。方用：

玄参三两　甘菊花一两　熟地一两　麦冬二两　芡实五钱　水煎服。

此方名为**救枯丹**。用玄参以散其脾胃浮游之火，甘菊以消其胃中之邪，麦冬以滋其肺中之液，助熟地以生肾水，庶几滂沱大雨，自天而降，而大地焦枯，立时优渥①，何旱魃②之作祟乎。又恐过於汪洋，加入芡实以健其土气，而仍是肾经之药，则脾肾相宜，但得其灌溉之功，而绝无侵凌之患。故一剂而谵语定，再剂而口渴除，三剂而厥亦止，身亦凉也。此症世人未知治法，即仲景张使君亦未尝谈及，天师因士铎之请，特传神奇治法，以为伤寒门中之活命丹也。

此症用**清土散**亦妙。

石膏一两　麦冬一两　生地一两　甘草一钱　金银花五钱　白术三钱　水煎服。

冬月伤寒，大汗而热未解，腹又痛不可按，人以为邪发於外未尽，而内结於腹中，乃阳症变阴之症也，余以为不然。夫伤寒而至汗大出，是邪随汗解，宜无邪在其中，何至腹痛？此乃阳气尽亡，阴亦尽泄，腹中无阴以相养，有似於邪之内结而作痛，盖阴阳两亡之急症也。夫痛以可按为虚，不可按为实，何以此症不可按，而又以为虚乎？不知阴阳两亡腹中，正在将绝之候，不按之已有疼痛难忍之时，况又按而伤其肠胃，安得不重增其苦，所以痛不可按也。如遇此症，急不可缓，方用**急救阴阳汤**。［批］世人但知亡阳，而不知亡阳即是亡阴。此等议论，非仙人指授，安得发千古之所未发耶。用：

人参二两　黄芪三两　当归一两　熟地二两　甘草三钱　白术二两　水煎服。

一剂而腹痛顿止，身热亦解，汗亦尽止矣。

此方用参、芪以补气，使阳回于阴之内；用当归、熟地以补血，使阴摄于阳之中；用白术、甘草和其肠胃，而通其腰脐，使阴阳两归于气海、关元，则亡者不亡，而绝者不绝也。倘认是阳症变阴，纯用温热之剂，加入肉桂、干姜、附子之类，虽亦能回阳于顷刻，然内无阴气，阳回而阴不能摄，亦旋得而旋失矣。

此症用**救亡散**亦易奏功。

人参　当归　熟地各一两　甘草二钱　附子一片　水煎服。

---

① 优渥　泽多也。
② 魃　音拔。旱神。

冬月伤寒，大汗热解，腹微痛，腰不可俯仰，人以为邪在肾经未出，欲用豨莶丸加防己治之，非其治也。此乃发汗亡阳，阳虚而阴不能济之故也。夫阴阳相根，此症因汗泄过多，阳气无几，而阴又自顾不遑，不敢引阳入室，而阳无所归，故行于腹，孤阳无主而作痛。肾中之阴，又因阳气不归，而孤阴无伴，不敢上行于河车之路，故腰不可以俯仰。[批]阴不能济，以致亡阳，亦发前人所未发。方用引阳汤治之。

杜仲一钱　山药五钱　甘草一钱　茯苓二钱　芡实三钱　人参三钱　肉桂三分　白术五钱　水煎服。一剂而腹疼止，二剂而腰轻，三剂而俯仰自适矣。

此方助阳气之旺，而不去助阴气之微。盖阴之所以杜阳者，欺阳气之衰也，予所以助阳而不助阴也。倘用豨莶、防己以重损其阴阳，则终身不为废人者几希矣。

此症济阳汤亦可用。

杜仲二钱　山药一两　甘草一钱　人参五钱　白术五钱　破故纸一钱　水煎服。

冬月伤寒，大汗气喘不能息，面如朱红，口不能言，呼水自救，却仅能一口而不欲多饮。人以为热极，欲用白虎汤以解其阳明之火也，而不知此为戴阳之症，乃上热而下寒也。若用白虎汤，虽多加人参，下喉即亡矣。[批]面如朱红，亦有时而白者，唇焦口疮，舌有厚胎，但人若与之水则不欲饮，或一口而止，两足冰冷，此证亦易辨也。今人不知辨，则误人性命矣。此证初起，原属内伤，乃庸医竟作外感治之，则成戴阳症矣。既成戴阳，而见其面有朱红色，又作热治，则无有不死者也。方用：

八味地黄汤半斤，大锅煎汤，恣其渴饮。必熟睡半日，醒来汗必止，气必不喘，面必清白，口必不渴矣。

盖此症原不宜汗而汗之，以致大发其汗。汗既大出，而阳邪尽泄，阳气尽散，阴亦随之上升，欲尽从咽喉而外越。以皮毛出汗，而阴气奔腾，不得尽随汗泄，故直趋咽喉大路，不可止抑矣。阴既上升，阳又外泄，不能引阴而回于气海，阳亦随阴而上，而阴气遂逼之而不可下，故气喘不能息也。且阳既在上，火亦在上者，势也。况阴尽上升，则肾宫寒极，下既无火，而上火不得归源，故泛炎于面，而作红朱之色也。上火不散，口自作渴，呼水自救者，救咽喉之热，而非欲救肠胃之热也。夫实热多成于胃火，而胃热之病，必多号咷狂呼之状。今气虽喘息而宁，口欲言语而不得，非虚热而何？此真所谓上假热而下真寒也。八味地黄汤补水之中，仍是补火之药。下喉之时，火得水而解，入胃之后，水得火而宁，调和于上下之间，灌注于肺肾之际，实有妙用也。夫发汗亡阳，本是伤气也，何以治肾而能奏功耶？不知亡阳之症，内无津液，以致内火沸腾，我大补其真阴，则胃得之而息其焰。胃火一息，而肾之关门闭矣。肾之关门闭，而胃之土气自生。胃之土气生，而肺金之气有不因之而得养者乎。肺气一生，自然清肃之令行，母呼子归，同气相招，势必下引肾气，而自归于子舍矣。肾气既归，而肾宫之中又有温和春色以相熏，又得汪洋春水以相育，则火得水而生，水得火而悦，故能奏功之神且速也。[批]读此快论，益信胃为肾之关，非肾为胃之关也。

返火汤治此症亦神。

熟地三两　山茱萸一两　肉桂三钱　水煎服。

　　冬月伤寒发厥，面青手冷，两足又热，人以为直中阴寒也，宜用理中汤治之，而不知非其治也。此乃肝气邪郁而不散，风邪在半表半里之间也。若用理中汤治之，必然发狂而死矣。夫直中阴寒之症，未有不从足而先冷者也。今两足既热，其非直中肝经明矣。[批]足热不是阴症，真见到之言。夫邪既不在肝经，似乎不可径治肝经矣。然而邪虽不在肝经之内，而未尝不在肝经之外也。邪在门外，与主人何豫，而忽现发厥、面青、手冷之症耶？不知震邻之恐，犹有惊惕之心，岂贼在大门之外，而主人有不张惶色变者乎。倘用理中汤，是用火攻以杀贼，贼未擒，烧而房舍先焚，贼且乘火而突入于中庭，必至杀主人而去矣。治法用**小柴胡汤**加减，以散其半表半里之邪，而肝气自安，外邪化为乌有。方用：

　　柴胡二钱　白芍五钱　甘草一钱　当归一钱五分　黄芩一钱　半夏一钱　水煎服。

　　一剂而手温，再剂而厥止，身热尽除，而面青自白矣。

　　此症用**七贤汤**亦甚效。

　　白芍　白术各五钱　甘草一钱　肉桂三分　柴胡一钱　丹皮三钱　天花粉二钱　水煎服。一剂即安。

　　冬月伤寒，身热汗自出，恶寒而不恶热，人以为阳明之症也，欲用石膏汤治之，而不知非也。汗出似阳明，然阳明未有不恶热者。今不恶热而恶寒，此阳气甚虚，邪欲出而不出，内热已解，而内寒未散之症也。此症必因误汗所致。方用**补中益气汤**：

　　人参三钱　黄芪三钱　白术二钱　当归二钱　柴胡一钱　升麻四分　陈皮一钱　甘草一钱　加桂枝五分，水煎服。

　　一剂而汗止身凉，寒亦不恶矣。夫补中益气之汤，非治伤寒之症也，李东垣用之以治内伤之病，实有神功。我何所取乎？不知伤寒之中，亦有内伤之病，正不可拘拘于伤寒，而不思治变之方也。况此症因误汗而成者，汗已出矣，邪之存于经络者必浅，即有畏寒，其寒邪亦必不重，是外感而兼内伤也。补中益气汤，补正之中而仍有祛邪之药，故兼用之而成功也，况又加桂枝散寒之味乎。倘误认作阳明之症，而妄用白虎汤，少投石膏，鲜不变为虚寒之病而死矣，辨症乌可不明哉。[批]失汗之症，径作内伤治，非胆识两到者，断不敢轻用，谁知放胆用之，无不奏功。

　　温正汤亦可用。

　　人参五钱　黄芪一两　当归五钱　柴胡一钱　甘草五分　神曲一钱　桂枝三分　水煎服。

　　冬月伤寒，身热五六日不解，谵语口渴，小便自利，欲卧，人以为阳明之余热未解也，而予以为不然。夫谵语虽属胃热，然胃热谵语者，其声必高，拂其意必怒。今但谵语而低声，非胃热也。但既非胃热，何以口中作渴，欲饮水以自救耶？然口渴饮水，水不化痰上涌，反直走膀胱而小便自利，其非胃热又明矣。夫阳明火盛，多致发狂，今安然欲卧，岂是胃热之病。但既不是胃热，何以谵语、口渴不解，至五六日而犹然耶？不知此症乃心虚之故也。心虚则神不守舍而谵语，心虚则火起心包而口渴。夫心与小肠为表里，水入心而心即移水于小肠，故小便自利也。治法用：

　　茯苓五钱　麦冬一两　丹皮二钱　柴胡一钱　甘草五分　水煎服。

　　一剂而谵语止，二剂而口渴除，身热亦解。此方名为**清热散**。用麦冬以补心，用茯苓以分消火热，用柴胡、丹皮、甘草以和解其邪气。心气足而邪不能侵，邪尽从小肠以泄出，而心中宁静，津液自生，故渴除而肾气上交于心，而精自长亦不思卧矣。倘疑为胃热，而用白虎或用青龙之汤，鲜不败衄矣。[批] 余热未解，用清热散最宜。

凉解汤亦可用。

茯神三钱　麦冬五钱　玄参一两　柴胡一钱　甘草三分　炒枣仁二钱　水煎服。

冬月伤寒，至五六日往来寒热，胸胁苦满，或呕吐，或渴或不渴，或烦或不烦，人以为少阳之病也，宜用小柴胡汤和解。夫小柴胡汤治少阳邪之圣药，用之似乎无不宜也。以少阳居于表里之间，邪入而并于阴则寒，邪出而并于阳则热，故痰结于胸而苦满，欲吐不吐，欲渴不渴，而烦闷生矣。用柴胡汤和解之，自易奏功，然而止可一用，而不可常用也。盖少阳胆木，最喜者水耳，其次则喜风。柴胡风药，得之虽可以解愠，然日以风药投之，则风能燥湿，愈见干枯，必以大雨济之，则郁郁葱葱，其扶疏青翠为何如耶。譬之炎夏久旱，禾苗将至枯槁，必得甘霖霈足，庶乎可救。故用柴胡汤之后，必须用补水之剂以济之。[批] 木最恶风，有风而无水济之，则木必干涸矣。故以风治木，尤不若以雨治木之得快也。方用**济生汤**：

熟地五钱　玄参五钱　麦冬三钱　山茱萸一钱　山药三钱　茯苓二钱　白芍三钱　柴胡五分　神曲三分　竹茹一圆　水煎服。

一剂而烦满除，再剂而寒热止，三剂而前症尽失也。此方多是直补肾水之味，直补其胆木之源，则胆汁不枯，足以御邪而有余。况加入白芍、柴胡，仍散其半表半里之邪，安得不收功之速乎。倘疑伤寒之后，不宜纯用补肾之药，恐胃气有伤，

难以消化。不知少阳之症，由太阳、阳明二经传来，火燥水涸，不但胆汁为邪所逼，半致熬干，而五藏六府尽多炎烁，是各经无不喜盼霖雨，非惟少阳胆木一经喜水也。然则用补水之药正其所宜，何至有停隔之虞哉。

此症用**和隔散**亦妙。

柴胡一钱　白芍一两　生地五钱　玄参三钱　麦冬二钱　茯苓二钱　竹茹一圆　白芥子一钱　水煎服。

冬月妇人伤寒，发热至六七日，昼则了了，夜则谵语，如见鬼状，按其腹则大痛欲死，人以为热入血室，而不知非止热入血室也。虽亦因经水适来，感寒而血结，故成如疟之状。然而其未伤寒之前，原有食未化，血包其食而为疟母也。论理小柴胡为正治，然而小柴胡汤止能解热，使热散于血室之中，不能化食，使食消于血块之内。[批] 今人一见伤寒，手忙脚乱，谁肯于伤寒之前而一问其所伤乎？读远公书，不胜慨然。予有一方最神，治热入血室兼能化食，可同治之也。方名**两消丹**。用：

柴胡二钱　丹皮五钱　鳖甲三钱　山楂肉一钱　枳壳五分　炒栀子二钱　甘草一钱　白芍五钱　当归三钱　桃仁十粒　水煎服。

一剂而痛轻，二剂而鬼去，谵语亦止，腹亦安然，杳无寒热之苦矣。盖此方既和其表里，而血室之热自解。妙在用鳖甲进攻于血块之中，以消其宿食，所谓直捣中坚，而疟母何所存立以作祟乎。服吾药实可作无鬼之论也。

此症**清白饮**治之亦妙。

丹皮三钱　柴胡　前胡各二钱　白芍一两　青蒿三钱　人参　甘草　半夏各一钱　青皮　炒栀子各二钱　茯苓　当归各三钱　水煎服。

冬月伤寒，项背强几几，汗出恶风，服桂枝加葛根治之而不愈，人以为太阳、阳明合病。舍前方又将用何药以治之？而不知不可执也。夫太阳之邪，既入阳明，自宜专治阳明，不必又去顾太阳也。况于葛根汤中仍用桂枝，以祛太阳之邪乎。是太阳之邪轻，而阳明之邪重矣。方用竹叶石膏汤，以泄阳明之火，而前症自愈，但不必重用石膏也。余定其方：

石膏三钱　知母八分　半夏一钱　麦冬三钱　竹叶五十片　甘草一钱　水煎服。

一剂而汗止，再剂项背强几几之症尽去，而风亦不畏矣。倘必拘执仲景方法，而仍用桂枝加葛根汤，虽病亦能愈，而消烁津液亦多矣。予所以更示方法，使治伤寒者宜思变计，而不可死泥古人之文也。

此症用清胃汤亦佳。

玄参　生地各五钱　知母二钱　半夏一钱　甘草五分　水煎服。

冬月伤寒，头痛几几，下利。夫头痛，太阳之症也；几几，阳明之症也，是二经合病无疑。似乎宜两解其邪之为得，然而不可两治之也，正以其下利耳。夫阳明胃土也，今挟阳明胃中之水谷而下奔，其势欲驱邪而尽入于阴经，若不专治阳明，而急止其利，则阳变为阴，热变为寒，其害有不可言者矣。方用**解合汤**治之。

葛根二钱　茯苓五钱　桂枝三分　水煎服。

一剂而利止，二剂而几几头痛之病顿愈。盖葛根乃太阳、阳明同治之圣药，况加入桂枝，原足以散太阳之邪，而茯苓不独分消水势，得桂枝之气，且能直趋于膀胱。夫膀胱正太阳之本宫也，得茯苓澹泄，而葛根亦随之同行，祛逐其邪尽从小便而出，小便利而大便自止矣。此不止利

而正所以止利，不泄阳明而正所以泄阳明，两解之巧，又孰能巧于此者乎。此予所以谓不必两治，而止须一治之也。［批］伤寒，阳邪变阴，最为可危，若不急为挽救，一入于阴便难措手。此际用药，必须力量，用解合汤以止利，真争先之法也。

此症用葛根桂技人参汤大妙。

葛根三钱　桂枝五分　人参一钱　水煎服。

冬月伤寒，六七日后头疼目痛，寒热不已。此太阳、阳明、少阳合病也，而不可合三阳经而统治之。然则终治何经而三阳之邪尽散乎？夫邪之来者，太阳也；邪之去者，少阳也。欲去者而使之归，来者而使之去，必须调和其胃气，胃气一生，而阳明之邪自孤，势必太阳、少阳之邪尽趋阳明以相援，而我正可因其聚而亟使之散也。譬如贼人散处四方，自难擒剿，必诱其蚁屯一处，而后合围守困，可一举而受缚也。方用**破合汤**：

石膏三钱　葛根三钱　茯苓三钱　柴胡一钱　白芍三钱　陈皮一钱　甘草一钱　水煎服。

此方治阳明者十之七，治太阳者十之一，治少阳者十之二，虽合三经同治，其实乃专治阳明也。故一剂而目痛愈矣，再剂而头痛除矣，三剂而寒热解矣。此皆胃气发生之故，奏功所以甚速也。倘不治阳明而惟治少阳，则损伤胃气，而少阳之邪且引二经之邪尽遁入阴经，反成变症而不可收拾矣。

此症和阳汤亦妙。

石膏五钱　葛根　白芍各二钱　人参二钱　麻黄三分　柴胡　甘草各一钱　天花粉五分　水煎服。

冬月伤寒五六日，吐泄后又加大汗，

气喘不得卧，发厥者，此误汗之故，人以为坏症而不可治也。夫大汗之后，宜身热尽解矣，今热不退，而现此恶症，诚坏症之不可治也。吾欲于不可治之中，而施可救之法，亦庶几于不宜汗之中，而救其失汗乎。盖伤寒至吐泄之后，上下之邪必散，而热未解者，此邪在中焦也。理宜和解，当时用柴胡汤调治之，自然热退身凉，而无如其误汗之也。今误汗之后，而热仍未退，身仍未凉，是邪仍在中焦也。此时若用柴胡汤，则已虚而益虚，不死何待乎？必须大补其中气，使汗出亡阳仍归于腠理之内，少加柴胡以和解，则转败为功，实有妙用也。方用**救汗回生汤**：

人参三两　当归二两　柴胡一钱　白芍一两　陈皮五分　甘草一钱　麦冬五钱　水煎服。

一剂而汗收，再剂而喘定，可以卧矣，三剂而厥亦不作。然后减去柴胡，将此方减十分之六，渐渐调理，自无死法。

此救坏病之一法也。人见人参之多用，未必不惊用药之大峻，殊不知阳已尽亡，非多用人参，何以回阳于无何有之乡，尚恐人参回阳而不能回阴，故又佐之当归之多，助人参以奏功。至于白芍、麦冬之多用，又虑参、归过于勇猛，使之调和于肺、肝之中，使二经不相战克，而阳回于阴之中，阴摄于阳之内，听柴胡之解纷，实有水乳之合也，何必以多用参、归为虑哉。〔批〕失汗必须救汗，又何疑哉！但苦救汗必多用人参。天下贫人多而富人少，何从得参以全活之乎？余不禁三叹云。

此症用**救败散**亦效如响。

当归　麦冬　人参各五钱　白芍五钱　柴胡　甘草各五分　北五味十粒　神曲三分　水煎服。

冬月伤寒，汗吐后又加大下，而身热犹然如火，发厥，气息奄奄欲死，皆为坏症，不可救矣。然亦有可救之法，正以其误下耳。夫误下必损脾胃之气，救脾胃未必非生之之道也。惟是邪犹未解，补脾胃之气，未必不增风寒之势，必须救脾胃，而又不助其邪始可耳。方用**援下回生丹**：

人参三钱　白术一两　茯苓五钱　柴胡五分　甘草一钱　赤石脂末一钱　水煎调服。

一剂而泄止厥定，二剂而身热解，口思饮食矣。此时切戒不可遽与饮食，止可煎米汤少少与饮，渐渐加入米粒，调理而自安。设或骤用饮食，必变为结胸之症，断难救死也。

夫同是坏症，前条何以多用人参，而此条少用人参耶？盖大汗亡阳，其势甚急；大下亡阴，其势少缓。亡阳者，阳易散也。亡阴者，阴难尽也。亡阳者，遍身之阳皆泄，非多用人参，不能挽回于顷刻；亡阴者，脾胃之阴尽，而后及于肾，故少用人参而即可救于须臾。此方之妙，参、术以固其脾、胃、肾之气，茯苓以分消其水湿之邪，柴胡、甘草以调和于邪正之内，加入赤石脂以收涩其散亡之阴，所以奏功实神。此又救坏症之一法也。

此症用**定乱汤**亦神。

人参　山药各一两　茯苓　薏仁各五钱　甘草　黄连各五分　陈皮　神曲各三分　砂仁一粒　水煎服。

冬月伤寒，汗下后又加大吐，气逆呕吐饱闷，胸中痞满，时时发厥，昏晕欲死，谵语如见神鬼，且知生人出入，此亦坏症之不可救者。盖不宜吐而误吐，以成至危之症，则当深思安吐之方，舍转气之法又将何求乎。方用**转气救吐汤**治之。

人参一两　旋覆花一钱　赭石末一钱

茯神五钱 水煎服。

一剂而气逆转矣。另用**招魂汤**：人参三钱 茯苓三钱 山药三钱 芡实三钱 陈皮三分 神曲三分 麦冬三钱 柴胡一钱白芍五钱 水煎服。一剂而身凉神魂宁贴，前症尽愈。[批] 救误吐必须人参，况神已外越乎。夫汗下之后，而身热未解者，此邪在半表半里也。理宜和解乃不用和解，而妄用吐药，邪随气涌，气升不降者，因汗下之后，元气大虚，又加大吐，则五藏反覆，自然气逆而不能顺矣，气既逆矣，呕吐何能遽止，胸中无物，而作虚满、虚痞之苦，以致神不守舍，随吐而越出于躯壳之外，故阴阳人鬼尽能见之也。似乎先宜追魂夺魄之为急，而必先转气者，何也？盖气不转，则神欲回而不能回，魄欲返而不能返，所以先转其气，气顺而神自归矣。况转气之中，仍佐以定神之品，安得不奏功如响哉。至于转气之后，反用招魂汤者，岂魂尚未回，魄尚未返，而用此以招之乎？盖气虚之极，用转气之汤以顺之，苟不用和平之剂调之，则气转者未必不重变为逆也。招魂汤一派健脾胃之药，土气既生，安魂定魄，而神自长处于心宫，而不再越矣。然则招魂之汤，即养神之汤也，此又救坏症之一法也。

更有**救逆散**亦能成功。

人参二两 茯苓 白芍各一两 附子一钱 麦冬五钱 牛膝二钱 破故纸一钱 水煎服。

冬月伤寒，身重目不见人，自利不止，此亦坏症之不可救者，乃误汗误下之故耳。一误再误，较前三条为更重。本不可救，而内有生机者，以胃未经误吐，则胃气宜未伤也。扶其胃气以回阳，助其胃气以生阴，未必非可救之又一法也。方用

渐生汤：

人参三钱 白术五钱 茯苓一两 山药一两 芡实一两 黄芪五钱 白芍五钱 甘草一钱 砂仁三粒 水煎服。

一剂而目能见人，再剂而自利止，三剂而身凉体轻矣。此方妙在缓调胃气，胃气生而五藏六府俱有生气矣。夫阴阳之衰，易于相生，阴阳之绝，固难以相救。第阴阳之道，有一线未绝者，犹可再延。此症虽坏而犹有生气，是阴阳在欲绝未绝之候，故用参、苓、芪、术之品，得以回春也。倘阴阳已绝，又安能续之乎。此又救坏症之一法也。[批] 误汗误下，断非人参不为功。

此症用**救脾饮**亦效。

人参 茯苓 巴戟天各五钱 山药 芡实各一两 北五味 陈皮各五分 神曲五分 水煎服。

冬月伤寒，误吐、误汗、误下，而身热未退，死症俱现，人以为必死矣，即法亦在不救。吾不忍其无罪而入阴也，再传一起死回生之法，以备无可如何之地，而为追魂夺魄之方，方名**追魂丹**：

人参一两 茯神五钱 山药一两 附子一分 甘草一钱 生枣仁一两 水煎服。

一剂而大便止者，便有生机，或汗止，或吐止，三者得一，亦有生意。盖阴阳未绝，得一相接，则阳阳自能相生。盖误吐、误汗、误下之症，其阳与阴气原未尝自绝，而亡其阴阳耳，其阴阳之根实有在也，故一得相引，而生意勃发。服之而大便止，是肾阴之未绝也；服之而上吐止，是胃阳之未绝也；服之而身汗止，是五藏六府阳与阴俱未绝也，何不可生之有。倘三者杳无一应，是阴阳已绝，实无第二方可救矣。或问追魂丹方中，纯是回阳、回阴之药，而绝不去顾邪者，岂无邪

之可散乎？使身内无邪，宜身热之尽退矣，何以又热如故也？嗟乎，经汗、吐、下之后，又有何邪？其身热之未退者，因阴阳之虚，为虚热耳，使早用补剂，何至有变症之生耶。故止须大补其阴阳，阴阳回而已无余事，不必又去顾邪，若又顾邪，则追魂丹反无功矣。［批］汗吐下齐误，非人参何以追魂夺魄哉。方中止用人参一两，人以为多，吾以为犹少也。若顾邪，无性命矣。

此症用**夺魂汤**亦神。

人参　生枣仁　白芍各一两　茯神五钱　附子一分　水煎服。

冬月伤寒八九日，腹痛，下利便脓血，喉中作痛，心内时烦，人以为少阴之症也。治法不可纯治少阴，然而本是少阴之症，舍治少阴必生他变。使治脓血而用桃花汤，则心烦者不宜，使治喉中作痛而用桔梗汤，则腹痛者不宜。而我以为二方不可全用，而未尝不可选用也。余酌定一方，名为**草花汤**。用：

甘草二钱　赤石脂二钱　糯米一撮　水煎服。

一剂而腹痛除，二剂而喉痛止，三剂而利亦愈，烦亦安。盖少阴之症，乃脾气之拂乱也。故走于下而便脓血，奔于上而伤咽喉，今用甘草以和缓之，则少阴之火不上炎，而后以赤石脂固其滑脱。况有糯米之甘以益中气之虚，则中气不下坠，而滑脱无源而自止。何必用寒凉之品，以泄火而化脓血哉。脓血消于乌有，而中焦之间尚有何邪作祟，使心中之烦闷乎，故一用而各症俱痊耳。谁谓桃花、甘草之汤不可选用哉。［批］安脾土以定少阴之乱，实有定识。

此症用**脂草饮**亦效。

甘草　赤石脂各一钱　人参二钱　水煎服。

冬月伤寒，一二日即自汗出，咽痛，吐利交作，人以为太阴之病也，而不知乃少阴肾寒之病，而非太阴脾虚之症也。盖伤寒初起宜无汗，而反汗出者，无阳以固其外，故邪不出而汗先出耳。此证实似太阴，以太阴亦有汗自出之条。但太阴之出汗，因无阳而自泄；少阴之出汗，因阳虚而自越也。夫少阴之邪，既不出于肾经，不能从皮毛分散，势必随任、督而上奔于咽喉，而咽喉之窍甚小，少阴邪火直如奔马，因窍小而不能尽泄，于是下行于大肠，而下焦虚寒，复不能传送以达于肛门，又逆而上冲于胃脘，而作吐矣。方用**温肾汤**：

人参三钱　熟地一两　白术一两　肉桂二钱　水煎服。

一剂而汗止，吐泄亦愈而咽痛亦除。此症乃下部虚寒，用参、术以回阳，用肉桂以助命门之火，则龙雷之火喜于温暖，自然归经安于肾藏矣。然肉桂未免辛热，恐有助热之虞，得熟地以相制，则水火有既济之欢也。［批］太阴出汗，因于无阳；少阴出汗，因于阳虚。

此症可用**桂术汤**。

白术五钱　肉桂一钱　水煎服。

冬月伤寒五六日，腹痛利不止，厥逆无脉，干呕而烦，人以为直中阴寒之症，而不知非也。夫直中之病，乃冬月一时得之，身不热，而腹痛、呕吐、发厥者为真。今身热，至五六日之后而见前症，乃传经少阴之症，而非直中少阴之症也。虽传经之阴症，可通之以治直中之病，而辨症终不可不清也。此症自然宜用白通加猪胆汁汤治之。夫本是阴寒之症，何以加入人尿、胆汁以多事？不知白通汤乃纯是大热之味，投其所宜，恐致相格而不得入，正藉人尿、胆汁为向导之物，乃因其阴盛格阳，用从治之法为得也。盖违其性则相背，而顺其性则相安。然此等之症，往往脉伏而不现，服白通汤而脉暴出者，反非佳兆，必缓缓而出者，转有生机，亦取其相畏而相制。原有调剂之宜，不取其相争而相逐，竟致败亡之失也。[批] 直中阴症与传经症，世人不知分别久矣，何幸辨明。

此症可用桂术加葱汤。

白术五钱　肉桂一钱　加葱一条　水煎服。

冬月伤寒，四五日后腹痛，小便不利，手足沉重而疼，或咳或呕，人以为少阴之症也，宜用真武汤救之是矣。然而不知其病也，我今畅言之。四五日腹中作痛，此阴寒入腹而犯肾也。然而小便自利，则膀胱尚有肾气相通，可以消寒邪而从小便中出；倘小便不利，则膀胱内寒，无肾火之气矣。火微何以能运动于四肢乎？此手足之所以沉重而作痛也。火既不能下通于膀胱，引寒邪以下走，势必上逆而为咳为呕矣。真武汤补土之药也，土健而水不能泛滥作祟。仲景制此方，于火中补土，土热而水亦温，消阴摄阳，其神功有不可思义者矣。

此症用四君加姜附汤亦神。

白术一两　茯苓五钱　附子一钱　人参五钱　甘草一钱　干姜一钱　水煎服。

冬月伤寒，四五日后手足逆冷，恶寒身蜷，脉又不至，复加躁扰不宁，人以为少阴阳绝之症也，而不知不止阳绝也，阴亦将绝矣。盖恶寒身蜷，更加脉不至，阳已去矣。阳去而不加躁扰，则阴犹未绝，尚可回阳以摄之也。今既躁扰不宁，是基

址已坏，何以回阳乎？虽然，凡人有一息尚存，当图救援之术，以人之阴阳未易遽绝也。有一丝之阳气未泯，则阳可救；有一丝之阴气未泯，则阴可援也。阴阳有根，原非后天有形之物，实先天无形之气也。补先天之气，而后天之气不期其续而自续矣。方用参附汤救之。用：

人参二两　附子二钱　水煎服。往往有得生者。

虽此方不能尽人而救之，然而既有此症，宁使用此方而无济于生，不可置此方而竟听其死也。况人参能回阳于无何有之乡，而附子又能夺神于将离未离之际，使魂魄重归，阴阳再长，原有奇功，乌可先存必死之心，豫蓄无生之气哉。[批] 人之阴阳，最易绝而又最难绝。易绝者，邪旺也；难绝者，正衰也。正衰何反难绝？以正不敢与邪争，邪反留一线之阴阳耳，故助正而可回也。此症躁扰，阴将绝矣。参、附固能回阳气于无何有之乡，必宜加入熟地黄一钱，庶无孤阳发躁之虞耳。何如如后方加枣仁，正其扼也。

此症用参术附枣汤亦神。

人参一两　白术二两　附子一钱　炒枣仁五钱　水煎服。冬月伤寒六七日，经传少阴而息高，人以为太阳之症未除而作喘，而不知非也。夫太阳之作喘，与少阴之息高，状似相同而实殊。太阳之喘，气息粗盛，乃邪盛也。少阴之息高，气息缓慢而细小，乃真气虚而不足以息，息若高而非高也。故太阳之喘宜散邪，而少阴之息高宜补正。因少阴肾宫大虚，肾气不能下藏于气海之中，乃上奔而欲散，实至危之病也。宜用朝宗汤救之。

人参三两　麦冬三两　熟地三两　山茱萸一两　山药一两　破故纸一钱　胡桃一枚　水煎服。

一剂而息平，再剂而息定。此方纯用

补气填精之药，不去治息，而气自归源者，气得补而有所归也。譬如败子将田园消化无存，不能安其室而逃出于外，岂不欲归家哉？实计无复之耳。倘一旦有资身之策，可以温饱，自然归故里而返旧居，岂肯飘泊于外，而为落魄之人哉。或曰：下寒则火必上越，此等息高，独非肾气之虚寒乎，何以不用肉桂引火归源耶？嗟乎！肾气奔腾，实因肾火上冲所致，然而不用桂、附者，实亦有说。肾火必得肾水以相养，不先补肾水，而遽助肾火，则火无水济，而龙雷必反上升，转不能收息于无声矣。吾所以先补水而不急补火也。况故纸亦是补火之味，更能引气而入于气海，何必用桂、附之跳梁哉。

此症**延息汤**亦妙。

人参 熟地各一两 山茱萸五钱 牛膝 破故纸各三钱 胡桃一个 陈皮三分 炮姜一钱 百合一两 水煎服。

冬月伤寒，头痛遍身亦疼，宜用麻黄汤以发汗矣。倘元气素薄，切其尺脉迟缓，虽是太阳正治，而不可轻用麻黄以汗之也。人以为宜用建中汤治之，以城郭不完，兵甲不坚，米粟不多，宜守而不宜战耳。然建中汤止能自守而不能出战，且贼盛围城，而城中又有奸细，安能尽祛而出之。此症是太阳伤营之病，舍麻黄汤终非治法。用麻黄之汤，加人参一两治之，则麻黄足以散邪，而人参足以助正，庶补攻兼施，正既不伤，而邪又尽出也。或谓既是麻黄之症，不得已而加用人参，可少减其分两乎？谁识元气大虚，非用参之多则不能胜任，故必须用至一两，而后元气无太弱之虞，且能生阳于无何有之乡，可以御敌而无恐矣。倘不加人参于麻黄汤中，则邪留于胸中，而元气又未能复，胡能背城一战乎。此方若以麻黄为君，而人参为

佐，必致偾①事。今用参至一两，而麻黄止用一钱，是以人参为君，而麻黄转作佐使，正正奇奇，兼而用之，此用兵之妙，而可通之于医道也。

此症亦可用**参苓麻草汤**。

麻黄一钱 人参三钱 茯苓一两 甘草一钱 水煎服。

冬月伤寒，吐、下、汗后虚烦脉微，八九日，心下痞硬，胁痛，气上冲咽喉，眩冒，经脉动惕者，必成痿症。人以为太阳之坏症也，然而不止太阳之坏也。伤寒经汗、吐、下之后，症现虚烦者，虚之至也。况脉又现微，非虚而何？夫痿症责在阳明，岂未成痿症之前，反置阳明于不治乎。治阳明之火，宜用人参石膏汤矣。然既经汗、下之后，石膏峻利，恐胃土之难受，火未必退，而土先受伤，非治之得也。方用**青蒿防痿汤**：

人参一两 青蒿五钱 半夏一钱 陈皮五分 干葛一钱

连服二剂，胃气无伤，而胃火自散，诸症渐愈，而痿症亦可免也。盖此症不独胃火沸腾，而肾、肝之火亦翕然而共起，青蒿能去胃火，而更能散肾、肝之火也，一用而三得之。然非用人参之多，则青蒿之力微，不能分治于藏腑。尤妙在佐之半夏、陈皮，否则痰未能全消，而气不能遽下，痞硬、胁痛之症乌能尽除哉。然而青蒿泄胃火，尚恐势单力薄，复佐之干葛，以共泄阳明之火，则青蒿更能奏功。况干葛散邪而不十分散气，得人参以辅相，青蒿尤有同心之庆也。〔批〕治痿宜治阳明，非泻阳明也，补胃以散火极是。

此症可用**调胃二参汤**。

人参 玄参各五钱 石膏三钱 天花粉

---

① 偾 音奋，败也。

二钱　干葛一钱　水煎服。

冬月伤寒，谵语发潮热，以承气汤下之不应，脉反微涩者，是里虚也。仲景张公谓难治，不可更与承气汤，岂承气汤固不可用乎？夫既以承气汤下之矣，乃不大便，是邪盛而烁干津液，故脉涩而弱也。非里虚表邪盛之明验乎。倘攻邪则邪未必去，而正且益虚，故为难治。当此之时，不妨对病家人说：此症实为坏症也，予用药以相救，或可望其回生，而不能信其必生也。用**人参大黄汤**救之。

人参一两　大黄一钱　水煎服。

一剂得大便，而气不脱即生，否则死矣。苟大便而气不脱，再用：

人参三钱　陈皮三分　甘草三分　芍药一钱　煎汤与之。二剂而可庆生全也。

此症亦可用**表里兼顾汤**。

大黄二钱　人参五钱　柴胡三分　甘草一钱　丹皮二钱　水煎服。

冬月伤寒，发热而厥，厥后复热，厥少热多，病当愈。既厥之后，热不除者，必便脓血，厥多热少，寒多热少，病皆进也。夫厥少热多，邪渐轻而热渐退也。伤寒厥深热亦深，何以厥少而热反深乎？此盖邪不能与正相争，正气反凌邪而作祟也。譬如贼与主人相斗，贼不敌主，将欲逃遁，而主人欺贼之懦，愈加精神，正气既旺，贼势自衰，故病当愈也。至于既厥之后而热仍不除，譬如贼首被获，而余党尚未擒拿，必欲尽杀为快，则贼无去路，自然舍命相斗，安肯自死受缚，势必带伤而战，贼虽受伤，而主亦有焦头烂额之损矣。故热势虽消，转不能尽散，虽不敢突入于经络，而必至走窜于肠门，因成便脓血之症矣。治法不必用大寒之药，以助其祛除，止用和解之剂，贼自尽化为良民，

何至有余邪成群作祟哉。方用**散群汤**：

甘草二钱　黄芩三钱　当归五钱　白芍一两　枳壳　钱　水煎服。

一剂而无脓血之便者，断无脓血之灾。倘已便脓血者，必然自止。妙在用归、芍以活血，加甘草、黄芩以凉血而和血。所以邪热尽除，非单藉枳壳之攻散耳。至于厥多热少，寒多热少，无非正气之虚。正虚则邪盛，邪盛自易凌正，而正不能敌邪，自不敢与贼相战，安得而不病进乎。治法宜大补正气，而少加祛邪之药，自然热变多而厥变少，而寒亦少也。方用**祛厥汤**：

人参五钱　白术一两　甘草二钱　当归五钱　柴胡一钱　附子一分　水煎服。

一剂而转热矣，二剂而厥定除矣。夫热深而厥亦深，似乎消其热即消其厥也，何以反助其热乎？不知此二症非热盛而厥，乃热衰而厥也。热衰者正气之衰，非邪气之衰也。吾用人参、归、术以助其正气，非助其邪热也。正旺则敢与邪战而作热，一战而胜，故寒与厥尽除也。方中加入附子者，尤有妙义。参、术之类未免过于慈祥，倘不用附子将军之药，则仁而不勇，难成迅扫之功，加入一分，以助柴胡之力，则无经不达，寒邪闻风而尽散，所谓以大勇而济其至仁也。

此症可用**胜邪汤**。

甘草　柴胡各一钱　当归　白芍各五钱　枳壳五分　白术三钱　附子一分　人参二钱　水煎服。

冬月伤寒四五日后，下利，手足逆冷无脉者，人以为厥阴之寒症也。急灸之，不温而脉亦不还，反作微喘，皆云死症，而不必治也。而吾以为可治者，正因其无脉耳。夫人死而后无脉，今未断气而无脉，乃伏于中而不现，非真无脉也。无脉

者固不可救，脉伏而似于无脉，安在不可救乎？用灸法亦救其出脉也。灸之而脉不还，宜气绝矣，乃气不遽绝，而反现微喘之症，此生之之机也。盖脉果真绝，又何能因灸而作喘？作微喘者，正其中有脉欲应其灸，而无如内寒之极，止藉星星之艾火，何能骤达。是微喘之现，非脉欲出而不能遽出之明验乎。急用**参附汤**救之，以助其阳气，则脉自然出矣。但参、附宜多用而不宜少用也。方用：

人参二两　附子三钱　水煎服。

一剂而手足温，二剂而脉渐出，三剂而下利自止而尽愈矣。夫附子有斩关夺门之勇，人参有回阳续阴之功，然非多用，则寒邪势盛，何能生之于无何有之乡，起之于几微欲绝之际哉。遇此等之症，必须信之深，见之到，用之勇，任之大，始克有济。倘徒施灸法而不用汤剂，或用参、附而不多加分两，皆无识而害之，兼财力不足而不能救也。

此症可用**人参双姜汤**。

人参一两　干姜三钱　生姜三钱　水煎服。

冬月伤寒，身热一日即发谵语，人以为邪传阳明也，谁知其人素有阳明胃火，风入太阳而胃火即沸然不静乎？治之法，若兼治阳明以泄胃热，治亦无差。然而太阳之邪正炽，不专治太阳则卫之邪不能散，营之邪不能解，先去退阳明之火，未必不引邪而入阳明，反助其腾烧之祸也。不若单治太阳，使太阳之邪不能深入，而阳明之火不治而自散耳。方用**平阳汤**：

桂枝三分　麻黄一钱　甘草一钱　青蒿三钱　天花粉一钱　水煎服。

一剂而身热退，谵语亦止矣。此方少用桂枝而多用麻黄者，以寒轻而热重也。用青蒿为君者，青蒿退热而又能散邪，且

又能入膀胱而走于胃，既解膀胱之邪，而又解胃中之火，不特不引邪以入阳明，而兼且散邪以出阳明也。方中又加天花粉者，以谵语必带痰气，天花粉善消膈中之痰，而复无增热之虑，入于青蒿、桂枝、麻黄之内，通上达下，消痰而即消邪也。痰邪两消，又何谵语乎。所以一剂而奏功耳。

此症亦可用**争先汤**。

桂枝五分　麻黄五分　石膏一钱　麦冬五钱　茯苓五钱　半夏八分　水煎服。

冬月伤寒，身热二日即有如疟之状，人以为证传少阳也，谁知其人少阳之间原有寒邪，一遇伤寒，随因之而并见乎。世见此等之症，以小柴胡汤投之亦能奏功，然终非治法也。法当重治阳明，而兼治少阳为是。盖阳明之火邪未散，虽见少阳之症，其邪仍留阳明也。邪留阳明，身发寒热而谵语发狂之病，未必不因之而起。惟重治阳明，则胃中之火自解，使邪不走少阳，而少阳原存之寒邪孤立无党，何能复煽阳明之焰？自然阳明火息，而少阳之邪亦解也。方用**破邪汤**：

石膏三钱　柴胡一钱　半夏一钱　茯苓三钱　甘草一钱　麦冬一两　玄参三钱　陈皮一钱　水煎服。

一剂而身热解，如疟之症亦痊。此方用石膏、玄参以治阳明之火，用麦冬以滋肺中之燥。盖肺燥即不能制肝、胆之过旺也，且肺燥必取给于胃，则胃土益加干枯，其火愈炽矣，今多用麦冬，使肺金得润，不必有藉于胃土，则肺气得养，自能制肝、胆之木，而少阳之邪何敢附和胃火以作祟乎？况柴胡原足以舒少阳之气，而茯苓、甘草、半夏、陈皮之类，更能调和于阳明、少阳之间，邪无党援，安得而不破哉。

此症用**八公和阳汤**亦神。

石膏一钱　柴胡二钱　茯苓三　白术二钱　甘草一钱　炒栀子一钱　青皮三分　天花粉一钱　水煎服。

冬月伤寒，身热三日，腹满自利，人以为阳传于阴矣，而孰知不然。夫阴症腹满自利，而阳症未闻无之也。不辨其是阳非阴，而概用治太阴之法，鲜有不死亡者矣。然阴与阳何以辨之？夫太阴之自利，乃寒极而痛也；少阳之自利，乃热极而痛也。痛同而症实各异。此痛必须手按之，按而愈痛是阳症也；若太阴阴症，按之而不痛矣。[批] 寒痛、热痛辨别最清。故治阳症之法，仍须和解少阳之邪，而不可误治太阴也。方用**加减柴胡汤**治之。

柴胡一钱　白芍五钱　茯苓二钱　甘草一钱　栀子二钱　陈皮一钱　当归三钱　枳壳五分　大黄五分　水煎服。

一剂而腹满除，二剂而自利止矣，不必三剂也。此方和解之中，仍寓微攻之意，分消之内，少兼轻补之思，所以火邪易散，而正气又不伤。若以大承气下之，未免过于推荡，若以大柴胡下之，未免重于分消，所以又定加减柴胡汤，以治少阳腹满之自利耳。

此症亦可用**和攻散**。

柴胡　栀子、丹皮各二钱　白芍五钱　茯苓三钱　甘草　陈皮　大黄各一钱　水煎服。

冬月伤寒，身热四日，畏寒不已，人以为太阴转少阴矣，谁知仍是太阴也。夫太阴脾土也，少阴肾水也，似不相同。然而脾土乃湿土也，土中带湿，则土中原有水象，故脾寒即土寒，而土寒即水寒也。所以不必邪传入肾，而早有畏寒之症矣。治法不必治肾，专治脾而寒症自消。

[批] 治脾以消寒，看得到，说得出。方用**理中汤**加减治之。

白术　两　人参三钱　茯苓三钱　肉桂一钱　附子一钱　水煎服。

一剂而恶寒自解，而身热亦解矣。夫方中用桂、附，似乎仍治少阴之肾，然而以参、术为君，仍是治脾而非治肾也。虽然脾、肾原可同治，参、术虽治脾而亦能入肾，况得桂、附，则无经不达，安在独留于脾乎。然则治脾而仍是治肾，此方之所以神耳。

此症用加味**桂附汤**亦效。

白术一两　肉桂　干姜各一钱　附子　甘草各五分　水煎服。

冬月伤寒，身热五日，人即发厥，人以为寒邪已入厥阴也，谁知是肾水干燥，不能润肝之故乎。夫发厥本是厥阴之症，邪未入厥阴，何以先为发厥？盖肝血燥极，必取给于肾水，而肾水又枯，肝来顾母而肾受风邪，子见母之仇，自然有不共戴天之恨，故不必邪入厥阴，而先为发厥，母病而子亦病也。治法无庸治肝，但治肾而厥症自定，母安而子亦安也。方用**子母两快汤**：

熟地五钱　麦冬五钱　当归二钱　山茱萸三钱　茯苓二钱　芡实二钱　山药二钱　玄参五钱　水煎服。

一剂而厥定，再剂而身热亦愈也。此方纯用补肾之味，惟当归滋肝之血也。治肾而治肝在其中，何必再用白芍以平肝气耶。且此症又不可用白芍也，以白芍虽平肝气，可以定热厥于须臾，然而白芍定厥未免过于酸收。与补水之药同用于无邪之日，易于生精；与补水之药同用于有邪之顷，亦易于遏火。不若单用补肾之味，使水足以制火，而又无火留之害，为更胜也。故子母两快汤所以不用芍药，而单用当归者，以当归之性动，不比芍药之酸收耳。且当归善助熟地、山萸以生水，生水以滋肝，即补肾以制肝也。

冬月伤寒，身热六日，而汗不解，仍有太阳之症，人以为邪返于太阳也，谁知是邪欲返于太阳而不能返乎。夫邪既不能返于太阳，当无太阳之症矣，治法宜不治太阳也。然而不治太阳，而邪转有变迁之祸。盖邪既不能复返于太阳，窥太阳之门而欲入者，亦势之所必至也。用太阳之药，引邪而归于太阳，而太阳曾已传过，邪走原路而邪反易散矣。方用**桂枝汤**少以散之。

一剂而邪尽化也。倘多用桂枝汤则焦头烂额，曷胜其祛除乎。此又用药之机权也。[批]伤寒症凡兼太阳者，俱可用桂枝汤，但宜分轻重耳。

此症用**解邪汤**亦佳。

桂枝三分　茯苓五钱　当归三钱　生地五钱　白术三钱　陈皮三分　甘草一钱　麦冬五钱　水煎服。

冬月伤寒，至七日而热犹未解，谵语不休，人以为证复传阳明也，谁知是邪欲走阳明而阳明不受乎。夫阳明已经前邪，见邪则拒，似乎邪之难入矣。然而切肤之痛，前已备经，故一见邪再入太阳，惟恐邪之重入阳明也。所以震邻之恐，先即呼号而谵语生，非从前邪实而作谵语者可比。治法不必专治阳明，以截阳明之路，惟散太阳之邪，而邪已尽散，断不复入阳明也。方用**桂枝汤**。

一剂而谵语自止，又何必用石膏汤以重伤胃气哉。

此症用**和营汤**亦神。

麻黄三分　茯苓三钱　当归三钱　玄参五钱　甘草一钱　麦冬五钱　竹叶三十片　半夏五分　水煎服。

冬月伤寒，至八日而潮热未已，人以为邪再传少阳矣，谁知是邪在阳明，欲出而未出乎。夫阳明之府，多气多血之府也。气血既多，藏邪亦正不少。痰在胃膈，原能自发潮热，不必假借少阳之经也。况邪又将出，而窥伺少阳，乃少阳前受阳明之贻害，坚壁以拒，未免寒心，故现潮热之症，其实尚未入于少阳也。治法正不须治少阳之邪，而单解阳明之热，阳明热解而少阳之邪自散矣。方用**解胃汤**：

青蒿五钱　茯苓二钱　甘草五分　麦冬五钱　玄参三钱　竹叶五十片　水煎服。

一剂而胃热清矣，再剂而潮热退矣，不必三剂也。此方息阳明之焰，而又能解少阳之氛，一方而两治。倘徒解少阳之氛，而阳明愈炽矣；倘徒息阳明之焰，而少阳又燥矣。两阳有偏胜之虞，则二府必有独干之叹，自然轻变为重，邪传正无已时。今一方两治，仍是单治阳明，而少阳治法已包于中，所以能收全功也。

此症用**发越汤**亦妙。

葛根三钱　茯苓五钱　甘草五分　麦冬三钱　玄参一两　生地三钱　柴胡五分　水煎服。

冬月伤寒，至九日而泄利不已，人以为邪入太阴，阳又变阴之症，谁知是阳欲辞阴之病乎。夫变阴与辞阴何以辨之？变阴者，阳传入于阴也；辞阴者，阳传出于阴也。入于阴则自利，当出于阴而反自利乎。不知阴阳不相接时，多为泄利不已。但入阴之自利，其腹必痛；出阴之自利，其腹不痛也。倘至九日而泄利不已，其腹不痛者，正离阴之自利也。切戒不可用太阴止利之药，一用止利之药，而邪转入阴，必成危证矣。法宜仍治少阳，而解其表里之邪，则自利自止，而寒热之邪亦散也。［批］辨得妙，离阴自利，前人并不道破。方用**小柴胡汤**加减用之。

柴胡一钱 茯苓三钱 甘草 黄芩各一钱 陈皮五分 水煎服。

一剂即止利，而寒热顿解矣。此方专解半表半里之邪，而又能分消水湿之气，既不入阴而复善出阳，故取效独捷耳。

此症用**合阴汤**亦效。

柴胡八分 茯苓五分 甘草五分 天花粉一钱 枳壳三分 神曲五分 白芍三钱 水煎服。

冬月伤寒，至十日，恶寒呕吐，人以为邪再传少阴矣，谁知是邪不欲入少阴乎。夫邪既不欲入少阴，何以恶寒呕吐？不知伤寒传经，而再入于太阴，其中州之气，前经刻削，则脾气已虚，脾气既虚，而脾必耗肾中之火气，而肾又曾经邪犯，在肾亦自顾不遑。母贫而子不忍盗母之财，故邪入于脾，而脾甘自受，先行恶寒呕吐，不待传入少阴，而始见此等证候也。治法单治太阴脾土，而呕吐可止。然而单治脾而不治肾，则肾火不生脾土，而恶寒终不能愈，寒既不除，而呕吐仍暂止而不能久止也。方用**脾肾两温汤**：

人参三钱 白术五钱 肉桂一钱 巴戟天三钱 丁香三分 肉豆蔻一枚 芡实三钱 山药三钱 水煎服。

一剂而恶寒止，二剂而呕吐尽除也。此方用参、术以健脾，用巴戟天、芡实、山药以补肾，而又用肉桂、丁香以辟除寒气。旺肾火以生脾土，则土气自温，母旺而子不贫，亦母温而子不寒也。

此症用加味**参术附姜汤**亦神。

人参五钱 白术五钱 肉豆蔻一枚 附子三分 干姜一钱 水煎服。

冬月伤寒，身热十一日，而热反更盛，发厥不宁，一日而三四见，人以为邪再传厥阴也，谁知是邪不能传肝乎。夫少阴寒水也，邪在少阴，未入厥阴，何以发厥而见热症？然而此厥乃似热而非热也。内寒之甚，逼阳外见而发厥，故不待传入厥阴之经而先发厥耳。症见此等证候，本是死证，而用药得宜，未必至死。仲景夫子未尝立方者，非无方也，以灸法神奇，示人以艾火灸少阴者，正教人不必治厥阴也。虽然灸少阴者固易回春，而阳药又安在不可以起死。方用**回生至神汤**：

人参三两 肉桂三钱 白术二两 生姜汁一合 葱十条，捣汁 同水煎服。

一剂而厥定，再剂而身热解矣。此虽在用参、术之多，第不佐之姜、葱二汁，则不能宣发于外，而邪伏于肾中而不得出也。惟参、术得姜、葱之助，导之出外，不必走肝，而厥反自安矣，此治法之巧者。

此症亦可用**加味人地汤**殊验。

熟地二两 人参一两 白术一两 附子一钱 生姜汁一合，水煎调服。

冬月伤寒，身热十二日，而热仍不退，不见发厥，人以为伤寒至厥阴，不发厥而病将退矣。谁知伤寒虚极，欲厥而不可得乎。夫热深者厥亦深，不厥似乎热之不深矣。然而热深而发厥者，元气足以鼓之也。热深而不能发厥者，元气不足以充之也。传经至十二日，病已入肝，而厥不应者，非热之不深，乃元气之甚困也，乌可因不厥，而即疑其厥阴之不热乎。治法补其肝气，而辅之以解热之品，则厥阴不燥，而木气大舒，邪不能留，非惟热解而见厥，抑亦邪散而消厥也。方用**消厥散**：

白芍五钱 当归五钱 丹皮三钱 生地二钱 甘草一钱 人参一钱 炒黑荆芥三钱

炒栀子一钱　天花粉二钱　水煎服。

一剂而厥乃发，再剂而厥反定矣。此方补肝凉血以治传经之伤寒，世无其胆。然而肝燥而内热，因虚而厥伏也。非滋其肝中之血，则热深者何能外见乎？故必补其虚，而发厥随可乘其厥而散热也。人亦可闻吾言，而放胆治之矣。

此症用**增减逍遥散**大效。

白芍　白术各三钱　当归　人参　炒黑荆芥　白芥子各二钱　柴胡一钱　甘草五分　陈皮　神曲各三分　水煎服。

冬月伤寒，至十二日之后忽然厥发，发去如死人一样，但心中火热，其四肢如冰，有延至三四日而身体不腐者，人以为尸厥也，谁知是邪火犯心包络，坚闭其气以守护其心乎。夫伤寒传遍六经，未有传心者也。一至传心，无不死者。然而邪得以传心者，亦因包络之虚，力不能障心，使邪之竟入也。若包络素无亏损，邪虽直捣心宫，而膻中膜膈足以相拒。然而三阴三阳俱为邪之所传，各各损伤，包络相臣出死力以御贼，号召勤王，绝无一应，惟有坚闭宫门，甘与君王同殉。至于各脏腑，见君相号令，不能宣扬于外，自然解体，有国亡无主之象，所以手足肢体先冷如死灰也。此时设有斩围夺门之将，扫荡群妖，救君相于危亡之候，自然外藩响应，不必听旨宣召无不归，诚恐后矣。然则治法奈何？助包络之气，而加之祛邪之味，可返死而回生也。方用**救心神丹**：

人参一两　黄连三钱　菖蒲二钱　茯苓五钱　白芍一两　半夏三钱　附子一分

水煎一碗，以笔管通于病人喉中，另使亲人含药送下，无不受者。一剂而人之气苏，再剂而心中之大热自解，而四肢手足尽温矣。[批] 此方固是神奇，亦因心中火热而敢用之。若四肢厥逆，心中仅见温热，则一点孤阳不能自主，又用黄连三钱以泻心中之火，虽有人参为君，吾恐不能相济，不若少用黄连，以加减天王补心汤治之何如。此亦因心中不甚火热而言也。

夫厥症多热，四肢之冷如冰者，正心中之热如火也。热极反为寒颤，颤极而人死，其实人死而心尚未死。此方用人参以固其生气，以黄连清其心中包络之火邪，加附子一分为先锋，加菖蒲为向导，引人参、黄连突围而共入于心中，又得白芍、茯苓、半夏平肝而不助火，利湿而共消痰，则声援势盛，攻邪尤易也。或疑用黄连以清热是矣，何必助之以人参，而用人参亦不必如此之多。孰知六经传遍以攻心，则脏腑皆虚。多用黄连，而不君之人参，则有勇无谋，必至斩杀过甚，反伤元气，又有主弱臣强之虞矣，虽救君于顷刻，而不能卫君于崇朝，不几虚用奇兵哉。

此症用**活心丹**甚神。

人参一两　黄连三钱　菖蒲一钱　麦冬　生枣仁各五钱　南星一钱　附子三分　良姜五分　生姜十片　水煎灌服。

中寒门七则

人遇严寒之时，忽感阴冷，直入于腑，手、足、身皆冷，面目色青，口呕清水，腹中雷鸣，胸胁逆满，体寒发颤，腹中觉有凉气一裹，直冲而上，猝不知人，此寒气直中七腑也。夫中寒之病，与伤寒之症大相悬绝。盖伤寒之寒，由表而入于里；中寒之寒，由腑而入于脏。虽入腑、入脏同是直中之症，而治法终有不同也。盖入腑之寒轻于入脏，则治腑之寒乌可重于治脏哉。惟是腑有七，而中腑之药似宜分别。大凡阴寒之中人，必乘三焦之寒而先入，温三焦之寒，而七腑之寒可尽散也。然而三焦之所以寒者，又由于胃气之虚也。徒温三焦之寒，而不急补其胃气，则气虚而不能接续，乌能回阳于顷刻乎。[批]温三焦以散各腑之寒，则寒无不散，诚得其要也。方用**救腑回阳汤**。

人参五钱　附子一钱　肉桂二钱　巴戟天一两　水煎服。

此方用人参以扶胃气，用肉桂以回阳，亦不必更借巴戟天之为君矣。不知巴戟天补心肾之火，心肾之火旺，而三焦之火更旺矣。且巴戟天生胃气而回阳，故用之为君，尤能统人参、附、桂同心之将，而扫荡祛除，寓剿于抚之中也。所以一剂奏功。阳回而阴寒立散矣。[批]此方异于四逆汤，而用巴戟为君，是为神妙。

此症用**术桂干姜汤**甚效。

白术一两　肉桂三钱　干姜三钱　水煎服。

人有严寒之时，忽感阴寒，唇青身冷，手足筋脉挛急，上吐下泄，心痛腹疼，囊缩甲青，腰不能俯仰，此阴寒中脏之病也。夫中脏重于中腑，寒气入于五脏，似宜分脏而治，然而不必分也，但直温其命门之火，则诸脏之寒可以尽散。盖命门为十二经之主，主不亡，则心君必不为下殿之走；主不亡，则肝木必不为游魂之变；主不亡，则肺金必不为魄散之升；主不亡，则脾土必不为崩解之〇。惟命门既寒，而阳气为阴邪所逼，越出于肾外，则五脏之神不能独安，各随阳而俱遁矣。然则五脏为寒邪所犯，不必治五脏也，独温其命门，而五脏之寒可解。虽然，命门虽为五脏之主，而五脏气虚，大兵到处，扫荡群妖，苟无粮草，何以供命。此命门宜温，而五脏之气亦不可不补也。[批]

五脏中寒，急温命门而阳回，亦扼要之法。方用**荡阴救命汤**。

人参一两　白术三两　熟地三钱　肉桂一钱　附子三钱　山茱萸二钱　茯神三钱　水煎服。

一剂而阳回，再剂而全愈。何神速乃尔？盖寒入五脏，由命门之阳外出，一回其阳，而寒气无留于脏矣。方中以参、术为君，似乎止救心、脾二经；虽附子、肉桂与熟地、山茱同用，肾亦在所救之中，而肝、肺竟置之度外，何以能斩关直入，回阳于顷刻耶？不知五脏为寒邪所犯，大约犯肾之后，即便犯脾，而后犯心也，犯肝、肺者无多也。故专顾心肾与脾经，则肝肺已在其内。况人参同附子并用，无经不达，又宁有肺肝之不入者乎。而且补肝、补肺之药，无非收敛之剂，欲祛邪而使之出，不可留邪而使之入，倘用收敛之味以补肝肺，反掣人参、附子之手，不能迅于荡阴矣。此用药不杂，实有秘义也。且肾中水火原不相离，用桂、附大热之药以回阳，未免肾中干燥，与其回阳之后，又补肾水以济阳，何如于用火之时，而先为防微之为得哉。吾所以少用熟地、山茱于桂、附之中，以制火之横。且火得水而归源，水招火而入宅，故能奏既济之功，而无亢炎之失也。

此症用**参术桂附加熟地汤**亦妙。

人参　白术各一两　附子　肉桂各二钱　熟地五钱　水煎服。

冬月直中阴寒，吐泄交作，身发热者，人以为伤寒传经之症也，然而虽是伤寒，实有分别，此乃直中少阴之邪，而非传经少阴之邪也。夫直中阴经，原无身热之症，兹何以身热耶？此正阳与阴战，乃邪旺而正不肯安于弱，以致争斗而成热也。若传经少阴之症，必至数日后始行吐泄，未有初感第一日即身热而上吐下泄者，故此症确是直中，而非传经也。直中，邪即入里；传经，邪在表，而入里本是悬殊，不可不察也。治法用**参附茯苓汤**。

人参一两 附子一钱 茯苓五钱 水煎服。

一剂而吐泄止，而身热亦退。何其效之速乎？不知此症，原因阳气之弱，不胜阴邪之盛，故尔发热。吾助其阳气，则阳旺而阴自衰，况又佐之附子之勇猛，突围破敌，则阳气更盛，自然转败而成功矣。且益之茯苓之澹泄，分消水气，则胃土得安，而上下之间，无非阳气之升降，阴邪又安能冲决哉。

此症亦可用**参苓附术加生姜汤**。

人参 白术 生姜各一两 附子二钱 茯苓三钱 水煎服。

人有直中阴寒，肾经独受，身颤手战者，人以为寒入于骨中也，谁知是命门火冷，不能外拒夫阴寒乎。盖命门为十二官之主宰，人有此火则生，无此火则死。火旺则运用于一身，而手足自温；火衰则力不能通达上下，而一身皆冷，又何能温热夫手足耶？故命门火旺，外来之寒邪可以相拒，而不敢相犯。惟火衰之极，而阴寒内逼，直入肾宫，命门畏寒太盛，几几乎有不敢同居之势。身颤者，难以自主也。手战者，难以外卫也。治法亟温补其命门，使命门之火足以胜外来之寒，则命门之主不弱，而后阳气健旺，能通达于上下之间，阴消寒散，不致侵犯心宫也。[批] 此等之病，更须辨之以舌，舌滑者乃寒，舌燥者乃热也。天下往往有阳症似阴者，亦多身手之寒颤耳。方用直中阴脏第一方治之。

附子一钱 肉桂二钱 丁香一钱 白术二钱 水煎服。

一剂而寒祛，身颤手战皆定也。此方尽是阳药，以阳药而治阴症，自是相宜，然而至急之症，何以少用分两，而成功至神者？因火欲外越，一助火而火即回宫，火因弱而逃，自必见强而返。火既归矣，又有余火以相助，则命门大旺，毋论足以祛寒，而寒邪亦望火而遁也。

此症用**援命拒寒汤**实神。

白术三两 肉桂三钱 破故纸三钱 杜仲三钱 水煎服。

人有少阴肾经感中邪气，小腹作痛，两足厥逆，人以为寒邪之直犯于肾也，谁知入肾而兼入于小肠之腑乎。夫邪既入肾，乃入脏也，脏重于腑，何必辨其邪入于小肠乎？然而辨症不清，则用药必然寡效。虽肾开窍于二阴，又曰肾主大小便，肾寒则小肠亦寒，治肾则小肠亦愈，而终不知小肠之与肾同感寒邪也。盖寒客于小肠，则腹痛而脉不通，脉既不通，安得两足之不厥逆乎。不可徒认作寒入于肾，而不入于小肠也。但治法不必治小肠，而仍须治肾。治肾者，温肾也，温肾即所以温小肠矣。[批] 温肾者，仍温命门也。方用**止逆汤**。

附子一钱 白术三钱 车前子三分 吴茱萸五分 水煎服。

一剂而痛除厥止矣。此方用附子以祛寒，用吴茱萸以通气，加白术、车前利腰脐而消湿，虽治小肠而实温肾宫也。肾宫之命门热，而小肠之气化自行，又乌有不通之病乎。故不必止痛而痛除，不必转逆而逆定耳。

此症亦可用**术桂豆苓汤**亦效。

肉桂一钱 白术一两 茯苓三钱 肉豆蔻一枚 水煎服。

人有猝中阴寒，身不能动，人以为寒中于脾也，谁知仍是寒中于肾乎。夫中寒而致手足之不能动，已是危症，况一身全不能动乎。盖手足冷而不动，犹是四围之病；身僵而不动，实乃中州之患也。人非火不生，而火非心火乃肾火也。肾火旺，而脾土自可运用于无穷；肾火衰，而脾土难转输于不息。故肾寒而脾亦寒，脾寒而身即不能运动耳。所以治法不可徒治脾，而必须治肾。尤不可统治肾，而必须温肾中之火也。[批] 温脾非温肾不成功，而温肾非温命门不奏效，信然也。方用直中阴脏第二方治之。

附子一钱　肉桂一钱　熟地二钱　干姜一钱　水煎服。

一剂而身动寒消矣。此方用桂、附、干姜直捣中坚，以迅扫其寒邪，则肾中命门之火，勃然猝发，而寒邪自去矣。第过用纯阳，未免偏于太燥，益之熟地以佐之，阳得阴而不至耗水，岂特相济有成哉。

此症亦可用**附桂姜术加熟地汤**。

熟地五钱　白术一两　干姜三钱　肉桂二钱　附子三分　水煎服。

人有猝犯阴寒之气，两胁痛极至不可受，如欲破裂者，人以为寒犯肝也，谁知仍是寒犯肾乎。夫胁乃肝位，犯肾宜病在肾，不宜病在肝。因肾寒而又畏外寒之侵，而肾之气乃逃避于肝子之家，受创深重，而不敢复出也。在肝木因肾水遁入，忍见父母之受伤乎，自然奋不顾身，怒极而欲战也。两胁欲破，正木郁难宣之象。治法以火熨其外寒者，少济其一时之急也。方宜用**宽肝汤**救之。[批] 虽曰宽肝，仍是救肾。

人参一两　熟地二两　附子一钱　柴胡五分　甘草三分　肉桂三钱　水煎服。

一剂而痛定也。人见用参、附以回阳，未必相疑，用熟地以滋阴，不能无疑也。嗟乎！肾气遁入肝宫，而寒邪必乘势以逼肝矣。肝气一怯，非上走于心，必下走于肾矣。走于心，则引邪上犯于心君，必有下堂之祸；走于肾，则引邪而下侵于相位，必有同殉之虞。故用参以补心，使心不畏邪之犯；用熟地以补肾，使肾不畏邪之侵。而肝气瞻顾于子母之间，两无足虑，自然并力以御寒矣。况又益之以助火舒木之品，而肝中之郁大解，故背城一战而奏捷也。倘用此药，而全无一效，是心肾两绝，而肝气独存，不能生矣。

此症用**祛寒舒胁汤**亦神。

人参五钱　肉桂三钱　白芍二钱　当归三钱　柴胡五分　白术一两　甘草五分　水煎服。

辨证录卷之二

中风门二十五则

人有入室向火，一边热而一边寒，遂致左颊出汗，偶尔出户，为贼风所袭，觉右颊拘急，口喝于右，人以为中风之症也，而余以为非中风也，乃向火而火逼其热，以并于一边耳。若作风治，而中实无风，和其气血，而佐之以解火之味，则火平而喝斜自正也。[批]小病以全力注之，自易取效。虽是火逼进热，亦由气血皆虚所致。故以归、芪为君，佐以升麻提右边清气上升，余用阳明辅之，自无不效者也。方用**和血息火汤**。

升麻一钱　当归五钱　黄芪三钱　防风三分　秦艽一钱　白芷五分　桂枝三分　天花粉二钱　甘草一钱　麦冬三钱　玄参五钱水煎服。

一剂轻，二剂而喝斜正矣。方中以补血补气为先，而佐辅之药多用阳明之味者何也？盖阳明之脉起于鼻，交于颊中，循鼻外入上齿中，是两颊与齿正阳明之部位也。升麻、白芷乃阳明经药也，故用之以引入于齿、颊，而秦艽能开口噤，防风能散风邪，桂枝实表而固营卫，与归、芪、玄、麦同用，自善通经络而活脏腑，使真有风邪亦于何处存活，矧原无大风之犯，不过些小之风乎，自然效应如桴鼓也。

此症亦可用**偏解散**。

当归　炒栀子　生地各三钱　乌药防风　白芷各三分　半夏一钱　黄芪　茯苓各一钱　白芍五钱　秦艽一钱　水煎服。

人有久痢之后，一旦昏仆，手撒眼瞪，小便自遗，汗大出不止，喉作曳锯之声，人以为中风之症也，而余独以为不然。盖此病乃下多亡阴，阴虚而阳暴绝也。本不可救，然急灸其气海之穴，而阳气得续，亦有生者。虽然阳气回，而不用补气之药，阳气随回而随绝也。方用**独参汤**。

人参三两　附子三分

煎汤灌之，而人不死矣。夫气海之穴，前与丹田相通，乃生气之原也，故灸之而阳回。非助之以人参，则气回于无何有之乡，而不能生生于无尽，徒为接续，又何益乎。此人参所以为夺命之药欤。

此症亦可用**参术加桂汤**。

人参二两　白术二两　肉桂一钱　水煎灌服。

人有两手麻木而面亦麻者，人以为中风将现之症也，谁知乃气虚而不能运化夫血乎。夫头乃六阳之经，而面尤阳之外见也。气旺则阳旺，气衰则阳衰。阳旺则气行夫血，而面乃和；阳衰则气滞于血，而面乃木矣。面既木矣，而阳气之衰可知，何能运动于臂指间，毋怪两手十指尽麻也。治法宜补其气之虚，通其阳之闭。[批]世无真中风，大约皆从气虚而中也。麻木者，中之兆也，不补虚而单防夫风中，鲜不气中矣。方用**助阳通气汤**。

人参三钱　白术五钱　黄芪五钱　防风五分　当归三钱　葳蕤五钱　广木香三分　附子二分　乌药二钱　麦冬二钱　茯苓三钱　天花粉二钱　水煎服。

连服二剂，而手之麻木解矣。再服二剂，而面之麻木亦解矣，更服二剂，不再发。此方大补其气，气旺而血行，又何麻木之有。

此症亦可用**助气解麻汤**。

人参三钱　白术　黄芪　麦冬各五钱　当归　荆芥各二钱　乌药八分　附子一分　柴胡八分　半夏一钱　水煎服。

人有身忽猝倒，两目紧闭，昏晕不识人，即子孙亦不相识，人以为中风之危症也，谁知绝非中风，乃心气之乏绝乎。夫身中未有不痰盛者也。痰盛则直走心经，而心气乏绝，则痰涎壅住于膻中而不能开矣。虽膻中为心君之相，痰来侵心，膻中先受，所以障心而使痰之不能入也。然则膻中本卫心以障痰，何反壅痰以害心乎？不知心气既虚，而膻中亦虚矣。膻中既虚，仅可障痰以卫心，力难祛痰以益心也。况痰气过盛，犯心甚急，膻中坚闭夫膜膈，使痰之不入，而心气因之不通，不能上通于人眦，故目紧闭而不识人也。治法急补其君相之火，而佐之祛痰之味，心气一通，目自开而人自识也。[批]人谓气虚则邪易中，谁知绝无风邪耶。世人治风而死者比比也，读远公文可胜痛哭。方用**四君子汤加减**用之。

人参一两　白术二两　茯苓三钱　附子一钱　竹沥一合　姜汁一合　菖蒲三分　水煎服。

一剂而目开，再剂而人识矣。此方用参、术以救心气之绝，然非假附子之力，断不能破围而直入，即用附子而不用竹沥、姜汁，则痰涎间隔，恐附子孤军难于斩杀耳。又佐之菖蒲者，借其向导，引附子群药迳达心宫，易施其祛除之力也。

此症用加味**三生饮**亦神效。

人参　白术各一两　附子　南星　半夏　菖蒲　远志各一钱　生枣仁三钱　水煎服。

人有素性好饮，两臂作痛，服祛风治痰药更加麻木，痰涎愈盛，体软筋弛，腿膝拘痛，口噤语涩，头目晕重，口角流涎，身如虫行，搔起白屑，人以为中风之症已成也，谁知是脾气之不足乎。凡人后天，全藉饮食之补益，若饮食过多，反伤脾气，何能受益。况酒能散人真气，少饮则益，多饮则损，日日贪杯，脏腑之间，无非糟粕之气，欲真气之无伤得乎。故体软筋弛，脾虚不能运也；痰涎加盛，脾虚不能化也；腿膝拘痛，脾虚不能行也；口噤语涩，脾虚气难接也；头目晕重，脾虚气难升也。至于流涎、起屑，一则脾虚而不能摄，一则脾虚而不能润也。以上诸症，总皆脾气亏损之故。[批]世人中风，多是脾气虚寒，故一作风治，重耗胃气，胃虚而脾益虚，乌得而不死乎。方用**六君子汤**加味治之。

人参五钱　白术一两　甘草一钱　半夏二钱　陈皮五分　附子三分　茯苓三钱

连服十剂而愈。六君子汤专补脾气之药也，而又兼善治痰，然非加入附子，则不能走经络而通血脉。或疑白术太多，不知白术健脾而更善去湿，多用始能利腰脐而升阳气，则阳不下陷，而脾得建其运化之功也。

此症用**参术去湿汤**亦妙。

人参　白术各五钱　甘草　半夏　附子各一钱　山药一两　薏仁三钱　砂仁三粒　水煎服。

人有怒后吐痰，胸满作痛，服四物、二陈之汤加芩、连、枳壳之类，杳无一应；更加祛风之味，反致半身不遂，筋渐挛缩，四肢痿软，日晡益甚，内热口干，形体倦怠，人以为风中于腑也，谁知是郁怒未解，肝气未舒所致。本无风症治风，而反为风药所损，损气伤血，以成似中风之病也。治法必须仍解其郁怒，而佐之补气补血之剂，益阴益精之味，庶几可救耳。[批] 中风得于肝木之旺者居多，得于肝木之郁者犹少。远公之论，论症之全也，不可执此以概治中风。方用**舒怒益阴汤**。

熟地一两　当归五钱　茯苓二钱　甘草五分　白芍一两　陈皮五分　麦冬三钱　丹皮三钱　柴胡一钱　白术二钱　人参一钱　水煎服。

十剂而筋不挛缩矣，再十剂而四肢不痿软矣。后纯用六味汤大剂煎饮，二月而半身皆遂矣。此方即逍遥散加味者也。用参、熟、麦、丹于逍遥散中，实有妙义。盖逍遥散为解郁之圣药，郁散而得补，则补始有功，而方中全在用白芍至一两，以平肝气，肝平则木不克土，而土有生气，况又有健脾开胃之品，以辅佐而相成，所以能反败为功也。

此症用加减**逍遥散**亦验。[批] 此方因上条而推广之也。方治郁病最佳，不止治歪斜之症也。

柴胡二钱　白芍五钱　白术　当归　生地各三钱　甘草　炒栀子　半夏各一钱　青皮五分　水煎服。

人有怀抱郁结，筋挛骨痛，喉间似有一核，结住不下。服乌药顺气散等药，口眼歪斜，两臂不能伸举，痰涎愈甚，内热晡热。人以为偏枯之渐也，谁知是肝木之不舒乎。夫木最喜水，木郁则耗水矣，水耗而木更难舒。木既不舒，而木中之火又安得而舒乎，自然木来克土，而脾胃两伤，脾热胃燥，内自生风而现风象，正不必外来之风入，始见歪斜之症也。治法自必补脾胃之土矣。然而徒补脾胃之气，而肝来克土，脾胃仍不舒也，必须摅①肝以扶脾胃之为得耳。方用**舒木生土汤**。

白芍五钱　茯苓三钱　山药一钱　生枣仁二钱　远志一钱　甘草五分　白术三钱　熟地五钱　郁金一钱　人参一钱　麦冬二钱　当归二钱　玄参三钱　水煎服。

此方心、脾、胃、肺、肝、肾兼治之药也。何以谓之舒木生土汤？不知方中虽是兼治之药，而实为专治肝经也。治心者不耗肝气也，治肾者所以生肝也，治肺者使其不来克肝也，治脾胃者使其不来仇肝也，故用群药无非滋肝以舒木。木舒矣，而脾胃有不得其天者乎。此舒木生土之名，实有微意耳。

此症用**疏木饮**亦佳。

柴胡　薄荷　甘草　苍术　白芥子各一钱　白芍五钱　茯苓三钱　丹皮　生地各二钱　青皮五分　水煎服。

有人一时猝倒，口吐痰涎，发狂号叫，自坐自起，自立自行，目不识人，身中发斑，数日后变成疮疖者，此谓真正中风。盖其人元气未虚，一时为风邪所中，正气既盛，而邪气又不弱，正与邪相战，两不肯负，于是而痰涎生，于是而狂叫起，心中如焚，坐立不安，行止不定，目不识人。内热既盛，必由内而发于外，故红斑灿烂于皮肤，火毒难消于肌肉，因变为疮、为疖。譬如人家，门户既牢，主伯亚旅②又健，突来强盗，劈门而入，两

————————

① 摅　音舒，舒也。

② 主伯亚旅　家长与子弟。

相格斗，因而火攻焚杀，反成焦头烂额之伤矣。治法不必助正，而惟事祛邪，扫荡贼风，而正气已安。方用**扫风汤**。

荆芥五钱　防风三钱　半夏三钱　陈皮一钱　天花粉一钱五分　茯苓三钱　黄芩二钱　苏叶一钱　水煎服。

一剂而狂定，二剂而痰消，三剂而斑化，疮疖亦寻愈矣。此等之症，万人中生一者也。人亦不知是中风之真症，吾独表而出之，使人知真中风之如此，而类中风可照症而治之也。

此症用**排风饮**殊效。

大黄酒蒸三钱　丹皮五钱　甘草　防风　天麻　天南星各一钱　玄参一两　柴胡三钱　苏叶　荆芥各二钱　当归三钱　水煎服。

人有素多内热，一旦颠仆，目不识人，左手不仁，人以为中风之症，谁知此乃肾水不足以养肝，肝木太燥，木自生风而自仆，非真中风也。若作风治，鲜不立亡。即作气虚治，亦阳旺而阴愈消，非恰中病情之法，必须仍补肾水以生肝木，则木得其养，而左手之不仁可以复愈。[批] 木自生风，补水而风恬木静，谁人知之。方用**六味地黄汤**加味治之。

熟地一两　山茱萸五钱　山药四钱　茯苓三钱　丹皮三钱　泽泻一钱　白芍一两　当归五钱　白芥子三钱　柴胡一钱　水煎服。

一剂而目能识人，四剂而手知痛痒，十剂全愈矣。夫六味地黄丸，料非治中风之药也，今用之以滋其肾水，又用芍药、当归以平其肝木，柴胡、白芥子以疏通肝气，而消其两胁之痰，水足而木自条达，痰去而气自流通，内热顿除，外体自适，亦何至左手之不遂哉。

此症用**润燥丹**亦效。

熟地二两　白芍一两　柴胡五分　天花粉三钱　水煎服。

有人身忽自倒，不能言语，口角流涎，右手不仁，肌肤不知痛痒，人以为气虚而中风也。夫气虚则有之，而中风则未也。此病乃心气既虚，不能行气于胃，而胃气又虚，则胃自生热，蒸其津液，结为痰涎，壅塞隧道，不能行气于心，即堵截其神气出入之窍，故神明瞀乱，神明无主，则舌纵难言，廉泉穴开，而口角故流涎沫也。一身能运者，全藉气以行之，今气既大虚，不能行于四肢，则手自不仁。右手者，尤气之所属也。气不能行于肌肤，则痛痒不知矣。此等之症，若作风治，未有不死者。即于补气之中，加入祛风之药，亦止苟延性命，必成半肢之风症矣。故半肢之风，皆错治中风而成之也。[批] 气虚似中，世多有之。治风以成肢体之不仁，皆医之过，医病者从无一悟，尚悔风药之欠多也，岂不痛乎。治法宜用**六君子汤**加入附子治之。

人参一两　白术二两　黄芪二两　半夏三钱　茯苓五钱　甘草一钱　附子一钱　陈皮一钱　水煎服。

一剂而出声，二剂而痰涎收，一连十剂，而前症尽愈。夫参、苓、芪、术补气之圣药也，加入附子，则将军有威令，遍达于诸经之内，岂独心胃相通，使痰涎之不壅塞乎，所以奏功之能神也。

此症用**释躁汤**亦佳。

玄参一两　荆芥三钱　天花粉三钱　甘草一钱　陈皮五分　茯苓三钱　菖蒲　附子各三分　水煎服。

有人无故身倒，肉跳心惊，口不能言，手不能动，足不能行，痰声如鼾，惟双目能动者，人以为因痰而中风也。嗟乎！此痰病而非中风也。天下怪病，多生于痰，而痰病多成于湿，痰湿结而不散，往往有见鬼神而猝倒者。此病之无故身倒，亦其一也。医工不知为痰湿之气，见其倒而即呼为中风，误矣。然则治此病，不治痰而治风，适足以招风而生变，即不治风，而惟治痰，亦不能消痰而弭灾。必须大补其气血，气旺而痰自化，血盛而痰自去也。［批］理气以治痰，则痰化而风息，无风而治风，益耗其气，必至虚中，真弄巧而成拙者也。方用**十全大补汤**。

人参五钱　黄芪一两　当归五钱　白芍三钱　茯苓五钱　白术五钱　甘草一钱　熟地一两　川芎二钱　肉桂二钱　水煎服。

一剂而口能言，二剂而心惊肉跳者止，三剂而鼾声息，十剂而手能动足能行矣，又二十剂而气血重旺，一如无病之人。

此等之症，世人皆以风治，多致偾事①。苟不治风，而惟治气血之虚，断不至变生不测者也。或谓补虚则风自出，用十全大补之汤，而能愈中风者是也。谁知类中风之病，绝无风也，非必补虚而风始出耳。

此症用**扶倾汤**亦妙。

人参　当归　茯苓各五钱　半夏二钱　附子　破故纸各一钱　黄芪　麦冬各一两　砂仁三粒　白术五钱　水煎服。

有人一时猝倒，痰涎壅塞，汗如雨出，手足懈弛不收，口不能言，囊缩，小便自遗，人以为中风急症，谁知是阴阳两脱乎。此至危之病，刻不可缓，生死在反掌之间也。若作风治，下口立亡，必须用**三生饮**救之。

人参二两　生附子一枚　生天南星五钱　生半夏三钱　水煎服。一剂而囊缩伸，小便止，再剂而口乃能言矣，始可别用汤剂

也。［批］虚脱绝似中风，要辨得清。

世人疑三生过于猛烈，不知病来甚暴，非此等斩关夺门之药，何能直入脏腑，而追其散失之元阳。故必投于人参数两之中，始可夺命于须臾也，否则斩关而关不能开，夺门而门不得进，惟是关门既开，而前药又不可再用，另用：

人参一两　白术二两　茯苓五钱　当归一两　熟地一两　山茱萸五钱　麦冬一两　半夏三钱　水煎服。

方名济急丹。

连服二剂，而元气日旺，虚汗不流，手足可以运动，而无瘫痪之忧也。譬如破城而守，内无粮草，则士有饥色，今关门大开，搬输挽运而入者皆糗粮米谷，则仓廪既实，兵马有饱腾之气，贼自望风而飞遁矣。倘仍用附子、南星之属，未免过于酷烈，民已归诚，而犹用虎贲②之士，遍城搜粮，其损伤元气，不又多乎。妙在不用附子、南星，而反用当归、熟地、山茱萸、麦冬资阴之品。盖从前斩关夺门之时，未免斩杀太甚，抢劫无遗，脏腑必有焦枯之苦，今一旦得资财接济，真不啻恩膏之赐矣。

此症用**救脱饮**亦甚效。

人参一两　白术二两　附子一钱　干姜　半夏各三钱　贝母一钱　水煎服。

有人口眼㖞斜，身欲颠仆，腹中鸣如囊裹浆之声，人以为此中风之症，内有水湿之气也，而余以为不然。夫水湿之气，由于脾气之虚也。脾气不能运化乎水，而水乃停积不化，下不能行，必涌而上行矣。于是涌于头而作晕，涌于口眼而为㖞斜。水气既在于上，则头重而足轻，故身

———
① 偾事　偾音忿。事败也。
② 虎贲　音奔。如猛虎之奔走，喻其勇猛之状。

欲时时颠仆，有似乎中风，而实非中风也。方用**分水止鸣汤**：

人参五钱 白术一两 车前子三钱 茯苓一两 肉桂一钱 半夏三钱 水煎服。连服四剂，腹中之鸣止，而口眼亦平复矣。此等之症，原无风之可祛，故不必祛风，单健其脾土之气，而土胜自能制水，又虞徒消其膀胱之水，恐水冷不化，又补其命门之火以生脾土，则土有先天之气，益足以制其后天之狂澜。大地阳回，而溪涧之水，无非春气薰蒸，则膀胱不寒，尤能雪消冰解，而无阻隔之叹。下河疏通，而上游又何患壅塞，而成泛滥之害哉。或曰口眼喎斜，实系风症，安在水气而能使之然也。不知水寒则成冰冻，口眼处于头面之间，一边吹寒风而成喎斜，似乎中风，然而风在外而不在内也。风既在外，不入于腠理之中，何必加祛风之剂哉。［批］怪病多生于痰，一治痰而怪病自除，故不必治风，得其原委也。

此症亦可用**术苓加桂汤**：白术 茯苓各一两 肉桂三钱 水煎服。

有人猝倒之后，致半身不遂，人以为中风而成偏枯也，谁知因治中风而成偏枯乎。夫中风之症，万人中而间生一二者也，岂可因一时猝倒即认作中风而治风乎。此中原无风邪，因气虚而猝倒，大用补气之药，而少佐以消痰之味，焉有成偏枯之症乎。惟其过于祛风，以耗其气，必至右身之不遂，或过用祛风以耗其血，必至左身之不遂矣。［批］偏枯之症多成于治中风之医，可胜慨叹。夫猝倒之时，本正气之不能主宰也，乃不补气而转虚其气，欲气之周遍于身，何可得乎。天下至误者，谓中风有中经、中络、中脏、中腑之分也。自此言出世，遂信风初中络，不可引之入经；风既中经，不可引之入腑；

风既入腑，不可引之入脏。于是诸般风药，杂然乱投，而民生不可救药矣。脏腑经络，未尝有风，而必欲强用风药，成偏枯之症，犹其幸也。盖脏腑既无风症，即是元气未虚之人，尚不禁风药之侵耗，况系羸弱之子，摇摇靡定之身乎。今不致死亡而成偏枯者，亦因其于补正之中，而用祛风之剂，故犹存残喘耳。然则已成偏枯之症，其可再用风药乎。［批］此等论出，实惊世人，谁知却是不刊之论。闻是论而悔误半生之用药。加意于补气之中，兼用消痰之味，民生之幸，亦子孙之福也。倘执而不悟，吾末如之何矣。方用**全身汤**：

人参二两 白术二两 茯苓一两 半夏三钱 附子三分 神曲一钱 水煎服。

连服四剂，而手足能举矣，再用四剂，而步履如故，身臂皆轻。

或疑偏枯之病，似非急症可比，何必大用参、术。不知猝倒之后，非重用参、术，则元气不能骤复，与其日后而多用补剂，零星而期久效，何若乘其将绝未绝之先，急为多用而救之也。

此症用**全身饮**亦妙。

人参 黄芪 巴戟天各一两 半夏三钱 附子一片 水煎服。

有人猝倒之后，遍身不通，两手两足不收者，人以为中风而成瘫痪也，不知此乃血虚而气不顺也。夫手得血而能握，足得血而能步，今不能握不能步者，正坐于血虚耳。然而气血未尝不相兼而行者，使血虚而气顺，则气能生血，而血尚足以供手足之用。今气既不顺，是气与血有反背之失，欲血之荫手足也，何可得乎。故不独手足不收，而且一身尽不通也。夫手足不收者，犹在四隅之疾，而一身不通者，实腹心之患也。此即所谓风痹之症也。名为风痹，实无风也。［批］风痹之症，近人鲜知，得此表扬，大快。方用**四物汤**加味治之。

熟地一两　当归一两　白芍五钱　川芎二钱　人参二钱　半夏二钱　黄芪三钱　水煎服。

二剂即知痛痒，服十剂即能步履矣，再服十剂全愈。若作中风治之，则风药必耗烁其血。血干而气益不顺，气即不顺，而血益加虚，必变为废弃之人矣。

此症可用**滋血通经汤**：

当归　熟地各一两　黄芩　麦冬各五钱　北五味子　天花粉　秦艽各一钱　水煎服。

有人猝倒于地，奄忽不知人，人以为中风之重症也。然而非风也，乃气虚而不能接续耳。既无口眼之㖞斜，又无手足之麻木，是全无风象。若作风治，势必引风入室耳。世人谓中风之症，必须填塞空窍，使风之不能入也。今反用风药，以治无风之症，安得不开其腠理哉。腠理即开，玄府大泄，欲风之不入，其可得乎。夫气虚而不能接续，以致猝倒，奄忽而不知人，本是风懿①之病，未尝内有风也。世人不察，必欲以中风治之，误矣。[批]风懿无风，亦无人阐发，今发明无遗，何难治风懿之症哉。方用**六君子汤**治之。

人参五钱　白术一两　甘草一钱　茯苓三钱　半夏三钱　陈皮一钱　水煎服。一剂而即能知人，二剂全愈，盖不治风而反奏功也。

此症用**续气汤**亦效。

白术五钱　人参　白芥子　白芍各三钱　甘草一钱　枳壳三分　砂仁一粒　水煎服。

有一时猝倒，状似中风，自汗不止，懒于语言，人亦以为中风也，谁知亦是气虚乎。夫猝倒已似中风，更加自汗，此虚极之症，乃亡阳而非中于风也。亡阳之症，必须参，附以回阳，始有生机，倘以为中风而用风药，有立亡而已矣。[批]亡阳有似中风，亦无人道破。方用**参芪归附汤**救之。

人参一两　黄芪二两　附子三钱　当归一两　水煎服。

一剂而自汗止，再剂而言语出，四剂而神气复矣。或曰：猝倒之后，即无五绝之虞，不过自汗多与言语懒耳，似乎可以缓治，何必药品之多如此。不知此症看其似轻而实重，看其似缓而实急。天下初病，易于图功，而久病难于着力。况亡阳之症，元气初脱，有根易于重治，而无根难于再续。故必乘此将亡未亡之时，以大补其气血，实省后日无数之挽回也。苟畏药品之多，因循退缩，坐失机宜，而不敢多用参芪，迨至日后，百剂而不能见效矣。

此症亦可用**龟蛎神膏**：

人参　黄芪各一两　麦冬五钱　北五味　蜀漆各一钱　肉桂二钱　牡蛎　龟膏各三钱　水煎服。

有人身未猝倒，而右手不仁，言语謇涩，口中流沫，人以为半肢风也，然而非外来有风，乃本气自病，所谓中气之病也。夫气何以曰中，因其似乎中风，而又非中风，故别其名曰中气。其实乃气虚，而非气中。因其气虚，故不中于左，而中于右。盖人身左属血，而右属气也。惟女子则右为血，而左为气，今所言之病，乃男子耳。男子既右手之不仁，非气虚而何。既是气虚，可不急补其气乎。一补气，而右手之不仁，随补而随效也。方用**至仁丹**：

---

① 风懿　病名，此证由于痰水制火，闭塞心窍，以致猝然昏倒。出《千金要方》卷八。

人参—两　白术—两　黄芪—两　茯苓三钱　半夏三钱　肉桂二钱　薏仁三钱　甘草—钱　水煎服。

一服而语言清，再服而涎沫止，十服而不仁者愈矣。此补气之妙也。或疑既是气虚，补气可矣，何以必多加消痰之药，岂气旺而不能摄水，气盛而不能化水耶？至加肉桂以助火，不更多事乎？不知气虚者，未有不脾胃寒也。脾胃既寒，难以运化，水谷不变精而变痰矣。故气虚者痰盛，痰即欺气之虚而作祟，上迷心而旁及于手足，故身欲仆而手不仁，口吐涎沫耳。乃用参、芪以补气，复用苓、术以健土，治湿则痰无可藏之经，更加半夏、薏仁，以逐其已成之痰，则未成痰涎，又安能再化哉。犹恐脾胃久寒，一时难以建功，增入肉桂以补其命门之火，则火自生土，土旺而气自郁蒸，气有根蒂，脏腑无非生气，而经络皮肉，何至有不通之患哉。

此症亦可用**固气收涎汤**：人参—两白茯苓　远志　山药各三钱　半夏二钱　麦冬　炒枣仁　巴戟天各五钱　附子三分　水煎服。

有人身未颠仆，左手半边不仁，语言蹇涩，口角流涎，人亦以为半肢风也，然而此非风也，乃血虚之故。血不能养筋脉，有似乎中耳。夫中气病速，而易于奏功；中血病缓，而难于取效。盖中气阳症，中血阴症，阳速而阴迟耳。[批]血虚似中，世人尚少。方用**生血起废汤**：

葳蕤二两　熟地—两　山茱萸四钱　当归—两　茯苓五钱　白芥子五钱　水煎服。

一剂而语言清，十剂而涎沫止，三十剂而不仁者愈矣。愈后前方中加人参三钱黄芪五钱　减当归五钱　再服二十剂，一如无病人矣。

或疑葳蕤之药，过于中和，不若用四物汤之流动，虽白芥子能消膜膈之痰，然用至五钱，未免过多，起首口角流涎，白宜多用，至于后来，似可少减，何以始终用至五钱耶？不知血病多痰，消痰始能补血。况中血之病，血虚之极，膜膈之间，无非痰也，非多用白芥子断不能消。白芥子消痰而不耗气，且能助补血之药以生血，故始终之所必需。但其力少薄，不比半夏、贝母之力厚，是以必宜多用，而不可少用也。四物汤虽是补血之圣药，而白芍非中血之宜，川芎亦过于动，故特用葳蕤者，以葳蕤生血，而又能起废，同熟地、当归用之，尤善建功，实胜于四物汤耳。且葳蕤之药，暂用则难于取胜，久用则易于建绩。以之治缓病，实有相宜。况多用至二两，其力更厚，用之为君主之药，又相佐得宜，故始终任之而收利也。

此症用**益阴生血汤**亦佳。

熟地—两　茱萸　白术　白芍　麦冬各五钱　人参三钱　白芥子三钱　五味子五分水煎服。

有人头面肿痛，口渴心烦，一旦猝中，手足抽搐，言语不出，口眼㖞斜，人以为中风也，谁知是中火也。夫火生于木之中，火藉风之力，似乎中火即中风也。人谓不解其风，则火从何而息？嗟乎！中火而祛风，非所以治火也。火所以最恶者，水也。祛风以息火，则火之焰少戢而火之根未除；滋水以救火，则火之光自消而火之性尽灭。是祛风以治火，不若滋水以治火也。况中火之症，内实无风，用祛风之药，则毛窍尽开，反足以通火之路。火之路开，而风反得入之矣。火得风之威，风恃火之势，本非中风，欲不变为风症，而不可得矣。治法贵乎补水，而不必用祛风之药也。[批]火盛似中，世人实多。方用**灭火汤**：

玄参三两 沙参二两 白芥子三钱 茯苓一两 熟地一两 山茱萸五钱 麦冬五钱 北五味一钱 水煎服。

一剂而心烦定，二剂而口渴除，三剂而语言清，四剂而㖞斜正，十剂而手足不牵搐矣。盖玄参能消浮游之火，况益之熟地、沙参、茱萸、麦冬、五味之类，纯是补水添精之味，自然水足而火衰，何必用风药以搜风哉。倘于补水之中，少加风药，则于补水添精，反多牵制，而不能奏功矣。或曰不用风药是矣，独不可用寒凉药以解氛乎？不知此火乃虚火而非实火也。实火可用寒凉以直治，而虚火断不可用凉以增其怒也。况玄参微寒，未尝不于补中以泻火，何必更用寒凉哉。

此症用**二冬二皮汤**亦妙。

麦冬 天冬 地骨皮 丹皮各二两 水煎服。

有人一时猝中，手足牵搐，口眼㖞斜，然神思则清，言语如故，人以为阳虚中风也，而孰知不然。夫阳虚猝倒，未有不神昏者也。今猝倒而心中明了，状似阳虚，而非阳虚，此乃阴虚之中耳。夫阴虚非血虚之谓，盖真阴之虚，肾水干枯，不能上滋于心，故痰来侵心，一时迷乱而猝中，及痰气既散，而心之清如故也。作中风治，非其治也，即作中气治，亦非治法。惟有直补其肾中之阴，则精足而肾自交于心，而心之液，自流行于各脏腑，而诸症自痊也。[批] 阴虚似中，前人实无治法，得远公之论，真补天手也。方用**填阴汤**：

熟地四两 山茱萸二两 北五味三钱 麦冬一两 山药一两 白芥子五钱 破故纸一钱 牛膝三钱 附子一分 水煎服。

一剂而牵搐除，再剂而口眼正，一连十剂而平复如常矣。夫熟地、山茱、山药，实真精之圣药，而麦冬、北五味，又益肺之仙丹。盖单补肾水，恐水不能速生，故又补其肺，使肺金以生肾水，子母相资，更易滋润也。又虑阴不下降，用破故、牛膝下行以安于肾宫，则浊阴不致上干，而真阴自然既济矣。复加附子一分者，以阴药太多，未免过于腻滞，少加附子，以行其真阴之气，非假之以助其火也。水得火之气，则水尤易生，毋怪其奏功之奇矣。

此症用**清宁汤**亦效。

熟地 麦冬各二两、北五味三钱 芡实 巴戟天 菟丝子各一两 水煎服。

有人平居无恙，只觉手足麻木，尚无口眼㖞斜等症，人以为风中于内，三年后必有晕仆之症矣，劝人预服搜风顺气等药，以防猝中。其论则是，而所用之方非也。手足麻木，乃气之虚，非气之不顺也。即气之不顺，非风之作祟也。人苟中风，其来甚暴，岂待至三年之后而始发哉。然而气虚能使手足麻者，何故？盖气一虚，即不能化痰，痰聚于有胸中，而气即不能通于手足也。治法于补气之中佐以消痰之味，则得之矣。[批] 服搜风之药，适所以招风，前人亦有言之者。方用**释麻汤**：

人参一钱 当归三钱 黄芪三钱 茯苓三钱 半夏一钱 白芥子一钱 陈皮一钱 白术三钱 甘草五分 附子一分 柴胡八分 水煎服。

一连四剂，而手足自然不麻不木矣。倘仍然麻木，前方加倍，再服四剂，未有不愈者。盖麻木于手足，此四余之轻病，原不必重治之也。今人因不知症，所以取效之缓，遂疑为重症。于是风药乱投，反致变轻为重矣。苟知是虚而非风，一治虚而风象灭矣。何难之有。

此症用**芪附汤**亦妙。

人参 茯神各三钱 白术 黄芪各五钱
附子二分 水煎服。

有人遍身麻木，而身又不颠仆，状似
中风，然而风则有之，而非中也。此等之
病，不可不治风，而又不可直治风也。不
治风则风不能出于躯壳之外，直治风则损
伤气血，风又欺气血之虚，反客为主而不
肯去，必须于补气补血之中，而佐之祛风
祛痰之品，则气血不伤，而风又易散也。
方用**解缚汤**：

黄芪一两 当归五钱 人参五钱 附子
一钱 白芍五钱 葳蕤一两 白术五钱 熟
地五钱 天花粉三钱 秦艽三钱 羌活一钱
水煎服。

一连四剂，身知痛痒矣，十剂全愈。
[批] 风轻而虚，重补虚以祛风。

同一麻木之症，何以上条用药之少，
而此条用药之多且重耶？盖上条麻木，止
在手足，尚无风之入体也。此条麻木，在
于遍身，是风乘虚而入腑矣，原不可同日
而语也。故上条可以轻治，而此条非重治
断难奏效耳。

此症用**顺气和血汤**亦大佳。

当归三钱 白术五钱 黄芪五钱 人参
二钱 附子一片 天麻 南星 羌活 独
活各五分 半夏一钱 水煎服。

有人天禀甚厚，又素好烧酒，一时怒
气相激，致成口眼㖞斜，有似中风，而未
尝身仆，且善饮食，其脉洪大有力，此非
风中，乃火盛而肝伤也。此等之症，在西
北人甚多，而南人甚少。然而治法，又不
可徒泄火而不养肝血也。方用：

酒蒸大黄二钱 柴胡一钱 白芍一两
当归一两 白芥子二钱 炒栀子二钱 水

煎服。

方名**解焚汤**。用大黄以泻其火酒之
毒，用栀子以泄其肝木之火，用二味祛
除，未免过于迅利，复用芍药、当归以大
补其肝血。盖血足而火自息也。加柴胡、
白芥子以舒其肝叶之气，而消其膜膈之
痰，痰消而肝气益舒，肝气舒而风象自
去。倘误以为中风也，而妄加入麻黄、羌
活等药，愈祛风而愈动其火矣。或不去滋
肝，而反去补气，则阳旺而气盛，转来助
火，肝中血燥，益足以增添怒气，势必火
亢自焚，而成猝中之症矣。

此症亦可用**宽气汤**：

柴胡 乌药 秦艽 甘草 酒蒸大黄
各一钱 白芍一两 茯苓三钱 当归三钱 防
风各三分 天花粉二钱 水煎服。

有人猝中之后，手足流注疼痛，久之
则麻痹不仁，难以屈伸，人以为中风之
伤，以致风湿相搏，关节不利也，而不知
不然。此症实因先有水湿，人不知治元
气①之衰，而反去祛风利湿，以成似中
风之症也。既因虚而成湿，又因湿而致
中，不去治元气之虚，尚可治风湿之旺
乎。然而风湿既已搏结于一身，但去补气
而不去祛风利湿，亦非救误之道也。今用
两利汤：

白术五钱 茯苓五钱 薏仁一两 人参
一钱 甘草五分 白芍一两 当归一钱 肉
桂三分 防风五分 半夏一钱 水煎服。

连服四剂而疼痛止，再服十剂而麻痹
愈，再服十剂而屈伸尽利矣。

方中补多于攻，用防风以散风，而不
用泽泻、猪苓以利水。盖因虚而成风湿，
既祛其风，何可复泻其水。况方中白术、
薏仁未尝非利水之药也，于补水之中以行

① 元气 原作"元虚"，义晦，今据此下之文例改。

其利水之法，则水易流，而无阻滞之虞。水湿既去，而风难独留，故少用防风以表邪，而孤子之风邪，无水难于作浪，不必多用风药，而风无不除也。［批］风湿相搏，最难治疗。两利汤实佳。

此症用**至仁汤**亦能收功。

白术　黄芪　白芍　天花粉各三钱　茯苓五钱　车前子一钱　防风五分　甘草五分　肉桂三分　益智仁五分　水煎服。

痹证门十一则

人有两足牵连作痛，腹又微溏，人不能寐，卧倒足缩而不能伸，伸则愈痛者，人以为寒湿之成痹也，谁知是风寒湿同结于大肠乎。夫风入大肠，日日大便，邪似易下，即有湿气，亦可同散，何以固结于中，而痛形于两足耶？不知寒邪入腹，而留于大肠，又得风湿相搏，每不肯遽散，因成为痹耳。治法必去此风寒湿三气之邪，使不留于大肠，而痹病可愈。然而徒治大肠之邪，而风寒湿转难去也，又宜益大肠之气，令气旺于肠中，而转输倍速，则风寒湿亦易祛矣。［批］痹症最难治，得其要正不难也，信然。方用**逐痹丹**：

人参一钱　茯苓五钱　肉桂三分　升麻五分　甘草一钱　薏仁一两　神曲五分　白术五钱　水煎服。一剂而湿去，二剂而风寒亦散也。

此方治湿为多，而治风治寒反轻者，盖水湿最难分消，治其难，而易者更易。况治湿之中，不伤元气，则大肠自有传化之妙力，能使风寒随湿而同解也。

此症亦可用**薏仁苓术汤**。

茯苓　白术各五钱　薏仁一两　肉桂三分　炒荆芥三钱　水煎服。

人有呕吐不宁，胸膈饱闷，吞酸作痛，因而两足亦痛者，人以为胃口之寒也，谁知是风寒湿结于胃而成痹乎。夫胃喜热而不喜寒，胃口一寒，邪气因之相犯，风入于胃而不散，湿停于胃而不行，三者相合，而痹症乃成。治法祛三者之邪，而仍在调其胃气，胃气健而风寒湿不攻自解也。［批］胃健而风寒湿俱不能侵，故补胃而三邪俱散也。方用**六君子汤加减**治之。

人参三钱　白术五钱　生姜五片　陈皮五分　甘草五分　肉桂五分　荆芥三钱　茯苓三钱　半夏一钱　水煎服。

一剂轻，二剂又轻，三剂更轻，连服十剂而饱闷酸痛之证尽去。此方开胃而又善分消，加之生姜、荆芥，尤善祛散风寒，以离散党羽，故奏功特神也。

此症亦可用**温胃消湿丹**。人参　黄芪　茯神　巴戟天各三钱　远志一钱　肉桂三分　肉豆蔻一枚　益智仁　甘草　防风各五分　水煎服。

人有心下畏寒作痛，惕惕善惊，懒于饮食，以手按之，如有水声咽咽，人以为水停心下也，谁知是风寒湿结于心包络乎。夫水邪犯心则痛，风邪乘心则痛，寒邪入心则痛，是邪无论风寒湿均能成病。重则未有不死者，今止畏寒作痛，而不致有死亡者，正心包以障心也。然心包既然障心，独当其锋，安得而不痛乎。治法自当急祛风寒湿三者之邪，使之毋犯心包，而心君相安，何致心下之痛哉。虽然徒祛风寒湿之邪，而不补心包之气，则心包太弱，而外援之师亦多相欺，反成覆亡之祸。故必补心包而兼治风寒湿也。方用**散痹汤**：

巴戟天五钱　白术五钱　菟丝子三钱　炒枣仁三钱　远志八分　山药五钱　莲子五钱　茯苓三钱　甘草三分　柴胡一钱　半夏

一钱　水煎服。一剂而惊止，二剂而胃气开，三剂而水声息，十剂而心下之痛安然也。此方之药，似乎单治心也，然而心包为心之相臣，治心正所以治心包耳。譬如君主清明，而相臣供职惟谨，自能安反侧于顷刻也。

此症可用**巴戟天汤**。

人参　白术　茯神　巴戟天　车前子各三钱　山药一两　半夏　肉桂各一钱　水煎服。

人有小便艰涩，道涩如淋，而下身生疼，时而升上有如疝气，人以为疝，或以为淋，而不知非也。盖风寒湿入于小肠之间，而成痹耳。夫小肠主泄水者也，水入小肠，何邪不去，乃缩住而不流，盖寒与风作祟也。治法必须散小肠之风寒，而湿气不难去也。然而治小肠，必宜治膀胱之为得，膀胱利而小肠无不利也。虽膀胱亦有痹症，而与小肠之痹正无差别，故治小肠之痹，必当以治膀胱者治之耳。［批］风寒湿入于小肠而成痹，亦无人能识。方用**攻痹散**：

车前子三钱　茯苓三钱　薏仁一两　肉桂五分　木通二钱　白术五钱　王不留行一钱　水煎服。

一连数剂，而似淋者不淋，似疝者不疝，再服数剂，而痛如失也。此方利湿而又不耗气，祛寒而风自散，所以为佳，何再逐风之品以损人伤脏腑哉。

此方正可用**寄奴汤**

白术一两　茯苓三钱　肉桂一钱　柴胡一钱　刘寄奴二钱　水煎服。

人有一身上下尽行作痛，有时而止，痰气不清，欲嗽不能，咽喉气闷，胸膈饱胀，二便艰涩，人以为肺气不行也，谁知是风寒湿之犯于三焦乎。夫三焦主气，而流通于上中下之间者，气也，风寒湿感一邪，而气即不能宣矣。况三邪搏结，安能自舒乎。毋怪清浊二道，举皆闭塞，因而作痛也。治法不急祛风寒湿三者之邪，则三焦何以流通哉。然三焦不可径治也，治三焦必宜治肾，肾气旺而下焦之气始通；更宜治肺，肺气肃而上焦之气始降；尤宜治脾胃，脾胃健而中焦之气始化。理肺、肾、脾胃之气，而益之散邪之药，则三焦得令，而风寒湿不难去也。方用**理本汤**：

人参一钱　白术五钱　麦冬三钱　山药五钱　芡实五钱　巴戟天三钱　肉桂一钱　桔梗五分　贝母五分　白芥子二钱　防己三分　茯苓三钱　豨莶草一钱　水煎服。

四剂而上中下之气乃通，一身之病尽解，再用四剂，诸症全愈。此方全去扶肺、肾、脾胃之气，而轻于祛风寒湿者，正所以理其本也，而攻标在其内矣。况原未尝无荡邪之药乎，故能建功若是之神也。

此症亦可用**防桂术苓散**

白术　茯苓　防风各五钱　巴戟天三钱　肉桂一钱　桂枝八分　天花粉　黄芪各二钱　水煎服。［批］防风太多。

人有胸背、手足、腰脊牵连疼痛不定，或来或去，至头重不可举，痰唾稠粘，口角流涎，卧则喉中有声，人以为此痹症也，宜用控涎丹治之，而不知非也。夫痹虽合风寒湿三气之邪以成，然而人之气血不虚，则风寒湿何从而入？风寒湿之入，乃乘气血之虚而侵之也。乌可徒治其邪而不补其正乎。控涎丹用甘遂、大戟以祛邪，而无补气补血之药，往往用之以治痹而不能收功，反致败绩者坐此弊也。法宜补正而助以祛邪，则百战而百胜矣。方名**补正逐邪汤**：

白术五钱　薏仁五钱　人参一钱　桂枝

三分 茯苓一两 白芥子三钱 水煎服。

二剂轻，十剂愈。白术、薏仁、人参、茯苓皆健脾补气之药，又利水去湿之剂也。虽曰风寒湿合而成痹，其内最多者湿也。湿在经络、肠胃之间，最难分化，逐其湿而风寒正不必治而自散，所以止佐桂枝数分而已足也。惟是既用参、术、薏、苓以健土而利湿，尚何虑痰哉。然而风寒湿之邪，每藉痰为奥援①，故治痹者必治痰。今用白芥子，膜膈之中痰且尽消，其余各处之痰有不尽消者乎？痰消而风寒湿无可藏之薮，欲聚而作乱，已不可得，况正气日旺哉。或曰痹成于气血之虚，治法自宜气血双补矣，何以方中止用气分之药以益气，绝不用血分之药以益血也？不知气旺自能生血，且血有形之物，补之艰于速生，且恐因循等待，有碍生气之速，不若专补其气，而去风去湿去寒之更捷也。

此症亦可用**自适汤**。

黄芪 白芍 当归 茯苓各五钱 陈皮五分 半夏 羌活 甘草各一钱 柴胡二钱 桔梗五分 水煎服。

人有肌肉热极，体上如鼠走，唇口反裂，久则缩入，遍身皮毛尽发红黑，人以为热痹也。夫风寒湿三者合而成痹，未闻三者之中更添入热痹之谓。此乃热极生风，似乎痹症，而实非痹症也。治法解其阳明之热，而少散其风则得矣，不必更治其湿也。至于寒邪，尤不必顾。盖寒则不热，而热则不寒耳。［批］口口非痹，口口明白。**方用化炎汤**：

玄参一两 甘菊花五钱 麦冬五钱 升麻三钱 羚羊角镑，五分 生地五钱 荆芥炒，三钱 水煎服。

连服二剂而热少解，再服四剂而诸症尽愈矣。方中用玄参、菊花、生地、麦冬解其阳明之火，而更退其肺金之炎者，以肺主皮毛也。然而仅治其胃与肺，恐止散其在内之热，而不能散其在外之热也。故又多用升麻、荆芥导之出外，而不使其内留以乱心君之神明。外既清凉而内有不快然者乎？至于羚羊角者，虽取其散火之毒，亦藉其上引而入于唇口之间，使缩者不缩，而裂者不裂也。或谓既是阳明火毒，何不用石膏、知母寒凉之药以泻之？不知火热而外现于皮毛、唇口、肌肉之处，一用大寒大凉之药，则直攻其火，必从下泄，不能随升麻、荆芥之类而外泄矣。故不用石膏、知母，而用玄参、菊花于补中表火之为得也。

此症用**凉肢散**亦效。

茯苓 薏仁 玄参各五钱 甘草 升麻各一钱 炒荆芥一钱 甘菊三钱 麦冬三钱 天花粉二钱 水煎服。

人有脚膝疼痛，行步艰难，自按其皮肉直凉至骨，人以为是冷痹也。夫痹而曰冷，正合风寒湿三者之旨也。此等之病，虽三邪相合，而寒为甚。盖挟北方寒水之势，侵入骨髓，乃至阴之寒，非至阳之热不能胜之也。然而至阳之热，又虑过于暴虐，恐至寒之邪未及祛，而至阴之水先已熬干。真水涸而邪水必然泛滥，邪水盛而寒风助之，何以愈痹哉。方用**真火汤**治之。

白术五钱 巴戟天一两 附子一钱 防风一钱 牛膝三钱 石斛三钱 萆薢二钱 茯苓三钱 水煎服。

连服四剂而皮肉温矣，又服四剂而骨髓热矣，再服四剂脚膝之痛去，更服四剂而步履无艰难之态矣。方中用巴戟天为君，补火仍是补水之药，而辅佐之味，又

————————

① 奥援 暗中相助。

彼此得宜，不用肉桂、当归之品温其血分，实有意义。盖补气则生精最速，生精既速，则温髓亦速矣。若一入血分之药，则沾濡迟滞，欲速而不达矣。萆薢原忌防风，使之相畏而相使，更复相宜，所以同群而共济也。

人有肝气常逆，胸膈引痛，睡卧多惊，饮食不思，吞酸作呕，筋脉挛急，人以为此肝痹之症也。夫肝痹是矣。而肝之所以成痹者，人知之乎？虽风寒湿三者成之，然亦气血之不足而成之也。肝之血不足而湿邪乘之，肝之气不足而风邪乘之，肝之气血不足而寒邪乘之。有此三邪，直入于肝经，而后肝之血益亏，肝之气益耗，于是肝之魂不能藏于肝之中，乃越出而作惊也。肝经既病，何能生心，心无血养，安能生胃气哉？胃气不生，自难消化饮食，不能消化饮食，而强饮强食焉，必至吞酸作呕矣。夫饮食所以养脏腑者也，饮食既不消化，不能变精以分布于筋脉，则筋脉无所养，安得而不拘挛哉？然则治法，乌可徒治风寒湿三者之邪，而不顾肝经之气血耶。方用**肝痹散**：

人参三钱　当归一两　川芎五钱　代赭石末二钱　羌活五分　肉桂一钱　茯苓五钱　酸枣仁一钱　丹砂末五分　水煎，调丹砂、代赭石末同服。

一剂而惊止，二剂而胸膈不痛，肝气不逆矣，再服四剂而吞酸呕吐之病痊，筋脉亦不挛急矣。方中用当归、川芎以生血，加入人参益气以开血，引代赭石去通肝气，以佐川、归之不逮，气开血通，而后邪可引而出矣。又加肉桂以辟寒，加茯苓以利湿，加羌活以除风，则邪自难留，而魂自不乱矣，所以益之枣仁、丹砂收惊特速也。

此症用**二术救痹饮**亦效。

白术　白芍　茯神各五钱　陈皮　肉桂　柴胡各一钱　枳壳五分　远志　白芥子　苍术各三钱　水煎服。

人有咳嗽不宁，心膈窒塞，吐痰不已，上气满胀，不能下通，人以为肺痹也。肺痹之成于气虚，尽人而不知也。夫肺为相傅之官，治节出焉，统辖一身之气，无经不达，无脏不转，是气乃肺之充，而肺乃气之主。肺病则气病，而气病则肺亦病。然则肺痹即气痹也，肺痹既为气痹，治肺痹者乌可舍气而不治乎。但肺虽主气，而补气之药，不能直入于肺也，必须补脾胃之气以生肺气。然而生肺气者，止有脾胃之土，而克肺者有心焉，仇肺者有肝焉，耗肺者有肾焉。一脏腑之生，不敌众脏腑之克，此气之所以易衰，而邪之所以易入也。且脾胃之土，又能暗伤肺金。盖饮食入胃，必由脾胃之气以转入于肺。今脾胃既受风寒湿之邪，则邪亦随脾胃之气，而输之于肺，而肺乃受伤矣。况多怒而肝之气逆于肺，多欲而肾之气逆于肺，肺气受伤，而风寒湿之邪遂填塞肺窍而成痹矣。方用**肺痹汤**治之。

人参三钱　茯苓三钱　白术五钱　白芍五钱　苏叶二钱　半夏一钱　陈皮一钱　枳壳三分　黄连三分　肉桂三分　神曲五分　水煎服。

连用二剂而咳嗽安，再用二剂而窒塞开矣，用十剂而诸症尽愈。或谓人参助气是矣，但多用恐助邪气，何以用之咸宜乎？不知肺气之虚以成痹，非肺气之实以成痹也。人参畏实不畏虚，况又有苏叶以治风，半夏以消湿，肉桂以祛寒，则邪何能作祟哉。而且白术、茯苓以健脾开胃，白芍以平肝，黄连、肉桂以交心肾，则肺气自宁，自然下降，正不必陈皮之助矣。

此症可用**助气散痹汤**。

甘草　半夏　干姜各一钱　桔梗　茯
神各三钱　人参二钱　陈皮　紫菀各五分
花椒　黄芩各三分　水煎服。

人有下元虚寒，复感寒湿，腰肾重
痛，两足无力，人以为此肾痹也，而肾痹
之成，非尽由于风寒湿也。夫肾虽寒脏，
而其中原自有火，有火则水不寒，而风寒
湿无从而入。无奈人过于作强，将先天之
水，日日奔泄，水去而火亦随流而去，使
生气之原，竟成为藏冰之窟，火不能敌
寒，而寒邪侵之矣。寒气直入于肾宫，以
邪招邪，而风湿又相因而至，则痹症生
矣。法不必去邪，惟在补正。补正者，补
肾中之火也。然而火非水不长，补火必须
补水，但补水恐增其湿，湿旺而风寒有
党，未必能遽去，为忧。孰知肾水者，火
中之水也，此乃真水而非邪水也。真水衰
而邪水始盛，真水盛而邪水自衰，故补真
水而实足以制邪水也。况水中有火，何湿
不去乎。夫最难治者，水邪也。水邪既
去，风寒不治而自散矣。方用**肾痹汤**：
　　白术一两　山茱萸五钱　茯苓五钱　薏
仁五钱　杜仲三钱　肉桂一钱　附子五分
防已五分　石斛二钱　地骨皮五钱　水
煎服。

二剂而腰轻，四剂而痛止，十剂而两
足有力，再十剂而全愈。方中补水之药
少，而去湿之药多，然而又无非补水也。
于水中补火，则火无太炎之患，于水中祛
湿，则湿无太息之忧。寒湿既去，而风安
得独留哉。方中又有防已之祛邪，故风寒
湿尽去也。

此症用**利气丹**亦效。
　　白术　人参　山药各一两　附子三钱
山茱萸四钱　薏仁五钱　破故纸二钱　防已
三分　水煎服。

心痛门六则

人有久患心疼，时重时轻，大约饥则
痛重，饱则痛轻，人以为寒气中心也，谁
知是虫伤胃脘乎。盖心君宁静，客寒客热
之气，皆不能到。倘寒气犯心，立刻死
矣，安能久痛乎。凡痛久不愈者，皆邪犯
心包与胃口耳。但邪犯胃与心包，暂痛而
不常痛也，断无饥重而饱轻者。若虫蚀则
觅食头上行，而无食以充其饥，则其身上
撺，口啮胃脘之皮，则若心痛，而实非心
痛也。不杀虫而但止其痛，痛何能止乎。
方用**化虫定痛丹**：
　　生地二两　水煎汁二碗，入白薇二钱，
煎汁一碗，淘饭食之，非吐物如虾蟆，必
泻虫如守宫也。〔批〕虫蚀心痛，一杀虫
而痛安。方中妙在不全去杀虫，又是补正
之药，所以奇耳。

大凡胃中湿热，人多生虫，饮食倍于
寻常，皆易有虫，以此方投之，皆能取
效，不止治心痛之虫也。盖生地杀虫于有
形，而白薇杀虫于无形，合而用之，化虫
最神。虫死而心痛自除，非生地、白薇之
能定痛也。

此症用**草根粥**亦效。
　　楝树根一两，煎汤二碗，入甘草一钱，
再煮粥一碗，顿食之，即止痛。

人有一时心痛，倏痛倏已，一日而十
数遍者，饮食无碍，昼夜不安，人以为此
虫也，而不知不然。夫虫痛必非一日而
成，岂有无端而一时心痛乎。或曰此火
也。夫火则终日痛，而必非时痛时止者。
然则为何痛乎？非火、非虫，乃气虚而微
感寒湿之邪，邪冲心包而作痛，邪不冲心
包而即不痛，即古人所云去来痛也。痛无
补法，而独去来痛，必须用补，不补虚而

痛不能止。然徒用补药，而不加入祛寒祛痰之味，亦不能定痛也。[批]诸痛不可用补，惟去来痛是虚寒，必温补始愈。方用**去来汤**：

人参三钱　茯苓三钱　苍术三钱　白术五钱　甘草二钱　川乌二钱　半夏一钱　水煎服。

一剂而痛即止，再剂而痛不再发。方中用二术为君主，最有佳意。盖痛虽由于气虚，毕竟湿气之侵心包也。二术去湿而又健脾胃之气，故用之以佐人参、茯苓补气以利湿，则湿去而气更旺也。气既旺矣，而川乌得直入心包，以祛逐其寒邪，半夏得行于中脘，而消其败浊之痰，甘草和缓，调停于邪正之间，以奏功于眉睫矣。

此症用**苍乌参苓散**亦甚效。

人参　草乌各二钱　茯苓各三钱　巴戟天一两　水煎服。一剂即止痛。

人有心痛之极，苦不欲生，彻夜呼号，涕泗滂沱者，人以为火邪作祟也。然致此火邪之犯心者，何故乎？盖因肝气之郁而不舒，木遂生火以犯心矣。夫肝木生心火者也，而何以反致克心，盖心属火，而火不可极，火极反致焚心，往往有自焚而死者。故心火大旺，火正为心之所恶，而又得肝木之助火，则心不能受，必呼号求救于四邻，自然涕泪交垂矣。且肝木之火又系郁火，正火顺而郁火逆，犹非心之所喜，故入心而心不受。然火势太旺，又不能遏抑，偏欲直入于心宫，而心包又掩护重重，未易焚烧。但肝木之郁火，乃木中之火，龙雷之火也，每从下而上冲，霹雳之威，震开天门，火光所至，焚林烧木，天地且为之动荡，何能止遏哉。此肝火之冲心，所以直受其害也。治法必泻肝木之火，更须解木气之郁，而少佐以安心

之剂，则心痛自止也。方用**救痛安心汤**：

白芍一两　炒栀子三钱　甘草一钱　柴胡二钱　贯仲二钱　乳香一钱　没药一钱　苍术三钱　水煎服。

一剂而痛定，再剂而全愈矣。白芍、柴胡最解肝气之郁，栀子、贯仲最泻肝火之暴，乳香、没药最止脏腑之痛，而甘草、苍术和中消湿，辅佐得宜，故一剂而奏功也。

此症用**栀香饮**亦妙。

炒栀子　荆芥各三钱　茯苓五钱　甘草　乳香末　丹砂末　木香末各一钱　水煎调服。一齐即止痛。

人有真正心痛，法在不救，然用药得宜，亦未尝不可生也。其症心痛不在胃脘之间，亦不在两胁之处，恰在心窝之中，如虫内咬，如蛇内钻，不特用饭不能，即饮水亦不可入，手足冰冷，面目青红者是也。夫真心痛，原有两症，一寒邪犯心，一火邪犯心也。寒犯心者，乃直中阴经之病，猝不及防，一时感之，立刻身死。死后必有手足尽紫黑者，甚则遍身俱青，多非药食能救，以至急而不遑救也。倘家存药饵，用人参一二两，附子三钱，急煎救之，可以望生，否则必死。若火犯心者，其势虽急而犹缓，可以远觅药饵，故不可不传方法，以救人也。余言前症，正火邪犯心也。但同是心疼，何以辨其一为寒而一为热？盖寒邪舌必滑，而热邪舌必燥耳。倘辨其为火热之心痛，即用**救真汤**投之。[批]辨寒辨热，鉴彻冰壶，何难活人哉。

炒栀子三钱　炙甘草一钱　白芍一两　广木香末二钱　石菖蒲一钱　水煎服。

一剂而痛止矣，不必更用二剂，但痛止后必须忍饥一日，断不再发。

或曰：既是真心痛，宜用黄连以直治

心火，何以不治心而治肝耶？不知肝为心之母，泻肝木之气，则肝不助火而心气自平，泻肝木正善于泻心火也。倘直泻其心，则心必受伤，虽暂取效于一时，而脾胃不能仰给于心火，则生气遏抑，必至中脘虚寒，又变成他症矣。此黄连之所以不用，而反用栀子也。

人有患心疼之病，百药治之不效，得寒则痛，得热亦痛，盖此症非心痛，乃胃痛也。寒热俱能作痛。盖寒与热不并立，寒热同乘于心胃之间，寒欲凌热，而热不肯相让；热欲欺寒，而寒不肯相安，两相攻战，势均力敌。治心则胃气受伤，治胃则心气受损，所以治寒治热，而两无一效也。治法宜两治之以解纷，而心痛自愈。方用**双治汤**：

　　附子一钱　黄连一钱　白芍五钱　甘草一钱　水煎服。

　　一剂而痛立愈。用黄连以清心火，用附子以祛胃寒，用白芍、甘草为君，使两家有和解之好。盖芍药、甘草最能入肝平木，肝气既平，自然不去克胃，而又去生心，调和于心胃之间，实有至理，非漫然而用之者也。

　　此症亦可用**苍乌暖心丹**。

　　白术一两　白芍二钱　茯苓五钱　苍术三钱　川乌一钱　肉桂　甘草各五分　水煎服。下喉即止痛。

人有心痛不能忍，气息奄奄，服姜汤而少安，手按之而能忍，日轻夜重，痛阵至时，几不欲生，人以为此寒痛也。用热药少止，片时而仍痛，其故何与？寒有不同也。凡人心君宁静，由于肾气之通心也。肾气不交于心，而寒邪中之，心遂不安而痛矣。倘徒祛其寒而不补其肾，则肾虚而火不能下热于肾中，即肾虚，而水不

能上交于心内。此治心必须治肾，而补肾中之火以救心，犹必须补肾中之水以救肾也。方用**补水救火汤**：

　　熟地一两　山茱萸三钱　巴戟天五钱　山药三钱　白术五钱　肉桂一钱　北五味五分　水煎服。

　　一剂而痛可止，二剂而痛全愈，十剂而痛不再发。此方视之，绝非治心痛之药，而用之治心肾不交之心痛，实有奇功。盖肾中水火不交，而肾邪直犯于心矣。吾补其肾中之水火，水得真火以相生，火得真水以相养，肾中之阴阳既济，则心肾之阴阳又安得有冰炭之乖乎。故不必引其上下之相交，而肾气自通于心，心气自降于肾，一如夫妇之好合矣，邪亦乌能间之，况原无寒邪哉。

　　此症用**交济汤**亦佳。

　　白术　苍术各五钱　破故纸　菟丝子各三钱　广木香　甘草各一钱　熟地一两　水煎服。

胁痛门五则

人有两胁作痛，终年累月而不愈者，或时而少愈，时而作痛，病来之时，身发寒热，不思饮食，人以为此肝经之病也。然肝经之所以成病，尚未知其故，大约得之气恼者为多。因一时拂抑，欲怒而不敢，一种不平之气，未得畅泄，肝气郁而胆气亦郁，不能取决于心中，而心中作热，外反变寒，寒热交蒸，则肝经之血停住于两胁而作痛矣。倘境遇顺适，则肝气少舒，其痛不甚。及夫听恶声，值逆境，又触动其从前之怒气，则前病顿兴，而痛更重矣。治法必须解其怒气，要在平肝。[批] 胁痛多由肝，肝病则胆亦病，必然之理也。方用**遣怒丹**：

　　白芍二两　柴胡一钱　甘草一钱　乳香

末一钱　广木香末一钱　白芥子三钱　桃仁十粒　生地三钱　枳壳三分　水煎服。

一剂痛轻，四剂痛止，十剂病除。夫平肝之药，舍白芍实无第二味可代，世人不知其功效，不敢多用。孰知白芍必多用而后能取胜，用至二两，则其力倍于寻常，自能遍舒其肝气。况助以柴胡之疏泄，甘草之调剂，桃仁、白芥以攻其败瘀，乳香、广木以止其痛疼，安得不直捣中坚以解散其敌垒哉。

此症亦可用**宣郁定痛汤**。

白芍一两　川芎　当归　丹皮各三钱　柴胡二钱　甘草　白芥子　大黄　牛膝　炒栀子各一钱　水煎服。二剂即安。

人有横逆骤加，一时大怒，叫号骂詈，致两胁大痛而声哑者，人以为怒气伤肝矣。然而其人必素有火性者，此等肝脉必洪大而无伦次，眼珠必红，口必大渴呼水，舌必干燥而开裂，当急用平肝泻火之药，方能舒其暴怒之气。倘少迟药饵，或药饵不中其病，必触动其气，有吐血倾盆之患矣。急用**平怒汤**：

白芍三两　丹皮一两　当归一两　炒栀子五钱　荆芥炒黑，五钱　天花粉三钱　甘草一钱　香附三钱　水煎服。

一剂而气少舒，二剂而气大平，三剂痛如失，不必四剂也。盖肝性最急，怒则其气不平，用芍药平其气也，甘草缓其急也。肝气既平而且缓，而后可散其气而泻其火矣。当归辛以散之也，荆芥引而散之也，栀子、丹皮凉以泻之也。然而徒散其火，而火为痰气所结，则散火而未能遽散，故又加香附以通其气，加花粉以消其痰。君臣佐使，无非解纷之妙药，怒气虽甚，有不知其解而解者矣。或疑药剂太重，凉药过多，讵知其人，素系有火，又加大怒，则五脏无非热气，苟不用大剂凉药，何以平其怒而解其火哉。[批]胁痛不平肝，总非治法。

此症用**平怒散**亦妙。

白芍一两　丹皮一两　当归五钱　炒栀子　牛膝各三钱　甘草　柴胡　广木香各一钱　枳壳八分　水煎服。

一剂轻，二剂愈。

人有跌扑之后，两胁胀痛，手不可按，人以为瘀血之作祟也，用小柴胡汤加草龙胆①、青皮等药而愈。次年而左胁复痛，仍以前药治之，不能取效。盖瘀血存于其中，积而不散，久而成痛也。夫小柴胡乃半表半里之药，最能入肝以舒木，而胁正肝之部位，宜乎取效而不效者，以小柴胡止能消有形之活血，而不能散有形之死血也。血活易于流动，行气而瘀滞可通，血死难于推移，行气而沉积不化，必用败血之药以下死血，而痛可除也。方用抵当丸，以水蛭、虻虫有形之毒物，庶易下有形之死血耳。服一剂，必便黑血而愈。愈后乃用四物汤加减而调理之。

熟地一两　白芍一两　丹皮三钱　川芎一钱　当归五钱　三七根末三钱　水煎服。[批]丹参去故血，生新血，似可兼用。

四物汤补血之剂也，既下死血，何以又补其血乎？不知血死既久，在肝经则肝血已无生气，若不补其血，则肝舍空虚，未必不因虚而成痛，惟补其血，则死血方去，而新血即生，肝气快乐，何至有再痛之虞乎。然则补血可也，又加三七根以止血者何居？恐水蛭、虻虫过于下血，万一死血行而活血随之而下，不徒补无益乎？所以于补中止之，得补之益，而无下之失，始奏万全之功也。[批]去死血以生新血，才是止痛之法。

————————

① 草龙胆　龙胆草之俗称。

此症亦可用**散瘀汤**。

水蛭炒黑色为末,一钱 当归五钱 丹皮 红花各五钱 甘草一钱 生地三钱 水煎服。一剂即愈。

人有右胁大痛,肿起如覆杯,手不可按,按之痛益甚,人以为肝经之火也,谁知是脾火内伏,瘀血存注而不散乎。夫胁虽为肝位,而肝必克脾,脾受肝克,则脾亦能随肝而作痛。然而无形之痛,治肝而痛可止,有形之痛,治脾而痛始消。今痛而作肿,正有形之痛也,乃瘀血积于脾中,郁而不舒,乘肝部之隙,因外肿于右胁耳。治法必须通脾中伏热,而下其瘀血,则痛可立除也。[批]痛分有形无形,治分肝脾,尚是形骸之论。病在脾而治在肝,始是探本之法也。右胁肿起之痛,固属瘀血,然伤食亦能作痛。人有左胁之下,止一点痛而不移,此为干血痛,乃死症也。惟宜滋阴补血,或亦可愈。后之填精益血汤,甚得其治。方用**败瘀止痛汤**:

大黄三钱 桃仁十四粒 当归三钱 白芍一两 柴胡一钱 黄连一钱 厚朴二钱 甘草一钱 水煎服。

一剂而瘀血下,二剂而痛除,肿亦尽消。此方大黄、柴胡、黄连同用,能扫瘀去陈,开郁逐火,迅速而无留滞之苦。然非多用白芍,则肝气难平,而脾中之热受制于肝,正不易散,是病在脾,而治仍在肝也。

此症用**木土两平汤**亦效。

石膏 茯苓 苍术 炒栀子各三钱 白芍五钱 甘草一钱 水煎服。一剂轻,二剂愈。

人有贪色房劳,又兼恼怒,因而风府胀闷,两胁作痛,人以为色欲损肾,怒气伤肝,理当兼治,而不知兼治之中尤当治肾也。盖肝为肾之子,肾足而肝气易平,肾亏而肝血多燥,肝恶急,补血以制其急,不若补水以安其急也。况肝血易生,而肾水难生,所以肝血不足,轻补肝而木得其养矣。肾水不足,非大用补肾之味,则水不能生。然则房劳之后胁痛,其亏于精者更多,乌可重治肝而轻治肾哉。[批]补水安急,亦奇论也。方用**填精益血汤**:

熟地一两 山茱萸五钱 白芍五钱 当归三钱 柴胡一钱 丹皮二钱 沙参三钱 茯苓二钱 地骨三钱 白术三钱 水煎服。

一剂而肝气平,二剂而胁痛止,连服十剂全愈。此方重于补肾以填精,轻于舒肝以益血,治肝肾之中而复去通腰脐之气。腰脐气利,而两胁之气有不同利者乎。故精血生而痛亦止耳。

此症亦可用**水木两滋汤**:

熟地一两 山茱萸 山药各四钱 白芍 当归各五钱 甘草一钱 水煎服。

头痛门六则

人有头痛连脑,双目赤红,如破如裂者,所谓真正头痛也。此病一时暴发,法在不救,盖邪入脑髓而不得出也。虽然邪在脑,不比邪犯心与犯五脏也,苟治之得法,亦有生者。[批]真头痛吾未尝见,脑为髓海,风不易入也。魏武① 之痛,真头痛也。我今传一奇方以救世,名为**救脑汤**。

辛夷三钱 川芎一两 细辛一钱 当归一两 蔓荆子二钱 水煎服。

一剂而痛即止。细辛、蔓荆治头痛之药也。然不能直入于脑,得辛夷之导引则入之矣。但三味皆耗气之味,同川芎用之,虽亦得愈头痛,然而过于辛散,邪气

————————
① 魏武 指魏武帝曹操。

散而真气亦散矣，故又加入当归之补气补血，则气血周通于一身，邪自不能独留于头上矣，有不顿愈者乎。

此症用**护首汤**亦效。

川芎五钱　当归一两　白芷　郁李仁　天花粉各三钱　蔓荆子一钱　水煎服。一剂效。

人有头痛如破，走来走去无一定位者，此饮酒之后，当风而卧，风邪乘酒气之出入而中之也。酒气既散，而风邪不去，遂留于太阳之经。太阳本上于头，而头为诸阳之首，阳邪与阳气相战，故往来于经络之间而作痛也。病既得之于酒，治法似直兼治酒矣，不知用解酒之药必致转耗真气，而头痛愈不能效，不若直治风邪能奏效之速也。[批]饮酒得风，解酒为上，祛风次之。然而酒气最难解也，不若先祛风以救急耳，解酒缓图之可也。方用**救破汤**：

川芎一两　细辛一钱　白芷一钱　水煎服。

一剂而痛止，不必再剂也。盖川芎最止头痛，非用细辛则不能直上于巅顶，非用白芷则不能尽解其邪气，而遍达于经络也。虽如藁本他药，未尝不可止痛，然而大伤元气，终逊川芎散中有补之为得也。

此症亦可用**芷桂川芎汤**。

川芎一两　白芷三钱　桂枝三分　水煎服。一剂即止痛。

人有头疼不十分重，过劳、遇寒、遇热皆发，倘加色欲，则头岑岑①而欲卧矣。此乃少年之时，不慎酒色，又加气恼而得之者也。人皆以头痛之药治之而不愈者何也？盖此病得之肾劳，无肾水以润肝，则肝木之气燥，木中龙雷之火，时时冲击一身，而上升于巅顶，故头痛而且晕

也。治法宜大补其肾中之水，而少益以补火之品，使水足以制火，而火可归源，自然下引而入于肾宫。火有水养，则龙雷之火安然居肾，不再上升而为头痛也。[批]酒色得头痛之症，必头重而痛轻。方用**八味地黄汤加减**用之。

熟地一两　山茱萸五钱　山药五钱　茯苓　丹皮　泽泻各三钱　川芎一两　肉桂一钱　水煎服。

二剂而头轻，十剂而全愈。然后去川芎而加白芍、当归各五钱，再服二十剂，永不再发矣。[批]川芎能走散人真气，久服多服能令人暴亡，若用一两而服至十剂，恐汗出不收，似宜少用之。

盖六味汤为补精之圣药，肉桂为引火归经之神品，川芎治头痛之灵丹，合而用之，所以奏功如响。惟是头痛在上焦，补肾中之水火在下焦也。何以治下而上愈？且川芎乃阳药也，何以入之至阴之中，偏能取效耶？不知脑髓与肾水原自相通，补肾而肾之气由河车②而直入于脑未尝相格也。川芎虽是阳药，然能补血而走于巅顶，既可上于巅顶，独不可入于脑内乎。况加之肉桂，以助命门之火，同气相合，故能同群共济，使宿疾老邪尽行祛散。而肾中水火，又复既济，何至有再冲上焦之患乎。十剂之后，不再用川芎者，头痛既痊，不可再用以耗真气。故改白芍、当归，肾肝同治，使木气无干燥之忧，而龙雷之火，且永藏于肾宅，尤善后之妙法。倘倦服药汤，改汤为丸，未为不可也。

此症用**五德饮**亦佳。

熟地二两　麦冬　玄参各一两　川芎五钱　肉桂三分　水煎服。

---

① 岑岑　痹闷之义。
② 河车　本为药名，即紫河车。文中用以借指胞宫而言。

一剂而火降，二剂而痛止，连服一月，永不再发。

人有患半边头风者，或痛在右，或痛在左，大约痛于左者为多，百药治之罔效，人不知其故。此病得之郁气不宣，又加风邪袭之于少阳之经，遂致半边头痛也。其病有时重有时轻，大约遇顺境则痛轻，遇逆境则痛重，遇拂抑之事而更加之风寒之天，则大痛而不能出户。痛至岁久，则眼必缩小，十年之后，必至坏目，而不可救药矣。治法急宜解其肝胆之郁气。虽风入于少阳之胆，似乎解郁宜解其胆，然而胆与肝为表里，治胆者必须治肝。况郁气先伤肝而后伤胆，肝舒而胆亦舒也。[批] 半边头风，痛多在左边，非肝胆之病而何。方用**散偏汤**：

白芍五钱　川芎一两　郁李仁一钱　柴胡一钱　白芥子三钱　香附二钱　甘草一钱　白芷五分　水煎服。

毋论左右头疼，一剂即止痛，不必多服。夫川芎止头痛者也，然而川芎不单止头痛，同白芍用之，尤能平肝之气，以生肝之血。肝之血生，而胆汁亦生，无干燥之苦，而后郁李仁、白芷用之，自能上助川芎，以散头风矣。况又益之柴胡、香附以开郁。白芥子以消痰，甘草以调和其滞气，则肝胆尽舒而风于何藏？故头痛顿除也。惟是一二剂之后，不可多用者，头痛既久，不独肝胆血虚，而五脏六腑之阴阳尽虚也。若单治胆肝以舒郁，未免销铄真阴，风虽出于骨髓之外，未必不因劳因感而风又入于骨髓之中。故以前方奏功之后，必须改用补气补血之剂，如八珍汤者治之，以为善后之策也。

此症亦可用**半解汤**。

白芍一两　柴胡二钱　当归三钱　川芎五钱　甘草一钱　蔓荆子一钱　半夏一钱

水煎服。

人有遇春而头痛者，昼夜不得休息，昏闷之极，恶风恶寒，不喜饮食，人以为中伤寒风之故，而不知非也。《内经》云：春气者，病在头。气弱之人，阳气不能随春气而上升于头，故头痛而昏闷也。凡有邪在头者，发汗以散表邪，则头痛可愈。今因气微而不能上升，是无表邪也，无邪而发汗，则虚其虚矣，而清阳之气益难上升，气既不升，则阳虚而势难外卫，故恶风寒。气弱而力难中消，故憎饮食耳。治法补其阳气，则清气上升，而浊气下降，内无所怯，而外亦自固也。[批] 春日头痛，宜消息春木之气以治之，不差。方用**升清固外汤**：

黄芪三钱　人参二钱　炙甘草五分　白术三钱　陈皮三分　当归二钱　白芍五钱　柴胡一钱　蔓荆子一钱　川芎一钱　天花粉一钱　水煎服。

一剂而痛减，再剂而病愈。[批] 阳气内虚者，用芎似宜少用，而花粉亦可不必。此方即补中益气之变方，去升麻而用柴胡者，以柴胡入肝，提其木气也。本主春，升木以应春气，使不陷于肝中，自然清气上升，况参、芪、归、芍无非补肝气之药，气旺而上荣外固，又何头痛之不愈哉。

此症亦可用**升阳汤**。

人参　蔓荆子各一钱　半夏一钱　黄芪二钱　白术五钱　甘草五分　白芍　川芎各三钱　升麻六分　白芷三分　水煎服。四剂愈。

人患头痛，虽盛暑大热之时，必以帕蒙其首，而头痛少止，苟去其帕，少受风寒，其痛即发，而不可忍，人以为风寒已入于脑，谁知乃气血两虚，不能上荣于头而然。夫脑受风寒，药饵上治甚难，用祛风散寒之药，益伤气血，而头愈痛。古人有用生莱菔汁以灌鼻者。因鼻窍通脑，莱菔善开窍而分清浊，故用之而可愈头风，然又不若佐以生姜自然汁为更胜也。盖莱菔祛脑中之风，是其所长，不能祛脑中之寒，二物同用，则姜得莱菔而并可祛风，莱菔得姜而兼可祛寒也。其法用生莱菔汁十分之七，生姜汁十分之三和匀，令病人口含凉水仰卧，以二汁匙挑灌鼻中，至不能忍而止，必眼泪口涎齐出，其痛立止也。[批] 二物同用，又胜于古人之法。痛止后，用四物汤加羌活、蒿本、甘草数剂调理，断不再发。此等治法，实法之至巧者。

此症亦可用**爽气丹**。

人参三钱 白术 甘草 黄芪 当归 茯苓 川芎各一钱 防风 荆芥各五分 半夏八分 水煎服。服一月全愈。

腹痛门六则

人有腹痛欲死，手按之而更甚，此乃火痛也。但火痛不同，有胃火，有脾火，有大小肠火，有膀胱火，有肾火，不可不辨也。胃火者，必汗而渴，口中臭；脾火痛者，必走来走去，无一定之处也；大肠火者，大便必闭结，而肛门必干燥后重；小肠火者，小便必闭涩如淋；膀胱火者，小便闭涩而若急；肾火者，则强阳不倒，口不渴而面赤，水窍涩痛是也。既知火症分明，然后因症以治之，自然不差。然而各立一方，未免过于纷纭，我有一方，可以共治有火之腹痛，方名**导火汤**。[批]火不难治，难于不知何经之火也。今明示各经之火，用药不甚易乎。

玄参一两 生地五钱 车前子三钱 甘草一钱 泽泻二钱 水煎服。连服二剂而诸痛皆可愈也。

夫火之有余，水之不足也。玄参、生地滋其阴，而阳火自降，况又益之车前、泽泻之滑利，甘草之调和，尤能导火解氛，化有事为无事。倘知为胃火而加石膏，知为脾火而加知母，知为大肠火而加地榆，小肠火而加黄连，知为膀胱火而加滑石，知为肾火而加黄柏，尤效之极也。

人有终日腹痛，手按之而宽快，饮冷则痛剧，此寒痛也。不必分别脏腑，皆命门火衰，而寒邪留之也。盖命门为一身之主，命门寒而五脏七腑皆寒矣，故只宜温其命门之火为主。然命门之火不可独补，必须治兼脾胃。火土相合，而变化出焉。然又不可止治其土，盖土之仇者，肝木也，命门助土而肝木乘之，则脾胃之气，仍为肝制而不能发生，必须制肝，使木不克土，而后以火生之，则脾胃之寒邪既去，而阳气升腾，浊阴销亡于乌有，土木无克战之忧，而肠腹享安宁之乐矣。[批] 补火必须补土，妙矣。又去制肝以益土，更妙于补火也。方用**制肝益火汤**：

白芍三钱 白术五钱 茯苓三钱 甘草一钱 肉桂一钱 肉豆蔻一枚 半夏一钱 人参三钱 水煎服。

一剂而痛减半，再剂而痛尽除也。方中虽六君子加减，无非助其脾胃之阳气。然加入白芍，则能平肝木之气矣。又有肉桂以温命门之火，则火自生土，而肉豆蔻复自暖其脾胃，则寒邪不战而自走也。

此症亦可用**消寒饮**。

白术 人参各五钱 肉桂 肉豆蔻 甘草各一钱 水煎服。

一剂即止。

人有腹痛，得食则减，遇饥则甚，面黄体瘦，日加困顿者，此腹内生虫也。夫虫之生也，必有其故，或因饥食难化之物，渴饮寒冷之汤，以致久变为虫者有之。若阴阳之气旺，虫即生而亦随灭，安能久据于腹而作巢窟哉。惟其阴阳之气衰，不能运化于一身，而虫乃生而不死矣。其初食物，后将饮血而不可止，及至饮血而腹痛之病作。然则治法，乌可单杀虫，而不培其阴阳之气血乎。[批] 虫生于腹，实人自生之也。人不予虫以隙，虫何从生哉。方用**卫生汤**：

人参三钱　白术五钱　白薇一钱　甘草一钱　榧子十枚,切片　槟榔一钱　使君子十个,去壳　干葛一钱　水煎服。

一剂而腹转痛，二剂而腹痛除矣。

此服药后而腹痛者，拂虫之意，切戒饮茶水，一饮茶水，止可杀虫之半，而不能尽杀之也。故禁食半日，则虫尽化为水，从大小便而出。方中用人参、白术为君，以升其阳气。阳升而虫不能自安，必头向上而觅食，所佐者尽是杀虫之药，虫何能久存哉。倘一饮茶水，则虫得水而反可死中求活矣，虽暂时安贴，久则虫多而痛如故也。

此症用**逐虫丹**颇效。

白薇　茯苓各三钱　雷丸　甘草　槟榔各一钱　黄连五分　使君子十个　乌梅一个　水煎服。三剂全愈。

人有腹痛至急，两胁亦觉胀满，口苦作呕，吞酸欲泻，而又不可得，此乃气痛也。用寒药治之不效，热药亦不效，用补药不效，盖肝木气郁，下克脾土，土畏木克，而阳气不敢升腾，因之下行而无可舒泄，复转行于上而作呕，彼此牵制而痛无已时也。治法必须疏肝气之滞，而又升腾脾胃之阳气，则土不畏木之侵凌，而痛自止也。方用**逍遥散加减**最妙。[批] 郁病解郁，自易奏功。

柴胡一钱　白芍五钱　白术一钱　甘草一钱　茯苓三钱　陈皮一钱　当归二钱　神曲一钱　水煎服。

二剂而痛止矣。盖逍遥散解郁，而此痛又须缓图，不必更用重剂，再服四剂而奏功全矣。

此症用**苍白甘草汤**亦妙。

苍术五钱　白芍一两　甘草一钱　水煎服。二剂愈。

人有多食生冷燔炙之物，或难化之品，存于腹内作痛，手按之而痛甚者，此食积于肠，闭结而不得出，有燥屎之故也。法宜逐积化滞，非下之不可。然而下多亡阴，不可不防。夫人能食者，阳旺也；能食而不能化者，阴衰也。使阳旺之人，何物不能消化，焉有停住大肠之理，必阴血不能润于大肠，阳火焚烁而作祟，遂致大肠熬干，留食结燥屎而不下矣。及至燥屎不下，则阴阳不通，变成腹痛之楚。治宜于滋阴之中，而佐以祛逐之味，则阴不伤而食又下也。[批] 伤食之人，亦有未成燥屎而即作痛者，治法更宜消食。能食不能化，分阴阳，何其明显。方宜用**逐秽丹**：

当归尾五钱　大黄三钱　甘草一钱　枳实一钱　丹皮三钱　水煎服。

一剂而燥屎下，腹痛顿除，不必用二剂也。此方用大黄、枳实以逐秽，加入当归、丹皮以补血生阴，攻补兼施，复何患于亡阴哉。

此症用**利腹汤**亦甚效。

大黄三钱　当归五钱　枳壳　山楂　麦芽　厚朴　甘草各一钱　桃仁十粒　水煎服。

一剂即通，腹亦不痛矣。

人有腹痛，从右手指冷起，渐上至头，如冷水浇灌，由上而下，而腹乃大痛，既而遍身大热，热退则痛止，或食或不食，或过于食而皆痛也。初则一年一发，久则一月一发，发久则旬日一发也。用四物汤加解郁之药不应，用四君子汤加消积之药又不应，用二陈汤加消痰破气和中之药复不应，人以为有瘀血存焉，谁知是阳气大虚乎。盖四肢为诸阳之末，而头乃诸阳之会，阳虚恶寒，阴虚恶热，阳虚而阴来乘之，则发寒，阴虚而阳往乘之，则发热。今指冷而上至于头，明是阳不能敌阴，以失其健运而痛乃大作，痛作而热者，寒极变热也。及其寒热两停，阴阳俱衰，两不相斗，故热止而痛亦止也。治法单补其阳，阳旺而阴自衰，况阳旺则气自旺，气旺则血自生，气血两旺，而阴阳又何致争战而作痛哉。方用**独参汤**：

人参一两 加陈皮八分 甘草一钱 水煎服。

数剂而痛轻，十剂而痛止矣。

夫独参汤乃补气之药也。仲景夫子曰：血虚气弱，以人参补之。故用之而止痛也。或曰四君子汤亦补气之剂，何以用之而不效？盖四君子有白术、茯苓以分人参之权，不若独参汤之功专而力大。况前此兼用消积破气之药，是为诛伐无过，用人参止可救失耳，何能成功哉。

此症用**阴阳和合汤**亦效。

白术五钱 人参二钱 甘草一钱 柴胡一钱 白芍五钱 枳壳五分 水煎服。二剂全愈。

腰痛门 六则

人有两腰重如带三千文，不能俯仰者。夫腰痛不同，此病因房劳力役，又感风湿而成。伤肾之症，治须补肾矣。然有补肾而腰愈痛者，其故何也？盖腰脐之气未通，风湿入于肾而不得出故也。法宜先

利其腰脐之气，以祛风利湿，而后大补其肾中之水火，则腰轻而可以俯仰矣。方用**轻腰汤**：

白术一两 薏仁一两 茯苓五钱 防己五分 水煎服。

连服二剂而腰轻矣。

此方惟利湿而不治腰，又能利腰脐之气，一方而两治之也。然不可多服者，以肾宜补而不可泻，防己多用必至过泄肾邪。肾已无邪可祛，而反损正气，故宜用补肾之药，而前药不可再用矣。［批］利腰脐而痛自止，妙法也。方另用**三圣汤**：

杜仲一两 白术五钱 山茱萸四钱 水煎服。

此方补肾中之水火，而仍利其腰脐者，肾气有可通之路，则俯仰之间，无非至适也。

此症用**术桂汤**亦神。

白术三两 肉桂三分 水煎服。二剂全愈，不再发。

人有动则腰痛，自觉其中空虚无着者，乃肾虚腰痛也。夫肾分水火，未可以虚字一言了之。经谓诸痛皆属于火，独肾虚腰痛非火也。惟其无火，所以痛耳。治法似宜单补肾中之火，然而火非水不生，若徒补火而不补水，所谓无阴不能生阳，而痛不可遽止，必须于水中补火，水火既济，肾气足而痛自除，此即贞下起元[①]之意也。［批］肾无火始能作痛，亦奇论也。方用**补虚利腰汤**：

熟地一两 杜仲五钱 破故纸一钱 白术五钱 水煎服。

连服四剂自愈。熟地补肾水也，得白术则利腰脐，而熟地不腻，杜仲、破故补火以止腰痛者也，得熟地则润泽而不至干

---

① 贞下起元 由阴生阳也。

燥，调剂相宜，故取效最捷耳。

此症用**实腰汤**亦佳。

杜仲一两 白术二两 熟地一两 山茱萸四钱 肉桂一钱 水煎服。十剂全愈。

人有腰痛，日重夜轻，小水艰涩，饮食如故者，人以为肾经之虚，谁知是膀胱之水闭乎。膀胱为肾之府，火盛则水不能化，而水反转入于肾之中，膀胱太阳之经也，水火虽犯肾阴，而病终在阳而不在阴。若不治膀胱，而惟治肾，用补精填水，或用添薪益火，适足以增其肾气之旺。阴旺而阳亦旺，肾热而膀胱益热，致水不流而火愈炽。膀胱之火愈炽，必更犯于肾宫，而腰之痛何能痊乎。方用**宽腰汤**治之。

车前子三钱 薏仁五钱 白术五钱 茯苓五钱 肉桂一分 水煎服。

一剂而膀胱之水大泄，二剂而腰痛顿宽也。夫车前、茯苓以利膀胱之水，薏仁、白术以利腰脐之气，则膀胱与肾气内外相通。又得肉桂之气，尤易引肾气而外达于小肠，从阴器而尽泄，腰痛有不速愈哉。

此症用**术桂加泽泻汤**亦神。

白术一两 泽泻三钱 肉桂五分 水煎服。一剂即通。

人有大病之后，腰痛如折，久而成为伛偻者，此乃湿气入于肾宫，误服补肾之药而成之者也。夫腰痛明是肾虚，补肾正其所宜，何以用补肾填精之药，不受其益，而反受其损乎？不知病有不同，药有各异，大病之后，腰痛如折者，乃脾湿而非肾虚也。脾湿当去湿，而乃用熟地、山茱一派滋润之药，虽非克削之味，而湿以加湿，正其所恶，故不特无益，而反害之也。医工不悟，而以为补肾之药尚少用之

也，益多加其分两，则湿以助湿，腰骨河车之路，竟成泛滥之乡矣，欲不成伛偻不可得也。[批] 肾有虚而无实，似宜补肾矣，何以补肾而反害之？以肾中有邪，邪未去而骤用补剂，所以至成废人。倘补中利湿，又何害哉。不可谓肾不可补而竟不用补也。方用**起伛汤**：

薏仁三两 白术二两 黄芪一两 防风三分 附子一分 水煎服。

日用一剂，服一月而腰轻，服两月而腰可伸矣，服三月而全愈。此方利湿而又不耗气，气旺则水湿自消，加入防风、附子于芪、术之中，有鬼神不测之机，相畏而相使，建功实奇。万不可疑药剂之大，而少减其品味，使废人不得为全人也。[批] 有房劳力作之人，大病之后而腰痛者，乃是虚弱又无力服补药之故，似宜大补腰肾之阳气为主。

此症用**芪术防桂汤**亦可。

白术四两 黄芪二两 防己一钱 肉桂一钱 水煎服。十剂轻，二十剂愈。

人有跌打闪挫，以至腰折不能起床，状似伛偻者，人以为此腰痛也，而不可作腰痛治。然腰已折矣，其痛自甚，何可不作腰痛治哉？或谓腰折而使之接续，其中必有瘀血在内，宜于补肾补血之中，而少加逐瘀治血之药，似未可止补其肾也，而不知不然。夫肾有补而无泻，加逐瘀之味，必转伤肾脏矣。折腰之痛，内伤肾脏，而非外伤阴血，活血之药不能入于肾之中，皆不可用，而必须独补肾也。惟是补肾之剂，小用不能成功耳。[批] 折腰宜补而不宜泻，又不可不知。方用**续腰汤**：

熟地一斤 白术半斤 水大碗数碗，煎服。

一连数剂，而腰如旧矣。夫熟地原能

接骨，不止补肾之功，白术善通腰脐之气，气通则接续更易，但必须多用为神耳。使加入大黄、白芍、桃仁、红花之药，则反败事。若恐其腰痛而加杜仲、破故、胡桃等品，转不能收功矣。

人有露宿于星月之下，感犯寒湿之气，腰痛不能转侧，人以为血凝于少阳胆经也，谁知是邪入于骨髓之内乎。夫腰乃肾堂至阴之宫也，霜露寒湿之气，乃至阴之邪也。以至阴之邪，而入至阴之络，故掐急而作痛。惟是至阴之邪，易入难散。盖肾宜补而不直泻，散至阴之邪，必泻至阴之真矣。然而得其法，亦正无难也。[批] 泻肾而仍是补肾，始能去至阴之邪。方用转腰汤：

白术一两　杜仲五钱　巴戟天五钱　防己五分　肉桂一钱　苍术三钱　羌活五分　桃仁五粒　水煎服。

一剂而痛轻，再剂而痛止也。此方以白术为君者，利湿而又通其腰脐之气，得杜仲之相佐，则攻中有补，而肾气无亏。且益之巴戟、肉桂以祛其寒，苍术、防己以消其水，更得羌活、桃仁逐其瘀而行其滞，虽泻肾而实补肾也。至阴之邪既去，而至阴之真无伤，故能止痛如神耳。

此病用**术桂防莶汤**亦佳。

白术二两　肉桂三钱　防己一钱　豨莶草五钱　水煎服。十剂见效。

辨证录卷之三

咽喉痛门七则

人有感冒风寒，一时咽喉肿痛，其势甚急，变成双蛾者，其症痰涎稠浊，口渴呼饮，疼痛难当，甚则勺水不能入喉，此阳火壅阻于咽喉，视其势若重，而病实轻也。夫阳火者，太阳之火也。太阳之火，即膀胱之火也，与肾经之火为表里，膀胱火动，而肾经少阴之火即来相助，故直冲于咽喉之间，而肺脾胃三经之火，亦复相随而上升，于是借三经之痰涎，尽阻塞于咽喉，结成火毒，而不可解。治法似宜连数经治矣，然而其本，实始于太阳，泄膀胱之火，而诸经之火自安矣。但咽喉之地，近于肺，太阳既假道于肺经，而肺经险要之地，即狭路之战场也。安有舍战场要地，不解其围，而先捣其本国者乎。所贵有兼治之法也。方用**破隙汤**：

桔梗三钱 甘草二钱 柴胡一钱 白芍五钱 玄参三钱 麻黄一钱 天花粉三钱 山豆根一钱 水煎服。

一剂而咽喉宽，再剂而双蛾尽消矣。方中散太阳之邪者居其二，散各经之邪居其五，尤加意于散肺之邪者，由近以散远也。

此症用**散蛾汤**亦神效。

射干 枳壳 苏叶 当归各一钱 甘草二钱 桔梗三钱 天花粉三钱 山豆根八分 麻黄五分 水煎服。一剂即愈。

人有一时喉忽肿大而作痛，吐痰如涌，口渴求水，下喉少快，已而又热，呼水，咽喉长成双蛾，既大且赤，其形宛如鸡冠，此喉痹之症，即俗称为缠喉风也。乃阴阳二火并炽，一乃少阳之相火，一乃少阴之君火也。二火齐发，其势更暴，咽喉之管细小，火不得遽泄，遂遏抑于其间，初作肿而后成蛾也。蛾有二：一双蛾，一单蛾也。双蛾生两毒，两相壅挤，中间反留一线之隙可通，茶水药剂尚可下咽。若单蛾则独自成形，反塞住水谷之路，往往有勺水不能咽者，药物既不可咽，又从何路以进药食哉。法宜先用刺法，一则刺少商等穴，尚欠切近，用刀直刺其喉肿之处一分，则喉肿必少消，可用吹药以开之。[批]昔有人患单蛾，必须刺破可以吹药，乃病者畏惧必不许刺。医者诱以用小毫笔略点之，乃暗藏针于笔头之内，张其喉而刺破之，其肿即消。**吹药方**：

胆矾一分 牛黄一分 皂角烧灰末，一分 麝香三厘 冰片一分 为绝细末，和匀，吹入喉中，必大吐痰而愈，然后用煎剂。**方名救喉汤**：

射干一钱 山豆根二钱 玄参一两 麦冬五钱 甘草一钱 天花粉三钱 水煎服。

一剂而全愈也。若双蛾不必用刺法，竟用此方。玄参为君，实足以泻心肾君相之火，况佐之豆根、射干、天花粉之属，以祛邪而消痰，则火自归经，而咽喉之间，关门肃清矣。

此症用**两地汤加减**亦神。

熟地 生地 玄参各一两 肉桂三分 黄连 天花粉各三钱 水煎服。下喉即愈，不必二剂。

人有咽喉肿痛，日轻夜重，喉间亦长成蛾，宛如阳症，但不甚痛，而咽喉之际自觉一线干燥之至，饮水咽之少快，至水入腹，而腹又不安，吐涎如水甚多，将涎投入清水中，即时散化为水，人以为此喉痛而生蛾也，亦用泻火之药，不特杳无一验，且反增其重。亦有勺水不能下咽者，盖此症为阴蛾也。阴蛾则日轻而夜重，若阳蛾则日重而夜轻矣。斯少阴肾火，下无可藏之地，直奔而上炎于咽喉也。治法宜大补肾水，而加入补火之味，以引火归藏。方用**引火汤**：

熟地三两 巴戟天一两 茯苓五钱 麦冬一两 北五味二钱 水煎服。

一剂而火自下归，咽喉之肿痛全消，二剂即全愈。[批] 阴蛾治法，古人多用附桂，此偏不用，以出奇。方用熟地为君，大补其肾水，麦冬、五味为佐，重滋其肺金，金水相资，子母原有滂沱之乐，水旺足以制火矣。又加入巴戟之温，则水火既济，水趋下，而火已有不得不随之势，更增之茯苓之前导，则水火同趋，而共安于肾宫，不啻有琴瑟之和谐矣，何必用桂附大热之药以引火归源乎。夫桂附为引火归源之圣药，胡为弃而不用？不知此等之病，因水之不足，而火乃沸腾，今补水而仍用大热之药，虽曰引火于一时，毕竟耗水于日后，予所以不用桂附而用巴戟天，取其能引火而又能补水，则肾中无干燥之虞，而咽喉有清肃之益，此巴戟天所以胜桂附也。[批] 桂附固为引火归经之药，然其性大热，从隘道而过，药未入腹，而喉先受其热，益增肿痛矣，故不用

桂附为妙。

此症用**收火汤**亦神效。

熟地三两 山茱萸一两 茯苓五钱 肉桂三钱 水煎一碗，探冷服。一剂即消。

人有咽喉干燥，久而疼痛，人以为肺热之故，谁知是肾水之涸竭乎。夫肺金生肾水者也，肺气清肃，自能下生肾水，惟肺气既虚，则肺中津液仅可自养，而无如肾水大耗，日来取给，则剥肤之痛，乌能免乎。譬如父母，未有不养赡其子者，而处困穷窘迫之时，则无米之炊，何能止索饭啼饥之哭。倘其子成立，自能顾家，为父母者不特可以取资，而亦可免迫索之苦；乃其子又伶仃狼狈，不善谋生，则子贫而父母更贫，其干枯之状，有不可形容者矣，肺肾何独不然。故欲救肺之干燥，必先救肾之枯涸也。方用**子母两富汤**治之。

熟地三两 麦冬三两 水煎服。

一剂而燥少止，三剂而痛少止，十剂而燥与痛尽去也。

熟地滋肾，救肺子之枯也，麦冬滋肺，救肾母之涸也。上下两治，肾水有润泽之欢，则肺金自无焦焚之迫，犹人子无憔悴之色，则父母自有安享之愉，此肺肾之必须兼治，而熟地、麦冬所以并用而能出奇也。

此症用**金水汤**亦佳。

熟地 山茱萸各一两 天门冬 地骨皮 丹皮各三钱 沙参五钱 水煎服。

人有生喉癣于咽门之间，以致喉咙疼痛者，其症必先作痒，面红耳热而不可忍，其后则咽唾之时，时觉干燥，必再加咽唾而后快，久则成形而作痛，变为杨梅之红瘰，或痛或痒而为癣矣。夫癣必有虫，咽喉之地，岂容生虫，世人往往得此

病，恬不为意到不能治，而追悔于失治也，不其晚乎。此病因肾水之耗，以致肾火之冲，而肺金又燥，清肃之令不行，水火无既济之欢，金水有相形之势，两相战斗于关隘之间，致成此症。治法仍须补肾中之水，而益其肺气，以大滋其化源，兼用杀虫之味，以治其癣，庶几正固而邪散，而虫亦可以尽扫也。方用**化癣神丹**：

玄参一两　麦冬一两　五味子一钱　白薇一钱　鼠黏子一钱　百部三钱　甘草一钱　紫苑二钱　白芥子二钱　水煎服。

二剂而疼痛少瘥，又服四剂，而癣中之虫尽死矣。即不可仍用此方，另用**润喉汤**：

熟地一两　山茱萸四钱　麦冬一两　生地三钱　桑白皮三钱　甘草一钱　贝母一钱　薏仁五钱　水煎服。

连服十剂，而痒与痛俱除矣。方中再加肉桂一钱，饥服冷服。实为善后之策，又万举而万全也。

盖从前多用微寒之药，恐致脾胃受伤，加入肉桂以补火，则水得火而无冰冻之忧，土得火而有生发之乐，下焦热而上焦自寒也。

此症先用白薇汤十剂，后可用溉喉汤三十剂，亦能奏功。

白薇汤：

白薇二钱　麦冬三钱　款冬花　桔梗各三分　百部二分　贝母五分　生地三钱　甘草三分　水煎汤，漱口服。日服一剂，服十剂虫死。

溉喉汤：

熟地二两　麦冬一两　甘草一钱　白薇五分　水煎服。服一月全愈。

人有生长膏粱，素耽饮酒，劳心过度，致咽喉臭痛，人以为肺气之伤，谁知是心火太盛，移热于肺乎。夫饮酒伤胃，胃气薰蒸，宜乎肺气之热矣，然而胃火熏肺，而胃土实生肺也。故饮酒尚不伤肺，惟劳心过度，则火起于心，而肺乃受刑矣。况胃火助之，则火性炎上，而咽喉乃成燔烧之路，自然唾涕稠粘，口舌干燥，气腥而臭，而痛症乃成矣。盖心主五臭，入肺而腥臭，又何疑乎。［批］克肺之理火助。方用**解腥丹**：

甘草二钱　桔梗二钱　麦冬五钱　桑白皮三钱　枯芩一钱　天门冬三钱　生地三钱　贝母五分　丹皮三钱　水煎服。

连服二剂而痛止，再服四剂而臭除。此方治肺而兼治心，治心而兼治胃者也。因膏粱之人，其心肺之气血原虚，不滋益二经之气血，而但泻其火，则胃中之气血必伤，反增其火热之焰矣。今补肺以凉肺，补心以凉心，补胃以清胃，而火自退舍，不止咽喉之痛，而痛自定也。

此症用**息炎汤**亦可。

黄连　甘草　黄芩各一钱　麦冬五钱　天冬　生地　玄参各三钱　紫菀　天花粉　石膏各二钱　竹叶三十片　陈皮三分　水煎服。

四剂愈。

人有咽喉肿痛，食不得下，身发寒热，头疼且重，大便不通，人以为热也，谁知是感寒而成者乎。然而人不敢信为寒也，论理用逍遥散，散其寒邪，而咽喉之痛即解。虽然人不敢信为寒，以用祛寒之药，独不可外治以辨其寒乎。［批］感寒无。法用：

木通一两　葱十条　煎汤浴于火室中。

如是热病，身必有汗，而咽喉之痛不减也。倘是感寒，虽汤火大热，淋洗甚久，断然无汗，乃进逍遥散，必然得汗，而咽喉之痛立除。此法辨寒热最确，不特拘之以治感寒之喉痛也。

此症用**紫白饮**亦妙。

紫苏 茯苓_{各三钱} 半夏_{一钱} 陈皮_{五分} 甘草_{一钱} 白术_{二钱} 水煎服。一剂即愈。

牙齿痛门_{六则}

人有牙齿痛甚不可忍，涕泪俱出者，此乃脏腑之火旺，上行于牙齿而作痛也。治法不泻其火则不能取效。然火实不同，有虚火，有实火。大约虚火动于脏，实火起于腑。而实火之中，有心包之火，有胃火；虚火之中有肝火，有脾火，有肺火，有肾火。同一齿痛，何以别之？不知各经在齿牙之间，各有部位也。两门牙上下四齿，同属心包也；门牙旁上下四齿，属肝也；再上下四牙，乃胃也；再上下四牙，乃脾也；再上下四牙，乃肺也；再上下之牙，乃肾也。大牙亦属肾，肾经有三牙齿，多者贵。治病不论多寡，总以前数分治之多验。火既有如许之多，而治火之法，宜分经以治之矣。虽然，吾实有统治火之法，方用**治牙仙丹**：

玄参_{一两} 生地_{一两} 水煎服。

无论诸火，服之均效。察其为心包之火，加黄连五分；察其为肝经之火，加炒栀子二钱；察其为胃经之火，加石膏五钱；察其为脾经之火，加知母一钱；察其为肺经之火，加黄芩一钱；察其为肾经之火，加熟地一两。饮一剂而火轻，再剂而火散，四剂而平复如故矣。［批］分经加药，不可不知。

夫火既有虚实不同，何以一方而均治？不知火之有余，无非水之不足也。我滋其阴，则阴阳之火，无不相戢矣。况玄参尤能泻浮游之火，生地亦能止无根之焰，二味又泻中有补，故虚实咸宜，实治法之巧，而得其要者也。况又能辨各经之火，而加入各经之药，有不取效如神乎。或曰：火生于风，牙齿之疼，未有不兼风者，治火而不治风，恐非妙法。不知火旺则生风，未闻风大而生火，人身苟感风邪，则身必发热，断无风止人牙而独痛之理。况火病而用风药，反增其火热之势，是止痛而愈添其痛矣。或疑膀胱有火，肝经有火，心经有火，大小肠、三焦俱有火，何俱遗之而不言，不知脏病则腑亦病，腑病则脏亦病，治脏不必治腑，泻腑不必又泻脏，况膀胱、心与三焦、大小肠俱不入于齿牙，故略而不谈也。

此症外治亦可，用**毕芨汤**。

荜拨 芫花_{各二钱} 水一碗，煎半盏，漱口即止痛。

内治用**沙豆汤**亦妙。

沙参_{一两} 荆芥 丹皮_{各三钱} 山豆根_{一钱} 水煎服。二剂即愈。

人有多食肥甘，齿牙破损而作痛，如行来行去者，乃虫痛也。夫齿乃骨之余，其中最坚，何能藏虫乎？不知过食肥甘，则热气在胃，胃火日冲于口齿之间，而湿气乘之，湿热相搏而不散，乃虫生于牙矣。初则止生一二虫，久则番衍而多，于是蚀损其齿，遂致堕落。一齿既朽，又蚀余齿，往往有终身之苦者。此等之痛，必须外治，若用内治之药，未必杀虫，而脏腑先受伤矣。［批］虫痛宜外治，不宜内治。方用**五灵至圣散**：

五灵脂_{三钱，研绝细米} 白薇_{三钱} 细辛_{五分} 骨碎补_{五分} 各研为细未。先用滚水含漱齿至净，然后用前药末五分，滚水调如稀糊，含漱齿半日，至气急吐出，如是者三次，痛止而虫亦死矣，断不再发。

盖齿痛原因虫也，五灵脂、白薇最杀虫于无形，加入细辛以散火，骨碎补以透骨，引五灵脂、白薇直进于骨内，则虫无可藏，尽行巢杀，虫死而痛自止也。

此症用**破颜丹**亦可外治，甚效。

丹砂三分　麝香半分　冰片一分　雄黄一钱　为细末，将末搽于痛处，口吐涎而痛立止。

内治亦可用**安宁饮**。

玄参　生地　麦冬各五钱　白薇一钱　骨碎补五钱　天门冬三钱　水煎服。三剂亦愈。

人有牙痛日久，上下牙床尽腐烂者，至饮食不能用，日夜呼号，此乃胃火独盛，有升无降之故也。人身之火，惟胃最烈，火既升于齿牙，而齿牙非藏火之地，于是焚烧于两颊，而牙床红肿，久则腐烂矣。似乎亦可用治牙仙丹加石膏以治之，然而其火蕴结，可用前方，以消弭于无形。今既已溃破腐烂，则前方又不可用，以其有形难于补救也。〔批〕火牙之痛，必须降火，然纯用降火之药，则火反不肯降也。远公言是。方用**竹叶石膏汤加减**：

石膏五钱　知母二钱　半夏二钱　茯苓三钱　麦冬三钱　竹叶二百片　葛根三钱　青蒿五钱　水煎服。

连服四剂，而火退肿消矣。然后再用治牙仙丹，以收功也。石膏汤以泻胃火，用之足矣，何加入葛根、青蒿也？不知石膏但能降而不能升，增入二味，则能引石膏至于齿牙以逐其火。而葛根、青蒿尤能退胃中之阴火，所以同用之以出奇，阴阳之火尽散，齿牙之痛顿除，何腐烂之不渐消哉。

此症可用**石母降炎汤**。

石膏　茯苓　荆芥炒黑，各三钱　知母一钱　麦冬一两　玄参一两　甘草一钱　升麻五分　天花粉三钱　水煎服。四剂全愈。

人有牙齿疼痛，至夜而甚，呻吟不卧者，此肾火上冲之故也。然肾火乃虚火，非实火也，若作火盛治之，多不能胜，即作虚火治之，亦时而效时而不效。盖火盛当作火衰，有余当认作不足，乃下虚寒，而上现假热也。人身肾中不寒，则龙雷之火下安于肾宫，惟其下寒之甚，而水又无多，于是上冲于咽喉，而齿牙受之。正如龙雷之火，至冬则地下温暖而龙雷皆蛰，春气发动，则地底寒冷而不可蛰，乃随阳气上升矣。至于夜分，尤肾水主事，水不能养火，而火自游行于外，仍至齿而作祟。譬如家寒难以栖处，必居子舍而作威，而子又贫乏，自然触动其怒气矣。治法急大补其肾中之水，而益以补火之味，引火归源，则火有水以养之，自然快乐，而不至于上越矣。方用**八味地黄汤加骨碎补治之**，

一剂而痛止，再剂而痛不发也。

盖六味地黄汤补其肾水，桂附引火以归于命门，但补水引火之药，不先入齿中，则痛之根不能除，所以必用骨碎补以透入齿骨之中，而后直达于命门之内，此拔本塞源之妙法耳。

此症亦可用**制火汤**。

熟地二两　生地一两　玄参五钱　肉桂三分　骨碎补一钱　车前子二钱　水煎服。二剂即止痛。

人有上下齿牙疼痛难忍，闭口少轻，开口更重，人以为阳明之胃火也，谁知是风闭于阳明、太阳二经之间乎？此病得之饮酒之后，开口向风而卧，风入于齿牙之中，留而不出，初小疼而后大痛。论理去其风宜愈，而风药必耗人元气，因虚以入风，又耗其气，则气愈虚，风邪即欺正气之怯而不肯出，疼终难止也。古人有用灸法甚神，灸其肩尖微近骨后缝中，小举臂取之，当骨解陷中，灸五壮即差。但灸

后，项必大痛，良久乃定，而齿疼永不发也。然而人往往有畏灸者，可用**散风定痛汤**治之。［批］灸法固神，而汤剂亦妙。

白芷三分　石膏二钱　升麻三分　胡桐泪一钱　当归三钱　生地五钱　麦冬五钱　干葛一钱　天花粉二钱　细辛一钱　水煎服。一剂轻，二剂即愈，不必三剂也。此方补药重于风药，正以风得补而易散也。

此症可用**宣扬散**。

柴胡五分　白芍五钱　甘草　白芷　干葛　细辛各一钱　青蒿三钱　天花粉三钱　石膏二钱　水煎服。二剂愈。

人有上下齿痛甚，口吸凉风则暂止，闭口则复作，人以为阳明之火盛也，谁知是湿热壅于上下之齿而不散乎。夫湿在下易散，而湿在上难祛，盖治湿不外利小便也。水湿下行其势顺，水湿上散其势逆，且湿从下受易于行，湿从上感难于散，故湿热感于齿牙之间，散之尤难。以饮食之水，皆从口入，必经齿牙，不已湿而重湿乎。湿重不散，而火且更重矣，所以经年累月而痛，不能止也。治法必须上祛其湿热，又不可单利小便，当佐之以风药，则湿得风而燥，热得风而凉，湿热一解，而齿痛自愈矣。方用**上下两疏汤**：

茯苓五钱　白术三钱　泽泻二钱　薏仁五钱　防风五分　白芷三分　升麻三分　荆芥二钱　胡桐泪五分　甘草一钱　水煎服。

四剂而湿热尽解，而风亦尽散也。盖茯苓、白术、泽泻、薏仁原是上下分水之神药，又得防风、白芷、升麻、荆芥风药以祛风。夫风能散湿，兼能散火，风火既散，则湿邪无党，安能独留于牙齿之间耶。仍恐邪难竟去，故加入甘草、胡桐泪引入齿缝之中，使湿无些须之留，又何痛之不止耶。况甘草缓以和之，自不至相杂而相犯也。

口舌门二则

有妇人产子，舌出不能收，人以为舌胀也，谁知是难产心惊之故乎。夫舌乃心之苗，心气安而舌安，心气病而舌病。产子而胞胎已破，子不能产，欲顾子而母命恐亡，欲全母而子命难保，其心中惊恐，自必异于常时，心气既动，心火必不宁矣。胎胞之系，原通于心，用力产子，而心为之惧，故子下而舌亦出也。舌出不收，心气过升之故，治法必须降气为主。古人有以恐胜之者，然舌出由于心惊，复因惊以增其恐，吾恐愈伤心气矣，虽舌骤收，未必不随收而随出也。故降气必须补心，而不可增其恐。方用**助气镇心丹**：

人参三钱　茯神二钱　菖蒲五分　朱砂一钱，不可火制　五味子一钱　水煎含漱，久之然后咽下。

一剂即收，二剂全愈。此方用朱砂以镇心，又得人参以生气，气旺则火自归心，火归而焰息，舌亦随焰而自收矣，何必增其恐惧，而气始下哉。

此症亦可用**敛舌神丹**。

人参一两　五味子一钱　麦冬二钱　附子一片　菖蒲　良姜各三分　水煎含漱咽下，一剂即收。

人有舌下牵强，手大指、次指不仁，两臂麻木，或大便闭结，或皮肤赤晕，人以为风热之病也，谁知是恼怒所致，因郁而成者乎。夫舌本属阳明胃经之土，而大肠之脉，散居舌下，舌下牵强，是阳明胃与大肠之病也。然非无因而至，因肝气不伸，木克胃土，则土虚而不能化食，遂失养于臂指经络之间，而麻木不仁之症生。臂指经络失养，何能外润于皮肤乎，此赤晕之所以起也。胃土受肝木之克，则胃气大燥，无血以资大肠，因热以生风，肠中秘结，益失其传导之职矣。治法必须通大肠而健胃，又必平肝以补血。方用**八珍汤加减**治之。［批］此等症因郁而成者，宜用逍遥散。今用八珍汤者，加柴胡犹之舒郁。

人参一钱　当归五钱　白芍五钱　柴胡一钱　陈皮五分　甘草一钱　槐角一钱　白术一钱　熟地五钱　半夏五分　茯苓一钱水煎服。

二剂轻，四剂又轻，十剂全愈。八珍汤补气补血之方也，加入柴胡以舒肝，增入槐角以清火，肝之郁解，而胃之气自旺，胃气旺，而转输自畅矣。

此症用**颐养汤**亦妙。

当归一两　香附　茯神　丹皮　玄参各三钱　柏子仁　沙参　黄芩各二钱　远志五分　麦冬五钱　甘草一钱　水煎服。四剂愈。

鼻渊门三刻

人有无端鼻流清水者，久则流涕，又久则流黄浊之物，如脓如髓，腥臭不堪闻者，流至十年，而人死矣。此病得之饮酒太过，临风而卧，风入胆中，胆之酒毒，不能外泄，遂移其热于脑中。夫脑之窍通于鼻，而胆之气，何以通于脑，而酒之气何以入于胆耶？凡善饮酒者，胆气自旺，且多叫号，故酒先入胆，而胆不胜酒，即不及化酒，而火毒存于其中矣。夫胆属木，最恶者寒风也，外寒相侵，则内热愈甚。胆属阳，而头亦属阳，胆移热而上走于头，脑在头之中，头无可藏热之处，故遇穴而即入。况胆与脑原是相通，脑之穴大过于胆，遂乐于相安居之，而不肯还入于胆矣。迨居脑既久，而动极思迁，又寻窍而出，乃顺趋于鼻矣。火毒浅而涕清，

火毒深而涕浊，愈久愈流而愈重，后则涕无可流，并脑髓而尽出，欲不死而不可得矣。治法治其脑可也。然治其脑，必仍治其胆者，探源之治也。［批］胆能渗酒，喻嘉言曾言之，然未尝论及鼻渊之症。方用**取渊汤**：

辛夷二钱　当归二两　柴胡一钱　炒栀子三钱　玄参一两　贝母一钱　水煎服。

一剂涕减，再剂涕又减，三剂病全愈。盖辛夷最能入胆，引当归以补脑之气，引玄参以解脑之火，加柴胡、栀子以舒胆中之郁热，则胆不来助火，而自受补气之益也。然不去止鼻中之涕者，清脑中之火，益脑中之气，正所以止之也。盖鼻中原无涕，遏抑上游出涕之源，何必截下流之水乎？此治法之神耳。或疑当归过于多用，不知脑髓尽出，不大补则脑之气不生。辛夷耗散之物，非可常用也，故乘其引导，大用当归以补脑添精，不必日后之再用。倘后日减去辛夷，即重用当归无益矣。此用药先后之机，又不可不识也。人疑当归之不可多用者，不过嫌其性滑，有妨于脾耳，谁知脑髓直流之人，必髓不能化精者也。精不能化，则精必少，精少则不能分布于大肠，必有干燥之苦，然则用当归以润之，正其所喜，何虑之有。

此症用**探渊丹**亦能奏功。

辛夷一钱　当归五钱　麦冬二两　茯苓三钱　黄芩二钱　白芍一两　天花粉三钱生地五钱　桔梗二钱　水煎服。四剂全愈。

人有鼻流清涕，经年不愈，是肺气虚寒，非脑漏也。夫脑漏即鼻渊也，原有寒热二症，不止胆热而成之也。然同是鼻渊，而寒热何以分乎？盖涕臭者热也，涕清而不臭者寒也。热属实热，寒属虚寒。兹但流清涕而不腥臭，正虚寒之病也。热症宜用清凉之药，寒症宜用温和之剂。倘

概用散而不用补，则损伤肺气，而肺金益寒，愈流清涕矣。方用**温肺止流丹**：

诃子一钱　甘草一钱　桔梗三钱　石首鱼脑骨五钱，煅过存性为末　荆芥五分　细辛五分　人参五分　水煎调服。

一剂即止流矣，不必再服也。此方气味温和，自能暖肺，而性又带散，更能祛邪，故奏功如神。或谓石首脑骨，古人以治内热之鼻渊，是为寒物，何用之以治寒症之鼻渊耶？不知鼻渊实有寒热二症，而石首脑骨寒热二症皆能治之。但热症之涕通于脑，寒症之涕出于肺，我用群药，皆入肺之药也，无非温和之味，肺既寒凉，得温和而自解，复得石首脑骨佐之，以截脑中之路，则脑气不下陷，而肺气更闭矣。所以一剂而止流也。

人有鼻塞不通，浊涕稠粘，已经数年，皆以为鼻渊而火结于脑也，谁知是肺经郁火不宣，有似于鼻渊，而非鼻渊乎。夫郁病五脏皆有，不独肝木一经之能郁也。《内经》曰：诸气膹郁，皆属于肺。肺气郁则气不通，而鼻乃肺经之门户，故肺气不通，而鼻之气亦不通也。《难经》曰：肺热甚则出涕。肺本清虚之府，最恶者热也，肺热则肺气必粗，而肺中之液，必上沸而结为涕，热甚则涕黄，热极则涕浊，败浊之物，岂容于清虚之府，自必从鼻之门户而出矣。方用**逍遥散**加味治之。

柴胡二钱　当归三钱　白术二钱　陈皮五分　甘草一钱　黄芩一钱　茯苓二钱　白芍三钱　白芷一钱　桔梗三钱　半夏一钱　水煎服。

一剂轻，二剂又轻，连服八剂全愈。此方治肝木之郁者也，何以治肺郁而亦效？不知逍遥散善治五郁，非独治肝经一部之郁已也。况佐之桔梗，散肺之邪，加之黄芩泻肺之热，且引群药直入肺经，何

郁之不宣乎。故壅塞通，稠浊化也。

此症用**宣肺散**亦佳。

柴胡　黄芩　紫菀各二钱　白芍一两　当归　麦冬各五钱　茯苓　白芥子各三钱　甘草　款冬花各一钱　紫苏一钱　辛夷五分　水煎服。四剂愈。

耳痛门附耳聋七则

人有双耳忽然肿痛，内流清水，久则变为脓血者，身发寒热，耳内如沸汤之响，或如蝉鸣，此少阳胆气不舒，而风邪乘之，火不得散，故生此病。法宜舒发胆气，而佐之祛风泻火之药则愈矣。然有治之而不效者何也？盖胆受风火之邪，烁干胆汁，徒用祛风泻火之汤，则胆汁愈干，胆火益炽，火借风威，愈肆焚烧，而耳病转甚矣。方用**润胆汤**：

白芍一两　当归一两　柴胡一钱　炒栀子二钱　玄参一两　天花粉三钱　菖蒲八分　水煎服。

一剂而痛轻，二剂而肿消，三剂而脓血止，四剂而寒热尽除，十剂而全痊也。

归、芍不特入胆，而且入肝也，胆病肝必病，平肝则胆亦平也。柴胡、栀子亦是舒肝之药，舒肝正所以舒胆，肝血自旺，而胆汁有不濡润者乎。邪风邪火，已有不治自散之机，乃加天花粉之逐痰，而风火无党。用菖蒲通耳中之窍，引玄参以退浮游之焰，自然风火渐祛，上焦清凉，而耳病随愈也。

此症用**止鸣丹**亦效。

白芍五钱　柴胡二钱　炒栀子三钱　生地三钱　麦冬三钱　菖蒲五分　茯苓三钱　半夏五分　水煎服。数剂即愈。

人有耳如针之触而生痛者，并无水生，止有声沸，皆云火邪作祟，不知乃肾

水之耗也。夫肾开窍于耳，肾气不足则耳闭。然耳闭之前，必痛而后闭，何也？盖肾火冲之也，火冲而不得出，则火之路塞而不通，于是火不再走于耳而成聋矣。但火既上冲于耳，而火之路何以致塞？盖火邪上冲耳窍之内，如有物塞之状，故此等之病，必须速治，否则成聋而难治矣。[批]老人耳聋，多是虚火作祟。补水之法，实治聋之法也。方用**益水平火汤**：

熟地一两　生地一两　麦冬一两　玄参一两　菖蒲一钱　水煎服。

一剂而痛止，二剂而响息，三剂而全愈，而耳不再聋也。四味乃补水之药，又能于水中泻火，且不损伤肾气，则肾火自降。菖蒲引肾气而上通，火得路而上达，又何有阻抑之虞乎。此等之病，老人最多。老人耳聋，虽高寿之徵，似可不必施治。不知已成之聋不必治，未成之聋正不可不治也。此方治聋者尚有奇功，矧治未聋之耳，有不取效者哉。

此症亦可用**息沸汤**。

熟地二两　山茱萸一两　麦冬五钱　北五味十粒　菖蒲一钱　远志五分　丹参三钱　水煎服。十剂愈。

人有耳痛之后，虽愈而耳鸣如故者，人以为风火犹在耳也，仍用祛风散火之药，而鸣且更甚，然以手按其耳，则其鸣少息，此乃阳虚而气闭也。法宜补阳气为主，而兼理其肝肾之虚，方用**发阳通阴汤**治之。[批]阳虚耳聋，亦宜补阴，才是万全治法。

人参二钱　茯苓三钱　白术二钱　黄芪三钱　肉桂五分　熟地五钱　当归二钱　白芍三钱　柴胡一钱　甘草五分　白芥子二钱　荆芥炒黑，一钱　水煎服。

一剂轻，二剂愈，不必三剂也。此方即十全大补之变方也，治气血之虚者，实

有相宜，兹何治阳虚而亦宜也。不知阳虚而阴未有不俱虚者，倘单补阳虚以助其阳，恐阳旺阴衰，转动其火，不若兼补其阴，则阴足以制阳，阴阳相济而彼此气通，蝉鸣之声顿除也。

此症可用**开闭丹**。

黄芪一两　当归五钱　肉桂　甘草五分　菖蒲　远志　柴胡　香附各一钱　天花粉二钱　水煎服。二剂愈。

人有双耳聋闭，雷霆喧呼之声终不相闻，而耳内不痛。此大病之后，或年老人有之，乃肾火内闭而气塞也，最难取效。法当内外兼治，内治必须大补心肾，虽耳属肾，而非心气之相通，则心肾不交，反致阻塞。故必用补肾之药，使肾之液滋于心，即直用补心之剂，使心之气降于肾，心肾之气既交，自然上升而通于耳矣。[批]补肾以治聋，人易知，补心以治聋，人难识也。按肾为耳窍之主，心为耳窍之客，主客相通，自无闭塞。方用**启窍汤**：

熟地二两　山茱萸一两　麦冬一两　远志三钱　五味子二钱　石菖蒲一钱　炒枣仁三钱　茯神三钱　柏子仁三钱　水煎服。

一连四服，而耳中必然作响，此欲开聋之兆也。再照前方服十剂。而外用：

龙骨一分　雄鼠胆汁一枚　麝香一厘　冰片三厘　研绝细末为丸，分作三丸，绵裹塞之，不可取出，一昼夜即通矣，神效之极。

耳通后，仍用前汤再服，一月后用大剂六味丸，以为善后之计，否则恐不能久聪也。

此症用**通耳汤**亦妙。

熟地三两　麦冬一两　炒枣仁　茯神　玄参各五钱　菖蒲一钱　柏子仁　炒黑荆芥各三钱　水煎服。十剂自通。

人有平居无事，忽然耳闻风雨之声，或如鼓角之响，人以为肾火之盛也，谁知是心火之亢极乎。凡人心肾两交，始能上卜清宁，以司视听。肾不交心，与心不交肾，皆能使听闻之乱。然而肾欲上交于心，与心欲下交于肾，必彼此能受，始庆相安。倘肾火大旺，则心畏肾炎，而不敢下交；心火过盛，则肾畏心焰，而不敢上交矣。二者均能使两耳之鸣，但心不交肾，耳鸣轻，肾不交心，耳鸣重。今如闻风雨鼓角者，鸣之重也。治法欲肾气复归于心，必须使心气仍归于肾。方用**两归汤**：

麦冬一两　黄连二钱　生枣仁五钱　熟地一两　丹参三钱　茯神三钱　水煎服。

二剂而鸣止，四剂不再发。此方凉心之剂也。心既清凉，则肾不畏心热，而乐与来归，原不必两相引而始合也。况方中全是益心滋肾之品，不特心无过燥之虞，而且肾有滋润之乐，自不啻如夫妇同心，有鱼水之欢，而无乖离之戚①，又何至喧阗②于一室哉。

此症可用**定喧汤**。

玄参三两　生地一两　贝母二钱　水煎服。一剂即止鸣。

人有不交感而两耳无恙，一交接妇女，耳中作痛，或痒发不已，或流臭水，以凉物投之则快甚，人以为肾火之盛，谁知是肾火之虚乎。夫肾中之火，乃龙雷之火也，火旺则难动而易息，火衰则易动而难息，其故何哉？盖火旺者水旺也，火衰者水衰也。水衰则不能制火，而火易动，水衰则不能养火，而火难息耳。故补水必须补火，补火而水乃生，亦补火必须补水，补水而火乃盛，二者原两相制而相成也。肾开窍于耳，肾之水虚，则肾之火亦虚矣。耳之痒痛，作于交感之后，正显其

肾中水火之虚也。治法必须补肾中之火，而火不可独补，必须于水中补之。方用**加减八味汤**：

熟地一两　山茱萸五钱　丹皮五钱　泽泻二钱　茯苓三钱　山药五钱　麦冬五钱　北五味一钱　肉桂二钱　水煎服。

一剂而痛轻，再剂而痛止，三剂痒亦止，四剂而水不出也，十剂全愈。此方补火而亦补水，而补水多于补火者，以火不可过旺也。水旺于火，而火有安宁之乐，火引于水之中，水资于火之内，则火不至易动而难息，又何致上腾于耳门，作痛作痒而出水哉。

此症用**补阴制火汤**亦妙。

熟地二两　山茱萸　芡实各一两　肉桂一钱　水煎服。十剂全愈。

妇人有因怒发热，经来之时，两耳出脓，两太阳作痛，乳房胀闷，寒热往来，小便不利，脐下满筑，此是肝气之逆，火盛血亏也。夫肾虽开窍于耳，耳病宜责之肾，然而肝为肾之子，肾气既通于耳，则肝之气，未尝不可相通者，子随母之象也。况肝藏血，怒则血不能藏矣。经来之时，宜血随经而下行，不宜藏于经络，而作痛满胀闷也。不知肝喜疏泄，怒则气逆而上奔，气既上逆，而血又何肯顺行于下而为经乎，势必散走于经络，而不得泄，则火随郁勃之气而上两耳之间，乃化为脓水，而流出于肾母之窍矣。太阳者，膀胱之位也，肾与膀胱为表里，肝走肾之窍，独不可走膀胱之路乎。小便不利，正肝气之乘膀胱也。肾之气通于腰脐，脐下满筑者，正肝气之乘肾也。至于乳房胀闷，尤肝逆之明验，以两胁属肝之部位，而乳房

---

① 乖离之戚　背离之患也。

② 阗　音田。盛满也。

乃两胁之际也。治法宜舒肝气而使之顺，不必治耳，而耳自愈也。方用加味**消遥散**：

白芍—两 柴胡二钱 当归—两 甘草一钱 陈皮—钱 茯神三钱 白术五钱 炒栀子—钱 天花粉二钱 枳壳五分 丹皮三钱 水煎服。

二剂而诸症皆痊。此方乃平肝之圣药，亦解怒之神剂也。补血而又无阻滞之忧，退火而更鲜寒凉之惧，不必治肾而治肾已包于其中，不必通膀胱而通膀胱已统乎其内，变通之法，何往往弃之而不用耶。

此症用**莫愁汤**亦神。

白芍 生地各五钱 当归—两 炒栀子 天花粉 香附各二钱 苍术各一钱 炒荆芥三钱 枳壳五分 水煎服。一剂轻，二剂愈。

目痛门 十四则

人有目痛如刺触，两角多眵，羞明畏日，两胞浮肿，泪湿不已。此肝木风火作祟，而脾胃之气，不能升腾故耳。人生后天，以脾胃为主，脾胃一受肝木之制，则土气遏抑，津液干涸，于是木无所养而干枯，风又袭之，则木更加燥。眼目肝之窍也，肝中无非风火之气，而目欲清凉得乎。惟是肝经既燥，而目偏生泪，何哉？盖肾气救之耳。肝为肾之子，肝子为风火之邪所困，燃眉之祸，必求救于肾母，而肾痛其子，必以水济之，然而风火未除，所济之水与风火相战，肾欲养本而不能，肝欲得水而不敢，于是目不得水之益，而反得水之损矣。然而水终为木之所喜，而火终为木之所畏，日为阳火，灯为阴火，故两忌之。治法当以祛风灭火为先，然而徒治风火而不用和解之法，则风不易

散，而火不易息也。方用**息氛汤**：

柴胡二钱 当归三钱 白芍三钱 天花粉二钱 白蒺藜三钱 蔓荆子—钱 甘菊花三钱 草决明—钱 炒栀子三钱 白茯苓三钱 水煎服。

二剂而火退，再服二剂而羞明畏日之症除，再服二剂，诸症尽愈也。此方泻肝木之风火，而又善调脾胃之气，更佐之治目退翳之品，真和解得宜也。

此症**柴荆饮**亦妙。

柴胡 薄荷 荆芥 甘菊各—钱 甘草三分 茯苓三钱 白芍四钱 白蒺藜 草决明 炒栀子各二钱 密蒙花 半夏各五分 水煎服。四剂愈。

人有目痛既久，终年累岁而红赤不除，致生胬肉扳睛，拳毛倒睫者，乃误治之故也。大凡目疾初痛，则为邪盛；目疾久痛，则为正虚。正虚而误以邪盛之法治之，则变为此症矣。世人不悟，动以外治，不知内病未痊，而用外治之劫药，鲜不受其害者。我今特传一方，凡有胬肉攀睛，拳毛倒睫者，服之无不渐愈，但不能取效神速也。盖眼既经误治而成斯病，其由来者非一日，用药何能责其近功乎。[批]外治有失，内治无失而有益也。方名**磨翳丹**：

葳蕤—斤 甘菊花—斤 当归—斤 白芍—斤 陈皮二两 柴胡三两 同州蒺藜—斤 白芥子四两 茯神半斤 各为末，蜜为丸。每日早晚白滚水送下各五钱。

服一料全愈。此方用攻于补之中，不治风而风息，不治火而火亡，不治胬肉而胬肉自消，不去拳毛而拳毛自去，万勿视为平平无奇，而不知奇寓于平之中也。

此症用**加减逍遥散**亦佳。

白芍 当归各—两 甘草 白蒺藜 葳仁各一钱 陈皮五分 茯苓三钱 甘菊三钱

柴胡 半夏各三分 水煎服。三月愈。

人有目痛后迎风流泪，至夜则目暗不明，一见灯光，两目干涩，此乃少年时斫丧元阳，又加时眼，不守色戒，以致伤损大眦，故眦孔不闭，风寒透入其孔，内气即虚，外邪难杜，故尔出泪也。夫泪生于心，大眦正心之窍也。伤心则泪出，伤大眦而亦泪出者，正见内外之关切，伤大眦即伤心也。然则欲止大眦之泪，安可不急补其心乎。而徒补心，亦正无益，必须兼肾与肝而治之，使肾水生肝木，而肝本更能补心也。方用**固根汤**：

葳蕤一两 当归五钱 白芍五钱 熟地一两 麦冬五钱 甘菊三钱 菖蒲三分 柴胡五分，水煎服。

连服四剂，即不畏风；再服四剂，见风不流泪矣；再服十剂全愈。盖葳蕤最善止泪，加之当归、白芍以补肝，熟地以滋肾，益之麦冬以补心，佐之甘菊、菖蒲、柴胡以舒其风火，而引诸经之药塞其泪窍，此固其根本而末症自愈也。

此症用**养目汤**亦效

当归 熟地 葳蕤 白芍各五钱 山萸 茯苓 麦冬 白术 丹皮 枸杞各三钱 巴戟天二钱 柴胡三分 水煎服。十剂全愈。

人有患时眼之后，其目不痛，而色淡红，然羞明恶日，与目痛时无异，此乃内伤之目，人误作实火治之，又加不慎色欲，故尔如此。若再作风火治之，必有失明之悲，必须大补肝肾，使水旺以生肝，木旺以祛风，则目得液以相养，而虚火尽散也。方用**养目汤**：

熟地一两 白芍五钱 麦冬五钱 当归一两 葳蕤五钱 山萸萸四钱 北五味一钱 甘草一钱 甘菊花二钱 柴胡五分 水煎服。

二剂而目明，又二剂而羞明之症痊，更四剂而红色尽除而愈矣。此方大补肾肝，全不去治目正所以治目也。[批]目痛不治目，谁人能晓。世医每拘执成方，不顾目之虚实，一味以治火为主者，不知坏天下之眼几百万矣。幸治目者，察其虚实，如知其虚，即以此方投之，效应如响，正不必分前后也。然初起即是内伤之目痛，又从何处辨之？日间痛重者阳火也，乃是实症；夜间痛重者阴火也，乃是虚症。虚症即用此方急治之，随手建功，何至变生不测哉。

此症用**还光饮**亦妙。

熟地一两 山茱萸四钱 枸杞 甘菊 同州蒺藜 玄参 麦冬各三钱 葳蕤五钱 肉桂三分 水煎服。十剂全愈。

人有阴火上冲，两目红肿，泪出而不热，羞明而不甚，日出而痛轻，日入而痛重，此非虚症之痛乎？然不在肝而在肾也。肾中无火，下焦寒甚，乃逼其火而上行，浮游于目而目痛也。治法不可泻火，而宜补火，并不可仅补火，而兼宜补水。肾中真寒而火不存，实肾中少水而火无养也。水火原不可两离，补水即宜补火则水不寒，补火即宜补水则火不燥。治阴虚火动之症者，无不当兼治，何独于治目者殊之。方用**八味地黄汤加减**：

熟地一两 山茱萸五钱 山药五钱 茯苓 泽泻 丹皮各三钱 柴胡五分 白芍五钱 甘菊花三钱 肉桂一钱 水煎服。

一剂而阴火归源，目疾顿愈。抑何其治法之神乎？盖阴阳之道，归根最速，吾用六味大滋其肾中之水，加肉桂以温其命门之火，火喜水养，即随水而同归于本营，龙雷安静，而云汉①之间火光自散，有不返为青天白日之世界乎。况佐之柴、芍、甘菊，风以吹之，通大泽之气，而雷火更且安然也。

此症用**抑火散**亦效。

熟地 麦冬各一两 北五味 肉桂各一钱 巴戟天 葳蕤各五钱 水煎服。一剂效，二剂全愈。

人有能近视而不能远视者，近视则蝇脚细字辨晰秋毫，远视则咫尺之外不辨真假，人以为肝血之不足，谁知是肾火之本微乎？肾火者，先天之火也，是火存于肾水之中。近视之人，既非水之不足，何致火之无余？不知先天之火，天与之也，生来火微，光焰自短。盖眼目之中，不特神水涵之，抑亦神火藏之，故凡光能照远者火也，近视之人，正神火之微耳。神火藏于目中，而发于肾内，治近视之病，必补肾火为主。然而火非水不养，虽近视之人，原有肾水，然能保其后天之斫削乎。水中补火，不易之道也。[批]近视之人无神光以照远也，神光即命门之火。补火以生光，一定之理。方用**养火助明汤**：

熟地五钱 山茱萸三钱 葳蕤五钱 巴戟天一两 肉桂一钱 麦冬三钱 北五味子三分 枸杞三钱 水煎服。

一月之后，自然渐能远视矣。仍将前药修合丸散，日日吞服，一年之后，远近俱能视也。但服药之时，必须坚忍色欲为妙，否则仅得半之道耳。此方补命门之火，所以助其阳也。虽助阳无非益阴，本无他害，诚恐不善受益者，借阳以作乐，故戒之如此。

此症用**鉴远汤**亦佳。

附子 北五味各一钱 熟地 葳蕤各一两 山茱萸五钱 水煎服。

人有目痛，二瞳子大于黄精，视物无准，以小为大，人以为内热之故也，谁知是气血之虚，而骤用热物火酒以成之者乎。夫五脏六腑之精，皆上注于目，而瞳子尤精之所注也。故精足则瞳子明，精亏则瞳子暗。视物而眛大小者，盖筋骨气血之精而为脉并为系，上属于脑。脑热则瞳子散大，而脑之所以热者，由于多食辛热之物也。火酒者，酒中至热之浆，且其气又主散，脑中之精最恶散而最易散，热而加散，脑气又乌能安然无恙乎？自必随热而随散矣。脑气既热，则难于清凉，更难于静，固欲瞳子之不散大而不可得，又乌能视物有准哉。治法以解热益气为主，而解热必须滋阴，滋阴自易降火，然后于滋降之中佐之酸收之味，始克敛瞳神之散大也。[批]火酒能散脑中之气，散气则髓耗，髓耗则精耗矣。方用**敛瞳丹**：

熟地一两 山茱萸五钱 白芍一两 当归五钱 黄连三钱 五味子一钱 人参三钱 甘草一钱 地骨皮五钱 柴胡五分 柞木枝三钱 陈皮五分 黄柏五分 水煎服。

连服四剂，瞳子渐小，再服四剂，而视物有准矣，服一月全愈。此方凉血于补血之中，泻邪于助正之内，祛酒热于无形，收散精于不觉，实有不知其然而然之妙，较东垣治法为更神也。

此症用**束睛丹**亦效。

熟地 白芍 麦冬各一两 人参五钱 炒栀子 川芎各三钱 北五味一钱 水煎服。十剂全愈。

人有病目数日，而即生翳，由下而上，其翳色作澹绿状，瞳子痛不可当，人以为肝木之风，谁知是肾火乘肺，肺火与肾水相合而不解乎。夫肾主黑色，肺主白

————————
① 云汉　银河的别称。

色，白与黑相合，必变绿色也。惟是肾为肺子，肺为肾母，二火何以相犯，乃子母之变耳。第子母相犯者，无关轻重，其翳出下而上，是子犯其母，亦绿母之过柔也。天下安有母旺，而子敢犯者乎。是治之之法补母，而子之逆可安矣。虽然子之天性凶逆，亦从旁之人必有导之，始敢安于逆而不顾。肾火之犯肺者，亦经络之多不调也。补肺金以抑肾，乌可不调其经络，以孤肾火之党乎。［批］发明绿色，妙在近理。方用**健母丹**：

麦冬 天冬各一两 生甘草 黄芩各一钱 茯苓 青蒿 白芍 桔梗 丹参各三钱 陈皮三分 天花粉二钱 水煎服。

一剂而绿色退，四剂而目翳散，十剂全愈。此方用二冬以补肺，用甘草、桔梗以散肺之邪，用黄芩以退肺之火，则肺气既旺，而肾火自难侵。况益之茯苓以泻膀胱之火，用青蒿以泻胃脾之热，白芍以平肝胆之气，丹参以清心内之炎，是脏腑无非清凉，而肾脏邪火安能作祟。譬如一家之中，叔伯兄弟尽是正人君子，群来解劝，而忤逆之儿即不愧悔自艾①，断不能增添其横，而为犯上之乱矣。

此症用**益肺汤**亦效。

麦冬二两 天门冬五钱 生地 玄参各一两 水煎服。十剂愈。

人有两目无恙，而视物皆倒植，人以为肝气之逆，谁知是肝叶之倒置乎。夫目之系通于肝，而肝之神注于目，肝斜则视斜，肝正则视正，肝直则视直，肝曲则视曲，肝歧则视歧，此理之常也。今视物倒植者，乃肝叶倒而不顺耳。此必因吐而得者。盖吐则五脏反覆，而肝叶开张，壅塞于上焦，不能一时迅转，故肝叶倒而视物亦倒也。治法宜再使之吐。然而一吐已伤五脏，再吐不重伤五脏之气血乎？但不吐

而肝叶不易遄转，吾于吐中而仍用和法。方用**安脏汤**：

参芦鞭二两 瓜蒂七个 甘草一两 荆芥三钱 水煎三大碗，顿服之，即用鹅翎扫喉中，必大吐。

吐后而肝叶必顺矣。［批］此等病正宜用吐。瓜蒂散原是吐药，余加参芦鞭、甘草、荆芥者，于补中以行其吐，即于吐中以安其经络，何至五脏反覆，以重伤其气血哉。此乃吐之变法也，凡虚人而宜用吐法者，皆可照此法治之。

此症用**参芦汤**吐之亦妙。

人参芦四两 煎汤数碗，尽服之，以鹅翎扫喉引吐，吐后即愈。

人有惊悸之后，目张不能瞑，百计使之合眼不可得，人以为心气之弱，谁知是肝胆之气结乎。虽五脏六腑，皆禀受脾土，上贯于目，而目之系实内连肝胆也。肝胆血足而气舒，肝胆血亏而气结，然此犹平居无事之谓也。肝胆逢惊则血缩，肝胆逢悸则血止，血止血缩，而气乃因之而结矣。气结则肝胆之系不能上通于目，而目之睫不能下矣。治法必须解其气结，然而不易解也，仍当补其肝胆之血，血旺则气伸，而结乃解也。［批］按：足太阳之筋为目上纲，足阳明之筋为目下纲，热则筋纵目不开。似乎目之开闭，乃足太阳、阳明主之。今目张不瞑，属之肝胆气结，岂前说非欤？不知太阳、阳明一经木气之郁，则目之纲无权，非肝胆为目之纲也。远公真善谈纲。方用**解结舒气汤**：

白芍一两 当归一两 炒枣仁一两 郁李仁三钱 水煎服。一剂而目能瞑矣。

白芍平肝胆之旺，于泻中能补；当归滋肝胆之枯，于补中能散；炒枣仁安心之

————————
① 自艾 自悔也。

药，心安则不必取资于肝胆，子安而母更安也。郁李仁善能去肝胆之结，人之于三味之中，尤易入肝而舒滞去郁也，所以一剂奏功耳。

此症用**舒结汤**亦神。

柴胡 荆芥各二钱 白芍一两 甘草 半夏 独活各一钱 炒枣仁四钱 麦冬五钱 水煎服。一剂目瞑而卧。

人有无故忽视物为两人，以为肝气之有余，谁知是脑气之不足乎？盖目之系下通于肝，而上实属于脑，脑气不足，则肝之气应之，肝气大虚不能应脑，于是各分其气以应物，因之见一为两矣。孙真人曰：邪中于头，因逢身之虚其入深，则随目系入于脑，入于脑则转，转则目系急，急则目眩以转。邪中于睛，所中者不相比则睛散，睛散则歧，故见两物。此言尚非定论。治法必须大补其肝气，使肝足以应脑，则肝气足而脑气亦足也。方用**助肝益脑汤**：

白芍二两 当归一两 人参三钱 郁李仁二钱 柴胡五分 天花粉二钱 细辛五分 川芎三钱 甘菊花五钱 薄荷八分 生地五钱 天门冬三钱 甘草一钱 白芷三分 水煎服。

一剂而视物为一矣，二剂全愈。此方全是益肝之药，非益脑之品也。不知补脑必须添精，而添精必须滋肾。然而滋肾以补脑，而肝之气不能遽补，不若直补其肝，而佐之祛邪之药为当。盖脑气不足，而邪得以居之，不祛邪而单补其精于脑气，正无益也，治肝正所以益脑也。

此症亦可用**补瞳神丹**。

当归 白芍各一两 郁李仁 黑荆芥 丹皮各三钱 麦冬 川芎 葳蕤各五钱 细辛五分 水煎服。二剂愈。

人有病目之后，眼前常见禽鸟昆虫之飞走，捉之则无，人以为怪，而不知非怪也，乃肝胆血虚，有痰而闭结之也。夫肝胆属木，木中无血以润之，则木气过燥矣。内燥必取给于外水，然而肝胆喜内水之资，而不喜外水之养，于是外水不变血而变痰。血资肝胆则有益，痰侵肝胆则有损，且血能入于肝胆之中，痰难入于肝胆之内。痰既在外，反壅塞肝胆之窍，而气不能展矣。见禽鸟昆虫之飞走者，皆痰之作祟也。治法益肝胆之血，而兼消其外壅之痰。[批]肝胆喜内水而恶外水，亦无人道破。方用**四物汤**加味治之。

熟地三钱 白芍五钱 当归一两 川芎二钱 酸枣仁五钱 青葙子三钱 茯神三钱 陈皮一钱 甘草一钱 半夏三钱 白术二钱 水煎服。

四剂目无所见矣。此方用四物汤以滋肝胆，用茯苓、半夏、白术以分消其湿痰。加入枣仁、青葙者，以青葙走目中之系，枣仁去心内之迷，心气清而痰易出，目系明而邪自散也。然但用二味，而不合前药同用，正未能出奇制胜耳。

此症用**向荣汤**亦妙。

当归 白芍 生地各一两 麦冬五钱 白芥子 茯苓各三钱 贝母一钱 柴胡五分 水煎服。十剂全愈。

人有目痛之余，两目白眦尽变为黑，不痛不疼，仍能视物无恙，毛发直如铁条，痴痴如醉，不言不语，人以为血愦之症也，谁知是肾邪之乘心乎。夫心属火，肾属水，二经似乎相克，然而心火非肾水不能相养，肾水不上交于心，则心必有烦燥之忧。但肾水仅可相资于心，而不可过侮夫心也。肾气乘心，本欲救心之枯，而肾中倘有邪水，亦挟之以资心，则心受伤矣。心受肾邪，本自死症乃不死，而但现黑色于目者，以肾来救心，而非犯心也。心畏肾邪，而又不敢明彰肾之过，白眦变黑，赤白难分，毛发直竖，非怒极之验乎。痴痴如醉，不言不语，非挟制太甚，无可如何之象乎。治法宜斩关直入，急救心君之垂危，祛荡肾邪，拨乱反正之为得也。方用**转治汤**：

茯苓五钱　人参五钱　附子二钱　五灵脂末二钱　菖蒲一钱　白芥子三钱　白术五钱　良姜一钱　水煎服。

一剂而痴醉醒，二剂而毛发软，三剂而黑眦解，四剂全愈。夫肾中之邪，不过寒湿之气，用辛燥温热之剂，自易祛邪，况佐之夺门之将，辅之引路之人，有不恢复于须臾，定乱于顷刻哉。

此症用**利水益心丹**亦佳。

茯苓　人参　薏仁　巴戟天各五钱　白芥子　肉桂各三钱　白术一两　水煎服。四剂全愈。

人有月经不通，三月忽然眼目红肿，疼痛如刺，人以为血虚而不能养目也，谁知是血壅而目痛乎。夫经水不通，似乎血枯之症，然而血过于盛，则肝气反闭塞而不通。经既不通，则热无可泄，不下行而转壅于上，而肝之窍开于目，乃走肝而目痛矣。此等之痛，肝脉必大而有力，或弦而滑，必非细涩缓无力之状也。治法不可补血以助热，宜通经以泻肝。[批]血壅目痛，惟妇人有之，男子正少。方用**开壅汤**：

红花三钱　当归尾三钱　牛膝二钱　桃仁十四个　柴胡二钱　丹皮三钱　大黄一钱　香附一钱　郁金三钱　天花粉二钱　玄胡索一钱　水煎服。

一剂而经通，再剂而目愈。此方全不治目，但去通经，经通而热散，热散而目安也。

此症可用**泻壅丹**。

当归一两　红花五钱　大黄二钱　生地五钱　荆芥三钱　桃仁十粒　丹皮三钱　炒栀子二钱　水煎服。一剂而血通，二剂而目之肿全消，不必三剂也。

血症门二十一则

人有一时狂吐血者，未有不本之火者也。然血已吐出如倾盆，则火必变为虚火矣。实火可泻，而虚火断不可泻，况血已吐出，无血养身，而又用泻火之药，以重伤其胃气，毋论血不能聚生，而气亦不能遽转，往往有至气脱而死者。治法不可止血，而当活血，尤不可活血，而急当固气。盖气固则已失之血可以渐生，未失之血可以再旺耳。[批]血脱益气虽本于前人，而实火变虚，实出于创说。方用**固气生血汤**：

黄芪一两　当归五钱　荆芥炒黑，二钱　水煎服。

一剂血止，再剂气旺，四剂血各归经，不致再吐矣。此方即补血汤之变，全在荆芥引血归于气分之中，引气生于血分之内，气血之阴阳既交，则水火之阴阳自济，断不至脏腑经络再有拂逆，使血冲击而再呕也。盖有形之血不能速生，无形之气所宜急固，吐血不治血而治气，前人已有言之者，余不必再论之。大约此方，治初起呕狂血者，若吐血既久，尚宜斟酌。

此症用**黄荆汤**亦神。

生地四两　炒黑荆芥三钱　煎服血止。

人有久吐血而未止，或半月一吐，或一月一吐，或三月数吐，或终年频吐，虽未咳嗽，而吐痰不已，委困殊甚，此肾肝之吐也。夫吐血未必皆是肾肝之病，然吐血而多，经岁月未有不作肾肝者。肾肝既伤，则水不能养肝，而肝木必燥，龙雷之火不能安于木中，必下克于脾胃，而脾胃寒虚，龙雷之火，乃逆冲于上，以欺肺金之弱，挟胃中之血，遂火旺而沸腾，随口而出矣。治法必肾、肝、肺三经统补之。方用**三台救命汤**：

熟地半斤 麦冬三两 丹皮二两 水煎二碗，一日服尽，不再吐。

熟地补肾以滋肝，麦冬清肺以制肝，丹皮去肝中浮游之火，又能引上焦之火以下归于肾脏，使血归经也。然非大用之，则火势燎原，何能止抑其炎炎之势，故必用重剂，则滂沱大雨，而遍野炎氛始能熄焰。至于火息血静，用地黄丸调理三年，乃延生之善计，愿人守服以当续命膏也。

此症用**填精止血汤**甚佳

熟地二两 山茱萸四钱 麦冬五钱 北五味子一钱 炒黑荆芥三钱 白芍一两 水煎服。十剂，血不再吐。

人有吐黑血者，虽不至于倾盆，而痰嗽必甚，口渴思饮，此肾经之实火也。盖肾中之火，又挟心包相火并起而上冲耳。然而心包之火可泻，而肾火终不可泻，泻心包之火，必致有伤于肾，吾乃泻其肝，则二经之火不泻而自泻也。肝为心包之母，而肾之子也，母弱而子不能强，子虚而母亦自弱耳。[批] 泻肝木以退心包与肾之火，实有见解。方用**两泻汤**：

白芍一两 丹皮一两 地骨皮一两 炒黑栀子三钱 玄参一两 水煎服。

连服二剂，而黑血变为红色矣，再服二剂而咳嗽除，血自止，神效也。夫黑乃北方之色也，黑血宜属肾，而乃兼属之心火者，亦犹火热之极，投于水中，则化为乌薪。心包之火同入于肾中，则火极似水，又何疑乎。今用两泻之汤，虽泻肝木，其实仍是两泻心包与肾经也。火得水

而解，血得寒而化，此黑血之所以易变，而吐血之所以易止也。

此症亦可用**三仙散火汤**。

玄参三两 生地二两 白芍一两 水煎服。二剂即止血。

人有感触暑气，一时气不得转，狂呕血块而不止者，此暑邪犯胃也。其症必头痛如破，汗出如雨，口必大渴，发狂乱叫，若作虚症治之，必反增剧，如当归补血汤又不可轻用也。法宜消暑热之气，而佐之下降归经之药，则气不逆，而血自止矣。方用：

青蒿一两 当归五钱 荆芥炒黑，三钱 石膏一两 麦冬五钱 玄参五钱 大黄一钱 水煎服。

一剂而暑气消，口渴止，二剂而血归于经，诸症悉愈，不可再用三剂也。此方名为**解暑止血汤**。青蒿能于解暑之中善退阴火，则阴阳既济，而拂抑之气自除，于是以石膏退胃火，麦冬退肺火，玄参退肾火，荆芥从上焦而引火下行，又得大黄迅逐不再停于胃，又恐血既上越，大肠必然燥结，加入当归之滑，以助其速行之势，故旋转如环，而取效甚捷也。[批] 暑犯心而吐血，不用黄连以安心，又是何故？以黄连气燥，以燥治热，恐不遽入，反不若退各经之火而心转安也。

此症亦可用**散暑止血汤**，甚神。

大黄 生地 石膏各三钱。

人有痰中吐血如血丝者，日间则少，夜间则多，咳嗽不已，多不能眠，此乃肾中之火，冲入咽喉，而火不得下归于命门，故火沸为痰而上升，而心火又欺肺金之弱，复来相刑，是水之中，兼有火之气，所以痰中见血丝也。[批] 血丝最难止，调理养心为上，服药尚其次也。方用

化丝汤：

熟地一两　麦冬五钱　贝母一钱　玄参五钱　茯苓三钱　苏子一钱　地骨皮三钱　沙参三钱　荆芥炒黑，一钱　水煎服。

一剂而血丝少，再剂而血丝断矣。此方肺、肾、心三经并治，加之去痰退火之剂，消弭于无形，故能成功之速，倘不用补剂，而唯事于去痰退火，吾恐痰愈多而血愈结也。惟是既愈之后，不可仍服此方，宜服**益阴地黄丸**。方用：

熟地一斤　山药八两　麦冬十两　北五味三两　山茱萸八两　丹皮六两　茯苓六两　地骨皮十两　泽泻四两　蜜为丸，服一年，永不再发。

此症用**还源汤**亦佳。

熟地一两　山茱萸五钱　炒黑荆芥三钱　地骨皮五钱　麦冬三钱　天门冬二钱　甘草贝母各三分　桔梗五分　水煎服。三十剂愈。

人有久吐血，百计止之而不效者，盖血犯浊道也。夫火不盛与气不逆，则血俱不吐，当知气逆由于火盛，欲治气逆，必须降火。然而火盛既久，则火不能盛，气逆既久，则气更加逆，似乎泻火易而降气难，不知火泻则气亦随之而降矣。但火久则变为虚火，虚火宜引，而引火之药，多是辛热之味，恐反有助逆之虑，不若壮水以镇阳火之为得也。［批］引火不若壮水。愚意于壮水中而用引火之药，未为不可。方用**壮水汤**：

熟地二两　生地一两　荆芥炒黑，二钱　三七根末三钱　水煎服。

一剂而血即止，再剂而血即断，不再发也。熟地与生地同用，补精之中，即寓止血之妙，荆芥引血而归于经络，三七根即随之而断其路径，使其入而不再出也。火得水而消，气得水而降，此中自有至

理也。

此症单用三七根末三钱，加入童便一碗，调服即止。

人有大怒吐血，色紫气逆，两胁胀满作痛，此怒气伤血，不能藏而吐也。肝本藏血，逢怒则肝叶开张，血即不能藏矣。肝气本急，怒则更急，急则血自难留，故一涌而出，往往有倾盆而吐者。况肝中原有龙雷之火，因怒而击动其火，于是劈木焚林，而血乃上越矣。血既上涌，肝无血养，自然两胁作痛，轻则胀满矣。治法急宜平其肝气，而少加清凉之品，则怒气一平，而龙雷之火自收，血症可愈。倘一味用止血之药，反足以拂其火热之性也。［批］怒气伤肝，平肝则气平，而血亦止。方用**平肝止血散**：

白芍二两　当归一两　荆芥炒黑，三钱　炒栀子二钱　甘草一钱　丹皮二钱　水煎服。

一剂而肝气平，二剂而吐血止，三剂气不逆，而胀痛尽除也。芍药平肝，而又能益肝中之气血，同当归用之，则生血活血，实有神功。丹皮、栀子不过少凉其血，以清其火，以便荆芥之引经，甘草之缓急也。

此症用**断红饮**亦神效。

白芍　当归各一两　荆芥炒黑，三钱　三七根末三钱　水煎调服。一剂即止血。

人有咯血者，血不骤出，必先咳嗽不已，觉喉下气不能止，必咯出其血而后快，人以为肺气之逆也，谁知是肾气之逆乎。肾气者，肾中之虚火也。虚火之盛，出于真水之衰，不能制火，致火逆冲而上，血遂宜大吐矣，又何必咳而后出，盖肺气阻之也。夫肺为肾之母，肾水者肺之顺子，肾火者肺之骄子也。肺本生肾水，

而不生肾火，恶娇子之凌犯也，其骄子因肺母之偏于肾水，乃上犯劫夺肺金之血，而肺又不肯遽予，故两相牵制而咯血也。[批]肾水为肺之顺子，肾火为肺之骄子，亦前人所未道。方用**六味地黄汤**：

熟地一两　山茱萸三钱　山药三钱　麦冬一两　五味子一钱　茯苓　泽泻　丹皮各二钱　水煎服。

连服四剂，血必不咯矣，服一月全愈。用六味汤以大资其肾水，用麦冬、五味以大益其肺金，自足以制火之有余，何至于血之再咯而出哉。此治水所以不须泻火也。

此症用**生熟二地汤**亦妙。

生地　熟地各二两　水煎服。十剂即愈。

人有嗽血者，因咳嗽而出血也。其症多因劳伤而成，耗损肾水，水不能分给于各脏，而又不慎于女色，则水益涸矣。水涸而肺金必来相生，以泄肺金之气，而无如肾水日日之取给也，则子贫而母亦贫矣。夫贫子盗母之资，则母有剥肤之痛。欲求救于胃，而胃又受肝火之凌，则胃不敢生肺。肝木生火，则心火必旺，心火一旺，必来乘肺。肺受外侮，必呼子相援，而肾子水衰，不能制火，火欺水之无用，凌肺愈甚。肺欲避之子宫①，而肾子之家，又窘迫干枯，无藏身之地，势不得不仍返于本宫，而咳嗽吐血矣。治法自宜救肺，然而徒救肺，而肾之涸如故，则肺之液仍去顾肾而肺仍伤也。故治肺仍须补肾，肾水足而肝木平，心火息，不必治肺而肺已安矣。方用**救涸汤**：

麦冬二两　熟地二两　地骨皮一两　丹皮一两　白芥子三钱　水煎服。

一剂而嗽轻，二剂而咳轻，连服十剂，咳嗽除而血亦自愈。麦冬与熟地同用，乃肺肾两治之法也，加入地骨、丹皮者，实有微义。盖嗽血必损其阴，阴虚则火旺。然此火旺者，仍是阴火，而非阳火也。我用地骨、丹皮以解骨髓中之内热，则肾中无煎熬之苦，自然不索于肺金，而肺中滋润，自然清肃之气下济于肾内，子母相安，则肾水渐濡，可以养肝木，可以制心火，外侮不侵，家庭乐豫，何至有损耗之失哉。至于白芥子，不过消膜膈之痰，无他深意，以阴虚咳嗽者，吐必有痰，故取其不耗真阴之气也。

此症用**麦冬熟地汤**亦佳。

熟地二两　麦冬一两　水煎服。十剂全愈。

人有鼻中流血，经年经月而不止者，或愈或不愈，此虽较口中吐血者少轻，然而听其流血而不治，与治不得其法，皆能杀人。盖吐血犯胃，衄血犯肺，胃为浊道，肺为清道也。犯浊道，则五脏尽皆反覆；犯清道，则止肺经一脏之逆也。气逆则变症多端，故皆能杀人。治法宜调其肺气之逆，但肺逆成于肺经之火。夫肺属金，本无火也，肺经之火，仍是肾水之火，肺因心火之侵，肾水救母而致干涸，以肾火来助，乃火与火斗，而血遂妄行，从鼻而上越矣。然则调气之法，舍调肾无他法也，而调肾在于补水以制火。[批]大约血症俱宜顾肾，此治血所以皆宜补而不宜泻也。方用**止衄汤**：

生地一两　麦冬三两　玄参二两　水煎服。

一服即止。麦冬直治其肺金之匮乏，生地、玄参以解其肾中遏抑之火。火退而气自顺，血自归经矣。倘畏此方之重而减轻，则火势炎炎，未易止遏，不能取

————
① 子宫　肾水之宅也。

效也。

此症用**麦冬三七汤**亦神。

麦冬三两　三七根三钱　水煎调服。二剂即止。

人有耳中出血者，涓涓不绝，流三日不止而人死矣。此病世不尝有，然而实有其症也。耳者，肾之窍也。耳中流血，自是肾虚之病。然而肾虚，血不走胃，不从口出，而偏从耳出者，正有其故，盖心包火引之也。心包之火与命门之火原自相通，二火沸腾，则血不走胃而走耳矣。盖胃为心包之子，胃恐肾火之害心，而兼害胃，故引其火而上走于耳，诸经所过之地，尽卷土而行，故血乃随之而出也。虽耳窍甚细，不比胃口之大，无冲决之虞，而涓涓不绝，岂能久乎？故必须急止之。[批]耳开窍于肾，耳出血，宜在肾矣，偏于肾之外发出如许，异论。方用**填窍止氛汤**：

麦冬一两　熟地二两　菖蒲一钱　水煎服。一剂而效如响。

用熟地以填补肾经之水，麦冬以息心包之焰，二经之火息，而耳窍不闭，则有孔可钻，虽暂止血，未必不仍然越出也。故用菖蒲，引二味直透于耳中，又引耳中之火，而仍返于心包，火归而耳之窍闭矣。如此用药之神，真有不可思议之妙。[批]耳衄外治，用龙骨末吹入即止。

此症用**截流汤**亦神效。

熟地二两　生地　麦冬各一两　三七根末三钱　菖蒲一钱　水煎服。一剂即止血。

人有舌上出血不止者，舌必红烂，其裂纹之中，有红痕发现，血从痕中流出，虽不能一时杀人，然而日加顿困，久亦不可救援也。此症乃心火太炎，而肾中之水不来相济。夫心必得水以相养，邪水犯心

则死，真水养心则生，故心肾似乎相克，而其实相生也。今肾水不交于心，则欲求肾之养而不可得，乃借资于舌下之廉泉，终日取给其津液，未免舌为之敝而干涸矣。夫廉泉有水能灌注五脏，然而肾水足而廉泉之水亦足，肾水枯而廉泉之水亦枯。譬如江河之水旺，而井水亦满也。今肾水既不济于心之中，何能越心而上升于唇口之上，此廉泉欲自养方寸之舌而不能，何能济心之炎热乎。故泉脉断而井甃①裂，亦无济于心而并烂其舌。舌即烂矣，清泉泥泞，必流红水而成血也。治法必大补其心肾，使心肾交济，而舌血不断而自止也。方用**护舌丹**：

丹皮三钱　麦冬三钱　桔梗三钱　甘草一钱　玄参五钱　人参一钱　熟地一两　五味子一钱　黄连三分　肉桂一分　水煎服。

一剂而舌之血即止，连服四剂，而舌之烂亦愈。此方全不治舌，而但交其心肾。心肾交，而心之气下通于肾，宁再求济于舌乎。舌不能耗津于心，则舌得自养，此不治舌正胜于治舌，不止血而正胜于止血耳。

此症用**清心救命丹**亦神效。

玄参　麦冬各一两　甘草一钱　菖蒲三分　茯神　人参　三七根末各三钱　五味子三粒　水煎调服。一剂即止血。

人有齿缝出血者，其血之来，如一线之标，此乃肾火之沸腾也。夫齿属肾，肾热而齿亦热，肾虚而齿亦虚，肾欲出血而齿即出血矣。虽然齿若坚固，则肾即欲出血，无隙可乘，似乎必须治齿，然而徒治齿无益，仍须治肾。盖肾为本，而齿为末也。夫肾火乃龙雷之火，直奔于咽喉，血宜从口而出，何以入于齿耶？盖肾火走

---

① 甃　音昼，井壁。

任、督之路而上趋于唇齿，无可出之路，乘齿缝有隙而出之。龙雷之火，其性最急，而齿缝之隙细小，不足以畅其所出，故激而标出如线也。方用**六味地黄汤加麦冬、五味、骨碎补**治之。

熟地一两　山药四钱　山茱萸四钱　丹皮五钱　泽泻三钱　茯苓三钱　麦冬五钱　五味子一钱　骨碎补一钱　水煎服。

一剂而血即止也。连服四剂，永不再发。六味地黄汤大补肾中之真水，水足而火自降，火降而血不妄行矣。又虑徒补肾水，而水不易生，用麦冬、五味子以补其肺，从肾之化源而补之也。补肺而水尤易生，加入骨碎补透骨以补其漏，则血欲不止而不可得矣。

此症亦可用**阖缝丹**。

猴姜　人参　北五味　三七根末各一钱　甘草三分　各为细末，擦牙，含漱即止血。止后用六味丸则不再发。

人有脐中流血者，其血不十分多，夹水流出，人亦不十分狼狈。然脐通气海、关元、命门，乌可泄气乎？虽流血非泄气之比，而日日流血，则气亦随之而泄矣。治法自应闭塞脐门，然而不清其源，而徒闭其门，亦徒然也。夫脐之所以出血者，用大小肠之火也，二火齐旺，必两相争斗于肠中，小肠之火欲趋出于大肠，而大肠之火欲升腾于小肠，两不相受，而火乃无依，上下皆不可泄，因脐有隙，乃直攻其隙而出。火出于脐，而血亦随之矣。然则治脐之出血，可不急安其大小肠之火乎。然大小肠之所以动火，以肾经干燥无水以润之也。故治大小肠之火，仍须以治肾为主。方用**两止汤**：

熟地三两　山茱萸一两　麦冬一两　北五味五钱　白术五钱　水煎服。

一剂即止血不流，四剂除根。熟地、山茱以补肾水，麦冬、五味以益肺气；多用五味子，不特生水，而又取其酸而敛之也。加白术以利腰脐，腰脐利则水火流通，自然大小肠各取给于肾水，而无相争之乱，水足而火息，血不止而自止也。

此症用**障脐汤**亦甚神。

大黄五分　当归　生地各一两　地榆三钱　水煎服。一剂即止血。

人有九窍流血者，其症气息奄奄，欲卧，不欲见日，头晕身困，人以为祟凭之，不知此乃热血妄行，散走于九窍也。视其症若重，然较狂血走一经者反轻，引血归经则血不再流矣。夫人一身之中无非血也，九窍出血，乃由近而远，非尽从脏腑而出。然而治法，仍须治脏腑，而不可止治经络，以脏腑能统摄经络也。方用**当归补血汤**加味治之。

当归五钱　黄芪一两　荆芥炒黑，三钱　人参三钱　白术五钱　生地五钱　水煎服。

一剂即止血，二剂不再流矣。热血妄行，不清火而反补其气，因由于气之虚也。气虚则不能摄血，血得火而妄行，逢窍则钻。今补其气则气旺矣，气旺自能摄血。倘用止抑之法则一窍闭，而众窍安保其尽闭乎。用补血汤，而又行气凉血，未尝无清火之味，焉行不奏功如神哉。[批]气虚不能摄血，然精虚亦不能藏血，遇意补气更当补精。

此症可用**掩窍丹**。

人参　当归　生地　玄参各一两　炒黑荆芥三钱　甘草一钱　水煎服。一剂即止血，二剂全愈。

人有大便出血者，或粪前而先便，或粪后而始来，人以为粪前来者属大肠之火，粪后来者属小肠之火，其实皆大肠之火也。夫肠中本无血也，因大肠多火，烁干肠中之液，则肠薄而开裂，血得渗入，裂窍在上则血来迟，裂窍在下则血来速，非小肠之能出血也。小肠出血，则人且立死。盖小肠无血，如有血则心伤矣，心伤安能存活乎。故大便出血，统小肠论之，以辨症则可，谓大便之血，以粪后属小肠，则不可也。是治便血之症，宜单治大肠，然而大肠之所以出血，非大肠之故也。肾主大小便，肾水无济于大肠，故火旺而致便血也。[批]一洗从前辨血先后之误。方用三地汤：

熟地一两　当归一两　生地一两　地榆三钱　木耳末五钱　水煎调服。

一剂即止血，二剂全愈。精血双补，则肠中自润，既无干燥之苦，自无渗漏之患，况地榆以凉之，木耳以塞之，有不取效之速者乎。

此症用荸荠熟地汤亦神。

熟地三两　地栗三两，捣汁，同熟地煎汤服。二剂即止血。

人有小便溺血者，其症痛涩马口，如刀割刺触而难忍，人以为小肠之血也，而不知非也。小肠出血，则人立死，安得痛楚而犹生乎？因人不慎于酒色，欲泄不泄，受惊而成之者。精本欲泄，因惊而缩，入则精已离宫，不能仍反于肾中，而小肠又因受惊，不得直泄其水，则水积而火生，于是热极而煎熬，将所留之精化血而出于小便之外，其实乃肾经之精，而非小便之血也。治法宜解其小肠之火，然而解火而不利其水，则水壅而火仍不得出，精血又何从而外泄哉。[批]小肠之血，乃肾精所化，论确而奇。方用水火两通丹：

车前子三钱　茯苓五钱　木通一钱　栀子三钱　黄柏一钱　当归五钱　白芍一两　扁蓄一钱　生地一两　水煎服。

一剂而涩痛除，二剂而溺血止，三剂全愈，不必用四剂也。方中通利水火，而又加平肝补血之药者，盖血症最惧肝木克脾胃，则脾胃之气不能升腾，而气乃下陷，气陷而血又何从而升散乎。今平其肝则肝气舒，而脾胃之气亦舒，小肠之水火两通，败精有不速去者乎。

此症用通溺饮亦神。

黄柏　车前各三钱　茯苓　白术各五钱　王不留行二钱　肉桂三分　黄连一钱　水煎服。二剂即止血。

人有皮毛中出血者，或标出如一线，或渗出如一丝，或出于头上，或出于身中，或出于两胫之间，皆肺肾两经之亏，火乘隙而外越也。此等之症，舍补肾水，无第二法可救。然而补肾之功缓，必须急补其气，气旺则肺金自旺，而皮毛自固矣。[批]补气亦宜补肾为是。方用肺肾两益汤：

熟地二两　人参一两　麦冬一两　三七根末三钱　水煎服。

一剂而血即止矣。再用六味地黄汤加麦冬、五味调服一月，不再发。盖熟地壮水，麦冬益金，金水相资，则肺肾之火自息，血自归经，何至走入皮毛而外泄，况三七根原能止血乎。[批]如从毛孔出，名曰肌衄。用郁金末水调，鹅翎扫之，外治亦能止血。

此症用芪归敛血汤亦神效。

黄芪　玄参各一两　当归五钱　麦冬一两　北五味一钱　苏子二钱　三七根末三钱　水煎调服。一剂即止血。

人有唾血不止者，然止唾一口而不多唾，人以为所唾者不多，其病似轻，而不知实重。盖此血出于脾，而不出于胃也。夫脾胃相表里者也，血犯胃已伤中州之土，先天已亏矣，况更犯脾阴之后天乎。胃主受而脾主消，脾气一伤，不能为胃化其津液，虽糟粕已变，但能化粗而不能化精，以转输于五脏六腑之间，则脏腑皆困，是脾之唾血，更甚于胃之吐血矣。然而脾之所以唾血者，仍责之胃土之虚，不特胃土之虚，而尤责之肾水之衰也。盖胃为肾之关门，肾衰则胃不为肾以司开合，而脾之血欲上唾，而胃无约束，任其越出于咽喉之上矣。故脾之唾血，虽脾火之沸腾，实肾胃二火之相助也。治法平脾之火，更须补肾水以止胃之火也。方用**滋脾饮**：

人参三分　茯苓二钱　玄参　丹皮　芡实　茅根　山药各三钱　熟地一两　沙参五钱　甘草五分　水煎服。一剂而唾血止，再剂全愈。

此方轻于治脾，而重于补肾，诚探本之法也。倘止泻脾火之有余，必致损胃土之不足。胃气伤，而脾气更伤，然后始去补肾，则不能生肾水矣，何能制脾火之旺哉，毋论唾血难止。吾恐胃关不闭，而血且大吐矣，此滋脾饮之所以妙耳。

此症用**同归汤**亦神效。

白术　玄参各一两　熟地二两　北五味一钱　荆芥炒黑，三钱　贝母五分　水煎服。一剂即止血。

人有双目流血，甚至直射而出，妇人则经闭不行，男子则口干唇燥，人以为肝血之妄行也，谁知是肾中火动乎。夫肾中之火，相火也，若君火宁静，则相火不敢上越，惟君火既衰，而后心中少动于嗜欲，则相火即挟君主之令，以役使九窍，而九窍尊君之命，不敢不从，听其所使矣。心之系通于目，肝之窍开于目，肝中有火，亦相火也，与肾中命门之相火，心中包络之相火，正同类也。同气相助而沸

腾，不啻如小人结党，比附而不可解，直走心肝之窍系，血不下行而上行矣。治法似宜补心君之弱，以制肾火之动。然而心火既虚，补心而心不易旺，必须补肾以生心，则心火不动，而肾火亦静耳。方用**助心丹**：

麦冬一两　远志二钱　茯神三钱　熟地一两　山茱萸五钱　玄参五钱　丹皮三钱　芡实三钱　莲子心一钱　当归三钱　柴胡三分　水煎服。一剂而血止，二剂不再发。

此方心肝肾三经同治之药也，补肾以生肝，即补肾以生心耳。或疑肾中火动，不宜重补其肾，不知肾火之动，乃肾水之衰也，水衰故火动，水旺不火静乎。况心火必得肾水之资，而火乃旺也，心火旺而肾火自平，非漫然用之耳。

此症用**邹膏汤**亦神效。

熟地　白芍各一两　山茱萸五钱　柴胡五分　荆芥炒黑，三钱　北五味十粒　竹沥一合　同水煎服。二剂愈。

人有舌上出血不止，细观之有小孔标血，此心火上升以克肺金也。夫鼻衄犯气道也，舌中衄血，不过犯经络之小者耳。然有血出于口者，犯胃而不犯心；血出于舌者，犯心而不犯胃。犯胃为腑，而犯心为脏，乌可谓经络细小之病而轻治之乎。治法内补其心中之液，而外填其舌窍之孔，则心火自宁，而舌血易止也。方用**补液丹**：

人参三钱　生地三钱　麦冬五钱　丹参二钱　北五味子十粒　山药三钱　当归五钱　黄连一钱　玄参五钱　贝母一钱　水煎服。外用炒槐花、三七根各等分，为末，掺之即愈。

夫槐花、三七本能止血，似不必借重于补液丹也。然而内不治本而徒治其末，未必不随止而随出也。

此症用**柏子安心汤**亦神效。

人参 茯神 柏子仁各三钱 远志一钱 菖蒲三分 当归 生地各五钱 五味子十粒 贝母 黄连各五分 水煎服。二剂即止血。

遍身骨痛门四则

人有一身上下，由背至腰膝两胫，无不作痛，饮食知味，然不能起床，即起床席，而痛不可耐，仍复睡卧，必须捶敲按摩，否则其痛走来走去，在骨节空隙之处作楚，而不可忍，人以为此症乃痛风也。然痛风之症，多感于风湿，而风湿之感，多入于骨髓。风湿入于经络则易去，风湿入于骨髓则难祛，以骨髓属肾，肾可补而不可泻，祛风湿则伤肾，肾伤则邪欺正弱，将深居久住，而不肯遽出矣。虽然肾不可泻，而胃与大肠未尝不可泻也。泻胃与大肠之风湿，而肾之风湿自去。盖胃为肾之关，而大肠为肾之户也。[批]肾不可泻，泻胃与大肠，非泻肾也，而胜于泻肾。以肾之真气不损，而肾之邪气已出也。方用**并祛丹**：

黄芪一两 白术五钱 茯苓五钱 甘菊花三钱 炙甘草一钱 羌活五分 防风五分 水煎服。

一剂而痛减，二剂而痛除，三剂而痛全愈矣。愈后，用八味地黄丸调理，永无再犯之患。论理，不治肾而治胃与大肠之风湿，去风宜用干葛也，去湿宜用猪苓也。有风有湿，必化为火，去火亦宜用石膏、知母也。然邪在骨髓，必须用气分之剂提出，在气分，使微寒之品与轻散之味以和解之，则邪易于速化。然后用补肾之药，补其肾中之水火，真水足而邪水不敢再入，真火足而邪火不能再侵也。

此症亦可用**芪术两活汤**。

人参 肉桂各三钱 白术 黄芪各一两 茯苓五钱 甘草一钱 羌活 独活各五分 水煎服。四剂愈。

人有遍身疼痛，至腰以下不痛者，人亦以为痛风也，谁知乃火郁于上中二焦，不能散而成者也。若作风湿治之，全不能效，然而仅治其火，亦正徒然。盖火生于郁，则肝胆之气不宣，木必下克脾胃之土，而土气不升，则火亦难发，以致气血耗损，不能灌注于经络而作痛矣。方用**逍遥散**加味治之。[批]风湿必在下部，今上身非风湿明矣。是极，治法宜如此。

柴胡二钱 白芍五钱 当归一两 甘草一两 炒栀子三钱 陈皮一钱 茯苓三钱 白术二钱 羌活一钱 水煎服。

一剂而痛如失矣。逍遥散专解肝胆之郁，栀子尤善于解郁中之火，肝胆之火既盛，则胆中之汁必干，肝中之血必燥，多加当归、芍药，更于平肝平胆之内而济之滋胆滋肝之味也。血足而气自流通，复加羌活以疏经络，自然火散而痛除耳。

此症亦可用**和肝消火散**。

柴胡 栀子 丹皮 苍术 天花粉各二钱 白芍五钱 茯苓 生地各三钱 陈皮五分 川芎一钱 水煎服。四剂全愈。

人有遍身生块而痛者，此虽是痛风，然因湿气不入脏腑而外走经络、皮肤，以生此块，乃湿痰结成者也。消痰于肠胃之内者易为力，而消痰于经络皮肤者难为功。虽然经络、皮肤固难治，而肠胃可易治也，吾治其肠胃而经络、皮肤之痛块自消。[批]内消胜外消也。方用**消块止痛丹**：

人参三钱 黄芪五钱 防风一钱 半夏三钱 羌活一钱 白术三钱 桂枝五分 茯苓五钱 薏仁五钱 水煎服。

二剂而痛轻，四剂而痛止，十剂而块

消，二十剂而块尽消也。夫块结不散，正气虚也。气虚则痰结，吾用人参、芪、术以补其气，而疾之势衰矣。况益之茯苓、薏仁以利湿，半夏以消痰，防风、羌活以去风，桂枝以逐邪，则痰之党羽既孤，而不能留其块垒矣。倘徒治经络皮肤，反耗损肠胃之气，而气不能行于经络、皮肤，则块且益大，何以消之哉。

此症用**防芪分湿汤**甚效。

黄芪、白术、茯苓各五钱　薏仁五钱　防风　柴胡　天花粉各一钱　桂枝三分　麻黄五分　水煎服。四剂愈。

人有遍身痛疼，殆不可忍，然有时止而不疼，人以为风湿相搏，谁知是气血亏损，凝滞而不通乎。夫风寒束于肌骨，雨湿入于肢节，皆能作痛，然其痛必一定不迁，非时而痛、时而不痛也。惟气血既虚，不能流行于肢节肌骨之中，每视盛衰以分轻重，气到之时则痛轻，气散之后则痛重，血聚之时则痛轻，血滞之时则痛重也。倘认作风寒雨湿之邪，而用祛除扫荡之药，则气血愈虚，而疼痛更甚。治法必大补其气血，而佐以温热之味，则正旺而邪不敢侵，不必止痛而痛自止也。［批］荣血行而痛止，气血滞而痛作，萌是虚症，极说得是。方用**忘痛汤**：

当归一两　黄芪二两　肉桂二钱　延胡索一钱　天花粉三钱　秦艽一钱　水煎服。

一剂必出大汗，听其自干，一服即愈，二服不再发。此方即补血汤之变方也。补血汤名为补血，实气血双补之神剂，今益以肉桂之祛寒，延胡索之活血化气，天花粉之消痰去湿，秦艽之散风，即有外邪，无不兼治，何痛之不愈乎。

此症用**化凝汤**亦妙。

当归五钱　黄芪一两　肉桂五分　茯苓五钱　柴胡　甘草、羌活、半夏各一钱　水煎服。四剂愈。

辨证录卷之四

五郁门 六则

人有心腹饱满作胀，时或肠鸣，数欲大便，甚则心疼，两胁填实，为呕为吐，或吐痰涎，如呕清水，或泻利暴注，以致两足面跗肿，渐渐身亦重大。此等之病，初起之时，必杂然乱治，及其后也，未有不作蛊胀治之，谁知乃是土郁之病乎。土郁者脾胃之气郁也。《内经》将土郁属之五运之气，而不知人身五脏之中，原有土郁之病，正不可徒咎之岁气，而不消息其脏腑之气也。夫土气喜于升腾不喜下降，肝木来侮，则土气不升；肺金来窃，则土气反降，不升且降，而土气抑郁而不伸，势必反克夫水矣。水既受克，不敢直走于长川大河，自然泛滥于溪涧路径，遇浅则泻，逢窍必钻，流于何经，既于何经受病。治法宜疏通其土，使脾胃之气升腾，则郁气可解。然而脾胃之所以成郁者，虽因于肝木之有余，与肺金之不足，然亦因脾胃之气素虚，则肝得而侮，肺得而耗也。倘脾胃之气旺，何患成郁哉！故开郁必须补脾胃之气，补脾胃而后用夺之之法，则土郁易解耳。〔批〕土郁以致水郁，论得极是。方用**善夺汤**：

茯苓一两 车前子三钱 白术三钱 柴胡一钱 白芍五钱 陈皮三分 半夏一钱 水煎服。

连服四剂，而诸症渐愈。此方利水而不走气，舒郁而兼补正。不夺之夺，更神于夺也，何必开鬼门、泄净府始谓之夺哉！

此症用**疏土汤**亦佳。

白术、茯苓各一两 肉桂三分 柴胡五分 白芍三钱 枳壳三分 半夏五分 水煎服。四剂愈。

人有咳嗽气逆，心胁胀满，痛引小腹，身不能反侧，舌干嗌燥，面尘色白，喘不能卧，吐痰稠密，皮毛焦枯，人以为肺气之燥也，而不知乃是肺气之郁。夫肺气之郁，未有不先为心火所逼而成。然而火旺由于水衰，肾水不足不能为肺母复仇，则肺金受亏，而抑郁之病起。然则治肺金之郁，可不泄肺金之气乎！虽然未可径泄肺金之气也，必须大补肾水，水足而心火有取资之乐，必不再来犯肺，是补肾水正所以泄肺金也。〔批〕引喻甚妙，然意明则已。夫心火无水，自然燔灼。肺金受烁，所不必言。补水滋火，而肺金自安矣。方用**善泄汤**：

熟地一两 山茱萸五钱 玄参一两 荆芥三钱 牛膝三钱 炒枣仁三钱 沙参三钱 贝母一钱 丹皮二钱 水煎服。

一剂轻，二剂又轻，十剂全愈。此方滋肾水以制心火，实滋肾水以救肺金也。肺金得肾水之泄而肺安，肾水得肺金之泄而水壮，子母同心，外侮易制，又何愤懑哉！此金郁泄之之义，实有微旨也。

此症用**和金汤**亦效。

麦冬五钱 苏叶一钱 桔梗二钱 甘草

一钱 茯苓三钱 黄芩一钱 半夏五分 百合三钱 水煎服。四剂愈。

人有遇寒心痛，腰椎沉重，关节不利，难于屈伸，有时厥逆，痞坚腹满，面色黄黑，人以为寒邪侵犯也，谁知是水郁之症乎。水郁之症，成于土胜木复之岁者居多，然而脾胃之气过盛，肝胆之血太燥，皆能成水郁之症也。然则治法何可舍脾、胃、肝、胆四经而他治水郁哉！虽然水郁成于水虚，而水虚不同，水有因火而虚者，真火虚也；有因水而虚，真水虚也。真水虚而邪水自旺，真火虚而真水益衰。大约无论真火、真水之虚，要在于水中补火，火足而水自旺，水旺而郁不能成也。[批] 水郁由于水虚，亦不多之论。

方用**补火解郁汤**：

熟地一两 山药五钱 巴戟天五钱 肉桂五分 杜仲五钱 薏仁五钱 水煎服。

连服四剂自愈。此方于补火之中，仍是补水之味，自然火能生水，而水且生火，水火两济，何郁之有，正不必滋肝胆而调脾胃也。

此症用**濬水汤**亦效。

白术一两 杜仲三钱 山药一两 薏仁芡实各五钱 防己 桂枝各五分 水煎服。四剂愈。

人有少气，胁腹、胸背、面目、四肢膜胀愦愦，时而呕逆，咽喉肿痛，口干舌苦，胃脘上下忽时作痛，或腹中暴疼，目赤头晕，心热烦闷，懊憹善暴死，汗濡皮毛，痰多稠浊，两颧红赤，身生痈疮，人以为痰火作祟也，谁知是火郁之病乎。夫火性炎上，火郁则不能炎上而违其性矣。五脏之火不同，有虚火、实火、君火、相火之异。然火之成郁者，大约皆虚火、相火，即龙雷之火也。雷火不郁，则不发动，过于郁则又不能发动。非若君火、实火虽郁而仍能发动也。故治火之郁者，治虚火相火而已矣。既曰虚火，则不可用泻；既曰相火，则不可用寒，所当因其性而发之耳。[批] 龙火不郁不发，过郁亦不发，亦是至论。方用**发火汤**：

柴胡一钱 甘草一钱 茯神三钱 炒枣仁三钱 当归三钱 陈皮三分 神曲 炒栀子各一钱 白芥子二钱 白术二钱 广木香末五分 远志一钱 水煎服。

一剂而火郁解，再剂而诸症愈矣。此方直入胞络之中，以解其郁闷之气，又不直泻其火，而反补其气血，消痰去滞，火遂其炎上之性也。或疑龙雷之火在肾肝而不在心包，今治心包恐不能解龙雷之火郁也。殊不知心包之火，下通于肝肾，心包之火不解，则龙雷之火郁何能解哉！吾解心包之郁火，正所以解龙雷之郁火也。不然心包之郁未解，徒解其龙雷之火，则龙雷欲上腾，而心包阻抑，劈木焚林之祸，必且更大。惟解其心包之火，则上火既达，而下火可以渐升；且上火既达，而下火亦可以相安，而不必升矣，此治法之最巧者也。

此症用**通火汤**亦妙。

白芍 玄参 麦冬各一两 生地五钱 甘草一钱 陈皮五分 荆芥一钱 白芥子二钱 茯苓三钱 半夏八分 水煎服。一剂而郁解矣，二剂全愈。

人有畏寒畏热，似风非风，头痛颊疼，胃脘饱闷，甚则心胁相连膜胀，膈咽不通，吞酸吐食，见食则喜，食完作楚，甚则耳鸣如沸，昏眩欲仆，目不识人，人以为风邪之病，谁知是木郁之症也。夫木属肝胆，肝胆之气一郁，上不能行于心包，下必至刑于脾胃。人身后天以脾胃为主，木克脾土，则脾不能化矣；木克胃土，则胃不能受矣。脾胃空虚，则津液枯槁，何能分布于五脏七腑哉！且木尤喜水，脾胃既成焦干之土，则木无水养，克土益深，土益病矣。土益病，则土不生肺，而肺金必弱，何能制肝！肝木过燥，愈不自安而作祟矣！治法宜急舒肝胆之本气。然徒舒肝胆之气，而不滋肝胆之血，则血不能润，而木中之郁未能尽解也。[批] 郁症虽分五脏，其木郁则五脏皆郁，舒肝胆之郁，而五郁尽舒，又不可不知。方用**开郁至神汤**：

人参一钱　香附三钱　茯苓二钱　白术一钱　当归二钱　白芍五钱　陈皮五分　甘草五分　炒栀子一钱　柴胡五分　水煎服。

一剂而郁少解，再剂而郁尽解也。此方无刻削之品，而又能去滞结之气，胜于逍遥散多矣。或疑郁病，宜用解散之剂，不宜用补益之味，如人参之类，似宜斟酌。殊不知人之境遇不常，拂抑之事常多，愁闷之心易结，而木郁之病不尽得之岁运者也。故治法亦宜变更，不可执郁难用补之说，弃人参而单用解散之药，况人参用入于解散药中，正既无伤，而郁又易解者也。

此症用**舒木汤**亦效。

白芍　当归各三钱　川芎　荆芥　郁金　苍术各二钱　香附　车前子　猪苓　甘草各一钱　青皮五分　天花粉一钱　水煎服。四剂愈。

人之郁病，妇女最多，而又苦最不能解，倘有困卧终日，痴痴不语，人以为呆病之将成也，谁知是思想结于心，中气郁而不舒乎。此等之症，欲全恃药饵，本非治法，然不恃药饵，听其自愈，亦非治法也。大约思想郁症，得喜可解，其次使之大怒，则亦可解。盖脾主思，思之太甚，则脾气闭塞而不开，必至见食则恶矣；喜则心火发越，火生胃土，而胃气大开。胃气既开，而脾气安得而闭乎？怒属肝木，木能克土，怒则气旺，气旺必能冲开脾气矣。脾气一开，易于消食，食消而所用饮馔必能化精以养身，亦何畏于郁乎！故见此等之症，必动之以怒，后引之以喜，而徐以药饵继之，实治法之善也。[批] 喜能解郁，人易知，怒能解郁，罕知矣。远公阐发实精。方用**解郁开结汤**：

白芍一两　当归五钱　白芥子三钱　白术五钱　生枣仁三钱　甘草五分　神曲二钱　陈皮五分　薄荷一钱　丹皮三钱　玄参三钱　茯神二钱　水煎服。

十剂而结开，郁亦尽解也。此方即逍遥散之变方，最善解郁。凡郁怒而不甚者，服此方无不心旷神怡，正不必动之以怒，引之以喜之多事耳。

此症亦可用**抒木汤**，加栀子一钱、神曲五分，殊效。（方见前）

咳嗽门八则

人有骤感风寒，一时咳嗽，鼻塞不通，嗽重痰必先清后浊，畏风畏寒，此风寒入于皮毛，肺经先受之也。夫肺之窍通于鼻，肺受风寒之邪，而鼻之窍不通者，阻隔肺金之气也。肺窍既不能通，而人身之火即不能流行于经络，而火乃入于肺，以助风寒之党矣。故初起咳嗽，必须先散风寒，而少佐散火之剂，不可重用寒凉以抑其火，亦不可多用燥热以助其邪，用和解之法为最妙，如甘桔汤、小柴胡汤是也。然而世人往往以小恙不急治者多矣，久则肺气虚而难愈，则补母、补子之道宜知也。补母者，补其脾胃也；补子者，补其肾水也。似乎宜分两治之法，以治久咳久嗽之症。而余实有兼治之方，既有利于子母，而复有益于咳嗽，毋论新久之嗽，皆可治之以取效也。方用**善散汤**：

麦冬三钱 苏叶二钱 茯苓三钱 玄参三钱 甘草一钱 黄芩八分 天门冬三钱 款冬花五分 贝母一钱 水煎服。

此方用麦冬、天门冬以安肺气，用茯苓、甘草以健脾胃之土，用玄参以润肾经之水，用苏叶、款冬花以解散其阴阳之风邪，又加黄芩以清其上焦之火，贝母以消其内膈之痰，斟酌咸宜，调剂皆当，故奏功取胜耳。

此症亦可用**宁嗽丹**。

苏叶 甘草 天花粉 天冬 款冬花各一钱 桔梗 生地各三钱 麦冬五钱 水煎服。二剂愈。

人有风寒已散，而痰气未清，仍然咳嗽气逆，牵引腰腹，俯仰不利，人皆谓必须治痰之为亟矣。然而治痰而痰愈多，嗽愈急，咳愈重者，何也？盖治痰之标，而不治痰之本耳。痰之标在于肺，痰之本在于肾。不治肾而治肺，此痰之所以不能去，而咳嗽之所以不能愈也。人生饮食原宜化精而不化痰，惟肾气虚，则胃中饮食所化之津液欲入肾而肾不受，则上泛为痰矣。盖因胃中所化之津液无多，不足以济肺之干枯，而心火转来相夺，则津液不能滋肺，反化为痰涎而外越矣。然则治法，宜大补其肾水，使肾水汪洋，既能制心火之有余，更能济肺金之不[1]足，心火不敢相夺，胃气又复相安，自然津液下润，肾经独受，化精而不化痰矣。[批]阴[2]虚咳嗽痨怯最多，非大补肾水，乌能济事，此篇方论救世不浅。方用：

熟地二两 麦冬二两 甘草一钱 柴胡一钱 白芍五钱 水煎服。

此方即子母两富汤加味者也。以熟地大滋其肾水，以麦冬大安其肺金，加芍药、柴胡、甘草以舒其肝胆之气，使其不

来克脾胃之土，则脾胃之气易于升腾，上使救肺，而下可救肾，且邪亦易散，实有鬼神不测之妙也。

人有久嗽不愈，用补肾滋阴之药不效，反觉饮食少思，强食之而不化，吐痰不已者，人以为肺经尚有邪留于胃中，而不知乃脾胃虚寒不能生肺，使邪留连于中脘而作嗽也。夫肺金之母，脾胃二经之土也，土旺则金旺，土衰则金衰，不补母以益金，反泻子以损土，邪即外散，肺且受伤，况尚留余邪未散乎！毋怪其久嗽而不愈也。然则治之之法，不可仅散肺之邪，而当急补肺之气；不可仅补肺之气，而尤当急补脾胃之土矣。然不可徒补脾胃也，盖补胃必须补心包之火，而补脾必须补命门之火。心包生胃土，命门生脾土，实有不同耳。然而胃病则脾必病，而脾病则胃亦病也。吾补胃而即兼补脾，补脾而即兼补胃，未尝非肺金之所喜。肺喜正气之生，自恶邪气之克，不必治嗽而嗽病自已矣。方用**补母止嗽汤**：

白术五钱 茯苓五钱 人参一钱 陈皮三分 甘草一钱 苏子一钱 半夏一钱 桔梗二钱 麦冬五钱 紫菀一钱 肉桂五分 水煎服。

一剂而嗽轻，二剂而嗽更轻，四剂而嗽全止矣。此方乃补脾胃之圣药，加入肉桂以补心包、命门之二火，一味而两得之也。又恐徒治脾胃之母，置肺邪于不问，增入补肺散邪之味，则子母两得，而久嗽安得不速愈哉！

此症用**助金汤**亦佳。

人参三钱 甘草 款冬花各一钱 白术 百合各五钱 茯神二钱 肉桂 炮姜 苏叶

---

① 不 原作"而"，字之误，今改。
② 阴 原作"除"，字之误，今改。

百部各五分　半夏三分　水煎服。四剂愈。

人有咳嗽，长年不愈，吐痰色黄，结成顽块，凝滞喉间，肺气不清，用尽气力始得吐出于口者，此乃老痰之病也。年老阳虚之人，最多此症。然用消痰清肺之药往往不验者，盖徒治其痰，而不理其气也。夫痰盛则气闭，气行则痰消。老年之人，孤阳用事，又加气闭而不伸，则阳火煎熬，遂成黄浊之痰，气虚不能推送，故必咳之久而始能出也。方用**六君子汤加减**治之。

人参五分　白术五钱　茯苓三钱　陈皮五分　柴胡五分　白芍一两　白芥子三钱　甘草一钱　栀子一钱　水煎服。

二剂而痰变白矣，四剂而痰易出矣，十剂而咳嗽尽除。补阳气之虚，开郁气之滞，消痰结之块，祛久闭之火，有资益而无刻削，则老痰易化，而咳嗽易除也。倘徒用攻痰之药，则阳气必伤，而痰又难化，格格难吐，何日是清快之时乎！

[批] 老痰最难治，六君治法之外，其在补肾乎。

此症用**化老汤**亦佳。

人参三分　白术一钱　生地二钱　款冬花三分　白芥子　白芍　地骨皮各三钱　柴胡四分　甘草一钱　麦冬五钱　水煎服。四剂轻，十剂愈。

人有阴气素虚，更加气恼，偶犯风邪，因而咳嗽。人以散风祛邪之药治之而愈甚，此不治其阴虚之故也。然而徒滋其阴，而肝气未平，则木来侮金，咳亦难已。法宜平肝而益之以补水之剂，则水能资木，而木气更平也。方用**平补汤**：

熟地一两　麦冬一两　甘草五分　白芍一两　柴胡一钱　人参五分　茯苓三钱　天花粉二钱　百合五钱　炒黑荆芥一钱　水

煎服。

此方大补肺、肾、肝、脾之四经，而尤能解肝气之郁。肝经郁解，而肺经风邪亦不必祛而自散矣。人谓补肾、补肺、平肝足矣，何又兼补脾胃而用人参耶？不知三经之气，非脾胃之气不行，吾少加人参、茯苓以通之，则津液易生，而肾、肝、肺尤能相益也。

此症用**涣邪汤**亦效。

白芍　熟地　麦冬各五钱　甘草　柴胡　香附各一钱　陈皮三分　白术　玄参各三钱　天花粉五分　苏子一钱　水煎服。四剂愈。

人有久咳而不愈者，口吐白沫，气带血腥，人以为肺经之湿也，而不知实肺金之燥。苟肺气不燥，则清肃之令下行，而周身四达，何处非露气之下润乎！不特肾水足以上升而交于心，亦且心火下降而交于肾，不传于肺矣。心火既不传于肺金，曾何伤燥之虑哉！惟其肺气先已匮乏，高源之水无有留余之势，而欲下泽之常盈，以上供于肺金之用，此必不得之数也，治法自宜专润肺金之燥矣。然润肺金之燥，而肾火上冲，则肺且救子之不暇，何能自润？此肺肾必宜同治也。方用**子母两富汤**：

熟地二两　麦冬二两　水煎服。连服四剂，而肺金之燥除，肾火之干亦解。

譬如滂沱大雨，高低原隰，无不沾足，既鲜燥竭之虞，宁有咳嗽之患。倘失此不治，或治而不补益其肺肾，转盼而毛瘁色弊，筋急爪枯，咳引胸背，吊疼两胁，诸气膹郁，诸痿喘呕，嗌塞血泄，种种危候，相因俱见矣。又用何药经救其焦枯哉！

此症用**夜露饮**亦妙。

熟地　麦冬　芡实各一两　山茱萸五钱

贝母五分 水煎服。十剂全愈。

人有久病咳嗽，吐痰色红，有似呕血而实非血也，盗汗淋漓，肠鸣作泄，午后发热，人以为肾经之邪火大盛，将欲肾邪传心也，谁知是脾邪之将传于肾乎。此症初因肾水干枯，肾经受邪，肾乃传心，故发热而夜重，未几心邪传肺，故咳嗽而汗泄；未几肺邪传肝，故胁痛而气壅；未几肝邪传脾，故肠鸣而作泄。今既盗汗淋漓，肠鸣作泄，乃肺邪不传肝而传脾也。邪不入肾肝，尚有可生之机，亟宜平肝滋肾，使邪不再传，则肝平而不与肺为仇，肾滋而不与心为亢；再益之健脾之品，使脾健而不与肾为耗，自然心火不刑肺而生脾，脾气得养而肺气更安矣。方用**转逆养肺汤**：

白芍五钱 麦冬三钱 茯苓三钱 玄参二钱 熟地五钱 山茱萸五钱 北五味二钱 车前子二钱 地骨皮三钱 丹皮三钱 牛膝一钱 破故纸五分 贝母一钱 水煎服。

连服十剂而气转，再服十剂而痰变为白，再服十剂而泄止，肠亦不鸣也。此方本非止泄之药。盖泄成于阴虚，补其阴而泄自止，阴旺则火息不去烁金；金安则木平不去克土，所以消痰而化其火炎之色，止泄而撤其金败之声，故肠鸣、盗汗尽除，而咳嗽亦愈矣。

此症用**止传汤**亦妙。

熟地二两 玄参 百合各一两 白芥子二钱 荆芥炒黑，一钱 茯苓三钱 沙参三钱 地骨皮五钱 桑叶十五片 水煎服。十剂轻，三十剂愈。

人有春暖夏热，则安然不嗽，一遇秋凉，即咳嗽不宁，甚至气喘难卧，人以为肌表之疏泄也，谁知是郁热之难通乎。夫人身之气血，流通于肌肉之内，则风邪不

得而入。惟气血闭塞不通，而邪转来相侮，凝滞而变为热矣。盖春夏之间，皮肤疏泄，内热易于外宣，秋冬之际，皮肤致密，内热难于外发，所以春夏不咳嗽，而秋冬咳嗽也。倘不治其郁热之本，而惟用发散之品，徒虚其外，愈不能当风寒之威，徒耗其中，益转增其郁热之势，均失其治之之法也。所贵攻补兼施，既舒其内郁之热，而复疏其外入之寒，则本既不伤，而末亦易举也。[批]夏伤暑热，秋必病嗽。然则秋冬之咳嗽，仍是夏间犯之，勿谓夏日安然，不归咎于暑热也。方用：

当归五钱 大黄一钱 贝母二钱 天花粉三钱 薄荷二钱 荆芥二钱 甘草一钱 白术三钱 陈皮三分 神曲五分 黄芩二钱 桔梗二钱 水煎服。

连服四剂，秋冬之时，断无咳嗽之症矣。盖大黄走而不守，用之于祛火消痰之中，通郁最速，又得当归之补而不滞，白术之利而不攻，同队逐群，解纷开结，内外两益矣。

此症用**郁金丹**亦甚效。

白芍 桔梗各三钱 抚芎二钱 白芥子 茯苓 生地各三钱 甘草 款冬花各一钱 水煎服。一剂轻，二剂愈。

喘门四则

人有偶感风寒，一时动喘，气急抬肩，吐痰如涌，喉中作水鸡声，此外感非内伤也。倘误认内伤，少用补气之味，则气塞而不能言，痰结而不可息矣。治法宜用解表之味，然而纯补之药不可用，而清补之药未尝不可施也。[批]此治外感之喘，而不可执之以治内伤之喘也。方用**平喘仙丹**：

麦冬五钱 桔梗三钱 甘草二钱 半夏

二钱 黄芩一钱 山豆根一钱 射干一钱 白薇一钱 乌药一钱 苏叶八分 茯苓三钱 水煎服。

一剂喘平，再剂全愈。不必三剂也。盖外感之喘，乃风寒之邪，从风府而直入于肺，尽祛其痰而涌塞咽喉之间，看其病势似重，然较内伤之喘大轻也。平喘仙丹专消肺邪而不耗肺之正，顺肺气而不助肺之火，故下喉即庆安全也。

此症用**止声汤**甚神。

麻黄一钱 天门冬三钱 桔梗三钱 甘草 茯苓各二钱 山豆根八分 射干 陈皮 半夏 青黛各一钱 水煎服。一剂愈。

人有痰气上冲于咽喉，气塞肺管作喘，而不能取息，其息不粗，而无抬肩之状者，此气虚而非气盛也，乃不足之症，不可作有余之火治之。人身之阴阳，原自相根，而阴阳中之水火，不可须臾离也。惟肾水太虚，而后肾火无制，始越出于肾宫，而关元之气不能挽回，直奔于肺而作喘矣。然而关元之气微，虽力不胜任，以挽回其将绝之元阳，而犹幸其一线之牵连也，则犹可救援于万一耳。方用**定喘神奇丹**：

人参二两 牛膝五钱 麦冬二两 北五味二钱 熟地二两 山茱萸四钱 作汤煎服。

一剂而喘少止，二剂而喘更轻，四剂而喘大定。此方人参宜多用，不用至二两，则不能下达于气海关元，以生气于无何有之乡。非用牛膝不能下行，且牛膝能平胃肾之虚火，又能直补其下元之气也。麦冬益肺金，非多用则自顾不暇，何能生汪洋之水，以救燎原之炎耶！人喘则气散，非五味子何以能收敛乎。用熟地以益肾中之水也，肾水大足，自不去泄肺金之气，然非多加则阴不能骤生，而火不可以

遽制。又益之以山茱萸，以赞襄熟地之不逮，自能水火既济，而气易还元也。[批]此治虚喘之重者，病若少轻，药尚可少减。人参非多用不可，实为妙论。今人治不足之症，人参仅用钱分，则徒益上焦之气而不能达下，愈增其喘急，而反归怨于参，竟禁不用，以至危殆。举世无不皆然，良足深叹。此方妙在多用地黄，佐以牛膝，而使之归元，真神术也。然辨症在于息之不粗，更当审脉之虚实耳。

此症亦可用**参熟桃苏汤**。

人参 熟地各一两 破故纸五分 茯神 麦冬各五钱 胡桃一个 生姜 苏子各一钱 山萸 巴戟天各二钱 水煎服。

人有七情气郁，结滞痰涎，或如破絮，或如梅核，咯之不出，咽之不下，痞满壅盛，上气喘急，此内伤外感兼而成之者也。此等之症最难治，欲治内伤而外邪不能出，欲治外感而内伤不能愈。然则终何以治之乎？吾治其肝胆，而内伤、外感俱皆愈也。盖肝胆乃阴阳之会，表里之间也，解其郁气而喘息可平矣。[批]此症气喘，而内外俱病也。方用加味**逍遥散**治之。

白芍五钱 白术三钱 当归三钱 柴胡一钱 陈皮五分 甘草一钱 茯苓三钱 苏叶一钱 半夏一钱 厚朴一钱 水煎服。

一剂而痰气清，再剂而痰气更清，四剂而喘急自愈。病成于郁，治郁而诸症安得不速愈哉！

此症用**苏叶破结汤**亦神。

白芍 茯苓各五钱 半夏二钱 苏叶三钱 甘草一钱 枳壳五分 水煎服。一剂气通痰清矣，二剂全愈。

人有久嗽之后，忽然大喘不止，痰出如泉，身汗如油。此汗出亡阳，本是不救

之病，而吾以为可救者，以久嗽伤肺而不伤肾也。夫喘症多是伤肾，久嗽之人未有不伤肾者，以肺金不能生肾水，而肾气自伤也。然而伤肺以致伤肾，与竟自伤肾者不同。盖伤肺者伤气也，伤肾者伤精也，故伤肺以致伤肾者，终伤气而非伤精。精有形而气无形，无形者补气可以生精，即补气可以定喘；有形者必补精以生气，又必补精以回喘也。所以伤肺者易为功，不比伤肾者难为力。[批]专力定喘。然而用生脉散，人以为敛肺补气，必不肯从。孰知痰出如泉，汗出如油，乃为外症也。方用**生脉散**：

麦冬一两　人参五钱　北五味子二钱
水煎服。

一剂而喘定，再剂而汗止，三剂而痰少。更加天花粉二钱，白术五钱，当归三钱，白芍五钱，再服十剂全愈。生脉散，补气之圣药也。补其肺气，自生肾水矣。肾得水而火不上沸，则龙雷自安于肾脏，不必又去补肾也。以视伤肾动喘者，轻重不大相悬殊哉！

此症用**归气汤**亦妙。

麦冬三两　北五味三钱　熟地三两　白术二两　水煎服。一剂而汗止，十剂全愈。

怔忡门三则

人有得怔忡之症者，一遇拂情之事，或听逆耳之言，便觉心气怦怦上冲，有不能自主之势，似烦而非烦，似晕而非晕，人以为心虚之故也。然而心虚由于肝虚，肝虚则肺金必旺，以心弱不能制肺也。肺无火锻炼，则金必制木，肝不能生金，而心气益困。故补心必须补肝，而补肝尤宜制肺。然而肺不可制也，肺乃娇脏，用寒凉以制肺，必致伤损脾胃，肺虽制矣，而

脾胃受寒，不能运化水谷，则肝又何所取资，而肾又何能滋益，所以肺不宜制而宜养也。[批]肺宜养不宜制，深得养肺之法。方用**制忡汤**治之。

人参五钱　白术五钱　白芍一两　当归一两　生枣仁一两　北五味一钱　麦冬五钱　贝母五分　竹沥十匙　水煎调服。

一剂而怔忡少定，二剂更安，十剂全愈。此方不全去定心，而反去补肝以平木，则火不易动；补肺以养金，则木更能静矣。木气既静，则肝中生血，自能润心之液，而不助心之焰，怔忡不治而自愈矣。

此症用**柏莲汤**亦佳。

人参　麦冬　玄参各五钱　茯苓　柏子仁　丹皮各三钱　半夏　莲子心各一钱　生枣仁三钱　水煎服。一剂安，十剂愈。

人有得怔忡之症，日间少轻，至夜则重，欲思一睡熟而不可得者，人以为心虚之极也，谁知是肾气之乏乎。凡人夜卧则心气必下降于肾宫，惟肾水大耗，一如家贫，客至无力相延，客见主人之窘迫，自然不可久留，徘徊岐路，实乃彷徨耳。治法大补其肾中之精，则肾气充足矣。方用**心肾两交汤**：

熟地一两　山茱八钱　人参五钱　当归五钱　炒枣仁八钱　白芥子五钱　麦冬五钱　肉桂三分　黄连三分　水煎服。

一剂即熟睡，二剂而怔忡定，十剂全愈矣。此方补肾之中仍益之补心之剂，似乎无专补之功，殊不知肾水既足，而心气若虚，恐有不相契合之虞。今心肾两有余资，主客分外加欢，相得益彰矣。况益之介绍如黄连、肉桂并投，则两相赞颂和美，有不赋胶漆之好者乎！

此症用**交合汤**亦佳。

人参五钱　熟地二两　黄连三分肉桂五

分 水煎服。一剂即睡，十剂全安。

人有得怔忡之症，心常怦怦不安，常若有官事未了，人欲来捕之状，人以为心气之虚也，谁知是胆气之怯乎。夫胆属少阳，心之母也，母虚则子亦虚。惟是胆气虽虚，何便作怔忡之病？不知脏腑之气，皆取决于胆，胆气一虚，而脏腑之气皆无所遵从，而心尤无主，故怦怦而不安者，乃似乎怔忡，而实非怔忡也。治法徒补心而不补各脏腑之气，则怔忡之病不能瘳；补各脏腑之气而不补胆之气，内无刚断之风，外有纷纭之扰，又安望心中之宁静乎！故必补胆之气，而后可以去怯也。方用坚胆汤：

白术五钱 人参五钱 茯神三钱 白芍二两 铁粉一钱 丹砂一钱 天花粉三钱 生枣仁三钱 竹茹一钱 水煎服。

一剂而胆壮，二剂而胆更壮，十剂而怦怦者不知其何以去也。此方肝胆同治之剂，亦心胆共治之剂也。肝与胆为表里，治胆而因治肝者，兄旺而弟自不衰也。心与胆为子母，补胆而兼补心者，子强而母自不弱也。又有镇定之品以安神，刻削之味以消痰，更相佐之得宜，即是怔忡，未有不奏功如响者，况非怔忡之真病乎！

此症用龙齿壮胆汤亦效。

人参 竹茹各三钱 五味子 远志各一钱 生枣仁一两 白芍八钱 当归五钱 龙齿醋粹研末，五分 水煎服。二剂即安。

惊悸门二则

人有闻声而动惊，心中怦怦，半日而后止者，人以为心中有痰也，乃用消痰之药治之不效，久则不必闻声而亦惊，且添悸病，心中常若有来捕者，是惊悸相连而至也。虽俱是心虚之症，而惊与悸实有不同。盖惊之病轻于悸，悸之病重于惊；惊从外来而动心，悸从内生而动心也。若怔忡，惊悸之渐也。故惊悸宜知轻重，一遇怔忡即宜防惊，一惊即宜防悸。然而惊悸虽分轻重，而虚则一也。[批]惊悸分内外先后，亦无人道过也。方用安定汤：

黄芪一两 白术五钱 当归五钱 生枣仁五钱 远志三钱 茯神五钱 甘草一钱 熟地一两 半夏二钱 麦冬五钱 柏子仁三钱 玄参三钱 水煎服。

一剂而惊悸轻，再剂更轻，十剂全愈。夫神魂不定而惊生，神魂不安而悸起，皆心肝二部之血虚也。血虚则神无所归，魂无所主，今用生血之剂，以大补其心肝，则心肝有血以相养，神魂何至有惊悸哉！倘此等之药，用之骤效，未几而仍惊悸者，此心肝大虚之故也，改煎药为丸。方用镇神丹：

人参四两 当归三两 白术五两 生枣仁三两 远志二两 生地三两 熟地八两 白芥子一两 茯苓三两 柏子仁一两 龙骨一两，醋焠用 虎睛一对 陈皮三钱 麦冬三两 各为末，蜜为丸。每日白滚水送下，早晚各五钱，一料全愈。

此方较前方更奇而有神，方中用龙虎二味实有妙义。龙能定惊，虎能止悸，入之补心补肾之中，使心肾交通，而神魂自定也。

此症用镇心丹亦效。

人参 白芍各一两 丹砂一钱 铁落一钱 天花粉一钱 山药五钱 远志二钱 生枣仁五钱 茯苓三钱 水煎服。十剂全愈。

人有先惊而后悸，亦有先悸而后惊，似乎不同，而不知非有异也，不过轻重之殊耳。但惊有出于暂，而不出于常，悸有成于暗，而不成于明者，似乎常暂明暗之不同。然而暂惊轻于常惊，明悸重于暗悸。吾定一方，合惊悸而治之，名为**两静汤**。〔批〕□□常与□□□暗□□□□□□也。

人参一两 生枣仁二两 菖蒲一钱 白芥子三钱 丹砂三钱 巴戟天一两 水煎服。

连服四剂，惊者不惊，而悸者不悸也。此方多用生枣仁以安其心，用人参、巴戟天以通心肾。心肾两交，则心气通于肾，而夜能安；肾气通于心，而日亦安也。心肾交而昼夜安，即可久之道也。

此证用**镇心丹**亦可同治。

虚烦门二则

人有遇事或多言而烦心生，常若胸中扰攘纷纭而嘈杂，此阴阳偏胜之故，火有余而水不足也。或谓心热则火动而生烦，胆寒则血少而厌烦矣。不知虚烦实本于心热，胆则未曾寒也。夫胆则最喜热而恶寒，世人云胆寒则怯者，正言胆之不可寒也。胆寒既怯，何敢犯火热之心，可见虚烦是心火之热，非胆木之寒矣。古人用温胆汤以治虚烦，而烦转盛者，正误认胆寒也。治法宜于补心之中，而用清心之味。〔批〕虚烦在心热，非关于胆，论得是。

方名**解烦益心汤**：

人参二钱 黄连一钱 生枣仁三钱 白术一钱 茯神三钱 当归三钱 玄参五钱 甘草三分 枳壳五分 天花粉二钱 水煎服。

一剂烦止，再剂烦除矣。此方纯是入心之药，清火而加入消痰之药者，有火必有痰也。痰火散而烦自释矣，况又有补心之剂，同君并济哉！

此症用**玄冬汤**亦甚神。

玄参 麦冬各二两 水煎服。一剂而心安，二剂全愈。

人有老年患虚烦不寐，大便不通，常有一裹热气，自脐下直冲于心，便觉昏乱欲绝，人以为火气之冲心也，谁知是肾水之大亏乎。夫心中之液，实肾内之精也。心火畏肾水之克，乃假克也；心火喜肾水之生，乃真生也。心得肾之交，而心乃生，心失肾之通，而心乃死。虚烦者，正死心之渐也。惟是肾既上通于心，何以脐下之气上冲而心烦？不知肾之交于心者，乃肾水之交，而非肾火之交也。肾水交于心，而成既济之泰；肾火交于心，而成未济之否。故既济而心安，未济而心烦耳。老人孤阳无水，热气上冲，乃肾火冲心也。火之有余，实水之不足，治法大补肾中之水，则水足以制火，火不上冲而烦自止矣。方用**六味地黄汤**加品治之。

熟地一两 山茱萸五钱 山药四钱 茯苓三钱 丹皮五钱 泽泻二钱 白芍五钱 麦冬五钱 炒枣仁五钱 北五味一钱 柴胡五分 甘菊三钱 水煎服。

二剂而烦却，四剂而大便通，二十剂不再发。六味丸汤所以滋肾水之涸也，麦冬、五味滋其化源，柴胡以平肝，肝平而相火无党，不至引动包络之火，又得枣仁、甘菊相制，则心气自舒，而复有肾水交通，有润之乐而无燥之苦，岂尚有虚烦之动乎！

此症用**济心丹**亦效。

熟地二两 麦冬 玄参 生枣仁各五钱 丹皮 地骨皮 柏子仁 菟丝子 巴戟天各三钱 水煎服。十剂全愈。

不寐门五则

人有昼夜不能寐，心甚躁烦，此心肾不交也。盖日不能寐者，乃肾不交于心；夜不能寐者，乃心不交于肾也。今日夜俱不寐，乃心肾两不相交耳。夫心肾之所以不交者，心过于热，而肾过于寒也。心原属火，过于热则火炎于上，而不能下交于肾；肾原属水，过于寒则水沉于下，而不能上交于心矣。然则治法，使心之热者不热，肾之寒者不寒，两相引而自两相合也。方用**上下两济丹**：

人参五钱　熟地一两　白术五钱　山茱萸三钱　肉桂五分　黄连五分　水煎服。

一剂即寐。盖黄连凉心，肉桂温肾，二物同用，原能交心肾于顷刻。然无补药以辅之，未免热者有太燥之虞，而寒者有过凉之惧。得熟地、人参、白术、山萸以相益，则交接之时，既无刻削之苦，自有欢愉之庆。然非多用之，则势单力薄，不足以投其所好，而餍其所取，恐暂效而不能久效耳。

此症用**芡莲丹**亦佳。

人参　茯苓　玄参　熟地　生地　莲子心　山药　芡实各三钱　甘草一钱　水煎服。四剂安。

人有忧愁之后，终日困倦，至夜而双目不闭，欲求一闭目而不得者，人以为心肾之不交也，谁知是肝气之太燥乎。夫忧愁之人，未有不气郁者也。气郁既久，则肝气不舒；肝气不舒，则肝血必耗；肝血既耗，则木中之血上不能润于心，而下必取汲于肾。然而肝木大耗，非杯水可以灌溉，岂能堪日日之取给乎！于是肾水亦枯，而不能供肝木之涸矣。其后肾止可自救其焦釜，见肝木之来亲，有闭关而拒矣。肝为肾之子，肾母且弃子而不顾，况心为肾之仇，又乌肯引火而自焚乎？所以坚闭而不纳也。治法必须补肝血之燥，而益肾水之枯，自然水可以养木，而肝可以交心也。方用**润燥交心汤**：

白芍一两　当归一两　熟地一两　玄参一两　柴胡三分　菖蒲三分　水煎服。

一剂而肝之燥解，再剂而肝之郁亦解，四剂而双目能闭而熟睡矣。此方用芍药、当归以滋其肝，则肝气自平；得熟地以补肾水，则水足以济肝，而肝之血益旺；又得玄参以解其心中之炎，而又是补水之剂；投之柴胡、菖蒲解肝中之郁，引诸药而直入于心宫，则肾肝之气自然不交而交也。

此症用**安睡丹**亦妙。

白芍　生地　当归各五钱　甘草一钱　熟地一两　山茱萸　枸杞各二钱　甘菊花三钱　水煎服。二剂即闭目矣，十剂全愈。

人有夜不能寐，恐鬼祟来侵，睡卧反侧，辗转不安，或少睡而即惊醒，或再睡而恍如捉拿，人以为心肾不交，而孰知乃胆气之怯也。夫胆属少阳，其经在半表半里之间，心肾交接之会也。心之气由少阳以交于肾，肾之气亦由少阳以交于心。胆气既虚，至不敢相延心肾二气而为之介绍，心肾乃怒其闭门不纳，两相攻击，故胆气愈虚，惊悸易起，益不能寐耳。治法宜补少阳之气。然补少阳，又不得不补厥阴也。盖厥阴肝经，与少阳胆经为表里，补厥阴之肝，正补少阳之胆耳。方用**肝胆两益汤**：

白芍一两　远志五钱　炒枣仁一两　水煎服。

一剂而寐安，二剂而睡熟，三剂而惊畏全失。此方白芍入肝入胆，佐以远志、枣仁者，似乎入心而不入胆。不知远志、枣仁既能入心，亦能入胆，况同白芍用之，则共走胆经，又何疑乎。胆得三味之补益，则胆汁顿旺，何惧心肾之相格乎。

此症用**无忧汤**亦甚妙。

白芍五钱　竹茹三钱　炒枣仁三钱　人参三钱　当归五钱　一剂睡宁，四剂全愈。

人有神气不安，卧则魂梦飞扬，身虽在床，而神若远离，闻声则惊醒而不寐，通宵不能闭目，人以为心气之虚也，谁知是肝经之受邪乎。夫肝主藏魂，肝血足则魂藏，肝血虚出魂越，游魂亦因虚而变也。今肝血既亏，肝脏之中无非邪火之气，木得火而自焚，魂将安寄？自避出于躯壳之外，一若离魂之症，身与魂分为两也。然而离魂之症与不寐之症，又复不同。离魂者，魂离而能见物；不寐而若离魂者，魂离而不能见物也。其所以不能见物者，阴中有阳，非若离魂之症绝于阴耳。治法祛肝之邪，而先补肝之血，血足而邪自难留，邪散而魂自归舍矣。方用**引寐汤**：

白芍一两　当归五钱　龙齿末火煅，二钱　菟丝子三钱　巴戟天三钱　麦冬五钱　柏子仁二钱　炒枣仁三钱　茯神三钱　水煎服。

一剂而寐矣，连服数剂，梦魂甚安，不复从前之飞越也。此方皆是补肝、补心之药，而用之甚奇者，全在龙齿。古人谓治魄不宁者，宜以虎睛；治魂飞扬者，宜以龙齿。正取其龙齿入肝而能平木也。夫龙能变化动之象也，不寐非动乎，龙虽动而善藏，动之极正藏之极也。用龙齿以引寐者，非取其动中之藏乎。此古人之所未言，余偶用之，泄天地之奇也。

此症用**濯枝汤**亦效。

炒栀子三钱　甘草一钱　白芍　当归　炒枣仁各五钱　丹砂一钱　远志八分　柴胡三分　半夏一钱　水煎服。四剂愈。

人有心颤神慑，如处孤垒，而四面受敌，达旦不能寐，目眵眵无所见，耳聩聩无所闻，欲少闭睫而不可得，人以为心肾之不交也，谁知是胆虚而风袭之乎。夫胆虚则怯，怯则外邪易入矣。外邪乘胆气之虚，既入于胆之中，则气无主，一听邪之

所为。胆欲通于心，而邪不许；胆欲交于肾，而邪又不许，此目之所以眵眵，而耳之所以聩聩也。心肾因胆气之不通，亦各退守本宫，而不敢交接，故欲闭睫而不可得也。夫胆属少阳，少阳者木之属也，木与风同象，故风最易入也。风乘胆木之虚，居之而不出，则胆畏风之威，胆愈怯矣。胆愈怯而又无子母之援，何啻如卧薪尝胆之苦，又安得悠然来梦乎。治法必补助其胆气，佐以祛风荡邪之品，则胆气壮而风邪自散，庶可高枕而卧矣。[批]胆虚而邪入，邪入而胆益虚，不补胆以祛邪，此世人之所以无效也。方用**祛风益胆汤**：

柴胡二钱　郁李仁一钱　乌梅一个　当归一两　川芎三钱　麦冬五钱　沙参三钱　竹茹一钱　甘草一钱　白芥子二钱　陈皮五分　水煎服。连服二剂，而颤慑止，再服二剂，而见闻有所用，人亦熟睡矣。

此方绝不治心肾之不交，而惟泻胆木之风邪，助胆木之真气，则胆汁不干，可以分给于心肾，自然心肾两交，欲不寐得乎。

此症亦可**助勇汤**。

荆芥　当归各三钱　防风　天花粉各一钱　川芎　竹茹各二钱　枳壳　独活各五分　水煎服。二剂愈。

健忘门四则

人有老年而健忘者，近事多不记忆，虽人述其前事，犹若茫然，此真健忘之极也，人以为心血之涸，谁知是肾水之竭乎。夫心属火、肾属水，水火似乎相克，其实相克而妙在相生，心必藉肾以相通，火必得水而既济。如止益心中之血，而不去填肾中之精，则血虽骤生，而精仍长涸，但能救一时之善忘，而不能冀长年之

不忘也。治法必须补心，而兼补肾，使肾水不干，自然上通于心而生液。然而老年之人，乃阴尽之时，补阴而精不易生，非但药品宜重，而单恃煎汤，恐有一时难以取胜之忧，服汤剂之后，以丸药继之，始获永远之效也。[批]老人健忘，自然是心肾之不足，汤补心而丸补肾，两得之道也。方名生慧汤：

熟地一两　山茱萸四钱　远志二钱　生枣仁五钱　柏子仁去油，五钱　茯神三钱　人参三钱　菖蒲五分　白芥子二钱　水煎服。连服一月，自然不忘矣。

此方心肾兼补，上下相资，实治健忘之圣药，苟能日用一剂，不特却忘，并有延龄之庆矣。然而人必苦服药也，则丸方又不可不传耳。方名扶老丸：

人参三两　白术三两　茯神二两　黄芪三两　当归三两　熟地半斤　山茱萸四两　玄参三两　菖蒲五钱　柏子仁三两　生枣仁四两　麦冬三两　龙齿三钱　白芥子一两各为细末，蜜为丸，丹砂为衣。每日晚间白滚水吞下三钱，久服断不健忘。

此方老少人俱可服，而老年人尤宜。盖补肾之味多于补心，精足而心之液生，液生而心之窍启，窍启而心之神清，何至昏昧而善忘哉。

此症亦可用强记汤。

熟地　麦冬　生枣仁各一两　远志二钱水煎服。二十剂不忘矣。

人有壮年而健忘者，必得之伤寒大病之后，或酒色过度之人，此等之病，视若寻常，而本实先匮，最为可畏。世人往往轻之而不以为重，久则他病生焉，变迁异症而死者多矣。予实悯之，故又论及此。此种健忘，乃五脏俱伤之病，不止心肾二经之伤也。若徒治心肾，恐胃气甚弱，则虚不受补，甚为可虑。必须加意强胃，使胃强不弱，始能分布精液于心肾耳。[批]健胃以补心肾二经，始得受益。方用生气汤：

人参二钱　白术一钱　茯苓三钱　远志八分　炒枣仁二钱　熟地五钱　山茱萸二钱　甘草三分　神曲三分　半夏三分　麦冬一钱　肉桂三分　菖蒲三分　芡实三钱　广木香一分　水煎服。四剂而胃口开，十剂而善忘少矣，连服三十剂全愈。

此方药味多而分两轻者，以病乃久虚之症，大剂恐有阻滞之忧，味少恐无调剂之益，所以图攻于缓，而奏效于远也。扶助胃气，而仍加意于补心肾二经，则五脏未尝不同补也。有益无损，殆此方之谓欤。

此症亦可用强记汤加人参三钱治之。

人有气郁不舒，忽忽如有所失，目前之事竟不记忆，一如老人之善忘，此乃肝气之滞，非心肾之虚耗也。夫肝气最急，郁则不能急矣，于是肾气来滋，至肝则止，心气来降，至肝则回，以致心肾两相间隔，致有遗忘也。治法必须通其肝气之滞，而后心肾相通，何至有目前之失记乎。然而欲通肝气，必须仍补心肾，要在于补心补肾之中，而解其肝气之郁，则郁犹易解，不至重郁。否则，已结之郁虽开，而未结之郁必至重结矣。方用通郁汤：

白芍一两　茯神三钱　人参二钱　熟地三钱　玄参三钱　麦冬三钱　当归五钱　柴胡一钱　菖蒲五分　白芥子二钱　白术五钱水煎服。一剂而郁少解，二剂而郁更解，四剂而郁尽解。[批]通郁汤可兼治诸郁，治阴虚而兼郁者尤宜。

此方善于开郁，而又无刻削干燥之失，直解其肝中之沉滞，使肝血大旺，既不取给于肾水，复能添助夫心火，心肝肾一气贯通，宁尚有遗忘失记之病哉。

此症可用**存注丹**。

白芍 白术 生地各三钱 麦冬 柏子仁各五钱 甘草 菖蒲各一钱 柴胡 天花粉各二钱 青皮三分 水煎服。四剂愈。

人有对人说话随说随忘，人述其言杳不记忆，如从前并不道及，人以为有祟恁之也，谁知是心肾之两开乎。夫心肾交而智慧生，心肾离而智慧失。人之聪明非生于心肾，而生于心肾之交也。肾水资于心，则智慧生生不息；心火资于肾，则智慧亦生生无穷。苟心火亢，则肾畏火炎而不敢交于心；肾水竭，则心恶水干而不敢交于肾，两不相交，则势必至于两相忘矣。夫心肾如夫妇也，夫妇乖离，何能记及于他事乎。治法必须大补心肾，使其相离者，重复相亲，自然相忘者复能相忆耳。方用**神交汤**：

人参一两 麦冬一两 巴戟天一两 柏子仁五钱 山药一两 芡实五钱 玄参一两 丹参三钱 茯神三钱 菟丝子一两 水煎服。连服十剂，即不忘矣，服一月不再忘。

此方似首重于治心，而轻于治肾。不知夫妇之道，必男求于女，而易于相亲。重于治心者，正欲使心之先交于肾也。然而方中之妙，无一味非心肾同治之药，是治心无非治肾也，而交肾仍无非交心也。两相交而两相亲，宁有再忘者乎。

此症可用**天丝饮**亦效。

巴戟天一两 菟丝子一两 水煎服。十剂即不忘。

癫痫门六则

人有素常发癫，久而不效，口中喃喃不已，时时忽忽不知，时而叫骂，时而歌唱，吐痰如蜒蚰之涎，人皆谓痰病也。然以消痰化涎之药与之，多不效。盖此症乃胃中少有微热而气又甚衰，故症有似于狂而非狂，有似于痫而非痫也。治法宜补胃气，而微用清火之药，可以奏功。然而胃土之衰由于心火之弱，胃火之盛由于心火之微，未可徒补胃土而清胃火也。方用**助心平胃汤**：

人参五钱 茯神一两 贝母三钱 神曲一钱 肉桂三分 甘草一钱 甘菊三钱 菖蒲一钱 生枣仁五钱 水煎服。一剂而癫止半，再剂而癫尽除也。

此方补胃气以生心气，助心火而平胃火。故心既无伤，而胃又有益，不必治癫而癫自止矣。

此症用**天半神丹**亦神效。

巴戟天三两 半夏三钱 水煎服。一剂即止癫，十剂不再发。

人有壮年之人，痰气太盛，一时跌仆，口作牛马之鸣者，世人所谓牛马之癫也，其实乃虚寒之症，痰入心包也。夫心属火，而心包亦属火也。心喜寒，而心包喜温，所以寒气一入包络，即拂其性矣，况又有痰气之侵乎。夫人身之痰，五脏六腑无不相入，安在犯包络之即至于迷心乎？包络为心君之相，凡有痰侵心，包络先受之，包络卫心，惟恐痰之相犯，故痰气一入，即呼诸脏来相救援。作牛马之声者，所谓痛不择声也。治法急救其心，不若急救其包络。方用**济难汤**：

白术五钱 人参五钱 茯神三钱 菖蒲五分 远志一钱 柏子仁三钱 半夏三钱 天花粉一钱 南星一钱 附子一钱 神曲一钱 水煎服。一剂而癫止，再剂全愈。连服八剂，此症永绝不再发。

方中虽是救包络之药，其实仍是救心之味也。心安而包络更安，况附子、南星俱是斩关夺门之将，指挥如意，而外邪近贼扫荡无遗，可庆敉宁①之福也。

此症用**菖姜汤**亦神效。

人参五钱 肉桂二钱 白术一两 茯神五钱 菖蒲一钱 良姜五分 水煎服。十剂愈。

小儿易于发癫痫者，虽因饮食失宜，亦由母腹之中先受惊恐之气也。故一遇可惊之事，便跌仆吐涎，口作猪羊之声。世医谓是猪羊之癫，用祛痰搜风之药而益甚，绝不悟其先天之亏损，而大补其命门、膻中之火，所以愈不能见效也。治法宜补其脾胃之土，而更补命门之火以生脾；复补膻中之火以生胃，不必治痰而痰自消化矣。〔批〕癫痫成于多痰，而痰多成于胃寒与脾寒也，温二经自然奏功。方用**四君子汤加减**。

人参一钱 茯苓三钱 白术二钱 甘草一分 附子一片 半夏八分 白薇三分 水煎服。一剂即止惊，而痫亦即愈。

四君子汤原是补脾胃之圣药，脾胃健而惊风自收，原不必用镇定之药以止之也。况加附子无经不达，而更能直补命门膻中之火，以生脾胃二经之土，则土更易旺，而痰更易消，益之半夏以逐其败浊，白薇以收其神魂，安得而癫哉。

此症用**温养汤**亦妙。

人参二钱 白术三钱 肉桂五分 半夏八分 干姜五分 水煎服。一剂止，四剂全愈。

妇人一时发癫，全不识羞，见男子而如怡，遇女子而甚怒，往往有赤身露体而不顾者，此乃肝火炽盛，思男子而不可得，郁结而成癫也。夫肝火炽盛，何便成癫？盖妇女肝木最不宜旺，旺则木中生火，火逼心而焚烧，则心中不安，有外行

之失矣。然而心宫之外，有包络之护，何以不为阻隔，任其威逼乎？不知肝木之火，乃虚火也。虚火与相火同类，庇匪比之朋，忘圣明之戴，听其直烧心中而不顾也。然而心君出走，宜有死亡之虞，何以但癫而不死？盖有肾水之救援耳。思男子而不可得者，因肾经之旺也。虽所旺者半是肾火，而肾水实未涸也。有肝火之相逼，即有肾水之相滋，所以但成癫痴，而未至夭丧耳。治法直泻其肝火，补其肾水，而兼舒其郁闷之气为得也。方用**散花丹**：

柴胡三钱 炒栀子五钱 白芍二两 当归一两 生地一两 熟地二两 玄参二两 天花粉三钱 陈皮一钱 茯神五钱 水煎服。一剂而癫轻，二剂而羞恶生，三剂而癫失，必闭门不见人也。〔批〕宜加丹皮三钱，以去相火。

此方全去泻肝之火，不去耗肝之血；疏肝之郁，不去散肝之气；补肾中之精，不去救心中之焰。水足则木得所养，而火自息于木内；火息则神得所安，而魂自返于肝中，况有消痰利水之剂，则痰气尽消，各化为水，同趋于膀胱而出矣。

此症用**栀连泻火汤**亦甚效。

生地一两 当归 丹皮各五钱 炒栀子 天花粉各三钱 黄连二钱 吴茱萸一钱 水煎服。一剂而癫轻，二剂全愈。

此方兼可治热入血室，少加柴胡一钱。

人有入干戈之中，为贼所执，索金帛不与，贼褫②其衣，将受刀，得释，遂失心如痴，人以为失神之病也，谁知是胆落之病乎。夫胆附于肝者也，因惊而胆堕者，非胆之果落于肝中也。盖胆中之汁味

---

① 敉宁 敉音米。安定也。

② 褫 音尺。夺也。

散而不收，一如胆之堕落于肝耳。胆既堕落，则胆中之汁尽为肝之所收，则肝强胆弱，而心不能取决于胆，心即忽忽如失，一如癫痴之症矣。治法泻肝气之有余，补胆气之不足，则胆汁自生，而癫痴可愈矣。方用**却惊丹**治之。

附子三分 陈皮一钱 白术三钱 当归五钱 丹砂一钱 铁粉一钱 茯神三钱 远志一钱 半夏一钱 人参三钱 薄荷一钱 天花粉三钱 南星一钱 各为细末，蜜为丸，如弹子大，姜汤送下。一丸而惊气即收矣，连服三丸而癫痴自愈，不必尽服。

此方安神定志之圣方也，方中全在用铁粉为神。铁粉者，铁落也，最能推抑肝邪而又不损肝气。肝与胆同类，均木之象也，木畏金刑，故用铁落以制肝，非取其金克木之意乎？金克肝木，未必不金克胆木矣。然而肝木，阴木也；胆木，阳木也。铁落克阴木而不克阳木，故制肝而不制胆。所以既伐肝邪，即引诸药直入胆中，以生胆汁，不独取其化痰而静镇也。

此症用**收惊汤**亦效。

当归 山茱萸各一两 白芍二两 北五味二钱 附子三分 水煎服。一剂惊收，二剂再不痴矣，三剂全愈。

人有思虑过度，耗损心血，遂至癫疾，或哭或笑，或裸体而走，或闭户自言，喃喃不已，人以为花癫之病也，谁知是失志之癫乎。夫思虑过多，必伤于脾，脾气一损，即不能散精于肺，肺气又伤，而清肃之令不行，而脾气更伤矣。且脾者心之子也，脾病而心必来援，犹子病而母必来顾。心见脾气之伤，以至失志，则心中无主，欲救而无从，欲忘而不得，呼邻而不应，忌仇而相侵，于是自忘其身，将为从井之事，见人而嚅嗫①，背客而絮叨，遂至于癫而不自觉也，治法非急清其

心不可。然而心病由于脾病也，补心以定志，更不若补脾以定志之为神。[批] 大约癫病多生于痰，治痰非补虚不能奏效。

方用**归神汤**：

人参五钱 白术一两 巴戟天一两 茯神五钱 紫河车一具 半夏三钱 陈皮一钱 甘草一钱 丹砂一钱 菖蒲一钱 麦冬五钱 柏子仁三钱，不去油 白芥子三钱 各为末，先将紫河车净水煮熟，不可去血丝，捣烂，将各药末再捣为丸。白滚水送下五钱，连服数日，而癫如失也。

此方心脾同治之药也，虽消痰而不耗气。用紫河车者，以紫河车为先后天之母，更能归神于顷刻；神得河车而有依，则志即依神而相守，不特已失者重回，而既回者尤能永固也。

此症用加味**温养汤**亦效。

人参一两 白术二两 麦冬一两 半夏三钱 肉桂一钱 水煎服。二剂少愈，十剂全愈。

狂病门六则

人有热极发狂，登高而呼，弃衣而走，气喘发汗如雨，此阳明胃经之火也。夫阳明之火何以能使人登高而呼乎？盖火性炎上，内火炽胜，则身自飞扬矣。热郁于胸，得呼则气泄矣。衣所以蔽体者也，内热既盛，衣之覆体，不啻如焚，弃之则快，又何顾焉。火刑肺金，自然大喘。喘极而肺金受伤，不能自卫夫皮毛，腠理开泄，阴不摄阳，逼其汗而外出，有不可止遏之势。汗既尽出，心无所养，神将飞越，安得而不发狂乎。[批] 狂病多火，但宜分旺极与不旺极耳。方用加味**白虎汤**救之。

――――――

① 嚅嗫 音如聂。欲言又止也。

人参二两　石膏三两　知母五钱　茯苓五钱　麦冬三两　甘草一钱　半夏三钱　竹叶二百片　糯米一撮　水煎服。一剂而狂定，再剂而热止矣，不可用三剂也。

此症非用白虎汤以急救胃火，则肾水立时熬干，身成黑炭矣。然而火势燎原，非杯水可救，必得滂沱大雨，则满山遍野之焰，始能尽行扑灭也。

此症用**坎水汤**亦效。

石膏一两　玄参二两　甘草一钱　天花粉三钱　炒栀子三钱　车前子二钱　水煎服。一剂狂定，再剂全愈。

人有火起发狂，腹满不得卧，面赤心热，妄见妄言，如见鬼状，此亦阳明胃火之盛也。然胃火是阳症，而妄见妄言如见鬼状，又是阴症，何也？阳明之火盛，由于心包之火盛也。阳明属阳，而心包属阴，心包与阳明之火，一齐并动，故腹满而不得卧。倘仅有胃火之动，而心包之火不动，虽口渴腹满，而尚可卧也。唯心包助胃火而齐动，遂至心神外越，而阴气乘之，若有所见，因而妄有所言，如见鬼而实非真有鬼也。治法仍宜泻胃之火，而不必泻心包之火。盖胃为心包之子，心包为胃之母也，母盛而子始旺，然子衰而母亦弱耳，泻胃火非即泻心包之火乎。方用**泻子汤**：

玄参三两　甘菊花一两　知母三钱　天花粉三钱　水煎服。一剂而胃火平，二剂而心包火亦平矣。二火既平，而狂病自愈。

论理此症可用白虎汤，予嫌白虎汤过于峻削，故改用泻子汤。以此症心包属阴，用白虎汤以泻阳，毕竟有伤阴气，不若泻子汤，既泻其阳，而又无损其阴之为愈也。或曰：母盛而子始旺，泻心包之火可也，何以泻胃子之火耶！不知五脏六腑

之火最烈者胃火也，胃火一炽，将肾水立时烁干，故必须先救胃火，胃火息而心包之火亦息矣。倘先泻心包之火，而寒凉之药不能先入心包，必由胃而后入，假道灭虢，不反动胃火之怒乎！不若直泻胃火，既能制阳，又能制阴，两有所得也。[批]泻子汤终不及白虎汤之迅速，然能多用，其功效又胜于白虎，余试之而极验，故特表出之。

此症用**二石汤**亦神。

人参五钱　石膏五钱　寒水石二钱　茯苓三钱　半夏二钱　丹皮五钱　水煎服。一剂狂定，二剂全愈。

人有易喜易笑，狂妄谵语，心神散乱，目有所见，人疑为胃火之热也。不知此病非胃热也，乃心热耳。心热发狂，膻中之外卫，谓何亦因心过于酷热，则包络膻中何敢代心以司令，听心中之自主而喜笑不节矣。譬如君王恣肆以擅威，宰辅大臣不敢轻谏，则近侍左右，无非便佞之流，自然声色可以娱心，言语可以博趣，此偏喜偏笑之所必至也。于是所发之令无非乱政，及至令不可行，而涣散之景象有同鬼域矣。人心之发热何独不然。然而心中发狂，以致神越，直立时暴亡矣，何以仍能苟延日月耶？不知心热之发狂，不同于胃热之发狂，胃热之发狂，乃外热而犯心，心之发狂，乃内热而自乱。故胃狂有遽亡之祸，而心狂有苟延之幸也。治法必以清心为主，心清而狂自定矣。方用**清心丹**：

黄连三钱　茯神五钱　生枣仁五钱　人参三钱　麦冬一两　玄参一两　丹参三钱　水煎服。一剂而神定，再剂而狂定，不必用三剂也。

黄连所以清心火，然徒用黄连，则心火正燥，恐黄连性燥，反动其燥，所以又

益人参、丹参、麦冬之类，润以济之。盖火有余，自然气不足，补气以泻火，则心君无伤，可静而不可动矣。

此症用**解妄汤**亦效。

人参一两　黄连　茯神　柏子仁　玄参　丹参各三钱　生枣仁五钱　甘草一钱　肉桂二分　水煎服。一剂狂定，二剂全愈。

人有身热发狂，所言者无非淫乱之语，所喜者无非欢愉之事，一拂其言，一违其事，则狂妄猝发，见神见鬼，人以为心热之极也，谁知是心包之热乎。夫心包为心君之副，心中安静，胡为任包络之拂乱乖张至此。盖君弱臣强，心中寒极，不能自主耳。譬如庸懦之主，朝纲解散，乃寄其权于相，而相臣植党营私，生杀予夺，悉出其手，奉令者立即称扬，违命者辄加苛斥，闻顺情之辞则喜，听逆耳之言则怒，颠倒是非，违背礼法，心自生疑，若有所见，心包热狂，正复相似。治法，自应泻心包之火。然而徒治心包，而心中内寒，愈有震惊之嫌，必须补助其心，使心气不弱，而后呼召外人，可清震主之贼矣。苟或单泻心包之火，则心包且有犯逆之危，非治法之善也。方用**卫主汤**：

人参一两　茯苓五钱　玄参一两　天花粉三钱　麦冬五钱　生地五钱　丹皮三钱　水煎服。一剂而身热止，二剂而狂安定，四剂而喜怒得其正矣。

方中之玄参、生地、丹皮，乃清心包之药，其人参、茯苓、麦冬，仍是补心之品，心强而心包之火自弱矣。况玄参、生地、丹皮虽泻心包，而亦是补心之剂，自然拨乱为安，化奸为忠也。或谓心中虚寒，用人参以补虚是矣，然用玄参、丹皮、生地之类虽凉心包，独不益心之寒乎，似乎宜加热药以济之也。嗟乎！心寒用热药，理也。然而心包火旺，用助火之

药以益心，必由心包而后能入，火性炎蒸，心未必得益，而转助心包之焰矣。故不若用人参以助心之为得。盖人参亦能助心包，非心包所恶，用玄参之类共入之，自然拥卫其心，指挥群药，以扫荡炎氛，将心气自旺，寒变为温，何必用热药以生变哉。

此症用**正心汤**亦神效。

人参　熟地各一两　玄参　麦冬各二两　菖蒲一钱　白芥子三钱　水煎服。一剂轻，二剂愈。

人有为强横者所折辱，愤懑不平，遂病心狂，时而持刀，时而逾屋，披头大叫，人以为阳明胃火之盛也，谁知是阳明胃土之衰乎。夫阳明火盛，必由于心火之大旺也。心火旺，而胃火盛，是火生夫土也，心火衰而胃火盛，是土败于火也，火生土而胃安，土败火而胃变，虽所变有似于真火之盛，而中已无根，欲土崩瓦解，而不可救矣。夫狂症皆是热，而余以此为虚热，而非实热，孰肯信之。不知脏腑实热可以凉折，而虚热必须温引。然而阳明胃经之虚热，又不可全温引也。于温中而佐之微寒之品，实治法之善者。盖阳明虚热，乃内伤而非外感也。因愤懑而生热，不同于邪入而生热也，明甚。以邪为实热，而正热为虚热耳。[批]土衰亦能发狂，此从古无人道破。方用**平热汤**：

人参五钱　黄芪一两　甘草一钱　麦冬一两　黄芩一钱　青皮五分　竹沥一合　白芍五钱　茯苓三钱　枣仁三钱　炒栀子五分　天花粉三钱　柴胡五分　水煎服。二剂而狂轻，四剂而狂定，服一月而安然熟卧矣。

此方变竹叶石膏汤，以治阳明之虚热也。甘温以退大热，复佐之以甘寒，使阳明之火相顺而不逆，转能健土于火宅之

中，消烟于余氛之内。土既有根，火亦自息，何狂之不去乎！倘以为实热，而用竹叶石膏也，去生自远矣。

此症用**舒愤汤**亦神效。

白芍二两　炒栀子五钱　玄参一两　天花粉三钱　柴胡一钱　水煎服。一剂狂定，再剂愈，三剂全愈。

人有忍饥过劳，忽然发狂，披发裸形，罔知羞恶，人以为失心之病也，谁知是伤胃而动火乎。夫胃属阳明，阳明火动，多一发而不可止。世皆谓胃火，宜泻而不宜补。然而胃实可泻，而胃虚不可泻也。经云：二阳之病发心脾。二阳者，正言胃也。胃为水谷之海，最能容物，物入胃而消，胃亦得物而养，物养胃而火静，胃失物而火动矣。及至火动而胃土将崩，必求救于心脾，心见胃火之沸腾，而心神有切肤之痛，自扰乱而不宁，脾见胃火之焚烧，而脾之意有震邻之恐，亦纷纷而无定，失其归依，安得而不发狂哉！治法不必安心之神，奠脾之意也，仍救其胃气之存，而狂自可定也。虽然救胃气者，必救胃土也。欲救胃土，而不少杀胃火，则胃气亦未能独存耳。［批］伤胃动火，亦是胃土之衰。方用**救焚疗胃汤**：

人参一两　玄参一两　竹沥一合　陈皮三分　神曲五分　山药五钱　百合五钱　水煎服。一剂而狂定，再剂而狂止，三剂全愈。

此方大用人参以救胃土，即兼用玄参以杀胃火，又益之群药以调停于心肺脾肾之间，使肝不敢来伤胃土，则胃气尤易转也。胃气一转，胃伤可补。胃既无伤，而心之神，脾之意，又宁有扰乱纷纭之患乎！此狂之所以易定耳。

此症用**遏火汤**亦神效。

人参　白术　生地各五钱　玄参一两

甘草一钱　知母一钱　天花粉二钱　陈皮五分　神曲一钱　丹皮五钱　水煎服。一剂狂定，再剂全愈。

呆病门六则

人有终日不言不语，不饮不食，忽笑忽歌，忽愁忽哭，与之美馔则不受，与之粪秽则无辞，与之衣不服，与之草木之叶则反喜，人以为此呆病，不必治也。然而呆病之成，必有其因，大约其始也，起于肝气之郁；其终也，由于胃气之衰。肝郁则木克土，而痰不能化，胃衰则土制水，而痰不能消，于是痰积于胸中，盘据于心外，使神明不清，而成呆病矣。治法开郁逐痰，健胃通气，则心地光明，呆景尽散也。方用**洗心汤**：

人参一两　茯神一两　半夏五钱　陈皮三钱　神曲三钱　甘草一钱　附子一钱　菖蒲一钱　生枣仁一两　水煎半碗灌之，必熟睡，听其自醒，切不可惊醒，反至难愈也。

此等病，似乎有祟凭之，然而实无祟也。即或有祟，不可治邪，补正而邪自退。盖邪气之实，亦因正气之虚而入之也。此方补其正气，而绝不去祛邪，故能一剂而奏效，再剂而全愈。或谓此病既是正虚无邪，何以方中用半夏、陈皮如是之多乎？不知正虚必然生痰，不祛痰则正气难补，补正气而因之祛邪，是消痰仍是补正也。虽然痰消而正气旺，是痰即邪也。补正而佐以攻痰，引祛痰之药直入于心宫，以扫荡其邪，邪见正气之旺，安得不消灭于无踪哉。或又谓呆病既成于郁，不解郁而单补正以攻痰，何以能奏功如此？不知呆病之来，其始虽成于郁，然郁之既久而成呆，其从前之郁气，久则尽亡之矣。故但补胃气以生心气，不必又始肝气以舒郁气也。

此症用**还神至圣汤**亦神。

人参一两 白术二两 茯神 生枣仁各五钱 广木香 天南星 荆芥各三钱 甘草 良姜 附子 枳壳各一钱 菖蒲五分 水煎灌之，听其自卧，醒来前症如失。

人有呆病终日闭户独居，口中喃喃，多不可解，将自己衣服用针线密缝，与之饮食，时用时不用，尝数日不食，而不呼饥，见炭最喜食之，谓是必死之症，尚有可生之机也。夫呆病而至于喜粪，尚为可救。岂呆病食炭，反忍弃之乎？盖喜粪乃胃气之衰，而食炭乃肝气之燥。凡饮食之类，必入于胃，而后化为糟粕，是粪乃糟粕之余也。糟粕宜为胃之所不喜，何以呆病而转喜之乎？不知胃病则气降而不升，于是不喜升而反喜降，糟粕正胃中所降之物也。见粪而喜者，喜其同类之物也。然而呆病见粪则喜，未尝见粪则食也。若至于食粪，则不可治矣，以其胃气太降于至极耳。夫炭乃木之烬也，呆病成于郁，郁病必伤肝木，肝木火焚以伤心，则木为心火所克，肝中之血尽燥，而木为焦枯之木矣。见炭而喜食者，喜其同类而食之，思救其肝木之燥耳。然而可生之极，全在食炭。夫炭本无滋味，今食之而如饴，是胃气之未绝也。治其胃气，而祛其痰涎，则呆病可愈。方用**转呆丹**：

人参一两 白芍三两 当归一两 半夏一两 柴胡八钱 生枣仁一两 附子一钱 菖蒲一两 神曲五钱 茯神一两 天花粉三钱 柏子仁五钱 水十碗，使强有力者，抱住其身，另用二人执拿其两手，以一人托住其下颔，一人将羊角去尖，插其口灌之。倘不肯服，不妨以杖击之，使动怒气，而后灌之，服后必然骂詈，少顷必倦而卧，听其自醒，切不可惊动，自醒则全

愈，否则止可半愈也。

此方大补其心肝之气血，加之祛痰开窍之药，则肝中枯竭得滋润而自甦，心内寡弱，得补助而自旺，于是心气既清，肝气能运，力能祛逐痰涎，随十二经络而尽通之，何呆病而不可愈哉！倘或惊之使醒，则气血不得尽通，而经络不得尽转，所以止可半愈也。然能再服此汤，亦未有不全愈者矣。

此症用**甦心汤**亦神效。

白芍 当归各三两 人参 茯苓各一两 半夏 炒栀子 柴胡各三钱 附子三分 生枣仁五钱 吴茱萸 黄连各五分 水十碗，煎一碗灌之，听其自醒，醒来病如失。

人有一时而成呆病者，全不起于忧郁，其状悉与呆病无异，人以为有祟凭之也，谁知是起居失节，胃气伤而痰迷之乎。夫胃属土，喜火之生者也。然而火能生土，而亦能害土，火不来生，则土无生气，火过来生，则土有死气矣。虽然土中之火本生土者也，如何生土者反能害土？岂火为外来之邪火，而非内存之正火乎！孰知邪火固能害土，而正火未尝不害土也。正火者，土中之真火，如何能害土乎？盖正火而能养，则火且生土以消食，正火而相伤，则火且害土以成痰。痰成而复伤其胃土，则火且迷心，轻则成呆，而重则发厥矣。起居失节，则胃中劳伤，不生气而生痰。一时成呆者，乃痰迷于心腕之下，尚未直入于心包之中也。倘入心包，则人且立亡矣。治法宜生其胃气，而佐之消痰之品，则痰迷可以再开，不必竟治其呆也。方用**启心救胃汤**：

人参一两 茯苓一两 白芥子三钱 菖蒲一钱 神曲三钱 南星二钱 黄连一钱 甘草一钱 枳壳五分 水煎服。一剂而痰解，再剂而神清，三剂而呆病如失，不再

呆也。

此方全去救心，正所以救胃也。盖胃为心之子，心气既清，而胃气安有不清者乎？母清而子亦清也。设作呆病治之，亦用附子斩关直入，则火以助火，有顷刻发狂而死矣。总之，呆病成于岁月之久，而不成于旦夕之暂，若一时而成呆者，非真呆病也。故久病宜于火中补胃以消痰，而猝病宜于寒中补胃以消痰，又不可不知也。[批] 同一补胃消痰，而寒热异用。

此症用**指迷汤**亦效。

人参五钱 白术一两 半夏 神曲各三钱 南星 甘草各一钱 陈皮 菖蒲各五分 附子三分 肉豆蔻一枚 水煎服。四剂愈。

呃逆门五则

人有忽然呃逆不止，为是寒气相感，谁知是气逆而寒入之也。然气之所以不顺，乃气之不足也。盖丹田之气足，则气守于下焦而气顺，丹田之气不足，则气奔于上焦而气逆矣。呃逆虽是小症，然治之不得法，往往有变成危症，而不可救，正徒散其寒而不补其气也。治法宜大补其丹田之气，而少佐之以祛寒之药。则气旺而可以接续，寒祛而足以升提，故不必止呃逆，而呃逆遂自止也。方用**定呃汤**：

人参三钱 白术五钱 丁香五分 陈皮五钱 茯苓五钱 沉香末一钱 牛膝一钱 水煎服。一剂而呃逆止矣。

参、苓、白术纯是补气回阳之药，丁香祛寒，沉香、牛膝降入丹田以止其逆，逆气既回，而呃声自定。孰谓补气之药，非即转气之汤哉！

此症用加味**六君子汤**亦妙。

人参 半夏 苏叶各一钱 白术 茯苓各三钱 陈皮五分 甘草三分 丁香二分 水煎服。一剂即止呃，二剂全愈。

人有痰气不清，一时作呃逆之声者，人以为火逆作祟也。夫火逆之痰，口必作渴，今不渴而呃逆，仍是痰气之故，而非火邪之祟也。夫痰在胃口，而呃逆在丹田，何以能致此耶？盖丹田之气欲升，而痰结胸中以阻之。此种呃逆较虚呃者甚轻，治法消其痰气，而呃逆自除。方用**二陈汤加减**治之。

人参五分 陈皮五分 半夏一钱 甘草三分 厚朴一钱 茯苓三钱 水煎服。一剂即愈。

二陈汤为治痰之妙剂，加入人参、厚朴于补气之中而行降气之药，自能祛痰于上焦，达气于下焦也。

此症亦可用加味**六君子汤**治之。

人有口渴饮水忽然呃逆者，非水气之故，乃火气之逆也。人若胃火太盛，必大渴呼水矣，今但渴而不大饮水者，乃胃火微旺，而胃气犹虚也。故饮水虽快，而多则不能易消，火上冲而作呃逆耳。治法宜补其胃中之土，而降其胃中之火，则胃气安之，而胃火自息，呃逆亦自止矣。方用**平呃散**：

玄参 白术各五钱 人参二钱 茯苓 甘菊花 麦冬各三钱 甘草五分 水煎服。一剂即平。

此方降胃火而又不耗胃气，所以奏功实神。倘以为胃火之盛，而轻用石膏，虽亦能取胜，而终于胃土有伤，呃逆除而他病又生矣，不若此方之和平而又神也。

此症用**两宜汤**亦妙。

人参二钱 茯苓 白术各五钱 甘草 泽泻 黄连各一钱 肉桂三分 陈皮五分 天花粉二钱 柴胡三分 水煎服。二剂愈。

人有气恼之后，肝又血燥，肺又气热，一时呃逆而不止，人以为火动之故也，谁知亦是气逆而不舒乎。盖肝性最急，一拂其意，则气必下克脾土，而脾土气闭，则腰脐之间不通，气乃上奔于咽喉，而作呃逆矣。倘亦用降火降气之药，则呃逆更甚，必须用散郁之剂，而佐以消痰润肺之药，始为得之。［批］气病亦以全力注之。方用**解呃丹**：

茯神三钱　白芍三钱　当归二钱　白术五钱　苏叶五分　麦冬五钱　白芥子三钱　柴胡一钱　水煎服。一剂而呃逆即止。

此方为散郁之神方，不特治呃逆已也。用白术以利腰脐之气，用柴、芍、当归以舒肝胆之气，用苏叶、麦冬以润肺金之气，用茯神以通心与膀胱之气，用白芥子以宣膜膈之气，是一身上下之气尽行流通，又何虞下焦之气不上升于咽喉乎！故一剂而收功也。

此症亦可用**平顺散**：

柴胡　甘草　乌药各一钱　白芍三钱　白芥子　川芎各二钱　砂仁一粒　水煎服。二剂即止。

人有呃逆时作时止者，乃气虚而非气滞也。夫气旺则顺，气衰则逆，五行之道也。凡逆之至者，皆衰之极耳。惟是气衰而呃逆者，不比痰呃与火呃也，补其气之虚，而呃逆自止。倘不知补气，而惟从事于消痰降火，则轻必变重，而重必入死矣。况痰火之呃，亦虚而致，不惟寒呃之成于虚也。［批］气逆本于气衰，一句居要。方用**六君子汤加减**治之。

人参三钱　白术一两　茯苓三钱　陈皮一钱　甘草三分　半夏二钱　柿蒂三枚　水煎服。连服三剂，而呃逆自除。

此方乃治胃之圣剂，胃气弱而诸气皆弱，胃气旺而诸气皆旺，故补胃气正所以补诸气也，气既旺矣。加以柿蒂之能转呃，自然气转于须臾，而呃逆顿止矣。且胃又多气之腑也，诸气之逆皆从胃始，然则诸气之顺，何独不由胃始哉。

此症亦可用加味**术苓汤**。

人参　白术各五钱　茯苓三钱　半夏二钱　竹沥一合　附子三分　水煎服。二剂愈。

辨证录卷之五

关格门五则

人有病关格者，食至胃而吐，欲大小便而不能出，眼睛红赤，目珠暴露，两胁胀满，气逆拂抑，求一通气而不可得，世以为胃气之太盛，而不知乃肝气之过郁耳。夫关格之症，宜分上下，一上格而不得下，一下关而不得出也。今上既不得入，而下又不得出，是真正关格，死生危急之症也。治之原有吐法，上吐则下气可通。今不必用吐药而先已自吐，是用吐药无益矣。若用下导之法，则上既无饮食下胃，而大肠空虚，即用导药，止可出大肠糟粕硬屎，而不能通小肠膀胱之气，是导之亦无益也。必须仍用煎药和解为宜，但不可遽然多服，须渐渐饮之，初不受而后自受矣。方用开门散：

白芍五钱 白术五钱 茯苓三钱 陈皮一钱 当归五钱 柴胡三钱 苏叶一钱 牛膝三钱 车前子三钱 炒栀子三钱 天花粉三钱 水煎一碗，缓缓呷之，一剂而受矣。一受而上关开，再剂而下格亦通。[批] 开门散乃解郁之神剂。

此方直走肝经以解郁，郁解而关格自痊，所谓扼要争奇也。倘用香燥之药，以耗胃气，适足以坚其关门而动其格据矣。

此症用通关散亦效。

白芍五钱 茯苓三钱 甘草 枳壳神曲各三分 白豆蔻一枚 川芎二钱 生姜汁半合 柴胡一钱 水煎服。一剂即开，

二剂愈。愈后须用补肾之剂。

人有无故而忽然上不能食，下不能出者，胸中胀急，烦闷不安，大小便窘迫之极，人以为关格之症也，谁知是少阳之气不通乎。夫少阳胆也，胆属木，木气最喜舒泄，因寒气所袭，则木不能条达，而气乃闭矣。于是上克胃而下克脾，脾胃畏木之刑，不敢去生肺气，而并生大肠之气矣。肺金因脾胃之气不生，失其清肃之令，而膀胱、小肠无所凛遵，故一齐气闭矣。此症原可用吐法，一吐而少阳之气升腾可愈。其次则用和解之法，和其半表半里之间，而胆木之郁结自通。二法相较，和胜于吐，吐必伤五脏之气，而和则无损五脏之气也。方用和解汤：

柴胡一钱 白芍三钱 甘草一钱 枳壳五分 蒲荷一钱 茯神三钱 丹皮二钱 当归三钱 水煎服。缓缓服之，三剂则可以开关矣。上关一开，而下格自愈。

此方乃逍遥散之变方也。逍遥散有白术、陈皮，未尝不可开关。余改用薄荷、枳壳、丹皮者，直入肝经之药，取其尤易于开郁也。此方全不开关，而关自开者，正以其善于解郁也。

此症用宽缓汤亦妙。

柴胡 茯苓各二钱 当归三钱 白芍五钱 甘草 苏叶 黄芩各一钱 竹叶三十片 水煎服。二剂愈。

人有吐逆不得饮食，又不得大小便，

此五志厥阳之火太盛，不能营于阴，遏抑于心胞之内，头上有汗，乃心之液外亡，自焚于中也。存亡之机，间不容发，此关格最危之症，人以为气之不通也，欲用麝香、片脑之类，以劫开其门，必至耗散真气，反致归阴矣。法宜调其营卫，不偏阴偏阳，一味冲和，毋犯胃气，使其脏腑自为敷布，不必问其关从何开，格从何启，一惟求之中焦握枢①而运，以渐透于上下之间，自能营气前通，卫气不闭，因其势而利导之，庶无扞格耳。方用**和中启关散**：

麦冬五钱　人参五分　甘草五分　柏子仁三钱　滑石敲碎，一钱　黄连一钱　白芍五钱　桂枝三分　天花粉一钱五分　水煎服。一剂而上吐止，再剂而下闭通矣。

此方解散中焦之火，更能舒肝以平木，木气既平，而火热自减。内中最妙者，用黄连与桂枝也。一安心以交于肾，一和肾而交于心，心肾两交，则营卫阴阳之气，无不各相和好。阴阳既和，而上下二焦安能坚闭乎，此和解之善于开关也。

此症用黄连启心汤亦效。

人参一钱　白术　丹皮各三钱　黄连玄参各二钱　甘草一钱　桂枝三分　半夏五分柴胡三分　水煎服。二剂愈。

人有上吐下结，气逆不顺，饮食不得入，溲溺不得出，腹中作疼，手按之少可，人以为此寒极而阴阳易位，其脉必涩而伏也。法当吐，不吐则死。然而不必吐也。夫上部无脉下部有脉，吐之宜也，以食填塞于太阴耳。今脉涩而伏，非无脉之比，况所食之物，已经吐出，是非食填太阴也。吐之不重伤脾胃之气，以坚其闭塞乎。夫胃气之所以不开，与大小肠、膀胱之所以闭结者，由于肾气之衰也。胃为肾之关门，肾之气不上，则胃之关必不开。

肾主大小便、膀胱之气化，亦肾气化之也。肾气不通于三经，则便溲何从而出。然则上下开阖之权衡，全在乎肾也。治法必须大补其肾中之水火。肾中之水火足，而关格不治而自愈矣。方用**水火两补汤**：

熟地一两　山萸四钱　茯神五钱　车前子三钱　人参二钱　麦冬一两　五味子五分肉桂一钱　白术五钱　牛膝三钱　水煎服。连服二剂，上吐止而下结亦开矣，再服四剂全愈。

此方补肾中之水火，而又能通肾中之气。气足而上自达于胃，下自达于膀胱、大小肠矣。倘用香燥之药以救胃，则胃气愈伤；倘用攻利之药以救膀胱、大小肠，则膀胱、大小肠愈损，何日是开关解格之日哉。

此症用化肾汤亦神效。

熟地二两　肉桂二钱　水煎服。一剂即通，二剂全愈。

人有一时关格，大小便闭结不通，渴饮凉水，少顷即吐，又饮之又吐，面赤唇焦，粒米不能下胃，饮一杯吐出杯半，脉亦沉伏，人以为脉绝也，谁知是格阳不宣，肾经寒邪太盛之故乎。夫肾属少阴，喜温而不喜寒也。寒邪入肾则阳无所附，阳欲杜阴而不能，阴且格阳而愈胜，于是阳不敢居于下焦，而尽逆冲于上焦咽喉之间，难于容物而作吐矣。夫阳宜阴折，热宜寒折，似乎阳热在上，宜用阴寒之药以治之。然而阳热在上，而下正阴寒也，用阴寒以折阴寒，正投其所恶也，不特无功，而反有大害。盖上假热而下真寒，非用真热假寒之法从治之，断不能顺其性而开其关也。方用**白通汤**治之。

方中原是大热之味，得人尿、猪胆以

————————

① 握枢　掌握关键。

乱之，则下咽觉寒，而入腹正热，阳可重加，而阴可立散，自然脉通而关启矣。然后以大剂八味汤投之，永不至关再闭而吐再发也。

此症用加味**术桂汤**亦神效。

白术一两　肉桂一钱　甘草一分　人参二钱　丁香一钱　水煎，加入尿半碗，探冷服之，一剂即安。

中满门四则

人有饮食之后，胸中倒饱，人以为多食而不能消，用香砂枳实等丸消导之，似觉少快，已而又饱，又用前药，久久不已，遂成中满之症。腹渐高大，脐渐突出，肢体渐浮胀，又以为臌胀，用牵牛、甘遂之药，以逐其水。内原无水湿之邪，水未见出，而正气益虚，胀满更急，又疑前药不胜，复加大黄、巴豆之类下之。仍然未愈，又疑为风邪固结于经络，用龙胆、茵陈、防风、荆芥之类，纷然杂投，不至于死不已，犹然开鬼门、泄净府，持论纷纭，各执已见，皆操刀下石之徒也。谁知中满之症，实由于脾土之衰，而脾气之衰，又由于肾火之寒也。倘用温补之药，早健其脾气，何至如此之极哉。方用**温土汤**：

人参一钱　白术三钱　茯苓三钱　萝葡子一钱　薏仁三钱　芡实五钱　山药五钱　肉桂三分　谷芽三钱　水煎服。一剂而觉少饱，二剂而觉少宽矣，数剂之后，中满自除。

此方但去补脾，绝不消导以耗其气。盖中满之病，未有不因气虚而成者。不补脾胃之气，则胀从何消？况方中加入萝葡子最妙，助参、术以消胀，不辅参、术以添邪；又有茯苓、薏仁、芡实、山药之类，益阴以利水，水流而正气不耗，自然

下泽疏通，而上游无阻滞之虞矣。第恐水寒冰冻，则溪涧断流，又益以肉桂，于水中生火，则土气温和，雪消冰泮，尤无壅塞之苦也。奈何惟事于消导，遂成不可救药之病哉。

此症用**术苓加桂汤**。

白术一两　茯苓五钱　肉桂一钱　水煎服。

人有未见饮食则思，既见饮食则厌，乃勉强进用，饱塞于上脘之间，微微胀闷，此不止胃气之虚，而心包之火正衰也。心包为胃土之母，母气既衰，何能生子，心包之火不足，又何能生胃哉。故欲胃之能食，必须补胃土，而兼补心包之火也。方用**生胃进食汤**：

人参三钱　白术三钱　炒枣仁五钱　远志八分　山药三钱　茯苓三钱　神曲五分　良姜五分　萝葡子一钱　枳壳五分　干姜炒黑，一钱　水煎服。

此方治胃，无非治心包也。心包与胃，原是子母，何必分治之乎？不治中满而中满自除，此补火之胜于补土也。

此症用**调饥散**亦妙。

人参五分　山药一两　白芍三钱　甘草五分　肉桂一钱　菖蒲五分　肉豆蔻一枚　炒枣仁三钱　水煎服。十剂愈。

人有中心郁郁不舒，久则两胁饱满，饮食下喉，即便填胀，不能消化，人以为臌胀之渐也，而不知皆气滞之故。倘用逐水之药，必且更甚；用消食之药，亦止可取一时之快，而不能去永久之胀也。法宜开郁为主。然而气郁既久，未有不气虚者也，使仅解其郁，而不兼补其气，则气难化食，胀何以消？方用**快膈汤**：

人参一钱　茯神五钱　白芍三钱　白芥子二钱　萝葡子五分　槟榔三分　神曲五分

枳壳三分 柴胡五分 薏仁三钱 厚朴三分 水煎服。一、二剂轻,四剂全愈。

此方解郁而无刻削之忧,消胀而无壅塞之苦,攻补兼施,自易收功也。

此症用**抒胀汤**亦妙。

神曲三钱 柴胡五分 白芍三钱 茯苓 萝葡子各一钱 厚朴 人参各五分 白豆蔻三枚 苏叶八分 白芥子二钱 水煎服。十剂愈。

人有患中满之病,饮食知味,但多食则饱闷不消,人以为脾气之虚,谁知是肾气之虚乎。腹中饱满,乃虚饱而非实饱,若作水肿治之,则丧亡指日矣。盖脾本属土,土之能制水者,本在肾中之火气。土得火而坚,土坚而后能容物,能容物即能容水也。惟肾火既虚,而土失其刚坚之气,土遂不能容物而容水,乃失其天度之流转矣,故腹饱而作满,即水臌之渐也。人不知补肾火以生脾土,反用泻水之法以伤脾,无异决水以护土,土有不崩者哉?是治肾虚之中满,可不急补其命门之火乎。然而径补其火,则又不可,以肾火不能自生,生于肾水之中也。但补火而不补水,则孤阳不长,无阴以生阳,即无水以生火也。或疑土亏无以制水,又补肾以生水,不益增波以添胀哉?不知肾中之水,乃真水也,邪水欺火以侮土,真水助火以生土,实有不同。故肾虚中满,必补火以生土;又必补水以生火耳。方用**金匮肾气丸**[①]:

茯苓六两 附子一枚 牛膝一两 肉桂一两 泽泻二两 车前子一两五钱 山茱萸二两 山药四两 牡丹皮一两 熟地三两

各为末,蜜为丸。每日早晚白滚水送一两。初服少胀,久服胀除而满亦尽消。

补火之圣药也。群药之内,利水健脾之味多于补阴补火者,虽意偏于补火,而

要实重于救脾,补火者正补脾也。故补阴不妨轻,而补脾不可不重耳。

此症用**薰脾汤**亦佳。

熟地 白术各五钱 山茱萸四钱 破故纸一钱 杜仲三钱 附子五分 水煎服。二剂而饱闷除,十剂全愈。

翻胃门五则

人有饮食入胃而即吐者,此肝木克胃土也,用逍遥散加吴茱萸炒黄连治之,随手而愈。而无如人以为胃病也,杂用香砂消导之剂,反伤胃气,愈增其吐;又改用下药不应,复改用寒凉之味,以降其火,不独胃伤而脾亦伤矣;又改用辛热之药,以救其寒,又不应,始悟用和解之法,解郁散邪,然已成噎膈之症矣。夫胃为肾之关门,肾中有水,足以给胃中之用,则咽喉之间,无非津液可以推送水谷;肾水不足,力不能润灌于胃中,又何能分济于咽喉乎?咽喉成为陆地,水干河涸,舟胶不前,势所必至。且肾水不足,不能下注于大肠,则大肠无津以相养,久必瘦小而至艰涩,肠既细小艰涩,饮食入胃,何能推送?下既不行,必积而上泛,不特上不能容而吐,抑亦下不能受而吐也。治法必须大补其肾中之水。方用**济艰催挽汤**:

熟地二两 山茱一两 当归二两 牛膝三钱 玄参一两 车前子一钱 水煎服。一日一剂,十剂必大顺也。

此方纯补精血,水足而胃中有津,大肠有液,自然上下相通而无阻滞之患。譬如河漕水浅,舟楫不通,粮糇[②]不能输运,军民莫不彷徨而喧哗扰嚷。忽见大雨

---

① 金匮肾气丸 详方药组成,当作济生肾气丸。

② 粮糇 糇音许。粮食。

滂沱，河渠、沟壑无非汪洋大水，则大舸①巨舶，得以装载糇粮，自然人情踊跃，关门大开，听其转运，而无所留难也。

此症用**制肝散**亦效甚。

白芍一两　吴茱萸五分　黄连一钱　茯苓五钱　水煎服。二剂即愈，何至变成噎膈哉。

人有朝食暮吐，或暮食朝吐，或食之一日至三日而尽情吐出者，虽同是肾虚之病，然而有不同者：一食入而即吐，一食久而始吐也。食入而即吐者，是肾中之无水；食久而始吐者，乃肾中之无火也。盖脾胃之土，必得命门之火以相生，而后土中有温热之气，始能发生以消化饮食。倘土冷水寒，结成冰冻，则下流壅积，必返而上越矣。治法宜急补肾中之火，然而单补其火，则又不可。肾火非肾水不生，肾火离水则火又亢炎矣。况上无饮食之相济，则所存肾水亦正无多，补火而不兼补其水，焚烧竭泽，必成焦枯之患，济之以水，毋论火得水而益生，而水亦得火而更生。水火既济，自然上下流通，何至有翻胃之疾哉。方用**两生汤**：

肉桂二钱　附子一钱　熟地二两　山茱萸一两　水煎服。一剂而吐减半，再剂而吐更减，连服四剂则吐止矣，服十剂而全愈也。

此方水火两旺。脾胃得火气而无寒冷之虞，得水气而无干涩之苦，自然上可润肺而不阻于咽喉，下可温脐而不结于肠腹矣。或谓下寒者多腹痛反胃，既是肾寒，正下寒之谓也，宜小腹作痛矣，何以食久而吐之病，绝不见腹痛，岂肾寒非欤？不知寒气结于下焦，则腹必疼痛，今反胃之病，日日上吐，则寒气尽从口而趋出矣，又何寒结之有？

此症用加味**化肾汤**亦神效。

熟地二两　山茱萸一两　肉桂三钱　巴戟天五钱　水煎服。二剂吐轻，十剂全愈。

人有时而吐，时而不吐，吐则尽情吐出，此症有似于反胃而非翻胃也。此种之病，妇人居多，男子独少，盖因郁而成之也。夫郁则必伤其肝木之气，肝伤，木即下克脾胃，肝性最急，其克土之性，亦未有不急者。其所克之势，胃土若不能受，于是上越而吐。木怒，其土之不顺受也，于是挟其郁结之气卷土齐来，尽祛而出，故吐之不尽不止。其有时而不吐者，因木气之少平耳。治法不必止吐，而惟在平肝。[批]木平则胃受益，木郁则胃受损，平肝则吐止，亦必然之理也。方用**逍遥散**：

柴胡一钱　白芍五钱　茯神三钱　白术一钱　当归三钱　陈皮三分　甘草一分　水煎服。一剂而吐少止，再剂而吐全愈。愈后，仍以济艰催挽汤，减半分两调理可也。[批]济艰催挽汤见前。

盖逍遥散解郁之后，其木枯渴可知。随用济艰催挽汤急救其水，则木得润而滋荣，自然枝叶敷荣②矣，何至拂郁其性而作吐哉。

此症用**增减逍遥散**亦神效。

白芍五钱　茯苓　白术各三钱　陈皮　柴胡　神曲各一钱　白豆蔻一粒　水煎服。四剂愈。

人有胃中嘈杂，腹内微疼，痰涎上涌而吐呕，日以为常，盖虫作祟，非反胃也。夫人有水湿之气，留注于脾胃之间，而肝木又旺，来克脾胃之土，则土虚而生

―――――――――

① 舸　音葛。大船。
② 敷荣　繁茂也。

热，此热乃肝木之火，虚火也。土得正火而消食，土得虚火而生虫。虫得肝木之气，其性最急，喜动而不喜静，饥则微动而觅食，饱则大动而跳梁，挟水谷之物，兴波鼓浪而上吐矣。然但吐水谷而不吐虫者，何故？盖肝木之虫最灵，畏金气之克，居土则安，入金则死。故但在胃而翻腾，不敢越胃而游乐，祛水谷之出胃，而彼且掉头而返，恐出于胃为肺金之气所杀也。治法必用杀虫之药，佐以泻肝之味。然而泻肝杀虫之药，未免寒凉克削，肝未必遽泻而脾胃先已受伤。脾胃受伤而虫亦未能尽杀。必须于补脾健胃之中，而行其斩杀之术，则地方宁谧①，而盗贼难以盘踞，庶几可尽戮无遗，常静而不再动也。［批］土得正火而消食，土得虚火而生虫，亦创谈也。细思之，却是至理。方用**健土杀虫汤**：

人参一两　茯苓一两　白芍一两　炒栀子三钱　白薇三钱　水煎半碗，加入黑驴溺半碗，和匀饥服。一剂而吐止，不必再剂，虫尽死矣。

夫驴溺何以能杀死虫而止吐也？驴性属金，虫性畏金，故取而用之。世人有单用此味而亦效者，然而仅能杀虫而不能健土。土弱而肝木仍旺，已生之虫虽死于顷刻，而未生之虫，不能保其不再生也。健土杀虫汤，补脾胃以扶土，即泻肝以平木，使木气既平，不来克土，且土旺而正火既足，则虚邪之火无从而犯，虚热不生，而虫又何从而生乎。况方中栀子、白薇原是杀虫之圣药，同驴溺用之，尤能杀虫于无形。此拔本塞原之道，不同于单味偏师②，取胜于一时者也。

此症用**锄种汤**亦神效。

楝树根一两　槟榔　厚朴　炒栀子　百部各一钱　白术　茯苓　使君子肉各三钱　水煎服。服后不可用饮食，须忍饥半日，

尤不可饮茶水，二剂虫尽死而愈。

人有食后必吐出数口，却不尽出，膈上时作声，面色如平人，人以为脾胃中之气塞也，谁知是膈上有痰血相结而不散乎。夫膈在胃之上，与肝相连，凡遇怒气，则此处必痛。以血之不行也，血不行则停积，而血成死血矣。死血存于膈上，必有碍于气道，而难于升降。气血阻住，津液遂聚而成痰，痰聚而成饮，与血相搏而不静，则动而成声。本因气而成动，又加食而相犯，势必愈动而难安，故必吐而少快也。至食已入胃，胃原无病，胃自受也，宁肯茹而复吐乎，此所以既吐而又不尽出耳。然则治法，但去其膈上之痰血，而吐病不治而自愈也。方用**瓜蒂散**加味吐之。

瓜蒂七枚　萝葡子三钱　韭菜汁一合　半夏三钱　天花粉三钱　甘草三钱　枳壳一钱　人参一两　水煎服。一剂即大吐，去痰血而愈，不必二剂也。

瓜蒂散原是吐药，得萝葡子、枳壳以消食，得半夏、天花粉以荡痰，得韭汁以逐血。诚恐过于祛除，未免因吐而伤气，又加入人参、甘草以调和之，使胃气无损，则积滞易扫，何至恶食而再吐哉。此非反胃，因其食后辄吐，有似于反胃，故同反胃而共论之也。

此症用**清膈散**甚佳。

天花粉　桑白皮各三钱　生地　白芍各五钱　红花三钱　桃仁十个　杏仁十个　枳壳五分　甘草一钱　紫菀一钱　水煎服。四剂全愈。

----

① 宁谧　安定。
② 偏师　军事术语，全部军队之一部。

膨胀门七则

人有两足跗上先肿，渐渐肿胀至腹，按胀上如泥之可搏，小便不利，大便反结，此由土气之郁，非水肿也。人生脾胃之气健旺，则土能克水，而水自灌注于经络，两不相碍也。惟脾胃气虚，则土不能转输水精于上，而胃中之水积而不流，于是浸淫于表里、皮毛而无所不到也。然而脾胃气虚，非脾胃之故也。由于肾气之虚，则土无升腾之气，而土乃郁而不伸，力不能制水，使水来相侮，而脾胃之气愈虚也。夫肾司开阖，肾气从阳则开，肾气从阴则关，阳太盛则水道大开，阴太盛则水道常闭。阳为肾中之火，而阴为肾中之寒也。肾寒则脾胃亦寒，水畏热而不畏寒，此寒土之所以难制水也。然则治水肿之法，乌可舍补肾之火，而他求畜水之土哉。虽然水势滔天，补火以生土，迂缓而难以决排；放水以全土，利便而易于畜泄。故补肾中之火，可治久病之水臌；泄脾胃中之水，实益初病之水胀也。下身胀而上身未胀，正初起之病，宜急泄其水之为得。方用泄水至神汤：

大麦须二两　茯苓一两　白术二两　小赤豆三钱　水煎服。一剂而腹必雷鸣，泻水如注，再剂而水尽泄无遗，不必三剂也。

论理，牵牛、甘遂之方，未尝不可用，但虑世人天禀日薄，而脾胃肾三经多虚，恐不胜药力之过迅，故改立此方，于补中泻水，正气无伤而邪水尽出之为妙。方中白术、茯苓健胃之土，又能通脾胃之气。则土之郁可解，土郁既解，力足以制水矣。况大麦须能消无形之水，赤小豆能泄有形之湿，合而相济，自能化水，直出于膀胱，由尾闾之间尽泻而出也。

此症用冬瓜汤亦甚效。

冬瓜一个，煎水十碗。另用白术三两、车前子五钱、肉桂二钱，将冬瓜水煎汤二碗。先用一碗，少顷又用一碗。其水从大便而出，一剂而胀肿全消。

人有水肿既久，遍身手足俱胀，面目亦浮，口不渴而皮毛出水，手按其肤如泥，此真水臌也，乃土气郁塞之甚故耳。夫土本克水，何为反致水侮？盖土虚则崩，土崩则淤泥带水而流缓，于是日积月累，下焦阻滞，而水乃上泛。脾胃之中原能藏水，然水过于多，则脾胃不能受，乃散布于经络皮肤矣。迨至经络皮肤不能受，势不得不流渗于皮肤之外，泛滥于一身。不用下夺之法，何以泻滔天之水哉。方用决水汤：

车前子一两　茯苓二两　王不留行五钱　肉桂三分　赤小豆三钱　水煎服。一剂而小便如注不绝，二剂而肿胀尽消矣。

论理，用鸡屎醴逐水，亦有神效。然而鸡屎醴逐水，从大便而出，而此方逐水，从大便而出也。水从小便出者其势逆，水从小便出者其势顺。逆则效速而气伤，顺则效缓而气固。此方利水从小便出，利其膀胱也。凡水必从膀胱之气化，而后由阴器以出。土气不宣，则膀胱之口闭，吾用王不留行之迅药以开其口，加入肉桂，引车前、茯苓、赤小豆直入膀胱而利导。茯苓、车前虽利水而不耗气，而茯苓且是健土之药，水决而土又不崩，此夺法之善也。至于脐突、手掌无纹，用此方尚可救也。惟是服此方泻水而愈，必须禁用食盐一月，倘不能禁，则又胀矣。胀则不可再治也。

此症亦可用冬瓜汤，更加刘寄奴一两、茯苓一两，服之，亦水泻而愈。

人有气喘作胀，腹肿，小便不利，大便亦溏，渐渐一身俱肿，人以为水臌也，不知乃肺、脾、肾三经之虚也。夫水气不能分消，大都病在胃。然胃之所以病者，正由于三经之虚耳。胃为水谷之海，凡水入于胃为归，盖五脏六腑之大源也。但胃能容水而不能行水，所恃脾之散水以行于肺，肺之通水以入于膀胱，肾之化水而达于小肠也。惟脾虚则不能散胃之水精于肺，而病在中矣；肺虚则不能通胃之水道于膀胱，而病在上矣；肾虚则不能司胃之关门，时其输泄，而病在下矣。三经既虚，而胃中积水浸淫，遂遍走于经络皮肤，而无所底止矣。治法补其三经之气，而胃气自旺，胃气旺而肿胀尽消。［批］脾肺肾三经之虚，亦成喘胀，喻嘉言曾论之矣。方用**消胀丹**：

白术三钱　茯苓一两　麦冬五钱　熟地五钱　山药一两　芡实五钱　苏子一钱　水煎服。一剂而喘少定，二剂而胀渐消，十剂而小便利，二十剂而一身之肿无不尽愈也。

方中白术、茯苓以健其脾土，麦冬、苏子以益其肺金，熟地、山药、芡实以滋其肾水，自然脾气旺而不至健运之失职，肺气旺而不至治节之不行，肾气旺而不至关门之不开，水自从膀胱之府而尽出于小肠矣，安得而再胀哉。

此症用**百合消胀汤**亦效。

白术　芡实各一两　茯苓　百合各五钱　山药一两　肉桂二钱　人参三钱　水煎服。十剂少愈。三十剂全愈。

人有腰重脚肿，小便不利，或肚腹肿胀，四肢浮肿，喘急痰盛，不可以卧，此肺肾俱虚之病，非臌胀也。夫水症多是脾胃之虚，兹何以肺肾之虚亦成水胀耶？不知肺虚必盗脾胃之气，而肾虚则不能生脾

胃之气。二经既虚，则脾胃之气更虚，土难生金，而肺之气化不行，而肾之关门不开矣。于是水不能消而泛滥，一如水肿之病也。治法似宜补肺而兼补肾，然而补肺又不若竟补肾之为得，盖肺虽生肾，然止能生肾水，而不能生肾火也；脾胃必得肾火以相生，水气必得肾火以相化；况补肾则肺不必来生肾水，而肺金自安矣，是补肾即所以补肺也。［批］脾胃得火，始得制火，然得火者，必得肾中之火也。肾火非真水不生，故又于水中补之。方用**金匮肾气丸**①：

茯苓十两　附子一个　牛膝三两　官桂二两　熟地四两　山药六两　丹皮二两　泽泻四两　车前子三两　山茱萸二两　各为末，蜜为丸。每日早晚白滚水各送下一两。服三日而小便利，再服三日而腰轻，服十日而上下之肿尽消，服二十日而喘急痰盛无不尽除，服一料完全愈。再服一料，断不再发也。

此方经后人改窜分两，以致治肺肾之水胀多至不效。因世人畏茯苓、泽泻之过于泄水耳。不知水势滔天，既不用扫荡之药以决水，乃畏利导之品，而不用之以消水乎。故必须多用茯苓、车前为君，则水可泄之，使从膀胱而下出。然而肾之关门不开，非附子、肉桂回阳助火，蒸动肾气，则关何以开；肾关不开，而胃之积水何以下哉。故必用桂、附以开关，关既开矣，则茯苓、车前、牛膝得尽利水而直下。又恐水过于利，未免损伤阴气，得熟地、山药、丹皮以佐之，则利中有补，阳得阴而生；则火无炎亢之虞，土有升腾之益。诚治水之神方，补土之妙药也。世人倘疑吾说之偏，而妄增药味，或更改轻重，断不能收功也。

————

① 金匮肾气丸　按方药组成当作济生肾气丸。

此症用**温肾消水汤**亦效。

人参三钱　熟地五钱　山药一两　山茱萸三钱　茯苓一两　肉桂二钱　薏仁五钱
水煎服。二十剂即愈。

人有手足尽胀，腹肿如臌，面目亦浮，皮肤流水，手按之不如泥，但陷下成孔，手起而胀满如故，饮食知味，大便不溏泄，小便闭涩，气喘不能卧倒，人以为水臌之症，而不知乃肾水之衰也。真水足而邪水不敢横行，真水衰而邪水乃致泛决。况真水既衰，则虚火必盛。虚火既盛，而真水力不能制，则火性炎上，三焦之火与冲脉之属火者，皆同群助逆，无不逆冲而上行矣。火既上冲，而水从火泛，上走于肺，喘嗽而不宁矣。卧主肾，肾气既逆，安得而卧耶？人至不得卧，则肺气夜不得归于肾之中，而肾之中水空而无非火气，则肺之气不敢久留于肾，仍归于肺经。母因子虚，则清肃之令不行于膀胱，于是，水入于膀胱之口而膀胱不受，乃散聚于阴络，随五脏六腑之虚者入而注之，不走小肠而走手足皮肤，而毛窍出水也。此种水症，必须补肾之水以制肾火；尤宜补肺之金以生肾水。盖肾水不能速生，惟助肺气之旺，则皮毛闭塞，而后肾气下行，水趋膀胱而不走腠理矣。［批］补肾火以生土，则脾胃健而水化，人多知之。若单补肾水以消胀，世绝无知之者。今经远公阐发，又何忧臌胀之难治哉。方用**六味地黄汤加麦冬五味**治之。

熟地二两　山茱萸一两　山药一两　茯苓二两　丹皮六钱　泽泻一两　麦冬一两
北五味三钱　水煎服。一剂可卧，二剂水如注，四剂而一身之肿尽消，十剂而诸症全愈。愈后，服补肾肺之药，尤须戒色至一年，禁盐至三月。否则，虽愈而必发也。

盖此症原有肾火，故补水而不必补火也。肾虚以致火动，肺虚发致水流，补其水则火自静，补其金则水自通，实有至理，而非泛然以作论也。

此症用**健肾汤**亦佳。

熟地　茯苓各二两　麦冬　莲子（连心用）各五钱　芡实　山药各一两　水煎服。二剂而胀消，十剂全消。

人有单腹胀满，四肢手足不浮肿，经数年不死者，非水臌也。盖水臌不能越两年，未有不皮肤流水而死者。今经数年不死，皮肤又不流血，岂是水臌之症？乃虫结于血之中，似臌而非臌也，夫此症何因而得？饮食之内或食生菜，而有恶虫之子，入腹而生虫；或食难化之物，久变为虫。血即裹之不化，日积月累，血块渐大，虫生遂多。所用食物止供虫食，即水谷入腹所化之血，亦为虫之外郭，而不能灌注于各脏腑矣。此等之症，最忌小便不利与胃口不健者，难以医疗。倘小便利而胃口开，均可治之。盖小便利者，肾气能通于膀胱也；胃口开者，心气能行于脾胃也。二脏之气有根，可用杀虫下血之药而无恐，以其本实未拨也。方用**逐秽消胀汤**：

白术一两　雷丸三钱　白薇三钱　甘草一钱　人参三钱　大黄一两　当归一两　丹皮五钱　萝葡子一两　红花三钱　水煎服。一剂腹内必作雷鸣，少顷下恶物满桶，如血如脓，或有头无足之虫，或色紫色黑之状。又服一剂，大泻大下，而恶物无留矣。然后以人参一钱、茯苓五钱、薏仁一两、山药二两、白芥子一钱、陈皮五分、白术二钱，调理而安。［批］虫血之臌，胃气健者，可用攻法。若胃弱者，尚须斟酌。虽逐秽汤补多于攻，亦未可轻用也。

前方用攻于补之中，虽不至大伤脏

腑，然大泻大下，毕竟元气少损。故秽尽之后，即以参、苓、薏、药之类继之，则脾气坚固，不愁亡阴之祸也。或问此等之病，既非水臌，初起之时，何以知其是虫臌与血臌也？吾辨之于面焉，凡面色澹黄之中，而有红点或红纹者是也；更验之于腹焉，凡未饮食而作疼，既饮食而不痛者是也。苟面有红点、红纹，与既饮食而不痛，即可用逐秽消胀汤减半治之，亦一剂而即愈也。但下后毋论新久，必须忌盐者一月。苟若不忌，必至再病，则难治矣。

此症用**雷逐丹**亦神效。

雷丸三钱 当归 白芍各五钱 红花一两 雄黄 厚朴 槟榔各二钱 枳实 甘草各一钱 水煎服。一剂下恶秽一桶愈。

人有上身先肿，因而下身亦肿，久之一身尽肿，气喘嗽不得卧，小腹如光亮之色，人以为水臌已成，谁知是水臌之假症乎。夫湿从下受，未闻湿从上受者也。凡人脾土健旺，必能散精于肺，通调水道，下输膀胱，水精四布，五经并行，何致水气之上侵。惟脾土既虚，饮食不化精而化水，乃邪水而非真水也。真水既无所生，则肾中干涸无非火气，于是同任冲之属火者俱逆而上出。是水从火溢，上积于肺而嗽，奔越于肺而喘，既喘且嗽，身自难卧；散聚于阴络而成跗肿，故先上肿而后下肿也。似乎治法亟宜治肾矣。然而火盛由于水衰，而水衰实先由于土衰也，补土其可缓乎。惟是既补脾以健土，必至燥肾以旺火，故补脾又必须补肾，而补肾又必须补脾，所贵二者之兼治也。［批］脾肾①兼治，实是王道。莫惊其用药之太多，错疑为尚霸也。方用**二天同补丹**：

山药一两 芡实一两 茯苓五钱 白术二两 肉桂三分 诃子一钱 百合五钱 水煎服。二剂而喘嗽轻，又二剂而喘嗽止，

十剂而肿胀消，再十剂全愈。

此方无一味非治脾之药，即无一味非补肾之药。健其土而不亏夫肾，滋其水而不损于脾，两相分消而又两相资益，得利之功而无利之失，治水臌之假症，实有鬼神不测之妙也。

此症用**芡术汤**亦效。

白术 芡实各二两 茯苓一两 肉桂一钱 车前子五钱 水煎服。二剂轻，四剂又轻，十剂愈。

厥症门七则

人有日间忽然发热，一时厥去，手足冰凉，语言惶惑，痰迷心窍，头晕眼昏，此阳厥也。乃阴血不归于阳气之中，而内热如焚，外反现假寒之象，故手足冷也。此等之症，伤寒中最多。但伤寒之厥乃传经之病，必热至五六日而发厥，非一日身热而即发厥者也。故不可用伤寒之法以治此等之厥。然而虽不同于伤寒，而内热之深，正未尝少异。夫厥乃逆也，逆肝气而发为厥；厥乃火也，逆火气而发为热。热深而厥亦深，热轻而厥亦轻，故不必治厥也，治热而已矣。惟是厥发于日，阳离乎阴也。无阴则阳无所制，离阴则阳无所依，阳在里而阴在表，自然热居中而寒现外矣。治法泻其在内之火，则内热自除而外寒自散。然而，火之有余仍是水之不足，泻火之中而佐之补水之味，则阳得阴而有和合之欢，断不至阴离阳而有厥逆之虞也。［批］今人一见发厥，不论日数之多寡，辄用伤寒法治之矣。奈何？泻火而佐以补水，是治厥之妙法。方用**安厥汤**：

人参三钱 玄参一两 茯苓三钱 白薇一钱 麦冬五钱 生地五钱 天花粉三钱

---

① 肾 原作"胃"，字之误，今据郭本改。

炒栀子三钱　白芍一两　柴胡五分　甘草一钱　水煎服。一剂而厥定，再剂而身凉矣。凡日间发厥之症，俱可治之，无不神效。

此方和合阴阳，实有调剂之妙。助阳气而不助其火，生阴气而不生其寒，祛邪而不损其正，解郁而自化其痰，所以定厥甚神，返逆最速也。

此症用**黄连定厥汤**亦效。

黄连二钱　当归五钱　麦冬五钱　玄参一两　贝母三钱　菖蒲五分　水煎服。一剂即回，二剂愈。

人有夜间发热，一时厥逆昏晕如死人状，惟手足温和，喉中痰响，不能出声，此阴厥也。乃阳气虚而不能入于阴血之中，以致鬼神凭之，往往厥逆也。直中阴寒之症，多有一时发厥者，但彼乃阴寒而猝中，此乃阴热而暴亡，各有不同。阴寒之厥，手足筋脉多青，灌之水必吐；阴热之厥，手足筋脉多红，饮之水必不吐。阴寒之厥，身必不热；阴热之厥，身必不凉。以此辨之，不差毫发。故阴寒之厥，舍参、附，无夺命之丹；阴热之厥，饮参、附，即丧身之鸩。治阴热之厥，法宜补阴以助阳，使真阴足而邪阴自散，阳气旺而虚火自消。庶痰涎化，昏晕除，厥逆定矣。[批]阴寒之厥与阴热之厥，辨得最清。方用**补阴助阳汤**：

玄参一两　麦冬一两　熟地一两　人参二钱　白芥子五钱　柴胡一钱　白芍一两　当归一两　白术一两　茯苓五钱　菖蒲一钱　水煎服。一剂而昏迷苏，再剂而痰涎化，三剂而厥逆回，则可生也。否则，不可救矣。

此方补阴之药多于补阳。阴水足而阴火可救，阴火散而阳气可回，阴阳合而昏迷宜苏矣。倘服之而不效，是阴阳早已相脱，不能再续也，非前药之故耳。或曰阳气虚而离阴，是宜单补阳以入阴，今补阴以合阳，恐非治法。不知阳气虚而不能入于阴血之中者，以阴血之大燥，火盛而虚阳不敢入于阴耳，非阴血过多之谓也。苟补阳过胜，则阳旺而阴益消亡，此所以必须补阴以合阳，而万不可补阳以胜阴也。况方中未尝无补阳之药，补阴居其七，补阳居其三，阴阳始无偏胜，而厥逆可援也。

此症用**解晕神丹**亦效。

人参　半夏各二钱　茯苓五钱　南星一钱　天麻　乌药　陈皮　菖蒲各五分　当归三钱　柴胡一钱　水煎服。

人有日间发厥，而夜间又厥，夜间既厥，而日间又复再厥，身热如火，痰涎作声，此乃阴阳相并之厥也。热多则厥亦多，用泻火之药，则热除而厥亦除矣。然而厥既有昼夜之殊，而热亦有阴阳之异，正未可徒泻夫火也。宜于泻阳之中，而用补阴之药；于抑阴之内，而用补阳之剂。庶几阳火得阴而消，阴火得阳而化。提阳出于阳，而日间无昏晕之虞；升阴入于阳，而夜间无迷眩之害也。[批]提阳出阴，升阴入阳，是治厥妙法。方用**旋转阴阳汤**：

人参一钱　白术三钱　白茯神三钱　白芍五钱　当归三钱　生地五钱　麦冬三钱　附子一分　炒栀子二钱　天花粉三钱　柴胡一钱　水煎服。一剂而厥逆安矣，不必再剂也。

此方阴阳双补，痰火两泻，补泻兼旋，不治厥而厥自定也。倘或补阴而不补阳，或泻阳而不抑阴，则阴阳必有偏胜，而痰火必致相争，变出非常，有不可救药者矣。

此症用**息争汤**亦甚效。

柴胡 神曲各二钱 甘草一钱 炒栀子 天花粉各三钱 茯苓五钱 生地一两 水煎服。一剂即安，二剂愈。

人有大怒之后，又加拂抑，事不如意，忽大叫而厥，吐痰如涌，目不识人，此肝气之逆，得痰而厥也。夫肝性最急，急则易于动怒，怒则气不易泄，而肝之性更急，肚血必燥，必求救于脾胃以纷取资。然而血不能以骤生，脾胃出水谷之液以予肝，未遑变血，势必迅速为痰以养肝。肝又喜血而不喜痰，痰欲入于肝而肝不受，必至痰阻于肝外，以封闭夫肝之窍矣。肝不能得痰之益，反得痰之损，则肝之燥结可知。既无津液之灌注，必多炎氛之沸腾，痰闭上而火起下，安得不冲击而成厥哉？治法宜其去其痰而厥乃定也。然而去痰必须平肝，而平肝在于解怒。[批] 痰迷心窍，而未闻痰迷肝窍也。然心窍既可迷，安在肝窍独不可迷哉。方用**平解汤**：

香附五钱 当归五钱 天花粉三钱 半夏二钱 茯苓三钱 神曲二钱 麦芽二钱 炒栀子二钱 黄连五分 甘草一钱 水煎服。一剂厥轻，再剂厥定，三剂全愈。

此方解肝气之拂逆，实有神功。在清热而不燥，导痰而不峻也。

此症用**三白散**亦效。

白芍 川芎各五钱 栀子 茯神 天花粉各三钱 当归五钱 白豆蔻二枚 南星 菖蒲 枳壳各一钱 水煎服。二剂全愈。

人有怒，辄饮酒以为常，不醉不休，一日发厥，不知人事，稍苏犹呼酒号叫，数次复昏晕，人以为饮酒太醉故也，谁知是胆经之火动乎。夫肝与胆为表里，肝气逆则胆气亦逆，肝火动则胆火亦动。酒入脏腑必先入胆，酒渗入胆，则酒化为水

矣。然而酒性大热，饮酒过多，酒虽化水，而酒之热性不及分消，必留于胆中。况怒气伤肝，则肝火无所发泄，必分流而入于胆。胆得酒之热，又得肝之火，则热更加热矣。夫肝胆为心之母，母热必呼其子以解氛，自然胆热必移热以于心，而心不可受热，乃变而为厥矣。治法亟解心中之热，而心热非起于心也，仍须泻胆之热。而胆之热非本于胆也，仍须泻肝之热，以解酒之热而已。[批] 世人多以酒解愁，谁知得酒而愈怒耶。怒以酒解，是犹既醉而饮酒也。方用**逍遥散**加味治之。

柴胡一钱 白芍一两 茯苓五钱 白术五钱 甘草二分 陈皮五分 当归二钱 葛花二钱 炒栀子三钱 白芥子三钱 水煎服。一剂厥轻，二剂厥定，三剂全愈。

逍遥散治郁实奇。佐之栀子以泻火，益之葛花以解酒，加之白芥子以消痰。酒病未有不湿者，湿则易于生痰，去其湿而痰无党，去其痰而火无势。湿既无党，火又无势，虽欲再厥，其可得乎？方中所以多用茯苓、白术以辅助柴胡、白芍者，正此意也。

此症用**醒酲汤**亦效。

干葛 柞木枝各一钱 人参二钱 茯神三钱 白芍五钱 黄连 半夏各五分 吴茱萸二分 水煎服。一剂即效，四剂愈。

人有一过午时，吐酸水一、二碗，至未时心前作痛，至申痛甚厥去，不省人事，至戌始苏，日日如是，人以为阴分之热也，谁知是太阳膀胱之经，有瘀血结住而不散乎。但小便不闭，是膀胱之气未尝不化也。气乃无形之物，无形能化，若有瘀血结住而不散者，以血有形，不比气之无形而可散也。未申之时，正气行膀胱之时也。气行于血之中，而血不能行于气之内，所以作痛而发厥。欲活其血之瘀，非

仅气药之能散也，必须以有形之物制血，则气可破血，而无阻滞之忧矣。方用**逐血丹**：

当归尾一两　大黄三钱　红花三钱　桃仁二十粒　天花粉三钱　枳壳五分　厚朴二钱　丹皮三钱　水蛭火煅烧黑，一钱　水煎服。一剂而瘀血通，二剂而瘀血尽散。

此方用水蛭同入于大黄、厚朴之中，以逐有形之血块，则病去如扫，而痛与厥尽去也。倘不用水蛭，虽亦能止厥定痛，而有形之血块终不能尽逐，必加入水蛭而建功始神，不可以此物为可畏而轻弃之，遗人终身之病也。

此症用**破瘀丹**亦神。

水蛭炒干黑，二钱　当归　白芍各一两　茯苓三钱　肉桂三分　桃仁十四个　生地五钱　枳壳五分　猪苓一钱　水煎服。二剂全愈。

人有忽然之间，如人将冷水浇背，陡然一惊，手足厥冷，遂不知人，已而发热，则渐渐苏省，一日三四次如此，人以为祟乘之也，谁知乃气虚之极乎。夫气所以卫身者也，气盛则体壮，气衰则体怯。外寒之侵，乃内气之微也。内气既微，原不必外邪之袭，无病之时，常觉阴寒逼身，如冷水浇背，正显内气之微，何祟之来凭乎。然而内热之极，亦反生寒颤，所谓厥深热亦深。与气虚之极亦生寒颤者，似是而非，苟不辨之至明，往往杀人于顷刻，可不慎欤！辨之之法，大约内热而外寒者，脉必数而有力，而舌必干燥也；气虚而外寒者，脉必微而无力，而舌必滑润也。故见气虚之症，必须大补其气，而断不可益之大寒之品。[批] 是气非祟，辨得明白。方用**甦气汤**：

人参一两　陈皮一钱　枳壳三分　菖蒲五分　水煎服。一剂轻，二剂更轻，连服数剂全愈。

此方重用人参以补气，益之陈皮、枳壳宽中消痰，则人参苏气更为有神；益之菖蒲者，引三味直入心中，则气不能散于心外也。

此症用**助气回阳汤**亦效。

人参　黄芪各五钱　南星二钱　甘草一钱　茯苓三钱　枳壳五分　砂仁三粒　水煎服。二剂效，四剂全愈。

春温门三十三则

春月伤风，头痛鼻塞，身亦发热，是伤风而欲入于太阳，非太阳之伤寒也。夫春伤于风，由皮毛而入肺也。风入于肺而不散，则鼻为之不利。肺金之气不扬，自失其清肃之令，必移其邪而入于太阳膀胱。惟恐邪入，乃坚闭其口，而水道失行，于是水不下通而火乃炎上，头自痛矣，与传经太阳之伤寒绝不相同。散肺金之风，杜其趋入膀胱之路，而身热自退也。[批] 春温头痛与伤寒头痛，似是而非。千古疑团，一朝说破，岂不大快。方用**舒肺汤**：

桔梗三钱　甘草一钱　苏叶五分　天花粉一钱　茯苓三钱　桂枝三分　水煎服。一剂而身热解，二剂而头痛鼻塞尽愈。

此方专入肺金，以散其风邪。有风则必生痰，有痰则必有火。天花粉消痰而又善解火，一味而两用之也；桂枝、茯苓开膀胱之口，引邪直走膀胱而下泄，因肺欲移邪而移之，其势甚便，随其机而顺用之也。

此症用加味**甘桔汤**亦佳。

桔梗　川芎　天花粉　麦冬各三钱　甘草　黄芩各一钱　水煎服。二剂愈。

春月伤风，身热咳嗽，吐痰恶热，口渴，是伤风而阳明之火来刑肺金，非伤寒传经入于阳明也。夫阳明胃土本生肺金，何以生肺者转来刑肺乎？盖肺乃娇脏，风入肺经必变为寒，胃为肺金之母，见肺子之寒，必以热济之。夫胃本无热也，心火为胃之母，知胃欲生金，乃出其火以相助。然而助胃土之有余，必至克肺金之不足，是借其兵以讨贼，反致客兵残民，故胃热而肺亦热，而咳嗽口渴之症生矣。治法泻心火以安胃土，自然肺气得养，而风邪自散。［批］土来救肺，反致火来刑肺，不是传经之胃火竟来克肺也。亦辨得妙。方用**平邪汤**：

黄连三分　甘草一钱　苏梗一钱　紫菀一钱　葛根一钱　石膏三钱　麦冬五钱　贝母三钱　茯神三钱　水煎服。一剂轻，二剂又轻，三剂身凉矣，不必四剂也。

此方泻心火者十之三，泻胃火者十之六。盖心火之旺克肺者轻，胃火之旺刑金者重。轻泻心中之火，则心不助胃以刑金；重泻胃中之火，则胃不刑金以伤肺，肺气既回，肺邪又安留哉。

此症用**清胃散**亦效。

石膏　半夏各二钱　茯苓三钱　桂枝三分　麦冬三钱　陈皮　葛根各一钱　水煎服。一剂愈。

春月伤风，发寒发热，口苦，两胁胀满，或吞酸吐酸，是少阳之春温也。何以冬月谓之伤寒，而春月即谓之春温耶？不知冬月之风寒，春月之风温。寒则伤深，温则伤浅。伤深者邪至少阳而有入里之惧，伤浅者邪入少阳而即有出表之喜，故同伤少阳，而伤风与伤寒实有异也。至于治伤风之少阳，法又不必大异，皆舒其半表半里之邪，而风邪自散。虽然伤寒邪入少阳，有入里之症，往往用大柴胡与承气之类和而下之。若伤风入少阳，以小柴胡汤和解而有余，不必用大柴胡、承气而重

用之也。［批］若春行冬令，而天气大冷，感冒风寒者竟是伤寒，非可视为伤风也。风寒入里，风温出表，两言实尽春温之旨。方用**加减小柴胡汤**：

柴胡一钱五分　茯苓三钱　黄芩一钱　甘草一钱　陈皮五分　天花粉一钱　水煎服。一剂寒热解，再剂诸症愈。［批］小柴胡汤去芍药，恐其酸敛也。

此方较原方更神。以用茯苓之多，使邪从膀胱而出，更胜于和解也，佐柴胡以散邪，乃建奇功耳。

此症用**安胆汤**亦效。

柴胡　天花粉　炒栀子各二钱　甘草一钱　白芍　丹皮各三钱　水煎服。二剂愈。

春月伤风，身热呕吐不止，人以为太阴之伤寒也，谁知是太阴之春温乎。夫太阴脾土也，风伤太阴，则土中有风，风在地中，则土必震动而水溢，故令人呕吐不止，非阴寒之气，入于脾土之内，而动人呕吐者可比。此与伤寒传经之入太阴者，治法迥不相同也。伤寒当温经以回阳，而伤风宜散其风以安土。方用**奠土汤**：

白术五钱　茯苓三钱　人参　柴胡　半夏　甘草　葛根各一钱　神曲五分　水煎服。一剂而风散，二剂而身凉，三剂而病全愈矣。

方中祛邪于补脾之内，脾健而风自息也。

此症亦可用**护脾饮**。

白术三钱　人参二钱　肉桂三分　陈皮三分　半夏一钱　苏叶五分　水煎服。一剂愈。

春月伤风出汗，胃干燥，渴欲饮水，是春温之症，火邪入膀胱，非太阳之伤寒也。夫膀胱者，肺金之表也，肺受风邪，

久则变热，肺乃求救于膀胱，邪即乘其求救而下行。而膀胱之水，思欲救母乃不肯下泄，而上与风火相斗。邪见膀胱正气之盛，乃不入膀胱而入胃，于是胃热而与邪相争，故尔出汗。汗出而胃之津液自干，故口渴思水以救其内焚也。治法不必散风邪而泻火焰，速利其膀胱，使水从小便而出，则胃中之津液自生。方用**五苓散**：

白术一钱　茯苓三钱　泽泻三钱　猪苓三钱　肉桂一分　水煎服。一剂而小便利，二剂而口渴、汗出尽止矣。

盖五苓散专利其膀胱之水。膀胱为太阳之经，伤风已经出汗，宜太阳之邪尽出矣，乃口渴思水，明是邪热不肯从皮毛外出，而欲趋膀胱下出矣。五苓散利其膀胱，则水流而火亦流，火随水去，胃火已消，而胃自生液，自然上润于肺，肺得胃液之养，则皮毛自闭，邪何从而再入哉。

此症**知柏茯苓汤**亦可用。

知母　黄柏各一钱　茯苓五钱　水煎服。一剂而渴解，二剂愈。

伤风头痛发热，盗汗微出，见风则畏，此春温伤风，而非太阳症也。夫头痛本属太阳，然而风能入脑，亦作头痛，未可谓身热头痛，便是太阳之症。风从皮毛而入，皮毛主肺，肺通于鼻，而鼻通于脑，风入于肺，自能引风入脑而作头痛。倘肺气甚旺，则腠理自密，皮毛不疏，风又何从而入，惟其肺气之虚，故风邪易于相袭。邪正争斗，身故发热，肺气既虚，安能敌邪，所以盗汗微微暗出也。此症明是伤风，勿作伤寒轻治。盖邪之所凑，其气必虚，补其肺气之虚，表其风邪之盛，自然奏效甚速。［批］真看得明，说得透。方用**益金散风汤**：

人参五分　甘草一钱　五味子三粒　麦冬三钱　紫苏一钱　蔓荆子一钱　天花粉一钱　桔梗三钱　水煎服。一剂头痛除，再剂身热解，三剂盗汗亦止。

此方散重于补，何以名为益金汤？不知肺经为邪所伤，其气甚衰，若用大补重药必且难受，不若于散表之中，略为补益，则邪既外出而正又内养，两得其益，是过于散正善于益也。

此症用**通脑散**亦神。

川芎　当归　茯苓各三钱　桔梗二钱　蔓荆子　白芷各五分　人参　半夏各一钱　水煎服。二剂愈。

伤风头痛发热，身疼腰重，骨节俱酸疼，恶风无汗，人以为伤寒，而不知非也。夫伤寒则不恶风矣。此内伤脾肾，而风乘虚以入肺，则经络之间不相流通，故身热耳。第内伤脾肾与肺无涉，何以肺经即召外邪耶？不知脾为肺母，而肾为肺之子，母虚而子亦虚，子虚而母亦虚。脾肾之气既虚，而肺安得有不虚之理，于是腠理不密，毛窍难以自固，故风邪易入于肺经，而肺气益虚，何能下润于肾宫，而旁灌于百骸耶。自必至满身骨节酸痛而腰重矣。但肺虚而邪既易入，则汗亦易出，何以邪入而汗不出耶？此乃邪欺肺气之虚，又窥脾肾之不足，反使邪气得蔽于毛孔，故见风反畏。外邪且不能再入，何况内汗能出乎。然则治法惟散肺中之邪，仍补脾肾之气。脾土旺而肺气有生发之机，肾水足而肺金无干燥之苦。自然上可达于脑而头痛除，下可通于膀胱而腰重去，中可和于中焦而一身支节之酸疼尽愈也。方用**黄紫丹**：

白术五钱　茯苓三钱　当归五钱　羌活一钱　紫苏一钱　甘草一钱　细辛五分　黄芩一钱　麦冬五钱　人参一钱　贝母一钱　水煎服。

此方补多于散，何补之中又纯补脾而

不补肾耶？人生后天以脾胃之气为主，脾健则胃气自开，胃开则肾水自润。况人参、白术原能入肾，而白术尤利腰脐，一身之气无不利矣。何况肺经为脾胃之子，母健而子亦健，力足以拒邪；又有紫苏、黄芩、羌活、贝母祛风、散火、消痰、泄水之药，足以供其战攻之具，自然汗出热解，而邪从外越也。

此症用**益气散风汤**亦效甚。

人参　黄芪各三钱　甘草　半夏各一钱　白术五钱　柴胡二钱　茯苓三钱　枳壳五分　水煎服。

春月伤风，身热十余日，热结在里，往来寒热，人以为伤寒在太阳，有入里之变也，谁知春月伤风与冬月伤寒不同。冬月之寒入于太阳，久则变寒；春月之风入于太阳，久则变热。寒则迁动不常，必至传经入脏；热则静守不移，惟有固结在腑。然而入脏在腑虽有不同，而作寒作热则无不同也。寒在脏，则阴与阳战而发热；热在腑，则阳与阴战而发寒。随脏腑衰旺分寒热往来，此症之所最难辨，亦辨之于时令而已。在冬月而热结在里者，宜用攻；在春月而热结在里者，宜用散。散其热而寒自除，寒除而热亦自止也。方用**散结至神汤**：

厚朴一钱　白芍五钱　甘草一钱　当归三钱　枳壳五分　柴胡一钱　炒栀子三钱　桂枝三分　水煎服。一剂而寒热除，内结亦散。

方中多是平肝之药，绝不去舒肺经之邪。盖肺气为邪所袭，则肝木必欺肺金之病而自旺矣。旺则木中生火，以助邪之热而刑肺。倘不泻肝而徒去散肺经之邪，则肺气愈虚，而热何能遽解耶？惟泻其肝中之火，则内热既衰，益之桂枝数分，但去散太阳之风，不去助厥阴之火，此热结所

以顿解也。

此症用**清邪散**亦效。

桂枝五分　茯苓五钱　甘草一钱　陈皮五分　半夏　柴胡各一钱　砂仁一粒　水煎服。

伤风八九日，风湿相搏，身体烦疼，不能转侧，不呕不渴，人以为伤寒之症，风湿在太阳之经也，谁知伤风之病，亦能使风湿之相搏乎。夫湿从下受，而风从上受者也。下受者膀胱先受之，上受者肺经先受之。膀胱受湿，无风不能起浪；肺经受风，无湿亦不能生风。伤风而致风湿相搏，因下原感湿，而上又犯风，两相牵合，遂搏聚于一身，而四体无不烦疼也。夫烦疼之症，风之病也。湿主重着，烦痛而至身不能转侧，非重着乎？以此分别风湿之同病，实为确据。且风症必渴，湿症必呕，今风湿两病，风作渴而水济之，湿欲呕而风止之，故不呕而又不渴也。治法宜双解其风湿之邪而已。方用**双解风湿汤**：

茯苓一两　薏仁一两　柴胡二钱　防风　甘草各一钱　水煎服。

柴胡、防风以祛风，茯苓、薏仁以利湿，用甘草以和解之，自然风湿双解，而诸症尽痊也。

此症用**风湿两舒汤**亦佳。

茯苓　白术各五钱　柴胡　防风　半夏　甘草各一钱　桂枝三分　水煎服。

春月伤风八九日，如疟之状，发热恶寒，热多寒少，口不呕吐，人以为伤寒中如疟之证，谁知春月伤风，亦同有此症乎。夫风邪入于表里之间，多作寒热之状，不独伤寒为然。伤风之病，轻于伤寒，至八九日宜邪之尽散矣，何尚有如疟之病？盖无痰不成疟，无食亦不成疟，无

痰无食，即有风邪不能为害。然则伤风而有如疟之病者，亦其胸膈胃脘之中，原有痰食存而不化，八九日之后，正风欲去而痰与食留之耳。热多寒少，非内伤重而外感轻之明验乎。惟口不呕吐，乃内既多热，自能燥湿，痰得火制，自不外吐。然热之极，则外反现寒，恶寒之象，乃假寒也。假寒真热，适显其如疟之症，乃似疟而非疟也。治法亦治其如疟，而不必治其真疟耳。方用**破假汤**：

人参三钱 白术五钱 陈皮一钱 神曲五分 柴胡二钱 山楂十粒 甘草五分 白芍五钱 鳖甲三钱 石膏一钱 半夏一钱 水煎服。一剂恶寒除，二剂发热解，四剂如疟之症全愈。

此方于补正之中寓祛邪之味，正既无亏，邪又退舍，此王霸兼施之道也。

此症用**散疟汤**亦效。

柴胡二钱 何首乌 白术各五钱 青皮二钱 水煎服。

春月伤风，汗多，微发热恶风，人以为传经之邪，入阳明胃中也，谁知伤风春温之症，亦有邪入胃者乎。邪到阳明，必然多汗而渴，今汗虽多而不渴，是火邪犹未盛，所以微发热而不大热耳。夫同一外邪也，何伤寒之邪入胃而火大炽，伤风之邪入胃而火微旺？盖伤寒之邪，寒邪也；伤风之邪，风邪也。寒邪入胃，胃恶寒而变热；风邪入胃，胃喜风而变温。盖其热乃胃之自热，不过风以煽之也。风煽其火，则火必外泄，反不留于胃中，所以皮肤热极而多汗，而口转不渴，异于伤寒传经入胃之邪，而无燎原之祸也。然而终何以辨其非伤寒哉？伤寒恶寒而不恶风，伤风恶风而不恶寒，正不必以冬月之恶风，为是伤寒的症也。盖恶风即是伤风之病耳。治法散其风而火自解也。方用**薰**

解汤：

石膏三钱 干葛二钱 甘草一钱 荆芥一钱 茯苓五钱 麦冬五钱 水煎服。一剂汗止，二剂热尽散矣。

此方干葛、荆芥乃发汗之药，何用之反能止汗？不知伤风多汗，乃风煽之也。今用干葛、荆芥以散其风，则风息而火亦息，况用石膏以泻胃火，火静而汗自止，又得麦冬以滋其肺，茯苓以利其水，甘草以和其中，安得而出汗哉。

此症用**三奇汤**亦效。

玄参一两 干葛 天花粉各三钱 水煎服。

伤风，口苦咽干，腹满微喘，发热恶寒，人以为伤寒之邪入于阳明，不知是伤风之邪入于阳明也。夫伤风之邪既轻于伤寒，何伤风之病竟同于伤寒乎？不知伤寒之邪入于阳明，其重病不同于伤风，而轻病则未尝不同也。若口苦，不过胃不和也；咽干，胃少液也；腹满，胃有食也；微喘，胃少逆也；发热恶寒，胃之阴阳微争也。症既同于伤寒，而治法正不可同也。和其胃而不必泻其火，解其热而不必伤其气，始为得之。方用**和解养胃汤**：

玄参一两 甘菊花三钱 甘草一钱 麦冬三钱 天花粉三钱 苏子一钱 水煎服。一剂口苦咽干之症除，二剂喘热、腹满、恶寒之病去，不必三剂。

此方解阳明之火，而不伤胃土之气，所以能和胃而辟邪也。

此症亦可用**三奇汤**加麦冬五钱治之。

伤风口燥，但欲漱水不欲咽下，人以为阳明之火，将逼其热以犯肺，必有衄血之祸矣。不知冬月伤寒，邪入于阳明，则有此病。若春月伤风，乌得有此。然伤风之症，既同于伤寒，安保其血之不衄耶？

而伤风终无衄血者，盖风性动而变，不比寒性静而凝也。故伤寒寒在胃，而逼其热于口舌咽喉者，阴阳拂乱而衄血成矣；伤风逼其热于上，虽亦漱水而不欲咽，然风以吹之，其热即散，安得而致衄哉。治法泻阳明之火，而口燥自除也。方用：

石膏三钱 葛根一钱 玄参五钱 金银花五钱 麦冬五钱 甘草一钱 水煎服。方名**金石散**。服二剂，此症全愈，不必服三剂也。

此方单泻胃中之火，不去散胃中之寒。然而玄参、麦冬、金银花纯是补水之剂，上能解炎，下又能济水，得甘草以调剂，实能和寒热于顷刻也。

此症亦可用**三奇汤**治之。

春月伤风脉浮，发热口渴，鼻燥能食，人以为阳明火热，必有衄血之症。不知伤寒不衄，则邪不能出，而伤风正不必衄也。盖伤寒入胃，而邪热火炽，非水谷不能止其炎上之火，既能食而脉仍浮，是火仍不下行，而必从上行也，故必至发衄。若伤风之脉原宜见浮，非其火之必欲上行也。故虽口渴鼻燥而能食，则火可止遏，火下行而不上行，岂致发衄哉。治法但泻其胃中之火，无庸顾其肺中之衄也。方用**宁火丹**：

玄参一两 甘草一钱 生地三钱 青蒿五钱 水煎服，一剂身热解，二剂口渴鼻燥愈，三剂脉浮亦平矣。

此方玄参、生地以解其胃中之炎热，泻之中仍是补之味。青蒿同甘草用之，尤善解胃热之邪，使火从下行而不上行也。且青蒿更能平肝经之火，脉浮者风象也，肝火既平，则木气自安，而风何动哉。此用药之妙，一举而得之也。

此症亦可用**滋肺汤**甚效。

石膏二钱 麦冬一两 生地三钱 黄芩

甘草各一钱 水煎服。

春月伤风自汗出，医人又发其汗，小便自利，人以为伤寒误汗，以致津液内竭也。孰知伤寒邪入阳明，火焚其内，以致自汗，明是阴不能摄阳而阳外泄，又加发汗，则阳泄而阴亦泄矣，安得津液不内竭乎。若伤风自汗出者，乃肺金之虚，非胃火之盛，复发其汗，则肺气益耗，金寒水冷，而小便自利矣。故治法迥不可同也。

若用治伤寒之法，以治伤风之症，必有变迁之祸。治法但补其肺气之虚，而固其腠理，则汗止而病自愈也。方用**六君子汤加减**治之。

人参三钱 白术一两 陈皮三分 甘草五分 白芍三钱 黄芪五钱 麦冬五钱 北五味五分 水煎服。一剂止汗而津液自生矣。

此方补胃健脾，使土旺以生肺金，则肺气自安，肺金既安，则腠理自固，毛窍自闭矣。

此症用**温固汤**变妙。

白术 黄芪各五钱 甘草 肉桂 北五味子各一钱 人参二钱 陈皮三分 水煎服。

春月伤风，下血谵语，头汗出，人以为阳明之火大盛，必有发狂之祸，谁知是热入血室，似狂而非狂乎。虽伤寒邪入阳明，亦有下血谵语，必致发狂之条。然而伤寒之下血谵语者，乃热自入于血室之中；伤风之下血谵语者，乃风祛热而入于血室之内。虽同是热入血室，而轻重实殊。盖热自入者，内外无非热也；风祛热入者，内热而外无热也。既热有轻重，而头汗出无异者何故？以血室之部位在下焦，而脉实走于头之上，故热一入于血室，而其气实欲从头之巅，由上而下泄，特因下热未除，各腑之气不来相应，所以头有汗至颈而止。伤寒与伤风内热同，而头汗出亦同也。治法散其气，引热外出，而各病自愈。方用**导热汤**：

当归 白芍各三钱 柴胡二钱 黄芩一钱 丹皮三钱 甘草 天花粉各一钱 水煎服。一剂谵语除，二剂热退汗止矣。

此方亦小柴胡之变方。但小柴胡汤，纯泻热室之火，而此兼补其肝胆之血，使血足而木气不燥，不来克脾胃之土，则胃气有养，胃火自平，所谓引血归经，即导火外泄耳。

此症**清室汤**亦效。

柴胡 黄芩 半夏各一钱 丹皮三钱 枳壳五分 白芍五钱 水煎服。

伤风潮热，大便微硬，人以为伤寒之邪入于阳明，又将趋入于大肠也，谁知是肺经干燥乎。盖大肠与肺为表里，肺燥则大肠亦燥，正不必邪入大肠而始有燥屎也。风伤肺金，最易煽干肺气，不同寒伤肺金之清冷，故风邪一入肺，而大肠容易燥结。然邪终隔大肠甚远，非大肠之中即有邪火结成燥屎，而必须下之也。是则伤风潮热，大便微硬，乃金燥之症，非火盛之症明矣。治法宜润肺金之燥。然而大便之开合，肾主之也，肾水足而大肠自润矣。方用**金水两润汤**：

熟地一两 麦冬一两 柴胡一钱 甘草一钱 丹皮三钱 水煎服。连服二剂而微硬解，再服二剂而潮热除矣。

此方用熟地以补水，水足则肺金不必去生肾水，而肺之气不燥，又得麦冬直补肺金，金水两润，自然大肠滋灌挽输有水，可以顺流而下，既无阻滞之忧，何有余热之犹存哉。

此症用**地榆解热汤**亦效。

当归五钱 生地三钱 地榆 天花粉各二钱 黄芩 甘草 苏叶 大黄各一钱 水煎服。

春月伤风，谵语潮热脉滑，人以为阳明胃热，乃伤寒传经之病，谁知春温之症亦有胃热乎。春令发生，胃中本宜热也，又加春风之熏蒸，其胃中自然之热，原不可遏，今一旦逢违春令之寒风以阻抑之，而不能直达其湮郁之气，所以谵语而发热也。然胃中无痰，则发大热而谵语声重；胃中有痰，则发潮热而谵语声低。脉滑者，有痰之验也。方用**消痰平胃汤**：

玄参 青蒿各一两 半夏 茯神 麦冬 车前子各三钱 水煎服。一剂谵语止，再剂潮热除，不必三剂也。

此方主青蒿者，以青蒿能散阴热，尤能解胃中之火；得玄参、麦冬更能清上焦之炎，火热去而痰无党援；又得半夏、茯苓、车前以利其水，则湿去而痰涎更消，痰消而火热更减，欲作郁蒸潮热，迷我心君，胡可得哉。

此症用**玄黄解热散**亦效。

半夏 花粉各二钱 甘草 人参各一钱 玄参一两 生地 茯苓各五钱 枳壳五分 水煎服。

春月伤风，日晡发潮热，不恶寒，独语如见鬼状，人以为阳明之症，伤寒欲发狂也，谁知是春温之过热乎。但伤寒见此病，乃是实邪；春温见此症，乃是虚邪耳。夫实邪之病从太阳来，其邪正炽而不可遏，必有发狂之祸；若虚邪之病从少阴来，其邪虽旺而将衰，断无发狂之灾。盖实邪乃阳邪，而虚邪乃阴邪也。阳邪如见鬼状者，火逼心君而外出，神不守于心宫；阴邪如见鬼状者，火引肝魂而外游，魄不守于肺宅。故实邪宜泻火以安心，而虚邪宜清火以养神。方用**清火养肺汤**：

荆芥二钱　麦冬五钱　玄参一两　天花粉三钱　甘草一钱　苏叶一钱　茯神三钱　黄芩二钱　水煎服。一剂潮热止，二剂不见鬼矣，三剂全愈。

此方全是清肺之药，何以能安胃火？不知胃火乃肺之所移，清其肺金，则邪必来救肺矣。有玄参为君，乘其未入肺宫，半途击之，则邪尤易走；茯神安心而又利水，邪不敢上逼而下趋，有同走膀胱而遁矣，何能入肺、入肝以引我魂魄哉。

此症用**栀子清肝饮**亦效。

白芍一两　炒栀子　茯苓各三钱　半夏二钱　甘草一钱　水煎服。

伤风发潮热，大便溏，小便利，胸膈满，人以为伤寒之邪入于阳明，而不知乃春温之热留于阳明也。夫风伤于肺，邪从皮肤而入，宜从皮肤而出，何以热反留胃不去乎？盖胃乃肺之母也，母见子被外侮，必报外侮之仇，外侮见其母之来复，随舍子而寻母矣。使母家贫弱，则外侮自舍母而寻子，无如胃为水谷之海，较肺子之家富不啻十倍，外侮亦何利于子而舍其母哉。自然利胃母之富，而弃肺子之贫，故坚留而不去，此潮热之所以作也。颠寒作热，小便利而大便溏，正阴阳之不正，致转运失职，胸膈何能快哉。治法祛胃中之邪，而阴阳自正矣。方用**加减柴胡汤**：

柴胡　黄芩　知母　炙甘草各一钱　茯苓五钱　枳壳　神曲各五分　萝葡子三钱　水煎服。一剂潮热解，二剂阴阳分，三剂诸症尽愈。

此方亦小柴胡之变方。萝葡子与茯苓同用，最能分阴阳之清浊，清浊一分，而寒热自解，宁至有胸膈之满哉。

此症用**扫胃汤**亦佳。

石膏　甘菊花各二钱　青蒿五钱　茯苓三钱　甘草一钱　陈皮三分　柴胡五分　厚朴一钱　槟榔八分　水煎服。

春月伤风四五日，身热恶风，头项强，胁下满，手足温，口渴，人以为太阳、阳明、少阳之合病，谁知是春温之症，有似伤寒而非真正伤寒也。夫伤寒有此三阳之合病，何以春温之症，绝无相异乎？盖春温之症，风伤于少阳也。少阳为半表半里，凡三阳之表，俱可兼犯，而三阳之症，即可同徵。不比伤寒之邪，由太阳以入阳明，而太阳之症未去；由阳明以至少阳，而阳明之邪尚留；由少阳以入厥阴，而少阳之病仍在。故治春温之症，止消单治少阳，而各经之病尽愈，不必连三阳而同治也。方用加味**逍遥散**：

柴胡二钱　当归二钱　白术一钱　甘草一钱　茯苓三钱　陈皮一钱　白芍三钱　炒栀子一钱　羌活五分　水煎服。二剂诸症尽愈，不必三剂。

论理，泻少阳胆经之火足矣，此方并和其肝气，似乎太过。然胆经受邪，正因胆气之太郁也。春温之病，每从肝胆以入邪，吾治其肝胆，则在表在里之邪无不尽散矣。

此症用**麻石抒阳汤**亦神。

柴胡　石膏各二钱　白芍五钱　麻黄　陈皮各三分　半夏一钱　茯苓三钱　水煎服。

妇人经水适来，正当伤风，发热恶寒，胸胁胀满，谵语，人以为伤寒结胸也，谁知是热入血室乎。夫热入血室，男女皆有之，惟是男有热入血室之病者，乃风祛热而入之也；女子热入血室者，乃血欲出而热闭之，血化为热也。似乎男女之症不同，然而热则同也，故治法亦不必大异，仍同导热汤治之。盖导热汤最舒肝胆之气，闭经水于血室之中，正肝胆之病也。肝藏血，非少阳胆气之宣扬，则血不外出，今舒其肝气，则已闭之血肝不能藏，血泄而热又何独留乎。故一剂而发热恶寒之病除，再剂而胸胁胀满、谵语之症去矣。

此症亦可用加味**清室汤**。

柴胡　黄芩　甘草　半夏各一钱　白芍五钱　丹皮三钱　陈皮五分　水煎服。

伤风身热后，肢体骨节皆痛，手足寒甚，人以为伤寒由三阳而传入少阴也，谁知其人肾水素虚，因伤风之后，烁其肺金，肺伤而不能生肾，则肾水更枯，不能灌注于一身之上下，自然肢体骨节皆痛也。水枯宜火动矣，何手足反寒乎？不知水火原相根也，水旺而火亦旺，水衰而火亦衰，当水初涸之日，火随水而伏，不敢沸腾，故内热而外现寒象。治法不可见其外寒而妄用温热之药，当急补其肾中之水，以安肾中之火，则水足以制火。水火既济，何至有肢体骨节生痛，手足生寒之病乎。方用**六味地黄汤**：

熟地一两　山茱萸　山药各五钱　茯苓四钱　丹皮　泽泻各三钱　水煎服。一剂手足温，二剂肢体骨节之痛轻，连服四剂，即便全愈。

盖此症风邪已散，若再用祛风之药，则肺气愈虚，益耗肾水，水亏而火旺，必有虚火腾空，反致生变，何若六味地黄汤直填肾水，使水火之既济也。

此症用**养骨汤**亦效。

熟地二两　甘草一钱　金钗石斛　地骨皮　茯苓　牛膝各三钱　水煎服。

伤风后下利，咽痛，胸满心烦，人以为伤寒邪入于少阴，乃阴寒上犯于心肺，而下犯于大肠也。而孰知不然，伤风之后，身凉则邪已尽散，何阴邪之留乎？然则下利者，乃大肠之阴虚自利，非邪逼迫之也。咽痛者，亦阴虚之故，阴水既干，则虚火自然上越，咽喉窍细，不能遽泄，乃作痛也。胸满心烦者，肾水不能上济于心宫，而肾火反致上焚于包络，胸膈在包络之间，安得不满，胸既不舒，而心亦不能自安，此烦之所以生也。故伤风之后，见此等症，切勿认作阴寒而妄治之也。治法补水以济心，复补金以生肾，肾水足而肾气生，自然上交心而制火，下通大肠而利水矣。方用加味**地黄汤**：

熟地　茯苓各五钱　山茱萸　泽泻　丹皮各三钱　山药　麦冬各五钱　北五味一钱　肉桂五分　水煎服。一剂咽痛除，二剂下利止，三剂胸不满，心亦不烦矣。

夫既是肾阴之虚，用地黄汤以滋水，加麦冬、五味以益肾之化源是矣，何加入肉桂以补命门之火，非仍是治少阴之寒邪乎？不知水非火不生，用肉桂数分，不过助水之衰，而非祛寒之盛。且大肠自利，得壮火而泻，得少火而止，虽地黄汤内减熟地之多，增茯苓、泽泻之少，亦足以利水而固肠，然无命门之火以相通，则奏功不速，故特加肉桂于水中而补火也。

此症用**地苓芍桂汤**亦效。

熟地二两　茯苓五钱　白芍五钱　肉桂五分　水煎服。

春月伤风二三日，咽中痛甚，人以为少阴之火，寒逼之也，谁知是少阴之寒，火逼之乎。夫伤寒咽痛，乃下寒实邪，逐其火而上出；伤风咽痛，乃下热虚火，逼其寒而上行。正不可一见咽痛，即用伤寒药概治之也。盖伤寒之咽痛，必须散邪以祛火；伤风之咽痛，必须补正以祛寒。方用**补喉汤**：

熟地二两　山茱萸　茯苓各一两　肉桂一钱　牛膝二钱　水煎服。一剂而喉痛顿除。

熟地、山茱滋阴之圣药，加入肉桂、牛膝则引火归源，自易易矣。况茯苓去湿以利小便，则水流而火亦下行，何至上逼而成痛哉，所以一剂而奏功也。

此症用**救咽丹**亦妙。

熟地二两 山茱萸八钱 山药一两 肉桂一钱 破故纸二钱 胡桃肉一个 水煎冷服。

春月伤风，身热下利六七日，咳而呕，心烦不得眠，人以为邪入少阴而成下利，以致呕咳，心烦不眠也，谁知春温之病多有如此，症相同而治法宜别。盖伤寒之治，利其水；而春温之治，不可徒利其水也。夫伤风而至六七日，邪宜散矣，乃邪不尽散，又留连而作利，其脾土之衰可知，咳而呕，不特脾衰而胃亦衰矣。土既衰而肺肾亦衰矣，况肾因下利之多，重伤其阴，力不能上润于心，心无水养，则心自烦躁，势必气下降而取给于肾，肾水又涸，则心气至肾而返，肾与心不交，安得而来梦乎。治法健其脾胃，益其心肾，不必又顾其风邪也。方用**正治汤**：

人参二钱 熟地 白术 炒枣仁各五钱 麦冬三钱 茯苓一两 竹茹一钱 水煎服。

此方心、肾、脾、胃、肺五者兼治之药，茯苓为君，能调和于五者之中，又是利水之味，下利既除，身热自止，而咳喘、心烦不得眠，俱可渐次奏功也。

此症用**解烦汤**亦效。

人参 巴戟天 麦冬各五钱 白术一两 炒枣仁三钱 菖蒲五分 神曲一钱 白豆蔻二粒 水煎服。

春月伤风，手足逆冷，脉紧，心下满而烦，饥不能食，人以为伤寒之症，邪入厥阴结于胸中也，而孰知不然。夫脉浮为风，脉紧为寒，明是伤寒之症，而必谓春

月得之，是伤风而伤寒，人谁信之，然而实有不同也。盖风最易入肝，春风尤与肝木相应，但肝性所喜者温风，而不喜寒风也，春月之风，温风居多，而寒风亦间有之。倘偶遇寒风，肝气少有不顺，脉亦现紧象矣。第于紧中细观之，必前紧而后涩。紧者寒之象，涩者逆之象也。寒风入肝，手足必然逆冷，肝气拂抑，而心气亦何能顺泰乎。心既不舒，不能生脾胃之土，肝又不舒，必至克脾胃之土矣，所以虽饥不能食也。夫伤寒之入厥阴，由三阳而至；伤风之入厥阴，乃独从厥阴而自入者也。是以伤寒之邪入肝深，而伤风之邪入肝浅。入深者恐其再传，入浅者喜其易出。但解肝中之寒，而木中之风自散，饮食可进，烦满逆冷亦尽除矣。方用加味**逍遥散**治之。

柴胡二钱 白芍五钱 当归三钱 白术五分 甘草一钱 茯神三钱 陈皮五分 肉桂一钱 水煎服。一剂诸症俱愈。

逍遥散原是和解肝经之神药，得肉桂则直入肝中，以扫荡其寒风。阳和既回，而大地皆阳春矣，何郁滞之气上阻心而下克脾胃哉。脾胃有升腾之气，草木更为敷荣，断不致有遏抑摧残之势矣。倘作伤寒治法，而用瓜蒂吐之，必有脏腑反覆之忧也。

此症用**卫君汤**效亦捷。

人参 巴戟天各三钱 茯苓三钱 白芍 白术各五钱 陈皮三分 肉桂 半夏各一钱 水煎服。

春月伤风，忽然发厥，心下悸，人以为伤寒中，有不治厥则水渍入胃之语，得毋伤风亦可同治乎。不知伤寒之悸，恐其邪之下行而不可止；伤风之悸，又虑其邪之上冲而不可定。盖寒性属阴，阴则走下；风性属阳，阳则升上，故同一发厥，

同一心悸，治法绝不相同。伤寒宜先治厥而后定其悸；伤风宜先定悸而后治其厥也。方用**定悸汤**：

白芍 当归各一两 茯神 生枣仁各五钱 半夏 炒栀子各三钱 甘草一钱 菖蒲 丹砂末各五分 水煎调服。一剂悸定，再剂厥亦定也。

此方止定悸，而治厥已寓其内。盖病原是心胆之虚，补其肝而胆气旺，补其肝而心亦旺。又虑补肝以动木中之火，加入栀子以补为泻，而复以泻为补，则肝火亦平，而厥亦自定。总之，伤寒为外感，伤风为内伤，断不可以治外感者移之以治内伤也。

此症用**奠安汤**亦效。

人参 茯苓各三钱 甘草 半夏各一钱 远志 柏子仁各二钱 山药 黄芪 麦冬各五钱 水煎服。

春温之症，满身疼痛，夜间发热，日间则凉，人以为伤寒少阳之症也，谁知是肾肝之阴气大虚，气行阳分则病轻，气行阴分则病重乎。夫阴阳两相根也，阴病则阳亦病矣，何以春温之症，阴虚而阳独不虚耶？不知肝肾之中，原有阳气，阴虚者，阳中之阴虚也。故阳能摄阴，而阴不能摄阳，所以日热而夜凉耳。治法补其肝肾之阴，则阴与阳平，内外两旺，而后佐之以攻风邪，则风邪自出矣。方用**补夜丹**：

熟地一两 白芍五钱 鳖甲 当归生何首乌 丹皮 地骨皮各三钱 茯苓 麦冬各五钱 贝母三钱 柴胡一钱 水煎服。

此方乃补阴之神剂，亦转阳之圣丹，用攻于补之中，亦寓抚于剿之内也。譬如黄昏之际，强贼突入人家，执其主妇，火烧刀逼，苟或室中空虚，无可跪献，则贼心失望，愈动其怒，势必箠楚① 更加，

焚炙愈甚。今用补阴之药，犹如将金银珠玉乱投房中，贼见之大喜，必弃主妇而取资财；佐之以攻邪之药，又如男妇仆从扬声门外，则贼自惊惶，况家人庄客，尽皆精健绝伦，贼自势单，各思饱飏而去，安肯出死力以相斗乎，自然不战而亟走也。

此症用**补阴散邪汤**亦妙。

熟地一两 何首乌 当归各五钱 地骨皮 丹皮各三钱 天花粉 神曲各二钱 人参 柴胡各一钱 砂仁一粒 水煎服。

春温之症，日间发热，口干舌燥，至夜身凉，神思安闲，似疟非疟，人以为伤寒症中如疟之病也，谁知是伤风而邪留于阳分乎。夫邪之所凑，其气必虚。所谓气者，正阴阳之气也。风邪即阳邪也，阳邪乘阳气之虚，尤为易入，以阳气之不能敌耳。治法于补阳之中，而用攻邪之药，则阳气有余，邪自退舍矣。方用**助气走邪散**：

柴胡二钱 当归三钱 黄芪五钱 人参一钱 枳壳五分 天花粉三钱 厚朴一钱 黄芩一钱 麦冬五钱 山楂十粒 水煎服。连服二剂即愈。

此方乃补正以祛邪也。譬如青天白昼，贼进庄房，明欺主人之懦耳。倘主人退缩，则贼之气更张；主人潜逃，则贼之胆愈炽，必至罄劫而去。今用参、芪、归、术以补阳气，则主人气旺，执刀而呼，持戟而斗，号召家人，夺勇格斗，许有重赏酬劳，自然舍命相拒，即邻佑闻之，谁不执耒以张扬，负锄而战击，贼且逃遁无踪，去之惟恐不速矣。

此症用**破疟散**亦效。

白术 黄芪各五钱 半夏 防风 羌活 陈皮 甘草各一钱 水煎服。

———
① 箠楚 受刑。

人有春月感冒风寒，咳嗽面白，鼻流清涕，人以为外邪之盛，而肺受之，谁知是脾肺气虚，而外邪乘之乎。夫肺主皮毛，邪从皮毛而入，必先伤肺，然而肺不自伤，邪实无隙可乘，又将安入？是邪之入肺，乃肺自召之，非外邪之敢于入肺也。然则祛邪可不亟补其肺乎！惟是补肺必须补气，气旺则肺旺，而邪自衰。然而但补其气，不用升提之药，则气陷而不能举，何以祛邪以益耗散之肺金哉。故补气以祛邪，不若提气以祛邪之更胜也。方用**补中益气汤**加味治之。

人参二钱　黄芪三钱　当归三钱　陈皮七分　甘草五分　柴胡一钱　升麻四分　白术三钱　麦冬三钱　黄芩八分　天花粉一钱　水煎服。一剂邪散，二剂咳嗽流涕之病全愈也。

补中益气汤治内伤之神剂。春月伤风，亦内伤之类也。用参、芪、归、术以补气，用升麻、柴胡以提气，且二味升中带散，内伤而兼外感者，尤为相宜。故服之而气自旺，外邪不攻自散也。

此症用**益气祛寒饮**亦效。

人参　柴胡　桔梗　半夏各一钱　黄芪　茯苓各三钱　当归二钱　苏叶五分　甘草五分　水煎服。

人有春日感冒风寒，身热发谵，人以为阳明之内热也，谁知是肺热之逼肺乎。春日风邪中人，原不走太阳膀胱之经，每每直入皮毛而走肺，肺得风邪则肺气大伤，寒必变热，与伤寒之邪，由卫入营而寒变热者无异，其实经络实有不同。若以冬寒治法治春温，反致伤命为可惜也。苟知春温与冬寒不同，虽见发热谵语，但治肺而不治胃，则胃气无伤，而肺邪易散。方用**宜春汤**：

枳壳五分　桔梗三钱　甘草一钱　麦冬五钱　天花粉二钱　黄芪二钱　紫菀一钱　陈皮五分　竹茹一钱　玄参三钱　水煎服。一剂而寒热解，再剂而谵语亦失。

此方散肺经之邪火，又不犯阳明之胃气，肺气安而胃火亦静矣。此所以治肺而不必治胃耳。

此症用**润肺饮**亦效。

麦冬　玄参各五钱　甘草　半夏各一钱　桔梗二钱　竹叶五十片　水煎服。

春温之症，头痛身热，口渴呼饮，四肢发斑，似狂非狂，似躁非躁，沿门合室，彼此传染，人以为伤寒之疫症也，谁知是伤风之时症乎。夫司天之气，原不必尽拘一时，天气不正，感风冒寒，便变为热。肺气不宣，胃气不升，火郁于皮毛腠理之中，流于头而作痛，走于肤而成斑。倘以治伤寒之法治之，必至变生不测，以所感之邪，实春温之气，而非冬寒传经之邪也。夫传经之邪，最为无定；春温之邪，最有定者也，何以有定者反至变迁不常？正以时气乱之也。时气之来无方，与疫气正复相同，但疫气热中带杀，而时气则热中存生。虽时气之病亦多死亡，然皆治之不得其法，乃医杀之，非时气杀之也。惟是沿门合宅，各相传染者何故？以时气与疫气同是不正之气也，故闻其邪气而即病耳。虽然世人有闻邪气而不病者何？以脏腑坚固，邪不能入也。春温之传染，亦脏腑空虚之故耳。治法补其脏腑，而少佐以解火祛邪之药，则正气生而邪气自退矣。方用**远邪汤**：

人参一钱　苍术三钱　茯苓三钱　柴胡一钱　苏叶五分　生甘草一钱　玄参一两　荆芥三钱　黄芩一钱　白菊五分　天花粉二钱　水煎服。一剂头痛止，二剂身热解，三剂斑散，狂躁皆安，四剂全愈。

此方却邪而不伤正气，治不正之时症

最效，不止治春温之时病也。

此症用**正气汤**亦佳。

玄参—两　麦冬五钱　荆芥三钱　升麻八分　甘草　黄芩各—钱　天花粉三钱　蔓荆子五分　水煎服。

辨证录卷之六

火热症门十六则

阳明火起发狂，腹满不得卧，面赤而热，妄见妄言，人皆谓内热之极也。然而阳明属土，而不属火，何以火出于土，谓是外邪之助乎？既非暑气之侵，又非寒气之变，乃一旦火起，以致发狂，人多不解。不知土中之火，乃心中之火也，心火起而阳明之火翕然而发。阳明胃经乃多气多血之府，火不发则已，一发而反不可制，往往卷土而来，火焰升腾，其光烛天，而旁且沿烧于四境，有不尽不已之势，非惟焚尽于胃，而且上烧于心，心君不宁，且有下堂而走者，神既外越，自然妄有所见，既有妄见，安能止其妄言？此谵语之所以生也。然则阳明之火乃内因而成，非外邪所致也。治法宜与伤寒之狂、伤暑之狂俱不可同日而论矣。然而阳明之火，其由来虽有内外之殊，而治阳明之火，其方法实无彼此之异。必须急灭其火，以救燎原之势，而不可因循观望，长其火焰之腾，以致延烧各脏腑也。方用**人参竹叶石膏汤**治之。

人参五钱　石膏一两　麦冬一两　竹叶三百片　知母三钱　甘草一钱　糯米一撮　水煎服。一剂狂定，再剂腹满不能卧之病除，而妄见妄言之症亦去矣，不必三剂。

此方退胃火之神剂也。凡有胃热之病，用之皆宜。然止可救一时之急，而不可泻长久之火。论理，内热之火既起于心，宜泻心，而反泻胃者，恐胃火太盛，必致变生不测也。盖心火不止，不过增胃火之炎，而胃火不止，实有犯心火之祸。所以治心火者，必先泻胃也。胃既泻矣，而后减去石膏、知母，加入黄连一钱，玄参一两，再服二剂，不特胃火全消，而心火亦息也。

此症用**苦龙汤**亦神。

地龙二十条，捣烂　苦参五钱　水煎服之。一剂既止狂，不必再服。

热病有完谷不化，奔迫直泻者，人以为大肠之火也，谁知是胃火太盛乎。夫胃火上腾而不下降，胡为直下于大肠而作泻耶？盖胃为肾之关，肾虚则胃之关门不守，胃乃挟水谷之气而下行矣。第肾虚为寒而胃何以反能热耶？不知肾虚者水虚也，水虚则火无所制，而命门龙雷之火下无可藏之地，直冲于胃，见胃火之盛，亦共相附会，不上腾而下泄矣。胃火既盛，又得龙雷之火，则火势更猛。以龙雷之性甚急，传于大肠不及传导，故奔迫而直泻也。治法似宜先治肾矣，然而胃火不泻，则肾火断不肯回，但遽泻胃火，则胃土因火而崩，胃水随土而泄，又不能底止，必须先健其土，而分利其水，则水清而土可健，火可安，而龙雷之火亦易于收藏也。方用**缓流汤**：

茯苓一两　芡实　山药各三两　车前子五钱　薏仁一两　甘草一钱　人参一两　五味子一钱

此方无一味非健土之药，又无一味非利水之品。然利水之中不走其气，下气不走而上火自升矣。况健土之品，无非补肾之味，肾得补而真阴生，龙雷之火自仍归于肾藏。肾火既安，则胃火失党，而胃土又健，则水谷之气，更易分消，自然火衰而泻止也。

此症用**滑苓汤**亦甚效。

滑石　茯苓各一两　同研为末，井水调服即止。

人有口干舌燥，面目红赤，易喜易笑者，人以为心火热极也，谁知是心包膻中之火炽甚乎。夫心包之火，相火也。相火者，虚火也。膻中为臣使之官，喜乐出焉，是膻中乃心之辅佐，代心而行其赏罚者也。喜怒者，赏罚之所出也。心内神明，则赏罚正；心内拂乱，则赏罚移。譬如下人专擅①借上之赏罚，以行其一己之喜怒，久则忘其为下，以一己之喜怒，为在下之赏罚矣。治法宜泻心包之火。然而泻心包必至有损于心，心虚而心包之气更虚，必至心包之火更盛。不如专补其心，心气足而心包之火自安其位，何至上炎于口舌面目，而成喜笑不节之病乎。方用**归脾汤**：

人参三钱　茯神三钱　炒枣仁五钱　远志一钱　麦冬三钱　山药三钱　当归三钱　广木香末三分　黄芪二钱　甘草三分　水煎调服。一剂面目之红赤减，二剂口舌之干燥除，三剂易喜易笑之症亦平矣。

此方补心气之虚，仍是补心包之火，何以火得之而反息也？不知心火宜泻以为补，而心包之火宜补以为泻。心包之火旺，由于心君之气衰，补其心而心包不敢夺心之权，何敢喜笑自若，僭我君王哉。

此症用**参术二仁汤**亦效。

人参　茯神　炒枣仁各三钱　白术五钱　远志　半夏各一钱　砂仁二粒　水煎服。

鼻中出黑血不止，名曰衄蠛，乃心热之极，火刑肺金也。夫肺金为心火所克，宜出红血，不宜出黑血矣，得毋疑为肾火刑母乎。夫肾为肺金之子，安有子杀其母者？然而黑血实肾之色也。心火太盛，移其热于肺，而肺受火刑，必求救于肾，肾恶心火之克母，乃出其全力以制心，而心已移热于肺矣。肾即随火而奔入于肺，怒心火之肆恶，并力以相战，肺无可藏之地，肾即逐血而出于鼻，红血而变为黑色。真有不共戴天之仇，焦头烂额，白日俱昏者矣。治法单泻心中之火，不必泻肾中之水。盖火息而金安，金安而肾水何至与心相斗哉。方用**救蠛丹**：

黄连二钱　丹皮三钱　茯苓二钱　麦冬五钱　玄参一两　生枣仁三钱　生地三钱　柏子仁一钱　水煎服。连用二剂黑血即止，四剂不再衄。

此方制心火之有余，不损心气之不足，肾见君火之衰，肺金之旺，则执仇之恨已泄，复国之谋已成，自然返兵旋旅，何至穷寇之再追哉。或谓心君已为肾子所蠛，则心气必伤，自宜急泻肾气，毋使追奔为是，何反泻心以助其虐耶？不知肾水原非有余，不过因肺母之难，故奋不顾身，因心火之起衅，而转伐肾子，非理也。况方中虽泻心火，而正未尝少损心气，名为泻心而实补心也。不过少解其炎氛，以泄肾子之愤，而火即解矣。且肾有补而无泻，何若泻心火之为得哉。

此症用**生地冬芩汤**。

麦冬　生地各二两　黄芩三钱　水煎服。

———————

① 专擅　把持大权，独断专行。

人有热极发斑，身中如红云一片者，人以为内热之极而外发于皮肤矣，孰知此热郁于内，而不能外发之故乎。此等之病，寒热之药，两不宜施。夫火热宜用凉药，内火未有不从外泄者。但火得寒则又闭，微火可以寒解，而盛火不可以寒折，往往得寒凉之味，反遏其外出之机，闭塞而不得泄，有成为发狂而不能治者。若用热药投之，则火以济火，其势必加酷烈，欲不变为亡阳而不可得矣。治法必须和解为得。第火盛者，水必衰，徒解其火而不益之以水，未必火之遽散也。宜用补水之中而行其散火之法，则火无干燥之虞，而有发越之易也。方用**风水散斑汤**：

玄参二两 当归二两 荆芥三钱 升麻一钱 生地一两 水煎服。一剂斑少消，二剂斑又消，三剂斑全消。

此方玄参补阴，以解其浮游之火，当归、生地以补其心胃之血，多用荆芥、升麻风药，以解散郁热，则火得水而相制，亦火得风而易扬，全无泻火之品，而已获泻火之效，实有深义耳。

此症用**化云汤**亦神。

黄连三钱 当归一两 玄参二两 升麻二钱 水煎服。

热极发斑，目睛突出，两手冰冷，此心火内热，所谓亢则害也，而不知又有肝火以助之耳。夫热病宜现热象，何反见寒冷之证乎？盖火极似水耳。热极于心，则四肢之血齐来救心，转无血以养手足，故手足反寒。如冰之冷者，外寒之极，实由于内热之极也。至于目睛突出者，肝开窍于目，而目之大眦又心之窍也。心火既盛，又得木中之火相助，则火更添焰而炎上，所以直奔其窍而出，但目中之窍细小，不足以畅泄其火，怒气触睛，故突而出也。治法直泻心火，而更平肝木，木气

既舒，心火自散。方用**风水散斑汤加减**，而症自愈也。

玄参一两 当归一两 黄连三钱 荆芥三钱 升麻三钱 白芍一两 生地五钱 水煎服。

此方加白芍、黄连，以黄连泻心火，而白芍平肝火也。又得荆芥、升麻引群药共入于腠理之间，则上下四旁之余热尽消，且不至遏抑其火，有经络未达之虞。此方补多于攻，散火而不耗损真气，庶几有既济之美也。

此症用**玄丹升麻汤**亦神效。

玄参半斤 丹皮三两 升麻三钱 水煎一碗，一剂饮愈。

热极不能睡熟，日夜两眼不闭，人以为心肾不交，火盛之故，谁知是水火两衰之故乎。夫心火最畏肾水之克，而又最爱肾水之生，盖火非水不养也；肾水又最爱心火之生，而又最恶心火之烧，盖水非火不干也。是心肾相爱则相交，心肾相恶则相背，求闭目而神游于华胥之国[①]，自不可得矣。治法补其心中之液，以下降于肾；补其肾中之精，以上滋于心；并调其肝气，以相引于心肾之间，俾相恶者仍至相爱，则相背者自相交矣。方用**引交汤**：

熟地 麦冬各一两 炒枣仁 山茱萸 沙参各五钱 茯神三钱 玄参五钱 白芍二两 炒栀子三钱 菖蒲 破故纸各五分 水煎服。

连服二剂，即闭目而酣睡矣。

此方心肾双补，而平其肝气，以清木中之火。盖肝火泻，则心火自平，肾水亦旺，势必心气通于肝，而肾气亦通于肝也。心肾既通于肝，而又有菖蒲以引心，破故纸以引肾，介绍同心，自能欢好如

——————

① 华胥之国 原意为理想之国，在此借作入梦。

初，重结寤寐之交矣。

此症用**水火两滋汤**亦效。

熟地三两　肉桂二钱　菟丝子一两　水煎服。

人肝火内郁结而不伸，闷烦躁急，吐痰黄块者，人以为火郁宜达也，然达之而火愈炽，此乃未尝兼肝肾而同治也。夫肝木有火，火郁而不宣者，虽是外邪蒙之，亦因内无水以润之也。木无水润，则木郁更甚，倘徒用风药，以解肝中之火，不用润剂以荫肝中之水，则熬干肝血，而火益盛矣。倘徒用润剂，以益其肝中之水，不用风剂以舒其肝中之火，则拂抑肝气而郁更深矣。郁深则烦闷于心，火盛则躁急于腹，欲其痰涎之化得乎。治法舒其肝以解火，复补其肾以济水，自然郁结伸而诸症愈也。方用**肝肾两舒汤**：

熟地　玄参各一两　茯苓三钱　白芍一两　柴胡一钱　当归五钱　甘草　炒栀子各一钱　丹皮三钱　水煎服。二剂渐轻，四剂全愈。

此方归、芍、柴、栀所以舒肝者，风以吹之也；熟地、玄、丹所以补肾者，雨以溉之也。茯苓、甘草又调和于二者之中，使风雨无太过不及之虞耳。譬如夏令炎蒸，郁极而热，树木枯槁，忽得金风习习，大雨滂沱，则从前郁闷燔燥之气，尽快如扫，而枯槁者倏变为青葱，爽气迎人，岂犹有烦闷躁急等症哉。

此症用**快膈汤**亦效。

白芍　当归　熟地各一两　柴胡　甘草各一钱　生地　麦冬各三钱　枳壳　半夏各三钱　水煎服。

人头面红肿，下身自脐以下又现青色，口渴殊甚，似欲发狂，人以为下寒而上热也，谁知是下热之极，而假现风象以欺人乎。若作上热下寒治之，立时发狂而死，必至皮肉尽腐也。此种之病，乃误听方士之言，服金石之药，以助命门之火，强阳善斗，助乐旦夕。而金石之药，必经火煅，其性燥烈，加之鼓勇浪战，又自动其火，战久则乐极情浓，必然大泄其精，倍于寻常。火极原已耗精，复倍泄精以竭其水，一而再，再而三，必有阴虚火动之忧。无如世人迷而不悟，以秘方为足恃，以杀人之药为灵丹，日日吞咽而不知止，则脏腑无非火气，虽所用饮食未尝不多，然而火极易消，不及生精化水。于是，火无水制，自然上腾头面，其头面初犹微红，久则纯红而作肿。然自脐以下，不现红而现青者，以青乃风木之色也。脐下之部位属肾，肾火旺而肾水干，则肝本无所养，于是肝气不自安，乃下求于肾，而肾又作强，火炽肝气欲返于本宫，而燥极不能自还，遂走肾之部位，而外现青色矣。此等症候，《内经》亦未尝言及，无怪世人之不识也。夫肝气之逆如此，而火愈上升，欲口之不渴得乎？口渴饮水，止可救胃中之干燥，而不能救五脏之焦枯。势且饮水而口愈渴，安得不发狂哉。治法必须大补其水，而不可大泻其火，盖泻其火，则火息而水竭，亦必死之道也。方用**救焚解毒汤**：

熟地四两　玄参二两　麦冬三两　白芍三两　金银花三两　甘菊花五钱　牛膝一两　黄柏一钱　水煎服。一连数剂，下身之青色除，再服数剂，头面之红肿亦渐愈。此方减半，必再服一月，始无痈疽之害。

盖热极发红，乃是至恶之兆，况现青色，尤为恶之极者。幸脐之上不青，若一见青色，则脏腑肠胃内烂，疮疡痈毒外生，安有性命哉。前古医圣不论及者，以上古之人恬惔冲和，未尝服金石之毒药也。后世人情放荡，觅春药如饴糖，而方士之辈，但知逢迎贵介之欢心，匠意造方，以博裙带之乐，夭人天年，为可痛伤也。我特传此方以救之。以火之有余者，水之不足，故用熟地、麦冬以大益其肾水。又恐熟地、麦冬不足以息燎原之火，又益玄参、甘菊以平其胃中之炎。泻火仍是滋阴之味，则火息而正又无亏。火既上行，非引而下之，则水不济而火恐上腾，加之牛膝之润下，使火下降不上升也。肾水既久枯竭，所补之水，仅可供肾中之自用，安得分余膏而养肝木之子，复佐之白芍以滋肝，则肝木既平，不必取给于肾水，自气还本宫而不至走于而外泄。然而火焚既久，则火毒将成，虽现在之火为水所克，而从前之火毒安能遽消。故又补之金银花，以消其毒，而更能益阴，是消火之毒，而不消阴之气也。又虑阳火非至阴之味，不有消化于无形，乃少用黄柏以折之，虽黄柏乃大寒之药，然之大补阴水之中，反能解火之毒，引补水之药，直入于至阴之中，而泻其虚阳之火耳。此方除黄柏不可多用外，其余诸药，必宜如此多用，始能补水之不足，泻火之有余，否则水炽而不可救也。夫救焚之道，刻不可缓，非滂沱大雨，不能止其遍野燎原之火。况火既升腾，胃中得水，不啻如甘露之止渴，大料煎饮，正足以快其所欲，不必虑其多而难受也。

此症用**定狂汤**亦神效。

熟地三两 知母一两 荆芥五钱 水煎服。一剂即愈。

眼目红肿，口舌尽烂，咽喉微痛，两胁胀满，人以为肝火之旺，谁知是肾火之旺乎。夫眼目属肝，两胁亦肝之位，明是肝火之旺，而谓是肾火者何居？以咽喉、口舌之痛烂而知之也。第口舌属心，咽喉属肺，与肾绝不相干，何统以肾火名？

不知肾火龙雷之火也。雷火由地而冲于天，肾火亦由下而升于上，入于胁则胁胀，入于喉则喉痛，入于口舌则口舌烂，入于眼目则眼目肿矣。火无定位，随火之所至而病乃生。今四处尽病，乃肾火之大炽耳。盖各经之火，止流连于一处，断不能口舌、咽喉、两胁一齐受病也。似乎治法未可独治一经矣。然而各经不可分治，而肾经实可专治，治其肾火，而各经之火尽散也。方用**六味地黄汤**加味治之。

熟地一两 山药五钱 茯苓三钱 丹皮五钱 泽泻三钱 山茱萸四钱 麦冬 白芍各一两 水煎服。一剂两胁之胀满除，二剂眼目之红肿愈，三剂咽喉之痛解，四剂口舌之烂痊也。

六味汤原是纯补真水之药，水足而火自息。又有白芍之舒肝以平木，麦冬之养肺以益金，金生水而水不必去生肝，则水尤易足，而火尤易平也。盖龙雷之火，乃虚火也。虚火得水而即伏，何必泻火以激其怒哉。或曰：用六味之方，而不遵分两进退加减者，何也？曰：夫药投其病，虽佐使之味可多用，病忌其药，虽君主之品自当少减。轻重少殊，又何虑哉。

此症用**止沸汤**亦佳。

熟地三两 麦冬二两 地骨皮一两 水煎服。

寒热时止时发，一日四五次以为常，热来时躁不可当，寒来时颤不能已，人以为寒邪在阴阳之间也，谁知是火热在心肾之内乎。夫肾与心本相克而相交者也。倘相克而不相交，必至寒热止发之无定。盖心喜寒而不喜热，肾喜热而不喜寒，然而热为肾之所喜，必为心之所恶，寒为心之所喜，必为肾之所恶。肾恶心寒，恐寒气犯肾，远避之而不敢交于心；心恶肾热，恐热气犯心，坚却之而不肯交于肾。然而肾恶心寒，而又恶其不下交于肾，必欲交心而心不受，反以热而凌心矣；心恶肾热而不上交于心，必思交肾而肾又不受，反以寒而犯肾矣。两相犯而相凌，于是因寒热之盛衰，分止发之时候矣。夫心肾原无时不交也，一日之间，寒热之止发无常，因交而发，因不交而即止，又何足怪。惟热来时躁不可当，寒来时颤不能已，实有秘义也。夫热来之时，乃肾气之升腾也。心虽恶热，而心中正寒，宜不发躁，而何以躁？盖寒则心气大虚，虚则惟恐肾气之来攻，乃惧而躁，非热而躁也。寒来之时，乃心气之下降也，肾虽恶寒，而肾中正热，宜不发颤，而何以颤？盖热则肾水大乏，乏则惟恐心气之来夺，乃畏而颤，非寒而颤也。然则欲心之不躁，必须使其不寒，欲肾之不颤，必须使其不热。方用**解围汤**：

人参五钱　熟地一两　山茱萸五钱　当归一两　茯神五钱　生枣仁五钱　柴胡一钱　白芍一两　远志二钱　半夏二钱　玄参三钱　菖蒲一钱　水煎服。二剂寒热减半，躁颤亦减半，再服二剂，前症顿愈。再服二剂，不再发。

此方心肝肾三部均治之药也。欲心肾之交，必须借重肝木为介绍，分往来之寒热，止彼此之躁颤，方能奏功。方中虽止肾热而散心寒，倘肝气不通，何能调剂？所以加入柴胡、白芍以大舒其肝中之郁气。盖祖孙不至间隔，而为子为父者，自然愉快矣。宁尚至热躁寒颤之乖离哉。

此症用**玄荆汤**亦效。

玄参二两　荆芥三钱　水煎服。

热极止在心头上一块出汗，不啻如雨，四肢他处又复无汗，人以为心热极也，谁知是小肠之热极乎。夫小肠在脾胃之下，何以火能犯心而出汗乎？不知小肠

与心为表里，小肠热而心亦热矣。然而心中无液，取给于肾水以养心。倘汗是心中所出，竟同大雨之淋漓，则发汗亡阳，宜立时而化为灰烬，胡能心神守舍，而不发狂哉。明是小肠之热，水不下行而上出也。第小肠之水便于下行，何故不走阴器，而反走心前之窍耶？正以表里关切，心因小肠而热，小肠即升水以救心，而心无窍可入，遂走于心外之毛窍而出也。然则治法不必治心，仍治小肠，利水以分消其火气，则水自归源，而汗亦不从心头外出也。方用**返汗化水汤**：

茯苓一两　猪苓三钱　刘寄奴三钱　水煎服。一剂而汗止，不必再剂也。

茯苓、猪苓俱是利水之药，加入刘寄奴则能止汗，又善利水，其性又甚速，同茯苓、猪苓从心而直趋于膀胱，由阴器以下泄。因水去之急，而火亦随水而去急也，正不必再泄其火，以伤损夫脏腑耳。

此症用**苓连汤**亦神。

茯苓二两　黄连一钱　水煎服。

口舌红肿，不能言语，胃中又觉饥渴之甚，人以为胃火之上升也，第胃火不可动，一动则其势炎上而不可止，非发汗亡阳，必成躁妄发狂矣，安能仅红肿于口舌，不能言语之小症乎？故此火乃心包之火，而非胃火也。夫舌乃心之苗，亦心包之窍也。若心包无火，无非清气上升，则喉舌安闲，语言响亮，迨心包火动，而喉舌无权。况心包之火，乃相火也，相火易于作祟，譬如权臣多欲，欲立威示权，必先从传递喉舌之人始。今相火妄动，而口舌红肿，势所必至。又譬如主人之友，为其仆轻辱，则友亦缄默以求容，若不投以货财，则不能餍其仆之所求，此饥渴之所以来也。治法清其心包之火，而不必泻其胃中之土，恐泻胃而土衰，则心包之火转

来生胃，其火愈旺也。方用**清火安胃汤**：

麦冬一两　石斛三钱　丹参三钱　生地三钱　炒枣仁五钱　竹叶一百片　水煎服。一剂语言出，再剂红肿消，三剂而胃中之饥渴亦愈矣。

此方全去消心包之火，而又不泻心中之气，心包火息而胃气自安矣。

此症用**玄丹麦冬汤**亦效。

玄参　丹参　麦冬各一两　水煎服。

热症满身皮窍如刺之钻，又复疼痛于骨节之内外，以冷水拍之少止，人以为火出于皮肤也，谁知是火郁于脏腑，乃欲出而不得出之兆也。盖火性原欲炎上，从皮肤而旁出，本非所宜，其人内火既盛，而阳气又旺，火欲外泄，而皮肤坚固，火本郁而又拂其意，遂鼓其勇往之气，而外攻其皮肤，思夺门而出，无如毛窍不可遽开，火不得已仍返于脏腑之内，而作痛，以凉水拍之而少止者。喜其水之润肤，而反相忘其水之能克火矣，非因水之外击，足以散火，而能止痛也。然则治法，亦先泻其脾胃之火，而余火不泻而自泻也。方用**攻火汤**：

大黄三钱　石膏五钱　炒栀子三钱　当归一两　厚朴一钱　甘草一钱　柴胡一钱　白芍三钱　水煎服。一剂火泻，二剂痛除。

此方直泻脾胃之火，又不损脾胃之气，兼舒其肝之郁，则火尤易消，乃扼要争奇，治火实有秘奥，何必脏腑而清之、脏腑而发之哉。

此症用**宣扬散**亦佳。

柴胡一钱　荆芥二钱　当归一两　麦冬一两　天花粉三钱　水煎服。

人有心中火热如焚，自觉火起，即入小肠之经，辄欲小便，急去遗溺，大便随时而出，人以为心火下行，谁知是心与心包二火之作祟乎。夫心包之火，代君司化，君火盛而相火宁，君火衰而相火动，然亦有君火盛而相火亦动者。第君相二火，不可齐动，齐动而君相不两立。相火见君火之旺，不敢上夺君权，乃让君而下行，而君火既动，无可发泄，心与小肠为表里，自必移其热于小肠，相火随辅君火下行，既入小肠而更引入大肠矣，此二便所以同遗也。治法安二火之动，而热焰自消。方用**四物汤**加味治之。

熟地一两　川芎二钱　当归一两　白芍五钱　黄连二钱　玄参一两　黄柏一钱　车前子二钱　水煎服。二剂少安，四剂全愈。

四物汤补血之神剂也。火动由于血燥，补其血而脏腑无干涸之虞，凉其血而火焰无浮游之害。况黄连入心以清君火，黄柏入心包以清相火。加车前利水，引二火直走膀胱，从水化而尽泄之，又何乱经之虑哉。

此症用**二地汤**亦佳。

生地　熟地　当归各一两　人参三钱　黄连一钱　肉桂五分　水煎服。

人有大怒之后，周身百节俱痛，胸腹且胀，两目紧闭，逆冷，手指甲青黑色，人以为阴症伤寒也，谁知是火热之病乎。夫阴症似阳，阳症似阴，最宜分辨，此病乃阳症似阴也。手指甲现青黑色，阴症之外象也。逆冷非寒极乎，不知内热之极，反现外寒，乃似寒而非寒也。大怒不解，必伤其肝，肝气甚急，肝叶极张。一怒而肝之气更急，而肝之叶更张，血沸而火起，有不可止拂之势。肝主筋，火起而筋乃挛束作痛。火欲外焚，而痰又内结，痰火相搏，湿气无可散之路，乃走其湿于手足之四末。指甲者，筋之余也，故现青黑之色。手足逆冷，而胸腹正大热也。治法平其肝气，散其内热，而外寒之象自散矣。方用**平肝舒筋汤**：

柴胡一钱　白芍一两　牛膝　生地　丹皮　炒栀子各三钱　当归五钱　陈皮　甘草各一钱　神曲五分　秦艽　乌药各一钱　防风三分　水煎服。一剂目闭，二剂痛止，三剂胀除。四剂诸症尽愈。

此方所用之药，俱入肝经以解其怒气也。怒气解而火自平矣，火平而筋舒，必至之理也。人见此等之症，往往信之不深，不敢轻用此等之药，遂至杀人，以阴阳之难辨也。然我更有辨之之法：与水探之，饮水而不吐者，乃阳症；饮水而即吐者，乃阴症。倘饮水不吐，即以此方投之，何至有误哉。

此症用**息怒汤**亦效。

白芍三两　柴胡二钱　丹皮五钱　炒栀子三钱　天花粉三钱　水煎服。

暑 症 门 十一则

行役负贩，驰驱于烈日之下，感触暑气，一时猝倒，人以为中暑也，谁知是中暍乎。夫暍者热之谓也，暑亦热也，何以分之？盖暑之热由外而入，暍之热由内而出。行役负贩者，驰驱劳苦，内热欲出，而外暑遏抑，故一时猝倒，是暑在外而热闭之也。倘止治暑而不宣扬内热之气，则气闭于内，而热反不散矣。治法宜散其内热，而佐之以消暑之味。方用**救暍丹**：

青蒿五钱　茯神三钱　白术三钱　香薷一钱　知母一钱　干葛一钱　甘草五分　水煎服。一剂气通，二剂热散，不必三剂。

此方用青蒿平胃中之火，又解暑热之气，故以之为君。香薷解暑，干葛散热，故以之为佐。又虑内热之极，但散而不寒，则火恐炎上，故加知母以凉之。用白术、茯苓利腰脐而通膀胱，使火热之气俱从下而趋于小肠以尽出也。火既下行，自

然不逆而上冲，而外暑、内热各消化于乌有矣。

此症用**解暑散**亦效。

香薷　茯苓各三钱　甘草　黄连各一钱　白术一两　白扁豆二钱　白豆蔻一粒　水煎服。一剂即愈。

膏粱子弟，多食瓜果，以寒其胃，忽感暑气，一时猝倒，是中暑也。盖膏粱之人，天禀原弱，又加多欲，未有不内寒者也。复加之瓜果，以增其寒凉，内寒之极，外热反易于深入。阴虚之人，暑气即乘其虚而入之。治法不可祛暑为先，必须补气为主。然既因阴虚，以至阳邪之中，似宜补阴为主。不知阳邪之入脾，依阴气也。补阴则阴气虽旺，转为阳邪之所喜，阳得阴而相合，正恐阴弱不能相配，若一旦助其阴气，无论阴难却阳，而阳邪且久居之而生变矣。惟补其阳气。则阳气健旺，益之散暑之味，则邪阳不敢与正阳相敌，必不战而自走也。方用：

人参五钱　茯神五钱　白术五钱　香薷二钱　白扁豆二钱　陈皮五分　甘草一钱　水煎服。一剂气回，二剂暑尽散。

此方名为**散暑回阳汤**。方中参、苓、术、豆俱是健脾补气之药，以回其阳。用香薷一味，以散其暑。何多少轻重之悬殊乎？不知阴虚者，脾阴之虚也。脾虽属阴，非补阳之药不能效。况阳邪甚盛，非多用何以相敌乎。倘少少用之，恐有败衄难遏之虞，即或取胜，暑退而元气未能骤复。与其暑去而后补阳，何若于邪旺之日，而多用之，正既无亏，而邪又去速之为益哉。

此症用加味**四君汤**亦效。

人参　白术各五钱　甘草　香薷各一钱　炮姜三分　水煎服。二剂愈。

中暑气不能升降，霍乱吐泻，角弓反张，寒热交作，心胸烦闷，人以为暑气之内热也，谁知是阴阳之拂乱乎。人身阴阳之气和，则邪不能相干。苟阴阳不能相交，而邪即乘其虚而入之矣。且邪之入人脏腑也，助强而不助弱，见阴之强而即助阴，见阳之强而即助阳。夏令之人多阴虚阳旺，邪乘阴虚而入，本欺阴之弱也，然见阳气之旺，又助阳而不助阴。阴见邪之助阳也，又妒阳之旺而相战，阳又嫌邪之党阳也，欲嫁其邪于阴，而阴又不受，于是阴阳反乱，气不相通，上不能升，下不能降，霍乱吐泻拂于中，角弓反张困于外，阴不交于阳而作寒，阳不交于阴而作热。心胸之内，竟成战场之地，安得而不烦闷哉。然则治法和其阴阳之气，而少佐之以祛暑之剂，缓以调之，不必骤以折之也。方用**和合阴阳汤**：

人参一钱　白术二钱　茯苓五钱　香薷一钱　苏叶一钱　厚朴五分　陈皮三分　枳壳三分　砂仁一粒　天花粉一钱　水煎探冷，徐徐服之。一剂阴阳和，二剂各症愈，不必三剂。

此方分阴阳之清浊，通上下之浮沉，调和于拂逆之时，实有奇功，以其助正而不增火，祛邪而不伤气，化有事为无事也。

此症用**加减六君汤**亦效。

人参　茯苓　白芍各三钱　白术一两　香薷一钱　砂仁一粒　陈皮五分　半夏一钱　水煎服。一剂即平。

中暑热之气，腹中疼痛，欲吐不能，欲泻不得，此名为干霍乱也。夫邪入胃中，得吐则邪越于上，邪入腹中，得泻则邪趋于下矣。邪越于上，则邪不入于中；邪趋于下，则邪不留于内。今不吐不泻，则邪不上不下，坚居于中焦。譬如贼人反叛，虽四境安宁，而一时生变，喋血①于城门，横尸于内地，斯时非奋不顾身之将，号召忠勇，冒矢石而夺门靖难，乌能安反侧于顷刻，定祸患于须臾哉。治法急用：

人参一两　瓜蒂七个　水煎一大碗。饮之即吐，而愈矣。

此方名为**人参瓜蒂散**。此等之病，脉必沉伏，不吐则死，古人亦知用瓜蒂吐之，但不敢加入人参耳。盖此症原因，胃气之虚，以致暑邪之入。今加大吐，则胃必更伤，非用人参，则不能于吐中而安其胃气也。且胃气素虚，而暑邪壅遏，虽用瓜蒂以吐之，而气怯不能上送，往往有欲吐而不肯吐者，即或动吐，而吐亦不多，则邪何能遽出乎，惟用人参至一两之多，则阳气大旺，力能祛邪而上涌。况得瓜蒂以助之，安得而不大吐哉。邪因吐而遽散，而正气又复无伤。譬如内乱一定而民安物阜，仍是粣宁之日，何至动四郊之多垒哉。

此症用**参芦汤**亦佳。

人参芦二两　煎滚汤一碗，和之井水一碗，少入盐和匀饮之，以鹅翎扫喉，引其呕吐，吐出即安，然不吐而能受，亦愈也。

中暑极热发狂，登高而呼，弃衣而走，见水而投，人以为暑毒之侵，谁知胃火之相助乎。夫暑热之入人脏腑也，多犯心而不犯胃。盖暑与心俱属火也，胃则心之子也，胃见暑邪之犯心，即发其土中之火以相卫。胃乃多气多血之府，火不发则已，发则其酷烈之威，每不可当。暑邪畏胃火之强，益遁入于心，而心又喜寒不喜热，畏暑邪之直入，不敢自安，胃火怒，

———————

① 喋血　犹言踏血。形容杀人流血之多。

暑邪之直入于心中而不出，乃纵其火，以焚烧于心之外，心又安禁二火之相逼乎？势必下堂而走，心君一出，而神无所依，于是随火炽而飞越。登高而呼者，火腾于上以呼救援也；弃衣而走者，憎衣之添热也；见水而投者，喜水之克火也。此时心中无津液之养，皮肤之外，必多汗出亡阳，是阴阳两竭之病，至危至急之候。苟不大泻其火，则燎原之焰，何以扑灭乎。方用**三圣汤**：

　　人参三两　石膏三两　玄参三两　水煎数碗，灌之，一剂狂定，二剂神安，不可用三剂也。另用**缓图汤**：

　　玄参二两　人参一两　麦冬一两　青蒿一两　水煎服。二剂而暑热两解矣。

　　三圣汤用石膏至三两。用人参、玄参各至三两，未免少有霸气。然火热之极，非杯水可息，苟不重用，则烁干肾水，立成乌烬。方中石膏虽多，而人参之分两与之相同，实足以驱驾其白虎之威。故但能泻胃中之火，而断不至伤胃中之气。玄参又能滋润生水，水生而火尤易灭也。至于缓图汤不用石膏者，以胃中之火既已大泻，所存者不过余烟断焰，时起时灭，何必再用阴风大雨以洗濯？故又改用麦冬、青蒿既益其阴，又息其火，使细雨绸缪之为得也。或问：因暑发狂，似宜消暑，乃三圣汤但泻火而不顾暑，何以能奏功耶？不知暑亦火也，泻火即泻暑矣。使泻火之中，加人香薷、藿香清暑之药，则石膏欲下降，而香薷、藿香又欲外散，转足以掣石膏之手，反不能直泻其火矣。

　　此症用**三清汤**救之亦神。

　　玄参四两　石膏一两　青蒿一两　水煎服。一剂即安。

　　中暑热症自必多汗，今有大汗如雨，一出而不能止者，人以为发汗亡阳必死之症也，谁知是发汗亡阴之死症乎。夫暑热伤心，汗自外泄，然而心中无汗也，何以有汗？此汗乃生于肾，而非生于心也。盖心中之液，肾生之也，岂心之汗非肾之所出乎。虽汗出亡阳，乃阳旺而非阴虚。但阴不能制阳，而阳始旺；亦阴不能摄阳，而阳始亡。顾阴阳原两相根也，阴不能摄阳，而阳能恋阴，则阳尚可回于阴之中，而无如其阳一出而不返也。阴根于阳，见阳之出而不留，亦且随之俱出，罄其肾中之精，尽化为汗而大泄，试思心中之液几何，竟能发如雨之汗乎？明是肾之汗，而非心之汗也。汗既是肾而非心，则亡亦是阴而非阳矣。然则听其亡阴而死乎？尚有救死之法在。方用**救亡生阴丹**：

　　人参二两　熟地四两　山茱萸二两　北五味五钱　茯神一两　白芍一两　水煎服。

　　此方熟地、山萸、五味子均是填精补水之味，茯神安其心，白芍收其魂，人参回其阳，此人之所知也。阴已外亡，非填其精髓，何以灌注涸竭之阴；阳已外亡，非补其关元，何以招其散失之阳。山茱、五味补阴之中，仍是收敛之剂，阴得补而水生，则肾中有本；汗得补而液转，则心内无伤。又得茯神以安之，白芍以收之，则阳回阴返，自有神捷之机也。

　　此症用**人参青蒿汤**亦神。

　　人参二两　生地　麦冬各一两　青蒿五钱　北五味子一钱　水煎服。汗止即生，否则无救。

　　中暑热极，妄见妄言，宛如见鬼，然人又安静不生烦躁，口不甚渴，此是寒极相战，寒引神出，有似于狂，而非热极发狂也。夫中暑明是热症，何以热能变寒而有似狂之症也？盖其人阴气素虚，阳气又复不旺，暑热之邪乘其阴阳两衰，由肺以入心。而心气不足，神即时越出以遁于肾，而肾中阴寒之气上升，则暑自出于心之外，流连于肺经之内矣。暑邪既已退出于心外，而心君尚恐暑邪之来侵，乃依其肝木之母以安神。心神入于肝，则肝魂不宁，乃游出于躯壳之外，因而妄见鬼神，而妄言诡异也。魂既外游，而神居魂室，反得享其宁静之福。况肝木原无火旺，而肾中阴寒之气，相逼心君，正藉以杜暑邪之侵，且恃之无恐，何生烦躁乎？惟是肺气独受暑邪，火刑金而作渴，然肾见肺母之被刑，乃阴寒之气直冲而上以救肺，故口虽渴而不甚也。然则治法奈何？散肺中之暑邪，补脾胃之土气；土气一旺，而肺气亦旺矣。肺旺可以敌邪，又得散邪之药，自然暑气难留，暑散而魂归神返，必至之势也。方用**护金汤**：

麦冬一两　人参三钱　百合五钱　茯苓三钱　紫菀一钱　香薷一钱　甘草一钱　水煎服。二齐即愈。

此方但补肺脾胃之气，不去救心以益寒，不去助肾以泻火，不去补肝以逐神，而魂自归肝，神自返心者，以邪有所制，何必逐邪之太甚，正未大虚，何必补正之太多，不可因邪居于上而下治，正轻于下而重治也。

此症用**人参麦冬汤**亦妙。

人参二两　麦冬三两　水煎服。

中暑热，吐血倾盆，纯是紫黑之色，气喘作胀，不能卧倒，口渴饮水，又复不快，人以为暑热之极而动血也，谁知是肾热之极而呕血乎。夫明是中暑以动吐血，反属之肾热者？盖暑火以引动肾火也。夫肾中之火，龙雷之火也。龙雷原伏于地，夏月则地下甚寒，龙雷不能下藏而多上泄，其怒气所激，而成霹雳之猛，火光划天，大雨如注，往往然也。人身亦有龙雷之火，下伏于肾，其气每与天之龙雷相

应。暑气者，亦天之龙雷火也。暑热之极，而龙雷乃从地出，非同气相引之明验乎。人身龙雷之火不动，则暑气不能相引。苟肾水原亏，肾火先跃跃欲动，一遇天之龙火，同气相感，安得不勃然振兴哉。既已勃然振兴，而两火相激，其势更烈，乃直冲而上，挟胃中所有之血而大吐矣。胃血宜红，而色变紫黑者，正显其龙雷之气也。凡龙雷所劈之处，树木必变紫黑之色，所过脏腑何独不然。其所过之胃气，必然大伤，气伤则逆，气逆则喘。胃气既伤，何能遽生新血以养胃乎？此胸胁之所以作胀也。胃为肾之关门，关门不闭，夜无开合之权，安能卧哉。血吐则液干，液干则口渴，内水不足，必索外水以救焚，乃饮之水而不快，以龙雷之火乃阴火而非阳火也。治法宜大补其肾中之水，以制龙雷之火，不可大泻其龙雷之火，以伤其有中之气也。方用**沛霖膏**：

玄参二两　人参一两　生地二两　麦冬二两　牛膝五钱　荆芥炒黑，三钱　水煎服。一剂血止，二剂喘胀消，三剂口亦不渴，四剂全愈。愈后仍服六味地黄丸可也。

此方大补肾水，水足而龙雷之火自归于肾之宅。火既安于肾宅，血自止于胃关，何必用黄柏、知母以泻火，用香薷、藿香以散暑哉。况泻火而火愈炽，必至伤损夫胃土，散暑而暑难退，必至消耗夫肺金，势必血不可止，火不可灭，而死矣。

此症用**丹蒿汤**亦神。

丹皮三两　荆芥三钱　青蒿一两　水煎服。

中暑热之气，两足冰冷，上身火热，烦躁不安，饮水则吐，人以为下寒上热之症，乃暑气之阻隔阴阳也，谁知是暑散而肾火不能下归之故乎。人身龙雷之火，因暑气相感，乃奔腾而上。世医不知治法，

徒泻其暑热之气，不知引火归源，于是暑热已散，龙雷之火下不可归，乃留于上焦而作热矣。火既尽升于上焦，则下焦无火，安得不两足如冰耶。火在上而寒在下，两相攻击，中焦之地排难解纷，两不相合，烦躁不安，有自来也。上热熏肺，口必渴也。饮水止可救上之热，及至中焦已非所宜。况下焦纯寒，冷水正其所恶，欲不吐得乎。治法不可治暑，而并不可泻火，不特不可泻火，必须补火。盖龙雷之火，虚火也。实火可泻，虚火宜补。然而补火之中，仍须补水以济之。补水者，补肾中之真水也。真火非真水不归，真火得真水以相合，则下藏肾中，不至有再升之患也。方用**八味地黄汤**：

熟地一两　山茱萸五钱　山药五钱　丹皮　茯苓　泽泻各三钱　肉桂一钱　附子一分　水煎，探冷饮之。一剂两足温矣，再剂上身之火热尽散，中焦之烦躁亦安，且不思饮水矣。

六味地黄汤补水之神药，桂、附引火之神丹，水火既济，何至阴阳之反背乎。

此症用还肾汤亦效。

熟地三两　甘草一钱　肉桂五分　牛膝五钱　水煎服。

人有夏日自汗，两足逆冷至膝下，腹胀满，不省人事，人以为阳微之厥也，谁知是伤湿而湿气不解乎。夫湿从下受，湿感于人身，未有不先从下而上，故所发之病，亦必先见于下。湿病得汗，则湿邪可从汗而解矣。何自汗而湿仍不解耶？盖湿病而又感暑气，自汗止可解暑，而不能解湿，以暑热浮于上身，而湿邪中于下身，汗解于阳分，而不解于阴分耳。治法利小便以解湿，逐热邪以解暑，则上下之气通，而湿与暑尽散矣。方用**解利汤**：

石膏二钱　知母一钱　甘草五分　半夏一钱　白术三钱　猪苓一钱　茯苓三钱　泽泻一钱　肉桂一分　水煎服。连服十剂全愈。

此方乃五苓散、白虎汤之合方也。湿因暑病不祛暑，则湿不易消，故用白虎汤于五苓散中，解暑利湿而兼用之也。

此症用清暑定逆汤亦佳。

白术　山药　薏仁各五钱　肉桂三分　香薷一钱　陈皮三分　人参二钱　茯苓三钱　水煎服。

人有冬时寒冷，偶开笥箱以取绵衣，觉有一裹热气冲鼻，须臾烦渴呕吐，洒洒恶寒，翕翕发热，恶食喜水，大便欲去不去，人皆以为中恶也，谁知是伤暑之病乎。夫冬月有何暑气之侵人，谓之伤暑？不知气虚之人，遇邪即感，不必值酷热炎氛，奔走烈日之中，而始能伤暑也。或坐于高堂，或眠于静室，避暑而反得暑者正比比也。是暑气之侵人每不在热，而在寒，衣裳被褥晒之，盛暑夹热收藏于笥箱之内，其暑气未发，一旦开泄，气盛之人自不能干。倘体虚气弱，偶尔感触，正易中伤，及至中伤而暑气必发矣。况冬时人身外寒内热，以热投热，病发必速，故闻其气而即病也。治法不可以伤寒法治之，当舍时从症，仍治其暑气而各症自消。方用**香薷饮加减**治之。

人参三钱　白术三钱　茯苓二钱　香薷二钱　黄连五分　甘草三钱　陈皮五分　扁豆二钱　厚朴五分　水煎服。一剂而愈，不必再剂。

若执冬令无伤暑之症，拘香薷非治寒之方，不固泥乎甚矣。医道之宜通变，而治病之贵审问也。

此症用**补气化暑丹**亦效。

人参二钱 茯苓 白术 麦冬各三钱
香薷一钱 砂仁一粒 陈皮 炮姜 神曲各
三分 水煎服。一剂即愈。

燥 症① 门十五则

阴耗而思色以降其精，则精不出而内
败，小便道涩如淋，此非小肠之燥，乃心
液之燥也。夫久战而不泄者，相火旺也。
然而相火之旺，由于心火之旺也。盖君火
一衰，而相火即上夺其权，心火欲固，而
相火欲动；心火欲闭，而相火欲开。况心
君原思色乎，毋怪其精之自降矣。然心之
衰者，亦由肾水虚也。肾旺者，心亦旺，
以心中之液肾内之精也。精足则上交于
心，而心始能寂然不动，即动而相火代君
以行令，不敢僭君以夺权，故虽久战而可
以不泄精。虚则心无所养，怯然于中，本
不可战，而相火鼓动亦易泄也。至于心君
无权，心甫思色，而相火操柄矣。久之心
君既弱，而相火亦不能强，有不必交接而
精已离宫，又不能行河车逆流之法，安能
复回于故宫哉？势必闭塞溺口，水道涩如
淋而作痛矣。治法必须补心，仍须补其肾
水，少佐以利水之药，则浊精自愈矣。方
用**化精丹**：

熟地二两 人参五钱 山茱萸一两 车
前子三钱 麦冬一两 牛膝五钱 白术一两
生枣仁五钱 沙参一两 水煎服。一剂而
涩痛除，二剂而淋亦止矣。

此方人参以生心中之液，熟地、山
茱、沙参以填肾中之阴，麦冬以益肺金，
使金之生水，则肾阴尤能上滋于心；又得
生枣仁之助，则心君有权，自能下通于
肾，而肾气既足，自能行其气于膀胱；又
得白术利腰脐之气，则尤易通达；复得牛
膝、车前下走以利水，则水窍开，而精窍

自闭，何患小肠之燥涩乎。心液非补肾不
化，精窍非补肾不闭，倘单用利水逐浊之
味，何能取效哉。

此症用**生液丹**亦效。

熟地二两 山茱萸 人参 生枣仁
茯神各五钱 北五味二钱 丹皮 丹参各三
钱 水煎服。

阴已痿弱，见色不举，若强勉入房，
以耗竭其精，则大小便牵痛，数至圊而不
得便，愈便则愈痛，愈痛则愈便，人以为
肾火之燥也，谁知是肾水之燥乎。夫肾中
水火，两不可离，人至六十之外，水火两
衰，原宜闭关不战，以养其天年，断不可
妄动色心，以博房帏之趣，犯之多有此
病。至于中年人患此病者，乃纵色竭精，
以致火随水流，水去而火亦去，一如老人
之痿阳不可以战矣。倘能慎疾而闭关，亦
可延年。无如其色心之不死也，奋勇争
斗，或半途倒戈，或入门流涕，在肾宫本
不多精，又加畅泄，则精已涸竭，无阴以
通大小之肠，则大小肠干燥，自然两相取
给，彼此牵痛也。上游无泉源之济，则下
流有竭泽之虞，下便则上愈燥而痛生，下
痛则上愈燥而便急。治法必须大补其肾中
之水，然不可仅补其水，而必须兼补其
火，盖水得火而易生也。方用**润涸汤**：

熟地二两 白术一两 巴戟天一两 水
煎服。

此方用熟地以滋肾中之真阴，巴戟天
以补肾中之真阳，虽补阳而仍是补阴之
剂，则阳生而阴长，不至有强阳之害。二
味补肾内之水火，而不为之通达于其间，
则肾气未必遽入于大小之肠也。加入白
术，以利其腰脐之气，则前后二阴无不通
达，何至有干燥之苦，数圊而不得便哉。

———————

① 症 原脱，今据目录补。

此症用**天一汤**亦效。

地骨皮 玄参 芡实各五钱 山药
牛膝 丹皮各三钱 熟地一两 肉桂一钱
水煎服。

人有日间口燥，舌上无津，至夜卧又
复润泽，人以为阳虚之燥也，谁知是阴畏
阳火之燥，而不交于阳乎。夫阳旺则阴
衰，阳衰则阴旺，口燥之病，阴阳两虚之
症也。然夜燥而日不燥，乃阴气之虚，日
燥而夜不燥，乃阳火之旺。夫肾中之水，
阴水也。舌上廉泉之水，乃肾水所注，肾
水无时不注于廉泉之穴，则舌上不致干
枯，胡为阳火遽至于烁竭哉。且肾水一
干，则日夜皆当焦涸，何能日燥而夜不燥
乎？此症盖阳火甚旺，而阴水尚未至大
衰，然止可自顾以保其阴，不能分润以济
其阳，于是坚守其阴于下焦，不肯上交于
阳位，自然上焦火炽而口燥也。治法不必
泻阳火之旺，惟补其真阴之水，则水足以
济阳矣。方用**六味地黄汤加麦冬、五味**
治之。

熟地一两 山茱萸五钱 山药五钱 丹
皮 泽泻 茯苓各三钱 麦冬一两 五味一
钱 水煎服。连服数剂自愈。

此方专补肾水，加麦冬、五味以补
肺，肺肾相资，则水尤易生，阳得阴而
化，亦阳得阴而平。阴既相济，阳又不
旺，安得口之再燥哉。

此症用**灌舌丹**亦佳。

熟地 麦冬各一两 沙参 地骨皮各五
钱 水煎服。

人有作意交感，尽情浪战，阴精大泄
不止，其阴翘然不倒，精尽继之以血者，
人以为火动之极，谁知是水燥之极耶。夫
肾中水火，原两相根而不可须臾离者也。
阴阳之气，彼此相吸而不能脱，阳欲离阴

而阴且下吸，阴欲离阳而阳且上吸也。惟
醉饱行房，乱其常度，阴阳不能平，于是
阳离阴而阳脱，阴离阳而阴脱，两不相
援，则阳之离阴甚速，阴之离阳亦速矣。
及至阴阳两遗，则水火两绝，魂魄且不能
自主，往往有精脱而死者。今精遗而继之
血，人尚未死，是精尽而血见，乃阴脱而
阳未脱也。使阳已尽脱，外势何能翘然不
倒乎。救法急须大补其肾中之水，俾水生
以留阳也。然阴脱者，必须用阳药以引
阴，而强阳不倒，倘补其阳，则火以济
火，必更加燥涸，水且不生，何能引阳
哉？不知无阴则阳不得引，而无阳则阴亦
不能引也。法宜用九分之阴药，一分之阳
药，大剂煎饮，水火无偏胜之虞，阴阳有
相合之功矣。方用**引阴夺命丹**：

熟地八两 人参一两 北五味子三钱
沙参二两 肉桂一钱 水煎服。一剂而血
止，二剂而阳倒，连服四剂，始有性命。
再将前药减十分之七，每日一剂，服一月
平复如故。

此方用熟地、沙参以大补其肾中之
阴，用人参以急固其未脱之阳，用五味子
以敛其耗散之气，用肉桂于纯阴之中，则
引入于孤阳之内，令其已离者重合，已失
者重归也。倘不多用补阴之药，而止重用
人参、肉桂，虽亦能夺命于须臾，然而阳
旺阴涸，止可救绝于一时，必不能救燥于
五脏。亦旦夕之生而已。

此症用**三仙膏**亦神。

熟地五两 人参二两 丹皮一两 水
煎服。

人有夜不能寐，口中无津，舌上干
燥，或开裂纹，或生疮点，人以为火起于
心，谁知是燥在于心乎。夫心属火，然而
心火无水，则火为未济之火也。既济之
火，则火安于心宫，未济之火，则火郁于

心内。火郁不宜，则各脏腑之气不敢相通，而津液愈少，不能养心而心益燥矣，何能上润于口舌哉。开裂生点，必至之势也。治法大补其心中之津，则心不燥而口舌自润。然而徒补其津，亦未必大润也。盖心中之液，乃肾内之精也。肾水上交于心，则成既济之火，补肾以生心，乌可缓哉。方用**心肾两资汤**：

人参三钱　茯神三钱　柏子仁一钱　炒枣仁三钱　麦冬五钱　北五味一钱　熟地一两　丹参二钱　沙参三钱　山茱萸三钱　芡实三钱　山药三钱　菟丝子二钱　水煎服。连服十剂，夜卧安而口中生津，诸症尽愈。

此方心肾同治，补火而水足以相济，补水而火足以相生。故不见焦焚之苦，而反获沈渥① 之欢也。

此症**夜清汤**亦效。

人参　麦冬各一两　甘草一钱　柏子仁菟丝子各三钱　玄参　炒枣仁各五钱　黄连三分　水煎服。

人有咳嗽，吐痰不已，皮肤不泽，少动则喘，此燥在于肺也。《内经》云：夏伤于热，秋必病燥。咳嗽吐痰，皮肤不泽而动喘，皆燥病也。议者谓燥症必须补肾，肾水干枯而燥症乃成。然而，此燥非因肾之干枯而来，因夏伤于热以耗损肺金之气，不必去补肾水，但润脾而肺之燥可解。虽然脾为肺之母，而肾乃肺之子，补脾以益肺之气，补肾而不损肺之气，子母相治而相济，肺气不更加润泽乎。方用**子母两濡汤**：

麦冬五钱　天冬三钱　紫苑一钱　甘草三分　苏叶五分　天花粉一钱　熟地五钱　玄参三钱　丹皮二钱　牛膝一钱　水煎服。一剂气平，二剂嗽轻，连服十剂，痰少而喘嗽俱愈。

此方肺脾肾同治之方也。方名子母两濡，似乎止言脾肾也，然而治脾治肾，无非治肺也。脾肾濡，而肺气安有独燥者哉。

此症用**宁嗽丹**亦佳。

麦冬二两　五味子二钱　天冬三钱　生地一两　桑白皮二钱　款冬花　紫苑　桔梗各一钱　甘草五分　牛膝三钱　水煎服。

人有两胁胀满，皮肤如虫之咬，干呕而不吐酸，人以为肝气之道，谁知是肝气之燥乎。夫肝藏血者也，肝中有血，则肝润而气舒；肝中无血，则肝燥而气郁。肝气既郁，则伏而不宣，必下克脾胃之土，而土之气不能运，何以化精微以生肺气乎。故伤于中，则胀满、呕吐之症生；伤于外，则皮毛拂抑之象见。似乎肝气之逆，而实乃肝气之燥也。肝燥必当润肝，然而肝燥由于肾亏，滋肝而不补肾，则肝之燥止可少润于目前，而不能久润于常久，必大滋乎肾，肾濡而肝亦濡也。方用**水木两生汤**：

熟地一两　白芍一两　茯苓三钱　柴胡一钱　陈皮一钱　甘草三分　神曲五分　白术三钱　甘菊花二钱　枸杞子二钱　牛膝三钱　玄参三钱　水煎服。二剂而肝血生，四剂而肝燥解。

或谓肝燥而用白芍、熟地濡润之药，自宜建功，乃用白术、茯苓、柴胡、神曲之类，不以燥益燥乎？不知过于濡润，反不能受濡润之益，以脾喜燥也。脾燥而不过用濡润之药，则脾土健旺，自能易受润泽而化精微。否则，纯于濡润，未免太湿矣。脾先受损，安能资益夫肝经，以生血而解燥哉。用燥于湿之中，正善于治燥耳。

————————

① 沈渥　滋润也。

此症用**濡木饮**亦效。

白芍—两　熟地　川芎各五钱　柴胡
香附　炒栀子　神曲各五分　白豆蔻—粒
水煎服。

人有口渴善饮，时发烦燥，喜静而不
喜动，见水果则快，遇热汤则憎，人以为
胃火之盛也，谁知是胃气之燥乎。夫胃本
属土，土似喜火而不喜水。然而土无水
气，则土成焦土，何以生物哉？况胃中之
土，阳土也，阳土非阴水不养。胃中无
水，断难化物，水衰而物难化，故土之望
水以解其干涸者，不啻如大旱之望时雨
也。且人静则火降，人动则火起，内火既
盛，自索外水以相救，喜饮水而恶热汤，
又何疑乎。第燥之势，尚未至于热，然燥
之极，必至热之极矣。治法解燥须清热
也。方用**清解汤**：

玄参—两　生地五钱　甘菊花三钱　天
花粉三钱　茯苓三钱　麦冬三钱　丹参二钱
沙参三钱　水煎服。连服四剂，而烦躁
除，再服四剂，口渴亦解，再服四剂，
全愈。

此方平阳明胃火者居其半，平少阴相
火者居其半。盖阳明胃火必得相火之助，
而势乃烈。虽治燥不必泻火，然土燥即火
炽之原，先平其相火，则胃火失势，而燥
尤易解，此先发制火，乃妙法也。

此症用**润土汤**亦效。

玄参　生地各一两　甘草—钱　地骨皮
五钱　茯苓三钱　水煎服。

人有肌肉消瘦，四肢如削，皮肤飞
屑，口渴饮水，人以为风消之症，谁知是
脾燥之病乎？盖脾燥由于肺燥，而肺燥由
于胃燥也。胃燥必至胃热，而胃热必移其
热于脾，脾热而燥乃成矣。夫脾为湿土，
本喜燥也．何反成风消之症乎？脾最惧

者，肝木也，木能克土，肝怒胃火逃窜，
见胃火之入脾，即挟其风木之气以相侮，
脾畏肝木，不敢不受其风，风火相合，安
得而不燥乎。脾燥而何能外荣，是以内外
交困，而风消之症成。方用**散消汤**治之。

麦冬—两　玄参二两　柴胡—钱　水煎
服。四剂口渴止，八剂肢肤润，二十剂不
再消也。

此方润肺而不润脾，何脾消之症能
愈？以症成于肺，故润肺而脾亦润也。方
中加柴胡于二味之中，大有深意。柴胡最
抒肝气，肝抒则肝不克脾，脾气得养。况
又泻其脾肺之火，火息而风不扬，此脾燥
之所以易解，而风消不难愈也。

此症用**丹白生母汤**亦效。

白芍　生地各一两　丹皮五钱　知母—
钱　水煎服。

人有目痛之后，眼角刺触，羞明喜
暗，此胆血之干燥也。夫胆属木，木中有
汁，是木必得水而后养也。胆之系通于
目，故胆病而目亦病矣。然而胆之系通于
目，不若肝之窍开于目也。目无血而燥，
宜是肝之病而非胆之病。然而肝胆为表
里，肝燥而胆亦燥矣。胆与肝皆主藏而不
泻，胆汁藏而目明，胆汁泻而目暗。盖胆
中之汁，即胆内之血。血少则汁少，汁
少即不能养胆养目矣。治法不可徒治其目
也，亟宜滋胆中之汁，尤不可止治其胆，
更宜润肝中之血，而胆之汁自润，目之火
自解矣。方用**四物汤**加味治之。

熟地—两　川芎—钱　当归三钱　白芍
一两　柴胡—钱　甘菊花三钱　白蒺藜一钱五
分　水煎服。连服四剂而目痛之疾自除，
再服四剂而羞明喜暗之病去。

四物汤补血，补肝中之血也。补肝，
而胆在其中矣。且四物汤尤入心肾，心得
之而濡，不来助胆之火；肾得之而泽，不

来盗胆之气。心肝肾全无干燥之虞，而胆岂独燥乎？所以服之而奏功也。

此症用**甘风丹荆汤**亦效。

丹皮一两 防风五分 荆芥五分 甘菊花五钱 水煎服。

人有双目不痛，瞳神日加紧小，口干舌苦，人以为心火之旺也，谁知是心包之干燥乎。夫目之系通于五藏，不止心包之一经也。瞳神之光，心肾之光也；心肾之光，心肾之精也。然而心之精，必得肾之精，交于心包，而后心肾之精始得上交于目。盖心君无为，而心包有为也。所以心包属火，全恃肾水之滋益。肾不交于心包，即心包不交于心，火无水济，则心包无非火气，干燥之极，何能内润心而外润目乎？然则瞳神之紧小，皆心包之无水，由于肾水之干枯也。补肾以滋心包，乌可缓哉。方用**救瞳汤**：

熟地一两 山茱萸五钱 甘菊花三钱 玄参一两 柴胡五分 白芍一两 当归五钱 山药三钱 丹皮五钱 水煎服。

此方乃肝肾同治之法也。心包无水，不治心包而滋肝肾者，以肝乃心包之母也。肝取给于外家，以大益其子舍，势甚便而理甚顺，紧急之形，不化为宽大之象哉。

此症用**菊女饮**亦效。

女贞子一两 甘菊花五钱 麦冬五钱 水煎服。

人有秋后闭结不能大便，此燥伤肺金，而大肠亦燥，非大肠之火也。盖肺与大肠相为表里，肺燥而大肠不能独润。且大肠之能开能合者，肾气主之也。肾足而大肠有津，肾涸而大肠无泽。是大肠之不燥，全藉乎肾水之相资也。然肾水不能自生，肺金乃肾之母，肺润则易于生水，肺衰则难于生水，肾水无源，救肾不暇，何能顾大肠哉。治法惟补肺肾，而大肠自润矣。方用**六味地黄汤**加味治之。

熟地一两 山药三钱 山茱萸四钱 茯苓三钱 丹皮三钱 泽泻三钱 麦冬一两 北五味一钱 水煎服。连服四剂自通。

切戒用大黄、芒硝以开结也。盖此病本伤阴之症，又加劫阴之药，重伤其阴，必成为阳结之症，使腹中作痛，百计导之而不得出，不更可危哉。何若大补其肺肾之阴，使阴足而阳自化之为得耶。

此症用**冬归汤**亦效。

麦冬 当归各二两 水煎服。

人有夏秋之间，小便不通，点滴不出，人以为膀胱之热结，谁知是肺燥而膀胱亦燥乎。夫膀胱之能通者，由于肾气之足，亦由于肺气之足也。膀胱与肾为表里，而肺为水道之上游，二经足而水有源流，二经虚而水多阻滞。况干燥之至，既亏清肃之行，复少化生之气，膀胱之中纯是干枯之象，从何处以导其细流哉。此小便之不通，实无水之可化也、治法不可徒润膀胱，而亟当润肺；尤不可徒润夫肺，尤当大补夫肾。肾水足而膀胱自然滂沛，何虞于燥结哉。方用**启结生阴汤**：

熟地一两 山茱萸五钱 车前子三钱 薏仁五钱 麦冬五钱 益智仁一钱 肉桂一分 沙参三钱 山药四钱 水煎服。

此方补肾而仍补肺者，滋其生水之源也。补中而仍用通法者，水得补而无停滞之若，则水通而益收补之利也。加益智以防其遗，加肉桂以引其路。滂沛之水自然直趋膀胱，燥者不燥，而闭者不闭矣。

此症用**柏桂生麦汤**亦效。

麦冬一两 黄柏三钱 生地五钱 肉桂三分 水煎服。

人有消渴饮水，时而渴甚，时而渴轻，人以为心肾二火之沸腾，谁知是三焦之气燥乎。夫消症有上、中、下之分，其实皆三焦之火炽也。下焦火动，而上、中二焦之火翕然相从，故尔渴甚。迨下焦火自息，而中、上二焦之火浮游不定，故又时而渴轻。三焦同是一火，何悉听于下焦之令？盖下焦之火，一发而不可遏，故下焦之火，宜静而不宜动，又易动而难静也。必得肾中之水以相制，肾旺而水静，肾虚而水动矣。天下安有肾足之人哉，肾水虚而取资于水者又多也。水亏奚能制火乎？火动必烁干三焦之气，则三焦更燥，势必仰望于外水之相救，以迅止其大渴也。欲解三焦之渴，舍补肾水何法哉。方用**六味地黄汤**加味治之。

熟地二两　山茱萸一两　茯苓五钱　山药五钱　丹皮一两　泽泻五钱　麦冬一两　北五味子二钱　水煎服。十剂渴轻，二十剂渴解，三十剂全愈。

六味治肾，更加麦冬、五味以治肺者，非止清肺金之火也。盖补肺以助肾水之源，肺旺而肾更有生气矣。肾水旺，足以制下焦之火，下焦之火不动，而上中二焦之火乌能兴焰哉。

此症用**二丹汤**亦妙。

丹皮　丹参　玄参各五钱　茯苓　柏子仁各三钱　水煎服。

人有大病之后，小肠细小不能出溺，胀甚欲死，人以为小肠之火，谁知是小肠之干燥哉。夫小肠之开合，非小肠主之也，半由于膀胱，半由于肾气，故小肠之结，全在膀胱之闭，而膀胱之闭，又成于肾气之闭也。盖肾水竭而膀胱枯，故小肠亦燥而成结耳。治法必须大补肾中之水，而补水又必补肺金之气，以膀胱之气化，必得肺金清肃之令以行之也。肺气旺而水流，而后助之利水之药，则肾气开而小肠亦开也。方用**治本消水汤**：

熟地一两　山茱萸一两　麦冬一两　车前子五钱　五味子二钱　茯苓五钱　牛膝三钱　刘寄奴三钱　水煎服。一剂水通，再剂肠宽，小便如注矣。

此方不治小肠，专治肺肾。肺肾不燥，小肠之燥自润矣。

此症用**广泽汤**亦效。

麦冬二两　生地一两　车前子　刘寄奴各三钱　水煎服。

痿　证　门八则

人有胃火薰蒸，日冲肺金，遂至痿弱不能起立，欲嗽不能，欲咳不敢，及至咳嗽又连声不止，肺中大痛，非肺痈之毒，乃肺痿之病也。夫肺之成痿也，由于阳明之火上冲于肺，而肺经津液衰少，不能灭阳明之焰，金从火化，累年积岁，肺叶之间酿成火宅，而清凉之药，不能直入于肺，非扞格清凉之故也。肺既大热，何能下生肾水，水干无以济火，则阳明之炎蒸更甚，自然求救于水谷；而水谷因肺金清肃之令不行，不能化成津液，以上输于肺，则肺之燥益甚；肺燥，而肺中津液尽变为涎沫浊唾矣。肺液既干，肺气自怯，所成涎沫浊唾，若难推送而出，此欲嗽之所以不能也。然而涎沫浊唾，终非养肺之物，必须吐出为快，无奈其盘踞于火宅，倘一咳而火必沸腾，胸膈之间必至动痛，此欲咳之所以不敢也。迨忍之又忍，至不可忍，而咳嗽涎沫浊唾虽出，而火无水养。上冲于咽喉，不肯遽下，此咳嗽所以又连声而不止也。咳嗽至连声不止，安得不伤损干燥之肺而作痛乎。人见其痿弱不能起立，或用治痿之药，愈伤肺气，奚能起痿。治法宜泻其胃中之火，大补其肺经之气，然又不可徒补其肺中之气，更宜兼补其肾中之水。方用**生津起痿汤**：

麦冬一两 甘草二钱 玄参一两 甘菊花五钱 熟地一两 天门冬三钱 天花粉一钱 贝母一钱 金银花五钱 水煎服。连服四剂，而咳嗽轻，再服四剂，而咳嗽止，再服十剂，而痿症除矣。

盖阳明之火，本可用大寒之药。然而阳明初起之火，可用大寒，而阳明久旺之火，宜用微寒。因阳明之火，乃胃土中之火，初起可用大寒泻火，以救肾中之水，久旺用微寒散火，所以生胃中之土也。胃火之盛，胃土之衰也，扶其土，即所以泻其火。而胃土自健，自能升腾胃气，化水谷之精微，输津液于肺中也。又加之二冬、甘草、天、贝之类，原能益肺消痰，则肺中更加润泽。得金银花同入，以消除其败浊之毒，则肺金何至再燥乎？加熟地者，以填补肾水，水旺而肺不必去顾肾子之涸，则肺气更安，清肃下行于各府，水生火息，不必治痿而痿自愈也。

此症用**紫花饮**亦神。

麦冬三两 桔梗 甘菊花 蒲公英各五钱 生甘草 贝母各二钱 生地一两 紫花地丁三钱 水煎服。

胃火上冲于心，心中烦闷，怔忡惊悸，久则成痿，两足无力，不能动履，此总属胃火之盛，非心火之旺也。夫胃属土，而心属火，心乃生胃，而胃不宜克心。然心火生胃，则心火不炎，胃火薰心，则心火大燥，此害生于恩也。倘徒泻心火，则胃子见心母之寒，益肆其炎氛，愈添心中之燥。必下取于肾水，而肾因胃火之盛，熬干肾水，不能上济于心，火益旺而水益枯，骨中无髓，安得两足之生力乎？治法宜大益其肾中之水，少清其胃中之火，则胃气安而肾水生，自然上交心

也。方用**清胃生髓丹**：

玄参一两 麦冬五钱 甘菊花五钱 熟地二两 北五味二钱 沙参五钱 水煎服。十剂即可行步，二十剂怔忡惊悸之病除，又十剂烦闷痿弱之症去，再服十剂全愈。

痿症无不成于阳明之火，然用大寒之药，如石膏、知母之类，虽泻胃火甚速，然而多用必至伤胃，胃伤而脾亦伤，脾伤而肾安得不伤乎。故不若用玄参、甘菊之类，既清其胃火，而又不损其胃土，则胃气自生，能生津液，下必注于肾，而上且灌于心矣。况麦冬、五味以益心，熟地、沙参以滋肾，上下相资，水火既济，痿病岂不愈乎。

此症用**石斛玄参汤**亦佳。

金钗石斛一两 玄参二钱 水煎服。

阳明之火，固结于脾，而不肯解，善用肥甘之物，食后即饥，少不饮食，便觉头红面热，两足乏力，不能行走，人以为阳明胃火之旺，以致成痿，谁知是太阴脾火之盛，以烁干其阴乎。夫痿症皆责之阳明，何以太阴火旺，亦能成痿？盖太阴与阳明为表里，阳明火旺，而太阴之火亦旺矣。二火相合，而搏结于腑脏之间，所用饮食，仅足以供火之消磨，而不能佐水之沉渥。火旺水亏，则肾宫干涸，何能充足于骨中之髓耶。骨既无髓，则骨空无力，何能起立以步履哉。治法益太阴之阴水，以胜其阳明之阳火，则脾胃之中，水火无亢炎之害，而后筋骨之内，髓血有盈满之机也。方用**调脾汤**：

人参五钱 玄参一两 麦冬五钱 甘菊花五钱 薏仁五钱 金钗石斛三钱 芡实一两 山药五钱 水煎服。连服四剂，便觉腹不甚饥，再服四剂，火觉少息，再服十剂全愈。

此方补脾胃之土，即所以补其火也。

然而火之所以旺者，正坐于土之衰耳。土衰则不生水，而生火矣。今于补土之中，加入玄参、甘菊、石斛微寒之药，则脾胃之火自衰，而脾胃之土自旺。脾胃之土既旺，而脾胃之津自生。于是灌注于五脏之间，转输于两足之内。火下温而不上发，头面无红热之侵，何至胫趾之乏力哉。或曰：火盛易消，以至善饥，似宜用消导之剂，以损脾胃之气，乃不损其有余，而反增益其不足，恐未可为训也。不知脾胃之土，俱不可伤，伤土而火愈旺矣。补阴则阳伏，消食则伤阴。补阴可也，宁必用消导之药哉。

此症用**玄母菊英汤**亦效。

玄参二两　甘菊花一两　知母三钱　熟地二两　水煎服。

大怒之后，两胁胀满，胸间两旁时常作痛，遂至饭食不思，口渴索饮，久则两腿酸痛，后则遍身亦痛，或痛在两臂之间，或痛在十指之际，痛来时可卧而不可行，足软筋麻，不可行动，人以为痰火之作祟也，谁知是肝经之痿症乎。夫肝经之病，阳明之火助之也。当其大怒时，损伤肝气，则肝土必燥，木中之火无以自存，必来克脾胃之土。脾阴不受，而胃独受之，胃初自强，不服其克，两相战克，而胸胁所以作痛。后则胃土不敌肝木之旺，乃畏之而不敢斗，亦归附于肝，久之而饮食少用，则不化津液以生肾水，肾无水以养肝，而肝气无非火气，胃亦出其火，以增肝火之焰。肝火之性动，遂往来于经络之内而作痛。倘更加色欲，则精泄之后，无水制火，自然足软筋麻，呻吟于卧榻之上，而不可行动也。治法必须平肝，而并泻阳明之火。惟是阳明久为肝木之克，则阳明之经必虚，若再加泻火，胃气乌能不伤。必须泻阳明之火，仍不损阳明之气为

得也。方用**伐木汤**：

炒栀子三钱　白芍一两　当归五钱　甘菊花五钱　女贞子五钱　地骨皮三钱　丹皮三钱　青黛三钱　金钗石斛三钱　水煎服。连服四剂，而诸痛除，再服四剂，口思饮食，再服十剂全愈。

此方泻肝火以平肝气，然而阳明胃火，未尝不同治之。胃气不伤而胃火自息，饮食进而津液生，肾水足而骨髓裕，不须止痛而痛自失，毋须①治痿而痿自起矣。

此症用**二石汤**亦佳。

白芍一两　熟地三两　金钗石斛　牛膝各五钱　石膏三钱　水煎服。

素常贪色，加之行役劳瘁，伤骨动火，复又行房鼓勇大战，遂至两足痿弱，立则腿颤，行则膝痛，卧床不起，然颇能健饭易消，人以为食消之症也，谁知是肾火之盛，引动胃火以成肾痿乎。盖胃为肾之关，胃之开合，肾司之也。肾火直冲于胃，而胃之关门曷敢阻之，且同群助势，以听肾火之上炎矣。况肾火乃龙雷之火也，胃中之火，其性亦喜炎上，二火相因而起，销铄肾水，有立尽之势。幸肾火盛，而胃火尚未大旺，故但助肾以消食，不至发汗以亡阳。且饮食易消，犹有水谷以养其阴，虽不能充满于骨中，亦可以少滋于肾内，故但成痿而不至于死亡也。治法急宜大补肾水，以制阳光。方用**起痿降火汤**：

熟地三两　山茱萸一两　薏仁五钱　金钗石斛五钱　牛膝五钱　水煎服。四剂腿颤足痛之病去，十剂可以步履，饮食不至易饥，二十剂全愈。

此方大补肾阴，全不去泻胃中之火。

---

① 须　原作"烦"，字之误，今改。

譬如城内粮足，则士马饱腾，安敢有鼓噪之声，而兴攘夺争取之患乎！

此症用**充髓汤**亦妙。

熟地三两 玄参二两 金钗石斛 牛膝各五钱 女贞子五钱 水煎服。

烦躁口渴，面红而热，时索饮食，饮后仍渴，食后仍饥，两足乏力，不能起立，吐痰甚多，人以为阳明之实火也，谁知是阳明之虚火乎。夫阳明属阳火，亦宜实，何以虚名之？不知胃火初起为实，而久旺为虚。当胃火之初起也，口必大渴，身必大汗，甚则发狂，登高而呼，弃衣而走，其势甚急，所谓燎原之火也，非实而何。至于旺极必衰，时起时灭，口渴不甚，汗出不多，虽谵语而无骂詈之声，虽烦闷而无躁扰之动，得水而渴除，得食而饥止，此乃零星之余火也，非虚而何。实火不泻，必至熬干肾水，有亡阳之变；虚火不清，则销铄骨髓，有亡阴之祸。阴既亡矣，安得不成痿乎？故治痿之法，必须清胃火而加之生津、生液之味，自然阴长而阳消也。方用**散余汤**：

生地一两 玄参一两 茯苓三钱 竹叶一百片 麦冬一两 人参三钱 麦芽一钱 天花粉二钱 神曲一钱 水煎服。二剂阳明之余火息，再服二剂，烦躁、饥渴之病除，更用十剂，痿症全愈。

此方散胃火之余氛，不去损土之生气。胃气一生，而津液自润，自能灌注肾经，分养骨髓矣。倘用大寒之药，直泻其胃火，则胃土势不能支，必致生意索然，元气之复，反需岁月矣。譬如大乱之后，巨魁大盗，已罄掠城中所有而去，所存者不过余党未散耳。用一文臣招抚之有余。若仍用大兵搜索剿除，则鸡犬不留，玉石俱焚，惟空城独存，招来生聚，有数十年而不可复者矣。何苦剿抚兼施之为得哉。

此症用**润胃汤**亦效。

人参五钱 麦冬二两 天花粉三钱 玄参一两 丹参一两 甘草一钱 山楂二十粒 神曲二钱 水煎服。

人有好酒，久坐腰痛，渐次痛及右腹，又及右脚，又延及右手，不能行动，已而齿痛，人以为贼风之侵体也，谁知是痿症乎。或谓：痿不宜痛，今腹脚手齿俱痛，恐非痿也。嗟乎！诸痿皆起于肺热，人善饮，则肺必热矣。经曰：治痿必取阳明。阳明者胃也，胃主四肢，岂独脚耶。夫痿虽热病，而热中有湿，不可不察。痿病兼湿重者，必筋缓而软；痿病兼热多者，必筋急而痛，是痿症未尝无痛也。苟不祛湿以清火，而反助湿以动热，则痿症不能痊，转增添其痛矣。治法专治阳明以生胃气，佐之泻火利湿之品，则诸痛自消。方用**释痛汤**：

人参三钱 黄芪三钱 白术五钱 茯苓三钱 生地五钱 麦冬五钱 当归三钱 玄参一两 甘草三分 水煎服。连服四剂而病除。

此方皆入阳明之药也。入阳明以平胃气，即入阳明以平胃火，宜痿症之顿起矣。况茯苓、白术善能去湿，复是生胃之品，是治湿又治阳明也。药投病之所喜，安得而不速愈哉。

此症用**解醒饮**亦佳。

干葛 白术 人参 石膏各三钱 麦冬三两 茯苓五钱 半夏一钱 水煎服。

人有肥胖好饮，素性畏热，一旦得病，自汗如雨，四肢俱痿，且复恶寒，小便短赤，大便或溏或结，饮食亦减，人以为感中风邪也，谁知是痿病之已成乎。夫痿有五，皆起于肺热。好饮之人，未有不热伤肺者也。肺之母为胃，欲救热伤之肺，必须速救胃土，经曰：治痿独取阳明，正言其救胃也。胃土不足，而肺金受伤，则金失所养，而不能下生肾水，水干则火盛，而肺金益伤矣，况胃主四肢，肺主皮毛。今病四肢不举，非胃土之衰乎？自汗如雨，非肺金之匮乎？明是子母两病，不急救胃，何能生肺以生肾水哉。方用**滋涸汤**：

玄参一两　麦冬一两　茯苓三钱　芡实五钱　人参三钱　甘菊花三钱　女贞子三钱　生地二钱　天门冬三钱　黄芩一钱　天花粉一钱　水煎服。十剂胃气生，二十剂肺热解，三十剂痿废起，四十剂全愈。

此方独取阳明以补胃土，兼清肺经之热也。不必去补肾，而肾水自润矣。李东垣立有清燥汤，亦可治痿，不若此方之更神耳。

此症用**柞木化醍汤**亦效。

玄参　麦冬各二两　柞木枝三钱　甘草五分　人参一两　天冬三钱　黄芩　贝母各二钱　水煎服。

消　渴　门 五则

消渴之病，有气喘痰嗽，面红虚浮，口舌腐烂，咽喉肿痛，得水则解，每日饮水约得一斗，人以为上消之病也，谁知是肺消之症乎。夫肺属金，金宜清肃，何火炽如此？盖心火刑之也。肺为心火所刑，则肺金干燥，又因肾水之虚，欲下顾肾，肺气既燥，肺中津液自顾不遑，安得余津以下润夫肾乎。肺既无内水以润肾，乃索外水以济之。然救其本宫之火炎，而终不能益肾中之真水，肾又不受外水，而与膀胱为表里，即将外水传于膀胱，故饮水而即溲也。治法似宜泻心中之火，以救肺金之热矣。然而肺因火热发渴，日饮外水，则水停心下者有之。水日侵心，则心火留

于肺而不归，心中已成虚寒之窟，是寒凉之药，反为心之所恶。且寒凉之药，不能上存，势必下趋于脾胃。夫肺火之盛而不解者，正苦于脾胃之虚，土不能生金之故。苟再用寒凉，必至损伤脾胃之气，肺金何以养哉。必须仍治肺金，少加补土之味，则土旺而肺气自生，清肃之令行，而口渴自止。方用**清上止消丹**：

麦冬二两　天冬一两　人参三钱　生地五钱　茯苓五钱　金银花一两　水煎服。十剂渴尽减，二十剂全愈。

此方重治肺，而轻治胃与脾。治肺而不损金，清火而不伤土。土生金而金生水，又何疑乎。惟方中加入金银花者，火刑金而多饮凉水，则寒热相击，热虽暂解于片刻，而毒必留积于平时，用清金之药，以解其热，不能解其毒也。与其日后毒发而用散毒之品，何若乘解热之时，即兼解其毒，先杜其患哉。况金银花不特解毒，且善滋阴，一味而两用之也。

此症用**二冬苓车汤**亦效。

麦冬三两　天冬一两　茯苓五钱　车前子三钱　水煎服。

消渴之病，大渴恣饮，一饮数十碗，始觉胃中少快，否则胸中嘈杂如虫上钻，易于饥饿，得食渴减，不食渴尤甚，人以为中消之病也，谁知是胃消之病乎。胃消之病，大约成于膏粱之人者居多。燔熬烹炙之物，肥甘醇厚之味，过于贪饕①，酿成内热，津液干涸，不得不求济于外水。水入胃中，不能游溢精气，上输于肺，而肺又因胃火之炽，不能通调水道，于是合内外之水建瓴②而下，饮一溲二，不但外水难化，且平日素醍，水精竭绝，而尽

---

① 贪饕　饕音滔，亦贪之义。

② 建瓴　谓高屋之上倾水也。喻居高临下的形势。

输于下，较暴注、暴泻为尤甚，此竭泽之火，不尽不止也。使肾水未亏，尚可制火，无如膏粱之人，肾水未有不素乏者也，保火之不烁干足矣，安望肾水之救援乎。内水既不可制，势必求外水之相济，而外水又不可以济也，于是思食以济之。食入胃中，止可解火于须臾，终不能生水于旦夕，不得不仍求水以救渴矣。治法宜少泻其胃中之火，而大补其肾中之水，肾水生而胃火息，肾有水，而关门不开，胃火何从而沸腾哉。方用**闭关止渴汤**：

石膏五钱 玄参二两 麦冬二两 熟地二两 青蒿五钱 水煎服。二剂而渴减，四剂而食减，十剂消渴尽除，二十剂全愈。

此方少用石膏、青蒿以止胃火，多用玄参、熟地以填肾水，重用麦门冬以益肺气，未尝闭胃之关门也。然而胃火之开，由于肾水之开；肾水之开，由于肾火之动也；而肾火之动，又由于肾水之乏也。今补其肾水，则水旺而肾火无飞动之机，火静而肾水无沸腾之患。肾水既安守于肾宅，而胃火何能独开于胃关哉。此不闭之闭，真神于闭也。

此症用**止消汤**亦效。

石膏 人参 茯苓各五钱 玄参一两生地二两 知母 麦芽 谷芽 神曲各三钱水煎服。

消渴之症，小便甚多，饮一斗溲一斗，口吐清痰，投之水中，立时散开，化为清水，面热唇红，口舌不峭，人以为下消之病也，谁知是肾水泛上作消乎。夫肾水泛上，水升于咽喉口舌之间，宜乎不渴，何以渴之甚也？盖下寒之极，逼其火于上焦，故作渴耳。此火乃肾中之火，即龙雷之火也。一发而不可制，宜引而不宜逐，可于水中引之。论此等消渴，仲景张

夫子肾气丸最妙。世传肾气丸，乃张夫子定之，以治汉帝之消渴者也。然而肾气丸止可治消渴已痊之症，不能治消渴初起之症也。当年汉帝乍患下消之时，张夫子实别有神方，未传于世。今独传于铎，铎何敢隐秘而不出，以救万世乎。方用**引龙汤**：

玄参三两 肉桂三钱 山茱萸四钱 北五味一钱 麦冬一两 水煎服。一剂渴减半，三剂全愈。

龙火浮游干燥之极，非玄参三两，断不能止其焰，非肉桂三钱，必不能导其归。山茱萸、北五味非用之以益精，实取之以止渴。益之麦冬者，以龙火居于上游，未免损肺，得麦冬以生其气，则肺金生水，火得水而易归也。或谓多用玄参是欲止焰矣，既恐少用不足以止之。何多用肉桂以增焰乎？盖用肉桂者，正引火归源也。引火而少用肉桂，又何不可。不知玄参善消浮游之火，但其性太凉，非多用肉桂则不足以制其寒，制其寒则寒变为温，而又非大热，正龙雷之所喜也。盖龙雷之性，恶大寒而又恶大热，大寒则愈激其怒，而火上炎，大热则愈助其横，而火上炽。今用肉桂三钱，入于玄参三两之中，则寒居其九，热居其一，调和于水火之中，又有山茱、五味、麦冬之助，正不见其热，惟见其温也。龙雷喜温，所以随之直归于肾脏。火归于肾，命门不寒，蒸动肾水，下温而上热自除。此方较肾气丸治下消之症，效更神速。铎不惜传方，又阐扬其义，以见铎之论症，非无本之学也。

此症用**丹桂止氛汤**亦效。

熟地三两 肉桂二钱 茯苓 丹皮各一两 麦冬二两 水煎服。

消渴之症，口干舌燥，吐痰如蟹涎白沫，气喘不能卧，但不甚大渴，渴时必须

饮水，然既饮之后，即化为白沫，人亦以为下消之病也，谁知是肾火上沸之消症乎。夫肾中有火，乃水中之火也。火生水中，亦火藏于水内。火无水不养，亦无水不藏，明是水之制火也。然而水之不足，必至火之有余，而火反胜水，火欺水之不能相制，于是越出于肾宫，上腾于咽喉、口齿之间。火与水原不能离者也，火既上升，水必随之而上升矣。水即不欲上升，釜底火燃，安得不腾沸哉。惟是水涸以致沸腾，而烈火日炊，自成焦釜，不以外水济之得乎。然焦釜而沃之以水，仍沸腾而上，故吐如蟹之涎沫耳。治法不必泻火，而纯补其水，使阴精之寒，自足以制阳光之热也。方用**宁沸汤**：

麦冬三两　山茱萸三两　茯苓一两　水煎服。一剂渴少止，再剂渴又止，饮半月全愈。

此方用山茱萸三两，以大补肾水，尽人知之。更加入麦冬三两者，岂滋肺以生肾乎。不知久渴之后，日吐白沫，则熬干肺液。使但补肾水，火虽得水而下降，而肺中干燥无津，能保肺之不告急乎。肺痈肺痿之成未必不始于此。故补其肾而随滋其肺，不特子母相生，且防患于未形者也。加入茯苓者，因饮水过多，膀胱之间，必有积水，今骤用麦冬、山萸至六两之多，不分消之于下，则必因补而留滞，得茯苓利水之药，以疏通之，则补阴而无腻膈之忧，水下趋而火不上沸，水火既济，消渴自除矣。

此症用**解沫散**亦神。

熟地二两　麦冬二两　山萸　丹皮各一两　车前子五钱　水煎服。

人有素健饮啖，忽得消渴疾，日饮水数斗，食倍而溺数，服消渴药益甚，人以为为虫消也，谁知是脾气之虚热乎。夫消渴之症，皆脾坏而肾败。脾坏则土不胜水，肾败则水难敌火。二者相合而病成。倘脾又不坏，肾又不败，宜无消渴之症矣。不宜消渴而消渴者，必脾有热乘之，得之饮啖酒果而致之者也。夫酒能生热，热甚则饥，非饱餐则不能解其饥，然多食则愈动其火矣。火盛非水不能相济，饮水既多，不得不多溺也。此似消渴而非消渴之症。治法平脾中之虚热，佐之解酒消果之味，则火毒散，而消渴之病自除。方用**蜜香散**：

木蜜二钱　麝香三分　酒为丸。更用：黄连一钱　茯苓三钱　陈皮五分　神曲一钱　人参三钱　煎汤送丸药。日用三丸，丸尽而愈。

此丸用麝香者，取麝能散酒也。且麝香最克瓜果，瓜果闻麝香之气，即不结子，非明验耶。木蜜乃枳椇①也，酿酒之房，苟留木蜜，酒化为水。故合用二味，以专消酒果之毒也。酒果之毒既消，用参、苓②、连、曲之类，以平脾中之虚热，则腹中清凉，何消渴之有哉。

此症用**消饮散**亦佳。

人参　天花粉　茯苓各三钱　枳壳　厚朴各一钱　山楂二十粒　麦冬二两　甘草一钱　水煎服。

---

① 枳椇，椇音距。即枳椇。
② 苓　原作"芩"，字之误，今改。

辨证录卷之七

痉痓门十一则

感湿热之气，忽又伤风，口噤不能言，项背几几，脚手挛急，角弓反张，人以为太阳之伤寒也，谁知是太阳之痉病乎。夫痉病亦有三阳三阴之殊，亦能传经，与伤寒之症无异，但伤寒单伤于风，而痉病则合湿热而成之也。似乎治伤寒可单治风而无难，痉病宜兼治湿热而不易也。谁知邪之所凑，其气必虚，一邪相犯，已是正气之亏，况三邪之同犯乎。补正以祛邪，治痉无难速愈。或谓一邪相犯，尚须祛邪为先，三邪并犯，则邪气弥漫，非用祛邪之药，安能济哉？不知一邪之犯，其力专；众邪之犯，其势散。力专者宜攻，势散者可补。于补之中，而行其攻之法，何不济之有。无如其症同于伤寒，不可骤用补也，所以杀人。苟知可补之法，分症以治之，实易易也。如此症见太阳之徵，不可径治太阳之邪，宜补太阳之正。太阳之正气旺，而风湿热之邪不必攻而自散矣。方用**五苓散加减**治之。

白术一两　茯苓一两　泽泻三钱　猪苓一钱　羌活五分　桂枝三分　水煎服。一剂而角弓反张之疾定，二剂而口不噤，脚手不挛急也，三剂诸症尽痊。

五苓散专利膀胱之水，三邪之中，至难去者湿耳。先利其湿，则火随水泄，而风邪无党矣。故少用羌活、桂枝以祛风，则风自易解。况五苓散亦非单利湿之药

也，其白术、茯苓原能健脾生胃，今多加为君，则补重而利轻，所以能健功之速。倘少少用之，则攻多于补，反无益矣。

此症用**桂苓薏羌汤**亦效。

茯苓一两　羌活二钱　薏仁一两　桂枝三分　水煎服。

感湿热之气，又感风邪，颈项强直，一目或左右视，手足搐搦，人以为少阳之伤寒也，谁知是少阳之痉病乎。夫少阳居于半表半里之间，其势将欲入肝也，而尚留于阳明，故三邪同感，目所以左右视，亦现证于二者之间耳。手足搐搦者，风性动而湿性静，两相违背，风欲动而湿挽之，湿欲静而风激之，热邪又从中冲击，此搐搦之所以起也。搐搦不已，又风引而上行，于是颈项不利，而湿气留中，遂至强直不摇矣。治法必须和少阳之正气，少用散邪之品，易于解纷也。方用**小柴胡加减**治之。

柴胡二钱　白芍五钱　当归三钱　茯苓五钱　黄芩一钱　甘草一钱　水煎服。一剂病减，再剂病全愈。

小柴胡汤和少阳之圣药也。今又加入白芍、归归，以补其肝中之气，使肝旺而邪不敢遁于肝。加茯苓五钱，以健胃而利湿，则邪不敢回于胃。茯苓且同柴胡以祛风热，引之而共入于膀胱，尤易下走，此又法之至神者也。

此症用**龙车散**亦效。

柴胡　甘草各一钱　白芍　茯苓各五钱

车前子三钱　大胆草五分　水煎服。

感湿热之气，复感风邪，手足牵引，肉瞤胸胀，低头视下，肘膝相构，人以为阳明之伤寒也，谁知是阳明之痉症乎。夫阳明胃土也，风入于胃，必变为热，况原感热气，则热以济热，宜至发汗亡阳，何肉瞤胸胀而不发狂，手足牵引而不出汗？反低头视下，无登高而呼之症，肘膝相构，无弃衣而走之痫，正以湿邪混之也。盖阳明之火，最恶者燥耳。今有湿气在胃，虽侮胃中之土，亦益胃中之燥，即发汗而不至亡阳发狂之祸也。若妄用风药以散其表，必至汗出而不可止。仲景张夫子曾用大承气汤以下其邪，然而脾旺者，尚不致损伤脾气。否则，下之亡阴，恐有意外之虞也。然则风湿热既同入于胃中，则治法不可不治胃，而又不可伤胃也。方用**全阴救胃汤**：

玄参五钱　茯苓五钱　桃仁一钱　葛根一钱　人参一钱　麦冬五钱　水煎服。一剂病半痊，二剂病全愈。

方中资胃中之阴，而不损其胃中之气，玄参去热，葛根去风，茯苓去湿，三邪皆去，而又得人参以生胃，麦冬以生肺，则桃仁不亦可以已乎。不知桃仁最动之味，三邪并入于胃中，而补药多于攻药，则邪得补，而反流连不去，加入桃仁性急之物，补既不滞，而攻亦不缓，始能相济以有成也。

此症用**二苓槐膏汤**亦妙。

石膏　猪苓　槐米各三钱　茯苓五钱　防己五分　黄芩一钱　水煎服。

感湿热之气，复感风邪，发热腹痛，肌肉颤动，四肢坚急，人以为太阴之伤寒也，谁知是太阴之痉症乎。太阴者，脾经也。脾土，湿土也。湿土何堪湿邪之再犯乎？湿入于脾，最难分消。湿邪去而湿之根尚在，一再感湿，仍如前湿之病矣。况加热以发其炎蒸，加风以生其波浪，自然中州反乱，而四境骚然，坚急之势成，颤动之形兆。倘用安土之品，则土旺而水无泛滥之虞，水干而土无郁勃之气，风即欲作祟，而平成既奏，亦可以解愠矣。无如世人动辄言下，讵识下多亡阴，无阴以灌注于五脏七腑、胸腹手足，何所资以为养哉。热必坚急颤动，有亡阴而死者矣。方用**安土散**：

白术一两　茯苓五钱　车前子三钱　薏仁五钱　赤小豆一钱　通草一钱　柴胡五分　石斛三钱　水煎服。

此方以利水之药为君，仍是健脾之药。盖土旺自制能水，况又有利之者乎。此症原是湿邪之难治，单去攻湿，而风与热邪自易吹散，所谓攻邪必攻其坚。譬如大敌在前，满山遍野俱是贼党，倘止从偏旁掠阵，则贼且全营俱来死斗，反至败衄，不若竟攻中坚，突围直入，捣擒巨魁，则余氛不战而自遁。痉病之重治湿邪，亦正此意，可借敌而作鉴也。

此症用**薏术定痉汤**亦效。

白术一两　薏仁　茯实各五钱　柴胡　知母　甘草　天花粉各一钱　神曲二钱　水煎服。

感湿热又且感风，遂成痫癍，身踽足弯，不能俯仰，人以为少阴之伤寒也，谁知是少阴之痉病乎。夫少阴者，足少阴肾也。肾宜热不宜寒，宜湿不宜燥，何以痉病有湿有热，反成痫癍踽弯不能俯仰之症耶？不知肾最恶风而喜热者，喜真火之生，非喜邪火之克也，喜真水之养，非喜邪水之伤也。盖邪火助燥，邪水增湿耳。既有二邪入于肾中，又益之以风，安能无痫癍踽弯不能俯仰之苦哉？然其治法仍须治湿热，少佐以祛风为得也。方用**助肾辟邪丹**：

茯苓五钱　薏仁五钱　防己一钱　豨莶草一钱　玄参三钱　水煎服。

此方用防己以治肾中之风，用薏仁、茯苓以去肾中之湿，用玄参、豨莶草以治肾中之热。是风热湿三者均治，何病之不可去哉。夫肾宜补而不宜泻，今去风、去湿、去热，得非泻肾之药乎？然而薏仁、茯苓虽利湿而不损其阴，防己虽去风而不伤其气，玄参、豨莶虽去火而不灭其光，非泻肾而仍是补肾。若单泻而不补，则误矣。

此症用**散痉汤**亦佳。

防己一钱　白术一两　泽泻　豨莶草　炒黑荆芥各二钱　薏仁三钱　水煎服。

感湿热又感风邪，厥逆下利，舌卷囊缩，背曲肩垂，项似拔，腰似折，手足俱冷，其腹胀大，人以为厥阴之伤寒也，谁知是厥阴之痉症乎？夫风湿热三合而成痉。邪传入厥阴，乃入肝木之经也，其势更急。世人误发其汗，必致动湿。湿虽阴类，然是外受之阴邪，非肝中之真血也。所动之阳，奔入湿中，为湿所没，必至亡阳。盖脱出之阳，不啻如龙之出谷，其体轻矫，飞腾而不可止遏。今为湿所滞留，则如蛇行匍匐，尽力奔越，究难飞去。故此等痉病，皆误汗而成之也。治法又不可拘于散邪，仍须补正。惟救其亡阳，而亟使其回阳耳。虽然阳之所以亡者，终由于阴虚之不能摄阳，故补阳必须补阴。而补厥阴之阴，仍从少阴肾经以补之也。方用**回阴散痉汤**：

巴戟天五钱　茯苓一两　山药五钱　防风五分　炒栀子一钱　白芍五钱　当归三钱　白术一两　甘草一钱　水煎服。

此方补肝经之血，而佐之去湿、去火、去风之味，自是正治之法。而又补肾中之火，益之巴戟天，何居？正补少阴之谓也。第厥阴之木，非少阴之水不生，何必补肾中之火？讵知汗发亡阳，阳气尽从外泄，肾中已无真火，单用寒凉以祛热，则脾胃不胜其寒矣。巴戟天温肾不至大热，肾温而阳回，肝清而阴足，阴阳和合，内之正气既固，风热湿之外邪不必攻而自破，况原有攻之者乎。此有益无损之治法，又何患厥阴痉症之无传久哉。

此症用**黄白茵陈汤**亦效。

白芍　茯苓各一两　猪苓三钱　茵陈一钱　白术五钱　甘草一钱　黄连　半夏各五分　水煎服。

小儿头摇手劲，眼目上视，身体发颤，或吐而不泻，或泻而不吐，人以为惊风之抽掣也，谁知是风热湿三者合之以成痉乎。小儿纯阳，原不宜虚，然而多食瓜果，湿留于胃，湿久则变热，热极则生风。此风起于内，而不来于外也。人见小儿头摇手劲等症，毋论其虚实，投以抱龙丸。不效，改用牛黄丸。又不效，乃用金石、脑麝香窜之药，以开其窍而镇其惊，无不立亡。嗟嗟！惊风二字，自创立以来，杀小儿者不啻数百万矣，并无有一医辟其非者。南昌喻嘉言颇知其失，大声告诫。无如传世既久，一时不可转移，且嘉言有论无方，世亦不识治法。铎闻师言甚悉，因畅论之，而且传其方也。小儿之易于成痉者，因其骨脆皮薄，不耐风邪，故邪一入腠理，便入脏腑。况其饮食，喜寒而不喜热，以致损伤脾胃，而成吐泻之症。上吐下泻，则阴阳两亏，平日所受之湿尽行越出。湿出而热留脏腑之中，无阴相养，遂变成风象以惑人，人亦即为其所惑。但治风而不治正，所以十人十死也。故见此等之症，断不可祛风，一作风治，去生便远。盖其身中实实无风，无风而妄用风药，以倍耗其损伤之气，安得不速其死哉。治法惟补其脾胃，而止其吐泻，则十人十生也。方用救儿回生汤：

人参二钱　白术三钱　茯苓一钱　砂仁三粒　炒黑干姜五分　山楂五粒　萝卜子五分　车前子一钱　厚朴三分　神曲三分　半夏五分　水煎服。

此方以十岁为准，五岁者减半。一剂即吐泻止，二剂即抽掣定，三剂即全愈。

此方补中有利，调和于脾胃之内，则阴阳有既济之欢，自然无变动之害矣。或曰补之是矣，少加去风散热之药，未为不可。夫热当夏令，或可少加黄连数分，以解其暑。若值冬令，更当增入辛热之品。盖小儿吐泻之后，热必变寒，况加时令之严寒乎，断不可用寒凉也。至于风药，毋论四时，俱不可乱增。万不得已，少加柴胡二三分可也。

此症用加味六君汤。

人参八分　白术三钱　茯苓二钱　甘草半夏各三分　陈皮　黄连各二分　神曲　麦芽　防风各五分　水煎服。

小儿吐泻之后，口噤不出声，手脚挛急，人以为惊风之搐搦也，谁知是脾胃寒虚之痉病乎。小儿纯阳，先天肾气原自完固，无如后天之斫丧也。人生后天，以脾胃为主。小儿喜餐生冷，伤其后天，而先天亦损，自然变症纷纭。吐泻之后，无津液以润肠胃，更有何气以运动四支乎？此手足挛急搐搦之所以现也。脾胃亏损，肝木必来相侮，脾胃又无津液以供给肝木之取资，则肝木大燥，燥极生火，火极生风，又其常也。肺金见肝木之克脾胃也，欲出其清肃之令，制肝以报土母之仇，无奈脾胃为肝所伤，则土弱而金不能强，力难制肝，反为肝之所凌。而肺金畏肝中之风火，惟恐逼干肺气，自顾不遑，何能救母，故不敢出声出。然则治法可不急治肝，以救脾胃之亏乎。方用活儿汤：

白芍三钱　茯苓五钱　人参二钱　白术三钱　栀子五分　麦芽五分　枳壳三分　半夏五分　甘草一分　神曲五分　水煎服。一剂挛急搐搦之症止，二剂口噤之声出，三剂全愈。

此方平肝之气，以扶其脾胃之土。脾胃之气生，而肺气自旺，足以制肝，何风火之不息哉。或谓肺弱不能制肝，自宜补肺。不知用补肺之药，必用润剂，不又助脾胃之湿乎。痉症正苦湿也，方中用茯苓之多正去其湿，而反可用湿乎？故不若平肝以安肺，不可润肺以害脾胃耳。

此症用四君汤亦可效。

人参一钱　茯苓二钱　白术三钱　甘草　肉桂各二分　神曲　柴胡各三分　水煎服

小儿偶感风邪，发热身颤，手背反张，人以为惊风之角弓反张也，谁知是痉病中之寒邪乎。小儿气血未旺，不耐伤寒壮热，故一时昏沈，非因风而动惊也。故治小儿之伤寒，断不可与大人一例同治，动用风药以祛风。盖因虚入风，治其虚则风自外出。况止犯寒而不犯风，是原无风也，何可祛风哉。倘轻施祛风之药，则风门大开，内既无风可散，势必损伤正气，致营卫无所蔽，而腠理不密，且勾引外风深入内藏，遂成不可救之症矣。治法补其正气，而少加散邪之味，寒既易解，脏腑不伤，手到便可奏功。方用护子汤：

人参一钱　茯苓三钱　白术二钱　柴胡五分　桂枝二分　水煎服。

一剂惊定，不必再剂。亦何方法之神乎？盖小儿初伤风寒，必先从太阳而入。今用桂枝、柴胡两解其太阳、少阳之邪，则邪不敢遁入于阳明。况有人参以固其脾胃之气，则邪尤不敢入于中宫。加入白术以利腰脐，茯苓以通膀胱，则邪从外入者即散。即无外邪，而柴胡以舒肝气，桂枝以暖脾胃之土，正有利益，又何损哉？无如世不知此等治法，妄捏惊风名色，轻施发散、镇坠之味，以至杀儿无算，医工不悟，而病家未知，皆委于天数，而不责其误，谁知万鬼啼号于夜台哉。吾愿世人尽消灭惊风二字名目，庶几小儿之福乎。

此症亦可用**救婴丹**：

人参一钱 茯苓三钱 柴胡三分 白芍二钱 神曲五分 砂仁一粒 炮姜三分 水煎服。

妇人新产之后，忽然手足牵搐，口眼喎斜，头摇项强，甚则角弓反张，人以为产后惊风，谁知是亡血过多而成痉乎。产后旧血已亏，新血未长，血舍空虚，风尤易入。原不必户外之贼风也，即一举一动，风自内生，觉两腋之间阴寒逼人，一不慎而风入之矣。然风因虚而入，补虚而风即能出也。第补虚之法，血亡不能速生，而气怯则宜急补，补气则血尤易生，血生而风不能存。故血舍驱风，尚非正治，矧纯用镇惊之药耶。方用**救产止痉汤**：

人参五钱 当归一两 川芎三钱 荆芥炒黑，一钱 水煎服。一剂病轻，二剂又轻，三剂全愈。

此方即佛手散之变，大补其气血之虚，加之人参则气更旺矣，气旺而邪不敢敌。况有荆芥引血归经之药，血既归经，而邪何能独留？况荆芥原能祛邪，而不损正气，故可两用之，以出奇耳。倘不补气血，惟事祛风，则血舍更空，风将直入，是立杀其妇矣，可不慎哉。

此症用**活母丹**亦神效。

当归 人参各一两 川芎五钱 柴胡三分 肉桂一钱 水煎服。即愈。

人有一时手足牵掣，口眼歪张，人以为中风之症也，谁知是痉病之骤发乎。夫中风病，身必颠覆，口必吐痰。痉病状如中风，而身必不颠覆，口中、喉内必无痰涎之出入与水鸡声也。盖中风无风，风从内起。痉病则风从外入，风自成威，不必借重内痰之助，所以但有牵掣歪张之风象，绝无汹涌秘塞之痰声也。若风自内起者，火动生风，痰以助之也。故中风无外邪，痉病无内邪也。无外邪者，不可治风；无内邪者，不可不治风耳。然而单治外而不治内，则外风虽去，内风必生，是以祛风必须补正也。方用**补中益气汤**：

人参一钱 白术三钱 黄芪三钱 当归三钱 柴胡三钱 升麻四分 陈皮一钱 甘草一钱 水煎服。一剂而牵掣定，再剂而歪张止，三剂不再发。

夫补中益气汤补气之药，非祛风之剂，乃用之以治痉痓之风，反易奏功者，何故乎？盖气虚则风易入也，补其气则正旺，足以祛邪。方中用柴胡原能祛邪也，少用之于补药之中，则能提气以卫正；多用之于补药之中，则能益气以祛邪，故用至三钱，而风难再留矣，何必更借重他药散风之多事哉。世人但知参、归、芪、术之多用以补正，绝不知柴胡多用于参。归、芪、术之中，尤易祛邪，余所以持表而出之也。

此症用**九宫汤**亦神效。

人参一两 巴戟天 葳蕤各五钱 半夏 乌药 秦艽各一钱 陈皮 附子 天麻各五分 水煎服。

汗症门五则

人有大病之后，无过而遍身出汗，日以为常，人以为内热发汗也，谁知是阳气之虚，外泄而腠理不能自闭乎。大病之后，气血大亏，气不能入于血之中，血必至逼其气于肤之外，使肺金清肃之令行，则气虽欲越出于皮毛，而腠理未疏，何能外泄？惟大病之后，必先损其肺，肺先无自主之权，安能禁其气之不固哉。气不固，而汗乃气之所化，汗随气泄，遍体出汗淋漓，又无内邪之散，有不散尽其真气者乎。似乎较亡阳之症相同，然而亡阳之症，身丧于顷刻，自汗之病不至遽殒于须臾。其故何也？盖亡阳之症，乃热邪驱之；自汗之症，乃阴虚促之也。阳病暴而阴病缓，阳暴难于救援，阴缓易于调剂。治法自当以补气为主，而补气之中，兼以补阴，则阴能摄阳，汗不止而自止矣。方用**摄阳汤**：

人参一两　黄芪一两　白芍五钱　麦冬五钱　北五味一钱　山茱萸三钱　熟地一两水煎服。二剂汗少止，四剂汗大止，十剂全愈。

此方用参、芪以大补其气，气足则肺气有养，皮毛自固。益之麦冬、五味，则肺金不特① 自足以卫外，兼可以分润于肾水。犹恐汗出太多，必损耗真阴，更加熟地、山茱以益精，使肺金不必又来下生肾水，则肺气旺而皮毛益固矣。增入白芍一味，以收敛肝气，则肝木自平，使肺金无仇家之相逼，则肺气安然，自能行其清肃之气，而下输于膀胱，则上下之气舒，而心中生液，不来克肺，则肺金有权得以自主，安肯听汗之自出哉。此摄阳妙法也。倘贫穷之人无力买参，岂忍视死不救。前方之中，倍加黄芪二两，增入防风五分，同前药煎服，功未尝不同，但必须多服数十剂也。

此症用**敛汗汤**甚妙。

黄芪一两　麦冬五钱　北五味二钱　桑叶十四片　水煎服。

人有梦遗之后，身体狼狈，加之行役太劳，或行房太甚，遂至盗汗淋漓，人以为肾气之虚也，谁知是心气之热乎。夫心喜寒而不喜热，肾喜热而不喜寒，似乎心肾之相违，然而于相违之中，未常不相合也。肾因梦遗之后，自然精水不足，加之行役、行房，以劳其筋骨，则内阴大亏，何能上济于心乎？心无肾水之济，则心添其热，而肾水更耗，久则肾畏心之取资，坚闭肾宫，而心不得不仍返于心宫，无奈心无液养，而烦躁之念生。然心虽无宁静之气，未常无专主之权，徒然烦躁，而相火尚不敢显背夫心，以自越出于躯壳之外，但乘心假寐，乃窃其资重而潜移耳。故盗汗之出与自汗之出，实有不同。自汗者，心不得而自主也；盗汗者，心尚能操其意。此等之汗，必出在胸间者尤甚。汗本热也，而越出于躯壳之外，则热变为寒。正因相火之热，乃虚火而非实火，况乘心之未知而遁出，非明目张胆者可比，热出为寒，正显其阴之象也。况心原无液，何从而得汗乎？亦窃肾之余津，私自潜移者也。治法泻心中之热，仍宜补肾中之水。肾水足而心火自清，心火宁而心汗自止矣。方用**防盗止汗汤**：

麦冬五钱　生枣仁一两　熟地一两　山茱萸三钱　黄连五分　人参三钱　丹参三钱　茯神三钱　肉桂五分　水煎服。一剂汗少止，二剂汗全愈。

此方心肾双补之药也。心肾两足，自有离而复合之势。黄连清心，肉桂温肾，二味同用，能使心肾交于顷刻。心肾既交，则心火清明，相火畏主，何敢窃财用而偷出哉。倘不补心肾，惟事止汗，汗不能止，必且轻变重而重变危矣。乌可轻用止涩之味乎。

————————

① 特　原作"持"，字之误，今改。

辨证录 卷之七 849

此症用**四参汤**亦效。

玄参一两 麦冬 生地各五钱 天冬门
人参 沙参各三钱 丹参 茯苓各二钱 黄
连五分 北五味一钱 水煎服。

人有夜间发热，初时出汗星星，后则
渐多，日久每夜竟出大汗，至五更而止，
人以为阳虚盗汗也，谁知是阴虚出汗乎。
夫阴虚者，肾虚也。肾藏真阴，阴宜秘
藏，何故发汗？盖肾中之火动也。肾水非
火不养，何反致泄水？即水泄宜从下出，
何走皮毛而旁出耶？不知肾火生水，真火
也。真火喜静而不喜动，水静则真火生
水，水动则真火泄水矣。生水则火能秘
藏，泄水则火乃奔越。故肾中之火动者，
仍肾中之水自动，由于人之纵欲而好泄其
精也。精泄过多，则劳其精而水动，而火
亦动。火动而水不足以济之，则火且挟
水，而腾出于本宫，不从下走，而乃随其
火性，游行于经络腠理之间，遇毛窍而泄
也。初则偶尔游行，久则夜夜出汗。阴气
愈虚则愈汗，毛窍之细路竟成转输之大道
矣。然汗既易出，宜无分昼夜，何夜汗而
昼不汗耶？得毋阴虚而阳未虚乎？不知阴
阳各有道路，行于阳之分，则阴不敢夺阴
之权，行于阴之分，则阳不敢夺阳之柄。
夜间出汗，实阴走于阴之途，至于五更，
则阴不敢入于阳之界。故阴汗遇阳气而自
转，非阴虚而阳不虚也。治法宜大补其真
阴，而加之阳分之药，提阴出于阳分，庶
几阴遇阳而止也。方用**补阴止汗汤**：

熟地一两 山茱萸五钱 人参二钱 白
术三钱 地骨皮一两 沙参三钱 北五味子
一钱 桑叶十片 水煎服。二剂汗少止，
四剂汗乃止，十剂汗不再出矣。

此方熟地、山茱补精之物也，地骨、
沙参补阴而更能清骨髓中之虚热，五味、
桑叶止汗之神剂，人参、白术健脾开胃补

气之圣药也。多用补阴之品，则水足以制
火，少用补阳之味，则阳易于提阴。阴阳
水火，既无偏胜之虞，自无走泄之患，何
必用涩清之牡蛎，敛汗之瞿麦哉。

此症用**湛露饮**亦效。

熟地二两 地骨皮 沙参 丹皮各五钱
北五味一钱 水煎服。

人有饮食之时，头项至面与颈脖之间
大汗淋漓，每饭皆如此，然身又无恙，人
以为阳气之旺也，谁知是胃气之盛乎。夫
胃气即阳气也，胃旺则阳旺，而分为二者
何故？不知阳旺者，合三阳而言之；胃旺
者，单举胃一经而言之也。胃本属土，无
水谷之入，则胃气安静。即处饥饿之时，
而其火暗起，亦不过在胸膈间，不能上至
于头项。惟得水谷之气，填于阳明之经，
则胃中之火，借水谷之气以助其势，遂化
汗而上腾，越出于头面之上下也。此等之
汗，明是胃火之盛，由于心包之火旺也。
心包生土以生火，非助火以害土。胃得火
生以出汗，不同于邪火之自焚也。故止出
汗于上焦，而不亡阳于下焦耳。治法泻胃
火之有余，不可损胃土之不足，使胃平而
汗自止也。方用**收汗丹**：

玄参三钱 生地三钱 荆芥一钱 五味
子三分 桑叶十片 白芍五钱 苏子一钱
白芥子一钱 水煎服。服一月全愈。

此方不去泻胃火，反去滋阴。盖阳之
盛者，阴之衰也。补阴则阴旺自足摄阳，
不必止汗而汗自止。况方中有桑叶、荆芥
为引经止汗之药，白芥、苏子为消痰定气
之品，原调剂之咸宜，抑阳而归阴，化汗
而为精，又何疑乎？然必久服而始奏效
者，以调胃之药，宜和缓而不宜急遽也。

此症用**龟豕膏**亦奇效。

杀猪心内之血一两 龟板膏二两 五
味子二钱为末 煮成一块，口含化咽，服

作一次。食完，永不再发。先将龟板融化，后入猪心血，再入五味子末，调化膏，切片，含化。神方也。

人有心头有汗，一身手足无汗者，人以为心热之故也，谁知是思虑过多，心虚而无血以养心乎。夫心主火也，思虑过多，则心火炎烧，逼干其液。液干宜无汗矣，何心头多出汗耶？不知此汗非汗也，乃心中之液，内不能存，外走而汗出耳。或疑心液无多，安得尽化为汗？不知心为君主之官①，心热则五脏七腑之液群来相资，因其内热之甚，不养心而为液，反越心而为汗也。汗既多出，无有尽期，五脏七腑之液何能相继？势必心愈热而汗不可止，及至汗不可止，而心中干燥，烦躁不眠之症生矣。治法补血以养心，泻火以生液，不必止汗而汗自止矣。方用**滋心汤**：

人参三钱　桑叶十四片　黄连五分　丹参三钱　麦冬五钱　甘草五分　熟地一两　山茱萸五钱　柏子仁二钱　生地五钱　白术三钱　沙参二钱　玄参三钱　丹皮三钱　水煎服。二剂心汗止，十剂不再发。

此方名为滋心，实多滋肾之味。盖心之液必得肾之精上溉，而液乃生。故欲补心中之液，必须补肾中之精也。补肾而少加清心之品，则心火安宁，而液不外越矣。

此症用**助思汤**亦效。

人参五钱　熟地一两　生地五钱　麦冬五钱　北五味一钱　黄连一钱　肉桂三分　茯苓二钱　菟丝子二钱　丹皮二钱　丹砂一钱，不可经火　柏子仁三钱　沙枣仁二钱　莲子心一钱　水煎服。

五瘅门十则

谷瘅之症，胸中易饥，食则难饱，多用饮食则发烦，头眩、小便艰涩，身如黄金之色，此是胃中虚热之故，非胃中之湿热也。人身脾胃属土，脾阴土也，而用则阳；胃阳土也，而用则阴。脾胃和同，则刚柔并济，通调水道，易于分消。惟七情伤损于内，则阴阳不相和合，胃无阴以和阳，则热聚而消谷；脾无阳以和阴，则寒聚而积水，两相搏激，故昏眩烦闷生焉。于是，所食之水谷，不变为精华之清气，而反蒸为腐败之浊气矣。浊气下降者也。浊气下流于膀胱，膀胱受胃之热，气化不行，小便闭塞，水即走于阴器，而热散走于皮肤，故一身发黄也。治法升胃中之清气，以分利其膀胱，则清升而浊易降，水利而热易消。方用**分浊散**：

茯苓一两　车前子三钱　猪苓三钱　茵陈一钱　栀子三钱　水煎服。一剂水少利，二剂湿乃退，十剂全愈。

方中以茯苓为君者，利水而不伤胃气。胃气不伤，而后佐之去热消湿之品，则胃无火亢之忧，自然脾无水郁之害。倘不早治，而水湿之气，流入于肾，则肾被其伤，必至腹满成蛊，不可治矣。

此症用**茵陈苓术汤**亦效。

茵陈三钱　茯苓　白术　薏仁各五钱　知母一钱　水煎服。

酒瘅之症，心中时时懊恼，热不能食，尝欲呕吐，胸腹作满，然清言了了，人以为酒食作瘅也，然而酒湿之成瘅，由于内伤饥饱劳役也。夫人之善饮者，由于胆气之旺也。夫胆非容酒之物，而能渗酒，酒经胆气之渗，则酒化为水，入于膀胱而下泄矣。惟其内伤于饥饱劳役，则五脏受损，脏损而腑亦损矣。五脏六腑俱已

---

① 官　原作"宫"，字之误。今据《素问·灵兰秘典论》改。

受损，宁胆气之独旺乎？胆气即衰，则饮酒力不能渗。无如人之纵饮如故，则酒多而渗亦多，更伤胆气。胆损不能渗酒，酒必留于脾胃之间；而脾胃不及从前之旺，则酒肉不能受，传之膀胱。而膀胱又不及从前之健，则水入不能消，下既不行，必返而上吐，而下泄又艰，中州又不可久留，于是湿热之气，蕴隆冲膈，懊憹而发于心。由是遍溃周身，分布四体，尽发为黄也。夫心至懊憹，其心神之昏乱可知，何又能清言了了耶？不知酒气薰蒸于一时，则见懊憹。懊憹者，欲痛不痛之状，非心中之神至于妄乱不宁也。治法宜解其酒之毒，而兼壮其胆。胆气旺而酒气自消，酒气消而水气自泄，水气泄而黄自解矣。方用**旺胆消酒汤**：

柞木枝三钱　山楂子三钱　桑白皮三钱白茯苓三钱　白芍药一两　竹叶一百片　泽泻二钱　水煎服。二剂而膀胱利，四剂而黄色轻，八剂全愈。

夫柞木专能消酒毒于无形，酒毒既消，则拔本塞源矣。至助胆之药，舍白芍、山楂，无他味也。其余之药，不过分消湿热之气。世不知治法，或吐或下，皆操刀而杀之也，可不慎哉。

此症用**郁李归芍汤**亦效。

白芍一两　当归　茯苓各五钱　郁李仁五分　甘草三分　黄连五分　车前子二钱水煎服。

女劳之疸，其症肾气虚损，四支酸痛，夜梦惊恐，精神困倦，饮食无味，举动乏力，心腹胀满，脚膝痿缓，房室不举，股内湿痒，水道涩痛，时有余沥，小腹满，身尽黄，额上黑，人以为黄疸之症，谁知因女色而成者乎。夫入室久战，相火充其力也，相火衰则不久战矣。火衰而勉强入房，则泄精必多，火随水散，热

变为寒矣。人身水火，不可少者也。水衰则不能制火，而火易动；火衰则不能利水，而水易留，顾水留宜可制火矣。然而所留之水，乃外水而非内水也。内水可以制火而成液，外水不能消火而成瘅。故女劳之疸，仍是湿热而结于精窍之间，非血瘀而闭于骨髓之内也。倘用抵当汤水蛭之类，以峻攻其瘀血，或用矾石散硝石之品，以荡涤其微阴，则促之立亡矣。治法宜补肾中之气，而不可有助火之失。宜利膀胱之水，而不可有亡阴之愆。当缓以图功，不当责以近效也。方用**减黄丹**治之。

白茯苓五钱　山药五钱　人参三分　白术一钱　芡实五钱　薏仁五钱　菟丝子三钱车前子一钱　生枣仁一钱　水煎服。十剂黄疸减，又十剂黄疸更减，又十剂全愈。再服三十剂，可无性命之忧。

女劳疸最难治，人生此病，未有不死者。苟存坚忍之心，绝欲慎疾，信服前汤，无不生者。盖此丹固本以救伤，并不逐邪以泻瘀，肾气日健，而黄色日减矣。或疑女劳之疸成于肾之无火，似当补火，不知疸虽成于无火，今病久阴耗，若补火则恐烁阴，不特无益而反害之矣。

此症用**豨莶杜术汤**亦效。

白术二两　杜仲五钱　茯苓五钱　车前子三钱　豨莶五钱　山药一两　水煎服。

肺疸之症，鼻塞不通，头面俱黄，口澹咽干，小水不利，人以为黄疸之症，谁知实由于肺气之虚耶。肺金气旺，则清肃之令下行于膀胱，凡有湿热，尽从膀胱下泄，则小水大行，何湿能存。水既直泻，则热亦难留。惟其肺气先虚，而后湿热郁蒸于胸膈之间，致肺燥而失其清肃之令，水气遂乘其燥而相入，燥与湿合而成热，湿热相留欲分入膀胱，而膀胱不受，欲走于皮毛之窍，而腠理未疏，不能越行于

外，遂变现黄色于皮肤也。治法宜宣通肺气，健其脾胃之土。盖因肺气闭于上，而后水气塞于下，使肺气上通则水且下降，况重补其脾胃以生肺乎，此治肺疸必宜宣扬夫肺气也。方用**扬肺利湿汤**：

桔梗三钱　天花粉二钱　白术五钱　茯苓五钱　桑白皮三钱　茵陈三钱　猪苓二钱　黄芩五分　水煎服。一剂鼻塞通，二剂咽干润，三剂口澹除，四剂小水大利，十剂头面之黄尽散矣。

此方开腠理而生津液，则肺金有润燥之功。合之茯苓、茵陈、花粉、白术，则土气大旺，金气亦扬，清肃令行，而膀胱之壅热立通，小便利而黄色乌能独存哉。

此症亦可用**通气饮**。

桔梗二钱　紫菀二钱　白术五钱　茯苓五钱　甘草三分　茵陈一钱　益智仁三粒　贝母二钱　水煎服。

心疸之症，烦渴引饮，一饮水即停于心之下，时作水声，胸前时多汗出，皮肤尽黄，惟两目独白，人以为黄疸也，谁知是心中虚热以成之乎。夫心喜燥不喜湿，然过于燥，则未免易其性以喜湿矣。然而心终宜燥，而不宜湿。以湿济燥，可权宜行于一时，不可经常行于长久。盖水乃阴物，阴居阳地，不肯遽入于小肠，心又因水制，力不能分消，移其水以入于膀胱，故水停心下作声。而膻中乃心之相臣，见水邪犯心，且出其火以相救，战争于胸间，水得火炎，而热化为汗，时出于胸。其余之水，何能尽解，旁趋而出诸皮毛，乃壅闭而变为黄矣。一身皆黄而两目不变者，盖因肝开窍于目，心为肝子，邪见肝木之旺，不敢犯肝之界，两目正肝之部位，所以湿热不至于目，而无黄色之侵耳。然则治法，宜补肝气以生心，泻水湿以逐热，则黄疸不攻而自散也。方用**泻肝**

利湿汤：

白芍一两　茯苓五钱　白术五钱　茵陈三钱　炒栀子三钱　木通一钱　远志一钱　水煎服。一剂症轻，二剂又轻，十剂全愈。

此方补肝即所以补心，泻水即以泻热。倘徒治黄而不辨其脏气之生克，妄用龙胆草等药，必至变为寒黄之症，反难施治矣。

此症用**茵陈苓术黄连汤**亦效。

茵陈三钱　茯苓　白术各五钱　黄连二钱　水煎服。

肝疸之症，两目尽黄，身体四肢亦现黄色，但不如眼黄之甚，气逆手足发冷，汗出不止，然止在腰以上，腰以下无汗，人以为黄疸也，谁知是肝气之郁，湿热团结而不散乎。夫肝属木，非水不长，何以得湿而反郁乎？不知肝之所以喜者，肾水也，非外来之邪水也。肾水生木而发生，邪水克木而发瘅。盖肝藏血而不藏水，外来之水多，则肝闭而不受，于是移其水于脾胃。然而外来之水，原从脾胃来也。脾胃之所弃，而脾胃仍肯容之乎？势必移水于膀胱，而膀胱又不受。盖膀胱因肝木之湿热，不敢导引而入，以致自焚。于是，湿热复返而入肝，而肝无容身之地，乃郁勃而发汗，汗不能尽出而黄症生矣。使汗能尽出，未必遽成黄也。无奈肝之湿热，欲下走于肾宫，而肾气恶肝木之犯，杜绝而不许入境，腰以下正肾之部位也，所以无汗而发黄耳。治法开肝气之郁，佐之分湿散邪之剂，则黄疸自愈矣。方用**利肝分水饮**：

龙胆草二钱　茵陈三钱　茯苓一两　猪苓三钱　柴胡一钱　车前子三钱　白蒺藜三钱　甘菊花五钱　水煎服。二剂而目之黄淡矣。又服四剂，身之黄亦淡矣。再服四剂，气逆汗出之病止，又服十剂全愈。

此方开郁于分湿之中，补肝于散热之内，既善逐邪，又能顾正，两得而无失矣。

此症用**利目汤**亦妙。

龙胆草二钱　茵陈三钱　白芍一两　茯苓五钱　泽泻　车前子　白蒺藜各三钱　柴胡一钱　草决明二钱　水煎服。

脾疸之症，身黄如秋葵之色，汗沾衣服，皆成黄色，兼之涕唾亦黄，不欲闻人言，小便不利，人以为黄汗之病也，谁知是脾阴之黄乎。夫脾土喜温，黄病乃湿热也。热宜非脾之所恶，何故成黄？不知脾虽不恶热而畏湿，脾乃湿土，又加湿以济湿，脾中阳气尽行消亡，无阳则阴不能化，土成纯阴之土，何能制水哉？水存于脾中，寒土不能分消，听其流行于经络皮肤矣。凡脏腑之水皆下输膀胱，今脾成纯阴，则无阳气达于膀胱矣。然水寒宜清，变黄色者何故？盖寒极似土也。夫寒极宜见水象，水寒宜见黑色，不宜见黄。而今变黄者，以水居于土之中也。其不欲闻人言者，脾寒之极，其心之寒可知。心寒则胆怯，闻人言则惕然惊矣，故不愿闻①，则治法宜大健其脾，而温其命门之气，佐之以利水之剂，则阴可变阳，黄病可愈矣。方用**补火散邪汤**：

白术三两　附子三钱　人参二两　茵陈三钱　白茯苓一两　半夏三钱　水煎服。连服四剂，而小便利。再服四剂，汗唾不黄矣。

此方白术、人参以补其脾，茯苓、茵陈以利其水，附子以温其火，真火生而邪火自散，元阳回而阴气自消。阴阳和协，水火相制，何黄病之不去哉。

此症用**茵陈分湿汤**亦效。

白术二两　肉桂　茵陈　猪苓各三钱

半夏一钱　水煎服。

肾疸之症，身体面目俱黄，小便不利，不思饮食，不得卧，人以为黄疸也，谁知是肾寒之故首。夫肾本水宫，然最不能容水，凡水得肾之气而皆化，故肾与膀胱为表里，肾旺则膀胱亦旺。然肾之所以旺者，非肾水之旺，而肾火之旺也。肾火旺而水流，肾火衰而水积。水积多则成水膨之病，水积少则成黄瘅之疴，故黄瘅易治而水臌难治。如肾疸之病，不可治瘅，一治瘅而黄疸反不能痊。必须补其肾中之火，而佐之去湿健脾之药，则黄疸可指日而愈也。方用**济水汤**：

白术二两　肉桂三钱　茯苓一两　山药一两　薏仁一两　茵陈一钱　芡实五钱　水煎服。二剂小水大利，再用二剂，饮食多矣。再用二剂，可以卧矣。再用二剂，身体面目之黄尽去。

此方用白术以健脾也。然而白术能利腰脐之气，是健脾正所以健肾。况茯苓、山药、芡实之类，俱是补肾之味，又是利湿之剂。得肉桂以生其命门之火，则肾不寒，而元阳之自朗能透化于膀胱。况所用薏仁之类，原是直走膀胱之品，所谓离照当空，而冰山雪海尽行消化，何黄之不散哉。或谓发黄俱是湿热，未闻湿寒而能变黄也。嗟乎！黄病有阴黄之症，是脾寒亦能作黄，岂肾寒独不发黄耶。况肾寒发黄，又别有至理。夫黄者，土色也。黄之极者，即变为黑；黑之未极者，其色必先发黄。肾疸之发黄，即变黑之兆也。黄至于黑，则纯阴无阳，必至于死。今幸身上发黄，是内以无阳，阴逼其阳而外出，尚有一线之阳在于皮肤，欲离而未离也。故补其阳，而离者可续耳。倘皮肤已黑，此

————————

① 闻　原作"间"，字之误，今改。

方虽佳，何以救之哉。

此症用**加减五苓散**亦佳。

白术二两　茯苓一两　泽泻三钱　薏仁三钱　豨莶草三钱　肉桂三钱　水煎服。

人有心惊胆颤，面目俱黄，小水不利，皮肤瘦削，人以为黄疸之症，谁知是胆怯而湿乘之乎。夫胆属少阳，乃阳木也。木最喜水，湿亦水也。水湿入胆，宜投其所喜，何反成黄疸之病？盖水多则木泛，木之根不实矣。少阳之木，非大木可比，易禁汪洋之侵蚀乎，此胆之所以怯也。胆怯则水邪愈胜，胆不能防，水邪直入胆中，而胆之汁反越出于胆之外，而黄病成矣。治法泻水湿之邪，则胆气壮而本得其养。又不尽然也。木为水浸久矣，泻水但能去水之势，不能固木之根。本虽克于土，而实生于土，故水泻而土又不可不培也，培其土而木气始能养耳。方用**两宜汤**：

茯苓五钱　白术一两　薏仁五钱　柴胡五分　龙胆草一钱　茵陈一钱　郁李仁五分　水煎服。二剂轻，四剂又轻，十剂全愈。

此方利湿无非利胆之气，利胆无非健脾之气也。脾土健，土能克水，则狂澜可障，自然水归膀胱尽从小便而出矣。

此症用**竹茹龙胆汤**亦效

白芍一两　龙胆草　半夏各一钱　茯苓五钱　茵陈　竹茹各二钱　白术三钱　水煎服。

人有小便点滴不能出，小腹臌胀，两足浮肿，一身发黄，人以为黄瘅矣，谁知是膀胱湿热，结而成瘅乎。夫膀胱之经，气化则能出水，无热气，则膀胱闭而不行，无清气，则膀胱亦闭而不行。所以，膀胱寒则水冻而不能化，膀胱热则水沸而亦不能化。黄瘅之病，无不成于湿热。是

膀胱之黄瘅，乃热病而非寒病也。热而闭结，必解热；寒而闭结，必祛寒。第黄瘅既成于湿热，宜解热而不宜祛寒矣。然而祛寒者，必用热药以温命门之火；解热者，必用凉药益肺金之气。盖肺气寒，则清肃之令下行于膀胱，而膀胱不能闭结也。方用**清肺通水汤**：

白术一两　萝卜子一钱　茯苓三钱　半夏一钱　麦冬三钱　桑白皮三钱　茵陈一钱　泽泻二钱　车前子三钱　黄芩二钱　苏子二钱　水煎服。一剂小便微利，二剂小便大利，四剂而黄瘅之症全消。

此方虽与扬肺利湿汤大同小异，实有不同也。扬肺利湿汤，提肺之气也；清肺通水汤，清肺之气也。二方皆有解湿之药，而利与通微有异，利则小开其水道，而通则大启其河路也。

此症用**通流饮**亦效。

茯苓五钱　白术三钱　桂枝五分　茵陈一钱　木通　车前子各二钱　水煎服。

大泻门九则

人有饥渴思饮食，饮食下腹便觉饱闷。必大泻后快，或早或晚，一昼夜数次以为常，面色黄瘦，肢肉减削，此非胃气之虚，乃脾气之困也。夫脾与胃宜分讲也，能消不能食者，胃气之虚，由于心包之冷也；能食不能消者，脾气之困，由于命门之寒也。今饥渴思饮食，食后反饱，饮后反闷，是胃能纳，而脾不能受也。但脾不能受，何至大泻后快？盖脾乃湿土，既无温暖之气，又受水谷，则湿以助湿，惟恐久留以害土，情愿速传之为快。譬如黄河之水，入于中州，既无高山峻岭以为防，又少深池大泽以为畜，水过之处，土松水泛，易于冲决，其波涛汹涌，连泥带水，一泻千里，不可止遏，亦其势然也。

日积月累，非断岸之摧崩，即长堤之迁徙也。脾正中州之土，其大泻之状，正复相同。治法不宜治胃，而宜治脾；不宜单治脾，兼宜治肾中之火。方用**奠土汤**：

白术一两　茯苓一两　砂仁五分　山药一两　人参五钱　萝卜子二钱　附子三分　半夏一钱　破故纸一钱　水煎服。

此方白术、茯苓、人参皆健脾之圣药，附子、破故纸助命门之神品，山药补肾之奇味，砂仁、半夏醒脾之灵丹，而萝卜子又分清浊之妙剂也。一、二服便能止，泻止不必多用。然多用亦无妨碍，自能回阳于既危，生阴于将绝。

此症用加味**四君汤**亦效。

人参　小茴香各三钱　白术　山药各一两　肉桂一钱　萝卜子一钱　甘草一钱　肉豆蔻一枚　茯苓五钱　水煎服。

人有长年作泻，五更时必痛泻二三次，重则五六次，至日间又不作泻，人以为脾胃之虚寒，谁知是肾与命门之虚寒乎？此等之病，亦从脾胃虚寒而起，乃久泻亡阴，脾传入肾。苟肾中之火不衰，脾即传肾，久之而肾仍传于脾而自愈。惟其命门火衰，不能蒸腐水谷，脾遂传水湿之气于肾而不返矣。五更乃亥子之时也，其位在北，正肾水主令之时。水寒而火不能温，水乃大泻，此泻即《内经》所谓大瘕泻也。用止水之剂，反不能止，必须用补水之味，使亡阴者速生。尤须于补阴之中，兼补其火，则阳旺始能摄阴也。方用**填坎汤**：

山茱萸一两　茯苓一两　巴戟天五钱　肉桂三钱　车前子三钱　北五味三钱　人参三钱　芡实一两　白术二两　水煎服。一剂泻轻，再剂泻又轻，连服十剂，断不再泻。

此方脾肾兼补，又是分水止泻之药，则湿气自解。况得肉桂以温命门之气，则膀胱易于化水，宁复走大肠而作泻哉。

此症用**五神丹**亦佳。

熟地二两　山萸一两　五味子二钱　破故纸　肉桂各二钱　水煎服。

人有腹中大痛，手不可按，一时大泻，饮食下喉即出，完谷不化，势如奔马，不可止抑，顷刻之间，泻数十次，一日一夜约至百次，死亡呼吸，此肝经风木挟邪而大泻也。其病得之夏日贪凉，向风坐卧，将暑热之气遏抑不宣，藏于脾胃之内。一过秋天，凉风透入，以克肝木，而肝木之风，郁而不舒，乃下克脾胃。而脾胃之热，遂与风战，将腹中所有之水谷尽驱而直下，必欲无留一丝以为快，故腹中作痛，其势甚急。脾胃欲止而风不肯止，脾胃欲闭而热不可闭，下焦之关门大开，上焦之关门难合，所以食甫下喉，不及传化而即泻也。治法必须急救其脾胃之气，而后因势利导之。然非多用药饵，星速补救，则王道迟迟①，鲜不立亡矣。方用**逆挽汤**：

人参一两　茯苓二两　大黄一两　黄连三钱　栀子三钱　甘草三钱　水煎服。一剂腹痛除，泻亦顿止。

此方用人参以固其脾胃之气，则气不至于骤脱，然最奇在用大黄也。盖此泻乃火留于肠胃，非用大黄迅逐，则火不遽散，水不尽流。然徒用大黄，不用黄连、栀子，则火邪甚炽，盘踞于断涧曲溪，未必骤涸。三味并用，则大小何渠，无不尽行启泄。然分消无法，则壅塞阻滞亦未可知。益之茯苓以分清浊，且是健脾开胃之

---

① 王道迟迟　王道，谓先王所行之正道。此指脾胃后天之气。迟迟，舒缓貌。王道迟迟，喻脾胃后天之气舒缓难复之意。

药，则土气既坚，自无冲决之患。更虑过于迅逐，邪去虽速，未免伤损肠阴，又佐甘草之和缓，以调剂于迟速之间，使人参易于生气，所谓剿抚并用，无激而死斗之虞，自然风浪息平，水归故道，平成立奏也。

此症用**参连汤**亦效。

人参　茯苓各一两　白芍二两　黄连三钱　甘草一钱　水煎服，愈。

人有口渴饮水，忽然大泻，一日或十余行，或数十行，昼夜之间，泻至数百次，完谷不化，直下无留，人为火泻也，谁知是肾水足以制火乎。夫胃为肾之关，胃火必得肾水以相制，肾水一亏，胃火必旺。而内火无资，自索外水以相济，然外水只可少止上焦之炎，不能竟助下焦之水，故外水入而肾不受。肾与膀胱为表里，而膀胱亦不纳，水无从而化，乃直趋于大肠而作泻矣。但胃火既盛，渴饮凉水，宜变为汗。今不为汗，而作泻者，故因肾水不能制胃火之炎，胃火必欺肾水之弱，于是挟水以侮肾，不泄汗而泻水耳。及其后也，不特水之骤崩，且火亦骤降，关门不闭，上下尽开，不啻如崩湍倒峡，建瓴而下也。论其治法，自宜急救其标，然而徒止其泻，不急救其阴，则亡阴立尽，何以制火以存其胃气乎？方用**生阴止泻汤**：

山茱萸二两　车前子一两　茯苓一两　白芍二两　肉桂三分　白术一两　甘草五钱　山药二两　薏仁一两　水煎服。一剂泻减，再剂泻又减，三剂泻全止矣。

此方纯是补肾补胃之药，非止泻之剂也，然而止泻之妙，已存于补阴之中，盖阳火得阴而即止也。倘作胃虚有火治之，亦能止泻，然下多亡阴，虽止泻于一时，而阴虚何能骤复？何若此方既能止泻，而

阴阳两不相伤之为得哉。

此症用**存阴汤**亦效。

熟地二两　山药　茯苓各一两　车前子五钱　白术二两　甘草　泽泻各二钱　水煎服。

人有终年饮酒，不知禁忌，逞醉入房，过于泄精，久则脾气大伤，变成水泻，一感风寒，遂大泻不止，如溏如积，人以为酒湿损脾也，谁知是酒湿伤肾乎。夫脾乃湿土①，最恶者湿也。而酒又最湿，幸酒性大热，而脾亦喜热，湿热相合，则脾不甚伤。无如人借酒气之热，以助其命门之火，鼓动其焰，以博久战之欢，究之热不可长恃，精不能坚守，兴阑精泻，火息而湿留于肾宫矣。夫五脏六腑之水，皆赖肾火以化之也。而肾中有湿，则火去湿存，长年相伴，岁月既深，火日衰而湿日盛，肾不能久留，仍传出于脾。前酒之湿未去，新酒之湿又来，于是湿盛而热亦盛，脾不受热之益，专受湿之害，故经年经月而作泻也。治法必须大补脾肾，而后解其湿热之毒。方用**解醒止泻汤**：

白术一两　山茱萸一两　茯苓一两　柞木五钱　黄连三五分　白芍五钱　附子一分　水煎服。

此方脾肾双补之药也。用柞木、黄连以解其酒毒，用苓、术以消其水湿，用芍药以敛其耗脱之阴，用附子一分引群药入肾，以扫荡其湿热，而非助其命门之虚阳也。但此方必须多服为佳。盖酒湿之泻，甚难建功。以湿热入肾，最不易出。或十服之后，改汤剂为丸，朝夕服三月，可以全愈矣。

此症用**萸柞汤**亦效。

---

① 土　原作"上"，字之误，今改。

山茱萸一钱　柞木枝　肉桂　五味子各二钱　山药　茯苓各一两　水煎服。十剂愈。

人有无端一时作泻，腹痛不可止，面青唇黑，几不欲生，肛门之边，宛如刀割，大泻倾盆，人以为火泻也，谁知是受毒而作泻乎。夫毒必有所由来，非漫然而作泻也。或食瓜果，或饮凉水，或斟隔宿之茶，或吸露天之酒，或游神庙阴寒之地，或探古洞幽暗之方，或贪卧于湿处，或加餐夫树间，或饕牛羊自死之物，或吞禽鸟难化之肉，皆能受毒而发泻。虽毒受于腹中，泻出于肠外，非必死之症。然腹疼欲死，乌可无药以救之耶。救法于解毒之中，而辅之泻毒之品，固势利导，祛毒更神。方用**化毒神丹**：

生甘草五钱　大黄一两　丹皮五钱　当归一两　雷丸三钱　蒲公英五钱　水煎服。一剂而所中之毒无不尽出而愈，不必二剂。

此方生甘草、蒲公英以解毒，合之大黄、雷丸，则祛毒而无太刚之惧，扫毒而无过滞之忧，又得当归、丹皮以助之，但逐毒之秽，而不损肠之阴，非孟浪①以用之也。

此症用**雷轰丹**亦神效。

雷丸　红花　甘草各二钱　白芍　车前子各五钱　泽泻　猪苓各二钱　水煎服。

人有面黄体瘦，善食易饥，不食则痛，日以为常，一旦大泻，连虫而下，如团如结，血裹脓包，人以为虫泻也。然虫之生也，生于湿；虫之养也，养于水谷也。善食者，虫食则易消；易饥者，虫饥则易饿也；不食则痛，虫无食以养，则吞人肠胃。岁月既久，虫以生虫，竟将肠胃之间变成巢穴，饮之食之而不肯散，团结

包裹，何肯遽出哉？且所用之饮食，供虫而不足，何能生津化液，以养五脏七腑乎？自然脏腑之气衰，而胃气亦渐弱矣。胃弱则脾亦弱，胃弱则食必减而不能入，脾弱则食难化而不能出，久则胃寒而脾亦寒，脾胃寒冷，则虫苦无藏身之地，偶将热汤、热水，乘机下遁而大泻。一虫既行，众虫无止遏之势，成群逐队而下，团结于脓血之内，势之所必至也。治法乘虫之迁徙，而大下之，则肠胃无留余之蚀。然而下之过甚，必至损伤脾胃。于攻之中用补，则正气得养，虫亦尽除，两益之道也。方用**扫虫汤**：

人参五钱　白术一两　大黄三钱　白薇三钱　百部三钱　甘草一钱　乌梅一个　水煎服。一剂大泻，虫尽出矣，不必二剂。服此药后，用四君子汤调理而安。

夫此汤虽曰扫虫，实补脾胃以生气。腹中生虫，至于如许之多，其伤损脾胃者，非一日矣，似宜单补而不用攻，然虫既大出，不用攻虫之药，惟用补剂，则脾胃之气回，而虫亦回矣，反留为后日之害。故因其自出之时，即用祛虫之药，虫不敢贪补而流连也。况攻之中，仍有补剂，但泻虫而不耗气，是攻补并用，且善后得宜，安得不收全功哉。

此症用**追虫丹**亦神。

甘草　枳壳　雷丸各一钱　黄连　百部　槟榔各二钱　人参　使君子肉各三钱　白术五钱　水煎服。

人有脏腑不调，久泻不愈，人以为洞泻也，谁知是肝乘脾土，湿气下行之故乎。夫肝属木，最能克土。然而土旺则木不能克，木平则土不受克。惟肝木既旺，而土又过衰，则木来克土，而土之湿气难

———————

① 孟浪　轻率之意。

安矣。人身之脾土易衰，肝木复易旺。肝木能旺，非肾水生之而旺也，大约得之怒与谋虑者居多。大怒则肝叶开张，过于谋虑不决，则失于刚断，而躁妄之念生，皆能使肝气之旺。旺则肝气不能发泄，必致乘脾。脾乃湿土，畏肝之克，气不上升而下降，遂致成泻。人之怒气不常，而谋虑元已，肝亦乌能平，而泻又乌有止期乎。治法平肝以泻水，则泻可止也。古人有用上涌之法而效者，有用下泄之法而亦效者，然皆非善法也。方用**平泻汤**：

芍药二两　茯苓一两　白术二两　水煎服。一剂肝气平，二剂洞泻止，三剂不再泻矣。

此方用芍药以平肝，用白术、茯苓健脾以去湿。肝气既平，不去刑土，而脾得养，无畏于木气之克。况湿去则土燥，无波可兴，何能作泻？奚必上涌以伤气，下泄以损阴，用劫药以制胜哉。

此症用**调脾饮**亦妙。

白芍　茯苓各五钱　白术一两　甘草一钱　陈皮五分　神曲二钱　白豆蔻二粒　水煎服。

人有侵染鬼魅，一旦大泻，此阴气之侵伤于脾土也。夫脾属太阴，本是阴藏，然阴中有阳，则脾土运行易于变化，无复有过湿之虞。是太阴湿土，全藉肾中至阳之气，以变化之也。若鬼，则至阴之气也，相接至久，则至阳之气，皆为至阴所盗，阴中无阳，何以消化水谷？况鬼气又邪气也，邪气之盛，由于正气之衰，正不敌邪，则阴气更胜，阴胜阳微，泄何能止乎？治法非补阳以去湿，助正以消阴，则泻正无底止也。方用**消阴止泻丹**：

苍术五钱　白术一两　附子三分　干姜一钱　山药一两　水煎服。连服十剂，不特泻止，精神亦健。

此方用苍术以祛邪，用白术以利湿，用姜附以生阳足矣，何又入山药补阴之多事也？不知人为鬼魅所侵，不惟阳气消亡，而阴精亦必暗耗，加入山药之补阴者，补真阴之精，非补邪明之水也。况真阳非真阴不生，补其真阴，正所以速生阳气耳。阳得阴，而姜、附子无太胜之虞，反能助二术以生至阳之气。矧山药原是健脾利水之神物，原非纯阴无阳可比，故同用以出奇也。

此症用**逐魅丹**亦佳。

苍术二两　干姜三钱　良姜二钱　茯苓一两　甘草一钱　肉桂一钱　杜仲三钱　水煎服。

痢疾门十二则

人有夏秋之间，腹痛作泻，变为痢疾，宛如鱼冻，久则红白相间，此是肝克脾土也。盖夏秋之间，寒热必然相杂，肝遇凉风，则木气不舒，上不能宣，必至下克。而脾胃之中受三夏暑热，欺肝木凋零，乃与肝木相争。肝木激而成怒，克土更甚。脾胃之土伤，难容水谷，遂腹痛而作泻矣。泻久而糟粕已尽，脾乃传肝木之气于肾，而肾见其子之气，乃相助而作恶，忘其自损母气也。红白相间者，肝不藏血而红见，肾不藏精而白见也。惟是肝内之血无多，肾中之精有限，何以能绸缪不断，如水之倾，如泉之涌。不知六腑畏肝木之横，五脏助肾之困，交相成之也。治法急平其肝气之怒，少佐祛秽之药，则肝气不降而肾气顿收。不必止痢，脾胃之土自安，脾胃既安，何惧痢之有？方用**平肝止痢汤**：

白芍一两　当归五钱　栀子二钱　枳壳一钱　车前子二钱　甘草一钱　水煎服。一剂痢轻，再剂痢又轻，三剂全愈。

此方全不去治痢，但去平肝而痢自止。盖痢之来也，始于肝；痢之成也，本于肾。平肝则肝气平，肝平而肾气亦平。肝肾之气平，而脾胃乌有不平者乎。今人但去治脾胃也，所以痢不能遽止耳。

此症用和腹汤亦可。

白芍一两　当归五钱　枳壳三钱　广木香二钱　甘草一钱　水煎服。

人有夏秋之间，先泻后痢，腹中疼痛，后重之极，不痢不可，欲痢不得，口渴饮水，小便艰涩，小肠作胀，人以为火邪之重也，谁知是湿热之盛乎。盖夏伤于热，必饮水过多，热虽解于一时，湿每留于肠胃，迫至秋天，寒风袭于皮毛，热必秘于脏腑，于是热欲外泄而不能，热不得不与湿相合。然而湿与热非好相识也，相合相争，而疼痛生矣。热欲下出，湿欲相留，彼此牵制于大肠之间，而后重现矣。热欲出而不得出，则热必上焚，不得不求救于水。然而湿留于下焦，而火则忌水也，使水不能传于膀胱，水火战斗，仍从大肠而出，此小腹之所以发胀耳。治法分解其湿热，俾浊者趋于大肠，清者入于小肠，不必用涩药以止痢也。方用分解湿热汤：

车前子一两　厚朴三钱　黄连一钱　甘草一钱　枳壳一钱　槟榔一钱　滑石末三钱　水煎服。一剂后重除，二剂疼胀止，三剂口渴解，痢亦全愈。

此方用车前以利水，用黄连以清热，用厚朴以分清浊，余则止秽去滞，调和于邪正之间，以解纷争也。君、相、佐、使既用之攸宜，安有不取效之捷哉！

此症用二黄汤亦神效。

泽泻二钱　车前子五钱　大黄　槟榔　滑石各二钱　黄连一钱　甘草五分　水煎服。二剂愈。

人有湿热作痢，大渴引饮，饮后又不甚快，心中懊憹，小便不利，红白相间，似脓非脓，似血非血，此是火热未解之故也。夫湿热之极，始成痢疾，但其中有湿轻热重，热轻湿重之分耳。如此等之痢，明是湿热两重之症。单消水，则热存而水难降；单清火，则湿在而火难除。必须两泻之，热与湿俱不能独存也。然而泻热必致伤阳，泻湿必致伤阴。治法必于补阴之中，佐以泻热湿之剂，则阴既不亏，阳亦无害。夫泻之既能损伤阴阳，则补阴亦宜补阳矣，何仅补其阴，即能不伤其阳也？不知阴阳原两相根也。泻热之药，仍走于大肠之内，虽损其阳，仍损其阴也。今补其阴，则阴不伤矣，何害于阳乎？此补阴之所以不必再补阳耳。方用滋阴止痢丹：

白芍一两　当归一两　大黄三钱　车前子五钱　槟榔二钱　萝卜子三钱　水煎服。一剂脓血减，二剂懊憹除，三剂口渴解，而痢亦顿止矣。

此方奇在大黄与萝卜子并用，逐瘀秽实神，分清浊甚速，用之于白芍、当归之内，补以行攻，有攻之益，无攻之失也。

此症用通快饮亦佳。

黄连　茯苓各三钱　白芍一两　黄芩　车前子　枳壳各二钱　厚朴一钱　水煎服。

人有湿热之极，腹痛作痢，上吐不食，下痢不止，至勺水难饮，胸中闷乱，人以为噤口之痢也，谁知是胃中湿热之毒乎。夫痢宜下行，下利宜也，何以上吐而不能入乎？此盖胃中之火，得湿而蕴结不宣，一旦作痢，本欲下行，乃投之以饮食，则火反上炽而不降，以致胃口闭塞，而成噤口也。然而胃火之盛者，由于心火之旺，心火最恶湿，一得湿则火郁而不通，则停住于胃口；胃中之火，愈增其薰蒸之气，二火相合，则热之势固结而不散，湿亦停住于肠胃之内，胸中交战，安得不闷乱乎？治法必须开郁火之门，而门不能易开，必须引火开门之为捷耳。方用**引胃汤**：

人参一钱　黄连三钱　吴茱萸三分　菖蒲三分　各为细末，滚水调入于茯苓末中，大约茯苓须用五钱，一匙一匙调如稀糊者咽之。初时咽下必吐，吐后仍咽，药一受则不吐矣。即将前药服完，上下俱开门矣。然后用**靖乱汤**：

白芍一两　车前子五钱　黄连一钱　甘草一钱　枳壳一钱　本通一钱　广木香五分　茯苓三钱　水煎服。二剂痢止，不必三服也。

前用引胃汤者，以心火喜燥。黄连虽寒，然其性正燥也。以燥投燥，原非所恶。况吴茱萸性热而燥，以火入火，同性岂扞格之虞？况入之人参、菖蒲之中乎？盖胃中之火，乃邪火，而心中之火实正火也。居于邪正之间，非得正人君子之药，则邪不能散于顷刻，非得导引之使，则心火不能返于故宫。况胃气之闭，正胃气之虚也。人参补胃气之圣药，胃虚逢补，不啻如饥者之得食，关一开而良将勇士夺门而入，邪自惊走矣。后用靖乱汤者，譬如以计夺门，若后无大兵相继，则敌且欺寡不敌众，未必不狭巷而战，死斗而不肯遁，今又以利水、逐秽、平肝之药济之，是前锋既勇于斩关，而后队又善于荡寇，安得不成功哉。

此症用**启关散**亦效。

黄连　人参　茯苓各二钱　木香三分　吴茱萸五分　水煎服。缓饮之，随饮即愈。

人有湿热作痢，数日之后，腹不疼痛，如脓如血，阵阵自下，手足厥冷，元气欲绝，此是火变为寒而阴绝也。夫痢无止法，古人之语也。然痢实不同，有初起即宜止者，有日久而不可止者，未可执痢无止法一语，竟不用止也。然不止痢，不过久病之难痊；若止痢，每至变生于不测，是痢又不可轻言止也。此等之症，正不可不止者，盖腹中作痛为邪，腹既不痛，何邪之有？腹不痛而脓血阵阵自下，乃气脱而欲崩也。手足厥冷，乃气脱而不能运也。必须看其舌之滑燥何如耳，热极则舌必燥，寒极则舌必滑也。热变为寒，其舌必滑，须先止其痢以救脱，不可泻其痢以攻邪矣。方用**止脱救痢汤**：

人参二两　白术二两　白芍一两　肉桂三钱　茯苓一两　甘草二钱　赤石脂末三钱　水煎服。一剂手足温，二剂脓血止，三剂痢全愈。减各药一半，去赤石脂，再服十剂，元气如故矣。

此等之痢，世不常有，不可执此方以治痢。余论症不敢不备质于天师，以存此治法，救万人中之一人也。

此症用加味**四君汤**亦效。

人参　白术各二两　肉桂三钱　北五味子三钱　茯苓一两　甘草三钱　水煎服。

人有受暑湿之毒，水谷倾囊而出，一昼夜七八十行，脓血稠粘，大渴引水，百杯不止，人以为肠胃为热毒所攻也，谁知是膀胱热结而气不化乎？夫水湿之邪，从膀胱而出，乃上由于肺气之清肃下行，膀胱奉之而能化也。今胃受暑热之毒，蒸薰于肺，肺不能受，乃移其热于大肠，而大肠奔迫，必郁结膀胱矣。膀胱热结，则气不化而小溲短赤，邪热邪湿，尽趋于大肠而出，不啻如决水转石之骤猛也。治法必须清膀胱之热，以迅利其小便。但肺与大肠为表里，肺热而大肠始热，故不若先清肺经之热也。方用**清源止痢汤**：

黄芩三钱　茯苓五钱　紫参三钱　诃黎勒三钱　甘草一钱　天花粉三钱　地榆三钱

水煎服。一剂减半，三剂痢止。

此方清肺金化源之方也。用黄芩、地榆以凉肺，即所以凉大肠之热也。紫参疗肠胃之热，能消积聚，而通大小之便。诃黎勒能固肠脱，合而用之于茯苓、甘草诸药之内，则通中有塞，而塞中又有调和之妙，所以奏功特神也。

此症用**迅行汤**亦神。

王不留行 茯苓 猪苓 黄芩各三钱 白术三钱 水煎服。

人有下痢纯血，色如陈腐屋漏之状，肛门大开，不能收闭，面色反觉红润，唇似朱涂，人以为痢疾之死症也。然治之得法尚可获生，以其症虽见死象，而气犹未绝，有可续之机也。凡下痢纯红，开手即宜用补阴之药，因人执痢无补法，以至如此不知痢症何常不可补也。用补阳之药以治痢，则有宜有不宜。用补阴之药以治痢，则实无不宜也。若一见红白，不问虚与不虚，动用攻邪逐秽之剂，以致白变红，红变陈腐屋漏之色也。夫下痢纯血，原是阳旺阴虚之症。不补阴以制阳，反助阳以攻阴，则阴气愈虚，虚极则阴气但有降无升矣。肛门大开，不能收闭，正有降无升之明验也。面色红润，唇如朱涂，正阳在上而阴沉下之显征也。阳直降而反升，阴直升而反降，则阴阳不交，不死何待乎？然能奄奄不死者，以其阴气虽降，而未绝也。治法急救其阴，以引其阳气之下降，兼补其阳，以提其阴气之上升，未必非死里求生之法也。方用**补阴升提汤**：

人参一两 熟地一两 白芍三两 茯苓一两 升麻二钱 甘草一钱 山药一两 北五味子三钱 山茱萸一两 诃黎勒三钱 水煎服。一剂痢减半，再剂痢止。倘服之仍如前之痢也。则阴已绝而阳不能交，不必再服。

论此方乃救阴之奇方，提气之圣药。苟有阴气未绝，未有不可续之而升提者也。正不可因一用之无功，竟置此方于不用。如一见纯红之症，急以此方减半投之，何至有死亡之嗟哉。

此症用**续绝汤**甚佳。

人参五钱 熟地 山茱萸 山药 芡实各一两 甘草一钱 北五味二钱 水煎服。

人有贪酒好饮，久经岁月，湿热所积，变成痢疾，虽无崩奔之状，而有溏鹜之苦，终年累月而不愈，人以为酒积之在脾也，谁知是肾泄之病，乃湿热之酒气薰之也。气薰于肾之中，肾即醉于酒之味，正不必其湿热之尽入之也。然而湿热之侵，由于肾衰之故，肾不能敌，乃移其湿热于脾，脾又久受湿热之困，不能再藏，乃酿成酒积而作痢矣。虽其积在脾，病实在肾。但治脾而痢不能愈。必须治肾。然徒治其肾，病亦不能愈，必须解酒之毒，分消其湿热之气，则不治痢，而痢自止。方用**化酒止痢汤**：

人参三钱 白术一两 山茱萸五钱 黄连一钱 茯苓五钱 柞木枝五钱 白芍五钱 槟榔五分 薏仁五钱 水煎服。连服四剂，痢疾自愈，不可多服。愈后仍须忌酒，否则暂止而仍发也。

论此方实解酒毒，然力止能解于目前，不能解于日后，非药之过也。盖酒气薰蒸于肾，受毒最深。用此方以解酒毒，则脾有更苏之气。倘不遵酒戒，仍然酣饮，则酒入于脾胃，其克伐之性较前更甚，盖已伤而不可再伤也。此酒积之病，酒徒每每坐困，不得享长年之药，可不慎哉！

此症用**萸术杜柞汤**亦佳。

山茱萸 白术各一两 柞木枝 杜仲各一钱 水煎服。十剂可愈。

人有长年累月，里急后重，而作痢者，乍作乍止，无有休歇，人以为休息之痢，谁知是正气已复，而邪气尚存之故哉。夫痢不可妄止，必须因势利导之。苟邪火、邪水未曾涤尽，一旦用补塞之药遽止之，则痢虽遏于旦夕，邪在腹中，时动时静，静则安，动则发，亦其常也。况益之厚味之贪饕，劳役之妄作，安得不成休息之痢乎？治法必宜以利为主，利小便，不若利大便也。盖正气已复，膀胱之气必能气化以分水，何必再利其小便？邪之不尽者，火留于大肠也。利大肠，则邪且尽下。然而利大肠之药，必先从胃而入脾，由脾而入大肠。吾恐汤剂之入大肠，不遽受益，胃与脾先受其损矣。方用尽秽丹：

大黄一钱　滑石一钱　厚朴一钱　地榆二钱　槟榔一钱　各为细末，用蜜煮老为丸，一次服尽。服后即用膳以压之，不使留于胃中。必得微利为度，一利而痢病顿除。

此方专下大肠之湿热也。邪原在大肠，所以一用奏功。倘畏损伤脾胃，用人参汤送下更妙。然亦止宜于虚弱之人，不宜于健旺之客也。

此症用缓攻汤亦神。

白芍一两　枳壳五分　大黄一钱　槟榔五分　水煎服。一剂即止。

人有中气不顺，口中作嗳，下痢不止，人以为湿热作痢，谁知是气逆作痢乎。夫痢疾多是湿热，然湿热之所以停积于腹中者，气阻之也。凡人大便，气闭则结，气逆则泻。有湿热而更兼气逆，徒用消湿泻热之药，不用理气之味，则过于下行，气必更滞矣。治法必须利气，佐之消湿泻热之剂为妙。虽然气之所以逆者，以下多亡阴，阴血亏损，气乃不顺，遂因之作逆也。欲气逆而仍反为顺，必须补阴以

生血。然而血不可以遽生，阴不可以骤长，用顺气之药，加入于补阴补血之中，则阴血渐生，痢可速止矣。方用荜拨散：

荜拨三钱　芍药五钱　当归五钱　牛乳半斤，同煎。一半空腹顿服。一剂痢止，再剂不再痢也。

盖荜拨最能顺气，且去积滞更神，入之于归、芍之中，更能生长阴血。佐之牛乳者，牛乳属阴，乳乃血类，无形之阴血不能遽长，用有形之阴血以滑其肠中之迫急，则血即无阳，明又不损，转能佐气以去其结滞，故奏功甚捷，取效独奇耳。

此症用顺气汤亦效。

广木香三钱　乌药　甘草　枳壳各一钱　白芍五钱　炒栀子　车前子各三钱　水煎服。

人有肠澼下血，另作一派喷唧而出，且有力而射远，四散如筛，腹中大痛，人以为阳明气冲，热毒所作也，谁知是气血下陷之极乎。夫清气上升，则浊物自降，惟清阳之气，既不能上升，则浊阴之物，必留滞于肠中而不化。况助之湿热之毒，则血不能藏，乃下注而喷射矣。或疑血不上藏，洞泻宜矣，何下出如筛乎？此乃湿热之毒，气火盛，遏其威作其势也。至于另作一派，唧血远射者，邪与正不两立，正气化食，而邪气化血，正气既虚，不敢与邪相战，听邪气之化血，不与邪气同行以化食，邪气遂驱肠中之血以自行，肠中之食既不得出，乃居腹而作痛，邪气夺门而出，是以另行作一派远射有力也。治法升其阳气，泻其湿热之毒，则正气盛而邪自衰，邪衰而血亦不下也。方用升和汤：

陈皮五分　熟地五钱　当归三钱　生地二钱　丹皮一钱　升麻一钱　甘草五分　黄芪三钱　白芍五钱　车前子三钱　黄芩一钱　水煎服。二剂血止，再二剂全愈。

此方名为升阳，其实补阴。但升阳而不补阴，则阳气愈陷，以阳气之升，升于阴气之充也。盖下血既久，其阴必亡，惟用当、芍、二地以补阴，而后益之黄芪之补气，则气自升举，即不用升麻之提，而阳已有跃跃欲举之势。矧助升麻又加车前之去湿，丹皮、黄芩之散火，则湿热两消，何气之再陷乎？此升阳全在和之之妙也。

此症**升陷汤**亦神。

人参 当归各五钱 熟地 白芍各一两 丹皮 荆芥 车前子各三钱 甘草 黄连各五分 水煎服。

人有痢久不止，日夜数十行，下如清涕，内有紫黑血丝，食渐减少，脉沉细弦促，人以为湿热之毒未除，谁知是瘀血未散乎。夫痢成于湿热，未闻痢成于瘀血也。不知血喜流行，若不流行且化瘀矣。况因内外之伤以成瘀，欲其不化为痢难矣。世人不知成瘀之故，试举其一二言之：如饱食之后复加疾走，或饮酒之余更多叫号，或殴伤忍痛，或跌磕耐疼，或大怒而气无可泄，或遇郁而愁无可解，或餐燔炙之太多，或受诃责之非分，皆能致瘀而成痢也。及致成痢，以治痢之药投之，绝无一验者，以所成之痢，乃似痢而非痢也。治法但治其瘀，不治其痢则得耳。方用**消瘀神丹**：

乳香一钱 没药一钱 桃仁十四个 滑石三钱 广木香一钱 槟榔一钱 白芍五钱 神曲糊为丸。米饮下百丸，连服二日，即下秽物而愈。倘二日少痊，不全愈者，此瘀盛也。用大黄一钱煎汤，送前丸二百丸，无不愈矣。

此方治瘀，而痢未常不兼治也。凡治痢久不愈者，可用此丸以下其瘀血，要在人消息之也。

此症用**分瘀汤**亦神。

大黄 车前子各三钱 丹皮五钱 当归一两 枳壳 柴胡各一钱 水煎服。

癥瘕门八则

人有肝气甚郁，结成气块，在左胁之下，左腹之上，动则痛，静则宁，岁月既久，日渐壮大，面色黄槁，吞酸吐痰，时无休歇，人以为痞块也，谁知木郁而成癥瘕乎。夫肝木之性，最喜飞扬，不喜闭滞。肝气一郁，必下克脾胃。脾胃受克，则气不能畅行于脏腑，遇肝之部位，必致阻滞而不行，日积月累，无形化为有形，非血积而成癥，必食积为瘕也。治法舒其肝中之郁，助其脾胃之气，则有形仍化为无形矣。倘见有形，误认为食与血，妄用消食败血之剂，则脾胃之气大伤，而肝之郁仍不能解，势必其形愈大，往往有致死不悟者，不重可悲乎？方用**平肝消瘕汤**治之。

白芍一两 当归五钱 白术一两 柴胡一钱 鳖甲三钱 神曲一钱 山楂一钱 枳壳一钱 半夏一钱 水煎服。四剂块小，又有四剂而块又小，十剂块全消矣。

此方全去平肝以解郁。郁气一舒，不来克脾胃之土，则土气自安。加白术以健脾开胃，则脾胃气旺，不畏肝气之克，则气自通，肝何阻滞之有。况用鳖甲、山楂皆是攻坚去秽之神药，何至有郁闷不舒哉。

此症用**化痰膏**外治亦可。

大黄五钱 人参三钱 白术五钱 枳实三钱 丹皮二钱 鳖甲一两 神曲一两 山楂五钱 麦芽五钱 厚朴三钱 当归一两 白芍一两 使君子肉三钱 两头尖二钱 蒲公英一两 金银花一两 生甘草二钱 槟榔二钱 防风一钱 川乌一个 香油三斤 锅

熬以上药，煎数沸，用白布将药渣沥出，再煎，油滴水成珠，然后再入后药末：

薄荷叶二钱　乳香　没药各五钱　麝香一钱　赤石脂二两　冰片二钱　阿魏三钱　血竭三钱　各为末，入油内再煎，又入炒过、水飞过黄丹末一斤，收之成膏矣。贴痞块，止消一个即消。其膏药须摊得厚，不可大也。

人有脾气虚寒，又食寒物，结于小腹之间，久不能消，遂成硬块，已而能动，人以为癥结而生瘕也，谁知是命门火衰不能化物乎。夫脾乃湿土，必藉命门之火薰蒸。倘命门火衰，则釜底无薪，何以蒸腐水谷哉。譬如阳和之地，有太阳之照，则万物发育。处于阴寒幽冷之区，则草木萎槁，安得有萌芽之达耶？又譬如淤泥湿田，非遇烈日炎氛，未易烁干，是土必得火而燥也。人身脾土何独不然，无火则所用之饮食停积于中，而癥瘕生焉。若用攻逐之法，则亏损脾阴，势所不免。何若仍补命门之火，扶助脾土，则旺土自能消化，不必攻逐而癥瘕自开，更觉渐移默夺之为胜哉。方用**温土消瘕汤**：

白术一两　茯苓一两　肉桂二钱　枳实二钱　人参五钱　巴戟天五钱　山楂一钱　水煎服。二剂块少减，又二剂块又减，十剂消化于乌有矣。

此方用巴戟天、肉桂温补命门之火，火旺则阴霾自灭。人参、白术、茯苓健脾又能利湿，湿去而土燥温和，寒虫水怪何所潜形。况有枳实、山楂之类，原能攻逐乎。此方殆治其源，而又治其标者也。

此症亦可用**化块丹**治之。

人参五钱　白术二两　肉桂　神曲各二钱　荸荠一两　鳖甲三钱　水煎服。

人有胃气虚弱，食不能消，偶食坚硬之物存于胃中，久则变为有形之物，腹中乱动，动时疼不可忍，得食则解，后则渐大，虽有饮食亦痛，人以为痞块成鳖也，谁知似鳖非鳖乎。盖痛之时，以手按之，宛如鳖身之背，四足之齐动也。夫鳖，动物也，岂肯久安于一处？其非鳖也，明甚。何形之宛似乎？盖胃属土，土中所生之物，大约四足者居多，土中所生之物，喜静而不喜动，故安土重迁，形如鳖而不移也。但既不喜动，何以乱动？盖性虽喜静，而觅食充饥，则动静之物相同，试看其得食则减，而不乱动，非索食之验乎。日用饮食以供其口腹，则身形日大。身形既大，所用之饮食，何足以供之？自然啮皮伤肉，安得不痛哉？治法自当以杀虫为主。然杀虫犹攻邪也，攻邪必伤正气。补正以杀虫，又何疑乎。方用**攻补两益汤**：

榧子十个　白薇三钱　雷丸三钱　神曲三钱　槟榔二钱　使君子十个　白术一两　人参五钱　水煎服。一剂腹必大痛，断不可饮之茶水，坚忍半日，如渴再饮二煎药汁，少顷必将虫秽之物尽下而愈。不必二剂。

此方神奇，方中尽是杀虫之味，用之于人参、白术之中，且以二味为君君主之药。盖冲锋破阵之师，必得仁圣之君，智谋之相，筹划于尊俎之间，始能奏凯成功耳。倘舍人参、白术不用，徒用杀虫之味，亦未必无功，然斩杀过伤，自损亦甚，非十全之师也。

此症用**化鳖汤**亦效。

人参三钱　白术五钱　白薇　百部各三钱　麝香　枳壳各一钱　槟榔二钱　鳗鱼骨炒黑为末，煎汁服。

人有气虚下陷，饮食停住于脾胃之间而成块者，久则其形渐大，悠悠忽忽，似痛不痛，似动不动，人以为痞块也，谁知是阳气不升之故乎。夫脾胃之气，日动宜升，不可一朝下陷。倘饥饱劳役，以伤其形，房帏秘戏，以伤其骨，加之厚味醇醪，不节口腹，则脾胃之气何能升哉。于是阳闭于阴之中，阴离于阳之内，阴阳两不交接，饮食不易消化矣。即能消化而气结不伸，亦能成形，但其形外大而内歉，按之如空虚之状，见假象以惑人也。治法不必治块，惟升提阳气，则脾胃无下陷之虚，气块不消而自化矣。方用**补中益气汤**：

人参三钱 黄芪一两 当归三钱 陈皮一钱 甘草一钱 白术一两 柴胡一钱 升麻四分 半夏一钱 水煎服。

补中益气汤乃提阳气之圣药也。此病原是气虚，故用黄芪补气为君。用白术一两者，以块结于腹，取其利腰脐，以通上下之气。参、归助芪、术以健脾胃之土。土气既旺，用升、柴提之，则气尤易升。癥瘕之块，未必无痰涎之壅。加半夏入于陈皮、甘草之中，则消痰而又不耗气，同群共济，发扬阳气之升，即有邪结无不散矣。况原系气块，而非食块，有不立时消化者哉？多亦不过数剂，便可奏功也。

此症亦可用**加减六君子汤**治之。

人参三钱 白术 茯苓各五钱 甘草 山楂 麦芽 厚朴各一钱 陈皮 枳壳各五分 神曲一钱 水煎服。

人有正值饮食之时，忽遇可惊之事，遂停滞不化，久成癥瘕者。医有作痞块治之不效，用补药治之亦不效。盖惊气之未收也。夫少阳胆气，主发生者也。一遇惊，则其气郁结不伸。胆与肝为表里，胆病而肝亦病，必加怒于脾胃之土。脾胃畏木气之旺，不能消化糟粕，于是木土之气两停于肠胃之间，遂成癥瘕而不可解也。治法必须开少阳之郁为先，佐之平肝之剂，则脾胃不畏肝胆之克，自能分消水

谷，何至癥瘕不散哉？方用**逍遥散**治之。

白术二钱 白芍五钱 当归三钱 柴胡二钱 陈皮一钱 半夏一钱 鳖甲三钱 甘草五分 茯苓三钱 水煎服。一剂轻，二剂又轻，十剂全愈。

逍遥散乃解郁之神药也。肝胆二经之郁结开，则脾胃之癥瘕，不攻自破矣。

此症用**消瘕汤**亦神效。

白芍一两 白术 鳖甲各五钱 甘草 郁金各一钱 枳壳五分 天花粉 丹皮 香附各二钱 茯苓 巴戟各三钱 白豆蔻二粒 广木香五分 水煎服。

人有偶食难化之物，忽又闻惊骇之事，则气结不散，食亦难消，因而痰裹成瘕，人以为痞也，谁知是惊气之闭结乎。夫惊则气下，疑有食必随气而下矣，胡为因惊反多留滞耶？不知气乃无形，食乃有形也。无形之气，随惊而下降；有形之物，随惊而上升。且惊则气下于肝中，而不下于脾中也。气下于肝，则肝之气不散，而下克脾土，即无物相间，尚留物不化，况原有难化之物受于未惊之前，安得即化乎，此癥瘕所以生也。治法必去惊骇之气，大培脾胃之土，则癥瘕不攻自散也。方用**培土化瘕汤**：

白术一两 柴胡一钱 茯苓三钱 山药四钱 神曲二钱 山楂一钱 枳壳五分 两头尖三钱 厚朴一钱 鳖甲一钱五分 白薇一钱 何首乌生用，二钱 白芍五钱 白芥子二钱 水煎服。十剂癥瘕消半，再服十剂全消。

此方用白术以培土，何又用白芍以平肝？盖脾弱由于肝胆之相制，用白芍以平肝胆，正所以培脾胃之土也。肝既不克脾胃之土，则土气升腾，无物不化，况益之消瘕破癥之味，何块之不除哉？且方中柴胡一味，已抒肝胆之气，胆气扬而肝气

快，总有惊骇，不知消归何处，宁患癥瘕之固结哉。

此症亦可用**消瘕汤**治之。

人有饱食即睡于风露之间，睡未觉腹中饱闷不舒，后遂成痞，人以为食未消而成痞也，谁知风露之邪裹痰于胃中乎。夫风邪，阳邪也；露邪，阴邪也。二邪合，而不阴不阳之气最难化物，故往往停积腹中而不散。治法通其阴阳，使阳邪入于阴之中，阴邪出于阳之外，则阴阳正气两不相损，庶痰气开而邪易遁也。第阳邪易散，而阴邪难散。然虽有阴阳之分，而祛邪何论阴阳。但补其阴阳之正气，则邪不祛而自祛矣。方用**两祛丹**：

白术一两　人参三钱　何首乌生用，三钱　鳖甲末三钱　地栗粉三钱　神曲二钱　茯苓二钱　当归三钱　半夏一钱　贝母一钱　水煎服。二剂轻，四剂又轻，十剂痞块全消。

此方脾胃双治之法也。脾胃俱属阴，奈何置阳不问乎？不知阳邪入于阴分，已全乎为阴矣。全乎为阴，是忘其为阳也，故治阴而不必治阳。然方中虽是治阴，未常非治阳之药，所以能入于阴之中，又能出乎阴之外，而阴邪阳邪两有以消之也。

人有食蔬菜之类，觉胸膈有碍，遂疑有虫，因而作痞，人以为虫子之作祟也，谁知是心疑而物不化乎。夫脾胃主化物者也，毋论蔬菜入胃俱化，即虫子之类，到胃入脾安有不化者乎？虫即消化，何能成痞？盖疑心害之也。夫脾胃之所以能化物者，全藉乎先后天之火气也。后天火气在心包，先天火气在命门，心包之火生胃，命门之火生脾。脾胃有二经火气，而后能化糟粕而出精微，土得火而生也。食蔬菜而动疑，则心动矣。心包代心出治，主动而不主静。今心动而心包反不敢动，心包不代心君以出治，则火气不入于胃。胃既不能化物，而脾遂不为胃以运行，其所食之物，又安能化？自然停住于腹，而成痞矣。若不解其疑，止去健脾消痞，则癥瘕宁易荡除哉。方用**释疑汤**：

人参三钱　巴戟天五钱　茯苓三钱　白术五钱　白薇二钱　甘草一钱　使君子三枚　砂仁三粒　肉桂一钱　广木香三分　菖蒲五分　水煎服。二剂轻，四剂又轻，十剂全消。

此方全去温补心包之气，心包气旺，则心包之火自必升腾，宁肯自安于无为，而不代心君以宣化哉。心包火气宣于胃中，而命门之火翕然相从，不啻如夫妇同心，内外合力，齐心攻击，虽有癥瘕，不立时消化，吾不信也。

此症亦可用加味**四君汤**治之。

人参　远志　山药各三钱　白术五钱　甘草　枳壳各一钱　茯苓五钱　菖蒲一钱　山楂二十粒　神曲一钱　水煎服。

辨症录卷之八

疟疾门 十则

人有发疟，先腰痛头疼且重，寒从背起，先寒后热，热如火炽，热止汗出，不能即干，遍身骨节无不酸痛，小便短赤，世俗皆称脾寒，此乃太阳膀胱经之疟也。夫风邪从太阳经而入，即疟邪也。惟是冬月风邪入太阳而成伤寒，若夏秋风邪入太阳而成疟耳。盖冬月之风乃至寒之风，夏秋之风乃至热之风也，风不同而病亦异。总之，无食无痰不能成疟。夏秋之间，明是热风作祟，裹住痰食不化，行于阴而作寒，行于阳而作热也。夫痰食之类，遇寒则停住，遇热宜流通，何反裹痰食而不化？此乃寒热酷烈，因脾胃之衰盛，以分胜衰。邪旺之极，正不能敌邪，遂至狼狈，无津液以养身体，骨节所以酸痛也。正既不能敌邪，邪势更张，反堵截其关津路口，小便不能遄出，而邪火入之，此所以短赤也。治法健脾胃之土，散太阳之邪，消痰化食，邪无所恃而自散矣。方用

开邪散：

白术五钱　茯苓五钱　前胡一钱　柴胡一钱　甘草五分　猪苓二钱　人参一钱　青皮一钱　枳壳一钱　白豆蔻三分　山楂一钱　半夏一钱　水煎服。一剂轻，再剂又轻，三剂全愈。

此方健脾胃之气，则土旺敢与邪战。健脾胃之中，用利水化湿之药，引邪直走于膀胱太阳之经，邪从太阳而入，仍从太阳而出，在本经尤易分消耳。方中不专散太阳之邪，而兼表少阳之郁。盖少阳乃太阳之去路，早断其窜走之途，则邪不得不仍趋太阳原路而去。况消痰化食之品，无不用之得宜，则堂堂之阵，自然望旗帜而惊遁矣。

此症用加味**四君汤**亦甚效。

人参　甘草　桂枝各一钱　白术　茯苓各五钱　半夏二钱　水煎服。

人有发疟之时，身先发热，头痛鼻干，渴欲饮水，目眴眴①不得眠，甚则烦燥，畏火光，厌听人声喧哗，人谓热病，谁知是阳明胃经疟乎。夫阳明胃土也，邪入阳明，其势自大。盖阳明多气血之经，其容水谷亦至盛，宜足以容邪，何邪入反能作祟？盖水谷之气盛，正足资盗贼之粮也。譬如贼居深山，势不甚张，及至入于城市，则妄行流毒，恣其掳掠无有止足也。阳明胃经之邪，亦复如是。若胃中水谷未足充其饥渴，必索水以救其内炎。渴甚多饮，则水停于心胃之中，心气为水所遏，不得下交于肾，则心肾两开，何能寐乎？心不能下交于肾，则肾畏火炎，何敢上交于心，以滋心中之液，自然心无所养而烦躁生。火邪更炽，伤火畏火，喜静而不喜动。人声喧哗，安得不恶？总皆阳明热邪作祟也。治法可不急泻其阳明之热邪乎。然而火邪居于胃中，烁

————————

① 眴眴　目眩也。

干津液，胃气必虚，但泻其邪，不补其正，则正气消亡，邪益跳梁，是终无痊可之日也。故必须补中以泻其火热之邪，则正不伤，而邪亦易解也。方用**平阳汤**：

干葛二钱　人参三钱　白术五钱　贝母三钱　橘红一钱　石膏三钱　麦冬五钱　柴胡一钱　茯苓五钱　水煎服。一剂轻，再剂又轻，四剂全愈。

此方以人参、白术助脾胃之气，干葛、石膏泻阳明之火邪，贝母、橘红消阳明之痰食，麦冬滋肺经之炎，柴胡舒胆经之郁，茯苓泄太阳之滞，既攻补兼施，复彼此相制，邪安得不退避哉。

此症用**伐邪汤**亦效。

石膏　人参各三钱　半夏　柴胡各二钱麦冬五钱　茯苓一两　甘草　厚朴　枳壳各一钱　水煎服。

人有疟病初发之时，往来寒热，口苦耳聋，胸胁胀闷作痛，或呕或不呕，人以为火热之疟也，谁知是少阳胆经之疟乎。夫风邪入于人身，不敢遽入于脏，每伏于半表半里之间，乘人虚弱而后深入，进退于表里，而寒热生焉。故进与阴相争则寒，出与阳相争则热。半表半里者，少阳之地也。疟发之时，必有寒热之兆。寒热之往来，适在少阳所主之位；口苦者，胆汁外泄也；耳聋者，胆气不舒也；胸胁胀闷作痛者，胆血有滞也；或呕或不呕者，胆邪挟痰食而上冲也。治疟之法甚多，乌可舍少阳而别治。然治少阳之疟，有偏阴偏阳之分，偏阴则多寒，偏阳则多热。有纯热无寒，有纯寒无热之时，补偏救敝，总不可离少阳而求协其和平也。方用**和疟汤**：

柴胡三钱　当归一两　白术五钱　茯苓五钱　半夏一钱　甘草五分　生姜五钱　白芍五钱　山楂一钱　青皮一钱　水煎服。一

剂轻，二剂又轻，三剂全愈。

此方无一味不入少阳之经络，又无一味不入脾胃之脏腑，祛邪复能补正，解表随可固里，真和解之仙丹，非特祛疟之神剂也。

此症用**首攻汤**亦效。

白芍五钱　当归二钱　茯苓五钱　半夏二钱　香附三钱　羌活五分　甘草　神曲各一钱　水煎服。

人有发疟之时，先寒作颤，寒后变热，面色苍白，善起太息之声，甚者状如欲死，或头疼而渴，人以为寒热相间之疟，谁知是厥阴肝经之疟乎。夫肝经之疟，由少阳胆经而入。若肝木自旺，则少阳之邪何敢深入？今因肝木之虚，邪遂乘机突入矣。肝气本急，邪入肝中，宜有两胁胀满之兆。兹安然不见有此等之病，是肝之大虚也。盖肝旺必怒，不怒而起太息之声者，是肝弱之极，不敢怒而又不能制其邪，故反生太息也。甚如欲死者，因气逆不能发声也。气逆则火升于上，而不易下降，咽喉自存火气而作渴矣。治法自宜急补肝以祛邪，不可纵邪以代肝也。方用**补肝祛疟汤**：

白芍一两　当归一两　何首乌生用，一两鳖甲三钱　茯苓五钱　青皮一钱　柴胡一钱半夏二钱　甘草一钱　水煎服。一剂轻，二剂全愈。

此方全不祛邪，纯补肝气，肝气旺而邪气难留。得柴胡引出于少阳之分，则邪有出路，自然易解矣。

此症用**护肝汤**亦效。

熟地　鳖甲各五钱　山茱萸二钱　何首乌三钱　白芥子三钱　当归一两　柴胡一钱五分　水煎服。

人有发疟之时，先寒后热，寒从腹

起，善呕，呕已乃衰，热过汗出乃已，人以为感邪作疟，谁知邪盛于大阴之脾经乎。夫脾乃湿土，原易生痰，食即难化，又得风邪合之，自易成疟。夫各经之疟，俱宜兼顾脾土，岂脾土自病，反置脾于不补乎。惟是脾乃湿土，其性原湿，单补脾土，则土不能遽健，痰湿之气不能骤消，呕吐之逆未易安也。必须兼补命门之火，则土得温和之气，而痰湿自化，风邪无党难于作威，欲久踞脾而不可得矣。故治法不治脾不可，单治脾亦不可也。方用**温脾祛疟汤**：

白术一两 茯苓五钱 山药五钱 芡实五钱 人参三钱 肉桂一钱 炮姜一钱 橘皮一钱 半夏一钱 甘草一钱 白豆蔻三粒 水煎服。一剂呕吐定，二剂寒热除，三剂全愈。

夫疟病多本于脾寒，此方尤治脾寒圣药。凡是脾胃虚寒而得疟症者，将方煎服，无不神效，正不必问其一日二日之疟也。

此症用加味**术苓汤**亦效。

白术二两 茯苓五钱 半夏三钱 肉桂二钱 生姜一两 白豆蔻三粒 水煎服。

人有发疟之时，寒热俱盛，腰痛脊强，口渴，寒从下起，先脚冷，后由腿冷至脐，由脐冷至手而止，其颈以上则不冷，人以为寒疟也，谁知是足少阴肾经之疟乎。此疟最宜早治，亦须补阴为主。倘不补其阴，开手用祛邪之药，必变为四日两发之疟也。盖此疟原是内伤于阴，邪乘阴虚而入之。初起时，阴不甚虚，即用补阴之剂，加入散邪之味，则随手奏功。无如人但去祛邪，不知补正，遂至阴愈虚而邪益深也。虽然邪乘阴虚深入，吾仍补其阴，阴日盛而邪日退，何不可治之有？夫邪既深入，尚且补其阴而邪退，况邪初入

之时，补阴而邪有不速退者乎？方用**退邪汤**：

熟地一两 何首乌生用，一两 当归五钱 鳖甲五钱 茯苓五钱 山药五钱 白芥子三钱 柴胡五分 人参三钱 水煎服。一剂轻，二剂又轻，四剂全愈。

此方补肾中之阴，何加入柴胡、人参舒少阳之气，健脾胃之土耶？不知邪入于肾，必须提出于少阳半表半里之间，风邪易于消散。又恐柴胡入于至阴，而提出于至阳，非用人参则升提无力，故用之以健其脾胃，则脾胃有生气，阳足以升阴也。况鳖甲、首乌俱是入阴攻邪之药，邪见明分之中无非能征善战之将，何敢久恋于阴而不去乎？越出于阳分，阳气不虚，岂容邪之存住，阴阳并攻，邪见之却走矣。

此症用**四疟散**亦效。

熟地二两 白术一两 甘草一钱 山茱萸一两 人参五钱 白芥子三钱 柴胡三分 荆芥一钱，炒黑 水煎服。

人有四日两头发疟者，终年累月不愈，但有热而不寒，虽有汗而不渴，每发于夜，人以为阴虚之极，谁知是阳衰之极乎。夫邪入人身，每乘阴阳之虚。然疟之初入，必先入阳，而后入阴。入于阳则发近，入于阴则发远，入于至阴之中，则其发更远。四日两发者，乃《内经》云间二日之疟。即邪入于至阴也，最难祛逐，以阳气衰微，不敢与邪相战，邪得安居于至阴之中耳。夫邪正原不两立，正不容邪，而邪每欺正。今邪居于至阴，譬如强梁之辈，侨寓人家，欺主人之软弱，鹊巢鸠居，心忘主人于户外矣。四日两发之疟，情形实有相似。故治法必须大补阳气，后益之以攻阴邪之药，则邪出而与阳相角，始可成功。倘以为阴虚，惟用滋阴之药，则邪且乐得相资，虽佐之祛邪之

味，彼且谨①闭至阴之藏而不出矣。方用**提阴升阳祛邪汤**：

人参一两　白术一两　何首乌生用，一两　鳖甲一两　茯苓五钱　熟地一两　山茱萸五钱　肉桂一钱　柴胡一钱　白芥子三钱　水煎服。二剂反觉寒热交战而病重，再服二剂，寒热不生，全愈矣。

此方虽阴阳双补，而意重补阳。阳旺则敢与邪斗，故初服之而病重者，正阳气与邪气交战也。兼补阴者，助其阴气之旺，则阴旺而邪不敢重回于至阴之内。用柴胡于补阴补阳之中者，提出阴气以交于阳，则邪亦从阴俱出，一遇阳气，则彼此大哄。又有鳖甲、何首之辈，超勇绝伦，邪有不披靡而遁哉。故一战而不胜，连战未有不胜者也。

此症用**远疟汤**亦佳甚。

人参　山茱萸　鳖甲　当归各一两　白术　熟地各二两　山药五钱　附子一钱　柴胡五分　白芥子三钱　水煎服。

人有哀哭过伤，病后成疟，困倦甚疲，人以为疟母之未消，谁知是阴阳两亏乎。夫疟之盛衰，全视乎阴阳之衰旺也。下多亡血，亡其阴也；悲哀伤气，伤其阳也。阴阳两亏，正气虚极，何能与邪气相争，惟听疟邪之往来，邪盛则盛，邪衰则衰。治法宜助正以祛邪。倘惟事攻邪，而不知补正，则正气愈虚，汗必大出，阴虚阳散，欲不亡得乎？方用**救正汤**：

人参一两　黄芪一两　白术二两　炙甘草一钱　当归五钱　半夏三钱　水煎服。连服数剂疟止，十剂全愈。

夫疟邪之久居不散者，正藉痰气之弥满耳。补正气以消痰气，则正气自旺，痰气自消，此疟之更易痊也。此方全在用半夏之神，补非呆补，消非峻消矣。

此症用**救哀汤**亦效。

黄芪一两　白术二两　人参五钱　茯苓一两　鳖甲　山茱萸　白芍各五钱　半夏三钱　水煎服。

人有一时病疟，自卯足寒，至酉分方热，至寅初乃休。一日一夜止苏一时，人以为风邪之入于营卫也，谁知是寒气之入于阳明乎。夫足阳明与冲脉，合宗筋而会于气街，行房之后，阳明与冲脉之气，皆夺其所用，其中空虚，寒邪相犯，即乘虚而入舍于二经之间，二经过胫会足跗上，因邪之相合，而二经之阳日亏，不能渗荣其经络，故痁②行而不能止也。治法补二经之虚，兼散其寒邪，则阳气自旺，寒邪虽居，得汗可解。然而足跗道远，药力未易骤到，非多加药饵，何能取胜哉。方用**解寒汤**：

人参五钱　白术一两　附子三分　苍术三钱　川芎二钱　柴胡五分　水煎服。二剂汗出而愈。

此方用参、术以大补其气，佐之苍术、川芎、柴胡以发其汗，用附子以引至阳明、冲脉、宗筋、气街之所，自然气因补而无秘塞之忧，邪得散而无闭结之患矣。

此症用**参术附半汤**亦效。

人参一两　附子二钱　半夏三钱　白术二两　水煎服。二剂全愈，不必再服。

人有疟病发寅、申、巳、亥之时者，人以为痰疟也，然亦知为阴中之阳，与阳中之阴乎。夫同一疟病，何以分其阴阳哉？大约昼发者，为阴中之阳；夜发者，为阳中之阴也。故昼发者，发于巳而退于申，巳阳而申阴也；夜发者，发于亥而退

---

① 谨　严也。
② 痁　疟疾。

于寅，亥阴而寅阳也。以此而辨别阴阳，断不少误。然则症既分阴阳，治法乌可合治之乎？吾以为未常不可合治也。虽阳病在于气虚，阴病在于血少，然而无痰无食，终不成疟，消化痰食，宁有异哉。且痰食之不消而结成疟母，要不离乎肝气之郁结，以下克夫脾土也。疏肝以健土，则脾之气旺，而痰与食自化，是治肝以治疟，阴阳正不可异也。方用**疏肝两消汤**：

白芍三钱　白术五钱　陈皮一钱　半夏一钱　当归三钱　厚朴一钱　柴胡二钱　茯神三钱　白芥子一钱　气虚者，加人参三钱。血虚者，加熟地八钱。水煎服。八剂，必发大汗而愈。

此方阴阳两治之法也。阴中引阳，以出于阳分，而阴又不伤；阳中引阴，以离于阴分，而阳又无损，两相引而阴阳之正气日盛，自然两相制而阴阳之邪气日消。况气虚加人参以助阳，血虚加熟地以滋阴，又阴阳之分治，何疟之不除哉？人见其治疟之神也，遂以此方能统阴阳而治疟也，谁知单消痰食，止疏其肝气之郁结乎。

此症用**散母汤**亦效。

人参　何首乌　半夏　鳖甲各三钱　白芍　白术各五钱　柴胡一钱　青皮　神曲各二钱　水煎服。

虚损门十三则

人有多言伤气，咳嗽吐痰，久则气怯，肺中生热，短气嗜卧，不进饮食，骨脊拘急，疼痛发酸，梦遗精滑，潮热出汗，脚膝无力，人以为痨怯之症也，谁知其先伤于气乎？夫伤气者，伤肺也。肺伤则金弱不能生水，肾经无滋化之源，何能分余润以养脏腑乎？肺金生热，则清肃之令不行，膀胱之气不化，脾胃俱失其运化

之权。土亏而金益弱，金弱而水益虚，水难养肝而木燥，水难灌心而火炎。木强则侮金，火胜则克肺，欲气之旺也得乎？气衰则不能摄精，精涸则不能收汗，汗出则不能生力，此骨脊之所以酸疼，饮食懈怠而嗜卧也。治法必须先补其肺，更宜兼补脾胃。盖肺气不能自生，补其脾胃，则土能生金，脾胃为肺金之母也。方用**益肺丹**：

人参三钱　白术三钱　当归三钱　麦冬五钱　北五味三分　柴胡五分　荆芥五分　山药三钱　芡实三钱　水煎服。四剂而脾胃之气开，又四剂而咳嗽之病止，又服四剂酸疼之疾解，又四剂潮热汗出之症痊，再服十剂，气旺而各恙俱愈。

或疑损其肺者益其气，未闻损其气者益其肺也？不知益肺实益气也。肺衰则气衰，肺旺则气旺，气衰乌可不补肺哉，若补肺何能舍脾胃而他补乎？

此症亦可用**壮气汤**治之。

人参三钱　麦冬一两　甘草三分　百合一两　贝母三分　水煎服。

人有失血之后，不知节劳慎色，以致内热烦渴，目中生花见火，耳内蛙聒蝉鸣，口舌糜烂，食不知味，鼻中干燥，呼吸不利，怠惰嗜卧，又不安贴，人以为痨瘵之渐也，谁知是伤血而成之乎？夫肝藏血，失血者乃肝不藏血也。然其由，非大怒以动其血，即大劳以损其血也。虽动与损不同，而补血、养血必宜合一。无如酒色财气，无非动血之媒；耳目口鼻，无非损血之窍。养血者既无其力，补血者又缺其药。此失血者，往往难痊，因循误治，不至于死亡不已也。倘一见失血，即用平肝止血之药治之，何至于濒伤不救。但失血成损，苟徒补其血，则血不可以骤生，而耗血之脏腑损于内，烁血之情欲损于

外，亦必死之道也。盖补血必须补气，而养血必宜益精，使阴阳两资于上下，而中焦肝脏之血已损者能增，未损者能固也。

方用**缓中汤**：

白芍一两　当归一两　人参一两　甘草一钱　熟地一两　山茱萸五钱　麦冬五钱　三七根末三钱　荆芥炒黑，一钱　炒黑姜炭五分　水煎服。一剂睡卧安，二剂烦渴止，十剂病减半，二十剂又减半，三十剂全愈。

此方气、血、精同补之药也。然补气药少于补精血之药者，以失血之病，毕竟阴亏，吾重补其阴，而少补其阳，则阳能生阴，阳不至于大亢；阴能制阳，阴不至于太微，自然气行于血之中以生血，即血固于气之内以藏血也，宁尚有走失之患哉。况方中原有荆芥之引经，姜炭、三七根之止血，又用之无不咸宜者乎。

此症用**八物汤**亦佳。

白芍　山药各五钱　当归　熟地　麦冬各一两　甘草五分　丹皮　沙参各三钱　水煎服。

人有入房纵欲，不知葆涩，以致形体瘦削，面色痿黄，两足乏力，膝细腿摇，皮聚毛落，不能任劳，难起床席，盗汗淋漓，此损精而成痨症也。夫阴精足者其人寿，未有精虚而能长年者也。然而精足者，举世绝无其人，所以肾有补而无泻，其或病或不病，亦分之于能节与不能节耳。世人贪片刻之欢，至于死亡无论也。泄精未至于死亡，乌忍其病而不救，要不能舍填精而别求异术也。然而填精实难，泄精既多者，不特伤肾，必且伤脾，脾伤胃亦伤矣。胃为肾之关门，胃伤则关门必闭，虽有补精之药，安能直入于肾宫。是补肾必须补胃，胃与脾为表里，补胃而补脾在其中，故填精之药，断宜合三经同治

耳。方用**开胃填精汤**：

人参三钱　白术五钱　熟地一两　麦冬三钱　山茱萸三钱　北五味一钱　巴戟大一两　茯苓三钱　肉豆蔻一枚　水煎服。连服十剂，精神生，饮食知味，胃气大开。再用十剂，可以起衰。再用十剂，前症顿愈。

此方虽非起死方，实系填精妙药。填精而精足，精足人可不死，然则此方正起死之方也，人亦加意而用之乎。

此症用**扶弱汤**亦妙。

熟地一两　石斛　麦冬各五钱　北五味子一钱　巴戟天　菟丝子各三钱　山茱萸五钱　水煎服。

人有行役劳苦，动作不休，以至筋缩不伸，卧床呻吟，不能举步，遍身疼痛，手臂酸麻，人以为痿症之渐也，谁知是损筋之故乎。夫筋属肝，肝旺则筋旺，肝衰则筋衰，损筋是损肝也，补肝其可缓乎？然肝之所以衰旺者，乃肾之故也。肾水生肝木，肾水足而肝气旺，肾水虚而肝气衰，故筋衰者必补其肝，而肝衰者必补其肾。虽然补其肾，肝受益矣；但肝又去生心，吾恐补肾以生肝，尚不暇养筋也，更须补其心气之不足，则肝不必去生心，肝木得肾之滋，枝叶条达，筋有不润者乎。

方用**养筋汤**：

白芍一两　熟地一两　麦冬一两　炒枣仁三钱　巴戟天三钱　水煎服。二剂筋少舒，四剂筋大舒，十剂疼痛酸麻之症尽痊矣。

此方心肝肾三经同治之药也。凡三经之病，均可用之，非独治伤筋不足之症，在人通用之耳。

此症用**舒筋汤**亦效。

白芍　熟地各一两　甘菊　丹皮　牛膝　秦艽各二钱　白术五钱　枸杞二钱　葳

蕤五钱 水煎服。

人有久立腿酸，更立而行房，则两足必然无力，久则面黄体瘦，口臭肢热，盗汗骨蒸，人以为瘵病也，谁知起于伤骨乎。夫骨中藉髓以能坚，骨无髓则骨空矣，又何所恃而能立乎。然而伤骨亦能耗髓，况立而行房则骨与髓两伤矣，何能不病战。且伤骨中之髓者，即伤肾中之精也。髓涸者，肾水先涸也。肾涸不能化髓，骨中所以空虚也。故欲补骨中之髓，必先补肾中之精。方用**充髓丹**：

熟地二两 山茱萸一两 金钗石斛五钱 地骨皮三钱 沙参五钱 牛膝三钱 五味子一钱 茯苓三钱 水煎服。

此方填补真阴，使肾水充足，精满髓充而骨健也。倘用冷药以损胃，或用热药以助阳，则熬干津液，燥以益燥，必成为痨瘵而不可救矣。

此症用**龟鹿饮**亦效。

熟地二两 山茱萸一两 金钗石斛 牛膝 虎骨 龟膏 杜仲各三钱 山药 鹿角胶 菟丝子 白术各五钱 水煎服。

人有过于欢娱，大笑不止，遂至唾干津液，口舌生疮，渴欲思饮，久则形容枯槁，心头出汗，人以为阴虚火动也，谁知是阳旺火炎哉。夫心属阳火，肾属阴水，阴水遇阳火而烁干，阳火必得阴水而灌溉。是心火非肾水相交，不能止其炎上之性，惟是心中无液则心必燥矣。何心头偏能出汗耶？不知喜主心，而喜极反至伤心。盖喜极则心气大开，液不上行于唇口，尽越于心头之皮肉矣。故肾中之津到于心，即化为汗，何能上济于廉泉之穴，以相润于口舌之间乎。明是心气之伤，截流而断塞也。然则治法不必补肾水之源，仍补其心气之乏，而廉泉之穴自通矣。方

用**通泉饮**：

炒枣仁一两 麦冬一两 天门冬三钱 北五味一钱 人参三钱 丹参三钱 远志一钱 当归五钱 甘草一钱 柏子仁三钱 水煎服。一剂口润，再剂心头之汗止，三剂诸症全愈。

此方补心气之伤，又是生津生液之药，何必补肾以通源哉。

此症用**玄参莲枣饮**亦佳。

玄参三两 丹皮 炒枣仁各一两 丹参五钱 柏子仁 莲子心各三钱 水煎服。

人有用心太过，思虑终宵，以至精神恍惚，语言倦怠，忽忽若有所失，腰脚沉重，肢体困惫，人以为怯症之成也，谁知是劳心以至伤神乎。夫心藏神，神之久安于心者，因心血之旺也。思虑无穷，劳其心矣。心劳则血必渐耗，而神无以养，恍恍惚惚，有无定之形。且神宜静不宜动，神动则心更动，心动而血益亏，血亏而神愈动，虽有肾水之资，而血不能滋，虽有肝木之养，而液不能入，寡弱之君，无以自立，虽有良辅而四体不能强健，此腰脚肢体所以沉重而困惫也。治法必急救其心，而救心必以安神为主。方用**定神汤**：

人参一两 茯苓五钱 白术五钱 丹参五钱 远志一钱 生枣仁五钱 丹砂末一钱 柏子一钱 巴戟天三钱 黄芪一两 当归五钱 山药三钱 甘草一钱 白芥子二钱 水煎服。一剂心安，二剂神定，十剂而身健矣。

此方心脾胃肺肝同治之药也。盖心为孤主，非得心包戴护①，则神恐有下堂之走。今得脾胃肺肝之同治，则扶助有力，心血易生，心神自旺矣。

此症用**龙齿安神丹**亦妙。

——————

① 护 原作"获"，字之误，今改。

人参　麦冬各一两　黄连二钱　柏子仁三钱　龙齿火煅，醋淬，为末，一钱　炒枣仁三钱　甘草五分　北五味子一钱　水煎服。

人有终日劳心，经营思虑，以致心火沸腾，先则夜梦不安，久则惊悸健忘，形神憔淬，血不华色，人以为心气之弱也，谁知是心血之亏乎。夫心宜静而不宜动，静则火不自炎，肾水自然来济。若动，则心肾两不相交矣。盖肾水非火不生，然而肾得温火而水易生，肾得烈火而水易竭。心过劳而火动，正烈火而非温火也。肾畏避之不暇，敢来上升，以受火之威逼乎。水不上升，心愈干燥，必且自焚，虚损之症成矣。夫五脏之损，损至心而亡。今损不由五脏，心先自损，宜为不治之症。然而心宫宁静，原取给于各脏腑也，各脏未损，正有生机，补各脏之气，自然虚者不虚，损者不损也。治法专补其脾肾肺肝之气。方用**卫主生气汤**：

人参三钱　白术五钱　麦冬五钱　北五味五分　白芍一两　白芥子二钱　炒枣仁三钱　玄参一两　水煎服。二剂心血生，心气亦旺矣。

此方五脏兼补之药也。然而兼补五脏，又是独补心宫，所以为奇。倘止补心而不补余脏，或单补一二脏，而不五脏之兼补，反有偏胜之忧，非善补心伤虚损之法也。

此症用**益心丹**亦可治。

人参　当归各五钱　麦冬　炒枣仁各一两　天花粉　北五味　远志　神曲　丹砂各一两　菖蒲五分　菟丝子三钱　水煎服。

人有过于好色，入房屡战，以博欢趣，则鼓勇而斗，不易泄精，渐则阳事不刚，易于走泄。于是骨软筋麻，饮食加少，畏寒之症生，人以为气虚之故，谁知

是肾中之水火两损乎。夫肾中相火藏于命门之中，乃水中之火也。肾中水火，不可两离。频于泄精者，似乎损水而不损火，殊不知火在水中，水去而火亦去也。凡人火动之极，而水泄之，水泄之极，而火无水养，则火更易动而易泄。水火两伤，欲肾之不损得乎？治法必须大补肾中之水，不可补夫肾中之火。盖水虽生于火，而水涸之时，骤补夫火，则水不能制，而火且炎上，亦足以害之也。惟大补夫水，使水足以制火，而火亦自生。方用六味汤大剂煎饮，服至两月，然后加入附子、肉桂，以培补命门之真火，则水火有既济之妙，庶几两受补阴、补阳之益。世人认八味丸为补阳之药，然仍于水中补火，是补阳而兼补阴之药也。所以补火无亢炎之祸，补水无寒冷之虞耳。

此症用**菟丝地萸汤**亦神。

熟地一两　山茱萸五钱　菟丝子一两　巴戟天五钱　水煎服。

人有易于动怒，虽细微饮食，琐碎居处，家人父子之间，无不以盛气加之，往往两胁满闷，其气不平，遂致头疼面热，胸膈胀痛，人以为肝气之胜，谁知是肝血之损乎。夫肝性最急，得血以养。惟肝中无血，则肝气抑郁而不舒，遂易动怒矣。盖肝气最不能藏而喜泄，肝气藏则肝血必然外越，肝血藏则肝气必然外疏；肝气泄则肝血必然内生，肝血泄则肝气必然内郁，是二者原相反而相成者也。今易于动怒者，是肝血欲藏而不能藏，肝气欲泄而不能泄矣。治法补肝血以使之藏，平肝气以使之泄而已。方用**逍遥散**加味治之。

白芍一两　白术五钱　陈皮五分　甘草五分　茯苓　当归各五钱　柴胡一钱　炒栀子三钱　半夏一钱　荆芥炒黑，三钱　水煎服。连服十剂，血藏于肝中，气撷于肝

外，两得其宜也。

盖此方原善疏肝经之郁气，郁解而气自和。况清其火，血有宁静之气；引其经，血有返还之思。重用白芍、当归以生其新血，轻用柴胡、半夏以解其逆气，所以两收其功也。

此症用**加减生熟二地汤**亦妙。

生地 熟地各一两 白芍 麦冬各五钱 山萸三钱 北五味一钱 炒栀子二钱 甘草一钱 水煎服。

人有不食则腹中若饥，食则若饱闷，吞酸溏泻，日以为常，遂至面色痿黄，吐痰不已，人以为胃气之伤也，谁知是脾气之损乎。夫脾为胃土代行其传化者也。胃之气全藉脾气之运动，胃乃得化其精微，不特脾受益，而各脏腑之气，无不受其益也。今脾气受伤，不能为胃以代行其传化，不特胃之气无以生，而脾不得胃气之化，则脾亦受损而不受益，势必至脾胃两损，何能分其津液，以灌注夫各脏腑之气耶？治法必大健其胃，兼补夫脾。盖胃与脾为表里，两者宜合不宜离者也。方用**益脾汤**：

人参一钱 山药五钱 芡实三钱 巴戟天三钱 砂仁一粒 半夏三分 茯苓二钱 扁豆一钱 神曲一钱 肉果一枚 白术三钱 水煎服。服三月胃气开，再服三月脾气壮，但见有益，不知有损矣。此方开胃之药多于补脾，以脾损由于胃虚，故补胃而自益其脾也。

此症用**果腹饮**亦效。

白术一两 甘草一钱 破故纸一钱 砂仁一粒 茯苓三钱 芡实五钱 水煎服。

人有终朝咳嗽，吐痰微喘，少若行动则短气不足以息，人以为心火之刑肺，谁知是肺气之自损乎。夫肺主气，五脏七腑，虽各自有气，皆仰藉肺中清肃之气，以分布之也。今肺金自损，自卫不足，何能分给于脏腑乎。且肾水非肺金之气不生，肺既自顾不暇，不来生肾，肾无肺气而水涸，肺又分其气以救子而不足，自然子病而母之气亦尽矣。治法宜大补肺气，兼补肾水。方用六味汤加麦冬、五味子，大剂与之。久服肾旺而肺亦旺也。夫六味汤补肾之药，即加五味、麦冬之补肺，而入于六味丸汤中，仍是补肾者也。补肾以治肺，此胜于治肺者也。肾旺而肺不必顾子，况又有麦冬、五味之滋，肺受益正无尽也，何损之不愈哉。

此症用**延息汤**亦佳。

人参 百合各五钱 甘草一钱 熟地一两 山茱萸四钱 牛膝二钱 北五味五分 茯苓三钱 水煎服。

人有贪用饮食，甚至遇难化之物而不知止，逢过寒之味而不知节，遂至胸腹胀闷，已而作痛生疼，后至起嗳吞酸，见美味而作嗔不欲食者，人皆以为脾气之困，谁知是胃气之损乎。夫脾胃虽为表里，然一主入，而一主出，能入而不能出者，脾气之衰；能出而不能入者，胃气之乏也。虽脾胃交相伤损，然治法不可概治，必分别何经之伤，使损者多获其益，则胃易开而脾易健。盖脾胃同属一土，而补土实有两法。脾虚属肾寒，胃虚属心冷也，故补脾者必须补肾，而补胃者必须补心，不可混也。今见美味而嗔，明是胃虚，而非脾虚矣。治法补其心火，而胃气自开。方用**六君子汤**加味治之。

人参二钱 白术三钱 炒枣仁 茯苓各三钱 陈皮五分 甘草五分 半夏一钱 干姜炒二钱 附子一片 水煎服。连用十剂，胃中温和。再服十剂，前症顿去。

此方虽仍是统治脾胃之药，然加枣

仁、干姜、附子之类，是补心者居其重，补脾者居其轻矣。名是脾胃兼治，实偏于治胃者也。

此症用**生气汤**亦妙。

人参二钱　白术一钱　巴戟天二钱　陈皮三分　甘草二分　茯苓二钱　砂仁一粒　谷芽一钱　炮姜五分　水煎服。

痨瘵门十七则

人有纵欲伤精，两胫酸痛，腰背拘急，行立足弱，夜卧遗泄，阴汗痿靡，精神倦怠，饮食减少，而耳飕飕如听风声，人以为传尸之痨瘵也，谁知是自伤于肾，为初起之痨瘵乎。夫人之贪色，或立而行房，或劳而纵送，或一泄未已而再泄，或已劳未息而再劳，或兴未来而黾勉①强合，或力已竭而带乏图欢，或天分原薄，服春药而快志，或材具本小，学展龟以娱心，或行疫辛苦犹然交会，或思虑困穷借以忘忧，一宵之欢遂成终身之疾，原不在妇女之众，与泄精之多也，不知节，便即成痨矣。必致失血，兼之吐痰咳嗽，夜热盗汗，畏寒畏热，似疟非疟，胸中似饥非饥，似痛非痛，饮馔之类，既不能多，复不能化。失情失绪，骨蒸火动，又思色以泄其火，见色而动其意，鬼交梦遗而不可止，于是发寒发热，骨髓之中遂生痨虫，因循至死，深可伤也。治法补真精之乏，开胃气之衰，加之杀虫之药，安在将死者之不可救乎。方用**救瘵汤**：

熟地五钱　白芍二钱　山药二钱　沙参三钱　地骨皮五钱　麦冬二钱　北五味十粒　人参五分　白薇五分　白芥子一钱　鳖甲一钱　茯苓一钱　水煎服。十剂虫死，二十剂胃气大开，连服二月，精神渐旺。服一年而愈，然必须断色欲也。

此方补阴居多，少加人参以助胃气，则补阴而无腻滞之忧。即所用杀虫之药，非狼虎毒味可比，消弭于无形，所以有益无损也。此方看其平常，配合精良，以治初起之痨，实有神功耳。

此症用**救败汤**治之。

地骨皮　丹皮各五钱　人参三分　白芍三钱　山药一两　甘草二分　水煎服。

前病用前方妙矣，然伤肾以成前病者，世人颇多，恐一方不足以概治也。我更受异人之传，尚有一方以治前病甚效，因并志之。异人谓：伤肾以致生痨虫者，必须先杀其虫，后用补肾之药，则肾经受益，否则徒补其精也。盖虫不去，则所生之精，仅足以供虫之用，虫得精之旺，虫之势愈大，与其于补中杀虫，不若先杀其虫，后补其阴之为胜。惟是杀虫之药，未有不更伤其阴者。吾方则不然，虽死其虫，而于阴仍未有损，且能开胃。方名**祛崇丹**：

鳗鱼一条，重六两　怀山药三两　芡实一两　水煮极烂，少加青盐同食。食完，不必吃饭，一日必须食完，连汤汁饮之。一次之后，隔七日再照前食之。三次则骨中之虫无不死者，然后另用**起瘵汤**：

人参一钱　茯苓三钱　麦冬三钱　北五味子十粒　生枣仁二钱　熟地五钱　山茱萸二钱　巴戟天二钱　白芍一钱　白芥子五分　沙参一钱　水煎服。服一月精渐旺矣。再服一月全愈。

此方平中有奇，前方奇中实平，皆异人所传，余不敢隐，愿与世共之，以救初起肾痨之病云。

人有夜卧常惊，或多恐怖，心悬悬未安，气吸吸欲尽，淫梦时作，盗汗日多，饮食无味，口内生疮，胸中烦热，终朝无

---

① 黾勉：努力也。

力，惟思睡眠，唇似朱涂，颧如脂抹，手足心热，液燥津干，人以为肾经之痨瘵，谁知肾传于心，而心初受病乎，夫心宫宁静，邪不可侵。邪侵于心，则神必越出于外。肾痨生虫，无形之邪气犯心，尚不可救，乌容有形之虫深入哉。不知虫虽有形，而虫之气亦无形，肾气既交于心，而肾中之虫气，乌得不上交哉。虫之气与肾之气自是不同，肾气交心，而心受益，虫气交心，而心受损，何必虫入心而心始病乎？然则治法不必治心，仍治肾可也。然而徒治肾而虫在，则虫之气仍在肾，心仍受虫之害也。故救心必须滋肾，而滋肾必须杀虫。方用**起瘵至神汤**：

熟地一两　山茱萸五钱　麦冬一两　茯苓五钱　山药五钱　芡实三钱　肉桂三分　白术三钱　杜仲一钱　鳖甲五钱　百部二钱　水煎服。连服十剂，瘵虫死矣。再服一月，肾气旺而心气安。再服一月全愈。

此方全是补肾安心之剂，惟鳖甲、百部乃杀虫之药。鳖甲深攻，引百部直入于至阴之内，又是补阴而不伤于髓，虫以为养身之味，讵知是杀身之味耶。虫死而肾无异气，则心气受益，而又有麦冬、茯苓、白术之相扶，自然庆安奠于宫中，喜敉宁于殿上也。

此症用**安养汤**亦效。

人参　百部各一钱　山药一两　甘草三分　麦冬五钱　北五味十粒　白术二钱　茯神三钱　水煎服。

人有咳嗽吐痰，气逆作喘，卧倒更甚，鼻口干燥，不闻香臭，时偶有闻，即芬郁之味，尽是朽腐之气，恶心欲吐，肌肤枯燥，时作疼痛，肺管之内，恍似虫行，于皮细起，状如麸片，人以为肺经痨瘵也，谁知是心痨而传之肺乎。夫肺为娇脏，最恶心气之克，心以正火刑肺，肺尚

受病，况以尸虫病气移而刑肺，肺安得而不病乎？然而肺气之伤者，伤于心之火气也。心受虫气之伤，心自顾不遑，何能分其虫气以克肺？不知心嫌虫气之侵，乃不自受，即以虫气移入于肺，而自避其毒也。况肺为肾之母，肺原能自交于肾，而肾之虫气，何独不交于肺乎？此心肾交侵，痨瘵之势，倍重于肾之传心矣。治法消心中之虫气，不若仍消肾中之虫气也。然而心肾两伤，又消两经之虫，药必先经于胃，虫未必杀而胃气先亡，则肺金大失化源，非治之善也。法宜健胃，则分布精液，心肾有益，胃又无损，则虫可得而诛矣。方用**健土杀虫汤**：

白术五钱　人参二钱　白薇二钱　万年青一片　熟地一两　麦冬一两　山茱萸三钱　生枣仁三钱　车前子二钱　贝母一钱　水煎服。二剂气喘少平，又二剂咳嗽渐轻，又二剂知香臭，又二剂疼痛渐止，服三月全愈。

此方补胃气又不助阳，消虫气又不损液，肾足以制心，而心不至于刑肺，实治痨传肺之妙法也。

此症用**护肺饮**亦佳。

白术　人参　百合各二钱　白薇　天冬各一钱　麦冬三钱　款冬花五分　天花粉　桔梗各六分　水煎服。

人有两目眊眊，面无血色，两胁隐隐作痛，热则吞酸，寒则发呕，痰如鼻涕，或清或黄，臭气难闻，泪干眦涩，尝欲合眼，睡卧不安，多惊善怖，人以为肝经之痨瘵也，谁知是肺痨次传于肝乎。夫肺金克肝木者也，使肝木本旺，肺何能克之。无如肾痨之后，久不生肝，则肝木无滋润之气，肝弱可知。肺即乘其弱，将虫气交于肝，肝欲拒之而无力，不得已顺受其虫气矣。肝为肾之子，肾见肝子已受虫气，

惟恐肝气不敌，乃移其肾气以生肝，而虫气即因肾气之移，而同移入于肝矣。虫蚀肝血，肝又何养乎？治法仍须救肾以生肝，兼之生肝以杀虫也。方用**援瘵汤**：

白芍—两　当归—两　熟地—两　山茱萸五钱　茯苓五钱　鳖甲五钱　白薇二钱水煎服。十剂少痊，二十剂更痊，服三月乃愈。

此方肝肾两治之汤也。止鳖甲、白薇乃杀虫之味，不寒不热，既无偏胜之虞，能补能攻，又是两全之道。杀虫于无形，起死于将绝者也。或谓痰色青黄，方中消痰逐秽之品似不可少。不知虫入肾肝，非直救二经，何能夺命。况消痰逐秽之品，用之益伤脾胃。肝既受虫之侵，正欲移传于脾，倘再伤之，不引虫入于中州乎？故宁大补肾肝，使二脏受益，其痰自化，断不敢轻用消痰逐秽之品，以再伤脾胃耳。

此症用**疗瘵汤**亦佳。

白芍　熟地各五钱　当归四钱　鳖甲三钱　鳗鱼骨烧黑灰，三分　北五味十粒　水煎服。

人有胸前饱闷，食不消化，吐痰不已，时时塘泻，肚痛腹胀，空则雷鸣，唇口焦干，毛发干耸，面色黄黑，微微短气，怯难接续，便如黑汁，痰似绿涕，人以为脾经之痨瘵也，谁知是肝痨而传于脾乎？夫五脏之痨，传入于脾，本不可救，不必更立救脾痨之法也。虽然人有胃气一线未绝，无不可接续于须臾，脾与胃为表里，胃绝则脾绝，万无生理。脾绝而胃未绝，尚有生机，正不可因其肝虫之入脾，即诿于天命之绝也。余自行医以来，曾救一妇人得此症，脉又细数，众医皆以痨病传脾，为必死之症，其夫[1]亦弃之不治。余见饮食知味，谓其夫曰：尊正尚有一线可救，何忍看其死而不一援乎？其夫曰：

众医皆弃而不治，非我不欲生之也。余劝其单服**二白散**，用：

山药　芡实各等分，约四斤　万年青四大片　各炒、磨为细末，入白糖一斤，滚水调服。

遇饥即用，无论数次。其妇闻之，如法喜吞，头一日即服五大碗。约五月，每日如此，脾气渐服渐愈，竟得不死。问其前后所服几何？约百斤也。后见余称谢。因备志之，以助行医方法之穷。二味既能健脾，尤能补肾，肾脾兼治，所以奏功。况万年青杀虫于无形，入之于二味之中，虫亦不知其何以消灭于无踪也。此方不特单治脾痨，但不可责其近功耳。若加入人参二两以助胃气，则胃气更健，脾气尤易援耳。

此症用**援怯汤**亦妙。

白术　山药各—两　茯苓三钱　人参三钱　芡实五钱　白薇—钱　鳗鱼骨末五分　肉桂三分　水煎服。

人有阴虚火动，每夜发热如火，至五更身凉，时而有汗，时而无汗，觉骨髓中内炎，饮食渐少，吐痰如白沫，人以为骨蒸之痨瘵也，谁知是肾水不能制火乎。夫肾中水火，必须两平，火之有余，水之不足也；水不足，火始有余。骨蒸之病，正坐于火旺水亏耳。治法不必泻肾中之火，但补其肾中之水，则水足济火。肾既不热，骨髓之内外何能热乎。方用**凉髓丹：**

地骨皮—两　丹皮—两　麦冬五钱　金钗石斛三钱　牛膝二钱　茯苓二钱　水煎服。连服四剂而内热轻，再服四剂内热尽除，服一月而前症尽愈。

此方用地骨、丹皮，不特补肾中之

---

① 夫　原作"大"，字之误，光绪甲辰本作"大"，今改。

水，且取其能凉骨中之髓，与消骨外之血也。夫骨中髓热，必耗其骨外之血；骨外血热，必烁其骨中之髓。故兼用二味，则髓与血两治，无太热之虞，肾中宁独热哉。况石斛、牛膝，无非补肾阴之味，阴旺则阳平，水胜则火退，骨蒸不蒸，而痨瘵何能成哉。

此症用**纯阴汤**亦佳。

玄参　麦冬　丹皮　地骨皮　熟地各三钱　水煎服。

人有气虚，气息短促不足以息，与劳役形体气急促者迥殊，懒于语言，饮食无味，身体困倦，人以为气痨也，谁知是阳虚下陷，由于内伤其元气乎。夫元气藏于关元之中，上通肺而下通肾。元气不伤，则肾中真阳自升于肺，而肺气始旺，行其清肃之令，分布于五脏七腑之间。若元气一伤，不特真阳不能上升，且下陷于至阴之中，以生热矣。此热乃虚热，非实热也。实热可泻，虚热宜补，故必用甘温之药以退其虚热。然而单用甘温以退其热，不用升提之味以挈其下陷之阳，则阳沉于阴，而气不能举，虽补气亦无益也。即升提其气矣，不用补气之味，则升提力弱，终难轻举其气也。方用**补中益气汤**：

人参五钱　白术五钱　炙黄芪三钱　当归三钱　陈皮五分　甘草五分　升麻二分　柴胡三分　加贝母一钱　水煎服。一剂气升，二剂气旺，十剂生力，胃气大开，前病顿失。

补中益气汤乃李东垣一生学问全注于此方，妙在用柴胡、升麻于参、术、芪、归之内，一从左旋而升心肝肾之气，一从右旋而升肺脾胃命门之气，非仅升举上、中二焦之气也。

此症用**提陷汤**亦效。

黄芪　麦冬各五钱　白术　人参各二钱

甘草三分　桔梗一钱　神曲五分　水煎服。

人有血虚者，面无色泽，肌肉焦枯，大肠干燥，心多怔忡，健忘不寐，饮食少思，羸瘠不堪，夜热无汗，人以为血痨也，谁知是肝燥而生火乎。夫肝中火盛，往往自焚，终由于肾水之能生木，非失血吐于外，即耗血燥于内耳。肝既自燥，火生木中，正可火生木外，似乎心火得肝木之火而旺矣。无如木中有水，则肝可生心；木中有火，则肝能焚心。故火在心中，可取给于肝，而火在肝中，则自顾之不暇耳。然则治法必先治肾，而治肾必先补水也。方用：

玄参一两　丹皮五钱　沙参五钱　白芍一两　当归五钱　甘菊花三钱　茯苓三钱　麦冬五钱　水煎服。十剂夜热除，二十剂燥症解，三十剂各病均愈。

此方名为**滋肝饮**，实补肾以滋肝也。肝得肾水之滋，则肝木之火不发，何致自焚而成痨哉。

此症用**加减四物汤**。

白芍　当归　生地各五钱　熟地一两　丹皮三钱　水煎服。

人有过哀于贪饕燔熬烹炙之物，馨香甘肥之品，尽情恣食，以至食不能化，胸中饱①闷，久则结成痞满，似块非块，似瘕非瘕，见食则憎，每食不饱，面色黄瘦，肢体日削，人以为因食成痨，谁知是脾衰而不能化乎。夫食未至而思餐者，胃气之强也；食已下而难受者，脾气之弱也。过于贪饕，正胃气之强耳。人恃胃气，不论精粗生冷，尽皆食之，未免损伤胃气。胃与脾为表里，未有胃伤而脾不伤者。然人有肾气旺者，虽胃伤而脾不能

————

① 饱　原作"胞"，字之误，今改。

伤，以肾中之火能生脾气。故脾气不足，往往补其肾火而愈。今食不能消，至于见食则憎，是脾伤而胃亦伤，单补肾中之火，恐仅能生脾土，而不能生胃土耳。盖脾土非肾火不生，而胃火非心包之火不能长也。治法必须补心包以生胃土，补命门以生脾土也。方用**助火生土汤**：

人参三钱　白术五钱　黄芪五钱　茯苓三钱　甘草一钱　肉桂一钱　巴戟天五钱　菖蒲五分　山楂十粒　神曲五分　远志八分　水煎服。二剂脾气健，又二剂胃气开，十剂脾胃之气大旺矣，又十剂全愈。

此方上补心包，下补命门，中补脾胃，火生而土健，土健而食消，不易之理也。世人不知补火之道，更不知补火而有心包、命门之异，所以曰健脾而脾不健，曰开胃而胃不开，必成瘵而始止也，岂不可叹息哉！

此症用**温化汤**亦佳。

人参　茯苓　巴戟天　鳖甲各三钱　白术　黄芪各一两　肉桂　神曲各一钱　枳壳五分　白豆蔻一粒　山楂十粒　水煎服。

人有遭遇坎坷，或功名蹭蹬①，或柴米忧愁，以致郁结，胸怀两胁胀闷，饮食日减，颜色沮丧，渐渐肢瘦形凋，畏寒畏热，人以为因愁而成瘵也，谁知是肝气不宣，木克脾胃乎。夫肝木最喜飞扬，一遇寒风，遇忧愁，皆郁而不伸也。然而肝气不肯自安于不伸，于不伸之中而求其伸，于是上不得展舒以生心，下不得不刑克而伤脾矣。脾土既伤，胃气亦弱。胃气既弱，而饮食自少，何能分润于脏腑哉？人见其悠悠忽忽，不饮不食，疑是虫之作祟，乃用消虫逐秽之药，肝气不开，脾胃反损，愈加困顿，变成瘵疾而死者比比也。治法亦仍开其郁结而已矣。方用**顺适汤**：

白芍一两　白术三钱　人参五分　白芥子一钱　当归二钱　郁金一钱　陈皮三分　甘草五分　茯苓三钱　香附一钱　川芎八分　水煎服。二剂脾胃开，四剂寒热除，十剂郁结之症尽散矣，二十剂全愈。

此方专入肝经，又能入脾、入胃，舒木气之滞，宣土气之沉，所以能奏功之神也。若欲杀虫祛祟，此症本无虫与祟也。甚矣！郁瘵之易治，无如人不知治郁何哉。

此症用**适志汤**亦效。

白芍　茯苓各五钱　甘草　枳壳　半夏各五分　砂仁一粒　神曲　香附　人参各二钱　苏子一钱　水煎服。

世有尼僧、寡妇、失嫁之女、丈夫久出不归之妻妾，相思郁结，欲男子而不可得，内火暗动，烁干阴水，肝血既燥，必致血枯经断，朝热夜热，盗汗鬼交，日复一日，年复一年，饮食懈怠，肢体困倦，肌肤甲错，面目暗黑，人以为瘀血之瘵也，谁知是干血之瘵乎。凡妇女欲火一动，多不可解。欲火者，雷火也。雷火一动，而天地变、阴阳乖，水随火而沸腾，火得水而炎上，有不烧干者乎？妇女之欲火乃起于肝，肝火者木中之火也。雷火喜劈木者，以火从木中出也。夫肝火宜藏，以肝藏血也，肝火动则血不能藏矣。火动则血泄，况火不动则已，动则不能遽止。故火屡动而血屡泄，动之不已，则泄之不已，血安得不干乎？治法似宜泄木中之火矣。然而火止可泻以止炎，不可频泻以损木。方用**消愁汤**：

白芍一两　当归一两　葳蕤一两　玄参　柴胡各一钱五分　丹皮三钱　地骨皮五钱　白

---

① 蹭蹬　本指海水近陆，水势渐次削弱之貌。在此用来比喻人困顿失意。

芥子一钱　熟地一两　水煎服。连服数剂，肝气不燥。再服数剂，肝火可平。更服十剂，血枯者不枯，诸症可渐愈也。

此方补肝木而兼补肾水，水旺而本得其养，木平而火息其机，不必治痨而痨自退。补肝、补肾之中，而仍有开郁、达郁之药也。彼徒补肝血、徒泻肝火者，尚隔一层耳。

此症用**散思汤**亦佳。

生地一两　白芍　丹皮各五钱　白术一两　地骨三钱　柴胡一钱　当归五钱　陈皮五分　炒栀子二钱　荆芥一钱　水煎服。

人有湿热积于脾胃，又加生冷之物存而不化，久则变成寸白之虫，或结成蛔虫之类，以致腹痛肚疼，面黄肌瘦，盗汗淋漓，气怯身弱，此是虫积而不散也。夫虫生，虽因于湿热之化，而湿热之类，实因于脾胃之虚。土坚之处，虫不能生；土松则水入，水入则湿留，湿积则热，热则虫生矣。然则治法不必用杀虫之药，但健脾胃之土，则虫宜皆去。然虫居土之中，既已成穴，则子孙繁庶可知。使单健其脾胃之土，土气熏蒸，虫未必死。吾恐不能尽死也，故健其脾胃，仍须佐杀虫之味，则拔本塞源，亦斩草除根之道也。方用**灭虫汤**：

白术一两　槟榔二钱　使君子二十个　人参三钱　楝树根三钱　陈皮五分　神曲三钱　炙甘草二钱　黄连三分　百部一钱　水煎服。一剂虫下，二剂虫大下，三剂虫尽灭矣，不必四剂也。

此方杀脾胃中湿热之虫，非杀脾胃中血肉之虫也。血肉之虫，每有灵机，湿热之虫，原无知识。小治尚可建功，况以治痨虫之法以治之乎。毋怪元气既回，而杀虫又捷也。

此症用**鳗羹饮**亦效。

鳗鱼一斤，煮汤四碗。另用：

山药　白术各一两　茯神　神曲各三钱　百部二钱　肉桂一钱　汤二碗，煎一碗服。渣再用汤二碗，煎一碗。服二剂全愈。

人有好耽曲蘖致成酒积，脾气损伤，五更作泻，久则淹淹忽忽[1]，饮食少思，时多呕吐，盗汗淋漓，人以为酒痨之病，谁知是脾肾两亏乎。夫酒从胃入，似宜伤胃，不知酒中入于胃，而受之者脾也。脾所恶者湿，而酒性正湿，是脾之所恶也。乃移而之肾，肾虽水脏，藏精而不藏湿。酒气薰蒸，肾受酒气之毒，仍传于脾，而脾又不能受，遂传大肠而出。大肠又恶酒气之湿，不肯久留而遄发矣。饮酒既多，下泻必甚，下多亡阴，人安得不病乎？人之贪酒而不啻肺腑之亲，日饮如故，有加无已，下至腐肠烂胃而不止。然则治法必须先戒酒，而后以化酒之药以解酒毒，仍以健脾、益肾之品，以救其火土之衰，则酒痨之病，庶几其可瘳乎。方用**消酒散**：

白术一两　山茱萸一两　葛花二钱　薏仁一两　肉桂三分　茯苓三钱　水煎服。十剂泻轻，又十剂泻止，又十剂而酒积除，又十剂全愈。

此方脾肾两补，分解酒湿，而消其毒也。惟是酒性大热，今不特不解其热，并且用肉桂以助其热者，以湿之不行，由于命门之火衰也。真火衰而邪火自盛，真火盛而邪火自衰，则邪水自流矣。

此症用**解蘖汤**亦可治之。

白术二两　茯苓五钱　肉果二枚　柞木枝五钱　水煎服。十剂愈。

小儿多餐水果，恣食肥甘，以致成疳，身体黄瘦，毛竖肤焦，形如猿猴，状如刺猬，食土食炭，人以为儿痨也，谁知

---

[1] 淹淹忽忽　心神恍惚之貌。

是脾胃虚寒之病乎。小儿纯阳，本不宜虚寒也。然而先天无亏，而后天每不能无损。盖先天属肾，后天属脾胃也。小儿餐水果，食肥甘，正坐于伤脾胃耳。脾胃一伤，五脏之气不能行，六腑之气不能运。小儿性格不常，何如樽节，水果仍餐，肥甘仍食，欲不成痨，何可得乎？治法补其脾胃之气，调其饮食之伤，原可随手奏效，宁至儿痨之病哉。无如世医以胆草、芦荟、胡黄连之类以泻其火，以半夏、枳壳、槟榔、厚朴之类以降其痰，以麦芽、山楂、大黄之类以逐其食，以栀子、楝根、乌梅以杀其虫，以至儿不胜任，反消损其真元之气，无异下之石也。方用**六君子汤加减**救之。

人参二钱　白术三钱　茯苓三钱　甘草三分　附子一分　黄芪三钱　神曲五分　水煎服。一剂而儿之神气转，再剂而儿之神气生，连服十剂，无不全愈，正不必多剂也。

此方原是补气之剂。补气者，补脾胃之气也。小儿之病，原伤于脾胃也。先天实未常伤，脾胃之气一转，是后天无损，先天何不接续哉。此痨病之所以易愈耳。

此症用**神人散**亦甚效。

人参二钱　白术三钱　甘草五分　肉桂三分　白豆蔻一枚　神曲五分　半夏三分　山楂五枚　水煎服。

人有感染尸虫，遂至酿成痨病，其症与所感之病人无异，世为传尸痨者，男子自肾传心，由心而肺，由肺而肝，由肝而脾；女子自心传肺，由肺而肝，由肝而脾，由脾而肾，五脏复传六腑而死矣。此古人之言也，而孰知不然。传尸痨症，感病人之虫，视虫所入之脏，即于是脏见病，无不传于脾而死，不必五脏之皆传也。彼五脏之皆传者，乃自伤于肾，由肾

而传心，心而肺，肺而肝，肝而次于脾耳。以自传而为传尸之病，则误之甚矣。所以治传尸之病，不必同于治自传之症也。虽然传尸之虫，虽不择脏而入，治法必须补胃肾为主，而佐之杀虫之味。盖胃气不败而津液能生，肾气不涸，而火气能伏。且胃为肾之关门，胃土能消，而肾水始足。传尸之病，未有肾水不竭者也。此肾与胃之二经，必宜兼补耳。方用**移尸灭怪汤**：

人参一两　山茱萸一两　当归三钱　乳香末一钱　虻虫十四个　水蛭火煅死，十四条　二蚕沙末三钱　各为末，蜜为丸，每日服百丸。此药服完，而传尸之虫灭迹矣。

古人传祛逐痨虫之药，多至损伤胃肾，所以未能取效。今用人参以开胃；用山茱萸以滋肾，且山茱萸又是杀虫之味；同虻虫、水蛭以虫攻虫，则易于取胜。尤恐有形之物，不能深入于尸虫之内，加当归以动之，乳香以开之，引其直入而杀之也。复虑虫蚀补剂以散药味，更加二蚕沙者，乃虫之粪也，虫遇虫之粪，则弃而不食，而人参、归、芪得行其功，力助诸药以奏效也。

此症用**逐尸饮**亦神。

人参三分　白术二钱　山茱萸五钱　鳗鱼骨烧灰，一钱　水煎服。

人有传染鬼疰者，合家上下，大小无不生尸虫之病，是重于传尸也。盖传尸止病于一人，一人死而一人又病，非若鬼疰之重也。此等之病，虽是冤鬼相缠，然初起之时，未常非尸虫引之也。夫尸虫作祟，已能杀人，况又有鬼邪相辅，变动不一，其为害也更甚。其症使人梦遗鬼交，泄精淋沥，沉沉默默，不知所苦，而无处不恶，经年累月，渐就困顿，以至于死。一家传染，多至灭门绝户，实可伤也。葛

稚川曾传獭肝散以救人，然止可救传染之初起，不可救传染之已深。余逢异人传方，名为**三清丸**：

苍术半斤 炒人参三两 山茱萸一斤 白薇三两 䗪虫三两 阿胶三两 白芍十两 鳖甲十两 鳗鱼骨三两 白术一斤 柏子仁不去油，四两 地骨皮十两 沙参五两 肉桂一两 地栗粉一斤 神曲三两 贝母二两

各为细末，蜜为丸，每日早晚各服三钱。服一月而鬼气散，服二月而尸虫死矣。一家尽服之，断不致有绝门灭户之祸也。

此方补阳气以制阴，则鬼不敢近，灭尸气以杀虫，则祟不敢藏，有攻之益，无攻之损，起白骨而予生全，救合家而令其寿考，功实伟焉。

此症用**散疰饮**亦佳。

鳖甲炒为末，五钱 狐心末一钱 人参二钱 甘草三分 神曲二钱 白术五钱 山茱萸五钱 白芍五钱 水煎服。一月即愈不再传。

人有花前月下两相盟誓，或阻于势而不能合，或尽于缘而不能逢，遂思结于心中，魂驰于梦寐，渐而茶饭懒吞，语言无绪，悠悠忽忽，终日思眠，面色憔悴，精神沮丧，因而畏寒畏热，骨中似疼非疼，腹内如馁非馁，人以为痨病之已成也，谁知是相思之恶症乎。夫相思之症，原不必治，遇情人而郁开矣。然而情人何易急得，医道岂竟无他治哉。大约相思之病，先伤于心，后伤于肝，久则伤于脾胃。欲治相思之症，宜统心、肝、脾、胃四经治之，治此四经，多有得生者。未可信古人之言，以相思之症为不可治之病也。夫伤心之病，本不可治，如何相思之伤心，犹为可救？盖思其人而不得，必动肝火，火动生心，其实一线之延，正藉此肝木之火以生心也。用平肝解郁之品，佐之补心安

神之味，益之开胃健脾之药，则肝气一舒，心火自发，不必去生脾胃之土，而相思病可逐渐而衰也。倘更加人事之挽回，何病之不可愈哉。方用**遂情汤**：

香附三分 白芍一两 荆芥五分 麦冬三钱 茯神三钱 白术三钱 生枣仁三钱 人参五分 神曲三分 甘草一分 柴胡五分 白芥子五分 水煎服。十剂肝气开，又十剂心气开，又十剂脾胃之气大开矣。

此方多补于散，贵在调和，不贵在争战也。倘作痨瘵治之，反无生机矣。

此症用**郁莲散**亦甚佳。

白芍一两 柴胡八分 香附五分 郁金一钱 生枣仁一钱 茯神二钱 巴戟二钱 莲于心三钱 麦冬五钱 丹参三钱 水煎服。

梦遗门七则

人有用心过度，心动不宁，以致梦遗者，其症口渴舌干，面红颧赤，眼闭即遗，一夜有遗数次者，疲倦困顿，人以为肾虚之过也，谁知是心虚之故乎。夫心喜宁静，不喜过劳，过劳则心动，心动则火起而上炎，火上炎则水火相隔，心之气不能下交于肾，肾之关门大开矣。盖肾之气必得心气相通，而始能藏精而不泄。今心不能摄肾，则精焉得而不走乎。虽然心未常不恶肾之不藏也，无如心欲摄肾，而力不能也。然则治法何必治肾，补心中之虚，而梦遗自止矣。方用**静心汤**：

人参三钱 白术五钱 茯神五钱 沙枣仁 山药各一两 芡实一两 甘草五分 当归三钱 北五味十粒 麦冬五钱 水煎服。二剂遗止，十剂永不再遗也。

此方大补心气之虚，全不去泻心之火。盖火之动，由于心之过劳，是火乃虚火，非心之实火也。实火可泻，虚火宜

补。世人以实火泻之，此梦遗之所以不能止也。

此症用**断遗神丹**亦效。

人参一两 山药五钱 芡实五钱 麦冬五钱 北五味一钱 水煎服。

人有朝朝纵欲，渔色①不厌，遂至梦遗不能止。其症腰足痿弱，骨内酸疼，夜热自汗，终宵不干，人以为肾火之作祟也，谁知是肾水涸竭乎。夫肾中水火两得其平，久战尚不肯泄，梦中之遗，实水火之不得平耳。火衰而水旺者亦能遗，火盛而水衰者亦能遗也。二者相较，火衰而遗者轻，火盛而遗者重。轻者略补火而即瘥，重者非大补水而不能愈。盖火易接续，而水难滋益也。治法不必泻火，补肾水以制火可耳。方用**旺水汤**：

熟地一两 沙参五钱 北五味一钱 山药一两 芡实一两 茯苓五钱 地骨皮三钱 水煎服。连服四剂，不遗矣。

此方纯是补精，绝不入涩精之药，以梦遗愈涩而愈遗也。补其精，则水足以制火之动。火不动，精能自止，何必涩之。今不特不涩，且用通利之药者，以梦遗之人精窍大开，由于尿窍之闭也。火闭其尿窍，则水走其精窍矣。通其尿窍，正所以闭其精窍也。倘用涩药，精窍未必闭，而尿窍反闭矣，何日是止精之时哉。

此症用**熟地添精丹**亦佳。

熟地二两 麦冬 山药 芡实各一两 北五味一钱 水煎服。

人有怒气伤肝，忽然梦遗，久而不止，凡增烦恼，泄精更多，其症两胁多闷，火易上升于头目，饮食倦怠，发躁发胀，人以为肝气之动也，谁知是肝血之燥乎。夫肝中有火，得血则藏，何无血则不能藏也？盖肝中之火，木中之火也。木缺

水则木干，肝少血则肝燥，肝燥之极，肝中之火不能自养，乃越出于外，往来心肾之间，游魂无定而作梦。其梦每多淫梦者，因肝气之虚也。治法补肝血而少泻其火，则火不旺而魂自归，何梦而再至于遗也。方用**润木安魂汤**：

当归一两 白芍一两 甘菊花三钱 北五味五分 茯苓五钱 白术五钱 炒栀子一钱 金樱子三钱 甘草五分 水煎服。二剂肝火平，又二剂肝血旺，又二剂梦遗止矣。再用十剂，永不再发。

此方寓泻于补之中，寓止于通之内，反能归魂而入于肝，涩精而收于肾也。倘不知补而徒泻之，不知通而单止之，则肝无血养，魂安能归哉？魂既不归，摇摇靡定，梦难断绝，遗亦宁有止日耶？

此症用**芍药润燥丹**亦可。

白芍 山药各一两 炒栀子三钱 芡实一两 水煎服。

人有心气素虚，力难久战，然又思慕美色，心中怦怦，遂至梦遗。其症阳痿不振，易举易泄，日日梦遗，后且不必梦亦遗，见美妇而心动，闻淫语而色移，听女音而神驰，往往走失不止，面黄体瘦；自汗夜热，人以为心肾之两虚也，谁知是心包之火②大动乎。夫心包为心君之相臣，代君行令者也。心气旺，则心包奉君令，而不敢上夺其权；心气衰，则心包奉君令，而反行其政矣。治法必须补心经之衰，泻心包之火，则梦遗可断，而自遗亦可止也。方用**强心汤**：

人参一两 茯神五钱 当归五钱 麦冬三钱 巴戟天五钱 山药五钱 芡实五钱 玄参五钱 北五味五分 莲子心三分 水煎

---

① 渔色 贪色。
② 火 原作"心"，字之误，今改。

服。连服四剂，梦遗少矣。再服四剂，自遗少矣。再服一月，梦遗自遗均愈。服三月，不再发。

此方补心者居其七，泻心包者居其三。盖心包之旺，原因于心气之衰，补其心则心旺，而心包自衰。故少加玄参、莲子以泻心包之火，而君相两得其平矣。但必须多服始能奏功，积弱之势，成非一日，其由来者久也，渐移默夺之功，乌可责旦夕哉。

此症用**莲心清火汤**亦效。

玄参　生地各五钱　丹参三钱　山药　芡实各一两　莲子心二钱　麦冬一两　北五味五分　天冬一钱　水煎服。

人有素常纵欲，又加劳心思虑终宵，仍然交合，以致梦遗不止。其症口渴引水，多饮又复不爽，卧不安枕，易惊易惧，舌上生疮，脚心冰冷，腰酸若空，脚颤难立，骨蒸潮热，神昏魂越，人以为心肾之虚也，谁知是心肾二经之火一齐俱动乎。夫心中之火，正火也，正火必得肾水以相制；肾中之火，虚火也，虚火必得心火以相伏。故心火宁静，而肾火不能动也。肾火之动，由于心火之衰耳。心肾两动，则二火相合，岂能久存于中？火性炎上，自然上胜而不肯止矣。一火动，水犹不升，两火齐动，安望水之下降乎？火升之极，即水降之极也。心肾之气不开，则玉关大开，安得止之。然则何以救之耶？仍补其心肾，气足而关自闭也。方用**两益止遗汤**：

人参一两　熟地二两　山药一两　芡实一两　白术一两　生枣仁一两　黄连五分　肉桂五分　水煎服。二剂遗即止，服二月诸症全愈。

此方乃心肾交合之圣剂。心肾交，则二火自平，正不必单止其遗也。况止遗必用涩药，内火煽动，愈涩而火愈起矣。

此症亦可用**两宁汤**：

熟地二两　麦冬二两　黄连一钱　肉桂三分　山药一两　芡实一两　水煎服。

人有专攻书史，诵读不辍，至四鼓不寝，遂成梦遗之症，久则玉茎著被，精随外泄，不著则否，倦怠困顿，人以为心火之盛也，谁知是肾火随心火之奔越乎。夫心火易动而难静，人一日之内，无刻不动心也。动心一日，全藉夜分之安寝，则心之血归于肝中，而肾水来滋，虽肾水本来养肝而不养心，然心气既归于肝中，肾即养肝，肝有不养心者乎？自然以养肝者养心矣。心既得养，则心犹不动也。惟过劳其心，则心血耗损，血不能归肝而火炽，肾见心火之沸腾，肾不来交矣。况肾未必平日之积畜，则水源有亏，水亏而火更旺，火以引火，心火乘热而入肾，客于下焦，以鼓其精房，于是精不闭藏而外泄矣，此正气虚绝欲脱之象也。方用**绝梦丹**：

人参三钱　麦冬五钱　茯神三钱　白术三钱　熟地一两　芡实五钱　山药五钱　北五味一钱　玄参一两　菟丝子三钱　丹参三钱　当归三钱　莲子心三钱　炒枣仁三钱　陈皮三分　沙参三钱　水煎服。十剂轻，二十剂更轻，三十剂疾如失。

此方安心之圣方，即补肾之妙剂，盖合心肾而两救之也。人疑火盛之极，宜用止火之味矣。不知火起劳心，火乃虚火，而非实火，虚火可补不可泻，故大补心肾，虚火自安。倘执君火为实火，妄用大寒过凉之药，则生机顿失矣。

此症用**养儒汤**亦妙。

熟地一两　金樱子　芡实　山药　玄参　麦冬各五钱　牡蛎末三钱　北五味五分　水煎服。

人有至夜脊心自觉如火之热，因而梦遗，人以为河车火烧也，谁知是肾水之涸乎。夫河车之路，即脊骨之椎也。肾之路走夹脊者，乃肾水之路，亦肾火之路也。水火相济，而河车之路安；水火相胜，而河车之路塞。路塞者，无水以灌注之也。无水相通，则火气上炎而成热，脊心安得清凉哉？火炎于上，自然水流于下矣。治法救在上之火炎，必先沛在下之水涸，水足火息，黄河始可逆流也。方用**挽流汤**：

熟地二两 山药一两 白术一两 泽泻三钱 玄参一两 北五味二钱 山茱萸五钱 水煎服。十剂热解，二十剂遗绝。

此方纯是补水之味。过于酸收者，取其收敛以止遗者。夫梦遗之症，愈涩愈遗，此何用酸收而不顾乎？不知河车之路，最喜酸涩，非酸涩则水不逆流。终日梦遗，水成顺流之势，水顺流之至，则火逆冲之至矣。酸收之味，用之于忧渥之中，则逆流而上，可以救中谷之焚。火降而水更升，何至下遗之靡止乎，故脊热除而梦遗亦断也。

此方用**充脊汤**亦佳。

山茱萸 熟地 山药 芡实各一两 北五味三钱 金樱子 白术各三钱 水煎服。

阴阳脱门五则

男子久战不已，忽然乐极情浓，大泄不止，精尽继之以血，气喘而手足身体皆冷，人皆以男脱精为阳脱，女脱精为阴脱，其实男女俱有阴阳之脱，不必分男女以治之也。大约脱症俱宜治阳。盖精脱之扣，精已尽亡，是无阴也。而阳气亦在将脱未脱之际，若不急救其阳气，则阳气一散，归阴甚速。况阴性迟而阳性速，徒补其阴则迂缓之极，何济于事乎？倘执补阴之说，阴已尽泄，内绝真阴之根，又从何处补起？是补阳可以续阴，而补阴难以引阳也。然阴尽继之以血，似乎血亦宜止。而止血之药，要不外涩药以闭之，但内已无阴，何从闭塞？不若用补气之剂，以助其阳气，阳旺而阴自能生，阴阳交济，气血交通，自然精生血闭，不涩之涩也。方用**续阴救绝汤**：

人参二两 白术三两 附子一钱 巴戟天一两 水煎服。一剂血止，二剂阴生，连服四剂，可以不死。

此方补阳气之圣药也。用人参回绝，续于无何有之乡，用白术以通利其腰脐之气，用附以追其散失之元阳，用巴戟天补其心肾之阴，仍是补阳之药，则阳回而阴亦回也。倘不用人参，止用附、术、巴戟，亦可夺命于须臾，然无参为君主之味，则附子之热无以驾驭，恐有阳旺阴消之弊。倘能以补阴之药济其后，亦不至有偏胜耳。

此症用**参附五味汤**亦大效。

人参三两 附子二钱 北五味子三钱 水煎服。

有妇人爱风月者，尽情浪战，以致虚火沸腾，阴精下脱，死去更苏，头目昏晕，止存游气，人以为阴脱也，谁知是阳脱乎。妇人主静不主动，最难泄精，以妇人满身纯阴，肾中独存阳气也。男子成仙者，采妇人之阳气，以为丹母，然而采者多，而能得之者绝少。凡妇人泄精必自动之极，而漏泄之时，其乐有不可言者，正泄其阳气也。阳气之泄，将一身骨髓之真阳，尽从胞胎之管而喷出，然亦止泄其气，而非泄其精也。惟火动之极，则肝气大开，血不藏矣，血不藏则精亦不能固，而肾中之真阴，亦随之俱泄。当此之时，妇人乃动极而不能自止，情愿身死以殉，

故愈动而愈泄，而及至精尽一笑而亡。惟
藉男子紧抱其身，以嘴哺气，阳不离阴之
户，然后死去还魂，是阳脱而阴尚未绝
耳，可不急救其阴乎。然而救阴不能回
阳，必须仍救阳也。方用**回阳救阴丹**：

人参三两　黄芪三两　当归一两　茯神
五钱　生枣仁三钱　北五味一钱　水煎服。

一剂阳回，二剂阴生。然后方中再加
熟地一两，山茱萸五钱，一剂煎饮，连服
一月，可以还元如故。

此方先用参以挽回于一时，后用熟
地、山药以善后于平日。盖人参实能救脱
以回阳，而不能救涸以填阳。先补阳而后
补阴，则已脱之精可生，未脱之气易长，
庶不至阳旺而阴消也。

此症用**参术汤**亦可救。

人参三两　白术三两　水煎服。

人有小便之时，忽然寒噤脱去，虽无
阴精之泄，然气泄即精泄也。人以为中风
之症，谁知是阴阳两脱乎。夫膀胱气化，
殆能小便，此气即肾中之气也。人过泄
精，则气不能旺矣。气衰则精易泄，精泄
而气益微，小便之时脱去者，未有不因过
于交感泄精所致。交感时泄精以脱者，因
于乐极情浓；交感后当小便而脱者，必战
败阳痿之人。故脱于男女身上者，多有回
生；脱于坑厕之地者，每难救死。盖彼有
阴阳之根，此无阴阳之倚也。然脱有不
同，倘脱去昏晕，外势缩入者，尚可救
援，急以手拽出龟头，不使缩入，后用**生
人汤**救之。方用：

生枣仁五钱　人参二两　附子三钱　白
术四两　菖蒲五分　水煎服。一剂再苏，
二剂更健，改用**调阴回阳汤**：

熟地二两　山茱萸一两　白术一两　茯
神三钱　人参一两　肉桂一钱　白芥子二钱
水煎服。调理二月而愈。

前方回阳于无何有之乡，后方生阴于
正可续之际，自然阳回而阴不至于骤绝，
阴生而阳不至于太旺耳。或谓龟头缩入，
明是寒极宜死之兆，不知犹有生机者，以
内有阳气未绝耳。使阳已绝矣，则龟头反
不深入。龟头之深入者，阴欲入阳之兆
也，故以阳药急救之而更苏矣。

此症用**参术附子汤**亦可效。

人参　白术各二两　附子三钱　水
煎服。

人有大便之时，一时昏晕而脱者，两
目上视，手足冰冷，牙关不收，不能语
言，人以为中风不语也，谁知是阴脱之症
乎。夫大便之能开合者，肾主之也。肾水
足，大便无燥结之虞；肾水衰，大便有滑
利之患。是大便之燥润，全责之肾也。然
大肠之病何能遽绝？不知大肠过燥，则火
烁其水而阴绝；过滑，则水制其火而阴亦
绝也。且大肠阴绝，仍绝于肾耳，故肾脱
而大肠亦脱，惟救其肾绝而已。方用**六味
地黄汤**：

熟地二两　山茱萸一两　茯苓八钱　丹
皮六钱　山药一两　泽泻六钱　水煎服。一
剂昏苏，再剂言语出，连服一月全愈。

此方非救脱之药也。然肾水枯而肾始
绝，大滋其肾水，枯槁之时得滂沱之泽，
则沟洫之间，无非生意，是补水正所以救
肾之绝，岂大肠得水而反不能救其脱乎。

此症用**两援汤**亦可治。

熟地二两　当归　人参　白术各一两
肉桂二钱　水煎服。

人有并不与妇人交感，一闻妇女之声
音，而淫精流出，虽非阴阳脱症之重，然
亦脱症之渐也。夫阴阳不相离者也，久战
不泄者，肾火与肾水俱旺也，惟肾水衰而
火易动，肾火衰而水难固。久战不泄者，

非为肾中水火之旺，亦心中水火之旺也。心火旺，肾火不敢夺其权；心水旺，肾水不敢移其柄。惟心中水少，而肾中之水始有下竭之忧；心中火少，而肾中之火始有下移之患。闻妇女之声，淫精即出，此心中水火虚极而动也，而肾中水火随心君之动而外泄矣。若流而不止，此阴阳将脱之候，尤为危症，苟不急治，亦与鬼为邻。治法宜大补其心肾。方用**交济汤**：

人参五钱　熟地一两　山茱萸五钱　麦冬一两　柏子仁三钱　龙骨醋焠，二钱　黄连五分　肉桂五分　当归五钱　黄芪五钱　水煎服。十剂，虽闻妇女之声亦止而不流矣，更服二十剂全愈。

此方心肾两补，少加涩精之味，使玉门自闭，不至经络之大开也。盖心肾不交，而玉门之关既易开；心肾易交，而玉门之关反难闭。闻声流精者，其精原先离于肾宫，故随闻随出，亦其中之关门大开故耳，所以宜用涩于补之中也。

此症用**葆精丸**亦佳。

人参五两　白术　黄芪各一斤　山药熟地　芡实各一斤　北五味三两　地志四两炒枣仁　山萸肉　巴戟天　菟丝子　麦冬各八两　龙骨三两，醋焠　金樱子四两　蜜为丸，每日早晚白滚水吞服，各六钱，一料全愈。

淋证门七则

人有小便流白浊者，如米泔之汁，如屋漏之水，或痛如刀割，或涩似针刺，溺溲短少，大便后急，此膀胱之火壅塞也。此症大约得之入房不使畅泄而忍精者居多。夫人精泄之时，必由腰肾而上趋夹脊，透泥丸而下喉咙，百节骨髓，无不同趋下走于阴器而出。倘少遏抑之，则精即止遏于中途而不得散，欲反原旧之百骸而

不可得，于是不得已而走膀胱之路，欲随溺而泄也。夫膀胱化水而不化精，且与肾为表里，尤不肯将肾中之精外泄，故闭塞其口而精不得出。膀胱因精在门外，不敢化水而水不行，水不行而火乃炽，于是熬干水液，精色变而为浊，遂得下润于膀胱，而膀胱仍不受也，乃自流于阴器而出矣。治法泻膀胱之火，佐之以利水之味，则火随水流，精亦随火而散矣。方用**散精汤**：

刘寄奴一两　车前子五钱　黄柏五分白术一两　水煎服。一剂即愈。

此方用白术以利腰脐之气，用车前以利水，用黄柏以泄膀胱之火，用寄奴以分清浊，而此味性速，无留滞之虞，取其迅逐行水止血，不至少停片刻也。

此症用**桂车汤**亦效。

车前子一两　肉桂三分　知母一钱　王不留行二钱　水煎服。一剂即通。

人有小便流赤浊者，似血非血，似溺非溺，溺管疼痛，人以为血淋也，谁知是气虚血壅乎。夫气旺则血行，气衰则血闭。然气虚之人，多不能忍精而战，不能忍而必欲忍，则精塞水窍，气衰不能推送以出，由是积而内败，化为脓血矣。精化为血，而血无所归，仍流于膀胱，膀胱不能化血，随其自流。精化之血，相火犹存，火性作祟，所以疼痛也。虽然精即化血，精何能多，血亦宜少，何终日流而不能止？不知精①与血同类也。精既化血，则血以引精，何有底止乎。治法急宜止血为主，然不可徒止血也。止血必须补气，盖气能化血也。方用**断血汤**：

黄芪一两　当归五钱　三七根末三钱茯苓三钱　丹皮三钱　水煎服。一剂血淋

―――――――――

① 精　原作"血"，字之误，今改。

止，二剂全愈。

此方用黄芪以补气，用当归以补血。气既旺，无难推送夫败浊矣。况所化精血，久已外出，所流者乃旧血，而非败血也。今用补气、补血之药，以生新血，新血一生，旧血自止，况有三七根之善于止血乎。方中用丹皮以清血中之火，茯苓以分其水中之血，自然清浊不至混杂，壅阻得以疏通也。世人不知治血淋之法，以湿热治之，往往至于困顿耳。

此症用**玄车丹**亦甚效。

玄参 车前子各一两 水煎服。二剂即愈。

人有小便之中溺沙石者，其色不同，而坚实如石投之热汤之中，顷刻不能即化，其欲溺之时，必疼痛欲死，用尽气力始得溺出而后快，其症大约得之入房，而又行路涉水，或加沐浴而成之者，人以为砂石淋也，谁知是肾火煎熬之故哉。夫肾火之盛，由于肾水之衰也。入房泄精，水亏之后，其火未能遽息，复加行役以劳其筋骨，则火且大动而不可止。沐浴涉水，似乎外水可以制火，讵识肾火乃虚火也，外水乘肾气之虚直入以遏其火，火乃不敢外散，反闭守于肾宫。肾水乃至阴之水，犹天地之海水也。海水得火而成盐之块，肾水得火而成石之淋，又何足怪乎。惟是外水淡水也，肾水咸水也，肾火喜咸而畏淡，一遇淡水之侵，肾火闭结而不得伸，乃行其气于膀胱，煎干咸水而成石也。治法通其肾中之气，利其膀胱，则肾火解而砂石自化矣。方用**化石汤**：

熟地二两 茯苓一两 薏仁五钱 山茱萸一两 泽泻五钱 麦冬五钱 玄参一两 水煎服。一剂、二剂轻，十剂全愈。

此方不去治淋，反去补肾，以茯苓、薏仁淡渗之药解其咸味；以麦冬、玄参微寒之品，散其火气；以地黄、山茱甘酸之珍，滋其阴水，又取其甘能化石，而酸能消石也。又虑其性滞而不行，留而不走，益之泽泻之咸，咸以入咸，且善走攻坚，领群药趋于肾中，又能出于肾外，迅逐于膀胱之里，而破其块也。倘不补肾而惟治膀胱，且气不能出，乌能化水哉。

此症用**化沙汤**亦效。

熟地二两 山茱萸一两 甘草二钱 泽泻 车前子各三钱 水煎服。

人有感湿气而成淋者，其症下身重，溺管不痛，所流者清水而非白浊，人以为气虚成淋，谁知是湿重成淋乎。五淋之中，惟此淋最轻，然而最难愈，以湿不止在膀胱之经也。夫湿从下受宜感于足。今足不肿而变为淋，是湿不入于皮肤，而入于经络，且由经络而入于脏腑矣。然治脏腑之湿，而经络之湿宜乎尽散，何淋症最难愈耶？盖湿之能入于脏腑者，乘虚而入也。泻湿必损脏腑之气，气损则不能行水，湿何能泻耶？湿既难泻，淋何能即愈哉？故治湿必须利气，而利气始能去淋也。方用**禹治汤**：

白术一两 茯苓一两 薏仁一两 车前子三钱 水煎服。

此方利水而不耗气，分水而不生火，胜于五苓散实多。盖五苓散有猪苓、泽泻，未免过于疏决，肉桂大热，未免过于薰蒸，不苦此方不热不寒，能补能利之为妙也。大约服此汤至十剂，凡有湿症无不尽消，不止淋病之速愈也。

此症亦可用**气化汤**治之。

白术一两 茯苓 猪苓 车前子各三钱 黄芪一两 升麻五分 水煎服。

人有春夏之间，或遭风雨之侵肤，或遇暑气之逼体，上热下湿，交蒸郁闷，遂至成淋，绝无惊惧，忍精之过，人以为湿热之故也，谁知是虚而感湿热乎。夫肾虚者，肾中之火虚也。肾寒则火不足以卫身，外邪得以直入于肾。幸肾中之水，足以外护，不至于深入，乃客于肾之外廓。肾与膀胱为表里，肾之外即膀胱也。湿热外邪，遂入于膀胱之中，代肾火之气，以行其气化之令。然膀胱得肾气而能化，得邪气何能化哉？故热不化水湿，且助火不为溺而为淋矣。治法急宜逐膀胱之湿热，以清其化源。然而膀胱之湿热去，而肾气仍弱，何能通其气于膀胱？淋症即愈，吾恐有变病之生矣，故于利湿利热之中，更须益肾中之气也。方用**通肾祛邪散**：

白术一两　茯苓五钱　瞿麦一钱　薏仁五钱　篇蓄一钱　肉桂三分　车前子三钱水煎服。

此方分解湿热，又不损肾中之气，故肾气反通转，能分解夫湿热也。淋症去而肾受益，何至变生不测哉。

此症用**散淋汤**亦效。

白术二两　杜仲一两　茯苓一两　豨莶二钱　薏仁五钱　黄柏一钱　肉桂一分　水煎服。

人有交感之时，忽闻雷轰，忽值人至，不得泄精，遂至变为白浊，溺管疼痛，宛如针刺，人以为肾精之内败也，谁知是胆气之阻塞乎。夫胆喜疏泄者也，今胆气受惊，则收摄过多，而十二经之气皆不敢外泄，精亦阻住而不得流逐，畜积于膀胱、阴器之间，而胆气不伸，自顾未遑，何能为十二经决断耶？所以精变为淋，壅塞而艰于出也。治法抒其胆气，少加导水之药，则胆气既伸，得决其一往莫御之气，自然水通而精亦化也。方有**助胆导水汤**：

竹茹三钱　枳壳一钱　车前子三钱　白

芍五钱　苍术三钱　滑石一钱　木通二钱　薏仁三钱　猪苓二钱　水煎服。二剂少愈，四剂全愈。

方中虽导水居多，然导水之中仍是抒胆之味，故胆气开而淋症愈耳。

此症用**顺胆汤**亦效。柴胡　黄芩各二钱　白芍　车前子各五钱　茯神　泽泻炒栀子　苍术各三钱　水煎服。四剂愈。

人有下痢之时，因而小便闭塞，溺管作痛，变为淋者，人以为湿热太盛也，谁知是清浊之不分乎。夫夏感暑热，多饮凉水，或过餐茶、瓜，皆能成痢，是痢疾固湿热所成。惟是湿热留于肠胃，宜从大便而出，今从小便而出者，是湿热过盛，其大势虽趋于大肠，而奔迫甚急，大肠不及流，乃走膀胱，而膀胱得湿热之气，则肺金清肃之令不行，欲化溺而不得，遂变为白浊而渗出者也。故清浊不分者，专言膀胱，非大小肠也。然水入膀胱，清浊之分，全责其渗化之奇，今因湿热不能化，非膀胱之病乎？夫膀胱气化能出，气者火也，湿热非火乎，何得火而反变为白浊耶？不知膀胱寒而溺频出，膀胱热而溺不能出，白淋是热而仍出者，以其有湿以相杂耳。且膀胱得火而化溺者，乃真火而非邪火也。真火化溺而易出，邪火烁溺而难出耳。湿热之火，正邪火而非真火也。治法清膀胱之邪火，兼逐大肠之湿热，则痢止而淋亦止矣。方用**五苓散加减**治之。

茯苓三钱　猪苓二钱　泽泻五钱　白术五分　炒栀子三钱　白芍五钱　槟榔二钱水煎服。连服二剂少轻，再服二剂又轻，更服二剂全愈。

此方利水之药多于治痢，何以痢先愈而淋反后愈也？盖痢本湿热所成，利其水则湿热易解。水不走大肠，而尽走于膀胱，则膀胱反难渗水之速，故少迟奏效耳。

　　此症用**分浊饮**亦效。

萝卜子一两　白茯苓　泽泻　车前各五钱　甘草　黄柏各一钱　炒栀子三钱　水煎服。

辨症录卷之九

大便闭结门 九则

人有大便闭结者，其症口干舌燥，咽喉肿痛，头目昏晕，面红烦躁，人以为火盛闭结也，谁知是肾水之涸乎。夫肾水为肺金之子，大肠与肺为表里，肺能生子，岂大肠独不能生水乎？不知金各不同，金得清气则能生水，金得浊气不特不能生水，反欲得水以相养，故大肠得气之浊，无水则不能润也。虽然大肠之开合，虽肾水润之，亦肾火主之也。而肾火必得肾水以相济，无肾火，而大肠洞开矣。无肾水以济肾火，则大肠又固结而不得出，故肾虚而大肠不通，不可徒泻大肠也，泻大肠愈损其真阴矣。此等之症，老人最多，正以老人阴衰干燥，火有余而水不足耳。治法但补其肾中之水，则水足以济火，大肠自润矣。方用濡肠饮：

熟地二两　当归一两　肉苁蓉一两，水洗淡水浸，一日换水五次　水煎，空腹服。一连数剂，无不通者。

此方用熟地补肾，用当归生血润肠，用苁蓉性动以通便，补阴而非亡阴，于老人尤宜，而少年肾虚之辈，亦何独不利哉。

此症用**濡肠汤**亦效。

熟地　当归各一两　升麻五分　牛膝三钱　水煎服。

人有大便闭结，小腹作痛，胸中嗳气，畏寒畏冷，喜饮热汤，人以为火衰闭结也，谁知是肾火之微乎。夫大肠属金，金宜畏火之刑，何无火而金反闭耶？不知顽金非火不煅，所以大肠必得火始能开合。大肠者，传导之官也，有火则转输无碍，无火则幽阴之气闭塞，其输挽之途，如大溪巨壑，霜雪堆积，结成冰冻，坚厚而不可开。倘得太阳照临，则立时消化，非大肠有火则通，无火则闭之明验乎。然而大肠本经，不可有火也。火在大肠，则大肠有太热之虞；火在肾中，则大肠无大寒之惧，倘肾中无火，则大肠何以传化水谷哉。治法必须补肾中之火，不必通大肠之结也。方用**温肠开闭汤**：

巴戟天一两　白术一两　熟地一两　山茱萸五钱　附子二钱　水煎服。

此方用巴戟天、熟地、山茱萸以补肾，至阴之中，仍有至阳之气，又用白术以利腰脐。因附子直通其肾，迅达于膀胱，则火气熏蒸，阳回黍谷，雪消冰泮，何至固结闭塞哉。

此症用**暖阳汤**亦效。

白术　肉苁蓉各一两　附子一钱　水煎服。

人有大便闭结，烦躁不宁，口渴舌裂，两目赤突，汗出不止，人以为火盛闭结也，谁知是胃火之沸腾乎。夫阳明胃火一发，必有烁干肾水之祸。大便不通，正胃火烁干肾水也。似宜急救息其火，但火性炎上，若以细微之水泼之，则火势愈烈而不可止，必得滂沱大雨，倾盆倒瓮，淋漓浇濯，则燎原之火庶几尽息。方用**竹叶石膏汤**：

石膏一两　知母三钱　麦冬一两　甘草一钱　茯苓二钱　人参五钱　竹叶一百片　粘米一撮　水煎服。一剂火泻，二剂便通，改用**清肃汤**：

玄参一两　麦冬五钱　白芥子三钱　竹叶三十片　甘菊花二钱　生地三钱　陈皮五分　丹皮二钱　水煎服。十剂，大便永无闭结之苦。

前用白虎汤，以火势太盛，不得已，暂救肾中之水也。但石膏辛散，而性又猛烈，频用多用，反致损耗真阴，真阴一耗，则前火虽消，后火又将复起，况火之有余，水之不足也。与其泻火以损阴，何若补水以制阳之为得，所以改用清肃汤，补水以息火之余焰耳。

此症用**润胃丹**亦效。

石膏五钱　知母一钱　玄参一两　生地五钱　牛膝三钱　甘草五分　水煎服。

人有大便闭结，胸中饱闷，两胁疼痛，呕吐作酸，不思饮食，人以为火之作祟也，亦知为肝火之故乎。夫肝属木，木易生火，火旺似宜生脾胃之土，土又生金，何至大肠无津，成闭结之症？不知肝中之火，乃木中之火，半是雷火也。雷火最能烁水，试看连阴久雨，必得雷电交作，始散阴霾，正烁水之明微也。故肝火不动则已，动则引心包之火而沸腾，引阳明之火而震动，火多而水有不涸者乎，水涸而水肠安得不闭结哉。故欲开大肠之闭，必先泻肝木之火，则肝气自平，不来克土，胃脾之津液，自能转输于大肠，而无阻滞之苦矣。方用**散火汤**：

白芍一两　当归一两　炒栀子三钱　柴胡三分　大黄一钱　地榆二钱　水煎服。一

剂大便通，二剂肝火尽散，不再闭结也。

此方专入肝以泻火，又能舒肝之郁。盖肝不郁，则肝火必不旺。肝火一散，各经之火无不尽散，岂独留大肠一经之火哉。况方中原有地榆，又专解大肠之火者也。

此症用**丹黄汤**亦神。

炒栀子　丹皮各三钱　白芍五钱　甘草黄芩各一钱　水煎服。

人有大便闭结，口干唇裂，食不能消，腹痛难忍，按之益痛，小便短涩，人以为大便之火闭也，谁知是脾火之作祟哉。夫脾乃湿土，得火则燥，宜为脾之所喜，何反成闭结之症？不知土太柔则崩，土太刚则燥；土崩则成废土，土燥则成焦土也。然而土焦，非阳明之焰下逼，必命门之火上炎，二火合攻，脾之津液涸矣。水谷之人，仅足供脾之用，何能分润于大肠乎。大肠无津液之润，则肠必缩小，不能容物，安得不闭结哉。治法须急救脾土之焦，又必先泻阳明、命门之火，始脾土得养，自易生阴，阴生而津液自润，何必通大肠之多事哉。方用**救土通肠汤**：

玄参二两　当归一两　生地一两　知母一钱　厚朴一钱　升麻五分　大麻子三十粒　水煎服。二剂大便必通，减去大麻子与知母，再用四剂，脾火尽散，大便不再结矣。

此方玄参、生地补脾土之阴，又是泻命门、脾胃之火，当归取以润肠，知母、厚朴取其下行以解热，升麻提脾土之气，则阳升而阴自降。大麻子最润大肠而引火下行，不使阴气上升，正助升麻以提阳气。阳既升而阴又降，则津液无干涩之虞，何患大肠之不通哉。

此症用**助阴汤**亦效。

玄参　当归　生地各五钱　知母一钱

牛膝三钱 水煎服。

人有大便闭结，舌下无津，胸前出汗，手足冰冷，烦闷发躁，大眦红赤，人以为大便之火闭也，然亦知是心火之焚烧乎。夫心与小肠为表里，未闻心与大肠有妨碍也。然大肠虽不与心为表里，实与肺为表里，心火之盛刑肺，即刑大肠矣。盖大肠属金，心火太盛，则心不能受，自分其火与大肠。而大肠又最畏心火，火盛烁金，可立而待也。虽肺能生水，肺与大肠有表里之关切，岂无津液之降，以救大肠之枯渴。无如肺先受心火之刑，自救不遑，亲子如肾，尚不能分润，安有余波以及兄弟，来救援大肠乎？此大肠之所以不通也。治法宜急泻火。但徒泻其火，无汪洋甘泽之降，恐不足以济大旱之渴也。必须以大雨淋之，则旱魃之气顿除，而河渠尽通矣。方用**扫氛汤**：

黄连三钱 玄参三两 沙参一两 当归一两 麦冬一两 丹皮一两 瓜蒌二钱 水煎服。一剂心火降，大便即通，不必二剂。

此方用黄连以直解其心中之热。然徒用黄连，不益之玄参，则黄连虽寒而性燥，火虽解而大肠之燥如故也。得玄参之润，以匡赞①黄连，则浮游之火，不特尽除，且润以去燥，不啻如夏热之时，忽得大雨，既去火炎，又需沈渥也。至于沙参生阴，当归生血，麦冬凉肺，丹皮凉肾，无非断四路之氛，使其不来助心中之焰。加人瓜蒌，使火存于心中者，尽随濡润之药下降而消灭之也。火灭水生，则大肠之炎氛顿扫，欲不通得乎，所以一剂而奏功也。

此症用**散襟汤**亦效。

黄连 丹皮各三钱 当归 麦冬各一两 天花粉二钱 水煎服。

人有大便闭塞不通，咳嗽不宁，口吐白沫，咽喉干燥，两脚冰冷，人以为三焦之火旺也，谁知是肺经之火旺乎。夫肺属金，大肠相表里，最为关切者也。肺火之旺，何竟传入于大肠？不知肺乃娇脏，仅可微火熏蒸，不可猛火锻炼，故一遇火生，即移其热于大肠也。且肺主皮毛，肺气少虚，风寒袭之，因肺中正气与邪气相战，寒变热而风变邪，肺因生火，自烁其津，肺与大肠既相唇齿，肺之津涸，大肠之液亦竭矣。治法但宜轻治肺火，而不可重施。以轻清下降之味，少抑其火，庶胃中之火，不来助炎，心中之火，不来添旺，则肺火自散，阴液自生，大肠不必通而自通也。方用**抑火汤**：

山豆根二钱 黄芩三钱 麦冬一两 天门冬五钱 当归一两 升麻五分 水煎服。二剂肺火清，又服二剂，大肠之闭开，再服二剂全愈。

此方抑肺金之火，又不伤肺金之气，肺金得养，津液通而大肠润矣。

此症用**芩**②**麻地冬汤**亦效。

麦冬二两 黄芩 天门冬各三钱 升麻 甘草各一钱 生地五钱 水煎服。

人有大肠闭结不通，饮食无碍，并无火症之见，亦无后重之机，有至一月不便者，人以为肾中之无津也，谁知是气虚而不能推送乎。夫大肠天津，固不能润，而气弱亦不能行。阳气一衰，则阳不能通阴，而阴与阳相隔，水谷入于肠，各消各化，不相统会，故留中而不下也。治法不可滋阴以降之，亟当助阳升之也。方用**升阳降浊汤**：

人参五钱 黄芪五钱 白术五钱 当归

---

① 匡赞 匡正赞助也。
② 芩 原作"苓"，字之误，今改。

五钱 柴胡三分 荆芥五分 麦冬五钱 肉桂一钱 附子一分 水煎服。一剂大通。

此方纯是补阳分之药，止麦冬、当归少益其阴，则阳气胜阴，始有偏旺之势，又得附子、肉桂直入于至阴之中，引柴胡、荆芥升提其阳气也。阳气一升，阴气立降，安能阻塞之哉。

此症用**润输汤**亦效。

黄芪五钱 当归一两 川芎五钱 升麻五分 红花五分 麦冬 肉苁蓉各五钱 水煎服。

人有大便闭结不通，手按之痛甚欲死，心中烦躁，坐卧不宁，似乎有火，然小便又复清长，人以为有硬屎留于肠中也，谁知有畜血不散乎。夫畜血之症，伤寒多有之。今其人并不感风寒之邪，何亦有畜血之病？不知人之气血，无刻不流通于经络之中，一有拂抑，则气即郁塞不通，血即停住不散，于是遂遏于皮肤而为痈，留于肠胃而成痈，搏结成块，阻住传化之机，隔断糟粕之路，大肠因而不通矣。治法宜通大肠，佐之逐秽之味。然而草木之药，可通无形之结，不能通有形之结也。血乃有形之物，必得有形相制之物，始能入其中而散其结。方用**抵当汤**治之。

水蛭三钱，剪碎如米粒大，炒黑 虻虫二钱，各为末 桃仁十四粒，研碎 大黄五钱 水煎调服。一剂而大便通，顿失痛楚矣。

盖大黄泄下，其势最猛，得水蛭、虻虫、桃仁破血之味相佐，其破坚逐秽之效更神。此等闭结，不速通利，必有发狂之变。但何以辨其为畜血之病乎？全在看其小便之利与不利耳。盖畜血之病，小便必利，以血不能入于膀胱之中，故膀胱之气能行能化，无害其下出之水道耳。故见小便利而大便结者，用抵当汤万无差谬耳。

此症用**大黄散瘀汤**亦神。

水蛭炒黑，三钱 大黄 丹皮各三钱 当归一两 红花三钱 桃仁十四个 生地五钱 水煎服。

小便不通门六则

人有小便不通，点滴不能出，急闷欲死，心烦意躁，口渴索饮，饮而愈急，人以为小肠之热极也，谁知是心火之亢极乎。夫心与小肠为表里，小肠热极而癃闭，乃热在心而癃闭也。盖小肠之能开合者，全责于心肾之气相通也。今心火亢热，则清气不交于小肠。惟烈火之相迫，小肠有阳无阴，何能传化乎。小肠既不能传化，膀胱何肯代小肠以传化耶。况心肾之气，既不入于小肠，亦何能入于膀胱，以传化夫水哉。治法泻心中之火，兼利其膀胱，则心肾气通，小便亦通矣。方用**凉心利水汤**：

麦冬一两 茯神五钱 莲子心一钱 车前子三钱 水煎服。二剂水出如注，四剂全愈。

此方补心之药，即凉心之药也。在心既无太亢之虞，在小肠又宁有大干之患。况又有滑利淡渗之味以通其水，则心气自交于肾，肾气自交于膀胱，气化易于出水，岂尚有不通之苦哉。

人有小便不通，眼睛突出，面红耳热，口渴引饮，烦躁不宁，人以为上焦之火盛也，谁知是膀胱之火旺乎。夫膀胱与肾为表里，膀胱必肾气相通，而后能化水。是膀胱之火，即肾中命门之火也。膀胱无火不能化水，何火盛反闭结乎？不知膀胱得正火，则水易分消，得邪火而水难通利。盖膀胱乃太阳之经也，太阳最易入邪，一入邪而寒变为热，热结于膀胱，乃邪将散之时也。邪既将散，宜火随溺而泄矣，何反成闭结之症？盖因邪将出境，惟恐截杀去路，故作威示强，屯住于膀胱耳。治法不必泄肾火，但利膀胱，则邪去如扫。方用**导水散**：

王不留行五钱　泽泻三钱　白术三钱　水煎服。一剂通达如故，不必二剂。

此方逐水至神，因王不留行性速善走，故用之以祛除耳。闭原在膀胱，利膀胱而闭自开，何用张皇轻投迅利之剂耶。

人有小便闭结，点滴不通，小腹作胀，然而不痛，上焦无烦躁之形，胸中无闷乱之状，口不渴，舌不干，人以为膀胱之水闭也，谁知是命门之火塞乎。夫膀胱者决渎之官，肾中气化而能出，此气即命门之火。命门火旺，而膀胱之水通；命门火衰，而膀胱之水闭矣。或曰：小水之勤者，由于命门之火衰也。火衰正宜小便大利，何反至于闭塞也？不知命门之火，必得必肾水以相养，肾水衰而火乃旺。火旺者，水无力以制之也。无水之火，火虽旺而实衰；无火之水，水欲通而反塞。命门火衰而小水勤，衰之极者，勤之极；勤之极者，闭之极也。人见其闭，错疑是膀胱之火，反用寒剂，愈损其命门之火，膀胱之气益微，何能化水。改投利水之药，转利转虚矣，治法必须助命门之火。然徒助命门之火，恐有阳旺阴消之虑，必须于水中补火，则火生于水之中，水即通于火之内耳。方用**八味地黄汤**：

熟地一两　山茱萸五钱　丹皮　山药五钱　泽泻三钱　茯苓五钱　肉桂二钱　附子一钱　水煎服。一服即如注。

八味汤乃水中补火之圣药也。水中补火，而火无大炎之惧；火中通水，而水无竭泽之虞。即久闭而至于胞转，以此方投之，无不奏功于眉睫，况区区闭结哉。

此症用**行水汤**亦甚效。

熟地二两　巴戟天　茯神　芡实各一两　肉桂二钱　水煎服。

人有小便不通，目睛突出，腹胀如鼓，膝以上坚硬，皮肤欲裂，饮食不下，独口不渴，服甘淡渗泄之药皆无功效。人以为阳盛之极也，谁知是阴亏之至乎。夫阴阳不可离也。淡甘渗泄之药，皆阳药也。病是无阴，而用阳药宜乎，阴得阳而生矣。然而无阴者，无阴中之至阴也。阴中之至阴，必得阳中之至阳而后化。小便之不通，膀胱之病也。膀胱为津液之府，必气化乃能出。是气也，即阳中至阳之气也。原藏于至阴之中，至阳无至阴之气，则孤阳无阴，何以化水哉。治法补其至阴，而阳自化也。方用**纯阴化阳汤**：

熟地一两　玄参三两　肉桂二分　车前子三钱　水煎服。一剂小便如涌泉，再剂而闭如失。

此方又胜于滋肾丸，以滋肾丸用黄柏、知母苦寒之味以化水，不若此方用微寒之药以化水也。论者谓病势危急，不宜用补以通肾，且熟地湿滞，不增其闭涩之苦哉。讵知肾有补无泻，用知母、黄柏反泻其肾，不虚其虚乎。何若用熟地纯阴之品，得玄参濡润之助。既能生阴又能降火，攻补兼施，至阳得之，如鱼得水，化其亢炎而变为清凉，安得不崩决而出哉。或谓既用熟地、玄参以生阴，则至阳可化，何必又用肉桂、车前子多事。然而药是纯阴，必得至阳之品，以引入于至阳，而又有导水之味，同群共济，所以既能入于阳中，又能出于阳外也。矧肉桂止用其气以入阳，而不用其味以助阳，实有妙用耳。

此症用**加生化肾汤**亦神。

熟地四两　生地二两　肉桂三分　水

煎服。

人有小便不出，中满作胀，口中甚渴，投之利水之药不应，人以为膀胱之火旺也，谁知是肺气之干燥乎。夫膀胱者，州都之官，津液藏焉，气化则能出矣。上焦之气不化，由于肺气之热也。肺热则金燥而不能生水，投以利水之药，益耗其肺气，故愈行水而愈不得水也。治法当益其肺气，助其秋令，水自生焉。方用**生脉散**治之。

人参一两　麦冬二两　北五味子一钱　黄芩一钱　水煎服。二剂而水通矣。

生脉散补肺气以生金，即补肺气以生水是矣。何加入黄芩以清肺，不虑伐金以伤肺乎。不知天令至秋而白露降，是天得寒以生水也。人身肺金之热，不用清寒之品，何以益肺以生水乎。此黄芩之必宜加入于生脉散中，以助肺金清肃之令也。

此症用**麦冬茯苓汤**。

麦冬三两　茯苓五钱　水煎服。

人有饮食失节，伤其胃气，遂至小便不通，人以为肺气之虚也，谁知是胃气下陷于下焦，不能升举之故乎。夫膀胱必得气化而始出，气升者，即气化验也。气之升降，全视乎气之盛衰，气盛则清气升，而浊气降；气衰则清气不升，而浊气不降矣。若胃者多气之府也，群气皆统之。胃气之盛衰，尤为众气之盛衰也。所以胃气一虚，各经众气多不能举，故脾胃虚而九窍皆为之不通，岂独前阴之闭水哉。治法必须提其至阳之气，而提气必从胃始也。方用**补中益气汤**：

人参二钱　黄芪三钱　白术三钱　当归二钱　甘草一钱　陈皮三分　柴胡一钱　升麻五分　水煎服。一剂而小便通矣，再剂全愈。

此方用参、芪甘温之味，补其胃气；以升麻、柴胡从化源之下而升提之，则清升浊降，而肺气不虚，自能行其清肃之令，何至有闭结之患哉。

内伤门二十三则

人有好食肥甘烹炙之物，遂至积于胸胃久而不化，少遇风邪，便觉气塞不通，人以为伤风之外感也，谁知是内伤于食，因而外感乎。凡人胃气若强，则土能生金，肺气必旺，外邪不能从皮毛而深入也。惟胃气之虚，则肺金亦虚，邪始能乘虚而入。然胃不能自强，必假饮食之助，故胃气开则食易消，胃气闭则食难化，食易消则胃强，食难化则胃弱。世人多食，本欲助胃也，谁知是多食反以损胃乎。胃损则胃弱，胃弱则肺何能强以外卫夫皮毛乎。是邪因内伤而入，非邪无引而直入也。治法乌可纯治外感哉。方用**护内汤**：

白术三钱　茯苓三钱　麦芽一钱　山楂五粒　甘草一钱　柴胡一钱　半夏一钱　枳壳五分　神曲八分　肉桂二分　水煎服。一剂气塞通，二剂全愈。

此方乃消食神剂，又能祛逐外邪，且不伤胃气，真治内伤感邪初起之良法也，所以二剂奏功耳。

此症用**参茯甘桔汤**亦效。

山楂十粒　麦芽　人参　桔梗各一钱　枳壳　甘草各五分　茯苓三钱　水煎服。

人有饥饱劳役，伤损津液，以致口渴舌干，又感风邪，头痛发热，人以为外感也，谁知是内伤于阴乎。夫人身非血不养，血足而津液自润，伤血而津液自少，血少则皮肤无养，毛窍空虚，风尤易入。然风虽入于皮肤，而不能骤进于经络，以阴虚而阳未衰也。阳与邪战而发热，故头痛耳。治法不必补阳，补其阴血之虚少，佐之祛风之味，则阴阳和合，邪安能久留哉？方用**养阴辟邪丹**：

当归五钱　白芍五钱　柴胡一钱　甘草一钱　蔓荆子五分　川芎三钱　天花粉一钱　茯苓三钱　水煎服。一剂邪解，二剂全愈。

此方补血以养阴，则津液自生，原因津液之亏而邪入，津液足而邪有不出者乎。况川芎、蔓荆子能祛头上之邪，柴胡、炙甘草更善解纷之妙，天花粉与茯苓善消痰利湿，引邪尽从膀胱而去。治阴虚内伤感邪，莫良于此。倘用攻于补阳之中，则阳旺阴消，邪转炽矣，乌能速愈哉。

此症**养津汤**亦可用。

柴胡　半夏　甘草　蔓荆子各一钱　丹皮　麦冬各三钱　玄参四钱　神曲五分　水煎服。

人有饥饱劳役，又感冰雪之气，或犯霜露之感，遂至腹痛畏寒，身热不解，人以为外感之症也，谁知是阳气之内伤乎。凡人阳气壮盛者，虽受冰雪霜露而亦不惧，惟饥饱损其脾胃，劳役困其体肤，则脏腑经络自先虚冷，此邪之所以易入也，虽有外邪，俱作正虚治之。况腹痛畏寒，尤是虚冷之验，外身虽热，内寒又何疑乎。方用加味**六君子汤**治之。

人参一钱　白术五钱　茯苓三钱　陈皮五分　甘草一钱　半夏五分　肉桂一钱　柴胡一钱　水煎服。一剂痛止，而荡其内寒也。

倘疑身热而外邪之盛，纯用祛风利湿之剂，则损伤阳气，不啻下石，势必变症蜂起，成不可治之症矣。

此症用**双桂汤**亦效。

白术五钱　茯苓三钱　肉桂　甘草各一钱　桂枝　羌活各五分　水煎服。

人有怀抱素郁，闷闷昏昏，忽然感冒风寒，身热咳嗽，吐痰不已，虽似外感，谁知是肝气不舒，因召外感邪。夫肝气最喜条达，一遇忧郁之事，则涩滞而不可解，正喜外风之吹动，则内郁可舒。无如内郁之甚，则木中生火，风火相合，而热乃炽也，故感冒风寒，所以作热。风火作威，肝不畏金之克，反去侮肺，肺气不甘，两相战斗，肺又惧火刑，呼救于肾子，而咳嗽生矣。虽有津液，又为肝中风火所耗，而津液变为痰涎，治法自宜急散肺中之风，然风虽散，而火尤存，则火以引风，非救本之道也。尤宜舒肝之郁，则火息而风尤易散也。方用**逍遥散**加味治之。

柴胡一钱　白芍三钱　当归二钱　甘草一钱　白术一钱　陈皮五分　茯苓二钱　炒栀子一钱　半夏一钱　水煎服。一剂身热解，二剂咳嗽除，三剂全愈。

此方解郁之圣药，亦祛风之神剂也。直入肝中，舒泄其湮郁之气，郁解而风自难留。加入半夏以消痰，栀子以退火，更能相助为理，所以奏功益捷也。

此症用**舒解散**亦效。

白芍　当归各二钱　天花粉　香附各一钱五分　青皮　神曲各五分　甘草一钱　水煎服。

人有忍饥受饿，腹中空虚，时遇天气不正，时寒时热，遂至胸膈闷塞，宛如结胸，人以为外邪相侵，谁知内伤其胃气乎。夫胃为水谷之海，虽多气多血，然亦因能受水谷而气血始旺。故水谷多受而胃强，水谷少受而胃弱。今既饥饿强忍，则胃无水谷，胃火沸腾，遏抑之而不舒，则胃气消亡，天时不正之寒热，自易相感，乘虚入于胃中而不散，因现闷塞之状。治法必须助胃弱而使之强，则邪不战而自退也。方用加味**四君子汤**：

人参三钱 白术五钱 茯苓三钱 甘草一分 柴胡一钱 枳壳五分 水煎服。一剂轻，二剂全愈。

论理既感寒热，自宜用热药以祛寒，用寒药以散热。然而用寒用热之药，必皆先入于胃，胃既空虚，寒热相战，必以胃为战场矣。胃弱何能堪乎。故寒热两有所不用，惟以健胃为主，佐之和解之味于补中散之也。

此症用**和腹汤**亦效。

人参 柴胡 甘草 神曲 厚朴各一钱 白术二钱 陈皮五分 水煎服。

人有素耽曲蘖，日在醉乡，忽感寒疾，不可以风，人以为外伤于风也，谁知内伤于酒乎。夫酒醉之时，热性可以敌寒；酒醒之时，邪风易于侵正。盖酒能散气，气散则阳虚，而腠理、营卫无不空虚，邪所以易入也。故好饮之人，无不气虚，气虚而邪入，助其气而邪自出矣。方用**补中益气汤**：

人参二钱 黄芪三钱 当归三钱 白术五钱 甘草三分 陈皮五分 升麻三分 柴胡一钱 水煎服。一剂气旺，不畏风矣，二剂全愈。

东垣先生制此方，以治内伤而兼外感，实神。以之治伤酒而感冒风邪者，尤为相宜。使不用此方以升提阳气，而专用祛风逐邪之味，则散尽真气，风邪转不肯出，必至轻变重，而重变死也，何不慎欤。

人有贪恋房帏，纵情色欲，遂至感冒外邪，伤风咳嗽，睡卧不宁，人以为外感于风也，谁知内伤于肾乎。夫肾为肺子，泄精过多，必取给于肺母。肾虚而肺亦虚，肺气不能充于毛窍，邪即乘虚而入。

倘以为外邪之盛，日用散风之剂，则肺气益虚，肾水又来取资，是内外盗肺之气，肺金安得不困乎。肺气既困，不特不能生肾中之水，且反耗肾中之气，遂至变劳、变怯者比比也。治宜补其肺金，更补其肾水，使肾不盗母气，则肺自得子援，子母两旺，外邪自衰，不战而遁矣。方用**金水两滋汤**：

麦冬一两 天门冬三钱 桔梗一钱 甘草一钱 熟地一两 茯苓三钱 山药五钱 肉桂三分 白术三钱 紫菀一钱 白芥子二钱 水煎服。二剂睡卧安，四剂咳嗽除，十剂全愈。

肾虚感邪，最难愈之病也，以散邪之药，不能直入于肾经耳。讵知肾虚感邪，邪不遽入于肾，仍在肺乎。散肺经之邪，仍补其肾中之水，肾得其益，肺又无损，正善于散邪也。

此症用**增减六君汤**亦效。

人参 熟地 白术各五钱 甘草 陈皮 神曲各五分 柴胡一钱 茯苓三钱 肉桂三分 水煎服。

人有防危虑患，日凛恐惧之怀，遂至感冒风邪，畏寒作颤，人以为外感于风也，谁知内伤于心胆乎。夫恐起于胆，惧起于心，过于恐则胆气先寒，过于惧则心气先丧。胆寒则精移，心丧则精耗，精移精耗，心与胆不愈虚乎。心胆气虚，邪易中矣。夫胆属少阳，胆气既怯，则邪入少阳，胆不胜任，故畏寒而作颤。倘再用祛风之药，则耗损胆气，胆耗而心气更耗矣。心胆二经之气耗，邪又何所畏，肯轻出于表里之外乎。治法自宜急助其胆气之壮，胆不寒而心亦不丧，则协力同心，祛除外邪，自易易耳。方用**加减小柴胡汤**：

柴胡一钱 白芍一两 茯神五钱 麦冬三钱 甘草一钱 陈皮五分 水煎服。一剂胆气壮，二剂心气安，三剂风邪尽散。

此方用柴胡以和解胆中之邪，实佐白芍、茯神、麦冬补胆气之弱，而即补心气之虚也。二经得补而气旺，恐惧且不畏，又何惧于外邪哉。

此症用**攸利汤**亦可治。

白芍五钱　茯神三钱　甘草　半夏　人参各一钱　青皮五分　柴胡一钱　水煎服。

人有处得意之境，过于欢娱，尽情喜笑，遂至感寒畏风，口干舌苦，人以为外感也，谁知内伤于心包乎？夫心包乃膻中也，膻中者，臣使之官，喜乐出焉。是欢娱者，正心包之职掌，喜乐何至相伤？惟喜乐太过，大笑不止，未免津干液燥耳。夫心包护君以出治者也，心包干燥，必盗心之气以自肥，将内府空虚，则宵小之辈，乘机窃发，而邪易入矣。治法自宜急补心中之气。心气既旺，心包亦必同旺。盖国富而家自不贪，自然协力同心以御外，何至有四郊之多垒哉。方用**卫君汤**：

人参二钱　白术五钱　茯苓三钱　甘草一钱　菖蒲一钱　苏叶一钱　半夏一钱　桔梗一钱　丹参一钱　水煎服。一剂津液生，二剂风邪散，三剂全愈。

此方心与膻中均补之药也，心与心包原不可分，治内宁何愁外扰乎。

此症用**滋生汤**亦效。

人参　柴胡　天花粉各一钱　巴戟天　茯神　白术各二钱　甘草　神曲各五分　肉桂三分　麦冬三钱　水煎服。

人有终日思虑忧愁，致面黄体瘦，感冒风邪，人以为外感之病，谁知是内伤于脾肾乎。夫人后天脾胃，先天肾也，二经最不宜病，然最易病也。天下无不思之人，亦少无愁之客，但过于思虑，则脾①土之气不升，胃②土之气不降，食乃停

积于中州而不化，何能生津生液，以灌注于五脏乎？甚矣！思虑之伤人也，而忧愁更甚。盖思则伤脾，忧则伤肾。肾伤则肾水不能滋肝，而肝无水养，仍克脾胃之土，故忧思二者相合，则脾肾两伤，而外邪尤易深入，欺先后二天之皆虚也。人至先后二天皆虚，其元虚之弱，为何如乎。治法乌可散邪，而不扶正哉。方用**脾肾双益丹**：

人参一两　白术一两　巴戟天一两　山药一两　茯苓五钱　柴胡一钱　甘草一钱　肉桂五分　山茱萸三钱　水煎服。二剂风邪全散，十剂全愈。

此方补土之中，有补水之味，补水之内，有散邪之剂。有补之益，而无散之伤，实乃治忧思内损之神方，非止治忧思外感之妙药也。

此症用**复正汤**亦妙。

熟地　白术各五钱　柴胡　山茱萸　茯苓　丹皮各二钱　甘草一钱　山药三钱　神曲五分　贝母五分　水煎服。

人有动多气恼，大声骂詈，觉饮食坐卧居处晋接③，无非可怒之场，遂至感触风邪，身热胸满，两胁作胀，人以为风邪外感，谁知是肝经内伤乎。夫肝性急，气恼则肝叶开张，气愈急矣。急则气不能顺而逆作，血不能藏；逆则气不能舒而胀生，血亦不畅。木郁不泄，木乃生火，火郁不宣，火乃生风。内风与外风齐动，则内火与外火同焚，此风邪之所以易入，不可徒祛于外也。方用**风火两消汤**：

白芍一两　炒栀子三钱　柴胡二钱　天花粉二钱　甘草一钱　车前子二钱　丹皮五

---

① 脾　原作"胃"，涉下"胃"字误，今改。
② 胃　原作"脾"，涉上"脾"字误，今改。
③ 晋接　恩宠也。

钱 水煎服。一剂轻，二剂全愈。

此方治肝经之内火，内风也。然而外来风火，未常不可兼治，故两治之而奏功也。倘不用白芍为君，单用柴胡、栀子之类，虽风火亦能两平，肝中气血之虚，未能骤补，风火散后，肝木仍燥，怒气终不前解，何如多加白芍，既能补肝，又能泻风火之得哉。

此症用**却忿散**亦妙。

柴胡 半夏 甘草 薄荷 神曲各一钱 当归 茯苓各三钱 白芍四钱 炒栀子二钱 水煎服。

人有昼夜诵读不辍，眠思梦想，俱在功名，劳瘁不自知，饥饿不自觉，遂至感入风邪，咳嗽身热，人以为外感之症，谁知是内伤于肺乎。夫诵读伤气，气伤则肺虚，而腠理亦虚，邪即随虚而入于肺。肺虚不能敌邪，呼肾子以相救，肾水亦正无多，力难上灌于肺，而肺气往来于肺肾之间，故咳嗽而不自安也。治法急补其肺气可也。然肺为邪所侮，补肺则邪更旺，而肺愈难安。必兼补胃土之气，以生肺气，则邪不能夺，然补胃而不佐以散邪之品，则肺畏邪侵，未必能受胃气之益，惟于胃中散邪，则邪畏土气之旺，听肺气自生，而邪乃遁矣。方用**助功汤**：

人参二钱 茯苓三钱 麦冬五钱 甘草一钱 桔梗一钱 半夏一钱 黄芩五分 水煎服。一剂轻，二剂又轻，三剂全愈。

此方肺胃同治也。助胃中之气，即助肺中之气；泻肺中之火，即泻胃中之火；祛肺中之邪，即祛胃中之邪。邪入肺中，未有不入阳明者也。肺中邪散，宁有遁入阳明者乎。

此症亦可用**来复汤**。

人参 茯苓 白术 天花粉各三钱 远志 甘草各一钱 黄连三分 麦冬一两

陈皮三分 苏叶一钱五分 水煎服。

人有终日高谈，连宵聚语，口干舌渴，精神倦怠，因而感冒风寒，头痛鼻塞，气急作喘，人以为风邪外感，谁知是气血内伤乎。夫多言伤气，而血生于气，气伤而血未有不伤者。况多言则津液尽耗，津液亦阴血之余。气属肺，血属肝，气血两伤，即肺肝之两伤也，往往邪入之而最易。惟是邪既乘肺肝之虚，深入于二经之中，使气逆于下，而上不通。将何以治之？仍治其肺肝之虚，少佐散邪之药则得矣。方用**两治汤**：

白芍五钱 当归三钱 麦冬五钱 人参一钱 甘草一钱 桔梗二钱 苏叶八分 天花粉一钱 水煎服。

此方入肝、入肺、补气。补血、消痰、消火各分治。二剂便可奏功，正不必多也。

此症用**加减补中汤**亦妙。

生地 人参 茯苓各三钱 白术 当归各五钱 甘草 半夏各一钱 黄芪一两 川芎一钱 柴胡一钱 水煎服。

人有贪眠乐卧，终日徜徉①枕席之上，遂至风邪袭之，身痛背疼，发热恶风，人以为风邪外感，谁知是脾气之内伤乎。夫脾主四肢，四肢倦怠，多欲睡眠，以脾气之不能运动也。略为睡卧，亦足养脾气之困，然过于睡卧，则脾气不醒，转足伤气，已虚益虚，安得不招外风之入乎。专治其风，必至损伤脾气，脾气因虚而招风，祛风而重伤脾气，邪且欺脾气之虚而不肯出。人不知用补脾之法，往往变证蜂起也。方用**补中益气汤**加味治之。

人参三钱 黄芪五钱 白术五钱 当归

————————

① 徜徉 安闲自在。

二钱 陈皮五分 甘草一钱 升麻三分 柴胡一钱 半夏一钱 神曲一钱 水煎服。一剂轻，二剂又轻，三剂全愈。

补中益气汤正益脾圣药。况睡卧既久，脾气下陷，正宜用之以升提下陷之气。加半夏、神曲者，以久睡脾气不醒者，饮食多致生痰，二味最善醒脾，故用之也。

此症用加味益气汤亦妙。

人参二钱 白术五钱 甘草一钱 茯苓三钱 陈皮五分 半夏一钱 柴胡一钱 水煎服。

人有终日呼卢①，长夜斗页②，筋酸背痛，足重腹饥，以至感冒风邪，遍身皆痛，身发寒热，人以为风邪外感，谁知血气内伤乎。凡人日用寻常，原易损伤气血，况呼卢斗页，劳其心神，损伤气血为尤甚。无奈，世人借此为消闲适意之具，以致耗散气血，邪已入身，犹然不悟。为之医者，复昧其内伤之因，惟治其外感之病，正气益亏，邪气愈旺，非变为痨瘵之疴，必成为怯弱之疾矣。故治法须大补气血，少加以和解之品，则正气足以祛邪，而邪自外遁也。方用十全大补汤加减治之。

人参三钱 黄芪五钱 川芎一钱 当归三钱 茯苓三钱 甘草一钱 白术三钱 陈皮五分 白芍三钱 熟地三钱 柴胡一钱 水煎服。一剂汗解，二剂热退，连服数剂全愈。

此方乃气血兼补之方，气血不足，舍此原无第二之剂。原方有肉桂以补命门之火，但呼卢斗页之人，未免火有余而水不足，故去肉桂易之柴胡，于补中和之，则邪尤易散也。

此症用两治汤亦效。

生地 人参各三钱 白术五钱 茯苓三钱 甘草 半夏 川芎 柴胡各一钱 黄芪一两 当归五钱 水煎服。

人有争强好斗，或赤身不顾，或流血不知，以致风入皮肤，畏寒发热，头疼胁痛，人以为风邪外感，谁知筋骨之内伤乎。夫筋属肝，骨属肾，肝血足而筋舒，肾水满而骨健，是筋骨必得髓血之充也。世人之耗髓血者，无过泄精，人尽知之。斗殴以耗髓血，人未尽知也。盖斗殴之时，必多动怒，怒起而肝叶开张，血多不藏，而血自耗。肝血既耗，必取给于肾水，肾水供肝，木火内焚，又易干烁。肾且资肝血之不足，何能分润于骨中之髓乎？血与髓两无有余，筋安得舒，骨又安得健乎？人至筋骨两无旺气，风邪乘虚而侵，不能拒绝。治法宜急救其虚。方用四物汤加味治之。

熟地一两 当归五钱 川芎一钱 白芍五钱 柴胡一钱 牛膝三钱 金钗石斛二钱 丹皮二钱 白芥子一钱 水煎服。

四物汤补血之药，亦补髓之药也。原因髓血虚而入邪，补髓血而邪自易出，故少加柴胡和解风邪，随手即散。彼专治风邪，不补髓血者，尚昧于治内伤之法也。

此症用护骨散效。

牛膝 丹皮各三钱 金钗石斛 山萸各二钱 熟地 白芍 当归各五钱 柴胡 天花粉各一钱 水煎服。

人有终日捕鱼，身入水中，时而发热，畏寒恶冷，人以为风湿之外感也，谁知是肺气之闭塞乎。夫肺本主气，气旺则周流一身，从皮毛外泄，虽有外邪之感，不能损伤。倘肺气少虚，则气有停住之虞

① 呼卢 古代的一种赌博名称，又称樗蒲、五木。
② 斗页 页，通"叶"，即叶子戏。斗页，即玩纸牌。

矣。身入水中，遏抑皮毛，则虚气难以舒转，湿且中之。夫湿本外受，今从皮毛旁入，致使一身之气闭塞不通，此畏寒恶冷之所以起也。肺气既虚，则皮毛不能外卫，水冷金寒，肺气与湿邪相战，则身热生矣。此热乃肺气之虚，不能敌邪而身热也。治法补其肺气为主，兼带利水之味，则正旺而邪自易散。方用利肺汤：

紫苏一钱　人参二钱　白术三钱　茯苓五钱　甘草一钱　桔梗一钱　半夏一钱　神曲三分　附子一分　水煎服。一剂热解，二剂寒冷俱不畏矣，三剂全愈。

此方补肺气之不足，不见利水，水自从膀胱而去。惟其内伤以致邪入，故不必治外感耳。

此症用**宣闭汤**亦效。

黄芪　茯苓各五钱　人参　猪苓各三钱　泽泻二钱　半夏　肉桂　羌活各一钱　水煎服。

人有忧思不已，加之饮食失节，脾胃有伤，面色黧黑不泽，环唇尤甚，心中如饥，然见食则恶，气短而促，人以为内伤之病，谁知是阴阳之相逆乎。夫心肺居于上焦，行荣卫而光泽于外；肾肝居于下焦，养筋骨而强壮于内；脾胃居于中焦，运化精微，灌注四脏，是四脏之所仰望者，全在脾胃之气也。倘脾胃一伤，则四脏无所取资，脾胃病而四脏俱病矣。若忧思不已，则脾胃之气结；饮食不节，则脾胃之气损。口者，脾气出入之路，唇为口之门户，脾气通于口而华于唇，金水反侮土，故黑色著于唇，非阴阳相反而成逆乎。不惟阳明胃脉之衰而面焦已也，是脾胃阴阳之气两有所亏，乌可不急救其中州之土乎。方用**和顺汤**：

升麻五分　防风三分　白芷三分　黄芪三钱　人参二钱　甘草三分　白芍三钱　白

术五钱　茯神三钱　炮姜五分　午前服。连服十剂，黑色尽除，再服十剂，诸病全愈。

此方乃补中益气之变方，升阳气以散阴气之治法也。凡阳气下陷于阴中，则用补中益气之方升提阳气。倘阴气上浮于阳中，则用此方升散其阴气，皆能奏功之甚速也。

此症用**调逆汤**亦效。

人参　茯苓　白芍　生地　沙参各三钱　白术五钱　甘草五分　苏子　神曲各一钱　荆芥二钱　水煎服。

人有怔忡善忘，口淡舌燥，多汗，四肢疲软，发热，小便白而浊，脉虚大而数，人以为内伤之病也，谁知是由思虑过度而成之者乎。夫君火者，心火也；相火者，膻中之火也。膻中手厥阴之经，性属阴而主热，古人以厥阳名之，以其火起之不可遏也。越人云：忧愁思虑则伤心。心气一伤，心血自耗，心血既耗，心气遂不能自主，每欲寄其权于相火，而相火欺君火之弱，即夺心之权而恣肆矣。治法宜以水济火。然见火势之炽张，用寒凉以济之，则心气益虚，愈激动其焦焚之害矣。宜亟补其心气之虚，大滋其肾水之涸，则心火宁静，相火不安而自安矣。方用**坎离两补汤**：

人参五钱　熟地一两　菟丝子三钱　生地五钱　麦冬五钱　丹皮二钱　炒枣仁三钱　北五味子一钱　茯苓三钱　桑叶十四片　山药五钱　白术三钱　水煎服。连服数十剂而愈。

此方心肾两补，肾水上济于心，水足而火无亢炎之祸，自然火息而有滋润之乐也。心中清净而外有转输，则心包何敢窃柄，势必相合而得生也。

此症用**镇神汤**亦效。

人参 炒枣仁 茯苓 山药各五钱 远志一钱 巴戟天三钱 甘草五分 黄连三分 水煎服。

人有劳倦中暑，服香薷饮反加虚火炎上，面赤身热，六脉疾数无力，人以为暑火之未消也，谁知是内伤于中气乎。凡人中气充足，则暑邪不能相犯，暑气之侵，皆气虚招之也。然则内虚发热，乌可不治虚而治邪哉。况夏月伏阴在内，重寒相合，反激动虚火之升上，此阴盛隔阳之症也。治法宜补阳退阴，然而阴盛阳微之际，骤用阳药，以入于众阴之中，未必不扞格而不相入，必热因寒用，始能不违阴寒之性，以奏其助阳之功也。方用**顺阴汤**：

人参三钱 白术五钱 茯苓三钱 附子二钱 干姜一钱 青蒿三钱 白扁豆三钱 水煎，探冰冷服之，必出微汗而愈。

此方用姜、附入于参、术之中，未免大热，与阴气不相合，乃益之青蒿之寒散，投其所喜，且又热药冷服，使上热得寒，不至相激，及到中焦，寒性除而热性发，不特不相格，及至相宜耳。

此症用**参术二香汤**亦效。

人参三钱 香薷一钱 甘草一钱 砂仁一粒 神曲五分 白术二钱 陈皮五分 藿香五分 水煎服。

人有形体素虚，忽感风邪，遍身淫淫，循行如虫，或从左脚腿起，渐次而上至头，复下行于右脚，自觉身痒有声，人以为奇病也，谁知内伤而气不足乎。夫气血自行，周流不息，何至生病？惟气血止而不行，皮毛之间，即有淫痒之病生矣，此气血之衰。气血大衰而皮毛焦，气血少衰而皮毛脱。气血既衰，又少有微邪，身欲自汗，邪又留而不去，两相争斗，拂

抑皮肤之间，因而作痒，不啻如虫之行，非真有虫也。伤寒症中，汗多亡阳，亦有身如虫行之病。夫伤寒本是外感，然至于亡阳，则外感变为内伤矣。今非伤寒，亦现虫行之象，非内伤而何？治法大补气血，气血行而身痒自愈也。方用**补中益气汤**：

人参一两 黄芪一两 当归五钱 白术五钱 陈皮五分 甘草一钱 升麻五分 柴胡一钱 玄参三钱 桑叶二十片 水煎服。十剂全愈。

补中益气汤原是大补气血之神剂，多用参、芪尤为补气，气旺而血自旺，更能流行也。方中加玄参、桑叶者，身痒多属于火，能退浮游之火也，桑叶善能止汗，汗多者发痒，止其汗而痒自止也。

此症用**蚕蝎归芪汤**亦效。

当归 黄芪各五钱 茯苓三钱 僵蚕 半夏各一钱 全蝎一个 陈皮五分 水煎服。

人有色白神怯，秋间发热头痛，吐泻食少，两目喜闭，喉哑昏昧，不省人事，粥饮有碍，手常揾住阴囊，人以为伤风重症也，谁知是劳倦伤脾之故乎。夫气本阳和，身劳则阳和之气变为邪热，不必有外风袭击之而身始热也。诸阳皆会于头，阳气一虚，则清阳之气不能上升，而邪热遂乘之，熏蒸于头而作痛，不必有外风犯之，头始痛也。清气不升，则浊气下降，上下拂乱，安得不吐泻哉。人身之脉，皆属于目，眼眶属脾。脾气既伤，目无所养，欲不闭而不可得也。脾之络连于舌本，散布于舌下，脾伤则舌之络失养，此言语之难也。咽喉虽通于肺，然脾虚则五脏皆虚，肺虚而咽喉难司出入，心之神明亦因之昏督矣。阴囊属肝，脾虚则肝欲来侵，频按其囊者，惟恐肝木之旺，土亏之极，反现风木之象也。治法大健其脾土，

则风木之象目消矣。方用**补中益气汤**：

人参三钱　白术五钱　黄芪五钱　当归三钱　茯苓三钱　陈皮三分　甘草五分　柴胡一钱　升麻三分　制附子三分　水煎服。二剂轻，十剂全愈。

病本内伤，用补中益气汤自中病情，方中加入附子者，盖参、芪、归、术非得附子，则其功不大，建功亦不甚神。况用止三分，亦无太热之虞，转有反正之速也。

此症用**加减归脾汤**亦效。

人参　当归　茯苓　白术　白芍各三钱　甘草　半夏各五分　川芎二钱　白豆蔻一粒　柴胡　远志　枣仁各一钱　麦冬五钱　水煎服。

人有日坐于围炉烈火之旁，以致汗出不止，久则元气大虚，口渴引饮，一旦发热，人亦以为外感于风，谁知是肺金受火之伤乎。夫肺本属金，最畏火气，外火虽不比于内火，然肺气受二火之煎逼，自然不得其养矣。况肺乃肾水之母，肺自难养，何以能生肾水，肾水不生，日索母乳，母病不能应，则子亦病矣。子母两病，势必至皮肤不充，风邪易入，不必从膀胱风府之穴而后进也。然则治法何必治风，但补其肺气，大滋其肾水，则肺金得养，内难藏邪，风从皮肤而入者，仍从皮肤而出矣。方用**安肺散**：

麦冬五钱　桔梗二钱　生地三钱　白芍三钱　茯苓三钱　紫苏二钱　款冬花一钱　天门冬三钱　紫苑一钱　黄芩三钱　熟地三钱　山茱萸二钱　玄参五钱　贝母五分　水煎服，而身热解，二剂全愈。

此肺肾同治之法，安肾正所以安肺。倘不顾肺气，一味祛邪，是因伤益伤矣，不变为劳怯者几希矣。

此症用**苏桔汤**亦效。

苏叶　桔梗　甘草各一钱　生地三钱　沙参　白芍各五钱　黄芩　天花粉各二钱　当归三钱　玄参一两　水煎服。

疝气门附奔豚八则

人有感浸寒湿，睾丸作痛者，冷即发痛不可忍，此湿气之入于肾经也。夫湿侵于肾，宜病在腰，何以腰不痛而在睾丸乎？不知睾属肾，肾气不至睾丸，则外势不能振兴。盖因肾得湿则寒，寒在肾，即寒在睾丸，而气结于腰肾之中，宜睾丸之不应矣，其睾丸作痛者，因疝气之成，虽成于肾气之寒，亦成于睾丸之湿也。当日泄精之后，人坐于寒湿之区，内外两感，睾丸独受之矣。治法温其肾中之寒，消其睾丸之湿，病去如扫矣。方用**救丸汤**：

肉桂二钱　白术二两　茯苓一两　薏仁一两　橘核一钱　水煎服。一剂、二剂轻，三剂痛除，十剂全愈，不再发也。

此症乃少阴肾经之病。肾中寒极，而肾气不通；肾中湿重，而肾气更滞。去其寒湿，而肾气自行于睾丸之内。况肉桂、橘核尤善入睾丸，自然手到功成也。

此症亦可用**桂荔汤**。

白术二两　肉桂二钱　山药一两　小茴香二钱　荔枝核三个，敲碎　水煎服。

人有感湿热，亦睾丸作痛，遇热即发，然痛不至甚，此热气之入于肾经也。夫①肾最恶热，肾中虚火自旺，尚有强阳不倒之虞。况邪火相侵，热以济热，睾丸作痛，乌能免哉。但火性甚急，火痛宜不可久，何终年累月不愈，即或暂时无恙，遇热复发者何为也？盖因热而又得湿

———————

① 夫　原作"天"，字之误，光绪甲辰本作"天"，今改。

耳。热性急而湿性迟，湿热交攻，热欲散而湿留，湿欲润而热燥，睾丸之内，竟成阴阳乖异，求其不痛乎。治法去其湿热之气，疝病自除矣。方用**利丸汤**：

茯苓一两　薏仁一两　沙参二两　水煎服。一剂轻，二剂又轻，十剂断根，不再发也。

此方以茯苓、薏仁分消其湿气，以沙参化其肾中之热，且沙参善能治疝，故两用之而成功耳。

此症用**沙参汤**亦甚效。

茯苓　白术　沙参各一两　甘草一钱　丹皮五钱　肉桂二分　水煎服。

人有睾丸作痛，气上冲于肝，两胁胀满，按之益疼，人以为阴寒在腹，谁知是厥阴之气受寒也。盖睾丸不独通肾，而且通肝。阴器者，宗筋之聚也。筋属肝，睾丸可升可降，其膜实联络于阴器之间，故肝病而筋亦病，筋病而睾丸亦病矣。睾丸之痛，上冲于肝者，正显同气者其病亦同，乃肝气之冲于睾丸耳。方用**睾丸汤**：

白芍二两　小茴香三钱　橘核一钱　柴胡一钱　沙参五钱　水煎服。一剂痛少止，二剂痛大止，三剂两胁之胀满尽除，四剂全愈。

此方平肝气而不冲于睾丸，得小茴香、橘核、沙参之类散睾丸之邪，两丸安奠，何至上下相连而痛哉。

此症用**解疝汤**亦神。

肉桂二钱　白芍　白术各二两　柴胡一钱　沙参五钱　水煎服。

人有膀胱闭癃，小水不利，睾丸牵痛，连于小肠相掣而疼者，皆云小肠之气，谁知是膀胱之热结耶。夫膀胱化水者也，膀胱寒则水不化，热亦不化，水不化而热结膀胱，水必分于经络。水入睾丸，

丸乃日大，往往有囊大如斗而不能消者，是必分消其水矣。然但消其水，不解其热，则膀胱之火，直趋睾丸，其疼更甚。方用**散丸汤**：

茯苓一两　野杜若①根枝一两　沙参一两　水煎服。一剂痛除，二剂丸渐小，连服二剂，水泄如注，囊小如故矣。

此方之奇，奇在杜若，非家园之杜若也，乃野田间所生蓝菊花是也。此物性寒而又善发汗，且能直入睾丸以散邪，故用以助茯苓、沙参既利其湿，又泻其热，所以建功特神。惟是此药发汗，服此方后，即用当归补血汤数剂，以补气血，则自无太虚之患也。

此症用**散癃汤**亦佳。

茯苓一两　车前子三钱　肉桂二分　草薢二钱　甘草一钱　黄柏　知母各一钱　水煎服。

人有睾丸作痛，后变为不痛不疼者，名曰木肾，乃寒极而气不通也。此症初起，必感寒湿，因而行房，又感寒湿，则湿入于睾丸之中，寒结于睾丸之外，遂至不痛不疼。此种疝气，非用桂附不能直入睾丸，以通其气。然无散邪之药，虽用桂附，止可兴阳，而睾丸之邪终久难散。且散邪之药甚多，而能散睾丸之药甚少，此世人所以治木肾之病，不能多效耳。方用**化木汤**：

白术二两　附子一钱　肉桂一钱　杜若根一两　柴胡一钱　水煎服。即拥被而卧，身必发汗，必至双肾之外，汗出如雨而后止，一剂即愈也。

此方白术利腰脐之气，杜若根发睾丸之邪，得附子、肉桂通达内外，柴胡解其

———————

① 杜若　草本植物，又名杜莲。性辛微温无毒。见《神农本草经》。

肝中之湿，故一剂奏功如神耳。

此症用**卫睾丹**亦妙。

附子　甘草　玄胡索　柴胡各一钱
白术三两　肉桂三钱　黄芪一两　水煎服。

人有生狐疝者，日间则缩入而痛，夜间则伸出而安，且能强阳善战，此乃真正狐疝。若日缩夜伸，不能久战者，乃假狐疝也。假狐疝乃寒湿之症，用前救丸汤治之即愈。至于真狐之疝，或于神道之旁行房，或于星月之下交感，乃祟凭之也。疝既不同，治亦宜异。大约狐疝淫气未散，结于睾丸之内，狐最淫而善战，每于夜间媚人，盖狐属阴也。日间缩入，不可以战，战则疼痛欲死，此祟禁之也。凡祟亦属阴，入夜则阴主令矣。人身之阳气，入于阴之中，阴与祟之阴相合，则同气相得，祟不禁焉，反得遂其善战之欢，及至精泄阳气奔出，纯阴无阳，又复作痛矣。治法似宜祛逐其祟，然祟之入也，必乘其虚，不补虚而逐祟何能愈乎。方用**逐狐汤**：

人参一两　白术五钱　茯苓五钱　肉桂三分　橘核一钱　白薇一钱　荆芥子三钱
半夏二钱　甘草一钱　水煎服。连服四剂全愈。

此方纯助其阳，阳气旺，则阴气自消，狐疝不逐自愈矣。或谓夜伸善战，正阳火之旺也，助其阳气，未必非增其妖气也，何助阳而祟灭乎？盖日间阳气用事，祟乃遏抑其阳气而不敢出，至夜乃乘阴气，借交合而聚于阴器之间，乃阳旺之假象，非真旺也。吾助其阳气，则阳气勃发身中，昼夜皆是阳气，祟亦何敢附之。况方中又益以舒郁逐邪之味，消痰解祟之品，此阴不敌阳，祟弃之而去矣。非助阳，而乌得奏功之神如此哉。

黄芪二两　肉桂三分　甘草　柴胡各一钱　贝母三钱　沙参一两　水煎服。二剂即愈。

人有外感寒邪，如一裹之气从心而下，直至于阴囊之间，名曰奔豚，言其如豕之奔突，其势甚急，不可止遏，痛不可忍，人为外寒之症，谁知是心包、命门二经之火衰乎。夫心包之火与命门之火，一在心，一在肾，二火未常不相通也。人有此二火相通，则寒邪不能侵。二经火衰，寒邪得而中之矣。然寒气入内，宜先犯心，何反下趋于肾囊乎？盖肾气虚寒，脾经又湿，寒与湿同气相亲，故逢湿则急趋而下，势甚便也。此等之症，痰如风雨之来，乃一时暴病，非长年之久疾也，似疝而非疝耳。治法不可作疝治，补心肾之虚，温命门、心包之火，去脾经之湿，不必治奔豚而自愈也。方用**安豚丹**治之。

人参五钱　白术五钱　肉桂一钱　山药一两　巴戟天五钱　蛇床子三钱　附子五分
茯苓三钱　远志一钱　甘草一钱　水煎服。一剂即安，二剂全愈。

此方补心补肾，则心肾气足，后用桂、附热药，始足以驾驭其猛烈之气，转易祛除。然邪势既急，而药过于猛烈，则急以治急，未免有太刚之惧，加入甘草之缓，缓急相济，邪不难制，无有死斗之失也。

此症亦可用**参苓桂术汤**。

白术二两　肉桂二钱　半夏五分　茯苓二钱　水煎服。

人有小水甚勤，睾丸缩入，遇寒天更痛者，此膀胱之寒结也。夫膀胱之化水，命门之火化之也。似乎命门寒，而膀胱始寒。膀胱之寒结，独非命门之寒结乎，孰知膀胱亦能自寒也。此症多成于人坐寒湿之地，寒气袭入于膀胱而不能散，虽有命门之火，亦不能化。盖命门之火，止能化内湿，而不能化外湿耳。外湿既留于膀胱，势必与命门之真火相战，邪盛正衰而痛作矣。治法必须直祛膀胱之寒湿，则睾丸舒展，痛亦自止。方用**辟寒丹**：

肉桂三钱　茯苓五钱　白术五钱　甘草一钱　橘核三钱　荔枝核三个，捣碎　同水煎服。二服合少减，四服全愈。

此方用肉桂为君，既能温命门之火，复能祛膀胱之寒。白术、茯苓又是利水之剂，橘核、荔核更善定睾丸之痛，非肉桂相引，不能直入而散其寒结也。

此症用**术桂汤**亦妙。

白术二两　肉桂一钱　水煎服。

阴痿门五则

人有交感之时，忽然阴痿不举，百计引之，终不能鼓勇而战，人以为命门火衰，谁知是心气之不足乎。凡入房久战不衰，乃相火充其力也。阴痿不举，自是命门火衰，何谓是心气不足？不知君火一动，相火翕然随之，君火旺而相火又复衰，故能久战不泄。否则，君火先衰，不能自主，相火即怂恿于其旁，而心中无刚强之意，包络亦何能自振乎。故治阴痿之病，必须上补心而下补肾，心肾两旺，后补命门之相火，始能起痿。方用**起阴汤**：

人参五钱　白术一两　巴戟天一两　黄芪五钱　北五味子一钱　熟地一两　肉桂一钱　远志一钱　柏子仁一钱　山茱萸三钱　水煎服。连服四剂而阳举矣，再服四剂而阳旺矣，再服四剂，必能久战不败。苟能长服至三月，如另换一人，不啻重坚一番骨，再造一人身也。

此方大补心肾之气，不十分去温命门之火，而火气自旺。世人不识补心以生火，则心气既衰，火旺则焚心矣。不识补

肾以生火，则肾水既亏，而火旺则损肾矣。心焚而肾损，虽火旺何益乎？及足以烧干阴血，势必阳旺阴消，而不可救耳。

此症用**济阳丸**亦妙。

人参六两　黄芪半斤　鹿茸一个，酒浸切片作小块，粉炒　龟膏半斤　人胞一个，火焙　麦冬四两　北五味一两　炒枣仁三两　远志二两　巴戟天半斤　肉桂三钱　白术八两　菟丝子一斤　半夏一两　砂仁五钱　黄连八钱　神曲一两　各为末，蜜为丸。每日白滚水送下五钱，服一月阳举矣，且能善战。

人有精薄精冷，虽亦能交接，然半途而废，或临门即泄，人以为命门之火衰，谁知是脾胃之阳气不旺乎。夫脾胃属土，土生于火，脾胃之阳气不旺，仍是命门之火衰。盖命门之火乃先天之火，脾胃之土乃后天之土也。后天之土，本生于先天之火，先天之火不旺，则后天之土不能生。然脾胃之土虽属后天，而其中未常无先天之气。命门之火寒，则脾胃先天之气何能生哉？命门既不能生脾胃先天之气，而脾胃后天之气益加衰微，欲其气旺而能固，精厚而不薄，乌可得乎。治法必须补先天命门之火，更补后天脾胃之土，则土气既旺，火又不衰，庶几气温精厚乎。方用**火土既济丹**：

人参一两　白术一两　山茱萸一两　菟丝子一两　山药五钱　巴戟天一两　肉桂一钱　水煎服。连服十剂而精厚矣，再服十剂而精温矣，再服三月，永不再弱。

是方健脾胃之土，仍是补命门之火，湿气去而精纯，寒气去而精暖，寒湿既除，邪气消亡而阳气健旺，何至成怯弱之病哉。

此症用**旺土丹**亦甚佳。

人参六两　白术　黄芪各一斤　巴戟一斤　茯苓五两　山萸肉半斤　菟丝子八两　肉豆蔻二两　北五味一两　肉桂三钱　破故

纸四两　杜仲八两　山药八两　芡实八两
神曲三两　各为末，蜜为丸，每日白滚水送下五钱，服一月，阳事改观，而精亦不薄冷矣。

人有年少之时因事体未遂，抑郁忧闷，遂至阳痿不振，举而不刚，人以为命门火衰，谁知是心火之闭塞乎。夫肾为作强之官，技巧出焉，藏精与志者也。志意不遂，则阳气不舒。阳气者，即肾中之真火也。肾中真火，原奉令于心，心火动而肾火应之，心火抑郁而不开，则肾火虽旺而不能应，有似于弱而实非弱也。治法不可助命门之火，如助命门之火，则火旺于下，而郁勃之气不能宣，必有阳旺阴消之祸，变生痈疽而不可救，宜宣通其心中之抑郁，使志意舒泄，阳气开而阴痿立起也。方用宣志汤：

茯苓五钱　菖蒲一钱　甘草一钱　白术三钱　生枣仁五钱　远志一钱　柴胡一钱　当归三钱　人参一钱　山药五钱　巴戟天三钱　水煎服。二剂而心志舒矣，再服二剂而阳事举矣，不必多剂也。

盖此病原因火闭而闷其气，非因火寒而绝其烬也，故一升火而阳痿立起矣。

此症用启阳娱心丹甚佳。

人参二两　远志四两　茯神五两　菖蒲一两　甘草　橘红　砂仁　柴胡各一两　菟丝子　白术各八两　生枣仁　当归各四两　白芍　山药各六两　神曲三两　各为末，蜜为丸。每日白滚水送下五钱，服一月，阳不闭塞矣。

人有天分最薄，无风而寒，未秋而冷，遇严冬冰雪，虽披重裘，其身不温，一遇交感，数合之后，即望门而流，此命门之火太微也。夫命门虽是先天之火气，而后天功用实可重培。第命门藏于肾中，

乃无形之火也。有形之火，宜以火引火；无形之火，宜以水引火。以火引火，而火反不旺；以水引火，而火自难衰。此补命门之火，与补他火实不同也。方用扶命生火丹：

人参六两　巴戟天一斤　山茱萸一斤　熟地二斤　附子二个　肉桂六两　黄芪二斤　鹿茸二个　龙骨醋焠，一两　生枣仁三两　白术一斤　北五味四两　肉苁蓉八两　杜仲六两　各为细末，蜜为丸。每日早晚各用五钱。服三月，自然坚而且久。

此方填精者，补水以补火也。何加入气分之药？不知气旺而精始生，使但补火而不补气，则无根之火，止能博旦夕之欢，不能邀久长之乐。惟气旺则精更旺，精旺则火既有根，自能生生于不已。况气乃无形之象，以无形之气，补无形之火，则更为相宜，所以精又易生，火亦易长耳。

此症用壮火丹亦甚佳。

人参五两　巴戟天八两　白术炒　熟地各一斤　山茱萸八两　肉苁蓉　枸杞各八两　附子一个，用甘草三钱煎汁泡过，切片，炒熟　肉桂三两　破故纸炒　茯苓各四两　北五味一两　炒枣仁三两　柏子仁二两　山药　芡实各五两　龙骨醋焠，为末，一两　蜜为丸。服二月，坚而且久。

人有中年之时阳事不举，虽妇女扪弄而如故，即或振兴，旋即衰败，此心包之火气大衰也。夫心包之火，相火也。心包火旺，力能代君行事；若心包火衰，心火虽动，如相臣卧病，气息奄奄，欲其奋身勤王，其可得乎。且心包之火，与命门之火正相通也，未有心包寒而命门能独热者，所以心包之火微，有扶之而不起者。治法温其心包，不必温其命门也。方用：

人参一两　巴戟天一两　肉桂三钱　炒

枣仁五钱　远志二钱　茯神一钱　良姜一钱　附子一钱　柏子仁二钱　黄芪五钱　当归三钱　菟丝子二钱　水煎服。连服十剂，兴趣自生，服二十剂，阳旺不倒矣。

此方名为**救相汤**，专治心包虚寒之症，不止振举其阳也。方中虽治心包，实皆统治心者。盖补其心君，则君王富足，而相臣自强，相助为理矣。

此症用**辅相振阳丸**亦佳。

人参五两　巴戟天十两　炒枣仁　麦冬各五两　菟丝子十两　远志　柏子仁　肉桂各二两　茯神　枸杞各三两　黄芪八两　当归　仙茅各四两　白术六两　人胞一个　陈皮五钱　阳起石火煅，醋淬，一两　各为末，蜜为丸。每日早晚各服四钱，滚水下。三月，阳事振发。

痰证门二十一则

人有肠胃之间，沥沥有声，饮水更甚，吐痰如涌，人以为痰饮之病，谁知是胃气之虚乎。夫胃为水谷之海，饮食无不入于胃中，游溢精气，上输脾胃，下输膀胱，水精四布，五经并行，此胃气之旺而然也。倘胃气一虚，仅能消谷，不能消水，由是水入胃中，不存于胃而下流于肠，故沥沥有声也。其症初犹不觉，久之水之精华，变为混浊，遂成痰饮，围聚于呼吸难到之处而上涌矣。然则痰之来也，由于胃气之虚；痰之成也，由于水气之盛。治痰必先消水，消水必先健胃。但徒补胃土，而胃气不能自旺。盖胃气之衰，由心包之气弱也，补胃土必须补心包之火耳。方用**散痰汤**：

白术三钱　茯苓五钱　肉桂五分　陈皮五分　半夏一钱　薏仁五钱　山药五钱　人参一钱　水煎服。

此方即二陈汤之变也。二陈汤止助胃以消痰，未若此方助心包以健胃。用肉桂者，不特助心包之火，且能引茯苓、白术入于膀胱，以分消其水湿之气，薏仁、山药又能燥脾，以泄其下流之水，水泻而痰涎无党，不化痰而化精矣，岂尚有痰饮之不愈哉。

此症用**运痰汤**亦效。

人参　半夏各三钱　茯苓一两　陈皮三分　益智仁五粒　肉桂一钱　水煎服。

人有水流胁下，咳唾引痛，吐痰甚多，不敢用力，人以为悬饮之病，谁知是胃气之怯乎。夫饮水宜入于肠，今入于胁，乃胃气之逆也。第胃不祛，则胃之气不逆，胃气旺而水怯，胃气怯而水旺。欲使水逆而归于顺，必使胃旺而后可导其水势之下行，提其胃气之上升，自然怯者不怯，逆者不逆也。方用**弱痰汤**：

人参一钱　茯苓五钱　荆芥一钱　薏仁一两　陈皮五钱　天花粉三钱　枳壳三分　白芥子二钱　水煎服。

上能消膜膈之痰，下能逐肠胃之水，助气则气旺，而水降矣。倘徒用消痰之药，不补其胃气之虚，则气降而水升，泛滥之祸不止矣。

此症用加味**四君汤**亦效。

人参　白芍各三钱　白术　茯苓各五钱　陈皮五分　益智仁一钱　甘草三分　水煎服。

人有痰涎流溢于四肢，汗不出而身重，吐痰靡已，人以为溢饮之病，谁知是胃气之壅乎。夫天一生水，流灌无处不到，一有瘀蓄，则秽浊丛积，水道泛滥而横流旁溢矣。凡水必入胃，胃通而水何能积。惟胃土有壅滞，水不走膀胱而顺流，乃由胃而外渗于四肢，四肢无泄水之路，必化汗而出。然水能化汗，由于胃气之行也。今胃既壅阻，胃气不行，何能化汗，水又何从而出。身重者，正水湿之征也。四肢水湿不能出，自然上涌而吐痰矣。治法必顺其性，因势利导之，庶几泛滥之害可除。开胃土之壅，而膀胱小肠之水道自通。然土壅由于肝木之克，宣肝气之郁，补胃气之虚，胃壅可开矣。方用**启闭汤**：

白术三钱　茯苓五钱　白芍三钱　柴胡五分　猪苓一钱　厚朴一钱　泽泻一钱　半夏一钱　水煎服。连服四剂而痰消，再服四剂而身轻矣。

此方即四苓散之变也。加入柴、芍以舒肝，加入厚朴以行气，加入半夏以消痰，自然气行而水亦行，气化而痰亦化矣。

此症用**白花饮**亦佳。

白术五钱　薏仁　茯苓各一两　甘草五分　天花粉三钱　柴胡一钱　枳壳五分　水煎服。

人有咳逆倚息短气，其形如肿，吐痰不已，胸膈饱闷，人以为支饮之症，谁知是胃气之逆乎。夫胃为水谷之海，宜顺不宜逆，顺则水化为精，逆则水化为痰。然逆有深浅之不同，逆浅而痰入于胸，逆深而痰入于膈。然而胃气之逆，致痰饮上行，竟入于胸膈之间，则其逆亦甚。而逆何以至此也？胃为肾之关，肾虚而气冲于胃，则胃失其启合之权，关门不闭，反随肾气而上冲，肾挟胃中之痰而入于肺，肺得水气而侵，故现水肿之状，咳逆倚息之病生。其症似乎气之有余，而实气之不足，故短气而不可以接续也。治法转胃气之逆，而痰可降；补肾气之虚，而胃可顺矣。方用**转胃汤**：

山药一两　薏仁一两　人参一两　白术五钱　牛膝三钱　附子一分　陈皮三分　苏子二钱　麦冬一两　白芥子三钱　水煎服。

一剂胃气平，二剂胃气转，三剂咳逆短气之症除，四剂全愈。

此方转胃为名，而实所以转肾气之逆也。肾逆而后胃逆，然则转肾正所以转胃也。此等之病，非此大剂，则胃之气必不能通于肾之中，而肾之气必不能归于肾之内。倘日日治痰，则耗损胃气，而肾气益逆，何日是降痰之时哉，势不至于死不已也。

此症用加味**参术苓桂汤**亦佳。

人参　茯苓　麦冬　山药各五钱　白术一两　破故纸一钱　苏子　肉桂各一钱　水煎服。

人有终日吐痰，少用茶水则心下坚筑，短气恶水，人以为水在于心，谁知火郁于心乎。夫心属火，最恶者水也。若心气不虚，水之入胃，正足以养心，而水亦不敢直入以犯之。惟心气之虚，火先畏水，而水即乘其畏以相攻，火欲出而不得出，自郁于内而气不得宣，故筑动而短气，非气之真短也。火既与水相战，则水正火之仇也。伤水恶水又何疑乎？治法不可徒利乎水也，利水必先消痰，而消痰必至损胃，胃气损而心气愈虚，水与痰终难去也。必须补心以生胃，散郁以利水，则火气旺而水不能侵，自不至停于心下而变为湿痰也。方用**胜水汤**：

茯苓一两　车前子三钱　人参三钱　远志一钱　甘草三分　菖蒲一钱　柴胡一钱　白术一两　陈皮五分　半夏一钱　水煎服。一剂轻，二剂又轻，四剂全愈。

此方六君子之变也。补心散郁并而行之，心气健而火气自通，火气通而胃之气自旺，土旺自能制水，何畏于水之攻心哉。

此症用**加减运痰汤**亦效。

人参三钱　茯神一两　益智仁一钱　菖

蒲一钱 泽泻五钱 肉桂五分 水煎服。

人有口吐涎沫，渴欲饮水，然饮水又不能多，仍化为痰而吐出，人以为水之在肺也，谁知是肺气之热乎。夫肺主气，行营卫，布津液，周流于一身，不可停住者也。惟水邪入之，塞其气道，气凝不通，液聚不达，遂变为涎沫。而清肃之令失，肺乃生火以自焚，故引外水以救内火，然内火终非外水可息，外水亦非内火易消，故不化精津，仍变为痰涎而上吐也。治法清肺金之热，不取给于外水，则水不入肺，而涎沫可解。然肺金失清肃之令，不止水邪之故。盖水邪之入肺，因心火之克肺也。肺因火邪相侵，原思水以相济，水乃乘其渴而入之，故欲解肺金之热，必须清心火之炎。方用**解炎汤**：

黄连五分 天花粉二钱 黄芩一钱 麦冬一两 茯苓五钱 桔梗一钱 甘草三分 陈皮三分 神曲五钱 水煎服。一剂渴解，二剂痰消，不必三剂。

此方清心肺之热，而痰气过升，亦非所宜。加入茯苓，下行于膀胱，则火随水走，其势自顺，既能消痰，又能降火，何至肺气之壅塞乎。且此方虽消痰降火，不耗损肺金之气，此痰之所以易消，火之所以易降也。

此症用**息沸饮**亦佳。

麦冬二钱 款冬花一钱 茯神二钱 甘草一钱 桔梗三钱 黄芩二钱 天花粉二钱 竹叶三十片 水煎服。

人有少气身重，日吐清水清痰，人以为水在脾也，谁知是脾气之寒乎。夫脾为湿土，所恶者水，喜者火也。火衰则水旺，水旺则火衰，必然之理也。盖无火则土为寒土，水不能燥，而且有凝冻之忧。即有微火，仅可化水，而不能化津，但能变痰，而不能变液。且火既衰微，止可化上焦之水，不能解下焦之冻。此清痰清水所以上吐而不下行也。湿流于四体，身安得不重乎。治法必须利水清痰，以燥脾土之气。然而脾中无火，虽脾土之衰，由于肾火之弱也。不补肾中之火，则釜下无薪，土如冰炭，安能大地阳回，变湿污之地为膏壤之区乎。故必须补肾火之旺，而土自燥，土燥而湿自除耳。方用**燥土汤**：

白术一两 茯苓一两 肉桂二钱 人参三钱 破故纸一钱 山药五钱 芡实五钱 砂仁三粒 益智仁一钱 半夏二钱 水煎服。

此方燥脾者居其七，燥肾者居其三，似乎仍重在补脾，而轻在补肾。不知脾喜燥，而肾恶燥，使燥肾之药太多，则肾先受损，何以益脾乎，此用药之妙于权衡也。

此症亦可用**加减运痰汤**。

人参 茯苓各三钱 白术五钱 肉桂一钱 白豆蔻一枚 陈皮五分 神曲一钱 半夏一钱 水煎服。

人有痰气流行，胁下支满，发嚏而痛，轻声吐痰，不敢重咯，此非水气在肝，乃郁气在肝也。夫肝藏血而不藏水，宜水之所不到。然而肝气郁则血不藏矣，血不藏而水乘隙而入肝，而肝终不藏水，水乃留伏于肝之外而不散。肝气本郁以招水，又因水而愈郁，肝气之逆可知矣。胁下正肝之部位，肝气已郁，即无水邪相犯，尚有胀急之症，水停胁下，安得不支满乎。发嚏而痛者，以火郁未宣，得嚏则火欲出而不得出，因吊动作痛也。治法必须达肝气之郁，少佐以消痰分水之药，则随手奏功矣。方用**开痰饮**：

柴胡一钱 半夏一钱 甘草一钱 炒栀子一钱 陈皮一钱 薄荷一钱 枳壳三分

苍术二钱 茯苓五钱 水煎服。二剂肝气之郁舒，四剂胁满之痛去，不必五剂。

此方专解肝郁，郁舒火散，自不下克脾胃之土，上引痰涎之闭矣。宁尚有水停胁下，以增痛满者哉。

此症可用**疏痰汤**：

白芍 茯神各五钱 甘草 神曲 半夏各一钱 水煎服。

人有水泛为痰，涎如清水，入水即化，人亦不知为肾中之痰，岂知肾寒而精变为痰乎。夫各经之痰，皆外水入而化痰，惟肾中之痰乃内水所成。故心肝脾肺之痰，可以用攻，而独治肾中之痰，必须用纯补之药，不可少间攻痰之味。盖肾中之痰，乃纯阴之水也，阴火非阳火不能摄。阳火者，水中之火也。阴水泛而火微，阳水旺而火伏，大补其水中之火，不必降痰而痰自降矣。方用**八味地黄汤**：

熟地一两 山药五钱 山茱萸五钱 泽泻三钱 丹皮三钱 茯苓一两 肉桂二钱 附子一钱 水煎服。一剂，水泛为痰者，立时即消。

天下治痰之捷效，未有胜于此方者也。然亦止可治肾寒而痰泛者，不可执此方以概治痰也。盖痰非肾泛，则痰为外邪，何可以治内痰者移而治外痰乎？惟真正是肾水上泛者，用此方实效应如响，然亦必须多用茯苓与熟地之分两相同，则肾水归源，而上、中、下三焦之湿气尽行消化，始无伏留之弊。万勿执定仲景夫子原方，谓茯苓不可多用，故又表而出之。

此症用**复阴丹**亦妙。

熟地一两 山茱萸五钱 芡实 山药各一两 肉桂一钱 水煎服。

人有吐痰纯是白沫，咳嗽不已，日轻夜重，人以为肺火之痰也，谁知是肾热而火沸为痰乎。此等之痰，乃阴虚火动，大约成痨瘵者居多，即古之所谓吐白血也。其痰一似蟹涎，吐之不已，必色变如绿涕之色，即痨瘵之已成，而不可救疗者也。然而痨瘵而吐白沫，是肾绝之痰也。亦有未成痨瘵，与阴虚之火初动，而即成此痰，与痨瘵已成者，尚有分别，何可置之不救。世人一味治痰，绝不识治肾中之阴，不变成痨瘵而不止。夫火沸为痰者，成于肾火之太旺，由于水衰之极也。肾可补不可泻，补肾水之衰，即所以泻肾火之旺，故用补阴之药以制阳，不可用泻阳之品以救阴也。倘见其肾火之旺，而轻用黄柏、知母，毋论火不可以骤息，痰不可以遽消，且击动其火，以变痨瘵者比比也。治法但补水以逐痰，则痰消于乌有矣。方用**定沸汤**：

熟地二两 山茱萸一两 麦冬一两 北五味二钱 茯苓一两 山药一两 玄参一两 白芥子三钱 水煎服。连服二剂，火沸之痰不知其何以去也。此方宜连服十剂，不可见二剂之效，便撤饮不服。

盖火沸之痰，实本于阴虚，而阴虚之火，非多服补阴之药，则阴不能大长，火不能急散也。病者以此方为续命之汤，医者以此方为夺命之剂，幸勿轻弃之也。

此症用**归沫汤**亦大妙。

熟地二两 山萸肉 玄参各一两 天冬女贞子 生地 百合各三钱 款冬花一钱 水煎服。

人有偶感风邪，鼻塞咳嗽，吐痰黄浊，人以为痰塞胸膈也，法宜吐，谁知风邪塞于肺经乎。夫邪在肺，古人亦有用吐而效者，以肺气闭塞，谓吐中有发散之义也。然必大满大实之症始可用吐，如瓜蒂散涌出其痰是也。若鼻塞咳嗽，吐痰黄浊，非大满大实可比，何必用吐法哉。且不宜吐而吐，必有损伤胃气之忧，胃气伤而肺气亦伤。肺胃两伤，旧疾虽去，而新痰复生，一吐不已而再，再吐不已而三，必变为不可治之症矣。故毋论虚人不可吐，即实人亦不可轻吐，以吐后必须守戒，五脏反复而气未易复，一犯戒而变症蜂起也。况肺邪闭塞之痰，亦易于表散。盖肺气闭塞于风邪，非闭塞于痰也。散其邪而肺气自通，肺气通而痰自化，王道原自平平，尚吐者霸道也。霸道可间用，不可常用，慎勿谓吐法神于表散，而尽用吐也。方用**散痰汤**：

桔梗三钱　紫苏二钱　黄芩一钱　麦冬五钱　半夏二钱　甘草一钱　陈皮一钱　茯苓三钱　水煎服。一剂鼻塞通，二剂咳嗽止，三剂痰浊化，四剂全愈。

此方名为散痰，其实散肺之邪也。

此症用**二紫汤**亦效。

紫苏叶　紫菀各一钱　桔梗二钱　甘草枳壳　黄芩各一钱　天花粉三钱　水煎服。

人有寒气入胃，结成寒痰，日日呕吐，人以为寒痰在胃，谁知是胃气之虚，而寒结为痰乎。凡人胃气旺，则水谷入而化精，原不生痰。惟胃气虚，仅能消谷，不能消水，则水积而为痰矣。然而胃虚者，火气之衰也。火旺则土旺，火衰则土衰，土衰不能制水，故不变精而变痰也。夫胃土自寒，尚且水变为痰，况外寒又侵胃乎。内外之寒合，自然痰涎日多，下不能化，必至上涌而吐矣。祛寒其可缓乎？惟是祛胃土之寒，必须补心火之旺，火旺土坚，何痰不化哉。方用**六君子汤**加味治之。

人参三钱　白术五钱　茯苓三钱　陈皮一钱　甘草三分　半夏一钱　肉桂二钱　水煎服。

六君子汤原是补脾胃之圣药。胃病而治脾者，脾胃为表里，脾健而胃更健也。肉桂上补心火，而下尤补肾火也。心火旺而胃温，肾火旺而脾热，脾胃两热，寒痰有不立消者哉。

此症用加味**参术苓附汤**亦甚效。

人参一钱　白术三钱　茯苓三钱　附子二分　神曲一钱　麦芽一钱　白芥子三钱　水煎服。

人有热气入胃，火郁成痰，痰色黄秽，败浊不堪，人以为热痰作祟，谁知是胃火之未消乎。夫胃本属土，胃火之盛，由于胃土之衰也。胃土衰而外热犯之，似与胃相宜，何以反化为痰乎？盖胃土既虚，则水谷之入不能生津以润土，而土气太干，必索外水以相救，水多火胜，而不相化，胃土抑郁而不伸，胃火亦搏结而不发，痰何能消，必变为黄秽败浊之色矣。然则治法不必治痰，补胃气之虚，少加散火抒郁之味，则胃土复强，消痰更易。方用**疏土汤**：

白术三钱　茯苓五钱　干葛五分　人参一钱　甘草三分　陈皮五分　天花粉三钱　竹叶三十片　甘菊二钱　柴胡五分　水煎服。一剂胃郁解，二剂胃火散，三剂胃痰消，四剂全愈。

此方补胃重而泻火轻，以郁火之痰原未常大旺也。故补胃而火可散，散火而郁自解。况方中原有葛根、柴胡以解其郁乎，郁开痰豁，必至之势也。

此症亦可用**玄石花粉散**。

石膏二钱　白术三钱　茯苓五钱　天花粉　玄参各三钱　水煎服。

人有感雨露之湿，或墙垣土房之湿，以致湿变为痰，成为痰饮，肢节酸痛，背心作疼，脐下有悸，人以为湿痰成病，谁知是脾气之湿，湿以助湿乎。夫脾最恶湿，必得肾火以燥之，则淤泥之土，始成膏壤，水入脾中，散精而无留伏之害。惟肾火衰微，不能生脾土，而脾土愈湿，土湿自易成痰。又加天地之水气，两相感召，则湿以添湿，痰更添痰矣。治法补肾火以生土。补火之药，仍于补脾之中用之，则火无亢炎之祸，土有健顺之宜。方用**五苓散**治之：

白术一两　猪苓三钱　泽泻二钱　茯苓一两　肉桂二钱　半夏三钱　水煎服。一剂脐下之悸除，二剂肢节、背心之疼痛止，三剂痰饮尽消，四剂全愈。

五苓散乃利水之神剂也。肉桂温命门之火，更能引湿痰化水，尽趋于膀胱而出。尚恐旧痰已化，而新痰又生，故加入半夏以消之，助苓、术之醒脾，尤能奏健土之功也。土生火中，火旺土内，一方而火土两安，脾肾兼补，此五苓散之功也。

此症用**制涎汤**亦效。

茯苓　薏仁　白术　山药各五钱　肉桂一钱　半夏二钱　水煎服。

人有阴虚枯槁，肺气困乏，嗌塞喉干，咯痰动嗽，此肺气之燥也。夫肺之燥，必非一日，夏伤于热，秋必病燥。肺属金，而金最畏火，夏火炎炎，肺金不能敌火气之克耳。但金既畏火克，即宜发燥，何待火退金旺之时反现燥象？不知金畏火刑，而金尚出其肺中之液，犹可以敌火气之炎，迨火令既过，金无所畏，不足之气形焉。转难济肺气之乏，势必求外水以止渴。然而外水止可入胃，终不可以入肺，且肺气既燥，肺难自顾，何能下生肾水，乃肾中取给又不免，则燥且益燥，咳嗽吐痰之症生矣。治法似宜补脾胃，以生肺金矣。然健脾助胃之药，性多燥烈，以燥投燥，则肺中之津液未能遽生，反足以添其火炎。必须于润肺之中而大补其肾

水，肾水足而肺金得养。子富而母自不贫也。且肺金之气，夜藏于肾，向因肾涸，力难迎肺金，以归藏于肾之内，肺乃取给于肾，而肾之水不足以供肺用。肺乃半途而返，不忍入于肾子之宫；肾见肺金之燥，出其涸竭之水以济之。涸竭之水，水中有火也。肺不敢受，于是不变津而变痰。此痰也，肺未常欲其上升，无如上焦火旺，肺液干枯，不得不取资于痰，以暂救其嗌燥，故略而升痰。迨痰既上升，而上焦之火，彼此相斗，嗽又生矣。方用**润燥饮**：

麦冬一两　熟地一两　苏子一钱　白芥子二钱　甘草一钱　桔梗三钱　天门冬三钱　山茱萸五钱　北五味五分　人参一钱　水煎服。二剂肺润，四剂肾润，十剂全愈。

此方用二冬以润肺，用熟地、茱萸以补肾，肺肾相通，加人参、五味以益气，气旺而津液尤易生也。又恐过于补肾，而不上走益肺，故加升提之味，使益肺多于益肾。尚虑用参以助燥，更入苏子、甘草使之调和于上焦之间，同白芥子以消膜膈之痰，又不动火以增燥，亦何致有痰嗽之患哉。

此症亦可用**润槁[1]汤**治之。

熟地　麦冬　葳蕤各一两　甘草五分　百合五钱　贝母一钱　水煎服。

小儿痰气壅阻，窍隧不开，手足逆冷，有如风症，人以为慢脾风也，谁知是脾虚而痰盛乎。夫小儿以脾健为主，脾土不旺，则所食之水谷，尽变为痰。痰气既盛，则经络之间无非痰结，窍隧闭塞，气即不能展舒矣。脾主四肢，手足者，脾之所属也。脾气既不能展舒，何能运动夫手足乎，此逆冷之所以成，而非外风之中也。风性甚动而且急，使真有风入，则疾

---

① 槁　通槁。

风暴雨，势不可当，安有迁缓舒徐者乎？无奈前人巧立名色，谓是慢惊之风，创造牛黄①、犀角、蛇、蝎等药以疗之，遂至杀小儿如草菅，深可痛惜。使早用健脾之剂，少佐之以祛痰之药，则无儿不可活也。方用**健土开涎散**：

人参五分　茯苓二钱　陈皮二分　薏仁二钱　干姜二分　砂仁一粒　白术二钱　天花粉五分　水煎服。一剂风定，二剂痰消，三剂全愈。

此方健土以消痰，与六君子汤不相上下。然六君子用半夏以消痰，未免有耗气之失，不若此方专利脾中之湿，又能通气温中，更胜于六君子也。倘执此方，概治小儿之痰，庶几全活者众矣。

此症用**健运汤**亦佳。

人参一钱　茯苓三钱　甘草　枳壳　苏叶　半夏各三分　益智仁三粒　白豆蔻一粒　水煎服。

人有老痰结成粘块，凝滞喉咙之间，欲咽不下，欲吐不能，人以为气不清，谁知是肝气之甚郁乎。此等之痰，必成黄秽之色。盖留于膜膈之上也，老人虚人最多。此痰非舒发肝木之气，断然难消，然徒舒肝木之气，不大补肝中之血，则胁间之燥不能除，膜膈之痰亦不能化。然而肝中之血，肾水之所滋也，补肝必须补肾，而兼消痰。方用**润燥破痰汤**：

白芍一两　香附一钱　青黛五分　天花粉二钱　白芥子二钱　玄参三钱　茯苓三钱　山药三钱　水煎服。一剂痰易吐，二剂痰易咽矣。连服四剂而痰块开矣，再服四剂而老痰尽消。

此方肝肾两治，肝气宣而肝血养，则肝火不搏聚于胸中，自然老痰不凝滞于胁内。惟是老痰最难速化，此方必须多用，但不可责其近功耳。

此症用**宽膜汤**亦效。

白芍三钱　枳壳三分　甘草五分　神曲三钱　白芥子三钱　炒栀子一钱　白术二钱　郁金一钱　水煎服。

人有痰在膈上，大满大实，气塞不能伸，药祛而不得下，人以为邪在上也，谁知是邪在下乎。夫上病宜疗下，何以古人用上治吐法而能愈乎？此亦一时权宜之法，非可常用之道。世人遵张子和之教，一见满实之症，便用吐药，谁知尽可不吐哉。凡见满实之症，下之自愈，但下不同耳。下之者，乃祛入胃中，非祛入肠中也。痰涎上壅于膈，原是胃气之盛，而本于胃火之盛也。泻胃火之有余，自然现胃气之不足，胃气无满实之象，膈中满实，安能重满重实耶？势必痰气顿消，尽落于胃中矣。何必涌痰上吐，损伤胃气，使五脏之尽反覆哉。方用**降痰舒膈汤**：

石膏三钱　天花粉三钱　厚朴一钱　枳壳一钱　半夏一钱　茯苓五钱　益智仁五分　水煎服。一剂满实平，二剂满实尽除，痰亦尽下。

此方泻胃火而降痰，实有奇功。虽其性亦迅烈不平，然胜于吐法实多也，世人欲用吐法者，先用此方，不效后再用吐药，有益于生命无穷，幸勿哂②医学平庸，谓用药之胆怯也。

此症亦可用**伸膈汤**治之。

瓜蒌三钱　半夏三钱　枳壳一钱　甘草一钱　水煎服。

人有遍身俱长大小之块，累累不一，人以为痰块也，谁知是气之不行，而痰因结之而不散乎。夫怪病多生于痰，身中长

---

① 牛黄　原作"黄牛"，字倒，今改。
② 哂　音审，讥笑也。

块，亦怪病之一也。然而痰生块结，必有其故。盖痰之生本于湿，块之结成于火，故无湿不能生痰，而无痰不能成块。第痰之生也，虽生于湿，块之成也，虽成于火，苟气旺而湿又何留，湿苟不留，火又何从而起？是消块不必去火，惟在于消痰，亦不必全消夫痰，又在亟补其气。盖气旺则痰消，痰消则块亦消也。方用**二陈汤**加味治之。

人参三钱　茯苓三钱　白术五钱　陈皮二钱　半夏三钱　白芥子三钱　姜炒黄连五分　水煎服。十剂消半，三十剂全消。

此方本消痰之圣药，亦消块之神剂，块成于痰，消痰即所以消块也。

此症亦可用**矾石消垒散**。

泽泻　半夏各三钱　茯神　白术各五钱　薏仁一两　附子二分　人参二钱　甘草五分　白矾一钱　黄连三分　水煎服。十剂自消。

人有性喜食酸，因多食青梅，得痰饮之病，日间胸膈中如刀之刺，至晚而胸膈痛止，膝髌①大痛，人以为胃中之寒，谁知痰饮随气升降而作痛乎。夫痰在上宜吐，痰在中宜消，在下宜降。今痰饮在胸膈之间，是痰在上焦也。不可用消痰降痰之法，必当用吐药吐之。惟是吐痰必伤其气，毋论大吐之后，使脏腑反覆，多伤胃气。而多食酸味之人，则肝木必旺，而恣肆其横逆之势，以伤中州之土矣。土伤，则胃气更损。虽久积之痰顿失，新长之痰安保其不再聚乎。治法于吐中而仍行其补胃平肝之法，使痰去而正又不亏之为得也。［批］症伤于酸，必用吐法以开之也，乃吐不伤经，尤善用吐也。方用：

参芦一两　瓜蒂七枚　白芍一两　白芥子一两　竹沥二合　水煎服。一剂必大吐，尽去其痰，其痛如失。然后用二陈汤调理，不再痛。

前方名为倒痰汤，用参芦以扶胃土，用白芍以平肝木，用白芥子、竹沥共入于瓜蒂之中，吐痰即用消痰之药，使余痰尽化，旧痰去而新痰不生，得治痰之益，又绝其伤气之忧也。

此症用**蒌苏饮**亦佳。

瓜蒌三钱　甘草一钱　半夏三钱　苏叶三钱　竹沥一合　陈皮一钱　水煎服。

人有偶食难化之物，然然动惊，因而饮食减少，形体憔悴，面色黄瘦，颠寒作热，数载不愈，人以为劳瘵之症也，谁知痰裹其食而不化乎。夫伤食之病，未有手按之而不痛者，况痰裹其食，其痛尤甚，何以经岁、经年而人未知也？且食至岁月之久，宜当消化，何久留在腹乎？不知食因惊而留于腹者，食存于两胁之旁，外有肋骨护之，手按痛处不能及也。食因痰裹，痰既不消，食亦不化，故有留中数载，仍为旧物，人所未知也。两胁之地，乃肝木之位，痰食积于中，自生如疟之症，发寒发热，状似劳瘵，以劳瘵治之，则惊气不解，而痰食如故，病何能愈哉。治法开其惊，降其痰食，数载之病一朝可去。方用**释惊汤**治之。

白芍一两　当归五钱　青木香三钱　大黄三钱　枳实一钱　白芥子三钱　茯苓三钱　枳壳一钱　甘草五分　麦芽一钱　山楂十粒　水煎服。一剂而痰食尽下，不必再剂。

此方消痰降食，专走于两胁之间，开其惊气，故奏功如神耳。

此症用**易消散**亦效。

山楂三钱　麦芽三钱　白术一两　鳖甲一两　茯苓三钱　半夏三钱　附子一片　水煎服。

————

① 髌　《集韵》："髌，膝骨也。"

辨证录卷之十

鹤膝门二则

人有足胫渐细，足膝渐大，骨中酸疼，身渐瘦弱，人以为鹤膝之风，谁知水湿之入骨乎。夫骨最坚硬，湿邪似难深入，何竟入于膝乎？此因立而行房成也。凡人行房，必劳其筋骨，至于精泄之后，则髓必空虚，髓空则骨空，邪即乘其虚空而直入矣。若膝则筋骨联接之处，骨静而膝动，动能变而静不能变也。不变者形消，能变者形大。但其病虽成于肾精之虚，而治病断不可单治其肾，因所犯者湿耳。湿乃阴邪，阴邪必须以阳气祛之。肾之精，阴水也。补精则精旺，阴与阴合，阴无争战之机，不战而邪何能去？故不当补精而当补气。方用蒸膝汤：

生黄芪八两　金钗石斛二两　薏仁二两肉桂三钱　水煎二碗，先服一碗，即拥被而卧，觉身中有汗意，再服第二碗，必两足如火之热，切戒不可坐起，任其出汗，至汗出到涌泉之下，始可缓缓去被，否则万万不可去也。一剂病去大半，再剂病全愈。

此方补气未免太峻，然气不旺不能周遍于一身，虽用利湿健膝之药，终不能透入于邪所犯之处，而祛出之也。第大补其气，而不加肉桂之辛热，则寒湿裹住于膝中，亦不能斩关直入于骨髓而大发其汗也。至于绝不治风者，以此病原无风也。若作风治，愈耗其气，安得取效哉。

此症用加味芪桂汤亦妙。

黄芪三两　肉桂三钱　破故纸二钱　牛膝三钱　水煎服。服必有大汗如雨，二服愈。

鹤膝之症有二，一本于水湿之入骨，一本于风湿之入骨也。前条乃言水湿入骨，未言风湿入骨之症。大约水湿之病，骨重难移；风湿之症，骨轻可走。至于酸痛则一也。虽然酸痛亦有微别，水湿之痛在一处而不迁；风湿之痛移来移去而无定。治法不可徒治风湿也，用散膝汤治之。

黄芪五两　防风三钱　肉桂五钱　茯苓一两　水煎服。服后亦拥被而卧，听其出汗，不必惊惶，汗出愈多，去病愈速。

夫黄芪原畏防风，得防风而功更大。吾多用黄芪，正恐人之难受，加入防风，能于补中以行其气。得肉桂之辛散，引入阳气，直达于至阴之中。又得茯苓共入膀胱，利水湿之邪，内外兼攻，内既利水而外又出汗，何风湿之不解哉。惟是大汗淋漓，人恐有亡阳之惧，谁知用药以出汗，若为可虑，今用黄芪补气以出汗，乃发邪汗而非损正汗也。邪汗能亡阳，正汗反能益阳耳，所以二剂而收全功也。

此症用薏术防桑汤亦效。

防风三钱　桑叶二两　陈皮一钱　破故纸二钱　薏仁一两　白术一两　水煎服。亦必出大汗而愈，只消一剂也。

疬风门二则

人有头面身体先见红斑，后渐渐皮破流水成疮，以致须眉尽落，遍身腐烂，臭秽不堪，人以为大麻风也，谁知是火毒结成之病乎。大麻风之病，南粤甚多，以其地长蛇虫，热毒之气裹住于皮肤之间，湿蒸之气又藏遏于肌骨之内，故内外交迫，蕴结不能遽宣，反致由斑而破，由破而腐也。此系最恶之病，不特南粤多生此病也。盖毒气何地蔑有，湿热乃天地所成，正不可分南北也。治法必以解毒为先。然而近人元气虚者甚众，徒泻其毒，未必不等候损其正，惟是补正又恐引邪入内，要当于补中散邪为妙。方用**散疬汤**：

苍术三钱　熟地一两　玄参一两　苍耳子三钱　车前子二钱　金银花二两　薏仁五钱　水煎服。连服十剂，可半愈也，再服十剂，必全愈。

此方补肾健脾，又有散风、去湿、化毒之品，则攻补兼施，正旺而邪退也。倘纯用寒凉，或全用风药，鲜有奏功者矣。

此症用**黄金汤**亦效。

大黄五钱　金银花半斤　水煎汁三碗，分作三次服，一日服完，必然大泻恶粪。后单用金银花三两，连服十日全愈。

人有生大麻风者，不必尽在两粤之中，往往居于两粤之外而亦生者，人以火毒之入身也，谁知感酒湿之毒而成之者乎。夫酒气熏蒸，最能害人，或卧于酒槽之上，或坐于酒缸之边，皆能成病，大约多得之行房之后。盖行房泄精，则毛窍尽开，酒气易中，其病与大麻风无异。但两粤之病，必相传染于家人，父子之间，独感酒毒而成者，止在本人，而他人无恙也，治法虽泻火毒，仍须兼化酒毒为妙。

方用**解疬神丹**：

茯苓三钱　白术五钱　薏仁五钱　黄连一钱　玄参一两　金银花三两　柞木枝三钱　水煎服。连用十剂，未烂者可愈；已烂者，再服二十剂可愈也。

此方健脾去湿，化毒解酒，正气无伤，邪气易退，倘认疬风纯是火毒，单用祛毒泻火之味，置酒湿于不问，非善治之法也。然酒湿之毒，何以别之？闻酒香而生憎，饮美醲而添疼，此乃感酒毒而成者也。倘若闻酒香而流涎，饮美醲而作痒者，非感酒毒，乃感火毒也。

此疬成于酒毒，亦可用黄金汤加柞木枝五钱，照前服之，得泻而愈。

遗尿门三则

人有夜卧遗尿者，其人畏寒喜热，面黄体怯，大便溏泄，小水必勤，人以为小肠之虚，谁知肾气之虚乎。夫肾与膀胱为表里，膀胱之开合，乃肾主之也。盖膀胱奉令于肾，肾寒则膀胱自不尊肾之令，故肾不闭而膀胱亦不闭也。治法约肾之水而水寒，不若温肾之水而水缩也。方用**温泉饮**：

白术一两　巴戟天一两　益智仁三钱　肉桂一钱　水煎服。一剂即止遗，连服四剂，不再遗矣。

此方脾肾两补之法。肉桂温命门之寒，益智断膀胱之漏，且白术通腰脐之气，自然病与药宜。盖遗尿之病，虽成于肾寒，亦由腰脐之气不通，则水不走于小肠，而竟走于膀胱也。通其腰脐之气，则水迂回其途，自走小肠。小肠与心为表里，而心气能摄之而不遽遗也。且白术又上能补心之气，心气虚则水泻，心气旺而水又难泻矣。心肾交而泉温，亦心肾交而泉缩矣。

此症可用**萸术益桂汤**治之。

山茱萸五钱　白术一两　肉桂一钱　益智仁一钱　水煎服。

人有年老遗尿者，不必夜卧而遗也，虽日间不睡而自遗，较前症更重，此命门寒极不能制水也。夫老人孤阳，何至寒极而自遗乎？盖人有偏阴偏阳之分，阳旺则有阴虚火动之忧，阳衰则有阴冷水沉之患。少年时，过泄其精，水去而火又何存。水火必两相制者也，火无水制则火上炎，水无火制则水下泄。老人寒极而遗，正坐水中之无火耳。惟是补老人之火，必须于水中补之，以老人火衰，而水亦不能甚旺也。方用**八味地黄汤**：

熟地一两　山茱萸一两　山药五钱　茯苓二钱　泽泻一钱　丹皮一钱　附子一钱　肉桂一钱　水煎服。连服二剂，溺即止矣，服十日全愈。约照此方分两，修合丸散，每日服一两，永不再遗。

八味地黄汤正水中补火之圣药。水中火旺，则肾中阳气自能通于小肠之内，下达于膀胱。膀胱得肾之气，能开能合，一奉令于肾，何敢私自开关，听水之自出乎？气化能出，即气化能闭也。惟是八味汤中，茯苓、泽泻过于利水，老人少似非宜，丹皮清骨中之热，遗尿之病助热而不可助寒，故皆略减其分量，以制桂附之横，斟酌得宜，愈见八味汤之妙。然此方但可加减，而不可去留，加减则奏功，去留则寡效也。

此症亦可用**助老汤**治之。

熟地一两　山茱萸一两　益智一钱　肉桂二钱　远志一钱　炒枣仁五钱　人参三钱　北五味二钱　水煎服。

人有憎热喜寒，面红耳热，大便燥结，小便艰涩作痛，夜卧反至遗尿，人以

为膀胱之热也，谁知是心火之炎亢乎。夫心与小肠为表里，心热而小肠亦热，然小肠主下行者也。因心火太盛，小肠之水不敢下行，反上走而顾心，及至夜卧，则心气趋于肾。小肠之水不能到肾，只可到膀胱，以膀胱与肾为表里，到膀胱即是到肾矣。然而膀胱见小肠之水，原欲趋肾，意不相合，且其火又盛，自能化气而外越，听其自行，全无约束，故遗尿而勿顾也。治法将泻膀胱，而膀胱无邪，将补膀胱，而膀胱又未损正。然则奈何？泻心火之有余，而遗尿自止矣。方用**清心莲子饮加减**治之。

茯苓三钱　麦冬三钱　竹叶三十片　莲子心三钱　黄连二钱　白芍五钱　陈皮五分　丹皮二钱　天门冬三钱　紫菀一钱　玄参三钱　水煎服。一剂少利，再剂大利，三剂全愈。

此方专清心火，不去止小肠之水，盖此等遗尿，愈止而愈遗也。

此症亦可用**加减逍遥散**治之。

茯苓　白芍　当归　车前子各五钱　山药　丹皮各三钱　柴胡　黄连各一钱　人参五分　陈皮三分　甘草五分　水煎服。

脱肛门二则

人有脱肛者，一至大便，则直肠脱下，而不肯收，久则涩痛，人以为肠虚下陷也，谁知阳气之衰，不能升提乎。夫脱肛之症，半成于脾泄，泄多则亡阴，阴亡必至下坠，而气亦下陷，肠中湿热之污秽，反不能速去为快，于是用力虚努，过于用力，直肠随努而下矣。迨至湿热之邪已尽，脱肛之病已成，必须升提阳气，佐之去湿去热之剂。然而，提气非用补气之药，则气不易升，补气不用润肠之味，则肛无难脱，要在兼用之为妙也。方用**提**

肠汤：

人参三钱 黄芪五钱 当归三钱 白芍一两 升麻一钱 茯苓三钱 槐米一钱 薏仁五钱 水煎服。连服四剂，肛肠渐升而人。再服四剂，不再脱。

此方补气以升提，则气举于上焦，一身之滞气自散。润肠则肠滑，湿热自行矣。

此症亦可用加味补血汤。

黄芪 当归各五钱 升麻一钱 北五味子十粒 连服十剂全愈。

人有不必大便而脱肛者，疼痛非常，人以为气虚下陷也，谁知大肠之火奔迫而出之乎。夫大肠属金，原属于肺，肺与大肠为表里，休戚相关。大肠不胜火气之炎烧，不得已欲求救于肺，而肺居膈上，远不可救，乃下走肛门，聊为避火之计。肛门既属于肺，大肠畏火，岂肛门独不畏火耶。况魄门与大肠，既有同气之好，祸难相救，宁忍坐弃，故以己之地方甘心让客，而己身越境，以避其气，此肛门、直肠所以脱出于粪门之外也。疼痛者，火焚被创，无水以养，故干燥而益疼也。此等之病，用升提之法，全然不效，反增其苦楚。盖升提之药，多是阳分之品，阳旺则阴虚，阴虚则火益胜，安有取效之日哉。治法宜急泻其肠中之火，火息而金自出矣。然而大肠之火不生于大肠也。胃火盛而大肠之火亦盛，肾水干而大肠之水亦干，单治大肠之火，而不泻胃中之火，单治大肠之水，而不益肾中之水，则大肠之水不生，而大肠之火亦不息，何以使大肠之气返于腹中，肛门之肠归于肠内哉？方用归肠汤：

玄参一两 石膏三钱 熟地一两 丹皮三钱 当归三钱 地榆三钱 槐花二钱 荆芥炒黑，三钱 水煎服。一剂痛安，再剂肠

升，三剂全愈。

此方胃肾同治，兼去清大肠之火。水源不断，则火气自消，有不急返者乎。客去而主归，此必然之理也。

此症用榆地玄归汤亦效。

地榆三钱 当归一两 玄参一两 生地一两 水煎服，连用十剂全愈。

强阳不倒门二则

人有终日举阳，绝不肯倒，然一与女合，又立时泄精，精泄之后，随又兴起，人以为命门之火，谁知阴衰之极乎。夫阴阳原两相平者也。无阳则阴脱而精泄，无阴则阳孤而势举，二者皆能杀人。彼此相较，阴脱之症骤而死，阳孤之病缓而死。似乎骤而死者难治，缓而死者易医。而孰知阴脱之症，其阳不绝，补阳可以摄阴；阳孤之病，其阴已涸，补阴难以制阳。盖阳生阴甚速，阴接阳甚迟，故脱阴留阳者，往往可援，孤阳无阴者，每每不救耳。虽然阴根于阳，补阳而阴可生，安在阳不根阴，而补阴即不能生阳乎。使强阳不倒之人，尚有一线之阴在，则阴必可续而可生，阴既生矣，则阳不为孤阳，阴日旺而阳日平，谁谓非死里求生之妙法乎。方用平阳汤：

玄参三两 山茱萸一两 沙参二两 地骨皮一两 丹皮一两 水煎服。连服二剂，而阳不甚举矣。又服四剂，阳又少衰矣。再服四剂，阳平如故。

此方纯是补阴之药，更能凉其骨中之髓。又恐过于纯阴，与阳有格格不入之意，复加入山茱萸，阴中有阳也，使其引阴入阳，以制其太刚之气，真善于制刚也。倘见其火旺之极，妄用黄柏、知母以寒凉折之，毋论水不可以灭火，反激动其龙雷之怒，阴不能入于阳之中，阳反离夫

阴之外，有不至于死亡而不可得也。

此症亦可用**济阳汤**治之。

熟地二两　玄参　麦冬　沙参各一两

久服自安。

人有终日操心，勤于诵读，作文之时，刻苦搜索，及至入房，又复鼓勇酣战，遂至阳举不倒，胸中烦躁，口中作渴，两目红肿，饮之以水不解，人以为阳旺之极，谁知心肾二火之齐动乎。夫心肾无一刻不交，心交于肾，则肾火无飞腾之祸；肾交于心，则心火无亢烈之忧。若日劳其心，则心不交于肾；夜劳其肾，则肾亦不交于心。心肾不交，则水火无既济之好，觉一身上下，无非火气，于是心君先权，肾水无力，而命门之火与心包之火反相合而不相离，骨中髓动，髓海煎熬，肝中龙雷之火亦起而相应，三焦之火亦且附和，以助其炎上之势，火尽上升，阳无所寄，势不得不仍归于下，下又难藏，因走于宗筋阴器之间，阳乃作强而不可倒矣。此等之病，至危之症也，非迅解二火，阳何能倒。然解火又禁用寒凉以直折其火，盖二火乃虚火，而非实火。惟有引火归经，少用微寒之品，以退其浮游之火，则火自归源，而鲜决裂之虞。方用**引火两安汤**：

玄参一两　麦冬二两　丹皮五钱　沙参一两　黄连一钱　肉桂一钱　水煎服。一剂而火少衰，二剂而阳乃倒矣。连服四剂，而火乃定。减黄连、肉桂各用三分，再服数剂，两火不再动矣。

此方补阴以退阳，补阴之中又无腻重之味，得黄连、肉桂同用，以交心肾，心肾合而水气生，水气生而火自解。况玄参、麦冬、沙参又是退火之味，仍是补水之品，所以能退其浮游之火，解其亢阳之祸也。

此症亦可用**加减济心丹**。

人参　炒枣仁各五钱　熟地　玄参　麦冬　丹皮各一两　莲子心　茯苓各三钱

水煎服。四剂即安。

发斑门二则

人有身不发热，胸胁之间发出红斑，不啻如绛云一片，人以为心火热极，谁知胃火之郁极乎。夫胃火本宜炎上，何郁滞不宣？盖风寒外束之也。火欲外出，遇寒遏抑之，则火不得出而内藏。然而火蕴结于胃中，终不能藏之也，于是外现于皮肤，发红云之斑矣。此时以凉药逆投之，则拂其热之性，而变为狂；以热药治之，则助其火之势，而增其横。必须以风药和解之为得，又不可竟用风药也。大约火旺者水必衰，不补其水，仅散其火，则胃中燥热何以解氛，不得风而愈扬乎。诚于水中散其火，则火得水而有制，水佐风而息炎，斑且消灭于乌有，断不至发汗亡阳，以成不可救之症也。方用**消红汤**：

干葛二钱　玄参一两　当归一两　芍药五钱　升麻一钱　生地一两　麦冬一两　甘草一钱　天花粉二钱　水煎服。

此方补阴以制水，凉血以化斑，但用散而不用寒，但用和而不用战，自然郁宣而热灭，水旺燥除，何斑之不尽消哉。

此症用**散云汤**亦神。

葛根三钱　青蒿五钱　生地一两　玄参一两　升麻一钱　贝母三钱　麦冬五钱　水煎服。二剂愈。

人有满身发斑，非大块之红赤，不过细小之斑，密密排列，斑上皮肤时而作痒，时而作痛，人以为肺火之盛也，谁知肺火郁乎。盖肺主皮毛，肺气行而皮毛开，肺气郁而皮毛闭。其所以郁者，以心火刑金，外遇寒风之吹，肺火不得达于皮毛，而斑乃现矣。然则肺之生斑，仍是内热之故，治法仍宜泻火。然火郁于皮毛，不用解表，而骤用泻火之品，反能遏抑火气，不向外达反致内攻，势必至表症变为里症，尤可虞也。故必须散表之中，佐以消火，则散斑自速也。方用**散斑饮**：

玄参五钱　升麻二钱　白芷一钱　荆芥二钱　甘草一钱　麦冬五钱　生地一两　黄连一钱　天花粉三钱　水煎服。一剂斑消，二剂全消。

此方散多于清者，以清火则火愈郁，而气不宣，散风则风尽解，而火亦息也。

此症亦可用**苏叶解斑汤**。

苏叶三钱　生地三钱　麦冬五钱　甘草一钱　桔梗二钱　升麻一钱　贝母二钱　当归五钱　水煎服。二剂愈。

火丹门三则

人有身热之后，其身不凉，遍身俱红紫之色，名曰火丹，人以为热在胸膈，谁知热在皮肤乎。夫火丹似与发斑相同，何分二名？不知二病热虽相同，而症实各异。盖发斑者，红白相间也；火丹者，一身尽红也。发斑，热郁于内而发于外；火丹，热郁于外而趋于内。发于外者，有日散之机；趋于内者，有日深之势。故发斑之症轻，火丹之病重。然不知消火之法，轻者未必不变为重，苟知散郁之方，重者亦变为轻也。故治火丹之病，补其水之不足，散其火之有余，使火外出，不在内攻可也。方用**消丹饮**：

玄参三两　升麻二钱　麦冬一两　桔梗二钱　生甘草一钱　水煎服。一剂丹化，不必二剂。

此方用玄参解其浮游之火，以麦冬滋其肺金之气，用桔梗、升麻表散于毛窍之间，用甘草调和于脏腑经络之内，引火外行，所以奏功神速耳。

此症亦可用**防桔汤**治之。

防风一钱　麦冬　玄参各一两　桔梗三钱　甘草一钱　天花粉二钱　黄芩二钱　水煎服。一剂轻，二剂愈。

人有赤白游风，往来不定，小儿最多此症，似发斑有一定之根，赤白游风无一定之色，人以为三焦之实火，谁知是胃火之郁热乎。夫胃火不郁，必有发汗亡阳之祸，正惟火郁不宣，则热不在外而在内矣。然而火盛自必由内达外，而外又不可遽达，于是或发于此而移于彼，或现乎白而改乎红，竟无有定象耳。论其治法，自宜以清热为主，而清热必须凉血。然血寒则凝滞不行，虽血能止火，而终难散火，必须行血以舒热耳。方用**清火消丹汤**：

生地一两　丹皮三钱　甘草一钱　玄参三钱　牛膝二钱　赤芍三钱　荆芥二钱　天花粉一钱　水煎服。连服二剂而丹消矣，再服二剂全愈。

此方凉血而兼行血，清火而并散火，既无大寒之虞，自无甚热之虞，郁易开而火易达矣。

此症用**荆芥祛风汤**治之。

荆芥二钱　甘草一钱　半夏五分　麦冬五分　当归三钱　白芍三钱　水煎服。

人有满身发斑，色皆黄白，斑上有水流出，时而作疼，久之皮烂，人以为心肝二经之火，谁知脾肺之湿热乎。盖火丹原有二症，一赤火丹，一白火丹也。赤丹皮干，白丹皮湿，赤丹属心肝之火，白丹属脾肺之湿。然而热郁于皮毛，则赤白、干湿一也。夫湿从下受，其病宜在下身，何上身亦成黄白之丹乎？盖脾为肺之母，脾病子愿代母以受其苦，将湿气分散于皮毛，火热亦随之而外越，然而脾病，肺尚不至十分之切肤，所以湿热之邪，畏肺气之健，不敢径从皮毛而泄，反留恋于皮毛之中，而色乃外现黄白耳。治法利其水湿之气，解其火热之炎，仍从膀胱下走，皮毛正不必外逐也。盖湿热之盛，原在脾不在肺，母逐其仇，子有不随之而共逐者乎。所以祛其脾之湿热，而肺中之湿热不逐自散。方用**除湿逐丹汤**：

防风三分　苍术三钱　赤茯苓五钱　陈皮五分　厚朴一钱　猪苓一钱　山栀子三钱　甘草三分　白术三钱　薄桂三分　水煎服。连饮数剂，丹退而愈。

此方利水多于散火者，以湿重难消，水消则火亦易消也。

此症用**桑白分解散**亦效。

慈仁二两　泽泻三钱　升麻一钱　天花粉三钱　桑白皮三钱　神曲三钱　水煎服。

离魂门三则

人有心肾两伤，一旦觉自己之身分而为两，他人未见，而己独见之，人以为离魂之症也，谁知心肾之不交乎。人身之心肾，无刻不交。心不交于肾，则梦不安；肾不交于心，则神发躁。然此犹心病而肾不病，肾病而心不病也。故梦虽不安，魂犹恋于心之中；神虽发躁，魂尚依于肾之内，魂欲离而不能离也。惟心肾之两亏，则肾之精不能交于心，而心液不能交于肾，而魂乃离矣。虽然魂藏于肝，未闻藏于心肾也。心肾亏而肝气未伤，则肝能藏魂，何便至于离哉？不知肝之母，肾也。肝之子，心也。肝居于心肾之间，肾亏则无水以生肝，而肝伤矣。心亏则无液以耗肝，而肝又伤矣。肝伤则血燥，血燥则魂不能藏，往来于心肾，母不能生，子不能养，魂安得不离哉。治法似宜大补其肝

血，以引其魂之入肝矣。然而魂虽入肝，心肾未补，仍耗损肝木之气，魂即暂归而复离，必须兼补心肾之为得也。方用**摄魂汤**：

生枣仁五钱　麦冬一两　熟地一两　白芍一两　当归五钱　山茱萸五钱　人参一两　茯神五钱　远志二钱　巴戟天五钱　柏子仁三钱　白芥子二钱　水煎服。一剂而魂合为一矣。连服数剂，不再离也。

此方心肝肾兼治，肾水润而肝不燥，肝血旺而心不枯，心欲交于肾，而肝通其气，肾欲交于心，而肝导其津，自然魂定而神安，神安而目一，不至有歧视之分也。

此症用**合魂丹**亦可治。

人参五钱　茯神三钱　炒枣仁一两　熟地二两　莲子心五钱　巴戟天一两　水煎服。一剂而魂合矣。

人有终日思想情人，杳不可见，以至梦魂交接，醒来又远隔天涯，日日相思，宵宵成梦，忽忽如失，遂觉身分为两，能知户外之事，人以为离魂之症，谁知心肝之气郁乎。夫肝本藏魂，气郁则肝气不宣，宜乎魂之不出矣。不知肝郁必至克脾，思想又必伤脾，脾土一伤，即不能输精于心肝之内，而心气必燥，肝又因郁而血干，无津以润心，则心更加燥，心燥则肝气不安，日欲出气以顾心，而情人不见，心中拂抑，愈动其郁，郁极火炎，而魂不愿藏于肝中，乃随火外出之为快。魂既外出，而躯壳未坏，故能回顾其身，视身为二也。治法必须舒肝气之郁，滋心气之燥，兼培其脾土，使土气得养生津，即能归魂矣。方用**舒魂丹**：

人参一两　白芍一两　当归五钱　白术五钱　茯神五钱　麦冬五钱　丹砂末一钱　菖蒲一钱　柴胡一钱　郁金一钱　天花粉一钱　甘草一钱　水煎服。一剂而魂定，二剂而

身合为一矣。

此方心脾肝同治之法也，而舒肝为甚。病成于郁，解郁而神魂自定，然则舒魂丹即舒肝之丹也。

此症用**归魂饮**亦效。

白芍二两　人参五钱　贝母　香附各三钱　郁金一钱　水煎服。二剂而魂归矣。

人有狂症初起，身在床上，能知户外之人，口中骂詈，嫌家人不出户迎入，人亦为离魂之病，谁知胃火犯心乎。夫心火本生胃土，有母子之谊，何故犯心，使心神之出外？不知胃土乃心之娇子也，胃弱则心火来凑于胃，胃强则心火反避夫胃矣。盖心火宁静，胃火沸腾，当胃火焚烧之时，胃且自身不顾，安顾其父母乎？其犯上作乱，弑逆①之事，往往不免，故心君姑息，宁下堂而走，以避胃火之焚烧，所以心神外出，成离魂之危病也。夫魂既离身，宜随出随死，何尚有一二日苟延？因心神虽出，而心气犹未绝耳。救法舍人参竹叶石膏汤别无二法。然必须大剂煎之，恣其酣饮，庶几可救，否则尚在生死之间也。

方中最宜多者，石膏也；其次，必多用人参。大约石膏宜用二两，人参须用一两，兼而施之，实夺魂之妙药也。倘因循不用，或用此方畏首畏尾，少用石膏、人参，均无济于返魂也。或谓多用石膏，少用人参，未为不可，嗟乎！定狂原止藉石膏之多，返魂非人参不可，盖魂已外越，一时回宫，心摇摇靡定，若不多用人参，何以安神，使之不再离耶？此人参之所以必当多用耳。

此症单用玄参三两，水煎服，二剂而魂不离也。

痀夏门二则

人有时值夏令，便觉身体昏倦，四肢无力，朝朝思睡，全无精神，脚酸腿软，人以为痀夏之病，谁知肾水之亏乏乎。夫夏令火炎，全藉肾水之润，则五脏六腑得以灌注，不至有干燥之患。然而夏日正当水衰，人之肾水，未有全旺者也。凡人至夏，虽多困倦，但未若痀夏之甚。痀夏者，肾水亏乏，乃冬不藏精之故也。精不藏于冬，火难盛于夏，故困乏矣。虽然夏令火胜，多伤脾胃，人之困乏，自是脾胃之气衰弱故也。与肾水似乎无涉，讵知肾中无水，不能分润于脾胃，则脾胃水干，何能制外火之旺乎。火无水制，脾胃受火之刑，则脾胃无津，仅可自顾，势难转输于手足，四肢无力，精神倦怠，亦其宜也。治法必须健脾开胃为主。脾健胃开，则所用饮食，自然变化精微，以生肾水，又得补肾之药，以蒸动脾肾之气，则水土不相克而相生，何虑痀夏之病哉。方用**胜夏丹**：

白术二钱　茯苓二钱　陈皮三分　人参五分　北五味子三分　熟地五钱　山茱萸二钱　神曲三分　白芥子一钱　山药三钱　芡实三钱　炒枣仁一钱　水煎服。每日一剂，服十剂，精神焕发矣。再服十剂，身体健旺。

此方视之，若平平无奇，而轻重多寡，配合入妙，既无阳胜之虞，又无阴衰之弊，醒脾胃之气，生心肾之津，可久饵以取效，亦可近服以图功也。

此症用**鼓神汤**亦效。

熟地　麦冬各五钱　白芍　地骨皮　沙参各二钱　甘草　贝母各三分　人参　神

① 弑逆　违背伦理也。

曲各五分 白术三钱 丹皮一钱 水煎服。日服一剂，服一月，精神自旺，不困倦矣。

人有三伏之时，悠悠忽忽，懒用饮馔，气力全无，少贪美味，腹中闷胀，少遇风凉，大便作泻，人以为疰夏之病，谁知脾气之困乏乎。夫人之先天乃肾，后天乃脾也，脾气健，则所用饮食自化精微，足以供肾水之不足。苟或春冬之际，先伤脾土，则土衰难以化物，所用饮食势必停住于胃中，肾水无脾土之资生，则肾气更涸，何能分布于筋骨，此精神气力之倦乏也。似乎治法宜急补其脾矣，然脾土非肾火不生，肾火非肾水不长，故补脾者，必须补肾中之水火也。方用**八味丸**：

熟地八两 山茱萸四两 山药四两 泽泻 丹皮 茯苓各三两 附子一枚，甘草水制之 肉桂二两 蜜为丸。每日晚服八钱，服半月健饮，服一月饱闷除矣，服两月疰夏之病全愈。

夫肉桂补火，而六味丸则纯补水者也。补水之味多于补火，则火得水之益而不燥，土得火之利而不湿矣。此仍补先天以益后天之法也。

此症用**健脾饮**亦效。

白术 葳蕤各五钱 茯苓 山茱萸 白芍各三钱 人参二钱 甘草五分 当归 牛膝 麦冬各三钱 北五味三分 肉桂一钱 水煎服。连服一月，精神自健。

脚气门一则

人两跗忽然红肿，因而发热，两胫俱浮，作疼作痛，人以为伤寒之病，谁知是脚气之症乎。夫伤寒症中原有脚气之门，然而脚气非伤寒也。脚气感染湿热，先从下受；伤寒感冒风寒，先后上受。故伤寒

乃阳症，而脚气乃阴病也。夫湿热下感，宜从下治。若用风药散之，湿邪反致上犯，以风药多阳升之药也。阳升阴邪，一至犯心即死，非阴变阳之谓也。所以治脚气之病，断不可以伤寒法治之，宜下消其湿热，湿从下行，身热自解。方用**消跗散**：

茯苓一两 茵陈一钱 防己一钱 炒栀子一钱 薏仁一两 泽泻三钱 木瓜一钱 水煎服。一剂小便利，二剂身热解，再用二剂而脚肿消，再服二剂全愈。

此方利小便之水，使湿热之气尽从膀胱下泄，总有邪气，无不尽散，不必又去散邪也。夫膀胱者，太阳之经也，风邪初入，多在膀胱，膀胱大利，邪又何居。况脚气原无风邪，不过膀胱气壅，下不行而上发热。今治下而下通，上何不通之有。上下气通，身热自解，一用风药，则引阴湿而入于阳分，反成不可治之症矣。散邪之药，断断不可用也。是以脚气之病，即生于冬月，尚不可用散邪之药，矧春夏秋之令哉。

此症用**顺导汤**亦佳。

茯苓 泽泻各五钱 肉桂三分 木瓜一钱 龙胆草一钱 车前子三钱 水煎服。

中邪门六则

人有无端见邪，口中大骂，以责自己，口吐顽涎，眼目上视，怒气勃勃，人不可犯，人以为中邪之病，谁知是中肝气之邪乎。夫邪各不同，大约不离五行者近是，而此病中邪，实中木气之邪也。但邪之中人，必乘人气之虚而入。倘人之肝气不虚，则木邪何从而入哉。故治木邪者，必须补正，正气旺而邪气难留也。虽然邪气甚旺，一味补正，则邪且格拒而不许入。须于补正之中佐之祛邪之味，则邪自

退舍，而正气日旺，邪不必争战而暗散矣。方用**逐客汤**：

柴胡二钱　茯苓五钱　半夏三钱　白芍一两　炒栀子三钱　菖蒲一钱　枳壳一钱　神曲三钱　甘草一钱　白术三钱　白矾二钱　水煎服。一剂神定，二剂怒平，三剂骂詈止，痰涎渐消，四剂全愈。

此方平肝气而泻火，补肝血而化痰，痰火既清，邪又何藏。况方中半是攻邪之药，木邪既旺，何敢争战乎。有弃之而去矣。

此症用**定魂汤**亦妙。

白芍二两　炒栀子三钱　甘草一钱　半夏三钱　肉桂三分　枳壳一钱　水煎服。一剂而魂定矣。

人有猝然遇邪，一时卧倒，口吐痰涎，不能出声，发狂乱动，眼珠大红，面如火烧红色，发或上指，此中心气之邪也。夫心属火，邪中心，宜火邪之犯心也。然心君清净之宫，不可犯，邪一犯即死，断不能邪附于身，多延时日而不死者，此乃火邪犯膻中之府，非犯心君之脏也。第膻中为心君之相臣，邪入膻中，逼近于心，包络犯邪，心中惊战，谨闭其脏，何能颁发讨邪之令哉？为相臣者，惟恐贻害于心君，怒气填胸，上现于面，目眦尽裂，愤极而发乃上指，此邪激之使然也。虽然邪之入也，膻中招之，不治膻中之虚，而惟泻火邪，则正气愈亏，邪氛益旺，非治法之善也。方用**助膻祛除汤**：

人参五钱　茯苓三钱　甘草一钱　生枣仁三钱　远志二钱　半夏三钱　黄连二钱　枳壳一钱　白薇二钱　白芥子三钱　水煎服。二齐邪退。

此方助膻中之正气，益之泻火消痰之品，则邪不敌正，邪且自遁，消灭于无踪矣。

此症用**凉心丹**亦神。

人参　茯苓　丹参各五钱　黄连　半夏各三钱　吴茱萸五分　菖蒲一钱　生姜五片　麦冬一两　水煎服。二剂即安。

人有一时中邪，目见鬼神，口出胡言，或说刀斧砍伤，或言弓矢射中，满身疼痛，呼号不已，人亦以为中邪，谁知是中肺气之邪乎。夫肺属金，邪盛乘肺气之虚而入，自是金气之邪，其神必金甲将军，其鬼必狰狞之状，或断头折臂，带血淋漓者有之，似乎邪从外入，非由内召也。然而肺藏魄者也，肺气一虚，魄且外游，魄属阴，与神鬼原为同类，其感召诸邪，尤易入体。且肺主皮毛，肺气虚，皮毛之窍尽开，邪乘空窍而入于腑，由腑而入于脏，又何难哉？故治此邪，必须治肺气也。但肺为娇脏，治肺之药，不能直入于肺，则攻邪之药，何能直达于肺乎。肺之所畏者，火也；肺之所喜者，土也。补其脾胃之土，则肺之正气自旺；泻其心经之火，则肺之邪气自衰。于补土、泻火之中，少佐以消痰、逐邪之味也。方用**助金祛邪丹**：

麦冬一两　茯苓五钱　黄连五分　苏叶一钱　桔梗二钱　甘草一钱　白术三钱　人参一钱　陈皮一钱　天花粉三钱　神曲二钱　水煎服。一剂心清，二剂魄定，三剂邪散矣。

此方心、肺、脾、胃四经同治之法也。攻邪之中，不伤正气，所以正气既回，邪气即散矣。

此症用**安魂散**亦神。

桔梗三钱　甘草一钱　青黛五钱　百部一钱　山豆根一钱　人参三钱　茯苓五钱　天花粉三钱　水煎服。一剂即安。

人有猝中邪气，眼目昏花，或见妇女

之妖娆，或遇儿童之娇媚，两目注恋，彼此调笑，遂至心魂牵缠，谵语淫乱，低声自语，忽忽如失，皆谓中邪，然此邪乃肾气之水邪也。夫邪每乘人邪念而入。古人云：心正何惧邪侵。故正气未衰，则邪正两途，乌能相并。惟正气既虚，而邪念又起，是予邪以入门之机也。但肾有补无泻，今人之肾气无不虚者，肾虚宜正气亦虚矣。肾之有补无泻者，言肾之真阴，非言肾之正气。正气虚而邪火旺，邪火旺而邪气生，所以正气未漓者，虽真阴少亏，邪不能入。惟真阴大亏，正气又丧，邪始得而凭之。治法必须补肾之正气，邪气不必治也。盖攻肾中之邪，必损肾中之正，故攻邪之法，不在攻肾，而在攻胃，以胃为肾之关也。邪在肾之关门，而肾之正气，不能上通于心，故作郑声之语。捣其关门之邪，正所以救肾也。方用**捣关救肾汤**：

人参五钱　白术一两　山药一两　芡实五钱　薏仁一两　白芥子三钱　泽泻三钱　半夏三钱　玄参五钱　知母一钱　厚朴一钱　水煎服。一剂痰涎消，二剂心魂定，三剂全愈。

此方治胃之邪，仍是治肾之药，双治之法也。或谓治肾不宜治胃，以胃在上而肾在下也，何以治胃而能愈？不知入肾之药，必先入胃后入于肾，故泻胃邪即所以泻肾邪也。今兼治之，则二经之间，邪俱无藏身之地，是以不必多剂，即能奏功耳。

此症用**益智助神汤**亦效。

白术　熟地各一两　白芥子　天花粉炒黑荆芥各三钱　山茱萸　巴戟天各五钱　水煎服。四服全愈。

人有感邪气于一时，即狂呼大叫，见人则骂，大渴索饮，身体出汗，有似亡阳。然而亡阳之症，必然躁动，中邪之病，惟高声呼叫，而身卧于床，绝无有登高逾垣之事，听木声而大笑，聆人语而开颜，见天光而若畏，瞻日色而如惊，人以为阳明之热病也，谁知是中土气之邪乎。夫脾胃属土，脾属阴，胃属阳，土邪多不正之气，故病兼阴阳，所以难治也。攻其阳而阴邪未去，必有逗留之患，捣其阴而阳邪仍在，更多狂越之炎，必兼阴阳两治，邪始不敢停留耳。方用**兼攻汤**：

石膏五钱　人参三钱　白术一两　厚朴二钱　天南星三钱　半夏三钱　陈皮一钱　麦冬一两　水煎服。一剂神定，二剂神安，三剂全愈。

此方脾胃兼治，泻阳火以平胃，祛阴痰以养脾，脾胃气旺，则邪难侵正，人生以脾胃为主，土邪之相侵，以土附土也，何反称难治？不知正土之气，得邪土之气相间，则正土必崩，土之正气衰，以致土之邪气入，可不急补正气乎。故诸邪袭人，皆宜急补正气，而土邪尤宜补正。倘徒攻其邪，则十人十死，不可不戒也。

此症用**培土饮**治之亦神效。

人参三钱　白术一两　茯苓五钱　半夏三钱　附子三分　玄参一两　水煎服。二剂愈。

人有为鬼魅所凭，经岁不愈，裸体瞠目，大诟且祛人，不使近医，药治之即倾于地，无可如何，人以为邪气之入心也，谁知是火热之在胃乎。夫胃火一发，多不可救，何鬼魅凭之，反不发狂乎？盖狂症乃自己发狂，非己不欲狂而代为之狂者也。代为之狂，仍是祟而非病也。第无祟者可以治狂，而有祟者治狂，而药不能入口，将奈何？夫狂病未有不胃热也，热病见水，未有不心快朵颐者也。吾用水以解热，即用水以定狂。方用**轸水散**：

用蚯蚓数十条，捣烂投水中搅匀，少顷去泥。取此净水一大盆，放于病者之前，切不可劝其饮水，病者见之色喜，必自饮之而安卧，醒来狂定，祟亦去矣。

夫祟最喜洁而恶秽，蚯蚓入水则水秽矣。秽宜鬼魅之所恶，然而水则投病者之喜，病者欲自饮，祟不得而禁之也。蚯蚓解胃中之恶，又善清心，故入口爽然也。心清而热又解，祟又安能凭而复狂哉。

此症用**解魅丹**亦神效。

白矾二钱 甘草① 藜芦一钱 水煎。执病人灌之。一剂必大吐而愈，不可再剂也。

中妖门 六则

人有偶妖狐，岁久缠绵，不肯遽去，以致骨瘦形枯，与死为邻者，本难治疗，以妖狐惟盗人之精也。精为人生根本，根实先拨，仅存躯壳，安得久乎？虽然狐媚之盗人精者，必使人昏迷而后取，是乘人梦中窃之也。苟用药得宜，尚可接续，以梦中窃盗，肾根未漓也。若大补病人之精，仍为狐媚所取，漏卮②又何能补？必须用内外兼治之法，狐媚可祛也。内治方名为**断媚汤**：

巴戟天一两 人参一两 熟地一两 山茱萸五钱 茯苓五钱 水煎服。日日一剂。外治方名为**却媚丹**：

花椒一钱 生附子三分 麝香一分 砂仁三粒 细辛三分 瓜蒂三枚 三奈一钱各为细末，用蜜调。男搽阴茎头上，并根下，女搽阴门内外，狐见之必大骂而去，不敢再犯。一连七日敷之，若来即敷，其迹自断，而断媚汤必须服一、二月也。

内治之药，不过补其心肾之亏。用外治方者，以狐媚迷人，先以唾送入人口，人咽其津，即刻昏迷，彼即乘人之迷，乃用舌战，人亦如梦非梦，听其口呐，乐甚而忘其泄精也。外治之药，皆狐媚所畏，吾即因其所恶而制之也。

此症用**输精汤**亦妙。

熟地二两 巴戟天一两 肉苁蓉 麦冬各五钱 北五味一两 水煎服。服后童便漱口即去。

人有感遇蛇妖，绸缪缱绻③，数月之后，身体干枯，皮肤燥裂，宛如蛇皮之斑，此蛇祟也。蛇系至阴之物，能盗至阳之气。肺属气，肺气尽为蛇妖所吸，则肺气不能生津，津枯则肺无所养。皮毛者，肺之所主也，内既不能养肺，肺将何津以养皮毛乎？此燥裂如斑之形见也。治法必须补肺气之不足。然而补气益助邪之所喜，不若用解毒之药，人之健脾利水之中，则邪气易散，正气可回耳。方用**逐蛇汤**：

白芷一两 白术二两 苍术一两 车前子一两 水煎服。小便中必有黑气喷出，随溲而泄也。一连四服，则皮肤之斑少软。后以雄黄二两，白芷二两，各研细末，滚水煮数沸，乘热薰洗之。如是者三日，斑乃尽消。仍服逐蛇汤，四剂而愈。愈后，再用**四君子汤**加味治之。

人参三钱 白术一两 生甘草二钱 茯苓三钱 麦冬一两 天门冬五钱 百合一两 沙参五钱 水煎服。一月可复元也。否则，蛇毒虽解，赢弱之极，恐变成痨瘵矣。

或问服逐蛇汤，蛇妖禁不许服，奈何？不知蛇最惧者，白芷也。将前药在病人房中煎之，彼闻气而疾遁矣，何敢作祟

① 甘草 用量原缺。
② 漏卮 卮，古代酒器。漏卮，即渗漏的酒器，此喻泄精不断。
③ 绸缪缱绻 缠绵不离。

乎。但煎药之时，不可令病人知道，备药之时，亦不可令一人知也。人苟不知，妖断断不觉耳。

此症用**苍黄散**亦神。

人参三钱　苍术　雄黄各一两　煎汤沐浴，数日即止祟。

人有身体伶仃，有皮无肉，胸胁间长成鳞甲，然健饭如故，人以为与龙交也。然人与龙交，则其人身虽变成鳞甲，必然有肉。盖其人为龙所爱，岂有丧人性命之理。且人与龙交，龙必转与之精气，其人久且变龙，遇风雨而化去。盖龙寿万年，龙亦水中之仙也，人变为龙，即人化为仙耳，安有仅存皮骨者乎。然则前症非龙交也，乃龙盗人之气，故肉尽消耳。虽然真气为龙所盗，则人宜死矣，何故犹存人世，而胸胁长成鳞甲耶？不知龙止吸人之气，不吸人之精，龙属阳而恶阴，人之精水属阴，故龙不食也。胸胁生鳞甲者，龙吸人之气，不能一口吞咽，呼吸之间，以龙气回冲，而龙涎偶沾濡于人之胸胁，遂至生长鳞甲耳。治法必须化龙之毒，大补其真气，则无气可以生气，无肉可以长肉也。方用**解鳞丹**：

人参三两　白术二两　茯苓一两　生甘草五钱　肉桂二钱　白矾二钱　丹砂末三钱　麦冬五钱　当归一两　白芥子三钱　水煎服。一剂鳞甲尽消，再剂气旺，减药之半，连服十剂，人之肉生，再服十剂全愈。

此方补气为君，少佐之白矾、丹砂，龙毒何以易消乎？盖白矾最能软坚而化痰，丹砂最化鱼龙之毒，二味入于补气之中，全无干碍，所以合用成功也。但丹砂必须同药共煎，切不可生用调服。盖丹砂生用无毒，熟用则有毒，取其以毒攻毒也。或问龙吸人之气，则人之阳气尽散，

宜胃气消亡，不宜健饭如故，讵识胃为肾之关，肾精未丧，则肾火犹存，肾火上蒸，而胃火接续，胃气升腾，所以可救。倘胃气消索，虽有解鳞汤之奇，亦无可如何矣。

此症用**增味补气汤**亦神。

人参　当归各一两　黄芪二两　苍术三钱　雄黄一钱　水煎服。服十日而鳞甲隐矣，渐生肉也。

人有山林之间偶遇少妇，两情眷顾，遂与野合，泄精如注，倦极困卧，醒来少妇已失所在，玉茎微痛，明日大痛，三日之后，肿如黄瓜之样，人以为野合浪战之伤，谁知是花妖之毒哉。夫花木之精有何毒？不知树木岁久，始能成精，物经长久，未有无毒者。况花木经数千年百之后，其孔隙之间，安保无蛇虫所居，得日月之灵气，虽已成精，而毒气留存未化也。虽然木气慈仁，花妖每不杀人，不过盗人精气，以图自化其身，不意孔隙之间，留毒尚在，以致玉茎肿痛。花木之精，不皆阴物，有化老人者，有化道士者，有化秀士者，不止化女人，以迷惑男子也。化女者，多使人玉茎肿痛，化男者，反无恙耳。所以老树成精，往往得妇人之精气，便能立变为人，或投胎夺舍而去。惟化女者，未免贻害男子，天所以恶其过，而使斩伐之也，故花妖每不能成人耳。树妖与花妖均盗人精气，而树妖得成正果者，以其求道心切，又不坏人，天所以恕而成之也。倘树妖纯盗人精气，不死不休者，仍为天之所怒，非遭斧斤之厄，即遇霹雳之震耳。玉茎肿痛，妖再不至者，畏天耳。然人何以治之乎？方用**安阴汤**：

生甘草五钱　茯苓五钱　蚯蚓二条　葱二枝　黄柏三钱　水煎服。一剂即消，不

必再剂也，以渣再煎汤洗之。

此方用生甘草以解毒，用茯苓以利水，蚯蚓者最善消肿，黄柏祛火，葱能发散，同群共济，引毒直走膀胱，从阴器而出，毒出而肿自化矣。

此症用**麝柏丹**外治亦佳。

炒黄柏五钱　麝香一钱　生甘草一钱
各为细末，香油调搽，三日愈。

人有邂逅少艾，目挑心许，或投以佩带①，勾以语言，遂至引入家门，两相配合，晨夕肆淫，形体消瘦，初不知其为山魈②也，久则时隐时现，常去常来。彼必自称仙子，号曰真人，且能体病人所欲，饮馔金物等项，心思得之，立时猝至，皆可用之而无疑。惟是山魈来时，必欲人尽去其衣，裸体而战，不似他妖之喜掩饰也。此等之怪，甚于花木之妖，轻于狐狸之祟。盖狐狸盗人之精，不尽不止；山魈止吸人之气，适可而止也。然而，狐狸之祟易祛，山魈之魅难遣，以山魈亦具神通，未便以草木之药治之也。夫山魈，阳妖耳，阳妖自必喜阳，而山魈则喜阴，故逢女则易合也。然其性最喜洁恶秽，裸体而战者，正恐女子之秽其体也。治法即以秽治之。方有**善秽汤**：

犬肉二两，先煮汤二碗入：人参一两
红铅纸一片　肉苁蓉三钱二　蚕沙三钱　鸡卵二枚　山羊血一钱　龙骨末一钱　秋石一钱　水煎服。山魈知煎此汤，必在房中大骂，须令人锣鼓喧天，大闹于房外，彼必大笑。然后以此汤灌病人之口，得饮一口，山魈知之，大笑而去，乘其去后，急以狗血涂病人之面，与下身不便之处。少顷，彼必再来，见此等形状，断必绝交，不再至也。此乘其好洁而乱之也。

此症用**苍狗汤**治之亦神。

苍术一斤，狗血一斤，和在一处，水一斤，再和合一处，煎数沸，将病人身体遍擦，彼必大骂而去。所擦之人，亦将血水擦面，妖即不能暗击矣。但煎药之时，须在邻舍无人处煎之，妖不能知也。

人有游于洲渚之间，或遇矮人，或见长老，须眉颁白，道貌可观，引至其家，谈心论性，时往时来，莫能踪迹，此有道之士，即是怪物，何必拒之。间有化秀士以斗风流，变妖姬以逞姣好，乃美言相挑，以珍物相赠，人为所惑，遂至野合，久之采战吸精，尽情纵欲，人逐之而不避，人骂之而生嗔，飞沙走石，坏屋倒庐，世多不识其怪，谁知是鱼鳖元龟之族哉。夫水族之怪，不能离水，何以登岸而作祟耶？不知凡物之偷生于世者，年至千岁，皆能变化为人。既能变化，有何陆之不可游行乎。千岁之物，往往出而迷人者，亦其慕道之心太切耳。盖人之气最灵，物得之可以入道。但其初，心亦不过欲窃人之灵气，未常有害人之念也，故天亦置而不问。迨既与人接，欲尽取之而后快。遂动杀人之心，于是作祟兴妖之事起，人始知是妖，而谋共逐之矣。治法又不同于祛他妖之法，以他妖生于陆内，鱼鳖元龟生于水耳。方用：

硫黄数两，研末，煎汤。遍洒于病人之室与病人之家房中，时时烧之，使气味充闻，彼必畏缩而不敢入。更用苍术一两，白术二两，煎汤，日与病人服之。更将二味之渣，杂之硫黄，煮薰病人之衣服褥被，自此永绝其迹矣。

二术乃纯阳之气，妖闻之最恶，况加

---

① 佩带　束衣之物曰带，系物于衣带之上曰佩，均为古代衣服上的饰物。
② 山魈　传说中的山中精怪，形似猴，因其相貌丑恶，亦称之为山怪。

入硫黄相克之物，安得不畏避哉。

此症用**远邪饼**亦神。

胡椒四两　干姜一斤　炒苍术一斤　各为末，取芦柴烧灰，和匀成饼，在房内焚饼薰之，三日即断迹矣。如无芦柴，用炭末亦妙。

中毒门十二则

人有服砒霜之毒，疼痛欲死，苟不急救，必至腐肠烂胃，吐呕紫血而死。盖砒霜乃天生之石，未常经火锻炼，何以毒至如此？不知砒霜生于南岳之山，钟南方之火毒，又经火气，则其气大热，毒而加热，则酷烈之极，安得不毒杀人耶。且其性又善走，下喉必升降于肠胃之上下，肠薄皮穿，人乃死矣。天下毒药之横，莫此为甚。救法必须吐出其毒。然而虽经吐出，不能尽出其毒，必须用解毒之味。世人往往用羊血以吐之，亦有能生之者。但初下喉之人可救，食之多时，久入胃中，则无益矣。我有一方，得之异人所传，久暂皆可救。方名**救死丹**：

生甘草二两　瓜蒂七个　玄参二两　地榆五钱　水煎服。一下喉即吐，再煎渣服之，又吐，砒霜之毒必然全解。

甘草最善解毒，得瓜蒂必上涌而吐，砒霜原能上升，故引之而尽出也。然而砒霜又善下行，得玄参、地榆最解大肠之火毒，砒之大毒从上而出，走下者不过余毒耳。又得玄参、地榆而解之，则上下共相解氛，毒何能施其燥烈之虐哉。况玄参、地榆俱是润中解毒，所以能制其酷也。大约此方用之十人中，断可救八人。惟服下不能吐者，此肠胃已坏，不可救矣，非药之无效也，幸人急救之耳。倘药不及煎饮，于饭锅中煎煮前药汁灌之，庶不致因循失救也。

此症用**苦参汤**救之亦神妙。

苦参二两　煎汤一碗，一气服之，即大吐而愈。

人有服断肠草者，初则胸前隐隐作疼，久则气不能通，及至腹痛，大小便俱不能出而死。夫断肠草即钩吻也，至阴之物，状似黄精，但叶有毛钩子二个。此物最善闭气，犹能使血不行动，气血闭塞，故尔人死，非肠果能断也。闽广之间，多生此物。妇女小忿，往往短见，偷食觅死如饴，取其不大痛楚也。世亦以羊血灌之，得吐则生。然亦有服羊血不肯吐者，往往不救。不知断肠之草，杀人甚缓，苟用解毒通利之药，无不生者，不比砒毒酷烈。方用**通肠解毒汤**救之。

生甘草一两　大黄一两　金银花一两　水煎服。一泻而愈，不必二剂。

此方用金银花、生甘草以解其毒，用大黄迅逐以通其气，毒解气通，断肠之草何能作祟哉。

此症用**白矾汤**亦神。

白芍三两　白矾五钱　当归　丹皮各一两　柴胡三钱　附子一钱　水煎服。一剂气通即愈。

人有食漏脯充饥，致胸膈饱满，上吐下泻，大肠如刀割疼痛，泻不可止而死者有之。夫漏脯，即隔宿之肉食，屋漏之水滴入而名之也。似乎无甚大害，何以成毒杀人？此方岁久之屋，梁尘甚多，屋上必有蛇蝎行走，尘灰倒挂，系蜘蛛蛸蟥结成，无非毒物。天雨之水，顺流而下，凡毒气得水则化，然化于水中也。水入肉食之内，毒将何往，自然结于脯中而不化矣。以毒物充饥，安得不变生不测哉。但世多食漏脯不死，又是何故？其屋必非岁久之屋，未曾经蛇蝎行走故耳。食之虽不至死，病则断不能免，所以漏脯为太上所戒。倘人误食，疼痛吐泻，急用解毒之药，可以得生。方用**化漏汤**：

山楂三钱　生甘草五钱　大黄三钱　厚朴三钱　白芷二钱　麦芽二钱　水煎服。一剂毒尽出矣，二剂痛定，不必三剂。

此方消其肉食，则脯易变化，后以大黄推荡之，白芷、甘草从中解毒，则顺流利导，易于祛除也。

此症用**苊查汤**妙。

荠苊汁三大碗，用山楂肉三碗　神曲三钱，麦芽、生甘草各三钱，水一碗，连汁同煎，取二碗，顿服之，吐泻止即愈。

人有饮吞鸩酒，白眼朝天，身发寒颤，忽忽不知，如大醉之状，心中明白，但不能语言，至眼闭即死。夫鸩毒乃鸩鸟之粪，非鸩鸟之羽毛，亦非鸩顶之红冠也。鸩鸟羽毛与鹤顶红冠，皆不能杀人，不过生病。惟鸩粪则毒。此鸟出于异国，异国之人，恐言鸟粪，则人必轻贱，故但名为鸩，以贵重之也。此鸟非蛇蝎不食，故毒胜于孔雀之粪。孔雀之粪，冲酒饮之，有死有不死，鸩酒饮之，则无不死矣。盖鸩毒性热而功缓，善能闭人之气，所以饮之，人即不能语言。发寒颤者，心中热也。心脉通于眼中之大眦，心热则目必上视。眼闭而死者，心气绝而目乃闭也。幸其功缓，可施救疗之法，无如世人未知，铎逢异人之传，何敢自隐。饮鸩酒者，倘眼未闭，虽三日内，用药尚可活。方用**消鸩汤**：

金银花八两，煎汤取汁二碗　用：白矾三钱　寒水石三钱　菖蒲二钱　天花粉三钱　麦冬五钱　再煎一碗灌之。一时辰后，眼不上视，口能出言。再用前一半，如前法煎饮，二剂而愈，断不死也。

嗟乎！鸩毒之杀人，医经并未有言及可以救疗者，世人服鸩毒亦绝少，似可不必传方。然而人事何常，万一有误饮鸩酒者，以此方救之，实再生之丹也。

此症用加味**连草汤**亦可救。

黄连三钱　生甘草一两　菖蒲一钱　贝母三钱　生姜汁半茶钟　竹沥半茶钟　水煎一碗，服之即解，不必二服，得吐犹愈之速也。

人有食鳖而腹痛欲死，往往有手足发青而亡者。夫鳖虽介属，本无大毒，然鳖之类多属化生，有蛇化者，有龟化者，有鱼化者。龟、鱼所化，俱能益人，惟蛇最毒，其鳖腹之下必有隐隐蛇皮之状，且其色大红，断不可食，食必杀人。人苟误食，腹必大痛，以毒气之攻肠也。手足发青者，手足属脾，毒中于脾，外现于手足也。治法不可解鳖之味，而仍当解蛇之毒。方用：

白芷三钱　雄黄末三钱　山楂一钱　丹砂末一钱　枳实一钱　茯苓五钱　水煎服。一剂疼痛止，二剂秽毒出矣，不必三剂。

此方白芷、雄黄俱是制蛇之药，而山楂、丹砂善化鱼肉之味，合而用之，则鳖毒易消。加入枳实、茯苓者，枳实最能去积，茯苓尤能利水，水族之物，毒随水化，更易于解散耳。

此症用**驹溺汤**甚神。

马尿一碗　生甘草一两　水煎服。得吐即愈，不吐即再饮二煎，无不愈者。

人有道途之间，误服蒙汗之药，以致头重脚轻，口吐涎沫，眼瞪不语，此迷心之故也。山东村店，最多此药。乘其一时心迷，以取财物。醒来多不记忆，恍恍惚惚，辨别不真。其药大约用天仙子为君，加入狐心等物，虽不至杀人，然久迷不醒，亦为可畏。世人以凉水解之，亦能少醒，但凉水入心，水停心下，倘系虚人，必变他症，非解法之善也。方用**止迷汤**：

茯苓五钱　生甘草三钱　瓜蒂七枚　陈皮五分　水煎服。即大吐而醒。其从前情景，断不遗亡，不似凉水之解，如醉如痴也。

盖茯苓通其心，生甘草解其毒，陈皮清其痰，宽其中，又得瓜蒂上通，使药不停心，一吐，气清神朗，不至五脏反覆也。或问蒙汗药必是痰迷心窍，宜用生姜以开之，何故不用？未审止迷汤中，可少投姜汁，否耶。不知蒙汗药中用天仙子居多，天仙子得姜而愈迷其心矣。故中毒者，断不可轻与姜汤，反致久迷耳。

此症用**解蒙汤**亦神效。

黄连　枳壳各一钱　天花粉　白芥子　神曲　人参各三钱　生甘草　瓜蒌各二钱　茯神五钱　附子一片　水煎服。一剂即解。

人有游两粤之间，或与妇女交好，或与男子成仇，多下蛊毒于饮食之中，人食之则面目渐黄，饮食倦怠，或一年，或三载，无药解之，必至暴死。世传蛊毒，土人①将各毒虫与蛇蝎等物投于缸中，听其彼此相食，食完止存一物，不死者，取之以为蛊母，此讹也。盖彼地别有蛊药，乃天生之毒也。土人治蛊，有方法可解，大约皆用矾石以化蛊，惟恐外人知之，故秘而不言。矾石清痰，又善化坚，蛊积于腹中，内必坚硬，外以痰包之。所以一物两用，奏功颇神。惟是人身柔弱者多，刚强者少，又得蛊毒结于胸腹之间，必然正气大虚，倘徒用矾石，不更虚其虚乎。必须于补气补血之中，而加用消痰化虫之药，则有益无损，始称万全。方用**破蛊全生汤**：

人参一两　茯苓五钱　当归一两　生甘草三钱　白矾三钱　半夏三钱　水煎服。一

剂胸腹爽，再剂胃气开，三剂蛊毒渐消于乌有矣。

此方补气血之亏，化痰涎之块。正气既旺，邪气自消，况有攻坚、消蛊之品，虫何能再聚而不散哉。

此症用**散蛊丸**亦佳妙。

白矾入于鸭蛋内，火锻为枯矾，后用茯苓一斤　白术一斤　枯矾四两　同为绝细末，米饮为丸。每日白滚水送下三钱，不须服完愈。

人有误食竹间之蕈，或轻吞树上之菌，遂至胸胀心疼，腹痛肠泻而死。夫蕈、菌之物，亦芝草之类。竹根、树柯生蕈、生菌者，以土之湿热也。其下必丛聚蛇、蝎、恶虫，其气上腾，蕈、菌得气，温而不寒，易于生发，故较他产更加肥壮，其味最美，而其气实毒也。方用**解菌汤**救之。

生甘草二两　白芷三钱　水煎服。服后，乃用鹅翎扫其咽喉，引其上吐，必尽吐出而愈。即或已过胃中，鹅翎探引不吐，亦必腹疼下泻，可庆安全。

盖生甘草原是解毒之神品，又得白芷，最解蛇毒，相助同攻，自易下逐而尽消也。

此症用：

白矾五钱　瓜蒂七枚　水煎服。非吐即泻而愈。

人有食牛犬之肉，一时心痛，欲吐不能，欲泻不可，此毒结于心胃，不升不降也。论理亦宜用吐法，然亦有探吐之不应者。夫牛犬乃资补精血之物，何以有毒？此必牛犬抱病，将死未死之时，又加束缚，以激动其怒气，毒结于皮肉心肝之间，人不知而食之，适当其处，故食而成

———————

① 土人　两粤之当地人。

病，重至暴亡也。治法消化其肉食，佐之以解毒之品，则胀闷一宽，即可不死。方用**消肉化毒丹**：

山楂三钱 枳壳一钱 神曲三钱 雷丸三钱 厚朴一钱 大黄三钱 水煎服。一剂而大下之，则犬牛之肉尽消而出，不必二剂。

然此方乃下逐之神方，倘可上涌，不必用此。苟用吐法不效，急用此方，无不可救疗也。

此症用**黄萝饮**亦神效。

大黄 当归各五钱 山楂肉 萝卜子各三钱 枳壳 槟榔各一钱 柴胡五分 丹皮二钱 水煎服。

人有一时短见，服盐卤之毒，必至口咸作渴，腹中疼痛，身蹉脚缩而死。夫盐能补肾，何便杀人？不知盐卤味苦，苦先入心，心遇盐卤，心气抑郁不通，盐卤见心不受，乃犯于肾。肾见其味苦，肾又不受，遂往来于心肾之间，心肾之气不交，而盐卤流入于肠，而不可救矣。盖大小肠最恶盐卤，入之必缩小其肠而成结，肠结而气又不通，安得不蹉曲而死乎。治法必用甘以解之，方用：

生甘草三两 煎汤救之。如服卤未久，生甘草汤中加淡豆豉一两，同煎饮之，必吐。如服已久，生甘草汤中加入当归二两，同煎饮之，肠润未必皆死也。要在人活变耳。

此症亦可用**归冬榆草汤**救之。

生甘草二两 当归一两 麦冬一两 地榆五钱 水煎服。

人有恣饮烧酒，大醉而死，其身体必腐烂臭秽。夫酒为大热之物，况烧酒纯阳无阴，尤为至热者乎。多饮过度，力不能胜，一时醉倒，热性发作，腐肠烂胃，往

往不免。必须用井水频补其心胸。解其头发，浸头于冷水之中，候温即易凉水，后用**解炎化酒汤**救之。

人参一两 柞木枝二两 黄连二钱 茯苓五钱 菖蒲一钱 寒水石三钱 水煎，服一碗，以冰水探冷灌之，得入口中，即不死矣。

此方以柞本解其酒毒，黄连、寒水石解其火毒，菖蒲引入心中，用茯苓以分消其酒湿之气，然必用人参以固真气者，使气不随酒俱散。盖烧酒系气酒也，热极则气易散越，固其真气，而火可泻，毒可解也。倘止泻其火而解其毒，火泻毒解而气脱矣。气脱而身将何在哉？此人参之所以必用。苟无人参，以黄芪二两代之可也。

此症用**地龙汤**救之亦神妙。

蚯蚓二十条 葱四十条 同捣烂如泥，以井水二碗漉过，取汁一碗，灌醉人口中，即可保其不死也。

人有爱食河豚，以致血毒中人，舌麻心闷，重者腹胀而气难舒，口开而声不出，若久不治，亦能害人。大约肝经血燥，而胃气又弱者，多能中毒。盖河豚乃鱼中之最善怒者也，食之自能动气。况肝经血燥之人，则肝气自急，以急投急，安有不增其急暴之气乎。气急而腹难舒，故心闷也。气急而声难出，故舌麻也。治法吐出其肉，则气舒腹宽，声出而口闭，何至有心闷舌麻之症哉。方用**瓜蒂散**加味治之。

瓜蒂七枚 白茅根一两 芦根一两 水煎汁饮之，必大吐，吐后前证尽解，不必再服。

古人有拚死食河豚语，亦是爱食之也。其实河豚不能杀人，但与性怒者不甚相宜耳。

此症用**芦姜汤**救之亦神效。

神曲三钱　半夏二钱　茯苓三钱　芦根汁一碗　生姜汁一合　水煎。一剂即安。

肠鸣门三则

人有肠中自鸣，终日不已，嗳气舌酸，无有休歇，人以为脾气之虚也，谁知是肝气之旺乎。夫肝木不郁，则脾气得舒，肠亦安然输挽，顺流而下，何至动不平之鸣耶。惟肝木克脾土，则土气不能伸，而肠乃鸣矣。盖坤道主安宁者也，惟地中有风震动之，声出如霆如雷，非明验乎。故治肠鸣之病，不必治肠，治脾土而已。亦不必专治脾土，治肝木而已。肝木之风静，脾土之气自静也。方用**安土汤**：

白芍一两　白术一两　柴胡一钱　茯苓三钱　甘草一钱　苍术二钱　神曲二钱　炮姜一钱　水煎服。一剂少止，二剂全止，不必三剂。

此方脾肝同治之法。肝平而脾气得养矣，脾安而肠气得通矣。不必止鸣而鸣自止者，妙在行肝气之郁居多，所以奏功特神耳。

此症用**香栀平肝饮**亦佳。

炒栀子三钱　茯苓　白芍　白术各五钱　陈皮　甘草各一钱　香附二钱　水煎服。

人有饥饿之后，腹中肠鸣，手按之鸣少止者，人以为大肠之虚也，谁知胃气之虚乎。盖胃气者，阳气也。胃与大肠同合阳明之经，胃属足阳明，大肠属手阳明也。故阳明胃燥，大肠亦燥，阳明胃虚，大肠亦虚。大肠之糟粕，必由胃而入，大肠气虚，必得胃气来援。今胃气既虚，仅可自顾，安能分布于大肠，此大肠匮乏，所以呼号，求济于同经之胃而频鸣也。治法必须助胃气之弱。方用**实肠汤**：

黄芪一两　茯苓五钱　山药五钱　白术一两　甘草一钱　神曲二钱　五味子一钱　肉果一枚　水煎服。一剂而肠鸣止，连服四剂不再发。

此方大补胃中之气，绝不去实大肠，治胃而肠鸣自止，故即谓之实肠汤。

此症用加味**四君汤**亦妙。

白术三钱　茯苓二钱　人参　谷芽各一钱　甘草　神曲各五分　砂仁一粒　水煎服。

人有肠中作水声者，如囊裹浆状，亦肠鸣之病也，谁知是水畜于大肠乎。夫大肠之能开能合者，肾火操其权也，肾热而大肠亦热，肾寒而大肠亦寒。大肠寒而水乃注于中而不化，故作水声也。虽然大肠能容糟粕，而不能容水，水入大肠，必随糟粕而出，何以但作水声，不随糟粕而即出耶？盖大肠之下为直肠，直肠之下为魄门，乃肺操其政，非肾操其政也。肺怜肾之弱，欲救之而无从，未常不恶邪水之入肠也。肺居上游，不能禁邪水之不入于肠，实能断邪水之不出于肠。况大肠与肺为表里，肺气不下行，大肠之气亦因之而不泄。魄门，正肺之门也，肺门谨锁，大肠之水又何从而出乎？所以愈积于其中，作裹浆之声也。治法补命门之火，兼利其水，则水从膀胱而化矣。方用**五苓散**治之。

白术五钱　茯苓五钱　猪苓　泽泻各一钱　肉桂三钱　一剂而膀胱之水若决江河而大出矣，二剂而腹中之水声顿息。

盖五苓散本是利水之圣药，我多加肉桂，则肾气温和，直走膀胱，水有出路，岂尚流入大肠哉？故不必大肠而自愈也。

此症用**消浆饮**亦效。

茯苓　山药各一两　芡实五钱　肉桂一钱　车前子二钱　水煎服。

自笑门 附自哭三则

人有无端大笑不止，或背人处自笑，异于平素者，人以为心家有邪热也，谁知心包之火盛乎。其状绝似有祟凭之，孰知绝非祟也。倘祟凭其身，必有奇异之徵，不止一自笑而已。膻中为心之相，过热则权门威赫，妄大自尊，纵欲穷奢，无所不至，随地快心，逢人适意，及其后，有不必喜而亦喜，不可乐而亦乐，是岂相臣之素志，亦权大威倾，势驱习移而然也。膻中火盛，发而自笑，正相彷佛耳。治法惟泻心包之火，笑自止矣。方用**止笑丹**：

生枣仁三钱　黄连二钱　犀角屑五分　丹砂末一钱　丹皮三钱　生甘草一钱　麦冬三钱　茯神三钱　丹参二钱　天花粉二钱　水煎服。一剂笑可止，二剂笑全止，三剂全愈。

此方泻心包之火，仍是安心君之药。盖心中清明，包络自不敢有背主私喜之事，故安心正所以安心包也。

此症用**蒲柏饮**亦效。

菖蒲一钱　玄参　麦冬各一两　柏子仁三钱　贝母一钱　水煎服。四剂愈。

人有笑哭不常，忽而自哭，忽而自笑，人以为鬼祟也，谁知积痰类祟乎。夫心虚则不能自主，或哭或笑之病生。盖心气虚而不能生胃，而胃气亦虚矣。胃气既虚，水谷入胃，不化精而化痰，痰将何往？势必仍留于胃中，胃苦痰湿之荡漾，必取心火之气以相资，而心虚不能生土，痰即乘势入于心宫，心恶痰之相犯，坚闭不纳，又恐胃土之沉沦，故心瘄[①]而作痛也。痛至则哭，痛失则笑，何祟之有？治法以化痰之药动其吐，痰出而哭与笑皆愈矣。方用：

茯苓五钱　白术五钱　甘草三钱　陈皮三钱　半夏三钱　竹沥二合　水五碗，煎三碗，顿服之，以鹅翎扫其咽喉，必吐痰升许而愈。

盖痰在上焦，非吐则痰不能出，非用二陈汤为吐药，同旧疾虽出，新痰又积，笑哭正无止期。惟用二陈汤为吐药，则新旧之病一治而永愈也。

此症用加味**参茯饮**亦效。

人参　茯苓各五钱　半夏三钱　天花粉三钱　甘草一钱　竹沥二合　附子一片　水煎服。

人有无故自悲，涕泣不止，人以为魅凭之也，谁知为脏燥之故乎。夫脏燥者，肺燥也。《内经》曰：悲属肺，肺之志为悲。又曰：精气并于肺则悲。是悲泣者，肺主之也。肺经虚则肺气干燥，无所滋润，哀伤欲哭之象生。自悲出涕者，明是肺气之匮乏也。肺虚补肺，又何疑乎？然而肺乃娇脏，补肺而肺不能遽受益也，必须补其肺金之母，土旺而金自旺矣。虚则补母，正善于补肺耳。方用**转愉汤**：

人参三钱　甘草二钱　小麦五钱　大枣十枚　白术五钱　茯神三钱　水煎服。十剂全愈。

此方用参、术、茯、甘补脾土也，土旺而肺金安有再弱之理。惟肺燥善悲，不润肺解燥，反助土生火，不益增其燥乎？不知助土生火，正助金以生气也，气旺而肺之燥自解。大麦成于麦秋，有秋金之气焉。入于参、茯、苓、甘之内，全无真火之气，所以相济而成功也。

此症用加味**参术汤**妙。

人参　天花粉　生地各五钱　白术　麦冬各一两　水煎服。

————————
① 瘄　音昧，病也。

恼怒门 二则

人有少逢拂意之事，便觉怒气填胸，不能自遣，嗔恼不已，人以为肝气之逆也，谁知肝血之少乎。夫肝性急，宜顺不宜逆，恼怒之事，正拂抑之事也。拂抑必致动怒，怒极必致伤肝，轻则飧泄，重则呕血者甚多。然此乃猝然而至，肝经因怒而成病者也。若肝血少者，不必有可怒之事而遇之大怒，不必有可恼之人而见之甚恼。

盖血少则肝燥，肝燥则气逆也。故同一气恼之症，须分虚实以治之。前症乃实，后症乃虚也。虽然实者火实，非血之实也；虚者血虚，非火之虚也。所以虚实之症，前后若有异，治虚、治实之法，实彼此无有殊耳。方用**解怒补肝汤**：

白芍一两　当归五钱　泽泻一钱　柴胡一钱　荆芥一钱　甘草一钱　枳壳三分　丹皮三钱　天花粉二钱　水煎服。一剂气平，连服数剂，自然不易怒也。

此方全是平肝之药，非泻肝之品也。肝得补而血生，郁得血而易散，肝气不郁，恼怒何能动乎。即或天性多乖，平时无病，尚多气恼，安得恼怒之不生哉。然多服此药，亦可免呕血、飧泄之症也。

此症用加味**归芍汤**亦效。

当归　白芍各一两　生地　麦冬各五钱　天花粉　炒栀子各二钱　水煎服。

人有晨夕之间，时多怒气，不必有可怒之事而心烦意躁，不能自遣，至夜则口干舌燥，止有一更睡熟，余则终夜常醒，人以为肝血之少也，谁知是肾水之匮涸乎。夫肝为肾子，肝子不足，由于肾母之不足也。盖肝属木，而木必得水以灌溉，则枝叶敷荣。今肾水日日耗去，肾且自顾不遑，则肝木零仃，势所不免，况有境遇之拂抑，自然肝益加燥，无津液以养心，此卧之所以不安也。治法必须大滋肾水，甘霖大降，则田畴沈渥，槁者立苏，萌芽条达，无非快心之景也。自然心火取给于肾，肾水足济夫心，而肝木之气，往来相通，而顺适矣。方用**润肝汤**：

熟地一两　山茱萸四钱　白芍五钱　当归五钱　五味子一钱　玄参三钱　丹皮三钱　炒栀子一钱　水煎服。十剂夜卧安，又十剂而怒气息，又十剂，虽遇可怒之事，亦且不怒矣。

是方补肾者六，补肝者四也。绝不去治心，而心气自交于肾者，因肾水之足，则心不畏木火之炎，可通其交肾之路也。

此症用**萸芍熟地汤**亦效。

熟地二两　山茱萸一两　白芍一两　水煎服。

瘖哑门 三则

人有口渴之极，快饮凉水，忽然瘖哑，不能出声，人以为心火亢热也，谁知肺气之闭乎。夫肺主气，气通则声音响亮，气塞则声音瘖哑。盖肺属金，金实则不鸣耳。但肺金最恶心火，火来刑金，宜为金之所畏，金不敢出声，理也。何得水而反闭耶？不知水来克火，则火必为水所克，金虽幸水之克火，犹恐火之刑金，肺气随水气而下降，金沉于水底，何能自鸣耶？此种瘖哑，乃水抑肺气而不升，非肺气之自败。治法宜扬肺气，分消其水湿，不治瘖哑，而瘖自鸣矣。方用**发声汤**：

枇杷叶五片　贝母二钱　茯苓五钱　百部一钱　苏叶一钱　麦冬三钱　甘草一钱　玄参五钱　桑白皮三钱　水煎服。一剂声少出，再剂声大出矣，三剂全愈。

此方宣通肺气，则肺气自扬，分消水

势，则火气自降。火降水消，金无所畏，肺亦何所顾忌而不鸣哉。

此症亦可用**冬茯苏贝汤**。

苏叶三钱 麦冬二两 贝母三钱 茯苓五钱 水煎服。二剂而声出。

人有劳损弱怯，喘嗽不宁，渐渐瘖哑，气息低沉，人以为肺气之绝也，谁知是肾水之涸乎。夫肺为肾之母，本生肾者也。肺母自病，何能乳子？肾又不足，日来取资于肺，则子贫而母益贫矣。子母两贫，伶仃苦弱，气息奄奄，所谓金破不鸣也。世医谓金破必须补土，然而脾胃虽能生金，而补土之药多属阳药，用阳药以补土，则阳旺而阴愈消，反有损于肺矣。治法必须大补肾子之水，子富而母自不贫。况肺气夜归于肾子之宫，将息安宁，劳瘁之肺，忽变为逸乐之肺，而又有津液以供肺母之用，则肺金顿生，自必气息从容，重施其清肃之令矣。方用**助音汤**：

熟地一两 麦冬一两 北五味子一钱 甘草一钱 苏子一钱 天门冬二钱 贝母三分 款冬花五分 沙参五钱 地骨皮三钱 水煎服。二剂而喘少平，四剂而嗽少止，连服二十剂声出矣。再服二月，断不瘖哑也。二月后，前方加人参五分，山药一两，茯苓二钱，再服半年，可变痨怯为平人矣。

此方补肾之中，意仍注于补肺，然补肺之中，仍是补肾，所以能收已败之功，克奏将坏之绩也。

此症亦可用**留线汤**治之。

熟地五钱 款冬花一钱 山茱萸二钱 麦冬五钱 地骨皮五钱 贝母 苏子各一钱 山药 芡实各三钱 百部三分 水煎服。

人有口渴之甚，舌上无津，两唇开裂，喉中干燥，遂至失音，人以为肺火之旺也，谁知心火太旺乎。夫肺属金，最畏者心火之克肺也，金气已衰，心中之火过于大旺，未免刑金太甚，锻炼销烁，金无清肃之气，惟有焚化之形，欲求其音声之疏越，何可得耶？治法必须泻心火之有余，滋肺金之不足，则火易息，而肺可安矣。虽然又不可徒泻心火也，盖心之所以有余者，实因肾水之不足耳。水衰不能制火，火得遂其炎上之性。倘不补水而徒泻其火，则火无水制，服寒凉之药反增其助火之焰，所谓因激而成其横也。方用：

黄连三钱 麦冬五钱 玄参五钱 生地五钱 桔梗三钱 甘草二钱 天花粉二钱 水煎服。一剂声出，二剂声响，不必三剂。

方名**鸣金汤**。泻火而补肾存其中，全不见补肾，仍是救肺之药。盖肺肾为子母，救肺正所以生肾水也，肾水生而心火降矣。

此症用加味**元冬汤**亦可治。

元参一两 丹参三钱 麦冬一两 北五味子一钱 水煎服。十剂全愈。

瘟疫门一则

世有城市之中，乡村镇店之处，传染瘟疫，多至死亡。其症必头痛眩晕，胸膈膨胀，口吐黄痰，鼻流浊水，或身发红斑，或发如焦黑，或呕涎如红血，或腹大如圆箕，或舌烂头大，或胁痛心疼，种种不一，象形而名，人以为天灾流行，谁知皆人事召之也。此症虽奇奇怪怪，不可执一而论，然皆火热之毒不宣，郁而成之耳。盖火性炎上，郁则火气不伸，拂抑其性，蕴藏于腹中，所以大闭作热，热闭成毒，其由来者，非一日也。治法自宜大泻其火毒，以快泄其郁闷之气。第泻火之药，未有不大寒者也，不先用表散之味，遽用寒凉，火转闭塞而不得达，适所以害之也。故必须于散中用泻，则疫去如扫耳。方用**散瘟汤**：

荆芥三钱 石膏五钱 玄参一两 天花粉二钱 生甘草一钱 黄芩二钱 陈皮一钱 麦芽二钱 神曲三钱 茯苓五钱 水煎服。一剂病轻，二剂病又轻，三剂全愈。

此方泻肺胃之火者，以瘟疫之热，多是二经之火也。用荆芥以助石膏、黄芩，泻火而又散火也，火散则热发于外矣，火泻则毒化于内矣。火解毒消，瘟神疫鬼何能作祟哉。

余又闻南阳张真人之教，谓瘟疫自来无方，然方变可豫定，以瘟病皆热症也。去火退热，解邪逐秽，未尝不可于难定之中以定一可救之剂也。其方用：

大黄一钱 荆芥一钱 生甘草一钱 柴胡 苍术 川芎各一钱 白芷五分 水二碗，煎八分。一剂回春。

此方较散瘟汤少异，然散火为主，其意正同。瘟疫治法，不可拘执，又志此方于后，以便治疫者之采择也。

伯高太师，别号怀真子，传铎**元天苦救汤**，治前瘟疫亦甚效，并附于后：

苦参五钱 元参一两 天花粉五钱 三味水煎服。服一剂必无性命之忧。

又云：偶传瘟疫，眼角忽然大肿，身子骤发寒热，喉咙大胀作痛，数日之后，即鼻中出血，口出狂言，见人骂詈，发渴，若饮之水，则又泻痢不止，不过半月，其人即亡。一见眼角发肿，即用七星汤治之，二剂即愈。若至泻痢，此方不可救矣。方另用加味术苓汤救之，痢止则生，否则不救。宁传方以防疫，不可有疫而无方，故罄述之，不敢隐也。二方载后。

七星汤 治传染瘟疫，眼角忽然大肿，身骤发寒热，喉咙大胀作痛，骂詈发渴。

玄参 麦冬各一两 天花粉三钱 甘草一钱 荆芥二钱 神曲一钱 桔梗二钱 水煎服。若鼻中出血，加犀角一钱，切不可用升麻代之，宁用黄芩一二钱。

加味**术苓汤** 治前症瘟疫，鼻中出血后饮水泻痢。

白术五钱 茯苓一两 杜仲一两 甘草二钱 车前子五钱 水煎服。痢止则生，否则不救。

种嗣门九则

男子有交感之时，妇人正在兴浓，而男子先痿，阳事不坚，精虽射远，人以为命门之火衰也，谁知阳气之大虚乎。夫气旺则阳旺，气衰则阳衰，此气也乃五脏之真气，非止命门之火也。盖命门原有先天之火气，然非五脏后天之气不能生。世人戕贼五脏，因而命门之火气不旺，随五脏之真气而消磨矣，又安能助命门之火乎。此所以半途先痿也。治法似宜急补五脏之阳气也。然而五脏不必全补也，但补其脾肾之气，若心、若肝、若肺之气自旺，五脏气旺，而命门之火欲不旺得乎。方用**助气仙丹**：

人参五钱 黄芪一两 当归三钱 茯苓二钱 白术一两 破故纸三钱 杜仲五钱 山药三钱 水煎服。连服四剂气旺，再服四剂气大旺，自然久战，可以壮阳，泄精可以射远，玉燕投怀矣。

此方补气，绝不补阴，以病成于阳衰，则阴气必旺。若兼去滋阴，则阳气无偏胜之快矣。方又不去助火，盖气盛则火自生。若兼去补火，则阳过于胜而火炎，复恐有亢烈之忧，反不种子矣，此立方之所以妙也。

此症用**火龙丹**长服亦佳。

人参五两 白术五两 巴戟天 杜仲

菟丝子 麦冬各五两 肉苁蓉一大枚 破故
纸 远志 肉桂各二两 黄芪八两 当归三
两 北五味一两 各为末，蜜为丸，每日
酒送五钱，服一月即阳举，可以久战矣。

男子有泄精之时，止有一二点之精，
此等之人，亦不能生子，人以为肾水之
亏，谁知是天分之薄乎。夫精少之人，身
必壮健，予谓天分之薄，谁其信之？殊不
知精少者，则精不能尽射于子宫。得天之
厚者，果如此乎？天既予人以薄，医欲逆
天而予人以厚，似乎不可得之数矣，然天
心仁爱，人苟有迁善之心，医即有种子之
法。盖精少者，虽属之于天，未必不成之
于人也。恃强而好用其力，若思而过劳其
心，多食而反伤其胃，皆足以耗精也。苟
能淡漠以死其心，节少以养其胃，益之补
精添髓之方，安在精少者不可以多生乎。
铎得逢异人秘传，实有添精神术，今著书
至此，不敢隐忍不传，传之以救万世无子
之人也。方用**生髓育麟丹**：

人参六两 山茱萸十两 熟地一斤 桑
椹干者，一斤 鹿茸一对 龟胶八两 龟鳔四
两 菟丝子四两 山药十两 当归五两 麦
冬六两 北五味三两 肉苁蓉六两 人胞二
个 柏子仁二两 枸杞子八两 各为细末，
蜜捣成丸。每日早晚时用白滚水送下五
钱。服三月，精多且阳亦坚，安有不种子
者哉。

此方妙在纯用填精益髓之味，又无金
石之犯，可以久服而无害，不特种子而得
八元，兼可延龄而至百岁，即名为百岁
丹，何不可者。

此症用**添精嗣续丸**，长服亦甚佳。

人参 鹿角胶 龟板胶 山药 枸杞
子各六两 山茱萸肉 麦冬 菟丝子 肉
苁蓉各五两 熟地黄 鱼鳔炒巴戟天各八两
北五味一两 柏子仁三两 肉桂一两 各为

末，将胶酒化入之，为丸。每日服八钱，
服二月，多精而可孕矣。

男子有精力甚健，入房甚久，泄精之
时，如热汤浇入子宫，妇人受之，必然吃
惊，反不生育者，人以为久战之故，使妇
女兴阑，以致子宫谨闭，精不得入，孰知
不然。夫胎胞居于心肾之间，喜温不喜
寒，然过寒则阴凝，而胎胞不纳；过热则
阳亢，而胎胞难受。交感之际，妇人胎胞
之口未有不启，安有茹而吐之乎。惟是过
于太热，则口欲闭而不能中，欲受而不
得，势不得不弃之于外，以享其清凉之快
矣。是以妇人坐娠数十日经来者，正坐于
受胎而复堕，非外因之伤，乃精热之自难
存养也。然则欲胎气之永固，似宜泻火之
有余矣。而火不可泻，泻火必致伤胃，反
无生气，何以种玉乎。治法但补其肾中之
水，使水旺而火自平。方用**平火散**：

熟地一两 玄参五钱 麦冬三钱 生地二
钱 丹皮二钱 山药三钱 金钗石斛三钱 沙
参三钱 水煎服。连服十剂，精不过热，
与妇女交接，便可受胎，且庆永安也。

此方补阴而无大寒之虞，泻火而有生
阴之妙，无事解氛，自获退炎之益，宜男
之道，即在于斯。何必加知母、黄柏大苦
寒之药，以求奏效哉。

此症用**镇阳丸**长服亦佳。

熟地八两 生地 茯苓 麦冬 山药
地骨皮 沙参各四两 牛膝 天门冬 车
前子各二两 玄参八两 各为末，蜜为丸，
每日白滚水送下五钱，服一月而精温和，
可以纳矣。

男子有泄精之时，寒气逼人，自难得
子，人以为命门之火衰极，谁知心包之火
不能助之耶。盖命门之火生于下，必得心
包之上火相济，则上下相资，温和之气充

溢于骨髓之中，始能泄精之时，无非生气。倘命门有火以兴阳，而心包无火以济水，则命门之气散，安能鼓其余火，发扬于精管之中哉。世人治法，但去助命门之火，不去益心包之焰，则精寒不能骤复，必难受胎矣。方用**温精毓子丹**：

人参二两　肉桂一两　五味子一两　菟丝子三两　白术五两　黄芪半斤　当归三两　远志二两　炒枣仁三两　山茱萸三两　鹿茸一对　肉苁蓉三两　破故纸三两　茯神二两　柏子仁一两　砂仁五钱　肉果一两　各为末，蜜为丸，每日酒送一两。服一料，精变为温矣。

夫无子因于精寒，今精寒易为精热，安有罴熊之无梦者乎。况此温中有补，虽助心包之炎，仍是益命门之气，二火同温，阳春遍体，谓不能生子者，吾不信也。

此症用**胜寒延嗣丹**长服亦效。

人参六两　白术　黄芪　菟丝子　巴戟天　鹿角胶　淫羊藿各八两　附子一个　茯苓　炒枣仁各四两　山药六两　远志　肉桂各二两　炙甘草一两　广木香五钱　肉苁蓉一大枚　各为末，蜜为丸，每日早晚各服三钱。服两月，精热而孕矣。附子：用生甘草三钱煮汤一碗，泡透切片，微炒熟。

男子有精滑之极，一到妇女之门，即便泄精，欲勉强图欢不可得，且泄精甚薄，人以为天分之弱也，谁知心肾之两虚乎。夫入房可以久战者，命门火旺也。然作用虽属于命门之火，而操权实在于心宫之火。盖心火乃君火也，命门之火相火也。心火旺则火听令于心，君火衰则心火反为相火所移，权操于相火，而不在君火矣。故心君之火一动，相火即操其柄，心即欲谨守其精，相火已暗送精于精门之外。至于望门泄精者，不特君火衰极，相

火亦未常盛也。治法补心火之不足，不可泻相火之有余，盖泻相火，则君火益衰耳。方用**济火延嗣丹**：

人参三两　黄芪半斤　巴戟天半斤　五味子三两　黄连八钱　肉桂二两　当归三两　白术五两　龙骨一两，煅　山茱萸四两　山药四两　柏子仁二两　远志二两　牡蛎一两，煅　金樱子二两　芡实四两　鹿茸一具　各为末，蜜为丸。每日白滚水送下一两，不拘时，服一月即改观，服二月可以坚守，服三月可以久战，服一年如改换一人。

此方心肾两补，不专尚大热之药，故可久服延年，非惟健阳生子，但服此药，必须坚守三月不战，始可邀长久之药，否则亦不过期月之壮，种子于目前已也。

此症用补天育麟丹亦佳妙。

鹿茸一具　人参十两　山茱萸　熟地　肉苁蓉　巴戟天各六两　炒白术　炙黄芪　淫羊藿　山药　芡实各八两　当归　蛇床子　菟丝子各四两　柏子仁　肉桂各三两　麦冬五两　北五味　锁阳各二两　人胞一个，火焙　海狗肾一根　蛤蚧两条　黄连一两　砂仁五钱　各为末，蜜为丸。每日早晚各送五钱，服二月可以久战生子矣。无海狗肾，可用大海马二个代之。不用蛇床子，可用附子七钱代之。附子用甘草三钱煮汤泡浸制。

男子身体肥大，必多痰涎，往往不能生子，此精中带湿，流入子宫而仍出也。夫精必贵纯，湿气杂于精中，则胎多不育，即子成形，生来亦必夭殇，不能永寿者也。凡人饮食，原该化精而不化痰。今既化为精，如何有湿气入之？不知多痰之人，饮食虽化为精，而湿多难化，遂乘精气入肾之时，亦同群共入，正以遍身俱是痰气，肾欲避湿而不能也。湿既入肾，是精非纯粹之精，安得育麟哉。治法必须化

痰为先。然徒消其痰，而痰不易化。盖痰之生，本于肾气之寒，痰之多，由于胃气之弱。胃为肾之关门，非肾为胃之关门也。《内经》年久讹写误传，世人错认肾为胃之关门矣。胃气先弱，不能为肾闭其关门，肾宫又寒，内少真火之运用，则力难烁干湿气，水泛为痰，亦且上浮而不止下降矣。故治痰必当治肾胃之二经，健其胃气而痰可化，补其肾气而痰可消矣。方用**宜男化育丹**：

人参五钱　山药五钱　半夏三钱　白术五钱　芡实五钱　熟地五钱　茯苓一两　薏仁五钱　白芥子三钱　肉桂二钱　诃黎勒五分　益智一钱　肉豆蔻一枚　水煎服。服四剂而痰少，再服四剂，痰更少，服一月而痰湿尽除，交感亦健，生来之子，必可长年。

盖此方补肾者十之三，健胃者十之七，胃健而脾更健，以胃强能分消水气，何湿之入肾乎。肾又气温，足以运用，即有水湿之入肾，自能分泄于尾闾，则精成为纯粹之精，生子全美，必然之理也。

此症用**纯一丸**，长服亦妙。

白术　山药　芡实各二斤　薏仁半斤　肉桂四两　砂仁一两　各为细末，蜜为丸。每日服一两，服一月即可得子。

男子有面色痿黄，不能生子者，乃血少之故也。即或生子，必多干瘦，久成儿痨之症，人以为小儿不慎饮食之故，或归于生母乳汁之薄，谁知父无血以予之乎。世人生子，动曰父精、母血，不知父亦有血也。夫血气足而精亦足，血气全而精亦全。为父者，气有余而血不足，则精之中自然成一偏之精，虽幸成形，乌能无偏胜之病哉。先天无形之血，能生后天有形之血也；若后天有形之血，何能生先天无形之血乎。故虽食母之乳，吞肥甘之物，终不能生儿之血，以全活之也。然则为父者少血，乌可不亟为补之哉。惟是血不能速生，必补其气，盖血少者，由于气衰，补气生血又何疑乎。方用**当归补血汤**：

黄芪五钱　当归一两　熟地五钱　水煎服。

夫补血宜用四物汤矣，今不用四物汤者，正嫌四物全是补血，而不补气也。若补血汤名虽补血，其实补气。原方用黄芪一两、当归五钱者，重在补气，而轻在补血也。我今用当归为君，用黄芪为臣，佐之熟地之滋阴，是重在补血，轻在补气，自然气以生血，而非血以助气，气血两旺，无子者易于得子，根深本固，宁至有夭殇之忧哉。

此症用**滋血绳振丸**长服亦效。

黄芪二斤　当归　麦冬　熟地　巴戟天各一斤　各为末，蜜为丸。每日早、晚白滚水送下各五钱，服二月，血旺生子，必长年也。

男子有怀抱素郁而不举子者，人以为命门之火不宣也，谁知心肝二气之滞乎。夫火性炎上，忧愁则火气不扬，欢愉则火气大发，而木性条达，摧阻则木气抑而不伸，悠扬则木气直而不屈。处境遇之坎坷，值人伦之乖戾，心欲怡悦而不能，肝欲坦适而不得，势必兴尽致索，何风月之动于中，房帷之移其念哉。久则阳痿不振，何以生子？虽然人伦不可变，境遇不可反，而心气实可舒，肝气实可顺也。吾舒其心气，则火得遂其炎上之性；吾顺其肝气，则木得遂其条达之性矣。自然木火相通，心肾相合，可以久战以消愁，可以尽欢以取乐，宜男之道，亦不外于是矣。方用**忘忧散**：

白术五钱　茯神三钱　远志二钱　柴胡

五分 郁金一钱 白芍一两 当归三钱 巴戟天二钱 陈皮五分 白芥子二钱 神曲五分 麦冬三钱 丹皮三钱 水煎服。连服十剂，郁勃之气不知其何以解也。

因郁而无子，郁解有不得子者乎。方中解郁未常无兴阳种玉之味，倘改汤为丸，久服则郁气尽解，未有不得子者也。

此症用**适兴丸**长服亦佳。

白芍一斤 当归 熟地 白术 巴戟天各八两 远志二两 炒枣仁 神曲各四两 柴胡八钱 茯神六两 陈皮八钱 香附 天花粉各一两 各为细末，蜜为丸。每日白滚水送服四钱，服一月怀抱开爽，可以得子矣。

男子有天生阳物细小，而不得子者，人以为天定之也，谁知人工亦可以造作乎。夫阳物有大小者，世分为贵贱，谓贵者多小，贱者多大，造物生人，歉于此必丰于彼，虽然贱者未常无小，贵者未常无大。盖人之阳物修伟者，因其肝气之有余；阳物细小者，由于肝气之不足。以阴器为筋之余也，又属宗筋之会，肝气旺而宗筋伸，肝气虚而宗筋缩，肝气寒则阴器缩，肝气热则阴器伸，是阳物之大小，全在肝经盛衰寒热之故也。欲使小者增大，要非补肝不可。然而肾为肝之母，心为肝之子，补肝而不补其肾，则肝之气无所生，补肝而不补其心，则肝之气有所耗，皆不能助肝以伸其筋，助筋以壮其势，故必三经同补，始获其验矣。方用**夺天丹**：

龙骨二两，酒浸三日，然后用醋浸三日，火烧七次，用煎酒、醋汁七次焠之。驴肾内外各一具，酒煮三炷香，将龙骨研末，拌入驴肾内，再煮三炷香，然后入：人参三两 当归三两 白芍三两 补骨脂二两 菟丝子二两 杜仲三两 白术五两 鹿茸一具，酒浸透，切片又切小块 山药末炒五味子一两 熟地三两 山茱萸三两 黄芪五两 附子一两 茯苓二两 柏子仁一两 砂仁五钱 地龙十条 各为细末，将驴肾汁同捣，如汁干，可加蜜同捣为丸。每日早、晚用热酒送下各五钱。服一月即见效。但必须坚忍房事者两月，少亦必七七日，具大而且能久战，射精必远，含胎甚易。

半世无儿，一旦得子，真夺天工之造化也。

铎传方至此，不畏犯神明之忌者，不过欲万世之人尽无绝嗣之悲。然天下人得吾方，亦宜敬畏为心，生儿为念，慎莫戏愉纵欲，倘自耗其精，非惟无子，而且获痨瘵之病，铎不受咎也。

此症用**展阳神丹**亦奇绝，并传于世。

人参六两 白芍 当归 杜仲 麦冬 巴戟天各六两 白术 菟丝子 熟地各五两 肉桂 牛膝 柏子仁 破故纸各三两 龙骨二两，醋焠 锁阳二两 蛇床子四两 覆盆子 淫羊藿各四两 驴鞭一具 人胞一个 海马两对 蚯蚓十条 附子一个 肉苁蓉一枝 鹿茸一具，照常制 各为末，蜜为丸。每日酒送下五钱，服二月改观，三月伟然，可以久战而生子矣。但必须保养三月始验，否则无功。

辨证录卷之十一

妇　人　科

带门五则

妇人有终年累月下流白物，如涕如唾，不能禁止，甚则臭秽，所谓白带也。夫带是湿病，以带名者，因妇人有带脉不能约束，故以带名之。带脉通于任、督之脉，任、督病而带脉亦病。所以束带胎之系也。妇人无此，则难以系胎，故带脉弱而胎易堕，若损伤带脉，则胎必不牢。然带脉损伤，非独跌、闪、挫、气也。行房过于纵送，饮酒出于颠狂，虽无疼痛之苦，其中暗耗，则白物自下。故带病尼师、寡妇、出嫁之女多，处子在阁，未破瓜之女少也。然室女天禀虚弱者，亦有此病。况加之脾气之虚，肝气之郁，湿气之侵，火气之逼，安得不患此症哉。夫湿盛火衰，肝郁脾虚，则脾土受伤，湿土之气下陷，是以脾精不守，不能化为荣血，变成白滑之物，由阴门直下，欲自禁止而不可得也。治法宜大补脾胃之气，少佐之舒郁之味，使风水不闭塞于地中，则地气自升腾于天上，脾气健而湿气自消。方用**完带汤**：

白术一两　苍术三钱　甘草一钱　车前子三钱　山药一两　陈皮五分　人参二钱　白芍五钱　柴胡六分　荆芥五分　半夏一钱　水煎服。二剂轻，四剂止，六剂全愈。

此方脾、胃、肝三经同治之法。寓补于升，寄消于散。开提肝木之气，则肝血不燥，何致下克于脾土？补益脾土之元，则脾经不显，何难分消夫水气。至于补脾而兼补胃者，脾胃表里也，脾非胃气之强，则脾不能旺，补胃正所以补脾耳。

此症用**束带汤**亦效。

鸡冠花一两，鲜鸡冠花三两①　白术一两　水煎，二剂即愈。

妇人有带下色红者，似血非血，所谓赤带也。赤带亦湿病，火热之故也。惟是带脉系于腰脐之间，近于至阴之地，不宜有火。不知带脉不通肾而通肝，妇人忧思以伤脾，又加郁怒以伤肝，于是肝火内炽，下克脾土。而脾土不能运化湿热之气，蕴结于带脉之间，肝火焚烧，肝血不藏，亦渗入于带脉之内，带脉因脾气之伤，约束无力，湿热之气随气下陷，同血俱下。观其形象，似血非血，其实血与湿俱不能两分之也。世人以赤带属之心火者，误耳。治法清肝中之火，扶其脾气，则赤淋庶几少愈乎。方用**清肝止淋汤**：

芍药一两　当归一两　阿胶三钱　生地五钱　丹皮三钱　黄柏一钱　牛膝二钱　黑豆一两　香附一钱　红枣十枚　水煎服。一剂少止，二剂又少止，四剂全止，十剂不再发。

①　鲜鸡冠花三两　此六字，原在此下"二剂即愈"句下，今移于此。

此方但去补肝之血，全不利脾之湿者，以赤带之病，火重而湿轻也。夫火之所以旺者，由于血之衰也。补血足以制火矣。且水与血合成赤带，竟不能辨其是湿而非湿，则湿尽化为血矣，所以治血可也，何必利湿哉。此方纯治血，少加清火之味，故奏功独奇。倘一利其湿，反引火下行，转难遽效耳。或问先前言助其脾土，今但补肝木之血，绝不补脾之气，何也？不知用芍药以平肝，则肝气得舒，自不去克脾土，是补肝正所以扶脾，何必加人参、白术之多事哉。

此症用**黄白牛车散**亦效。

牛膝一两　车前子三钱　黄柏二钱　白芍一两　水煎服。四剂愈。

妇人有带下而色黑者，甚则下如墨汁，其气最腥，人以下寒之极也，谁知是火热之极乎。夫火色宜红，何成黑色？不知火极似水，乃假象也。其症必然腹痛，小便时如刀触，阴门必发肿，面色必红。久则黄瘦，饮食兼人①，口必大渴，饮水少觉宽快。此命门之火，与膀胱、三焦之火合，胃火又旺，四火同煎，安得不熬干成炭色耶？此等之症，不致发狂者，以肾水与肺金之气涓涓不绝，足以润心而济胃耳。所以饮水下胃，但成带下之症，火结于下，而不炎于上也。治法惟以泻火为主，火退而湿热自舒也。方用**利火汤**：

大黄三钱　白术五钱　茯苓三钱　车前子三钱　王不留行三钱　刘寄奴三钱　黄连三钱　炒栀子三钱　石膏五钱　知母二钱　水煎服。一剂小便大利，二剂黑带变为白带矣，三剂白带亦少减去一半，再服三剂全愈。

此方未免过于迅利，殊不知火盛之时，用不得依违②之法。救焚而少为迂缓，则火势延烧，不尽不止。今用黄连、石膏、知母、栀子一派寒凉泻火之味，入于大黄之中，则迅速扫除，又得王不留行与寄奴之味，利湿甚急，俱无停住之机。佐白术、车前子、茯苓，成既济之功也。

此症用**清带汤**亦效。

炒栀子三钱　黄柏三钱　甘草一钱　白芍一两　车前子二钱　王不留行二钱　麦冬一两　玄参二两　水煎服。四剂愈。

妇人有带下色黄者，宛如黄茶浓汁，其气带腥，人以为脾经之湿热，谁知是任脉之湿热乎。夫任脉本不能容水，如何湿气入于中，而化为黄带乎。不知带脉通于任脉，任脉直上，走于唇齿，唇齿之间，原有不断之泉，下灌于任脉，使任脉无热，则口中津液尽化为精，以入于肾中矣。惟有热以存于下焦之间，则津不化精而化湿。夫水色白，火色红。今湿与热合，欲变红而不能，欲返白而不得，煎熬成汁，因变为黄色矣。黄乃土之色也，真水真火合而成丹，邪水邪火合而成带。世人以黄带为脾之湿热，单去治脾，此黄带之所以难痊也。方用**退黄汤**治之。

山药一两　芡实一两　黄柏二钱　车前子一钱　白果一枚　水煎服。连用四剂，无不全愈。

凡有白带者，俱可以此方治之，而治黄带，尤奏奇功。盖山药、芡实专补任脉之虚，又能利水，加之白果引入任脉之中，更为便捷，所以奏功甚速。至所用黄柏，清肾中之火，肾与任脉相通，同群共济，解肾中之火，即解任脉之热矣。

此症亦可用**解带利湿汤**治之。

白果　茯苓各一两　泽泻　车前子炒栀子各二钱　水煎服。

_____

① 饮食兼人　谓饮食倍于常人。

② 依违　迟疑不决。

妇人有带下色青者，甚则色绿，如绿豆汁，稠粘不断，其气亦腥，此肝经之湿热也。夫肝属木，木之色属青，带下流如绿豆之汁，明是肝木之病。但肝最喜水，湿亦水也，何以竟成青带之症？不知水虽为肝之所喜，热实为肝之所恶，以所恶者合之所喜，必有违其性者矣。肝之性既违，则肝之气必逆，气欲上升，湿欲下降，两相牵制，必停住于中焦之间，于是走于带脉，从阴门而出。其色青绿者，正乘肝木之气也。逆轻者，热必轻，而色青；逆重者，热必重，而色绿。似乎治青者易，治绿者难。然而解其肝中之火，利其膀胱之水，则带病自愈矣。方用**逍遥散加减**治之。

茯苓五钱 白术五钱 甘草五分 陈皮一钱 柴胡一钱 白芍五钱 茵陈三钱 炒栀子三钱 水煎服。二剂色淡，四剂青绿之带绝，不必多剂也。

夫逍遥散解郁之方也，何取之以治青带，如是之神耶。盖肝经湿热留之者，因肝气之逆也。逍遥散最解肝之逆气，逆气平则湿热难留，况益之茵陈之利湿，栀子清气，肝气清凉，青绿之带何自来乎？此方之所以奇而可用也。倘仅治青带，惟以利湿清热为事，置肝气于不问，亦安有止带之日哉。

此症用**利肝解湿汤**亦效。

白芍二两 茯苓一两 干鸡冠花五钱 炒栀子三钱 水煎服。

血枯门二则

妇人有年未至七七之期，经水先断者，人以为血枯经闭，谁知是心、肝、脾之气郁乎。人若血枯，安能久延人世，医见其经水不行，谓其血枯，其实非血枯，乃血闭也。且经水非血也，乃天一之水，出之肾经之中，至阴之精，而有至阳之气，故其色红赤，似血而非血也。世人以经水为血，此千古之误。倘果是血，何不名之曰血水。古昔至圣创呼经水者，以出于肾经，故以经名之。然则经水早断，似乎肾水之衰涸，吾以为心、肝、脾之气郁者何？盖肾水之生，不由于三经而肾水之化，实关于三经也。肾非肝气之相通，则肾气不能开。肾非心气之相交，则肾气不能上。肾非脾气之相养，则肾气不能成。倘三经有一经之郁，则气不入于肾之中，肾之气即闭塞而不宣。况三经齐郁，纵肾水真足，尚有格格难出之状；而肾气原虚，何以媾精盈满，化经水而外泄耶。此经之所以闭，有似乎血枯耳。治之法必须散三经之郁，大补其肾，补肾之中，仍补其三经之气，则精溢而经自通也。方用**溢经汤：**

熟地一两 白术一两 山药五钱 生枣仁三钱 白芍三钱 当归五钱 丹皮二钱 沙参三钱 柴胡一钱 杜仲一钱 人参二钱 水煎服。连服八剂而经通矣。服一月人健，不再经闭，兼易受孕。

此方心、肝、脾、肾四经同治之药，补以通之，散以开之也。倘徒补，则郁不开而生火；倘徒散，则气益衰而耗精。设或用攻坚之味，辛热之品，不特无益而反害之也。

此症用**续补汤**亦效。

人参二钱 当归五钱 白芍三钱 柴胡五分 麦冬五钱 北五味十粒 白术一两 巴戟天五钱 炒枣仁五钱 红花五分 牛膝一钱 沙参三钱 水煎服。十剂必通。

人有在室未嫁者，月经不来，腹大如娠，面色乍赤乍白，脉乍大乍小，以为血枯经闭也，谁知是灵鬼凭身乎。大凡人心正则邪不能侵，心邪则邪自来犯。或精神恍惚，梦里求亲；或眼目昏花，日中相狎；或假戚属，暗处贪欢；或明言仙人静地取乐。其先未常不惊诧为奇遇，而不肯告人；其后则羞赧为淫亵，而不敢告人矣。年深月久，人之精血，仅足以供腹中之邪，邪日旺而正日衰，势必至经闭血枯，死而后已。欲导其经，邪据其腹而经难通，欲生其血，邪饮其精而血难长。医以为胎而非胎，医以为瘕而非瘕，往往有因循等待，成为痨瘵之症，至死不悟，不重可悲乎。治法似宜补正以祛邪，然而邪之不去，补正亦无益也，必先去其邪，而后补正为得耳。方用**荡邪丹**：

雷丸三钱　桃仁三十粒　大黄三钱　当归五钱　丹皮五钱　生甘草二钱　水煎服。一剂必下秽物半桶，再用**调正汤**治之。

白术五钱　苍术五钱　茯苓三钱　陈皮一钱　甘草一钱　薏仁五钱　贝母一钱　水煎服。连服四剂，脾胃之气转，经血渐行矣。

前方荡邪，后方补正，实有次第也。或疑身怀鬼胎，必伤其血，所以血枯而后经闭也。今既堕其胎，乃不补血，反补胃气者何故？盖鬼气中人，其正气之虚可知，且血不能骤生，补气自易生血。二术善补阳气，阳气旺而阴气难犯，尤善后之妙法也。倘服补血之药，则阴以招阴，吾恐鬼胎虽下，鬼气未必不再种矣，故不若补其阳气，使鬼祟难侵，生血愈速耳。

此症用**杀鬼破胎汤**亦效。

水蛭炒黑，研为细末，三钱　丹皮五钱　当归尾五钱　大黄三钱　厚朴二钱　红花五钱　牛膝三钱　生地五钱　桃仁去尖，研碎　水与酒同煎一碗，空腹服。一剂即下胎。如不下，再服二剂，无不下者，不必用三剂也。

血崩门八则

妇人有一时血崩，双目黑暗，昏晕于地者，人以为火盛动血也，然此火非实火也，乃虚火耳。世人一见血崩，往往用止涩之药，虽亦能取效于一时，而虚火未补，易于冲击，随止随发，终年终月不能愈者，是止崩之药，断不可用。必须于补之中，行其止之法。方用**固本止崩汤**：

熟地一两　白术一两　黄芪三钱　人参三钱　当归五钱　炒黑干姜二钱　水煎服。一剂崩止，十剂永不再发。倘畏药味之重，减去其半，则力量甚薄，不能止矣。

方中全不去止血，惟去补血，且不仅补血，更去补气，非惟补气，兼且补火，何也？夫血崩至于黑暗昏晕，则血已尽去，仅存一线之气，若不急补气，而先补血，则有形之血不能速生，无形之气必且尽散，此所以不补血而先救气也。然而补气而不补血，则血又不能易生。补血而不补火，则血且凝滞，不能随气而速生也。况干姜引血归经，补中有收，所以闻补气血之药并用之耳。

此症亦可用**补虚宁血汤**。

当归五钱　熟地一两　黄芪一两　甘草一钱　炒黑荆芥三钱　水煎服。一剂即止崩，四剂全愈。

老妇血崩，目暗晕地，人以为老妇虚极，因不慎房劳之故也，谁知多言伤气，不节饮食之故乎。夫老妇原宜节损饮食，复加闭口，始气不伤而神旺。无奈老妇闻喜事而心开称誉，不肯闭舌，未免有不宜言而言者。况原有宿疾，安肯无言，故一发而不可救。夫老妇血衰，因气虚之极而不能生也。况加之多言耗气，又安能助气以生血乎。气益衰而血难长矣。故任冲大开，欲不崩而不可得者，治法必止其血也。谁知血愈止而愈多，以气衰不能摄血耳。方用**助气敛血汤**：

白术二两，土炒 黄芪四两，醋炒 三七末三钱 水煎服。一剂血少止，二剂血止，四剂全愈。

此方补气不补血，以气能止血也。加之醋炒芪、术，专以酸能救血也。加之三七者，以其能断血也。然必多服始能愈者，以老妇血亏气衰，不大补何以止其耗散之原阳，使气旺以生血乎。然此方可以暂止老妇之血，不能久旺老妇之气也。另用前方去三七而多加当归，用补血汤朝夕吞服，并行为之得到。

有老妇血崩者，其症亦与前同，人以为老妇之虚耳，谁知因虚又不慎房帏之故哉。妇人至五十之外者，天癸匮乏，原宜闭关，不宜出战。苟或适兴，草草了事，尚不致肾火大动。尚兴酣浪斗，一如少年时，鲜不血室大开，崩决而坠矣。方用**当归补血汤**加味疗之。

黄芪一两 当归一两 三七根末三钱 桑叶十四片 水煎服。二剂而血止，四剂不再发，然必须断欲也，设再犯忌，未有不重病者也。

夫补血汤乃气血双补之神剂，三七根乃止血之圣药，加入桑叶滋其肾中之阴，又有收敛之妙耳。但老妇阴精既亏，用此方以止其暂时之漏，实有奇功，不可责其永远之绩者，以补精之味尚少也。服此方四剂之后，增入白术五钱，熟地一两，山药四钱，麦冬三钱，北五味一钱，服三月则崩漏可以尽除矣。

此症用**闭血汤**亦效。

人参 白术各一两 三七根末三钱 北五味子二钱 水煎服。一剂即止崩，减人参五钱，加熟地一两，山茱萸五钱，麦冬五

钱，再服四剂全愈。

有少妇甫受孕三月，即便血崩，胎亦随坠，人以为挫闪受伤而血崩也，谁知是行房不慎哉。少年妇人行房，亦事之常也，何便血崩？亦因其气之衰耳。凡妇人气衰者，不耐久战，战久则必泄精，精泄太多，则气益不能收摄夫血矣。况加久战，则虚火内动，精门不关，而血室亦不能闭，于是胎不能固，内外齐动，而血又何能固哉。治法自当以补气为主，而少佐之止血之味。方用**固气汤**：

人参五钱 白术五钱 当归三钱 熟地五钱 茯苓二钱 甘草一钱 杜仲三钱 山茱萸二钱 远志一钱 五味子十粒 水煎服。一剂血止，连服十剂全愈。

此方固气而兼补其血，已去之血可以速生，将脱之血可以尽摄。凡因虚血崩者，此方最宜通治，非仅治小产之血崩也。兹方不去止血，而止血之味已全于中，所以可通治耳。

人参三钱 白术五钱 茯苓 山药 麦冬各三钱 远志五分 杜仲 山茱萸各二钱 阿胶三钱 甘草一钱 水煎服。一剂则愈。

有妇人一交感流血不止者，虽不至血崩之甚，然至终年不愈，未免气血两伤，久则有血枯经闭之忧。此等之病，成于月经来时，贪欢交感，精冲血管也。夫血管不可精伤。凡妇人受孕，乃血管已净之时，倘经初来，其血正旺，彼欲出而精射之，则所泄之血尽退而缩入，既不能受孕成胎，势必至积精化血，遇交感之时，淫气触动其旧日之精，则两气相感，精欲出而血即随之俱出矣。治法须通其胞胎之气，引精外出，益之填精补气之乐，则血管之伤可以再补。方用**引精止血汤**：

人参五钱　白术一两　茯神三钱　车前子三钱　黄柏五分　炒黑干姜一钱　熟地一两　山茱萸五钱　炒黑荆芥三钱　水煎服。连服四剂即愈，十剂不再发。

此方用参、术补气，用熟地、山药补精，精气既旺，则血管自然流动。加入茯神、车前，利其尿窍，尿窍利而血窍亦利矣。加入黄柏，直入于血管之中，引凤精出于血管之口，再荆芥引败血出于血管之外，益之炒黑干姜止其血管之口。一方之中，实有调停曲折之妙，故能除旧疾而去陈疴也。然既服此药，必须慎房帏三月，则破者不至重伤，补者不至再损，否则亦止可取自前之效耳。慎之哉！

此症用**截流丹**亦甚效。

茯苓　炒黑荆芥　车前子各三钱　牛膝　人参各三钱　熟地一两　白术一两　蕲艾一钱　肉桂三分　水煎服。十剂全愈。

妇人有怀抱甚郁，口干作渴，呕吐吞酸，而血下崩者，人以火治之，时而效，时而不效者，盖肝气之结也。夫肝主藏血，气结宜血结矣，何反致崩漏？不知肝性甚急，气结，其性更急矣，急则血不能藏矣。治法宜开郁为主。然徒开其郁，不用平肝之药，则肝气大开，肝火更炽，血亦何能止遏也。方用**平肝止血汤**：

白芍二两　白术一两　当归一两　柴胡一钱　三七根末三钱　甘草二钱　丹皮三钱　荆芥二钱　生地三钱　水煎服。一剂呕吐止，二剂干渴除，四剂血崩自愈。

白芍平肝，得柴胡而郁气尽解；白术利腰脐，血无积住之虑；荆芥通经络，血有归还之药；丹皮凉其骨髓之热；生地清其脏腑之炎；当归、三七于补血之中，行止血之法，自郁散而血止也。

此症用**舒肝藏血汤**亦佳。

白芍一两　香附　荆芥　三七根末各三钱　陈皮五分　甘草一钱　当归　白术各五钱　白芥子一钱　水煎调服。

妇人有升高坠下，或闪跌受伤，以致恶血下冲，有如血崩者，若作血崩治之，用止涩之药，适所以害之也。其症必然按之疼痛，久则面目痿黄，形容枯槁。治法须行血去瘀，活血止疼，则其血自止。苟不解其瘀痛，即用补涩之品，则瘀血内攻，痛不能止，反致新血不生，旧血作祟也。方用**逐瘀止崩汤**：

大黄三钱　生地一两　当归尾五钱　败龟板三钱　芍药二钱　丹皮一钱　枳壳五分　桃仁十粒　水煎服。一剂痛轻，再剂痛止，三剂血亦全止矣，不必服四剂也。

此方于活血之中，佐以下治之药，故逐瘀如扫，止血亦如神也。此跌闪升坠，非由内伤而致，其本实不拔，去标之病可耳，何必顾其本而补其内哉。

此症用**灵龟散血汤**亦甚效。

败龟板一两　生地一两　大黄一钱　丹皮三钱　红花二钱　桃仁十四个　水煎服。一剂轻，二剂愈。

人有每行人道，经水即来，一如血崩，人以为胞胎有伤，触之以动其血也，谁知子宫、血海因热不固之故乎。夫子宫即在胞胎之下，而血海又在胞胎之上。血海者，冲脉也。冲脉寒而血亏，冲脉热而血沸。血崩之病，正冲脉之热也。然而冲脉既热，宜血之日崩矣，何必交接而始血来？盖脾与肝之无羔也。脾健则能摄血，肝平则能藏血。人未入房，则君相二火寂然不动，虽冲脉独热，血不外泄。及至交接，子宫大开，君相之火翕然齐动，鼓其精房，而血海泛溢，有不可止遏之势，肝欲藏血而不能，脾欲摄血而不得，故经水随交而至，若有声应之捷焉。治法必须绝欲者三月，然后用滋阴降火之药，凉其血海，则终身之病可半载而愈也。方用**清海丸**：

熟地一斤 桑叶一斤 白术一斤 玄参一斤 山茱萸八两 北五味三两 麦冬十两 沙参十两 地骨皮十两 丹皮十两 白芍一斤 龙骨醋焠，二两 山药十两 石斛八两 各为细末，蜜为丸。每早晚白滚水各送下五钱，服半年全愈。

此方补阴而无浮动之虞，缩血而无寒冷之害，日计不足，月计有余，潜移默夺，子宫清凉，血海自固也。倘不治其本源，止以发灰、白矾、黄连、王倍子外治其幽隐之处，吾恐愈塞愈流也。

此症用**清火归经汤**亦效。

人参 白芍各一两 旧棕榈炒灰，二钱 黄柏末二钱 甘草一钱 三七根末三钱 水煎调服。十剂可愈，二十剂全愈。然必须绝欲事三月，否则要犯也。

调经门十四则

妇人有先期经来者，其经水甚多，人以为血热之极也，谁知肾中之水火旺乎。夫火旺则血热，水旺则血多，此有余之病，非不足之症也。似不药有喜，但过于有余，则子宫大热，亦难受孕，恐有烁干男精之虑。太过者损之，亦既济之道也。然而，火不可任其有余，水断不可使之不足。治法但少清其火，不必泻水也。方用：

丹皮三钱 地骨皮五钱 白芍三钱 青蒿二钱 黄柏五分 熟地三钱 茯苓二钱 水煎服。此方名为**清经散**，服二剂自平也。

方中虽是清火之品，然仍是滋水之味，火泻而水不与之俱泻，则两不损而两有益也。

此症用**损余汤**亦效。

地骨皮一两 茯苓五钱 黄柏二钱 生地五钱 炒黑荆芥三钱 玄参五钱 水煎服。四剂而经调矣。

妇人有先期经来，其经水止有一二点，人亦以为血热之极也，谁知肾中火旺而阴水虚乎。先期者，火气之冲。多寡者，水气之验。故先期之来多，火热而水有余；先期之来少，火热而水不足。倘一见先期，俱以为有余之热，但泻火而不补水，或水火两泻，如何不增病哉。治法不必泻火，专补其水，水足而火气自消。方用：

玄参一两 生地一两 白芍五钱 麦冬五钱 阿胶三钱 地骨皮三钱 水煎服。连服四剂而经调矣。

方名**两地汤**，以地骨，生地同用耳。二味俱能凉骨中之热。骨中之热，由于肾中之热，凉其骨髓，则肾气自寒，又不损伤胃气，此治之巧也。况所用诸药，纯是补水之味，水盛而火安得不平乎。此条与上条并观，断无误治先期之病矣。

此症用加味**纯阴汤**亦效。

熟地 玄参 麦冬各五钱 山茱萸二钱 北五味子一钱 丹皮五钱 水煎服。可用十剂，经水自多。

妇人有经来后期而甚多者，人以为血虚之病也，谁知非血虚也。盖后期之多少，实有不同，后期来少，血寒而不足；后期来多，血寒而有余。夫经水虽本于肾，而其流则五脏六腑之血皆归之。故经一来，而诸血尽来附益，以经开而门启，不遑迅合，诸血乘其隙而皆出也。但血既出矣，则成不足之症。治法宜于补中温之，非曰后期者俱不足也。方用**温经摄血汤**：

白芍一两　川芎五钱　肉桂五分　熟地一两　白术五钱　续断一钱　五味子三分　柴胡五分　水煎服。二十剂经调矣。

此方大补肾、肝、脾之精血，加肉桂以祛其寒，加柴胡以解其郁，是补中有散，而散非耗气；补中有泻，而泻非损阴。所以受补之益，收温之功也。是方凡经来后期者，俱可用，诚调经之妙药，摄血之仙丹也。倘人元气虚，加入人参一二钱，未为不可耳。

此症用**温带益经汤**亦效。

熟地一两　白术　杜仲各五钱　肉桂一钱　茯苓　人参各三钱　水煎服。

妇人有经来断续，或前或后，无一定之期者，人以为气血之虚，谁知是肝气之郁结乎。夫经水出诸肾经，肝为肾之子，肝郁则肾亦郁，肾郁而气自不宣，前后之或断或续，正肾气之或通或闭耳。虽然肝气郁而肾不应，未必至于如此，然子母关切之病，而母子必有顾复之情，肝泄而肾自有缠绵之谊，肝气之或藏或闭，即肾气之或去或留，有相因而至者矣。然则治法，舒肝之郁即所以开肾之郁也，即所以定经水之流也。方用**定经汤**：

白芍一两　当归一两　熟地五钱　山药五钱　菟丝子一两　柴胡五分　荆芥子炒黑，一钱　茯苓三钱　水煎服。二剂经水净，四剂经期定矣。

此方舒肾肝之气，非通经之药也。补肝肾之津，非利水之品也。肾肝气舒而经通，肝肾津旺而水利，不治之治，正妙于治也。

此症用**顺经汤**亦效。

香附　生地　茯苓　白芥子各三钱　当归一两　白芍一两　车前子二钱　神曲　甘草各一钱　水煎服。十剂自调。

妇人有数月一行经者，每以为常，且无或先或后之异，又无或多或少之殊。人以为异，而不知非异，此乃无病之人，气血两不亏损耳。妇人之中，有天生仙骨者，经水必四季一行，盖以季为数，不以月为盈虚也。妇人经水不泄，则黄河便可逆流。真气内藏，则坎中之阳不损。倘加以炼形之法，一年之内便易飞升。无如世人不知炼形之法，见经水之不来，误认作病，妄用药饵，往往无病而成病。余闻异人之教，特为阐扬，使世人见此等行经，在不必治之列，万勿疑为气血不之不足，而轻施医疗也。虽然天生仙骨之妇，世正不少，而嗜欲深者，天分损也，又不可不立一救疗之方。方名**助仙丹**：

白术三钱　茯苓五钱　甘草一钱　山药三钱　陈皮五分　白芍三钱　杜仲一钱　菟丝子二钱　水煎，服二、四剂而仍如其旧，不可再服。

此方平补，健脾益肾，解郁消痰，不损天然之气血，便是调经之大益，何必用重剂以助火，用热药以通经哉。

此症用**肝肾双治汤**亦佳。

白芍三钱　当归　山药　熟地各五钱　甘草五分　陈皮三分　茯苓　山茱萸各二钱　神曲一钱　水煎服。自然如期矣。

妇人至五十之外，或六七十岁者，忽然行经，或如紫血之块，或如红血之淋，人以为老妇行经是还少之期，谁知乃血崩之渐乎。妇人至七七之外，天癸已穷，又不服补阴济阳之药，如何能使精满化经，一如少妇乎。不宜行经而行经者，乃肝不藏血、脾不统血也。非泄精而动命门之火，必气郁而发龙雷之炎。二火发动，血乃奔失，有似行经而实非行经也。遇此等之病，非大补脾肝则血不能骤止。然而补肝脾者，不可全补血以止血，尤当兼补气以止血也。方用**安老丹**：

人参一两 黄芪一两 熟地一两 山茱萸五钱 甘草一钱 木耳灰一钱 当归五钱 阿胶一钱 香附五分 荆芥一钱 白术五钱 水煎服。一剂少减，二剂又减，四剂全止，十剂全愈。

此方补益肝脾之气，气足自然生血，且能摄血也。况且大补肾水，肾水足而肝气益舒，肝气舒而脾气得养，肝藏血，脾统血，安有漏泄乎。血既无漏泄之失，何虑于血崩乎。

此症亦可用**芪术调经散**治之。

人参 三七根末各三钱 白术 当归 黄芪各一两 生地五钱 水煎调服。一剂即止，四剂愈。

妇人有经水忽来忽断，时痛时止，往来寒热，人以为血结之故，不知乃肝气不舒耳。夫肝属木，最恶者寒风也。妇人行经，则腠理大开，适逢风吹，则肝气闭塞，经水之门亦随之而俱闭，于是腠理经络各皆不宣，而作寒热。气行于阳而热生，气行于阴而寒生也。然此犹感寒之轻者，倘外寒更甚，则内热益深，往往有热入血室，变为似狂之症，一如遇鬼之状。今但往来寒热，是寒未甚而热未深耳。治法补肝中之血，通郁而散其风，则病随手而效也。方用加味**四物汤**：

熟地一两 川芎三钱 白芍五钱 当归五钱 白术五钱 甘草一钱 延胡索一钱 丹皮三钱 柴胡一钱 水煎服。

此方用四物以滋脾肾，用柴胡、白芍、丹皮以宣扬风郁，用甘草、白术、延胡利腰脐以和腹痛。入于表里之间，通于经络之内，用之得宜，自然奏功如响也。

此症用**开结汤**亦佳。

柴胡 续断 神曲各一钱 香附 川芎 丹皮各三钱 当归 熟地各一两 白术

五钱 甘草一钱 水煎服。十剂全愈。

妇人有经前疼痛数日后行经者，其经水多是紫黑之块，人以为热极也，谁知郁极而火不能化乎。夫肝中有火郁则不扬，经欲行而肝气不应，则拂抑其气而痛生。然经满则不能内藏，肝中火气焚烧，内逼经出，而火亦随之而怒泄。其色紫黑者，水火两战之象也，成块者，火煎成形之状也。经失其为经，正郁火内夺其权耳。治法似宜大泻肝中之火矣。然泻肝之火，不解肝之郁，则热之标可去，热之本未除也。方用**宣郁调经汤**：

白芍五钱 当归五钱 紫胡一钱 香附一钱 郁金一钱 丹皮五钱 白芥子二钱 甘草一钱 黄芩一钱 炒栀子三钱 水煎服。连服四剂，下月断不先腹痛而后行经也。

此方补肝之血，又解肝之郁，利肝之气，又退肝之火，所以奏功如神耳。

此症用**香草散**亦佳。

香附 茯神各三钱 玄胡索 甘草 神曲 天花粉各一钱 炒栀子 黄芩各二钱 白术 生地 麦冬各五钱 陈皮五分 水煎服。

妇人有经后小腹作痛，人以为气血之虚，谁知是肾气之涸乎。夫经水乃天一之水，满则溢，空则虚，亦其常也，何以虚能作痛哉？盖肾水一虚，则水不能生肝，而肝必下克于脾土，土木相争而气逆，故作痛也。治法亦须舒肝气为主，而益之补肾之味，则水足而肝气益安矣。方用**后调汤**：

阿胶三钱 荆芥三钱 巴戟天一钱 山药五钱 白芍三钱 当归三钱 甘草一钱 山茱萸三钱 水煎服。

此方平调肝肾，既能转逆于须臾，尤

善止郁痛于顷刻，经后以此方调理最佳，不止治经后腹痛也。

此症用**填经止痛丹**亦神。

熟地二两　山茱萸五钱　山药三钱　甘草一钱　肉桂五分　水煎服。

妇人有行经之前一二日，忽然腹痛而吐血，人以为火盛之极也，谁知肝气之逆而不顺行而上吐乎。夫肝之气最急，宜顺不宜逆，顺则气安，逆则气动，血随气而俱行。若经逆从口上出，乃少阴之火急如奔马，得肝中龙雷之气直冲而上，其势最捷，反经为血，又至便也，不必肝不藏血，始成吐血之症。但此等吐血，不同各经之吐血。各经吐血，乃内伤而成，此逆经吐血者，乃内溢而激之使出也。其症绝有异同，而逆气则一也。治法似乎治逆以平肝，不必益精以补肾。虽然逆经而吐血，虽不损夫血，而反覆颠倒，未免伤肾之气，而血又上泄过多，则肾水亦亏，必须于补肾之中，以行其顺气之法也。方用**顺经汤**：

当归五钱　白芍三钱　熟地五钱　茯苓三钱　牛膝三钱　丹皮五钱　沙参三钱　荆芥炒黑，三钱　水煎服。一剂吐血止，二剂经顺，连服十剂，不再逆经也。

此方于补肾、补肝之中，用引血归经之药，肝气不逆，肾气自顺也。肾气既顺，经何能逆哉。

此症用**顺肝藏血丹**亦效。

白芍　当归　熟地各一两　荆芥炒黑，三钱　牛膝　人参　茯苓各二钱　柴胡五分　乌药五分　泽泻一钱　水煎服。二剂即顺行矣。

人有经水将来三五日前，脐下疼痛，状如刀刺，寒热交作，下如黑豆汁，既而经来，因之无娠，人以为血热之故，谁知是下焦寒湿相争耶。夫寒湿之气，乃邪气也。妇人有任冲之脉，居于下焦，冲脉为血海，任脉主胞胎为血室，皆喜正气之相通，最恶邪气之相犯，经水由二经而外出。若寒湿之气弥满于二经之外，势必两相争而作疼痛矣。邪感正衰，寒气主浊，下如豆汁之黑者，见北方寒水之象也。治法利其湿而温其寒，冲任无邪，何至搏结作痛哉。方用**温脐化湿汤**：

白术一两　茯苓三钱　巴戟天五钱　山药五钱　扁豆三钱　白果十枚　莲子三十粒，连心用　水煎服。然必须经未来前十日服之，四剂而邪去，经调兼可种子也。

此方用白术以利腰脐，更用巴戟、白果以通任脉，再用山药、扁豆、莲子以卫冲脉，故寒湿尽去，经水自调矣。倘疑腹痛为热邪之作祟，妄用寒凉，则冲任虚冷，血海变为冰海，血室成为冰室，毋论艰于生育，疼痛何有止日哉。

此症可用**术桂草玄丹**。

白术二两　肉桂一钱　甘草一钱　玄胡索一钱　水煎服。一剂愈。

妇有经水过多，行后复行，面色痿黄，人倦无力，人以为血热之故也，谁知血虚而不归经乎。夫血旺则经多，血少则经缩。然血归于经，虽血旺而经亦不多；血不归经，虽血衰而经亦不少。世人以经水过多为是血旺，此治之所以错也。惟多是虚，故再行而不胜其困乏。血损精散，骨中髓空，不能华于面也。治法大补其血之不足，引其归经，宁有经后再行之病哉。方用**四物汤**加味治之。

熟地一两　川芎五钱　白芍三钱　当归五钱　荆芥三钱　山茱萸三钱　白术五钱　续断一钱　甘草一钱　水煎服。四剂血归经矣。十剂之后，加人参三钱，再服十剂，下月行经适可而止，不再行也。

四物汤乃补血之神药，加白术、荆芥行中有利；加山茱萸、续断止中有补；加甘草而调和得宜，所以血足而归经，经归而血净也。

此症用加味**补血汤**亦佳。

当归 黄芪各一两 荆芥三钱 白术五钱 水煎服。四剂人健，十剂全愈。

妇有行经前先泻三日，而后行经，人以为血旺之故也，谁知是脾气之虚乎。夫脾统血，脾虚则气不能摄血矣。且脾属湿土，脾虚则土不实而湿更甚，经水将动，而脾气先不能固，脾血欲流注于血海，而湿气先乘之，所以先泻水而后行经也。调经之法，在先补其气，盖气旺而血自能固，亦气旺而湿自能泻。方用**健固汤**：

人参五钱 茯苓三钱 白术一两 巴戟五钱 薏仁三钱 水煎服。连服十剂，而经行不泻矣。

此方补脾气以固脾血，则血摄于气之中，脾血日盛，自能运化其湿，湿既化为乌有，何能作泻哉。

此症用**术苓固脾饮**亦佳。

白术一两 茯苓 人参 山药 芡实各五钱 肉桂五分 肉豆蔻一枚 水煎服。经未泻前，服此则不泻矣。多服为妙。

妇人有行经之前一日，大便出血者，人以为血崩之症也，谁知经入于大肠乎。夫大肠与行经之路径各别，何以能入于其中乎。盖胞胎之系，上通心而下通肾，心肾不交，则胞胎之血两无可归，心肾二经之气不来照摄，听其自便，血乃不走小便而走大便矣。治法单止其大便之血，则愈止而愈多，反击动三焦之气，拂乱而不可止。盖经之妄行，原因心肾之不交，今不使心肾之既济，而徒安其胞胎，则胞胎之气无所归，而血又安有归经之日哉。故必

须大补心肾，使心肾之气接，而胞胎之气不散，则大肠之血自不妄行也。方用**归经两安汤**：

人参三钱 当归五钱 白芍五钱 熟地五钱 山茱萸二钱 巴戟天一钱 白术五钱 麦冬五钱 荆芥炒黑，三钱 升麻四分 水煎服。一剂血止，三剂经止，兼可受娠。

此方大补心、肝、肾三经之药，全不去顾胞胎，而胞胎有所归者，以心肾之气合也。心肾虚而气乃两分，心肾足而气乃两合。心肾不离，而胞胎之气听令于二经之静摄，安有乱动之形哉。然则补心肾可也，何兼补夫肝木耶？不知肝乃肾之子，心之母也。补其肝血，则肝气往来于心肾之间，自然上引心而入于肾，下引肾而入于心，不啻如介绍之欢也。

此症用加味**归芎散**亦神效。

当归 白术 生地各一两 川芎五钱 升麻一钱 一剂即止血而经行矣，二剂全愈。

受妊门十则

妇人有瘦怯身躯，久不孕育，一交男子，卧病终朝，人以为气虚之故也，谁知血虚之故乎。夫血藏肝中，精涵肾内，若肝气不开，则精不能泄，及精既泄，肝气益虚，以肾为肝之母。母既泄精，不能分润以养肝木之子，而肝燥无水，则火且暗动以烁精，肾愈虚矣。况瘦人多火，又加泄精，则水益少而火益炽，水难制火，腰肾空虚，所以倦怠而卧也。此等之妇，偏易动火，然而此火出于肝木之中，又是雷火，而非真火，不交合则已，交则偏易走泄，阴虚火旺，不能受胎。即偶尔受胎，逼干男子之精，有随种而随消者也。治法必须大补肾水，平其肝木，水旺而血亦旺，血旺而火亦减也。方用**养阴种玉汤**：

熟地五钱　白芍五钱　当归五钱　茯苓二钱　山茱萸五钱　甘菊花一钱　丹皮二钱　山药三钱　杜仲二钱　牛膝一钱　水煎服。服一月便可受孕，服三月身健，断断可以种子。

此方不特补血，纯于填精，精满则子宫易于摄精，血足则子宫易于容物，皆有子之道也。惟是世人贪欲者多，节欲者少，服此药必保守者二月，定然坐孕，否止可身健，勿咎药品之未灵也。

此症用**五美丹**亦效。

熟地一两　当归　山茱萸　麦冬　山药各五钱　水煎服。十剂可以受胎矣。

妇人有饮食少思，饱闷倦怠，惟思睡眠，一行房事，呻吟不已，人以为脾胃之气虚也，谁知肾气之不足乎。夫气直升腾，不宜降陷。升腾于上焦，则脾胃易于分消，降陷于下焦，则脾胃难于运化。人无水谷之养，则精神自然倦怠。惟是脾胃之气，实生于两肾之内，无肾中之水气，则胃气不能腾，无肾中之火气，则脾气不能化，故宜亟补肾中水火之气。然仅补肾而不用脾胃之药，则肾中水火二气能提于至阳之上也。方用**兼提汤**：

人参五钱　白术一两　熟地一两　山茱萸三钱　黄芪五钱　枸杞二钱　柴胡五分　巴戟天一两　水煎服。服一月肾气大旺，再服一月，未有不可受孕者。

此方补气之药多于补精，似乎以补脾胃为主，孰知脾胃健而生精自易，是补脾胃正所以补肾也。脾胃既旺，又加补精之味，则阴气既生，阳气易升，不必升提，气自腾越于上焦，况原有升提之药乎。阳气不下降，无非大地之阳春，随遇皆是生机，安得不受育哉。

此症用**旺肾汤**亦甚效。

熟地一两　山茱萸　巴戟天各四钱　白

术　人参各五钱　茯苓三钱　砂仁二粒　水煎服。服一月，自可受孕。

妇人有下身冰冷，非火不暖，交感之时，阴中绝不见有温热之气，人以为天分之薄也，谁知胞胎之寒乎。夫寒冰之地，不生草木，重阴之渊，不长鱼龙，胞胎寒冷，何能受孕哉。即茹之于暂，不能不吐之于久也。盖胞胎居于心肾之间，上系于心，下系于肾，胞胎之寒冷，乃心火之微，肾火之衰也。故治胞胎者，仍须补心肾之二火。方用**温胞散**：

人参三钱　白术一两　巴戟天一两　破故纸二钱　杜仲三钱　菟丝子三钱　芡实三钱　山药三钱　肉桂二钱　附子三分　水煎服。连服一月，胞胎热矣。

此方补心即补肾，温肾即温心，心肾气旺，则心肾之火自生，心肾火生，则胞胎之寒自散。原因胞胎之寒，以致茹而即吐，胞胎既热，岂尚有施而不受者乎。倘改方为丸，朝夕吞服，则尤能摄精，断不至悲伯道无儿[①]之叹也。

此症用**春温汤**亦佳。

人参　巴戟天　白术　杜仲各五钱　破故纸三钱　肉桂一钱　菟丝子五钱　水煎服。服十剂，自然温和，可以受胎矣。

妇人有素性恬惔，饮食用少，多则难受，作呕作泻，胸胞闷胀，人以为天分之薄也，谁知是脾胃之虚寒乎。夫脾胃虚寒，亦是心肾之虚寒也。胃土非心火不生，脾土非肾火不化，心肾之二火衰，则

---

① 伯道无儿　语出《晋书·邓攸传》邓攸，字伯道。其任河东郡守时，因避石勒兵乱，携妻、子与侄子逃难。途中数遇贼，度子、侄不能两全，乃弃子全侄。卒时竟无嗣，时人哀之，为之语曰：天道无知，使邓伯道无儿。后人哀叹他人无嗣多用此语。

脾胃失其生化之权,即不能传化水谷,以化精微矣。脾胃既失生化之权,不能化水谷之精微,自无津液以灌注于胞胎,欲胞胎有温暖之气,以养胎气,必不得之数也。总能受胎,而带脉之间,断然无力,亦必坠落者也。然则治法,可不亟温补其脾胃乎。然脾之母在于肾之命门,胃之母在于心之包络,温补脾胃,必须温补二经之火。盖母旺而子不弱,母热而子不寒也。方用温土毓麟汤:

巴戟天一两 覆盆子一两 白术五钱人参三钱 神曲一钱 山药五钱 水煎服。连服一月,可以种子。

盖所用之药,既能温命门之火,又能温心包之火,火旺则脾胃无寒冷之虞,自然饮食多而善化,气血日盛而带脉有力,可以胜任愉快,安有不玉麟之毓①哉。

此症用培土散亦效。

肉桂一钱 茯苓三钱 蛇床子二钱 肉豆蔻一枚 北五味子一钱 陈皮五分 神曲一钱 人参 白术各五钱 肉苁蓉三钱 水煎服。

妇人有小腹之间,自觉有紧迫之状,急而不舒,断难生子,乃带脉太急,由于腰脐之不利也。腰脐之不利者,又由于脾胃之不足。脾胃虚,而腰脐之气闭,使带脉拘急,胞胎牵动,精虽直射于胞胎,胞胎虽能茹纳,力难载负,必有小产之虞。且人又不能节欲,安保不坠乎。治法必利其腰脐之气,而又大补脾肾,则带脉可宽也。方用宽带汤:

白术一两 巴戟天五钱 补骨脂一钱肉苁蓉三钱 人参三钱 麦冬三钱 五味子三分 杜仲三钱 莲肉二十个,不可去心 熟地五钱 当归二钱 白芍三钱 水煎服。连服四剂,腹无紧迫之状,服一月,未有不受胎者。

此方脾肾双补,又利其腰脐之气,自然带脉宽舒,可以载物胜任。或疑方中用五味、白芍之类酸以收之,不增带脉之急乎?不知带脉之急,因于气血之虚,血虚则缩而不伸,气虚则挛而不达。芍药酸以平肝,则肝不克脾,五味酸以生肾,则肾能益带,似乎相碍而实能相成也。

此症用宽带汤亦效。

白术二两 杜仲一两 甘草二钱 水煎服。服四剂,无急迫之状矣。

妇人有怀抱素恶,不能生子,乃肝气之郁不结也。夫有子之心脉,必流利而滑,肝脉必舒徐而和,肾脉必旺大鼓指,未有三部脉郁结而能生子者。即心肾二部之脉不郁结,而肝部之脉独郁独结,即非喜脉矣。肝气不舒,必下克脾土,脾土之气塞,而腰脐之气不利,何能通任脉而达带脉乎。带脉之气闭,而胞胎之口不开,精到门亦不受。治法必须开其胞胎之口,但舍开郁,无第二法也。方用开郁种子汤:

香附三钱 白芍一两 当归五钱 丹皮三钱 陈皮五分 白术五钱 茯苓三钱 天花粉一钱 水煎服。连服一月,则郁结之气尽开,无非喜气之盈腹,自然两相好合,结胎于顷刻矣。

此方解肝气之郁,宣脾气之困,腰脐气利,不必通任脉而任脉自通,不必达带脉而带脉自达,不必启胞胎而胞胎自启也。

此症用郁金舒和散。

白芍一两 当归五钱 郁金 香附神曲各一钱 枳壳三分 白术三钱 川芎二钱水煎服。郁开自易得子矣。

---

① 玉麟之毓 玉麟,麒麟之美称,后借喻聪颖的幼子

妇人身体肥胖，痰多不能受孕，湿盛之故耳。夫湿从下受，乃言外邪之湿也。妇之湿，实非外邪，乃脾土内病也。因气衰肉胜，外似健旺，内实虚损，不能行水，而湿停于肠胃，不化精而化涎矣。且肥胖之妇，内肉必满，遮隔子宫，难以受精，何况又多水湿，亦随入而随流也矣。治法必须以泻水化痰为主。但不急补脾土，则阳气不旺，湿痰未必去，人先病矣。方用**补中益气汤**加味治之。

人参三钱　当归三钱　黄芪三钱　白术一两　陈皮五分　甘草一钱　柴胡一钱　半夏三钱　升麻四分　茯苓五钱　水煎服。连服八剂而痰气尽消，再服十剂而水亦利，子宫涸出，易于受精。

此方提脾气而升于上，则水湿反利于下行，助胃气而消于下，则痰涎转易于上化。不必用消克之药以损其肌，不必用浚决之味以开其窍。阳气旺，自足以摄精；邪湿散，自可以受种也。

此症用**敦厚散**亦佳。

白术一两　半夏　人参各二钱　益智仁一钱　茯苓五钱　砂仁二粒　水煎服。十剂痰消，易于得子。

妇人口干舌燥，骨蒸夜热，遍体火焦，咳嗽吐沫，断难生子，人以为阴虚火动也，谁知骨髓之内热乎。夫寒阴之地，不能生物，而火燥旱田之内，何能望禾黍之油油也。然骨髓与胞胎何相关切，而能使人无嗣？盖胞胎为五脏外之脏，因其不阴不阳，所以不列于五脏之中。不阴不阳者，以其上系于心包，下系于命门。系心包者，通于心；系命门者，通于肾也。阴中有阳，阳中有阴，所以善于变化，生男生女，俱从此出。然必阴阳两平，不偏不枯，始能变化生人，否则正不能生人也。且骨髓者，肾之所化也，骨髓热而肾

热，肾热而胞胎亦热矣。况胞胎无骨髓之养，则婴儿何以生，骨髓热而骨中空虚，惟存火气，何能成胎而作骨哉。治法必须清骨中之热。然骨热由于水虚，补肾中之阴，骨热自除，胞胎无干烁之虞矣。方用**清骨汤**：

地骨皮一两　丹皮五钱　沙参五钱　麦冬五钱　玄参五钱　北五味子五分　金钗石斛二钱　白术三钱　水煎服。连服一月，而骨中之热自解，再服二月，自可受孕矣。

此方补肾中之精，凉骨中之髓，不清胞胎，胞胎无太热之患矣。阴虚内热之人，原易受胎，今因骨髓过热，所以受精变燥，以致难于育子，本非胎之不能受精也。所以少调其肾，以杀其火之有余，况又益其水之不足，更易种子耳。

此症用**解氛散**亦效。

地骨皮一两　丹皮　沙参各五钱　白芥子三钱　山药一两　水煎服。服一月，骨蒸自退，便可望子矣。

妇人有腰酸背楚，胸中胀闷，腹内生瘕，日日思寝，朝朝欲卧，百计求子，不能如愿，人以腰肾之虚，谁知任督之困乎。夫任脉行于前，督脉行于后，然皆从带脉上下而行也。故任督脉虚，而带脉坠于前后，虽受男子之精，必多小产。况任督之间有疝瘕之症，则外多障碍，胞胎缩入于疝瘕之内，往往精不能施。治法必去其疝瘕之病，而补其任督之脉，则提挈有力，足以胜任无虞。外无所障，内有可容，安得不受孕乎。方用**升带汤**：

白术一两　人参三钱　沙参五钱　肉桂一钱　荸荠粉三钱　鳖甲炒，三钱　神曲二钱　茯苓三钱　半夏一钱　水煎服。连服一月，任督之气旺，再服一月，疝瘕亦尽消也。

此方利腰脐之气，正升补任督之气

也。任督之气升，而疝瘕有难存之势。况方中有肉桂之散寒，有荸荠之祛积，有鳖甲之攻坚，有茯苓之利湿，有形自化于无形，无非升腾之气，何至受精而再坠乎。

此症亦可用**任督两滋汤**。

白术一两　人参五钱　肉桂一钱　茯苓三钱　白果十个　黑豆一大把　杜仲五钱　巴戟天五钱　水煎服。十剂而任督之脉气旺，可以摄精而受孕也。

妇人有小水艰涩，腹中作胀，两腿虚浮，不能坐孕，乃膀胱之气不能化也。夫膀胱与胞胎相近，水湿之气必走膀胱，然而膀胱不能自己分消，必得肾气相通，始能化水从阴器以泄。倘膀胱无肾气之通，则气化不行，水湿必且渗入于胞胎，汪洋之田，何能生物哉。治法必须分消胞胎之湿。然肾气不旺，胞胎之水气何从而化，故须治肾中之火，使火气达于膀胱也。方用**化水种玉丹**：

人参三钱　白术一两　巴戟天一两　肉桂二钱　菟丝子五钱　茯苓五钱　车前子二钱　芡实五钱　水煎服。二剂，膀胱之气化矣，四剂，艰涩之症去，又服十剂，虚胀之形尽消，连服二月，肾气大旺，易于受胎。

此方利膀胱之水，全在补肾中之气，然而补肾之药，多是濡润之品，不以湿而益助其湿乎。方中所用之药补肾之火，非益肾之水。补火无燥烈之虞，利水非荡涤之甚，所以膀胱气化，胞胎不至于过湿，安有布种而难于发育者乎。

此症用**参术加桂汤**亦效。

茯苓一两　白术一两　肉桂一钱　人参五钱　水煎服。十剂而膀胱通利，腹亦不胀，可以受娠矣。

妊娠恶阻门二则

妇人怀妊之后，恶心呕吐，思酸解渴，见食则憎，困倦欲卧，人以为妊娠之恶阻也，谁知肝血之太燥乎。夫肾一受精，则肾水生胎，不能分润于他脏。肝为肾之子，日食肾母之气，一旦无津液之养，则肝气燥而益急，火动而气乃逆也，于是恶心呕吐之症生。虽呕吐不至太甚，而伤气则一也。气伤则肝血愈耗，世人以四物治产前诸症，正以其能生肝血也。然补肝以生血，未为不佳，但恐生血不能生气，则脾胃衰微，不胜频呕。吾恐气虚血不易生也，故治法平肝补血之中，宜用健脾开胃之药，以生阳气，则气能生血，尤益胎气耳。然虽气逆而用补气之药，气旺不益助其逆耶。不知怀妊恶阻，其逆不甚，且逆亦因虚而道也，非因邪而逆也。因邪而逆者，助其气而逆增；因虚而逆者，补其气而逆转。况补气于补血之中，则阴足以制阳，何患于逆乎。方用**顺肝益气汤**：

白芍三钱　当归一钱　白术三钱　人参一钱　茯苓二钱　熟地五钱　苏子一钱　麦冬三钱　砂仁一粒　神曲一钱　陈皮三分　水煎服。一剂恶阻轻，再剂而平，三剂全愈。

此方肝、肾、脾、胃、肺五经同调之法，其意专主于肝肾，肝平则气不逆，肾旺则血易生。凡胎不动而少带恶阻者，俱以此方投之，无不安静如故，有益于孕妇不浅，实胜于四物之汤也。盖四物汤专治肝，此方不止治肝，所以奏功尤神耳。

用**润肝安娠汤**亦佳。

人参　茯苓　扁豆　山药各三钱　半夏　熟地　白术各五钱　川芎　麦冬　丹皮　苏子　神曲各二钱　白豆蔻一粒　陈皮

三分　水煎服。连服四剂，而恶阻止矣。

妊娠每至五月，肢体倦怠，饮食无味，先两足肿，渐至遍身，后及头面俱肿，人以为犯湿而然也，谁知是脾肺之气虚乎。夫妊娠虽有按月养胎之分，其实不可拘于月数，总以健脾补肺为主。盖脾统血而肺通气也，胎非血不荫，儿非气不生，脾健则血旺而荫胎，肺清则气壮而生子。苟肺衰则气馁，即不能运气于皮肤矣。脾虚则血少，即不能运化于肢体矣。气血两衰，脾肺失令，饮食难消，精微不化，势必气血下陷，不能升举。而湿邪即乘其所虚之处，聚湿而浮肿矣。治法当补其脾肺之虚，不必以去湿为事。方用补**中益气汤加减**治之。

人参五钱　白术五钱　当归三钱　黄芪三钱　陈皮三分　甘草一分　柴胡一钱　升麻三分　茯苓一两　水煎服。一剂少胀，二剂即宽，三剂渐消，四剂即愈。十剂不再犯也。

补中益气汤原是升提脾肺之药，似益气而不益血也。不知血非气不生，况湿气相犯，未便补血，故补气而助之利湿之味，则气升而水尤易散耳。然则少用利水之味可也，何重用茯苓至一两，不几以利水为君乎？夫重用茯苓于补气之中，虽是利水，仍是健脾清肺。凡利水之药，多耗气血，茯苓与白术补多于利，所以重用以分湿邪，即所以补气血耳。

用**土金双培汤**亦效甚。

人参　苏子　茯苓　谷芽　巴戟天　菟丝子　白芍各三钱　白术　薏仁各五钱　山药五钱　神曲二钱　砂仁一粒　甘草二分　柴胡五分　水煎服。四剂全消。

辨证录卷之十二

安胎门十则

妇人小腹作痛，胎动不安，如下坠之状，人以为带脉之无力也，谁知脾肾两亏乎。夫胞胎虽系于带脉，而带脉实关于脾肾，二经亏损，则带脉力微，胞胎何能胜任乎。然人致脾肾之亏者，非因于饮食之过多，即由于色欲之太甚，不补脾补肾，而带脉迫急，胞胎所以下坠也。第胞胎通于心肾，不能于脾，补肾可也，何必补脾？不知脾胃为后天，肾为先天，脾非先天之气不能化，肾非后天之气不能生，补肾不补脾，则肾之精正不能遽生也。补后天之脾，正所以补先天之肾；补先后天之脾肾，正所以固胞胎之气。盖胞胎原备先后天之气，安可不兼补先后天脾肾哉。方用**安奠二天汤**：

人参一两 白术一两 熟地一两 山茱萸五钱 山药五钱 炙甘草一钱 枸杞子二钱 扁豆二钱 水煎服。一剂痛定，二剂胎安，不必三剂。

夫胎动乃脾肾双亏之症，必须大用参、术、熟地补阴补阳之味，始能挽回于顷刻。世人往往畏用参、术，或少用以冀建功，反致寡效，此方正妙在多用也。

用**娱亲汤**亦效。

熟地一两 白术一两 甘草一钱 人参五钱 杜仲五钱 山药五钱 水煎服。

妇人怀妊至三四月，自觉口干舌燥，咽喉微痛，无津以润，以致胎动不安，甚则血流如经水，人以为火动之故也，谁知水虚之故乎。夫胎非男精不结，亦非女精不成，逐月养胎，古人每分经络，其实不能离肾水以养之也。故肾水足而胎安，肾水缺而胎动，又必肾火动而胎始不宁。盖火之有余，仍是水之不足，火旺动胎，补肾水则足以安之矣。惟是肾水不能遽生，必须上补肺金，则金能生水，而水有化源，无根之火，何难制乎。方中少加清热之品，则胎气易安。方用**润燥安胎汤**：

熟地一两 山茱萸五钱 益母草二钱 黄芩一钱 麦冬五钱 生地三钱 阿胶二钱 五味子二分 水煎服。二剂燥减，又二剂胎安，连服十剂，胎不再动矣。

此方专添肾中之精，虽兼于治肺，然补肺无非补肾，故肾精不燥，火不烁胎，安得而不宁静乎。

用**遏炎散**亦效。

熟地一两 玄参 地骨皮 麦冬各五钱 北五味子 甘草各一钱 贝母五分 炒枣仁五钱 水煎服。

妇人有上吐下泻，以致胎动下坠，痛疼难忍，急不可缓，人以为脾胃之寒极也，谁知脾胃之虚极乎。夫脾胃气虚，则胞胎无力，必有崩坠之虞。况加之上吐下泻，则脾胃愈虚，欲胞胎无恙得乎。然而胞胎虽疼痛，而犹不下者，盖脾胃虽损，而肾气尚固也。胞胎系于肾而连于心，肾未损则肾气交于心，心气通于胞胎，所以未至于胎坠也。且肾气能固，则肾之气必来生脾；心气能通，则心之气必来援胃。脾胃虽虚而未绝，则胞胎虽动而未落耳。治法可不急救其脾胃乎。然而脾胃将绝，止救脾胃而土气难生，更补助其心肾之火，则火能生土，尤易接续也。方用**援土固胎汤：**

人参一两　白术二两　肉桂二钱　山药一两　附子五分　炙甘草一钱　杜仲三钱　续断三钱　枸杞子三钱　山茱萸一两　菟丝子三钱　砂仁三粒　水煎服。一剂泻止，二剂吐止，腹中疼痛急迫无不尽止也。

此方救脾胃之土十之八，救心肾之火十之二。救火轻于救土者，岂土欲绝而火未绝乎？不知土崩，非重剂不能援，火息虽小剂亦可助。热药多用，必有太燥之虞，不比温补之品，可以多用。况怀妊胎动，原系土衰，非系火衰也，何必用大热之剂，过于助土以伤胎气哉。

用**脾胃两安汤**亦效。

白术五钱　白茯苓　人参各三钱　陈皮五分　砂仁一粒　山药一两　薏仁五钱　水煎服。

妇人有怀抱忧郁，以致胎动不安，两胁闷痛，如子上悬，人以为子悬之病，谁知是肝气之不通乎。夫养胎半系肾水，然非肝血相助，则肾水亦必有独力难支之势。使肝经不郁，则肝气不闭，而肝血亦舒，自然灌注于胞胎，以助肾水之不足。今肝因忧郁，则肝且闭塞不通，子无血荫，安得不上升以觅食乎。此子悬之所必至，乃气使之升，非子之欲自悬也。治法不必治子悬以泻子，但开肝气之郁结，补肝血之燥干，则子悬自定。方用**解悬汤：**

白芍一两　当归一两　炒栀子三钱　枳壳五分　砂仁三粒　白术五钱　人参一钱　茯苓三钱　薄荷二钱　水煎服。一剂闷痛除，二剂子悬定，三剂全安。去栀子多服数剂尤妙。

此方乃平肝解郁之圣药，郁开而肝不去克土，肝平而水不去生火。况方中又有健脾生胃之药，自然水谷生精，四布各脏，肝肾有润泽之机，则胞胎自无干涩之患，何至婴儿之上悬哉。

用**通肝散**亦佳。

白芍一两　归身　川芎　茯苓各三钱　郁金　薄荷各一钱　香附　神曲各二钱　陈皮三分　苏叶五分　白术五钱　水煎服。

妇人有跌闪失足，以致伤损胎元，因而疼痛，人以为外伤之故也，谁知仍是内伤之故乎。凡人跌扑闪挫，亦能动胎。若作跌闪外治，未能奏功。且有因治反坠者，必须大补气血，少加行动之味，则瘀血自散，胎又得安。然补血宜多，补气宜少。方用**救损汤**治之。

归身五钱　白芍三钱　白术五钱　人参一钱　生地一两　甘草一钱　苏木三钱　乳香末一钱　没药末一钱　水酒煎服。一剂疼痛止，二剂胎不坠矣，不必三剂。

此方既能去瘀，又不伤胎。盖补血补气，复无停滞之忧，更少通滑之害。治无胎之跌闪，可健奇功；治有胎之跌闪，尤有殊绩者也。

亦可用**救伤散**治之。

归身　熟地各一两　白术　白芍　生地　杜仲各五钱　甘草一钱　丹皮二钱　水煎服。

妇人有胎虽不动，腹亦不疼，然时常有血流出，人以为血虚胎漏也，谁知气虚不能摄血乎。夫血能荫胎，胎中之血必藉气以包之，气虚下陷，血乃随气亦陷矣。夫气虚则血必旺，血旺则血必热。血寒则静，血热则动，动则必有跃跃欲出之兆，况加气虚，安得不漏泻乎。犹幸其气之虚也，倘气旺血热，则血必大崩不止，些些之漏出矣。治法补气之不足，泻火之有余，则血不必止而自止。方用**助气补漏汤**：

人参一两　甘草一钱　白芍五钱　黄芩三钱　生地三钱　益母草二钱　续断二钱

水煎服。一剂血止，再剂不再漏也。

此方用人参以补阳气，用黄芩以泻阴火，火泻则血不热，无欲动之机，气补则血能包，无可漏之窍，自然气摄血而血归经，宁有漏泻之患哉。

用**摄血丹亦效**。

黄芪　白术各五钱　人参二钱　甘草　荆芥　破故纸各一钱　续断二钱　肉果一枚

水煎服。

妇人有怀妊至七八月，忽然儿啼腹中，腹亦隐隐作痛，人以为胎热之故也，谁知气虚之故乎。夫儿在胎中，母呼亦呼，母吸亦吸，未尝有一刻之间断也。然婴儿至七八月，母之气必虚，儿不能随母之气以呼吸，则子失母气而作啼矣。腹中声啼，似乎可异，其实不必异也。治法大补其气，使母之气能哺于子，则子之气既安，而子之啼亦息。方用**止啼汤**：

人参一两　黄芪一两　当归五钱　麦冬一两　橘红五分　甘草一钱　天花粉一钱

水煎服。一服即止啼，二服断不再啼也。

此方用参、芪、归、冬以补肺气，以肺主气也。肺气旺而胞胎之气不弱，胞中之子自安矣。所以一二剂而奏功耳。

用**接气饮亦效**。

人参　白术　黄芪　麦冬各五钱　茯苓三钱　当归三钱　贝母　神曲各一钱　炮姜五分　水煎服。一剂即止啼，四剂不发。

妇人有口渴出汗，大饮凉水，烦躁发

狂，腹痛腰疼，以致胎动欲坠，此乃胃火炽炎，熬干胞胎之水故耳。夫胃为水谷之海，多气多血，以养各脏腑者也。万物皆生于土，土气厚而物生，因土中有火也。然则火在胃中，宜乎生土，何以火盛反致太干以害土乎？不知无火难以生土，而多火又能烁水也。土中有火则土不死，土中无水则为焦土。使胃火过旺，必致先烁肾水，而土中燥裂，何以分润于胞胎哉？土烁之极，火热炎蒸，犯心而神越，以致婴儿逼迫，安得不下坠乎。治法必须急泻其火，济之以水，水旺而火自衰，火衰而胎自定也。方用**止焚定胎饮**：

玄参二两　甘菊三钱　青蒿五钱　茯苓三钱　生地一两　知母二钱　白术五钱　人参三钱　天花粉二钱　水煎服。一剂狂少平，二剂狂大定，三剂火尽解，胎亦安也，不必四剂。

此方药料颇大，恐有不胜之忧，第怀妊而火盛若此，非用大剂之药，火不肯息，狂不肯止，而胎不肯宁也。然而药料虽多，均是补水之味，亦正有益无损，不必顾忌耳。

用**滋胎饮亦效**。

麦冬二两　黄芩三钱　生地　归身各一两　天花粉二钱　甘草一钱　水煎服。二剂狂定，四剂愈。

妇人怀子在身，痰多吐涎，偶遇鬼祟，忽然腹痛，胎向上顶，人以为子悬之病也，谁知亦有中恶而胎不宁乎。凡不正之气，最能伤胎。盖阴邪阳祟多在神宇，潜踪幽阴岩洞，实其往来之所，触之最易相犯，故孕妇不可不戒也。治法似宜治痰为主，然而治痰必至耗气之虚，则痰虽消化，胎必动摇，必须补气生血，补血以治疾，少加消痰之味，则气血不亏，痰又易化。方用**消恶安胎汤**：

白术五钱 甘草一钱 白芍一两 陈皮五分 苏叶一钱 沉香末一钱 乳香末一钱 天花粉三钱 当归一两 人参三钱 茯苓五钱 水煎调服。一剂腹痛定，鬼神亦远矣。

此方大补气血，惟图顾本，正足而邪自消，痰清而胎自定也。

用**散恶护胎丹**亦效。

人参三钱 茯苓五钱 白术五钱 半夏一钱 贝母一钱 甘草一钱 白薇一钱 杜仲三钱 水煎服。一服胎安。

妇人怀妊之后，未至成形，或已成形，其胎必坠，而性又甚急，时多怒气，人以为气血之衰，不能固胎，谁知肝火之盛，常动而不静乎。盖木中实有相火也，相火宜静不宜动，静则安，动则炽。然而木中之火，又最易动而难静，况加大怒，则火更动而不可止遏，火势飞扬，不能生气化胎，反致食气伤精，自然难荫而易坠。治法必须平其肝中之火，大利其腰脐之气，使气生血，而血清其火也。方用**利气泻火汤**：

白术一两 当归三钱 甘草一钱 黄芩二钱 人参三钱 白芍五钱 熟地五钱 芡实三钱 水煎服。服二月，胎不坠矣。

此方名为利气，其实乃补气也。补气而不加之泻火之药，则气旺而火不能平，转害夫气矣。加黄芩于补气之中，益以熟地、归、芍之滋肝，则血不燥而气益和，气血既和，不必利气而无不利矣。况白术最利腰脐者哉。

用**息怒养妊汤**亦佳。

白芍二两 茯苓五钱 人参三钱 陈皮五分 甘草一钱 熟地一两 生地五钱 白术五钱 神曲一钱 水煎服。

小产门 五则

妇人因行房颠狂，遂至小产，血崩不止，人以为火动之极也，谁知是气脱之故乎。凡怀孕妇人，惟藉肾水荫胎，水原不足，水不足而火易沸，加之久战不已，则火必大动。若至颠狂，则精必大泄，肾水益干，肾火愈炽，水火两病，胎何能固。胎坠而火犹未息，故血随火崩，有不可止之势。治法自当以止血为主，然而火动由于水亏，血崩本于气脱，不急固其气，则气散不能速回，血将何生。不大补其精，则精涸不能遽长，火且益炽。方用**固气填精汤**治之。

人参一两 熟地一两 白术五钱 当归五钱 黄芪一两 炒黑荆芥二钱 三七根末三钱 水煎调服。一剂血止，再剂身安，四剂全愈。

此方全不清火，惟补气补精，救其匮乏，奏功独神者，以诸药甘温能除大热也。盖此热乃虚热，非实热耳。实热可以寒折，虚热必须温补，故补气自能摄血，补精自能止血也。

用**固气止脱汤**亦效。

人参 熟地 山茱萸各一两 白术 麦冬各五钱 甘草一钱 丹皮三钱 水煎服。

妇人因跌扑闪损，遂至小产，血流紫块，昏晕欲绝，人以为瘀血之作祟也，谁知是血室伤损乎。夫妇人血室与胞胎相连，胞胎损而血室亦损。然伤胞胎而流血者，其伤浅；伤血室而流血者，其伤深矣。伤浅者，漏在腹，伤深者，晕在心。同一跌闷之伤也，未小产与已小产治各不同。未小产而胎不安者，宜顾其胎，不可轻去其血；已小产而血大崩者，宜散其血，不可重伤其气。盖胎已坠矣，血既尽脱，则血室空虚，惟气存耳。倘又伤其气，保无气脱之忧乎。故必须补气以生血，新血生而瘀血可止也。方用**理气止瘀汤**：

人参一两　黄芪一两　当归五钱　红花一钱　丹皮三钱　炒黑干姜五分　水煎服。一剂瘀血止，二剂昏晕除，三剂全安。

此方用人参、黄芪以补气，气旺而血可摄也。用当归、丹皮以补血，血生而瘀难留也。用红花、黑姜以活血，血活而晕可除也。用茯苓以利水，水流而血易归经也。

用加味**补血汤**亦神。

黄芪二两　当归　人参各一两　丹皮三钱　荆芥三钱　益母草三钱　水煎服。

妇人怀娠，口渴烦躁，舌上生疮，两唇肿裂，大便干结，至数日不通，以致腹痛小产，人以为大肠之火也，谁知是血热烁胎乎。夫血所以养胎者也，然血温则胎受其利，血热则胎受其损。儿在胞中，不啻如探汤之苦，如何存活，自然外越下奔，以避炎氛之逼耳。夫血乃阴水所化，血日荫胎，则取给甚急，阴水不能速生以变血，则阴虚火动，阴中无非火气，则血中亦无非火气矣。两火相合，焚逼儿胎，此胎之所以下坠也。治法清胞中之火，补肾中之精始可矣。盖胎中纯是火气，此火乃虚火，非实火也。实火可泻，虚火宜于补中清之。倘一味用寒凉之药，以降其火，全不顾胎之虚实，势必寒气逼人，胃中生气萧索，何以化精微以生阴水乎？不变为痨瘵者几希矣。方用**四物汤加减**治之。

熟地五钱　白芍三钱　川芎一钱　当归一两　山茱萸二钱　山药三钱　栀子一钱　丹皮二钱　水煎服。连服四剂，余血净而腹痛全消。

用**生地饮**亦神。

生地二两，于未小产前救之。若已小产，此方亦可用或减半用之，尤为万安也。

娠妇有畏寒腹痛，因而落胎者，人以为下部太寒也，谁知气虚而又加寒犯，遂至不能摄胎而下坠乎。夫人生于火，亦养于火，然火非气不充，气旺而后火旺，气衰则火不能旺矣。人之坐胎者，受父母先天之火也。先天之火，即先天之气成之，故胎成于气，亦摄于气。气旺则胎牢，气衰则胎弱，胎日加长，气日加衰，安得不坠哉。况遇寒气之外侵，则内之火气更微，当其腹痛时，即用人参、干姜之药，则痛止胎安。无如人之不敢用也，因致坠胎，仅存几微之气，不急救其气，用何法以救之乎。方用**黄芪补血汤**：

黄芪二两　当归一两　肉桂五分　水煎服。一剂而血止，三剂而气旺，庶不致有垂绝之忧也。

倘认定是寒，大用辛热之品，全不补其气血，则过于燥热，必至亡阳，又为可危耳。

用加味**参术汤**亦效。

人参一两　白术五钱　甘草一钱　肉桂一钱　白扁豆三钱　水煎服。

妊妇有大怒之后，忽然腹痛，因而坠胎，及胎坠之后，仍然腹痛者，人以为肝经之余火未退也，谁知血不归经而痛乎。夫肝藏血，大怒则血不能藏，宜失血而不宜坠胎，胡为血失而胎亦坠乎？不知肝性最急，血门不闭，其血直捣于胞胎，而胞胎之系通于心肾之间，肝血来冲，心肾路断，而胎气一时遂绝，此胎之所以坠也。胎既坠而血犹未尽，故余痛无已也。治法引其肝血仍入于肝中，而腹痛自止。然而徒引肝血，不平其肝木之气，则气逆不易转，即血逆不易归也。方用**引气归血汤**：

白芍五钱 当归五钱 炒黑荆芥三钱 白术三钱 丹皮三钱 炒黑干姜五分 香附五分 郁金一钱 甘草一钱 麦冬三钱 水煎服。

此方名为引气，其实仍皆引血也。气血两归，腹犹作痛，余不信也。

用**归经佛手散**亦神。

当归一两 川芎 白术各五钱 荆芥三钱 炒黑干姜一钱 甘草一钱 人参三钱 熟地一两 水煎服。

鬼胎门一则

妇人有怀妊，终年不产，面色黄瘦，腹如斗大，肌肤消削，常至二三年未生者，此鬼胎也。或入神庙山林，起交感之念，皆能召祟成胎。幸其人不至淫荡，见祟惊惶，遇合愧恶①，则鬼祟不能久恋，一交媾而去，然而淫气妖氛已结于腹，遂成鬼胎。其先人尚未觉，迨后渐渐腹大。盖人身之气血不行，内外相包，一如怀胎之兆，有似血臟之形，其实非胎非臟也。胎法必用逐秽之药为主。但人至怀胎数年，即非鬼胎，其气血必衰，况非真妊，则邪气甚旺，正不敌邪，虚弱可知，乌可以迅利之药竟用祛荡乎。自必从补中逐这为得。方用**荡鬼汤**：

雷丸三钱 大黄一两 红花三钱 枳壳一钱 厚朴一钱 桃仁二十粒 当归一两 人参一两 牛膝三钱 丹皮三钱 水煎服。一剂腹必大鸣，泻出恶物半桶，再服二煎，又泻恶物而愈，断不可用三剂也。

此方用雷丸以祛秽，又得大黄之扫除，佐之红花、厚朴等药，皆善行善攻之品，亦何邪能留于腹中，自然尽情逐下。然用参、归以补气血，则邪去而正又不伤，否则单用雷丸、大黄以迅下之，必有血崩气脱之害矣。倘或自知鬼胎，如室女寡妇之人，一旦成形，虽邪气甚盛，而真气未漓。可用岐天师新传**红黄霹雳散**：

红花半斤 大黄五钱 雷丸三钱 水煎服，亦能下胎。然未免过伤血气，不若荡鬼汤，有益无损之更佳也。亦在人斟酌而善用之耳。

用**追崇丹**亦神效。

大黄五钱 枳实三钱 丹皮一两 红花半斤 附子二钱 当归尾一两 人参五钱 牛膝五钱 麝香一钱 鳖甲一两 半夏三钱 南星三钱 桃仁十四粒 水煎服。一剂而胎破矣，不须二剂。泻出恶物之后，单用当归三两，红花一两，水煎服。自然败血净而新血生也。连用四剂，自庆安然。

难产门六则

妇人腹痛数日，不能生产，人以为气虚力弱，不能送子出产门也，谁知血虚胶滞，胎中无血，儿不易转身乎。夫胎之成由于肾之精，而胎之养半资于五脏六腑之血，故血旺者子易生，血衰者子难产。所以临产之前，必须补血，虽血难骤生，补气正所以生血也。然徒补其气，不兼补其血，则阳过于旺，而阴反不足，偏胜之害，恐有升而不降之虞。故又宜气血之兼补，气能推送，而血又足以济之，则汪洋易于转头，何至有胶滞之忧哉。方用**送子丹**治之。

黄芪一两 当归一两 川芎三钱 熟地五钱 麦冬一两 水煎服。二剂子生，且无横生倒养之病。

此方补气补血之药也。二者相较，补血重于补气，补气止有黄芪，其余无非补

---

① 恶 音細，惭也。

血之品。无论气血两平，阴阳交泰，易于生产。而血旺于气，则胞胎之内，无非血也。譬如舟遇水浅之区，虽用尽人功，终难推动，忽得春水泛滥，则舟能自行，又遇顺风之送，有不扬帆而迅走者乎。血犹水也，气犹风也，无水则风虽顺何益哉，故补气必须补血耳。

用麦冬升麻汤亦效。

麦冬四两 升麻二钱 水煎服。而儿身即转，易于速下也。

妇人有儿已到门，竟不能产，此危急存亡之时，人以为胞胎先破，水不能推送之故，谁知交骨不开乎。盖产门之上，原有骨二块，两相斗合，未产之前，其骨自合，将产之际，其骨自开，故交骨为儿门之关，亦为妇人阴门之键。然其能开能合者，气血主之也。无血而儿门自闭，无气而儿门不开。欲儿门之开合，必须交骨顺滑，自非大补气血不可。然而闭之甚易，开之甚难。其不开者，因产前之贪色也，过于泄精，则气血大亏，交骨粘滞而不易开。故开交骨，必须于补气补血之中，用开交骨之药，两相合治，不必推生，子自迅下。方用**降子散：**

当归一两 人参五钱 川芎五钱 红花一钱 牛膝三钱 柞木枝一两 水煎服。一剂儿门一声响亮，骨如解散，子乃直降矣。

此方用人参补气，用归、芎补血，用红花活血，用牛膝下降，用柞木开关，君臣佐使，同心协力，所以取效甚神，用开于补之内也。虽单服柞木亦能骨开，但无补气补血之药，则开不易合。儿门不关，不无风入之忧，不若用此方而能开能闭之为妙也。至于儿未到门，万不可先用柞木以开其门，然用降子散亦正无疑，以其补气补血耳。若单用柞木，必须俟儿头到

门，而后用之也。

用突门散亦效。

黄芪二两 败龟板一个，捣碎 牛膝川芎各五钱 附子三分 水煎服。一剂而儿门开，儿即生矣。加当归亦可，加人参更神。

妇人生产，有脚先下者，有手先出者，人以为横生倒产，至危之病，谁知气血甚衰之病乎。凡儿在胎中，儿身正坐，惟男向内坐，女向外坐，及至生时，则头必旋转而后生，此天地造化之奇，实非人力所能勉强。虽然先天与后天未常不并行而不悖，天机之动，必得人力以济之。人力者，非产母用力之谓也，谓产母之气血耳。气血足而胎必顺，气血亏而胎多逆。盖气血既亏，则母身自弱，子在胎中，何能独强。势必子身怯弱，虽转头而往往无力，故破胞而出，此手足之所以先见。当是时，急以针刺儿手足，则儿必惊缩而入，急用**转天汤**救之。

人参一两 当归二两 川芎五钱 升麻四分 牛膝三钱 附子一分 水煎服。一剂而儿转身矣，急服二剂，自然顺生。

此方用人参、归、芎以补气血之亏，人尽知其义，乃用升麻，又用牛膝、附子，恐人未识其妙。盖儿已身斜，非用提挈则头不易转。然既转其头，非用下行，则身不速降，二者并用，非加附子则不能无经不达，使气血之迅达推生也。

用转气催生汤亦神。

人参二两 川芎五钱 当归 黄芪 龟膏各一两 旋覆花各一钱 水煎服。一剂儿即转身而生矣。

妇人有生产三四日，子已到门，交骨不开，子死而母未亡者，服开交骨之药不验，必有死亡之危。今幸不死者，正因其

子已死，则胎胞已坠，子母离开，子死而母气已收，未至同子气之俱绝也。治法但救其母，不必顾其子矣。然死子在门，塞住其口，亦危道也。仍宜用补血补气，使气血两旺，死子可出矣。倘徒用祛除降坠之剂，以下其子，则子未必下，母先脱矣。方用**救母丹**：

当归二两　川芎一两　人参一两　荆芥三钱　益母草一两　赤石脂末一钱　水煎服。一剂子下。

此方用芎、归以补血，用人参以补气，气血既旺，上能升而下能降，气能推而血能送，安得有阻滞之忧乎。况益母草善下死胎，赤石脂复易化瘀血，自然一涌而齐出耳。

用**牛膝益母汤**亦效。

牛膝三两　益母草一两　水煎服。一剂而死子立下矣。后用人参、当归各一两，川芎五钱，肉桂一钱服之，保无变生也。

妇人生产六七日，胞水已破，子不见下，人以为难产之故也，谁知其子已死于腹中乎。儿在门边未死者，儿头必能伸能缩；已死者，必安然不动也。若系未死，少拔其发，儿必退入矣。若只子死腹中者，产母之面必无黑气，母不死也。若产母有黑气现面，兼唇黑舌黑者，子母两死。既知儿死于腹中，而母不死，不能用药以降之，亦危道也。虽然生产至七日，若用霸道之药，其气血困乏，子下而母且立亡，必须仍补其母，补母而子可自出矣。方用**疗儿散**：

人参一两　当归二两　川芎一两　牛膝五钱　鬼臼三钱　乳香末二钱　水煎服。一剂而死儿下矣。

凡儿生必转其头，原因气血之虚，致儿头之难转，世人往往用催生之药，耗儿气血，则儿不能通达，反致闭闷而死。此

等之死，实医杀之也。所以难产之病，断不可轻用催生之药。一味补气补血，全活婴儿之命，正无穷也。此方救儿死之母，仍用大补气血，所以救其本也，谁知救本正所以催生哉。

用**参芪救母汤**亦神效。

人参　黄芪各一两　当归二两　升麻五分　龟板一个　母丁香三枚　水煎服。一剂而死子下生矣。

妇人产数日而胎不下，服催生药皆不效，前条曾言交骨难开，不知又有气结而不行者。夫交骨不开，固是难产，然儿头到门不能下者，乃交骨之不开也，自宜用开骨之剂。若儿未到门而不产者，非交骨不开之故也。若开其交骨，则儿门大开，儿头不转，必且变出非常，万万不可轻开儿门也。大约生产之时，切忌坐草太早，儿未转头，原难骤生。乃早于坐草，产妇见儿不下，未免心怀惧恐，恐则神怯，神怯则气下而不升。气既不升，则上焦闭塞，而气乃逆矣。上气既逆，上焦胀满，气益难行，气阻于上下之间，不利气而催生，则气愈逆而胎愈闭矣。治法但利其气，不必催生，胎自下也。方用**舒气饮**：

人参一两　紫苏三钱　川芎五钱　当归一两　陈皮一钱　白芍五钱　牛膝三钱　柴胡八分　水煎服。葱白七寸同煎，一剂逆转，儿即下矣。

此方利气而实补气也。气逆由于气虚，气虚则易于恐惧，补其气，恐惧自定。恐惧定，而气逆者不知其何以顺也。况方中紫苏、柴胡、白芍、牛膝之类无非平肝疏肺之品，佐人参、芎、归，实有补利之益也，何必开交骨之多事哉。

亦可用**归术降胞汤**治之。

当归二两　白术二两　柴胡一钱　牛膝三钱　丹皮三钱　红花五钱　荆芥三钱　益

母草五钱 水煎服。一剂即产，又不伤胎。

血晕门三则

妇人甫产后，忽眼目昏晕，恶心欲吐，额上、鼻尖有微汗，鼻出冷气，神魂外越，人以为恶血冲心之患也，谁知气虚欲脱而血晕乎。盖新产之后，血已尽倾，血舍空虚，止存微气。倘其人阳气素虚，则气祛原不能生血，及胎破而心血随胎而坠，则心无血养，所望者气以固之也。今气又虚脱，心君无护，所剩残血非正血，不可归经，内庭变乱，反成血晕之症矣。治法必须大补气血，不宜单治血晕也。补血以生新血，正活血以逐旧血也。然血乃有形之物，难以速生，气乃无形之物，易于迅长。补气以生血，不更易于补血以生血乎。方用**解晕汤**：

荆芥三钱 人参一两 当归一两 炮姜一钱 黄芪一两 水煎服。一剂晕止，二剂心定，三剂气旺，四剂血生，不再晕也。

此方实解血晕之圣方。凡产后能服此方，断无退母之症①，或人参力不能用，减去大半，或少用一二钱，余如分两，多服数剂，无不奏功也。

用**参归荆芥汤**亦效甚。

人参一两 荆芥三钱 当归一两 水煎服。

妇人子方下地，即昏晕不语，此气血双脱也，本在不救。我受岐天师秘传，以救万世产亡之妇，当急用缝衣针刺其眉心之穴，得血出即出语矣。然后以独参汤：人参一两，急煎灌之，无不生者。倘贫家之妇，无力买参，用当归补血汤：黄芪二两，当归一两，煎汤一碗灌之亦生。万不可于二方之中轻加附子。盖附子无经不达，反引气血之药走而不守，不能专注于胞胎，不若人参、归、芪直救其气血之绝，聚而不散也。盖产妇昏晕，全是血舍空虚，无血养心，以致血晕。舌为心之苗，心既无主，舌又安能出声。眉心者，上通于脑，而下通舌系，则连于心。刺眉心，则脑与舌俱通，心中清气上升，则瘀血自然下降。然后以参、芪、当归补之，则气血接续，何能死亡乎。虽单用参、芪、当归亦能生者，然终是刺眉心则万无一失。瘀血冲心，所以昏晕不语，解其瘀血之冲，真所谓扼要争奇也。世人但知灸眉之法，谁知刺胜于灸乎。盖灸缓而刺急，缓则难以救绝，急则易于回生耳。

亦可用**参附益母汤**治之。

人参一两 附子一钱 益母草二钱 水煎。遇此等症，急用一人抱住产母，头顶心解开，以艾火急灸之，必然出声。然后以参附益母汤救之，多有生者。

妇人有产后三日，发热恶露不行，败血攻心，狂言呼叫，甚欲奔走，拿捉不定，人以为邪热之在胃也，谁知血虚而心无以养乎。产后之血尽随胎胞之外越，则血室空虚，五脏皆无血养，当是之时，止心中之血尚存些微，以护心也。而各脏腑皆欲取给于心，心包为心君之相，拦绝各脏腑之气，不许入心，故心安神定。是护心者，全藉心包也。然心包亦虚，倘不能障心，各脏腑之气遂直入心中，以分取心血。而心包情极，既不能顾心，又不能御众，于是大声疾呼，本欲召脏腑以救心，而迹反近于狂悖，有无可如何之象，故病似热而非实热也。治法大补其心中之血，使各脏腑分取之以自养，不必再求于心君，则心安而心包亦安。方用**安心汤**：

① 退母之症 产后亡母之灾。

干荷叶一片　生地黄五钱　丹皮五钱　当归二两　川芎一两　生蒲黄二钱　水煎调服。一剂即定，而恶露亦下矣。

此方用归、芎以补血，何又用生地、丹皮之凉血，似非产后所宜。不知恶血奔心，未免因虚热而相犯，吾于补中凉之，则凉不为害。况益之干荷叶，则七窍相通，能引邪外出，不内害于心，转生蒲黄以分解恶露也。但此方止可暂用一剂以定狂，不可多用数剂以取胜，不可不慎也。

用**参归荆枣益母汤**亦效。

人参　当归　炒枣仁各一两　荆芥　益母草各三钱　水煎服。

胞衣不下门二则

妇人儿已生地，而胞衣尚留于腹，三日不下，心烦意燥，时欲晕去，人以为胞胎之蒂未断也，谁知血少干枯粘连于腹乎。世见胞衣不下，心怀疑惧，恐其上冲于心，有死亡之兆。然胎衣何能冲于心也。但胞衣未下，则瘀血未免难行，有血晕之虞耳。治法仍大补气血，使生血以送胎衣，则胎衣自然润滑，生气以助生血，则血生迅速，尤易推坠也。方用**送胎汤**：

当归二两　川芎五钱　乳香末一钱　益母草一两　没药末一钱　麝香半分，研　荆芥三钱　水煎调服。立下。

此方以当归、川芎补其气血，以荆芥引气血归经，用益母草、乳香等药逐瘀下胎。新血既长，旧血难存，气旺上升，瘀浊自然迅降，无留滞之苦。盖胞衣留腹，有回顾其母胎之心，往往有六七日不下，胞衣竟不腐烂，正以其有生气也。可见胎衣在腹，不能杀人，补之自降也。或谓胞衣既有生气，补气补血，则胞衣宜益坚牢，何补之反降？不知子未下，补则益于子，子已下，补则益于母。益子而胞衣之气连，益母而胞衣之气脱，实有不同。故此补气补血，乃补各经之气血，以推送之，非补胞衣之气血，是以补气补血，而胎衣反降也。

用加味**佛手散**殊效。

当归二两　川芎一两　益母草五钱　乳香末一钱　败龟板一具　水煎服。一剂即下也。

妇人子生五六日，胞衣留于腹中，百计治之，竟不肯下，然又绝无烦燥昏晕之状，人以为瘀血之粘连也，谁知气虚不能推送乎。夫瘀血在腹，断无不作祟之理，有则必然发晕，今安然无恙，是血已净矣。血净，宜清气升而浊气降。今胞胎不下，是清气下陷难升，遂至浊气上浮难降。然浊气上升，必有烦燥之病，今反安然者，是清浊之气两不能升也。然则补其气，不无浊气之上升乎？不知清升而浊降者，一定之理也。苟能于补气之中，仍分其清浊之气，则升清正所以降浊矣。方用**补中益气汤**：

人参三钱　黄芪一两　当归五钱　升麻三分　柴胡三分　陈皮二分　甘草一分　白术五钱　加萝卜子五分　水煎服。一剂胎衣自下。

夫补中益气汤补气之药，即提气之药也。并非推送之剂，何能下胎衣如此之速？不知浊气之下陷者，由于清气之不升也。提其气，则清气升而浊气自降，腹中所存之物无不尽降，正不必又去推送之也。况方中又加萝卜子数分，能分理清浊，不致两相扞格，此奏功之所以神耳。

用加味**补血汤**亦神效。

黄芪二两　当归一两　升麻五分　益母草三钱　水煎服。一剂即下。

产后诸病门十一则

妇人产后，小腹疼痛，甚则结成一块，手按之益痛，此名儿枕痛也。夫儿枕者，前人谓儿枕头之物也。儿枕之不痛，岂儿生不枕而反痛乎？是非儿枕可知。既非儿枕，何故作痛？乃瘀血成团未散之故也。此等之痛，多是健旺之妇，血之有余，非血之不足，似可用破血之药。然血活则瘀血自除，血结则瘀血作祟。不补血而败血，虽瘀血可消，毕竟耗损血气，不若于补血中行其逐秽之法，则瘀血既去，气血又复不伤。方用**散结安枕汤**：

当归一两　川芎五钱　山楂十粒　丹皮二钱　荆芥二钱　益母草三钱　桃仁七个　乳香一钱　水煎调服。一剂痛即止，不必再剂。

此方逐瘀于补血之中，消块于生血之内，不专攻痛而其痛自止。人一见儿枕之痛，动以延胡、蒲黄、五灵脂之类以化块，何足论哉。

用**归荆安枕汤**亦神。

当归五钱　丹皮一钱　荆芥三钱　山楂十粒　水煎服。一剂即止痛。

产后小腹痛，按之即止，人亦以为儿枕之痛也，谁知血虚之故乎。产后亡血过多，则血舍空虚，原能腹痛，但痛实不同。如燥糠触体光景，此乃虚痛，非实痛也。凡虚痛宜补，而产后之虚痛尤宜补。惟是血虚之病，必须用补血之剂。而补血之味，大约润滑居多，恐与大肠不无相碍。然而产后则肠中干燥，润滑正相宜也。故补血不特腹中甚安，肠中亦甚便耳。方用**腹宁汤**：

当归一两　续断二钱　阿胶三钱　人参三钱　麦冬三钱　炙甘草一钱　山药三钱

熟地一两　肉桂二分　水煎服。一剂痛轻，二剂痛止，多服更美。

此方补气补血之药也。然补气无太甚之忧，补血无太滞之害，气血既生，不必止痛而痛自止矣。

用**术归桂草汤**亦神。

白术　当归各五钱　肉桂五分　炙甘草一钱　水煎服。二剂愈。

产后气喘最是危症，苟不急治，立刻死亡，人以为气血之两虚也，谁知气血之两脱乎。夫气血既脱，人将立死，何故又能作喘？此血已脱，而气犹未脱也。血脱欲留，而气又不能留，血之脱，故气反上喘，但其症虽危，而可救处正在于作喘。肺主气也，喘则肺气若盛，而不知是肺气之衰。当是时，血虽骤生，止存些微之气，望肺之相救甚急，肺因血失，气实无力，难以提挈，则气安保不遽脱乎。是救气必须提气，而提气必须补气。方用**救脱活母丹**：

人参二两　肉桂一钱　当归一两　麦冬一两　山茱萸五钱　熟地一两　枸杞子五钱　阿胶三钱　荆芥炒黑，三钱　水煎服。一剂喘轻，二剂喘又轻，三剂喘平，四剂全愈。

此方用人参以接续元阳，然徒补其气，不补其血，则血燥而阳旺，虽回阳于一时，而不能制阳于永久，亦旋得旋失之道也。即补其血矣，不急补其肾肝之精，则水实不固，阳将安续乎。所以又用熟地、茱萸、枸杞以补其肝肾之精，后益其肺气，则肺气健旺，升提有力也。又虑新产之后，用补阴之药，腻滞不行，加入肉桂以补其命门之火，非惟火气有根，易助人参以生气，且能运化地黄之类，以化精微也。然过于助阳，万一血随阳动，瘀血上行，亦非万全之计。更加荆芥引血归经，则肺气更安，喘尤速定也。

用蛤蚧救喘丹亦佳。

人参二两 熟地二两 麦冬三钱 肉桂一钱 苏子一钱 蛤蚧二钱 半夏三分 水煎服。三剂喘定，十剂全愈。

妇产后恶露恶心，身颤发热作渴，人以为产后伤寒也，谁知气血两虚，正不敌邪之故乎。凡人正气不虚，则邪断难入。若正气已虚，原不必户外之风袭体，即一举一动，风即乘虚而入矣。虽然产妇风入易而风出亦易，凡有外邪，俱不必祛风。况产妇恶寒者，寒由内生，非由外进也。发热者，热因内虚，非由外实也。治其内寒，而外寒自散；治其内热，而外热自解矣。方用**十全大补汤：**

人参三钱 黄芪一两 白术五钱 茯苓三钱 甘草一钱 熟地五钱 白芍二钱 川芎一钱 当归三钱 肉桂一钱 水煎服。二剂寒热解，身凉矣。

此方但补其气血之虚，绝不去散风邪之实，正以正气既足，邪气自除，况原无邪气乎。所以治之奏功也。

用正气汤亦效。

人参 当归各一两 肉桂 炮姜各一钱 白术五钱 甘草五分 水煎服。二剂愈。

产后恶心欲呕，时而作吐，人以为胃气之寒也，谁知肾气之冷乎。夫胃为肾之关，胃气寒则胃不能行于肾中，肾气寒则胃亦不能行于肾内，是胃与肾原不可分为两治也。惟是产后失血，肾水自涸，宜肾火之炎上，不宜胃有寒冷之虞，何肾寒而胃亦寒乎？盖新产后之余，其水遽然涸去，其火尚不能生，而寒象自现。治法当补其肾中之火矣。然肾火无水以相济，则火过于热，未必不致阴虚火动之虞，必须于水中补火，肾中温胃，而后肾无太热之

病，胃有既济之欢也。方用**温胃止呕汤：**

人参三钱 橘红五分 白豆蔻一粒 巴戟天一两 白术一两 茯苓二钱 炮姜 钱 熟地五钱 山茱萸五钱 水煎服。一剂吐止，二剂不再吐也，四剂全愈。

此方治胃之药多于治肾。然治肾仍是治胃，所以胃气升腾，寒气尽散，不必用大热之味，以温胃而祛寒也。

用全母汤亦神。

白术 人参 熟地各一两 肉桂二钱 炮姜五分 丁香五分 山药五钱 水煎服。一剂即止呕吐。

产后肠下者，亦危症也。人以为儿门不关之故，谁知气虚下陷而不收乎。夫气虚下陷，宜用升提之药以提气矣。然而新产之妇，恐有瘀血在腹，若提气，并瘀血亦随之而上升，则冲心之症，又恐变出非常。是不可竟提其气，补其气则气旺而肠自升。惟是补气之药少，则气衰力薄，难以上升，必须多用，则阳旺力大，而岂能终降耶。方用**升肠饮：**

人参一两 黄芪一两 白术五钱 当归一两 川芎三钱 升麻一分 水煎服。一剂而肠升矣。

此方纯乎补气，绝不去升肠，即加升麻之一分，但引气而不引血。盖升麻少用则气升，多用则血升也。

产后半月，血崩昏晕，目见鬼神，人以为恶血冲心也，谁知不慎于房帏乎。夫产后半月，其气血虽不比初产之一二日，然气血新生，未能全复，即血路已净，而胞胎之伤损如故，断不可轻易交合，以重伤其门户。今血崩而至昏晕，且目见鬼神，是心肾两伤，不止损坏胞胎门户已也。明是既犯色戒，又加酣战，以致大泄其精，精泄而神亦脱矣。此等之症，多不

可救。然于不可救之中，思一急救之法，舍大补其气，无别法也。方用**救败求生汤**：

人参三两　熟地一两　当归二两　川芎五钱　白术二两　附子一钱　山茱萸五钱　山药五钱　枣仁五钱　水煎服。一剂神定，再剂必晕止而血亦止。否则不可救矣。倘一服见效，连服三剂，减半，再服十剂，可庆更生。

此方补气回元阳于无何有之乡，阳回而气回矣。气回可以摄血以归神，可以生精以续命，不必治晕而晕除，不必止崩而崩断也。

用**救死丹**治之亦可。

黄芪二两　巴戟天一两　附子一钱　白术一两　菟丝子一两　北五味一钱　水煎服。一剂神定，便有生机，可再服也，否则不救。

妇人产后之时，因收生之婆手入产门，损伤尿胞，因致淋漓不止，欲少忍须臾而不能，人以为胞破不能再补也。夫破伤在皮肤者，尚可完补，岂破伤在腹独不可治疗乎？试思疮疡之毒，大有缺陷，尚可服药以长肉，况收生不慎，少有伤损，并无恶毒，何难补其缺陷耶。方用**完胞饮**：

人参一两　白术一两　当归一两　川芎五钱　桃仁十粒　黄芪五钱　茯苓三钱　红花一钱　白芨末一钱　益母草三钱　以猪、羊胞先煎汤后熬药，饥服。二十日全愈。

盖生产致收生之婆以手探胞，其难产必矣。难产者，因气血之虚也。因虚而损，复因损而虚，不补其气血，而脬破何以重完乎？今大补气血，则精神骤长，气血再造，少有损伤，何难完补，故旬日之内，即便成功耳。

用**补胞散**亦神效。

人参二两　黄芪一两　麦冬一两　白术四两　穿山甲三片，陈土炒松，研细末　象皮三钱，人身怀之，研细末　龙骨醋焠煅，研末　水煎药汁一碗，空腹将三味调服，即熟睡之，愈久愈效。不须三服全愈，真神方也。

妇有产子之后，四肢浮肿，寒热往来，气喘咳嗽，胸膈不利，口吐酸水，两胁疼痛，人以为败血流入经络，渗入四肢，以致气逆也，谁知肾肝两虚，阴不能入于阳乎。夫妇当产后，气血大亏，自然肾水不足，肾火沸腾，水不足则不能养肝，而肝木大燥，木中无津，火发于木，而肾火有党，子母两焚，将火焰直冲而上，金受火刑，力难制肝，而咳嗽喘满之病生。肝火既旺，必克脾土，土衰不能制水，而浮肿之病出。然而肝火之旺，乃假旺，非真旺也。假旺者，气若盛而实衰，故时热时寒，往来无定，非真热真寒，是以气逆于胸膈而不舒。两胁者，尤肝之部位也。酸乃肝木之味，吐酸胁痛，皆肝虚而肾不能荣之故也。治法补血养肝，更宜补其精以生血，精足而血亦足，血足而气自顺矣。方用：

人参三钱　熟地一两　山茱萸三钱　白芍五钱　当归五钱　破故纸　茯苓　芡实各三钱　山药五钱　柴胡五分　白术三钱　水煎服。

方名**转气汤**。方中多是补精补血之品，何名为转气耶？不知气逆由于气虚，气虚者，肾肝之气虚也。今补其肾肝之精血，即所以补其肾肝之气也。气虚则逆，气旺有不顺者乎，是补气即转气也。气转而各症尽愈，阴入于阳，而阳无扞格之虞矣。

用**归气救产汤**亦效。

人参三钱　熟地五钱　白芍二钱　茯苓

一钱　山药五钱　白术五钱　柴胡三分　砂仁一粒　水煎服。

妇人产后，水道中出肉线一条，长三四尺，动之则痛欲绝，此带脉之虚脱也。夫带脉束于任督之脉，任前而督后。两脉有力，则带脉坚牢；两脉无力，则带脉崩坠，产后亡血过多，无血以养任督，而带脉崩坠，力难升举，故随溺而随下也。带脉下垂，每作痛于腰脐，况下坠而出于产门，其失于关楗也更甚，安得不疼痛欲绝哉。治法大补其任督之气，则带脉自升矣。方用**两收丹**：

白术二两　人参一两　川芎三钱　巴戟天三钱　山药一两　芡实一两　白果十枚　扁豆五钱　杜仲五钱　熟地二两　山茱萸四钱　水煎服。一剂收半，再剂全收。

此方补任督而仍补腰脐者，以任督之脉联于腰脐。补任督而不补腰脐，则任督无力，而带脉何以升举哉。惟兼补之，任督得腰脐之助，则两脉气旺，何难收带于顷刻乎。

用**收带汤**亦效。

白术　杜仲　人参各一两　荆芥二钱　水煎服。一剂即收大半，二剂全收，亦不痛也。

妇人产后户内一物垂下，其形如帕，或有角，或二歧，人以为产颓也，谁知肝痿之病乎。夫产后何以成肝痿也？盖因产前劳役伤气，又触动恼怒，产后肝不藏血，血亡过多，故肝之脂膜随血崩坠，其实非子宫也。若子宫下坠，状如茄子，止到产门，不越出产门之外，肝之脂膜，往往出产门者至六七寸许，且有粘席于落者一片，如掌大，使子宫坠落，人且立死矣，安得重生乎。治法大补其气血，而少用升提之法，则脾气旺而易升，肝血旺而

易养，脂膜不收而自收矣。方用**收脂汤**：

黄芪一两　人参五钱　白术五钱　升麻一钱　当归三钱　白芍五钱　水煎服。一剂即收。

或疑产妇禁用白芍，何以频用奏功？嗟乎！白芍原不可频用也。然而病在肝者，不可不用。况用之于大补气血之中，在芍药亦忘其酸收矣，何能作祟乎。且脂膜下坠，正藉酸收之味，助升麻以提气血，所以无过而反能奏功耳。

用**葳蕤收阴汤**亦效。

葳蕤二两　人参一两　白芍三钱　当归一两　柴胡五分　水煎服。四剂愈，十剂全愈。

下乳门二则

妇人产后数日，绝无点滴之乳，人以为乳管之闭也，谁知气血之涸乎。夫无血不能生乳，而无气亦不能生乳。乳者，气血所化也。然二者之中，血之化乳，又不若气之化乳为速。新产之后，血已大亏，生血不遑，何能生乳？全藉气以行血而成乳也。今数日乳不下，血诚少，而气尤微。世人不知补气之妙，一味通乳，无气血从何生？无血则乳从何化？不凡向乞人而求食，问贫儿而索金耶。治法补其气以生血，不可利其窍而通乳也。方用**通乳丹**：

人参一两　当归二两　麦冬五钱　黄芪一两　猪蹄二个　木通三分　桔梗三分　水煎服。二剂而乳如泉流矣。

此方但补气血以生乳，正以乳生于气血也。

用**化乳丹**亦佳。

当归　熟地　黄芪各一两　麦冬三钱　山茱萸四钱　川山甲一片　菟丝子五钱　枸杞子三钱　水煎服。连用四剂，即多乳矣。

有壮妇生产后数日，或闻丈夫之嫌，或听公姑之啐，遂至两乳胀满作痛，乳汁不通，人以为阳明之火也，谁知肝气之郁结哉。夫阳明多气多血之腑，乳汁之化，原属阳明。然而阳明属土，必得肝木之气相通，则稼穑作甘，始成乳汁，未可全责之阳明也。壮妇产后，虽亡血过多，而气实未衰，乳汁之化，全在气而不尽在血也。今产数日而两乳胀满作痛，是欲化乳而不可得，明是有郁而肝气不扬，阳明之土气亦因之同郁，本土不相合而相郁，安得而化乳哉。治法大抒① 其肝木之气，则阳明之气血自通，不必通乳而乳自通也。

方用**通肝生乳汤**：

白芍五钱　当归五钱　麦冬五钱　通草一钱　柴胡二钱　白术五钱　甘草三分　熟地一两　远志一钱　水煎服。一剂即通。

此方药味太重，治产妇似乎不宜。不知健妇抱郁，不妨权宜用之。若非少壮之女，虽因郁少乳，不可全用。减半治之，亦不全失，又在临症时裁酌之也。

用**生汁汤**亦佳。

当归二两　川芎四钱　通草一钱　柴胡五分　麦冬四钱　白术五钱　甘草三分　熟地一两　水煎服。四剂必大通。

① 抒　泄也。

辨症录外科卷之十三

背痈门 七则

人有背心间先发红瘰，后渐渐红肿，此发背之兆也，最为可畏。古人云：外大如豆，内大如拳；外大如拳，内大如盘。言其外小而内实大也。然而痈疽等毒，必须辨其阴阳。有先阴而变阳者，有先阳而变阴者；有前后俱阳者，有前后俱阴者。阳症虽重而实轻，阴症虽轻而实重；先阴而变阳者生，先阳而变阴者死。病症既殊，将何以辨之？阳症之形，必高突而肿起；阴症之形，必低平而陷下。阳症之色纯红，阴症之色带黑。阳症之初起必痛，阴症之初起必痒。阳症之溃烂，必多其脓；阴症之溃烂，必多其血。阳症之收口，身必轻爽；阴症之收口，身必沉重。至于变阴变阳，亦以此消息①断断不差也。倘见红肿而高突，乃阳症之痈也。乘其肉肿初发，毒犹未化，急以散毒之药治之，可随手愈也。发背而至横决者，皆因循失治，以致破败而不可救，阳变阴者多矣。救痈如救火，宜一时扑灭，切勿见为阳症无妨，而轻缓治之也。方用急消汤：

忍冬藤二两　茜草三钱　紫花地丁一两　甘菊花三钱　贝母二钱　黄柏一钱　天花粉三钱　桔梗三钱　生甘草三钱　水煎服。一剂轻，二剂又轻，三剂全消，不必四剂也。

此方消阳毒之初起极神。既无迅烈之虞，大有和解之妙。世人不知治法，谓阳毒易于祛除，孟浪用虎狼之药，虽毒幸消散，而真气耗损于无形，往往变成别病，乃医者成之也。

人有背心发瘰，痒甚，已而背如山重，悠悠发红晕，如盘之大，此阴痈初起之形象也，最为可畏，尤非前症阳痈可比。乃一生罪孽，鬼祟缠身，必然谵语胡言。如见此等症候，本不可救。然而人心善恶成于一念之忏悔，求生无术，亦见医道无奇。盖阳症有可救之术，阴症岂无可生之理，总在救之得法耳。大约阴痈之症，虽成于鬼祟之缠身，然必正气大虚，邪得而入之也。设正气不虚，邪将安入。故救阴痈之症，必须大用补气补血之药，而佐之散郁散毒之品，则正旺而邪自散矣。方用变阳汤：

人参二两　黄芪二两　金银花半斤，煎汤代水　附子一钱　荆芥炒黑，三钱　柴胡二钱　白芍一两　天花粉五钱　生甘草五钱　井花水煎汁二碗服，渣再煎，服后阴必变阳而作痛。再一剂而痛亦消，再服一剂而全愈，竟消灭无形也。

然人不致皮破血出，断不肯信。虽然先用此等之药以治发背，毋论病人不肯服，即医生亦不肯用，或医生知用此治疗，而病人之家亦不肯信。往往决裂溃烂，疮口至如碗大而不可收，始悔参、芪之迟用矣。予既论此症，又多戒辞，劝人早服此方，万不可观望狐疑，丧人性命。

———

① 消息　斟酌之意。

盖阳毒可用攻毒之剂，而阴毒须用补正之味。用人参、黄芪以补气，气旺则幽阴之毒不敢入心肺之间。而金银花性补，善解阴毒，得参、芪而其功益大，然非得附子则不能直入阴毒之中，而又出于阴毒之外。毒深者害深，又益之生甘草以解其余毒。然毒结于背者，气血之壅也，壅极者郁之极也。故加柴胡、荆芥、白芍、天花粉之类消痰通滞，开郁引经，自然气宣而血活，痰散而毒消矣。

人有背痈溃烂，洞见肺腑，疮口黑陷，身不能卧，口渴思饮，人以为阳症之败坏也，谁知是阴虚而不能变阳乎。夫背痈虽有阴阳之分，及至溃脓之后，宜补内不宜消外，则阴阳之症一也。溃烂而至肺腑皆见，此乃失补之故，使毒过于沿烧，将好肉尽化为瘀肉耳。肉瘀自必成腐肉，而腐自必洞见底里。见此等症候，亦九死一生之兆也。倘胃气健而能食者，犹可救。倘见食则恶者，断无生意，虽然能用参、芪、归、熟亦有可生，不可弃之竟不救也。方用**转败汤**救之。

人参二两　生黄芪一两　熟地二两　肉桂二钱　白术四两　当归一两　金银花四两　麦冬二两　山茱萸一两　远志三钱　北五味子一钱　茯苓三钱　水煎服。一剂而胃气大开者，即可以转败为功也。倘饮之而稍能健饭，亦在可救。惟恐饮之杳无应验者，是胃气日绝也，不必再治之矣。或饮之而饱闷，少顷而少安者，亦有生机。

此方补其气血，而更补其肺肾之阴。盖阴生则阳长，阴阳生长则有根，易于接续。而后以金银花解其余毒，则毒散而血生，血生而肉长，肉长而皮合，必至之势也。倘日以解毒为事，绝不去补气血之阴阳，则阴毒不能变阳，有死而已，可胜悲悼哉。

人有背痈将愈，而疮口不收，百药敷之，绝无一验，人以为余毒之未尽也，孰知是阴虚而不能济阳。夫痈疽，初起则毒盛，变脓则毒衰，脓尽则毒化矣。疮口不收，乃阴气之虚，而非毒气之旺。世人不知治法，尚以败毒之药攻之，是已虚而益虚也，欲其肌肉之长，何可得乎。然亦有用补法而仍未效者，但用阳分之品以补其阳，而不用阴分之药以补其阴也。独阴不长，而独阳亦不生。痈疽至脓血已尽，则阴必大虚，止补其阳，则阳旺阴虚，阴不能交于阳矣。阳有济阴之心，阴无济阳之力，所以愈补阳而阴愈虚，而疮口愈难合也。治法必须大补其阴，使阴精盛满，自能灌注于疮口之中，不用生肌外敷之药，而疮口之肉内生矣。方用**生肤散**：

麦冬一两　熟地二两　山茱萸一两　人参五钱　肉桂一钱　当归一两　忍冬藤一两　白术五分　水煎服。二剂而肉自长，又二剂外口自平，又二剂全愈。

此方补阴之药多于补阳，使阴胜阳也。然补阳仍是补阴之助，以其能入阴之中，交于阳之内也。忍冬藤非特解余剩之毒，取其能领诸药至于疮口之间也。

人有背疮长肉，疮口已平，忽然开裂流血，人以为疮口之肉未坚也，谁知是色欲恼怒之不谨耳。大凡疮痈之症，最忌色欲，次忌恼怒。犯恼怒，新肉有开裂之虞，犯色欲，新肉有流血之害。犯恼怒者，不过疾病。犯色欲者，多致死亡。其疮口开裂之处，必然色变紫黑，而流水之处，必然肉变败坏矣。此时必须急补气血，万不可仍治其毒。盖前毒未尽，断难收口，复至腐烂，新肉不坚，而自涌决裂也。况发背新愈之后，其精神气血尽为空虚。若交合泄精，遂至变害非常，舍补气血，又安求再活乎？即补气血以些小之剂，欲收危乱之功，大厦倾颓，岂一木能支哉。故又须大剂救之，而后可方用**寒变回生汤**：

人参四两　黄芪三两　当归二两　北五味子二钱　麦冬二两　肉桂三钱　白术二两　山茱萸五钱　忍冬藤二两　茯苓一两　水煎服。一剂而肉不腐，二剂而肉自生，三剂而皮仍合，四剂疮口平复。切戒再犯，再犯无不死者，即再服此方无益也，可不慎乎！

此救疮疡坏症仙丹，不止疗发背愈后犯色之败腐也，人疑泄精以致决裂，宜用熟地以大补之，何故反置而不用？以熟地补阴最缓，而症犯甚急，所以舍熟地之不可用。此方服数剂之后，各宜减半，惟多加熟地，留为善后之计耳。

人有夏月生背痈，疮口不起，脉大而无力，发热作渴，自汗盗汗，用参、芪大补之剂，益加手足逆冷，大便不实，喘促呕吐，人以为火毒太盛也，谁知是元气大虚，补不足以济之。夫痈分阴阳，疮口不起，乃阴症而非阳症也。脉大似乎阳症，大而无力，非阴而何。发热作渴，此水不足以济火，故陡渴陡汗也。既阴症似阳，用参、芪阳药以助阳，正气足以祛阴而返阳矣，何以愈补而反逆冷呕吐？此阴寒之气正甚，而微阳之品力不能胜耳。非加附子辛热之品，又何能斩关入阵以祛荡其阴邪哉。方用**助阳消毒汤**：

人参半斤　黄芪一两　当归四两　白术四两　陈皮一两　附子五钱　水煎膏，作二次服，诸症退，连服数剂，疮起而溃，乃减半。又用数剂而愈。

此非治痈之法也。然治痈之法而轻治此等之症，鲜不立亡。可见治痈不可执也。大约阳痈可以消毒化痰之药治之，阴痈之病，万不可用消毒化痰之味。此实治痈之变法，医者不可不知。

人有背生痈疽，溃脓之后，或发热，或恶寒，或作痛，或脓多，或流清水，自汗盗汗，脓成而不溃，口烂而不收，人以为毒气之未尽也。谁知五脏亏损，血气大虚之故。凡人气血壮盛，阴阳和平，何能生毒？惟其脏腑内损，而后毒气得以内藏，久之外泄，及至痈疽发出，其毒自不留内。然脏腑原虚，又加流脓流血，则已虚益虚。观其外，疮口未敛，似乎有余；审其内，气血未生，实为不足。法当全补，不宜偏夫一脏，致有偏胜之虞也。方用十全大补汤最妙，以其合气血而两补之耳。然而用之往往不效者，非方之不佳，乃用方之不得其法耳。夫背痈何等之症，岂用寻常细小之剂所能补之？必须多加分两，大剂煎饮，庶几有济。予因酌定一方，以请正于同人也。用：

人参一两　黄芪二两　白芍五钱　肉桂二钱　川芎三钱　熟地二两　当归一两　白术五钱　茯苓五钱　生甘草三钱　水煎服。服一剂，有一剂之效。

世疑此方绝不败毒，如何化毒而生肉。不知痈疽未溃之前，以化毒为先，已溃之后，补正为急。纵有余毒未尽，不必败毒。盖败毒之药，非寒凉之品，即消耗之味也。消耗则损人真气，寒凉则伤人胃气。真气损则邪气反盛，胃气伤则谷气全无，又何能生长肌肉哉。惟十全大补汤专助真气以益胃气，故能全效耳。且此方不特治背痈之已溃，即疮疡已溃者皆宜用之。

肺痈门四则

人有胸膈间作痛，咳嗽时更加痛极，手按痛处，尤增气急，人以为肺经生痈也，谁知是肺热生痈耳。夫肺为娇脏，药食之所不到者也，故治肺甚难。肺热害肺，既可成痈，将何法疗之？疗之法，似宜救火以泻肺。肺药不可入，而肺为脾之子，脾经未尝不受药也。补其脾经之土，则土能生金也。平其肝经之木，则金不能克木矣。清其心经之火，则火不能刑金也。三经皆有益于肺，无损于金，则肺气得养，而后以消毒之品直解其肺① 中之邪，何难于不收乎。方用**全肺汤**：

元参三两　生甘草五钱　金银花五两　天花粉三钱　茯苓三钱　白芍三钱　麦冬二两　水煎服。一剂而痛减，二剂而内消矣。

大凡痈疽之症，必须内消，不可令其出毒。内消之法，总不外脾肝心三经治之，而无别消之道。或曰：肺之子肾也，独不可治肾以消乎？然肺痈之成，虽成于火烁肺金之液，实因肺② 气之自虚也。补肾虽使肺气不来生肾，惟是肺气相通，补肾之水，恐肺气下降，而火毒反不肯遽散，不若止治三经，使肺③ 气得养，自化其毒，不遗于肾之为妙也。

人有胸膈作痛，咳嗽不止，吐痰更觉疼甚，手按痛处不可忍，咽喉之间，先闻腥臭之气，随吐脓血，此肺痈不独已成，而且已破矣。夫肺痈未破者易于消，已破者难于治，为脓血未能遽净耳。然得法，亦不难也。盖肺之所以生痈者，因肺火不散也。然肺火来，因肺气虚也。肺虚而火留于肺，火盛而后结为痈。不补虚而散火，而未成形者何以消，已成形者何以散，既溃烂者，又何以愈哉。是虚不可不补，而补虚者补何脏乎？必须补肺④ 气之虚，而肺不能直补其气，补胃气之虚，则肺气自旺也。今痈已破矣，多吐脓血，则肺气尤虚，虽毒尚存，不可纯泻其毒，于补气之中而行其攻散之方，而行其攻散

之法，则毒易化而正气无伤。方用**完肺饮**：

人参一两　元参二两　蒲公英五钱　金银花二两　天花粉三钱　生甘草三钱　桔梗三钱　黄芩一钱　水煎服。一剂脓必多，二剂脓渐少，三剂疼轻，四剂而又轻，五剂痛止，脓血亦止，六剂竟奏全功。

此方补胃中之气，即泻胃中之火，胃气旺，肺气不能衰，胃火衰，肺火不能旺，所以能败毒而又能生肉耳。其诸药亦能入肺，不单走于胃，然而入胃者十之八，入肺者十之二，仍是治胃益肺之药也。或问：肺痈已破，病已入里，似不宜升提肺气。南昌喻嘉言谓直引之入肠，而先生仍用桔梗以开提肺气，恐不可为训。嗟乎！予所用之药，无非治胃之药，药入于胃，有不引入肠者乎。然肺气困顿，清肃之令不行，用桔梗以清肺，上气通而下气更速，然则上之开提，正下之迅遂也。

人有久嗽之后，肺受损伤，皮肤黄瘦，咽嗌雌哑，自汗盗汗，卧眠不得，口吐稠痰，腥臭难闻，而毛悴色憔，嗽之时，必忍气须臾，轻轻吐痰，始觉膈上不痛，否则必大痛不已，气息奄奄，全无振兴之状，人以为肺中生痈也，谁知是肺痿而生疮耳。此症本系不救之病，然治之得法，调理又善，亦有生机者。夫肺痈与肺痿不同，肺痈生于火毒，治之宜速，肺痿成于劳伤，治之宜缓。火毒宜补中用泻，劳伤宜补中带清。泻与清不同，而补则同也。惟是泻中用补，可用大剂；清中用补，可用小剂。忽忘忽助，若有若无，庶

---

① 肺　原作"肝"，字之误，今改。
② 肺　原作"肝"，字之误，今改。
③ 肺　原作"肝"，字之误，今改。
④ 肺　原作"肝"，字之误，今改。

能奏功也。方用**养肺去痿汤**：

金银花三钱　生甘草五钱　生地二钱
麦冬三钱　紫菀五钱　百部五分　百合二钱
款冬花三分　天门冬一钱　贝母三分　白薇
三分　水煎服。服十剂，膈上痛少轻者，
便有生机。再服十剂更轻，再服十剂而渐
愈，前后共服六十剂，而始全愈也。

是方不寒不热，养肺气于垂绝之时，
保肺叶于将痿之顷，实有奇功。倘捷效于
一旦，必至轻丧于须臾，宁忍耐以全生，
切勿欲速而送死。

世有膏粱子弟，多食厚味，燔熬烹炙
煎炒之物，时时吞嚼，或美醴香醪，乘兴
酣饮，遂至咽干舌燥，吐痰唾血，喘急膈
痛，不得安卧，人以为肺经火炽也，谁知
是肺痈已成耳。夫肺为五脏之盖，喜清气
之薰蒸，最恶燥气之炎逼。今所饮所食，
无非辛热之物，则五脏之中全是一团火
气，火性炎上，而肺金在上，安得不受害
乎。肺既受害，不能下生肾水，肾水无
源，则肾益加燥，势必取资于肺金，而肺
金又病，能不已虚而益虚，已燥而更燥
也。况各经纷然来逼，火烈金刑，肺间生
痈，必然之势也。治之法，化毒之中，益
之养肺之法，降火之内，济之补肾之方，
庶几已成者可痊，未成者可散也。方用**枝
桑清肺丹**：

桑叶五钱　紫菀二钱　犀角屑五分　生
甘草二钱　款冬花一钱　百合三钱　杏仁七
粒　阿胶三钱　贝母三钱　金银花一两　熟
地一两　人参三钱　水煎，将犀角磨末冲
服，数剂可奏功也。

此方肺肾同治，全不降火。盖五脏之
火，因饮食而旺，乃虚火而非实火也。故
补其水而金气坚，补其火而虚火息。况补
中带散，则补非呆补，而火毒又容易
辞也。

肝痈门二则

人有素多恼怒，容易动气，一旦两胁
胀满，发寒发热，既而胁痛之极，手按痛
处不可忍，人以为肝火之盛也，谁知是肝
叶生疮耳。世人但知五脏中惟肺生痈，不
知肝亦能生痈也。且《灵》《素》诸书亦
未有及，得毋创论以惊世乎。余实闻异人
有谓：胁痛手不可按者，肝叶生痈也。
《灵》《素》二经不谈者，肝经生痈，世不
常有，古人未有此症，所以略而不言。盖
古今之气运不同，而痈毒之生长不一。肝
一恼怒，则肝叶张开，肝气即逆。大怒之
后，肝叶空胀，未易平复。且怒必动火，
怒愈多而火愈盛，火盛必烁干肝血，烁干
则肝气大燥，无血养肝更易发怒。怒气频
伤，欲不郁结而成痈，乌可得乎。然痈生
于内，何从而见。然内不可见，而外即可
辨也。凡生痈者，胁在左而不在右，左胁
之皮必现红紫色，而舌必现青色，以此辨
症，断断无差。治之法，必平肝为主，而
佐之泻火去毒之药，万不可因循时日，令
其溃烂而不可救也。方用**化肝消毒汤**：

白芍三两　当归三两　炒栀子五钱　生
甘草三钱　金银花五两　水煎汁一碗，饮
之。一剂而痛轻，二剂而痛又轻，三剂而
痛如失。减半再服数剂而全愈。

此方用当归、白芍直入肝中，以滋肝
血，则肝血骤生，易解肝血之燥。又得甘
草以缓其急，栀子清火，金银花解毒，安
得不取效之捷哉。盖是火毒既盛，肝血大
亏，用此方而不如此大剂煎饮，亦自徒
然。倘执以肝火之旺而非是肝痈之成，单
用归、芍以治胁痛，断不能取效也。

人有左胁间疼痛非常，手按之更甚，
人以为胁痛，而不知非胁痛也，此乃肝经

之痈耳。夫肝经生痈，多得之恼怒，予前条已畅论之矣。然而肝痈不止恼怒能生，而忧郁亦未尝不生痈也。惟因恼怒而得之者，其痛骤；因忧郁而得之者，其痛缓。当初痛之时，用逍遥散大剂煎饮，痛立止，又何至成痈也。因失于速治，而肝中郁气苦不能宣，而血因之结矣。血结不通，遂化脓而成痈矣，其势似乎稍缓，然肝性最急，痈成而毒发其骤也。世有胁痛数日而死者，正因生痈毒败而死，非胁痛而即能死人，可不急救治之乎。方用**宣郁化毒汤**：

柴胡二钱　白芍一两　香附二钱　薄荷二钱　当归一两　陈皮一钱　枳壳一钱　天花粉三钱　生甘草三钱　金银花一两　水煎服。一剂而痛轻，二剂而痛减，三剂而痛又减，四剂全愈。重则不出六剂。愈后用四物汤大剂调治，不再发也。

夫肝痈世不常见，既有前条，不必又论及此。然肝痈不可见，而胁痛世人之所常病，吾特发明忧郁之能成又若此，则人知急治，何至成痈哉。

大肠痈门三则

人有腹中痛甚，手不可按，而右足屈而不伸，人以为腹中火盛而存食也，谁知是大肠生痈耳。大凡腹痛而足不能伸者，俱是肠内生痈耳。惟大肠生痈，亦实有其故，无不成于火，火盛而不散，则郁结成痈矣。然而火之有余，实本于水之不足，水衰则火旺，火旺而无制，乃养成其毒而不可解。然则治之法，又何必治火哉。壮水以治火，则毒气自消。方用**清肠饮**：

金银花三两　当归二两　地榆一两　麦冬一两　元参一两　生甘草三钱　薏仁五钱　黄芩二钱　水煎服。一剂而痛少止，二剂

而足可伸，再二剂而毒尽消矣。

此方纯阴之物，而又是活血解毒之品，虽泻火，实滋阴也。所以相济而相成，取效故神耳。倘不益阴以润肠，而惟攻毒以降火，则大肠先损，又何胜火毒之凌烁哉。毋怪愈治而愈不能效也。

人有大肠生痈，右足不能伸，腹中痛甚，便出脓血，肛门如刀割，此肠痈已经溃烂也，能食者生，不能食者死。虽然不能食之中，亦有非因火毒之炽而然者，又不可因其不能食而弃之也。大凡生此各种痈疮，俱以有胃气为佳。无胃气，毋论阴毒阳毒，多不可救。故治阴疽之病，断以扶胃气为第一法，而少加之败脓祛毒之药，则正气无伤，而火毒又散。今大肠痈破，而致饮食不思，则胃气已尽绝，大危之症也。不急补胃，惟治痈，必死之道也。方用**开胃救亡汤**：

人参一两　金银花二两　山药一两　生甘草三钱　薏仁一两　元参一两　白术一两　山羊血研末，一钱　水煎调服。一剂胃开，二剂脓少，三剂痛止，四剂全愈。

此方全去救胃，而败脓祛毒已在其中。妙在金银花虽治毒而仍滋阴之药，为疮家夺命之物，军乃至仁至勇之师，又得参、术以补助其力，即散毒尤神。山羊血止血消渴，且善通气，引诸药入痈中解散之，乃乡导之智者也。合而治之，则调合有人，抚绥有人，攻剿有人，安得不奏功如神乎。自然胃气大开，化精微而辅输于大肠也。倘胃气未伤，服之尤奏功如响，万勿疑畏不用此方，枉人性命耳。

人有大肠生痈，小腹痛甚，淋漓不已，精神衰少，饮食无味，面色痿黄，四肢无力，自汗盗汗，夜不能卧，人以为火盛生痈也，谁知水衰不能润肠耳。夫大肠

之① 能传导者，全藉肾水之灌注。今因醉饱房劳，过伤精力，大泄其精，遂至火动而水涸，又加生冷并进，以致气血乖违，湿动痰生，肠胃痞塞，运化不通，气血凝滞而成痈也。然则生痈之先，本是肾水不足，痈溃之后，又复流其水，是因虚而益虚矣。若作久毒治之，鲜不变为死症。必须大补其肾水，而并补其脾胃之气，则脾胃化精，生水更易，枯涸之肠一旦得滂沱之润，自然淹足，不必治痈而痈已化，气血足而肌肉生也。方用**六味地黄汤**加味治之。

熟地二两　山药八钱　牡丹皮六钱　山茱萸八钱　茯苓三钱　泽泻一钱　人参一两　黄芪五钱　麦冬一两　水煎。连服数剂，腹痛止而精神健，前症顿愈。

此方六味以补肾水，加人参、麦冬、黄芪以补脾胃之土，土旺而肺气自旺。肺与大肠为表里，且又为肾之母，自然子母相需，表里相顾，故奏功如神也。

小肠痈门 三则

人有腹痛口渴，左足屈而不伸，伸则痛甚，手按其痛处更不可忍，人以为肠中生痈也。然而肠中生痈不同，有大小肠之分，屈右足者大肠生痈，屈左足者小肠生痈也。今屈而不伸者，即在左足，是痈生于小肠而非生于大肠矣。惟是大肠之痈易治，小肠之痈难医。以大肠可泻，而小肠难泻也。虽然得其法又何不可泻哉。盖大肠可泻其火从糟粕而出，小肠可泻其火从溲溺而泄也。方用**泻毒至神汤**：

金银花三两　茯苓一两　薏仁一两　生甘草三钱　车前子三钱　刘寄奴三钱　泽泻三钱　肉桂一分　水煎服。一剂而水如注，二剂而痛顿减，三剂而症如失，不必四剂也。

此方俱利水之药，止一味金银花消毒之味，何以建功之神如此？盖小肠之毒必须内消，而内消之药，舍金银花，实无他药可代。以他药消毒皆能损伤正气，而小肠断不可损伤，故必须以金银花为君。但金银花不能入小肠之中，今同茯苓、薏仁、泽泻、车前子之类引入小肠，又加肉桂一分，得其气味引入膀胱，从溲溺而化。又恐火毒太盛，诸药不能迅逐，更加刘寄奴之速祛，甘草之缓调，刚柔迟速并行，既无留滞之虞，而复无峻烈之害，自然火毒殆尽膀胱小肠而出也。

人有腹痛呼号不已，其痛却在左腹，按之痛不可忍，不许人按，医以为食积在大肠也，谁知是小肠之生痈耳。凡肠② 痈必屈其足，而今不屈足，似非肠痈之病。然肠痈生于肠内者，必屈其足。在大肠③ 者，屈右足而不伸；在小肠，屈左足而不伸也。若痈生于肠外者，皆不屈足。痛在左则小肠生痈，痛在右则大肠生痈也。至食积燥屎之痛，时而痛，时而不痛。故痛在左，明是小肠之外生痈也。大小肠生痈于肠内尚可破溃，而大小肠生痈于肠外，断不可使之破溃者，以肠外无可出之路，皆必死之症也，而小肠更甚，必须急早治之。方用**内化丹**：

金银花四两　当归二两　车前子五钱　生甘草三钱　茯苓一两　薏仁一两　水煎服。

一剂而痛大减，二剂而痛又减，三剂而痛全止，四剂全愈。

此方即前方之变方也。但前方以利水

----

① 之　此下原有"不"字，今删。
② 肠　原作"胁"，字之误，光绪甲辰本作胁，今改。
③ 肠　原作"胁"，字之误，今改。

之中，而行其败毒之法，此方于利水之中，补血以败毒之法也。盖痈破利水，则毒随水出，易于祛除；痈未破，不补血以利水，则水泄而血虚，难于消化。同中之异，不可不知也。然此方亦须急早治之则有益，否则痈虽愈而瘀血流于肠外，必有终身腹痛之病也。

人有腹痛骤甚，小便流血，左足不能伸，人以为小肠生痈也，谁知是小肠之火太盛耳。夫小肠生痈，必屈左足，今左足不伸，明是生痈之证，而予独谓是火盛者何故？不知生痈必有其徵，未有一旦骤生而即流血者也。痈日久而脓生，脓欲尽而血出，岂有不溃不烂而先出血者。然左足之屈则又何也？盖小肠与大肠不同，小肠细而大肠宽，宽者可以容邪，而细者难以容邪，此必然之理。小肠受火煎熬，则肠中逼迫，肠不能舒，而左足应之，故暂屈而不伸耳。但不可因足之不伸，即信是痈，而妄用解毒之药。然从何处辨之？因其初病之时，辨其小便之有血无血耳。初起痛而足屈，若小便无血，乃是生痈；初起痛而足屈，小便有血，乃是火痛，断不可差也。治之法泻其火邪，不必化毒而痛止足伸矣。方用**小柴胡汤**加味治之。

柴胡一钱　黄芩三钱　甘草一钱　茯苓五钱　人参二钱　半夏一钱　水煎服。一剂而足伸，二剂而血止，肠亦不痛矣。

小柴胡汤非治小肠之药也，何以用之而效验之捷如此。因小肠之火盛者，起于肝胆之郁也，木郁则火生，不敢犯心而犯小肠耳。夫火性炎上，今不上炎，反致下炽，拂其火性矣，此小肠所以受之而作疼痛也。至于流血于小便中者，又是何故？盖是小肠之血为火所逼，惟恐为火之烁干，故越出于小肠之外，直走膀胱，反使水①道不行而流血也。小柴胡汤既舒其

肝胆之气，则火气上炎，其性既顺而不逆。又得茯苓以清消其水气，水流而血自归经，此方之所以奇耳。

无名肿毒门二则

人有头面无端忽生小疮，痒甚，第二日头重如山，第三日面目青紫。世人多不识此症，此乃至危至急之病，苟不速救，数日之内必一身发青黑而死。若青不至心胸者，尚可救疗。因其人素服房中热药，热极便为毒也。凡人入房而久战不泄者，虽气主之，而实火主之也。气旺而非火济之，则不足以鼓动其兴趣，而博久战之欢。补气之药，断不能舍参、芪而求异味。世人贪欢者多，吝惜者亦复不少。用热药以助火，非多加人参，不足以驾驭其猛烈之威。无如人参价高，力难多备，方土不得已迁就世人，乃少减人参，则功力自薄，及多加热药以壮其火，于是金石火煅之药纷然杂用，谓不如此，不足以助其命门之火也。夫命门之火，肾火也，非真阴之水不养，不同于脾胃之火可以外水解之也。且肾火既旺，则外势刚强，必多御女，一取快乐。偶尔纵欲，亦复何伤。无奈淫心无尽，愈战愈酣，火炽则水干，火沸则水涸，即不频泄其精水，亦不足以制火，而热毒有结于肠胃者矣。况战久则兴必深，未有不尽兴而大泄者。精泄过多，则火更旺，未免阳易举而再战。或归于前药之太少，更多服以助其势，孰知药益多而火益烈，战益频而水益竭乎。久之水涸火炎，阳虽易举而不能久战，未免有忍精缠绵之时，勉强而斗，精不化而变为毒，结于阴之部位而成痈，结于阳之部位而成毒。头上者，正阳之部位也，较生于阴之

①　水　原作"火"，字之误，今改。

部位者更为可畏。非多用化毒之药，又安能起死为生哉。方用**回生至圣丹**：

生甘草五钱 金银花半斤 玄参三两 蒲公英三两 天花粉三钱 川芎一两 水煎服。一剂而头轻，青紫之色淡矣。再服二剂，青紫之色尽消而疮亦尽愈，不必三剂也。

此方化毒而不耗其气，败毒而不损其精，所以建功甚奇也。此毒原系水亏之极，而泻毒诸药无不有损于阴阳，惟金银花攻补兼妙，故必须此品为君。但少用则味单而力薄，多用则味重而力厚。又加玄参以去火，甘草以泻毒，蒲公英之清热，天花粉之消毒，川芎之散结，自然相助而奏效也。

一无名肿毒，生于思虑不到之处，而其势凶恶，有生死之关，皆可以无名肿毒名之，不必分上中下也。前条止言头上，而在身之左右前后与手足四肢尚未言也。不知得其治法，无不可以通治。失其治法，则在上者不可以治中，在中者不可治下，在下者不可以治上中也。得其治法者若何？大约上中下之生无名肿毒者，多起于淫欲无度之人。又加之气恼忧郁，火乘其有隙之处，蕴藏结毒，故一发而不可救，所以无名肿毒尽是阴症，而绝无阳症也。然则治之法，宜用解阴毒之药矣。惟是解阴毒之药多半消铄真阴，因虚而结毒，复解毒而亏阴，安有济乎。故无名肿毒往往不救，乃是故也。余得异人之传，仍于补阴之中，以行其散郁之法，可佐之解毒之品，微助行经之味，是以多收其效。余不敢湮秘传之书而负万世之人也。方用：

玄参一斤 柴胡三钱 生甘草一两 三味煎汤十碗，为主。倘生于头面，加川芎二两、附子二钱，再煎汁取三碗，分作二日

服完。未破者即消，已破者即生肌而自愈，不必二剂也。倘生于身中前后左右，加当归二两、甘菊花一两、附子三分，亦如前煎服。倘生于手足四肢，加白术二两、附子五分、茯苓一两，亦如前煎服，无不收功。

此方名**收黑虎汤**。言即至恶之人见黑虎亦未有不寒心者，是恶毒得之尽散也。玄参最善退浮游之火，得甘草之助，能解其迅速之威，得柴胡之辅，能舒其抑郁之气。且又有各引经之味，引至结毒之处，大为祛除。妙在用至一斤，则力量更大。又妙是补中去散，则解阴毒而不伤阴气，所以奏功更神。人勿惊其药料之重而不敢轻试，深负铎一片殷殷救世之怀也。若些小轻症与非阴症疮毒，俱不必用重剂，又不可不知耳。

对口痈门一则

人有对口之后，忽生小疮，先痒后痛，随至溃烂，人以为至凶之痈也，然而痛生于对口者犹轻，而生于偏旁不胜对口者尤重。盖颈项之上，乃肾督之部位也。其地属阴，所生痈疽，多是阴疽而非阳痈也。阳疽必高突数寸，其色红肿发光，疼痛呼号；若阴痛则不然，色必黑黯，痛亦不甚，身体沉重，困倦欲卧，呻吟无力，其疮口必不突起，或现无数小疮口，以眩世人，不知从何外觅头。然而阴阳二毒，皆可内消，何可令其皮破肿溃而后治乎。至于内消之法，正不须分辨阴阳，惟既破溃脓，阴阳不审而漫投药饵，则祸生顷刻。而内消之法，大约止消三味，名为**三星汤**：

金银花二两 蒲公英一两 生甘草三钱 水煎服。二剂即便全消。阳症已破者，仍以此方治之，不三服必脓尽肉生。若阴症

大溃者，此方不可复投，改用**七圣汤**：

人参—两　生黄芪—两　当归—两　金银花二两　白术—两　生甘草三钱　肉桂—钱　水煎服。一剂而血止，二剂而肉生，三剂而口小，四剂而皮合，再服二剂全愈。

此方治各处痈毒凡低陷而不能收口者，无不神效，不止治对口之阴毒，善收功也。诚以阳症可以凉泻，而阴症必须温补故耳。

脑疽门—则

世有生痈疽于头顶者，始名脑疽。若对口偏口，俱非真正脑疽也。此疽九死一生，然治之得法，俱可救也。大约生此疽者，皆肾火之沸腾也。盖脑为髓海，原通于肾，肾无火则髓不能化精，肾多火则髓亦不能化精。岂特不能化精，随火之升降，且化为毒以生痈疽矣。盖肾之化精，必得脑中之气以相化。若脑中无非肾火，势必气化为火，火性炎上，不及下降，即于脑中髓海自发其毒，较之脑气下流为毒者，其毒更甚。故往往有更变形容，改换声音，疮形紫黑，烦躁口干，随饮随渴，甚至脑骨俱腐，片片脱下，其狼狈之状，有不可以言语形容者，又将何以救之耶？此症须问其饮食如何，倘饮食知味，即可用药。方用**五圣汤**治之。

金银花半斤　玄参三两　黄芪四两　麦冬三两　人参二两　水煎服。连服四剂，其痈疽渐愈。改用十全大补汤重四两，与之服四剂。又改为八味地黄汤恣其酣饮，可获全愈矣。

是此等治疗，亦九死一生之法。然舍吾法，实无有第二法矣。人生此疽，得于房术者俱多。兴阳涩精，都是丹石燥烈之品，或洗或嚼，或噙于口，或藏于脐，霸

阻精道，久战不已，日积月累，真阴枯烁，髓竭火发，遂溃顶门，多致不救。人何苦博妇女之欢，丧千金之命，长号于夜台也。

囊痈门二则

人有阴囊左右而生痈毒者，名曰便毒。生于囊之下，粪门谷道之前，名曰囊痈。三处相较，便毒易治，而囊痈最难疗也。以囊之下为悬痈，其皮肉与他处不同。盖他处皮肉或横生，或直生，俱易合口，而悬痈之处，横中有直，直中有横，一有损伤，不易收功。然治之有法，未尝难也。此等之痈，皆少年贪于酒色，或游花街而浪战，或入柳巷而角欢，忍精而斗，耐饥而交，或已泄而重提其气，或将败而再鼓其阳，或有毒之妇而轻于苟合，或生疮之妓而甘为精斗，往往多生此痈。所谓欲泄不泄，化为脓血是也，治之法必须大补其虚，而佐之化毒之味，以毒因虚而成，不治虚可得乎。方用**逐邪至神丹**：

金银花四两　蒲公英二两　人参—两　当归二两　生甘草—两　大黄五钱　天花粉二钱　水煎服。一剂毒消，二剂而全愈，溃者三剂可以收功矣。

此方用金银花四两，用蒲公英二两，佐之参、归、大黄之大料，未免过于霸气。然大虚之病，又用大黄祛逐，似乎非宜。谁知毒正盛，乘其初起之时，正未甚衰，大补泻火之为得乎。倘因循失治，或畏缩而不敢治，及至流脓出血，正气萧索，始用参、芪补气，往往有用至数斤而尚未能复元。何不早用于化毒之中，正又无伤而毒又易散哉。此因势利道之法，又不可不知也。

人有饮烧酒入房，精不得泄，至夜半

寒热烦渴，小便淋赤，痰涎涌盛，明日囊肿腹娬痛，又明日囊处悉腐，玉茎下面贴囊者亦腐，人以为酒毒也，谁知是肝火得酒毒湿而肆虐乎。大酒何至作腐？盖火酒，大热之物也，人过饮火酒，多致醉死，死后往往身体腐烂。以火酒乃气，酒遇热自焚，人身脏腑原自有火，以火引火，安得不炎烧耶。饮火酒而入房，以鼓动精房之火，宜是命门之火而非肝火也。然而未能生火，肝属木，肝木生于相火，实理之常也。入房而借火酒之力，则火势必猛，火动无根，何能久乎？势必精欲外泄而火可解也。无奈精欲泄，而阻抑之火无可泄之路，火无可依，而火酒又无可解，于是火入于肝，将依母而自归也。惟相火，内火也，可附肝以为家，而酒火，外火也，反得木而焚体。囊与玉茎乃筋之会也，筋属肝，因入房而火聚于阴器之际，故火发而囊肿，囊肿极而茎亦腐。治法解酒毒而益补气补血之品，则湿热解而腐肉可长矣。方用**救腐汤**：

人参一两　当归一两　黄芪二两　白术一两　茯苓五钱　黄柏三钱　薏仁五钱　泽泻三钱　白芍一两　葛根三钱　炒黑栀子三钱　水煎服。四剂腐肉脱而新肉生，再服四剂，囊茎悉平复矣。

酒毒成于拂抑，平肝泄火，利湿解毒宜也。何以又用参、芪、归、术以大补其气血耶。大凡气血盛者，力能胜酒，纵酣饮而无碍。服火酒而腐，必成于火酒之毒，亦其气血之衰，力不能胜酒，所以两火相合，遂至焚身外腐。苟不急补其气血，则酒毒难消，而腐肉又何以速长哉。

臂痈门一则

人有两臂之间忽然生疮而变成痈疽者，亦阴痈也。虽较头面、对口、肩背上少轻，然治不得法，亦能杀人。故须辨阴阳之治。大约痛者阳症，痒者阴症，不难于治也。如阳症用三星汤，一二剂便可立消。若阴症，三星汤又不可用，必须大补气血，而佐之消痰化毒之剂，始能奏功。不可谓手足非心腹之疾，不须补虚也。夫阴主静，而两手则至动者也，至动而生阴痈，则动变为静矣，反常之道也，可不畏乎。况动变为静，又趋阴之道也。阳趋于阴，非生近于死乎。欲阳返于阴则易，欲阴返于阳则难，谁谓两手之痈而可小视之哉。治法仍宜慎重，方用**消痈还阳丹**：

人参三钱　白术一两　生甘草三钱　天花粉三钱　生黄芪一两　金银花二两　肉桂一钱　当归五钱　乳香末一钱　水煎服。一剂而痒变为痛矣，二剂而痛如失，三剂而全消，不必四剂也。

此方与七圣汤相同，而意气各异。七圣治已溃者也，此方治未溃者也。已溃者以生肉为先，未溃者以护肌为主。所以七圣汤内无乳香、天花粉者，正以二味之中有拥卫之功耳。

乳痈门四则

人有乳上生痈，先痛后肿，寻常发热，变成疡痈。此症男妇皆有，而妇人居多。盖妇人生子，儿食乳时后偶尔贪睡，儿以口气吹之，使乳内之气闭塞不通，遂至生痛。此时即以解散之药治之，随手而愈。倘因循失治，而乳痈之症成矣。若男子则不然，乃阳明胃火炽盛，不上胜于口舌而中拥① 于乳房，乃生此病。故乳痈之症，阳病也，不比他痈有阴有阳，所以

————

① 拥　壅也。

无容① 分阴阳为治法，但当别先后为虚实耳。盖乳痈初起多实邪，久经溃烂为正虚也。虽然邪之有余，仍是正之不足，于补中散邪，亦万全之道，正不必分先宜攻而后直补也。方用和乳汤：

贝母三钱　天花粉三钱　当归一两　蒲公英一两　生甘草二钱　穿山甲土炒，一片，为末　水煎服。一剂而乳房通，肿亦消矣，不必二剂。

此方用贝母、天花粉者，消胃中之壅痰也。痰壅而乳房之气不通，化其痰则胃火失其势。而后以蒲公英、穿山甲解其热毒，利其关窍，自然不攻而自散矣。又恐前药过于迅逐，加入当归、甘草补正和解，正既无伤而邪又退舍矣，此决不致火毒不行而变为乳岩之病也哉。

人有先生乳痈，虽已收口，后因不慎房事，以致复行溃烂，变成乳岩，现成无数小疮口，如管非管，如漏非漏，竟成蜂窝之状，肉向外生，终年累月而不愈。服败毒之药，身愈狼狈，而疮口更加腐烂，人以为毒深结于乳房也，谁知气血之大亏乎。凡人乳房内肉外长，而筋束于乳头，故伤乳即伤筋也。此处生痈，原须急散，迟则有筋弛难长之虞。况又加泄精以损伤元气，安得不变非常乎。当时失精之后，即大用补精填髓之药，尚不至于如此之横。今既因虚而成岩，复见岩而败毒，不已虚而益虚乎。毋怪其愈败愈坏也。治法必须大补其气血，以生其精，不必再泄其毒，以其病原无毒之可泄耳。方用化岩汤：

人参一两　白术二两　黄芪一两　当归一两　忍冬藤一两　茜根二钱　白芥子二钱　茯苓三钱　水煎服。连服二剂，而生肉红润。再服二剂，脓尽痛止。又二剂，漏管重长。又二剂全愈。再二剂永不再发。

此方全去补气血，不去消毒，实为有见。虽忍冬藤乃消毒之药，其性亦补，况同入于补药中，彼亦纯于补矣。惟是失精变岩，似宜补精，乃不补精，而止补气血何也？盖精不可以速生，补精之功甚缓，不若补其气血，转易生精。且乳房属阳明之经，既生乳痈，未必阳明之经能多气多血矣。补其气血，则阳明之经旺，自然生液生精，以灌注于乳房，又何必复补其精，以牵制参、芪之功乎，此方中所以不用生精之味耳。

人有左乳内忽大如桃，复又不痛，色亦不赤，身体发热，形渐瘦损，人以为痰气之郁结，孰知肝气之不舒。夫乳属阳明，乳肿宜责之阳明胃经。而谓之肝病者，盖阳明胃土最畏肝木之克，肝气不舒，而胃气亦不舒矣。盖胃见肝木之郁，惟恐肝旺来克，于是胃亦畏首畏尾，伏而不扬。况乳又近于两胁，而两胁正肝之部位也，与肝相远，尚退缩而不敢舒，与肝为邻，亦何敢恣肆而吐气哉。气不舒而肿满之形成，气不敢舒而畏惧之色现，不痛不赤，正显其畏惧也。治法不必治阳明之胃，但治肝而肿自消矣。方用逍遥散加味治之。

柴胡二钱　白芍五钱　当归三钱　陈皮五钱　甘草一钱　白术三钱　茯神三钱　人参一钱　川芎一钱　瓜蒌三钱　半夏三钱　水煎服。十剂而内消矣。去瓜蒌，再服十剂，不再发。

逍遥最解肝气之滞，肝气一解，而胃气自舒。况益之瓜蒌、半夏，专能治胸中之积痰，痰去而肿尤易消也。

————————

① 无容　无，通"毋"。容，通"庸"。无容即"毋庸"，无须之意。

妇人产后，细小两乳又下垂过小腹，痛甚，以为乳痈，孰知胃血之燥也。夫胃为水谷之海，血之腑也。产后亡血过多，则胃中空虚，而饮食又不能遽进，即进饮食，而各脏腑取给于胃甚急，则胃气困矣。胃气困而胃血益燥矣，胃血益燥，无以解各脏腑之纷争。而子又索母之乳，内外取资，胃无以应。乳房者，胃之外廓也。乳头者，胃之门户也。胃苦内之纷争，欲避出于外而不可得，而外又不免于儿口之吮咂，细小下垂以至于腹，有逃遁难藏，入地无门之状。此倒悬切肤之痛，至危之病也。治法急救其胃气，而益之补血之味，则胃气生而胃不燥，内足以分给于脏腑，又何至外痛而倒悬哉。方用**解悬汤**治之。

人参二两　当归四两　川芎二两　荆芥三钱　益母草三两　麦冬一两　炮姜一钱
水煎服。四剂而乳头收，再四剂全愈。

此方人参生胃气于无何有之乡，用当归、川芎于乘危至急之地。用荆芥、益母草分解各脏腑以归其经络。用麦冬、炮姜者，因阳明胃火之燥，未免火动而炎烧，产后不便大用寒凉，故用麦冬微凉之品，少解其火势之烈也。

肚痈门一则

人有生痈于小腹间，断无阳毒之症，以其地属阴之部位也。阴生阴毒，似乎至重，然而纯阴无阳，一用阳药立可成功。无奈世人一见肚腹生痈，多用阴药以消毒，反致成难救之病，为可悯也。然予所谓阳药者，非散火祛风之药，乃补气温火之味耳。盖阴地结成阴毒者，乃寒虚之故。寒因虚而不行，毒团寒而郁结，用热药以祛寒，自能解寒而散毒也。方用**辟寒救腹丹**：

白术三两　茯苓三钱　肉桂三钱　金银花三两　附子一钱　当归二两　蛇床子五钱
水煎服。一剂而内消矣。倘已溃者，三剂而脓尽肉生矣。四剂亦必全愈。

此方用白术为君者，以白术专利腰脐之气也。腰脐之气利，则下腹之部位尽利矣。而后以金银花、蛇床子祛其毒气，则毒气易消。然恐寒极不能直入，故又加附、桂斩关突围而进也。惟是桂、附、术、床俱是一派干燥之物，邪虽祛除，未免耗血，故用当归阳中之阴，少制其横，则阴寒渐散，而又无阳旺之虞。所以既能奏功，才免后患也。

多骨痈门一则

人有大腿傍边，长强穴间，忽然疼痛高肿，变成痈疽之毒，久则肉中生骨，以铁摄取出，已而又生，世人以为多骨痈也，孰知湿热毒之所化耳。夫多骨痈之生，因人食生果湿热所成者也。治之早，服一二剂便可解散。无如因循失治与治不得法者，遂至湿壅而添热，热盛而化骨，日久迁延，卧床而不能起也。说者谓初起之时未尝有骨，可以内散，既生骨之后，必须烂骨外取，未可全望其解散也。而孰知不然，盖多骨之症无形之所化，非肉中真生骨也，乃似骨而非骨耳。真骨难化，似骨又何难化之有。治之法利其湿，清其热，而主之补气补血之药，不必消骨而骨自消矣。方用**五神汤**：

茯苓一两　车前子一两　金银花三两　牛膝五钱　紫花地丁一两　水煎服。一剂轻，二剂又轻，三剂而骨消矣，四剂而疮口平，五剂全愈。

此方用茯苓、车前以利水，紫花地丁以清热，又用金银花、牛膝补中散毒，安得不奏功哉。

恶疽门一则

人有四肢之间，或头面之上，忽然生疽，头黑皮紫，疼痛异常，此阳症之毒也，治不得法，亦能杀人。盖阳症之毒，其势甚骤，不亟用散毒之药，则养成大横，蔓延难收，小毒变成大毒。然而疽与痈实有不同，痈溃于内，疽肿于外也；溃于内，难于外治，肿于外，易于内消。虽痈疽之毒尽由内而外发，无不可治内而外愈，而疽病尤宜内治也。方用**消疽散**：

生地三钱　连翘三钱　忍冬藤一两　白芷三钱　夏枯草一两　地榆三钱　天花粉三钱　生甘草二钱　当归一两　水煎服。未溃，二剂则消。已溃，四剂全愈。

此方通治恶疽之方。凡生疽者，以此方投之，无不神效。盖补血散毒，则血活而毒难留，凉血清火，则血寒而火易散。疽多阳症，所以治无不宜也。

疔疮门一则

人有生疔疮者，一时疼痛非常，亦阳毒也，但初生时，人最难辩。世人以生黄豆病人嚼，不知辛生之味，便是疔疮，以此辨之不错。其疮头必发黄泡，中或现紫黑之色，更须细看泡中，必有红白一线通出于泡外。大约疔生足上，红线由足而入脐；疔生手上，红线由手而入心；疔生疮面，红线由唇面而至喉。如见此红线之丝，在其红线尽处，用针刺出毒血，则免毒攻心。若现白线之丝，则不必刺也。治法总以消毒泻火为主。世人戒用官料之药，此不知医之语，毒非药安除哉。方用**拔疔散**：

紫花地丁一两　甘菊花一两　水煎服。一剂而红线除，二剂而疔疮散，三剂全愈，又何必外治挑开疔头之多事哉。若已溃烂，亦用此方，但加当归治之，必须二两，亦不必四剂，毒尽而肉生也。

杨梅疮门五则

凡好嫖者，恋垆酣战，自觉马口间如针戳之痛，此毒气已起也。未几而生鱼口矣，未几而生痞疮矣，又未几而遍身生疮矣，黄脓泛滥，臭腐不堪。世人皆以为毒盛，多用败毒之药，孰知日败毒而毒愈盛，疮愈多而不易愈。往往有腐烂者，日用败毒之剂，其疮不能收口。须知此症于泄精之时，泄精则元气亏损，故毒乘虚而入。若元气大旺，毒难深入，即有传染，不过轻微之毒，可一泄而愈。今遍身无非毒疮，明是大虚而毒深中也，不补虚以泻毒，乌能奏功乎。倘止服败毒之药，无异于以石投水矣。方用**二生汤**：

生黄芪三两　土茯苓三两　生甘草三钱　水煎服。连服四剂而疮渐红活，再服四剂而尽干燥，又服四剂全愈。

此方之妙，全不去解毒，止用黄芪以补气，气旺而邪自难留，得生甘草之化毒，得土茯苓之引毒，毒去而正自无亏，气生而血又能养，此治法之巧，而无如世人之未识也，可胜叹息云。

人有龟头忽生痞疮，服败毒之药，毒尽从大小便出。倘大肠燥结，则败毒之药不能径走大肠，势必尽趋小便，而小便口细，毒难馨泄，于是毒不留于肠中而反单结于外势。毒盛必发，安能不腐烂哉。往往龟头烂落，连龟身亦烂尽矣。世人多以外药敷之，虽外药亦不可少。然不先消其火毒，而遽用外药以止遏，不啻如石之庆卵也，故必先用汤治之。方名**散毒神丹**：

黄柏三钱　茯苓一两　生甘草三钱　炒

栀子三钱　肉桂一钱　水煎服。连服四剂，则火毒自从小便而出，疼痛少止。然后用**生势丹**敷之。

炒黄柏三两　儿茶一两　冰片三分　生甘草一两　大黄三钱　乳香一钱　没药一钱　麝香三钱　丹砂一钱，不煅　各为绝细末，和匀渗之，渗上即止痛，逢湿即渗末，不数日脓尽血干，肉筋再长，一月全愈，但不能再长龟头也。愈后须补气血，用十全大补汤，连服一月或两月，则外势仍能伸缩，尚可种子。否则多服败毒之药，又用泄火之剂，无论命门寒冷，而外势亦且冰冷，安得阳和之骤复哉。此先后治法之各异，实有次序也。

人有疳疮初发，鱼口将生，苟不急治，必遍身生疮，迁延岁月，腐烂身体，多不可救，故必须早治为妙。然早治之法，世人多以五虎散败毒，虽毒亦能往下泄，而损伤元气正不少也，未为得法。设或败毒之药少减，又恐有留毒之患，亦未为治法之妙。盖毒气之入，因元气之虚也。因虚而感毒，又败毒而重虚，毋论毒尽不泄，已犯虚虚之戒，况只败毒，毒更难散也。治之法宜于补中攻泄，则毒既尽出而正又无亏。方用**早夺汤**：

人参一两　生黄芪一两　茯苓一两　当归一两　远志三钱　生甘草三钱　金银花一两　大黄一两　石膏一两　柴胡二钱　白术一两　天花粉三钱　水煎服。一剂而大泻恶物，臭秽不堪，急掘土埋之。再服二剂，而臭物恶秽无留于肠胃矣。后可减去大黄、石膏，加土茯苓二两，同前药再煎服四剂，则一身上下与头面之间，必有隐隐疮形现于皮肤之内。再服二剂，疮影亦渐消矣。再二剂，永不生矣。

此方用大黄以泄毒，用石膏以清毒，用甘草、金银花以化毒，用柴胡、天花粉以散毒，非多助之以大补气血之药，妙在用参、芪、归、术之类自获全胜。此等之方，余实亲视而亲验者也。倘病人阴虚阳燥，方中可加熟地数两，或加玄参一两亦可，余品不可乱加也。

人有遍身生杨梅之疮，因误服轻粉，一时收敛，以图目前遮饰，岂知藏毒于内，必至外溃，未几而毒发于鼻，自觉一股臭气冲鼻而出，第二日鼻色变黑，不闻香臭矣。此等症见，断须急治，否则鼻柱自倾，一至腐烂，便不可救。虽急治而用些小之剂，亦正无益，毒气已盛，非杯水可济也。况杨梅结毒，不结于他处，而结于鼻中，其毒更胜，此毒不在他脏而在肺经也。肺气，清气也。毒气非清气可比，毒气在肺，则清气尽为毒气矣。肺气出于鼻而藏于肾，肾感毒气移之于肺，以散于皮肤，则毒气可以外出。今用轻粉收敛，则毒发皮肤者尽还肺中，肺又归还于肾，而肾不受，乃上冲于鼻，而鼻孔细小，安得遽泄，自然毒气尽结于鼻，而鼻乃独受其祸矣。治法必须多药以解其毒，以肺经不能直治，必隔一隔二以治之也。方用**护鼻散**：

玄参三两　麦冬二两　生甘草一两　生丹砂末，三钱　桔梗五钱　金银花三两　天花粉三钱　水煎，调丹砂末服。一剂而鼻知香臭矣。连服四剂，鼻黑之色去，不必忧鼻梁之烂落矣。更用**全鼻散**：

玄参一两　生甘草三钱　金银花一两　当归一两　麦冬五钱　人参三钱　生丹砂一钱　水煎服。十剂而一身之毒尽出，可保无虞。

前方过于勇猛，所以救其急。后方近于和平，所以补其虚，而丹砂前后皆用者，以轻粉之毒，非丹砂不能去。轻粉乃水银所烧，而丹砂乃水银之母，子见母，自然相逢不肯相离，丹砂出而轻粉亦出，此世人之所未知耳。倘鼻柱已倾，肉腐不堪，将前护鼻散救之，虽鼻不重长，而性命可援，亦不致死亡也。

人有生杨梅疮，遍身皆烂，疼痛非常，人以为毒气之在皮肤也，谁知是血虚而毒结于皮肤耳。夫杨梅之疮，发于骨髓之中，毒在骨难于医疗，毒在皮肤，似易于施治矣。然毒未出于皮肤，其毒蕴藏，泻骨中之毒，可从下而外泄。毒已出于皮肤，其毒开张，敛肌中之毒，不可由表而入。攻得其法则易泄散，未得其法则转横也。故治之法补其血，泻其毒，引之而尽从小便而出，始得其治法耳。方用**二苓化毒汤**：

白茯苓一两　土茯苓二两　金银花二两　当归一两　紫草三钱　生甘草二钱　水酒各半煎服。十剂全愈，并无回毒也。

此方视之平淡无奇，而实有异功者，补以泻之也。杨梅本生于肾之虚，肾虚则血虚矣。不补虚以治疮，反泻毒以耗血，此世人治梅疮所以多不效。

附：梅昆璧治杨梅疮水药方

金银花　防风　归尾　紫花地丁　川萆解　川牛膝　甘草稍　金蝉蜕　羌活　威灵仙　连翘　赤芍　白藓皮　何首乌以上各一钱　土茯苓一两

疮在头上，加荆芥、白芷各八分。疮在下部，加木瓜、木通各五分。疮在头上下部，荆芥、白芷、木瓜、木通并用。

上水煎服十剂，日服一剂。先将鲜猪肉淡煮汤，服药后即以淡肉汤一碗压之，令泻下恶物，每出大便，即在空地上挖一土坑，泻入坑内，即将泥土掩盖好，恐其毒气传人，为害非浅。

腰疽门一则

人有腰眼之间，忽长疽毒，疼痛呼号，似乎阳症，然腰肾乃至阴之地，未可作阳疽治之。若竟作阳症治，大不宜也。此症虽本于过忍其精，欲泄不泄以成斯毒，似乎纯是阴分之过，但腰间虽不远于内肾，火发而毒成，则阴中有阳，未可纯以阴症治之，必须合阴阳并治之，化其毒则毒去如扫。倘不补阴而竟治其毒，则肾气愈伤而毒难速化。即补阴而不补阳，则阴无阳不生，毒且深藏于肾宫而不得外泄矣。方用**两治散**：

白术一两　杜仲一两　当归一两　金银花三两　防己一钱　豨莶草三钱　水煎服，一剂而痛轻，二剂而痛止，三剂全愈。

此方用术、杜仲以利其腰脐，气通而毒自难结也，又得金银花、当归之类补中有散，而防己、豨莶直入肾宫，以祛其湿热之毒。阴阳无偏胜之虞，邪正有解分之妙，自然一二剂成功，非漫然侥幸也。

擎疽门一则

人有手心之中，忽然红肿高突，变成一疽，疼痛非常，昼夜无间，世人所谓擎疽也。人生此疽，多因冤家债主相寻。内外治疗，往往不能收功，有流血而至死者，似乎不必治也。然而有病无方，又安见吾道之大乎。苟肯忏悔于临时，怨艾于将死，安在不可救乎。况此疽之生，虽是冤孽，亦因病人有火热之毒，乘机而窃发也。故消其火热之毒，何不可奏功耶。惟是火热非起于一朝，而解毒难凭于小剂。盖毒成于热，而热起于火，火之有余，终是水之不足，不大料以滋水，惟小剂以灭火，安得取胜乎。治法必须大用补水之剂，而少佐解毒之味，则擎疽自愈矣。方用**释擎汤**：

玄参二两　生地一两　金银花二两　当归一两　紫花地丁五钱　贝母二钱　水煎服。一剂而痛轻，二剂而痛止。已溃者再服四剂，未溃者再服一剂，无不全愈。愈后仍须忏悔，则无后患。苟迁善不诚，改过不勇，未必不变生他病，非此方之过也。若论此方，滋水以治火，补正以解毒。自居于无过之地，又何拟议哉。

脚疽门二则

人之脚指头忽先发痒，已而作痛，指甲现黑色，第二日脚指俱黑，三日连足面俱黑，黑至脚上胫骨即死，此乃无名肿毒。得之多服春药，是火热之毒，非脚疽可比。若脚疽，止黑在脚指而不黑至脚面也。然脚疽最凶，虽不如无名肿毒之横，而速杀人则一也。盖脚为四余之末，宜毒之所不到，何以及凶恶至此？正以毒所不到之处，则毒聚不散，反出于指甲之间，则毒盛非常，而治之转不可轻视。然则用泄毒之药顺治之可矣，而孰知不然。凡人身之气盛，则周流于上下，毒断不聚于一处。惟气血大亏，不能遍行夫经络，而火毒恶邪乃固结于骨节之际。脚疽之生，正气血之亏，不能周到之故。然则乌可单泄毒以重伤其气血乎。治法必须大补气血而加之泄毒之味，则全胜之道也。方用**顾步汤**：

牛膝一两　金钗石斛一两　人参三钱　黄芪一两　当归一两　金银花三两　水煎服。一剂而黑色解，二剂而疼痛止，三剂全愈。若已溃烂，多服数剂，无不愈也。

此方用金银花以解毒，非用牛膝、石斛则不能直达于足指，非用人参、归、芪亦不能气血流通以散毒也。故用此方治脚

疽多效。即是无名肿毒，用此方治之亦可得生。世医有用刀去脚指，亦是治法。然不若用此方，于补中败毒，起死为生，既无痛楚之伤，又有全活之妙也。

人有脚腿之上，忽然肿起一块，其色如常，复又不痛，人以为痈疽也，孰知是气虚之故乎。夫痛成于肿，未有肿而不变为痈者，予独谓气虚而非痈，人谁信之。嗟乎！气所以行血者也，气行则血行，气血两行，总[1] 有邪气，断难成肿。邪气之盛，由于气血之衰，其肿为痛，每每作痛，而色必变为红赤也。今既不痛，而色又不变，是有肿之名而无肿之实，全是气虚而无以养，非邪盛而气不能制也。治法止补气以扶正，不须化毒以祛邪。方用**补中益气汤**：

人参五钱　白术一两　生黄芪一两　当归五钱　柴胡一钱　升麻五钱　陈皮一钱　生甘草二钱　半夏二钱　茯苓三钱　水煎服。十剂而肿自消。

补中益气汤补气之圣药，非消毒之神剂，何以用之而肿消耶。盖真气夺则虚，邪气盛则实。真气既虚，邪气益盛，不用补气之药，气何以行而肿何以化耶。补中益气汤善能补气，所以即能消肿也。况又益以化痰去湿之品乎，故更易收功耳。

鬓疽门一则

人有两鬓之中忽然生疽，红肿高突数寸，头面眼鼻俱浮，其状不堪，异乎平常相貌，此阳毒也。盖两鬓近于太阳，乃阳之位也，阴气不能到此部位，故两鬓生疽，当作阳症治之。然是阳症，往往有变为阴症者，所以阳药中必加入阴分之药，

---

① 总　通"纵"。即使、纵然之意。

以预防其害。若已溃破腐，更须阴药多于阳药，消息而善治之也。今有一方，名曰**理鬓汤**，治未溃已溃，未烂已烂，无不收功。方用：

金银花三两　白芷二钱　川芎一两　当归一两　夏枯草三钱　水煎服。未溃者二剂即消，已溃者四剂全愈。

此方用金银花、夏枯草以解火毒，用白芷、川芎以引入两鬓太阳之间，则金银花、夏枯草更得施其祛逐之功。又妙在当归之补气血，阴阳双益，正足而邪自难变，安得不速愈哉。

唇疔门一则

人之唇上生疔疮者，或在口角之旁，或在上下唇之际，不必论其大小，大约皆脾胃之火毒也。最宜速散，否则毒气炽炎，必且艰于饮食，往往有腐烂而死者。疔疮毒愈小而愈横也。治法宜急泄其火毒，而又不可损伤脾胃之气，则毒不难散矣。方用**救唇汤**：

紫花地丁一两　金银花一两　白果二十个　桔梗三钱　生甘草三钱　知母一钱　水煎服。一剂而疼痛止，二剂疮口消，三剂全愈。若已腐烂者，五剂自然奏功。

此方治头面上之疔疮，俱可获效，而治口唇之疔，更能神验。此方有白果、桔梗善走唇口，引金银花、紫花地丁至于生疮之处，一概尽去其毒也。

瘰疬门二则

人有生痰块于颈项，坚硬如石，久则变成瘰疬，流脓流血，一块未消，一块复长，未几又溃，或耳下，或缺盆，或肩上下，有流出患走之状，故名鼠疮，又名串疮，言其如鼠之能穿也。世人谓其食鼠窃

余物，以成此症，而不尽然也。盖瘰疬之症，多起于痰，而痰块之生，多起于郁，未有不郁而能生痰，未有无痰而能成瘰疬者也。故治瘰疬之法，必须以开郁为主。然郁久则气血必耗，况流脓流血，则气血更亏，徒消其痰，不解其郁，但开其郁，而不化痰，皆虚其虚也，不能奏功。方用**消串丹**：

白芍一两　白术一两　柴胡二钱　天花粉三钱　茯苓五钱　陈皮一钱　附子一片　甘草一钱　蒲公英三钱　紫贝天葵五钱　水煎服。连服八剂而痰块渐消，再服十剂而瘰疬尽化，再服一月全愈。愈后可服六君子汤，以为善后之计，断不再发。

此方妙在蒲公英与紫贝天葵为消串之神药，然非佐之以白芍、柴胡则肝木不平，非补之以白术、茯苓则脾胃之土不健，何以胜攻痰破块之烈哉。惟有攻有补，则调济咸宜。得附子之力，以引群药直捣中坚，所以能愈宿疾沉疴于旦夕耳。

人有久生瘰疬，两颈之间尽多溃烂，胸膈之上无非痰块，已有头破欲腐者，遂至身体发热发寒，肌肉消瘦，饮食少思，盗汗自汗，惊悸恍惚，此等症原系难医，然治之有法，尚可救也。大约瘰疬初起，宜解郁为先，而佐之补虚，以消其毒。倘执寻常治法，以祛痰败毒为事，鲜不速死。方用**转败丹**：

人参二两　柴胡二钱　白芍三钱　金银花三两　当归二两　半夏五钱　白术一两　生甘草三钱　水煎服。四剂而胸间之痰块尽消，再服四剂而颈上溃烂亦愈。将前方减半，再服十剂，疮口悉平，不再发也。

此方补多于消，而开郁寓于中，化痰存其内。世人从未有知此法者，但一味攻毒，所以愈攻而愈坏也。曷不以此方试之哉，杀运无穷，神力难信，世见此等治

法，无不惊走辟易。否则，且有刺讥诮笑，摘吾方之过奇，谓大言不惭，何可为训。孰知却是祛病之仙，夺命之异药哉。予不胜掩卷而三叹也。

痔漏门 四则

人有肛门内外四旁，忽然生长红瘰，先痒后疼，后成为痔，日久不愈，此症皆湿热所成也。而得之故，纵饮者为多。江南人常生此症，因地气之湿热，又加酒热之毒，所以结于肛门边不能遽化。夫肛门通于大肠，凡有湿热亦随大便出，何以积而成痔？以湿热在大肠不能久留，势必尽趋于肛门，而肛门为大肠锁钥，未免有关闭防范之意，不容湿热直出于门外，蓄积久湿热毒，肛门独受之矣。有毒必然外形，不生痔于肛门之内，必生痔于肛门之外，虽内外似乎少殊，而作楚则一也。然治之法，乌能舍湿热而他求乎。惟是肛门去脾胃甚远，化湿热之毒不能不假道于脾胃，肛门未必受益而脾胃先损，所以无成功耳。故用药必须无损于脾胃，而有利于肛门者，治之始克奏功。方用**益后汤**：

茯苓一两　白芍一两　地榆三钱　穿山甲一片，土炒，为末　山药一两　薏仁一两　水煎。连服四剂而肛门宽快，又四剂内外之痔尽消，再将前方每味加增十倍，修合丸散，以蜜为丸。每日未饮之先滚水送下五钱。服一料自然全愈，一再发也。

此方利水去湿热，既无伤脾胃，复有益肛门，盖两得之也。

人有肛门边先生小疖，每因不慎酒色，遂至腐烂变成痔漏疮，不能收口，后长生肉管，每岁一管，流脓淌血，甚至为苦。世人治法，多用刀针挂线，徒受苦楚，而内毒未除，外口难长，经年累月，

难以奏功。岂果漏疮而终不可治乎，抑酒色之戒不严，而治之不得其法。盖肛门之肉，不比他处之肉，而肛门之皮，亦不比他处之皮。他处之皮肉，非横生则纵生也。惟肛门之皮肉，有纵有横，最难生合。况大便不时出入，又加以刀针挂线，切勿轻用。惟消其湿热之毒，内治为佳。然而漏生既久，毋论漏不可止，而气血反伤，终难奏效也。方用补中用消，则何漏之不可痊哉。方用**青龟丸**：

乌龟一个　茯苓五两　薏仁六钱　羊蹄后爪四副　穿山甲五钱，俱用土炒　人参二两青苔干者，一个　黄芪八两　瓦松二条，阴干，不可火焙　白芷一两　槐米一两　各为细末。将龟用石臼捣死，以药末拌之，饭锅内蒸熟，将龟肉与甲火焙干，为末，同前药用蜜为丸。每日服三钱，服至一月而漏疮干，服至二月漏疮满，服完全愈，不再发。但服药时务必独宿，戒酒色三月。倘服药时不断酒色，不能奏功，不可不慎。

此方治漏实有神效，非世上大概之方。况虽去湿而复不散气，虽败毒而又不损血，补破于无形，填隙于有孔。我愿人敬服此方，坚守三月之戒，以去十年之病也。

人有大便时先射血几许，而始溺粪者，人以为便血病也，谁知肛门暗生血痔乎。夫痔久必变为漏，宜流脓血。不知受病不同，而见症亦异。此等之症，多得之饮烧酒过多，热走于直肠而不得遽泄，乃结成小痔不化，久则皮破而血出。此血乃外出于直肠之外，而非出于直肠之中，乃膀胱之血也。夫膀胱化气而不化血，酒毒渗入膀胱，将酒气化水出于阴器，而酒毒烁血不能从阴器而出，势不得不趋大肠肛门而出矣。无奈门径各别，户口牢关，无可出路，而酒毒结于直肠之外，毒向内

攻，而直肠之痔生矣。痔生必破，乘隙而膀胱之血注之，久且以血引血，不独膀胱之血尽归之也。乘大便之开关，血先夺门而出，故先大便而出射，正见其欲出之速耳。治之法似宜急填其隙，使血出之无路为第一策。然私窦既开，漏厄易泄，不亟清其上游之源，而但截其下流之隙，非计之善也。方用**清源散**：

黄连三钱　茯苓五钱　白芍五钱　葛根二钱　白芷三分　槐花三钱　地榆三钱　人参三钱　穿山甲土炒，为末，一钱　白术五钱　车前子二钱　三七根末三钱　水煎，调末。服三剂，血较前更多，三剂后减去黄连，再用三剂，血止而痔愈矣。愈后必务断酒，终身不可服也。若女色止忌三月，永不再发。倘不能禁，不必为之治疗，必先说过而后医也。

此方妙在用黄连之多，以解酒热之毒，所谓先清其源也。上游无病而下流自然安闲，况诸药又分配得宜。无非去湿化热之味，堵截之方，又何能加于此哉。

人有胸间生疮，因不慎酒色，遂成漏窍，长流血液，久则神形困惫，腰痛难伸，行同伛偻，人以为心漏也，孰知是肾虚而成漏乎。夫心肾本相通也，心之气必得肾之气以相生，肾之气必得心之气以相闭，心漏之成于肾气之泄也。欲心漏之愈，安得不急治其肾气之衰乎。然而治肾而心之气不闭，则补肾与不补同，盖有出气而无止气耳。或谓凡漏疮多成于湿热，但补肾而不闭心之窍，则漏不能愈，闭心之窍而不去其湿热，而但治其心肾，恐漏亦不能愈也。然漏亦不同也，漏在他处者，可泄其湿热，而漏在胸间者，不可泄其湿热。盖心漏成于肾虚，肾虚则寒，而非热也。肾虚者，肾水虚而非邪水盛也。治之法，补其真阴而邪水自消，温其肾寒而湿热自退。方用**温肾丹**：

鹿茸二个　附子二个　青盐二两　人参二两　瓦葱二枝　红枣四两　各为末，红枣煮熟，捣为丸。每日空心酒下三十丸。服半月而腰痛减，服月余而心漏愈矣。

此方之奇，全在鹿茸，既能益肾中之水火，而更能补心中之缺陷。又加之附子之辛热，则无经不达，引鹿茸直入于心肾，以填补其空窍。如青盐者，咸以耐坚也。盖漏疮必多窍孔，故流血亦多，血得盐止而不流也。瓦葱者，消湿热于无形，虽心漏非湿热之病，然未免少有留存，则孔窍难塞，故兼用以防其变。诚恐气虚不能化，更益以人参生气于心肾之间，助茸、附之力通达于上下，尤易成功也。

顽疮门二则

人有久生恶疮，或在手足，或在胸背，或在头面，终年经岁而不愈，臭腐不堪，百药罔效，外药敷之不应，内药服之无功，世人故谓之顽疮。然疮虽顽，治之当如何？盖人身气血和，断不生疮疖，间或生之，亦旬日而愈。其不和者，或因湿浸，或因热盛，或因湿热寒邪之交至，遂至气结而不宣，血滞而不散，结于皮而皮生疮，结于肉而肉生疮。久则脓血不净，因而生虫。人以为虫也，又用杀虫之药，而反伤其皮肉，则气血愈虚，力难兼到，弃皮肉于膜外而不顾，则疮成为冥顽不灵之患矣。故治疮皆以行气活血为主，而虫与毒不必计也。然而血不易活，气不易行，非补气补血不可。盖气得补而气自行于周身，血得补而血自活于遍体也。方用**救顽汤**：

当归一两　黄芪一两　白术一两　生甘草三钱　熟地一两　山茱萸五钱　麦冬一两　柴胡一两　茯苓五钱　半夏二钱　防风一钱

连翘一钱　附子一片　水煎服。连服二剂，而疮口必然发肿，断不可惧。从前无效，今服药发肿，乃药助气血与疮相战也，乃速愈之机。再服二剂，不痛而痒矣。再服二剂，痒止而肉生矣。再服二剂，结靥而愈。再服二剂，不再发。

此方单去活血行气，得补之力也。气行血活，虫将安寄？故不必杀虫而顽疮自尽愈矣。

人有内股生疮，敛如豆许，翻出肉一块，宛如菌状，人以为虫蚀外翻也，孰知是肝经风热血燥之故乎。夫肝热则生风，此风乃内风而非外风也。外风清凉而内风蕴热，故外风宜散而内风宜清。然但清其风而不补其血，则热不可解，而风不可舒也。必须养血之中而益之清热之味，则燥不能燥，热退而风自静矣。方用清风汤：

白芍一两　人参五钱　当归五钱　白术三钱　炒栀子三钱　甘草一钱　川芎二钱　丹皮三钱　沙参三钱　柴胡一钱　天花粉三钱　连翘一钱　水煎服。一连数剂，疮口自敛。

此方滋血以养肝，非消肉以化毒。然何以疮敛而愈也？盖疮成于肝木之旺，平肝而血无过燥之虞，自然风散而热无炎烧之祸也。苟不平肝而内用降火之品，外用追蚀之法，则蚀而又翻，翻而又蚀，其肉益大，而气愈虚，变出非常，正难救援耳。

接骨门二则

人有跌伤骨折，必须杉木或杉板将已折之骨凑合端正，用绳缚住，不可偏邪歪曲，紧紧又用布扎，无使动摇，万不可因呼号疼痛，心软而少致变动轻松，反为害事。收拾停当，然后用内服之药。苟或皮破血出，尤须用外治之药也。但骨内折，而外边之皮不伤，正不必用外治之药，然内外夹攻，未尝不更佳耳。内治之法，必须以活血去瘀为先，血不活则瘀不能去，瘀不去则骨不能接也。方用续骨神丹：

当归二两　大黄五钱　生地一两　败龟板一两，为末　丹皮三钱　续断三钱　牛膝二钱　乳香末　没药末各二钱　桃仁三十个　羊踯躅一钱　红花二钱　白芍一两　水煎服。二剂而瘀血散，新血长，骨即长合矣。再服二剂，去大黄，又服四剂则全愈矣。外治之法，必须用膏药而加之末药，渗于伤处为妙。膏名全体神膏：

当归二两　生地二两　续断一两　牛膝一两　甘草五钱　地榆一两　茜草一两　小蓟一两　木瓜一两　杏仁三钱　人参一两　皂角二钱　川芎一两　刘寄奴一两　桑木枝四两　红花二钱　白术一两　黄芪一两　柴胡三钱　荆芥三钱　用麻油三斤，熬数沸，用麻布沥去渣，再煎，滴水成珠，加入黄丹末，水漂过一斤四两，收为膏，不可太老。再用乳香三钱，没药三钱，自然铜醋浸烧七次，三钱，花蕊石三钱，麒麟竭五钱，白蜡一两，海螵蛸三钱，为细末，乘膏药未冷时投入膏中，用桑木棍搅匀取起，以瓦器盛之。临时以煨摊膏，大约膏须重一两。既摊膏药，再入细药，名为胜金丹：

麝香三钱　血竭三两　古石灰二两　海螵蛸一两　自然铜末如前制，一钱　乳香一两　没药一两　花蕊石三钱　冰片一钱　樟脑一两　土狗子十个　地虱干者，一钱　土鳖干者，一钱　人参一两　象皮三钱　琥珀一钱　儿茶一两　紫石英二两　三七根末一两　木耳炭一两　生甘草末五钱

和匀，以罐盛之。每膏药一个，用胜金丹末三钱，渗在膏药上贴之。大约接骨不须二个也，重则用膏药二个。此膏此末皆绝奇绝异之药，倘骨未损伤，只消贴一

张即痊，不必加入胜金丹末药也。

三方内外治法皆有不可形容之妙，内外同治，且夕即能奏功。世传得此三方，可无忧折伤之不可救也。

人有从高而下坠于平地，昏死不苏，人以为恶血奔心也，孰知是气为血壅乎。夫跌仆之伤，多是瘀血之攻心，然而跌仆出于不意，未必心①动也。惟从高下坠者，失足之时，心必惊悸，自知坠地必死，是先挟死之心，不比一蹶而伤者，心不及动也。故气血错乱，每每昏绝而不可救。治之法，驱其瘀血而必佐之苏气之品，而血易散，而气易开。倘徒攻瘀血，则气闭不宣，究何益乎。方用**苏气汤**：

乳香末一钱　没药末一钱　苏叶三钱　荆芥三钱　当归五钱　丹皮三钱　大黄一钱　桃仁十四粒　羊踯躅五分　山羊血末五分　白芍五钱　水煎。调服一剂而气苏，再剂而血活，三剂全愈。

此方苏气活血兼而用之，故奏功神速。方中妙在用羊踯躅与苏叶、荆芥，因其气乱而乱之，则血易活而气易苏矣。

金疮门一则

人有杀伤而气未绝，或皮破而血大流，或肉绽而肠已出，或箭头入肤，或刀断背指，死生顷刻，不急救可乎。大约金刀之伤，必过于流血，血尽则发渴，渴若饮水，立刻即亡，故刀伤之渴，断须坚忍。世人有饮水而愈者，又是何故？盖其人素有热病，得水即热解，而不可执之以治凡有伤而渴者也。但渴即不可饮水，又将用何药解渴，要不能外补血以救之。然而既补血以止渴，刀枪之口大伤，所补之血仍然外泄，血流无止渴之期，亦速死之道也。故补血之中，仍须用止血之药，而

止血之内，更须用生肉之剂，则恶血不致攻心，内火不致烧胃，庶死者可生，破者可完，断者可续也。方用**完肤续命汤**：

生地三两　当归三两　麦冬三两　元参三两　人参二两　生甘草三钱　三七根末五钱　续断五钱　地榆一两　乳香末　没药末各三钱　刘寄奴三钱　花蕊石二钱　白术五钱　水煎服。一剂口渴止，二剂疮口闭，三剂断缝生，四剂全愈。

此方补血，加之止涩之味，使血之不流，肉之易长是也。何以又用补气之药？盖血伤不易速生，补气则气能生血，且血生以接肉，又不若气旺以接肉之更易，所以于补血之中兼用补气之药也。然不用参、术，未尝不可建功，终觉艰难不速。此方凡有刀伤，皆可治疗，但视其所伤之轻重，以分别药料之多寡耳。

物伤门三则

人有为虎所伤，无论牙爪，流血必多，大约虎伤者，多在颈项，必有深孔，或两个，或四个，其孔一时即变黑色，痛不可忍。急用生猪油塞之，无猪油则用生猪肉填之，则肉入孔中，随塞随化，庶不致所伤之肉再腐，然后急买地榆半斤，为末，敷其虎伤之处，血即顿止，随用汤药以解其渴。盖虎伤之后，流血必多，而虎又有热毒，直来犯心，故心渴之甚，断不可即与水饮，万不得已，可与小便饮之。急用**治虎汤**：

当归三两　地榆一两　生地三两　黄芪三钱　三七根末一两　麦冬三两　水十碗，煎数碗，恣其畅饮，服完必安然而卧。明日伤处大痒，又服一剂，又卧。如是五日，疮口生合而愈。

① 心　原作"之"，字之误，今改。

此方大补气血以生肌，加地榆以化虎毒，加三七根止血收口，药料无奇，而收功实神妙也。

人有为蛇所伤，或在足上，或在头面，或在身腹之间，足肿如斗，面肿如盘，腹肿如箕，三日不救，则毒气攻心，人即死矣。盖蛇乃阴物，藏于土中，初出洞之时，其口尚未饮水，毒犹未解，故伤人最毒。治以解毒为主。惟是蛇毒乃阴毒也，阴毒以阳药解之，则毒愈炽。必须以阴分解毒之药，顺其性而解之也。方用**祛毒散**：

白芷一两　生甘草五钱　夏枯草二两　蒲公英一两　紫花地丁一两　白矾三钱　水煎服。一剂而肿渐消，二剂而毒尽从大小便而出，三剂全愈。

此方白芷虽是阳分之药，得夏枯草，阳变为阴。紫花地丁、蒲公英、甘草、白矾之类，尽是消毒之味，又且属阴，阴药以化阴毒，自易奏功，所以助白芷直攻蛇毒而无留余之害也。或问解蛇之毒既不可用阳分之药，何必又用白芷？不知蛇毒正用白芷，方能除祛。世人不善用之，所以有效有不效。今用之于阴分药中，自无不效矣。又何可舍白芷而另求他药，反致无功乎。或又问雄黄亦制蛇毒之品，何不用之？然而白芷阳中有阴，不比雄黄之纯阳也。雄黄外用可以建奇功，而内用每至偾事，不若白芷之用于阴中，可收全功耳。

人有为癫狗所伤者，其人亦必发癫，有如狂之症，世以为其人必生小狗于腹中，此误传也。因其发出狂癫有如狗状，见人则咬，逢女则嬲①，非狗生于腹中，不宜有此景象。况人为癫狗所伤，大小便一时俱闭，不能遽出，大小便虚用努力，似若生产艰难。且外势急痛，腰腹作胀而死，人以为腹中生狗不能产而死。云腰痛者，乃小狗内咬也，岂不可笑哉。其实狗误食毒物而发癫，亦为所伤。则毒气传染于人，狗愈而人死矣，最可畏之病也。然而得其法以解毒，则病去如扫，正不必过惧也。夫犬性最热，狗食物而发癫，乃食热物之故，或食自死之肉，或餐热病之尸，多成癫病。然则狗发癫狂，实热上加热也。解其热毒，何不愈之有。但世人未知解法，所以不救耳。予逢异授奇方，不敢自秘，传以救世焉。方用**活命仙丹**：

木鳖子三个，切片　斑蝥七个，陈土炒，去头足，米一撮炒　大黄五钱　刘寄奴五钱　茯苓五钱　麝香一分　各研细末，和匀，黄酒调服三钱，一剂而毒气全解，至神之方也，不必二服，七日皆能奏功。过七日外，必须多服数次，无不可救。服药切忌色欲，须二月不行房。并忌发物，余无所忌。

是方用木鳖、斑蝥者，以狗最畏二物也。木鳖大凉，又能泻去热毒，得大黄以迅扫之，则热毒难留。剂寄奴善能逐血，尤走水窍；佐茯苓利水更速，引毒气从小便而出也。麝香虽亦走窍，然用之不过制斑蝥、木鳖，使之以毒攻毒耳，中有妙理，非漫然而用之也。

癫门一则

人有遍身发癫，皮厚而生疮，血出而如疥，或痛或痒，或干或湿，如虫非虫，人以为湿热之留于皮肤也，孰知是气血不能周到滋润乎。世多以苦参煎汤或豨莶、白芷之类外治，而终无成效，正坐于气血之虚也。盖气血足则经络无闭塞之虞，气血旺则毛窍无干枯之害。且气足血旺，则

————————

① 嬲　音鸟。戏弄、纠缠之意。

热散湿消，何至淤滞而不通散，结于皮肤之外。故治癞之法，专以补气血为主，而佐之消湿散热之味。虽十载沉疴，尚可奏功于旦夕，矧目前之近癞乎。方用**扫癞丹**：

黄芪三两　当归二两　防风二钱　茯苓一两　白术一两　生甘草三钱　麦冬一两　金银花二两　芍药一两　川芎五钱　熟地一两　山萸五钱　元参一两　荆芥三钱　天花粉三钱　水煎服。二剂而皮色润，又服二剂而干燥解，连服十剂全愈。

此方大补气血，无异枯涸之田，一旦忽逢霖雨，生机勃勃，又何至有尘埃之敝野哉。

刑杖门一则

人之腿受官刑，皮肉腐烂，死血未散，疼痛呼号，似宜用膏药、末药外治为佳。然而受刑深重，不急内消，专恃外治，则逍遥膜外，安能卫心，使恶血不相犯乎。此内治之断不宜迟也。然而世人外治之方多有神奇，而内治之方绝无应验，往往有一时心乱而死者。虽犯法遭刑，多

缘恶积，保无受冤之屈棒乎。冤气在心，则肝叶开张，肝气收敛，尤善引血入心，使无辜之人一旦轻死，疗治无法，是谁之愆。铎求异人特传一方，一受官刑，即时煎服，断无性命之虞。服后，然后用膏药、末药外治，内外夹攻，则疮口易愈矣。内治方名为**卫心仙丹**：

大黄三钱　当归一两　红花三钱　桃仁三十粒　生地一两　丹皮三钱　木耳三钱　白芥子二钱　水煎服。一剂而恶血散矣，不必二剂也。然后以膏药贴之，膏方名**护心仙丹**：

大黄一两　没药三钱　乳香三钱　白蜡一两　松香五钱　骨碎补五钱　当归一两　三七根三钱　败龟板一两　麝香五分　各为细末，猪板油一两，将白蜡、松香同猪油在铜锅内化开，后将各药末拌匀，为膏药。贴在伤处，外用油纸包裹，再用布缠住。轻者一膏即痊，重者两膏足矣。夹棍伤重，大约不须四个，即可行步无虞矣。

此二方至神至奇，内方使恶血尽散，外方使死肉之速生，合而用之，又何至损人性命哉。

辨证录幼科卷之十四

惊疳吐泻门七则

儿科之病，惊疳吐泻为多，四者又相为终始。大约因疳而成吐，因吐而成泻，因泻而成惊。故小儿口内流涎，乃疳之兆也。起首即治疳，而吐泻之症不作，又何致惊症之生也。惟其失治疳症，而胃气受伤矣。小儿纯阳，原无损于阴气。伤胃气者，伤阳气也，阳伤阴亦伤矣。伤阴者，伤脾气也。人生后天以脾胃之气为主，脾胃两伤，无气以养心，而惊之症起矣。是惊乃虚病，而非有外风之入也。然则吐泻惊俱脾胃之虚寒，而疳乃脾胃之实热也。不知小儿因多食水果，以致口热而成疳。口热似乎阳旺也，然而阳极则变为阴矣。故疳症既久而作吐，正阳变为阴之验也。可见，惊疳吐泻俱是虚症，补脾胃而四症皆易愈也。世医分惊为风，分疳为热，分吐泻为寒，亦未深知小儿之症耳。孰知单治脾胃之虚，而四症不必治而自愈也。方用**活儿丹**：

人参三钱　白术一钱　甘草一分　茯苓二钱　陈皮一分　巴戟天一钱　白芍一钱　柴胡二分　当归五分　山楂五分　神曲三分水煎服。一剂而惊疳吐泻无不即安，二剂全愈，三剂不再发也。

此方健脾开胃，又能平肝，使肝亦无郁滞之患，自能疏通土气，变克土之肝反为益土之肝矣。脾胃无非生气，而吐泻自止，何至四肢无养，变成角弓反张之急慢惊风哉。

小儿生疳，上下牙床尽肿，口角流①涎，咳嗽不已，咽喉肿痛，人以为疳症脾热也，谁知是胃火之上升乎。夫既是胃火，宜用泄火之药。泻火而不效者，以火过于盛，将阳变为阴矣。故用降火之药以泻火而不降，转至困惫者，正《内经》所谓壮火食气也。盖少火宜泻，而壮火宜补。不补胃以治火，反泻火以损胃，安得而不加困惫哉。治之法，补其胃气之虚，少加息火之味，则疳症不治而自愈矣。方用**平肝汤**：

茯苓三钱　白术一钱　陈皮二分　神曲五分　麦冬二钱　元参二钱　桔梗一钱　苏叶三分　人参三分　枳壳二分　黄芩三分水煎服。一剂轻，二剂又轻，三剂而疳症愈，不必四剂也。

此方补胃以散火而火自平者，以火出于土之中也。土健而火藏，土衰而火现，故补其土而火藏于下，又何至上升于口颊之间乎。况方中有解火之味在于补之内，则土引火而自归，火亦随土而自息矣。

小儿生疳之后，饮茶水则吐，后则不饮茶水而亦吐，困弱之极，人以为热吐也，谁知是热变为寒而吐乎。夫疳症本热也，疳久则寒者，以胃土之伤，土衰则火旺，火旺则土亦衰，土益衰而前火之旺自

————
① 流　原作"凉"，字之误，今改。

减，火土两衰，安得不寒乎。况小儿最喜者，生冷也。土衰又加生冷，自然作吐矣。故止吐以健胃为主，单用止吐之药，吾未见其能止也。即偶止吐于一时，未必不动吐于后日，惟健胃以止吐，则胃强而吐不再发也。方用**六君子汤**加味用之。

人参一钱　白术二钱　茯苓二钱　甘草一钱　半夏五分　神曲三分　陈皮三分　白豆蔻一粒　水煎服。一剂即止吐，二剂全愈。

此方健胃以止呕，治大人尚有成功，况小儿乎。小儿呕吐，世人视为轻症，往往不以为意，变成大病而不可救。以胃气之伤，不能生养夫四肢，而角弓反张之病现，乃阴虚而成之也。今以此方扶其胃气，胃健而饮食能受，既无呕吐之伤，自有灌注之益，又何至有惊风之病哉。

小儿大吐之后，忽然大泻，虽吐止而泻不肯止，倦怠之极，人以为吐变泻则其气顺矣，谁知其气愈逆乎。夫吐乃伤胃，而泻乃伤脾也。气顺宜吐止而愈矣，今吐止而大泻，乃胃传于脾矣。由腑而入脏，是由表而入里也，较吐更甚。盖吐症补胃而可愈，而泻症宜兼补脾。虽脾胃有同治之法，补胃自必补脾，但吐后作泻，则补脾必须补胃也。方用**生脾助胃汤**：

人参三钱　白术三钱　甘草三分　肉桂一钱　茯苓五钱　神曲五分　附子一片　水煎服。一剂而泻止，二剂全愈。倘服之不应，不必治之矣。

此方治小儿之泻，效验如响，百人中可救九十。彼不应者，乃阴阳两绝之人也，非药之过耳。世人见参、附如鸩毒，不敢浪用。医生用之，亦辄抵毁，自陷于死亡，衰哉。

小儿上吐下泻，眼目上视，死亡顷刻，其状宛似慢惊风，人以为惊风之症也，谁知是脾胃之气将绝乎。小儿至此，亦人鬼之关也。若作慢风治之，用牛黄等丸，下喉即死矣。夫脾胃之气将绝，是阴阳之气欲脱也，非急救其气，何能再活。救气之药，舍人参无第二味也。世间之药，无过人参至四五钱，以救婴儿之吐泻，无论近人无此胆气，即古人亦无此方法，毋怪婴儿之多亡也。予逢异人，训予救小儿垂危之症，惟有多用人参，可变危为安。铎试之，无不奇效。盖小儿脾胃虚寒，以致上吐下泻，正至危之症也，宜多用人参以救之。方用**安儿至宝汤**：

人参五钱　白术五钱　茯苓三钱　巴戟天三钱　附子一钱　麦芽一钱　枳壳三分　槟榔三钱　车前子二钱　白豆蔻三钱　扁豆二钱　萝卜子一钱　水煎服。一剂即吐止，再剂泻即止，三剂全愈。

此方全在用参、附之多，所以能夺命于将危，以人参能回阳于既绝，附子能续阴于已亡也。然非群药佐之，则阴阳不能分清浊，而积秽亦不能祛除耳。故用参、术以补气，少少祛除，自能奏功。否则，乌可已伤而再伤，已绝而重绝乎。世人但尚祛除，全不识补中用攻之法，所以劳而无功也。

小儿吐泻之后，角弓反张，时而惊悸牵搐，人以为惊风之病也，谁知非风也，乃肝克脾胃之土而土气欲绝耳。此时万不可治风，一治风以定惊，则立刻亡矣。盖既经吐泻则阴阳两亡，所存者几微之气耳。不急救脾胃以续气，反散风邪以损其气，欲不趋于阴得乎。且脾胃欲绝，补脾胃之土，而不补命门、心包之火，则土寒而阳不可以遽回，阴不可以骤长。故必须补火以生土，补土以止惊。方用**续气汤**：

人参一两　白术一两　巴戟天五钱　肉

桂一钱　生枣仁三钱　远志二钱　茯苓五钱
干姜三分　附子三分　半夏一钱　水煎服。
一剂安，二剂更安，三剂全愈。

此方以十岁为准，每岁减二分。毋论
慢惊、急惊，以此方投之，无不立效。盖
急慢惊风俱是虚症，非急为风而慢为虚
也。世人以惊为风误矣。不作风治则十人
九活，一作风治则十人十死，以虚而兼风
治则十人八死，以大虚治，而绝不治风，
则十人十活也。喻嘉言谓惊风二字乃前人
凿空之谈，劝行医者绝口不道其言。虽过
于愤激，然亦深悯小儿之误死于非命，不
得不大声以救之也。但喻嘉言所立之方，
尚兼风治，犹未洞悉底里，不若直补土以
救惊，补火以生土也。

小儿惊症有慢惊、急惊之分，世以急
惊属之风，慢惊属之虚，以此区别治疗，
生者颇多，似乎其说之不可易矣。谁知似
是而非，亦杀人之说也。盖小儿从无有惊
风之症，此岐天师之所未定，而雷公之所
不论者也。惊风二字，乃末世之医创言以
杀小儿者也。自此言出，杀小儿不啻数百
万矣。小儿何尝有风，一作风治，千人千
死。嗟乎！天心仁爱，何为使小儿不识不
知，任其夭荡耶。铎授异人之教，救小儿
惊症，绝不治风。无论急惊、慢惊，以人
参汤调服，立刻奏功。不敢自秘，罄书竹
简，以听世人公用。

人参三两　白术半斤　茯苓三钱　半夏
一两　广木香三钱　柴胡一两　槟榔五钱
荆芥炒黑，五钱　白芍三两　山楂一两　枳壳
一两　麦芽五钱　神曲一两　甘草一两　干
姜一两　麦冬去心，一两　石菖蒲五钱　薄荷
叶五钱　各为细末，蜜丸如龙眼大。凡遇
急慢惊症，用一丸，以人参三钱煎汤泡开
送下，无不全活。

方名**保赤定惊丹**。轻者一丸，重则二

丸，无有不愈者也。泡开必须用人参煎
汤，多多益善。若不用人参，效验不能十
分之捷，然亦可免死亡之兆也。愿世人共
佩吾言，万勿执惊症为风症，忍为杀人之
医也。

便虫门二则

小儿便中下寸白虫，或蜉蝤之虫，或
吐出长短之虫，种种不一，人以为湿热之
虫也，谁知是脾胃之伤乎。小儿最喜食生
冷之物，自然湿热无疑。然而脾胃气健，
虽有湿热，自易分消。惟是脾胃之气伤，
则难于运化，不生津液而生虫矣。倘徒治
虫而不补其脾胃，则脾气不能消，胃气不
能化，虫且安居无恙矣，夫何益哉。惟补
其脾胃之气，则气旺而自能治虫，再佐以
杀虫之药，虫将何隙以逃生乎。此治之
法，必须补中用攻也。方用**治虫丹**：

白术三钱　茯苓三钱　百部一钱　槟榔
五分　使君子十个　枳壳五钱　白芍三钱
甘草三分　白薇二钱　黄连二分　半夏五分
水煎服。二剂而虫尽化为水矣。但服药之
后，务须忌饮汤水茶茗。

此方杀虫之药虽多，然入之健脾平肝
之剂内，则正气无伤，而虫又杀尽，乃两
得之道也。

小儿有粪门边拖出长虫，不肯便下，
又不肯进入直肠之内，不痛不痒，人以为
虫口咬住也，谁知乃祟凭之乎。夫虫口咬
住，必然作痛。今安然如故，岂虫口之自
咬耶？虫既不咬，宜随粪而俱下。今不下
而留半截于中，非祟凭而何。病既祟凭，
宜非药物可治，然而人有一念之悔心，医
即有一种之治法。使人苟迁善而求医无
术，又何以见吾道之大哉。况父母未有不
爱其子者，见其子生虫之异，未必不疑自

身之谴尤，而畏鬼神之作祟，或告天而代为请祷，或信佛而自诉祈求。然而医无以应之，不几阻人改过之门乎。铎得异人之传，用药外点虫身，则立刻化为水。方名**点虬丹**：

水银一钱 冰片一钱 硼砂一分 雄黄三分 樟脑一钱 轻粉三分 白芷一钱 薄荷叶三分 各研绝细末，以不见水银星为度。水调少许，点虫头或身上，少刻即尽化为水。但点药之时，必虔拜上天，然后点之则验。否则，或验或不验也。不须内服煎药，至奇之方也。

余恐负异人之传，故罄书之辨症论后。异人者，余游南岳所逢道士，自号雷公，状貌殊异。传铎《活人录》奇方最多，此方其一也。

痘疮门十五则

小儿将出痘，身必发热，口必发渴，眼必如醉，此时当以表药散之，则火毒大解。无如世人未敢信为出痘，因循数日，见点而始用表散。有形之解与无形之解大有不同，所以轻变重，而重变死也。虽然见点不用表药，则火毒又将安解，岂不药得中医而可望其自愈乎。不知能善用表散之药，正自有功耳。大约痘疮初出之时，不可不用表散之药，而又不可全用表散，当于补中表散之，则正气无伤，而火毒又可尽解也。方用**至慈汤**：

人参三分 荆芥炒黑，三钱 生甘草一钱 柴胡一钱 当归三钱 茯苓二钱 陈皮三分 麦冬二钱 元参三钱 天花粉一钱 水煎服。一剂火毒少除，二剂火毒全散，不必三剂也。若已见点，则重变轻，而死变生矣。

此方正用柴胡、荆芥以疏通其表里，得元参以去其浮游之火，得生甘草以败其毒。妙在人参、归、冬之类，俱是补气补津之味，佐前药以充其力，使无壅闭之忧，以速其至隐之火毒也。世人治痘，一见用补，无不惊惧，谁知火毒非补，万不能由内而发于外。能于补中用表散之法，何愁小儿之不尽登于寿考也。此方十岁为准，如周岁小儿，用十分之一，每岁增加可也。若十岁之外小儿，宜加人参而已，余味不必加也。

小儿已出痘，遍身上下尽是鲜血点，粒粒可数，此至佳之痘也。不必发散，只须助其正气，自然饱满贯浆，收靥亦速，九日而始回矣。然而纯用补剂，又虑呆补而无疏通之气，恐速于见功，未免升上而不能降下，亦非治之善也。方用**安幼汤**：

当归三钱 荆芥一钱 元参三钱 陈皮三钱 熟地三钱 麦冬三钱 生甘草五分 生地一钱 黄连一分 丹皮一钱 贝母三分 水煎服。一剂而绽，不必二剂也。

此方妙在补中带散，则痘疮力足，无内怯之忧；散中实补，则痘疮大泄，少外阻之祸。世人不知治法，往往一味是补，所以多留后患耳。至于一味呆散，未有不将佳痘而变为恶疮者，每至死亡犹以为胎毒之未净也，仍用散火败毒之剂，以至不救。谓非医杀之，而欲冀免于阴报也，得乎。幸人善用其方以安幼耳。

小儿出痘，其痘疮之色红盛，烦渴，大便干燥，小便短涩而黄赤，脉洪大不伦，舌上生疮，此阳症之疮也，切忌用湿热之味。然又不可见为大热，而即用寒凉之药，恐火热太盛，骤得寒凉，而火不肯遽退，热不肯骤解，反至生变者有之。治法宜用寒而佐以化热之品，用凉而辅以散火之味，则不违火热之性，而自得寒凉之益也。方用**全痘散火汤**：

元参三钱 黄芩一钱 生甘草一钱 栀子一钱 桔梗二钱 生地二钱 荆芥三钱,炒黑 当归一钱 水煎服。一剂而热毒火毒尽行解散矣。

此方用芩、栀以清火,又得元参以退其浮游之火,更妙在用荆芥、桔梗引火外出,而生地、当归滋其腑脏之燥,则雨润风吹,有不变火宅而清凉者乎。所以获解散之功而无背违之失也。

小儿出痘,痘疮虚空,而色又清白,发痒中塌,身寒颤,咬牙不已,腹中虚胀,上吐下泻,脉复沉细微弱,此阴症之痘疮也。盖内寒之极,疮不能发出,必须用大补气血之药,而佐以温热之味,则疮无冰冻之虞。倘不知其故,而亦用寒散之品,则痘疮内陷,而死亡顷刻矣,是阴痘戒用阴分之药明甚。然而其中有似是而非者,又不可不辩,以痘疮之善变也。色白,虚也,而发痒又有实症;身寒,凉也,而发颤又有热症;腹胀,虚寒也,而吐泻又多实热之症。既非虚寒,而亦用温热之品,安得不死乎。然则终何以辩之?吾辩之于舌焉。舌红者热,舌白者寒也。舌红而带白者,热中之寒;舌白而微红者,寒中之热;舌大红而又燥,热之极也;舌纯白而又滑,寒之极也。倘舌白而又滑,此阴症无疑。方用**祛阴救痘丹**:

人参一钱 当归三钱 白术三钱 附子三分 荆芥一钱 黄芪三钱 水煎服。一剂而色白者即变为红,阳回而寒之气尽散矣。

此方用参、芪、归、术以补气血,气旺而阴自难留,血足而阳自可复。然后益之附子,则奏功始神。方中又加荆芥者,以附子直攻其内,非荆芥则不能引附子外散耳。

痘疮初出,隐于肌肉之间,不见点粒,人以为疮毒之内藏而不肯遽出也,孰知是气虚而不能推送以发于外乎。论理用升麻、桔梗、羌活之类亦能外发,然而不补其气,而惟用散药,吾恐元气益虚,痘发之后,未必无他病之生,尚非治之善者也。方用**发痘散**:

生黄芪二钱 甘草五分 当归一钱 桔梗一钱 荆芥一钱 防风二分 水煎服。一剂而点粒见,再剂而痘尽出也,可以不必再服药矣。

此方之妙,虽用桔梗、荆芥、防风之散药,而实得黄芪、当归补气之力,则易于推送,所以火毒不能隐藏,一齐而尽出也。

痘疮已见点后,热气大盛,疮粒过多,人以为火毒之太甚,谁知是血虚而不能以润乎。若止用发散之剂,而不用补血之药,则火盛水干,痘难贯浆矣。故必须于补血之中,而少佐之以解毒也。方用**养痘汤**:

当归二钱 川芎一钱 连翘五分 麦冬一钱 天花粉三分 木通三分 甘草二分 水煎服。一剂而热退,二剂而疮粒明净,尽行贯浆矣。

此方之妙,妙在当归、麦冬、川芎为君,而少用连翘、木通、天花粉为佐使,而血旺而火不过炎,热消而毒不内隐,故能速于收功而又无后患也。

痘疮已出四五日后大小不等,根窠不甚红泽,色暗顶陷,不能起发者,人以为火毒之倒塌也,谁知是血气之亏欠,欲出而不能,欲发而不得。倘徒用化毒之药,则毒反不消。倘徒用催浆之药,则浆反不贯,变生不测,往往有入于死亡者。治之法,必须于补气之中而辅以化毒催浆之味。方用**催痘汤**：

人参三分　牛蒡子一钱　当归二钱　川芎一钱　黄芪二钱　茯苓一钱　桔梗五分　陈皮二分　连翘三分　肉桂半分　水煎服。一剂而色红，二剂而顶突贯浆矣。

此方之妙，妙在用参、芪、归、芎之多，而发散化毒为佐使。气足而不祛于中，血足而不陷于内，自然痘色润泽而肥满矣。

痘疮至六日，毒宜化，浆宜行矣。乃颜色不红绽肥满，是气血大虚也，万不可徒攻其火，而妄用败毒之味也。必须以补气补血为主，方用**护痘万全汤**：

人参五分　黄芪一钱　当归二钱　川芎一钱　白术二钱　茯苓一钱　陈皮三分　牛蒡子三分　桔梗五分　天花粉三分　水煎服。一剂红润而肥满矣，不必二剂也。

此方之妙用，全不去消毒攻火，但补气血而痘自外发。且补中有散，而补非呆补，更易奏功。所以有益无损，而收万全之效也。

痘疮七八日，宜浆满足矣。今疮平浆薄，饮食少减，人以为毒气之内陷也，谁知是气血之不充乎。夫气血之不充者，由于脾胃之气弱也。脾胃气弱，则肝血不生，肝血不生，则脾胃之气更弱，又何能致浆足而疮突哉。治之法，必须大补其脾胃之气，而少佐之补血之品。气血旺而脾胃自健，脾胃健而痘疮安得不充满乎。方用**保痘汤**：

人参一钱　白术二钱　黄芪二钱　当归二钱　麦冬二钱　陈皮五分　荆芥一钱　如痒，加白芷三分、蝉蜕二分。不痒，不必加也。如痘色白而薄，倍加参、芪，一剂而白者不白，薄者不薄矣。

此方纯是补气血，而补气更重于补血者，以血得气而易生也。气足血旺，何愁浆薄哉。自然饮食倍增，浆老结靥矣。

痘疮至九日十日之后，浆稀痂薄，人以为痘毒之内蕴也，谁知仍是气血之亏乎。夫气虚补气，血虚补血，又何碍乎。然而气血虽虚，而痘毒未清，不兼顾火毒，一味呆补，则火毒内藏，亦恐痘愈之后，有回毒之虞，必须于补中微散之为得也。方用**全痘汤**：

人参二钱　白术二钱　牛蒡子一钱　茯神三钱　陈皮三分　当归三钱　通草一钱　甘草五分　荆芥一钱　金银花三钱　水煎服。一剂而浆厚靥高矣。

此方用人参而不用黄芪者，以黄芪过于补气，且恐有胀满之虞，不若多用人参，既补气而复无增闷之嫌耳。尤妙在用牛蒡子、金银花于补中泻毒，得补之益，而更获散之剂，真善后之妙法也。

痘疮至十一二日，身发潮热，饮食不思，当靥不靥，痂落无托，人以为毒气之犹存也，谁知是气血之虚而毒多未化乎。方用**化痘仙丹**：

当归三钱　白芍二钱　人参一钱　山楂五粒　黄芪三钱　荆芥一钱　牛蒡子一钱　防风三分　甘草一钱　金银花三钱　水煎服。一剂而胃气开，思饮食矣，二剂全愈。

此方之妙，用金银花与荆芥、牛蒡子、参、芪、归、芍之中，则胃气不伤，脾气大旺，气血既润，复不克土，则火毒全解，又安有留余之患。大凡痘疮不补，则火毒不出，而痘疮纯朴，则火毒亦不尽出也。今于补中用散，所以未出能出，而既出者尽出也。

痘已见形，又出一层红斑者，此夹疹痘也。或似斑而非斑，或零星错杂，皆是夹疹之症。人以为痘毒之深，前未发出，而后再发也。谁知痘出之时而又感寒风，使内热留中，闭塞凑理，激动腑毒而并出乎。治法宜脏腑并治，然治脏不若先治腑也。盖痘毒出于脏，疹毒出于腑，脏之毒深，腑之毒浅。浅之毒先散，而深之毒亦自难留，故治痘须先治疹。方用**分痘汤**：

　　升麻一钱　元参三钱　麦冬三钱　当归二钱　青蒿二钱　生甘草二钱　半夏五分生地三钱　荆芥一钱　水煎服。一剂而疹全散矣。

　　此方退阳明之火，解肺经之热，妙在多用升麻引火向外，发于皮毛，虽曰消疹，而实所以成痘也。又何必治疹之后，再去治痘哉。

　　痘症虽发全，数日之后身复发热，遍身发出红斑，痒甚，愈抓愈痒，先出大小不一如粟米之状，渐渐长大如红云片。人以为痘毒之尚存，从前未经畅发，故如此。谁知是痘毒全无，乃收痂大愈之后，放心纵欲，饮食过伤，又兼风热而成之。此名为盖痘疹，似痘而非痘也。治法散其风热，而不必顾其痘毒。然风热既解，即有毒亦无不共解矣。方用**安痘汤**：

　　玄参五钱　当归三钱　连翘一钱　白芍二钱　丹皮二钱　荆芥二钱　甘菊花二钱升麻五分　天花粉一钱　水煎服。一剂而斑轻，再剂而斑尽散矣。

　　此方化毒而不耗其气，解热而不损其血，所以风热全消，而痘无变症耳。

　　痘疮五六日后，色变纯黑，或炭灰之色，头顶陷下不起，饮食到口即吐，此死症无疑，所谓坏症也。世医到此，无不辞去。然而死中可以求生，勿以其坏症而轻弃之也。盖小儿纯阳之气易离，而阴气难绝。倘有一线之阴可续，则引阴以接阳，

往往死者可以重生，而生者得以不死。我受异传，何敢独秘不共传以救万世之小儿乎。方用**起死救儿丹**：

　　人参三钱　元参一两　金银花一两　白术二钱　当归三钱　麦冬三钱　甘草一钱荆芥二钱　天花粉二钱　茯神三钱　水煎服。一剂黑变为红，再剂而陷者起，干者润，饮食知味矣。

　　此方之妙，全在用金银花与玄参之多，既能解毒，复善散火，而又助之参、术、归、冬，则足以济二味之力，而益成其祛除之功。所以能转败而为胜，起死而变生也。万勿惊其药品之重与用参之多，而减去其分两。盖药不重，火毒难消；参不多，则阴阳难复矣。愿人加意于此方，以救小儿于危险哉。

　　小儿痘疮治之不得法，多至不救，谁知痘疮可以不治治之乎。夫儿已生疮，何可听其自生乎。所谓不治治之者，服吾药可使之不生痘，不必用药以治痘也。夫儿之生痘疮者，感父母之淫气以生之也。解其淫气而又助之化毒之品，安得而生痘哉。前人亦知此意，曾造稀痘丹，或治截痘法，然服之有验有不验者，未能深窥痘毒之源与解毒之药也。盖解毒之品未有不损人元气者，元气一虚，毒即难解。且毒成于火，而清必用寒凉之药，但小儿脾胃最忌寒凉之药，一服寒凉，土气匮乏，而火毒又安能外泄乎。此所以服之而不效也。铎逢异人之传，方法平平，而取效实奇。方名**止痘丹**：

　　生甘草一钱　金银花三两　元参一两贝母五分　苦参三钱　丹皮三钱　黄芩二钱将七味择天赦日，用水二碗，煎一碗，不必两煎。将此一碗汁，重汤又熬至三分，用茯苓五钱为细末，将汁调为丸，如米粒大。俟半周之时，将药用蜜拌与小儿食

之，二日服完，必下黑粪，永不出痘矣。痘既不生，何有死亡之痛哉。

疹症门三则

小儿发热二三日，肌肤之间隐隐发出红点，如物影之摇动，时有时无者，此影疹也。人以为发斑之伤寒也，谁料是出疹发表，热毒外散，偶遇大寒大风生冷之犯，故皮肤闭①塞，毒气内收，壅住于腠理之间。其症皮肤之际片片皆红或变白，白或转红，红或转紫，气喘腹满，甚而作痛，毒气入脏，欲出不能，存亡顷刻，至危之病也。治之法，必须化斑，而不必治疹。盖疹与斑总皆热毒耳。方用**消斑化疹汤**：

元参五钱　归尾三钱　石膏三钱　白芍五钱　地骨皮三钱　丹皮三钱　荆芥二钱　木通一钱　青蒿三钱　升麻一钱　麦冬三钱　甘草一钱　水煎服。一剂而斑化疹散，二剂而消归于无有矣。

此方不多用大寒之品，止用微寒之味者，以疹斑之病，虽起于大热，然亦因脏腑之干燥，内无水制而外现也。今滋其津液，则水足以制火。又得引火解毒之药，直走皮肤，火毒欲内攻而不可得，又安得不外泄而解散者乎。况方中用玄参为君，原能清浮游之火，何必又多用大寒药以扑灭其炎威而伤脏腑，所以奏功既神而又无大害耳。

小儿出疹，口中大渴，父母畅与之水，快甚，遂恣其酣饮，乃呕吐不止，因变泻痢，喘嗽不宁，小便不利，阴囊浮肿，胁痛筋软，膨胀之症生。人以为火热之不解也，谁知饮水过多，水蓄不消之病乎。夫心火亢炎，因而作渴，饮水必入于心，心不受水，而传于脾，为呕吐泻痢矣；传于肺，为咳嗽矣；传于肾，为小便闭而囊湿浮肿矣；传于肝，为胁痛筋软膨胀矣。夫水本克火，然水多则滞，火反得水以滋其沸腾，疹消而他病生焉。治法不必治疹，而惟在于分消其水势，水涸而疹亦痊矣。方用**分水消疹散**：

茯苓三钱　车前子三钱　木通二钱　猪苓二钱　薏仁一两　桔梗一钱　荆芥五分　白术三分　水煎服。一剂水从小便出矣，连服二剂，水尽而愈。

此方专治水也。止用桔梗、荆芥以少提其气，不特水气因升提而下行倍速，且使余疹亦从膀胱而下泄也。但二味既是提气，何不用升麻提之？不知升麻提气，必使疹毒由皮毛而出，反足以掣制利水之药之肘，不若荆芥、桔梗虽提气而不走皮肤，反能佐二苓群品共走膀胱，水与疹而同治也。

小儿发疹之后，牙根溃烂，肉腐出血，臭秽冲鼻，人以为余毒未尽，身上游热之不退也，谁知皆医治疹而不治浮火之故。使热积皮肤，不用解散清凉之剂，以致毒火入胃，久而不散，因作祟也。此等之病，必须仍散其火热之毒。倘不知治法，纵儿恣食肥甘，湿热动虫，势必变为走马牙疳，穿腮落齿，或面颊②浮肿，环口青黑，唇崩鼻坏，生疮作痒，肉腐唇败，而不可救者多矣。方用**救疹散毒汤**：

玄参三钱　甘草五分　黄芩一钱　茯苓三钱　白果十个　白薇一钱　青蒿三钱　麦冬三钱　陈皮三分　荆芥五分　生地三钱　干葛一钱　水煎服。一剂轻，二剂又轻，三剂全愈。

---

① 闭　原作"间"，字之误，今改。
② 颊　原作"类"，字之误，今改。

此方乃和平①之味，而不用大凉之药者，以疹病既愈，其势虽盛而火毒实轻，正不可以外证之重，而即用重泻之味以劫夺之也。世人一见此等之病，轻用苦寒泻药，往往轻变重，重变死，不可不慎。

吃泥门—则

小儿数岁后，好吃泥土，人谓胃气热也，谁知是肝木之旺耶。肝木过旺来克脾胃之土，而土虚不能敌肝，思得土以助脾胃，故见泥土而思食也。治之法，平其肝木之旺，补其脾胃之虚，则土气无亏，自然见土而不嗜也。方用**六君子汤加减**治之。

人参一钱　茯苓三钱　甘草五分　陈皮五分　半夏三分　白术五钱　黄芩五分　白芍五钱　黄土三钱　水煎服。一剂而肝气平，二剂而脾胃之气转，四剂不思食泥也。

此方原是健脾胃之圣药，加入黄芩以清肝火，白芍以平肝，肝平火清，而脾胃自得其养矣。尤妙加入黄土者，借土气以安脾，投其所好，而六君子汤诸药，益足以展其健运之功耳。

胎毒门—则

小儿生半岁或一二岁，忽身上、手足上、肚腹上、两臂上或头面上长成大疮，久变为毒，百药治之而罔效者，此非小儿之毒，乃父母之毒也。当时结胎或感杨梅之恶气，及其坐胎之后，或感淫气之火邪，遂至贻害于小儿。治之不得其法，半多死亡，实可悯也。吾遇异人之传，治胎毒小儿已数十人矣，皆服之得生。我不传方，不特失异人传铎之善心，而且使小儿可救之病，以不得吾方而失援，则小儿之死，不犹之铎杀之乎，铎则何敢？故宁传世，使世服方而叹或有不效，断不可不传，使世之怨无方以救子也。方用：

金银花二两　生甘草三钱　人参二钱天花粉二钱　黄柏三钱　锦地罗三钱　水煎服。二剂而毒全消。倘外口不愈，另有外治之方，用：

蜗牛三钱　生甘草三钱　冰片一钱　儿茶三钱　轻粉一钱　麝香三分　樟脑三钱黄丹三钱　水粉三钱　枯矾三钱　地龙粪五钱　各研极细末，以麻油调敷疮口上，不到数日，自然疮内生肉，而疮口外敛，真神方也。轻者用前方而不必用外治，重者内外合治，无不速愈矣。

铎从万世起见，将此仙方轻易传世，愿世人广传，体铎之心为心，切勿自恃为奇，隐而不传，以受天谴也。

---

① 平　原作"乾"，义晦，今改。

辨 证 录 跋

　　远公陈先生真奇士也。尝著《石室秘录》及本草诸书行世，私心企慕殆二十余年矣。一日晤成君而行，因悉先生著述甚富，盖成君为远公之甥，故知之为独详。其书总名《洞垣全书》，其中最有益于人世者，莫若《辨证录》。余遂固请得而有焉。斯编辨病体之异同，证药味之攻补，五行生克，准情酌理，明如指掌，即不善于导养者，读之亦能知所从事，不少迷惑，是真有益于人世者也。余因勉力付诸剞劂，将以公之海内，不独轩岐家视为津梁，亦可使天下后世皆有所辨证，而病者起，危者安，胥熙熙然咸跻于仁寿之域，是则余之素志焉耳。

　　　　　　　　　　　　　　　　　　　　　　　　　鄞县楼庆昌敬跋

洞天奥旨

序

　　人身一小天地也，莫不能言之，然而知之者鲜矣。夫风日晴和，雨旸① 时若，寒暑得宜，而灾变不作，天之常也；日月薄蚀，雷电晦冥，殒霜害稼，旱涝频仍，春夏而行秋冬之令，天之变也。若地之常，则五谷丰稔②，庶物蕃滋，川流不息，堤崖永固者是也；地之变，则山崩川竭，海沸陆沉，禾苗枯槁，瘟疫流行者是也。然则天地之常变，人孰能知之？知之者，其惟圣人乎。人身亦具一小天地，常则耳聪目明，手持足履，饮食起居，不异于人，早作夜息而无有疾痛之患。变则内而气血损匮，脏腑壅滞，百病丛生，与死为邻；外而痈疽疮毒，轻重不齐，血气腐涸，寒热交迸。是人身之常变，与天地之常变等。而求其起死回生，转败为功，如迻③ 日回天之手，固非庸众之流所能知也。第内科自《素问》、《难经》、《灵枢》而下，历代高贤著书，已等于五车之富，间有窥见一斑，而以之鹜名逐利者，效则归功于己，不效辄委之于命，良足深慨也。至于外科，其书原不及内科之什一，患者谓与内科无涉，而专委于外科。业外科者以为不关脏腑，而未尝诊视其脉之虚实，审辨其症之阴阳，动辄滥用刀针，妄施败毒攻伐之剂，致虚弱者轻变为重，重变至危而不可收拾，乃至于死，伊谁之咎与？更有奸险贪诈之徒，处心不良，乘机射利，本属轻症，而故作危言，以恐吓病者，勒券索谢，然后用药。殊不知疽毒之发，变生不测，本非高手，而延挨迟误，至不能施其伎俩，于是委之病原深重，以卸其罪。此等之受天谴鬼责，吾知必不能免也。然则先圣先贤，著书立说以垂救后世，必为上圣高真，位谪仙果，其在天际，俯视下土苍生之罹灾遘患，而莫之拯济，宁不隐恻于衷，而欲现身说法，以度世为事哉。吾老友陈远公先生，至诚恺恻④，慈悯为心。读书挽道，不得行其志，而客游燕市旅舍，凄⑤ 其知遇莫逢，拊膺增叹。有同寓二人，怜其抑郁无聊，询其行止，知其异乡落魄，无以为资身计，乃曰：时际艰难，曷若以青囊⑥ 之术问世乎？远公敬谢不敏，谓固所愿也，顾无名师指授，恐不能自信，何敢以人之性命相尝试。而人亦不我信也。二人曰：子苟有志，吾当不靳⑦

---

① 旸（yang）　天晴。
② 稔（ren）　庄稼成熟。
③ 迻　转也。
④ 恺恻　诚恳貌。
⑤ 凄　哀也。
⑥ 青囊　药囊。后世以青囊称医术。
⑦ 靳　吝也。

所蕴。于是相与共数晨夕者五浃旬①，讲求讨论，尽传其秘。临当别去，始问其姓氏。一曰：吾黄帝师岐伯也。一曰：吾汉武时张仲景也。陈君惊愕下拜，殊悔询问之晚，而仙踪莫可挽矣。盖京师帝里，往往有仙真异人混迹市廛②，其意原欲度人，而人无可度，人亦莫之识。陈君凤根深厚，道气渊源，故得与仙灵相遇，耳提面命，诚为千古奇缘。是上圣高真，欲托以援救世人之凶厄，故不惮混迹市廛，而现身说法者也。远翁前后著书，录二仙真口授之秘，已得八千余纸，业已付梓行都门矣。兹更悯外科之贻误于患者实非浅鲜，特著《洞天奥旨》一书，无非二仙秘密真传，迥异于时医之治法者。夫痈疽之患，虽在肤肉之间，然莫不由脏腑不和，受病于内，而形诸外者。余再四展读此书，或攻补兼施，或纯用补剂，置刀针而不用。譬之狂寇窃发，踞险负隅，皆由饥寒所迫，亦有善良被胁者，是犹痈疽之气血内虚所致也。必攻破其寨栅，夷捣其巢穴，既已歼厥渠魁③，胁从即宜罔治。若必尽得其余孽，宁保无玉石俱焚之弊，寇虽荡平，而地方无醮类④矣。是犹痈疽既溃，而犹欲攻其余毒，必至元气颓败，而身命与之俱殒者也。倘属阴症，皆由脏腑内匮，九死一生，急宜大补真元，庶可遄救于垂危。譬之黄河天堑已漏，唯当填筑补塞，庶保无虞；妄施锹锸，则立见崩决矣。至滥用刀针，即如小寇初聚，上官苟能开诚布公而慰抚之，何难使其解散，地方仍归安堵。若轻动官兵，则必挺而走险，招集滋蔓，依附强寇，而成大敌，善良受蹂躏之害矣。是犹痈疽初发，本可内消，乃以刀针伤其筋络肌理，致好肉亦成溃腐。苟力不能以参、芪补救，久而不能收口，至于尪羸而成坏症者比比也。远公乃凤世药师，故得遇仙真指点而尽传其奥，诚救人之宝笈，万世之慈航也。余垂髫慕道，千里从师，身执洒扫之事，而空山习静，虔叩位肩，特以慈帏之望子心切，复涉世缘，不意滥叨仕籍，遂失故吾。然梦寐依依，犹不忘慕道求师之志，奈俗染深重，仙真莫遇，兹于陈君有不胜扼腕感慨而徒羡者也，因敬为之序。时康熙戊寅菊月谷旦。

　　　　　赐进士出身文林郎广西道监察御史年家眷弟陶式玉顿首拜撰

---

① 浃旬　一旬，又称“浃日”。
② 市廛　古代城市市民的居处。
③ 渠魁　首领。
④ 醮类　醮，或作“噍”。原谓能饮食的动物，此指活着的人。

序

医不穷理，不可谈医；药不执方，不可用药，以医药之难精也。铎性喜刀圭①，然而获效者半，每致慨于无师也。康熙丁卯秋，遇岐伯天师于燕市，谈医者五阅月，凡脏腑经络、阴阳色脉、气血顺逆、邪正虚实、寒热异同，罔不尽言无隐，且遍传方术，试之多奇验。铎信师之深，退而著述，若《素问》，若《灵枢》，若《六气新编》，若《辨证录》，俱已告竣，计八千编有奇，亦可谓书之富焉。癸亥冬，再游燕市，所遇者皆疮疡坏症，铎执方疗之，病家怀疑，弃而不用，反信任世医刀针割裂，变出非常，复以琐细轻剂救援，卒至死亡不悟。铎痛悯久之，因再著兹编，名曰《洞天奥旨》。谈医用药，无非本诸洞天之传也。又虑证多方略，附祖父家传，采古今验方列于后，无证不备，无方不神，总不忍使千百世人因疮疡而夭丧也。或曰：子著述甚富，《灵》、《素》各书，穷理甚晰，今又传外科，毋乃太多难执乎？铎谢之曰：《灵》、《素》之谈疮疡，仅论营气未调耳，未尝遍传方法也。且疮疡之论，非一二言可罄，其证实多，其变实异，而其祸实大。病已成而后药之，必非轻小剂可药也；乱已成而后治之，必非因循常法可治也。今世治疮疡者，不姑息养痈，必卤莽尝试，害相等也。而其咎皆本于不学。然而学亦非易。天下读外科者比比也，往往用之败绩，因传书术之未可师也。铎之书术传诸洞天之师，其理渊微，其方秘奥，即间采家传、世传之方，百试百验，可信可师，传之千百世而无误者也。或又曰：古人治疮疡者，多用刀针成名，吾子医精穷理，药善执方，何独刀针略之？吾恐子有师而无师也。嗟呼！铎岂无师者哉。疮疡之尚刀针者，古人不得已而用之。盖疮疡宜急治而不可少缓，宜重治而而不可过轻。治之早且重，则毒且尽散，毒散则肌肉顿生，何必又尚刀针乎？凡用刀针者，皆救败之法也，天师所最忌，故方中无传。铎诚恐未备，采前代名医用刀针之法入之，以佐诸方之不逮。然而割肉损皮，无神方以辅之，未有不颠覆者也。是刀针可以救败，而不可以成功，何若专用验方，转败尤速，而取胜更神，万无一失之为得乎？然则，铎之穷理执方，乃善于得师也，出成因弁之首。

山阴陈士铎字敬之号远公别号朱华子题于燕市

时康熙甲戌仲冬望后三日也

---

① 刀圭　古代量取药末的用具，后借指为医术。

凡　例

　　一铎遇天师岐伯，首讲《灵》《素》二书，俱载有痈疽之篇，论之甚详。铎悯近今人患疮疡者众，加意讯质，天师娓娓言之，铎记忆不敢忘，今汇成全书云。

　　一天师传方甚富，试之罔不奇效，争夺不敢秘，尽传无隐，以广师仁。

　　一先大父安期公，生平颇好方术，游蜀遇峨嵋山羽士①，传有秘方，效验如响，亦登此编。

　　一外科诸家，皆执方治病，经络未明，阴阳未识，往往贻误，变出非常。是编辨晰甚精，凡我同人，幸细览，用药庶不致再错也。

　　一铎著《辨证奇闻》，曾将各疮痈施治成效，先论列问世，然略而不详，不若兹编之备也。

　　一铎自遇圣师已历年所，所著医书约八千余纸，颇倦命笔。伏思圣师传我异术，秘而失宣，难逃罪谴，而救济心怀。故振兴惰气，再肆文澜，续成兹编云。

　　一外科坊刻诸书，杂而不纯，铎采其论之至正、方之最验者，各附于天师传方之后，以备临症之采择也。

　　一外科专尚刀针，用之当，则免养痈溃败之害。然天师惟主内消，不喜外刺，故编中方法，内消居多，实遵师训，非怯用利器也。

　　一外科灸法，素称神奇，然自颈以上，万不可轻灸，灸之多致死亡。愿我同人，各宜遵守，勿谓艾炷细小，即可灸也。

　　一疮疡成于火毒，自宜用攻泻之药，然而一味攻泻，则气血大伤，未溃者火毒难于消化，已溃者肌肉艰于敛收。必用补为主，而佐之攻泻之味，则转易奏功。故天师所传之方，补多于攻，即鄙人所采之方，亦攻轻于补云。

　　一外科疮疡，贵在急治。盖正气未伤，邪气易散，天师与诸真所传，皆急治良方也。万勿因循畏怯，反致败坏。

　　一疮疡外发，皆由脏腑内虚也。故各门经络，备载无遗，亦便人察外知内也。

　　一痈疽疔毒，非疥癣可比也。世人于初起之时，慢不经心，往往变出非常，甚可畏也。故无论小疮细疖，俱当慎重治之。

　　一阴痈、阴疽，多生于骄恣郁怒之人，或纵酒贪花之子，与频服热药燔灸之客。故治法必须大剂化毒，细小汤丸不中病情，医家、病家各宜知之。

　　一外科治病，贵识阴阳；阴阳既明，则变阴变阳之异，何难辨别？故篇中各论，辨阴阳颇精，勿诮其言之太激也。

---

① 羽士　道士之别称。

一天师恶用刀针，然疮势大横，溃烂瘀肉，不急用刀针刺割，则恶毒冲溃，又反害肌肉，恐成败坏。铎采前贤善用刀针良法附诸篇后，佐天师之未逮也，非过衒①奇。

大雅堂主人远公识

---

① （衒）炫耀。

目　　录

卷 一

疮疡标本论

凡病皆有标本之异，而疮疡亦宜知之。苟不知标本，轻妄施药，不中病情，往往生变，是标本不可不辨也。二者之中，本重于标，知本而标无难治也。世人皆谓疮疡生于肌肤，何必问其脏腑。谁知外生疮疡，皆脏腑内毒蕴结于中，而发越于外也。苟不治内而惟事外攻，则内毒未散，外毒安能化乎？故必先看其生疮于何处，系何经部位。如生在头额，则是太阳之病，生在胁肋，则是厥阴之疾，所谓本也。次察其痛痒，痛则阳症，痒则阴疴，所谓标也。标本分明，自然用药无误。生在阳经而作痛，此纯病于阳也，内外俱用泻味，自易成功。倘生于阳而作痒，此阳虚而病阴也，补阴以化毒，而不可损阳以耗气也。生在阴经而作痒，此纯病于阴也，内外俱用补剂，无难奏效。倘生于阴而作痛，此阴虚而病阳也，补阳以化毒，而不可损阴以亏血也。盖耗阳之气，亏阴之血，俱能损伤营气。夫营气最忌损伤，疮疡之生，原因营气之逆也，营气之逆者，又因于胃气之逆也。人生以胃气为本，乌可使之逆利？胃气逆于前，而经络不通，脏腑壅塞，以致结成痈疽。倘再逆于后，又何以化毒哉？是胃气之断不可逆也。而胃气之所以逆者，何故乎？损之甚者逆之甚，伤之至者逆之至也。故治疮疡者，总以顾胃气为主。有胃气则本病阴而能生，无胃气则标病阳而亦死。治疮疡者，辨明标本而加意于胃气，何患术之不神哉。

薛新甫[1] 曰：若病急而元气实者，先治其标病；缓而元气虚者，先治其本；若病急而元气又虚者，必先治本而兼以治标。大约慄[2] 高焮痛，脓水稠粘，元气未损也，治之则易；漫慄微痛，脓水清稀者，元气虚弱也，治之则难；不肿不痛，或漫肿黯黑不溃者，元气虚甚，治之尤难者也。愚意薛氏所言元气者，即胃气也。

疮疡辨脉论

诊脉所以治内病也。若疮疡，则辨证而不必辨脉，以疮疡之病在外也。虽然有诸中必现于外，安在诊其里不可以知其表哉，况疮疡之毒，皆出诸脏腑乎。既是脏腑内病，乌可徒辨症而不辨脉乎？惟是疮疡之变症多端，而疮疡之变脉亦不一状，吾又何能尽示之乎？然不可尽示之中，而实有简要之法在。大约疮疡未溃之先，脉欲其有余；而疮疡已溃之后，脉欲其不足。有余者，火毒旺也；不足者，正气虚也。未溃而现有余之脉，乃宜盛而盛，顺之象也；已溃而现不足之脉，乃宜虚而

---

[1] 明代医学家，名己，字新甫，号立斋。著有《内科摘要》、《女科撮要》、《外科发挥》、《外科心法》、《外科枢要》等著作。

[2] 慄同"肿"。

虚，亦顺之象也。倘已溃而现有余，不宜盛而盛也；未溃而现不足，不宜衰而衰也。不宜盛而盛，乃火毒之大炽；不宜衰而衰，乃火毒之甚深。皆逆之象也。顺吉而逆凶，又何疑哉？而有余不足之脉，何分顺逆乎？夫浮也、芤也、滑也、实也、弦紧也、洪长也、大散数也，皆有余之脉；微也、沉也、缓也、涩迟也、伏软也、弱结细也，皆不足之脉也。有余之脉宜现于未溃之先，而不宜现于已溃之后；不足之脉宜现于已溃之后，而不宜现于未溃之先。治之法，未溃而现不足，须补阳以发其毒，而人参、黄芪不可缓用也；已溃而现有余，须补阴以化其毒，而熟地、当归所当亟投也。更有秘诀者，毋论有余不足，各脉倘无断续之形，皆可用大补之味，而佐之消毒之品，同群共用，亦能转危为安，反败为福，未可以脉之不顺，即弃之而不治也。

疮疡阴阳论

疮疡最要分别阴阳，阴阳不分，动手即错。或谓阴阳者，分于气血也。不知气血亦分阴阳之一端，而不可执之以概定阴阳也。盖疮疡有阴症，有阳症，有阴热阴寒，有阳热阳寒，有阴滞阳滞，有阴陷阳陷，有先阴变阳，有先阳变阴，各各不同也。病不同而何以辨之？阳症必热，阴症必寒；阳症之形必高突而肿起，阴症之形必低平而陷下；阳症之色必纯红，阴症之色必带黑；阳症之初起必疼，阴症之初起必痒；阳症之溃烂必多其脓，阴症之溃烂必多其血；阳症之收口身必轻爽，阴症之收口身必沉重。阴热者，夜重而日轻；阳热者，夜轻而昼重。阴寒者，饮温汤而作呕；阳寒者，饮冷水而欲吐。阴滞者，色紫黑而不变也；阳滞者，色微红而不化

也。阴陷者，色黯黑而不起也；阳陷者，色红黄而不起也。先阳变阴者，始突而不平，初害痛而后害痒也；先阴后阳者，初平而溃，始患热而后恶寒也。阳中之阴者，似热而非热，虽肿实虚，若黑而非淡，欲痛而无脓，既浮而复消，外盛而内腐也；阴中之阳者，似冷而非冷，虽虚而实肿，虽淡而似赤，若燥而寒痛，既平而实突，外浅而内横也。阳变阴者，其人多肥；阴变阳者，其人多瘦。阳变阴者，服凉药之过也；阴变阳者，服热药之骤也。然阳变阴者多死，阴变阳者多生。以此消息之，万不失一。苟以气血分阴阳，或以痈为阳，疽为阴，未为通论。盖痈疽各有阴阳，必气血兼补而佐之消毒，始能奏功甚速。倘执阳病是气，而不敢用补气之药，毋论未溃之前，火毒不能遽散，即已溃之后，肌肉何能骤生，单一味补血，无济于事也。必补气以生血，则气血两旺，气得血而流通，亦血得气而充足，何惧火毒之不星散哉？倘执阴病是血，而不敢用补气之味，尤为不可。总之，气血不可失治，而疮疡必当兼用之也。惟是阴阳之症，不可不分。知是阳症，可少用金银花化毒之品，而轻佐之补血补气之味；知是阴症，可多用金银花化毒之品，而重佐之补气补血之味，自然阴变为阳而无陷滞之虞，阳不变阴而有生化之妙也。更有以阴阳分寒热者，杀人必多矣。夫病分寒热，是人素禀之偏，岂可以阳为热、阴为寒耶？故浮、洪、弦、数，本阳脉也，然阳乃气虚而非热。沉、细、弱、涩，本阴脉也，然阴乃血虚而非寒。辨其阴阳，而不可分为寒热，以疮疡之阴阳，无非正虚邪实，故气血可以共补也。

疮疡善恶论

疮疡不论大小，专论善恶。盖大者有生之机，小者有死之兆也。惟是大小易见，而善恶难知。不知善恶者，安知吉凶乎？故善恶必须辨也。大约善有五，恶有七。吾先言其善者：起居安适，无躁动之状，一善也；大小便如常，无诸痛苦，二善也；凡服药饵，随手奏效，肿易平复，无脓血之多，三善也；神清气爽，言语响亮，四善也；饮食健旺，易于消化，口不大渴，五善。有此五善，虽疮疡形大，而病实轻吉之征也。吾再言其恶者：口大渴呼饮，烦躁不常，腹中时痛，口中时咳，大便作泻，小便成淋，此恶之一也；脓少血多，不肿而痛，皮肉腐坏，臭气难闻，疮口低陷，沿开广阔，此恶之二也；喘粗气短，不足以息，恍恍惚惚，如见鬼祟，此恶之三也；黑睛紧小，白睛青赤，长多斜视、上视，此恶之四也；手足无措，神气昏暗，面目炭色，此恶之五也；见食厌恶，服药呕吐，不能饮食，此恶之六也；声哑面肿，鼻黑唇青，此恶之七也。有此七恶，虽疮疡形小，而病实重凶之征也。凶者多死，吉者多生，虽然生死何常之有[1]，往往吉变为凶，生变为死，大约皆酒色害之也。夫吉兆既可变为凶，岂凶征独不能变为吉？生兆既可变为死，岂死征独不可变为生？要在人善于悔悟，而调理又得其宜，亦可挽回于万一也。夫调理者，慎劳绝欲居其半，节食择药亦居其半也。倘病人心自悔悟，而药饵乱投，恐非转凶起死之法。大约疮疡恶症，脉无止歇而有胃气者，必可救援。故一现恶征，急用参、芪以救之，则胃气不亡，可变凶为吉，转死为生也。惟是恶征之现，皆胃气欲绝也，吾欲使绝者不绝，参、芪

必宜多用，断不可畏首畏尾，而些少用之也。

疮疡经络论

五脏七腑各有经络，脏腑之气血不行，则脏腑之经络即闭塞不通，而外之皮肉即生疮疡矣。然经络隐皮肉之内，何从知之？然内有经络，外有部位，部位者，经络之外应也。如疮疡生于头顶，即属足太阳经之病，盖头顶乃膀胱之部位。生于面，即即属足阳明经之病，面乃胃之部位也。生于颈项，即属足厥阴经之病，盖颈项乃肝之部位也。生于肋，即属足少阳之病，盖肋乃胆之部位也。生于手足心，即属手少阴经之病，盖手足心乃心之部位也。生于背，为诸阳。生于腹，为诸阴。臂膊即手之三阴三阳经之所行，股胫即足之三阴三阳经所属。七窍者，五脏之窍也。生于目，乃肝经病也。生于耳，乃肾经病也。生于鼻，乃肺经病也。生于舌，乃心经病也。生于口，乃脾经病也。不可据之外部位，以知内之经络脏腑乎？虽疮疡因气血之凝滞而生，原无定位，然凝滞于何经，即生于何经之部位，安可不即治于是经乎？或曰：跌仆刀伤，虫兽爪损，亦能成疮，岂皆经络之凝滞耶？然既伤损于是经，别治他经，恐难奏效，何如专治是经之为亲切乎。独是经络有气血多少之异，气血多者，易于成功，气血少者，难于建绩，又当分别之也。若三焦、若心经、若肺经、若胆经、若肾经、若脾经，此六经，皆气多而血少，非补血，则未溃不能化，已溃不能消也。若包络、若小肠、若膀胱、若肝经，此四经，皆血多气少，非补气，则未溃不能散，已溃不能生

[1]　何常之有　无一定之意。

也。若胃经，则气血俱多，初可用消，而终亦必佐之以补气血，则收功自速矣。部位既明，经络无错，自然用药得直，无忧猛浪之误治也。

疮疡内外论

疮疡之生，《内经》虽言营卫之气血不行也，然面营卫之气血不行，实有其故。有外伤而气血不行者，有内伤而气血不行者，有不内不外之伤而气血因之不行者，亦不可不辨也。夫外伤者，伤于风、寒、暑、湿、燥、火之六气；内伤者，伤于喜、怒、忧、思、惊、恐、悲之七情也。一有所伤，则脏腑之气血不从，逆于肉理，变生痈肿矣。但天地之六气，无岁不有，人身之七情，何时不发，乃有病有不病者，何也？盖气血旺而外邪不能感，气血衰而内正不能拒，此所以六气之伤，伤于气血之亏，而七情之伤，亦伤于气血之乏也。然而，伤于外者轻，伤于内者重。轻者其势反重，重者其势反轻，疑似之间，最难辨识。吾何从而辨之乎？吾一辨之于脉，轻而反重者，阳症也，右手寸脉必浮大而洪数；重而反轻者，阴症也，左手寸脉必沉实而细数。吾再辨于形，轻而反重者，表症也，其疮口必掀突于外；重而反轻者，里症也，其疮口必平陷于内。似乎阳与表易治，而阴与里难治也。然而，疮疡总宜急散，散之急则阳、阴、表、里皆能速愈。至于不内不外之伤，较六气之伤、七情之伤为少差等耳，宜乎不药有喜。然而世人之气血，未必皆有余者也，况加之损残其肌肤，戕贼其肢体，则已伤复伤矣。吾恐损者不易续，而缺者不易全矣。必须补其气血，使营卫之调和，滋其脏腑，俾经络之安逸，即有毒气，自然消化于乌有矣。

疮疡火毒论

疮疡之症，皆火毒症也。但火有阳火、阴火之不同，而毒有阴毒、阳毒之各异。夫既曰火，则火势燎原，救之乌可缓乎？惟是阳火骤而烈，阴火缓而酷。夫火虽有骤缓，而至于炎烧，其祸则一也，故救焚俱不可迟。一见人生疮疡，无论是阳是阴，当速为扑灭，则随手奏攻。无奈世人视为平常，因循懈怠，以至轻变为重，阳变为阴，往往溃坏决裂而不可救疗。或曰阳火骤，似乎难遏，阴火缓，似乎易图，何其酷烈反胜于阳火乎？盖天下阳毒易防，而阴毒难防，疮疡火毒，又何独不然。且亦知疮疡之火毒为何毒乎？乃龙雷之火，郁则出于木中也。夫龙雷之火，藏于地中，天气郁勃，火不能藏，往往发越于外。然而，龙雷之火又藏于木中，非破木焚林，而火不得外泄，其所出之处，有焚烧屋庐者，有殛死① 人物者，苟樱② 其锋，多成灰炭，其毒为何如乎？人之生疮疡者，虽因气血之不和，而不和者，乃气血之郁也。五脏六腑之气血，皆能成郁而生疮疡，其实无不因肝肾二经之都以成之也。肝肾二经属阴，皆有龙雷之火，火郁之极，必变蕴而为毒，火为阴火，则毒亦阴毒也。阴毒不发则已，发则冲击祸害，有不可胜言者，此毒之所以酷烈也。夫阳毒尚有养痈之患，而阴毒尤禁养痈者，以其溃坏决裂，有百倍于阳毒也。可见阴阳疮疡，俱宜急早治之。但治法不同，又不可不分而治之也。大约治阳毒之疮疡，宜散重而补轻；治阴毒之疮疡，宜散轻而补重。总之，阴阳火毒，非补则火

---

① 殛死　杀死。
② 樱　触犯。

不肯灭，而毒不易消也。但分轻重以用药。而不可单用散剂以治疮疡。苟不辨别其阳火阴火与阳毒阴毒，而止用攻坚表邪之味，吾恐火未必退而气先失，毒未必化而血先涸矣，安得不夭人性命哉。

疮疡肿溃虚实论

夫疮疡宜分虚实，未可漫然用药也。虽治疮疡之法俱宜用补，然不知虚实，孟浪治之，亦难速效。故必审其虚实之重轻，以酌量其补泻之多少，始为上工也。惟虚实何以辨之乎？亦于初肿已溃时用辨之也。初肿之时，肿而高突，焮赤作痛，是阳邪毒盛，病在表实也。如肿而坚硬深痛，亦阳邪毒盛，病在里实也。表实可散，里实可攻，攻散之中，略兼用补，则在表者不至入里，而在里者必易发表矣。倘肿不甚高突，虽焮赤作痛而少衰，此阳邪毒衰，病在表虚也。如肿虽坚硬，痛不甚深，此阳邪毒衰，病在里虚也。表虚不可纯散，里虚不可纯攻，攻散之中，重于用补，则表虚者力能托外，里虚者力能出内矣。若已溃之后，犹然肿硬焮痛，发热烦躁，大便秘结，疮口坚实，此阳毒未化，乃邪实也，尚宜补而兼散。倘脓大出而反痛，疮口久而不敛，发热口干，脓水清稀，肿下软漫，此阳毒已尽，乃正虚也，切戒散而必补。以上治法，犹论阳症之疮疡也。若阴症之疮疡，毋论未溃之前与已溃之后，皆宜用补。岂特必宜用补，尤宜大补为急，而不可用些小之补药也。盖阴症疮疡，其毒最深，其火最烈，非用大补之剂，则火不肯遽灭，而毒不易骤消也。或曰：毒深火烈，反用大补，不助热以增横乎？不知疮疡之火毒，因虚而成者也，不比他症之火毒，得补而添其炎。惟疮疡阴火，愈补而愈衰，疮疡阴毒，愈补

而愈化也。或曰：然则竟不消其火毒乎？曰是又不然。药品之中，有补味而兼攻者，吾采而用之，名为补，而仍是攻散之也，又何惧哉？

疮疡顺逆论

疮疡最宜知者，阴阳也，其次宜知顺逆。大约阳症多顺，阴症多逆。顺者生，逆者亡。故知顺逆，即知阴阳，知阴阳，即知生死矣。然而顺逆不易知也。其顺逆之中，有顺而实逆，有逆而反顺，此即阳症似阴，阴症似阳之说也。苟不知顺逆之真，何知顺逆之假乎？余有辨顺逆之真法：如疮疡之初起，顶高根活，色赤发热，焮肿疼痛，日渐突起，肿不开散者，顺也；若顶平根散，色暗微肿，不热不疼，身体倦怠者，非逆而何？如疮疡之已成，疮形献起[①]焮痛，皮薄光亮，易脓易腐，饮食知味，二便调和，身温者，顺也；若肿坚色紫，不作脓，不腐溃，疮顶软陷，口干作渴，心多烦躁者，非逆而何？如疮疡之已溃，脓稠色鲜，不臭，腐肉自脱，焮肿易消，身轻痛减者，顺也；若皮烂，肉坚不腐，肿仍不消，痛仍不减，心烦卧不宁者，非逆而何？如疮疡之溃后，脓厚稠黄，新肉易生，疮口易敛，饮食渐进，无有痛楚作痒者，顺也；若脓水清稀，腐肉虽脱，新肉不生，色败臭秽，饮食不进者，非逆而何？倘逆而变顺，生之机也，逆而不顺，死之兆也。

---

① 献起 高起。

卷 二

疮疡死生论

出生入死，半是疮疡，生死不知，终难治疗。知其死而早为谢绝，固失好生之心，不知生而浪为医治，亦非起死之法。所贵生死搠然于胸中，而后因症用药，即或功不能成，命不可夺，亦可告无罪于病人，求免祸于上帝也。然而疮疡生死，最难分晓，我举其大概言之：阴病见阳色，腮颧红献者，死兆也；阳病见阴色，指甲呈青者，死兆也；身热脉细，唇吻反青，目珠直视者，死兆也；面如涂脂，色若黄土，油腻黑气涂抹者，死兆也；唇舌焦干，鼻生烟煤，眼神透露者，死兆也；形容憔悴，精神昏短，身形缩小者，死兆也；喘粗气短，鼻掀睛露，语言谵妄者，死兆也；循衣摸床，遗尿失禁，撮空者，死兆也；头低项软，眼视无神，吸吸短气者，死兆也；皮破无血，肉绽斓斑，麻木不知痛痒者，死兆也；齿黄色如煮豆，唇白反理无纹，耳黑焦枯不听，人中缩而坦平，口张气出无回闭，鼻煽相随呼吸行，汗出如珠不散，痰若胶而坚凝，白血①红如肺色，指甲弯而带青，神昏、神浮、神乱、神离，缁衣②生满面，黑气惨③天庭，以上皆死兆也。死症外见，断无生理。于必死之中，而求其再生之法，舍人参、芪、术、当、熟、金银花、附子，别无仙丹也。至于可生之症若何？肿高势大而易烂易腐，此生之机也；奇疼奇痛而有

神气，此生之机也；脓臭而能进食，败中而有红肉，此生之机也。有生机者，用补药而渐能奏功；无生机者，用补药而终难建绩。然亦有大用补气补血之药，而益之化毒之品，亦能夺命于须臾，又不可委而弃之，使疮鬼泣于夜台④怨医生之失救也。

又曰：痈疽别死有数症，其一在伏兔；其二在腓腨，即足肚也；其三在五脏之俞穴；其四在顶；其五在脑；其六在阴；其七在耳之虚处；其八在玉枕；其九在舌本；其十在垂膺，即喉管也。此十处最忌，其余或生或死，未可必也。

疮疡呕吐论

凡治疮疡，皆宜顾其胃气。盖有胃气则死症能生，无胃气则轻症变重，重则与死为近矣，可不急顾其胃气乎？惟是疮疡之生，多伤胃气，其故何也？盖火毒侵犯之也。夫火毒犯胃，何以胃气即伤？以胃乃心与包络之子也。火毒外不得遽发，往往内攻于心，而包络为心之相臣，护卫甚力，不许火毒之内侵，未免号召五脏六腑同来救应。胃乃心与包络之子，见君父有难，奋不顾身，首先勤王⑤。火毒甚炽，

① 白血　白通作"迫"。迫血，即咯唾出血之类。
② 缁衣　黑色的衣服。此言面如缁衣之黑。
③ 惨　惨结也。
④ 夜台　墓穴。
⑤ 勤王　王室有难，起兵平乱，谓之勤王。

其锋难犯，自然受创而败，而火毒乃舍包络，而直入于胃矣。胃入火毒，胃不自安，乃上越而作呕，甚即大吐，皆火毒祛①之也。夫同是火毒之相祛，何以有呕吐之别？盖呕者有声无物，乃火毒之伤胃气也；吐者有物有声，乃火毒之伤胃血也。虽呕吐分气血，总之皆伤胃气耳。胃气既伤，自宜补胃矣。然又不可纯补胃也，当观其喜恶何如，而佐之解毒之味，则万不失一也。如呕吐而大便闭结，喜冷饮者，宜降火清中。喜热饮而恶寒，便利如常者，宜养其胃。如呕而肠鸣，腹痛作泄者，宜托里温中。如呕吐后饮食顿进者，宜大补气血。如疮疡未溃作呕及恶心者，乃毒气内攻，而胃气素虚，竟补胃而不必散邪。如疮疡已溃而作呕及恶心者，或不食痞满，肠鸣腹痛，大便利而作呕，及哕声不绝，不得安然，宜托里温中。是皆治呕吐之枢机，治疮疡者，不可不细心而审问之也。以上分别治法，无非顾其胃气也。胃气安宁，服药自然奏效，何患变症之生哉？彼阳变阴，生变死者，多是损伤胃气耳。夫火毒原能伤胃，况加败毒之药，一味呆攻，禁已虚而重虚乎。毋怪败坏决裂，竟至于不可救已也，谓非医杀之乎？是可深痛也。

疮疡口渴论

夫口渴之症，未有不是火之作祟也。而疮疡口渴，尤是火毒无疑。但火有阳火、阴火，阳火可以外水止之，而阴火不可用外水也。盖愈饮外水，其渴愈甚。然而疮疡之症，口渴甚多，大约阳火居其七，阴火居其三。阳火之口渴必不甚，以阳火之症，内有阴水以济之也。若阴火口渴，既无内水之滋，惟有内火之烁，故其渴更甚于阳火。夫火非水不制，何以饮外水而渴甚？岂水不可以制火乎？不知真水可以制邪火，外水非真水也，安得不加横乎。所以阳火宜用寒凉以少止其口渴，阴火宜用温补以止其口渴也。而阴症、阳症，何以辨之？大约阳症口渴者，其脉必洪大而数实；阴症口渴者，其脉必细数，即或洪大，按之必无力。然而不可拘也，吾又辨其舌之燥滑也，阳症舌必燥，阴症舌必滑也。燥用寒凉以泻火，滑用温补以解毒，又何疑乎？然更须分已溃未溃而治之。未溃而作渴者，多是火毒之盛；已溃而作渴者，尽是气血之虚。故未溃之前，可用泻于补之中，而已溃之后，但可补而不可泻也。虽古人治法止论已溃未溃，皆用加减八味丸之大效，然此乃治阴痛之法也。倘是阳症，其中有肉桂在内，吾恐反济其火矣。虽六味丸多是补水之味，水足自能制火，然而星星之火，能烧万顷之山。万一火盛，水不足以济之，未必不转助其焰，而动其祸也。是加减八味丸以治痈疽之初发，尚非法之善也。盖阴症可用热剂，而阳症断不宜遽用热剂，又在人临症以变通之耳。

疮疡秘结论

疮疡之发，发于火也。火发必犯于心，火即移其热于大肠，而闭结之病生矣。夫心与小肠为表里，宜移其热于小肠，何故移热于大肠乎？不知大肠虽不与心为表里，而实与肺为表里也。心得火毒，未有不转移于肺者也，刑肺即刑大肠矣。况火毒最烈，肺自难受，自分其焰与大肠，而大肠属金，最畏者火也，且火又甚酷，其烁金也必甚，则干燥可立而待矣。或曰：疮疡之火既分阴阳，阳火宜刑

———————
① 祛 举也。

大肠矣，若阴火之疮疡，宜无犯于大肠，而何以偏多闭结耶？夫阴火者，虚火也。虚火者，半出肾肝。肝肾之火，乃雷火也，雷火最能烁水。试看浓阴大雨之时，一闻雷震，而云收雨止，正烁水之明验。故雷火不动即已，动则引心包之火而沸腾，引阳明之火而震荡，火多则水涸，水涸而大肠何能润泽乎？惟是疮疡之阴火，乃邪火也，何肾肝之雷火助之乎？不知邪火出于肝肾，则雷火与邪火相合，竟不能分孰为邪火，孰为雷火矣，但火有阴阳之分，而成闭结则一，治法亦可相同乎？而不可同也。大约阳火闭结，可用攻以通之；阴火闭结，可用补以润之也。阳火未溃之前，于攻之中而顾其脱；阳火已溃之后，于补之内即防其通。阴火未溃之前，不防化毒以润汤；阴火已溃之后，切戒攻毒以伤胃。盖老幼之虚实不等，少不谨慎，便至死亡，乌可妄用驱逐峻利之药哉！

疮疡痛痒麻木论

经云：诸痛为实，诸痒为虚，实者，邪实也。虚者，正虚也。邪实多是阳症，正虚多是阴疴。凡疮疡之生，肿而大痛者，阳邪之大实也；肿而微痛者，阳邪之差实也。小痛而大痒者，阳中之阴大虚也；大痛而微痒者，阳中之阴少虚也。大痒而不痛者，阴大虚而无阳也；微痒而不痛者，阴微虚而无阳也。更有麻木而不知痛痒，为阴虚而不能通于阳，阳虚而不能运于阴也。论其轻重，似乎痛重于痒与麻木也，而孰知①不然。盖疮疡最重者，莫过于痒，其次则在麻木。凡阴疴初发，多起于痒。人见皮肤之痒，手爬搔之为快，往往痒变为痛，遂至败坏决裂而不可治。盖痛乃阳毒，而痒乃阴毒也。夫同是火

毒，胡为阴毒烈于阳毒？大约阴疴之生，半成于鬼祟之缠人，祟凭人身，未敢骤侵，先以痒试之，故初发之时，每每作痒，及至人自爬搔，鬼无所畏，乃大肆其侵凌，故大痒而转变为痛矣。治之法，宜于大痒之时，即用大补之药，而佐之化毒之品。重剂以治之，则火毒随手而散，万不可待其大痛而后治之也。以阴疴之生，虽成于鬼祟之缠身，然必正气大虚，邪始得而入之也。设正气不虚，邪将安入？故救大痒之阴疴，必须大补气血为主。盖阳毒可用攻毒之剂，而阴毒必须用补正之药也。或曰：疮疡初起，虽发大痒，而所痒之部位不大，未必皆鬼祟之缠身，何必以补气补血之大剂治之？然古人云：外大如豆，内大如拳；外大如拳，内大如盘，未必单言背疴也。吾以为凡生疮疡而大痒者，皆当作是想，岂可以所痒之部位甚小而轻视之乎？至于麻木，则非大痒可比，不妨缓缓治之，然亦宜分已未溃也，未溃之先而麻木者，邪毒壅于经络；已溃之后而麻木者，正气耗于肌肤，无难审量而用药也。

疮疡寒热论

疮疡初起，轻者不发寒热，重则未有不发寒热者也。但发热于未溃之前者轻，发热于已溃之后者重，恶寒于未溃之前者重，恶寒于已溃之后者轻。盖火毒发越，邪正交战，阴弱则生热，阳微则恶寒。似乎未溃发热，乃阴血之衰，其阳气正旺也，阳旺则火毒必炽，而吾以为轻者，以阳旺不至于变阴耳。未溃恶寒，乃阳气之虚，其阴血正胜也，阴胜则疮肉易生，而

---

① 知　原无，今据聚贤堂本、纬文堂本、江东书局本补。

吾以为重者，以阴胜必至于耗阳耳。已溃发热，或疑阴变阳也，谁知乃阴虚而不能济阳乎，故病重。已溃恶寒，或疑阳变阴也，谁知是阳虚而不能济阴乎，故病轻也。既知寒热之重轻，见其寒而补其阳，见其热而补其阴，何疮疡之难治乎？然而寒热无常，有昼寒而夜热，有昼热而夜寒，有日夜恶寒而不发热，有日夜发热而不恶寒。又将何法以治之哉？嗟乎！恶寒者，非寒也；恶热者，非热也。见其寒，峻补其阳气，而不必泄其阴；见其热，峻补其阴血，而不必泄其阳，自然热者不热，而寒者不寒也。或曰：疮疡之生，皆火毒也，不消火毒，而但补其阴阳，毋乃不可乎？讵① 识正旺而邪自退也。况补阳之味，未尝无消毒之味也，补阴之品，未尝无散火之品也。否则，于补气补血之中，而寓之消毒散火之剂，又未为不可耳。惟是常症易治，变症难治。倘发热而痛，恶寒而躁，又不可拘热用补阴、寒用补阳之法，恐有寒盛格阳、热盛拒阴之症，别当用从治之药，寒因热用，热因寒用之为得也。

疮疡辨脓血论

疮疡治法，断不可因循失治，致养成脓，往往火毒势大，烂成如盆之大，而不可救疗。所贵于未成脓之先，而急内消之也。然既已成脓，乌可无辨之法乎？辨法奈何？疮有生熟，脓有深浅多少，按其疮头之痛与不痛、软与不软而知之也。微按之而辄痛者，脓浅也；大按之而痛者，脓深也；按之坚厚不甚热痛者，未成脓也；按之软薄而即起者，有脓也；不复起者，无脓也。有脓可针，无脓不可针也。脓深者，可深刺，浓浅者，宜浅刺，岂可一概刺乎？近世外科医工，动谓火毒在内，若

不开刀，侵溃好肉。如肘膝枢纽关切之所，筋骨败坏，必成废人，断须外泄，毋论可刺不可刺，轻用刀针。每有无脓之痛，一开疮口，鲜血逆流，立时厥去，皆不审其脓之有无耳。夫疮痈有阴阳之异，阳症可以刀刺，阴症切戒轻易动刀。盖阳症之毒浅，阴症之毒深。毒浅，一举刀而毒易泄，必走于外；毒深，一举刀而毒难出，反攻于内矣。及至攻于内而烂筋坏肉，则内外两败，艰于收拾，卒至死亡。医者病家皆叹疡痈之横也，讵知祸成于轻易之动针乎。吾非禁人之用刺法也，刺之当则死症可以变生，刺之不当则轻病必至变重。余亲见数人，皆因刺而危，几至不救，后用参、芪、金银花之类，大剂煎饮，始得收功，故引此为戒也。

铎又曰：辨脓之法，既已尽知，而辨血之法，又不可不知也。无脓而流血者，皆五脏之气不充也，五脏之气不充，则阴虚而火动矣，安得无血乎。虚火动者，疮必流血，当审其经以救之。故肝虚而火动者，血必妄行也。心虚而火动者，血必无主也。脾虚而火动者，血必难统也。肺虚而火动者，血必上行也。肾虚而火动者，血必浮游也。此脏气之虚火如此，若六腑虚火之动，何独不然？然治其脏而腑亦安，补其脏而腑亦戢。然安腑不能安脏，补脏必能补腑，故补气即是补血，补血难以补气。盖气补即是血补，气安即是血安也。

疮疡险地论

经言：五脏不调致生疽，六腑不和致生痈。有二三日即杀人者，有十余日杀人者，有一月杀人者，有数月杀人者。盖火

① 讵：岂也。

毒轻则杀人缓，火毒重则杀人急也。大约杀人之疮疡，皆生于险地。夫痈疽之生，原无定位，生于平地，虽大而无危，生于险地，虽小而必死。险地者，一在脑户，一在舌本，一地悬雍，一在喉节，一在胡脉，一在五脏俞穴，一在五脏系脉，一在两乳，一在心鸠尾，一在两手鱼，一在肠屈之间，一在小道之后，一在九孔，一在两唧肠，一在神主之舍，一在①伏兔②，一在两鬓，一在两颐，一在股睐，一在两胁，一在于尻，一在两腋，此皆至险之处也。生此部位，十人九死。然初发之时，急用补气补血之味，而佐之散火消毒之品，亦可立时而愈，转祸为祥。无如世人初发之时，皆不发为急，往往养成大患，卒至于不可救也。夫天下何人不以性命为重，安于因循而失治者，亦有其故。盖痈疽发于险地者，每小痛而不甚大痛，每大痒而不甚小痒，或发如米粒之泡，或起如疥疮之头，其状似微小而不足介意，讵知乃至凶至恶之兆乎！古人云：见有小异，即须大惊。正言险地之疮疡也。吾愿世人，险地初生凶恶之兆，忙急早治，即服补气补血、泻火败毒之剂，未必不救。然亦须忏悔绝欲，始能祟去身安，否则正未可知也。

疮疡死肉论

夫疮疡治法，无非护其生肉，不至于同死也。然未死之肉，可以护之不死，未闻已死之肉，可以养之重生。岂特不可重生，且当使之速去？盖死肉不存，而后生肉可长也。如痈疽各疡，如杨梅结毒、臁疮便毒、疔肿溃烂等疮，其中多有死肉，存蚀好肉，苦痛难禁，以致新肉不长。徒用生肌之药，彼此两停，不胜臭腐之侵，愈加败烂。毋论断者不可复续，譬毒如狼虎蛇蝎，岂可共处一室，自然畏避之而不敢祛，况敢和合而复聚乎？无怪其久而不生肉也。必须用刀针割去死肉后，以生肌之散敷之，内助之以补气补血之药，不必又用败毒散火之汤，自然死肉去而新肉易生，外毒亡而内易补。世人不知，惟以敷贴膏药为神奇，全不晓存留败腐为凶恶，为可叹息也。更有疮疡溃后，不加谨慎，动生气恼，虽死肉已无，而忽长胬肉，亦宜用刀割去，不可谓是新肉而戒用刀针也。盖胬肉胀满，磊高③形突，其状难观，倘生于面目手足之间，亦甚丑态，故必须去之也。或疑恼怒不戒，何便至胀生胬肉？盖怒气伤肝，肝伤必至克脾，脾主肌肉，脾伤则疮口肉胀。倘畏用刀针，疮口平复，必有高突之象，或用乌梅烧灰，少加轻粉，一上即平，且无痕迹，又治法之巧者也。

---

① 在 原无，今据纬文堂本、江东书局本补。
② 伏兔 原作"伏"，义晦，髇乃菟之误。聚贤堂本、江东书局本作"兔"，今改。
③ 磊高 磊，通作"垒"。高垒也。

卷　三

疮疡生于富贵论

疮疡之生，无分富贵贫贱。然而贫贱之人，往往易治，富贵之家，每每难治，其故何也？盖富贵之家，所食者燔熬烹炙之物也，居处安逸，姬妾众多，未免逸则思乐，乐则思淫，淫则泄精必甚，则肾水亏涸，水去而火必动，火动而水更衰，必至阴阳两亏，临垆①不振。于是服热药以助之，又嫌药力之微也，复修合金石等药，以博其久战之欢。然而，金石之药，止可助火而不能助气。夫助气之药，舍人参无他味也。惟是富贵之人，贪欢者多，而吝惜者正复不少。用热药以助火，非多加人参，不足以驾驭其猛烈之威。无奈人参价高，方士劝多用人参，富贵人必有难色，乃迁就而改用他味，示免力薄势衰，火旺无制，而肾火沸腾矣。火胜则外势②坚举而不肯倒，自必多入房以快欲，愈战愈酣，火益炽而水益干，水干则难以伏火，而热乃化毒，结于肠胃矣。久之水涸火炎，阳易举而亦易泄，心甚贪欢，或有忍精强战之时，火毒乃变为脓血，每于不可思虑之处，而生痈生疽也。故贫贱之人所生者，半是阳毒，而富贵之人所生者，尽是阴疮，以其结毒在于阴处，故所发亦在阴之部位。阳毒易消，阴毒难化，又何疑乎？虽然阴阳之毒总贵早治，治若早，皆可速愈。但阳易清补以消毒，阴宜温补以化毒也。

疔疮形症论

疔疮之症，其形多端，近人有分三十四种者，亦象形而名之也。其实，分五色以配五脏，庶足以包之，不必多立名色也。如疔生于心经，其色赤，其形生于心脏之俞、募、经、井之端，或手之小指，身热心烦，睡卧不安，口干燥，其痛应心，小便短赤，面红紫，舌上有裂纹，或有珠子。如疔生于肝经，其色青，其形生于肝脏之部位，或在胁肋，或在足之大趾之端，其症寒热，头项痛，眼中发火光，口苦胁痛，小便难而清。如疔生于脾经，其色黄，其形多生脾脏之部位，其症不食，多呕吐。如疔生于肺经，其色白，其形多生肺脏之部位经络，或生于手之大指，其症发热咳嗽。如疔生于肾经，其色黑，其形多生于肾脏经络部位，足之小趾、涌泉等穴，其症寒热，面色黣③。此五脏之疔也。凡见色黑者，即治其肾。凡见色白者，即治其肺。凡见色黄者，即治其脾，凡见色青者，则治其肝。凡见色红者，即治其心。而佐之解毒托里之药，何疔之不尽愈乎？况因其形色，而察其经络，尤百不失一也。此古人所以止言五疔，而不多其名目者，诚得其要也。然吾

①　临垆　俗语。房事之谓。
②　外势　指男子外阴。
③　黣　黑色。

更有兼治之法。一见诸般疔毒，除头项之上，开手即用艾火灸之，痛者灸至不痛，不痛者灸至痛而止，随用金银花三两、紫花地丁一两、白矾三钱、生甘草三钱、当归一两，水煎服之，则各疔无不尽愈。倘人畏灸，即单以此方煎服二剂，亦无不尽愈者也。虽不缓急之分，生死之异，皆不必问，惟色欲则断断宜忌，犯之不可救疗，非吾方之不神也。

痈疽疽疔，但有阴阳、内外、虚实之分，无大小之别。《外科精要》之书，乃谓二寸至五寸为痈，五分至一寸为疽者谬，以小者为疔，尤谬之谬也。灸法，上头项禁灸，余疔无不可灸也。但服前方，实救死之法，人宜知之。

疮疡阴阳真假论

经曰：诸痛痒疮，皆属心火。似乎疮疡痈疽，无非阳火也。谁知阳能变阴，阴难济阳，无有一定之规乎。夫阳火之旺，乃阴水之亏也，本是阳症，亦宜补阴以济之。况原是阴症，反用消耗之药，必至损阳而更涸其阴，安得不变生偏胜之祸哉？如疮毒初起，筋挛骨痛，此寒气之肿，八风之变也，非阴症似阳乎。不用温散，而妄用寒凉，或食生冷之物，使疮毒内陷，遂至阴极似火，甚而烦闷之症生。苟不用温暖之药，则阴不能退，而阳不能回也。如疮毒初起，色紫皮赤，肿突作痛，恶寒喜暖，非阳症似阴乎。不用寒散，而妄用辛热，或食爆炙之味，使疮毒外腐，遂至阳极似水，甚而昏愦之祸作。苟不用冷泻之药，则阳不能制，而阴不能生也。然而阳似阴者易疗，阴似阳者难医。世有疮疡大烂，洞见腑脏，或见筋骨，疮口黑陷，身不能卧，口不能食，人认为阳症之败坏也，讵知是阴虚而不能变阳乎？夫溃烂而

至于脏腑、筋骨之皆见，此从前不用补剂，使毒过于沿烧，将好皮肉尽化为瘀腐耳。口不思食，本不可救，然用参、芪、归、熟，佐之化毒之品，亦往往有得生者。倘日以解毒为事，绝不去补气血之阴，则阴不能变阳，又安能死变为生哉？更世有疮疡将愈而不收口，百药敷之，绝无一验，人以为余毒之未净也，讵知是阴虚而不能济阳乎？夫独阴不生，而孤阳亦不长也。疮疡致脓血已净，则阴必大虚，止补其阳，则阳旺阴虚，阳虽有济阴之心，而阴实无济阳之力，所以，愈补阳而阴愈虚，阴愈虚而疮口愈难合也。倘错疑毒之未净，用败毒之剂，则已虚益虚，不特损阴，而兼损阳矣。助阳尚难补阴，况攻毒又安能济阳哉。此皆不识阴阳之真假，毋怪施治之误也。大约未溃之前，多有阴症似阳之病。若已溃之后，虽阳症亦作阴症治之。故俱宜用补而不可用散，此实不传之秘诀也。

妊娠疮疡论

孕妇亦往往有生疮疡者，不可与无孕妇人一概轻治之也。盖妇人怀孕，宜护其胎，一有损伤，其胎立堕，轻则杀子，重则并其母而亦亡矣，可不慎哉！或曰：孕妇既生疮毒，岂可以不治？治之不知妇女既已怀孕，其气血半已荫胎，若再用败毒之药重伤气血，安得不堕胎乎？虽有故无损，略消化其毒，亦正无害，然亦宜于补气补血之中，而少佐之以泻火败毒之味，则在腹之胎无损，而在肤之疮亦易散也。至于已产之后，毋论泻火败毒，万不可施，即少少内托，亦宜禁绝。盖产后亡血过多，血室空虚，止存游气，一用消耗之药，辄有头晕眼花之症，况禁消耗之乎。如夺命、返魂诸丹，其名则美，其实则

恶，恐有砒、硼、硝、黄、巴、麝等味在内，其性暴悍，安禁其攻击乎？每每有下喉而辄亡者。治之法，惟大补其气血，而不必兼治疮疡。盖产妇生疮，尽是阴疡，而非阳疡也。阴疡在常人，尚纯用补剂，产妇阴虚，更无疑也，不补其阴，又将何补哉？惟是产妇阴寒，补阴恐不能济阳也，必须补阳以生阴，而补阳之中，更宜用温暖之味，使荣卫通行，气血流转，则毒气不必攻而自散矣。否则，恐致虚损成瘵，甚或疮口不敛，卒至败坏而不可救也。

疮疡肥瘦人不同论

古人云：肥人多湿，瘦人多火。湿多则痰盛而气虚，火多则液干而血少。倘生痈疽疮毒，亦可同治之乎？论理气虚者补气以消火毒，血虚者补血以消火毒，似乎深得病机也。然而，气非血以相养，则气虚不能遽旺也；血非气以相生，则血虚不能骤盛也。盖肥瘦之人，分火多湿多则可。分气虚血少则不可。夫气虚之人，岂即血之旺乎？血少之人，岂即气之盛乎？愚意气血必须兼补，当略分轻重。如肥人而生疮疡也，补阳气之虚，消痰化毒，而不可耗其血。如瘦人而生疮疡也，补阴血之亏，消火败毒，而不可散其气。如是则血足以助气，气旺而火毒易发，自发于表而不至遁入于里，有阳或变阴之祸。气足以生血，血旺而火毒易消，既消于里而不至留滞于表，有阴难济阳之忧。倘肥人但攻其毒，补阳而不补阴；瘦人但攻火毒，补阴而不补阳，皆非治法之善也。必气虚者，重补其气而轻补其血；血虚者，重补其血而轻补其气，则阴阳两平，而肥人瘦人之疮疡，无难速效也。

疮疡随症用药论

疮疡之症，有阴有阳。大约痛者为阳，痒者为阴也。未溃之前多是阳症，间有阴症，未有不先痒者。阳症初起，其痛异[①]常，其形高突，当用内疏之药，使阳火之毒外散，而不遁入于里也。阳症已成，其皮必红，其头必软，当用内托之药，使阳火之毒内溃，而尽出于表也。阳症已溃，其肉必腐，其脓必多，当用大补之药，使毒散而不留，火泄而不陷，长肉生肌，而和活其表里也。若阴症则不然，阴症初起便虚，即当用大补之药，不比阳症因脓溃而始虚也。故内疏亦必大补以疏之，内托亦必大补以托之，不必待其脓血已溃而后补之也。然而，阳症之变甚多，而阴症尤甚，既有变症，岂可无变法以治之乎？夫变症蜂起，每在已溃之后，而不在初起之时。如溃后头疼，托里方中不妨加川芎、蔓荆子；溃后惊悸，必宜加人参、茯神、朱砂；寒热往来，加柴胡、地骨皮；口渴不止，加花粉、玄参；大便秘结，加大黄、麻仁；小便不通，加茯苓、琥珀、木通、车前；心虚烦闷，加天冬、远志；四肢厥冷，加附子、干姜；或呕或吐，加生姜、半夏；脓多者，加川芎、当归；血多者，倍人参、芪、术；口不收者，加白敛、白芨；皮肉陷者，加肉桂、芪、附；风痒痛者，加防风、天麻；肌肉死者，加独活、官桂；疼痛极者，加没药、乳香。此皆治阳症之变法也。若阴疡变症，惟有大用人参、芪、术，多加金银花、肉桂、附子之类，庶可定变于非常，万不可执阳症治法，以治阴变之疡也。

---

① 异 原作"万"，形近而误。今据纬文堂本、江东书局本改。

疮疡开住论

疮疡阳症，其成脓之后，必决窦而出，或刀开其头，脓血迸流，皆火一泄而即住，必不走开沿烂无底止也，有一等疮，不大突，嫩肿痛疼，或重或轻。轻者麻木而不知，倘生于背上，如山之重；重者宛如刀割刺戳，五七日后，或一头从上开发，或两头开发，或左右上下开发。侵展不住。虽《内经》谓不善调养，乃七情之扰，房劳之变，秽气所撞，恶气所袭也。然而所言亦言其阳症，而非兼指阴症也。大约天发不住，阴症居多，非大补气血之剂以托于内，非至妙收敛之药以敷于外，则内必冲突，而外多腐烂也。肌肉腐烂，则气血倍伤，将来收口，自然艰难。而目前脓血，何以止遏，势必溃坏而不可救矣。故疮口不开，则毒必留中，恐有奔心入脏之惧。然疮口大开，则毒又沿外，恐有烂肤坏肉之虞。夫奔心入脏与烂肤坏肉相较，似乎少间，谁知烂肤坏肉一发而不住者，皆毒气奔心之变。所以用大补以卫其脏腑，兼用收敛以护其肌肤，盖两相顾而两相治也。或曰：专补其内，则气血流动，何畏腐坏乎？不知火毒正炽，其冲决之势甚横而且烈，所到之处，生肉即变为瘀肉矣。肉既变瘀，安能不开发而外出乎？故必须内补而外敷，则生肉有保守之资，可恃无恐，而火毒内难存留，自然尽发于外，并作一窍而出，断不至再为开发也。

疮疡火灸论

近人治疮疡，动尚艾灸，谁知疮疡亦有宜灸、不宜灸为之分乎。大约阳疮之痈疽不宜灸，而阴症之痈疽必宜灸也。盖阳症之痈疽发于外也，若用灸法，则毒入于内而不出，反多变症之生。阴症之痈疽陷于内也，若不用灸法，则毒难发外而居中，自多丧亡之祸。而灸法若何？先用白纸一张，口含水尅湿，铺于疮面之上，看其何处先白，即疮痈之总口也。以墨笔点定其穴，用大蒜切片，如一分之厚，贴于穴上，隔蒜灸之。世有用附子片者，有用生姜片者，皆可用，总不若蒜片之更胜。初灸即痛，必灸至不痛始止。初灸不痛，必灸至痛始止。自一瘆至数十瘆，或至数百瘆，不可半途即撤也。若初灸麻痒者，亦必灸至痛而止。盖毒随火化，自然内之火毒，随外之艾火而宣散也，实至奇至神之法，不可视为寻常而轻忽之。然而，阴症之痈疽亦有不可灸者，又宜知之。阴症痈疽在颈以下者，无不可灸，而生在颈以上者，即是阴症，断断忌灸。盖颈之上，头面也，六阳之首，而顶通于脑，一用火攻，则火毒无内藏之处，必遁入于泥丸①而不能出，转成不可救之症矣。世人误认灸法神奇，毋论可灸不可灸，一概用艾火灸之，灸之不效，归咎于疮疡之拙也，而不知是误灸之故也。更有肾俞一穴，在两腰脊旁，系内肾命根，此处亦断不可灸。盖因水亏火动，故尔发疮，若再加火灸，愈添火炽，其水益涸，必致疮口黑陷，昏闷而死，可不戒欤？大约阴虚之人，毋论生疽在首、在腰。俱不可灸，往往有因灸而犯虚虚之禁。世人竞尚灸法，余特著此篇，与疮家共商之云。

疮疡刀针论

疮疡之发，发于脏腑，非发于肌肉、皮肤也。善治者，五日之内原可内消。因

———————

① 泥丸　道家谓脑为泥丸。

内消蹉跎，以致发越于外，五日内急用内治，尚可消化于无形也。不意仍复因循，八九日，遂成高突之势，疼痛作脓，不得不用刀针，去其脓而泻其火，败其毒而全其肉也。若危恶之症，发于致命之所，祸在反掌，不得不刺。故砭石、镵针、刀镰之类，皆古人所制，为决疮毒之器也。古人岂好为忍心，诚有所不得已耳。然则刀针之类，古人不得已而用之，今人不论可刺不可刺，动用针以去脓，动用刀以割肉，往往有无脓而迸血，割肉以损肌，疮疡不愈，面变症蜂起，归咎于刀针，岂不冤哉！我今商一用刀针之法：见有脓，急用针而不可缓，否则宁少迟也；见瘀肉，急用刀而不宜徐，否则宁少延也，何至于误用乎？或人畏用刀针，而疮口已软，脓血已多，急宜割刺，又有代针、代刀之药，服之顷刻，皮破而脓溃，敷之须臾，肉化而肌生，亦仁心神术也。愿医工留意面亟施之也，万勿归咎于不肯刺割而不可救，遂坐以待毙也。变通之法，原在乎人，救疗之方，岂止一术，亦贵临证者善用耳。

或曰：疮疡既可内消，何必又尚刀针？不知迟用内消之药，则火毒内攻，暗烁肌肉，外口虽小，其内之窟正宽广也。譬如贼居深山之中，无官兵攻散，巢居穴处，将辟土自王，而外边关隘，过作细小，彼惟恐人知，聊以掩饰耳。倘不破其关隘，则其势日张，延蔓无已，罔所顾忌，呼朋引党，势必民化为盗，而好肉变为腐肉矣。故必须用刀针，刺其外边疮口之皮，决其内中弥瞒①之势，则内无隐藏，毒可星散。然后外用膏药、末药，呼其脓而护肌，内复用汤剂，散其毒而还元，此剿抚并施之妙法也。倘专尚刀针，而略去膏、末、汤剂，亦未为十全耳。

又曰：人有畏用刀针，有用蛣②针者，亦变法也。法用笔一个，入蚂蜞一条，以管口对疮头，使蚂蜞吮疮之脓血，其毒即散。如疮大，须换三四条。若吮正穴，蜞必死矣，累效之法也。但可施于血实毒浅之症，而不可施于阴症毒重之人，徒竭其血于外，而内实无益也。

又曰：人身有太乙人神，在各穴中，最宜忌之，如逐年尻神、逐日人神之类，查历本书之颇详，偶一犯忌禁，其疮疡难愈。

---

① 弥瞒　同弥漫。
② 蛣　蚂蝗。下蚂蜞同。

卷　四

疮疡敷药论

疮疡内散，第一善法也。至疮口已溃，内不能散，必须外治之矣。外治之法最多，大约敷法为佳。敷者，化也、散也。乃化散其毒，使不壅滞耳。然疡疮之缓急不同，火毒之冷热亦异，必须敷得其宜，而后效验始速。如赤肿痛，此阳火之毒也，宜用寒性化毒败火之药敷之；如不变色，而肿势深暗者，此阴火之毒也，宜用温性化毒败火之药敷之；如不热不凉，此半阴半阳之火毒也，宜用和解化毒败火之药敷之。自然肌肉不坏，而毒随药散，火随药消，脓易熟而肉不败也。倘宜寒则用热，愈增其外炎；倘宜热而用寒，益添其内陷；倘宜和解而用攻击，自至于败坏而不止也。总之，疮疡贵内外兼治，而敷药亦不可猛浪轻忽，要贵用得宜耳。

又曰：疮疡既以阴阳辨之矣，而阴阳之中，俱用敷药贴之。如阳症用寒药贴之，期其必散也，后用热药散之，不可竟用寒药也；如阴疮初起，即用热药，后不必又用寒药也；如半阴半阳，以敷药和之，杂用温药散之，不可先用寒后用热也。故不必论其皮之厚薄，或先或后，或干或湿，或生或死，或香或臭，惟以三者消息之，断不爽也。

疮疡治法论

疮疡治法甚多，针灸之外，有用澡浴之法者，有用熏炙之法者，有用点照之法者，有用追蚀之法者，有用蒸之法者，有用吸之法者，有用烙之法者。用之得宜，皆可奏功，用之失宜，皆能败绩，余所以一概弃而不用也。古人创造诸法，未尝不效，故留法以示人，而无如后人不善用之，反至取败耳。夫有效有不效，尚非万全之法，况无功而有败，又何取哉？余近得异人之传，皆以内治收功，并不见有败坏之时，间有败坏之症，多是垂成别用以上外治之法，而变迁之也。故余益信澡浴、熏炙、照点、追蚀、蒸、吸、烙尽非良法也。宇宙之大，铎何敢谓诸法尽可废弃，或别有仙传制度得真，奏效如响，亦未可知，而铎实未遇之也。以上诸法之内，追蚀而用水蛭以吮血，吸治而用蟾蜍以收火，无害有益，似可用之，余则未敢信其皆善也。总之，争先之法，莫妙用内治为良。内治必须急早治之，盖治之早，则必散之速，治之缓，则必散之迟，何苦因循懈怠，必俟成脓出毒后，用诸法之纷纷哉。

疮疡调护论

疮疡火毒，亦甚大矣哉，而世人往往轻视，自以性命为儿戏也。大痛恶疔，至危至险，出生入死，多在呼吸之际，必宜谨慎。即小疮细疖，亦不要轻忽。盖七情犯之，十恶冲之，或食异禽野兽之味，未溃者忽变为深陷，已溃者倏易为黑紫，终年累月，医疗不转，可不慎乎！无如世人，偏易相犯。其间诸忌之中，尤宜慎者，恼怒与色欲耳，然而犯恼怒者，不过疮口有疼痛夭裂之虞，若一犯色欲，则瘀肉有冰冻之苦，新肉有流水之害，然此犹阳症之疮疡也。苟是阴症，一犯色欲，多至暴亡，非大用人参、芪、术、归、熟，而重加金银花、桂、附之品，以急救之，断无生理，万不可仍治其毒，而夭人性命也。世人何苦贪片刻之欢愉，受长夜之疼痛乎。或谓疮口开裂流水，毕竟有火毒留于其中，恐纯用大补，终非救疗之法。不知疮疡已溃之后，原作阴虚治疗，况已结痂而复碎，况已止血而流水，又有何火何毒，可已虚而重虚乎，毋怪顷刻之骤亡也。吾愿行医者，时将危语陈说于病人之前，庶几少知畏惧，不至轻蹈色欲之戒乎。说知故犯，罪在病人，自取速亡，与医者何尤①哉。或曰：先生既云犯色欲之禁者，必用大补，乃用金银花，独非泻毒之物乎，何所取而用之？不知金银花虽曰化毒，实亦补气血之品也，诚恐余毒犹存，故尔用之，取其补而能敛，非取其泻而去火也，倘真信其无毒，而单用补剂，尤治疗之神，铎又何敢议哉。

又曰：疮疡饮食之间，最宜细慎。如食驴马、驼骡、猎狗、鱼虾、蟹鳖自死之属，如鹅鸭、鸿雁、鹰雀、鸳鹭、鸠鸦、鸡雉能言之类，如獐鹿、狐兔、虎豹、熊豺毒死之辈，如黄瓜、茄子、胡荽、生姜、蓼芥、葱蒜、薤韭之物，如桃杏、枣栗、梨梅、樱柿未熟之品，如馒首②、蒸饼、馄饨，及燔熬煎炙、油腻饱食，均宜忌之。惟羊肉、蔓萝卜与黄白米粮可用。

舍痛从症论

疮疡之症，变怪百端，然皆因火毒之盛也。但火毒在未溃之前，其势甚凶，其祸少缓，而火毒当已溃之后，其势大衰，其祸更速。夫势凶则祸速宜也，何故势衰而祸转不缓乎？不知痛疽与各恶疮，当脓血崩泄之余，其邪热毒尽行外越，所存余血尽化为脓，且随之而同败，惟一口正气留恋于躯壳之中，又有何实之有。譬如强贼久居村庄，一旦变乱，劫人资财，掳人妻女，将各家金钱尽行席卷，驱少壮良民皆为盗党而去，而城市空虚，所存父老子弟，非孱弱幼小，即疮痍杀伤之辈，自救不遑，安能重整戈矛，再图争战乎？且寇盗虽去，而无衣无食，何以度日。自然枵腹③难熬，变生疾病，疗生之不暇，又乌能修我墙垣，葺理④茅舍乎？其捉襟露肘之苦，有不可言语形容者，于是⑤痛定思痛，窘迫之状，百倍于强梁，现在之日，往往民欲不从，而不可得者。故疮疡已溃之祸，较未溃之前而更速也。所以未溃之前，变止在于攻突之内，而已溃之后，变每则于败坏之余，实有意想之所不到者。当观其所变以治症，而不可执其经以治病也。倘执经以治变，未有不速之死者矣。然则治变之法奈何？大补其胃气，而不必问其火毒之存与不存者，此舍痛治症之法，即定变救痛之法也。名为舍痛，正所以疗痛耳，愿与同人共商之焉。

---

① 尤　怨也。
② 馒首　即馒头。
③ 枵腹　饥饿也。
④ 葺理　修理。
⑤ 是　原作"足"，今据聚贤堂本、纬文堂本、江东书局本改。

舍脉从痈论

疮疡之脉，未有不紧数洪大者，或浮而弦，或细而数，或涩而紧，或滑而洪，种种不同，必须辨其阴阳。大约细涩者，阴也；紧、数、洪、大、浮、滑，皆阳也。然阴阳之脉更须分别已、未溃观之，未溃之时，脉见紧、数、洪、大、浮、滑、弦、实者，乃顺之脉也；若见细涩等脉则逆矣。已溃之时，脉见浮、沉、迟、细、软、弱、涩，乃顺之脉也；若见洪大等脉则逆矣。然而顺逆不常，虚实宜别，脉可执而不可尽执也。脉既不可尽执，而痈则可见矣。往往有未溃之前，脉现洪大而得生，已溃之后，脉现细涩而反死。盖攻补之异也。大约痈疡各症，未溃宜补以用攻，已溃宜补而不可散，而脉之或洪大，或细涩，可不论也。

铎又曰：痈疡有变换之时，脉随痈疡之变换而迁改也。故疮可据之以辨阴阳，而脉不可据之以辨虚实。以可据者可信脉，而不可据者岂可信脉哉。余素信脉者也，但人生痈疡者，有时脉不可全信，所以从痈疡而舍脉也，非脉不可信，而全不信。有如此人，亦宜善看痈疡，参酌于二者之间而已。

舍时从痈论

凡四时之际，多发疮疡，非因时而发乎？然疮疡之发，多缘于火热，夏天之时，正火热时也。疮疡生于夏天，谓非火热之极乎？然夏天疮疡是火热也，若秋冬之时，其火已散，其热已解，火散热解，其毒已消，不比春天之郁正炽也。故疮疡生于四时，不可与夏天同论，以时有不同也。是以疮疡生于夏日，与生于四时有异。盖夏日可据时以论症，而四时不可因症以论疴，以夏日有火热，而四时无火热也。夫夏日之火热，随外而动，四时之火热，随内而生，内无火热，则外之火热何以引之？苟外不必引，而内之火热自动者，以内之火热自甚也。故疮疡生于夏日者，内之火热，因于外之火热相逼也。疮疡生于四时者，内之火热，不因于外之火热相逼也。所以生于四时者，较夏日而更重。舍时从痈，又何疑哉。然则，肿赤烦躁，发热饮冷，便秘作渴，脉洪数而实，虽在严寒之时，皆火热也。必用苦寒之药，泻其阳而救其阴，则火热自散，乌可因时冷而用热药哉。若脉细皮寒，泻利肠鸣，饮食不入，呕吐无时，手足逆冷，虽在盛暑之时，皆寒冷也。必用辛热之剂，散其阴而回其阳，则火热自解，乌可因时热而用寒药哉。诚以夏日不可与春日并断，而尤不可与秋冬并论也。四时五虚五实之不同，而疮疡不可拘也，若泥而执之，则误之甚矣。

又曰：五实之症，如肿赤烦躁、以热引冷[①]、便闭作渴、脉洪数者是也。虽生于严寒，必用大苦寒之药，泻其阳以救阴也。五虚之症，如脉细皮寒、泻利肠鸣、饮食不入、呕吐无时、手足逆冷者是也。虽生于盛暑，必用大辛热之剂，散其阴以回阳也。若寒时治寒，热时治热，鲜不误矣。

疮疡用金银花论

疮疡必用金银花者，以金银花可以消火毒也。然毒实不同，有阴毒、阳毒之分。其毒之至者，皆火热之极也。金银花最能消火热之毒，而又不耗气血，故消火

---

① 引冷　引饮冷水。引，不间断之义。

毒之药，必用金银花也。以金银花可以夺命，不分阴阳，皆可治之。盖此药为纯补之味，而又善消火毒，无奈世人以其消毒去火，而不肯多用，遂至无功，而且轻变重而重变死也。若能多用，何不可夺命于须臾，起死于顷刻哉。诚以金银花少用则力单，多用则力厚而功臣也。故疮疡一门，舍此味无第二品也。所以疮疡初起，必用金银花，可以止痛；疮疡溃脓，必用金银花，可以去眩；疮疡收口，必用金银花，可以起陷，然此犹补阳症之疮疡也。若阴症初生，背必如山之重，服金银花而背轻矣；阴症溃脓，心如火焚，必服金银花而心凉矣，阴症收口，疮如刀割，必服金银花而皮痒矣，然此犹阴症而无大变也。苟痛痒之未知，昏愦之罔察，内可洞其肺肝，外可窥其皮骨，饮之而不欲，食之而不知，惟金银花与人参大剂治之，亦可以夺命而返魂也，谁谓金银花岂小补之物哉。而世人弃之者，因识其小而忘其大，是以他药可以少用，而金银花必须多用也，知金银花之功力若此，又何患哉？

疮疡不可纯委鬼神论

疮疡昏愦，多是虚症。其见神见鬼者，人谓是前愆凤债耳。夫前愆可以晓，盖凤债可以今偿，每用银钱以买命，弃珠玉以赎[1]怨，亦有得生者，世遂谓有鬼神，可以诚求，可以哀告耳。而孰知不然，盖疮疡之鬼神，因虚而自作，不补其虚，而惟求鬼神之解结，鬼神其[2]肯去乎？况鬼神之现，必非无由，因虚自召，非真有鬼神也。故补虚而鬼神自绝，不补其虚，虚且难回，鬼神何以去乎？苟能察其自虚，而大用金银花之类，佐之参、芪、术，则鬼神自去，正归而邪自散也。及至疮疡渐愈，而鬼神暗失，始信前非，

谓是无鬼无神之论，而仍不信者，谓之何哉？

铎又曰：世有生疮疡而召鬼神者，亦有不生疮疡而多集鬼神者，是鬼神不因疮疡而有也。余医疮疡者有年，往往见危困之时，每遇鬼神，痛哭呼号，暗击重责而不已者，是疮疡确有鬼神也。及至大用参、芪之后，渐复其元，而佐之消毒去火之剂、健脾和胃之品，正气日旺，邪气日退，不必逐鬼而鬼自走，不必祛神而神自归，岂药可祛逐鬼神乎？可见人虚自召，补虚正祛鬼神之法，非鬼神之果无也。

铎又曰：言鬼而神在其中，尼山[3]云：敬鬼神而远之。远之者，敬之也，非无鬼无神之论。补虚者，正远鬼神也。人能常敬鬼神，断不戕贼身体，致生疮疡，以召鬼神，暗击重责耳。

产妇生疮疡宜用补阴论

古人云：产后必大补气血为主，其他俱从末治。可见产妇未有不虚者，虚则必用补气补血之味。气不补则气衰，血不补则血少。气血衰少者，阴不足故耳。故产妇必以补阴为先，以亡血过多。必至失阴耳。或谓阴不可以骤生，必先补气，以气能生血，气旺则血旺，血旺则气益旺矣。不知产妇之生疮疡者，不可徒补气也，补气必至生血，血旺而疮疡同旺者奈何？况疮疡之生，皆血亏耳。血亏则阴愈亏，补阴而疮疡自失。盖阴能制夫阳也，阳受制则阴日旺矣。阴旺而疮疡之间，有血以润肠胃，有血以荫筋骨，又何火毒之不尽散

---

[1] 赎 原作"续"，今据聚贤堂本、纬文堂本、江东书局本改。

[2] 其 岂也。

[3] 尼山 孔子之别称。

乎？若补其阳，有不增疮疡之势哉？故补于阴中也。大约补阳者四，补阴者六，断无阳旺而阴消矣。

铎又曰：产妇生疮疡，当分别生产与未生产。未生产之前，胎不崩堕，血未亏也，止补阳以生气，不必补阴以生血，少住之消毒败火药则得矣。已生产之后，血大亏也，惟补阴以生血，兼且补阳以生气，而消毒败火之剂，不必佐之也。若虑疮疡之害，而不顾产妇之虚怯，一味消毒败火，鲜不误矣。

疮疡不必随经络用药论

疮疡之生，宜分经络，既有经络，乌可不分哉？吾以为不必分者，以疮疡贵去其火毒，不必逐经逐络而用药也。以疮疡之生，有经络之分，而用药之妙，单以消火毒为主，以火毒去而疮疡自失，经络不必分而自分也。试思解火毒之药，不外金银花与蒲公英之类，若必随经随络而分之，亦凿之甚矣，用药胡可杂哉。

铎又曰：疮疡之生，不在一处，若不分别经络，则五脏七腑[1]何以清，头面手足何以辨？不识不知，何所据以治痛痒哉？虽金银花、蒲公英之类，皆可散消火毒，然无佐使之药，引之以达于患处，亦不能随经而入之，是经络之药不可不用，亦不可竟用之耳。

---

[1]　七腑　陈氏以心包络为一腑。说详见《外经微言》。

卷 五

背 发

诸痈疽发于背者，无非危症，不可谓背属阳，信是阳症而轻视之也，然背之穴道甚多，苟不分言之，则经络舛错，未必能直中病情也。如生于大椎①、陶道、身柱之穴，是发于脊之上也；生于神道、灵台、至阳之穴者，是发于脊之正中也；生于脊中之穴者，是发于脊之中下也，皆属督脉之经络。生于肺俞、厥阴俞、心俞、膈俞、肝俞之穴者，是发于背中之两旁也；生于膈关、阳纲、胞肓、秩边之穴者，乃发于背后之两旁也，皆属足太膀胱之经络。夫既是膀胱之经络，似与督脉无甚相干。然而背脊乃河车②之正路，正路之气不通，则边旁歧路尽行秘塞，势必至水火无既济之欢，脏腑有各顾之苦，则周身前后筋脉拘急，其害有不可胜言者。故治太阳之经，必须兼治督脉，以督脉之气可顺而不可逆也。凡气皆自上而下行，惟任督之气自下而上。自下而上者为顺，自上而下者为逆矣。且督脉，阳脉之海也。足太阳之经，原为督脉之所统领，通足太阳之气，正通督脉之气也。然而，督脉气通，而足太阳之气亦通矣，故治之必须兼也。以上诸疡有头向上者，有头向下者，有上下各有头而开发者，或如莲子，或如蜂巢。莲子言其头少，不过一二十也，蜂巢言其头多，不止五六十也。此等痈疡，阳症少而阴症多，总贵拥护心君，

不可使火毒内攻。无奈背近于心，最易腐肉穿膜，及至穿膜，百不救一。必须于五日之前急早治之，以大剂醋饮，庶可夺命于垂危，返魂于将死也。凡疮头开展，止遏不住，不论向上、向下、向左、向右，亟宜用收毒等药，敷而围之，自不冲突也。如此救疗，胃气大开，断不至死。

急消汤 岐天师传。治背心之间先发细瘰，后渐渐红肿，高突大痛。

忍冬藤二两 茜草三钱 紫花地丁一两 贝母三钱 甘菊花三钱 黄柏一钱 天花粉三钱 桔梗三钱 水煎服，一剂轻，二剂又轻，三剂全消。

神散阳痈汤 伯高太师传。治背疽阳痈初起。

天花粉五钱 生甘草五钱 茯苓五钱 车前子五钱 管仲五钱 羌活二钱 黄芩三钱 紫苑三钱 生地一两 柴胡一钱 水煎服③，一剂即消大半，二剂全消。若已溃后，不可用矣。

变阳汤 岐天师传。治背心初发小泡，痒甚，已而背重如山，隐隐发红晕，如盘之大，谵语胡言，断阴疽阴痛也，以此方救之。

---

① 大椎 原作“大柱”，详督脉无此穴，陶道之上当为大椎，今改。
② 河车 道家谓性命之所载。《性命圭旨》：“北方正气，号曰河车”。肾主水，在五方应于北方，乃人身阴阳之根，故称河车。
③ 水煎服 此三字原在“一剂”之后，于文义未顺，兹改。

人参二两　黄芪二两　金银花半斤　附子一钱　荆芥炒黑，三钱　柴胡二钱　白芍一两　天花粉五钱　生甘草五钱　水十余碗，煎汁二碗，先服一碗，后再服一碗。服后阴必变阳而作痛，再用一剂而痛亦消，再服数剂全愈。

锦庇汤　伯高太师传。治阴痈初起。

黄芪三两　肉桂三钱　生甘草一两　荆芥炒，三钱　天花粉三钱　贝母二钱　锦地罗五钱　茯苓一两　水煎服，一剂即散大半，三剂全消。

转败汤　岐天师传。治背痈溃烂，洞见肺腑，疮口不收，百药敷之，绝无一验，此方治之神效。

麦冬一两　熟地二两　山茱肉一两　人参五钱　肉桂一钱　当归一两　忍冬藤一两　白术五钱　水煎服，五剂全愈。

收肌饮　伯高大师传。治同前。

熟地二两　白术二两　山茱萸一两　人参一两　当归一两　生甘草三钱　甘菊花三钱　肉桂三钱　天花粉二钱　水煎服，一连四剂，疮口自合。必须节守房事一月，否则无功。

定变回生汤　岐天师传。治背疽长肉，疮口已平，偶犯色欲恼怒，开裂流水，色变紫黑，肉变败坏。

人参四两　黄芪三两　当归二两　北五味子二钱　麦冬二两　肉桂三钱　白术二两　山茱萸五钱　忍冬藤二两　茯苓一两　水煎服，四剂平复。或疑药料太重，然变出非常，不如此多用补剂，万难救死也。倘愈后再犯色欲，万无生机。

补缝饮　伯高太师传。治背痈愈后开裂。

人参二两　白芍五钱　当归一两　白术炒，二两　麦冬一两　肉桂二钱　附子一钱　熟地二两　北五味三钱　山药五钱　水煎服，十剂可安。

助阳消毒汤　岐天师传。治夏生背痈，疮口不起，脉大无力，发热作渴，自汗盗汗，用参芪补剂，益加手足逆冷，大便不实，喘促呕吐，阴症似阳，此方主之。

人参半斤　黄芪一斤　当归四两　白术四两　陈皮一两　附子五钱　水煎膏，作二服。连服数剂乃愈。此舍痈从症之法，盖症出非常，不可以平常细小之药从痈也。

起陷神丹　伯高太师传。治症同前。

人参二两　白芍五钱　当归一两　麦冬一两　白术二两　肉桂二钱　附子一钱　熟地二两　北五味三钱　山药五钱　水煎服，十剂可安。

归花汤　秦真人传。治痈疽发背初起。

金银花半斤，水十碗，煎二碗，入当归二两，同煎一碗，一气服之，一日即散绝，神方也。世人亦有用此者，不能多耳。不拘阴阳之毒，饮之立愈。但过四五日，则减半效，然亦无性命之忧。对口与无名溃毒亦可用，或略小其剂可也。

泥 丸 发

泥丸宫在头顶之上，痈疮发于此处，九死一生。其状如火燎浆泡，大如钱形，色似葡萄之紫，其疮口不一，或如碎粟。倘四围坚硬，疮顶色红赤不黑，尚可医疗，乃阳痈而非阴也；倘色紫而黑黯无光，神情闷乱，不知人事者，乃阴痈而必死也。盖泥丸宫属足太阳膀胱之经，近于玉枕，乃督脉之路也。肾经之气，由督脉而上透玉枕，入于泥丸而化精，乃从额而下降于玉楼①。若肾精不足，而泥丸内涸，无精以养，乃化为火毒，此无阴水以

———————

① 玉楼　道家称肩项骨曰玉楼。

制阴火也。脑既无阴，又加生痈，髓海煎熬，其精愈竭，又何以救乎？故往往有更变形容，改换声音，烦躁口干，随饮随渴，甚至脑骨俱腐，片片脱下而亡。人生此痈，得于房术者居多，兴阳涩精，尽是丹石燥烈之品，或洗或嚼，或噙于舌，或封于脐，霸阻精道，久战博欢，真精枯竭，髓尽火发，遂发于顶而不可救，为可痛也。必须于五日之前，又大剂煎饮，尚有生机。倘五日后救之，则生死未可定也。

五圣汤　岐天师传。治脑痈生于头顶之上者。若对口偏口，俱非脑痈也。急以此方救之。

金银花八两　玄参三两　黄芪四两　麦冬三两　人参二两　先用水十大碗，将金银花煎汤六碗，再煎前药至二碗。一日服二次，连服四日。用四剂，其痈渐愈，改用十全大补汤，重四两与之；又服四剂，又改用八味地黄汤，恣其酣饮，可获全愈。此等治法，乃九死一生之法也。然舍此法，惟蔓花泌乎。

蔓花汤　伯高太师传。治脑疽初发。

川芎一两　玄参二两　金银花二两　山茱萸一两　麦冬一两　贝母三钱　蔓荆子二钱　水三大碗，煎服之即消。如尚未消者，二剂全愈。万勿候其溃败而始救之也。盖溃败之时，则不可救矣。

脑 后 发

脑后乃玉枕、风府之穴道也。玉枕为督脉之关。盖督脉有三关，玉枕其一也。督脉由命门而上至玉枕，乃河车之路也，透过玉枕始达泥丸。若玉枕、风府生痈，如何能达肾气至泥丸而化精乎？虽泥丸为髓海，内原有髓在也，然肾气无一日不上通泥丸者也。肾气因生痈而不能上达，则

泥丸之髓源断矣，何能化精以分布于各脏腑乎？此外生痈，虽少轻于顶，然是阴非阳，则与顶发无殊。故治疗亦可通用，如五圣散、蔓花汤大剂吞服，无不可救，不比顶发于泥丸者，十死而一生也。或曰：玉枕、风府系足太阳膀胱之经，且阳维之脉所统，未必不是阳症。谁知膀胱火毒发动，由于肾火之先动也。况阳维之脉，随督脉而上行，是阴非阳，又何疑哉？故可以治顶发者同治之也。

三星汤　岐天师传。治阳症对口，其形高突红肿，服之即消。

金银花二两　蒲公英一两　生甘草三钱　水三碗，煎八分，服二服即消。阳症已破者，必三服，脓尽肉生。

圣神汤　岐天师传。治阴症对口，或生于偏旁，无数小疮，先痒后痛，随至溃烂，肿不甚高突，色必黑黯，身体沉重，困倦欲卧，呻吟无力，此方救之。

人参一两　生黄芪一两　当归一两　金银花二两　白芥子三钱　肉桂一钱　白术炒，一两　水煎服，一剂血止，二剂肉生，三剂口小，四剂皮合，又二剂全愈。

三花汤　伯高太师传。治对口初起，神效。

当归二两　川芎一两　生甘草五钱　天花粉三钱　紫花地丁一两　甘菊花五钱　水煎服，二剂全消。

耳后耳下发

耳后发者，发于左右耳畔，乃角孙、颅息二穴之上下也。发则耳聋、嗌肿、项痛，手之小指，肩肘俱因之而疼，盖手少阳三焦经之火毒也。三焦经多气少血，是经生疮，最难奏效，况又生于耳后。未免耳属肾经，单治三焦而不兼补夫肾，则水不足以济火，其火毒未必不更炽也，虽消

风抑火、内疏内托，随症施治，俱是良法，而不大补其血与重填其精，恐未易遽愈也。又有发于耳下者，乃翳风、瘈脉之穴也，名曰首疽，亦系三焦之经，实系致命之所，尤宜早治。然早治而不大补气血，徒用化毒败火之剂，少少轻疗，治阳症尚有变阴之害，况原是阴虚火发之症，又何以济哉？凡生此疽，多憎①寒壮热，七八日可刺，脓水黄白色可治，以其属阳也。如黑色稀水，乃阴症也，大恶。若发渴者即死。以上数症，皆起于积想在心，谋虑不决，郁怒不已，致火旺蕴结，日久乃发也。故形多坚硬，头多隐伏，未溃先黑，未脓先腐，不得外发，内攻而死也。

护耳散毒汤　巫真君传。治左右耳后阴阳疽痈。

金银花二两　当归一两　麦冬一两　蒲公英三钱　甘草三钱　桔梗二钱　半夏二钱　川芎五钱　水煎服，二剂轻，六剂全愈。未溃者，三剂全散。如是阴虚，色紫黑者，加人参五钱、生黄芪二两，一剂即散。已溃者，十剂全愈。

耳　前　发

耳前发者，发于两耳之前，乃悬厘、客主人之穴也。虽曰耳发，实生于耳之外，非生于耳之中。按，二穴属足少阳胆经，是经多气少血。且二穴又在面之旁，尤少血之处，故生痈最难愈。且穴虽属少阳，而地近于耳，岂有耳不连及之理？况耳为肾之窍，悬厘、客主人乃胆之经，而胆乃肾之子也。子为火毒所烧，肾母宁忍坐视，必求相援，而胆子畏火毒之逼，必遁入母经络以避其害，未必不遗祸于母家也。故治之法，泻胆之火毒，尤宜补肾之精水。倘疮口高突，乃阳火阳毒尽发于外也，不必忧虑。设五六日后，渐长渐大，

形如蜂窝，皮紫疱黑，痛如火灸。十日内刺之，有脓者尚可望生。或刺之无脓，惟有纯血流而不已，本少血而又伤其血，则木必克土，脾胃大坏，不思饮食，或食而不知其味，此入阴之兆也。二十四日之后，恐不能保其生也。此症或发于左，或发于右，其危险同之，能于初发时急救之，皆可庆生也。

顾耳汤　巫彭真君传。治耳前初发恶疽。

柴胡二钱　白芍二两　金银花二两　熟地二两　当归一两　天花粉五钱　生甘草三钱　水数碗，煎一碗半，饥服，一连二剂全散。若十日之后，此方救之亦可生。然脾胃一坏，恐难救矣。

鬓　发

鬓发者，发于左右之两鬓，乃头维、下关之穴也，鬓疽属手少阳三焦相火，薛新甫云是肝胆之火，或风热也，不可为训。但忌用灸，尤忌见脓。查头维、下关之穴，本属足阳明胃经之穴。初起之时，大如疖子，次后渐大，四围高突，头面、眼、鼻俱浮，此阳症也。且两鬓又近于太阳，乃阳之位也，似宜作阳症治之。但虽是阳症，往往有变为阴症者，所以治阳又宜加入阴分之药，以预防其变。若已溃破烂，更须阴药倍多于阳药，则阴之正旺，自然阳之邪难变也。倘睡中恍惚，或吐逆不止，此阳症变阴，亦死症耳。不可谓胃经是多气多血之腑，而轻用散剂也。

理鬓汤　岐天师传。治两鬓生疽，无论已未溃烂，皆可治之。

金银花三两　白芷二钱　川芎一两　当归一两　夏枯草三钱　水煎服。未溃者，

① 憎　原作"增"，义晦，今改。

二剂即消；已溃者，四剂全愈。

蒿草饮　伯高太师传。治鬓疽。

青蒿一两　玄参一两　生地一两　川芎一两　夏枯草一两　细辛一钱　蔓荆子一钱　水煎服，一剂轻，二剂愈。

脸　发

脸发者，发于面上左右，四白、巨髎之穴也。有生于鼻柱上者，虽属于肺，亦风热也。按，四白、巨髎在泪堂之下，鼻之两旁。此二穴虽属足阳明之部位，然阳明之经，最易动火，使无阴相济，则其火一发，多有不能止遏之时，往往变生不测。故此二穴生痈，亦大可畏。倘初起之时，色似葡萄，其形渐大，或生子母之疮，八九日即有亡者。可见，此疮亦宜急治，补阴以济阳，内托而兼化毒，实善治之法也。

护颜汤　巫彭真君传。治脸旁鼻外生疽。

玄参一两　当归一两　金银花二两　瓜蒌半个　生地一两　石膏三钱　白芷二钱　半夏二钱　黄芩二钱　水六碗，煎一碗服，五日内即散。

对　口　发

对口发者，发于风府、哑门之穴也。正对于前唇口，故以对口名之，乃督脉之火毒也。夫督脉何以有火毒乎？盖督脉起于尻骨，过命门，夹脊而上，透于玉枕，玉枕之穴近于泥丸，泥丸之穴，最恶肾火之烧，最喜肾水之润也。玉枕之穴，与泥丸性正相同，乃唇齿之穴也。玉枕知泥丸喜水而不喜火，遇水则引而上升，遇火则闭而不纳，肾火至玉枕而不纳，势必停留于玉枕之外，而风府、哑门正其穴也，故

久留而不散，遂结成火毒而生痛矣。此症之生，本是凶症，然而生于对口者犹轻，生于偏旁发际天柱穴间者为更重。初发之时，急宜救之。盖天柱属足太阳膀胱之经，虽多血少气，然其地上近于脑，不可作阳痈治之。况此处生痈，多现无数小疮口，以惑世人，不知从何处觅头。急宜消之，若少迟，恐毒入于脑，邪热上攻，不可救矣。夫阴阳二毒，俱可内消，何可迁延等待，令其皮破肿溃而后治之乎？迨于疮口赤肿，或变为紫黑，发寒发热，毒势大横，动刀而无脓，用针而流血，通喉落首，追悔不亦迟乎？故吾愿人于二三日前而早用大剂，于补血补气之中，益之散毒散火之药，以急治之也。

加味三星汤　巫彭真君加。治阳疽。

金银花二两　蒲公英一两　生甘草三钱　玄参一两　水数碗，煎八分服，二服即消。阳症已破者，三服脓尽生肉。

加减圣神汤　巫真君加。治阴疽。

人参一两　生黄芪一两　当归五钱　金银花三两　白芥子三钱　附子一钱　一二剂止血生肉，六剂全愈。

加味三花汤　巫真君加。治对口初起。

当归二两　川芎一两　天花粉三钱　紫花地丁一两　甘菊花五钱　水煎服，二剂全消。

或用生甜菜一把，捣，加酒酿少许，同敷疮口，干即易之，亦颇效。然可治阳症也，若阴症难痊。吾以为甜菜非四时之物，不若前三方可频得也。世有奇方，非余所知。

目锐眦下发

目锐眦下发者，发于瞳子髎左右之穴也。童子髎属足少阳胆经，下循听会、上

关，上抵于头角，乃胆经之尽穴也。胆经气多血少，生疽本难速愈，况逼近于锐眦，未有毒火不上炽于目者，况目乃肝之窍也。胆与肝为表里，胆病则肝亦病，肝病则目有不病者乎？目病则肝益病矣。胆肝两病，非阴阳皆病乎？倘是阳非阴，则疮口必肿有脓而痛。倘不痛而作痒，口中大渴，心中闷乱，疮口虽破，有血无脓，颜色青黑，疮作蛀孔状，血出不止，此阴疽也。阳主生而阴主死，然早治之亦可救也。

二甘散　巫真君传。治瞳子捹穴生阳疽。

黄连二钱　龙胆三钱　葳蕤三钱　白芍五钱　天麻二钱　荆芥二钱　甘菊花三钱　甘草三钱　忍冬一两　水煎服，食后服二剂，急治可散。

葳蕤金银散　巫真君传。治目锐眦下生阴疽。

葳蕤二两　芍药二两　当归一两　金银花二两　人参五钱　肉桂一钱　玄参五钱　麦冬五钱　车前子三钱　熟地一两　水数碗，煎一碗急服。早治则危可变为生。

颐　发

颐发者，发于颊车、大迎之穴也。或发于右边，或发于左边，或左右两边同发。单发似轻，双发似重。然而双发而软者，虽重而反轻。单发而硬者，虽轻而反重。盖软则尚可饮食，硬则牙关紧闭，食物难进也。论颊车、大迎之穴，乃足阳明胃经之穴也。人生以胃气为本，凡病有胃气者，俱可望生。况原是胃经之病，而胃可自病乎？胃不自病，则颊车、大迎之间断不生疽。因其胃中之火过盛，而毒不自安于下，乃上腾于面而生疮。及至生痈生疮，而腑内之火少息，则胃气有生发之

机，尚不至殒灭也。否则，火不息而毒益炽，见食则恶，或得食则呕，皆死兆也。倘肿破无脓，牙关硬如石，艰于进食，疮口状似蜂窠，涓涓惟流黄水，则十无一生，以其胃气之绝也。

连翘野菊散　巫真君传。治颐生痈初起。

连翘五钱　野菊三钱　瓜蒌二钱　石膏三钱　地榆三钱　当归五钱　甘草二钱　玄参一两　金银花二两　水煎服。

唇　发

唇发者，唇上生疮毒也。或生于口角之旁，或生于上下唇之际，不必问其大小，总皆脾胃之火毒也。治宜急而不宜缓，治之早则易散，治之迟则难瘥。以毒久炽炎，两唇肿大，艰于进食，往往有腐烂而亡，故治之必须急也。然急泻火毒，而不附之健脾益胃之药，则脾胃损伤，虽散毒而毒转不散。此护吻汤之神，以其散毒消火，而仍不损伤脾胃之气，故建功特奇。至于茧唇，治法少轻，其形似茧，然亦脾之病也。经云：脾气开于口，脾之荣在唇。干燥开裂，白皮皱揭，宛如蚕茧。始起小瘤如豆大，随消随生，渐渐肿大，合而为一。原有寸许，或如杨梅，或如芝菌，虽本于七情六气，总因肾火枯而脾火炽也。用归脾养荣治于内，以金银烙于外，亦易愈也。此症妇人多生之，用四物汤、逍遥散合治为佳，外先以苋茶散搽之，后以生肌散掺之，自瘥。

甑汗方　《准绳》。治唇疮。

以甑上滴下汗敷之，累效如神。

又方　以白荷花瓣贴之，神效。如开裂出血者，即止。

护吻散　治唇吻生疮毒。

紫花地丁一两　麦冬一两　玄参一两

夏枯草一两　生甘草三钱　水煎服，一剂轻，二剂愈。

归脾养荣汤　世传治茧唇。

当归　川芎　白芍　生地　茯苓　陈皮　柴胡　甘草　麦冬　升麻　山栀子　桔梗　黄芪　白术　防风　牡丹皮　黄柏　知母　（妇女加）泽兰　香附　玄胡索　水煎服。

苋茶散　外治唇茧。先用烙铁艾火内燃烧通红，烫患处五六次，后敷此药。

苋菜阴干，烧灰，三钱　铜青二钱　枯矾二钱　轻粉一钱　雄黄一钱　鸡内金二钱　麝香二分　孩儿茶二钱　为细末，麻油调搽。明日再用甘草煎汤洗净，再烙，以平为度，后用生肌散。用烙铁时，要择吉日，不犯尻神。烫毕，随药搽之，不再生，除根矣。

生肌散

花蕊石醋煅，二钱　孩儿茶二钱　鸡金二钱　飞丹煅，水飞，一钱　乳香二钱　血竭二钱　红绒灰一钱　黄连一钱　为细末，加冰片一分，干即掺之。

肩 臑 发

肩臑发者，发于肺俞魄户之间。《灵枢》曰疵疽，俗名之搭肩也。此处属手足太阳之经，有疮无串者易治，有串者难治。盖发于左者多串，发于右亦有。无串而左右同发者，与发于背之正中者，不相上下也。当观善恶以定吉凶，与发背治法相同，亦须分阴阳而用托时疏下之法。倘是阴症，以治阴之法治之，不可误也。要在临症之时辨别之明，而用药之断也。

红消散　巫彭真君传。治[1]肩臑生阳痈。

红内消三钱　秦艽二钱　苍耳子三钱　紫花地丁五钱　石苇二钱　天花粉三钱　天

门冬三钱　羌活二钱　炙甘草三钱　当归一两　水煎服。初发者，二剂即消。已溃者，不可服。

治阴散毒汤　巫公传。治肩生痈已溃阴症。

生黄芪一两　当归一两　熟地二两　金银花三两　生甘草三钱　附子一钱　水煎服，连用数剂。倘口健思食、夜卧能安即生，否则死也。

肾 俞 发

肾俞发者，发于腰之上，命门之旁，乃膀胱之经穴也。然其穴逼近肾堂[2]，虽膀胱之部位，实即肾之部位也。此处断不可生痈，而痈之生者，无不由于多服金石热药，及膏粱厚味，又不忍轻易泄精，遂忍耐而战，及至精欲下走之时，或提气缩龟，不使其遽泄，肾精[3]不得出于精管，欲仍回旧宫而肾不受，乃壅于皮肤，变为毒而成痈也。凡痈俱不可轻用攻剂，况肾有补而无泄，更宜用补。盖肾得补而气旺，气旺则火毒难留而易散也。设于补之中，而益之托里解表之味，谁谓肾痈即不可治哉？惟因色而成痈，复成痈而犯色，未有不死者矣。至于气恼，亦须同忌。以肝为肾之子，肝有怒气，必耗肾水，肾虚复耗，疮必难痊，然终不及犯色欲之凶，为更烈也。

补肾祛毒散　巫真君传。治肾俞生痈。

忍冬藤四两　熟地三两　豨莶三钱　天花粉二钱　草乌头二钱　肉桂二钱　水煎汁

---

[1] 治　原无，今据聚贤堂本、纬文堂本、江东书局本补。

[2] 肾　肾脏所在的部位。

[3] 精　原无，于文义为未顺，今补。

一碗，空腹服。未破者，二服即消；已溃者，即去黑烂，十服乃愈。

腰 下 发

腰下发者，发于两腰之下，乃膀胱中膂之腧穴也。初起时，发热焮痛，百节疼痛，昏沉不知人。盖膀胱与肾有别，毒发于膀胱，与毒发于肾经，其轻重必异。然膀胱之气，一遵肾之气而行，膀胱中膂之腧穴生痛，必肾中先自有火毒也。火之有余，必水之不足，邪之甚旺，必正之大亏。水不能济火，正不能祛邪，恐有倒陷之祸。倘有脓无血，此正[1]足以敌邪，水足以济火也，无难治疗。如无脓出，血

水流而不收口者，此无阴之兆也，必大补其精而内托之，始有生机，否则难治。

九灵汤　伯高太师传。治腰眼生疽疼痛。

熟地二两　山茱萸一两　白术二两　防己一钱　紫花地丁一两　荆芥炒黑三钱　生地五钱　丹皮五钱　生甘草三钱　水数碗，煎一碗服。一剂轻。四剂全愈。

两治散　岐伯天师传。治腰下发痈，昏沉疼痛。

白术一两　杜仲一两　当归一两　金银花三两　防己一钱　豨莶草三钱　水数碗，煎服。一剂轻，二剂痛止，五六剂全愈。若已溃甚者，多服自愈。

---

[1] 正　原作"症"，今据聚贤堂本、纬文堂本、江东书局本改。

卷　　六

胸乳上发

胸乳上发者，发于彧中、神藏、灵虚等穴也，其穴俱属足少阴肾经。其症多心悬若饥，饥不欲食，舌干咽肿，乃心热而不能下交下肾，以致肾经之气遏抑于外，故生痈疡于胸乳之上偏也。有生于左者，有生于右者，甚则左右俱生，皆肾水不能济心火也。必须大补其水，而佐之内疏心火之药，则水生而火毒易散也。倘不早治，则毒攻于心，去生便远矣。

十州散　巫真君传。治胸乳上生痈。

人参二钱　熟地二两　山茱萸三钱　生甘草二钱　远志二钱　麦冬一两　金银花一两　茯神三钱　黄连一钱　蒲公英四钱　水五碗，煎服八分，连服数剂自散。

柑仁散　治妇人里外吹乳。

柑子核一岁一粒，阴阳瓦焙干枯，为末，陈酒热，送下即盖被，出汗而愈。

胸　　发

胸发者，发于玉堂、膻中、中庭、鸠尾之四穴也。又有发于胸者，名曰井疽。此症初起如豆，肉色不变，必须早治。若不早治，下入于腹，必至死矣。属任脉之经络，四穴在心之外郭。凡邪不可犯心，一犯心辄死。夫脏腑邪远，苟若犯心，尚有下堂①之走，岂四穴逼近心君，而反得逍遥无虑乎？自然直入脏中，亦势之甚

便而甚利也。即曰经络专属任脉，然任脉名阴脉之海，周流诸阴，循环无已，一有痈毒，则阴不能行。况未生痈之前，亦因阴脉不行，而火毒乃结聚不散，以致成痈。矧②既已生痈，又何望其周流诸阴而无滞耶？自然滞者益滞，而结者益结矣。苟不速为星散，则火毒归心，死亡顷刻。

救心败邪汤　巫彭真君传。治正胸生疽。

人参一两　茯苓五钱　麦冬五钱　熟地一两　山药一两　芡实一两　甘菊花五钱　芍药五钱　忍冬藤二两　远志三钱　天花粉二钱　王不留行三钱　水数碗，煎一碗，一气饮之，火毒不结而散矣，二剂必愈。倘已溃烂，必须多服始愈。

额　　发

额发者，发于额上攒竹之穴也。夫曲差、攒竹，虽属太阳之经，然近于督脉之旁，亦阴阳双合之处也。初发之时，必然头痛，憎寒恶热，项似拔，腰如折，正显太阳之症。然太阳膀胱与少阴肾经为表里之脏腑也，发太阳之火，即顾少阴之水，则膀胱不燥，内有滋润，自易发汗，汗出而火毒随之而尽散于表矣。否则，单以托表为事，倘阴虚之人，禁再发其汗乎？吾

---

① 下堂　空而容物曰堂，此承上文而言下入于腹也。
② 矧　况且。

恐因汗而愈虚，反不肯遽消其火毒耳。

藤葛散　巫彭真君传。治额上生痈。

忍冬藤二两　麻黄一钱　茯神三钱　香附子一钱　白芷二钱　当归一两　川芎一两　蒲公英五钱　干葛三钱　天花粉三钱　水数碗，煎一碗，食后服。初发者，二剂即散。如阴虚之人，此方不可用，另用转败汤。

两胁双发

胁发者，发于期门、章门之穴也，古名败疵。谓是女子之疾，其实男女皆有之。或发于左，或发于右，此足厥阴肝经之部位也，然亦有上至渊液、辄筋之穴者。虽二穴属足少阳胆经，然肝胆为表里，肝病必及胆，故不舍肝而治胆也。夫胆多气少血，肝多血少气，总宜气血双补，决不可猛浪用热剂也。天下人恼怒居多，一有拂抑，便即动气，两胁胀满，因而成痈。痈生于皮外者，犹痈之轻者也。更有生于胁之内者。夫胁内生痈，古人未谈，世多不信，谁知胁痛而手不可按者，肝叶生痈也。肝之生痈，半成于气恼，半成于忧郁。忧郁而得之者，其病缓；气恼而得之者，其病骤。忧郁气恼皆能烁干肝血，肝血既干，则肝血大燥，无血养肝，而忧郁气恼之无已。欲不蕴结愤恨而成痈，乌可得乎？但痈生于内，不可见也，而外则可征。其胁之外，必现红紫之色，而痛亦必在左而不在右，其舌必现青色。世有胁痛数日辄死者，正因生痈，毒败而死。治之法，以平肝为主，而佐之泻火去毒之味，万勿因循时日，令其内溃而始救之，卒至于无功也。有胁下生疽者，在于京门、带脉之穴间，痛痒彻心，如针刺之痛，渐溃至脐者死。初肿胁不能转动，面垢，百节骨痛，痛则连心，又名传心疽。

治法亦照治胁痈治之。

化肝消毒汤　岐公传。治两胁胀满，发寒发热，痛极生痈。

白芍三两　当归三两　炒栀子五钱　生甘草三钱　金银花五两　水煎服，十剂愈。

锦草汤　伯高太师传。治胁上生痈，并治肝痈。

白芍一两　当归一两　炒栀子三钱　生甘草五钱　锦地罗一两　水煎服，数剂愈。

宣郁化毒汤　岐公传。治脾郁生胁痈。

柴胡二钱　白芍一两　香附二钱　薄荷二钱　当归一两　陈皮一钱　枳壳一钱　天花粉二钱　生甘草三钱　金银花一两　水煎服，十剂愈。

金银平怒散　伯高真君传。治胁痛生痈。

金银花二两　白芍五钱　当归一两　柴胡一钱　白芥子三钱　生甘草三钱　炒栀子三钱　丹皮三钱　水煎服，一剂即消，二剂全痊。

流　注　发

流注发者，即子母之发也。先发于背后，流串散走于四肢，或来或去，无有一定之部位。此等疮疡，多是阳症。盖风热之毒也，如母之生子，辗转靡已。本是太阳风热所生，倘能直攻太阳，用去风去火之剂，而兼散其毒，何至流串于四肢乎？惟其因循失治，或治之不得法，使余毒未净，邪气逆传于脾，流于臀臂手足，遂成不可疗也。

帮邪遏流汤　巫彭真君传。治子母流注疮毒。

升麻一钱　当归五钱　黄芩二钱　瓜蒌二钱　金银花一两　炙甘草二钱　连翘三钱　秦艽二钱　苍耳一钱　马兰根一钱　牛膝一

钱 牵牛一钱 水三碗，煎八分，半饥服，数剂自愈。

环 项 发

环项发者，发于颈也，环颈围项，无一空隙地完肤，甚则痛大赤黑，俗名落头痈，《灵枢》所言夭疽也。必须急泻其火。盖头颈乃手足少阳经穴，而又足阳阴之经穴也，不急泻三经之火，则火束于颈项咽喉之间，其热不能急散，则热毒必下走渊腋，将从外以入内也。及至入内，则前伤任督，内熏肺肝，发热发寒，拘倦闷乱，恐怖不食，有至十余日而即死者，可不慎乎？故必须及早治之也。

释项饮 巫彭真君传。治环项生痈疮。

白芷一钱 葛根一钱 柴胡一钱 川芎三钱 桔梗三钱 生甘草二钱 山豆根一钱 麦冬三钱 天冬三钱 紫苏一钱五分 紫花地丁五钱 天花粉三钱 蒲公英五钱 水数碗，煎一碗服。初发者，用数剂即散。必须此方早治为妙。

肾 阴 发

肾阴发者，发于肾囊，乃生于囊之下，粪门谷道之前，乃任督脉所起之处也，俗名囊痈。若生于阴囊左右横骨、阴廉之穴者，则名便毒。便毒易治，而囊痈最难治也。以囊之下皮肉，与他处迥别。盖凶处皮肉或横生，或直行，俱易生肌。惟悬痈之处，横肉中有直理也，直理中有横纹也，最艰合口，一有损伤，不易收功。此处生痈，虽因湿热，然皆贪色好酒以成之也。夫贪酒好色，亦人之常也，节饮戒色，安在不可收功乎？不知肾囊乃冲任脉所会之处，又诸筋所聚之处也，其囊

空虚，最易凝聚气血，故易肿易大，所以艰于收功耳。症重者多胞腐，有腐烂而止存睾丸，亦有俱腐落而不死者，以用药调理之善也，方用逐邪至神丹最奇，已未溃俱可用。若八仙丹虽亦神奇，然止可用之于囊痈未溃之前，而不可施之已溃之后也。

逐邪至神丹 治便毒初起，或左或右，并治囊痈。

金银花四两 蒲公英二两 人参一两 当归二两 生甘草一两 大黄五钱 天花粉二钱 水煎服，一剂即消，二剂全愈。

八仙丹 治囊痈。

大黄二钱 金银花四两 当归尾一两 玄参二两 柴胡三钱 炒栀子三钱 黄柏三钱 贝母三钱 水煎服，一剂轻，二剂全愈。若已出毒，此方不可用矣。

张真人传 治便毒方。

大黄一两 当归一两 金银花二两 蒲公英一两 水五碗，煎八分，空腹服，一剂即消。

鬼真君传 治骑马痈初起，神效。

金银花八两，煎水两碗，入 大黄一两 车前子五钱 当归一两 牛膝三钱 地榆五钱 生甘草五钱 煎半碗，空腹服之，服即睡，睡醒病如失，不睡熟亦不妨，过一日微泻而愈。奇法也。忌房事一月。

对 脐 发

对脐发者，发于背下命门之穴也。命门之穴，正与脐对。夫命门为十二经之主宰，主宰不明，则十二官危矣。况生痈疽，则命门之中无非邪火，又安有生机哉？不知命门之中，原藏真火，真火衰，而后邪火之毒始得留于内矣。然真火喜居穴中，而邪火喜发穴外。命门之外生痈疽，正邪火外出也。治之得法，转有生

机，不比肾俞之生毒也。虽然邪火虽出于外，而真火非水以养之，则正火益虚，邪火未必不出于外者，仍入于内，况邪火炽盛，亦须以水折之，非大补真水，则邪火不散，邪火不散，则毒亦难消。况命门之穴，又督脉之经也，督脉亦非得肾水，则河车路断不通，真火反助邪火矣。亦看五善七恶，审症而照前论以治之也。倘出血流清水，心神恍惚，睡中见鬼，谵语，大发渴者，俱无真水之恶症也，难于治疗耳。

散火援命汤　巫彭真君传。治命门生疽。

金银花五两　豨莶五钱　熟地一两　白术一两　黄柏三钱　车前子三钱　水十碗，先煎金银花，取水四碗。先净二碗汁，煎前药一碗，空腹饮之，少顷，再将前汁二碗，又煎药渣，煎水一碗再服，一连二服。如治初发之疽，即毒散而愈。倘已溃败流清水，此方不可复用。改煎。

援命救绝汤　巫彭真君传。治命门溃痈。

人参三两　白术四两　肉桂三钱　附子一钱　山茱萸一两　北五味三钱　金银花三两　茯神三钱　水十碗，煎汁一碗服之。变善则生，变恶则死。

尻　发

尻发者，《灵枢》名曰锐疽。其状赤坚，发于尾闾之间也，此穴乃督脉之经穴。夫尻乃足太阳之部分，夫肾与膀胱为水脏、水腑。肾为阴而主骨，腑为阳，而太阳之气主于肤表。此处生疽，虽是太阳膀胱之火毒起发于外，亦缘少阴水气虚耗，不能制之于内也。不能制火而督脉之路干燥，故火升于尾闾，而水不能由尾闾而上溉，故生锐疽。锐者，言其火毒之甚

猛也，痛最难忍，艰于得脓，正无水之验也。宜大补肾水，而加托里之药，少益之乳香、没药，以排脓止痛，庶几有瘳乎。至于气恼色欲，尤宜戒绝，敬一犯之，轻则成漏，重则丧亡，可不慎哉！

制火润尻散　巫彭真君传。治尻上锐疽。

金银花二两　玄参二两　苦参五钱　生甘草三钱　熟地八钱　山茱萸三钱　白芥子三钱　茯苓三钱　乳香一钱　没药一钱　水煎服。

手背发附手心发

手背发者，发于中渚、液门之二穴也。二穴乃手少阳三焦经之脉，三焦无腑之形，而经脉实有形也，其脉起于关冲，而中渚、液门，即关冲之第二穴与第三穴也。是三焦既无腑，而脉即其府也。此处生疽，即近于腑之谓也，故亦至重。况手少阳又多气少血之府，无血以化脓，往往阳变为阴。初起之时，令人憎寒发热，及变阴时，或作呕吐，则可危矣。须审五善七恶，以定吉凶，治法详照篇中之论治之。至发于手心者，乃发于劳宫之间也，其经属包络。初发时，红肿高突，变成一疽，疼痛非常，昼夜无间，俗名擎疽也。多是冤孽相寻，然亦因素有火热，蕴毒于中，乘机而窃发也。然火盛由于水衰，不大料滋水，惟小剂灭火，未易救疗。用释擎汤、蕊珠汤重剂煎饮，则未溃者自消，已溃者自生肌而愈。

蕊珠汤　伯高太师传。治手背生疽。

熟地一两　生地一两　麦冬一两　甘菊花一两　金银花一两　四碗水，煎一碗服，连服四剂。未溃者自消，已溃者亦生肌而愈。

释擎汤　岐伯天师传。治手心生

擎疽。

玄参二两　生地一两　金银花二两　当归一两　紫花地丁五钱　贝母二钱　水数碗，煎八分服，渣再煎服。一剂轻，二剂痛止。已溃者，再服四剂；未溃者，再服一剂，无不全愈。

足背发附足跟疽①、足心发

足背发者，发于冲阳、陷谷、内庭之间，乃足阳明胃经之穴也。论胃经乃多气多血之府，疽生胃经，似乎少轻。然冲阳、陷谷、内庭，乃足阳明经穴发切②之始，其气血尚未旺也，况穴又在足之下，而尚未升于身之上，府为气血之多，而经穴中之气血，未可以多言也。故此处生疽。不可以多气多血论，而任用败毒攻火之药也。初发之时，令人发热作呕，痛痒麻木，俱宜照前论治之。大约于补之中，以行其散之功则得耳。又云：足背者，即足跗也。足跟生疽，又名兔啮，属足太阳申脉③，阴阳二跷发源之所，皆由脏腑积热也。又足心发毒者，名穿枚疽，由于肾虚，以补肾为要。

青紫饮　巫彭真君传。治足背生痈疽。疼痛高突。

牛膝三钱　青蒿三钱　紫花地丁一两玄参五钱　蔷薇根五钱　当归五钱　炙甘草二钱　茯苓二钱　水三碗，煎一碗，空腹，连服数剂必消。此方初起、已溃俱效。

肺痈　肺痿

肺痈者，痈生于肺叶也。其初起之时，胸膈必痛；咳嗽之时，更加痛极，手按之处，更增气急，其脉紧数，此肺痈将溃也，咽喉之间，先自闻腥臭之气，随吐脓血，其脉但数而不紧，此肺痈已溃也。

夫未溃者易消，已溃者难疗，然治之得法，亦有生者。大约肺之生痈，由于肺中有火，而火成于肺气之虚也。治之法，乌可舍补肺而别求方法乎？然肺乃娇脏，药食之所不受者也。肺不能直补其气，补胃土之气，则肺金之气自旺。虽火盛则毒生，火盛则毒亦盛，似未可竟置泻火泻毒之味。然不补肺气，则肺金气怯，而火毒更不易散也。于补气之中，而行其攻散之法，则正气无伤，而火毒自难存留。方用全肺汤内消，不令其毒结，此治未溃前之良法也。用完肺散补胃以益肺，而急救其败坏，此治已溃后之神方也。至于消风散、太乙膏，皆可同治，然总不若全肺、完肺二药之更神也。

更有久嗽之后，肺管损伤，此肤黄瘦，毛悴色焦，咽嗌雌哑④，自汗盗汗，眠卧不得，口吐稠痰，腥臭难闻，必忍气须臾，轻轻吐出。倘少重，必大痛不已，气息奄奄，全无振兴之气，此肺痿生疮，非同肺痈也。肺痈生于火毒，治宜速；肺痿生于劳伤，治宜缓。火毒宜补中用泻，劳伤宜补中带清。故治肺痈宜大剂，治肺痿宜小剂。如养肺汤、延生汤最妙，可选择而用之也。外有生疽于胸之上者，乃紫宫、玉堂之穴也，属于任脉，不比生于肺内。然阳症易治，阴症亦有死者。治法又不可单治肺经，当合肾与肺共治之。盖任脉非肾水相滋，则火不肯散，而毒不宜消也。肺痈生于肺之上，多不可救，按，吐痰必疼痛欲死。胃痈亦不可救，按，但吐痰转少宽，惟重服散火解毒汤可救也。

全肺汤　岐天师传。治肺痈。

---

① 足跟疽　此三字原无，今据目录及此后文例补。

② 发切　切，通作"切"。发轫，谓事物之开端。

③ 申脉　原作"车脉"，形近而误，今改。

④ 雌哑　即嘶哑。

玄参三两　生甘草五钱　金银花五两
天花粉三钱　茯苓三钱　白芍三钱　麦冬二
两　水煎服，一剂痛减，再剂内消。

完肺散　岐天师传。

人参一两　玄参二两　蒲公英五钱　金
银花二两　天花粉三钱　生甘草三钱　桔梗
三钱　黄芩一钱　一剂脓必多，二剂后脓
少，十剂脓血止，又六剂全愈。

地罗甘桔玄冬汤　伯高太师传。治肺
痈胸膈作痛，咳嗽尤痛，手按气急。

玄参二两　麦冬二两　锦地罗一两　生
甘草一两　桔梗五钱　贝母五钱　水煎服，
一剂消半，二三剂全愈。

养肺去痿丹　岐天师传，治肺痿久
嗽，皮肤黄瘦，毛悴色焦，膈上作痛，气
息奄奄。

金银花三钱　生甘草五分　生地二钱
麦冬三钱　紫菀五分　百部五分　百合二钱
款冬花三分　贝母三分　白薇三分　水煎
服，服二十剂而膈上痛少轻者，便有生
机，再服二十剂更轻，服五十剂全愈。

清金消毒汤　岐天师传。治肺经
痈疡。

玄参一两　生甘草一两　金银花八两
当归二两　麦冬一两　白芍三钱　水煎服，
二剂愈。

玄天散　南阳张真君传。治同前。

玄参八两　天门冬四两　桔梗二两　炙
甘草一两　水十五碗，煎二碗，再用蒲公
英五钱、金银花五钱，饱食后服之，初起
者即消，日久者即化毒生肌。凡人生肺痈
者，初起之时，咳而两胁疼痛者，是即宜
速用此方，神效。

肠　痈

肠痈者，痈生于大小肠也。其症口
渴，小便如淋，时时汗出，小腹痛，一定

而不移，手皆不可按，恶寒，身皮错①，
腹皮急如肿。此痛生于大小肠，所同然
也，吾何以辨之乎？屈右足者，大肠痈
也；屈左足者，小肠痈也。世谓大肠之痈
易治，小肠之痈难医。然而，大肠之痈，
可泻其火从糟粕而出；小肠之痈，可泄其
火从溲溺而泄也。虽然大小肠生痈，亦有
不屈足者，盖生于肠内者，必屈其足，而
生于肠外者；皆不屈足也。痛在左而左中
不移，小肠生痈也；痛在右而右不移，大
肠生痈也，以此辨症，断断不爽。惟是肠
内生痈，可听其溃破，而肠外生痈，必不
可使之溃破者，以肠外无可出之路，一溃
破出脓，脓将何往？毒留在腹，无不死
者。故治法必须亟消之，万有可因循失
治，至溃破而始治之，以丧人性命耳。

清肠汤　治大肠生痈，手不可按，左
足屈而不伸。

金银花三两　当归二两　地榆一两　麦
冬一两　玄参一两　生甘草三钱　薏仁五钱
黄芩二钱　水煎服，四剂全消。

开胃救亡汤　治大肠生痈，右足不
伸，腹痛，便脓血，肛门如刀之割，此肠
溃也。

人参一两　金银花二两　山药一两　生
甘草三钱　薏仁一两　玄参一两　白术一两
山羊血研末，一钱　水煎调服，十剂愈。

泄毒至神汤　治小肠生痈，左足不
伸，痛不可忍。

金银花一两　茯苓一两　薏仁一两　生
甘草三钱　车前子三钱　刘寄奴三钱　泽泻
三钱　肉桂一分　水煎服，六剂愈。

内化丹　治小肠生痈，足不屈而痛在
左，不可手按。

金银花四两　当归二两　车前子五钱
生甘草三钱　茯苓一两　薏仁一两　水煎

————————
① 身皮错　皮肤粗糙。

服，十剂愈。

三真汤 仲景张真君传。治大小肠痈，俱神效。

地榆一斤 水十碗，煎三碗，再用生甘草二两、金银花一两，同煎一碗服，一剂服完则消，不须两服也。

救肠败毒至圣丹 岐天师传。治大小肠痈。

金银花八两，煎水二碗 当归三两 地榆一两 薏仁五钱 水十余碗，煎二碗，同金银花分作二服，上午一服，临睡一服，二剂愈。肠痈必须内消，而火邪甚急而甚大，非杯水可救，必须大剂始效。然大剂败毒，恐伤元气，惟金银花败毒而又补阴，故可重用也，若少少用之，反无效矣。

花草汤 雷真君传。治痈疽初起。

生甘草五钱 金银花三两 当归一两 玄参五钱 天花粉三钱 白矾一钱 附子一片 水煎服，初起者，一剂即消，肿起者，二剂即消。

又方 孙真君方。治背痈初起，兼治各痈。

白矾一两 金银花三两 水煎服，一剂即消。

臀 痈

臀之上乃足太阳膀胱之所属也。本经多血少气，而臀上尤气之难周到者也，故不生痈则已，一生痈则肉必大疼，以气少不及运动耳。故初起即宜用补气以生血，而佐之化毒去火之品，痈自易散。倘不补其气，而专攻火毒，则气虚而血耗，火毒虽去，而肌肉内空，转难收也。倘痈少向胯骨之间，近于环跳、承扶之穴者，又足少阳之部位也。足少阳为少血多气之府，又与足太阳相反，然补中用攻，则二经相同。兼补气血而佐之化毒去火，未尝不共建奇功也。

木莲散痈汤 巫真君传。治臀痈神效。

生黄芪五钱 当归五钱 木莲三个 豨莶一钱 苍耳子一钱 紫花地丁五钱 生地三钱 玄参三钱 牵牛一钱 柴胡一钱 赤芍二钱 水煎服，服二剂即散。如已溃者，此方不可服，照背痈方法治之。

卷　七

骨　痈

痈生之后，其口不收，腐烂之中，忽长一骨，疼痛难熬，俗以为多骨痈也，谁知乃湿热之毒所化乎。夫多骨之痈，随处能生，不止长强之穴也。其先起于过飧水果生冷之物，其终成于因循失治，使湿壅而添热，热盛而化骨。往往有一二年而不愈，常落骨一片，或一细骨，或有蛀蚀之眼，或三五月落骨一片，以铁铗取出，而口仍不生肉，已而又生骨，终朝呼号，望其痊可，杳无期也。此其故何欤？盖秖知外治，而不知内治也。外治难化而内治易化者，以多骨之痈疽，无形之所化也，非肉中真有骨在，乃似骨而非骨耳。真骨非内治可化，似骨而非骨，骨治又何难化乎？内用五神汤，或九转神丹，利其湿热而又不耗其气血，不必化骨而骨自化。倘必欲奏功甚速，外用飞过密陀僧，桐油调膏摊贴，亦相得益彰，而最效尤捷也。

五神汤　统治多骨痈。

茯苓一两　车前子一两　金银花三两牛膝五钱　紫花地丁一两　水煎服，六剂骨消，再服十剂愈。

九转神丹　治多骨痈。

白矾二钱　茯苓一两　车前子五钱　黄柏三钱　紫花地丁五钱　连翘三钱　牛蒡子三钱　穿山甲一片　萆薢五钱　水煎服，四剂骨消，再用加味①四君子汤调理。

加味四君子汤

人参五钱　茯苓一两　生甘草二钱　金银花一两　牛膝五钱　炒白术一两　水煎服，以疮口生满日为度。

腰　痈

腰痈者，发于软肋下近腰带脉，乃玉枢、维道之穴也，属足少阳之经。初长之时，疼痛呼号，似乎阳症，然而腰肾乃至阴之发，未可作阳症治之。此症本生于过忍其精，欲泄不泄，以酿成火毒，似乎纯阴之症也。但火发毒成，则阴中有阳矣，未可以纯阴法治之，法宜阴阳并治为佳。倘不补阴而单治火毒，则肾气愈伤，而火毒难化。即补阴而不补阳，则阴无阳不生，火毒且深藏于肾宫，而不得外泄矣。惟合补阴阳，庶免偏胜之虞，而有解纷之妙也。

两治汤　治腰眼生疽，疼痛呼号，毋论阳症、阴症，俱神效。

白术一两　杜仲一两　当归一两　金银花三两　防己一钱　豨莶草三钱　水煎服。

九灵汤　治腰②痈。

熟地二两　山茱萸一两　白术二两　防己一钱　紫花地丁一两　荆芥炒黑，三钱　生地五钱　丹皮五钱　生甘草三钱　水煎服，一剂轻，四剂全愈。

---

① 味　原无，今据此下方名补。
② 腰　原作臑，形近而误，今改。

臂痈

两臂生痈，乃肩贞、臑俞之穴也。其经属手太阳小肠，似非阴之部位，较颈、对口、背上少轻。然治之不得法，亦能杀人，故亦宜辨其阴阳也。痛而高突者，阳也；痒而平颇者，阴也。阳用三星汤，阴用消痈还阳汤。不可谓手足非腹心之疾，但有阳症，而无阴症也。手主动，动处而生阴疽，则动变为静矣。动变为静，即阳趋于阴矣，阳趋于阴，非生近于死乎？虽《内经》云：汗之则疮止。手臂生痈，似可发汗，使毒从汗出而散也。然阳痈可以汗散，而阴痈必须补散也，故吾特表而出之。

消痈还阳丹　治两臂生痈，变成阴疽。

人参三钱　白术一两　甘草三钱　天花粉三钱　生黄芪一两　金银花二两　肉桂一钱　当归五钱　乳香末一钱　水煎调服，一剂痒变痛，二剂痛如失，三剂全消。

转功汤　治臂痈。

黄芪二两　当归一两　生甘草三钱　肉桂二钱　白术一两　远志五钱　紫花地丁五钱　贝母三钱　水煎服，一剂而疮口反痛，二剂而痛轻，三剂长肉，又用二剂全愈。

膝痈

膝之上不能生痈，膝痈者，生于膝之内外也。膝之内外，经穴各别。膝外生痈者，乃阳关、阳陵泉之穴也，是足少阳胆经之部位，名曰托疽。膝内生痈者，乃血海、阴陵泉之穴也，是足太阴脾经之部位也。二经虽分，而多气少血则彼此同之。总以补血为主，而佐之补气以败毒，则血旺而毒易散也。倘一味泻火，反伤气血，

何能建功收口乎？盖膝乃至动之处，又骨节之枢纽也，气血旺而后能行动，可置气血于不治乎？吾所以殷殷致戒也。大约肿㶲作痛，半月有脓黄白者可治，不痛或出鲜血者死，出脓青黑及长出头渐多者，或无定处者不治。

全生散　治膝痈不论内外，神效。

生黄芪四钱　当归一两　金银花一两　茯苓三钱　薏仁五钱　牛膝三钱　地榆一钱　白术三钱　萆薢三钱　天南星一钱　生地黄五钱　水数碗，煎一碗，空腹服之。不论已溃未溃俱效。倘是阴症，本方加肉桂一钱，去地榆，多加熟地。

腋痈附马刀挟缨

腋痈者，发于腋下天池之穴也。天池属手厥阴心包络，是经多血少气。此处发生痈疽，令人寒热大痛，掌热臂急[①]，面赤，俗名挟痈，以手臂挟痈毒而称之也。《灵枢》谓：坚赤者，名曰米疽。可浅刺之，使火毒之外泄也。以其火毒之气不深，在于皮肤之间，故可外刺之而瘥也。若因循养痈，其势日大，恐火毒入脏，必至难治。入脏者，入于肝脾之二经也。肝经血滞，脾经气凝，非补气血而佐之内疏外托之味，未易奏功耳。若坚而不溃者，为马刀挟缨，亦须急治，则毒能消化。否则，年深日久，一发而不可疗也。

金钱鼠粘汤　巫彭真君传。治腋痈、挟痈效甚。

黍粘子一钱　黄连二钱　当归一两　生甘草三钱　天花粉三钱　柴胡一钱五分，连翘二钱　红花一钱　玄参三钱　白芍三钱　金银花一两　水煎服，初起之时，二剂全消，无令其日久溃败也。若已溃败，此方

---

① 臂急　原作"擘急"，义晦，擘乃臂之误，今改。

不可服，当看阴阳治之。

消坚汤　巫彭真君传。治马刀挟缨疮。

当归五钱　白芍五钱　金银花五钱　蒲公英五钱　柴胡二钱　天花粉三钱　炙甘草一钱　全蝎三个，研末　桔梗一钱五分　鼠粘子一钱五分　水煎汁一碗，调全蝎末服，十剂全消。如尚未破，四服可消。如日久未破，本方加附子三分，连服数剂亦消。

乳　痈

乳肿最大者，名曰乳发；肿而差小者，名曰乳痈；初发之时即有疮头，名曰乳疽。以上三症，皆令人憎①寒壮热，恶心作呕者也。受孕未产而肿痛者，名曰乳吹；已产儿而乳肿痛者，名曰奶吹。三症皆宜急散，迟则必至出脓，转难愈也。老妇郁结，乳中有核不消，天阴作痛，名曰乳核。妇人无子，爱养螟蛉②，强将双乳与儿吮咂，久则成疮腐烂，乳头状似莲蓬，名曰乳疳。无故双乳坚硬如石，数月不溃，时常疼痛，名曰乳岩。乳上赤肿，围圆无头，名曰乳疖。以上乳症，约有十种，大抵皆阳症也，不比他痈有阴有阳，不必别分阴阳以定治法，但当别先后为虚实耳。盖乳痈初起多邪实，久经溃烂为正虚。然补中散邪，实乃万全之道也。按，乳房属足阳明胃经，乳头属足厥阴肝经，况生乳痈，则阳明之经未必能多气多血，厥阴之经未必不少气血也。不补二经之气血，乳痈断不能痊。不可谓是阳而非阴，一味止消火毒，致肌不能生，筋不能续耳。

和乳汤　治上生痈，初起发寒热，先痛后肿。

贝母三钱　天花粉三钱　蒲公英一两　当归一两　生甘草二钱　穿山甲一片，为末

煎服，一剂即消。

消化汤　治乳房作痛生痈。

金银花二两　紫背大葵五钱　天花粉三钱　当归一两　生甘草三钱　通草一钱　水煎服，一剂即消。

化岩汤　治乳痈已愈，因不慎房事，复行溃烂，变成乳岩，现成无数小疮口，似管非管，如漏非漏，状若蜂窠，肉向外生等症。

人参一两　白术二两　黄芪一两　当归一两　忍冬藤一两　茜根二钱　白芥子二钱　茯苓三钱　水煎服，四剂肉生脓尽，十剂全愈。

箕　门　痈

箕门痈生在大腿股内冲门之下、血海穴之上也。此处属足太阴脾经，乃湿热之毒所生。是经多气少血，宜内托，黄芪柴胡汤，加苍术、防己等味治之，外宜敷贴，随症施治，无难奏功。若不慎疾，一犯房劳，则变为阴毒，便宜温补法疗之耳。若生于箕门穴之上，乃冲门穴也，名曰勇疽，赤肿作硬，八日得溃，可刺。如脓黄白色者，乃阳疽也，可治其疮孔如鸡子大者，俗称鱼口，有单有双，年久不收口，是阳变阴矣，非大补不可。

蒲柴饮　巫真君传。治箕门痈、勇疽，神效。

柴胡二钱　丹皮三钱　苍术二钱　茯苓三钱　白术五钱　白芍药五钱　蒲公英五钱　天花粉三钱　远志一钱　黄芩一钱　水煎服，三剂即消。若已溃者，去黄芩，加黄芪五钱、当归五钱治之，亦神效。

---

① 憎　原作"增"，字之误，今改。
② 螟蛉　义子。

眉疽

眉疽生于眉间，在阳白二穴之分，从眉至额，赤肿焮高。阳白本属胆经，然胆与肝为表里，胆病而肝亦病，未有胆藏火毒而不遗害于肝者也。胆经多气少血，肝经多血少气，二经有火毒，必铄干气血，故宜气血兼治也。坚硬如石者可刺，刺之无脓，黄水自出，痛甚，闷乱吐逆者，阳毒兼阴也，治之渐减者生，甚者死。女子七日即死，男子二十四日死。又曰：眉疽或生于两眉左右，或生于眉心，即攻入眼，或下入太阳，属足太阳膀胱之经，然戊属肝胆为是，最忌无脓吐逆也。

肝胆两摅^①汤 巫彭真君传。治眉疽神效。

龙胆草二钱 柴胡一钱 当归五钱 金银花一两 炙甘草二钱 甘菊二钱 半夏一钱五分 白芍五钱 丹皮三钱 黄葵花一钱五分 白蒺藜二钱 水煎服。一生眉疽速治，数剂即消，久则无效矣。

蠹疽

蠹疽者，疽生于缺盆之穴也。缺盆属足阳明胃经也，胃乃多血多气之腑。缺盆生疽，阳症居多，苟不慎疾，不戒恼怒，不断房劳，必变阴症，不可信为阳症，而妄用消火败毒之药也，俗名历发疽。十日可刺，刺之有脓者，阳疽也；刺之无脓者，阴疽也，俗称之曰石疽。言其如石之坚，刺之不应也。更有一头未已，再生四五头，子母大小不等，又名历疮，其势虽轻，其毒更重，生至心者死，倘有白脓赤肿，疮不黑陷，饮食知味者生，治法总不外补以化毒也。

消蠹汤 巫彭真君传。治蠹疽。

金银花一两 蒲公英五钱 人参一钱 生甘草三钱 玄参五钱 青蒿五钱 天花粉三钱 葛根一钱 生地三钱 水煎一碗服。初起者，二剂即消，断宜断欲戒怒，否则祸生不测。

手足指疮^{附脱疽}

手足指生疮，有生于指尖之旁也，名曰敦疽。有生于手足指上丫者，名曰伏鼠疽。大约高肿而痛，乃阳症；平肿而痒，乃阴症也。阳症必有脓，阴症必无脓也。有脓者，刺之而愈；无脓者，刺之而转重也。无脓而色红者生，无脓而色黑者死，正不必黑过节也。有一种黑过节者，生在手足之指上，名曰脱疽，言必须去其指也。此症多得之膏粱之客，而又用丹石房术之药，或噙舌下，或纳脐中，或涂阴户，或擦阳器，淫火猖狂，铄于骨髓，日积月累，乃发为此疽。夫脚乃四余之末，宜毒之所不至，谁知毒所不到之处，而毒聚不散，出于指甲之间，其毒更凶，较寻常之处尤甚十倍也。然则治之半，必以割其指为上乎？而亦不尽然也。人身气血，周流于上下，则毒气断不聚结于一处，火毒聚于一处者，亦乘气血之亏也。脱疽之生，正四余之末气血不能周到也，非虚而何？大补气血，益之泻毒之品，往往奏功如响，何必割指始能存活乎？诸方既无痛楚之伤，而又获生全之妙，愿人信心用之耳。

消湿散火汤 巫彭真君传。治敦疽、鼠伏疽^②阳症，神效。

生甘草二钱 地榆二钱 茯苓三钱 蓝汁二钱。如无汁，用青黛二钱代之 马齿苋三钱

---

① 摅 音书。疏也。
② 鼠伏疽 详此上论中作"伏鼠疽"，义同。

红花二钱　蒲公英五钱　白术三钱　天花粉三钱　车前子三钱　水煎汁一碗，服即消，阴疽阳疽俱可治

顾步汤　岐大师传。治脱疽，脚趾头忽先发痒，已而作痛，趾甲现黑，第二三日连脚俱青黑者，黑至脚上，过胫即死，急服此方可救。

牛膝一两　金钗石斛一两　金银花三两　人参三钱　黄芪一两　当归一两　水数碗，煎服，一剂而黑色解，二剂而疼痛止，三剂全愈。若已溃烂，多服数剂亦可救。

六丁饮　伯高太师真君传。治脚趾生疽。

紫花地丁一两　甘菊花一两　生甘草五钱　牛膝一两　天花粉三钱　水煎服，二剂全愈。若已破烂，多服为妙。

筋疽　痨疽　喵疽

筋疽生于两足后跟，乃昆仑之穴也。痨疽生于足小趾后，乃京骨、金门之穴也。生于昆仑之后，又名足疽。皆属足太阳膀胱之经，是经多血少气。痨疽五六日得溃，有脓黄白色不多者安，如黑色痒甚者难治，以其变阴也。筋疽初起三五日，如虫蚀过，久则生虫，经年不瘥，一名曲疽，又名冷疽，皆阴疮也。用大补气血之药，益之去湿化毒之品，亦有生者，然不能责其近功也。足疽又名喵疽，如初起赤肿有头可刺，乃阳症也，刺之有脓黄白者易瘥；如初起便破，黑烂，即是阴症，最重，久则足堕落，急宜治之，否则不能生也。

二紫蒲公汤　巫彭真君传。治筋疽、痨疽、足疽之阳症者，神效。

茯苓三钱　薏仁一两　紫花地丁五钱　牛膝三钱　蒲公英五钱　贝母二钱　紫背天葵三钱　当归五钱　生甘草二钱　水煎服，

初起者，三剂即愈。

荜薢金银散　巫彭真君传。治筋疽、痨疽、足疽之阴症黑烂者。

黄芪五钱　当归五钱　金银花一两　豨荟草三钱　萆薢五钱　茯苓三钱　肉桂一钱　水煎，急服之，亦能生。

中庭疽　井疽

中庭疽生于乳之中央，在膻中之下也。井疽生于鸠尾之穴，又在中庭之下也。二穴皆属任脉之经，任脉乃奇经八脉之一也。任脉发于会阴，而二穴又逼近心与包络。此心与包络之火炎烧，而肾水不足以济之，故久而生疽也。状如大豆，亟宜内托，三四日间若不早治，十日必死，外发出者易痊，内发入者伤膜，主死。

薛荔散　巫彭真君传。治中庭疽、井疽，神效。

人参二钱　茯苓四钱　白果十个　蒲公英五钱　薛荔①藤一两　天花粉三钱　山药四钱　黑芝麻三钱　生甘草二钱　连翘二钱　水数碗，煎一碗服。二疽必须急服则易散，毒轻者，二剂即散，重者，四剂始散也。

合　阳　疽

合阳疽生于腘内委中之下、承筋之上，乃合阳之穴也。合阳属足太阳膀胱之经，因感湿热，蕴结成毒，久而生疽也。初宜托里、除湿、清热，以发其汗，使毒从汗出也。若已成形，发汗又非所宜，当排脓止痛，以生新肉也。

二金泻热肠　巫彭真君传。治腘上

---

① 荔　原作"薛"，涉上而误，今据聚贤堂本、纬文堂本、江东书局本改。

生疽。

金钗石斛三钱　茯苓五钱　泽泻二钱　白术二钱　车前子二钱　牛膝一钱　金银花二两　黄柏二钱　生甘草二钱①　贝母二钱　防己五分　水数碗，煎一碗，空腹服，数剂愈。

---

①　二钱　聚贤堂本、纬文堂本、江东书局本作"一钱"。

卷　八

疗　疮

疗疮之生，膏粱人居其半，皆因营卫过滞，火毒外发也，非独节候寒温之失令，肃杀瞬息之违和得之，故所生之处，无一定之部位。其症颇多，古今称名不一，孙真人分一十五种，李东垣分二十三种，申《启玄》① 分三十四种，其实华元化分五种尽之矣。五种者，分五脏也。称名多者，乃象形而名之也。名多反无一定治法，不若遵元化五疗为要。大凡疗形色赤者，心疗也；色白者，肺疗也；色青紫者，肝疗也；色黄者，脾疗也；色黑者，肾疗也。以五色辨五脏，以五脏别五疗，以五疗分治疗，又何误乎？虽然各疗之形色病状，亦不可不细晰之也。如心疗者，俗名火焰疗，生于心脏之俞、募、经、井之端，或生于唇口、手之小指掌中。初生一点红黄小泡，振动痒痛非常，左右肢体麻木，重则发寒发热，心烦意乱，头晕眼花，睡卧不安，言语昏愦，小便短少，面红口渴，舌上有珠，此乃发于心经之病也。如肝疗者，俗名紫燕疗，生于肝脏部位、足大趾之端、胁肋之次、筋骨之间，初生便作青紫之泡，次日破流血水，三日后串筋烂骨，疼痛苦楚，重则眼红目昧②，指甲纯青，寒热交作，头项皆痛，口苦胁疼，小便艰涩，舌强神昏，睡语惊惕，此乃发于肝经之病也。如脾疗者，俗名黄鼓疗，生于脾脏之部位，或生

于口角腮颧，眼胞上下及太阳正面之处，初生黄泡，光亮明润，四边红赤，缠绕不散，或麻或痒，绷急硬强，其症不食，寒热交作，重则恶心呕吐，肢体木痛，烦闷不哕，此乃发于脾经之病也。如肺疗者，俗名白刃疗，生于肺之部位经络，手之大指，初生白泡，顶硬根突，破流脂水，痒痛难熬，易腐易陷，其症发热咳嗽，重则腮损咽焦，毛耸肌热，口吐浓痰，鼻掀气急，此乃发于肺经之病也。如肾疗者，俗名黑靥疗，多生于肾经部络，或耳窍，胸腹腰肾偏僻之间，或生于足之小趾涌泉等穴，初生黑斑紫泡，毒串皮肤，渐攻肌肉，顽硬如石，痛入骨髓，其症寒热不常，日轻夜重，面色㾑黑，重则手足青紫，惊悸沉困，软陷孔深，目睛透露，此乃发于肾经之病也。故见色之黑者，即知为肾疗，治肾而加解毒去火之味；见色之黄者，即知为脾疗，治脾而加解毒去火之味；见色之白者，即知为肺疗，治肺而加解毒去火之味；见色之青紫者，即知为肝疗，治肝而加解毒去火之味；见色之红赤者，即知为心疗，治心而加解毒去火之味，何疗之不易散哉？犹虑五疗之色未可尽据，更将各疗之名开列于后，以便世人之辨症云。

麻子疗　其状肉起，头如黍麦之多，色稍黑，四边微赤，多痒，此亦肾疗也。

---

① 申《启玄》　指明·申斗垣所著《外科启玄》。
② 昧　江东书局本作"眜"，义同。

石疔　其状皮肉相坚，色如黑豆，甚硬，刺之不入，微痛，忌针砭，亦肾疔也。

雄疔　其状疱黑，四畔仰，疱浆起，有水出，色黄，大如钱孔，形项高突，亦肾疔也。

雌疔　其状稍黄，向里魇①，亦似灸疮，四面疱浆起，心凹，色赤，如钱孔之形，此脾疔也。

火疔　其形如汤火烧烫，疮头黑魇，四边有烟浆，又如赤粟米状，忌灸烙，此心疔也。

烂疔　其形色稍黑，有白斑，疮溃流脓，有大小如匙面，此亦肾疔也。

蛇头疔　又名蛇眼疔。其形头如蛇头，有二目似蛇眼，大痛，苦甚，多生手足指头上，宜取去其眼系，而后上药，亦肾疔也。

盐肤疔　其状如匙面，四边皆赤，有黑粟粒，忌食盐，此心疔也。

水洗疔　其状如钱形，有孔，疮头白，里黑魇汁出，中间硬，忌饮水及水洗，此肺疔也。

刀疮疔　其状阔狭如薤叶大，长一寸，左侧肉黑如烧烙，忌针刺、刀割，宜药治之，此亦肾疔也。

浮沤疔　其状曲圆，少许不合，长而狭，如薤叶大，内黑外黄，黑处刺之不痛，黄处则痛，此亦肾疔也。

牛拘疔　其状肉色疱起，掐不破，无忌，纵不治，亦不杀人，此乃脾疔也，乃之最轻者。

猪疔　其形圆而小，疮口内有油，忌食猪肉，此肝疔也。

牛疔　其形圆，疮口内无油，疱起掐之不破，发寒发热，忌食牛肉，此肺疔也。

狗疔　其形长而带尖，色赤发寒热，忌食犬肉，此心疔也。

羊疔　其形长而色白，有寒热，忌羊肉，此肺疔也。

驴马疔　其形三角，顶上有黑点，根脚赤色，凸顶，有寒热，忌食驴马肉，此亦肾疔也。

瓜藤疔　不计其数，其形圆长如瓜形，因食瓜毒而生，忌食瓜，亦肾疔也。

豆腐疔　其状白疱，三日内顶陷，因食豆腐，内有人汗所生，面筋亦然，此肺疔也。

气疔　其形或大或小，疱白，如有气于内，因感怒恚之气而生，忌气怒，此亦肺疔。盖肺中有毒，以制肝木也。

鬼疔　其形亦大小不一，色青，因中邪毒之气而生，异于诸疔，此气疔，夜甚，令人言如见鬼状，此肝疔也。

红丝疔　其形缕缕如丝线，周身缠扰，如手足上，则入心即死。宜松针刺去血，忌食热物，此心疔也。

内疔　言其疔生于内，脏腑上，胫里面，喉口内，与外疔更不同，尤为利害，此五脏之疔也。

蒲桃②疔　其形黑而兼紫，如水晶光亮，故名之。疱内黑血毒水宜去之，此亦肾疔也。

杨梅疔　其形黑紫，如熏梅状。如遍体有梅疮，内有一二疔疮，则遍身梅疮皆不发矣。须针刺，其毒外泄，而梅疮始不陷内，此亦肾疔也。

鱼脐疔　其形如鱼肚脐之状，多生胳膊肚、小腿肚上，乃手足太阳经分，此肺疔也。

痘疔　有小大之不同，出痘之时，忽生此小疔，则遍身痘疮皆不起发，看其色

---

① 魇　凹陷。
② 蒲桃　即葡萄。

之何如，以分五脏之疗也。

蜈蚣疗　其形长如蜈蚣，亦有头足，发寒发热。虽因食蜈蚣所游之馔而得之，亦火毒在肺之故耳。治肺而加解毒去火之味，外用雄黄锭子，或蜓蚰涂之，则自安然矣。

满天星疗　其形黑浮，起如黑豆，四畔起赤色，今日生一颗，明日生二颗，一日增至三十六，不再生，此亦肾疗也。其毒最横，其疗最凶，必须早治。若生至三十六数，虽有仙丹，亦无可如何也。

以是各疗，皆忌房事。倘一犯之，轻变重，重变死矣。

拔疗散　岐天师传。统治诸疗。

紫花地丁一两　甘菊花一两　水煎服，六剂全愈。

慈姑汤　巫彭真君传。统治诸疗，神效。

山慈姑二钱　苍耳子三钱　当归一两　白芷二钱　王不留行三钱　天花粉三钱　水二碗，煎水一碗，加酒一杯再煎，共一杯服之，必出汗而愈。

散疗汤　伯高太师传。治诸样疗疮。

紫花地丁一两　连翘三钱　夏枯草一两　水煎服，一剂即消，二剂全愈。

仙菊饮　巫彭真君传。治疗疮痛甚，无论各疗，治之皆验。

菊花根叶共用二两　生甘草为末三钱　将菊花根叶捣汁，取白布绞汁，再用滚水冲在菊花根内，仍用布沥出汁，调生甘草末饮之，入口即愈。

桑花饮　巫彭真君传。治各疗神效。

干桑叶五钱　生甘草三钱　瓜蒌二钱　当归五钱　榆树皮二钱　荆芥二钱　紫花地丁五钱　水煎汁一碗，饥服，服后饮酒，微醉即散。

二仙散　管勾①传。外治一切疗肿恶疮。

生矾　黄丹等分　临时以三棱针刺血，待尽敷之，不过三上决愈。

山海丹　太仓公传。专治疗疮恶疮。

海马一对，酒炙黄　穿山甲土炒，三钱　水银一钱　雄黄三钱　儿茶三钱　麝香一分　黄柏五钱　为末，同水再研，不见水银星为度。遇疮生处，将药井水调涂，即出毒，神效。

秋叶散　岐天师传。治疗毒初起。

丝瓜叶十片　明矾二钱　雄黄二钱　先将丝瓜叶捣极烂，取汁调二味药末，以鹅翎敷疗疮上，随干随润，一日即消。

葱矾丸　《卫生宝鉴》。治各疗肿毒。

雪白矾石取末，五钱　葱白煨熟，捣和成丸用　当归五钱　干菊花五钱　煎汤送丸五钱，即愈。孕妇不可服。

掖回散　专治疗毒，起死回生。

乳香一钱，生研　胆矾一钱，生研　儿茶一钱　冰片一钱　麝香一钱　龙骨一钱　共为细末，瓷器盛之。遇疗疮初起，挑破头，将末入些须，即解。

防丁散　治疗疮势不甚横者，即消。

防风一钱　生甘草八分　金银花一钱五分　连翘一钱　紫花地丁一钱五分　天花粉一钱　生地二钱　玄参一钱　赤芍五分　水二碗，煎八分，温服。

化疗汤

生荠簌三两　生甘草三钱　水煎服一碗，顿服之，三剂全愈。

《集简》方　治疗疮肿毒。

端午采豨莶草日干，为末　每服半两，热酒调下，汗出即愈，极有效验。

又方　治疗肿初起。

王不留行子为末，五钱　蟾酥三分，为末　水丸如黍米大，每三丸，酒下，汗出即愈。

---

① 管勾　官名。宋时始置。大都掌出纳文移，皮藏籍帐等。

蒺藜散 治一切疔毒。

蒺藜子一升，熬捣，以醋和，封头上，拔根。载《外台秘要》。

骨羡疮

骨羡疮生于神堂二穴，或膈关、膈俞之穴上也。虽穴属太阳膀胱之经。似乎阳经之病，然而，此疮不发则已，发则未有不痒者也。夫疮之痛乃毒发于阳，疮之痒乃毒发于阴也，痒之极者，阴之极矣。骨羡疮之痒，正患其痒之极也，痒极则可忍，必抓搔而少已，而无如愈搔而愈痒，愈痒而愈搔①，抓搔不已，必至皮肉损破，久而抓搔，乃见骨矣。此疮虽是阴虚而生，亦生于祟也。祟之来也，原非无故，大约乃冤家债主耳，急为祈祷，庶几易救。但既已祈祷，而无神方治之，恐亦难痊也。我有仙传之方，不忍秘隐，公传万世，以救之也。

救祟汤 巫彭真君传。治骨羡阴疮。

人参五钱 黄芪一两 当归一两 金银花二两 茯苓三钱 贝母三钱 草乌一钱 水数碗，煎一碗半，饥服，服数剂即不痒而渐愈。

骨毒滞疮

骨毒滞疮，生于两腿之内，箕门之穴也。腿上箕门之穴，原属足太阴脾经也。脾旺则气血流通，虽有火毒，必然易散，即或不散，而生疮亦必轻而易愈。大约轻者必痛，重者必痒。如生疮不痛而发痒，必难治也，一名腿发。十二日可刺，如脓黄赤色可治，清稀腐臭者不治。其疮赤白色，是毒发于骨，本是难治之症，倘毒发于外，十日之内未脓必死。

完足汤 巫彭真君传。治骨毒滞疮。

白术一两 当归一两 金银花二两 牛膝五钱 贝母三钱 水数碗，煎一碗服，连服数剂无脓，有脓可以不死。

骨痿疮

骨痿疮生于两胯骨之上，乃环跳之间也。先小后大，筋骨俱疼，楣② 开流水，水尽则死。如胯相对并有疮肿者，十无一生。勿谓疮不若痛，即可轻视之也。此处生疮，左右俱难侧卧，用大马屁勃垫睡，不令磨着，内服补中益气药治之。

补中益气汤 祖传。治骨痿疮，生于腿上胯骨间。

人参五钱 白术一两 生黄芪一两 当归五钱 柴胡一钱 升麻五分 陈皮一钱 生甘草二钱 半夏二钱 茯苓三钱 水煎服。数剂愈。

加味参芪汤 祖传，治脚腿生疽，或忽然肿起一块不痛者，并治各疮。

黄芪一两 人参五钱 荆芥三钱 当归五钱 天花粉三钱 附子三分 生甘草一钱 牛膝三钱 金银花一两 水煎服，多服自愈。

陈肝疮

陈肝疮，即蚤疽也。生于左右臂上三五处，如疔毒肿痛，痛不可忍，擦挨难忍。如有头，二七可刺，刺之有脓者生；刺而无脓，身热虚硬，面赤者，二八日便有归阴者；痒甚者，一月后死。然大补气血，亦有变死为生者矣，未可信是死症，而听其必死也。

---

① 愈痒而愈搔 原作"愈搔而愈痒"，乃涉上误叠，今据聚贤堂本、纬文堂本、江东书局本改。

② 楣 血痕。

加味参芪汤　祖传。治两臂生陈肝疮，神效。

黄芪一两　人参五钱　荆芥三钱　当归五钱　天花粉三钱　附子三分　牛膝三钱　金银花一两　白芍药五钱　白术五钱　水煎服数剂，亦不至死。

赤 炎 疮

赤炎疮，遍身有赤点子，乃手太阴肺经受风热而生者也。肺主皮毛，肺经气有余而血不足，风热在肺，难于抒泄，无血以润之，故留恋于皮毛而不散矣，又名赤炎风。因肺热而心火又侵，则火以助火，血愈耗矣，血耗则肺气更热，此赤点所以更现，或有或无，久而不愈，变为疬风者有之，故治法必须消风退热，而疮自愈也。

润肺化炎汤　巫彭真君传。治赤炎风疮。

桔梗三钱　桑白皮三钱　炙甘草二钱　黄芩二钱　玄参五钱　麦冬三钱　天门冬三钱　贝母二钱　陈皮五分　生地三钱　升麻一钱　水二碗，煎八分，食后服，数剂自消。倘左寸脉旺大，乃心火也，本方去黄芩，换黄连一钱可也，亦服数剂自愈。

血 胤 疮

血胤疮，生胁肋渊液之间也。此处本是足少阳胆经所属，胆经属木，木气若舒，何至生此疮乎。胆木之气不舒，则木难摅①泄，多生此疮。论理妇女郁多，男子郁少，男之郁易解，女之郁难开。故男生此痊易于散，女生此疮难于痊。往往有结结成腋疬，数年不化，忽至肿突崩溃，流黑水而死矣。所以此疮必须将忧愁顿释，后服药饵为妙。盖疮虽成于胆经之郁，然胆郁则肝亦郁矣，肝胆同郁，则肝胆同病也。夫肝之气最宜通达，而不宜闭塞，肝气闭塞，则肝血必至腾越，肿突崩溃，非气之通达，乃血之溃坏也。是以治此疮，必当先用舒胆舒肝之药，而佐之生血生气之品，则肝胆相宜，而郁结自散，疮亦愈矣。苟不知治法，而妄用败毒之剂，则疮必现于肉中，隐然作痛，或忽长大至胸，发于期门而成腋疬矣，可不慎哉！

解郁散毒汤　巫彭真君传，治血胤疮、腋疬神效。

白芍四钱　白芥子三钱　香附二钱　郁金二钱　柴胡一钱五分　茯苓二钱　蒲公英三钱　陈皮五分　生甘草一钱　白矾一钱　当归三钱　野菊花根二钱　薏苡仁三钱　乳香末一钱　水数碗，煎一碗，连服八剂自化。如已溃者，本方倍加当归，少加附子二分，去郁金、野菊花、白矾，加黄芪三钱、白术五钱，多服自愈。

天 疱 疮

天疱疮，生于头面、遍身手足之间，乃毒结于皮毛，而不入于营卫。论理尚轻，然治之不得法，疼痛难忍，不啻如火烙炎烧矣。此疮乃肺气虚，而火毒结于肺本，是暑热湿蒸之气，因肺气虚而犯之也。其症燎浆白疱，皮破赤沾，小儿生于夏日居多。故治法必须用解暑散火之药。然单散火而不补肺，则火不能去，而气益虚，疮难速愈矣。补气而佐之解暑，则火毒自消，而疮亦易愈。外用丝瓜叶捣烂，调定粉敷之，尤易奏功也。

香薷补气饮　内治天疱疮。

香薷一钱　天花粉一钱　生黄芪一钱

---

① 摅　疏也。

白术二钱 炙甘草一钱 黄芩一钱 茯苓二钱 人参五分 厚朴五分 麦冬二钱 陈皮三分 桔梗一钱五分 水煎服，数剂愈。

定粉散

定粉五钱，火煅为末 丝瓜叶捣汁半茶钟 轻粉五分，为末 雄黄三钱 将定粉、雄黄、轻粉共研细末，将丝汁调搽疮上，即效应如响。

仙炉脂 治小儿天疱疮。

香炉盖上烟脂三钱 黄连二钱 青黛二钱 冰片二分 各为细末，鸡子清调，或猪汁调敷，甚妙。

瘰疬疮

瘰疬之病甚多，名状不一。大约得病有九：一因怒而得；一因郁而得；一因食鼠食之物而得；一因食蝼蛄、蝎、蝎所伤之物而得；一因食蜂蜜之物而得；一因食蜈蚣所游之物而得；一因大喜，饱飧果品而得；一因纵欲伤肾，饱飧血物而得；一因惊恐失枕，气不顺而得。初生之时，每现于项腋之间，或牵蔓于胸胁之处。其形之大小，宛如梅核，或动或静，或长或圆，或连或断，及至溃烂，或流水、流脓、流血之各异。未破之先易于医疗，已破之后难于收功。盖未破虽虚，而不至于五脏之损；已溃渐亏，而难救夫七腑之伤。故必须补其虚而救其伤，始为妙法也。然病虽有九，而治法止有三也。其一，治在肝胆；其二，治在脾胃；其三，治在心肾。治肝胆者，其左关之脉必涩，而右关之脉必滑者也。盖肝胆之郁不开，必下克脾胃之土，土气受制，难化水谷，必至生痰以助结，而瘰疬不化矣，治其肝胆，而消化其痰涎，则瘰疬易化矣。治脾胃者，其右关之脉必浮而无力，或滑而有力也。明是脾胃之中，无非痰气之升腾，

土气之萧索①，不健脾则痰不能消，不健胃则涎不能化，痰涎日盛，瘰疬难开，何能治乎？故必大补脾胃以消化痰涎，然后佐之败毒之味，则病去如扫矣。治心肾者，切其左寸之脉必滑，右尺之脉必涩者也。明是心肾两开，不能既济，而肝胆脾胃各不相应，故痰块不消，瘰串更甚。补其心肾则阴阳和合，而少佐之去毒破坚之味，则取效益速矣。倘不明三治之法，而妄用刀针，愈亏其根本，安得济事乎？必至与死为邻，不重可惜哉！

开郁散 巫彭真君传。治肝胆郁结之瘰疬，神效。

白芍五钱 当归二钱 白芥子三钱 柴胡一钱 炙甘草八分 全蝎三个 白术三钱 茯苓三钱 郁金二钱 香附三钱 天葵草三钱 水煎服，连服十剂自愈。

培土化毒丹 巫彭真君传。治脾胃多痰，瘰疬难消，治之神效。

人参二两 白术十两 茯苓六两 炙甘草一两 紫苏八钱 半夏二两 僵蚕二两 陈皮六钱 白芷七钱 木通一两 金银花十两 天花粉三两 各为末，蜜为丸，饭后吞服三钱，早晚各一服，一料全愈。然必须断色欲三月。

神龟散 巫彭真君传。治心肾不交，瘰疬久不愈者，神效。

大龟二个，一雌一雄 远志一两 麦冬三两 山茱萸四两 肉桂一两 白术炒五两 苍术二两 熟地十两 玄参十两 茯神四两 何首乌十两，生用 桑椹四两 紫花地丁四两 夏枯草五两 各为细末，将大龟饭锅蒸熟，火焙干为粉同用，蜜为丸，每日早晚，白滚水各于饭后送吞三钱，一料必全愈。

治瘰疬肿硬疼痛久不瘥。

------

① 萧索 衰急也。

猫头、蹄骨一具酥炙黄，为末　昆布一两五钱　海藻一两五钱　二味酒洗，去盐水，晒干　连翘一两　黄芩一两　金银花一两　穿山甲一两　皂角五钱　枳壳一两　香附一两，用醋煮干　为细末，将玄参煎膏为丸如桐子大。每服七八十丸，一日三服，以姜汁三匙调入，好酒下，能收全功。

消愁破结酿　岐天师传。治瘰疬。

僵蚕炒，五钱　全蝎五个，不去头、尾、足　白芷一两　白芥子炒，一两　白术土炒，二两　附子二分　紫背天葵根八两　先将前六味各为末，将天葵煮汁一碗，同入在黄酒内，用酒二十斤，煮三炷香，三日后，日服三杯，以面红为妙。

樟脑丹　《活法机要》。治病疮溃烂，牵至胸前、两腋，块如茄子大，或牵至两肩上，四五年不能疗者，皆治之，其效如神。

樟脑三钱　雄黄三钱为末　先用荆芥根下一段剪碎，煎沸汤，温洗良久，看烂破处紫黑，以针一刺去血，再洗三四次，然后用樟脑、雄黄末，麻油调扫上，出水，次日再洗再扫，以愈为度，专忌酒色。

葛真君汤　治瘰疬，载在末卷十五卷内。

内外臁疮

臁疮有内外之殊，内臁属足厥阴肝经之部位，外臁属足阳明胃经之部位也。似乎外臁轻于内臁，以胃为多气多血之腑，以肝为多血少气之腑耳。然而，臁疮虽分内外，而脏腑无湿毒，则左右内外俱不生也。惟是臁疮自感湿气，因而生疮者居多，但亦有因打扑抓磕，或遇毒虫恶性犬咬破损伤，遂至成疮。苟非胃肝原有湿毒，未必日久而不愈也。故治法活血以去

湿，未必骨腐。无如世人不知禁忌，久占房事，以致皮黑肉烂，臭秽难当。若夫妇人女子经期血散，亦往往肉黑肌坏，故经年累月而不愈也。所以男妇苟生内外臁疮，必当节欲慎房，始易奏功耳。内用补中解毒之剂，外用隔纸神膏贴之，不须数个，便可速愈矣。

补中益气加味散　祖传。治内外臁疮神效。

人参二钱　白术三钱　茯苓三钱　生甘草一钱　当归三钱　生黄芪三钱　金银花五钱　陈皮五分　柴胡一钱　升麻五分　半夏一钱　水煎服，连用四剂。外用葱二条，将疮口洗净之后，再用水同煎药渣，煎好洗疮口一次，日用隔纸膏贴一个，日日如此，不过数个全愈。然必须绝欲一月，不再发。

痞疮膏药　治内外臁疮。隔纸膏、杏霜丹、敛疮丹，俱载在十五卷。

治一切臁疮膏方　将膏药用温水浸捍成以饼，如疮口大，用带扎紧，不可行走，一昼一夜，如前换之。

黄蜡二两五钱，提过　陈松香一两，水提过　人参六分　铜青五钱　赤石脂五钱　黄连一钱五分　红花三钱　飞矾一钱五分　龙骨五钱，研末　先将黄蜡、松香煎熟后，将前药研末齐下，不住手搅，以滴水成珠就好。如若太老，再加麻油少许，一煎可用，要忌鹅、糟、发物。

人 面 疮

人面疮，非生膝上，即生于肘上也。疮形颇象人面，重者有口、有鼻、有眼，多是鬼物凭之。然口鼻眼虽具，多不能言，未尝不能动也。动者，状似愁苦，口中与之以肉食，则实能化，古人谓其能食，信不诬也。有一种口眼皆不能动，似

非鬼物凭之。但既非鬼物,何疮中生有口眼乎?不知人面之疮,原有生死二种。生者能食、能动,死者则不能动、不能食也。其实二种皆有祟也,非天谴之罚,即冤孽自到耳。必须省察祷谢,而后用药治之,始能愈也。

轻雷丸 岐伯天师传。治生死人面疮,神效。

雷丸三钱 轻粉一钱 白茯苓一钱 各为绝细末,研匀,敷上即消。盖雷丸最能去毒而逐邪;轻粉深入骨髓,邪将何隐;茯苓不过去其水湿之气,共成奇功耳。倘更加忏悔祈祷,尤为善后之福也。

血风疮

血风疮,多生在两腿里外之臁,上至膝,下至踝骨,前人谓是血受风邪而生也。谁知皆好饮之徒,过饮于酒,以至湿滞于下腿而不散,血气一衰,而疮渐生矣。其疮初生之时,必小小而痒,久则大痒,非手抓搔,则痒不可止。然过于抓搔,则肌皮必伤,而纵饮如故,则痒又加甚,皮破难于收,酒湿难于散,烂皮腐肉,终无已日,久之而肉中带湿,则必生虫,虫多则更痒矣。治之法必须断酒,然后用内药补其气血,而兼消内风湿,外用膏药敷贴,则水去虫死自愈。

补气分湿汤 巫彭真传。治血风疮。

白术五钱 茯苓三钱 当归五钱 黄芪一两 柞木枝五钱 薏仁五钱 生甘草二钱 草薢二钱 肉桂一钱 红花一钱 泽泻二钱 水煎服,多服为妙,外用十神膏贴之。

十神膏 治血风疮。

蚯蚓粪一两 血竭三钱 马齿苋一两 黄柏五钱 轻粉一钱 乌桕根三钱 银朱四钱 胡粉三钱 潮脑①二钱 麝香三分 各为末,同猪油调为膏,贴在油纸上,照疮之大小贴之,另用布包好,缚定,听其出水,连用数个,则水干矣。换膏药时,用金银花一两,煎汤温洗疮口,再另贴此膏。若无不流出,不必频换,再用数个,必然奏功,然不断欲戒酒,不必为彼治之也。

---

① 潮脑 樟脑之别名。

卷 九

杖 疮

杖疮，受官刑而成疮也。气血有余，易于生合，气血不足，难于化消。倘受刑少者，血不凝滞，受刑多者，血必秽瘀；受刑轻者，气不萧索，受刑重者，气必败残。盖刑轻刑少，忍痛而断不叫号，刑重刑多，悲伤而自多涕泣，此气血所以愈亏也。倘受刑之先，身体原弱而不强，则恶血奔心，往往有死者。必须活其血而补其气，败其毒而消其火，然后外用膏药贴之，或末药敷之，不至死亡也。

调中化瘀汤 巫彭真君传。内治杖疮神效，服之无性命之忧。

当归五钱 生地五钱 三七根末三钱 丹皮二钱 白芍三钱 生黄芪三钱 生甘草一钱 大黄一钱 枳壳三分 虚极者加入参三钱 水一碗，童便一碗，同煎服，二剂瘀血即散，外用末药、膏药贴之即愈。

仙花散 外治杖疮。

凤仙花叶捣汁 马齿苋捣汁 黄蜡二两 葱白捣汁 松香二两 五倍子为末一两 乳香二钱 将凤仙、葱、苋先捣取汁二碗，将黄松香熬膏，入倍子末，指令膏贴之自愈。

秃 疮

秃疮，乃是太阳膀胱、督脉二经受湿热，故生虫作痒。其实亦因父母生儿之前，不节色欲，或服热药浪战，频频泄精，以致胎中受毒，不能即散，而小儿之首受之。毒轻者疮轻，毒重者疮重。既生之后，小儿或食煎炒之味，或多餐水果，或多受暑风，而头上秃疮因而生虫，痂高堆起，白屑满盈，终年累月而不愈矣。疮轻者，外治即痊；疮重者，必须内外兼治，庶易愈也。世人多不急治，所以多累，竟至虫蚀发尽，成为秃子耳。

蜗蜂丹 外治秃疮。

蜗牛十个 黄蜂窠二钱 生甘草一钱 白矾一钱 将蜗牛捣烂，涂秃遍透后，将下三味研为细末，猪油调敷。如用熊油调搽更妙。

清首汤 内治秃疮。

玄参三钱 生甘草一钱 茯苓二钱 白芷一钱 山豆根五分 紫草一钱 黄柏一钱 蔓荆子一钱 白蒺藜一钱 半夏五分 水煎服，四剂后，以前方外治，无后患也。此方以十岁为准，年小减之。

鱼脐疮

鱼脐疮生于肘肚，乃手少阴心经也，此处属少海、灵道之穴。生于小腿肚者，乃足太阳膀胱经也，此处属承山、飞扬之穴。上下二处之疮，其疼痛皆甚。初起一二日，先用灸法，最易解散。心经多气少血，膀胱经多血少气。少血者，宜补血以消毒；少气者，宜补气以消毒。然气血双补，而佐之消毒之药，更佐以引经之品，何疮之不速愈乎？俗名鱼脐疔，治法正同耳。

化鱼汤 巫彭真君传。治鱼脐疮疔，不论肘腿俱效。

金银花一两 当归五钱 生甘草二钱 青黛二钱 地榆二钱 白矾一钱 生黄芪五钱 水煎服。

阴 包 毒 疮

阴包疮，生于腿内臁之上，乃足肝经风热之毒也。肝本多血少气之经，若生此疮，必然疼痛。治法必须补气以解风热，则已溃未溃，尤易散也。外用膏药贴之，更效如神。

黄芪散阴汤 治腿内外股疮毒疽疖。

生黄芪五钱 柴胡一钱五分 白芍五钱 炒栀子一钱五分 大力子一钱 甘草二钱 连翘一钱 金银花一两 肉桂三分 薏仁五钱 半夏一钱 水煎服。

燕窝疮 羊胡疮

燕窝疮生于脑后项之窝，乃足太阳兼督脉之经也。羊胡疮生于下唇下巴骨之处，乃任脉之经承浆地阁穴道也。两处生疮，多是感犯湿气，湿入则热，热久则毒难化矣。于是气血不通，湿热不散，而疮有经月不愈者，在小儿尤多。倘内服除湿清热之味，以消太阳、任督之毒，外用药掺之或搽之，则疮即结靥而愈矣。

除湿清热散 家传。内治燕窝疮、羊胡疮神妙。

茯苓二钱 炙甘草一钱 白术一钱 白芷五分 蒲公英二钱 泽泻一钱 猪苓一钱 苍术一钱 羌活五分 天花粉一钱五分 水煎服。

神异丹 巫真君传。外治燕窝疮、羊

胡疮最妙。

轻粉一钱 儿茶三钱 黄丹二钱 炒黄柏三钱 枯矾五分 冰片三分 各为末，湿则干掺，干则用麻油调敷，数日即愈。

胎毒疮 恋眉疮

疮生于头上、眉上，终年终月而不愈，皆受母胎之毒也。似与秃疮相同，然而秃疮止生于头，而不生于眉也。今头与眉俱生，尤胎毒之重者也。故秃疮可以外治，而恋眉之疮必须内外兼治。倘疮止生头上，用清首汤妙矣。或儿畏汤剂，不肯吞服，亦可止用蜗蜂丹外治，无不愈者也。若头眉俱生，必须先服清首汤，另用释眉丹外搽，不至淹缠①岁月也。

清首汤 治胎毒疮。载秃疮门。

释眉丹 治恋眉疮。

黄连五分，油调涂碗内，艾烟熏过，入 皂矾一分，为末 轻粉一分，末 冰片半分，末 麻油少许再调涂之，数次全愈。或用胶髓膏，亦神效。载在奇验方门。

肺风疮 齄鼻疮

肺风、齄鼻疮，生鼻面之间，乃肺经之病也。夫肺开窍于鼻，肺气不清，而鼻乃受害矣，鼻既受害，遂沿及于面。世人不知肺经有病，或冷水洗面，使热血凝滞，因结于面而生疮矣。治之法必须清肺气，而兼消其风，活肺血而再祛其火，然后用搽药外治，未有不速痊者也。

加味甘桔汤 治肺风齄鼻疮。

桔梗三钱 甘草一钱 甘菊二钱 青黛二钱 茯苓三钱 白附子八分 天花粉二钱 白芷五分 水煎服。

———————

① 淹缠 淹滞也。

杏黄散　载后。

粉花疮　裙边疮

粉花疮生于人面，窠瘘生痒，乃肺受风热也。此疮妇女居多，盖绞面①感冒寒风，以致血热不活，遂生粉刺，湿热两停也。裙边疮者，亦妇女生于内外足踝之骨，或裙短而不能遮风，又不慎房帷，乃致足寒，而湿热不行，凝滞而生疮也。粉花疮轻于裙边，以上湿易散，上热易化，而下之湿热未易消也。故粉花疮止消外治，裙边疮必兼内治始妙也。

二粉散　载后。

大风膏　载后。

五色汤　巫彭真君传。内治裙边疮。

茯苓三钱　薏仁三钱　黄柏一钱　黄芪三钱　荆芥一钱　红花一钱　乌柏根三钱白矾一钱　水煎服，服数剂，外用大风膏调搽自愈。

脏毒痔漏疮

痔疮生生谷道肛门之边，乃五脏七腑受湿热之毒而生者也。故疮亦甚多，形亦不一。有状似菱角者，有状似莲花者，有状似穿肠者，有状似鼠奶者，有状似花瓣者，有状似蜂窠者，有状似悬珠者，有状似钩肠者，有状似核桃者，有状似栗子者，有状似鸡冠者，有状似珊瑚者，有状似担肠者，有状似垂珠者，有状似鸡心者，有状似牛奶者，有状似羊奶者，有状似串臀者，有状似翻花者，有状似气突者，有状似血射者，更有外无形而内苦者，有内外俱无形而齐苦者。总之，初生之时形小，久则形大矣。初有形之时，痛尚可忍，久则痛不可忍矣。虽痔之形状甚多，而犯湿热则一也。夫湿热亦易消之

病，何愈消而愈痛乎？皆因不守禁忌，贪色欲而不止，饕②食味而无穷，遂至痔变为漏矣。痔易治而漏难治也。盖痔有诸形之异，而各无孔窍之破，服药尚无漏卮③之虞。一至成漏，服饮食则泄气矣，吞药蚀则损血矣，血损气泄，何能成功哉？况好色者多，断欲者少，欲奏异绩，实非易事。且肛门粪口，上通大小之肠，前达任脉，后达督脉，其皮肉横中有直，正中有斜，一经破损，难于生合，且成漏卮，损伤皮肉，尾闾不闭，其何能合乎？人肯节欲，则漏犹未甚，而无如明知故犯者，又甚多乎？所以漏病之轻重，专分于欲事之多寡。大约漏病有八：一曰气漏；二曰风漏；三曰阴漏；四曰冷漏；五曰色漏，俗名痔漏；六曰血漏，俗名热漏；七曰偏漏，俗名瘘屄④漏；八曰瘰漏，俗名瘰腮漏。气漏者，时肿时消，疼胀难忍也。风漏者，孔窍作痒也。阴漏者，男妇阴内疼痛出水也。冷漏者，孔内出白脓也。色漏者，犯色流脓流精也。血漏者，时流鲜血也。偏漏者，肛门之外生孔窍，出脓血也。瘘漏者，疮口黑烂，出黄黑水也。世人治法，多用刀针、挂线，益增疼痛，反耗气血，若不节食断色，未有能生之者。或用熏洗点搽之药多有愈者，然内无药饵疗之，亦虚岁月矣。人能绝嗜欲、慎气恼、淡滋味，内服丸散，外用洗敷，虽老人尚易奏绩，矧中年者哉？漏疮多生于肛门谷道，然亦有生于身上、面上、手足之上者，此皆生他疽他毒，久已收口，不慎色欲，泄精以伤化气血，一泄不已，又泄又不已，至于三泄，而疮乃成管，终

---

① 绞面　又称绞脸，妇人的一种整容术，即用细线拔去面部的毛。
② 饕　贪食。
③ 漏卮　有漏洞的盛酒器，在此借指漏疮。
④ 瘘屄　即蝼蛄。

年流水流脓，变成漏矣。此等漏疮，较谷道肛门者少轻。惟生于胸膈者颇重，必须大补气血，断欲半载，加之补漏神丹，服之则愈。

榆羊丸 仲景张真君传。治痔疮，各痔无不神效。

地榆二两 当归三两 羊蹄后壳三副，土炒共为末，饭为丸。日三服，于未饮食饭前服之，每服三钱，一月即愈，不再发。地榆出脏之湿热也，当归补新血也，羊蹄壳直达于直肠，故用此为使，且此物亦去湿热，故相济成功。

墙苔散 秦真人传。治痔漏久不愈者，神效不测。

绿苔要墙上生者，刮下，五钱，火焙干，为细末 羊爪壳五副，用后蹄，不用前爪 炒白术二两 茯苓二两 槐花五钱 白芷一两 共为细末，米饭为丸。每川临卧，先服一钱，后压之美膳，一月即内消，管化乌有矣。

参龟丸 鬼真君传。治各痔漏神效。

人参一两 瓦松干者，三钱，此物最不肯干，佩身半月即干，妙在取人之气 茯苓五两 活龟一个 将前药各为末，以绵纸同龟包之十余层，则龟不能出。微火焙之，龟死则用武火焙之，龟死则将药末取出另包，惟焙龟干，捣碎再焙干，全身用之，同药蜜为丸。每日只消服三十丸，不必服一料，半料而漏管俱消而愈。此方至神至圣，但服此主，至须忌房事三月，鹅肉则终身忌之。犯则痛生，急以瓦松数条，加皮硝数钱，煎汤热熏温洗，可救。前方不可妄自加减，一加减则不效矣。用纸包龟者，取龟闻药而死也。尤善消痔漏也，否则功减半矣。

补漏神丹 南阳张真君传。治胸膈漏疮，并头面、手足漏疮，俱神效。

人参五两 白术三两 炙黄芪八两 金银花四两 当归二两 人指甲三两 各为细末，蜜为丸。每日服三次，每服五钱，一

料必愈。忌鹅肉一载，房事三月。如面漏，加白芷四钱；头上，加川芎一两。

熏[1] 涂法 《医方摘要》[2]。治痔疮肿痛。

皂角三挺 火烧烟先熏之，后以鹅胆汁调白芷末涂之即消。用郁金末水调涂亦消也。

墨汁散 《保寿堂方》[3]。治痔漏疮发。

旱莲草一把，根须洗净，用石臼擂如泥 以极热酒一盏冲入，取汁饮之，滓敷患处，重者不过三服即安。

传家秘方 治肠风痔漏。

萆薢 贯众去土 等分为末，每服三钱，温酒空心服之。

四圣丹 治痔漏如神。

蜂房一个，净，全用。去虫，将食盐填于孔内，阴阳瓦焙干，为末 地龙去泥净，阴阳瓦焙干，为末，五钱 蜣螂取米头者佳，阴阳瓦火焙干，为末，三钱 广木香末三钱 象牙三钱 乳香去油，三钱 爪儿血竭净，末，五钱 飞矾末，三钱 槐子炒黄，为末，三钱 没药三钱 提净黄蜡八两，滚化 入前药和匀，为丸。每日清晨酒服三钱。如不能饮，清汤下。

狗肠丸 治漏疮神效。

黑狗肠一副，煮烂 加象牙末四两、细茶末四两、倍子末四两，连肠为丸[4] 如梧子。每服淡盐汤饥服三钱。如不能丸。少加煎蜜为丸，一料必愈。忌煎炒热物，尤忌房事。狗肠乃直也，象牙脱管也。

阴囊破裂漏水疮 胞漏疮

阴囊之外，破裂漏水，此非痔漏之漏

---

[1] 熏 原作"重"，字之误，今据本方用法改。
[2] 《医方摘要》 明代医家杨拱撰。
[3] 保寿堂方 明代医家刘天和撰。
[4] 丸 原作"末"，字之误，奖改。

也，乃杨梅毒气未散，结于囊中也。然而，杨梅疮生于身上，既已全愈，何外囊独留毒乎？盖服败毒之药过多，必伤元气，则膀胱之气难化，而毒尚存于囊中矣，所以破裂漏水也。治之法必须补气以健膀胱，益之分消之药为妙。断不可更服祛毒之味，重伤元气也。胞漏者，囊中起菓子作痒，乃搔抓破损，而水遂外滴，尚不至破裂而漏水，此乃肝经湿热，非膀胱受毒也。分消肝经之湿热，亦易奏功耳。

土茯苓散 家传。内治阴囊破裂漏疮。

土茯苓一两　白茯苓三钱　薏仁五钱　肉桂三分　金银花一两　人参二钱　白术二钱　车前子二钱　水煎服数剂。外用炒黄柏一钱、轻粉三分、儿茶三钱、冰片一分，各为末，掺之即愈。

逐湿肠 治胞漏。

牵牛一钱　大黄一钱　木通一钱　黄柏一钱　芍药五钱　牛蒡子一钱　茯苓三钱　茵陈一钱　水煎服，二剂渐愈，再用前末掺之即痊。

雌雄狐刺疮

狐刺疮生于手上，有雄有雌，雄者单而雌者偶。前人谓雄者止生一个，雌者生有五七个，误也。疮内生有成丝，疮外生有小刺，雌雄无异，正不必过分也。大约生雌雄疮者，无不疼痛，无非受竹木签伤，破皮破肉而成之也。治法先用生甘草、枸杞根等物煎汤洗之，后用桑粉丹敷之即愈。

桑粉丹 治雄雌狐刺疮，神效。

桑条烧灰存性，三钱　轻粉一钱　雄黄一钱　贝母一钱　各为末，先以甘草、枸杞各三钱，煎汤一碗，洗疮口净，多浸一会，后以此四味研，入米醋少许调稀，入

疮口满，频频换之，待刺去自生肌矣。

水流麻根疮

麻根疮生于足后根之下，色赤皮烂，内有肉丝缕缕，状似麻根，故以麻根名之。足跟本属足太阳之经，多血少气。而人又好色者多，节欲者少，必至气亦伤矣，不止血之不足也。况房事不节则精既耗散，血不更损乎？是气血两亏，尤难医疗也。治法必须用十全大补汤补其阴阳，更用肾气丸以填其精髓，则气血齐足，而疮毒易散。然后用外治末药敷之，始得奏功。更宜绝欲为妙。否则毒不能去，肌不能生，亦可畏也。

十全大补汤 载后。

肾气丸

轻粉三分　生甘草五分　黄柏一钱　铜绿三分　乳香五分　冰片一分　黄丹五分　没药三分　各研绝细末。先用苎麻根一把，苦参二钱，煎汤一碗，洗疮臭腐，后用此方药末，掺之而愈。

肥　粘　疮

肥粘疮多生于小儿头上，俗名肥疮。头上乃太阳经也，身感风热不散，而毒乃浮于头上，遂生此疮。初生之时，多黄脓暴出，流粘发根，与秃疮无异。然秃疮乃胎毒，而肥粘非胎毒也。以小儿好餐水果，湿气留中，一遇风热，聚而外出，或油手抓头，或剃刀传染。初生一二，久则遍头皆是，盖湿热生虫也。治法先用槐条煎汤洗净，后用末药外治，不数日即愈也。

菊粉散 巫真君传。治肥粘疮。

黄菊花五钱，烧灰　烟胶二钱　轻粉一钱　枯矾一钱　黄丹二钱　各为末，湿则干搽，

干则用猪油熬熟，搽之神效。

千日疮

千日疮生于人之手足上，一名疣疮，一名猴子，一名悔气疮。状发鱼鳞排集，层叠不已，不痛不痒，生千日自落，故又以千日疮名之。或用鸡胫皮擦之自愈。初生时，艾灸第一个，即落不再生。或用蜘蛛丝，采来缠于根下，不数日亦落也。

齿垢散　治痛疣子神效。

用人齿上垢，不拘多少，先用手将疣子抓损，后以人齿上垢敷之，日数次，数日自落。

时毒暑疖

身生疖毒，乃夏天感暑热之气，而又多饮凉水冷汤，或好食生果寒物，以致气不流通，血不疏泄，乃生毒疖矣。虽痈疽疮疖多是相同，而感生疮疖则少轻也。小儿多生此疮，然重者身必发寒发热，作脓而痛，尽是阳疮。半发于头上，间发于身体、手足，不若痈疽之症，有七恶之险。内用清暑解火，外用活血生肌膏药、末药，审而治之，何难速效哉？

解暑败毒饮

香薷二钱　蒲公英二钱　青蒿二钱　茯苓二钱　甘草一钱　归尾一钱　黄芩五分　黄连五分　大黄八分　天花粉一钱五分　水煎服。十岁小儿如此，大人增半，小儿五岁者减半，服后用膏药可也。

齿踞

齿踞者，齿龈上长出如鸡足踞，长一

二寸者有之，初生之时微痛，后则痛渐重矣，往往有触之而痛难忍者。夫齿之上龈，本属足阳明胃经也，胃经有毒，故长齿龈也。齿之下龈，又手阳明大肠经也，倘龈下长出，属大肠经矣。总用芫花二钱，煮丝线系之，二日即落，更用分经之药以泄其毒，则踞落不再长也。

白壳疮

白壳疮，生于两手臂居多，或有生于身上者，亦顽癣之类也。如风癣、花癣、牛皮癣、杨梅癣，皆因毛窍受风湿之邪，而皮肤无气血之润，毒乃附之而生癣矣。此等之疮，非一二剂补气补血可以速愈也，故必须外治为妙。更有一种小儿，食母之湿乳，流落唇吻，积于两颔间，亦生癣疮，名曰湿奶癣，与前疮少异。盖风、花、牛皮、杨梅癣，多是风燥之疮，而奶湿疮实湿症也。惟疮皆白壳，无他异耳。故皆以白壳名之。大约白壳疮，俱用治顽癣方多效，独湿奶疮，用粉霜散而效速，不必用顽癣之方耳。

顽癣方　岐天师、张真君传方。载后。治白壳疮癣。

粉霜散　治湿奶白壳疮。

羊蹄根三钱　轻粉一钱　白矾一钱　天花粉二钱　冰片一分　儿茶一钱　各为末，醋调搽之，一二次即效。

卷　十

鼻　鼻痔

鼻者，生于鼻孔之内，其形塞满窍门，而艰于取息，故名曰鼻也。鼻痔者，亦生鼻内，略小于鼻，状如樱桃、枸杞。皆肺经受毒气不能消，湿热壅滞而生此二病也。内治必须清肺为主，而佐之除湿降火之味，外用药点搽，亦易愈也。

分消汤　内治鼻、鼻痔。

黄芩一钱　炙甘草一钱　青黛二钱　桔梗三钱　天花粉二钱　麦冬二钱　天冬二钱　连翘三钱　苦丁香五分　水煎服四剂。

硇砂①散　外治鼻齆、鼻痔。

硇砂一钱　轻粉二分　冰片五厘　雄黄三分　共为细末，用桔梗咬毛蘸，勤点齆痔上，日五六次，自然渐化为水，然必须戒色欲始愈。

《千金方》　治鼻中齆肉。

明矾一两　蓖麻仁七个　盐梅肉五个　麝香一字　杵丸，绵裹塞之，化水自下也。《圣济总录》用青蒿灰、石灰各等分，淋汁，熬膏点之，亦效。

嵌　指

嵌指者，虽生脚趾甲上，此盖因踢感伤损，或靴鞋短窄，屈其甲而不得伸，以致蹉痕②不安，致甲长于肉内，内无可容，破而流水，未免步履更坚，已伤益伤而作痛，甚至于不可忍也。百治不痊者，

误认趾疳，妄用败毒之药，反耗气血，而不能愈耳。须令修脚人轻轻修去肉内之甲，然后以生肌散敷之，未有不愈者矣。

《肘后方》，治足趾甲入肉作疮，不可履靴。

矾石烧灰，细细割去甲角，用矾石末敷之，蚀恶肉，生好肉，旬日即愈，神效。

二黄矾香散　《医方摘要》。治妇人趾甲生疮，恶肉突出，久不愈。

皂矾，日晒夜露，每以一两煎汤浸洗，仍以矾末一两，加雄黄二钱，硫黄一钱，乳香、没药各一钱，研匀搽之。

鹅　掌　风

鹅掌风生于手掌之上，古书云：人生杨梅疮时，贪食鹅肉，因生鹅掌之风。然亦有不慎房事，泄精之后，或手洗凉水，或足犯雨露，皆能感生此疮。不独犯于手掌，而兼能患于足面。白屑堆起，皮破血出，或疼或痒者有之，乃心肾二经乘虚而受毒也。内治用六味地黄汤，加柴胡、麦冬、白芍、菖蒲之类，治其心肾最神。外用熊脂膏涂而烘之，不一二次即愈。

加味地黄汤　祖传。内治鹅掌风、足癣。

---

① 硇砂　即硇砂。
② 蹉痕　痕原作"頏"，义晦，今改。蹉痕即蹉曲也。

熟地八两 山茱萸四两 山药四两 丹皮三两 泽泻三两 柴胡一两 麦冬三两 当归三两 白芍三两 肉桂一两 菖蒲五钱 茯苓三两 各为末，蜜为丸。每日早晚，空腹，滚水送下各五钱，一料即愈。

熊脂膏 治数十年鹅掌风。

熊油一两 瓦松三钱 轻粉一钱 樟脑一钱 各为末，先以甘草三钱、桂枝二钱，煎汤洗之，烘干，以熊油调各末搽而烘之，一日三次，一连三日即愈。

疥疮 附脓窠疮

疥与脓窠疮，多生于两手、两足，然亦有遍身俱生者。脓案疮痒多于痛，若疥疮但痒而不痛者也。故疥之病轻，而脓窠之病重。大约疥疮风热也，脓窠血热也。风热者湿少，血热者湿多。二症俱有湿，故皆有虫也。使气血两旺，断不生虫。故治此等之疮，必须补气补血，佐之去风去湿，则虫且自亡，安能作祟乎？正不必亡用熏洗之药也。洗法尚无大害，倘气血大衰之人，轻用熏药，必伤肺矣。外疮虽愈，而火毒内攻，往往有生肺痈者，不可不慎也。

加减八珍汤 治疥疮、脓窠。

人参一钱 当归三钱 白芍二钱 生甘草一钱 茯苓三钱 白术五钱 黄芪三钱 熟地五钱 生地五钱 柴胡一钱 川芎八分 天花粉二钱 水煎服，先用六剂，去柴胡，加北五味子十粒，再服六剂，无不尽愈。如有火者，加黄芩二钱。

轻桃丸 岐天师传。治疥疮。

轻粉一钱 白薇二钱 防风一钱 苏叶一钱 各为细末，用油胡桃肉三钱，捣碎，研绝细，同猪板油再捣，成圆弹子大，擦疮处，一二日即愈。

坐 板 疮

坐板疮生于两臀之上，臀乃脾经之所属也。脾属至阴，而臀又至阴之地，脾经血少，血少则易生热矣。血少而热，又加湿气侵之，则湿热两停，郁久不宣，臀乃生疮矣。此疮最痒而兼痛，治宜健脾以生气，使气旺则血易生，气血渐生，则湿自下行，从膀胱而分散，水湿既利，而热又何存？毒又何在乎？外用药治之，奏效更速。倘气血不甚虚者，不须内治，惟外治可也。

加味五苓散 内治坐板疮。

白术五钱 茯苓三钱 泽泻二钱 猪苓一钱 肉桂二分 黄柏一钱 水煎服。

湿热两治散 外治坐板疮。

萝卜种一两 火煅存性，为末，敷于新瓦上，煨微热，坐于其上，数次自愈。或以灰苋烧为末，掺于疮上，数天即愈。

松黄散 治坐板疮。

松香五钱，研细 雄黄一线，研细 湿痒加苍术三钱 各为末，绵纸捻成条，蜡猪油浸透，烧取油，搽上立愈。

喉 闭 蛾 疮

此生于咽之上也，其疮有二：一双蛾，一单蛾也。双蛾、单蛾之症亦有二：一阴症，一阳症也。二症虽异，而火则一也。然而火有阳火、阴火之分。阳火者，实火也；阴火者，虚火也。咽喉乃至命之关，此处生蛾疮，俱是危症。然阳火势若重而实轻，阴火势少轻而反重。盖实火可以寒散，而虚火必须温散也。倘治之得其道，效应如响。

破噎汤 治阳症双蛾、单蛾喉痹等症如神。

桔梗三钱　甘草三钱　柴胡一钱　白芍五钱　玄参三钱　麻黄一钱　天花粉三钱　山豆根一钱　水煎服，一剂咽喉宽，再剂尽消。

引火汤　治阴症双蛾、单蛾喉痹等症。

熟地三两　巴戟天一两　茯苓五钱　麦冬一两　北五味子二钱　水煎服，一剂火下归，二剂全愈。二方已破、未破俱可用，不必用针、吹药点治之也。

两地汤　伯高太师真君传。治喉肿大作，吐痰如涌，口渴求水，双蛾缠喉风疮。

熟地一两　生地一两　玄参一两　肉桂三分　黄连三钱　天花粉三钱　水煎服，下喉即愈。

再生丹　治双蛾、单蛾初起、久患以及喉痹等症。

桔梗一分　硼砂一分　山豆根一分　生甘草一分　牛黄一分　荆芥一分　研绝细末，用鹅翎插①药五厘，吹入蛾处，日六次，痰涎出净即愈，神方也。

治单蛾、双蛾。

雄黄、明矾各等分，研绝细末，吹入喉中，俟痰涎流净，不必吹药矣。

大 麻 风

大麻风，感受火毒杀物之风气而结成之者也。初生之时，头面身体先见红点，后变红斑，渐渐皮破汁流而成疮矣。须眉尽落，手足指脱，眼瞎鼻崩，毛竖身紫，遍体腐烂，流脓流血，臭秽难闻，最可怜之病也。此病南粤最多，以地近炎荒，蛇虫蟠结，湿热之毒一犯，则裹结于皮肤，湿蒸之气一侵，则藏遏于肌骨，终年不散，内外交迫，遂生麻风之疮。然而，此疮亦有不在南粤而生者，别感火邪酒湿之

毒气，而又房事不慎，则毛窍尽开，易于侵犯。治之不得法，皆与麻风症相同。可见麻风之病，南北俱有，必以解毒为先。然而，近人元气虚者甚众，止泻其毒，而不兼补气血，则毒败而真精随耗，何能全活乎？倘惟事实正，而不急败其毒，又恐引邪入内，致崩脏腑，亦可畏也。故当补正散邪，兼而治之，始易奏功。

扫疠丹　岐天师传。治头面身体先见红点斑纹，流水成疮，发眉堕落，遍身腐烂臭秽。

苍术三钱　熟地一两　玄参一两　苍耳子三钱　车前子三钱　金银花二两　薏仁五钱　水煎服，二十剂必愈。

黄金汤　伯高太师传。治初起大麻风。

大黄五钱　金银花半斤　水煎汁三碗，分作三次，一日服完，必然大泻恶粪，后单用金银花三两，连服十日全愈。

解疠仙丹　治酒湿感毒而生大麻风，神效。

茯苓三钱　白术五钱　薏仁五钱　黄连一钱　玄参一两　金银花三两　柞木枝三钱　水煎服，连服二十剂，已烂、未烂俱愈。

漆甲散

穿山甲一副，全明雄黄四两，为末，真生漆和匀，刷在甲上，微炙微刷，以尽为度，将穿甲分记上、中、下，左右共作六块，各另研细末，用四年陈醋、冬米饭为丸。每服五钱，白滚汤送下，患左用左，患右用右，上服上，中服中，下服下②，须记分白③如在通身，一起制服，神效。

---

① 插　收也。

② 下　原无，今据聚贤堂本、纬文堂本、江东书局本补。

③ 分白　分明。

蛇窠疮

蛇窠疮，生于身体脐腹之上下左右，本无定处，其形象宛如蛇也。重者烂深，轻者腐浅。亦有皮肉蠕蠕暗动，欲行而不可得也。此疮或穿著衣服弃于地上，为蛇所游，或饮食之中蛇涎沾染，其毒未散，因人气血尚壮，不伤脏腑，乃发于皮肤耳。重者毒重而痛甚，轻者痛犹可受。治法不必问其重轻，总以解毒为神也。前人用松针刺其初起之疮头，尚非治之善者。大约以蜈蚣浸油频搽，以雄黄、白芷佐治，实得法也。

蜈蚣油　巫彭真君传。治蛇窠疮，兼治蛇咬伤成疮，俱神。

蜈蚣十条，为末，不可经火　白芷三钱，为末，白者佳　雄黄三钱，为末　生甘草末，三钱　香油二两　将三①味浸之三日，或随浸调搽，皆能建功也。

蜘 蛛 疮

蜘蛛疮生于皮肤之上，如水窠仿佛，其色淡红，微痛，三三两两，或群攒聚，宛似蜘蛛，故以蜘蛛名之。此疮虽轻，然生于皮肤，终年不愈，亦可憎之疮也。或谓沾濡蜘蛛之尿而生者，其说非是。大约皆皮肤之血少，而偶沾毒气、湿气，遂生此疮耳。方用苎麻在疮上搽瘥，使其疮破水出后，用药搽之，自易愈也。

解蛛丹　治蜘蛛疮。

苎麻根灰三钱　冰片二分　轻粉五分　抱出鸡蛋壳烧灰，一钱　灯草灰二分　白明矾三分　共研细，掺疮上即痊。然必须用苎麻揉搽，皮破掺药，效之神也。

阴阳湿痰破疮_{附脱脚}②

阴阳湿痰疮，皆伤寒失汗，寒热郁而生痰，痰不能骤消于脏腑，留而不散，久之结于肌肉，遂成痰块，块久则肿，肿久则痛，痛久则溃，溃则成疮矣。但其疮有阴阳之分。阳疮多生于两手，阴疮多生于两足；阳症则热，阴症则寒；热者病在阳腑，寒者病在阴脏也。故治手上之疮者，宜治其阳之热经，而佐之去湿化痰之味，无不收功也。前人专用艾火灸之，尚非正治耳。

通阳消毒汤　巫彭真君传。治阳湿痰破疮在手者。

茯苓三钱　神曲一钱　硝砂一钱　甘草一钱　麻黄五分　白术三钱　黄柏一钱　天花粉三钱　黄芪五钱　蒲公英三钱　水煎服。如已溃者，用冲和膏巾疮口，自愈。

治阴化湿汤　巫彭真君传。治阴湿痰破疮在足者。

白术五钱　茯苓五钱　肉桂二钱　附子一钱　黄芪一两　半夏三钱　水煎服。如已溃破者，用玉龙膏外敷之，内外兼治，则易愈也。

伤寒有大渴之症，贫家无力买药，或富家误用药饵，惟以饮水止渴为事，虽火为水折，胸膈之炎热少除，而水多难化，未免留滞下焦，停积成瘀。而两足之气不通，湿热生疮，久则破烂，筋弛肉腐，而两足堕落矣。此等之疮，非寻常药味，些小分两可以保全者。

全活汤　巫彭真君传。治伤寒愈后，两足生疮，流水流脓，神效。

白术三两　苍术二两　肉桂一钱　薏仁

---

① 三　详上文组成当作"四"。

② 附脱脚　此三字原无，今据原书目录及此下文义补。

二两　车前子五钱　人参一两　如贫家用黄
芪二两　水煎服，一连服十日，不特两足
之烂可除，而余生亦可全活。

杨梅疳疮

杨梅疳疮，生于龟头之上者多，生于
谷道玉茎上者少，生于鼻内者更少，皆热
毒之气也。风流子弟何忽生此疮？平日所
食者肥甘，所衣者轻暖，何伤此热毒乎？
盖得之于嫖妓与有毒之女，两相酣战而中
毒也。妓女何毒重如此？亦遇毒感毒耳。
泄精之时，自觉马口之间如针刺痛，此毒
气来犯矣。重则生鱼口，轻则生疳疮，疳
疮乃杨梅先兆也。当酣战之时，本难中
毒，然而鼓勇而斗，内火沸腾，乃至泄
精，元气亏损，毒气即乘虚而入，内火与
毒气之火，两相和合而不化，故生疳疮。
不补虚而惟事败毒，则已虚益虚，无异下
石，未有不满身生疮者矣。治法内用二生
汤，外用保身散，治之即愈。苟或不能，
变出非常，非玉茎烂落，即鼻柱塌陷，破
坏面目，可畏哉！

二生汤　岐天师传。治初生疳疮。

生黄芪三两　土茯苓三两　生甘草三钱
水煎服，外用药敷之。

保身散　巫彭真君传。外治疳疮。

轻粉一钱　黄柏五钱　乳香一钱　水粉
三分　孩儿茶三钱　百草霜一钱　冰片三分
各为末，猪胆调搽。

杨梅圈疮

杨梅圈疮，此杨梅疮发已久，将要结
痂①，而复犯房事，以致作痛生圈。此等
治法，必须大补气血，气血足而精生，精
生则脏腑还元，而疮自结痂矣。不可误认
毒之未净，而仍用败毒之剂也。一用败

毒，更伤损气血，终无奏功之日矣。惟内
用大补之药，外用调搽之末，便易收敛，
且庆安全也。

加味十全大补汤　祖传方。内治杨梅
圈疮。

人参二钱　当归三钱　白术三钱　茯苓
二钱　生甘草二钱　黄芪三钱　肉桂三分
川芎一钱　熟地五钱　柴胡五分　土茯苓五
钱　水煎服十剂。虚甚者，多服为妙。

粉霜神丹　外治杨梅圈疮。

粉霜一钱　人参一钱　生甘草一钱　冰
片三分　轻粉一钱　丹砂一钱　石膏二钱
槐米一钱　各研细末，猪胆调搽愈。

杨 梅 结 毒

杨梅之疮，多生于嫖妓，闻人毒气而
生者，其毒即发，不生于玉茎马口之间
也。惟嫖妓而得之，必从玉茎始，以毒自
此入，则疮亦自此兴。倘初生下疳，即用
遍德汤大剂吞服，不特疳疮顿愈，而杨梅
之疮亦必不生，即生亦轻少，断无结毒之
祸。无奈世医不知此方之妙，妄用药饵，
惟识败毒，不杂用补气补血之味，以致难
于收功。而风流子弟厌恶生疮，且归咎于
医生，亟请收敛，医生贪图厚谢，不补气
以祛邪，不补血以化毒，竟用轻粉之类，
以收敛之，毒入骨髓，不敢外发，一时疮
净，亦为可喜。子弟甘谢而无怨言，医生
乐酬而生德色。苟仍补其气血，而加之暗
消之品，终年累月而服之，则元精既足，
元气自旺，毒难内存，犹能外泄。无如子
弟既苦于服药，而医生亦倦于防危，彼此
相忘，竟置之不论不议之天。谁知收敛之
后，不知保守，纵欲如故，而毒难久留，
或半年，或二三年，乘何脏腑之虚，乃突

_____

① 痂　原作"瘸"，字之误，今据江东书局本改。

而外攻矣。大约毒结脏腑之虚，俱是难救之疮，而结于鼻与玉茎者，尤为难救。

遍德汤 伯高太师传。治下疳杨梅。

当归二两 白术二两 生甘草五钱 土茯苓一两 金银花四两 天花粉三钱 水煎服，连服十剂，而遍身之疮如扫矣。

寒水再造丹 伯高太师传。治结毒至鼻烂、茎烂者皆效。

麦冬三两 生甘草一两 桔梗三钱 黄芩三钱 连翘三钱 贝母三钱 土茯苓二两 寒水石研细末，三钱 夏枯草二两 水煎汁二碗，调寒水石末服。倘鼻尚未落，一剂烂落也。如已烂落，一剂不再烂也，二剂全愈。倘结毒生于他处，减半多服，无不奏效。

翻花杨梅疮①

此疮亦感淫毒之气也。视其疮势若重，其毒反轻，盖毒欲尽情出外也。古人云是湿热表虚。表虚则有之，不可全归于湿热也。总皆毒气外发，因表虚而反炽。谁知因炽而补其表，则表实而毒难藏，转易收功也。惟是表虚，不可再贪色欲，不独传其毒而害人，且虚而自害。故必须节饮食、戒恼怒而断房帏，断无意外之虞，外用点药敷之，自奏功如神矣。

黄芪外托散 家传。治翻花杨梅疮。

黄芪一两 当归三钱 人参三钱 茯苓五钱 土茯苓二两 白芍五钱 生甘草三钱 白矾二钱 水煎服四剂，重者十剂，外用药调搽即愈。

地龙粉霜丹 祖传方。外治翻花杨梅疮。

粉霜二钱 蚯蚓粪一两，火焙干 百草霜三钱 轻粉二钱 黄丹三钱飞过 生甘草二钱 冰片二钱 黄柏炒二钱 胡粉二钱 各为细末，点搽自愈。

阴阳杨梅疮

杨梅疮有阴阳之分，古人以阳属气虚而感毒，阴属血虚而感毒，实为有见，非无稽之语也。阳必高突，阴必低陷，阳必痛，阴必痒，而其色皆红也。故阳宜用补气之药，而佐之化毒之味；阴宜用补血之药，而辅之消毒之品。然后外以末药调搽，岂难速愈乎？

六君加味汤 治阳杨梅，色红作痛而高突者，神效。

人参五钱 白术五钱 半夏一钱 生甘草三钱 茯苓三钱 陈皮五分 土茯苓一两 金银花一两 水煎服，十剂愈。

加味四物汤 治阴杨梅，色红不起，不破作痒者，神效。

熟地五钱 川芎二钱 当归五钱 白芍一钱 白茯苓二钱 生甘草二钱 金银花一两 天花粉二钱 土茯苓一两 水煎服 二十剂愈。

丹砂敛毒丹 外治阴阳杨梅疮，兼治疳疮。

丹砂一钱 雄黄二钱 粉霜一钱 孩儿茶三钱 露蜂房烧灰，五分 冰片三分 生甘草一钱 轻粉一钱 各为细末，猪胆调搽自愈。

杨 梅 癣 疮

此乃女子感染男子余毒而生者也，或前已生疮，用药既痊，偶食牛肉，或洗浴当风、抓痒，或行房事，以虚其皮肤，毒结不散，乃生癣矣。或血干而起白屑，或肉碎而流红水，以致淋漓臭秽者有之，用蜗牛柏霜散原易奏功，然内不服药以补

———————

① 疮 原无，今据原书目录与此下文义补。

虚，则气血双亏，外难即愈。必须内外兼治，否则日久不痊，必生虫蚀，反难速瘥也。

双补化毒汤　岐天师传。内治杨梅癣。

天花粉二钱　当归五钱　黄芪五钱　柴胡一钱　生地三钱　麦冬三钱　天冬三钱　荆芥一钱五分　威灵仙二钱　白藓皮一钱　胡麻二钱　槐角二钱　乳香末一钱　生甘草二钱　水煎十剂，外用末药搽之，必愈。

蜗牛柏霜草　岐天师传。外治杨梅癣。

黄柏二钱　没药一钱　轻粉一钱　粉霜一钱　雄黄二钱　冰片三分　丹砂五分　孩儿茶三钱　枯矾一钱　蜗牛十个　各为末，猪胆调搽，日数次，搽三日渐愈，神效。

杨 梅 痘 子

其疮细小，亦是淫毒，与大者相较，其毒尚轻。盖其人气体壮实，感毒不重，故疮亦不恶也。急用内托之药十数剂，则毒易散，而痘亦易回。倘恃强而仍然渔色，则气血双耗，必至轻变为重矣。轻既可以变重，安在重而不可以变危乎？总之，杨梅之疮，毋论轻重，必须速治，加之绝欲，则病去如扫。无如世人好色甚多，服药甚倦，遂至变生不测也。铎有神方，因载于后，听世采取耳。

早夺汤　岐天师传。治初出杨梅疮痘，神效。

人参一两　生黄芪一两　茯苓一两　当归一两　远志三钱　生甘草三钱　金银花一两　大黄一两　石膏一两　柴胡二钱　白术一两　天花粉三钱　水煎服，一剂大泻恶物，臭秽不堪；再服二剂，毒尽去矣；去大黄、石膏，加土茯苓二两，同前药再服四剂，必有疮影发于满身，在皮之内，而出于皮之外也；再服二剂全愈。

外表汤　治杨梅痘子。

黄芪一两　当归五钱　麦冬五钱　金银花一两　天花粉三钱　木通一两　泽泻二钱　柴胡二钱　黄芩二钱　生甘草二钱　水煎服。

齿 窟 疮

齿窟疮，因伤损齿牙，其齿堕落而成者也。盖人齿最深，其窟甚大，气血盛而易于长满，气血虚而艰于生合。其症高年老人尤多。夫齿虽有脏腑之分，而根实出于肾也，高老人肾精耗竭，无不虚者，所用饮食止可生气生血，不能生精，精少则肾气不生，而肾血又何易生乎？此齿窟之更难填实也。况兼贪饕，或用硬物磕破，少合而重伤，略满而再损，疼痛切骨连心者，往往然也。内用加味地黄丸以填其精，外用填齿散修之，自然精不涸而气血相助，则齿窟不至空缺也，即不生齿，而生肉必速矣。

加味地黄丸　内治齿伤成窟。

熟地五钱　山药三钱　山茱萸二钱　茯苓二钱　骨碎补二钱　补骨脂二钱　丹皮二钱　当归五钱　麦冬三钱　泽泻一钱五分　气虚甚者，加人参五钱。水煎服，以齿满为期。

填齿散　外治齿窟。

人参一钱　骨碎补一钱　三七末一钱　同川蒺藜二钱　乳香一钱　鼠脊骨末一钱　各为末，用黄蜡化开，团成丸，如齿窟大，填入隙，数日即愈。如蜡化，频填自愈。

胎 溻 皮 疮

胎溻皮疮，初生婴儿所长之疮也。有

肉无皮，视之可痛。盖母食五辛之味，或餐燔熬炙煿等物，或父母有疮而坐孕，往往生无皮之子。然而伤热而生之者，其病轻；受毒而生之者，其病重。重者，母子必须同服化毒之药，则皮生而儿无死亡之祸，否则无不夭者。若因食热物而生者，虽半体头面皆无皮，不必母子同服解毒之药，但用白芨雄黄散敷之自安也。

全蝎生皮散 岐天师传。治父母生疮，因产胎湿皮疮之子者，此方主之。

全蝎一两　生黄芪四两　金银花八两
生甘草一两　麦冬四两　各为末，蜜为丸。
每日服五钱，子服三丸，一料全愈。

白芨雄黄散 岐天师传。治食五辛热物，子生湿皮疮，神效。

白芨一两　雄黄末三钱　各为末，掺之，自然生皮且又不痛，最神①。

---

① 最神　此二字，聚贤堂木、江东书局本作"即愈"。

卷 十 一

风 热 疮

风热疮，多生于四肢、胸胁。初起如疙瘩，痒而难忍，爬之少快，多爬久搔，未有不成疮者。甚则鲜血淋漓，似疥非疥。乃肺经内热而外感风寒、寒热相激而皮毛受之，故成此症也。世人以防风通圣散治之，亦有愈者，然铎更有治其外而自愈，纪之以便不愿服药之男妇也。

三圣地肤汤 岐天师方。

地肤子一两 防风二钱 黄芩三钱 煎汤一大碗，加猪胆二个，取汁和药同煎，以鹅翎扫之，即止痒，痒止而疮亦尽愈。

黄 水 疮

黄水疮，又名滴脓疮，言其脓水流到之处，即便生疮，故名之也。此疮生在皮毛之外，不在肌肉之内。虽是脾经湿热，亦由肺经干燥，脾来顾母，本以湿气润母也，谁知此湿有热，热得湿而生虫，欲救母而反害母之皮肤也。治法内服除湿清热之药，而佐之凉血之味。血凉而热退，热退而水更清，亦易行也，湿热两除，何虫不死？又得外治以解其郁，毒又何能长存乎？故随洗而随愈也。

安体散 岐天师方。内治黄水疮。

茯苓三钱 苍术二钱 荆芥二钱 防风一钱 黄芩一钱 当归五钱 蒲公英二钱 半夏一钱 水煎服四剂。

舒解丹 岐天师传。外治黄水疮神效。

雄黄五钱 防风五钱 荆芥三钱 苦参三钱 水煎汤，取二碗，洗疮即愈。

粉黄膏 章云樵传，治黄水疮。

蛤粉一两 石膏五钱 轻粉五钱 黄柏五钱 共为细末。暑天用无根水，秋冬用麻油调敷。

伤 守 疮

伤守疮者，言不守禁忌也。凡生疮毒，必须坚守房帏，无论大小，皆宜如此。大疮毒而不守禁忌，必致丧亡；小疮毒而不守禁忌，必至痛苦。今名伤守者，犹言小疮疖也。医生错云伤手，岂搔抓能害之乎？凡犯色欲，其疮口必黑黯，痛如刀割，腐烂必深，非大补精血神气，万难奏效。内服加味补中益① 气汤，或加味十全大补汤以补之，外用末药敷之，始可转危为安，变死为生也。

补中益气加金银花汤 祖传。治不慎色欲。

人参五钱 黄芪一两 柴胡一钱 升麻五分 生甘草一钱 当归五钱 陈皮五分 白术五钱 金银花一两 加枣二枚，水煎服。如虚极者，倍加参、芪、归、术；寒虚者，加附子、肉桂各一钱，余不必加。

———————

① 益 原无，今据聚贤堂本、纬文堂本、江东书局本及此下方名补。

加味**十全大补汤** 祖传。治伤守疮。

熟地一两 川芎二钱 当归五钱 生黄芪一两 白术五钱 茯苓二钱 甘草一钱 肉桂一钱 白芍二钱 人参二钱 金银花一两 水煎服。

救败丹 岐天师传。外治伤守。

人参二钱 三七根末三钱 孩儿茶三钱 乳香一钱 白僵蚕二钱 轻粉一钱 发灰二钱 各为细末，掺于膏药内贴之。若不用膏药者，干掺妙，猪油调搽亦妙。

手足丫毒疮

手足丫毒疮，虽生于手足，名同而丫宜辨也。生于手丫者，属手经；生于足丫者，属足经。然手足亦宜辨也。生于手足之背丫者，是三阳经；生于手足之掌丫者，是三阴经。看其何经，而用何经之药，托里调中，更加引经之味，则计日可以奏效矣。倘内既服药，而外复加敷药以箍其毒，则毒不走散，一出脓而即安，尤治法之神也。手足丫毒近于井① 穴，最宜早治，万勿因循，至轻变为重也。

全消饮 岐天师传。治手足丫毒疮。

当归三钱 生黄芪三钱 红花二钱 生地三钱 荆芥叶一钱五分 贝母一钱 茯苓二钱 黄柏二钱 地骨皮三钱 菊花根一把 水煎一碗，急服数剂，无不内消。若失治，一至溃烂，多费时日矣。然肯服此方，亦不大溃。

箍毒神丹 岐天师传。外治手足丫毒疮。

地榆二钱 天花粉一钱 菊花根一把 生甘草一钱 芙蓉叶十四叶 蒲公英鲜者，一把 将干研末，捣鲜药取汁，调之敷上，则毒不走开，内自化矣。

胎窬② 疮

胎窬疮，乃初生小儿背上或有一二孔也，此等小儿，明是脏腑不足，少气少血，以长皮肉也。倘虽有孔窬，而肉膜遮护，犹有生机。急用气血峻补汤，大剂与母吞服，儿食其乳，尚有生机。再嚼人参三七之片数，分填于孔窬之内，则气血壮旺，生皮亦速也。敬孔窬之中无有脂膜，洞见脏腑，数日即死，救之亦无益也。总补母之气血，一时填隙，而儿之先天大缺，仅可延数年之日月，不能享百岁之光阴也。

气血峻补汤 治儿生胎窬疮。

黄芪一两 当归一两 白术五钱 川芎五钱 红花五分 益母草一钱 水煎服二十剂，至月余后，可服补中益气汤数十剂。

湿毒疮

湿毒之疮，多生于两足，非在足胫，即在足踝，非在足背，即在足跟，其故何也？盖湿从下受，而两足亲于地，故先受之也。夫水湿之气寒冷者多，而一入人身之内，则人气熏蒸，必变为热，湿热相合，内必生虫，故初起之时微痒者，正虫之作祟，非止气血之不和也。治之法，必须去湿为主，而少加杀虫之味，则愈病甚速，转不必解其热也，盖湿解而热自散。况生疮既久，流脓流水，气血必虚，安在热存乎？此除湿之所以神也。

除湿解毒汤 祖传。治湿毒足疮。

白术五钱 山药五钱 薏仁五钱 金银花一两 肉桂三分 泽泻二钱 乌桕根一把

---

① 井 原作丹，形近而误，今改。

② 窬 孔也。

水煎服，十剂自愈。如未愈者，再用龙马丹敷之，妙。

龙马丹 岐天师传。统治湿毒疮。

马齿苋二钱 黄柏五钱 陈年石灰二钱 轻粉一钱 地龙粪三钱 伏龙肝二钱 黄丹三钱 赤石脂三钱 各为细末，蜜调敷之，一二次即愈。

火丹疮附赤白游风

火丹疮，遍身俱现红紫，与发斑相同。然斑随现随消，不若火丹，一身尽红且生疮也。发斑，热郁于内而发于外；火丹，热郁于外而趋于内。发于外者，有日散之机；趋于内者，有日深之势，故发斑轻而火丹重。然而火丹有二种：一赤火丹，一白火丹也。赤色皮于，白色皮湿，似乎各异。而热郁于皮毛之外，由外而入内，则赤白无异也。大约赤者纯是肺经之火热，若色带白，乃是脾经之火热也。故赤者竟解肺经之热，补水之不足，以散火之有余，此消丹饮之为妙也。白者解脾经之热，利水湿之气，从膀胱而下走，不必又去外逐皮毛。盖湿气之盛，在脾而不在肺耳，此桑白分解散之所以妙也。更有一种赤白游风，往来不定，小儿最多，此症有似发斑，但发斑有一定之根，而赤白游风无一定之色，此胃火郁热不解，故亦结疮而不愈。治之法必须清热，而清热又必须凉血。盖血寒则凝滞不行，虽火得血而可止，终不能散火，此清火消丹汤① 所以妙也。三症分而治之，自有奇验，正不可混耳。

消丹饮 岐天师传。治红紫火丹。

玄参三两 升麻二钱 麦冬一两 桔梗二钱 生甘草一钱 水煎服，一剂丹化为无矣。小儿减药之半。

桑白分解散 伯高太师传。治白火丹。

薏仁二两 泽泻三钱 升麻一钱 天花粉三钱 桑白皮三钱 神曲三钱 水煎服，小儿减药之半。

清火消丹汤 岐天师传。治赤白游风丹。

生地一两 丹皮三钱 甘草一钱 玄参三钱 牛膝二钱 赤芍三钱 天花粉一钱 水煎服，二剂消半，四剂全消，小儿减半。赤游丹又可外治，用积年胞衣所化之水，和金汁涂之即消，神效。

经验方 外治小儿丹毒，皮肤热赤。

寒水石五钱 白土一分 为末，米醋调涂之。

内　丹

内丹者，生赤色于皮毛之内，而外不十分显出也，点灯照之，若用纱裹朱砂而透明，故以内丹呼之。此等之丹，得于胎热。其母受胎之后，不忌热物，信口贪食，或感夏天风热，或好色浪战，皆能助火，火邪内攻，胎受其毒，而传气于小儿，乃发为丹毒也。此火欲出而不得遽出，隐隐外突于皮毛。倘发于腰脐而作痛，或大小便闭结不通，皆死症也。苟生于渊液、京门等穴，或左或右，尚非死症，以热在胆经而不在肾经也。方用荆芥祛风汤，实可救治。然救之亦必须早，盖内丹不早治，亦必死耳。

荆芥祛风汤 伯高太师传。治内丹。

荆芥二钱 甘草一钱 半夏五分 麦冬五钱 当归三钱 白芍三钱 水煎服，数剂愈。

散丹汤 岐天师传。治火丹。

当归三钱 生甘草一钱 赤芍药三钱

---

① 汤 原无，今据此下方名补。

大黄一钱　丹皮二钱　柴胡八分　黄芩一钱

水煎服，二剂愈。

飞　灶　丹

小儿丹毒有十种：一飞灶，二吉灶，三鬼火，四天火，五天灶，六水激，七胡次，八野火，九烟火，十胡漏也，皆父母胎毒所成。治症必须辨明，不可混治。丹症原是难治之病，况又辨之不明，妄用药饵，安得十全。且各丹不依症早治，攻入肠胃，十无一生，可不慎乎！飞灶丹者，从头顶上红肿起，此火毒在泥丸也，本是难救，然急用葱白捣自然汁，调白芨、炒黄柏，涂之即消，又不可不知也。

芨柏散

白芨三钱　黄柏三钱，炒　各为细末，急用葱白捣烂，取自然汁，涂在泥丸顶上，一昼夜即消。

吉　灶　丹

吉灶丹，从头上向脑后红肿者是。亦有肿而作疼者，尤为可畏。是足太阳膀胱风热，故作痛也，更有浑身作热者。内宜服防风通圣散加减治之，外宜用紫荆散调搽自愈。

防风通圣散　世传方。

防风　荆芥　连翘　麻黄　薄荷　川芎　当归　白芍　白术　山栀子　大黄芒硝　黄芩　石膏　桔梗　甘草　滑石等分

水煎服。

紫荆散

紫荆皮一钱　赤小豆一钱　荆芥一钱地榆一钱　各等分为细末，以鸡子清调涂，神效。

鬼　火　丹

鬼火丹，先面上赤肿，后渐渐由头而下至身亦赤肿也，是手足阳明经内风热。治宜用白虎汤以泄胃热，加防风、荆芥、薄荷、桑白皮、葛根以散其风，引其从皮毛而外散也。然大肠亦热，何故不泻大肠之火？不知胃之火甚于大肠，胃火散而大肠火亦散，不必又治之也。但外用伏龙散末，以鸡子清调搽尤妙。

白虎加味汤　世传方。内治鬼火丹。

石膏二钱　知母一钱　麦冬三钱　半夏一钱　防风一分　荆芥二钱　薄荷一钱　甘草一钱　桑白皮二钱　葛根一钱　竹叶三十片　水煎服二剂。

伏龙散　家传。外治鬼火丹。

伏龙肝末三钱　炒黄柏三钱　为末，鸡子清调搽，神效。

天　火　丹

天火丹，从脊背先起赤点，后则渐渐赤肿成一片，是肾、督脉中热毒，兼足太阳经风热。宜治肾而并治膀胱为是，不可纯用防风通圣也。外用桑榆散外敷，则得之矣。

解苦散　岐天师传。内治天火丹。

玄参五钱　生地五钱　羌活一钱　黄柏二钱　白茯苓三钱　升麻五分　丹皮三钱

水煎服，四剂自散。

桑榆散　家传。外治天火丹。

地榆二钱　桑白皮二钱　羌活一钱　玄参三钱　各为细末，羊脂溶化调涂。

天　灶　丹

天灶丹，从两臂起赤肿，少黄色，或

止一臂见之，皆手阳明经风热。内服解毒之药，外用柳枝烧灰为末，水调涂之，亦易愈也。盖天灶丹，乃丹毒之最轻者，故亦可轻治之耳。

轻解散　岐天师传。内治天灶丹。

防风五分　麦冬三钱　生地三钱　桑白皮二钱　黄芩一钱　柴胡八分　白芍三钱　天花粉五分　水煎服，二剂。

柳灰散　家传。外治天灶丹。

柳枝烧灰，五钱　荆芥炒末，二钱　滑石三钱　生甘草二钱　为末，水调涂之即愈。

水 激 丹

水激丹，初生于两胁，虚肿红热，乃足少阳胆经风火也。此丹亦热之轻者，治胆经之火而去其风，可计日而痊也。方用加味小柴胡汤治之最神，外更以敷药涂搽，又何患乎？

加味小柴胡汤

柴胡一钱　半夏五分　甘草五分　黄芩一钱　陈皮三分　白芍二钱　防风五分　荆芥一钱　水煎服，数剂丹消。

缺屑散

生缺屑二钱　母猪粪烧灰，二钱　和蜡水调涂，妙。

胡 次 丹

胡次丹，先从脐上起黄肿，是任经湿热也。去其湿热而丹毒自散。古人用三黄解毒汤，未免过峻，恐小儿气虚难受。铎受异人之传，另用化湿饮方治之，尤觉安稳，更用槟榔外治，万无一失也。

化湿饮　岐天师传。内治胡次丹。

白果十个　白术一钱　黄柏二钱　山药二钱　茯苓三钱　泽泻一线　木通一钱　赤芍二钱　荆芥一钱　天花粉一钱　水煎服。

槟榔散

槟榔为末，二钱　生甘草一钱　米醋调搽自愈。

野 火 丹

野火丹，从两腿上起赤肿，痛甚，如火之烧，乃足阳明胃经风热也。内服凉膈散加减，外以羊脂调末药，涂搽自易愈也。此丹虽火盛极，不可信是胃经热炽，竟用石膏汤与泻黄散也，恐小儿脾胃欠实，不禁大泻，反恐胃气损伤，转难救耳。

凉膈散　世传。内治野火丹。

连翘二钱　大黄一钱　芒硝五分　甘草一钱　栀子二钱　黄芩二钱　薄荷一钱　茯苓一钱　水前服二剂。

消肿散　岐天师传。外治野火丹。

乳香一钱　白芨一钱　火丹草一钱　各为末，羊脂调涂，妙。

烟 火 丹

烟火丹，有从两足趺起，赤色肿痛，乃足三阳经风热也。亦有从足底心起，乃足少阴肾经大热也。内宜服滋阴抑火之药，使水旺足以制火也，外以末药兼治为妙。

抑火制阳丹　岐天师传。内治烟火丹。

玄参五钱　豨莶草二钱　黄柏一钱　生地三钱　熟地一两　丹皮三钱　细甘草一钱　沙参二钱　牛膝一钱　金钗石斛二钱　水煎服。

柏土散　家传。外治烟火丹。

猪槽下土　黄柏末　蜜调，涂之自愈。

胡 漏 丹

胡漏丹，从阴上起黄肿，皆厥阴肝经虚火发于外也。内宜服补阴精火散风之药，外用末药调搽可愈。倘用当归龙荟丸与泻青散，皆不能成功耳。以上丹症，小儿百日内发者，不论是何丹，皆胎毒也，三日内治之，皆可救，迟则无及矣。倘百日之外生丹者，迟尚不至于死亡，然亦必须急治，不可令其入腹，一入腹亦难救。故腹胀不饮乳者，必死无疑。盖丹症能食乳者，皆可治疗，以其胃气之未绝也。更有一种红线瘤者，尤难救援，以父服热药，遗热在胎，非药所能解耳。

清散汤 岐天师传。内治胡漏丹。

白术一钱　茯苓一钱　甘草五分　当归二钱　炒栀子一钱　荆芥一钱　防风三分　生地二钱　麦冬二钱　黄柏一钱　水煎服。

屋上散 岐天师传。外治胡漏丹。

瓦上陈土　炒黄柏　生甘草　各研细末，蜜与醋同调涂即消。

粉 瘿 瘤

瘿与瘤虽俱生于肌上，而瘿生于颈下，瘤则不止生于颈也；瘿则不破，瘤则久而破者多矣。瘿感沙水之气，皮宽不急，捶捶然[1] 也。古云瘿有三种：一血瘿，一肉瘿，一气瘿。血可破，肉可割，气可针。其实三种俱宜内消，不宜外治。惟瘤则可外治也，然亦有宜有不宜者。大约粉瘤宜用外治。盖粉瘤大而必软，久则加大，似乎有脓而非脓也，乃是粉浆藏于其内，挤出宛如线香焚后之滓，又受水湿之状。如已破矣，必挤净后用生肌药搽之，不再生，否则仍复长也。初生此瘤，必须治之，如不治，日必大甚，亦被其

累。当用艾灸十数壮，即以醋磨雄黄涂纸上，剪如螺蛳盖大，贴灸处，外用膏药贴，一二日一换，挤出其脓必愈，妙法也。

消瘿散 岐天师传。统治各瘿。

海藻一钱　龙胆草一钱　昆布五分　土瓜[2] 根二钱　半夏一钱　小麦面一撮　甘草一钱　干姜五分　附子一片　水煎，十剂必散。

化瘿丹 仲景夫子传。治诸瘿。

海藻三钱　桔梗三钱　生甘草一钱　陈皮一钱　半夏三钱　茯苓五钱　水煎服。

筋瘤　骨瘤　石瘤

筋瘤者，乃筋结成于体上也。初起之时，必然细小，按之乃筋也，筋蓄则屈，屈久成瘤而渐大矣。然虽渐大，亦不甚大也。固是筋瘤，亦无大害，竟可以不治置之。若至大时，妄用刀针，往往伤筋，反至死亡，故筋瘤忌割也。必要割去，亦宜于初生之日，以芫花煮细扣线系之，日久自落。因线系而筋不能长大。或可用利刀割断，辄用止血生肌之药敷之，可庆安全。倘初生根大，难用线系，万不可轻试利刀割断也。至于骨瘤石瘤，亦生皮肤之上，按之如有一骨生于其中，或如石之坚，按之不疼者是也。皆不可外治，或用陷肿散内治则可。

陷肿散 《千金方》，岐天师加减。治骨瘤、石瘤。

乌贼鱼骨一钱　白石英二分　石硫黄二分　钟乳三分　紫石二分　干姜一钱　丹参八分　琥珀末一钱　大黄一钱　附子三分　朝燕尿一钱　石矾一钱　水煎服，十剂全消。

---

① 捶捶然　下垂貌。或作"垂垂"，义存于声也。
② 瓜　原作"抓"，字之误，今改。

消瘤丹 仲景公传。可消诸瘤。

白术三两 茯苓十两 人参三两 陈皮三钱 生甘草一两 薏仁五两 芡实五两泽泻五两 半夏五两 各为末，米饭为丸，常服自消。

气　瘤

瘤何名之曰气？盖有时小，有时大，乃随气之消长也。断宜内散，不宜外治。既随气消长，亦可随气治之。其症不痛不红，皮色与瘤处同也，其赘则软而不硬，气旺则小，气衰反大，气舒则宽，气郁则急。故治法必须补其正气，开其郁气，则气瘤自散矣。古人有用枳壳扣其外，以艾火在外灸之，似亦近理，然终非妙法也。不若纯用补气之味，而佐之开郁散滞之品，即不全消，亦必不添增其火也。

沉香化气丸 岐天师传。治气瘤。

沉香一两 木香二两 白芍四两 白术八两 人参二两 黄芪八两 枳壳一两 槟榔一两 茯苓四两 香附二两 附子五钱天花粉四两 各为细末，蜜为丸。每日服三钱，一料全消。

外治 仲景张公密传。统治各瘤神效，但不可治日久之瘤也。小瘤根细最效。

水银一钱 儿茶二钱 共研至无星为度，加入冰片二分，再加入麝香五厘，再研，又入硼砂五厘，再研，不见水银始可用。此药敷于瘤处，肉瘤、血瘤、粉瘤、气瘤俱化为水，约三日必消尽。然后服消瘤丹，每用一两，滚水吞服，不拘时，如筋骨之瘤，内外二法俱不必用，盖二瘤无害于人，不必治亦不须① 治也。

血　瘤　赘

血瘤而赘生于皮外者，乃脏腑之血

瘀，而又有湿气入于血中，故生于外也。初生之时，亦有细于发者，久之而大矣，小者如胆，大者如茄，以利刀割断，即用银烙匙烧红，一烙即止血，且不溃，不再生也。否则复出血瘤，一月如旧。铎于腋中曾生此瘤，甚小，如细指也，偶尔发痒。友人绐② 生八角虱，余心疑而更痒。自思虱遇水银则死，而书斋之中无水银也。曾为人治下疳，方中用水银，乃取而擦腋下甚重，至痛而止，夜卧则忘其痛矣，早起见席上有血筋一条，取观之，乃腋下所生血瘤已堕落矣。余啮之不能断，始知前方能去瘤也。因商酌载之，治初起之瘤颇多验。

银锈散 家传。治初起血瘤。

水银一钱 冰片三分 轻粉一钱 儿茶三钱 黄柏二钱 潮脑一钱 镜锈一钱 贝母一钱 各为末，搽擦即堕落。

肉　瘤　赘

肉瘤，乃于皮上生一瘤，宛如肉也。初生如桃如栗，渐渐加大如拳，其根皆阔大，非若血瘤之根细小也。不疼不痒，不红不溃，不软不硬，不冷不热，其形可丑，而病则不苦也。此等之瘤，皆犯神道之忌，故生于四体，以纪罪衍，不妨顺受。倘必欲治之，用刀割伤，用火烧灸，不特无功，转添痛楚矣。

内托外消散 治肉瘤、血瘤、粉瘤。张仲景真人传。盖湿热生耳。

水银一两 儿茶二两，共研至无星为度冰片一钱 轻粉三钱 麝香五分 又入硼砂五分 不见水银始可用。以此药敷于瘤

---

① 须　原作“必”，涉上而误，今据聚贤堂本、纬文堂本、江东书局本改。
② 绐　欺也。

处，肉瘤、粉瘤俱化为水，约三日必消尽。然后再服汤药，用人参二钱、白术三钱、茯苓三钱、陈皮五分、生甘草五分、柴胡八分、白芍三钱，水煎服，十剂永断根矣。如筋瘤难治，然亦不必治也。骨瘤亦不必治，终身大如杏也。

治肉瘤，或男妇生在面上、颈上、手上，即可去之。

白芷五分、人参五分，煎汤。生半夏十粒，泡于白芷、人参之内数日，将半夏切平，频擦患处，效如手取。但不可治痰血之瘤也，恐难收口。钱① 又选传。

_____

① 钱 江东书局本作"铎"。

卷 十 二

走 马 牙 疳

　　走马牙疳，小儿之病也。小儿多食肥甘，肠胃难化，积而不散，其火上炎，且小儿又是纯阳，原多火也，火多必须水解。小儿食既不化，何生水乎？水既不生，则胃火益炽，齿牙又胃之部位也，故火结而成疳矣。牙已生疳，而儿又索食所喜者，必水果居多，本欲得水果以解渴也，谁知胃已有热，又加水湿，则湿热相合，而疳病更重矣。走马牙疳者，言其势如走马之急也。火重则急，火轻则缓。若不早治，则火烁津液，牙龈蚀断，齿多脱落而死者有矣。治之得法，往往有响应者。大约内服清胃之药，外用白绿丹，无不神效也。

　　清胃消疳汤　岐天师传。内治走马牙疳。

　　石膏一钱　人参三分　芦荟一钱　黄柏五分　茯苓一钱　炙甘草三分　生地一钱　天花粉一钱　水煎服，数剂必轻。

　　白绿丹　外治走马牙疳。

　　人中白一钱，煅　铜绿三分　麝香一分　蚯蚓二条，葱白汁浸，火炙为末　各为细末，敷之立愈。

口 疳

　　口生疳疮，皮破涎流，重者每每血出，甚而唇吻腮颊俱烂。此乃胃中有热，又食生冷水果，重添其湿，湿热相兼，因其生疳而至烂，内生细虫以蚀皮蚀肉也。夫胃中湿热，何上发于口？盖口乃脾之窍，而脾乃胃之妻也，况脾胃为表里，脾之窍即胃之窍也。而胃之经络，又左右而绕唇口，且热乃火也，火性上炎，湿借火而上沸，故口上应之也。治法内服泻胃之热，导脾之湿；外用榄核散搽之，可计日而愈矣。

　　泻导汤　治口生疳疮。

　　石膏一钱　茯苓二钱　滑石二钱　泽泻一钱五分　甘草五分　黄柏一钱　贝母一钱　水煎服，小儿减半，二剂即用搽药。

　　榄核散　外治口疮。

　　橄榄干一钱　儿茶一钱　冰片五厘白薇三分　生甘草三分　百部三分　各为细末，日日搽之，每日搽五次，数日即愈。

鼻 疳

　　鼻内生疮，痒时难忍，欲嚏而不能，欲忍而不得，言语糊涂，声音闭塞，此鼻疳也。夫鼻之窍乃肺之窍也，肺病而气难宣，则鼻乃生疮矣。故鼻疳虽是鼻之病，其实肺之病也。夫肺病宜肺内生痈，乃不生于肺中，而生于鼻之内者，以热而兼湿也。热乃火也，湿乃水也，水能制火，故火在肺而不致生痈。火炎于鼻，而水不能上升，鼻之窍细小，然不能散火也，故成疳而不成痈矣。虽不成痈，而疳之毒亦不易化。去其湿热，则水下行而火上散，然后以外药吹之，是气通而毒消矣。

化散汤 岐天师传。内治鼻疳。

青黛二钱 桔梗二钱 白芷八分 百部一钱 茯苓三钱 木通一钱 黄芩二钱 天冬三钱 玄参二钱 甘草一钱 辛夷五分 水煎服四剂。

通气丹 家传。外治鼻疳。

儿茶三钱 苏叶一钱 雄黄一钱 轻粉五分 冰片一分 锅脐烟五分 细辛三分 各研为细末，吹入鼻孔中，日三次，数日愈。

绿白散 外治鼻疳，且治肾疳、头疮、耳疮，俱效。

石绿一钱 白芷一钱 黄柏一钱 为末，先以甘草水洗疮，拭净敷之，一日即愈。

喉 疳

喉疮之疮，即双蛾之症也。有阴有阳，阴乃少阴之君火，阳乃少阳之相火也。二症最急，若不早治，一二日间，死生系之，轻缓而重急也。阴火症用八味地黄汤神效，阳火症内服解火之剂，外用吹药，亦效应如响。总不可缓治之也。

八味地黄汤 仲景张真君方。治阴症喉疳。

熟地一两 山药四钱 山茱萸四钱 茯苓二钱 丹皮二钱 泽泻二钱 附子一钱 肉桂一钱 水煎一碗，探冷服，一连数剂全愈。

牛黄至宝丹 岐天师传。治阳火口疳。

牛黄一分 胆矾二分 皂角末一分 麝香三厘 冰片一分 儿茶五分 百草霜一钱 共为末，和匀，吹入喉中五厘，必大吐痰而愈，后用煎剂救喉汤。

救急汤 岐天师传。治阴阳二火喉疳。

青黛二钱 山豆根二钱 玄参五钱 麦冬五钱 甘草一钱 天花粉三钱 生地五钱 水煎服数剂，不再发。

月 蚀 疳

月蚀疳者，多生于耳边，或耳之下也。此疮小儿生居多。然足阳明胃经无湿热，与足少阳胆经无郁气，则不生此疳也。然此乃小疮耳，不必内治。倘其疮大，而蚀不止者，必宜内治为佳。内治之法，泻胃与小肠之湿热，而外用末药调搽，断不久延也。设或疮蚀不大，是湿热不炽，何必用内治之法哉？

龙化丹 岐天师传。治月蚀疳。

黄丹一钱 赤枯矾一钱 蚯蚓粪三钱 冰片一分 轻粉三分 烟胶一钱 炉甘石一钱 各为末，研细，用香油调搽，数日即愈。

粉灰散 岐天师传。治小儿耳烂生疮。

轻粉一钱 枣子烧灰，一钱 蚯蚓粪火焙干，五钱 生甘草五钱 各研末，油调搽即愈。

旋 指 疳

疳疮生于手足，最不易治，以十二经井① 穴多起于手足也。井穴既有十二经之分，则疳生于少商宜治肺，生于少冲宜治心，生于大敦宜治肝，生于② 隐白宜

---

① 井 原作"丹"，字之误，今据聚贤堂本、纬文堂本、江东书局本及此下文例改。

② 肝生于 此三字原无，今据聚贤堂本、纬文堂本、江东书局本补。

治脾，生于①涌泉宜治肾矣；生于中冲直治心包络，生于商阳宜治大肠，生于少泽宜治小肠，生于窍阴宜治胆，生于厉兑宜治胃，生于至阴宜治膀胱，生于关冲宜治三焦矣。然而手足者，四肢也，四肢属脾之部位，故疳虽生于十二经之井边，而治法断不可单治井经也。盖疳之生也，本于脾脏之湿热也，湿热善腐诸物，长夏正湿热盛之时也，不见万物之俱腐乎？故治法必须治脾之湿热为主。治脾而胃亦不可置之也，脾胃表里，治则同治耳。或见疳生于井穴，少分各井而佐之何经②之药，尤治之神也。

加味五苓散　祖传。治手足旋指疳。

白术二钱　苍术二钱　金银花五钱　猪苓一钱五分　泽泻一钱五分　肉桂二钱　龙胆草二钱　茯苓三钱　天花粉三钱　水煎服，四剂后以外治治之。

六星丹　岐天师传。外治旋指疳，神效。

儿茶五钱　雄黄一钱　冰片二分　轻粉三分　滑石二钱　血竭五分　各为绝细末，先以炙甘草三钱、苦参五钱煎汤洗之，后搽之。

袖手疳

袖手疳者，生龟头之颈上，皮包于内，而外不显也。凡龟头生疳疮，多是淫毒所感，因嫖妓而得也。然而因嫖而生者，不止生于龟之颈，今止生于龟头，而外又皮裹之，乃肿于皮肉之内也，非淫疮实热疮也。内用泻火祛毒之药数剂，然后以外药水浸之，自必收功。

暗治饮　治袖手疳。

黄柏三钱　茯苓五钱　蒲公英三钱　柴胡一钱　白芍五钱　生甘草一钱　龙胆草一钱　豨莶草二钱　水煎服，服数剂。

外护丹

猪胆二个，取汁　龙胆草三钱，煎汁　蚯蚓五条，捣烂　用二汁淋洗，去蚯蚓，加入冰片末三分，入鸡蛋壳内，套在龟头上，浸之渐愈。

臊疳

臊疳生于玉茎之上，亦杨梅之先兆也。然梅疮甚毒，多得之于妓女、龙阳之子。倘未交二种，止于妻妾中得之，此自己本有湿热，或加恼怒，而强暴动淫，亦能生疮。疮名臊疳，以肝性主臊，故疳亦以臊名之也。内用平肝之剂，外用六星丹搽之，无不痊也。

化淫消毒汤

白芍一两　当归五钱　炒栀子三钱　苍术三钱　生甘草一钱　金银花一两　青黛三钱　生地三钱　土茯苓五钱　水煎服，四剂愈。

阴疳

阴疳者，生疮于阴户之内也，时痛时痒，往往有不可忍之状，其气腥臊作臭，无物可以解痒，倘愈交接，则愈痛矣，最可怜之症也。此疮多因于欲火之动，而又有湿感之，火炎水流，两相牵制，留而闭结，乃化而生疮，久则生虫也。此虫虽生于阴户，然实化于肝肾。或思男子而不可得，火以成之也；或交男子而感其精毒，以长之也。总无湿不生虫，亦无湿不生疮也，当细察其由来治之。内治之后，仍以外治同施，鲜不即痊矣。

----

① 脾生于　此三字原无，今据聚贤堂本、纬文堂本、江东书局本补。

② 经　原作"井"，今据聚贤堂本、纬文堂本、江东书局本改。

加味**逍遥散** 家传方。内治阴疳。

柴胡二钱 白术五钱 茯苓三钱 甘草一钱 白芍五钱 陈皮一钱 当归二钱 炒栀子三钱 荆芥一钱 防风五分 龙胆二钱 天花粉二钱 玄参五钱 水煎，服八剂。

桃仁散 岐天师方。外治阴疳。

桃仁二十一粒，研烂 雄黄末二钱 白薇末二钱 炙甘草五分 各研细末，蘸鸡肝内，纳阴户中，日三易之，先用针刺鸡肝无数孔，纳之。

妒精疮

妒精疮，乃生于玉茎，亦臊疳、袖手痈之类也。人生最妒，而精亦妒。精妒症有二种：一妒不洁之精，一妒太洁之精也。不洁之精必有毒气，太洁之精必有火气，故玉茎不交败精之阴户，断不生疮。阴户蓄精，尚未流出，一旦重接，鲜不生疮矣。此等之疳，其症尚轻，外用五根汤洗之，再用首经散搭抹则愈矣，不必又用败毒汤剂而内治之也。

首经散 岐天师传。治妒精疳疮，并治诸疳。

室女首经抹布烧灰，加轻粉二分、冰片一分，各研细末，搽之立效。

无辜疳伤疮

无辜疳疮，乃鸟粪或羽毛从天下降于人身，感而生疳疮也。盖各鸟所食，多是蛇、蝎、蜈蚣之类，其粪最毒，而羽毛亦未尝不毒。小儿不知其故，或逢落或见粪堕羽可珍，手携口衔，其毒因之而入于脏腑，久则发出于皮肤，乃生疮生疳矣。或生于脑后，或生于项边，结核如弹丸，推之则动，软而不疼，岁久失治，羸瘦壮热，便脓便血，头骨缝开，肢体生疮而溃

烂矣。治法亦须消毒为主。小儿得此，尤宜早治。

消辜汤 岐天师传方。治无辜疳疮。

天花粉一钱 贝母一钱 蔷薇根三钱 杏仁十四粒 桔梗一钱 黄矾五分 白蒺藜一钱 乌梅一个 槟榔五分 乌桕根二钱 白芍二钱 人参五分 水煎服，十剂可消，大人倍之。

湮尻疮

湮尻疮，生于新生之儿，或在颐下项边，或在颊肢窝①内，或在两腿丫中，皆湿热之气湮烂而成疮也。夫小儿新生何遽多湿热？虽遗尿小便，未易即干，然下身或多潮气，不宜上身而亦沾染也。盖因乳母绷缚手足，看顾不到，适逢天气炎热，蒸裹太甚，因而湮烂。身中本无湿热，何必又治湿热之多事乎？将伏龙肝一味，不拘多少，捣极细末，佐之滑石末少许，不可太多，掺在患处，用纸隔之即愈。

龙石散 治湮尻疮。

伏龙肝不拘多少，为细末，滑石少许，各为极细末，和匀，掺在疮上，外用草纸隔之，数日即愈。

落脐疮

落脐疮，乃小儿之症也。小儿自落脐带之后，何便生疮？夫脐，人之命根也，此处生疮，多变风症，风症一成，命根将绝，去生便远，可不亟治之乎？不知脐落生疮，亦感染水湿而成之也。必因乳母失于照管，落脐之时，脐汁未干，或加溺以伤之，或洗浴而不加拭揩，遂致湿以加

———
① 颊肢窝 俗语，即腋窝。

湿，而疮口遂至于不合也。治宜去湿为主，而少加生肌之药，则脐复完固，无湿而疮自愈也。

去湿生肌散 岐天师传方。治落脐后生疮。

茯苓一钱 贝母三分 枯矾三分 草纸灰五分 雄黄二分 三七三分 共为末，入在脐内，用纸包之即愈。

脐 漏 疮

脐中生疮，时时流脓血，名脐漏疮。皆不慎欲纵色，或因气恼，而故借房帏以怡情消忿，遂至生疮成漏也。若但治漏疮，而不绝欲戒气，断有死亡之祸。必须内治为佳，纵色者，用补中益气加熟地、山茱以治之；动怒者，亦用前方加白芍、当归、丹皮、熟地以治。外更用艾灸脐上，加生肌散填满脐口，一日一换，始可奏功也。

加味补中益气汤 祖传方。内治脐漏疮。

人参三钱 黄芪五钱 白术一两 当归三钱 柴胡八分 升麻四分 生甘草一钱 陈皮一钱 金银花一两 水煎服。纵色者，加熟地一两、山茱萸四钱；动怒者，加白芍药一两、当归二钱、丹皮三钱、熟地五钱。

生肌散 外治脐漏疮。方载后卷。

金 刃 疮附[①] 自刎

金刃疮，乃刀伤之疮也。误伤者，心不动而失血，其症轻；自刎者，心大动而失血，其症重；或自割其皮，自切其肉，倘无激怒而伤之，其症犹在轻重之间；惟涕泣而刎颈，郁怒而断指，其症皆重也。盖破伤血失，则止有一线之气相养，使五脏平和，尚可补气以生血，活血以生肌

也。苟或求死不得，而伤心更甚，补气必至添嗔，活血必至开裂，安能服药以收功乎？必须劝其解怒以平肝，消愁以养脾，宽怀以安心，然后用补气补血之药，而佐之止痛生肌之味，始可奏效。否则，疮不能愈，而命不可夺也。

加味补血汤 祖传。治金刃自伤将死者，俱可救。若伤轻者，减半救之。

生黄芪一两至二三两 当归五钱至一二两 三七末五钱 没药末二钱 白芨三钱至一两 白芍五钱 水煎服数齐，断无性命之忧。

完肤丹 岐天师传。外治金刃伤血出，最神效。

三七末一两 乳香末二钱 陈年石灰一两 血竭三钱 女人裤裆末一钱 人参二钱 各为细末，掺上即止血生肌。如金疮作痛，先用牛膝捣敷，立止，梅师方也。

火 烧 疮

火烧疮，遍身烧如黑色者难救，或烧轻而不至身黑者，犹或疗也。然而皮焦肉卷，疼痛难熬，有百计千方用之而不验者，以火毒内攻，而治之不得法也。故治火烧之症，必须内外同治，则火毒易解也。

救焚汤 岐天师传。外治火烧如神。

黄葵花一两，晒干为末 大黄一两 滑石一两 刘寄奴三钱 井中苔五钱，身佩，为末 丝瓜叶二十片，晒干，为末 以蜜调敷，不痛且易生合，又不烂也，神效。平日修合，临时恐不能成。

汤 烫 疮

汤烫疮，乃百沸汤、滚热油与滚粥等

---

① 附 原无，今据原书目录补。

物，忽然猝伤，因而遭害。遂至一时皮溃内烂成疮也。此等之疮，正所谓意外之变，非气血内损也。轻则害在皮肤，重则害在肌肉，尤甚者害在脏腑。害在脏腑者，多至杀人。然内治得法，亦可救也。内用托药，则火毒不愁内攻，外以蚌津散汁数扫之，即应验如响。如　赤溃烂，用归蜡膏拔毒止痛，尤易生肌。

祛火外消肠　岐天师传。外治汤烫、油烧等症神验。

地榆五钱　白芨三钱　柏叶三钱　炒栀子二钱　白芍五钱　当归五钱　生甘草一钱　水煎服二剂。伤轻者，药减半。

蚌津散　外治汤烫、油泡等症。方载后。

二黄散　传世方

大黄炒　黄柏炒　各为细末，以鸡子清调之，搽上最妙。《卫生宝鉴》①用苦参末，香油调敷，亦效。

毛粉散　缪仲淳②传。治汤火伤神效。

猪毛煅存性，研细末，加轻粉、白硼砂少许，麻油调和，敷之立效　无瘢痕。

归蜡膏　治汤火伤疮，焮赤溃烂，用此生肌拔热止痛。

当归一两　黄蜡一两　麻油四两　以油煎当归焦黄，去滓，纳蜡，搅成膏，出火毒，摊贴最效。出《和剂局方》。

又方

王不留行焙干为末，麻油调敷。或丝瓜叶为末，如前调亦妙。

含 腮 疮

含腮疮，生于两颊之上，在人、小儿皆有之。此疮初生时，如水痘大一小疮也，日久渐大，蚀破腮颊，故以含腮名之。皆好食肥甘，以至成毒而生疮也。必须早治之，不可因循时日，日久破透腮颊，反难治疗。先以盐汤时时漱口，次用二金散敷搽，即可愈也。

二金散　世传方。外治含腮疮最效。

鸡内金一钱　郁金一钱　各为末，先用盐汤漱净，次用药上之，数次即效。

皲 裂 疮

皲裂疮，皆营工手艺之辈，赤手空拳，犯风弄水而成者也，不止行船、推车、打鱼、染匠始生此疮。皮破者痛犹轻，纹裂者疼必甚。论理亦可内治，然而辛苦动劳之人，气血未有不旺者，亦无藉于内治。或带疾病而勉强行工者，即宜内治，又恐无力买药，不若外治之便矣。先用地骨皮、白矾煎汤洗之至软，次用蜡、羊油炼熟，入轻粉一钱，搽之为神。

八珍汤加减　内治皲裂疮。

当归二钱　芍药三钱　生甘草一钱　茯苓二钱　白术一钱　熟地三钱　川芎八分　薏仁三钱　水煎服数剂可止。

皮矾散　外治皲裂疮。

地骨皮五钱　白矾三钱　煎汤洗之至软，后用蜡、羊油熬熟一两，入轻粉一钱，研为末，调匀，搽之即愈。

漆 疮

漆疮者，闻生漆之气而生疮也。盖漆之气，本无大毒，以漆能收湿，人之肺经偶有微湿，而漆气侵之，则肺气敛藏，不敢内润于皮毛，而漆之气欺肺气之怯，反

---

① 卫生宝鉴　元·罗天益著。方载在卷十三，名"绿白散"。

② 缪仲淳　即明代医药学家缪希雍，字仲淳，号慕台。撰有《先醒斋医学广笔记》、《神家本草经疏》等著作。

入于人身，彼此相格，而皮肤肿起发痒矣。痒必至于抓搔，抓搔重而发疼，不啻如火之制肤而燥裂也。倘用漆之时，用蜀椒研末涂诸鼻孔，虽近于漆器，亦不生疮，无如世人之懒用也。如一时闻漆之气，即用薄荷、柳叶、白矾煎汤饮之，亦不生疮。即既已生疮，以此三味洗之三五遍，亦愈矣。若犹不愈，以蟹黄搽之，内服芝麻油一二碗，无不安也。

《千金方》 治漆疮作痒。

芒硝五钱，煎汤，遍痒处涂之即止。

又方 治漆疮作痒。

贯众研末，油调涂即愈。

又方 神效。

荷叶一片，煎汤一二碗，少温洗之即愈。

冻　疮

冻疮，犯寒风冷气而生者也。贫贱人多生于手足，富贵人多犯于耳面。先肿后痛，痛久则破而成疮，北地严寒尤多。此症更有冷极而得者，手足十指尚有堕落者。以犬粪经霜而白者，烧灰，芝麻油搽调最妙。倘气虚者，必须补气；血虚者，必须补血。外用附子末，楝树子肉捣搽自愈。倘用甘草、黄柏、松叶、大黄之类，俱不见十分全效矣。至手足堕落者，止可

存其手足，用补中益气之剂救之，十指不能不烂，未必能重活之也。

狗粪散 外治手足冻裂。

干狗粪为细末，用白粪为炒，烧灰存性，以绝细为度，麻油调敷，数次即愈。用西瓜皮、柏[①] 油等药俱不效，此方特奇。

箭　毒　疮

箭毒疮，因箭头铁镞用毒药煮过，而人身中伤，必疼痛欲死也。近人用箭，未必皆用毒药矣。倘若中毒，必须解毒为妙。有箭头在肉不出者，若无毒，不必用刀割之，必用腌久猪腿骨头，以火炙一边，必有油髓流下，以器盛之，俟其流下，取油搽其箭伤之处，必然发痒，再轻轻频搽，久则箭头自外透出矣。如有毒而没入者，必用刀割肉取出。大约有毒者，内外皮肉皆黑。但红黄不变黑者，乃无毒之箭伤也。凡毒箭伤，而去其镞头者，必须觅妇人月水洗之，方解其毒耳。

山羊酒 岐天师传。治箭头不出，并可治跌打损伤。

山羊血一钱　三七三钱，为末　黑糖五钱
童便一合　酒一碗，调匀饮之，不必大醉，久则伤气，必痒。箭后渐出近皮。一拔即出，以三七末敷之。

---

① 柏　原作"鹏"，义晦，形近而误，江东书局本作"柏"，今改。

卷 十 三

跌打损伤疮_{附破伤风}

跌打损伤疮,皆瘀血在内而不散也。血不活则瘀不能去,瘀不去则折不能续。初伤之时,必须内服活血止痛之药,外用三七研末,加酒调烂敷之,痛即止,血则散。疮上如沾三七末干燥,再不溃矣。如不沾者,频用三七末掺之,多用三七药末调服尤妙。倘不破损,用前药不效者,此日久瘀血留中,非草木之味所能独散也。必须加入水蛭三钱、当归、大黄、白芍治之,连用三剂,瘀血无不即散,而痛亦止矣。三剂之外,断不可多服,仍单服三七,未有不愈者矣。如破伤风,头痛寒热,角弓反张,如祟状,用蚕鳌散最妙。

散瘀至神汤 岐天师传方。治跌打损伤至重者。

三七三钱 当归五钱 白芍五钱 大黄三钱 丹皮三钱 枳壳一钱 桃仁十四粒 生地五钱 大小蓟三钱 红花一钱 水酒各半,煎八分服。如日久疼痛,或皮肉不破而疼痛,加水蛭,切碎如米大,烈火炒黑,研碎,煎前药,煎好,加入水蛭末吞服,三剂则不痛矣。其水蛭必须炒黑,万不可半生,则反害人矣。

蚕鳌散 传世方。治破伤风疮。

川芎一钱 当归一钱五分 红花四分 羌活六分 防风八分 白僵蚕一钱二分 土鳌虫七个,捣碎 穿山甲三大片,酒炙 柴胡七分 生甘草四分 水酒各半,煎八分服。

下部加牛膝一钱。

日 晒 疮

日晒疮,乃夏天酷烈之日曝而成者也,必先疼后破,乃外热所伤,非内热所损也。大约皆奔走劳役之人,与耕土胼胝之农夫居多,若安闲之客,安得生此疮乎。故止须消暑热之药,如青蒿一味饮之,外用末药敷之即安。

青蒿饮 祖传。治日晒疮。

青蒿一两,捣碎 以冷水冲之。取汁饮之,将渣敷疮上,数日即愈。如不愈,加用柏黛散敷之。

柏黛散 祖传。外治日晒疮,并治火瘢疮。

黄柏二钱 青黛二钱 各研末,以麻油调搽即愈。

虎 噬 疮

虎噬疮,乃遇虎咬伤之疮也。虎之捕人,猫之捕鼠,有毒涎恶菑① 喷人之面,人辄胆丧一时,昏愦失神,即自褫② 其衣以谢虎,而虎不知其悔罪而吞噬矣。故凡人遇虎,不必自解其衣,若不解衣者,虎不敢食,即有所伤,必可救也,以人非虎食耳。然而人被虎伤者,血必大出,其

① 菑 同气。
② 褫 脱也。

伤处之口，立时溃烂，其疼不可当。以虎之爪牙最毒，一有伤损，则毒侵肌肤，未有不烂者矣。急用猪油贴之，无猪油则用猪肉亦可。随贴随化，随化随易，则疼痛少缓。急用榆根散掺之，随掺随湿，随湿随掺，血必止矣。一止血，而命可夺也。世有一遇虎损，以香油灌一二碗以祛毒，仍用香油以洗疮，亦佳。然终不若吾法之奇也。倘内服安神益气之药，外用玉真散生肌等药尤妙。

榆根散 治虎噬，载末卷。

又方

地榆二两，煮汁饮，并为末敷之。亦可为末，白汤调服，一两作三次饮，忌饮酒。

犬 咬 疮

犬咬疮，多在人身两足并腿上也，间有咬伤两手者。急用生甘草煎汤洗之，则毒散而不结黄，用玉真散，或掺或服，皆可无恙也。惟疯犬伤人，其毒最甚，急打散头发，顶内细看，有红发如铜针者，即拔去。次以地骨皮一把，约一两，煎汤洗去黄，内亦服之；又用地龙粪为末，将咬伤处封好，口出犬毛，即无虞矣。倘人已发狂如狗状，大小便俱闭，外热急痛，腹用甚者，前方又不能解，亟用活命仙丹解其热毒，断不死亡也。

活命仙丹 岐天师传。治疯狗咬伤。

土鳖子三个，切片，陈土炒 斑猫七个，去头、足，米一撮，炒 大黄五钱 刘寄奴五钱 茯苓五钱 麝香一分 各研细，和匀，黄酒调服三钱。一服而毒气、热气全解，重者二服必愈。咬七日内者，皆能建功，过七日外，必须多服数剂，无不可救。

《千金方》 家传。治犬咬伤。

紫苏叶三片 薄荷叶十片 嚼，敷之

自愈。

经验方 治犬咬。

旧屋瓦上乔下青苔屑，按之即止。

鼠 啮 疮

鼠啮疮，或因捕鼠被伤而得者也。鼠胆最怯，岂敢咬人？因人捉拿甚急，不得已咬伤人皮肉，以冀脱逃，是夺命心急，故咬伤亦重也。夫鼠技有限，何足害乎？不知鼠齿细长，啮肉必伤筋骨，况鼠涎原有毒也，筋肉既破，必透入鼠涎，故往往烂穿筋骨矣。宜用猫尿搽其伤处，其毒随散，后以末药敷之，数日即愈也。

禁鼠丹 岐天师传。治鼠伤疮。

猫粪一钱 轻粉一分 三七根五分 各焙干，研细为末，填满疮口，即结靥而愈。

马 汗 疮

马汗疮，沾马汗而烂者也。马汗沾无疮之人，何能生疮？惟原生疮之人，最忌马汗入于疮内。盖马性最动，疮沾其汗，欲收口者不收，欲生肌者不生矣。生者不生，收者不收，必有变动难愈之苦，或焮肿，或疼痛者有之。治法以冬瓜皮、丝瓜叶煎汤洗之，另用末药掺搽自愈。

静宁散 岐天师传。治马汗疮。

轻粉三分 五倍子一钱，炒 古石灰丝瓜根灰，一钱① 冰片一分 僵蚕炒，一钱 掺之即愈。如疮干痛，加生甘草五分，以蜜搽之。

《灵苑方》 治马汗入疮肿痛，急疗之，迟则毒深。

生乌头为末，敷疮口，良久有黄水出

_____
① 一钱 江东书局本作"四钱"。

即愈。

火瘢疮

火瘢疮，乃天气严寒，向火烘手，炙伤皮肤，因而成瘢，变成痛疮者也。此疮贫穷之人居半，卑弱之人居半也。气血内亏，火焰外逼，当时不知炎威，久则天温有汗，气血回和，因而作痛矣。外用薄荷、荆芥、苦参各等分，煎汤洗之。如已破，用柏黛散掺之，无不速痊。

荷芥汤　外治火瘢疮。

薄荷二钱　荆芥二钱　苦参二钱　煎汤一碗，洗之即愈。如破，用柏黛散搽之。

灸火疮

灸火疮，用艾火灸穴治病而成者也。灸穴不发不可，然过发亦不可。过发必至疼痛，宜用太乙膏贴之。如无太乙膏，春月用柳絮，夏月用竹膜，秋月用新棉，冬月用壁上钱贴之，亦能止疼也。如灸疮血出不止者，莫妙用黄茶为末，酒调服二钱，无不止者。此李楼①《怪症奇方》也，然用之实验甚。

《济生秘览》方　治灸疮不敛神效，并可敛恶疮。

瓦松阴干为末，先以槐枝葱白汤洗后，掺之立效。

汗渐②疮

汗渐疮，乃肥人多汗，久不洗浴，淹渐肌肤，因而成疮者也。亦有皮破血出而作痛者。古人以真蛤粉、滑石末掺之自愈，实妙法也。

蛤粉散　治汗渐成疮。

真蛤粉五钱　滑石末五钱　二味掺疮

上即愈。

独骨疮

独骨疮生于颐颏之下，大人小儿皆有之，而小儿居多。乃口津下流，积滞之故也。如是大人，乃任脉亏损，宜用内治。如小儿，外治易愈，不须用内消之药，但少食瓜果则得矣。

燥津丹　岐天师传。治大人独骨疮。

茯苓冉钱　白术三钱　薏仁二钱　山药五钱　白果十个　甘草一钱　黄柏二钱　陈皮五分　天花粉一钱五分　水煎服，以愈为止。

制津丹　世传。治小儿独骨疮。

百合一两　黄柏一两　白芨三分　蓖麻子五十粒　轻粉五分　上为细末搽之。如干者，以朴硝水和饼贴之。

竹木签破伤水生疮

伤水疮者，因误被竹木签破皮肤，又生水洗之，溃而疼痛；或鱼刺诸骨破伤，久而不愈。同用黄丹、蛤粉、文蛤等分，同炒变色，掺疮口上，渐次而愈。如刺已入肉，捣鼠脑同鹿角末，同涂伤上即出。如骨刺入肉，用象牙刮末厚敷，其刺自软即出也。

梅师方　治竹木针刺在肉中，不出疼痛。

王不留行为末，调热水方寸匕，以根敷即出。

---

① 李楼　明代医学家，字小山。集有《怪症奇方》一书。楼，原误作"按"，今改。

② 渐　原作"渐"，形近而误。渐，渍也。

蛇咬疮

蛇咬疮最毒，不止虺蛇① 也。或在足上，或在头面，或在身腹之间，疼痛异常。重者必至足肿如斗，面肿如盘，腹肿如箕，五日不救，毒气内攻于心，而人死矣。盖蛇乃阴毒，阴毒以阳药解之，其毒益炽，必须用阴分之药，顺其性而解之为妙。外治之法最神者，取半边莲草搽而擦之，顷刻即安，随用祛毒散饮之，三剂即全愈。外治之方，如蜈蚣散亦神，皆可用也。若蛇误入人孔窍之内，即以针刺其尾，则自出，不过二三针也。北直田野间一妇人小遗，蛇入阴户，竟不知用针刺尾之法，卒至暴亡，可悯也。余故特志之，以传世云。

祛毒散　岐天师方。内治蛇咬疮毒。

白芷—两　生甘草五钱　夏枯草二两　蒲公英—两　紫花地丁—两　白矾三钱　水煎服，三剂全愈。

蜈蚣散　伯高太师传。外治蛇咬。

白花—两取白色者　雄黄五钱　蜈蚣三条　樟脑三钱　各为极细末，以香油调搽肿处，随干随扫，蛇毒尽出而愈。

蜈蚣叮疮

蜈蚣叮人，虽不成疮，然痛亦苦楚。蜈蚣有二种：一赤足，一黄足。黄足者，叮人痛轻而不久；赤足者，叮人甚久而痛重，以赤足之毒胜于黄足也。倘为所咬，以蜗牛之涎搽之，其痛即止。如北地无蜗牛，用鸡冠血涂之。有雄黄末捻香油纸条，点火熏其伤处，立刻止痛。或以山茱萸一粒，口嚼敷之亦炒。更有人误食蜈蚣游过之物腹痛者，以紫金锭研碎，姜汤调饮半锭，呕吐而愈。

蜗牛散　治蜈蚣咬伤作疼。

雄黄末—钱　蜗牛一条，捣烂　敷患处即平。口嚼山茱萸一粒，敷患处即止痛。取蜒蚰涂上即止痛，神验。

蝎伤疮

蝎伤最毒，以蝎得至阴之恶气也。凡一螫人，痛至鸡鸣乃止。即以冷水渍指并手，即不痛，水微暖便痛，即易凉水再渍，以青布拓之，实验。蝎有雄雌，雄者痛在一处，雌者痛牵诸处。以山茱萸一粒，嚼以封之立愈，取人参嚼敷尤妙。

《千金方》　治蝎虿叮螫。

水调硇砂，涂之立愈。

蜂叮疮

蜂之叮人，有毒刺入肉内，即须挑去，以尿泥涂之，即止痛。

《肘后方》

青蒿嚼碎，封之即安。

蜮虫伤痛

蜮虫伤人，其毒在毛，而不在口，如杨蜮、瓦蜮之类。凡有虫而带毛者，皆需忌之，勿使之刺人肌肤也。若一犯之，则皮肤肿痛，如火之燎矣。以淡豆豉捣敷之，但有毛外出即不痛，如毛未出仍痛，再擦之，须得毛出始安。如无豆豉，或醋，或盐卤芝麻油洗之皆效。

蠷螋尿疮

蠷螋尿疮，乃蜘蛛之尿溺于人身头

---

① 虺蛇　即毒蛇。

上，而生疮也。疮如粟粒累累，似虫螫痛，或发热恶寒，此重者也。有生疮而人不知疼痛者，此毒不重而轻者也。磨犀角涂之最效，或以苦麻缚搓去疮汁，再加黄金散敷上即安，或取燕窠中土，和醙①醋涂之大良。

《直指方》 仁斋②。治蜘蛛咬毒。

缚定咬处，勿使毒行，以贝母末酒服五钱至醉，良久，酒化为水，待疮口出水尽，仍塞疮甚妙。

人 咬 伤 疮

人咬成疮，皮破血流，往往有溃烂者。以人咬人，何如是之重乎？不知两人厮打，至以口咬人，其忿怒之气亦甚不平矣。心既愤激，口齿安得无毒哉？此所以溃烂耳。故身体一被咬伤，血流之时，即为施治，则毒气尚未深入，自然易痊。方用醋洗其伤破之口，随用败龟板烧灰为末，香油调搽。无龟甲，即用鳖甲亦妙。万勿听其溃烂，至于毒气之深入，反难速愈也。

砒 霜 累 疮

人服砒霜，其火热大毒内攻脏腑，而四肢 体必外生紫累之斑，与生疮无异。此火热之毒攻突内外也，其势最急。古人急挖地一大坑，以井水满之，令搅浑浊，取水一碗与饮之，少刻又与之，待浑身紫累俱散，一吐即苏，甚妙。然单用地浆，铎犹以未善也。铎受异人传方，加入苦参二两，煎汤入于地浆中饮之更神。别有数方，无不神异，服之皆可救，因备载之。

苦参汤 治服砒霜累疮。

苦参二两 煎汤一碗，同地浆饮之，即大吐而愈。

救死丹 治中砒毒累成疮，死亡顷刻。

生甘草二两 瓜蒂七个 玄参二两 地榆五钱 水煎服，一下喉即时事，再煎渣服，又吐，即毒解而愈。

泻毒神丹 治中砒毒发紫累，用前药不吐，急用此方泻之。

大黄二两 生甘草二钱 白矾一两 当归三两 水煎服数碗，饮之立时大泻即生，否则死矣。

水渍手足丫烂疮

手足，乃四末也，属脾而最恶湿。以脾为湿土，以湿投湿，安得不助湿乎？湿以加湿，此湿疮之所以生也。况劳苦之人，以其手足日浸渍于水浆之中，乌能保皮肤之坚硬乎？手足十指，未免开裂而腐烂矣。幸其气血尚健，不必内治，但用外治而可愈。外治用密陀僧煅赤，置地上去火性，碾细末，先以矾水洗足，拭干，然后以前药敷之，次日即能行动矣。倘气血衰惫，用补中益气汤多治，当归加之尤效也。

陀僧散 世传。治脚丫湿烂。

密陀一两 轻粉一钱 熟石膏二钱 枯矾二钱 为末，湿则干敷，干则桐油调搽。一方用柏子油一两，明雄黄末五钱，调搽亦效。

试验方 谈野翁③。治脚缝出水。

好黄丹三钱 花蕊石一钱 研绝细末掺之，即止水。

---

① 醙 同醡。
② 仁斋 南宋医家杨士瀛，字登父，号仁斋，著有《仁斋小儿方论》、《仁斋直指方论》等书。
③ 谈野翁 明代医家。著有《谈野翁试效方》四卷。

手足麻裂疮

麻裂疮生于手足，与皲裂疮相同。然皲裂疮生于四季，而麻裂疮生于冬时也。虽俱是贫寒之人，不顾风雨，以致手足之间开裂，然亦天气严寒，过于血燥，血不能润肤，遂至于开裂而成疮也。故治法略宜少异。外以萝卜汁煎洗之，次以腊月羊脂，燃油滴入裂口即愈。如无羊脂，以白芨研细末，热水调稠，滴入裂口亦效。倘血不足者，用四物汤加减，饮之尤妙。

加味四物汤　内治手足麻裂疮。

熟地五钱　川芎二钱　当归五钱　白芍三钱　荆芥炒，二钱　白芨末二钱　水煎，调服四剂。

眼　丹　胞

眼胞为肉轮，属脾胃，乃土之象也。人肉轮上生胞，红肿而作脓，名曰眼丹，又名眼狐狸。此胃火沸腾而上炽于目也。宜用三黄汤加减治之，外用水澄膏涂之可愈。

加减三黄汤　祖传。内治眼丹胞。

石膏三钱　黄芩一钱　黄连一钱　黄柏一钱　炒栀子一钱五分　柴胡一钱　夏枯草五钱　天花粉二钱　赤芍三钱　水煎服，四剂渐消。

偷　针　眼

眼角上生小疮疖肿起，乃心、胆、小肠之火也。火重则生，火衰则轻，毋论大人小儿，往往皆生此疮。凡生此疮者，必须胸背之上，觅别有小疮否，如或有之，疮窠上累累者，宜用针刺出其血，眼角疮自愈矣。倘若未愈，宜诊其脉，看何经火盛，用药微泻之必愈。

卷 十 四

奇 方 上

疮疡肿溃诸方

救命丹 仙传。治痈疽各疮，阴症阳症无不神效。

穿山甲三大片同蛤粉炒熟，不用粉甘草节二钱 乳香一钱 天花粉二钱 赤芍三钱 皂角刺五分去针 贝母二钱 没药五分 当归一两 陈皮一钱 金银花一两 防风七分 白芷一钱 白矾一钱 生地三钱 酒水各数碗，煎八分，疮在上食后服，疮在下食前服。能饮酒者，外再多饮数杯。忌酸酒、铁器，服毕宜侧卧，少暖汗觉痛，减大半，有起死回生之功，效难尽述。

一痈疽发背在头，及脑后、背脊，加羌活一钱，角刺倍之，此太阳经药也。

一在胁胸，少阳经部位者，加柴胡一钱，瓜蒌仁二钱。

一在腹脐，太阴者，加陈皮五分，赤芍三钱，白芷一钱。

一生在手臂膊，加桂枝三分。

一生在腿膝，加牛膝二钱，防己五分，黄柏一钱，归尾三钱；如肿硬，加连翘二钱，土鳖仁五分；倘是疔疮，方中加紫河车三钱，苍耳子三钱；如人虚弱，不溃不起，加人参三钱，甘草一钱；如人壮实，加大黄二钱，麻黄一钱；连根节用。

金银补益汤 家传。治疮疡，元气虚倦，口干发热。

金银花二两 生黄芪三钱 甘草一钱 人参三钱 白术二钱 陈皮一钱 升麻五分 柴胡一钱 当归三钱 上水煎服。

人参败毒散 世传。治诸疮疡，焮痛发热，拘急头痛，脉数而有力者。

人参 羌活 前胡 独活 川芎 甘草 柴胡 桔梗 枳壳 茯苓 各等分，上水煎服。如呕吐，加生姜、陈皮、半夏；如脉细而无力，加大力子半分。

极验溶胶汤 世传。治诸痈疽，恶毒大患，保全有大功，活人最多，不可轻忽。

穿山甲四片。如疮在背，即用背上甲；在手，用前足上山甲五分；如在足，用后腿上甲五分。炙酥为末 真牛皮胶四两，炒成珠 水酒各一碗，调匀前二味，煎数沸服之，以醉为度。

加味十宣散 家传。治疮疡，因外感风寒，内因气血虚损，经云百病乘虚而入，是宜服此。

人参一钱 当归二钱 黄芪三钱 甘草一钱 白芷一钱 川芎一钱 桔梗一钱 厚朴姜制五分 防风三分 肉桂三分 忍冬藤五钱 水煎服。如脉缓涩而微，加黄芪、人参、白术；如脉弦，身倦，加当归、白芍、麦冬；如脉紧细，加桂枝、生地、防风；如脉洪大而虚，加黄芪、黄连。

花藤薜荔汤 岐天师传。治背、诸疮痈初起。

薜荔二两 金银花三两 生黄芪一两 生甘草二钱 水数碗，煎一碗，渣再煎，一剂即消。

消散汤　长桑公传。治疮疡初起，立时消散。

金银花三两　生甘草三钱　蒲公英三钱　天花粉三钱　当归一两　酒水各一碗煎服。此方散邪解毒，全不损伤正气，而奏效独捷。若遇阴症疮疡，加人参五钱、附子一钱尤妙。若阳症疮疡，万不可加。

柞木饮子　《精要》①。治痈疽，未成自消，已溃自干，轻小证候可以倚伏。

干柞叶四两　干荷叶蒂　干萱花根　甘草节　地榆各一两　共为末，每服五钱，水二碗，煎一碗，作二次，早晚分服。

回疮金银花散　《准绳》②。治疮疡痛甚，色变紫黑。

金银花二两　黄芪四两　甘草一两　上用酒一升，同入茶瓶内，闭口，重汤煮三时辰，取出去滓，顿服之。

神效托里散　家传。治痈疽肿毒，发背、肠痈、乳痈、时毒，憎寒壮热，不论老幼虚实，俱效。

黄芪五钱　金银花一两　当归五钱　生粉草三钱　水酒各一钟煎服，渣捣敷患处。或俱为末，酒调服之，更效。

神散汤　世传。治痈疽初起。

金银花八两　水十碗，煎二碗，再入当归二两同煎，一气服之。不拘阴阳，痈疽初起者，散毒尤速。如已四五日者，则减之半效，然断无性命之忧。

金银花酒　世传。治一切恶疮痈疽，不问发在何处，或肺痈、肠痈，初起便服之，奇效。

金银花五两　甘草一两　水二碗，煎一碗，再入酒一碗，略煎，分三服，一日一夜服尽。重者，日二剂。服至大小肠通利，则药力到，外以鲜者捣烂，酒调敷患处，弥佳。

黄金饮　家传。治疮生腿外侧，或因寒湿，得附骨痈于足少阳经分，微侵足阳明经，坚硬漫肿，行步作痛，或不能行，并皆治之。

柴胡一钱五分　金银花一两　大力子一钱　肉桂一钱　黄芪五钱　归尾三钱　黄柏七分　炙甘草③五分　水酒各半，煎、食前服。

金银五香汤　家传。治诸疮一二日，发寒热，厥逆，咽喉闭。

金银花一两　乳香二钱　木通二钱　大黄二钱　连翘一钱　沉香一钱　木香一钱　丁香一钱　茴香一钱　独活一钱　射干一钱　升麻一钱　甘草一钱　桑寄生一钱　上咀，水二钟，姜三片，煎服，不拘时。

英花汤　世传。治痈疽未溃。

金银花一斤　蒲公英八两　绵黄芪六两　生甘草一两　川贝母三钱　水煎，作三次，服完全愈。

金银解毒汤　祖传。治积热疮疡，焮肿作痛，烦躁饮冷，脉洪数大实，口舌生疮，疫毒发狂。

黄芩一钱　黄柏一钱　黄连一钱　炒栀子一钱　金银花一两　水煎热服。

金银六君汤　祖传。治疮疡作呕，不思饮食，面黄膨胀，四肢倦怠，大便溏利。

人参一钱　白术土炒，一钱　茯苓一钱　半夏姜制，一钱　陈皮一钱　炙甘草五分　金银花二两　姜三片　枣二枚　水煎服。如过食冷物，致伤脾胃，本方加藿香、砂仁。

消毒神圣丹　仙传。治背痈，或胸腹、头面、手足之疽，五日内服之即散。

金银花四两　蒲公英二两　生甘草二两　当归二两　天花粉五两　水煎服，一剂即消，二剂全愈。

---

① 精要　即《外科精要》，宋·陈自明撰。
② 准绳　即《证治准绳》，明·王肯堂撰。
③ 草　原无，今补。

散寒救阴至圣丹 仙传。治痈疽，疮色黑暗，痛亦不甚，但觉沉沉身重，疮口不突起，现无数小疮口，以欺世人，此方服之甚效。

附子三钱 人参三两 生黄芪三两 当归一两 金银花三两 白芥子二钱 水煎服，外贴至圣膏，生肌末药五钱贴之，一日两换始可。盖阴症疮疡，多生于富贵膏粱之客，功名失志之人，心肾不交，阴阳俱耗，又加忧愁拂郁，嗔怒呼号，其气不散，乃结成大毒。毋论在背在头，在腹在胁，在手在足，俱是危症。若用此方，又用至圣膏药，无不全生。盖阳症可以凉解，而阴症必须温散也。

立消汤 仙传。治痈疽发背，或生头项，或生手足臂腿，腰脐之间，前阴粪门之际，毋论阴毒阳毒，未溃即消，已溃即敛。

蒲公英一两 金银花四两 当归二两 玄参一两 水煎，饥服。此方既善攻散诸毒，又不耗损真气，可多服、久服，俱无碍也。即治肺痈、大小肠痈，无不神效。

通气散 《启玄》[1]。治一切痈疽发背，流注折伤，能救败坏疮症，活死肌，弥患于未萌之前，拔根于既愈之后，此剂之功，妙不可言。

生首乌五钱 当归三钱 赤芍二钱 白芷二钱 茴香一钱 乌药炒，一钱 枳壳炒，一钱 木通一钱 甘草二钱 忍冬藤一两 水酒煎服。

一脑疽对口，去木通，加羌活、藁本；如虚弱，加人参、黄芪。

内疏黄连汤 易水[2]。治呕吐心逆，发热而烦，脉沉而实，肿硬疮疡。

黄连一两 赤芍一两 当归一两 槟榔一两 木香一两 黄芩一两 栀子一两 薄荷一两 桔梗一两 甘草一两 连翘二两 上共为末，每服一两。大便秘涩，加大黄一钱。

内外复煎散 易水。治肿焮于外，根盘不深，形症在表。

地骨皮二两 黄芪二两 防风二两 赤芍一两 黄芩一两 白术一两 茯苓一两 人参一两 甘草一两 防己一两 当归一两 桂枝五钱 先用苍术一斤，煎至三升，去苍术，入前药再煎，作三四次，终日服之。此除湿热之剂也，如或未已，仍服。

当归黄芪汤 易水。治疮疡，脏腑已行，而痛不可忍者。

当归一钱五分 黄芪一钱五分 生地一钱五分 地骨皮一钱五分 赤芍一钱五分 水煎服。如发热，加黄芩；如烦躁，加栀子；如呕，乃湿气侵胃，倍加白术。此《准绳》首载三方也。

八仙散毒汤 祖传。治一切恶疮，初觉时，连进三服，如失。

当归一钱 熟地五钱 甘草二钱 黄芪一两 白芍二钱 天花粉三钱 金银花一两 生地二钱 水二碗，煎八分，半饥服。

中和汤 《准绳》。治疮疡属半阳半阴，似溃非溃，似肿非肿，此因元气虚弱，失于补托所致。

人参一钱五分 陈皮一钱五分 黄芪一钱五分 白术一钱五分 当归一钱五分 白芷一钱五分 茯苓一钱 川芎一钱 皂角刺一钱 乳香去油，一钱 没药去油，一钱 金银花一钱 甘草节一钱 水酒各半煎服。

托里散 世传。治一切恶疮发背，疔疮便毒始发，脉弦数洪实，肿甚，欲作脓者，此实热坚满之症，故可下之。

金银花一两 当归一两 大黄三钱 朴硝三钱 天花粉三钱 连翘三钱 牡蛎三钱

---

① 启玄 即《外科启玄》，明·申斗垣著。
② 易水 金代医学家张元素，字洁古，因居易州，人称"易水先生"。著有《医学启源》、《脏腑标本用药式》、《洁古家珍》等。

皂角刺三钱 赤芍一钱五分 黄芩一钱五分
水酒煎服。

回毒金银花汤 世传。治疮疡，色变紫黑。

金银花二两 甘草一两 黄芪四两 酒一升，重汤煮服。

护膜矾腊丸 仲仁传。护膜，防毒内攻，未破即消，已破即合。一日之中服至百粒，始有效验，服过半斤，必万全也。

白矾二两 黄蜡一两，暖化，少冷即入矾末搅匀 以蜜丸如梧子大，朱砂为衣，每服二三十丸，酒吞服。

托里黄芪汤 世传。治疮疡溃后，脓多内虚。

黄芪 人参 桂心 远志 麦冬 五味等分 每服五钱，食远服。

托里温中汤 世传。治疮疡寒变内陷，脓出清稀，皮肤凉，心下痞满，肠鸣腹痛，大便微溏，食则呕逆，气短呃逆，不得安卧，时发昏愦。

附子制，四钱 炮姜三钱 羌活三钱 木香一钱五分 茴香一钱 丁香一钱 沉香一钱 益智仁一钱 陈皮一钱 炙甘草一钱 生姜五片 水煎服。

托里神奇散 家传。治① 诸疮发背疔疮。

黄芪五钱 厚朴一钱 防风一钱 桔梗二钱 连翘二钱 木香五分 没药去油，一钱 乳香去油，一钱 当归五钱 川芎八分 白芷一钱 金银花一两 芍药一钱 官桂五分 人参二钱 甘草三钱 水酒煎服。

黄芪六一汤 世传。治痈疽溃后作渴，及人无故作渴，或肺脉洪数，必发痈疽，服此除之。

绵黄芪六两，蜜水炒一半，盐水炒一半 甘草一两，半生半炙 每服一两，水煎，食远服。

参花汤 家传。治溃疡气血俱虚，发热恶寒，失血等症。

金银花一二两 人参一二两 姜枣煎服。

独参汤 世传。治疮疡溃后，气血虚极，令人发热恶寒，失血之症。

人参一二两 枣十枚 姜十片 水煎，徐徐服之。

加减八味丸 世传。治疮疡将痊未痊，作渴，甚则舌上生黄，乃肾水亏极，不能上润，令心火炎炎，不能既济，故心烦躁渴，小便频数，白浊阴痿，饮食少，肌肤损，腿肿脚弱。此方滋阴降火，则无口舌疮患矣。

山药四两 桂心一两 山茱萸酒浸，四两 白茯苓三两 泽泻三两 五味子一两 牡丹皮三两 熟地八两，酒蒸 上为末，蜜丸如桐子大，每服六七十丸，空心送下。

加味圣愈汤 世传。治疮疡脓水出多，或金刀疮血出多，不安，不得眠，五心烦热。

熟地五钱 生地五钱 川芎五钱 人参五钱 金银花一两 当归三钱 黄芪三钱 水煎，食远服。

十味托里散 世传。治发背，痈疽疖毒，乳痈脚痛，未成即散，已成即溃，败脓自出，恶毒自消，痛疼顿减，非常之验。

人参二钱 当归五钱 官桂一钱 川芎八分 防风一钱 白芷一钱 桔梗二钱 黄芪五钱 甘草一钱 厚朴一钱 水煎服。

内托散 《准绳》。治各疮肿毒。

大黄五钱 牡蛎五钱 瓜蒌二枚 甘草三钱 上锉末，每服三钱，水煎温服。

止痛当归汤 世传。治背疽、脑疽，穿溃疼痛。

当归 生地 芍药 黄芪 人参 甘

---

① 治 原无，今据聚贤堂本、江东书局本补。

草　官桂　各等分，水煎服。

补中益气汤　世传。治疮疡倦怠，口干发热，饮食无味，或不食劳倦，脉洪大无力，或头身痛，恶寒自汗，气高而喘，虚烦。

炙黄芪一钱五分　炙甘草一钱　人参一钱　炒白术一钱　升麻三分　柴胡三分　当归一钱　金银花一两　姜枣水煎，空心、午前服。

十全大补汤　世传。

人参二钱　桂枝二钱　熟地二钱　川芎二钱　茯苓二钱　白术二钱　白芍二钱　黄芪二钱　当归二钱　甘草一钱　姜枣水煎服。如虚弱极，加熟附子三分；如未成脓者，加枳壳、香附、连翘、木鳖仁数分；如气虚，倍参、芪；如血虚，倍芎、归，加姜炭。

八珍汤　世传。治疮疡，脾胃伤损，恶寒发热，烦躁作渴，或溃后气血亏损，脓水清稀，久不能愈。

人参二钱　白术炒，三钱　茯苓一钱　甘草一钱　当归三钱　川芎八分　芍药一钱　熟地一两　姜枣水煎，食远热服。

人参养荣汤　世传。治溃疡，脾胃亏损，气血俱虚，发热恶寒，四肢倦怠，肌瘦面黄，汲汲①短气，食少作渴，及疮不收口。

人参一钱　白术一钱　黄芪一钱　桂心一钱　当归一钱　甘草一钱，炙　白芍一钱五分　熟地三钱　茯苓二钱　五味子炒，杵，七分　远志一线五分　姜枣水煎服。

加味养荣汤　家传。

人参三钱　白术炒，三钱　白芍二钱　黄芪五钱　桂心一钱　当归三钱　甘草一钱　熟地一两　茯苓二钱　五味子七分　远志一钱　银花一两　姜枣水煎服。

治魂丹　世传。治痈疽恶疮，疔毒等类，大有神效。

乳香一钱　没药一钱　铜绿一钱　枯矾一钱　黄丹一钱　穿山甲炙，一钱　轻粉五分　蟾酥五分　麝香少许　共为细末，蜗牛研为丸，如绿豆大。每服一丸，至重者服二丸，葱白捣裹，热酒送下，取汗透为妙。

内消神丹　家传。治各痈恶疮。

僵蚕二钱　乳香去油，三钱　没药三钱　枯矾三钱　炙山甲三钱　铜绿三钱　黄丹三钱　全蝎去尾、足，四钱　轻粉一钱　蟾酥一钱　麝香二分　各为末，蜗牛研为丸。每用一丸，葱白捣裹，热酒送下，汗透为佳。

梅花点舌丹　内府传。治一切诸般无名肿毒，十三种红丝等疔，喉闭并传寒等症，神验。

朱砂二钱　雄黄二钱　白硼二钱　血竭一钱　乳香去油，二钱　没药去油，二钱　蟾风人乳浸，一钱　牛黄一钱　苦葶苈二钱　冰片一钱　沉香一钱　麝香六分　珍珠六分，上白者佳　熊胆六分　共为细末，将人乳浸透蟾酥，研，入诸药调匀，和丸如梧桐子大，金箔为衣。凡遇疮毒，用药一丸，压舌根底含化，随津咽下，药尽，用酒、葱白随量饮之，盖被卧之，出汗为度，刻有效验。合药宜秘之，忌发物三七日更妙。

飞龙夺命丹　《启玄》。专治痈疽疔毒，无名恶疮，浑身憎寒，恶心，已成未成，或黑陷，毒气内罨②，乃穿筋透骨之剂，无经不通，故能宣泄，汗、吐、下③三法俱备，及中一切毒禽恶兽肉毒所致成疮，及脉沉紧细数，蕴毒在里，并湿毒用之神效。

硼砂一钱　朱砂二钱　黄丹一钱　斑猫三钱　蟾酥三钱　血竭三钱　乳香去油，三钱　没药三钱　麝香五分　人言一钱　巴豆去油，

---

① 汲汲　急迫貌。

② 罨　陷也。

③ 下　原无，今据《外科启玄》补。

一钱　半夏五分　硇砂一钱　共为细末，用头生小儿乳汁，捣蜗牛为丸，如绿豆大。每五七丸，各随症引送下，亦分上下前后服之。

一疔疮初发，浑身憎寒，恶心，先噙化一丸，如觉身麻木，用三五丸，水吞下。

一发背痈疽，初起作渴，用水吞三五丸。

一乳蛾喉闭，用一丸噙化下。

一下疳疮，用一丸。

夺命丹　《准绳》。

蟾酥五分　轻粉五分　朱砂三钱　枯矾一钱　寒水石一钱　铜绿一钱　乳香一钱　没药一钱　蜗牛二十一个　各为末，蜗牛捣为丸，加酒少许，如绿豆大。每服一丸，嚼生葱三五茎烂，吐于手心，包药在内，热服，汗出为效，重者再服一丸。

内造蟾酥丸　专治一切诸般恶毒，发背痈疽，鱼口对口，喉闭喉痈，喉癌疹，并感三十六种住节红丝等疔；并蛇伤虎咬，疯犬恶舌所伤，诸般大毒，一并治之。若疮不痛，或麻木，或呕吐，痛未止，病重者，多昏愦，此药服之，不起发者即发，不痛者即痛，痛甚者即止，昏愦者即惺，呕吐者即改，未成即消，已成即溃，真有回生之功，乃恶疮之至宝也。

蟾酥三钱，酒化　轻粉五分　枯矾一钱　寒水石一钱　铜绿一钱　乳香一钱　胆矾一钱　麝香一钱　雄黄二钱　蜗牛二十一个　朱砂三钱，为衣　各为细末，合药于端午日午时，在净室中，先将蜗牛研烂，再同蟾酥和研，调匀方入各药，共捣极匀，丸如绿豆大，朱砂为衣。每服三丸，引用葱白五寸，患者自嚼烂，吐于男左女右手心，包药在内，用无灰热酒一钟送下，盖被出汗，如人行五六里，出汗为度，甚者再进一服。修合时，忌妇人、鸡犬见之。经验如神，百发百中。

冲和膏　《启玄》。治痈疽、发背、流注，折伤损痛，流注痰块，瘰疬软疖，及冷热不明等疮，葱酒随症敷之。

紫荆皮炒，五两　独活炒，三两　石菖蒲二两　赤芍药炒，二两　白芷一两　共为细末。

凡诸疮疡，莫不因气血凝滞之所生也。紫荆皮系木之精，能破气逐血；独活是土之精，能引气活血，拔骨中冷毒，去肌肉中湿痹，更与石菖蒲，破石肿硬如神；赤芍是火之精，能止痛活血，生血去风；石菖蒲乃水之精，能消肿止痛散血；白芷是金之精，能去风生肌止痛，肌生则肉不死，血活则经络通，肉不死则疮不臭烂，血活则疮不焮肿，故云：风消血自散，气通硬可除。盖人之五体，皮、肉、筋、骨、血也，得五行之精而病除矣。

一疮势热极，不用酒调，可用葱泡汤调，乘热敷上最妙；如热减，亦用酒，盖酒能生血行血也。

一疮有黑晕，疮口无血色者，是人曾用凉药太过，宜加肉桂、当归，是唤起死血，则黑晕自退也；如血回，只以正方用之。

一痛不止，加乳香、没药，酒化溶于火铫内，后将此酒调药，热敷痛处。

一流注，筋不能伸者，用乳香、没药照前酒调敷，最能止痛。

一疮口有胬肉突出者，其症有三：一曰着水，二曰着风，三曰着怒，皆有胬肉突出。宜用此膏少加南星末，以去其风，用姜汁、酒调敷周围；如不消者，必是俗人误以手着力挤出脓核太重，又或以凉药冷了疮口，以致如此，若投以热药则愈。

一疮势热盛，不可骤用凉药，恐凉逼住，血凝作痛，痛令疮败，故宜温冷相半，使血得中和，则疮易愈，宜此方相对停①洪宝膏，用葱汤调涂，贴之自效。

一发背、痈疽、流注，皆赖此方，终始收功最稳，妙在通变活法，取效在于掌握，更无亦坏等症，况背痈乃生死相关，轻重皆能保守，能知此药，兼阴阳而夺化之枢机，真神矣哉！

回阳玉龙膏 《启玄》治诸阴发背流注，鼓椎风，久损痛，冷痹风湿，诸脚气冷肿，无红赤色，痛不可忍者，及足顽麻，妇人冷血风等症。盖此药性温热，故治诸阴最妙。

草乌三两，炒 南星炒，一两 军姜煨，二两 香白芷一两 赤芍炒，一两 肉桂五钱
共为末，热酒调敷。

夫人之血气，周流一身，周而复始，无有间断。苟脏腑亏虚，则风寒暑湿外邪，得而袭之矣。七情交感，痰涎壅滞，经络不通，寒热交作，兼之血脉凝泣，隧道闭阴，而成疮疡者多也。故疮疡之症，有虚有实，有寒有热，实热宜治，虚寒难疗，必细识其经络部位，辨明其寒热虚实，则万不失一也。此方内有军姜、肉桂，足以御寒，能生血热血；草乌、南星能破恶除坚，祛风化毒，活死肌，除骨痛，消结块；赤芍、白芷能散滞血，止痛生肌；加酒行药性，虽有十分冷症，未有不愈者。如发寒灰之焰，枯木之春也。大抵冷症则肌肉阴烂，不知痛痒，有知痛者，多附于骨，痛久则侵入骨髓，非寻常药力所能及矣。此方祛阴毒，回阳气，拔骨中痛如神，当减当加，活法开后。

一治阴发背，满疮面黑烂，四围好肉，用洪宝膏把住，中间以此膏敷之，一夜阳气自回，黑处皆红。当察其红活已透，即止此药，却以冲和膏收功；如欲作脓，又以南星，草乌为末，加于冲和膏内用之；如阳已回，黑已红，惟中间一点黑

而不能红者，盖血已死也，可用朴硝、明矾末。又方，白丁香、硇砂、乳香末，唾调匀，点于黑红交处一圈，上以冲和膏盖之，次早去药，黑死肉如割去，甘草水洗净，方可上生肌合口药收功，如黑肉未净，须去为妙。

一冷流注多附骨，硬不消，骨寒而痛，筋缩不能伸屈，庸俗误用刀针，又无脓血，只有屋漏清汁，或有瘀黑血，宜此方敷之；如稍缓，加军姜、白芷、肉桂、草乌等分，热酒调敷，则骨寒除而痛自止，气温和而筋自伸，肉亦软而肿即消；亦不可无木腊②，以其性能破坚肿，亦不可多，多解别药性故也。

一治乳吹、乳痈等初发，切不可用凉药，恐凝住其血，不能化乳。宜此方中加南星、姜汁、酒匀调，热敷即消。欲急消，加草乌末，能破恶除寒。如已成痈，则用冲和膏治之，或加草乌、南星二味最妙。如破手，当观其源，若源于冷，用冲和收功；源于热，用洪宝膏退热。生肌，须加乳香、没药。止痛，内服神效瓜蒌散治之。

一宿痰失道，痈肿无脓者，用此药点头，病必旁出，再作为佳；不然则元阳耗，为败症。如遇败症，当用玉龙膏敷之，拔毒成脓，内服通神③ 散加桔梗、半夏、当归、肉桂等药；如病红活热骤，则用冲和膏为佳，切不可用凉药。此药能拔毒成脓，有脓即止，亦不可过。

一治肚痈一症，十有九死，盖人之脾胃属坤土，为阴，血气潮聚，趋热避寒，故多为内痈，不能外现，间有微影欲出，或又被冷水所触，及服凉药，虽有仙丹，

---

① 相对停　相等量。
② 木腊　石菖蒲之别称。
③ 神　《外科启玄》作"顺"。

莫能施治，可不慎乎？凡有此症，初觉腰痛，且手按之痛苦，走闪移动，则为气块；若推根不动，外面微有红肿，则为内痈，急以此方拔出毒气，作成外痈，则用冲和膏收功，内服通神散，加忍冬藤，治法如前。若痛自能外现，不可用此方，只用冲和膏为妙，当顶用玉龙膏贴之，有头自现自破；若流脓不快，依法用洪宝膏三分，姜汁七分，茶调敷之，脓出皆尽，内服十宣平补生肌，外则用冲和膏收功，此症阴多阳少，最能损人，如将安之际，大服补气血药则易愈。

洪宝膏　《启玄》。治诸热痈疽等毒，十分势热，宜用此药，相兼用之。盖此药性凉，能化血，又能破肿止痛。若遇阴症阴疮，能助痛凝血，死肌烂肉，不可用也。冲和膏性湿，玉龙膏性热，洪宝膏性寒，三膏当参详，临证施治，在于活法加减也。

天花粉三两　赤芍药二两　姜黄一两　白芷一两　共为细末，茶酒蜜汤乘热涂之。

捣毒散　《准绳》。治疮疡肿毒疼痛。

大黄三两　白芨二两　朴硝四两　共为末，井水调搽，如干再搽。若疮口焮肿，宜用之；若肿而不痛，乃阴症也，断不宜用。

水澄膏　郭氏。

白芨四钱　白蔹四钱　郁金一对　大黄七钱五分　黄柏七钱五分　黄药子七钱五分　榆皮七钱五分　乳香五钱　没药五钱　雄黄五钱　共为细末，用新汲水一碗，将药澄于水内，药定去水，敷于肿处，上用白纸封之，用鸡翎凉水润湿。

铁井栏　《准绳》。

芙蓉叶重阳前收，研末　苍耳子端午前收，烧灰存性　同研细末，蜜水调敷。

清凉膏　家传。治初患痈肿疮疖，热焮大痛。

大黄　芙蓉叶　共为细末，米醋调敷之。

《千金方》　治石痈坚硬，不作脓者。

莨菪子　为末，醋和敷疮头，根即拔出。

乌龙扫毒膏　《启玄》。治一切痈疽发背肿毒，已溃未溃并皆治之。

文蛤八两，炒　多年浮粉一斤，晒干，入米醋浸一夜，再晒干　蜓蚰三十条　同捣一处，再晒，再捣成末，再炒至黑色，为细末，入瓷罐收贮。凡遇疮疽，用醋调敷患处，留头出毒气，绵纸盖之，干再用醋扫润之。如背痈疽发愤时，痛不可忍，用熟猪脑子，去皮净一个，捣烂，调此成膏，毒上敷之，留头出毒气，纸盖之。如疮红紫，热毒势甚痛，用蜂蜜调敷更妙。

香蟾膏　祖传。治发背疔毒。

活虾蟆一个，去骨　麝香五厘共捣如膏，敷在患处，留头。如无头，都敷上，一二日揭去。倘未全愈，再捣敷。

乌龙膏　世传。治阴发背，黑凹不知痛者。

老生姜半斤，切片，炒黑为末，略摊土地上，出火毒，少顷即用猪胆汁、明矾末调入姜末，如糊，敷在患处周围，用纸盖之，干用热水润之。知痛时，黑水自出为妙；如不知疼，出黑水，难治。

东篱散　《孙氏集效》。治痈疽疔肿，无名恶毒。

野菊花一把连根茎，捣烂，酒煎热服，取渣以外敷之即愈。

收毒散　《启玄》。治发背，一两头开发不住，势在危急，即以此药贴之甚效。

盐霜梅十个　山皂角一挺，不蛀的　二味同烧灰存性，共为细末。如发热者，米醋调涂四围及开处，厚些，即不走开，或姜汁同醋调尤妙。如发热者，蜜同醋调，或茶卤调，涂之立愈。

卷　十　五

奇　方　中

疮疡刀针法

铁刀锋长一寸，阔三分，两边锋利，厚半分，柄长二寸。

刀式

铁针头细长一寸五分，锋尾长一寸五分，粗而圆。

针式

用刀时，手执坚牢，眼看明白，心中注定，一刀横画，一刀直画，不可太深，约入半寸，人必发厥，少顷即安，不必忧危惊惧，脓血出后，即用膏药贴疮口，内服汤剂调理。若用针，止刺入，而不必用横直之法也，亦须内外兼治。

赛针散　《启玄》。治痈疽有头不破，及疔肿时毒，或生四肢，其势微缓。畏针者，先以醋调药，涂在疮顶上，内服托里等药。

巴豆五分　轻粉一钱五分　硇砂一钱五分　白丁香一钱五分　共为细末，醋调涂之。余近用醋涂入厚白绵纸上，临用剪块子贴疮上，自然腐破。

代针散　《启玄》。一名透脓散，一名射脓散。不拘痈疽石毒不破者及畏针不开恐迟，则毒气侵蚀，好肉内罨，只此一服，不移时，自透出脓，甚验。

蚕茧子一个（出了蛾，厚的），加附子一片，烧灰为末，热酒调服即透，切不可用三个，恐头多口亦多也，忌之。

替针丸[①]　《准绳》。治痈疽已溃未破，或破后脓出不快者。

白丁香　硇砂　没药　乳香各等分　石灰饼内种糯米十四粒其法：用灰炭五升，炉炭三升，以水五升，淋取清汁，入大锅内，熬汁至二升，瓦器盛之；用时以小青盏盛取半盏浓汁，用皮纸贴盏中浓汁面上安定，然后取糯米十四粒，种于其上，一宿即是　上为细末，糯米饭丸如麦粒大。每用一粒，未破，用药贴疮头薄处，即破；脓滞不快，用一粒纳疮口内，使脓易出，好肉易生。

针头散　治一切顽疮，内有瘀肉，痞核不化，疮口不合，此药腐之。

赤石脂五钱　乳香三钱　白丁香三钱　信石一钱　黄丹一钱　轻粉五分　麝香五分　蜈蚣一条，炙干　各为末，搽瘀肉上，其肉自腐。若疮口小，或痔疮，用糊和作条子，阴干纴[②]之。凡疮久不合者，内有脓管，用此腐，内服托里之剂。

碧落神膏　治各疡痈疽，疔疮肿毒，神效。

吸铁石一两　金银花一斤　生甘草三两　蒲公英八两　当归四两　炙黄芪八两　香油五斤　熬至滴水成珠，去渣，入黄丹二斤，再熬，软硬得中，即成膏矣。再加细药末，掺于膏上：轻粉三钱　麝香一钱　冰片三钱　赤石脂一两　儿茶五钱　黄柏三

---

① 丸　原作"散"，今据《证治准绳》及本方用法改。

② 纴　穿也。

钱　乳香三钱　没药三钱　各研细末，临时酌疮之轻重用之。大约初起不必用细药，出毒后必须加之。

吸毒仙膏　岐天师传。治诸般痈疽，已破贴之最效。

吸铁石五钱　忍冬藤八两　当归三两天花粉一两　夏枯草八两　香油五斤　熬成膏，加黄丹二斤收之。疮口一破，即用此膏贴之，既能呼毒，又能吸脓，兼易生肌，神效。

神膏方　仙传。专贴发背诸疮疡。

金银花八两　蒲公英八两　木莲藤八两真麻油三斤　煎至黑，滤去渣，入黄丹十二两、乳香三钱、没药三钱、松香三两，去火毒，摊贴神效。此膏不论阴阳痈毒，皆可贴之，再加后细末药方妙。

阳疽末药方

冰片一钱　麝香二分　黄柏三钱　白芷三钱　五灵脂二钱　三七根五钱　洋参三钱各为末，掺入膏药贴之。

阴疽末药方

肉桂三钱　冰片三分　人参一钱　丹砂三钱　紫石英三钱　儿茶三钱　五灵脂二钱各为末，掺于膏内。

定痛净脓生肌膏　仙传。专治各疮疽痈毒。

当归一两　黄芪一两　生甘草五钱　熟地一两　玄参一两　银花四两　锦地罗二两麦冬一两　人参一两　蒲公英三两　白芷三钱　白芍五钱　花粉五钱　黄柏五钱　白蔹二钱　生地三钱　牛膝二钱　连翘三钱　丹皮三钱　沙参三钱　柴胡三钱　防己一钱苍耳子四钱　黄连一钱　葛根三钱　苍术五钱　大黄三钱　红花五钱　桃仁二钱　地榆三钱　夏枯草五钱　白术五钱　麻油六斤熬数沸，去渣再熬，滴水成珠，入黄丹二斤收之。另加细末药：麝香一钱　冰片二钱　人参五钱　雄黄三钱　轻粉二钱　儿茶

三钱　象皮三钱　海螵蛸三钱　乳香三钱没药三钱　血竭三钱　三七根五钱　龙骨三钱　赤石脂五钱　各为绝细末，掺膏内贴之，奇效。

阴阳至圣膏　石室仙传。治阴阳痈疽，用刀去其口边腐肉，即以此膏贴之，即止痛，败脓尽出。

金银花一斤　生地八两　当归三两　川芎二两　黄芪三两　生甘草一两　牛膝一两丹皮一两　荆芥一两　防风五钱　茜根五钱人参五钱　玄参五钱　麻油五斤　熬至药黑，去渣再熬至滴水成珠，入黄丹二斤广木香一两　没药一两　乳香一两、血竭一两、象皮五钱、麝香一钱，各为细末，入油中少煎好，藏瓷罐内。每膏一个，约重一两，再加后末药。

末药方

人参三钱　冰片一钱　乳香三钱　血竭五钱　三七末一两　儿茶一两　川倍子一两滕黄三钱　贝母二钱　轻粉一钱　各为极细末。此膏与末药共用，神奇无比。

生肌散　《准绳》。治诸疮，生肌。

寒水石一两　碎滑石一两　乌贼骨一两龙骨一两　定粉五钱　密陀僧五钱　枯矾五钱　干胭脂五钱　各为细末，干掺之。

生肌散

真轻粉一两　铅粉一两，炒黄　冰片二分辰砂四分，水飞　珍珠一钱　共为末，瓷瓶收贮。

补烂丹

枯矾二钱　乳香五分　没药五分　轻粉三分　珍珠三分　黄丹五分　共为细末，掺湿处。如干，用猪油调敷。

生肌散　治疮口不合。

木香二钱　黄丹五钱　枯矾五钱　轻粉二钱　共为末，猪胆汁拌匀，晒干，再研细，敷患处。

薛立斋云：按此方乃解毒、搜脓、去

腐之剂，非竟自生肌药也。盖毒尽则肉自生，常见患者往往用龙骨、血竭之类，以求生肌，殊不知余毒未尽，肌肉何以得生，反增溃烂耳，若此方，诚有见也。亦有气血俱虚，不能生肌者，当服托里之剂。若顽疮瘀肉，须用针头散腐之。

仙方救命汤 治疗疮走了黄，打滚将死，眼见火光危症。

大黄一钱 栀子二钱 牡蛎一钱 金银花一两 连翘一钱 木香一钱 乳香一钱五分 牛蒡子一钱 没药一钱五分 瓜蒌二钱 角刺五分 地骨皮二钱 水酒各半，煎服一剂而愈。

紫菊汤 《广华记》。治疗疮肿毒。

生甘菊连根，一两 地丁三钱 牛蒡子一钱五分 银花五钱 花粉二钱 贝母三钱 白芷一钱五分 生地三钱 白芨三钱 连翘二钱五分 茜草五钱 先用夏枯草六两，河水六碗，煎三碗，去渣，不拘时服，加盐水炒黄芪五钱、麦冬五钱、五味子一钱。

花丁散 《准绳》。治疗疮毒气。

地丁一两 蝉蜕一两 贯众一两 丁香二钱 乳香二钱 各为末，每服二钱，空心酒下。

神效桔梗汤 家传。治咳而胸膈隐痛，两肱肿痛，咽干口燥，烦闷多渴，肺痛，时出浊唾醒臭。

桔梗二钱 贝母一钱六分 桑白皮一钱六分 当归一钱六分 炒瓜蒌一钱六分 百合一钱六分 杏仁一钱 地骨皮一钱 枳壳一钱五分 玄参一钱五分 青黛一钱五分 紫苑一钱五分 麦门冬一钱五分 甘草六分 水二钟，姜皮五分，煎七分，不拘时，食后服。如喘，加苏子、莱服子；肺虚咳，加人参、阿胶；热燥，加黄芩、栀子；有脓血，加合欢皮、茅根；便闭，加酒煮大黄；心烦、咳痛，加朱砂；咳引咽嗌，倍加桔梗。

扶桑清肺丹 伯高太师真君传。治贪酒生肺痈已成。

桑叶五钱 紫苑二钱 犀角屑五分 生甘草二钱 人参三钱 款冬花一钱 百合三钱 杏仁七粒 阿胶三钱 贝母三钱 金银花一两 熟地一两 水煎，调犀角末服，数剂奏功如响。

起痿延生丹 伯高太师传。治肺痿损伤，焦瘦气促。

麦冬五钱 百部五分 款冬花五分 白薇五分 生甘草一钱 天门冬一钱 生地一钱 天花粉一钱 桔梗一钱 玄参三钱 山豆根三分 水煎服，渐轻则生，否则不救。

千金煮肺汤 《启玄》。治肺痿，咳吐脓血，或自汗呕吐，消渴，大小便不利等症。

猪肺一具，不用吹的，洗净血臁①，入药扎定。

青黛即福建靛花末，二钱 川芎三钱 红枣九枚 共入肺内扎定，下锅煮熟，患者自己食之二三次，以尽力度，至重不过一二具，肺痿自安。

犀归汤 祖传。治肠痈，腹濡，内隐隐朽痛，大小便秘涩。

犀角真的，锉末，一钱煎好后入 大黄酒炒，一钱二分 牡丹皮二钱 桃仁去皮、尖，二钱 冬瓜仁二钱 薏苡仁五钱 芒硝七分 金银花一两 当归五钱 上咀，一剂，水煎空心且。

两间汤 岐天师传。治大肠痈。

薏仁二两 生甘草一两 当归二两 锦地罗一两 紫花地丁五钱 槐米三钱 天花粉三钱 水煎服，一剂足可伸，二剂全愈。

王公汤 伯高太师传。治小肠痈。

王不留行一两 生甘草五钱 蒲公英一两 车前子三钱 水煎服，一剂即愈。

龙葱散 治乳吹。

---

① 臁 原作"燥"，义晦，今据《外科启玄》改。

韭菜地中蚯蚓粪二钱　葱子一钱　共研细末，醋调敷上，干即易之，三次即愈。

救乳化毒汤　治乳痈、乳吹初起，神效。

金银花五钱　蒲公英五钱　当归一两水煎服，二剂即愈。乳吹亦可用，且尤易效，加酒更妙。

英藤汤　治乳痈初起。

蒲公英一两　忍冬藤二两　生甘草二钱水二钟，煎一钟，食前服，二剂全消。

参芪瓜蒌散　治乳痈、乳疽已成者，化脓为水，未成者，即消散，如瘰疬更效。

瓜蒌一个　甘草二钱　当归五钱　没药一钱　乳香一钱，另研　大力子五分　人参三钱　黄芪五钱　水酒各半，煎服二剂即消。

伯高太师方　治乳痈初起。

白芷二钱　贝母二钱　蒲公英三钱　连翘一钱　金银花一两　水煎服，一剂即消。

《永类》①方　治乳痈初肿。

射干即扁竹根如僵蚕者　同萱草根为末，蜜调敷之，神效。

葛真君汤　治瘰疬。

白芍五两　白芥子五两　香附五两　茯苓五两　陈皮一两　附子三分　桔梗五两甘草一两　各为末，水打成丸，酒送下五钱，一料全愈。

夏枯草膏　薛己。治瘰疬、马刀，不问已溃未溃，或日久成漏。

夏枯草六两　水二钟，煎七分，食远温服。虚甚者，则煎汁熬膏服，并涂患处，兼以十全大补汤加香附、贝母、远志尤善。此物生血，乃治瘰疬之圣药也。其草易得，其功甚多。

昆花汤　章云樵传。治项下肿核，乃痰气不清，郁结而成，日久破坏，以致气血亏短，卒难收口，且连串不已，又名病串。此症最难断根，害人非浅。此方万试万应，戒慎忌口，常服必验。

南夏枯草三钱　浙贝母二钱　山慈姑一钱　玄参一钱　连翘一钱　牛蒡子一钱　橘红一钱　金银花一钱　海藻一钱　川芎一钱当归一钱　香附一钱　白芷一钱　甘草五分昆布三钱　水三碗，煎一碗，空心服。如破烂日久，不收口者，加黄芪、白术各一钱，茯苓八分，升麻、柴胡各五分。

文武膏　岐天师传。治瘰疬神效。

用桑椹黑者二斗，以布袋绞取汁，夏枯草十斤取汁，二味石器中熬成膏子，白汤化下二匙，日三服，一月即愈。忌酒色鹅肉。

蜗牛散　《三因》。治瘰疬溃与未溃。

蜗牛不拘多少，以竹签穿，瓦上晒干，烧存性，为末，入轻粉少许，猪膏髓调，用纸花量疮大小贴之。

夏枯草汤　治瘰疬、马刀，不问已溃未溃，或已溃成漏，形瘦，饮食不甘，寒热如疟，渐成劳瘵，并效。

夏枯草二钱　当归三钱　白术三分　茯苓三分　桔梗三分　陈皮三分　生地三分柴胡三分　甘草三分　贝母三分　香附三分白芍三分　白芷三分　红花三分　先煎夏枯草，取汁三碗，后煎药七分，卧时，入酒半小钟和服。《准绳》云：单②用夏枯草六两，水二钟，煎至七分，去渣，食远服，一月即愈，后服十全大补汤，加香附、贝母、远志尤善。

瘰疬神膏　祖传。治各种瘰疬。

大当归五两　大穿山甲五两　陈皮三两肉桂一两　木鳖子肉一两　大蜈蚣十条　象皮一两　黄柏五两　黄芩五两　川连一两　白花蛇一两　蕲艾一两　金银花四两　香油三斤，浸半月，夏五日，春秋十日，火熬至黑色，去渣再熬，滴水成珠，加飞过黄丹十两，搅匀再

---

① 永类　即《永类钤方》，元·李仲南撰。
② 单　原作"草"，形近而误，今据江东书局本改。

熬，又下乳香、没药、儿茶、血竭、密陀僧，俱为末，各一两，搅匀，候温，入麝香一钱，再搅，入水中一日，去火气，摊贴甚效，忌一切发物并房事。

神秘汤 治瘰疬。

橘皮一钱 紫苏一钱 人参二钱 桔梗三钱 桑皮一钱五分 生姜五分 五味子三分 水煎服。

木通汤 治瘰疬。

木通一钱 车前子二钱 猪苓二钱 泽泻二钱 连翘一钱 花粉二钱 金银花一两 瓜蒌子二钱 水二钟，竹叶、灯芯煎服。忌醋、猪头肉肠肝、驴马羊肉，及房事气怒。

败毒散瘰汤 治四种瘰串。

人参一钱 当归二钱 厚朴一钱 桔梗二钱 白芷二钱 肉桂五分 防风五分 黄芪三钱 粉草一钱 水酒各半，煎服。

膏药方 治瘰疬不破者。

沉香 麝香 轻粉 银朱 荔枝肉各等分入熟鱼胶，捣成膏贴之。专治硬核不消不破，甚效。

通治瘰疬方 不分新久、表里、虚实，及诸痰结核，甚①效。

陈皮一钱 白术一钱 柴胡一钱 桔梗一钱 川芎一钱 当归一钱 连翘一钱 茯苓一钱 香附一钱 夏枯草一钱 黄芩一钱 藿香五分 半夏五分 白芷五分 甘草五分 姜三片，水二钟，煎八分，入酒一小杯，临睡时服。

瘰疬酒药方 治年久瘰疬结核，串生满头，顽硬不穿者，甚效。

鹤虱草八两 忍冬藤六两 野蓬蒿四两 野菊花四两 五爪龙三两 马鞭草一两五钱 用老酒十五斤，袋贮药悬于酒内，封口，煮三炷香为度，取起，水顿②一伏时③，初服尽醉，出汗为效，后随便饮，一料病愈不发。

抬头草膏 治瘰疬已破者。

五抬头草不拘多少，清水煮烂，去草，止用汁，熬成膏，去火毒，每膏一个，加麝香二厘，贴上一个，不必再换，其核自出而愈。

六神全蝎丸 治多年瘰疬，百治不愈，服此药七日全愈。

全蝎三两，焙干，去足匀 白术炒，三两 半夏一两 白芍四两 茯苓四两 炙甘草五钱 共为末，油核桃肉捣为丸，绿豆大，每日二服，清晨服一线五分，晚服一钱五分，火酒送下，看人大小，加减服之，甚妙。

黄白僵蚕散 治瘰疬疮破，久不收口。

人参三钱 黄芪五钱 当归三钱 厚朴一钱 桔梗一钱五分 白芷一钱 僵蚕一钱 水煎服。

臁疮膏药方 治内外臁疮。

白蜡一两 松香一两 铜绿五分，为末 猪油二两 乳香一钱 轻粉为末一钱 先将猪油熬去筋，入松香、乳香捣为膏，隔纸药，先将油纸照疮口略大，以针刺数百孔，后摊膏药，将纸背贴在疮口上，不须一日即愈。其疮先用葱一株，煎汤洗净脓血，后贴膏可也，一日换一个，神验。

杏霜丹 治臁疮，经年累月不愈者。

杏仁去皮、尖，纸压去油，取霜五钱 轻粉五分 黄柏炒末，一钱 将猪脊髓捶和匀，先取黄柏数钱，煎水洗疮口干净，然后将药敷上，外以绢包之，三四日疮即愈。

敛疮丹 岐天师传。治臁疮不敛。

马屁勃一两 轻粉一钱 三七根末三钱 各为细末，先用葱盐汤洗净，拭干，以前药末敷之即愈。

---

① 甚 原作"交"，义晦，依前后文例当作"甚"，今改。

② 顿 放置。

③ 一伏时 即一昼夜。

化疠仙丹　仲景公传。治湿热变化疠风，即大麻也。

玄参三两　苍术三两　苍耳子一两　蒲公英一两　桔梗三钱　金银花二两　水煎服，每日作一服饮之，不消一月而愈。

三白膏　治内外臁疮。

白芷六钱　白蔹六钱　白芨六钱　当归六钱　黄连六钱　黄柏六钱　厚朴六钱　五倍子六钱　雄黄六钱　没药六钱　血竭六钱　海螵蛸六钱　黄丹飞，六钱　乳香二钱　轻粉一钱　已上各为末，香油熬熟，调成膏贴之，外用布包定，有脓水去之，常洗，药水内加盐洗之，效。

红潮散　治湿毒臁疮。

红萝一个　真轻粉三钱　潮脑一钱　共捣烂，填满疮内，外用布包定，七日开看，疮平而愈。

止痒散　治有虫痒臁疮。

活虾膜一个，剥去皮，乘热贴之，连换二三次，其虫自出。负方加麝香三厘，擦在皮上贴之。

隔纸膏　治久远臁疮，顽疮结毒。

龙骨二钱　血竭五分　轻粉五分　冰片一分　阿魏二分　乳香一钱　没药一钱　麝香一分　黄丹水飞，一两　生芝麻一合，捣末香油三两　先将丹、油、芝麻熬数沸，从下细药，临起方下冰片、麝香搅匀，用甘草煮油纸，两面扎孔贴之，效。

潮脑膏　治血风疮，一宿见效，三月全好。

黄连一两　白芷五钱　轻粉三钱　川椒三钱　潮脑二钱　共为细末，用熟菜子油，稠摊在一个大碗底上，倒合，将瓦高支，用艾四两，揉作十个团，烧熏底，上药如油干，再添油拌，再熏，必待艾尽，乘热搽在患处，外用油纸、草纸包之，次日即消，不过三月，神效。

贝母散　治活人面疮。

贝母五钱，为细末，用醋调稀，填入人面疮口内，令满塞之，次日即愈，如少愈，再填，不过三次全愈。

更有死人面疮，虽有口眼，人面俱全，奈不能动，不能食物，故名死人面疮。待人家有死人，装棺材钉钉时，钉一下，将疮用手指按一下，男用女按，女用男按；如按二下，问患人一声：疮好了？患人即答应一声：好了，好了。等钉定声止则止，即愈。

雄黄散　治秃疮，有虫作痒痛者如神。

雄黄一钱　水银一钱　轻粉五分　烟胶五钱　枯矾五分　上为细末，用隔年腊月猪脂油调搽，或马脂油更妙。

戊油膏　治多年不好秃疮如神。

番木鳖子不拘多少，用油煎枯，去木鳖子，加真轻粉一钱、枯矾三分，一上即愈。

三黄膏　治杖疮神效。

生大黄三两，为末　樟脑一两五钱，研末黄丹三两，水飞过　黄香三两　生猪油三两将猪油熬熟，入余药化为膏，一大个贴棒疮上，外用布缠紧，神效。

卫心仙丹　岐天师传。治受屈棒，恶血奔心。

大黄三钱　当归一两　红花三钱　桃仁三十粒　生地一两　丹皮三钱　木耳三钱　白芥子二钱　水煎服，一剂即恶血散。

白蜡膏　专治杖疮神效。

真白蜡一两　猪骨髓五个　潮脑三钱共入铫内熬成膏，用甘草煮油纸摊贴，神效。

活血红花汤　棒疮煎药。

红花一钱　苏木一钱　山栀子一钱　黄柏一钱　白芷一钱　黄芩一钱　桂皮三钱　芍药三钱　川芎二钱　甘草一钱　桃仁十四粒　当归五钱　乳香一钱，去油　没药一钱　研细，用酒二大钟煎熟；次入童便一钟，再煎数沸；次入池香、没药，一滚就起就服，神效。

又，**盖体汤** 仙传。治杖疮神效。

木耳二两 丹皮一两 苏木五钱 小蓟五钱 水煎服。

护心仙丹 仙传。外治作膏贴之。

大黄一两 没药三钱 白蜡一两 松香五钱 乳香三钱 骨碎补五钱 当归一两 三七根三钱 败龟版一两 麝香五分 各为细末，猪板油一两，将白蜡、松香同猪油在铜锅内化开，将各末拌匀为膏贴之，油纸布包。轻者一个，重者二膏足矣，夹棍不须四膏，神效。

胶粉散 治燕窝疮。

烟胶一两 燕窝土三钱 轻粉一钱 枯矾五分 共为末，熟油调搽患处，神效。

胶胡散 治羊胡子疮。

烟胶五钱 羊胡须一撮 轻粉一钱共为末，湿则干搽，干则油调，搽上即愈。

又方

胆矾二钱 瓜蒌壳烧灰，一钱 儿茶一钱 柏末五钱 共为细末，敷上，收口神效。

鬼代丹 《准绳》。主打着不痛。

无名异 没药 乳香各研 地龙去土 自然铜醋焠，研 鳖子去壳 上为末，蜜丸如弹大，温酒下一丸，打不痛。

冰疏散 治纽扣风。

硫黄一两 樟冰二钱 川椒二钱 生矾二钱 共为末，先用白萝卜一个，挖空其内，将药填满后，将原皮盖之，湿纸包三四层，灰火煨半时许，待冷取开，同热猪油调，搽之愈。

胶香散 治胎毒疮。

轻粉一钱 白胶香三钱 大风子肉十五个 烟胶二钱 上为末，用煎鸡蛋黄调，搽上即痒，加枯矾五分甚效。

草牛散 治癞头胎毒。

蜗牛十枚，捣烂 生甘草末五钱 同捣，火焙干，麻油调，敷头上，三日即全愈。

胶髓膏 治恋眉疮。

轻粉一钱 川椒末五分 烟胶一钱 上为末，将猪髓入铫内，煎熟末，调搽上即愈。

腊脂膏 治肺风疮。

大风子肉二十个 木鳖肉二十个 轻粉五分 枯矾五分 水银一钱 上研末，用腊肉猪脂调，搽于面上；一夜即愈。

杏黄散 治赤鼻、酒、粉疵。

硫黄五钱 杏仁去皮及双仁者，研烂取二钱 轻粉一钱 各研匀，临卧时，用萝卜汁调，敷赤处，七日愈，贴粉疵一夜，次早洗去，一日即愈。

二粉散 治妇女面生粉花疮。

定粉五钱 轻粉五分 枯矾三分 为末，用菜油调，溶于大瓷碗底内，匀开；次用蕲艾一两，于炭火上烧烟，熏于碗内粉，待艾尽力度，覆地上，出火毒，逐早搽面即愈。

裙边疮，即臁疮也，仲景夫子传。

白蜡三钱 松香五钱 轻粉三分 黄丹五钱 铜绿五分 猪板油生者，一两 冰片一分 各为细末，同猪油捣干下为膏，先用油纸如疮口大，针刺眼孔数百，摊纸上，将无药一边贴疮口上，以箬①包之，一日一换。未贴前，葱一条煎汤洗之，连用五个即愈，虚用八珍汤。

大风膏 治裙边疮，一名裤口风疮。

大风子一百个 枯矾五分 川椒末一钱 轻粉一钱 用真柏油调搽即愈。

痔漏验方 治痔漏多年不愈，及痔漏肠② 风下血者皆验。

－－－－－－－－

① 箬 笋皮。
② 肠 原作"胀服"二字，义晦，今据聚贤堂本、纬文堂本改。

龟版四两，麻油炙黄　鳖甲四两，酥油炙脆
穿山甲一两，土炒　刺猬皮一个，炙黄　白
茯苓一两　地榆皮一两　金银花一两　归尾
一两，酒洗　槐花一两　黄牛角腮骨一两　削
筋，酥酒炙酥　牡蛎一两　马兜铃一两五
倍子一两五钱，炒黑　象牙末五钱　白术五钱
炙甘草三钱　键猪前蹄嫩肉炙，一两枳实
一两，火炒　推车郎①七个，炙去羽毛黄连一
两，酒炒黑　各为细末，用鳗二条，重一
斤，煮烂去骨，加白面少许，同捣为丸，
每日早、中、晚服三四钱。忌房事、椒、
蒜、一切发物，重者一料全愈。

世传方　治痔漏。
冰片一分五厘　麝香五厘　蜗牛一个，连
壳捣碎，入前药　加熊胆一分，用井水化开，
三味入水内，用鸡翎拂痔上，数次即止
疼。忌生冷、鱼腥、煎炒。阴漏不治。

护漏汤　林天繁传。
用尿蛣蜋一个焙脆，为末，以饭粘展
成条，先将猪鬃探管之浅深，然后将此药
条条入管内，其管即退生肌矣，神验。

补漏丹　长桑公仙人传。治痔漏。
大龟一个　茯苓八两　羊后蹄爪壳一
对　鳖甲一两，醋炙　槐米二两　薏仁三两
瓦葱大者，一二条　白术土炒，三两　神曲三两
先将各药为末，先将龟用绵纸同各末包
好，一日则龟必死矣，如未死，又将药末
同包好，以死以度；取出，火炙为末，同
药末为丸，每日临时白滚水送下三钱，不
必半料全愈。水湿去而毒气自散，漏疮自
愈，何用刀针挂线哉？

青苔散　仲景夫子传。治湿热成痔
作漏。
青苔三钱　羊后爪壳三付　人参一两
白术三两　茯苓三两　白芷二两　槐米一两
米饭为丸，每日服一钱，二月即消管。

全生丸　祖传。治多年痔漏如神。
白芷四两　槐子四两　穿山甲陈壁土

炒二两　僵蚕炒，四两　蜈蚣二条，炙　全蝎
去足勾，炒，净二两　黄陈米煮饭，捣为丸，
每日服三钱，白滚水下，服完漏管自消，
不用刀针挂线之多事，真神奇也。忌房
欲、鹅肉，茄地上终身不可行走。

太仓公方　治痔。
皮硝三钱　瓦葱三条　青苔一钱　煎汤
洗之，一连洗七日全愈，阴囊湿与腿湿，
俱以此方洗之，神效。

无花汤　洗痔，效。
无花果叶煎汤熏洗，止痛甚效。

乳香膏　专贴痔漏如神。
茱萸二钱　白芨二钱　白蔹二钱　黄连
二钱　黄柏二钱　当归二钱　黄丹二钱　乳
香一钱　轻粉三分　冰片少许　香油四两，
用柳枝煎枯，入药煎枯，滤净，再数沸，
入黄丹，次乳香、轻粉，搅匀，次入冰
片，用瓷罐收贮。用薄油纸甘草煮之，揉
攘摊贴，先洗次贴，生肌长肉止痛，
甚妙。

南阳张真人方　治痔漏。
人指甲瓦上炒，八钱　槐花炒黄，八钱
人脚趾甲瓦上炒，二两　牛脚毬②一付，用前
蹄　蝉蜕炒干，一两　壁虎三条，瓦对合炒，两
头封固，火逼干　穿山甲一两，土炒　蛄蚰七条
地榆六钱　防风一钱　枳壳一两，炒　黄柏四
钱，盐酒炒　甘草四钱　俱为细末，每早三
钱，午刻二钱，夜二钱五分，俱用生酒送
下。忌椒、姜、牛鸡鹅肝肠、酒糟、烧
酒，尤忌房事。

护痔散　护痔外好肉。
白芨　大黄　黄柏　苦参　寒水石
绿豆粉各等分　为细末，熟调涂好肉
上，妙。

槐角丸　治痔漏下血。

---

① 推车郎　即蜣螂。
② 毬　踘也。即胼胝体。

槐角二两　当归一两　防风一两　枳壳一两，炒　黄芩一两，酒浸炒　地榆五钱　上为末，酒糊丸，桐子大。每服五六十丸，空心，酒或白汤送下，效。

槐荂散　治肠风痔漏下血有验。

槐荂炒，六分　生地黄酒拌蒸，六分　青皮六分　白术六分　炒荆芥六分　川芎四分　升麻一钱　当归酒浸，一钱　各为末，每服三钱，空心米饮送下，煎服亦妙。

水沉膏　治时毒暑疖。

白芨不拘多少，为细末，用水沉底，去水，将药敷在疮周围，纸盖，如干，再水润之。

药线方　治齿踞如神。

用芫花皮作线，系根一二日自落，如未落，以刀去之，以银热烙之，其血即止，最妙。

张真君传异方　治顽癣。

虾蟆一个，口内入雄黄一钱，外用苎麻扎住，火烧死，存性，研末　麝香一分、冰片三分、轻粉一钱、好茶叶三钱，再研为细末，油调搽①上，觉少痛即肿起，无惧，三日平复如故，而顽癣脱落矣，遍身不可一时并搽，愈了一处可也。

顽癣方　治白壳疮，即顽癣。

羊蹄根、枯白矾，捣汁，入米醋少许调，搽之，一二次效。

岐天师传方　治牛皮癣。

杜大黄根鲜者一两　捣碎，日日擦之，擦至十日之后，用冰片三分、麝香三分、楝树根一钱、蜗牛十八个、白矾二钱、生甘草一钱、蚯蚓粪五钱，各为细末，捣蜗牛内敷之，一月即全愈，至神之至。

陀僧散　治汗斑如神。

蜜陀僧细末，三钱　白砒一钱　枯矾五分　硫黄二分　羊蹄根汁对半调搽，一次即黑，二次即愈。

丁香散　治鼻齆神验。

苦丁香七个　枯矾五分　轻粉五分　将鼻中瘜肉针破，用此药末点搽即愈。

化瘜丹　治鼻齆、鼻痔。

雄黄五分　枯矾五分　苦丁香三钱，鲜的，取汁　上末调稀，搽在患处，妙。一方加轻粉、细辛、犬胆调。

粉香生肌散　治嵌指甲伤。

轻粉一钱　乳香一钱　没药一钱　黄丹二钱，微炒　赤石脂五钱　寒水石三钱，锻　各为末，湿则干搽，干则油调，最妙。

槐花汤　治鹅掌风。

槐枝花熬煎汤，以手熏之，及热后，将瓦松擦之，过一会，以水洗之，又熏又擦，每日三五次，不过三二日全愈，神速，瓦松无有，用瓦草亦效。

又方

朴硝末，三钱　桐油调匀，涂入患处，火烘之，不二次，妙。

硫糕丸　疥疮多年，治不效，一家数口俱害，多致瘦弱，不必搽药，止服此药，甚效。

硫黄精明的，一两　为细末，用米糕为丸，桐子大，共三两重。上体疥多食后，荆芥汤送下五六十丸；下体疥多食前下，一人要服硫至一两，必效。

伯高太师方　治疥疮。

茵陈蒿一两　苦参一两　煎水一锅，略冷，洗之立瘥。

归防汤　世传。治表消疥疮煎药，神效。

当归二钱　防风一钱　苍术一钱　川芎一钱　生地一钱五分　荆芥一钱　苦参一钱　甘草三分　赤芍一钱　连翘一钱　白芷八分　清水煎，十服为度。

---

① 调搽　原作“搽调”，今据聚贤堂本、纬文堂本、江东书局本乙转。

黄① 水疮② 治小儿黄水疮，湿热结于皮上也。仲景公传。

石膏—两　雄黄—两　各研细末，砂锅煎汤，候冷洗之，一日即愈，神方也。以五苓散内治亦佳。

---

① 黄　原作"苍"，字之误，今改。
② 疮　此下疑脱"方"字。

卷 十 六

奇 方 下

雄黄灯 治坐板疮。

用旧青布一条，如二指阔，以雄黄末一钱，油调入布内，为拈子，灯上点着，吹灭，以火头热触于疮头痒处，不过一二次即愈。

苋萝散 治坐板疮甚验。

马齿苋一把，即灰苋 萝种一枝 各为末，掺患处立愈。并治诸疮出水，敷之俱妙。

又方

用砖一块烧热，硫黄末一钱，铺于砖上，以好醋沃之，以布一方垫之，令坐于疮上，烙之更妙。

世传。治**坐板疮方**。

轻粉二钱 石膏飞过，六线 共为细末，灯油调，上一二次即愈。

张真君方 治大麻风。

苍术一斤 苍耳子三两 各为末，米饭为丸如梧子大。日三服，每服二钱，服一月即全愈。无忌，止忌房事三月，犯则不可救矣。

白鹿洞方 治大麻风，眉毛脱落，手足拳挛，皮肉溃烂，唇翻眼绽，口歪身麻，肉不痛痒，面生红紫之斑，并治如神。

大风子肉四两 明天麻四两，酒浸 川防风去芦，四两 汉防己四两 大何首乌四两，忌铁 好苦参净，四两 川当归净，六两，酒浸 赤芍药六两 白菊花四两 香白芷四两，酒浸 大川芎二两 独活二两 山栀仁二两，炒 连翘净，二两 白苏二两 黄薄荷二两 金头蜈蚣炙，去头足，二两 全蝎三两，洗去盐、足 僵蚕炙，去足，六两 蝉蜕去足，六两 穿山甲二两，烧 蕲蛇八两，酒浸，焙 狗脊四两，去毛，酒浸 共为末，酒糊为丸，桐子大。每服七八十丸，空心，好酒送下，临卧再一服。忌气怒、房事、油腻煎炒、鸡、鱼、虾、蟹、芋头、山药、糟鱼、肉鹅、生冷、春酸食、冬冷物，然冬月亦不可烘火，止宜绵暖，净室坐定，保守性命，节饮食，断妄想。如服药时，宜仰卧，令药力遍行有功。如不守禁忌，徒劳心力，亦无效也。服此药，止宜食鸭、鲫、牛肉，俱当淡食。

秘传漆黄蟾酥丹 治大麻风疮。

鲜螃蟹四斤 真生漆一斤 真蟾酥二两 真雄黄二两 先将瓷坛装蟹，次入漆封口，埋在土中，二七日足，方取开看，二物俱化成水，去滓净，将水入锅，慢慢火煮干，焙为细末，方入雄黄、蟾酥二味末，搅匀，瓷罐收之。每日空心、临卧各一服，好酒送下一二钱，不过一月，其疮全好除根，妙不可言。治大风如手取之妙。况所费不多，莫轻忽修合，亦勿妄传非人，秘之。

洗大风方

用苍耳草煎汤，少加朴硝，浴之更妙。

生眉散 治大风，生眉毛。

皂角针焙干 新鹿角烧存性，各等分 为

细末，姜汁调涂，一日搽一二次，不数日
眉即生矣。

片根散　治喉闭乳蛾。

冰片二分　雄黄一钱　山豆根一钱　儿
茶一钱　青硼五分　枯矾五分　共为细末，
吹之如神。

太仓公蜂房散　治喉痹肿痛。

露蜂房烧灰，一分　冰片二厘　白僵蚕
一条　乳香二分　为细末，吹喉即安。

仓公壁钱散　治喉生乳蛾。

壁钱七个　白矾三分　冰片一分　儿
茶三分　各为末，包矾烧灰，为细末，竹
管吹入喉，立愈。

救喉汤　岐伯天师传。治双蛾，喉大
作痛，口渴求水，下喉少快，已而又热，
呼水，此乃缠喉风也，乃阴阳二火并炽，
上冲作祟。

射干一钱　山豆根二钱　玄参一两　麦
冬五钱　甘草一钱　天花粉三钱　水煎服。
倘服之而药不能下喉者，刺少商穴，尚欠
亲切，用刀直刺其喉肿之处一分，则喉肿
必少消，急用吹药开之，吹药方名启
关散。

启关散

胆矾一分　牛黄一分　皂角烧灰末，一分
麝香三厘　冰片一分　为绝细末，和匀，
吹入喉中，必大吐痰而快，可用汤药矣。

化癣神丹　治喉生癣疮，先痒后痛，
久不愈者。

玄参一两　麦冬一两　五味子一钱　白
薇一钱　甘草一钱　鼠粘子一钱　百部三钱
紫苑二钱　白芥子二钱　水煎服，先服六
剂，再服润喉汤全愈。

仓公治喉癣方

百部一两　款冬花一两　麦冬二两　桔
梗三钱　各为细末，蜜炼为丸，如芡实
大。衔化，日三丸，一月虫死癣愈。

润喉汤

熟地一两　山萸四钱　麦冬一两　生地
三钱　桑白皮三钱　甘草一钱　贝母一钱
薏仁五钱　水煎多服，数十剂必愈。久则
加肉桂一钱，更为善后妙法。

伯高太师传方　治指上生天蛇头疮。

蜈蚣一条　麝香半分　白芷三钱　共为
末，烧烟熏之即愈。

雄黄解毒散　治天蛇毒疔，初起红肿
发热，疼痛至心。

雄黄二钱　蟾酥二分，微焙　冰片一分
轻粉五分　为末，新汲水调涂，纸盖，日
用三次，极效。

解蛇油　治蛇窠疮，生于皮毛作痛，
并治诸恶疮。

川蜈蚣不拘多少，入真香油，瓷瓶收
贮，搽之，不二次即愈。

治蜘蛛疮

先用苎麻丝搓疮上，令水出，次以雄
黄、枯矾等分，末，干掺之，妙。

秦公传方　治杨梅风毒。

土茯苓三斤　生黄芪一斤　当归八两先
用水三十碗，将土茯苓煎汤三碗，取黄
芪、当归拌匀，微炒，干磨为末，蜜为
丸。每日白滚水送下三钱，一料即全愈，
新病二料全愈，不再发。

刘氏经验方　《纲目》[1]。治杨梅
毒疮。

胆矾　白矾　水银研不见星为度，等分入
香油、津唾各少许，和匀，坐帐内，取药
涂两足心，以两手心对足心，摩擦良久，
再涂再擦，尽即卧，汗出或大便去垢、出
秽涎为验。每上次强者用四钱，弱者二钱，
连用三日，外敷疏风散，并澡洗。

世传。**治杨梅疮**。

皂角刺七根　杏仁去皮、尖，七个　肥
皂子去壳取肉，七个　僵蚕真的，七个　蝉蜕七

---

① 纲目　即《本草纲目》，明·李时珍撰。

个，去爪、翅 红花五钱 当归尾一两 土茯苓八两，瓷瓦刮去皮土，木器捶碎 以上共一处，用砂锅一个，井、河水各三碗，煎至三碗，早、中、晚各服一碗，服二十剂全愈，永无后患，忌茶叶酸碱。

全阳方 治前阴烂落。

金银花半斤 黄柏一两 肉桂二钱 当归三两 熟地二两 山茱萸三钱 北五味一钱 土茯苓四两 水五大碗同浸，干为末，每日滚水调服一两，服完，前阳不烂，如烂去半截者，重生。

土茯苓汤 治杨梅结毒，林中丞传。

土茯苓二斤，竹刀去皮 雄猪油四两，铜刀切碎 没药二钱 初次水七碗，煮四碗；二次水四碗，煮二碗；三次水二碗，煮一碗。共七碗，去渣并油，将汤共盛瓷钵内，露一宿，次日作三次温服。忌茶、酒、油、盐、酱、醋、鸡、鱼、鹅、鸭、海味等物、只吃大米饭、蒸糕，滚水下，余物一切不可用，三七日全愈。

末药方

防风五钱 荆芥五钱 何首乌五钱 苦参五钱 花粉五钱 肥皂子白肉二两五钱，炒 上为细末、用煎开土茯苓猪油、加末药二钱同煎。

鬼真君传方 治杨梅疮。

黄芪五两 生甘草一两 土茯苓四两 茯苓五两 白术五两 当归五两 大黄八钱 石膏五钱 水十碗，煎二碗，分作二次服，二剂毒自从大便出。倘痘疮已出，而杨梅未生，急加入大柴胡三钱，同上药煎服，二剂亦愈。盖疮因虚而得，自当治其虚，而加之去毒之品，自然奏功如神。奈世人以败毒劫之，而忘其补法，所以夭人性命也。

风藤散 治结毒。

人参 当归 赤芍 角刺 木瓜 木通 甘草 白芷 生地 皂子 花粉 金银花 白鲜皮 薏苡仁 青风藤 各等分，每剂五钱，加巴蕉根四两、土茯苓四两，水四碗，煎至三碗，一日二次服之。重者只三剂而愈，如神、不拘新旧俱妙。

张真君方 治结毒，鼻柱将落，立可全之。

人参二两 麦冬三两 金银花三两 苏叶五钱 桔梗一两 生甘草一两 水五碗，煎一碗，一剂即闻香臭而不落矣。盖杨梅之毒，虽是毒气结成，然亦因虚极致之，故用人参、麦冬诸补气血之药于散邪解毒之内，所以奏功如神也。

不疼点药

真轻粉一钱 杏仁皮一钱 松花一钱 冰片三分 共为末，鹅胆汁调搽即愈。

治杨梅痘疮方

真轻粉三分 冰片二分 儿茶五分 黄柏末二钱 上口鼻用川椒汤漱洗搽之，在下用止根汤洗熏毕，搽之如神。

茰床散 《准绳》。治肾脏风，痒不可当。

吴茱萸 蛇床子 等分，煎汤洗之，神效。

五根汤

葱根一两 韭菜根一两 槐根一两 地骨一两 土茯苓一两 煎水，先熏后洗毕，点前药，效。

张真君方 治痘疮。

儿茶 珍珠 镜锈各二钱 轻粉五分 牛黄三分 血竭三分 冰片三分 各为细末，先水洗净，后掺药，神效。

秦真人方 治痘疮。

儿茶一钱 黄柏炒，一钱 水银半分 轻粉一分 生栀子五分 冰片三厘 各为细末，以不见水银为度，敷在患处，数次即愈，再用后药：

金银花一两 当归五钱 蒲公英五钱

生甘草二钱　水煎空心①服，内外合治，尤易愈也。

伯高祖师方　传治玉茎疮烂。

丝瓜连子捣汁，和五倍子末、蚯蚓粪，焙干，香油调，擦之神验。

胜金散　《准绳》。治下疳溃烂疼痛。

黄连五分　黄柏五分　轻粉五分　银朱五分　儿茶五分　冰片一分　为细末，香油调搽。

齿罅疮方　齿时有伤，成疮作痛。

用生肌散，将旧棉花托一二分，入罅内，过夜即愈，或捣饭内，塞之亦妙。生肌方载在前。

玉粉散　治胎毒湿皮疮。

滑石桂府粉包，一两，水飞过　甘草三钱　冰片二分　共为细末，掺之疮上即愈。

《杂兴》②汤　邓笔峰③传。治杨梅毒疮。

冷饭团二两　五加皮三钱　皂角子三钱　苦参三钱　金银花一两（世错用一钱，今改正）　好酒煎，日一服，一月全愈。忌铁器。

刘奇奴散　《准绳》。治便毒。

刘寄奴　王不留行　大黄　金银花　木鳖子　上等分，酒水煎，露宿一夜、五更服。

又方　治便毒初起。

射干二寸　生姜如指大捣细上取顺流水，煎微沸，服之，以泻为度。

消毒散　《准绳》。治便毒初发，三四日可消。

皂角针　金银花　防风　当归　大黄　甘草节　瓜蒌仁　各等分，上剉咀，水酒各半，煎，食前服，频提掣顶中发，立效。

化鱼汤　仲景真人传。治结成便毒鱼口。

大黄一两　金银花五两　蒲公英五钱

归尾一两　荆芥三钱　水二碗，煎一碗，服二剂即消。

化毒救生丹　张真人传。治头面无故生疮，第一日头面重如山，二日即青紫，三日身亦青紫，服春药而毒发于阳者，第一日即用此方可救。

生甘草五钱　金银花八两　玄参三两　蒲公英三两　天花粉三钱　水十余碗，煎四碗，日三次服，可救，否则一身尽青而死。

蜗膏水　仲景夫子传。治头上生疮作癞，或胎毒成癞头。

蜗牛十条　生甘草三钱，为末　冰片三分　白矾一钱　盛在瓷碗内，露一宿，蜗牛化为水，鹅翎扫头上，三日愈。

黄水疮方　仲景夫子传方，更妙。

蕲艾一两，烧灰存性　为末。痒加枯矾五分，掺上即愈。

又方

雄黄末二钱　砂罐内熬，水洗之即愈，神效。

柏对散　治三焦火盛，致生火丹作痒，或作痛，延及遍身。

侧柏叶炒黄，为末，五钱　蚯蚓粪五钱　黄柏五钱　大黄五钱　赤豆三钱　轻粉三钱　共为细末，新汲水调搽。

枯瘤方　治瘤初起成形未破者，及根蒂小而不散者。

白砒一钱　硇砂一钱　黄丹一钱　轻粉一钱　雄黄一钱　乳香一钱　没药一钱　硼砂一钱　斑猫二十个　田螺大者，去壳，三枚，晒干切片　共研极细，糯米粥调，按捏作小棋子样，晒干。先灸瘤顶三炷，以药饼贴之，上用黄柏末水调，盖敷药饼，候十

---

① 心　原无，今据聚贤堂本、纬文堂本、江东书局本补。
② 杂兴　即《卫生杂兴》，邓笔峰撰，已佚。
③ 邓笔峰　名才，生平居里未详。

日外，其瘤自然枯落，次用敛口药。

秘传敛瘤膏　血竭一钱　轻粉一钱　龙骨一钱　海螵蛸一钱　象皮一钱　乳香一钱　鸡蛋十五枚，煮熟，用黄熬油一小钟　以上各为细末，共再研，和入鸡蛋油内，搅匀，每日早晚，甘草汤洗净患上，然后鸡翎蘸涂，膏药盖贴。

阴户疳方　治阴户作痒作痛，生疳生虫。

猪肝一具，切长条　雄黄二钱　枯矾五分　轻粉一钱　将肝条水滚一二滚，取出，蘸药均，入阴户内，一二时再换，不三五次，虫出即愈。

护阴丹　治阴外中生疮。

桃仁三两，捣烂　蛇床子为末，一两　绢绫做一长袋如势大，泡湿，将药装入袋中，纳入阴户内，神效。

止痒杀虫汤　仲景夫子传。妇人了中生疮长虫，痛痒难受。

蛇床子一两　苦参一两　甘草五钱　白薇五钱　水五碗，煎二碗，将阴户内外洗之。另用绫一尺，缝如势一条，将药渣贮于中，乘湿纳于阴之内，三时辰虫尽死矣。内用小柴胡汤加栀子三钱、苦楝根三钱、茯苓五钱，煎服，不服亦得。

完体续命汤　岐天师传。救杀伤而气未绝，或皮破而血大流，或肉绽而肠已出，或箭头入肤，或刀断臂指，死生顷刻。

生地三两　当归三[1]两　麦冬三两　玄参三两　人参二两　生甘草三钱　三七根末五钱　续断五钱　地榆一两　乳香末三钱　没药末三钱　刘寄奴三钱　花蕊石末二钱　白术五钱　水煎调末服，上剂口渴止，二剂疮口闭，三剂缝生，四剂全愈矣，真神奇之至。

补血救亡汤　伯高太师传。救杀伤危亡诸症。

玄参二两　生地四两　黄芪四两　当归二两　地榆四钱　荆芥炒黑，五钱　木耳二两　败龟版二个　水二十碗，煎汁五六碗，恣其酣饮。盖刀刃之伤，必大流血，无不渴者，饮水有立刻亡者，其饮此汤则渴止，而疮口亦闭，又无性命之忧，真神方也。

芨膏散　《济急方》。治刀斧伤损。

白芨一两　石膏煅，一两　为细末掺之，亦可收口。

治刀伤损骨　止有皮连者。

生明矾一钱　生老松香一钱[2]　研极细，放于布包，止以药裹，即止痛生肌。钱又选传。勿令水风犯之。

金刀伤方

用小猪揪出来肠子一条，陈石灰二两，苎叶一两，龙骨三钱，共捣烂作饼，干为末，搽之，即止血合口。

又方

端午日采百草，捣烂取汁，拌古石灰内藏之，干则研为细末，掺伤处，即止血、止痛、生肌，且无瘢痕。

岐伯天师传方　治金疮。

陈年石灰四两　三七根二两　各为末，敷上即止血生肌。

又传方　治金疮出血，又可治脚缝出水。

花蕊石研末　三七根末　硫黄末　各等分，和匀再研，敷上即合，仍不作脓，又止痛止血如神。

《永类钤方》　治金疮出血不止。

紫苏叶　桑叶　同捣，贴之自止。

火烧疮方

黄蜀葵花不拘多少，去蒂心净，不用手取，恐手汗污之，真香油浸之，令匀，虽数年更妙，逐年油少添油，花少添花。

─────────

[1]　三　聚贤堂本、江东书局本作"二"。

[2]　一钱　此下原有"各等分"三字，义重出，今删。

搽上立止痛生肌，冰凉自在，任他结痂，不可揭动。就火药烧坏，亦可救，内服泄火毒药更效，亦治汤烫如神。

蚌津散　治汤泡、火烧甚效。

取水中大蚌，置大碗中，任其口开，用冰片二三分、当门麝二三分，研末挑入蚌口内，即浆水流入碗内；再加冰、麝少许，用鸡翎扫伤处，先外而内遍扫，随干随扫，凉入心脾，便不痛而愈。如所扫之处不肯干，必溃烂，将蚌壳烧灰存性，为末，入冰、麝少许，掺之，妙。

太仓公方　治汤火神效。

井中青苔研烂，敷汤火伤灼疮上，立止痛而愈。

秦真人方　治汤火伤。

大黄—斤　古石灰八两　滑石四两　各为细末，麻油调敷患处，即止痛生肌，且无瘢记。

冻疮方　治冻疮破烂。

不拘手足、面上冻疮成疮，痒痛不一者如神。用麻雀脑子涂之，立瘥。猪脑子加热酒洗，更妙。

又方

干狗粪白者，烧灰存性，为绝细末，麻油凋敷，数次即愈。

箭镞疮方　治毒箭及箭狱入骨，不能得出，即不要拔动，恐其骨伤。

用巴豆一粒。炮去皮壳，勿焦，活蝼蛄一个，同研烂，涂在作处，须臾①痛定微痒，极难忍之时，方可拔动，取出镞，立瘥。

又方

取数年陈腌腊猪腿肉骨头，火炙，取骨内之油，鸡翎将骨油扫在箭伤之处，必痒不可当，少顷，其箭头必透出。

张真君六神散　治折伤最验。

当归五钱　续断五钱　骨碎补五钱　牛膝五钱　桃仁五钱　金银花五钱　黄酒二

碗，煎一碗，空心服，不拘轻重，服数剂永无后患。

仓公方　治骨伤折痛。

用葱一斤，捣烂，入乳香一两，同捣匀，厚封伤处，立止痛。

太仓公传方　治跌扑经月，瘀血作痛。

水蛭炒黑，研碎，二钱　当归—两　桃仁十四粒　赤芍五钱　水煎服，一剂即止痛。

定痛散　治跌打损伤，骨折疼痛等症。

麻黄烧存性，一两　头发灰—两　乳香五钱　共为细末，每三钱，温酒调服，立瘥。

葛真君传方　稚川②。治跌伤神效。

灼过败龟—个　大黄—钱　生地五钱　树仁二十③个　红花—钱　归尾三钱　一服即止痛。

歧天师全体神膏　治接骨神效。

当归二两　生地二两　红花二两　续断—两　牛膝—两　地榆—两　茜草—两　小蓟—两　木瓜—两　人参—两　川芎—两　刘寄奴—两　白术—两　黄芪—两　甘草五钱　杏仁三钱　柴胡三钱　荆芥三钱　皂角二钱　麻油三斤，熬数沸，沥去渣，再煎，滴水成珠，加入飞过黄丹末一斤四两，则为膏，不可太老，再用乳香三钱、没药三钱、自然铜醋粹，烧七次，三钱、花蕊石三钱、血竭五钱、白蜡—两、海螵蛸三两，为细末，乘膏药未冷投入，收匀盛之，摊膏须重一两，再用胜金丹。

麝香三钱　血竭三两　古石灰二两　海螵蛸—两　自然铜末如前制，一钱　乳香—两

---

①　臾　原作"更"，字之误，今改。

②　稚川　东晋医学家葛洪之字。著有《抱朴子》、《肘后救卒方》等。

③　二十　聚贤堂本、纬文堂本、江东书局本作"十"。

没药一两 樟脑一两 人参一两 儿茶一两 三七一两 木耳灰一两 花蕊石三钱 象皮三钱 冰片一钱 地虱一钱 琥珀一钱紫石英二两 土狗十个 生甘草末五钱和匀，以瓦罐盛之，每膏一个，用末三钱掺在上，贴之。重者二个，轻者一个即痊，更奇绝。

止血散 凡刀疮口破裂，血出不止，用此草①之，血即止。

血竭二钱五分 没药五钱 龙骨五花者，二钱，俱另研 灯芯一把 苏木二钱 桔梗五分 降真香四钱，同苏另研 当归三钱 鸡一只，连毛、尿、醋煮②熟烂，捣作团，外以黄泥固济，以文武火煅干，为末，入后药：红花要马头者二钱焙为末。共为细末，每用，干草疮口，以止其血，候干，少将熟油疮上，效。

逐瘀至神丹 岐伯天师传。治跌仆断伤受困。

当归五钱 大黄二钱 生地三钱，再加三钱尤妙 赤芍药三钱 鸹仁一钱 红花一钱 丹皮一钱 败龟版一钱 水一碗，酒一碗，煎服一剂，即可去病。推测手足断折，以杉板夹住手足，扶正，凑合妥当，再用接③骨至神丹为妙。方中再加枳壳一二钱尤佳。

接骨至神丹 岐伯天师传。治接骨如手。

羊踯躅三钱，炒黄 大黄三钱 当归三钱 芍药三钱 丹皮二钱 生地五钱 土狗十个，捶碎 土虱三十个，捣烂 红花三钱 自然铜末 先将前药酒煎，然后放自然铜末，调服一钱，连汤吞之，一夜生合，神奇之至，不必再服二剂，止服二煎可也，必骨中瑟瑟有声，盖彼此合缝，实有神输鬼运之巧。

治破伤风方 用粪堆内蛴螬虫一个，将手捏住脊背，待他口中吐出水来，涂在疮口上，即觉浑身麻木，汗出即活，此神方也。

仓公治破伤风方

蜈蚣研末，二分 麝香半分 擦牙，吐去口涎即瘥。

榆根散 雷公真君方。治虎咬伤，血大出，溃烂疼痛。

地榆一斤，为细末 三七根末三两 苦参末四钱 和匀，凡虎咬伤，急用猪肉贴之，随贴随化，连地榆等三味末掺之，随湿随掺，血④即止而痛即定，奏功实神。

斑猫散 治疯犬咬伤，效如神。

斑猫炒，去足、翅，同米熟 雄黄各等药为细末，温酒调送，神效。去红发说在前

青苔散 伯高真君传。犬咬。

地上青苔，以手抓之，按于犬咬处，即止痛。

治鼠咬疮方

用猫尿洗之搓。取猫尿，以生姜捣烂一撮，敷在猫鼻子上即出。

麝香锭子 治蜈蚣二十七般毒虫咬疮，肿痛不已，神效。

麝香二钱 雄黄二钱 乳香二钱 硇砂二钱 土蜂窝一个 露蜂窝一个，烧灰存性 上为细末，米醋糊为锭子。如遇此等伤疮，磨涂之即瘥；如有恶疮，疼痛不已，亦以此涂之，更妙。

治毛虫咬

以蒲公英根茎白汁敷之，立瘥。

中蜘蛛毒蛇⑤咬疮方

用大蓝汁、麝香、雄黄和之，随愈。

---

① 草 按掭。
② 醋煮 原作"煮醋"，今据聚贤堂本、纬文堂本、江东书局本乙转。
③ 接 原作"折"，今据此下方名改。
④ 血 原无，今据上下文义补。
⑤ 蛇 原无，今据聚贤堂本、纬文堂本、江东书局本补。

人一身生蛛丝，不知人事者，以艾烟熏之，以羊乳灌之，立瘥。

误吞麦芒鲠喉疮方

先以乱丝或绒，扎于如意骨上。如无，则以柳条刮净，以火逼弯如意样，以丝绒扎上，入喉中，上下搅之，待取出芒为妙，后以青黛吹之效。

误吞针钩有线方①

即以汗衫竹节子穿在线上，推的竹节只抵钩子根，以线硬，倒往里推，其钩即出为妙。

治面上恶疮五色方　《药性论》。

用盐汤浸绵，拓疮上，五六度即瘥。

治蚯蚓毒　经验方。形如大风，眉鬓皆落，或身如蚯鸣蚓。

浓煎盐汤，浸身数遍即愈。

治诸疮胬肉如蛇出数寸　《圣惠》。

硫黄一两，同土薄之即缩。

治缠脚生疮　《摘玄方》②。

荆芥烧灰，葱汁调敷，先以甘草汤洗之。

《普济方》　治一切疥疮。

荆芥一两　生地黄半斤　煎汁熬膏，和丸桐子大。每服三十五丸，茶酒任下，一料服完自愈。

《谈野翁试验方》　治妇人面生粉花疮。

定粉五钱　菜子油调泥碗内，用艾一二团，烧烟熏之，候烟尽，覆地上一夜，取出调搽，永无瘢痕，亦易生肉。

孙真人方　治马咬成疮。

益母草切细，和醋炒，涂之。

《千金方》　治毒攻手足，肿痛欲断。

苍耳叶捣汁，渍之，以渣敷之，立效。春用心，夏用叶秋冬用子。

《圣惠方》　治头风白屑。

王不留行　香白芷等分　为末干掺，

一夜篦去。

《肘后方》　治恶疮，痂后痒痛。

扁竹即萹蓄捣封，痂落即瘥。

扫癞丹　《千金方》。治恶疮似癞，十年不愈者。

莨菪子三钱　烧研细末，敷之即愈。

《摘玄方》　治唇裂生疮。

瓦花生姜，入盐少许，捣涂。

鹅掌油　《准绳》。治脚缝烂疮。

鹅掌皮烧灰存性为末，敷之。以桐油涂亦妙。

鱼脂膏　《准绳》。治白驳。

用鳗鲡鱼脂擦驳上，微痛。以鱼脂涂之，一上即愈。

又方

用蛇蜕烧末，醋调敷上，神效。

豆根散　治癣疮。

用山豆根末，腊月猪脂调涂之。

半夏散　俱《准绳》。治一切癣。

上以半夏三两，捣到末，以陈酱汁调和如糊，涂之，两三度即瘥，云用生半夏更妙。

绿云散　《准绳》。治灸疮，止痛。

柏叶　芙蓉叶端午午时采，不拘多少阴干　上为细末，每遇灸疮作疼，水调纸上，贴之，养脓止疼。

去苦散　《准绳》。治蛇伤，解虫毒神效。

五灵脂一两　雄黄五钱　为末，涂患处良久，后灌二钱，神效。

轻粉散　仲景公传。治豚疮痛痒，流水流血。

轻粉三分　萝卜子一钱　桃仁十四个，去皮尖　研为末，擦疮上即愈。

---

① 方　原作"者"，今据原书目录改。

② 摘玄方　又称《叶氏摘玄方》，作者未详。

劝医六则

人生斯世，无病即是神仙。故人能节欲寡过，使身心泰然，俯仰之间，无非乐境。觉洞天丹丘，无以故也。无如见色忘命，见财忘家，营营逐逐，堕于深渊，沉于苦海。忧愁怨恨之心生，嗔怒斗争之事起，耗精损气，而疾病随之矣。苟或知非悔悟，服药于将病之时，觅医于已病之日，则随病随痊，又何虑焉。乃求人之过甚明，求已之过甚拙，而且讳病忌医，因循等待，及至病成，始叹从前之失医也，已无及矣。铎劝世人幸先医治。

人病难痊，宜多服药。盖病之成，原非一日，则病之愈，岂是一朝。无如求速效于目前，必至隳①成功于旦夕。更有射利之徒，止图酬谢之重，忘顾侥幸之危，或用轻粉劫药，取快须臾，未几毒发病生，往往不救。何若攻补兼施，损益并用，既能去邪，复能反正，虽时日少迟，而终身受惠无穷。铎劝世人毋求速效。

病关生死，医能奏效，厥功实宏。世有危急之时，悬金以许，病痊而报之甚薄。迨至再病，医生望门而不肯入，是谁之咎欤？等性命于鸿毛，视金钱如膏血，亦何轻身而重物乎？铎劝世人毋惜酬功。

病痊忘报，俗子负心；病痊索报，亦医生之惭德。盖治病有其功，已报而功小；治病忘其功，不报而功大。要当存一救人实意，不当惟利是图。勿以病家富，遂生觊觎心；勿以病家贫，因有懒散志。养痈贻患，恐吓取钱，皆入恶道。铎劝行医幸无索报。

人不穷理，不可以学医，医不穷理，不可以用药。理明斯知阴阳，识经络脏腑，悟寒热虚实之不同，攻补滑涩之各异，自然守经达权，变通于指下也。否则徒读脉诀，空览本草，动手即错，开口皆非，本欲积功，反致损德。铎劝学医幸务穷理。

医道讲而愈明，集众人之讨论，始可佐一人识见。倘必人非我是，坚持不移，则我见不化，又何能受益于宏深乎？迩来医术纷纭，求同心之助，杳不可多得。然而天下之大，岂少奇人。博采广询，裒获非浅。铎劝学医幸尚虚怀。

---

① 隳 毁也。

跋

　　曾祖远公，自少习举业，以数奇①，屡试辄蹶②。已而出游京师，复不得志，遂究心于医学焉。一日夜深独坐，忽有二老者扣扉而进，衣冠整肃，所与谈皆青囊之术，情意真切，指示详明，盘桓两月余。临别时谓公曰：子可出而救世矣。言旋不见，公始识其为仙子也。由是闭户著书，阐发医理二十余种，所著《素》《灵》《本草》《伤寒》《六气》《外经微言》《石室秘录》《辨证录》《脏腑精鉴》《脉诀阐微》《辨证玉函》等书，付梓行世已历有年所矣。第前所刊者俱系内科，而外科不与焉。不知疮疡之症，其险更甚于内科，尝见世上患疮疡而不救者，何可胜数。要其所以不救之故，皆由于证候不明，治之不得其法耳。今本集所载，其辨证也备而晰，其用法也妙而神，毋论奇名怪症，处万死一生之候，按法治之，无不可转死为生，屡试屡验，诚为有济于民生，有功于后世矣。故特付诸剞劂③，以公海内，庶二仙秘术得以不朽，而先大人著书苦心亦不虚欤。

时乾隆庚戌花朝曾孙凤辉谨跋

---

① 数奇　命运不佳。
② 蹶　败也。
③ 剞劂　刻版印刷。

陈士铎医学学术思想研究

陈士铎医学学术思想研究

陈士铎是清代初期的著名医学家，一生的著述非常多。他上承家学，并广泛访求名医和民间治病经验，通过长期的临证实践，形成了具有鲜明风格的学术思想。在他的著作中，创新思想，最为后世学者称道。今存陈士铎的著作虽然只有八种，但通过对这部分著作的整理研究，仍可以清楚地看出其学术思想的系统性和一贯性。当然，因为陈士铎生活在一个改朝换代的时期，在他著作的形式上和内容中反映出一种反叛思想，致使他的著作大部分亡佚或长期未能刊行，这对研究他的学术思想也带来了一些困难；又因本人水平有限，搜求爬剔之力虽大，研究考证之功却是甚微，这对一代大家的学术研究不免失之空泛。但是，相信读者仍能通过阅读陈士铎的原著而得到教益。今不揣简陋，谨将此次整理研究之所得介绍如下。

一、陈士铎生平

陈士铎，字敬之，号远公，别号朱华子，又号莲公，自号大雅堂主人。浙江绍兴人。其生卒年月已不得详考，正史亦不载。据嘉庆八年《山阴县志》记载："陈士铎，邑诸生，治病多奇中，医药不受人谢，年八十卒。"《辨证录·凡例》中自称："铎年过六旬，精神衰迈，二师传铎之言，愧难强记，恐至遗忘，辨论之处，或多未备，尤望同人之教铎也。"二师传铎之时，据《自序》称是在康熙丁卯秋，

即公元1687年。向上推60年，当明天启七年，即公元1627年。如果这篇《凡例》可信的话，陈氏的生卒年代大约是在公元1627年～1707年。

陈士铎先祖的情况已不能详考。《洞天奥旨·凡例》称："先大父安期公，生平颇好方术，游蜀遇峨嵋山羽士，传有秘方，效验如响，亦登此编。"安期，古仙人名，此则是对先辈的尊称。《辨证录·凡例》称："祖父素好方术，遗有家传秘本，凡有关各症者，尽行采入，以成异书。"《洞天奥旨·自序》称："又虑证多方略，附祖父家传。"又《辨证玉函》王之策序称："陈子为於越世胄，幼抑抱匡济，恒以公辅自命，人亦无不以公辅期之。"公辅，即国家之良臣。由此知陈氏为越地世代名望之家，其祖父素好方术。

陈氏幼习儒术，初为乡间诸生。顺治2年（1645年），清兵攻占南京，福王政权瓦解。1646年清军博洛渡钱塘，陷绍兴，时陈士铎已有二十岁左右。《洞天奥旨·跋》说："曾祖远公，自少习举业，以数奇，屡试辄蹶，已而出游京师，复不得志，遂究心于医学焉。"此跋文乃是陈氏的曾孙陈凤辉所作，时间在乾隆庚戌年，即公元1790年。数奇，即命运不好之意。

陈氏性好游历，常以四海为家。《本草新编·凡例》称："铎少喜浪游，凡遇名山胜地，往往探奇不倦，登眺时，多逢异人，与之辨难刀圭，实能开荡心胸，增益神智，苟有所得，必书笥中。"其所游

历之处，据诸书之《序》所记，南至广西，北至北京等地，晚年又客居川中。《辨证玉函》王之策序称陈士铎"赍志未售，间留心于经世之学，当途者殷勤征聘，争欲延致，后因远陟苍梧，雅慕独秀、栖霞诸胜，偏历幽隐……陈子随有矩鹿之游。"此序作于康熙三十二年。天都，即天子之都。苍梧，在今广西安平县东。钜鹿，今河北省平乡县治内。王之策，事迹未详。卷中题"新安王之策殿扬甫订定"，意王氏当为安徽新安人。

《洞天奥旨》陶式玉序称："吾老友陈远公先生，至诚恺恻，慈悯为心，读书挽道，不得行其志，而客游燕市……远翁前后著书，录二仙真口授之秘，已得八千余纸，业已会梓行都门矣。"此序作于康熙37年，即公元1698年。内称陈氏为远翁，据上《辨证录·凡例》自称康熙丁卯（1687）年时已六十岁，则是年已有七十余岁。

陈士铎前后二次进京，第一次是康熙丁卯（1687）年，第二次是康熙癸酉（1693）年。《洞天奥旨·自序》说："癸酉冬，再游燕市"据王之策《辨证玉函·序》称康熙32年陈士铎秋试入省，正合癸酉冬再游燕市之事。燕市，又称燕京，即今之北京。因其一生好游历，其生平等后人难知其详。如《辨证奇闻》乾隆28年刘浩序中已称"山阴陈远公者，未详其世系，其行身植志，亦不知其奚似。"陈士铎是具反清思想的人，他的好游历，是与此种思想有关。所以，他以道者自居，游历名山大川，访求名人，并与傅青主有密切交往。

二、陈士铎著述考

陈士铎一生勤于著述，据嘉庆八年《山阴县志》记载："著有《内经素问尚论》《灵枢新编》《外经微言》《本草新编》《脏腑精鉴》《脉诀阐微》《石室秘录》《辨证录》《辨证玉函》《六气新编》《外科洞大》《伤寒四条辨》《婴孺证治》《伤风指迷》《历代医史》《济世新方》《琼笈秘录》《黄庭经注》《梅花易数》等。借其所著，多所沦没。"另据《洞天奥旨》陈氏曾孙凤辉乾隆五十五年庚戌（1790年）跋称：陈士铎"阐发医理二十余种。所著《素》、《灵》、《本草》、《伤寒》、《六气》、《外经微言》、《石室秘录》、《辨证录》、《脏腑精鉴》、《脉诀阐微》、《辨证玉函》等书，付梓行世已历有年所矣"。上述这些书中，今存世的只有《石室秘录》《辨证奇闻》《辨证录》《本草新编》《外经微言》《辨证玉函》《洞天奥旨》《脉诀阐微》《辨证冰鉴》，其中，《辨证奇闻》《辨证录》《辨证冰鉴》三种，乃同书而异名者。

已亡佚的书，清以来的书目中未见著录，有没有刻本，已不得详知。其中《脏腑精鉴》一书，见于《辨证录》凡例所引。其中称："岐天师传书甚富，而《外经》一编尤奇。编中秘奥，皆采之《外经》、《精鉴》居多，非无本之学也。"《石室秘录》陈士铎自序说："铎信师之深，退而著述，若《素问》，若《灵枢》，若《六气新编》，若《辨证录》，俱已告竣，计八千篇有奇。"陈氏在《本草新编·凡例》中亦自称"著书甚富"，可惜他的许多书，因流通不广，以致亡佚。

陈士铎所著的这些书，其来源如何？成书的时间以及各书间的关系如何？后世的学者们提出了许多疑问。问题的提出，大致有这样几个方面的原因。一是陈士铎在各书的序和凡例中以及友人的序中，提出其受术于岐伯天师等；二是陈士铎的著作多称"敬习"和"述"；三是陈士铎的著作与今存世的傅山的书有相似之处。

1. 陈士铎的《石室秘录》中有岐伯、张机、吕道人的序，皆为托名之作。这与其他书中的序不同。因为《石室秘录》最为早出，因此，这些人有可能是傅山以及傅山的后代和门人。金以谋的序说："第指迷自吕祖，启函自天师，辨难参订自真人，迹近怪异，或疑其说荒渺为不可据矣，乃吾三复斯篇，立方固奇，而立论甚正。"在这些序中，无不提到传书的事，可见陈士铎的书，必有所受授。

2. 陈士铎所著的这些书，所题撰著的方式有所不同。或者称述，或称敬习，或称著。如：

《石室秘录》题：山阴陈士铎远公甫敬习。

《辨证录》题：山阴陈士铎敬之甫号远公又号朱华子著述。

《辨证奇闻》题：山阴陈士铎远公父原本　宁乡文守江南纪氏敬述。

《外经微言》题：山阴陈士铎号远公又号朱华子述。《辨证玉函》题：山阴陈士铎远公甫敬习。

《洞天奥旨》题：山阴陈士铎敬之甫号远公著。

《脉诀阐微》题：山阴陈士铎敬之甫别号远公述。

敬习，即恭敬学习、受之于人之意；述，撰人之言。《洪武正韵》："述，缵也，譔也。凡终人之事，纂人之言，皆曰述。"按陈士铎自己所说，他的著作中，有相当一部分是得之异人，故而称"述"。如《辨证录·自序》说："铎，尼山之弟子也，敢轻言著作乎。闻二先生教，亦述之而已矣，何必讳其非仙哉。仙不必讳，而必谓是书非述也，得毋欺世以玄奇乎。"《辨证录·凡例》说："是编皆岐伯天师、仲景张使君所口授，铎敬述广以传

世，实遵师海，非敢自矜出奇。"《洞天奥旨·自序》说："谈医用药，无非本诸洞天之传也。又虑证多方略，附祖父家传，采古今验方列于后"。《洞天奥旨·凡例》又说："先大父安期公，生平颇发方术，游蜀遇峨嵋山羽士，传有秘方，效验如响，亦登此编。"陈士铎的这些话，并非虚语。可以看出，陈士铎的著述，一方面是来源于傅山等的传授，一方面来源于家传，还有一部分是自己的临证经验。

3. 陈士铎著作与傅山的关系，多年来，一直是学者们争论的问题。通过此次整理，傅山，字青主，明末清初山西阳曲（太原）人。博通经史，工于诗文书画，亦精于医学。明亡后，隐居不仕，其医学著作鲜有传者。所以，傅氏的书，多是在民间传抄。直至道光年间，始有《傅青主女科》刊行问世。此书初刻于清道光七年。据张凤翔序称："傅青主先生有手著《女科》并《产后》二册，近得抄本于友人处，故乐为序而行之。"道光十一年祁尔诚在重刊序中说："此书为傅青主先生手著……晋省抄本甚多，然多秘而不传，间有减去药味，错乱分量，彼此参证，多不相符。兹不揣冒昧，详校而重刊之。"可以看出，傅氏的书，因为政治的原因，久久未能刊行，仅民间有许多抄本行世。

同治二年，又有《傅青主男科》、《傅青主小儿科》刊行。王道平序说："癸亥秋，有邦定罗公，持先生《男科》、《小儿科》以相示，平见而奇之，究其所由来，罗曰：道光初年，余家刻印先生《女科》，是时，平定州孙毓芝先生为余家西席，由平定州携至舍也，余抄之，藏笥且四十年矣。今有乡人生产，胎衣不下，求方于余，余搜《女科》而得此。因子好《女科》，而特为相示。平受而读之，读而抄之，且欲板之。"

因为傅氏的书后出，后之学者遂有疑义。如陆定圃《冷庐医话》中说："《傅氏女科》一书，道光丁亥张丹崖凤翔序刊，近复刊入潘氏《海山仙馆丛书》中。王孟英谓文理粗鄙，剿袭甚多，误刊误行，玷辱青主。余观此书，遣辞冗衍，立方板实，说理亦无独到处。成此书者，当是陈远公之流，而其学更不如远公。乃《女科》书中之最下者。"谢诵穆《中医伪书考》中说："或云《傅青主女科》系从陈敬之《辨证录》中录出。"

关于傅山著作的真伪问题，近世已不复争论。因为建国以来，山西省博物馆发现了傅山医学著作的遗墨及传抄本多种。其中有《大小诸证方论》、《松侨老人傅山稿》二种，经文物专家鉴定，确系傅山的著作。傅山的友人顾炎武曾为《大小诸证方论》作序，其中说："予友傅青主先生，学问渊博，精实纯萃而又隐于医。手著女科一卷、小儿科一卷、男妇杂证一卷，缮阅其书，分门别类，无症不备，无方不全，治一病必发明受病之因，用一药必指示用药之故，曲折详尽，诚卫生之善道，救死之良方也。"此序写于康熙十二年。顾炎武，字宁人，学者称亭林先生，江苏昆山人。因不满清人的统治，晚年曾隐居山西，与傅山交善。

《大小诸证方论》中的小儿科方论，与行世的《傅青主小儿科》内容相同，并与陈士铎《石室秘录》中儿科部分的内容基本相同。这说明陈士铎的这部分内容主要来自于傅山。

山西省博物馆藏有《松侨老人傅山稿》的医学手稿一部，仅存调经部分的内容。这部分内容，与今《傅青主女科》中调经部的内容、陈士铎《辨证奇闻》、《辨证录》中调经部分基本相同。此外，《大小诸证方论》中的杂证方论，也与《石室秘录》中的部分内容也多有相同之处。

陈士铎在其《石室秘录》和《洞天奥旨》等自序中提到他曾二次去北京，并在北京有较长时间的停留。陈士铎去北京的时间，据《洞天奥旨》和《辨证录》序称一是在康熙丁卯（康熙二十六年，公元1687年），一是在康熙癸酉（康熙三十二年，公元1693年），与傅山在北京的时间不同。序称丁卯秋遇岐伯天师于燕市。岐伯天师，可能即是对傅山的隐称。但此时傅山已故，这个时间记载可能有误。傅山是在康熙戊午年被征入北京，即康熙十七年（公元1678年），于康熙十八年返故里，卒于康熙二十三年（公元1684年）。陈氏书序中所言之时间是否准确，拟或为避清廷之难，有意为之，今已不得详考。但是，陈士铎自述受师传之事，并非虚语。从陈士铎著作的内容、文体以及二人生活的时间来看，陈氏确曾接受了傅山的传授。但是，陈士铎在何时何地与傅山相会？陈士铎的全部著作中究竟包含有多少傅山传授的内容？今亦不得详考。

4. 关于陈士铎诸书间的关系，考今存陈士铎的书，《外经微言》是讲医学理论的，《本草新编》是讲组方用药之理论的，《洞天奥旨》是外科专书，《脉诀阐微》是讲脉法的，《石室秘录》、《辨证奇闻》、《辨证录》、《辨证冰鉴》、《辨证玉函》均是治疗杂病的书。这其中，《辨证奇闻》、《辨证录》、《辨证冰鉴》三书乃同书异名。《辨证冰鉴》最为晚出，是由光绪年间初刻，其内容与《辨证录》完全相同，乃后之传是书者改易其名而得。《辨证奇闻》与《辨证录》在文字上有较大差别，但内容结构完全相同，仍是同一种书。《辨证录》一书流通最广，为人们所熟悉，而《辨证奇闻》则存世甚少。那么，二书的关系如何？今将二书互相考，得出如下之事实。

一是《辨证录》有而《辨证奇闻》无者。《辨证录》在文字上较《辨证奇闻》多出近二十万字，增加的这部分内容，主要是在每证之后别附一方，其余的则是增加了大量的叙述性文字。如卷一伤寒门《辨证奇闻》作："冬月伤寒，发热头痛，汗出口渴，人谓太阳证，谁知太阳已趋阳明。若徒用干葛汤治阳明，则头痛不能除；若徒用麻黄汤治太阳，则汗不能止，口渴不能解，势必变症多端。法宜正治阳明，兼治少阳。"《辨证录》作："冬月伤寒，发热头痛，汗出口渴，人以为太阳之症也，谁知太阳已趋入阳明乎。若用干葛汤以治阳明，则头痛之症不能除；若徒用麻黄汤以治太阳，则汗出不能止，口渴不能解，势必变症多端，轻变为重。法宜正治阳明而兼治少阳也。"又如中风门《辨证奇闻》作："入室向火，边热边寒，遂致左颊出汗，偶出户，为贼风所袭，觉右颊拘急，口㖞于右。人谓中风，孰知向火，火逼热并一边也。惟和气血，佐解火，则火平，㖞邪正。"《辨证录》作："人有入室向火，一边热而一边寒，遂致左颊出汗，偶尔出户，为贼风所袭，觉右颊拘急，口㖞于右。人以为中风之症也，而余以为非中风也，乃向火而火逼其热以并于一边耳。若作风治，而中实无风，和其气血，而佐之以解火之味，则火平而㖞邪自正也。"按书籍流传之例，先出者简，后出者繁。这种行文方式的改变，颇类似于后来的通俗本。

二是《辨证录》因避讳而删去了部分文字。由于康熙以后大兴文字狱，刻《辨证录》者为避清廷之讳，遂将《辨证奇闻》中涉及胡虏夷狄贼寇以及含煽动性的文字全部删去了。此类内容甚多，今举数例说明。如《辨证奇闻·伤寒门》

有："盖阳明多气多血，邪足恣其凶横。如贼入通都大邑，其抢掠之势，较穷乡僻壤自不同，所得之物，足以供其跳梁。故邪入阳明，挟其府之气血，炎氛烈焰，往往然也，岂可以轻小之剂望其解散，必须大剂凉药，始可祛除其横暴。"《辨证录》作："盖阳明为多气多血之府，邪入其中，正足大恣其凶横，而挟其府之气血，为炎氛烈焰者，往往然也，故必须用大剂凉药，始可祛除其横暴也。"又此篇中的"势必执枪刀思御侮。此时而能登高号召，劝谕高呼，贼知内有防护，外恐有内应，自易解散"、"宁其乞食戚党"、"可以御敌逐寇"，《目痛门》的"有不复国于须臾，定乱于顷刻"等等，大量的此类文字，均被删去。

二书文字既有如此差异，可以证明，今所存之《辨证奇闻》乃是原本，《辨证录》一书，当是经后人删改过的本子，已非其旧。至于是何人所为，今已不得详考。雍正三年广东巡抚年希尧曾刻《辨证录》，是否即此时所为，容后证之。

《辨证奇闻》之名见于《辨证录》自序和《洞天奥旨》凡例中；《辨证录》的名称，见于《洞天奥旨》陈氏的自序中，此是一书本有两名。

此外，还有一个问题。《辨证奇闻》卷下的题名与其他几种书不同。作：山阴陈士铎远公父原本、宁乡文守江南纪氏敬述。据《辨证奇闻》欧阳晟和刘浩的序，称陈士铎曾传医术于文南纪。如欧阳晟序中说："予友南纪文君，恒产不及常人，常怀利物。刻《奇效医述》一书事竣，今又取《辨证奇闻》而付之梓。夫《辨证奇闻》，山阴陈远公所著，……今并传于南纪一人，是此书之幸。"《辨证奇闻》刘浩的序中说："文子南纪与予同乡，亦业是术，独能知是书之精粗本末，慨然解囊，将付之梓，斯真有识人也。"文南纪，浙江宁乡人。此称敬述，当是经文南纪订正过。

5. 陈氏诸书的成书时间，只能从各书的序文中知其大概。根据陈士铎的自述，其于康熙丁卯秋遇岐伯天师于燕市，此后退而著述，此时陈氏已是六十岁左右。《本草新编》康熙己巳吕道人序称："著《内经》、《六气》之书甫竣，复著《本草》。"是《本草新编》一书出于《内经素问尚论》与《六气新编》之后。

《本草新编》康熙三十年金以谋序称："陈子远公，所著《石室秘录》，皆传自异人，而于青囊肘后，阐发尤多，故拨盲起疲，捷如响应。余既序之，梓以行世矣。无何，复邮《本草新编》。"是《石室秘录》一书又在《本草新编》之前。

《本草新编》凡例："铎晚年逢异人于燕市，传书甚多，著述颇富，皆发明《灵》、《素》秘奥，绝不拾世间浅沥。"知《本草新编》乃陈氏晚年所作。

《辨证奇闻》天留客序称："先出《秘录》，后出《奇闻》。"是《石室秘录》作在《辨证奇闻》之前。

《洞天奥旨》也是陈士铎晚年之作。如他在该书的自序中说："铎信师之深，退而著述，若《素问》，若《灵枢》，若《六气新编》，若《辨证录》，俱已告竣，计八千编有奇，亦可谓书之富焉。……因而再著兹编，名曰《洞天奥旨》。"

由此可以看出，今存陈士铎诸书成书次第，大致《石室秘录》在前，其次为《辨证奇闻》、《辨证录》、《辨证玉函》、《洞天奥旨》、《脉诀阐微》、《本草新编》、《外经微言》。

6. 陈士铎的自序和凡例。今存诸书中，陈士铎的自序共有 2 篇，分别见于《辨证录》（题于大雅堂，无撰写时间）和《洞天奥旨》（康熙甲戌仲冬题于燕市）二书。

除了陈士铎的自序外，他人的序中，有托名岐伯天师、张机、吕道人的序，分别见于《石室秘录》三篇、《本草新编》三篇。此数篇序文，皆为托名之作，究为何人所作，今不可详考。

友人和同里人的序有数篇，如金以谋（见《石室秘录》、《本草新编》）、陶式玉（见《洞天奥旨》）、王之策（见《辨证玉函》）等，其余皆为刻书者的序。

凡例有三篇，皆题为陈士铎识。分别是：《本草新编·凡例十六则》，题山阴陈士铎远公别号朱华子识；《辨证录·凡例》，题大雅堂主人远公识；《洞天奥旨·凡例》，题大雅堂主人远公识。

三、陈士铎著作版本考

陈士铎主要生活在清康熙年间，陈氏所著诸书，也都出于此一时期。今诸书中所存康熙年间的序有：《石室秘录》有康熙二十八年（己巳、1689 年）义乌金以谋孝苣氏的序；《本草新编》有康熙三十年（1691 年）华川金以谋的序；《辨证玉函》有康熙癸酉（三十二年、1693 年）天都王之策慎庵氏的序；《洞天奥旨》有康熙戊寅（三十七年、1698 年）广西道监察御史年家眷弟陶式玉的序。

今丛书所收的八种之中，后世流通较广的只有《石室秘录》、《辨证录》、《洞天奥旨》三种。这三种书今所存的版本也较多。

《外经微言》，今所存者，仅一种清抄本，现藏天津市图书馆。全书九卷，八十一篇，卷首题"岐伯天师传、山阴陈士铎号远公又号朱华子述"，书末有"嘉庆二十年静乐堂书"的题记。从该抄本的纸张墨色等看，当是嘉庆年间之原物，信可宝也。《外经》一书，乃是西汉刘向等整理方技类书时所定著之名，后世不存，此陈氏托其名来阐发自己的医学思想。

《脉诀阐微》，最早的刻本是乾隆间本子。因此书内容较少，单行不易，今通行的本子，均见附于《辨证录》之后。书前有陈士铎的序，卷前题"山阴陈士铎敬之甫别号远公述"，不分卷次。

《本草新编》，初刻于康熙三十年，此书流传不广，存世亦甚少。《中医图书联合目录》著录有康熙间刻本、日本刻本等。康熙刻本今存北京军事医学科学院图书馆，仅三卷。其中第一、二卷为原刻本，第五卷为抄补本。第一卷前有吕道人、岐伯天师、长沙守张机和金以谋的四篇序文。日刻本刊于日本宽政元年，该本乃出于康熙本，经日人松田义厚考订后刊行。今藏天津市图书馆，原刻只存一卷，余四卷则是据康熙本抄配。1982年山西科学教育出版社出版的《本草秘录》，此乃《本草新编》的别称。此本是据山西省黎城县王淑田家藏抄本、经何高民先生整理后刊行，其中错讹甚多，卒不可读。又中国科学院图书馆今藏有《本草新编》抄本一种，全书一函八册，不分卷次，各卷内容均不全。

《石室秘录》初刻于康熙年间，金以谋康熙二十八年的序，是为该书初刻时所作。金以谋，浙江义乌华川人（华川，古地名，在今浙江义乌县西南）。其自称是陈士铎的同乡，如《石室秘录》金以谋的跋文中称："余与陈子远公同里而神交，偶得是编，读之叹为神奇，故亟梓以济世。"虽然同里，但未曾谋面。该书问世后，在民间广为流传，刻本亦较多。清

人的目录书中已有著录，如《郑堂读书记》："《石室秘录》六卷，萱永堂刊本。国朝陈士铎撰。士铎，字敬之，号远公，别号朱华子，山阴人。《四库全书》存目。是书成于康熙丁卯。中称于京都遇岐伯传授，张仲景、华佗等发明，雷公增补。卷首有三序，亦题岐伯、张仲景及吕道人撰，或系扶乩得之，并不著明，殊为诡诞。其书不论脉，不论因，但分一百二十八法，立论用方，亦多不经见，似医门之一奇。然世之信而用之者，亦间有效，则不可解矣。卷末有义乌金孝苣以谋跋，盖其文曾经孝苣所订定者。"又《皇朝经籍志》："《石室秘录》六卷，陈士铎撰。"又《清朝文献通考》："《石室秘录》六卷。"又《贩书偶记》："《石室秘录》六卷，康熙二十八年己巳刊，雍正八年萱永堂刊。"

今存世的本子有康熙间经元升刊本、本澄堂刊本、明德堂刊本、三元堂刊本、金玉楼刊本、青云楼刊本、雍正八年广陵萱永堂刊本、嘉庆三年崇文堂本、菁华堂本、光绪间《石室秘录》、《洞天奥旨》合刻本以及民国间石印本多种、建国以来排印本等。其中称康熙本者，均无明确刊刻年代，刻工亦粗，著录者根据序文而定其年代，恐非康熙原本。另有清广陵温热派名医闵纯夫的删节本，其中对原书方剂的药量做了删节，已非原书之旧。

《辨证奇闻》今存最早的版本是乾隆二十八年（1763）刻本，内题"积善堂藏版"，前有乾隆癸未（1763年）鹅溪欧阳晟序、同里天留客引、乾隆癸未南塘刘浩序。卷首题：山阴陈士铎远公父原本、宁乡文守江南纪氏敬述。根据欧阳晟的序，知文南纪曾亲受陈士铎之传，故称敬述。凡十五卷，花口，单鱼尾，左右双边，半页十行，行二十二字。根据天留客引中所说"惜原版浸淫，久无重刻"，此

本已不是初刻本。原版为何人所刻，已不可详考。又考今存《伤寒辨证录》年希尧刻书之序，是否为年氏所刻之本，俟后证之。因此本内容犯清讳之处甚多，后之好事者遂将此类内容删去，并增附大量方剂，名为《辨证录》，又有道光三年（1823）钱松自刻本之十卷本，则又是在《辨证录》之基础上重刻者。这个本子后世版刻较多。今所收《辨证奇闻》，版刻较少，后世尚有道光六年（1843）经元堂刻本、同治六年（1867）刻本等，均是在乾隆本的基础上重刻。

《辨证录》是《辨证奇闻》的增删本，此书流通较广，版本也较多。最早的本子是雍正三年广东巡抚年希尧的刻本，此本已不存。年希尧好医方，今存有年氏自编的《经验四种》一书，雍正二年刻；又有《本草类方》十卷，雍正十三年自刻。《辨证录》今存的版本较多，主要的有乾隆十二年喻义堂刊本，十四卷，末附《脉诀阐微》，不分卷。扉页有"喻义堂藏版"题记，首有乾隆十二年黄晟序。花口，单鱼尾，上下双边，半页九行，行二十二字。喻义堂，其堂址等今已不得详考。此本即《清史稿·艺文志》著录的《辨证录》十四卷。另有一种十二卷本，末附《脉诀阐微》，书末有楼庆昌跋，无十三卷外科与十四卷幼科，亦题喻义堂藏板。此乃后世重印者删十三、十四卷而为。又有嘉庆二十二年文诚堂刻本，称《增补辨证录》，亦是在喻义堂本的基础上重刻者。又有道光二十六年王发越重刊本等，都是在喻义堂本的基础上重刻的。又有《伤寒辨证录》，乃后世重刻而易其名者，前有年希尧的刻书序，喻义堂藏版。考此本与乾隆十二年喻义堂刊本的行款内容相同，当是后人重印时所增，并删去黄序，题名为《伤寒辨证录》。此本主

要有光绪六年文奎堂、光绪三十年两仪堂刊本。诸本中最好的本子当属喻义堂本。

《辨证玉函》一书，世间流通极稀。近年上海古籍出版社影印出版一种，即今仅存的康熙间刻本。书凡五卷，前有康熙癸酉（1693 年）天都王之策的序，半页十行，行二十二字，白口，四周双边，单鱼尾。此书乃以证为纲，列 75 种证候，较《辨证录》更为简要，故称《辨证玉函》。

《洞天奥旨》今存康熙三十六年陶式玉的序，但是否即有康熙间的刊本，今已不得详考。今存最早的刊本是乾隆五十五年大雅堂本。如《郑堂读书记》著录："《洞天奥旨》十六卷，大雅堂刊本。国朝陈士铎撰。士铎，字敬之，号远公，别号朱华子，山阴人。远公以世医治疮疡坏证，刀针割裂，变出非常，复以琐细轻剂相援，卒至死亡不悟，因著是编。首载经络图穴，次为通论四卷、诸证九卷，又以为奇方三卷。其辨证也，备而晰；其用法也，妙而神。无证不备，无方不全。大都可试、可验、可信、可师，传之其人，而无误者也。其曰《洞天奥旨》者，自谓得之仙传，谈医用药，无非本诸洞天之传也。此则过神其术，不脱方技者流之习气矣。前有康熙甲戌自序、凡例，越五载，戊寅陶式玉复为之序，至乾隆庚戌，其曾孙凤辉付梓并为之跋。"

又《万卷精华楼藏书志》载："《洞天奥旨》十六卷，国朝陈士铎撰。原本，康熙甲戌所刊，前有自序。此外科之秘录也。内多效方，外科书宜以《金鉴》为宗，其他则《疡医大全》收采极备。吾邑有三世疡医，妙处在使人不痛，其所遵者，为《了然集》。一抄本，一刻本，予以重价得之，与其平日所论者相同。而他书或有未及，因表出之。祝由科治疮疡颇验，然必有所传授，亦古法也。其书尚有

传本。又见于《绛雪园十三科》中。其术今有传之者，治病亦验。岐伯曰：先巫知百病之胜，先知其病所从生者，可祝而已也。又曰：古恬之世，邪不能深入，故可移精祝由而已。任大椿曰：病之轻者，或有感应之理，若果病极深重，亦不能有效也。古法今已不传，近世传符咒之术，间有小效，而病之大者，全不见功。岐伯之时已然，存而不论可也。文光案：符咒尚不害人，今之女巫不知孔穴，妄以针刺人，予所见有伤其脉络，顿缩手足者，有伤其藏府，号痛不已者，甚至针孔成脓不已，遂至于毙，大可痛恨。因书之以示戒。"

此称康熙甲戌刊，是据陈士铎的序而定，不能称是。该书问世后，在民间广为流传，至民国时，刻本已有十余种。今存世的主要刊本有乾隆五十五年大雅堂本、嘉庆间聚贤堂本、纬文堂巾箱本、光绪间善成堂本，以及清末、民国间石印本数种。其中以大雅堂刊本为最善。

四、陈士铎的学术思想

明清时期，江浙一代是中医学术的繁荣地区，出现了一大批有影响的医学家，如薛己、赵献可、张介宾、李中梓、吴有性、缪希雍、马莳、张璐、陈士铎、吕留良、张志聪、沈又彭、柯琴、叶桂、薛雪等。这些医家，对陈士铎学术思想的形成有着较大影响。陈士铎一生好游历，到过全国很多地方，足迹所致，一面行医，一面访求名医，并常常在一处多所停留。在学术上受傅山的影响较深。从今存陈士铎的著作来看，其学术思想的内涵，一方面是在继承了同时代和前代医家学术思想的基础上，并经过了长期临症的实践而形成的；一方面是受到傅山等人的传授，在著作内容和学术上有着明显的继承关系。就陈士铎的学术思想的特点而言，其最突出的特点可以归纳为四个方面。一是在医学理论方面，善于继承，并勇于创新；二是临证重视辨证；三是组方用药偏重温补；四是具有浓厚的道家思想色彩。

（一）中医学理论的特点

陈士铎生活在一个世代业医的家庭中，受家庭环境的影响，对医学有着浓厚的兴趣。其医学思想来源于《黄帝内经》、《难经》、《伤寒论》、《脉经》等，并成为学问的根底。他所著的《内经素问尚论》、《灵枢新编》、《外经微言》、《脏腑精鉴》、《脉诀阐微》、《六气新编》、《伤寒四条辨》、《历代医史》、《琼笈秘录》，这些著作都是阐发医学理论的，虽然大多已经亡佚，但也充分反映了他在医学理论方面的造诣。

上述这些阐述理论的著作，今仅存《外经微言》一书。《外经》一书，乃是西汉刘向等整理方技类书时所定著之名，后世不存，此陈氏托其名来阐发自己的理论。陈士铎在医学理论方面的一些独到的认识，主要体现在这部书中。本书仿《素问》、《灵枢》之例，分为九卷，以黄帝、伯高等问答的形式来叙述。其内容涉及阴阳五行学说、生命的发生、经脉循行、脏腑功能、运气主病等等。所论述的这些问题，因为都是针对着《黄帝内经》、《难经》、《伤寒论》、《脉经》中的某些内容所作的阐发，所以称为《外经微言》。《外经微言》是陈士铎理论思想的代表作，在这部书中所阐发的一些理论问题，贯穿在他的全部著作中。如《辨证录·凡例》中说："岐天师传书甚富，而《外经》一编尤奇。篇中秘奥，皆采之《外经》、《精鉴》居多，非无本之学也"。推之如《石室秘录》、《辨证奇闻》、《本草新编》诸书，无不如此。

1. 对阴阳五行学说的理解

陈士铎对阴阳五行学说的理解，丰富和发展了中医的理论，成为他认识生命、认识疾病和辨证论治的指导思想。他对阴阳五行学说认识，在他的全部著作中运用的非常普遍，并成为他辨证论治的精髓。

首先，他对阴阳学说的理解，提出"阴阳颠倒"说。什么是阴阳颠倒？他解释说："乾坤之道，不外男女，男女之道，不外阴阳，阴阳之道，不外逆顺。顺则生，逆则死也。阴阳之原，即颠倒之术也。世人皆顺生，不知顺之有死；皆逆死，不知逆之有生，故未老先衰矣。"（《外经微言》）他认为，阴阳本为一体，所以逆顺可以转化。就常道而言，顺阴阳则生，逆阴阳则死，但就其本原来看，阴阳本为一体，逆顺可以转化，顺中有死，逆中有生，这即是阴阳颠倒。《素问·四气调神大论》说："从阴阳则生，逆之则死，从之则治，逆之则乱，反顺为逆，是为内格。"《黄帝内经》中对于逆顺的论述，包括了天地、阴阳、四时、生机、疾病、治疗等，其中包含了阴阳转化的思想，但陈氏在这里则从阴阳发生的角度，更具体的说明了阴阳的互根的关系。接着，他又在"逆顺探原"一篇中用五行生克的理论进一步说明了阴阳的这种转化关系。他说："阴阳之原者，即生克之道也；颠倒之术者，即顺逆之理也。知颠倒之术，即可知阴阳之原矣。"随即又用五行来说明事物生克顺逆的关系，他说："五行顺生不生，逆死不死。生而不生者，金生水而克水，水生木而克木，木生火而克火，火生土而克土，土生金而克金，此害生于恩也。死而不死者，金克木而生木，木克土而生土，土克水而生水，水克火而生火，火克金而生金，此仁生于义也。夫五行之顺，相生而相克；五行之逆，不克而不生。"

以五行配天地万物与人，其变化是无穷无尽的，而变化的核心，即生克二字。以具体的五行生克关系，来说明抽象的阴阳颠倒的概念，这也是理解陈氏所提出的"顺生不生，逆死不死"关键。所以，他在《外经微言·五行生克篇》又进一步解说："心肝脾肺肾配火木土金水，非人身之五行乎。雷公曰：请言其变。岐伯曰：变则又何能尽哉，试言其生克。生克之变者，生中克也，克中生也，生不全生也，克不全克也，生畏克而不敢生也，克畏生而不敢克也。雷公曰：何以见生中之克乎？岐伯曰：肾生肝，肾中无水，水涸而火腾矣，肝木受焚，肾何生乎。……雷公曰：何以见克中之生乎？岐伯曰：肝克土，土得木以疏通，则上有生气矣。脾克水，水得土而畜积，则土有生基矣。肾克火，火得水以相济，则火有神光矣。心克金，然肺金必得心火以煅炼也。肺克木，然肝木必得肺金以斩削也。非皆克以生之乎。雷公曰：请言生不全生。岐伯曰：生不全生者，专言肾水也。各脏腑无不取资于肾，心得肾水而神明焕发也，脾得肾水而精微化导也，肺得肾水而清肃下行也，肝得肾水而谋虑决断也，七腑亦无不得肾水而布化也。然而取资多者，分给必少矣，亲于此者疏于被，厚于上者薄于下，此生之所以难全也。雷公曰：请言克不全克。岐伯曰：克不全克者，专言肾火也。肾火易动难静，易逆难顺，易上难下。故一动则无不动矣，一逆则无不逆矣，一上则无不上矣。腾于心，燥烦矣；入于脾，干涸矣；升于肺，喘嗽矣；流于肝，焚烧矣；冲击于七腑，燥渴矣。然肾火乃雷火也，亦龙火也，龙雷之火，其性虽猛，然聚则力专，分则势散，无乎不克，反无乎全克矣。陈士铎曰：五行生克，本不可颠倒，不可颠倒而颠倒者，言生克之变也。篇中专言其变而变不可穷矣，当细细观之。"此论五行生克，特别强调肾火的作用，这是陈士铎重视肾火的一个方面。

此中生不全生是专言肾水，克不全克是专言肾火，是陈士铎重肾中之水火理论依据。这种生克关系，与《黄帝内经》中所论述的五行生克关系有所不同。可以看出，这种认识，是对《内经》五行生克理论的丰富和发扬。陈士铎的这种思想，不是空洞的说教，而是贯穿于他的全部著作中。如《石室秘录·论五行》中说："五行火木土金水，配心肝脾肺肾，人尽知之也。然而，生中有克，克中有生，生不全生，克不全克，生畏克而不敢生，克畏生而不敢克，人未必尽知之也。何以见生中有克？肾生肝也，肾之中有火存焉，肾水干枯，肾不能生肝木矣，火无水制，则肾火沸腾，肝木必致受焚烧之祸，非生中有克乎。治法当急补其肾中之水，水足而火息，肾不克木，而反生木矣。……以上五者，言生中有克，实有至理，非漫然立论。倘肾中无水，用六味地黄丸汤，大剂与之。肝中无水，用四物汤。心中无水，用天王补心丸。心包无水，用归脾汤。脾胃无水，用六君、四君。肺经无水，用生脉散。举一而类推之可也。……此五行之妙理，实医道之精微。颠倒神奇至此，实有至理存乎其中，用之却有效。莫惊言过创辟可喜，而难见施行也。"

后人称陈士铎的学术思想，最突出的就是善于辨证。他之善于辨证，正是基于这种思想。例如《石室秘录·脏治法》说："二脏合而治之者，其义又何居？肾，水脏也；心，火脏也。是心肾二经为仇敌，似乎不宜牵连而一治之。不知心肾

虽相克，其实相须。无心之火，则成死灰，无肾之水，则成冰炭，心必得肾水以滋养，肾必得心火而温暖。如人惊惕不安，梦遗精泄，岂非心肾不交乎。人以为惊惕不安，心之病，我以为肾之病；梦遗精泄，人以为肾之病，我以为心之病。非颠倒之也，实至当不易之理。"

《石室秘录·逆医法》中又说："盖人生肺气，夜卧必归气于肾中，此母居子舍之义也。今因色欲过度，肾水大耗，肺金日去生之。久之，则不特肾水虚，而肺金亦虚。譬如家有浪子，日费千金，母有积蓄，日日与之，倾囊倒箧，尽数交付其子，后将安继？是子贫而母亦贫矣。一遇外侮之侵，将何物解纷？而外侮又复恐吓之，逃之子舍，以避其锋，而子家贫乏，无以奉母，又必仍复还家，以受外侮之凌逼，势不至不死不已。今肾水既亏，而肺金又耗，外受心火之伤，中受肝木之横；脾土又不来生水，则转辗难藏，于是仍返而上喘。幸有一线元阳未绝，所以不死。苟不大剂急救其肾，使贫子来偷窃，又何以肺金有养哉。况贫子暴富，不特母家亦富，而外侮亦不敢欺凌矣，此不治肺而正所以治肺也。"

陈士铎以阴阳颠倒、五行生克的理论通论脏腑的生克关系，其核心内容无非是要求临证应注意灵活变通。也就是说，一脏之病，往往兼数脏治之；一经之病，每每兼数经以治；此经之邪，或向别经而求，用药亦不可过于拘泥。正如他在《辨证录·凡例》中所说的"各门辨证，专讲五行生克之理，生中有克，克中有生，经权常变，颠倒纷纭，贵人善读之耳"。《脉诀阐微》说："脏腑之病，虽各不同，要不外五行之生克，逢生则病易愈也，逢克则病难痊也，我生则泄我之气，我克则劳我之神。脏腑为战争之地，胸腹为角斗之

场，敌则扫除，而斩杀甚多，伤损必过矣。调停于生克之间，和解于败亡之内，仍于金木水火土而善用之也。"观此，即可以明白陈氏善用五行生克之深意。

2. 提出六脏七腑说

陈氏在《黄帝内经》脏象理论的基础上，提出了"六脏七腑"的学说。什么是六脏七腑？《外经微言·脏腑阐微篇》中说："雷公曰：脏止五乎？腑止六乎？岐伯曰：脏六腑七也。雷公曰：脏六何以名五也？岐伯曰：心肝脾肺肾，五行之正也，故名五脏。胞胎非五行之正也，虽脏不以脏名之。雷公曰：胞胎何以非五脏之正？岐伯曰：心，火也；肝，木也；脾，土也；肺，金也；肾，水也。一脏各属一行，胞胎处水天之歧，非正也，故不可称六脏也。雷公曰：肾中有火，亦水火之歧也，何肾称脏乎？岐伯曰：肾中之火，先天火也，居两肾中，而肾专司水也。胞胎上系心，下连肾，往来心肾接续于水火之际，可名为火，亦可名为水，非水火之正也。雷公曰：然则胞胎何以为脏乎？岐伯曰：胞胎处水火之两歧，心肾之交，非胞胎之系不能通达上下，宁独妇人有之，男子未尝无也。吾因其两歧，置于五脏之外，非胞胎之不为脏也。雷公曰：男女各有之，亦有异乎？岐伯曰：系同而口异也。男女无此系，则水火不交，受病同也。女系无口则不能受妊。是胞胎者，生生之机，属阴而藏于阳，非脏而何。……雷公曰：腑七而名六何也？岐伯曰：大小肠膀胱胆胃三焦包络，此七腑也，遗包络不称腑者，尊帝耳。雷公曰：包络可遗乎？岐伯曰：不可遗也。包络为脾胃之母，土非火不生，五脏六腑之气，咸仰于心君，心火无为，必藉包络有为，往来宣布，胃气能入，脾气能出，各脏腑之气始能变化也。雷公曰：包络既为一腑，耐何

尊帝遗之？尊心为君火，称包络为相火，可乎？请登之《外经》，咸以为则。"

此以胞胎为一脏，以包络为一腑，并称六脏七腑。《黄帝内经》中胞胎又单称胞，包络又称膻中或心之包络。陈士铎特举二者称脏与腑，也是别有深意。如《石室秘录·论脏腑》中说："五脏六腑，人所知也。然而，五脏不止五，六腑不止六，人未之知也。心肝脾肺肾，此五脏也。五脏之外，胞胎亦为脏。虽胞胎系妇人所有，然男子未尝无胞胎之脉。其脉上系于心，下连于肾，此脉乃通上通下，为心肾接续之关。人无此脉，则水火不能相济，下病则玉门不关，上病则怔忡不宁矣。若妇人上病，与男子同，下病则不能受妊。是生生之机属阴，而藏于阳，实另为一脏也。"为什么前人未将此列入五脏之中？他解释说："因五脏分五行，而胞胎居水火之两歧，不便分配，所以止言五脏而不言六脏也。"

陈氏临证常常运用这一理论进行辨证。如《辨证奇闻·中寒》："一严寒忽感阴冷，直入腑，肢体皆冷，目青，口呕清水，腹中雷鸣，胸胁满逆，体寒发颤，腹中有凉气一股直冲而上，猝不知人，此寒气直中七腑也。中寒与伤寒大异。盖伤寒由表入里，中寒由腑入脏。虽入腑、入脏同是直中，治法终不同。盖入腑寒轻，治入腑之寒，乌可重于治脏哉。惟腑有七，中腑药似宜别。然阴寒中人，必乘三焦之寒而先入，温三焦，七腑之寒尽散。然三焦所以寒，又由胃气虚。徒温三焦而不急补胃气，则气虚不能接续，乌能回阳于顷刻。用救腑回阳汤：人参五钱，附子、肉桂一钱，巴戟一两。方用参扶胃，桂、附回阳，更借巴戟补心肾火，心肾火旺，三焦火更旺，且生胃气回阳，故用为君，尤统三位健将扫荡祛除，所以一剂奏功，阳

回阴邪立散。"又《洞天奥旨·脏毒痔漏疮》中说："痔疮生谷道肛门之边，乃五脏七腑受湿热之毒而生者也。故疮亦甚多，形亦不一。"

陈士铎特别提出六脏七腑说，不但丰富了《黄帝内经》藏象理论的内容，也赋予了胞胎和包络新的概念。其实，他之所以重视胞胎、包络的作用，正是他重视人身之水火的一种理论依据。

3. 重视命门

陈氏十分重视命门在生命活动中的作用，提出命门为十二经之主。命门一词，见于《黄帝内经》有六处，都是指两目。《难经》始有"左为肾，右为命门"的说法。陈士铎宗赵献可命门真水真火之说，对命门做了更为详细的论述。《外经微言》一书中有"命门经主篇"、"小心真主篇"、"命门真火篇"、"命根养生篇"四篇专门论述这个问题。如《命门经主篇》："雷公问于岐伯曰：十二经各有一主，主在何经？岐伯曰：肾中之命门，为十二经之主也。……十二经非命门不生，正不可以生克而拘视之也。故心得命门而神明应物也，肝得命门而谋虑也，胆得命门而决断也，胃得命门而受纳也，脾得命门而转输也，肺得命门而治节也，大肠得命门而传导也，小肠得命门而布化也，肾得命门而作强也，三焦得命门而决渎也，膀胱得命门而畜泄也。是十二经为主之官，而命门为十二官之主，有此主则十二官治，无此主则十二官亡矣。"

《命门真火篇》又说："命门，火也。无形之气，居两肾之间，能生水而亦藏于水也。……命门为十二经之主，不止肾恃之为根，各脏腑无不相合也。少师曰：十二经皆有火也，何藉命门之生乎？岐伯曰：十二经之火皆后天之火也，后天之火非先天之火不化。十二经之火得命门先天

之火则生，生不息，而后可转输运动变化于无穷，此十二经所以皆仰望于命门，各倚之为根也。……命门为主，前人未言何也？岐伯曰：广成子云：窈窈冥冥，其中有神，恍恍惚惚，其中有气。亦指命门也，谁谓前人勿道哉。且命门居于肾，通于任督，更与丹田神室相接，存神于丹田，所以温命门也，守气于神室，所以养命门也。修仙之道，无非温养命门耳。命门旺而十二经皆旺，命门衰而十二经皆衰也。命门生而气生，命门绝而气绝矣。"

陈氏认为命门为十二经之主，六脏七腑十二经脉无不禀命门之火气而生生不息。故命门之火，宜补而不宜泻。既然重视命门的作用，临证也就特别注重对命门的辨证。所以，温补命门，是他特别关注和常用的治疗方法。如《辨证奇闻·中寒》："一严冬忽感阴寒，唇青身冷，手足筋脉拘急，吐泄，心腹痛，囊缩，指甲青，腰艰俯仰，此阴寒中脏。中脏重于中腑，寒入五藏，似宜分治，然不必分，直温命门火，诸脏寒尽散。盖命门为十二经主，主不亡，心君无下殿；肝木无游魂，肺金不为魄散，脾土不崩解。惟命门既寒，阳为阴逼，越出肾外，五藏不能独安，各随阳而俱遁。故中脏不必治五脏，温命门寒邪可解。虽然，五脏苟虚，大兵到处，扫荡群妖，苟无粮草，何以供命？此命门宜温，五脏之气亦当补。用荡阴救命汤：人参一两，白术、熟地、附子、茯神三钱，肉桂一钱，枣皮二钱。水煎服。一剂阳回，再剂全愈。何神速？盖寒入五脏，由命门阳外出，一回其阳，寒气不留于脏。方用参、术为君，似救心、脾，附、桂、枣皮，肾亦救之，肺肝独缺，何以斩关直入，回阳顷刻？不知五脏为寒邪所犯，大约犯肾之后即犯脾、犯心，至犯肝、肺者无多。故专固心肾脾，肝肺寓。

况参、附并用，无经不达，有肺肝不入乎？况补肝、补肺皆收敛药，祛邪使出，乌可留邪使入？倘用收敛补肝肺，反制参、附之手，不迅荡阴。此用药不杂，有秘义也。或曰：收敛既不可以补肝肺，岂熟地、枣皮又可补肾？嗟呼！此又不通之论也。肾中水火原不相离，附、桂大热回阳，未免肾中干燥，与其回阳后补肾水以济阳，何如用火之时防微之为得。所以少用熟地、枣皮于附、桂中，以制火横。且火得水归源，水招火入宅。"陈士铎温补命门，最常用的药物是附子、人参和肉桂。此数药在他的《本草新编》中论之特详。

（二）辨证论治思想

陈士铎强调在临证时应注意辨证，他的几部书均是以"辨证"二字来命名。他的辨证论治的方法，仍是以五行生克理论为指导，即前所谓"阴阳颠倒"之术。如《辨证录·凡例》中说："各门辨证，专讲五行生克之理，生中有克，克中有生，经权常变，颠倒纷纭，贵人善读之耳。"这是陈氏讲求辨证的精髓。为什么要重视辨证，他在《辨证录·自序》中说："夫医道之难也，不辨脉罔识脉之微，不辨证罔识证之变。今世人习医者亦甚多矣，言人人殊，究不得其指归。似宜辨脉，不必辨证也。虽然辨脉难知，不若辨证易知也。古虽有从脉不从证之文，毕竟从脉者少，从证者众，且证亦不易辨也。"陈士铎的著作中，较少有论及脉的。但他并非不重视脉。如他在《辨证录·凡例》又说："辨证不辨脉者，以证之易识也。苟能知症，何必辨脉哉。虽然辨证更能辨脉，则治病益精，又在人善用之耳。"

分析陈氏辨证的内容，不外阴阳、气血、水火、虚实、寒热。这些都是通常人

们辨证的要点。但他在具体实践中却是有所偏重，并且使用的语言平实无华，通俗易懂。如他在《辨证录·自序》中说："今人所共知者，不必辨也，古人所已言者，不必辨也。必取今人之所不敢言，与古人之所未及言者，而畅辨之。论其证之所必有，非诡其理之所或无，乍闻之而奇，徐思之而实未奇也。"

辨证施治，这是每一个医生都熟悉和应该掌握的治病原则，但陈士铎对于疾病的辨证，其论说往往出人意表。兹援引数例，以说明他在辨证方面的特点。

如《石室秘录·正医法》说："治肺之法，正治甚难，当转治以脾。脾气有养，则土自生金，咳嗽自已。故五脏之中，除肺一经之外，俱可正治，独肺经不可正治。然则肺经生痈疡，何以治之耶。用元参一两，生甘草一两，金银花八两，当归二两，水煎服。加麦冬一两。数品中，惟麦冬乃清肺火之品，余俱入脾、入肝、入心之药，而用之者何也？盖入肝则平木，而不必肺金用力以制之，则肺金得养矣；入脾则脾土能生肺金，而肺金又得养矣；入心经则心火不凌肺金，而肺经又得养矣。虽前药乃治心、治脾、治肝之药，似乎隔一、隔二、隔三治法，其实乃正治肺金也。

《辨证奇闻·伤寒》："一冬月伤寒，发热口苦，头痛，不欲饮食，腹中时痛，人以为太阳症，谁知是少阳症乎。伤寒未有不从太阳入者。由太阳入阳明，由阳明入少阳者，传经次第也。何以初入太阳，即越阳明而入少阳？人谓隔经之传，孰知不然。盖少阳乃胆经，胆属木，木最恶金，肺属金，主皮毛，风邪之来，肺金先受，肺欺胆木之虚，即移邪于少阳。故太阳往往多兼少阳同病者，此耳。然此症乃二经同感，非传经之症。治法似亦宜兼二

经同治，而又不然，单治少阳，太阳之病自愈。方用：柴胡二钱，白芍五钱，甘草、陈皮一钱，黄芩、神曲一钱，白术、茯苓三钱。一剂热止，二剂腹不痛，头不疼，口亦不苦。此即逍遥散之变方，何治伤寒如此之神？不知病在半表里，逍遥解散实邪，表里之邪既解，太阳膀胱之邪何能独留。况方中原有白术、茯苓三钱，以利腰脐，通膀胱之气乎？余所以止加神曲、黄芩，少解胃火、和脾气，诸症所以尽除。"

又《洞天奥旨·瘰疬疮》中论瘰疬的治法说："瘰疬之病甚多，名状不一。大约得病有九：一因怒而得；一因郁而得；一因食鼠食之物而得；一因食蝼蛄、蜴、蝎所伤之物而得；一因食蜂蜜之物而得；一因食蜈蚣所游之物而得；一因大喜，饱餐果品而得；一因纵欲伤肾，饱飧血物而得；一因惊恐失枕，气不顺而得。……然病虽有九，而治法止有三也。其一，治在肝胆；其二，治在脾胃；其三，治在心肾。治肝胆者，其左关之脉必涩，而右关之脉必滑者也。盖肝胆之郁不开，必下克脾胃之土，土气受制，难化水谷，必至生痰以助结，而瘰疬不化矣，治其肝胆，而消化其痰涎，则瘰疬易化矣。治脾胃者，其右关之脉必浮而无力，或滑而有力也。明是脾胃之中，无非痰气之升腾，土气之萧索。不健脾则痰不能消，不健胃则涎不能化，痰涎日盛，瘰疬难开，何能治乎？故必大补脾胃以消化痰涎，然后佐之败毒之味，则病去如扫矣。治心肾者，切其左寸之脉必滑，右尺之脉必涩者也。明是心肾两开，不能既济，而肝胆脾胃各不相应，故痰块不消，瘰串更甚。补其心肾则阴阳和合，而少佐之去毒破坚之味，则取效益速矣。倘不明三治之法，而妄用刀针，愈亏其根本，安得济事乎？必至与死为邻，不重可惜哉。"

陈氏对于不育不孕证的辨证尤为详明。他在《外经微言·回天生育篇》中把男、女不能生育分得很详细。指出男子不能生子者病有九，即精寒、精薄、气馁、痰盛、精涩、相火过旺、精不能射、气郁、天厌；女子不能生子者病有十，即胞胎寒、脾胃冷、带脉急、肝气郁、痰气盛、相火旺、肾水衰、任督病、膀胱气化不行、气血虚而不能摄。在治疗上提出了温补元气、强阳益精、温补肝脾肾之阳气、补肝气治阳物细小等等。组方如助气仙丹、火龙丹、生髓育麟丹、夺天丹等。尤其是对男性不育的治疗，主张从肾论治，提出"气旺则精始生，气旺精旺，精旺则火既有根，自能生生不已"。这也是他倡言命门元气说的具体体现。诸书中立方五十余首，最常用的药物有人参、白术、黄芪、熟地、肉桂、当归等。

可以看出，陈士铎辨证论治最显著的特点，就是运用五行生克理论来分析脏腑、经络、疾病以及组方用药的关系。他所说的"隔治法"，也就是《难经》中的东方实，西方虚，泻南方，补北方"之思想的具体运用。这种方法，用之临床，往往能获得奇效。我的老师张灿玾先生曾对我说过：当你临证束手时，若能用陈士铎的方法辨证用药，常能收到意想不到的效果。目前有人视五行学说为糟粕，必欲去之而后快，当三思之。

（三）治法重视温补

陈士铎重视温补的思想，一是基于在他对人的生命发生之本源的认识。认为天地万物乃是无形生有形。他说："至道无形而有形，有形而实无形，无形藏于有形之中，有形化于无形之内，始能形与神全，精与神合。"（《外经微言·阴阳颠倒篇》）在人则是"气无形，血有形，无形化有形，有形不能化无形。精虽有形，而精中之气正无形也。无形隐于有形，故能静能动，动则化耳。"（《外经微言·媾精受妊篇》）所以，他特别重视人身命门真元之气。并提出要使无形之气不衰，唯用温补而已。二是受薛己、赵献可、张介宾命门、元气说的影响，在学术上他们是一脉相承的。最能体现他这种思想的，就是对命门和肾、肝、脾三脏的调理。

陈士铎认为命门为十二经之主，有此火，而后十二经始得生化之机。命门，即先天之火，此火无形，而居于水之中。有形之火，水之所克；无形之火，水之所生。火之克水，乃有形之水；火之生水，乃无形之水。然而无形之火，能生无形之水，故火不藏于火，而转藏于水。命门之火为阳火，是一阳陷于二阴之间。人之所生，先生命门，而后生心。心得命门而神明有主，始可以应物；肝得命门而谋虑；胆得命门而决断；胃得命门而能受纳；脾得命门而能转输；肺得命门而治节；大肠得命门而传导；小肠得命门而布化；肾得命门而作强；三焦得命门而决渎；膀胱得命门而收藏；无不借命门之火以温养之。此火宜补而不宜泻，宜于水中以补火，尤其宜于火中以补水，使火生于水，而还藏于水。倘若日用寒凉以伐之，则命门之火微，又如何能生养十二经。所以，必用温补以养先天无形之气，能使此气不衰，则生机不绝。

他对于肾、肝、脾三脏在生命活动中的作用，也有独特的认识。如《外经微言·肝木篇》中说："肝属木，木非水不养，故肾为肝之母也，肾衰则木不旺矣。是肝木之虚，皆肾水之涸也。"如果肝气自郁，则"必下克脾土，制土有力，则本气自伤，势必求济肾水，水生木而郁气

未解，反助克土之横。土怒水助，转来克水，肝不受肾之益，肾且得土之损，未有不受病者也。"《肾水篇》中又说："肾属水，先天真水也。……肾交肺而肺益生肾，则肾有生化之源，山下出泉涓涓，正不竭也。肾既优渥，乃分其水以生肝，肝木之中，本自藏火，有水则木且生心，无水则火且焚木，木得水之济，则木能自养矣。木养于水，木有和平之气，自不克土，而脾胃得遂其升发之性，则心火何至躁动乎，自然水不畏火之炎，乃上润而济心矣。……五脏有脏火，七腑有腑火，火到之所，同气相亲，故其势易旺，所异者，水以济之也。而水止肾脏之独有，且水中又有火也，水之不足，安敌火之有余，此肾脏所以有补无泻也。"《脾土篇》又说："脾土之父母，不止一火也。心经之君火，包络三焦命门之相火皆生之。然而君火之生脾土甚疏，相火之生脾土甚切，而相火之中，命门之火尤为最亲。少师曰：其故何欤？岐伯曰：命门盛衰即脾土盛衰，命门生绝即脾土生绝也。盖命门为脾土之父母，实关死生，非若他火之可旺可微、可有可无也。"

陈士铎对于六脏的认识，仍是以五行生克的理论来说明其相互关系，其中尤其注重肝、脾、肾三脏在生命活动中的作用。强调肝之虚实，与肾的关系最为密切；脾土的生化，赖于命门之火；肾且有补无泻，补肾必于火中补水等。所以，用药须以温补为先，临证也每每体现了这种思想。如他在《本草新编·凡例》中明确提出："气运日迁，人多柔弱，古方不可治今病者，非言补剂也，乃言攻剂耳。故所登诸品，补多于攻。"这正是他好用温补的思想基础。

如《石室秘录·急治法》"凡人有气喘不得卧，吐痰如涌泉者，舌不燥而喘不

甚，一卧则喘加，此非外感之风邪，乃肾中之寒气也。盖肾中无火，则水无所养，乃上泛而为痰，将胃中之水，尽助其汹涌之势，而不可止遏矣。法当用六味丸汤，加附子、肉桂大剂饮之，则肾宫火热，而水有所归。水既归宫，喘逆之气亦下安而可卧。凡人之卧，必得肾气与肺气相交，而且河车之路平安无奔逆也。方中补其肾火，何以安然能卧？不知肾为肺之子，子安则母亦宁，肺金之气可归于肾宫，以养其耗散之气矣。此所以补肾火，正所以养肺金也，况六味丸全是补肾水之神剂乎，水火同补，而肺金更安，肺肾相安，有不卧之而甚适者乎。"

《辨证奇闻·痹证》："一下元虚寒，复感寒湿，腰肾重痛，两足无力，人谓肾痹。肾虽寒脏，中原有火，有火则水不寒，风寒湿无从而入。人过作强，先天之水日日奔泄，火亦随流而去，使生气之原竟成藏冰之窟，火不敢敌寒，寒邪侵之。寒既入，以邪招邪，风湿又至，则痹症生。法不必去邪，惟在补正。补正，补肾火也。火非水不长，补火必须补水。但补水恐增湿，风寒有党，未能遽去。然肾火乃真火也，邪真不两立，故补真火实制邪火也。况水中有火，何湿不去。最难治者，水邪即去，风寒不治自散。用肾痹汤：白术一两，枣皮、茯苓、苡仁、骨皮五钱，杜仲三钱，肉桂一钱，附子、防己五分，石斛二钱。二十剂全愈。妙在补水少，去湿多，况并未补水，于水中补火，火无太炎；于水中祛寒，寒无太利。寒湿既去，风又安能独留？又有防己祛邪，故风寒湿尽去。

《辨证奇闻·调经》说："一经后期来甚多，人谓血虚，不知非也。盖后期来少，血寒不足；后期来多，血寒有余。经水虽本于肾，其流则脏腑之血皆归。故经

来诸血尽来附益，以径开门启，不遑迅合，血乘而出也。血既出，则成不足。宜于补中温之，非后期俱不足也。用温经摄血汤：白芍、熟地一两，川芎、白术五钱，肉桂、柴胡五分，续断一钱，北味三分。二十剂调。此大补肾、肝、脾之精血，加肉桂去寒，柴胡解郁。补中有散，散不耗气；补中有泄，泄不损阴。故受补益，收温功。凡经后来俱效，诚调经摄血妙剂。倘元气虚，加参一二钱。"

陈士铎的这种思想也受到了后世一些医家的非议。如清·王三尊《医权初编》（书成于康熙辛丑1721年）评价《石室秘录》说："《石室秘录》一书，乃从《医贯》中化出。观其专于补肾、补脾、补肝，即《医贯》之好用地黄汤、补中益气汤、枳术丸、逍遥散之意也。彼则补脾肾而不杂，此又好脾肾兼补者。虽然，此乃读书多而临症少，所谓文字之医是也。惟恐世人不信，托以神道设教，吾惧其十中必杀人二三也。何则，病之虚者十之七八，而实者岂无二三，彼只有补无泻，虚者自可取效，实者即可立毙，岂非十中杀人二三乎。夫产后属虚，谁不知之，至复感外邪，则火多于寒，胎前诸症亦然，彼皆用附桂参术。类中之症，阴虚多于阳虚，彼动用三生饮，感寒人参难于轻投，彼则恣用无忌。舌苔黄黑非下不退，甚有屡下之者，彼惟以甘寒养阴。痘症实火多于虚寒，彼多用温补，何皆异于余之所验乎。医贵切中症情，最忌迂远牵扯，凡病毕竟直取者多，隔治者少，彼皆用隔治而弃直取，是以伐卫致楚为奇策，而仗义直言为无谋也，何舍近而求远，尚奇而弃正哉。予业医之初，亦执补正则邪去之理，与隔治之玄妙之法，每多不应，后改为直治病本。但使无虚虚实实之误，标本缓急之差，则效如桴鼓矣。即作文之

直接了当法也。夫医人治病，须斟酌再四，使万无一错，十中而杀二三可乎。是书论理甚微，辨症辨脉则甚疏，是又不及《医贯》矣。且《医贯》若不经吕晚村先生批评，则亦不可用，而况不及《医贯》者可善用乎。至于用药则大胆无忌，盖治病不难于用药，而难于辨症辨脉。脉症既明，用药不远矣。若脉症不明，罔识所从，虽有妙理，安能为用，用药稍差，立见杀人，况大胆无忌乎。总之，治久病及大虚之症则可，治新病及实多虚少者则不可。治直中阴寒则可，治传经外感则不可。治内伤劳倦则可，治内伤饮食则不可。种种治法，不过一补而已，何医道之易易哉。可知是书终为纸上谈兵，观之者，明其理而缓其用可也。"

此评说陈氏好用温补，这是事实，但也并非一味用之，而称其为文字之医，则不免过激。陈士铎上承家学，三世业医，其所记者，多是临证经验，只不过其立论独特，不能被某些医者所理解而已。

《医贯》，明赵献可撰。献可，字养葵，号医无闾子，鄞县人（今浙江宁波）。此书发明《薛立斋医案》之说，以命门真水真火为主，以八味丸、六味丸二方通治各病。书中分玄元肤论、主客辨疑、绛雪丹书、先天要论、后天要论五门，每门又各分子目。书中认为养生莫先于养火。重视先天之火，指出此火乃人之所以立命，仙炼之为丹，释传之为灯，儒明之为德，皆是此火。一以贯之，故名《医贯》。张景岳，山阴（今浙江绍兴）人，别号通一子。著《景岳全书》、《类经》等。重先天元气，认为人之血气脏腑寒热等，乃后天有形之物，非先天无形者。病者多是以后天而伐先天，世人治病，但知有形之邪气，不顾无形之元气。因此崇尚李东垣脾胃学说，推重温补。倡

"阳非有余，真阴不足"论，治疗着重于补益真阴、元阳。制大补元煎、左归饮、右归饮等新方。亦好标新立异，所著书中以传忠录、伤寒典、杂证谟等名篇。其著作对后世影响较大。陈士铎亦为山阴人，其受赵献可、张景岳等影响，亦重命门先天水火，用药偏于温补。正如张景岳所倡导的"善补阴者，宜于阳中补阴，无伐阳以散阴。善补阳者，宜于阴中补阳，无伐阴以救阳"。

（四）组方用药的特点

陈士铎组方用药的特点，后人评论说他善用大方，而且用量偏大。这确实是陈氏组方的主要特点。他的这种特点，源于他对"七方"、"十剂"的理解。七方，即大小缓急奇偶复。七方的概念，来源于《黄帝内经》，并成为后世医家指导组方的理论。《本草新编》中专论七方与十剂。他认为，七方是医家用药的方略，不可不讲。但他对七方内容的理解，颇有独到之处。如对大方的解释说："大方者，非论多寡，论强大耳。方中味重者为大，味厚者为大，味补者为大，味攻者为大，岂用药之多为大乎。虽大方之中亦有用多者，而终不可谓多者即是大方也。"论十剂则提出："有方必有剂，剂因方而制也。剂不同，有宣剂、有通剂、补剂、泻剂、轻剂、重剂、滑剂、涩剂、燥剂、湿齐，剂各有义，知其义可以用药。"又说："或疑大方不多用药，终难称为大方，不知大方之义，在用意之大，不尽在用药之多也。"陈士铎对七方十剂的认识，是陈士铎组方用药的指导思想。他指出，如用补法，大意在用参之多以为君，而不在用白术、茯苓之多以为臣使。如用攻，大意在用大黄之多以为君，而不在用厚朴、枳实之多以为臣使。推之寒热表散

之药，都遵循这一原则。

如《石室秘录·反医法》治病发狂如见鬼之"祛狂至神丹方"。方用人参一两、白术一两、半夏三钱、天南星三钱、附子一钱，大剂灌之。

如中风不语者，以人参一两、天南星三钱、生半夏三钱、生附子一个，名为三生饮，急灌之。并解释说："方中妙在用人参至一两，始有力量。否则，少用反为痰邪所使，又安能助制附子以直荡群妖哉。……三生饮妙在用生人参一两，同生附、半夏、南星祛邪荡涤之药，驾驭而攻之。譬如大将登坛，用虎贲之士，以扫荡群妖，必能活生人于杀人之中。"此皆大方之类。他对七方作如此理解，所以，七方之中皆有大方。

可以看出，陈氏对《内经》七方的理解，不是以通常所理解的数的多少来分，而是根据组方之立意来分，更趋合理。后人多评论陈士铎用药量偏大，是不知陈氏所说的大方之义。今存有清末广陵温热派名医闵纯夫《石室秘录》节改本，作者虑其用药量重，均一一减其分两，已大失陈氏原意。相反，陈氏治病，乃因证设方，大小缓急，各得其宜而已。如《辨证录·凡例》中说："二师传铎之言与鄙人自采之方，分两有太多过重之处，虽因病立方，各合机宜，然而气禀有厚薄之分，生产有南北之异，宜临症加减，不可拘定方中，疑畏而不敢用也。是编方法，亲试者十之五，友朋亲友传诵者十之三，罔不立取奇验，故敢付梓告世。然犹恐药有多寡轻重，方有大小奇偶，又将生平异传诸方，备载于后，便世临病酌用也。"

事实上，陈士铎不仅善用大方，也擅于用小方。他常用单味药或对药来治病，而且用量也是根据病情可大可小。如他对奇方的解释说："盖奇方者，单方也。用一味以出奇，而不必多味以取胜。药味多，未免牵制，反不能单刀直入。凡脏腑之中，止有一经专病者，独取一味而多其分两，用之直达于所病之处，自能攻坚而奏功如神也。……白术一味以利腰脐之湿也，用当归一味以治血虚头晕也，用川芎一味以治头风也，用人参一味以救脱救绝也，用茯苓一味以止泻也，用菟丝子一味以止梦遗也，用杜仲一味以除腰疼也，用山栀子一味以定胁痛也，用甘草一味以解毒也，用大黄一味以攻坚也，用黄连一味以止呕也，用山茱萸一味以益精止肾泄也，用生地一味以止血也，用甘菊花一味以降胃火也，用薏仁一味以治脚气也，用山药一味以益精也，用肉苁蓉一味以通大便……。以上皆以一味取胜，扩而充之，又在人意见耳。"又对偶方的解释说："偶方者，重味也，乃二味相合而名之也。……二味合而成方者甚多，吾不能悉数，示以成方，不若商以新方也。人参与当归并用，可以治气血之虚。黄芪与白术同施，可以治脾胃之弱。人参与肉桂同投，可以治心肾之寒。人参与黄连合剂，可以治心胃。人参与川芎并下，则头痛顿除。人参与菟丝并煎，则遗精顿止。黄芪与川芎齐服，则气旺而血骤生。黄芪与茯苓相兼，则利水而不走气。黄芪与防风相制，则去风而不助胀。是皆新创之方，实可作偶之证。至于旧方，若参附之偶也，姜附之偶也，桂附之偶，术苓之偶，芪归之偶，归芎之偶，甘芍之偶，何莫非二味之合乎。临症裁用，存乎其人。"这些是陈士铎新创之方，其他如白术与车前相伍，名"分水神丹"；牵牛与甘遂相伍，名为"消水神方"；银花与当归相伍，疗口舌生疮等。

陈士铎除了在组方理论上敢于提出自

己的观点以外，在用药方面，亦充满创新性。他不拘成法，不墨守陈规，组方用药可以用"新"、"奇"二字概括。即观点新，方法奇。但他的这种新奇，又无不以辨证为指导。如他在《洞天奥旨·自序》中说："病已成而后药之，必非轻小之剂可药也；乱已成而后治之，必非因循常法可治也。"这里仅举他对人参和金银花二药的应用，即可以看出他在用药方面的特点。

在陈士铎的诸书中，用人参的次数多而且敢用大量。用的次数多，是因为他崇尚温补；量大，也是根据病情的需要而定。他对人参作用，有自己的看法。他认为，人参少用则泛上，多用则下行，沉下而入肝肾。临证可以用人参至两许，使其能下达病源，补气以生肾水。人参不仅用于补虚，而且广泛应用于痰症、阳明火热、颠狂、难产以及某些外科恶症等。经统计，《辨证奇闻》中有 391 方，用人参的方占百分之二十一；《石室秘录》中有 227 方，用人参的方占百分之四十；《洞天奥旨》中有 93 方，用人参的方占百分之二十。三书中共 630 首方用到人参，占总数的百分之二十五。在这些方中，人参用量在一两以上的接近半数，最多的用到四两，如治背痈的"定变回生汤"。最少的用一钱，如治阳症痈疽的"败毒圣神丹"等。

《本草新编》中对人参的论述最为详细。其中说："世人止知人参为脾、肺、心经之药，而不知其能入肝、入肾。……人参气味阳多于阴，少用则泛上，多用则沉而下"。并强调入肝肾须与归、芍、熟地、山萸等同用。"欲其一味自入于肝肾之中，势亦不能。以人参入于补血补精之品内，使阴中有阳，精血易生"。如《石室秘录·逆医法》中治肾虚喘逆的"安

喘至圣丹"，人参用至一两，并配牛膝、熟地、山茱萸等。并解释此方"妙在用人参至两许，使能下达病源，补气以生肾水"。

对阳明热盛之证，亦可多用人参。张仲景的"白虎加人参汤"，用来治疗服桂枝汤后，阳明热盛，气阴两伤之证。他指出：阳明之火势，最盛最急，过用寒凉，必转伤胃气，胃气既伤，则胃火益盛，因此，须多用人参以救胃气。原方石膏与人参的用量比为四比一，他则主张人参与石膏应并重。他说："石膏用一两者，人参必须亦用一两，或石膏用至二三两，则人参断不可止用一两，必须多加为妙。"又如《石室秘录·火治法》治阳明热盛的"火齐汤"，其中石膏用一两，人参用至二两。并解释说："予治阳明火盛，往往奏功如响者，人参同石膏兼用，而无偏重之势故耳"。又治阳明病谵语而发潮热，用承气不大便，脉反变为微涩而弱。用人参一两、大黄一钱同煎，得大便而气不脱者即生。

《辨证奇闻·中风》一节中的 25 首方中，有 20 首方中用人参，用量多在一两以上。陈氏认为："中风之症，纯是气虚，而气虚未有不生痰者"，因此，他对中风症的治疗，常常用人参。并强调"中风等症，非大加人参以祛驾其邪，则痰不能开，而邪不能散。方中妙在用人参至一两，始有力量，否则，少用反为痰邪所使，又安能助制附子以直荡群妖哉。"治疗肥人多痰者，亦常重用人参，配附子、肉桂。

陈士铎用人参，主要立意在于补气。以气无形，无形可以生有形，所以他又称人参为气分之神剂。

金银花也是陈氏喜用的一种药，他视此药为治疗外科疮疡病的夺命之丹。因

此，在对外科疾病的治疗中用的特别多。如《洞天奥旨》中有 124 方用到金银花，《石室秘录》中有 47 方用到金银花，而且用量比较大。

陈士铎对金银花作用的认识有自己的见解。历代本草书记载金银花的主要功用是清热解毒，而陈氏明确提出此药"能补能攻"，而且"少用则补多于攻，多用则攻胜于补"（《本草新编》）。在这种思想指导下，其用金银花的量就特别大。如治疗痈疽未溃的"英花汤"，金银花用至一斤。治脑痈生于头顶的"五圣汤"，金银花用至 8 两。凡疮疡初起而病势较重者，特别重用金银花。他在《洞天奥旨》一书中说："无奈世人以其消毒去火，而不肯多用，遂至无功，而且轻变为重，而重变死也。若能多用，何不夺命于须臾，起死于顷刻哉。诚以金银花少用则力单，多则力厚而功巨也。故疮疡一门，舍此味无第二品也。"在论疮疡如何调护一篇中又说："犯色欲之禁者，必用大补，乃用金银花，独非泻毒之物乎？何所取而用之？不知金银花虽曰化毒，实亦补气血之品也，诚恐余毒犹存，故尔用之，取其补而能敛，非取其泻而去火也，倘真信其无毒，而单用补剂，尤治疗之神，铎又何敢议哉。"他认为，金银花最善消火热之毒，而又不耗气血，故消火毒之药，必用金银花。他说："攻夺之药，未有不散气者也，而金银花非惟不散气，且能补气，更善补阴。"如治疗大小肠痈的"救肠败毒至圣丹"。方中用金银花八两，煎水二碗，当归三两，地榆一两，薏仁五钱，水十余碗，煎二碗，同金银花分作二服，上午一服，临睡一服，二剂愈。他认为："肠痈必须内消，而火邪甚急而甚大，非杯水可救，必须大剂始效。然而大剂败毒，恐伤元气，惟有金银花败毒而又补

阴，故可以重用，若少少用之，反而无效。"金银花世人认为是攻夺之药，而陈氏用之，则不论阴阳虚实，皆可酌情用之。

陈士铎在用药方面的特点，集中体现在《本草新编》中，其中发明药物的功用甚多。比较突出的还有"白术"、"白芥子"、"黄芪"等。这些都是陈氏的临证经验所得，大都立论新颖，确实值得研究。

（五）道家思想的浓厚色彩

在陈士铎的全部著作中，有着浓厚的道家色彩。陈士铎既受傅山之传，在思想上也受其影响。傅山曾师事还阳真人，道名真山，又号来衣道人。陈士铎又号朱华子，也是道家的名号。道家崇尚养气，这在陈士铎的全部著作中，都有所反映，如重视命门真火，倡导命根养性等。另外，从他著作命名、行文、组方等方面看，也都带有道家的色彩。

如他的佚著《梅花易数》，取名即来自道家。《外经微言》中许多篇名的命名，亦充满这种色彩。如"顺逆探原"、'回天生育"、"救母篇"、"红铅损益篇"等。在内容上，则是用黄帝、岐伯天师、广成子、容成、天老等问答形式来论述。全书从形式到内容，充满了道家色彩。另外，陈士铎的组方，其命名多称"丹"或"仙丹"、"神丹"等。如治怔忡不寐的"安寐丹"，治肝气郁结的"气爽丹"，治狂症的"祛狂至神丹方"，治肺痈的"救肺败毒至圣丹"等等。在临证辨证论治方面也多所反映。如《辨证录·妇人门》中说："妇人有数月一行经者，每以为常，且无或先或后之异，又无或多或少之殊。人以为异，而不知非异，此乃无病之人，气血两不亏损耳。妇人之中，有天

生仙骨者，经水必四季一行，盖以季为数，不以月为盈虚也。妇人经水不泄，则黄河便可逆流。真气内藏，则坎中之阳不损。倘加以炼形之法，一年之内便易飞升。无如世人不知炼形之法，见经水之不来，误认作病，妄用药饵，往往无病而成病。余闻异人之教，特为阐扬，使世人见此等行经，在不必治之列，万勿疑为气血之不足，而轻施医疗也。虽然天生仙骨之妇，世正不少，而嗜欲深者，天分损也，又不可不立一救疗之方。方名助仙丹。"

以上所讨论的，仅是陈士铎学术思想的最有代表性的一部分内容。作为一个有影响的医家，其在学术上的特点尚不止这些。如他对男女不育、不孕的治疗，脏腑辨证的理论方法，组方用药的规律以及行文的特点等，都是值得深入研究的。

陈士铎在学术上勇于创新，这一点是非常突出的。后世学者们对陈士铎的著作虽然褒贬不一，但作为一代医家，不可能做到尽善尽美。他在医学理论和辨证论治等方面的思想，得到了大多数医家的称道。金以谋称其"立方固奇，而立论甚正"，正说明了陈氏善师古人之意，而不泥古人之法的创新思想。

柳长华
1999 年元月于山东中医药大学

附：陈士铎医学研究论文题录

游明瑞，等.《傅青主女科》作者质疑. 山西中医　1985；1（3）42。

任何. 略论陈士铎对精神医学的贡献. 江苏中医杂志　1986；7（10）：46。

李今垣. 陈士铎的学术思想. 天津中医　1986；3（20）：44～47。

陆惠铭. 陈士铎论治男科病经验. 上海中医药杂志　1989；（12）：39～42。

王炳炎. 陈士铎男性不育证治九法. 河北中医　1990；12（5）：37～38。

卢先树. 起阴汤加味治疗40例老年阳痿. 实用中医内科杂志　1991；5（3）：42。

史传道，等. 陈士铎《洞天奥旨》对金银花的认识. 新疆中医药　1991；（3）：12。

张存悌. 名医名言赏析（三）. 中医函授通讯　1991；10（6）：11。

李连仲，等. 散偏汤治疗偏头痛. 浙江中医杂志　1991；26（12）：543。

周慎. 理用结合务求实效《石室秘录评述》读后. 湖南中医杂志　1991；7（5）：56。

陆惠铭. 浅论陈士铎调气治不育. 新中医　1992；24（2）：38～39、42。

马子知. 陈士铎男科方应用拾零. 实用中西医结合杂志　1992；5（7）：433.

李今垣.《外经微言》的作者、成书年代. 中华医史杂志　1992；22（1）：30～31。

于俊生，等. 决水汤治疗顽固性水肿举陆. 辽宁中医杂志　1993；20（3）：24～25。

贺福田，陈士铎特殊服药法九种. 四川中医　1993；11（1）：10～11。

贺福田，等. 陈士铎特殊服药法九种. 陕西中医学院学报　1993；16（3）：18～20。

乔连厚，等.《洞天奥旨》论治疮疡特色浅析. 山西中医　1994；10（4）：8～9。

张朝良. 等. 消臌健肝汤治疗肝硬化腹水50临床分析. 福建中医药　1994；25（6）：3～4。

虞陆祥，等. 试谈陈士铎的学术特色. 浙江中医学院学报　1984；18（6）：5～6。

谢邦军，等.《石室秘录》对药采撷. 陕西中医　1995；16（11）：520。

李树德. 也谈《傅青主女科》和陈士铎《辨证录》—与贾得道先生的商榷. 山西呀知　1995；11（2）：48～51。

崔德芝. 浅谈《本草秘录》对方剂学的贡献。中医文献杂志　1995；（1）13。

徐浩，等. 陈士铎治疗老年痴呆学术思想　山东中医学院学报　1996；20（3）：40。

职延广，等. 陈士铎《洞垣全书》初考。中华医史杂志　1996；26（4）：253～254。

凌云鹏. 陈士铎外科学术思想探讨. 中医杂志　1982；（5）4～6。